AF146387

HANDBUCH DER MEDIZINISCHEN RADIOLOGIE

ENCYCLOPEDIA OF MEDICAL RADIOLOGY

HERAUSGEGEBEN VON · EDITED BY

L. DIETHELM   **O. OLSSON**   **F. STRNAD**
MAINZ   LUND   FRANKFURT/M.

H. VIETEN   **A. ZUPPINGER**
DÜSSELDORF   BERN

III

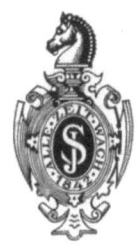

SPRINGER-VERLAG · BERLIN · HEIDELBERG · NEW YORK · 1967

ALLGEMEINE RÖNTGENDIAGNOSTISCHE METHODIK
ROENTGEN DIAGNOSTIC PROCEDURES

VON · BY

W. BERGERHOFF · H. BÜCHNER · C. CARLSSON · A. ENGSTRÖM
H. FRANKE† · G. FREDZELL · CH. GLOXHUBER · H. GREMMEL · R. HAUBRICH
G. HECHT · K. HECKMANN · H. KÖHNLE · G. A. MAGNI · O. OLSSON
H. SCHOBER · W. SCHOLTAN · F.-E. STIEVE · F. STRNAD
G. VIEHWEGER · C. WEGELIUS

REDIGIERT VON · EDITED BY

H. VIETEN

DÜSSELDORF

MIT 903 ZUM TEIL FARBIGEN ABBILDUNGEN
WITH 903 PARTLY COLOURED ILLUSTRATIONS

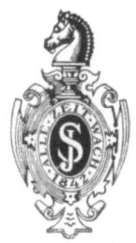

SPRINGER-VERLAG · BERLIN · HEIDELBERG · NEW YORK · 1967

ISBN-13: 978-3-642-94995-1   e-ISBN-13: 978-3-642-94994-4
DOI: 10.1007/978-3-642-94994-4

Alle Rechte, insbesondere das der Übersetzung in fremde Sprachen, vorbehalten

Ohne ausdrückliche Genehmigung des Verlages ist es auch nicht gestattet, dieses
Buch oder Teile daraus auf photomechanischem Wege (Photokopie, Mikrokopie)
oder auf andere Art zu vervielfältigen

© by Springer-Verlag Berlin · Heidelberg 1967
Softcover reprint of the hardcover 1st edition 1967
Library of Congress Catalog Card Number 62-22437

Die Wiedergabe von Gebrauchsnamen, Handelsnamen, Warenbezeichnungen usw. in
diesem Werk berechtigt auch ohne besondere Kennzeichnung nicht zu der Annahme,
daß solche Namen im Sinne der Warenzeichen- und Markenschutz-Gesetzgebung
als frei zu betrachten wären und daher von jedermann benutzt werden dürften

Titel-Nr. 5826

Vorwort

Der hiermit vorliegende Band III dieses Handbuches behandelt die allgemeine röntgendiagnostische Methodik, und zwar überwiegend die allgemeine Darstellungstechnik, während die speziellen Untersuchungsmethoden im Rahmen der Röntgendiagnostik der einzelnen Organe bzw. Systeme in den entsprechenden Bänden besprochen werden.

Geometrie der Zentralprojektion, Bildschärfe und Bildkontrast sind die Grundlagen jeder Röntgendarstellung. Sie bestimmen den Informationsgehalt sowohl des Leuchtschirmbildes als auch der Aufnahme. Die Besprechung dieser Grundlagen mußte deswegen diesen Band einleiten.

Die röntgendiagnostischen Darstellungsmethoden umfassen als grundlegende Verfahren die Röntgendurchleuchtung und die Röntgenaufnahmetechnik. Jede dieser Darstellungsarten hat ihre spezifischen Möglichkeiten und Grenzen und damit einen ihrer diagnostischen Leistungsfähigkeit anzupassenden Anwendungsbereich. Die Besprechung der allgemeinen Gesichtspunkte bei diesen Verfahren und ihre kritische Bewertung ist die Aufgabe der entsprechenden Abschnitte.

Sie leiten über zu den wichtigen Methoden der Messung der wahren Objektgröße und der Röntgenlokalisation.

Die Grundlagen weiterer Spezialmethoden, z.B. Stereoverfahren, Schichtdarstellung, Erfassung von Bewegungsvorgängen usw., sind unabhängig davon, bei welchen Organen oder Körperregionen sie angewandt werden. Deswegen konnten sie in diesem Band eingehend besprochen werden; in den speziellen diagnostischen Bänden genügen dann kürzere Hinweise.

Die Methoden der Kontrastmitteldarstellung sind dagegen in der Regel an bestimmte Organe oder sogar spezielle Erkrankungen gebunden. In diesem allgemeinen darstellungstechnischen Teil wird dementsprechend nur auf die Kontrastmittel selbst und deren Eigenschaften sowie auf allgemeine klinische Gesichtspunkte bei ihrer Anwendung eingegangen.

Von den übrigen Beiträgen seien noch das Kapitel über die Strahlenbelastung bei diagnostischer Strahlenanwendung und die Ausführungen über den Befundbericht hervorgehoben. Auch sie haben Allgemeingültigkeit für alle Untersuchungsmethoden und gehörten deshalb in diesen Band, der schließlich noch durch Abschnitte über die Mikro- und Autoradiographie sowie die Röntgenspektrographie vervollständigt wird.

Düsseldorf, im August 1966   H. VIETEN

Preface

This volume of the Encyclopedia of Radiology is concerned with general roentgen-diagnostic methods and mainly with the conventional procedures, the special methods being dealt with in special volumes on the investigation of individual organs or systems.

The geometry of the central projection, the sharpness, definition and contrast of the image are the fundamental elements of all roentgen examinations. The information content of the fluoroscopic image as well as of the roentgenogram depends on these factors, which are therefore the subject of the opening chapter in this volume.

Fluoroscopy and plain roentgenography are the fundamental procedures in diagnostic radiology. Each of these methods has its specific advantages and limitations and therefore its own field of application. The discussion of general aspects of these methods and a critical evaluation of their use are the subjects of pertinent sections.

The next section deals with the method of measurement of the true size of the object and its localization.

The basis of further special methods such as stereography, tomography, demonstration of movements, etc. are basically similar regardless of the organ or part of the body studied. These factors are therefore discussed in detail in this volume and only touched upon in the special diagnostic volumes.

The methods using contrast media, on the other hand, to a great extent vary with their application to certain organs or in the diagnosis of special diseases. This general methodological part is therefore concerned only with the actual contrast media and general aspects of their use in clinical practice.

Of the other contributions, the chapter on the radiation to which the patient is exposed in association with various roentgen examinations and the composition of the reports of the findings deserves mentioning. The contents of the contributions apply to all roentgen examination methods and are therefore included in this volume, which is concluded with sections on micro- and autoradiography as well as roentgen spectrography.

Düsseldorf, August 1966   H. Vieten

Inhaltsverzeichnis

Mitarbeiter von Band III — Contributors to Volume III

Professor Dr. WALTHER BERGERHOFF, 5 Köln-Ehrenfeld, Gutenbergstr. 89.

Professor Dr. HERMANN BÜCHNER, Zentralröntgeninstitut der Poliklinik der Universität, 8 München 15, Pettenkoferstr. 8a.

Dr. CARL CARLSSON, Radiofysiska Institutionen Lasarettet, Lund (Schweden).

Professor Dr. ARNE ENGSTRÖM, Institutionen för Medicinsk Fysik, Karolinska Institutet, Stockholm (Schweden).

Professor Dr. Dr. HEINRICH FRANKE †, 852 Erlangen.

Dipl.-Ing. G. FREDZELL, Röntgenelektromedicin Elema Schönander AB, Stockholm-Solna (Schweden), Industrivägen 23.

Dr. CHRISTIAN GLOXHUBER, Gewerbehygienisches Toxikologisches Labor der Farbenfabriken Bayer AG., 56 Wuppertal-Elberfeld, Friedrich-Bayer-Str. 14.

Professor Dr. HELMUT GREMMEL, Radiologische Klinik der Universität, 23 Kiel, Schwanenweg 21.

Professor Dr. RICHARD HAUBRICH, Städtisches Krankenhaus, Zentral-Röntgeninstitut, 75 Karlsruhe, Moltkestr. 14.

Professor Dr. GERHARD HECHT, Pharmakologisches Labor der Bayer-Werke, 56 Wuppertal-Elberfeld, Friedrich-Bayer-Str. 14.

Professor Dr. KARL HECKMANN, Röntgeninstitut, 8 München 13, Habsburger Platz 1.

Professor Dr. HANS KÖHNLE, Röntgenabteilung der I. Medizinischen Klinik der Universität, 4 Düsseldorf, Moorenstr. 5.

Direktor G. ALBERT MAGNI, Röntgenelektromedicin Elema Schönander AB, Stockholm-Solna (Schweden), Industrivägen 23.

Professor Dr. OLLE OLSSON, Dept. of Diagnostic Radiology, University Hospital, Lund (Schweden).

Professor Dr. Dr. HERBERT SCHOBER, Institut für medizinische Optik, 8 München 13, Elisabethstr. 89.

Dr. WERNER SCHOLTAN, Farbenfabriken Bayer A G., Ingenieur-Abteilung AP, 509 Leverkusen.

Professor Dr. FRIEDRICH-ERNST STIEVE, Institut für physikalische Therapie und Röntgenologie, 8 München, Ziemssenstr. 1.

Professor Dr. FRANZ STRNAD, Chirurgische Universitätsklinik, Röntgenabteilung, 6 Frankfurt a. M., Ludwig-Rehn-Str. 14.

Professor Dr. GÜNTHER VIEHWEGER, Röntgenabteilung der Chirurgischen Klinik, 87 Würzburg, Josef-Schneider-Str. 2.

Professor Dr. CARL WEGELIUS, Norrtulls Hospital, Stockholm (Schweden).

A. Das Röntgenbild

I. Geometrie des Röntgenbildes

Von

H. Schober

Mit 6 Abbildungen

1. Das Röntgenbild als Zentralprojektion

In seiner theoretisch idealisierten und einfachsten Form stellt das Röntgenbild die Zentralprojektion der Strahlen dar, die von einer punktförmigen Quelle, dem Röhrenbrennfleck, ausgehen und durch das Objekt, das als eine zu den Strahlen senkrechte Fläche gedacht ist, auf die Bildebene entworfen werden. Solange der Öffnungswinkel der Strahlen nicht allzu groß ist (was man in Wirklichkeit wohl immer annehmen kann), kann die Objektfläche durch eine Ebene ersetzt werden. Bei einer derartigen Zentralprojektion bleiben die Winkelverhältnisse und infolgedessen die Ähnlichkeiten der abgebildeten Objekte und Objektdetails voll erhalten. Es ändert sich lediglich der Größenmaßstab in einem ganz bestimmten und konstanten Verhältnis. Dieses ist durch das Verhältnis der Abstände Brennfleck—Objekt zu Brennfleck—Schirm bestimmt.

Dieser einfachste Idealfall ist leider in der Praxis auf keine Weise erfüllbar. Das hat sowohl physikalische als auch geometrische Gründe. Ein ideal punktförmiger Brennfleck, also ein Brennfleck ohne jede flächenhafte oder räumliche Ausdehnung, würde nur dann möglich sein, wenn seine Energiedichte unendlich groß wäre, was begreiflicherweise eine physikalische Utopie ist. Man muß daher immer mit mehr oder weniger ausgedehnten Brennflecken rechnen, die sich vom Idealfall um so mehr entfernen, je ungünstiger das Verhältnis zwischen Brennfleckausdehnung und Abstand zwischen Brennfleck und Objekt bzw. Brennfleck und Bild ist. Das Objekt muß — abgesehen davon, daß es nur ausnahmsweise annähernd eben oder nach einer Kugelschale gekrümmt ist, deren Zentrum in der Mitte des Brennflecks liegt — eine bestimmte Tiefenausdehnung haben. Die Darstellbarkeit des Objekts beruht ja darauf, daß Röntgenstrahlen in den verschiedenen Bereichen des Objekts, sei es durch Unterschiede im effektiven Atomgewicht, sei es durch Unterschiede in der Dichte, unterschiedlich absorbiert wird. Jede Absorption verlangt aber eine gewisse räumliche Ausdehnung des Objekts, ein sog. Minimalvolumen. Durch die endliche Seitenausdehnung des Objekts und vor allem durch seine Tiefenausdehnung entstehen ebenfalls entscheidende Abweichungen vom Idealbild der Zentralprojektion. Von diesen beiden Abweichungen von der Punktgestalt, also sowohl derjenigen in der Tiefe als auch derjenigen nach der Seite wird noch ausführlicher die Rede sein müssen. Es erweist sich aber doch als zweckmäßig, vom Idealfall der Zentralprojektion auszugehen und alle weiteren Fälle als Abweichungen vom Idealfall aufzufassen. Dieser Weg ist bereits von BRONKHORST mit Erfolg beschritten worden.

a) Die Gesetze der strengen Zentralprojektion

Bei der strengen Zentralprojektion geht man, wie bereits erwähnt und wie in Abb. 1 dargestellt, von einem punktförmigen Brennfleck aus. Objekt und Empfängerschirm (Durchleuchtungsschirm, Filmebene, Empfängerschirm des Schirmbild- oder Bildverstärkergeräts usw.) liegen auf konzentrischen Kugelflächen, deren Mittelpunkt der punktförmige Brennpunkt ist. Der Abstand zwischen Brennpunkt und Objekt sei mit

a_O, der Abstand zwischen Brennfleck und Bildebene mit a_B bezeichnet. Es sei ferner d_O der Durchmesser eines Objektdetails und d_B der Durchmesser seines Bildes. Das Objektdetail werde als kreisförmig angesehen. Nach dem bereits eingangs angeführten Ähnlichkeitssatz muß dann auch das Bild kreisförmig sein. Das Bild ist ferner gegenüber dem Objekt vergrößert, und zwar verhalten sich der Durchmesser des Bildes zum Durchmesser des Objekts so wie der Abstand a_B zwischen Brennfleck und Bild zum Abstand a_O zwischen Brennfleck und Objekt. Theoretisch kann man auf diese Weise jede beliebige Bildvergrößerung erzeugen, da sowohl der Abstand zwischen Brennfleck und Objekt als auch der Abstand zwischen Brennfleck und Bild beliebig wählbar ist. Praktisch ist ein solches Vorgehen allerdings sehr rasch durch die Brennfleckausdehnung und die Objektausdehnung begrenzt. Dennoch wird aber gerade diese Methode für die Röntgenmikroskopie praktisch benutzt und hat unter allen anderen Methoden für die Röntgenmikroskopie einen beachtlichen Vorsprung erreicht.

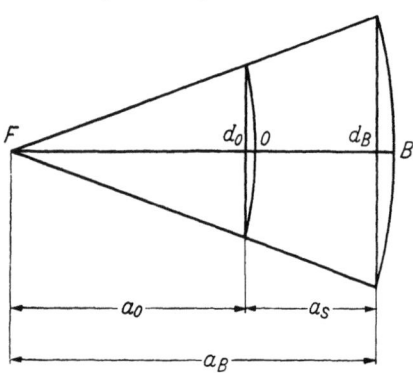

Abb. 1. *Das Röntgenbild als Zentralprojektion in idealisiertem Zustand. F* bedeutet den als punktförmig angenommenen Brennfleck, *O* das Objekt und *B* das Bild. d_O kennzeichnet den Durchmesser des Objektes (Objektdetails) und d_B den Durchmesser des Bildes (Bilddetails). Der Brennfleck-Objektabstand wird als a_O, der Brennfleck-Bildabstand a_B und der Abstand des Bildes vom Objekt (Schirmabstand) durch a_S angegeben

Da der Ähnlichkeitssatz in allen Teilen des Bildes gilt, kann man ferner durch die Messung von zwei Abständen im Bild sofort auf die Abstände im Objekt schließen, denn die seitlichen Abstände im Bild verhalten sich in allen Teilen des Bildes genauso wie die Vergrößerung, d. h. wie das Verhältnis vom Brennpunkt—Bildabstand zu Brennpunkt—Objektabstand.

b) Die Erweiterung der Abbildung durch endliche Ausdehnung des Brennflecks bei gleichmäßiger Brennfleckbelegung

Ist der Brennfleck nicht unendlich klein, sondern ausgedehnt, so werden die Bildränder nicht mehr scharf. Dieser Satz gilt nicht allein für den Außenrand des gesamten Bildes, sondern auch für die Ränder der einzelnen Details. Wie aus Abb. 2 sofort ersichtlich ist, entwirft der Röhrenbrennfleck von jedem Objekt auf dem Bildschirm (der Filmebene usw.) einen *Kernschatten* und einen *Halbschatten*. Nur der erstere ist (mit einer noch zu erwähnenden Ausnahme) für das eigentliche Bild verantwortlich und nur er befolgt die Gesetze der einfachen und idealen Zentralprojektion. Der Halbschatten ist für die das Bilddetail bzw. das Gesamtbild umgebende unscharfe Begrenzung verantwortlich. Sowohl die Ausdehnung des Kernschattens als auch die des Halbschattens wird durch den Durchmesser des Röhrenbrennflecks und die Abstände zwischen Röhrenbrennfleck, dargestellter Objektebene und Bildebene wesentlich beeinflußt. Der kleinere Röhrenbrennfleck erzeugt bei gleichem Abstandsverhältnis ein wesentlich schärferes und gleichzeitig größeres Bild als der größere Röhrenbrennfleck. Ebenso ist bei gleicher Brennfleckgröße der von einem schirmfernen Objektdetail erzeugte Halbschatten größer als der von einem schirmnahen Objektdetail erzeugte. Das schirmferne Objektdetail und das Gesamtobjekt werden also größer und unschärfer abgebildet als das schirmnahe (Abb. 3).

Die eben gemachten und allgemein bekannten Beobachtungen gelten aber nur so lange, als das Objekt (genauer gesagt das darzustellende Objektdetail) größer ist als der Durchmesser des Röhrenbrennflecks. Für Objektdetails, deren Durchmesser unter dem des Röhrenbrennflecks bleiben, gelten die Verhältnisse von Abb. 4. Derartige Details werden mit steigendem Abstand vom Schirm nicht vergrößert, sondern verkleinert abgebildet. Sie erscheinen auf der Bildebene (Schirm, Filmebene usw.) um so kleiner, je weiter das

Objekt vom Schirm abliegt. Außerdem treten in diesem Falle sehr komplizierte Abbildungsverhältnisse auf, sobald der Objekt-Schirmabstand eine bestimmte, von der Größe des Objektdetails abhängige Grenze überschreitet. Es entsteht kein echter Kernschatten mehr und damit geht auch die Ähnlichkeit zwischen Objekt und Bild weitgehend verloren. Durch die Summation der Halbschatten kann allerdings noch weit über den genannten Abstandswert hinaus ein sog. *Pseudokernschatten* ausgebildet werden. Aus seinem Auftreten kann aber lediglich auf das Vorhandensein, nicht aber auf die Form und Größe eines Objektdetails geschlossen werden.

Jede Vergrößerung des Abstandes zwischen Objekt und Schirm führt also auf der einen Seite zu einer Vergrößerung des Bildes aller Objekte und Objektdetails, die größer sind als der Durchmesser des Brennflecks, bei gleichzeitiger Verringerung der Randschärfe *(äußere Unschärfe)*. Auf der anderen Seite gehen dabei aber immer mehr Details, die kleiner sind als der Durchmesser des Brennflecks, verloren *(innere Unschärfe)* (Abb. 5).

Das vergrößerte Röntgenbild der schirmfernen Objekte ist wegen seiner Vergrößerung leichter zu erkennen als das unvergrößerte Bild. Der eben angeführte Satz gilt allerdings nur so lange, als die Randunschärfe die Vergrößerungswirkung nicht übertrifft. Außerdem ist zu bedenken, daß

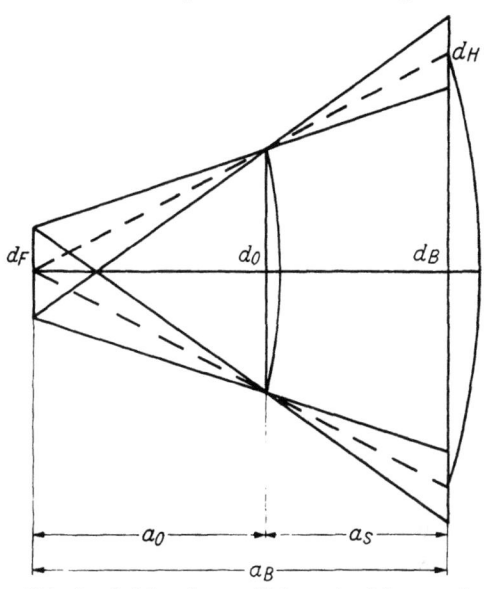

Abb. 2. *Infolge der endlichen Ausdehnung des Brennflecks entsteht neben dem Kernschatten des Objektes auch ein Halbschatten.* Buchstabenbezeichnungen wie in Abb. 1. Zusätzlich bedeutet d_F den Durchmesser des Brennflecks, d_H den Durchmesser des Halbschattens

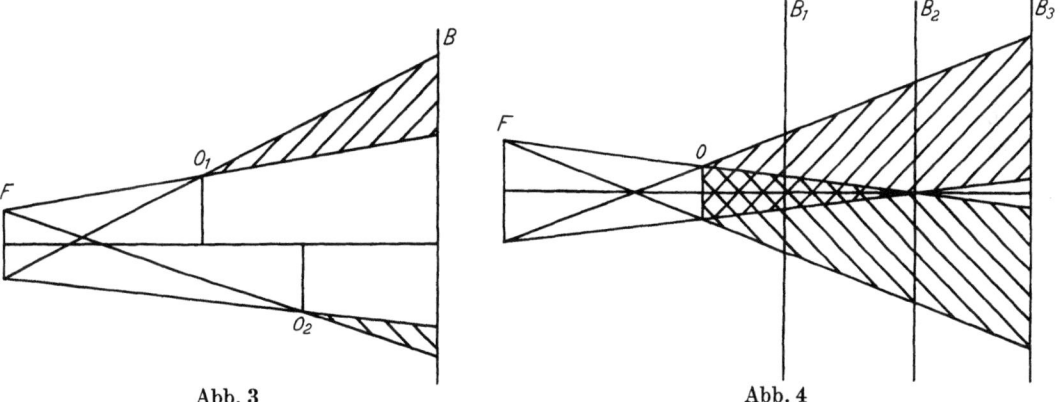

Abb. 3   Abb. 4

Abb. 3. Mit wachsendem Abstand des Objekts vom Brennfleck bei gleichem Brennfleck-Schirmabstand wird sowohl das Bild des Objekts als auch die Breite des Halbschattens verkleinert

Abb. 4. *Dieselben Verhältnisse für Objektdetails, deren Durchmesser kleiner ist als der Brennfleckdurchmesser.* Darstellung in drei verschiedenen Bildebenen B_1, B_2 und B_3. Während bei der Bildebenenlage B_1 noch ein Kernschatten mit wesentlich breiterem Halbschatten entsteht, ist im Falle der Bildebene B_2 der Kernschatten vollständig verschwunden. In B_3 entstehen zwei voneinander getrennte Halbschatten, bei denen überhaupt keine Ähnlichkeit mehr mit dem Objekt vorhanden ist

das vergrößerte Bild an kleineren Details ärmer ist als das unvergrößerte Bild und daß daher der Detailreichtum mit steigender Vergrößerung grundsätzlich abnimmt.

Die Bedeutung der eben aufgestellten und aus rein geometrischen Betrachtungen hervorgegangenen Gesetzmäßigkeiten ist in der Praxis nicht immer richtig gewürdigt worden. Sie stellt auf der einen Seite ein wichtiges Hilfsmittel dar, um Maßbeziehungen nicht nur in seitlicher Richtung, sondern auch in der Tiefenrichtung des Objekts zu erhalten — eine Aufgabe, die für die praktische Radiologie von ganz besonderer Bedeutung ist. Sie führt aber auch dazu, daß der Direktvergrößerung und der Darstellbarkeit kleiner Objektdetails ganz bestimmte Grenzen gesetzt sind, deren rechnerische und experimentelle Erfassung in einem späteren Abschnitt behandelt werden soll. Bevor aber auf diese Fragen eingegangen werden kann, erscheinen noch weitere grundsätzliche Betrachtungen notwendig.

Wenn man von Direktvergrößerungen spricht, so muß man zwei Fälle auseinanderhalten. Einmal ist beim medizinischen Objekt eine *zwangsläufige Direktvergrößerung* für

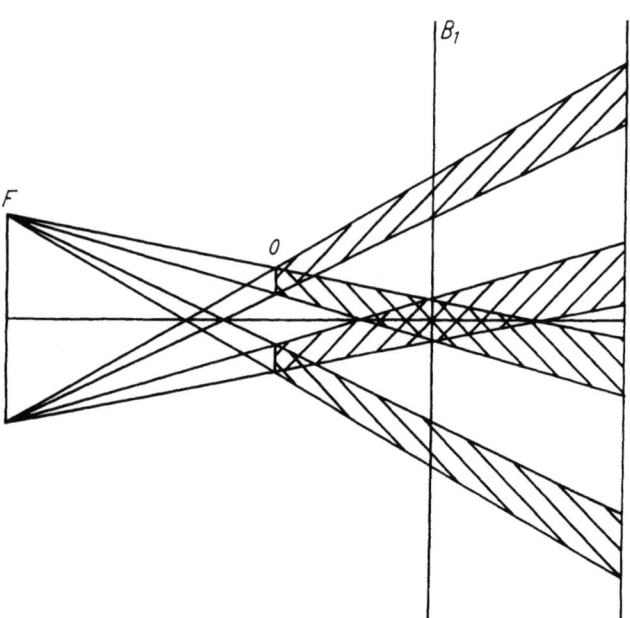

eine Reihe von Details schon dadurch gegeben, daß unter gar keinen Umständen alle interessanten Objektdetails auf dem Schirm unmittelbar aufliegen können. Diese zwangsläufige Direktvergrößerung kann lediglich durch Änderung des Brennfleck-Schirmabstandes gesteuert werden. Wenn das Objekt verhältnismäßig weit vom Schirm entfernt ist, spielt seine Tiefenausdehnung keine sehr große Rolle mehr.

In erster Linie beeinflußt sie die später auf S. 6 besprochene *Schärfentiefe*. Der Einfluß der Tiefenausdehnung des Objektes ist um so leichter erfaßbar und wird für die Ausmessung des Bildes um so günstiger, je größer der Abstand zwischen Brennfleck und Film (Bildebene) ist.

Abb. 5. *Aussehen des Schattenbildes von zwei nebeneinanderliegenden Objekten, die kleiner sind als der Brennfleckdurchmesser.* Hier besteht keine Ähnlichkeit mehr zwischen dem Aussehen des Objekts und demjenigen des Bildes

c) Abbildung bei ungleichmäßig belegtem Brennfleck

Bisher wurde vorausgesetzt, daß der Brennfleck zwar ausgedehnt, aber doch gleichmäßig belegt ist. Es würde also von jeder Stelle des Brennflecks die gleiche Strahldichte abgestrahlt. Das ist in Wirklichkeit nicht der Fall. Vor allem die modernen elektronenoptisch konzentrierten Strahlenbündel führen zu einer ungleichmäßigen Brennfleckbelegung, wobei der Brennfleck hauptsächlich in seinen Randbereichen, aber auch in der Mitte stärker abstrahlt als im Zwischenbereich. Die Folge dieses Zustandes ist eine ungleichmäßige Ausbildung der Kern- und Halbschatten, die sich wieder besonders stark bei jenen Objektdetails bemerkbar macht, die kleiner sind als die Ausdehnung des Brennflecks.

d) Abbildung bei unsymmetrischem Brennfleck

Eine weitere wichtige geometrische Eigenschaft des Bildbündels entsteht dadurch, daß die scheinbare Ausdehnung des Brennflecks nicht in allen Ausstrahlungsrichtungen gleich groß ist (vgl. Abb. 6). Der Brennfleck erscheint nämlich in der jeweiligen Strahlrichtung nicht in seiner wahren Ausdehnung, sondern lediglich als Projektion seiner Fläche auf die betreffende Strahlrichtung. Das spielt praktisch bereits beim Zentralstrahl, also dem Mittelstrahl des Bündels, eine Rolle. Bei modernen Röntgenröhren, vor allem Drehanodenröhren, benutzt man keinen kreisförmigen oder quadratischen Brennfleck, sondern den sog. Strichfocus nach GÖTZE. Diese Brennfleckform hat den Vorteil, daß der Brennfleck auf dem Anodenteller verhältnismäßig ausgedehnt sein kann, in der Richtung des Zentralstrahls aber doch quadratisch erscheint. Gemäß Abb. 6 wird bei den Randstrahlen der Brennfleck grundsätzlich in einer Richtung stärker ausgedehnt erscheinen als in der anderen. Infolgedessen werden die Kernschatten und Halbschatten auch in den verschiedenen Richtungen unterschiedliche Breite haben, und zwar wird gemäß dem oben Gesagten der Halbschatten eines Details oder auch eines Objektes in jener Richtung besonders verbreitert werden, in der der Brennfleck stärker ausgedehnt erscheint. Bei kleinen Details kann es auf diese Weise sogar geschehen, daß der Kern-

schatten in einer Richtung verschwindet, während er in der senkrecht dazu stehenden Richtung noch voll ausgebildet ist, weil für die eine Richtung der Brennfleck größer, für die andere aber kleiner als das Detail erscheint. Alle diese Vorgänge sind jenen Erscheinungen in der Optik sehr ähnlich, die man als Astigmatismus bezeichnet. Man könnte daher auch hier von einem Astigmatismus des Bildstrahlenbündels sprechen. Er spielt eine besondere Rolle bei der Darstellung kleinerer Details, z. B. von Knochenbälkchen, feineren Gefäßen usw. am Bildrand.

Gelegentlich wird durch Abrücken des Objektes vom Film bei gleichbleibendem Abstand zwischen Brennfleck und Film eine *absichtliche Vergrößerung*

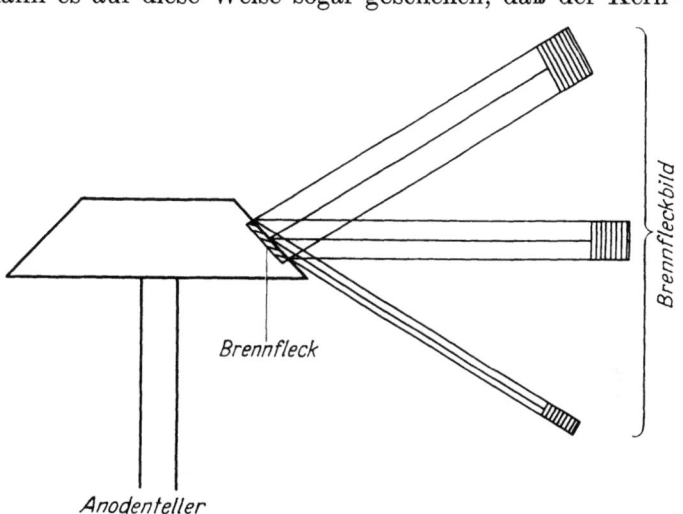

Abb. 6. Der längliche Strichfocus nach GÖTZE erscheint in der Richtung des Hauptstrahls als Quadrat. Seine Dimension weicht aber von der Quadratform um so stärker ab, je schräger ein Bildstrahl auf den Schirm auftrifft. Da dieser Einfluß aber nur in der hier dargestellten Schnittebene, nicht aber senkrecht dazu vorhanden ist, werden die Details nicht mehr in ihrer ursprünglichen Form wiedergegeben. Details, die kleiner sind als die jeweilige scheinbare Brennfleckausdehnung, können nur gemäß Abb. 4 und 5 wiedergegeben werden

hervorgerufen. Von ihr wird vor allem bei Verwendung der Feinfocusröhre und bei der Röntgenmikroskopie Gebrauch gemacht. Für die absichtliche Vergrößerung gelten in sinngemäßer Übertragung die gleichen Gesetzmäßigkeiten wie für die zwangsläufige Vergrößerung.

2. Geometrische Grundgesetze und Maßbeziehungen

Wie im vorangegangenen Abschnitt ausführlich dargelegt wurde und aus Abb. 1 hervorgeht, werden durch das Bestehen eines endlichen Abstandes zwischen Röhrenbrennfleck, Objekt und Bildebene bei Objekten und Objektdetails, die größer sind als der Röhrenbrennfleck, Vergrößerungen erzeugt, die um so stärker sind, je weiter das Objekt bei gleichbleibendem Brennfleck-Schirmabstand vom Schirm entfernt ist. Für diese Vergrößerung (V) ergibt sich die in ihrer Entstehung leicht übersehbare Formel:

$$V = \frac{d_B}{d_O} = \frac{a_B}{a_O} = \frac{a_S}{a_O} + 1. \tag{1}$$

In dieser Formel bedeutet d_B den Durchmesser des Bildes für das Objekt (Objektdetail) mit dem Durchmesser d_O. a_B ist der Abstand des Bildschirms vom Röhrenbrennfleck, a_O der Abstand des dargestellten Objektdetails vom Röhrenbrennfleck und a_S ist der Abstand des Bildschirms vom darzustellenden Objektdetail d_O.

Die endliche Ausdehnung des Röhrenbrennflecks bewirkt bei Objekten, die größer sind als der Röhrenbrennfleck, die Entstehung eines den Kernschatten begleitenden

Halbschattens. Dieser bedingt die sog. „*äußere Unschärfe*" und begrenzt damit geometrisch die Bildschärfe. Die äußere Unschärfe, also die Breite des Halbschattens (d_H), wächst mit steigender Vergrößerung proportional dem Durchmesser des Röhrenbrennflecks (d_F) nach der Formel:

$$d_H = d_F (V-1). \tag{2}$$

Handelt es sich um Objektdetails, die kleiner sind als der Brennfleck, so ergibt sich aus theoretischen Überlegungen eine abweichende Formel. Sie lautet:

$$V_{max} = \frac{d_F - d_U}{d_F - d_O}. \tag{3}$$

In dieser Formel bedeutet V_{max} die maximal zulässige Vergrößerung, wenn man ein Objektdetail mit dem Durchmesser d_O, das kleiner ist als der Durchmesser des Brennflecks (d_F), noch darstellen will. Die in dieser Formel ebenfalls enthaltene Größe d_U bedeutet die durch andere Umstände, z. B. die Verstärkerfolien, die Körnigkeit des Films und die Bewegung des Objektes während der Belichtungszeit, bewirkte Unschärfe (vgl. auch S. 20ff.).

Die eben formelmäßig niedergelegte Abhängigkeit der Bildschärfe von der Vergrößerung wirkt sich auf die Maßbeziehungen zwischen Objekt und Bild in mehrfacher Weise aus. Einmal wird die Schärfenbegrenzung des Bildes infolge der endlichen Ausdehnung des Brennflecks immer dann bemerkbar, wenn sie in der Größenordnung der anderen Unschärfe-Ursachen, nämlich der in einem späteren Kapitel besprochenen Folien-, Film- und Bewegungsunschärfe liegt. Bereits bei einem Brennfleckdurchmesser von 1,2 mm bewirkt die Vergrößerung 1,3 eine deutliche Verringerung der Randschärfe. Bei einem Brennfleckdurchmesser von 2 mm tritt dieser Zustand sogar schon bei der Vergrößerung 1,15 ein. Bedenkt man, daß sowohl die zwangsläufige als auch die absichtliche Vergrößerung entsprechend Gleichung (1) durch das Verhältnis zwischen dem Abstand von Brennfleck und Bildebene und dem Abstand zwischen Brennfleck und dargestelltem Objektdetail bestimmt ist, so heißt das, daß sowohl die *Schärfentiefe*, d. h. die Zahl der in unterschiedlicher Objekttiefe noch darstellbaren Details als auch die Schärfenänderung und damit die Genauigkeit der Maßbeziehungen beim Abrücken des Objektes von der Filmebene weitgehend vom Brennfleck-Objektabstand und vom Durchmesser des Brennflecks abhängen. Auf der anderen Seite kann man aber auch aus den Schärfenänderungen bei Details, die größer sind als der Durchmesser des Brennflecks, gewisse Schlüsse auf Tiefenabstände ziehen und damit qualitative Urteile gewinnen, die dem erfahrenen Untersucher sehr wichtig sind.

a) Maßbeziehungen in einer Ebene, die auf dem Zentralstrahl genau senkrecht steht

Ein beinahe triviales, aber für die Praxis auch nur beschränkt bedeutsames Problem ist die Gewinnung von Maßbeziehungen in einer Ebene, die auf dem Zentralstrahl genau senkrecht steht. Infolge der in diesem Kapitel erörterten Sätze zur Zentralprojektion sind in dieser Ebene alle Maßstäbe im Bilde durch das Produkt aus Vergrößerung und den entsprechenden Entfernungen in der Objektebene bestimmt. Aus Abständen in der Bildebene kann also ohne jede Schwierigkeit bei bekannter Vergrößerung auf die Abstände in der Objektebene geschlossen werden. Die Vergrößerung ergibt sich gemäß Formel (1) aus dem Quotienten des Brennfleck-Bildabstandes zum Brennfleck-Objektabstand, ist also ohne jede Schwierigkeit zu berechnen. Das einzige Problem für die praktische Durchführung dieser Methodik liegt lediglich in der Festlegung einer auf dem Zentralstrahl genau senkrecht stehenden Ebene. Diese Festlegung hat eine genaue Kenntnis des Zentralstrahls zur Voraussetzung, die selbst dem Erfahrenen zumeist nicht mit der für diese Aufgabe erforderlichen Genauigkeit gelingt. Es bleibt daher in der Regel nur die Möglichkeit, sich auf anderem Wege zu helfen, indem man mehrere Aufnahmen mit verschiedenen, sehr unterschiedlichen Einstellungen des Zentralstrahls (z. B. seitliche und anterio-posteriore Aufnahme) macht und sich aus diesen beiden das räumliche Bild aufbaut. Allerdings hat auch diese Methodik Grenzen, die vor allem aus der Praxis der Röntgenstereoskopie, über die in einem anderen Abschnitt dieses Handbuches berichtet werden soll, bekannt sind. Wenn es sich nicht um zu große Objekte, z. B. um die Auffindung von Maßbeziehungen in ganz bestimmten kleineren Körperorganen handelt, so kann man auch Fernaufnahmen aus einem solchen Abstand machen, daß sich innerhalb des dargestellten Objektes die Vergrößerung nicht allzusehr ändert. Das bedeutet, daß in allen Teilen des Objektes gemäß Gleichung (1) dieses Kapitels die folgende Beziehung gelten muß: Der mittlere Objekt-Brennfleckabstand a_O muß mindestens 20mal so groß sein wie der mittlere Objekt-Schirmabstand a_S. Soweit es die Dosisbeziehungen gestatten, kann man auch durch aufeinander folgende Lochblenden eine genauere Definition des Zentralstrahls vornehmen. Auf diese Weise ist es beispielsweise RUSHTON und SORSBY gelungen, eine beachtliche Genauigkeit bei der Ausmessung der Augapfellänge zu erreichen und damit eine für die Ophthalmologie besonders interessante Frage experimentell zu lösen. Da nämlich die Fehlsichtigkeit sowohl von der Augapfellänge als auch der Brechkraft der Augenmedien und deren Krümmungsradien abhängt, diese Daten aber aus den optischen Bestimmungen nur in einem gegenseitigen Verhältnis, nicht aber als Einzelwerte gewonnen werden können, war die Auffindung eines unabhängigen Weges besonders wichtig. STENSTRÖM konnte auf diesem Wege an nahezu tausend Augen mit einer Genauigkeit von $\pm 0,1$ mm die Längsachse und später konnten DELLER, O'CONNOR und SORSBY sowie andere Autoren auch die Querachse des Auges mit einer modifizierten Versuchsanordnung und der gleichen Genauigkeit bestimmen. Wesentlich ist dabei, daß man als definierte Strahlrichtung die Verbindung der Blendenränder und nicht der Blendenmitten ansieht.

b) Maßbeziehungen in beliebigen Ebenen

Ist es schon schwierig, in der zum Zentralstrahl senkrecht stehenden Ebene Maßbeziehungen mit ausreichender Genauigkeit aufzufinden, so steigen die Schwierigkeiten noch wesentlich weiter an, wenn man Maßbeziehungen an beliebiger Stelle des dargestellten Körpergebietes auffinden will. Die theoretische Seite hat vor allem GUALDI behandelt und die entsprechenden Formeln in einer Reihe von Veröffentlichungen entwickelt. Wegen der oben genannten Schwierigkeiten wird es aber nur selten gelingen, die in den Formeln genannten Größen mit genügender Genauigkeit zu bestimmen. Die Methode der Wahl ist hier die von HASSELWANDER, TESCHENDORF und KÖHNLE sowie in der Folgezeit von zahlreichen weiteren Autoren entwickelte Röntgenstereoskopie. In einfacher gelagerten Sonderfällen kann man sich auch dadurch helfen, daß man am Objekt Hilfspunkte in Form von Bleimarken anbringt, deren gegenseitiger Abstand bekannt ist. In dieser Weise geht man beispielsweise in der Ophthalmologie bei der Fremdkörperlokalisation vor. Nach der dort üblichen Methode von WESSELY wird auf den Augapfel eine bleihaltige Haftschale aufgesetzt, die dazu dient, den vorderen Hornhautpol zu markieren. In bitemporaler Einstellung werden dann bei unveränderter Kopfhaltung auf dem gleichen Röntgenfilm zwei Aufnahmen hergestellt, die eine mit nach oben, die andere mit nach unten gerichtetem Blick. Da sich der Fremdkörper zwischen den beiden Aufnahmen um so stärker bewegt, je weiter er vom Drehpunkt des Auges (etwa 1,3 mm hinter der Pupillenmitte) entfernt ist, kann man daraus den ungefähren Schluß auf seine Lage ziehen. Allerdings läßt sich auf diesem Wege noch nicht mit Sicherheit sagen, ob ein stärker bewegter Fremdkörper wirklich im Augeninnern oder in der Bulbuswand, der Tenonschen Kapsel oder gar im Sehnerven liegt. Will man auch diese Frage entscheiden, so muß man zusätzlich auf der Haftschale eine Marke, z. B. ein Kreuz anbringen, das sich im Röntgenbild darstellt. In dieser Richtung wurde die Methodik durch COMBERG entscheidend verbessert. Er benutzt Haftschalen mit vier eingelassenen Bleimarken, welche den Limbusrand markieren. Die erste der beiden Lokalisationsaufnahmen muß genau dorsofrontal erfolgen. Zu diesem Zwecke fixiert der Patient mit seinem kranken (im Notfall auch mit seinem gesunden) Auge eine Leucht-marke, die ihm über ein auf die Kassette gestelltes Spiegelchen erscheint. Der Schnitt-punkt der Diagonalen zwischen den vier Bildpunkten der Haftschale auf dem Röntgenbild markiert dann die Augenachse. Indem man die Linie zwischen dem Fremdkörperschatten und dem Schnittpunkt der Diagonalen bis zu jener Linie verlängert, die durch die beiden Suturae zygomatico-frontales dargestellt wird, erhält man den Meridian, in dem der Fremdkörperschatten sitzt. Der sich dabei ergebende Winkel zur Horizontalrichtung (Suturae zygomatico-frontales) wird zusammen mit der radialen Fremdkörperdistanz in ein vorgedrucktes Schema eingetragen, wobei die Vergrößerung gemäß Gleichung (1) be-rücksichtigt wird. Der Tiefenabstand des Fremdkörpers wird aus einer zweiten, transver-salen Aufnahme bestimmt. Zu ihrer Herstellung ist es wichtig, daß die Medianebene des Kopfes und die durch einen leuchtenden und vom Patienten angeblickten Fixierpunkt defi-nierte Augenachse genau parallel zur Kassette stehen. Es ist also auf eine ganz besonders präzise Lagerung des Patienten zu achten. Zieht man vom Fremdkörperschatten aus auf die Verbindungslinie von zwei Bildpunkten der Bleimarken der Prothese das Lot, so erhält man den Tiefenabstand gegenüber der Limbusebene. Sein durch die Vergrößerung gemäß Gleichung (1) korrigierter Wert wird mit dem aus der ersten Aufnahme gewonnenen Radial-abstand kombiniert und in ein weiteres vorgedrucktes Schema eingetragen, aus dem dann der genaue Sitz des Fremdkörpers ermittelt werden kann. Selbstverständlich kann durch Benutzung des Hasselwanderschen Stereoverfahrens die Genauigkeit dieser Methode noch weiter gesteigert werden. Die eben angeführten Beispiele zeigen, wie schwierig die Methodik wird, wenn man eine etwas größere Genauigkeit verlangt als sie eine grobe Schätzung zu geben vermag. Es wäre unmöglich, alle hier zu stellenden Fragen im Rahmen dieses Kapitels zu behandeln. Es sollten hier nur die Grundsätze dargestellt werden. Für Einzelheiten muß auf die entsprechenden Spezialkapitel verwiesen werden.

Literatur

Aderhold, K., u. L. Seifert: Ergebnisse der radiologischen Vergrößerungstechnik mit einer neuen Feinstfokusröhre für Abbildungsmaß-stäbe größer als 2:1. Fortschr. Röntgenstr. 81, 181—193 (1954).

Barth, W., u. J. Eggert: Photographische Stu-dien an Kalziumwolframatverstärkungsfolien. Fortschr. Röntgenstr. 39, 88—97 (1929).

Bronkhorst, W.: Kontrast und Schärfe im Röntgenbild. Leipzig: Georg Thieme 1927.

Büchner, H.: Direkte Röntgenvergrößerung und normale Aufnahme. Fortschr. Röntgenstr. 80, 71—87, 502—514 (1954).

Chantraine, H.: Unschärfe des Verstärkungs-schirmes. Fortschr. Röntgenstr. 48, 613—627 (1933).

Comberg, W.: Ein neues Verfahren zur Röntgen-lokalisation am Augapfel. Albrecht v. Graefes Arch. Ophthal. 118, 175—193 (1927).

Deller, J. F. P., A. D. O'Connor and A. Sors-by: X-ray measurement of the diameters of the living eye. Proc. roy. Soc. B 134, 456—467 (1947).

Fenner, E., u. H. Jochim: Bestimmung der Brennfleckgröße aus der geometrischen Un-schärfe. Fortschr. Röntgenstr. 87, 109—115 (1957).

Ferrant, W., u. M. R. San Nicolo: Die förder-liche Röntgenvergrößerung. Fortschr. Rönt-genstr. 81, 194—205 (1954).

Frantzell, A.: Soft tissue Radiography Techni-cal aspects and clinical applications in the examination of limbs. Acta radiol. (Stockh.), Suppl. 85, 31—57 (1951).

Frommhold, W.: Messungen über die Helligkeit von Verstärkerfolien. Röntgenblätter 7, 33—42 (1954).

Gualdi, G.: Fondamenti di un metodo universale per l'individuazione spaziale dei punti di un corpo a partire dalla proiezioni radiografiche. Nunt. radiol (Firenze) 24, 517—521 (1958a).

— Verifica sperimentale dei fondamenti di un metodo universale per l'individuazione spaziale dei punti di un corpo a partire dalla proiezioni radiografiche. Nunt. radiol. (Firenze) 24, 522—526 (1958b).

— Ulteriori sviluppi teorici di un metodo uni-versale per l'individuazione spaziale dei punti di un corpo a partire dalla proiezioni radio-grafiche. Nunt. radiol. (Firenze) 24, 527—530 (1958).

Hasselwander, A.: Röntgenologie. Leipzig: Georg Thieme 1922.

Holleben, K. v.: Ein Verfahren zur Prüfung der Schärfenzeichnung von Röntgenfolien, an-gewendet auf die Prüfung der Agfa-Accurata-Folie. Röntgenpraxis 7, 558—559 (1935).

Juris, K., u. G. Rudinger: Ein objektives Ver-fahren zur Prüfung der Zeichenschärfe von Verstärkungsfolien ohne Mikrophotometer und ein Schärfenmeßapparat. Fortschr. Röntgenstr. **56**, 548—558 (1937).

KRUITHOF, A. M.: Die Wahrnehmung von Kontrasten bei unscharfer Detailbegrenzung. Philips techn. Rdsch. **11**, 340—344 (1950).

LUPACCIOLU, G., M. D'AMICO, M. JACOBONI, L. ROMANO e A. TEDESCHI: Progressi di tecnica e projezione diretta nello schermo dell'imagine tridimensionale. Rif. med. **1956**, 349—359.

MEILER, J.: Die Unschärfe von Verstärkerfolien. Fortschr. Röntgenstr. **80**, 749—762 (1954).

MORGAN, R. H.: An analysis of the physical factors controlling the diagnostic quality of roentgen images. Part V. Unsharpness. Amer. J. Roentgenol. **62**, 870—880 (1949).

NITKA, H.: Messung der Zeichenschärfe von Verstärkerfolien. Phys. Z. **39**, 436—439 (1938).

PELTASON, F.: Schärfenzeichnung bei Aufnahmen mit Verstärkungsfolie. Fortschr. Röntgenstr. **34**, 691—702 (1926).

PFAHNL, A.: Messung der Unschärfe von Röntgenfolien. Röntgenblätter **9**, 20—29 (1956).

— Über Röntgenleuchtschirme und Verstärkerfolien. Röntgenblätter **10**, 135—146 (1957).

PLAATS, G. J. VAN DER: Prinzipien, Technik und medizinische Anwendung der radiologischen Vergrößerungstechnik. Fortschr. Röntgenstr. **77**, 605—610 (1952).

RIEHL, N., u. G. K. ZIMMER: Untersuchungen über die Zeichenschärfe von Verstärkerfolien aus verschiedenen Materialien. Fortschr. Röntgenstr. **55**, 386—390 (1937).

RÖHLER, R.: Zur Definition und Messung der Unschärfe im Röntgenbild. Z. angew. Phys. **10**, 43—47 (1958).

RUSHTON, R. H.: The clinical measurement of the axial lenght of the living eye. Trans. ophthal. Soc. U.K. **58**, 136—143 (1938).

SCHOBER, H.: Die physiologisch-optischen Voraussetzungen für die stereoskopische Röntgendurchleuchtung. Röntgenblätter **3**, 2—12 (1950).

— Die klinische Bedeutung der Feinfokusröhre. Röntgenblätter **6**, 101—112 (1953).

SCHUON, H.: Über den Einfluß von Brennfleck, Leuchtschirm, Abbildungsmaßstab und Film auf die Schärfe des Röntgenschirmbildes. Fortschr. Röntgenstr. **87**, 101—109 (1957).

SORSBY, A., and A. D. O'CONNOR: Measurement of the diameters of the living eye by X-rays. Nature (Lond.) **156**, 779—782 (1945).

SPIEGLER, G.: Physikalische Grundlagen der Röntgendiagnostik. Stuttgart: Georg Thieme 1957.

— Schärfe und Auflösungsvermögen im Röntgenbild — alte Vorstellungen neu betrachtet. Röntgenblätter **7**, 386—403 (1954).

—, u. G. RUDINGER: Grundsätzliches zur Messung der Unschärfe von Verstärkerfolien. Z. techn. Phys. **18**, 164—172 (1937).

TESCHENDORF, W., u. H. KÖHNLE: Das Röntgenraumbild. Berlin u. Wien: Urban & Schwarzenberg 1933.

WESSELY, K.: Einige seltene diagnostisch entscheidende röntgenologische Schädelbefunde. 2. Einseitige Sehnervenatrophie, vermutlich bedingt durch ein kleines lokales Psammon. Ber. dtsch. Ophthalm. Ges. Heidelberg 1934.

ZIMMER, E. A.: Methodische Bemerkungen und Leitsätze zur direkten Röntgen-Vergrößerung. Fortschr. Röntgenstr. **75**, 292—301 (1951).

II. Bildschärfe und Bildkontrast

Von

H. Schober

Mit 22 Abbildungen

1. Die Begriffe Kontrast und Schärfe in der Lichttechnik, Photographie und Physiologie

Das von einem optischen System entworfene Bild stellt genauso wie seine Vorlage, das „Objekt", eine Verteilung von Leuchtdichten dar. Man kann sie graphisch etwa in der Weise erfassen, daß man in einem ebenen Koordinatensystem zu den einzelnen Objektpunkten die in ihnen vorhandenen Leuchtdichtewerte als Parameter anschreibt oder, was auf das gleiche hinauskommt, über jedem einzelnen Objektpunkt die vorhandene Leuchtdichte in Form einer Höhenkoordinate einträgt. Man erhält dann ein sog. „*Leuchtdichterelief*" oder „*Leuchtdichtegebirge*", wie man diese Verteilung mit einem in der Informationstheorie sehr treffend gewählten Begriff bezeichnet. Das auf der Netzhaut des Auges von der Außenwelt entworfene Bild kann man auf ähnliche Weise darstellen. Man kennzeichnet die einzelnen Empfindungselemente der Netzhaut durch die Angabe von zwei Ortskoordinaten x und y und gibt die jeweilige Höhenkoordinate zusätzlich als Maß für die örtliche Netzhautbeleuchtungsstärke an. Beispiele für derartige Lichtgebirge sind in Abb. 1 wiedergegeben.

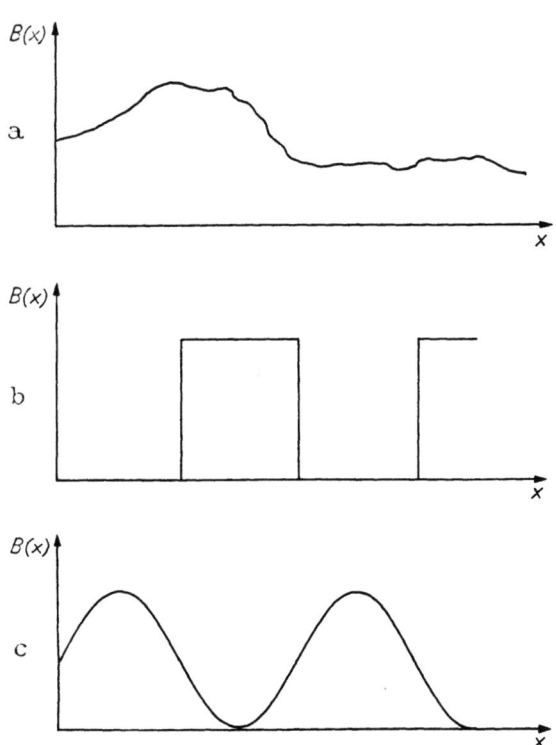

Abb. 1. Die Darstellung der Strahldichteverteilung (Leuchtdichteverteilung oder Schwärzungsverteilung) als Ordinate $B(x)$ in Abhängigkeit vom Bildort x, der durch die Abszisse gekennzeichnet wird. a Beliebige unregelmäßige Strahldichte-, Leuchtdichte- oder Schwärzungsverteilung, wie sie normalerweise vorhanden ist. b Die Verteilung bei Darstellung eines Rechteckgitters. c Die Verteilung bei Darstellung eines Sinusgitters, wenn die Strahldichte, Leuchtdichte oder Schwärzung nach einer Sinuskurve vom Rand des Gitters zu- und am nächsten Rand wieder abnimmt

Bei den eben gemachten Ausführungen wurde stillschweigend vorausgesetzt, daß sowohl die Objektpunkte als auch die Bildpunkte sich jeweils auf einer Fläche und womöglich sogar auf einer Ebene befinden. Bei einer idealen optischen Abbildung ist das auch tatsächlich der Fall. Hier entspricht einer jeden Objektfläche (-ebene) nur eine einzige Bildfläche (-ebene), wobei allerdings nicht die Notwendigkeit besteht, daß einer Objekt*ebene* auch eine Bild*ebene* entspricht. Im Regelfall wird zu einer ebenen Objektfläche eine gekrümmte Bildfläche und zu einer Bildebene eine gekrümmte Objektfläche gehören. Bei der reellen Abbildung vereinfachen sich diese

Zusammenhänge insofern, als weder die Objektpunkte noch die Bildpunkte exakte mathematische Punkte sind (vgl. S. 1). Das wäre schon vom Standpunkt der Physik gar nicht möglich, denn ein mathematisch exakter Bild- oder Objektpunkt müßte, damit er an der Abbildung teilnimmt, eine unendlich hohe Strahlungsenergiedichte aufweisen. Der reelle Objekt- und vor allem der Bildpunkt besitzt also immer eine gewisse Ausdehnung, er ist ein „Rasterelement". Dieser Umstand ist vor allem für den Bildpunkt wichtig. Seine Ausdehnung kann entweder dadurch bestimmt sein, daß der Bildempfängerschirm (beispielsweise die photographische Emulsion oder die Netzhautfläche bzw. der Leuchtschirm eines Röntgenapparates) aus einzelnen Körnern bzw. Empfängerelementen zusammengesetzt ist. Es kann auch geschehen, daß die Ausdehnung der Bildpunkte durch die optischen Eigenschaften des abbildenden Systems, z. B. optische Bildfehler oder Lichtstreuung, bestimmt ist. Im Falle der Röntgendiagnostik wird auch das Objekt für das menschliche Auge entweder durch den Leuchtschirm mit einer reellen

Korngröße, also einem echten Raster, oder durch die photographische Aufnahme dargestellt, bei der ebenfalls durch die Korngröße ein echter Raster gegeben ist.

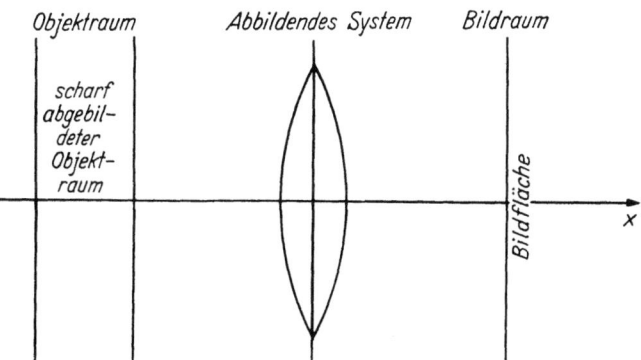

Die endliche Ausdehnung der reellen Bildpunkte hat zunächst zur Folge, daß nicht nur eine einzige Objektfläche, sondern ein ganzer Teil des Objektraumes auf den Bildpunkten voll abgebildet wird (vgl. Abb. 2). Je gröber der Empfängerraster, desto ausgedehnter ist dieser Raumbereich in der Tiefe und umgekehrt. Darüber hinaus spielen aber auch die Art der Abbildung sowie der Abstand zwischen Objekt und Bild usw. eine Rolle.

Abb. 2. Der in der Tiefe je nach der vorhandenen Schärfentiefe des abbildenden Systems mehr oder weniger weit ausgedehnte Objektraum wird durch das abbildende System auf eine Bildfläche entworfen, die im Regelfall gekrümmt ist. Bei der Abbildung durch photographische Systeme trachtet man die Bildfläche zu ebnen und in die Ebene der photographischen Emulsion zu verlegen

Die Leuchtdichteverteilung im Objekt und die Leuchtdichteverteilung im Bild werden nur in seltenen Ausnahmefällen übereinstimmen. In der Regel kann das schon deshalb nicht der Fall sein, weil die Objektrasterpunkte und die Bildrasterpunkte einander in ihrer Größe nicht entsprechen und weil durch die Art der Abbildung das Bild eines Objektrasterpunktes vielfach über den Bildraster hinausragt. Dadurch entsteht eine Leuchtdichteveränderung auf den benachbarten Bildrasterpunkten, die in der Regel zu einer gewissen Einebnung des Leuchtdichtegebirges führt. Es kann aber auch unter bestimmten Umständen der gegenteilige Fall, nämlich eine Überhöhung des Leuchtdichtegebirges bei der Abbildung, zwar nicht an allen, aber doch an einzelnen Bildpunkten, entstehen.

Aus den eben gemachten Betrachtungen geht hervor, daß für die Charakterisierung des Bildes im wesentlichen zwei Momente ausschlaggebend sind, nämlich die Art und die Dimensionen des Bildrasters im Verhältnis zum Objektraster und die Änderung der Leuchtdichteverteilung zwischen benachbarten Bildrasterpunkten gegenüber den zugehörigen Objektrasterpunkten. Damit kommt man zu zwei Begriffen, die schon die ersten Autoren eingeführt haben, die sich mit Überlegungen zur Bildgütebeurteilung beschäftigt haben, nämlich den Begriffen *Schärfe* als Maß für den Bildraster und *Kontrast* als Maß für die Änderung der Leuchtdichteverteilung zwischen benachbarten Bildpunkten.

Meßtechnisch wird es in der Regel nicht leicht sein, die einzelnen Rasterpunkte zu erfassen. Es genügt hier zumeist eine gröbere Beurteilung, nämlich die des einzelnen *Bild-* bzw. *Objektdetails*. Was ein Bild- und Objektdetail ist, wird noch weiter unten exakter definiert werden. Hier kann als Arbeitshypothese angenommen werden, daß es sich um kleinste, noch zu beurteilende Einzelheiten handelt. In der Meßtechnik werden also Kontrast und Schärfe üblicherweise nicht auf den Objekt- oder Bildraster, sondern auf Objekt- und Bilddetail bezogen.

Für den so definierten Kontrastbegriff hat man in der Lichttechnik und Optik verschiedene Meßdefinitionen entwickelt, von denen sich allerdings nur diejenigen wirklich durchgesetzt haben, die als relatives Maß in Anlehnung an das Weber-Fechnersche Gesetz aufgestellt worden sind. Dieses in der ersten Hälfte des 19. Jahrhunderts entwickelte sog. „Psychophysische Grundgesetz" besagt, daß es für die Wahrnehmung auf den relativen Leuchtdichteunterschied ankommt. Man braucht also für die Maßdefinition des *photometrischen Kontrastes* das Verhältnis zwischen einer Leuchtdichtedifferenz zum Mittelwert der Leuchtdichte im gesamten Objekt oder Bild oder zumindest in der Umgebung eines Bildpunktes. Gemäß Abb. 3 bezeichnet man die Leuchtdichte des zu betrachtenden Details als *Infeldleuchtdichte* B_i und die Leuchtdichte ihrer unmittelbaren Umgebung als *Umfeldleuchtdichte* B_u. Man kann also den photometrischen Kontrast als

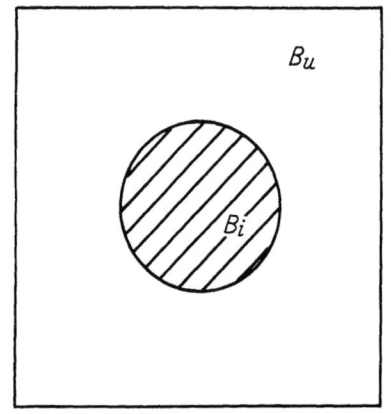

$$K_{ph} = \frac{B_i - B_u}{B_u} . \qquad (1)$$

Abb. 3. Bei der Darstellung der Kontrastfunktionen wird das eigentlich darzustellende Objektdetail als Infeld B_i, seine nähere Umgebung als Umfeld B_u bezeichnet

angegeben. Der Wert B_u, der im Nenner steht, ist — wenn er sich nur auf die unmittelbare Umgebung des Infeldes bezieht — im Regelfall nur bedingt richtig. Es sollte dort eigentlich immer die *Adaptationsleuchtdichte* B_a, auf die das Beobachterauge angepaßt ist, also die mittlere Leuchtdichte des Bildes, stehen. Da aber in vielen Fällen das Umfeld viel größer ist als das Infeld und daher im wesentlichen die Adaptationsleuchtdichte bestimmt, kann man in der Regel diese Vernachlässigung machen. Sie hat den Vorteil, daß man sich eine dritte, nicht ganz einfache Messung, nämlich diejenige der Adaptationsleuchtdichte, erspart. In Sonderfällen und bei exakteren Untersuchungen, vor allem dann, wenn auch die Leuchtdichte des unmittelbar ein Detail umgebenden Umfeldes stark von der mittleren Leuchtdichte des Bildes und daher der Adaptationsleuchtdichte abweicht, muß man allerdings tatsächlich den Wert von B_a an Stelle von B_u einsetzen. In manchen Fällen, die lediglich für Vergleiche dienen, und bei denen man voraussetzen kann, daß die Umfeldleuchtdichte immer gleich bleibt, wird manchmal auch an Stelle des photometrischen Kontrastes K_{ph} nur die Differenz $B_i — B_o$ angegeben (Schott).

Betrachtet man Formel (1) näher, so erkennt man, daß das Vorzeichen des photometrischen Kontrastes eine Aussage darüber macht, ob es sich um helle Details auf dunklem Grund (positives Vorzeichen) oder um dunkle Details auf hellerem Grund (negatives Vorzeichen), handelt. Das erstere ist im Bereich der Röntgendiagnostik bei der Darstellung von Röntgenbildern in Druckwerken und bei der Beobachtung des Leuchtschirmes, das letztere bei der Betrachtung des üblichen Röntgennegativs der Fall. Der photometrische Kontrast kann jeden beliebigen Zahlenwert zwischen Null und Unendlich annehmen. Er wird 0, wenn überhaupt kein Detail vorhanden ist, wenn also der Betrag von B_i und B_u gleich ist. Je größer die Differenz $B_i — B_u$, desto größer wird der Zähler in Formel 1 und desto höher der photometrische Kontrast. Ein Sonderfall tritt ein, wenn das Umfeld ganz dunkel ist, d. h. wenn die Umfeldleuchtdichte B_u gleich 0 ist. Dann wird die Formel unbestimmt und ungültig. Ein solcher Extremfall ist praktisch allerdings nicht möglich, da auch im Umfeld immer eine gewisse noch meßbare Leuchtdichte herrscht.

Wegen der eben angegebenen großen Schwankungsbreite der Zahlenangaben für den photometrischen Kontrast, die praktisch zwischen 0 und Unendlich schwanken können, hat man eine andere Formel aufgestellt, die rechnerisch wesentlich angenehmer ist, weil sie lediglich eine Schwankung zwischen 0 und 1 und damit die Angabe des photometrischen Kontrastes in Prozenten gestattet. Diese Formel hat sich vor allem bei den theoretischen Arbeiten und Rechnungen im Bereich der Informationstheorie durchgesetzt und wird wahrscheinlich in Zukunft Formel 1 auch aus allen anderen Gebieten verdrängen. Die für diesen Zweck bequemere Rechenformel lautet:

$$\overline{K}_{ph} = \frac{B_i - B_u}{B_i + B_u}.$$ (2)

Der Unterschied zwischen den beiden Formeln (1) und (2) liegt nur im Nenner. Da im Nenner von Formel (2) beide Leuchtdichten, nämlich sowohl die Infeld- als auch die Umfeldleuchtdichte vorkommen, gibt sie eine etwas bessere Annäherung an die Adaptationsleuchtdichte, denn die Summe dieser beiden Leuchtdichten nähert sich ihrem Mittelwert besser. Außerdem kann der Nenner nie Null werden, da immer eine der beiden Größen B_u oder B_l einen endlichen Wert beibehält. Ist B_i gleich B_u, also überhaupt kein Kontrast vorhanden, so wird auch $\overline{K}_{ph} = 0$, da der Zähler in Formel (2) verschwindet. Ist B_i oder B_u allein gleich 0, so wird der Maximalbetrag des Kontrastes, nämlich 1, erreicht. Die Kontrastangabe nach Formel (2) bedeutet also immer einen echten Bruch. Multipliziert man ihn mit 100, so kann man den Kontrast in Prozenten angeben. Formel (2) bietet aber noch einen weiteren Vorteil, nämlich die Möglichkeit, Streulicht zu berücksichtigen. Findet sich beispielsweise auf einem Betrachtungsschirm, auf den ein Diapositiv projiziert wird, nicht nur die Nutzstrahlung, sondern auch noch eine streustrahlende Leuchtdichte B_s, wie sie etwa durch undichtes Projektionsgerät oder nicht ausreichende Verdunklung des Raumes entsteht, so addiert sich die Streustrahlenleuchtdichte B_s sowohl zu B_u als auch zu B_i. Da im Zähler von Formel (2) nur die Differenz der beiden Leuchtdichten B_i und B_u steht, hebt sich B_s hier heraus, während im Nenner B_s zweimal, nämlich einmal zu B_i und das zweite Mal zu B_u, addiert wird. Damit lautet der Nenner beim Vorhandensein von Streustrahlung $B_i + B_u + 2 B_s$. Da der Wert eines Bruches um so kleiner ist, je höher bei gleichem Zähler der Betrag des Nenners ist, muß also beim Vorhandensein von Streustrahlung auf dem Bildschirm der Kontrast um so stärker abnehmen, je höher der Betrag von B_s ist. Den Einfluß dieser Vorgänge auf die Bildbetrachtung von Röntgenaufnahmen hat SCHOBER untersucht.

Nach einem Vorschlag von EGGERT, FRANCKE und LUFT, der neuerdings von SCHOTT auf informationstheoretische Betrachtung ausgedehnt wurde, benutzt man in der Radiologie bei der Darstellung des photometrischen Kontrastes manchmal auch eine logarithmische Formel:

$$K = \log \frac{B_i}{B_u}.$$ (3)

Eine derartige Definition wurde ursprünglich von GOLDBERG im Bereich der Photographie mit Lichtstrahlen eingeführt. Ihr Vorteil liegt darin, daß mit ihrer Hilfe unmittelbar die Schwärzungsunterschiede und die Gradation dargestellt werden können. Ihre Brauchbarkeit gilt so lange, als die Unterschiede zwischen ihren Angaben und denen der Formel (1) und (2) nicht allzu groß werden, also keine allzu starken Schwärzungsdifferenzen erfaßt werden müssen. Das ist im Bereich der medizinischen Röntgendiagnostik nicht immer der Fall.

Die in den Formeln (1) und (2) angegebenen Definitionen für den *photometrischen Kontrast* haben sich in der Lichttechnik und Optik bestens bewährt und sind auch in die Bildbeurteilung der Röntgendiagnostik mit Erfolg eingeführt worden. Leider besteht jedoch eine Schwierigkeit in der Verwendung des Namens „Kontrast", weil die Physiologen den Kontrastbegriff für eine ganz andere Größe festgelegt haben als die Lichttechniker und Optiker. In der Physiologie versteht man unter „Kontrast" die aktive Wechselwirkung benachbarter Netzhautstellen, wodurch die empfindungsgemäßen Leuchtdichteunterschiede überhöht werden. Diese Wechselwirkung kann

entweder als Momentanwirkung (Simultankontrast) oder als Folgewirkung (Sukzessiv-
kontrast) eintreten. Beim *physiologischen Kontrast* übt die Netzhautstelle mit der
höheren Beleuchtungsstärke einen aktiv hemmenden Einfluß auf ihre Nachbarschaft
aus. Ein Feld bestimmter Strahlungsdichte erscheint daher in heller Umgebung
dunkler, in dunkler Umgebung heller als seiner Leuchtdichte entspricht. Der von
den Physikern und Lichttechnikern als „photometrischer Kontrast" oder vielfach
auch als Kontrast schlechthin bezeichnete Leuchtdichteunterschied ist also nur die
Voraussetzung für die Entstehung des „physiologischen Kontrastes", er darf mit diesem
aber nicht verwechselt werden. Die Wirkung des physiologischen Kontrastes äußert sich
vor allem in der unmittelbaren Umgebung des Bilddetails und wächst mit der Größe des
Leuchtdichteunterschiedes zwischen ihm und seinem Umfeld. Die Physiologen sprechen
aus diesem Grunde von einem „kontrasterregenden" und einem „kontrastleidenden" Feld.

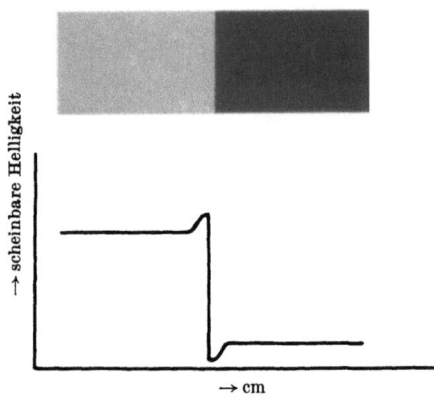

Abb. 4. Die Erscheinung des Machschen
Kontraststreifens. An der Grenze zwischen
einem helleren und dunkleren Feld erscheint
an der Grenzlinie im helleren Feld ein auf-
gehellter, im dunkleren Feld ein dunklerer
Streifen. Der Leuchtdichteabfall erfolgt also
nicht in einer Stufe, sondern nach einer
scheinbaren Kurve, die im unteren Teil des
Bildes wiedergegeben ist

Jedes dieser Felder kann auf der Netzhaut und
im Gesichtsfeld beliebig gelegen sein. Es kann
also sowohl Infeld als auch Umfeld sein. Sogar
der Helligkeitsunterschied zwischen zwei Teilen
des kontrastleidenden Feldes (das meist Infeld ist)
wird noch durch die weitere Umgebung beeinflußt.

Die physiologischen Kontrasterscheinungen treten schon bei kürzester Leuchtdauer auf. Sie
werden daher nicht nur bei der Röntgenschirm-
betrachtung und der Betrachtung von Röntgenbildern vor dem Lichtkasten, sondern auch bei
der Röntgenkinematographie und beim Röntgenfernsehen beobachtet.

Die wichtigste Aufgabe des physiologischen
Kontrastes ist zweifellos darin zu sehen, daß er die
geringe optische Bildschärfe zur hohen Empfin-
dungsschärfe verbessert und dadurch erst die bekannt große Sehschärfe und Formenempfindlich-
keit des Gesichtssinnes ermöglicht. Ohne den
physiologischen Kontrast wäre wahrscheinlich die
Erkenntnis der gesamten Außenwelt für den Gesichtssinn gewaltig erschwert. Der physiologische
Kontrast bringt aber nicht nur Vorteile. Dem Radiologen fallen vor allem zwei
Nachteile besonders auf: Der erste liegt in der schon besprochenen Tatsache, daß die
Leuchtdichteunterschiede zwischen benachbarten Stellen eines Objektes durch den
physiologischen Kontrast subjektiv verändert werden. Da das Ausmaß dieser Veränderung aber auch vom gesamten Gesichtsfeld und der in ihm vorhandenen Leuchtdichteverteilung abhängt, bedeutet das, daß die scheinbaren Helligkeitsunterschiede
zwischen einem positiven und negativen Bild uns keineswegs gleich groß erscheinen, wenn
sie objektiv gleich groß sind. Aus diesem Grunde kann das Negativ und Positiv einer
Röntgenaufnahme, also z. B. die direkte Betrachtung und die Betrachtung eines als
Positiv reproduzierten Bildes, uns niemals gleich gut erscheinen. Der zweite Nachteil des
physiologischen Kontrastes ist die Entstehung von optischen Täuschungen. Die bekannteste unter ihnen ist der *Machsche Kontraststreifen*. Beim Aneinandergrenzen von
zwei verschieden hellen Graufeldern entsteht durch den physiologischen Kontrast im
subjektiven Eindruck eine dunkle Grenzlinie (Abb. 4), bei konzentrischen Feldern ein
dunkler Ring, denen kein objektives, d. h. durch die Leuchtdichte bedingtes Gegenstück
entspricht. Jedem Radiologen sind die optischen Täuschungen bekannt, die insbesondere
bei Thoraxaufnahmen durch den Machschen Kontraststreifen hervorgerufen werden
können. (Die Machschen Ringschatten können bei besonders ungünstigen Verhältnissen
fälschlich sogar als tuberkulöse Lungenkavernen gedeutet werden.) Je steiler der Leucht-

dichteabfall zwischen der Mitte und dem Rand des Gesichtsfeldes ist, desto stärker tritt der Machsche Kontraststreifen in Erscheinung. Der Ort, an dem er auftritt, ist nicht genau zu ermitteln. Wahrscheinlich liegt er dort, wo der objektive Leuchtdichteabfall einen Umkehrpunkt zeigt. Der Machsche Kontraststreifen darf im übrigen nicht mit photographischen Erscheinungen verwechselt werden, die in der Emulsion infolge von Gelatineeffekt, Eberhardteffekt usw. auftreten.

Ein spezieller Fall des physiologischen Sukzessivkontrastes sind die Nachbilder. Sie treten abwechselnd als positive und negative Nachbilder nach ganz bestimmten Gesetzmäßigkeiten auf und können bei entsprechend kräftigen Reizen sehr lange, d. h. bis zu mehreren Sekunden, andauern. Da Adaptations-, Ermüdungs- und Kontrastvorgänge vor allem bei den Nachbilderscheinungen häufig ineinandergreifen, ist es selbst für den physiologisch-optisch geschulten Untersucher nicht immer leicht, die einzelnen Ursachen aufzufinden. Ein besonders schönes Beispiel für das Ineinandergreifen aller dieser Vorgänge bringt HELMHOLTZ:

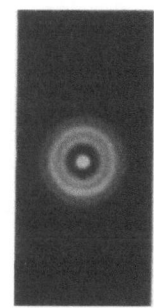

„Wenn man bei herabsinkender Nacht irgendeinen schwach leuchtenden Gegenstand anhaltend fixiert, ohne die Richtung des Auges zu verändern, verschwindet derselbe bald vollständig und erst, indem man die Richtung des Blickes verändert, pflegt das Objekt wieder im negativen Nachbilde aufzutauchen. Namentlich am Seehorizont ist diese Erscheinung sehr auffallend, wenn man bei beginnender Dunkelheit sich bestrebt, ihn zu durchmustern, weil hier die Nachbilder eines jeden Teils des Horizonts jedem anderen Teile konkurrent sind, und welche Stelle man auch fixieren mag, das Nachbild des dunkleren Meeres auf Meer, des helleren Himmels auf Himmel fällt. Richtet man den Blick dann etwas höher, so erscheint am unteren Teile des Himmels ein hellerer Streif, der unten begrenzt ist durch die jetzt wieder sichtbar werdende Grenze des Meeres, oben durch eine dieser parallel fortlaufende Linie, die durch den neuen Fixationspunkt geht. Dieser Streif ist das negative Nachbild des Meeres, auf den Himmel projiziert. Richtet man den Blick umgekehrt tiefer, so erscheint ein schwarzer Streif, das negative Nachbild des Himmels auf dem Meere, nach oben begrenzt durch Horizont des Meeres, nach unten durch eine damit parallele Linie. So kann der Horizont im direkten Sehen sichtbar werden, aber er verschwindet immer wieder, wenn man ihn direkt zu fixieren sucht."

Abb. 5. Bei einer kreisförmigen Blende, z. B. bei Begrenzung des Bildbündels durch ein abbildendes Objektiv entsteht aus jedem Objektpunkt eine Beugungsfigur, die aus einem zentralen Scheibchen besteht, das von mehreren Beugungsringen umgeben ist

Weitaus größere Schwierigkeiten als wie sie eben bei der Kontrastdefinition geschildert wurden, treten auf, wenn man eine Definition von *Schärfe* oder *Auflösungsvermögen* geben will. Auch hier besteht eine lange Vorgeschichte in der Optik und Ophthalmologie. Bei den abbildenden optischen Systemen (Fernrohr, Mikroskop, photographisches Objekt) wird die Schärfe des Bildpunktes durch die Abbildungsfehler und die Lichtbeugung begrenzt. Man gibt das Auflösungsvermögen eines optischen Systems in Winkelminuten an, wobei man sich auf ein Kriterium bezieht, das der Physiker Lord RAYLEIGH zu Ende des 19. Jahrhunderts aufgestellt hat. Nach der Huygens-Fresnelschen Theorie entstehen infolge der Lichtbeugung an den Blendenrändern des abbildenden Systems um den Bildpunkt farbige Ringe (oder bei monochromatischer Abbildung helle und dunkle Ringe), deren Durchmesser von der Blendenöffnung abhängt (vgl. Abb. 5). Der Durchmesser des zentralen Scheibchens und der einzelnen Ringe ist um so größer, je enger die Blendenöffnung ist, durch die das Licht bei der Abbildung treten muß. Als Maß für die Blendenöffnung wird die *numerische Apertur* angegeben. Sie wird durch das Produkt aus Brechungszahl und Sinus des Öffnungswinkels dargestellt und kennzeichnet das *optische Auflösungsvermögen* des betreffenden abbildenden Systems. Da wegen der Beugungserscheinungen ein punktförmiges Objekt, beispielsweise ein Stern, grundsätzlich nicht kleiner als das helle Zentralscheibchen abgebildet werden kann, entsteht auch dann noch die gleiche Bildfigur, wenn zwei verschiedene Objektpunkte so eng aneinanderliegen, daß sie nicht mehr als getrennte Bilder erkannt, also nicht mehr „aufgelöst" werden können. Sie werden daher als das gleiche „Detail" gedeutet wie der Einzelpunkt. Damit zwei Objektpunkte auch wirklich voneinander getrennt erkannt werden, müssen deutliche Unterschiede in der gemeinsamen Beugungsfigur gegenüber derjenigen des Einzelpunktes erkennbar sein. Um das zu bewirken, müssen ihre Mittelpunkte einen bestimmten Mindestabstand besitzen. Nach Lord RAYLEIGH muß dieser mindestens gleich dem Scheibchenradius sein. Das bedeutet in der Ausdrucksweise der Huygens-Fresnelschen Beugungstheorie, daß das zentrale Beugungsmaximum des einen Bildpunktes genau auf das erste Beugungsminimum des anderen Bildpunktes fallen muß, da ja das Zentrum des Beugungsscheibchens dem zentralen Beugungsmaximum und der Rand dem ersten Beugungsminimum entspricht.

Das Rayleighsche Kriterium ist zwar objektiv und physikalisch definiert. Für die Praxis ist sein Wert jedoch außerordentlich umstritten, da nicht die objektive, sondern die subjektive Wahrnehmbarkeit von Details interessiert. Diese ist aber wieder zweifellos von den Kontrastphänomenen abhängig und damit entsteht die Schwierigkeit, daß Schärfe und Kontrast im Grenzbereich voneinander nicht mehr unabhängig sind. Obwohl schon die ägyptischen Augenärzte die Trennbarkeit von Doppelsternen als Kriterium für Recht- und Fehlsichtigkeit benutzt haben und obwohl im Lauf der Zeit dieser Versuch immer wiederholt und wieder aufgegeben wurde, ist die wissenschaftliche Begründung für die Unbrauchbarkeit des reinen Trennschärfekriteriums doch erst E. MACH und den Physiologen des 19. Jahrhunderts gelungen. Sie konnten zeigen, daß eine außerordentlich große Abhängigkeit der Trennbarkeit von Punktobjekten von der Leuchtdichte und damit vom Kontrast besteht und daß das schon beschriebene Machsche Kontrastphänomen zusammen mit der Irradiation (der Überstrahlung heller Objektpunkte) die praktische Benutzung dieses Kriteriums unter allen Umständen verhindert. Punktobjekte, die im Verhältnis zu ihrer Umgebung sehr hell sind, erscheinen immer ausgedehnter als solche mittlerer relativer Helligkeit und können daher voneinander schlechter getrennt werden als die letztgenannten. Das steht in voller Übereinstimmung mit den Jahrhunderte alten Beobachtungen der Astronomen, die ebenfalls feststellen mußten, daß helle Doppelsterne oder Doppelsterne von sehr unterschiedlicher Helligkeit viel schwerer voneinander unterschieden werden können als solche mittlerer Helligkeit. Verhängnisvoller als der Einfluß der Irradiation und des photometrischen bzw. physiologischen Kontrastes äußert sich aber der Einfluß des Formensinnes. Ein Zweipunktobjekt besitzt eine grundlegend andere Form als ein Einpunktobjekt und wer möchte unterscheiden, ob die Erkennbarkeit eines Zweipunktobjektes durch die genügende Trennung der Zerstreuungsfiguren oder durch den Formenunterschied im Aussehen des Randes bedingt ist. Der Einfluß des Formensinnes auf die Detailerkennbarkeit wird besonders deutlich, wenn mehrere derartige Objekte gleichzeitig mit Einpunktobjekten im Gesichtsfeld vorhanden sind und zwischen ihnen Vergleiche gezogen werden können (SCHOBER, SPIEGLER).

Geht man vom Rayleighschen Kriterium aus, setzt also voraus, daß lediglich die Beugung die Lichtverteilung in der Zerstreuungsfigur regelt (was in Wirklichkeit nur annäherungsweise zutrifft), so kann man ohne weiteres den Lichtabfall vom Zentrum zum Rand des Beugungsscheibchens entsprechend Abb. 6 darstellen. Liegen zwei Objektpunkte so nahe nebeneinander, daß der Rand des einen Beugungsscheibchens mit dem Mittelpunkt des anderen zusammenfällt, wie es Rayleighsche Kriterium verlangt, so erhält man zwei Maxima der Helligkeit und zwischen ihnen einen sattelförmigen Helligkeitsabfall. Die Leuchtdichte fällt jedoch im Sattel nicht auf diejenige des Umfeldes oder gar auf 0, sondern bestenfalls auf 80% der beiden Maxima ab. Unter der Voraussetzung, daß das Maximum auf dem ersten, das zweite auf einem dritten und der mittlere Sattel auf einem dazwischenliegenden minder gereiztem Receptorfeld der Netzhaut abgebildet würde, müßte ein solches Dreireceptorensystem im Stande sein, den Verlauf der Leuchtdichte zu registrieren. In dieser Darstellung handelt es sich aber auch beim Auflösungsvermögen um ein Problem der Unterschiedsempfindlichkeit und damit des Kontrastes. Auf diesem Umstand hat in der letzten Zeit besonders der amerikanische Biophysiker OGLE hingewiesen. Mit seinen unter den größten Vorsichtsmaßregeln durchgeführten Messungen konnte er zeigen, daß nicht der Unterschied der Beleuchtungsstärke in den Maxima und im Sattel, also nicht der Beleuchtungsunterschied zwischen dem minder gereizten Netzhautreceptor und seinen Nachbarn, sondern lediglich der Unterschied zwischen größeren Netzhautbereichen für das Auflösungsvermögen entscheidend ist. Es kommt nicht auf den Unterschied zwischen der Leuchtdichte der einzelnen Punktdetails, sondern auf die gesamten Randzonen des Objektdetails an. Man kennt die Trennung von zwei Punkten nicht daran, daß in der gemeinsamen Streufigur zwischen zwei Helligkeitsmaxima ein Leuchtdichtesattel besteht, sondern daran, daß der Rand in diesem Bereich eine eigenartige Einbuchtung erleidet. Deshalb ist es begreiflich, wenn BERGER und BUCHTHAL die Regel aufstellen konnten, daß das Auflösungsvermögen des Auges für zwei benachbarte punktförmige selbstleuchtende Objekte bei Betrachtung gegen einen dunklen Hintergrund (Umfeld) mit der zunehmenden Leuchtdichte der beiden Objektpunkte abnimmt und daß bei dunklen Objektpunkten in hellerer Umgebung, wie es vielfach bei den Röntgenbildern der Fall ist, die Auflösung gerade dann einen Optimalwert erreicht, wenn die Leuchtdichteunterschiede zwischen den Details und ihrem Umfeld einen bestimmten Maximalwert nicht über- und einen Minimalwert nicht unterschreiten. Bei konstant gehaltener Leuchtdichte der beiden zu trennenden Detailpunkte wächst nach FIORENTINI das Auflösungsvermögen mit der Leuchtdichte des Umfeldes. Für die Auflösbarkeit kleiner Details ist also in erster Linie das Verhältnis

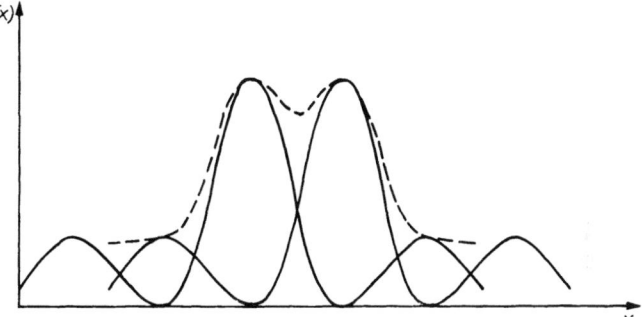

Abb. 6. Darstellung der Leuchtdichteverteilung (Schwärzungsverteilung) $B(x)$ für das Summationsbild zweier benachbarter Objektpunkte. In der Mitte der Figur fällt die Leuchtdichte nicht auf 0, sondern nur um etwa 20% des Betrages der beiden Maxima ab

zwischen ihrer Leuchtdichte und der des Umfeldes verantwortlich. Da aber außerdem der Detailrand eine besondere Rolle spielt, wird die Erkennbarkeit und die Trennung von Details nicht allein durch den photometrischen Kontrast, sondern auch durch die Abbildungsgüte des Auges, also die Refraktionskorrektur des Beobachters, sowie die Ausdehnung und Form der zu trennenden Details entscheidend beeinflußt. Infolge aller drei Einflüsse erscheint das ganze Problem der Detailauflösung außerordentlich kompliziert und mit einfachen Mitteln nicht lösbar.

Eine entscheidende Besserung hat in dieser Hinsicht die Einführung des *Kontrastübertragungsfaktors* gebracht. Dieser Begriff stammt aus den Überlegungen der Informationstheorie und ihrer Anwendung auf die Optik. Mit seiner Einführung in den Bereich der Röntgendiagnostik haben sich vor allem BOUWERS und SCHOBER beschäftigt. Der Kontrastübertragungsfaktor stellt eine Kombination von Kontrast- und Schärfekriterium dar, d. h. mit seiner Hilfe wird die Abhängigkeit des Auflösungsvermögens (Detailschärfe) vom Kontrast wiedergegeben. Der Kontrastübertragungsfaktor ist vielfach durch verhältnismäßig einfache Meßmethoden auch experimentell zu ermitteln. Ein weiterer Vorteil liegt darin, daß der Kontrastübertragungsfaktor eines zusammengesetzten Systems multiplikativ aus den Kontrastübertragungsfaktoren der Teilsysteme bestimmt werden kann. Da die Bildgüte in der Regel durch das Teilsystem mit dem kleinsten Übertragungsfaktor entscheidend beeinflußt wird, wird man also diesen ermitteln und zu verbessern trachten und darüber hinaus dafür sorgen, daß die Übertragungsfaktoren der restlichen Teilsysteme der verlangten Bildgüte entsprechen.

Die zum Kontrastübertragungsfaktor führende *Informationstheorie* wurde — auf älteren Ideen von WIENER, KÜPFMÜLLER, NYQUIST und anderen Autoren fußend — vom irischen Physiker SHANNON 1948 in einem Buch für den Bereich der Elektroakustik und Hochfrequenztechnik begründet. Erst wesentlich später haben andere Autoren, vor allem Blanc-Lapierre, Hopkins, Linfoot, Lohmann, Röhler, Schober u. a. die Shannonschen Ideen auch auf den Bereich der Optik und Röntgenbildbetrachtung angewendet. Die grundlegenden Überlegungen, die hier eine Rolle spielen, lassen sich folgendermaßen charakterisieren:

Jede *Nachrichtenquelle* („Geber") sendet energetische Signale über eine *Übertragungs-kette* („Übertragungskanal") an den Empfänger. Der Empfänger ist im weitesten Sinne nicht ein physikalisches oder technisches Gerät, sondern ein Sinnesorgan des Beobachters,

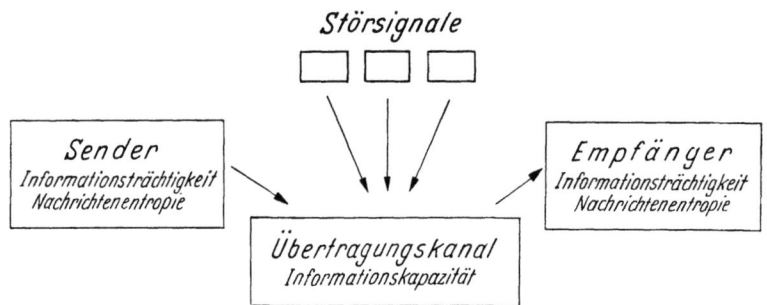

Abb. 7. *Vereinfachte Darstellung eines Informationssystems.* Vom Sender, der eine bestimmte Informationsträchtigkeit besitzt, gehen über den Übertragungskanal Signale in den Empfänger, dessen Informationsträchtigkeit ebenfalls begrenzt ist. Auch der Übertragungskanal hat nur eine beschränkte Informationskapazität, die noch dadurch verschlechtert wird, daß in den Übertragungskanal eine Reihe von Störsignalen einströmt, die einen Teil seiner Informationskapazität in Anspruch nehmen

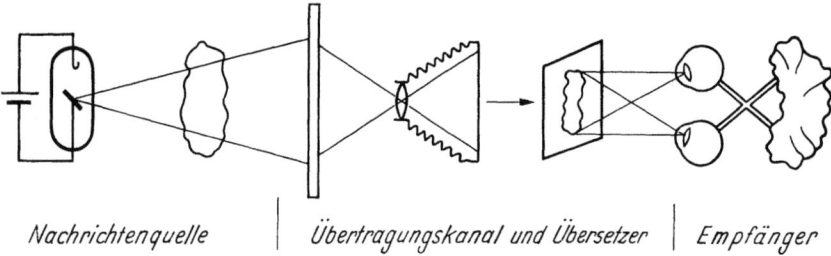

Abb. 8. Typische Übertragungskette in der Radiologie. Der Sender besteht aus der Röntgenröhre und dem von den Röntgenstrahlen durchsetzten Objekt. Der Empfänger ist der menschliche Gesichtssinn, d. h. Auge, Sehleitung und Gehirn. Der Übertragungskanal besteht im hier dargestellten Falle einmal aus dem Empfängerschirm für die Röntgenstrahlung, der Schirmbildkamera und dem Bildschirm des Schirmbildgerätes (photographischer Emulsion des Schirmbildgerätes). Die Kontrastübertragungsfunktion des Übertragungskanals setzt sich multiplikativ als Produkt aus der Übertragungsfunktion des Röntgenbildschirms, der Optik des Schirmbildgerätes, derjenigen der Verstärkungsschirme und der photographischen Emulsion zusammen

im Falle der optischen Nachrichtenübermittlung und der Röntgendiagnostik das menschliche Auge einschließlich der Sehleitung und den Endganglien der Hirnrinde. Als Nachrichtenquelle gilt im Falle der Optik die Leuchtdichteverteilung in demjenigen Bereich der Außenwelt, der auf der Netzhaut abgebildet wird. Im Falle der Röntgendiagnostik tritt an deren Stelle das Strahlungsrelief und zwar je nach dem betrachtenden Teilsystem das Strahlungsrelief der Röhre, das Strahlungsrelief hinter dem Objekt und das Strahlungsrelief beim Auftreffen auf den Betrachtungsschirm oder die photographische Emulsion. Im einfachsten Fall besteht die Übertragungskette lediglich (vgl. Abb. 7) aus dem Empfängerschirm oder der photographischen Schicht und gegebenenfalls den zwischengeschalteten Verstärkerfolien, in komplizierteren Fällen, wie bei der Schirmbilddiagnostik, der Röntgenkinematographie oder dem Röntgenfernsehen finden sich aus mehreren Teilen zusammengesetzte Übertragungsketten (vgl. Abb. 8), die teilweise für die Radiologie typische Systeme, teilweise aber auch optische Geräte sind.

Jede Nachrichtenquelle ist imstande, eine bestimmte Anzahl von Nachrichten zu übertragen. Sie besitzt also in der Ausdrucksweise der Informationstheorie eine gewisse begrenzte *Nachrichtenträchtigkeit*. Ebenso kann auch der Empfänger nur eine bestimmte Anzahl von Nachrichten aufnehmen, auch er besitzt also nur eine begrenzte *Nachrichtenkapazität*. Die Begriffe „Nachrichtenträchtigkeit" und „Nachrichtenkapazität" beziehen sich dabei nicht etwa auf die zu einem bestimmten Zeitpunkt vom Geber ausgesandten oder vom Empfänger aufgenommenen Nachrichten. Sie gelten vielmehr für die maximal vom Geber aussendbaren oder vom Empfänger aufnehmbaren Nachrichten (Signale). Auch die Verbindung zwischen Geber und Empfänger, also der Übertragungskanal, kann nur eine bestimmte Anzahl von Nachrichten weiterleiten. Er besitzt eine endliche *Übertragungskapazität*. Beim Übertragungskanal ist aber ein wesentliches weiteres Moment zu beachten. Er empfängt nicht nur Signale von der Nachrichtenquelle, sondern auch von *Störquellen*, die entweder in ihm selbst liegen oder von außen her ihm Signale übermitteln und dadurch einen mehr oder weniger großen Teil seiner Übertragungskapazität beanspruchen. Die von den Störquellen erzeugten Störsignale beeinträchtigen aber nicht nur die Übertragungskapazität des Kanals, sie verringern auch die Information im Bereich des Empfängers. Störsignale können entweder statistisch oder nach bestimmten Gesetzmäßigkeiten verteilt sein. Eine typische Art von Störsignalen mit statistischer Verteilung ist bei der elektroakustischen Energieübertragung das sog. „*Rauschen*". Dieser Begriff wird sinngemäß auch auf den Bereich der Optik und Radiologie übertragen. Es bedeutet hier jede statistische Verteilung von Störungen, wie sie beispielsweise durch die Körnigkeit einer photographischen Schicht, die Körnigkeit des Durchleuchtungsschirmes oder durch die Rasterelemente (Empfindungselemente) der Netzhaut gegeben sind. Zu den nach bestimmten Gesetzmäßigkeiten unterteilten Störquellen gehören bei der optischen Abbildung und bei der Erzeugung des Röntgenbildes die optischen Bildfehler und die durch die Ausdehnung der Strahlungsquelle bedingte Bildunschärfe (geometrische Unschärfe) sowie die Streustrahlung. Da diese Fehlerquellen anderen als statistischen Gesetzen gehorchen, dürfen sie jedoch rechnerisch nicht so berücksichtigt werden wie der statistische Rauschfehler, was leider häufig übersehen wurde.

Um die Übertragungskapazität des zwischen Sender (Informationsquelle) und Empfänger liegenden Übertragungskanals zu erfassen, hat man im Bereich der Optik den bereits erwähnten *Kontrastübertragungsfaktor* definiert. Er soll den Zusammenhang zwischen der Verteilung des photometrischen Kontrastes (vgl. S. 13) im „Objektraster" und im „Bildraster" herstellen. Dieser Begriff läßt sich auch auf die Röntgenbilderzeugung ausdehnen. Nach dem vom Mathematiker FOURIER aufgestellten Satz kann man das Strahlungsrelief im Objekt aus einer Überlagerung sinusförmiger Strahldichteverteilungen verschiedener Periodenlängen zusammensetzen. Man zerlegt dabei gedanklich das Strahlungsrelief des Objektes in zwei aufeinander senkrecht orientierte Strichrastersysteme. In jedem einzelnen Rasterstrich steigt die Strahldichtefunktion in sinusförmigem Verlauf von einem Rand aus an und fällt von der Mitte an im gleichen Verlauf zum anderen Rand wieder ab. Es ist begreiflich, daß um so feinere Details des Strahlungsreliefs erfaßt werden können, je feiner das Strichrastersystem gewählt und je größer der Kontrast zwischen den Strichen und ihren Zwischenräumen wird. Durch Übereinanderlegung der beiden senkrecht zueinander orientierten Strichrastersysteme entstehen Rasterpunkte — ein Verfahren, von dem man auch in der Drucktechnik weitgehend Gebrauch macht. Der Kehrwert der einzelnen Periodenlänge (Gitterkonstante) wird in der Übertragungstheorie *Ortsfrequenz* oder auch *Raumfrequenz* genannt. Unter bestimmten, bei der Erzeugung eines Röntgenbildes weitgehend erfüllten Bedingungen werden die sinusförmigen Strahlendichteverteilungen in der Bildebene als sinusförmige Verteilungen wiedergegeben. Dabei wird allerdings die Amplitude und meistens auch die Lage der Raster verändert. Definiert man für einen bestimmten Raster entsprechend Formel (2) auf S. 13 den photometrischen Kontrast zwischen der hellsten und dunkelsten Stelle einer Periodenlänge, also Strich- und Zwischenraum für Objekt und Bild, so ist der Kontrastübertragungsfaktor D für eine bestimmte Rasterform (4) (Ortsfrequenz) durch die folgende Formel gegeben:

$$D = \frac{K_B}{K_O}.$$

In dieser Formel bedeutet K_B den nach Formel (2) auf S. 13 definierten Bild- und K_O den ebenso definierten Objektkontrast. Der Kontrastübertragungsfaktor in Abhängigkeit von der Ortsfrequenz kann nach verschiedenen Methoden experimentell bestimmt werden. Üblicherweise wird er entsprechend Abb. 9 durch ein Schaulinienbild

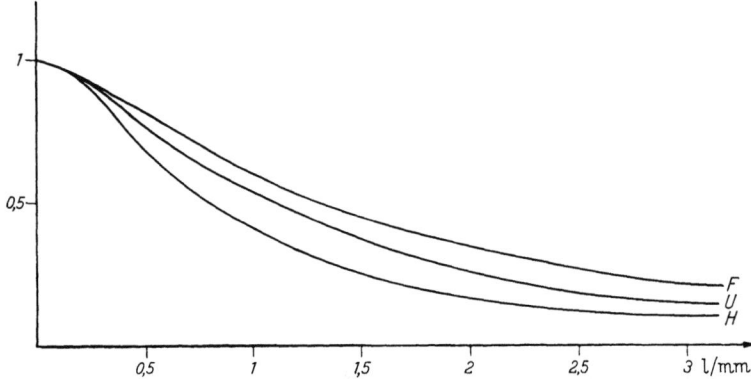

Abb. 9. Typische Kontrastübertragungsfunktionen von Röntgenverstärkerfolien bei Benutzung eines Sinusgitters (vgl. Abb. 1 c). Die Abszisse stellt die sog. Ortsfrequenz, d. h. die darzustellenden Gitterstriche pro Millimeter, die Ordinate den zugehörigen Kontrastübertragungsfaktor dar. Dabei wird der Objektkontrast K_O willkürlich gleich 1 gesetzt. Optische Systeme sind üblicherweise sog. „Tiefpaßfilter". Das bedeutet, daß der Kontrast mit der Ortsfrequenz mehr oder weniger rasch absinkt. Je stärker die Kontrastübertragungsfunktion im höheren Frequenzbereich herabgesetzt ist, desto schlechter können kleinere Details durch das abbildende System wiedergegeben werden. F = Feinkorn-, U = Universal-, H = hochverstärkende Folie

dargestellt, in welchem als Abszisse die Ortsfrequenz (Kehrwert der Gitterkonstante) und als Ordinate der Bildkontrast K_B eingetragen wird. Bei dieser Darstellungsweise wird auf einem konstanten Objektkontrast $K_O = 1$ bezogen, was ohne weiteres gestattet ist.

2. Die Unschärfe des Röntgenbildes

Wie bereits im Abschnitt über Geometrie des Röntgenbildes ausgeführt wurde, handelt es sich um eine Zentralprojektion, d. h. das Bild des einzelnen Objektpunktes ist das Lochkamerabild des Röhrenbrennflecks. Wie aus Abb. 10 auf S. 21 hervorgeht, entwirft der endlich ausgedehnte Röhrenbrennfleck von jedem Objektdetail auf den Bildschirm (in der Filmebene) einen *Kernschatten* und einen *Halbschatten*. Nur der erstere ist (abgesehen von einer noch später zu erwähnenden Ausnahme) für das eigentliche Bilddetail verantwortlich. Der Halbschatten erzeugt eine das Bilddetail umgebende unscharfe Begrenzung. Durch den Halbschatten entsteht also eine Unschärfe, die *geometrische Unschärfe* genannt wird. Sie hängt vom Durchmesser des Röhrenbrennflecks und den Abständen zwischen Röhrenbrennfleck, dargestelltem Objekt und Bildebene ab. Neben der geometrischen Unschärfe entsteht eine Verschmierung des Bildes aber auch auf anderem Wege, nämlich einmal durch Bewegungen des Objektes *(Bewegungsunschärfe)* und dann durch die schon in Band I besprochenen Raster der Verstärkerfolien, des Emulsionskorns, der Körnigkeit des Bildschirmes usw. *(Folienunschärfe, Schirmunschärfe)*. Die Gesetzmäßigkeiten der Unschärfeentstehung sollen im folgenden besprochen werden. Da infolge der eigenartigen Koppelungseigenschaften der Netzhautreceptoren geringe Kontraste als Unschärfe und umgekehrt mangelnde Schärfe als Kontrastarmut gedeutet werden, erhält man auf indirektem Wege auch dann den Eindruck eines unscharfen Bildes, wenn beispielsweise durch starken Streustrahlungsanteil oder durch Auflicht bei der Bildbetrachtung die photometrischen Kontraste stark herabgesetzt werden. Aus diesem

Grunde ist vor allem auf die Wahl eines geeigneten Schwärzungs- und Kontrastumfanges besonderes Gewicht zu legen. Sowohl zu große als auch zu geringe Schwärzungsunterschiede bedeuten stets einen Informationsverlust im Bild. Mit diesen Fragen hat sich vor allem SPIEGLER in seinem Buch „Physikalische Grundlagen der Röntgendiagnostik" beschäftigt. Er kommt zum Schluß, daß Unschärfen im Bild vor allem aus folgenden Gründen schädlich sind:

1. Technische Unschärfen können pathologisch bedingte Unschärfen, z. B. bei entzündlichen Knochengewebsprozessen vortäuschen.

2. Durch die Unschärfe wird die Erkennbarkeit feinerer Details gestört.

3. Bei großen und ausgedehnten Unschärfebereichen werden schwache Kontraste wie beispielsweise die zarten Schatten von Niere, Leber, Gallenblase und bestimmten Tumoren unsichtbar, da diese Gebilde schon im Strahlenrelief unscharf begrenzt sind.

a) Äußere geometrische Unschärfe

Infolge der Zentralprojektion erzeugt bei gleichem Abstandsverhältnis zwischen Röhrenbrennfleck und Objekt bzw. Röhrenbrennfleck und Auffangsschirm (Bildebene) der kleinere Röhrenbrennfleck einen wesentlich größeren Kernschatten als der größere Röhrenbrennfleck. Da gleichzeitig aber auch der Halbschatten verkleinert wird, ist das durch den kleineren Röhrenbrennfleck entworfene Bild schärfer als dasjenige, welches der größere Röhrenbrennfleck erzeugt. Die Breite des Halbschattens (üblicherweise in Sehwinkelminuten gemessen) wird *äußere Unschärfe* genannt.

Jede Vergrößerung des Abstandes zwischen Objekt und Schirm bei gleichzeitiger Aufrechterhaltung des Abstandes zwischen Brennfleck und Objekt führt zu einer Vergrößerung des gesamten Bildes und desjenigen der einzelnen Objektdetails, gleichzeitig aber auch zu einer Verringerung der Randschärfe, also zu einem Anwachsen der äußeren Unschärfe. Jede Vergrößerung des Abstandes zwi-

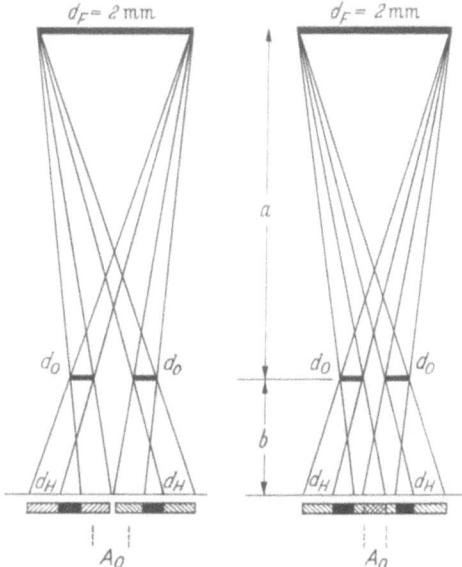

Abb. 10. Schematische Darstellung der Strahlenbegrenzung bei der Abbildung zweier nebeneinanderliegender Objekte. $d_F =$ Brennfleckdurchmesser; $d_O =$ Objektdurchmesser; $A_O =$ Abstand zweier Objektdetails in einer zum Hauptstrahl senkrechten Ebene; $d_H =$ Breite des Halbschattens am Bildrand; $a =$ Brennfleck-Objektabstand; $b =$ Objekt-Schirm-(Film-)Abstand. Bei Objekten, die wie die hier dargestellten kleiner sind als der Durchmesser des Brennflecks, können neben den eigentlichen durch tiefe Schwärzung dargestellten Kernschatten auch die sog. Pseudokernschatten (durch doppelt schraffierte Linien dargestellt) entstehen. Sie bilden sich durch Überlagerung von zwei benachbarten Halbschatten aus

schen Brennfleck und Objekt bei gleichzeitiger Aufrechterhaltung des Abstandes zwischen Objekt und Schirm führt zu einer geringeren Vergrößerung des Objektes und aller Objektdetails, gleichzeitig aber auch zu einer Verbesserung der Randschärfe des gesamten Objekts und aller Details.

b) Innere geometrische Unschärfe

Die eben für die äußere geometrische Unschärfe aufgestellten und allgemein bekannten Gesetzmäßigkeiten gelten nur so lange, als das Objekt oder besser gesagt, das darzustellende Objektdetail, größer ist als der Durchmesser des Röhrenbrennflecks. Für Objektdetails, deren Durchmesser geringer ist als derjenige des Brennflecks gelten die in Abb. 10 wiedergegebenen Verhältnisse. Diese Details werden mit steigendem Abstand vom Schirm nicht vergrößert, sondern verkleinert abgebildet. Sie erscheinen auf dem Schirm bzw. der Filmebene, um so kleiner, je weiter das Objekt (bei konstant gehaltenem

Abstand zwischen Brennfleck und Objekt) vom Schirm entfernt ist. Sobald der Objekt-Schirmabstand eine bestimmte, von der Objektgröße abhängige Grenze überschreitet, treten sehr komplizierte Abbildungsverhältnisse ein, die zuerst von Bronkhorst beschrieben worden sind. Es entsteht dann nämlich kein echter Kernschatten mehr und damit geht die Ähnlichkeit zwischen Objekt und Bild weitgehend verloren. Durch Halbschattensummation benachbarter Details kann in diesem Falle weit über den genannten Abstandswert ein sog. *Pseudokernschatten* sich ausbilden, aus dem man lediglich auf das Vorhandensein, nicht aber auf die Form und Größe eines Objektdetails schließen kann. Der Verlust des Kernschattens wird *innere Unschärfe* genannt. Der oben aufgestellte Satz für den Zusammenhang zwischen den Abständen von Brennfleck, Objekt und Schirm bei bestimmter Brennfleckausdehnung ist also folgendermaßen zu ergänzen:

Jede Vergrößerung des Abstandes zwischen Objekt und Schirm führt bei festgehaltener Brennfleckgröße und festgehaltenem Abstand zwischen Brennfleck und Objekt einerseits zu einer Vergrößerung des Gesamtbildes der Objekte und Objektdetails bei gleichzeitiger Verringerung der Randschärfe (Steigerung der äußeren Unschärfe), in so weit die Objektdetails größer sind als der Brennfleckdurchmesser. Andererseits gehen Objektdetails, die gleich oder kleiner sind als der Brennfleckdurchmesser, in steigendem Ausmaß für die Abbildung verloren. Mit der Vergrößerung des Abstandes zwischen Objekt und Schirm steigt also nicht nur die äußere, sondern auch die innere Unschärfe. Da das vergrößerte Röntgenbild der schirmfernen Objekte wegen seiner Vergrößerung leichter zu erkennen ist als das unvergrößerte Bild, so lange die Randunschärfe die Vergrößerungswirkung nicht übertrifft, wird man trachten, das Objekt nicht unmittelbar auf den Schirm aufzulegen. Man muß dabei aber bedenken, daß das vergrößerte Bild immer ärmer an focuskleineren Details ist als das unvergrößerte Bild.

Die Bedeutung der eben aufgestellten, aus rein geometrischen Betrachtungen hervorgehenden Gesetzmäßigkeiten für die äußere und innere geometrische Unschärfe ist in der Praxis nicht immer richtig gewürdigt worden. Sie führt dazu, daß der Direktvergrößerung und der Darstellbarkeit kleiner Objektdetails ganz bestimmte Grenzen gesetzt sind, deren rechnerische und experimentelle Erfassung von den genannten Größen (Brennfleckdurchmesser, Abstand zwischen Objekt und Brennfleck, Abstand zwischen Schirm und Objekt) abhängt.

Wenn man von Direktvergrößerung eines Röntgenbildes spricht, so muß man zwei Fälle auseinanderhalten. Beim medizinischen Objekt ist eine *zwangsläufige Direktvergrößerung* für gewisse Details dadurch vorgegeben, daß unter gar keinen Umständen alle interessanten Objektbereiche auf dem Schirm aufliegen können. Diese Direktvergrößerung kann lediglich durch Änderung des Brennfleck-Filmabstandes gesteuert werden. Sie beeinflußt die *Schärfentiefe* des dargestellten Objektes. Die letztere wird bei ein und demselben Objekt um so günstiger, je größer der Abstand von Brennfleck und Film gewählt wird. Die Verkleinerung des Röhrenbrennflecks bewirkt bei ein und demselben Brennfleck-Filmabstand immer eine Erhöhung der Schärfentiefe.

Aus diesem Grunde soll man bei Objekten, die eine große Tiefenausdehnung haben, wie beispielsweise bei Thorax- oder Schädelaufnahmen, den Abstand zwischen Brennfleck und Objekt nie zu klein wählen.

Neben der zwangsläufigen Direktvergrößerung gibt es aber auch die *gewollte Direktvergrößerung*. Sie ist bereits auf S. 5 behandelt worden. Hinsichtlich der geometrischen Unschärfe besteht zwischen der zwangsläufigen Direktvergrößerung und der gewollten Direktvergrößerung kein grundsätzlicher Unterschied. Es sei aber hier nochmals betont, daß die gewollte Direktvergrößerung in erster Linie durch die innere Unschärfe und erst im weiteren durch andere Umstände wie die äußere Unschärfe, Dosisfragen usw. begrenzt wird.

c) Bewegungsunschärfe

Die Bewegungsunschärfe entsteht bei Röntgenbildern dadurch, daß während der Belichtungszeit, die für eine Röntgenaufnahme notwendig ist, das Objekt, oder zumindest bestimmte Objektdetails ihre Lage und damit ihren Bildort auf dem Schirm bzw. Film verändern. Die Bewegungsunschärfe ist daher in erster Linie eine Funktion der Belichtungszeit und kann durch Verkürzung der Belichtungszeit verringert werden. Sie hängt aber auch vom Bildkontrast und vor allem vom Bildkontrast des bewegten Details gegenüber seiner Umgebung ab. Je höher der Bildkontrast ist, desto stärker macht sich die Bewegungsunschärfe bemerkbar.

Da die Bewegungsunschärfen von manchen Organen z. B. Herz und untere Lungenpartie verhältnismäßig groß sind, wird die Bekämpfung der Bewegungsunschärfe ein Problem der gewählten Röntgenapparatur. Nur hoch belastbare Röntgenröhren sind in der Regel imstande, auch bei kurzen Belichtungszeiten eine genügende Filmschwärzung hervorzurufen. Nach BRONKHORST, BOUWERS und CHANTRAINE beträgt die mittlere Geschwindigkeit der Lungenteilchen, die sich senkrecht zum Zentralstrahl bewegen, etwa 5 mm/sec. Das bedeutet bei 0,2 sec Belichtungszeit bereits eine Unschärfe von 1,0 mm. Bei starker Tachykardie werden diese Beträge noch weiter erhöht, unter Umständen sogar noch mehr als verdoppelt. Es ist daher begreiflich, daß man trachtet, immer mit den minimal zulässigen Belichtungszeiten auszukommen, was allerdings zur Voraussetzung hat, daß die Schaltung für die Kurzbelichtungszeiten in Ordnung ist und daß während der ganz kurzen Belichtungszeiten auch eine gleichmäßige Dosis von der Röntgenröhre geliefert wird. Wie bedeutungsvoll dieses Problem sein kann, erkennt man daran, daß gute Herz- und Lungenaufnahmen von Kleintieren nur mit Hochleistungsgeräten (4-Ventil- oder Drehstromgeräten) herstellbar sind, obwohl die geringe Dicke der Objekte grundsätzlich die Anwendung leistungsschwacher Geräte gestatten würde. Aus den eben geschilderten Gründen ist es auch begreiflich, daß die Benutzung von Bildverstärkerröhren sich auf die Bewegungsunschärfe besonders günstig auswirkt, weil man infolge des hohen Verstärkungsfaktors dieser Geräte auch mit nicht sehr leistungsstarken Geräten noch eine genügende Schwärzung bei kürzesten Belichtungszeiten erreichen kann. Aber auch hier ist eine gleichmäßige Dosis während der Belichtungszeit und ein präzises Funktionieren des Zeitschalters eine entscheidende und grundlegende Bedingung.

d) Folien- und Filmunschärfe

Jedes Empfängersystem ist in der Form eines Rasters aufgebaut. Das gilt sowohl von den Verstärkerfolien als auch von den Filmen und selbst vom menschlichen Auge. Bei den Folien und beim Film ist der Raster durch die Korngröße und Kornanordnung, beim menschlichen Auge durch die Größe und Anordnung der Empfindungselemente in der Netzhaut bedingt. Infolge dieses Umstandes können nur solche Details voneinander getrennt werden, deren Bilder nicht kleiner sind als das Raster im Empfängersystem. Da sowohl bei den Verstärkerfolien als auch beim Film und selbst beim menschlichen Auge die Empfindlichkeit mit der Größe des Rasterkornes wächst, bedeutet das: Die durch das Empfängerraster bedingte Unschärfe ist um so höher, je empfindlicher das Empfängersystem ist. Hochverstärkende Folien und hochempfindliche Filme haben daher eine größere Folien- und Filmunschärfe als Feinkornfolien und Feinkornfilme mit entsprechend herabgesetzter Empfindlichkeit. Das entsprechende gilt sinngemäß auch für alle Empfängerschirme und daher auch für die Empfängerschirme der Bildwandler und Schirmbildgeräte.

Da über die Empfängersysteme das meiste in Band I von H. GOERING gesagt wird, erübrigt es sich an dieser Stelle, auf Einzelheiten einzugehen. Es sei lediglich noch einmal kurz begründet, weshalb es sich als zweckmäßig erwiesen hat, in der Radiologie die einzelnen Empfängersysteme, also z. B. Folie und Film, gemeinsam zu betrachten und nicht grundsätzlich voneinander zu trennen. Da die Rasterpunkte der Empfängersysteme, das Korn der Verstärkerfolien, der Schirme und der photographischen Emulsion nicht regelmäßig, sondern nach statistischen Gesetzmäßigkeiten verteilt sind, spielt neben der Korngröße auch noch die Kornverteilung, d. h. die Ballung der Körner zu größeren

Komplexen, eine Rolle. Es wird vorausgesetzt, daß diese zur *Körnigkeit* führende Ballung ebenfalls statistisch verteilt ist. Durch das Zusammenwirken zwischen den Folienkörnern und der Körnigkeit der Folie mit den Körnern und der Körnigkeit des Films oder den Körnern und der Körnigkeit des Empfängerschirmes mit den Empfindungselementen des Auges entstehen größere Rasterkomplexe, die wesentlich mehr zur Unschärfe beitragen als die einzelnen Körner selbst. Man kann daher für die hier zu behandelnden Unschärfe-probleme von theoretischer Seite her keine exakten Aussagen machen. Man muß sich lediglich mit einer Reihe wichtiger grundlegender Regeln begnügen, die in zahlreichen experimentellen Arbeiten (Schober und Klett, Pfahnl, Röhler, Chantraine u. a.) begründet worden sind. Sie lassen sich etwa folgendermaßen zusammenfassen:

Je höher der Verstärkungsfaktor ist, mit desto geringerer Zeichenschärfe muß man rechnen. Ebenso bedeutet ein niedriger Verstärkungsfaktor am Empfängersystem in der Regel eine verhältnismäßig hohe Zeichenschärfe.

3. Die Beziehungen zwischen den verschiedenen Unschärfeanteilen im Röntgenbild und daraus entstehende Forderungen

Die im vorangegangenen Teil behandelten Ursachen für die Unschärfe des Röntgen-bildes, nämlich die äußere und innere geometrische Unschärfe, die Bewegungsunschärfe und die Folien- sowie Filmunschärfe (Unschärfe des Empfängersystems) sind nicht voneinander unabhängig. Jede Besserung an einer Stelle bewirkt eine Verschlechterung an den anderen Stellen. Wird beispielsweise zur Verringerung der geometrischen Un-schärfe ein großer Brennfleck-Filmabstand gewählt, so sinkt die Dosis und infolgedessen muß länger belichtet werden; es steigt also die Bewegungsunschärfe. Das gleiche ist der Fall, wenn feinkörnige Filme oder feinzeichnende Folien benutzt werden. Sie verlangen eine längere Belichtungszeit und bewirken infolgedessen (wenn man nicht den Röhren-brennfleck vergrößern und damit die geometrische Unschärfe steigern will) wieder eine erhöhte Bewegungsunschärfe. Alle diese Überlegungen haben zur Regel Anlaß gegeben:

Man soll trachten, keinen Unschärfeanteil stärker zu korrigieren als den anderen. Geo-metrische Unschärfe, Bewegungsunschärfe und Folien- bzw. Filmunschärfe sollen unter-einander möglichst gleich sein.

Bei dem eben aufgestellten Satz handelt es sich begreiflicherweise nur um eine grobe Faustregel. Man hat immer wieder versucht, sie durch genauere Formeln zu ersetzen. Alle diese Formeln, wie etwa die Güteformel von Bouwers und Oosterkamp, verlangen aber eine mehr oder weniger gute Kenntnis über die einzelnen Unschärfeanteile, worauf besonders Meiler aufmerksam gemacht hat. Da nach dem am Eingang dieses Kapitels Gesagten jedoch Kontrast und Schärfe nicht voneinander zu trennen sind, können auf diesem Wege für die Praxis keine vollkommen befriedigenden Gesetzmäßigkeiten erhalten werden. Der unvermeidliche Aufwand, der bei diesen Spezialformeln gegen-über der einfachen Gleichheitsregel für die drei Unschärfen erforderlich ist, kommt in der Praxis nicht oder nur in sehr geringem Maße zur Auswirkung. Darin dürfte der Grund liegen, weshalb alle diese komplizierteren und zum Teil mit sehr diffizilen Überlegungen aufgestellten, verbesserten Formeln keinen Eingang in die Praxis ge-funden haben. Man muß außerdem bedenken, daß sich üblicherweise mit der ange-legten Röhrenspannung auch die Strahldichteverteilung im Brennfleck und damit die tatsächliche geometrische Unschärfe ändert. Bedenkt man weiterhin, daß die erkennbare Unschärfe auch weitgehend von der Streustrahlung abhängt und daß diese wieder durch die Art des Objektes und zwar sowohl seine Dichte als auch sein effektives Atomgewicht sowie wieder durch die Röhrenspannung beeinflußt wird, so erkennt man sofort eine weitere Schwierigkeit für die Anwendbarkeit aller, auch der verbesserten Formeln für die Beziehungen zwischen den verschiedenen Unschärfeanteilen. Inzwischen hat man jedoch dadurch, daß man den Kontrastübertragungsfaktor (s. S. 19) in den verschiedenen Teilen der Abbildung messen kann, einen für die Zukunft aussichtsreicheren Weg gefunden.

Abgesehen von allen diesen Überlegungen bleibt es aber zweckmäßig, die Behauptung: „Es mögen alle drei Unschärfeursachen gleichmäßig beteiligt sein", noch folgendermaßen zu spezialisieren:

Wenn auch alle drei Ursachen für die Unschärfe (geometrische, Bewegungs- und Film-bzw. Folienunschärfe) untereinander annähernd gleich groß sein sollen, so ist es doch zweckmäßig, auf jenen Unschärfeanteil zu achten, der am leichtesten veränderlich ist und auch am leichtesten herabgesetzt werden kann und ihn etwas stärker herabzusetzen als die anderen Unschärfeanteile.

Die eben gegebene Ergänzung zur Faustregel für die Beziehungen zwischen den Unschärfen bedeutet, daß man dort, wo man Unschärfen bekämpfen kann, besonders darauf achten muß, daß gerade diese Unschärfe nicht unnötig groß wird. Beispielsweise wird man immer dann, wenn man rasch bewegte Objektdetails, wie Gefäße in Herznähe usw., aufnehmen will, besonders auf die Bewegungsunschärfe achten, während man in jenen Fällen, wo es auf ein möglichst großes Auflösungsvermögen bei unbewegten oder kaum bewegten Objekten ankommt, wie es etwa bei den Knochenbälkchen der Fall ist, in erster Linie auf die Bekämpfung der geometrischen Unschärfe und der Film- bzw. Folienunschärfe achten wird. Einige Beispiele sollen das noch näher erörtern:

Thoraxaufnahmen von Kleinkindern sowie etwa solche von Kleintieren gelingen nur dann, wenn man Hochleistungsröntgenapparate (4-Ventil- oder Drehstromgeräte) benutzt. Die Herzfrequenz erzeugt hier in allen Organen eine außerordentlich große Bewegungsunschärfe und zwingt damit zum Übergang auf kürzeste Belichtungszeiten und hohen Röhrenstrom. Derartige Überlegungen haben auch mit Recht zur Leistungsklasseneinteilung der Röntgengeräte geführt. Man kann nur dann in den verschiedenen Bereichen der medizinischen Röntgendiagnostik gute Aufnahmen herstellen, wenn das Röntgengerät ausreichende Reserven im Zeitschalter und Röhrenstrom hat.

Ein weiteres Beispiel aus der täglichen Praxis der Röntgendiagnostik begründet die Auswahl der Verstärkerfolien und die Benutzung von folienlosen an Stelle von Folienfilmen. Je weniger Bewegungsunschärfe zu erwarten ist und je leistungsfähiger der Röntgenapparat bei gleichzeitig kleinem Brennfleck ist, desto mehr verlagert sich das Gewicht auf die Film- und Folienunschärfe, also auf die Forderung nach einer feinzeichnenden Folie bzw. eines entsprechenden Röntgenfilmes.

Für weitere, hierher gehörende Fragen sei auch auf die Ausführungen in Band I hingewiesen.

4. Methoden zur Feststellung der Bildschärfe

a) Phantome

Zur Untersuchung von Kontrast- und Bildschärfe benutzt man seit längerer Zeit Phantome, d. h. künstliche Einrichtungen, mit denen man nach Möglichkeit die Absorptions- und Streuverhältnisse des biologischen Objektes nachahmt. Diese Phantome haben sich als außerordentlich vorteilhaft erwiesen. Zur Untersuchung der Bedingungen, wie sie im menschlichen Körper herrschen, sind sie sogar unumgänglich notwendig geworden, weil aus Strahlungsbelastungsgründen mehrfache aufeinanderfolgende Aufnahmen des menschlichen Körpers nur in besonderen Ausnahmefällen zulässig sind. Außerdem werden besonders bei der Untersuchung feinerer Objektdetails durch die Bewegungen des menschlichen Körpers stets andere geometrische Bedingungen geschaffen, so daß es praktisch unmöglich wird, mehrere vollkommen identische Aufnahmen des menschlichen Körpers hintereinander zu machen.

Die Phantome bestehen in der Regel aus der eigentlichen Phantomeinrichtung mit Musterobjekten und einem der Phantomeinrichtung vorgesetzten oder dahintergeschalteten Streukörper. Bei der zerstörungsfreien Materialprüfung benutzt man als Phantomeinrichtung in der Regel Drähte verschiedener Stärke und in verschiedenem Abstand, sog. Drahtgitter. In der Medizin werden vorwiegend Kügelchen oder geometrische Figuren, d. h. kreisförmige Objekte, als Details benutzt. Bei den älteren Phantomen war der

Streukörper meistens Wasser, bei den neueren Phantomen werden in der Regel Kunst-
stoffe, und zwar entweder Plexiglas oder Philite, benutzt.

Die Phantome haben sich im Bereich der medizinischen Diagnostik bestens bewährt.
Mit ihrer Hilfe ist es gelungen, eine Reihe praktisch wichtiger Gesetzmäßigkeiten über den
Zusammenhang zwischen Röhrenspannung, Röhrenstrom, Belichtungszeit, über den Ein-
fluß von Film- und Folienunschärfe usw., auf die Detailerkennbarkeit aufzufinden. Als
besonders wertvoll haben sich Phantome bei der Überprüfung defekter Röntgenanlagen,
bei der Ausmerzung ungeeigneter Techniken während der Aufnahme und besonders in der
Dunkelkammer erwiesen. Sie werden von den Herstellern zur Abnahmekontrolle ihrer
Erzeugnisse in gleicher Weise benutzt, wie sie große Röntgeninstitute und Kliniken zur
Kontrolle der Dunkelkammerarbeit, der Filmsorten usw., verwenden.

Das älteste unter den praktisch bedeutsam gewordenen Phantomen stammt von
Chantraine. Es besteht aus einer unregelmäßig angeordneten Zahl von Kügelchen
verschiedener Größe, die aus einer Mischung von Puderzucker und Paraffin hergestellt
worden sind. Hinter der eigentlichen Phantomplatte befindet sich eine Wasserschicht,
die dazu dient, die Streu- und Absorptionsverhältnisse des menschlichen Körpers annähernd nachzubilden. Das Phantom von Chantraine wurde vor kurzer Zeit von
H. Pulvermacher nachgebaut und hinsichtlich seiner Eigenschaften ausführlich untersucht. Der größte Nachteil dieses an und für sich sehr gut überlegten Gerätes besteht
darin, daß es nur außerordentlich schwer gelingt, zwei identische Exemplare herzustellen,
weil die Mischungen von Puderzucker und Paraffin recht inhomogen sind und außerdem
die Toleranz des Durchmessers nicht mit genügender Genauigkeit eingehalten werden
kann.

Ein sehr vielseitig verwendbares Phantom wurde von Burger und van Dyke geschaffen. Es besteht aus einer Philite-Platte, in die Löcher verschiedener Größe und
verschiedener Anordnung eingestanzt sind, und einem entsprechenden Streukörper, der
ebenfalls aus Philite hergestellt wurde. Mit dem Burger-van Dykeschen Phantom lassen
sich sehr umfangreiche Untersuchungen durchführen. Es ist zweifellos das am uni-
versellsten verwendbare unter allen Phantommodellen. Sein einziger Nachteil besteht
lediglich in der etwas unhandlichen Form und der damit verbundenen langwierigen Auswertung. Diesen Nachteil versuchen die im folgenden beschriebenen Phantome von
Nelson und Schober zu vermeiden.

Das Nelsonsche Phantommodell besteht aus einer 8 mm starken Plexiglasplatte, in
die Löcher verschiedenen Durchmessers und verschiedener Tiefe eingebohrt sind. Hinter
der Phantomplatte ist ein Streukörper aus insgesamt 10 Plexiglasplatten der gleichen
Stärke, also einer Dicke von 8 cm, angebracht, um wieder die Streu- und Absorptionseigenschaften des menschlichen Körpers (in diesem speziellen Falle des menschlichen
Thorax) nachzuahmen. Um eine allzu starke geometrische Unschärfe zu vermeiden, ist das
Phantom nur bei einem Brennfleck — Phantomabstand von 1,5 m verwendbar, da
Löcher, auf dieses Zentrum bezogen, mit einer Spezialbohrmaschine angefertigt worden
sind. Die Anordnung der Löcher ist regelmäßig (vgl. Abb. 11) und zwar so, daß in der
einen Richtung nur die Lochgröße, in der anderen Richtung die Lochtiefe verändert wird.
Dadurch erhält man ein regelmäßiges Muster, bei dem in der einen Richtung der Kontrast,
in der anderen Richtung die Größe des darzustellenden Details variiert wird. Die größte
Schwierigkeit für das Nelsonsche Phantommodell, mit dem ebenfalls zahlreiche Untersuchungen durchgeführt worden sind, besteht darin, daß der Beobachter weiß, an welcher
Stelle der Röntgenaufnahme er ein Detail erwarten kann oder nicht. Je nach dem mehr
oder weniger weiten Gewissen des Beobachters und je nach seiner augenblicklichen Dis-
position entstehen infolgedessen große Streuungen in den Angaben, die ein sehr großes
Untersuchungsmaterial erforderlich machen, wenn man entsprechend genaue Mittelwerte
erreichen will.

Diesen Nachteil vermeidet das Phantom von Schober. Es ist grundsätzlich gleich
aufgebaut wie das Nelsonsche Phantom, besteht also auch aus einer 8 mm starken Plexi-

glasplatte und einem Streukörper aus Plexiglas von 8 cm Dicke. Plexiglasplatte und
Streukörper sind im Format 13 ×18 cm ausgebildet und in einem Holzrahmen untergebracht, so daß eine recht handliche Form entsteht (vgl. Abb. 12). Die Phantomplatte

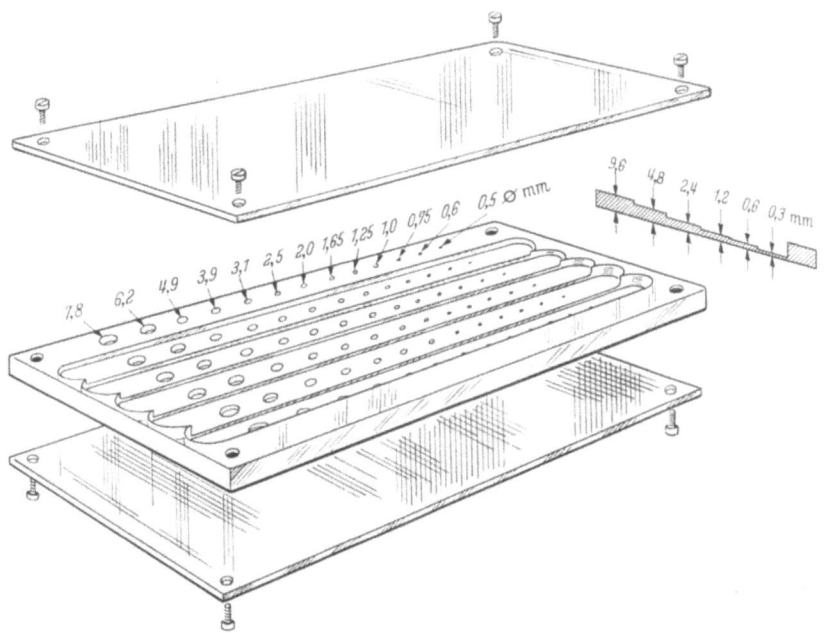

Abb. 11. Das Phantommodell nach NELSON. Die Phantomplatte besteht aus 77 Löchern. In der einen Richtung
der Phantomplatte nimmt die Tiefe der Löcher, in der anderen Richtung der Durchmesser der Löcher ab.
Die Löcher sind mit einer Spezialbohrmaschine in eine 8 mm starke Plexiglasplatte aus einem Abstand von
1,5 m zentrisch gebohrt. Das Nelsonsche Phantommodell gibt daher nur für Röntgenaufnahmen scharfe Bilder,
die aus diesem Abstand gemacht werden

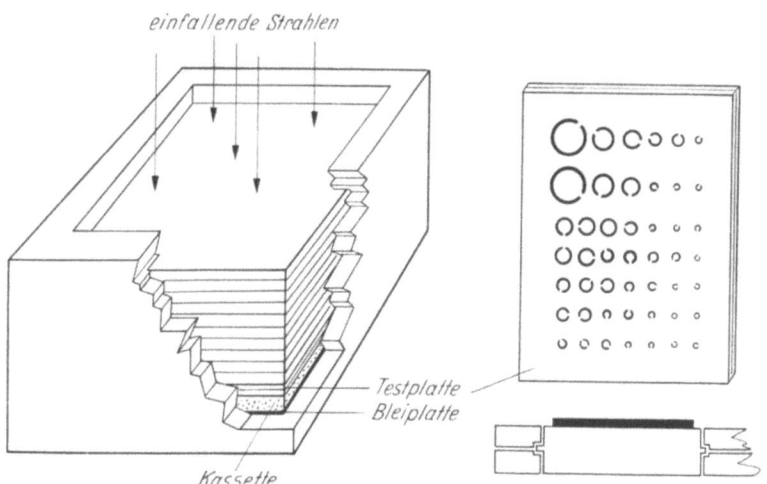

Abb. 12. Das Thoraxphantom nach SCHOBER. Die rechts dargestellte Phantomplatte besteht aus drehbaren
Ringtesten (Landoltschen Ringen), die gemäß dem unten wiedergegebenen Schnittbild in eine Plexiglasplatte
von 8 mm Dicke eingelassen sind. Die eigentliche Testplatte ist, wie im linken Teil der Abbildung dargestellt
wurde, in einem Holzkasten untergebracht, wobei ihr 10 ebenfalls 8 mm starke Plexiglasplatten vorgelagert
sind. Das Thoraxphantom von SCHOBER entspricht den Absorptions- und Streuverhältnissen eines
männlichen Patienten von 21 cm Thoraxdurchmesser im Bereich zwischen 50 und 90 kV

erhält als Detail aber nicht Löcher, sondern sog. Landoltsche Ringe. Es handelt sich hier
um Ringe aus Plexiglas oder Aluminium — insgesamt 47 Stück — die einen quadratischen
Schlitz tragen. Der äußere Durchmesser des Ringes beträgt das Fünffache der Strichstärke

und damit der Schlitzbreite. Die Ringe sind in unregelmäßiger Anordnung hinsichtlich ihrer Größe und ihrer Stärke auf der Phantomplatte angebracht, so daß der Beobachter nicht weiß, an welcher Stelle der Röntgenaufnahme ein Ring oder ein Ringschlitz zu erwarten ist. Um die beim Nelsonschen Phantom notwendige Zentrierung auf einen bestimmten Brennfleckabstand zu vermeiden, sind die kontrastreicheren Ringe, d. h. die dickeren Ringe, nicht aus Plexiglas, sondern aus Aluminium hergestellt. Das bedeutet allerdings, daß auf die Halbwertsbreite von Aluminium und Plexiglas bezogen werden muß und daß infolgedessen die Angaben des Phantoms nur im Bereich von etwa 50 bis 90 kV in jeder Weise vergleichbar sind. Bei höheren und niedrigeren Spannungsbereichen muß man die Aluminium- und Plexiglasringe getrennt analysieren. Die Ringe selbst sind drehbar und damit ist die Ringschlitzanlage in allen beliebigen Richtungen nach dem Uhrzeigersinn einstellbar. Durch Verdrehen der verschiedenen Ringe wird zunächst ein bestimmtes Muster hergestellt, das photographisch (am besten durch Unterlegen eines photographischen Papiers unter die Phantomplatte und Belichtung durch die Weißlampe der Dunkelkammer) dokumentarisch festgehalten wird. Die nunmehr in den Phantomkasten eingeschobene Platte wird jetzt unter den geforderten Bedingungen für die Herstellung einer Röntgenaufnahme benutzt und diese Röntgenaufnahme wird ausgewertet. Dabei macht der Beobachter die Angaben über die einzelnen Schlitzlagen nach Uhrzeiten, d. h. eine senkrecht oben stehende Schlitzlage wird als 12 Uhr, eine genau rechts liegende als 3 Uhr usw., bezeichnet. Mit dem Phantom von Schober haben sich — ähnlich wie mit den beiden anderen Phantomen von Burger-van Dyke sowie Nelson — sehr viele Untersuchungen durchführen lassen, die im einzelnen noch weiter unten beschrieben werden sollen.

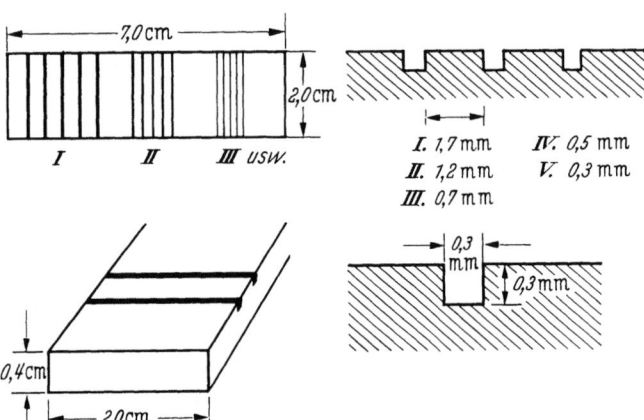

Abb. 13. Strichrasterphantom nach Schober. In eine Plexiglasplatte sind Strichraster verschiedenen Abstandes und verschiedener Tiefe eingelassen. Die dadurch entstehenden Hohlräume sind entweder mit einer Mischung aus Kupferoxydul und dem Klebstoff Uhu (für Strichteste mit geringerem Kontrast) oder Bleiglätte-Glycerin (für Strichteste mit größerem Kontrast) ausgefüllt

Weitere Versuche, geeignete Phantomplatten herzustellen, sind im Aufsatz von H. Franke dargestellt. In der letzten Zeit sind entsprechende Vorschläge auch von verschiedenen amerikanischen Autoren, wie von E. W. Webster, gemacht worden. Webster verwendet ebenfalls Muster, bei denen der Kontrast zwischen 3 und 80% variiert, während die Lochgröße sich zwischen 0,6 und 8 mm ändert. Genauso wie bei den Phantomen von Burger-van Dyke, Nelson und Schober wird auch bei Webster ein ganz bestimmter Kontrastanstieg in Stufenfaktoren von 1,5 benutzt. Andere amerikanische Autoren sind zu Strichmustern übergegangen, die in ihrer Form und ihrem Aufbau an die Drahtgittermodelle erinnern, wie man sie in der zerstörungsfreien Materialprüfung verwendet. Derartige Strichmuster hat Schober im übrigen auch auf Plexiglasplatten, in die Rillen mit einer Füllung aus Kupferoxydul und Uhu-Klebstoff oder Bleiglätte-Glyzerin eingelassen waren, zur Prüfung von Schirmbildsystemen verwendet (Abb. 13).

b) Weitere Meßmethoden zur Feststellung der Bildschärfe

Wenn auch die Phantome und die Rastersysteme heute wenigstens in Europa die wichtigsten Versuchsanordnungen zur Feststellung der Bildschärfe sind und darüber hinaus zur Gütebeurteilung von röntgendiagnostischen Verfahren und der Anlagen dienen, so dürfen daneben auch andere Versuche, entweder die Bildschärfe allein oder die in der Kontrastübertragungsfunktion zusammengefaßte Kontrastabhängigkeit der Bildschärfe meßtechnisch zu erfassen nicht außer acht gelassen werden. Die steigende Bedeutung der komplizierteren röntgendiagnostischen Verfahren wie der Schirmbildtechnik, der Röntgenkinematographie, die Benutzung des Röntgenbildwandlers und das Röntgenfernsehen zwingen uns geradezu, noch geeignetere Methoden zur experimentellen Bestimmung der Bildgüte aufzufinden und mit den bisherigen Methoden kritisch zu vergleichen. Der wichtigste Teil dieser Methoden ist im Abschnitt von H. FRANKE beschrieben. Darüber hinaus beschäftigen sich aber auch auf der ganzen Welt die wissenschaftlichen Laboratorien im Bereich der physiologischen Optik und der Radiologie mit der Entwicklung von Meßmethoden, die eine direkte Erfassung der Kontrastübertragungsfunktion gewährleisten. Mit Hilfe der Kontrastübertragungsfunktion erhält man stets

eine zweidimensionale Darstellung und damit eine gleichzeitige Darstellung von Kontrast und Schärfe. Voraussetzung für die experimentelle Wiedergabe der Kontrastübertragungsfunktion ist die Herstellung geeigneter Gitter, vor allem von Sinusgittern. Diese ist im Bereich des Röntgenbildes erstmalig H. SCHOBER, R. RÖHLER und M. HÖFERT gelungen. Die experimentellen Schwierigkeiten liegen auf der Hand. Einmal gibt es im Röntgenbereich kein „Graufilter", d.h. es ist unmöglich, ein Filter herzustellen, dessen Absorptionseigenschaften unabhängig von der Wellenlänge der Röntgenstrahlen und infolgedessen unabhängig von der Röhrenspannung sind. Man kann infolgedessen

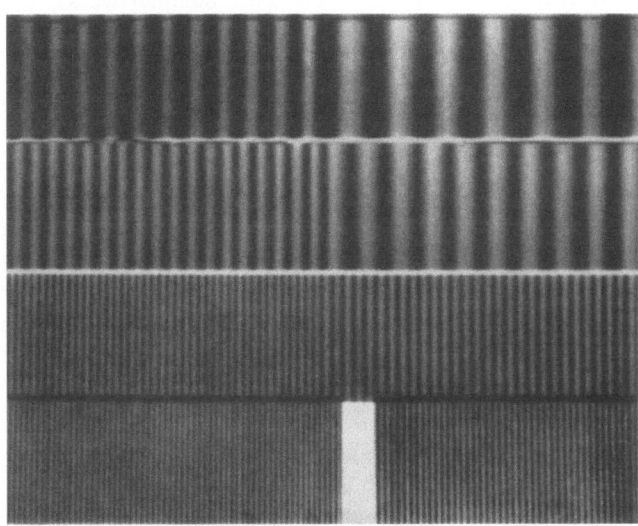

Abb. 14. Wiedergabe eines nach der Methode von HÖFERT gewonnenen Sinusgitters im Röntgenbereich auf einer Folien-Filmkombination

im Bereich der Röntgenstrahlung auch keinen Graukeil erzeugen, womit eine wesentliche Voraussetzung für die experimentelle Herstellung von Sinusgittern nach der in der Lichtoptik üblichen Art fehlt. Da man auf photographische Verfahren zurückgreifen muß, bereitet die Nichtlinearität der Gradationskurve eine weitere erhebliche Schwierigkeit. M. HÖFERT hat sich dadurch geholfen, daß er den Film unter einer spaltförmigen Bleiblende mit konstanter Geschwindigkeit weiterbewegt und zur Nachahmung der Sinuskurve die Spaltblende mit einer Aluminiumtreppe so abdeckt, daß die auf den Film einfallende Strahlung sinusförmige Gestalt hat. Selbstverständlich muß man die Dosisverteilung während des zeitlichen Ablaufes sehr genau messen. Das ist mit einem Fluorescenzverfahren, wie R. RÖHLER, F. BUCHMANN und M. HÖFERT gezeigt haben, innerhalb der geforderten Genauigkeitsgrenzen ohne besondere Schwierigkeit möglich. Ein Beispiel der von HÖFERT hergestellten Gitter ist in Abb. 14 wiedergegeben.

Das hier beschriebene Verfahren gestattet ohne besondere Schwierigkeiten die Bestimmung von Kontrastübertragungsfunktionen der Verstärkerfolien, der Empfängerschirme usw. Beispiele derartiger Funktionen für eine hochverstärkende, eine Universal- und eine feinzeichnende Folie wurden bereits in Abb. 9 auf S. 20 wiedergegeben.

5. Die Bedeutung von Kontrast und Schärfe für die Detailwiedergabe im Röntgenbild

Wie in den früheren Kapiteln dieses Abschnittes bereits ausgeführt wurde, bedeuten Kontrast und Schärfe die wichtigsten Grundlagen für die Detailerkennbarkeit. Sie werden heute in der Regel nicht einzeln, sondern durch die Kontrastübertragungsfunktion dargestellt. Physikalisch hängen sowohl Kontrast als auch Schärfe eines Röntgenbildes von der Röhrenspannung, dem Röhrenstrom und der Belichtungszeit, dem Durchmesser des Brennflecks, der Brennfleckbelegung, dem Abstand zwischen Objekt und Bildebene, den Streu- und Absorptionseigenschaften des Objektes, sowie den verwendeten Filmen, Folien und Streustrahlenrastern ab. Außerdem spielen die Art der Aufnahmetechnik und die Verarbeitungsmethodik in der Dunkelkammer sowie die benutzte Bildbetrachtungsmethodik eine entscheidende Rolle. Physiologisch werden Kontrast und Schärfe durch den Adaptationszustand und die Sehschärfe des Auges geregelt. Von der psychologischen Seite kommen weitere Momente dazu, die sich leider in Formeln und strengen Gesetzmäßigkeiten nicht erfassen lassen. Hier sind vor allem jene Momente zu nennen, die in der Kontrastübertragungstheorie und Informationstheorie als „spezifische Ästhetik" bezeichnet werden. Man versteht darunter die aus der Aufgabe geforderte Auffälligkeit bestimmter Bilddetails. So wird beispielsweise, wenn man wieder an den menschlichen Thorax denkt, bei der Carcinom- oder Tuberkulosediagnostik eine ganz andere Detailgruppe bedeutsam als etwa bei der Suche nach Rippenfrakturen.

Kehren wir zunächst zu den physiologischen Vorgängen zurück, so ist für die Aufnahmefähigkeit des Sinnesorganes die Zahl der Receptoren in der Netzhaut verantwortlich. Sie beträgt unter Berücksichtigung ihrer Zusammenschaltungen etwa 800 000. Da außerdem jedes einzelne Netzhautorgan in der Sekunde bis zu 50 Informationen aufnehmen kann, bedeutet das für die gesamte Netzhaut eine Informationsträchtigkeit von $50 \times 800 000 = 40 000 000$ Einzelinformationen pro Sekunde. Diese außerordentlich hohe Informationsträchtigkeit der Netzhaut wird aber von den Empfängerorganen des Gehirns nur zu einem geringen Teil ausgenutzt. Ins Bewußtsein gelangen lediglich jene Informationen, die sich wegen ihres hohen Kontrastes zur Umgebung, ihrer besonderen Größe wegen, aber auch aus psychologischen und anderen der oben geschilderten Gründe besonders hervorheben. Wenn man sich diese Zusammenhänge genau überlegt, erkennt man, daß es die wichtigste Aufgabe des Radiologen ist, dafür zu sorgen, daß die informationswichtigen Details sich aus den übrigen Details besonders hervorheben. Das kann beispielsweise durch geeignete Wahl der Röhrenspannung (Weichstrahl- oder Hartstrahlaufnahme) durch eine entsprechende Vergrößerungstechnik, durch Streustrahlenblenden und viele andere Mittel geschehen. Um einen Überblick über derartige Möglichkeiten zu bekommen, ist es zweckmäßig, Untersuchungen mit Phantomen durchzuführen. Im folgenden sollen einige besonders charakteristische Ergebnisse derartiger Untersuchungen zusammengefaßt werden:

1. Abhängigkeit von Kontrast und Bildschärfe von der Röhrenspannung und dem mAs-Wert. Nach zahlreichen Untersuchungen, die vor allem mit den Phantomen von Burger-van Dyke, Nelson und Schober durchgeführt worden sind, bestehen zwischen der Detailwiedergabe, der Röhrenspannung und dem mAs-Betrag ganz bestimmte Zusammenhänge, die in Abb. 15 wiedergegeben sind. Betrachtet man in dieser Abbildung aus der dargestellten Kurvenschar zunächst eine beliebige Einzelkurve, die also einen ganz bestimmten Betrag der Röhrenspannung zugehört, so bemerkt man, daß mit steigendem Betrag der mAs, die Kurve zunächst stark ansteigt, bei einem bestimmten mAs-Betrag ihr Maximum erreicht und dann ebenso rasch wieder abfällt. Die in Abb. 15 wiedergegebenen Kurven sind mit dem von Schober angegebenen Ringphantom aufgefunden worden. Sie entsprechen also weitgehend den Verhältnissen im menschlichen Thorax mit 21 cm Dicke. Erhöht oder erniedrigt man die Röhrenspannung, so bleibt die Kurvenform erhalten. Es verschiebt sich lediglich der Absolutbetrag des Maximums und zwar so, daß er mit Zunahme der Spannung absinkt. Die aus derartigen Kurven zu entnehmende Aussage würde bedeuten, daß die Hartstrahlaufnahme im Detail ärmer ist als eine Weichstrahlaufnahme. Ein derartiges rein schematisches Urteil ist aber gefährlich. Die mit einem Phantom gewonnenen Ergebnisse beziehen sich nämlich nur auf einen ganz bestimmten Zustand, nämlich den des Phantoms. Bei der Frage, ob man Hartstrahl- oder Weichstrahlaufnahmen machen soll, kommt es aber wie bereits in den vorangehenden

Abschnitten ausführlich dargestellt wurde, in erster Linie nicht auf die Gesamtzahl, sondern auf die informative Bedeutung der wiederzugebenen Details an. Die informationswichtigen Details bilden aber auf der Aufnahme stets eine gewisse Minderheit gegenüber den Gesamtdetails. Außerdem wurde schon erörtert, daß je nach der Aufgabe die informationswichtigen Details andere sind. Betrachtet man eine normale Thoraxaufnahme mit der diagnostischen Fragestellung, ob eine Tuberkulose oder ein Carcinom vorliege oder nicht, so kommt es gar nicht auf das Aussehen der Rippenschatten, nicht einmal auf die Zeichnung und Stärke des Herzens oder der Blutgefäße an. Besonders informationswichtig sind vielmehr alle jene Kontraste, die durch Infiltrate, Verdichtungen, seröse Infiltrationen usw. im Thorax entstehen. Diese Details werden aber bei den verschiedenen Röhren-

spannungen ganz unterschiedlich in Erscheinung treten, weil Schwärzungsunterschiede, die auf Differenzen im effektiven Atomgewicht beruhen, wie etwa die Rippenschatten bei höheren Spannungen viel stärker zurückgedrängt werden als solche, die echte Dichteunterschiede bedeuten. Umgekehrt kann bei anderen Fragestellungen, wie etwa der Frage nach einer Fraktur oder nach Knochenmetastasen gerade das Aussehen der Rippenschatten eine besondere Rolle spielen. Allgemeine Regeln für diese „spezifische Ästhetik", wie man die Aufgabenabhängigkeit der informationswichtigen Details nennt, lassen sich begreiflicherweise nicht geben. Unter Umständen ist es sogar richtig, außer der Wahl einer geeigneten Röhrenspannung

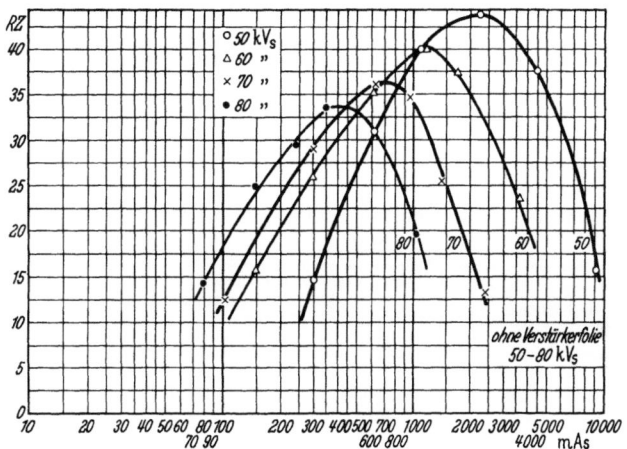

Abb. 15. Abhängigkeit der Detailwiedergabe (Zahl der erkannten Ringschlitze im Thoraxphantom nach SCHOBER) vom mAs-Wert. Die einzelnen glockenförmigen Kurven beziehen sich auf verschiedene Röhrenspannungen. Das Kurvenmaximum sinkt wegen der Kontrasteinebnung mit steigender Röhrenspannung

auch noch andere Hilfsmittel heranzuziehen. Als solche könnten auch einmal die heute nur in den Anfangsgründen steckenden Versuche, farbige Röntgenaufnahmen herzustellen, gelten.

Wesentlich einfacher ist der Einfluß des mAs-Wertes zu erfassen. Mit steigendem Röhrenstrom und steigender Belichtungszeit wächst zunächst die Schwärzung rasch an, erreicht ein verhältnismäßig scharfes Maximum (das bei niedrigeren Röhrenspannungen stärker ausgeprägt ist als bei höheren) und sinkt nach Erreichen dieses Maximums ebenso rasch wieder ab. Die Höhe des Maximums steigt nach einem von HONDIUS-BOLDINGH und BIERMANN aufgefundenen Gesetz etwa mit der 5ten Potenz der Röhrenspannung.

Die Gültigkeit des Hondius-Boldingh-Biermannschen Gesetzes hinsichtlich der Kontrastverhältnisse wurde von SCHOBER geprüft. Er konnte im Spannungsbereich zwischen 40 und 100 kV die folgenden Zusammenhänge auffinden:

a) Der Kontrast sinkt linear mit wachsender Röhrenspannung, wenn auf das gleiche Objekt bezogen wird und wenn die Absorption der Röntgenstrahlung lediglich durch die Dichte der einzelnen Objektdetails bestimmt ist.

b) Unter den gleichen Bedingungen steigt der Kontrast linear mit dem Logarithmus des Produktes aus Röhrenspannung und zugehörigem optimalen mAs-Wert an.

Der Exponent des Hondius-Boldingh-Biermannschen Gesetzes und die Konstanten in den dabei verwendeten Gleichungen hängen weitgehend vom durchstrahlten Objekt, der Film-Folienkombination und der Behandlung des Films in der Dunkelkammer ab. Der

Exponent in diesem Gesetz ist für folienlosen Film deutlich kleiner (er liegt im Durchschnitt bei etwa 3,6) als bei Folienfilm in Verbindung mit einer Universal-Verstärkerfolie, wo er Werte von mehr als 6 erreicht. Man kann aus diesen Zusammenhängen Tabellen aufstellen, aus denen hervorgeht, wieweit bei einer Erhöhung der Röhrenspannung der Röhrenstrom bzw. die Bestrahlungszeit verringert werden muß und umgekehrt. Eine derartige von Schober aufgestellte Tabelle ist nachfolgend wiedergegeben.

2. Abhängigkeit von Kontrast und Bildschärfe vom photographischen Material und den verwendeten Verstärkerfolien. Die Abhängigkeit der Detailwiedergabe sowie von Kontrast und Schärfe vom Durchmesser des Brennflecks, dem Abstand zwischen Brennfleck, Objekt und Bildebene und von weiteren hierher gehörenden Umständen wurde bereits ausführlich behandelt. Die Abhängigkeit von den Streu- und Absorptionseigenschaften des Objektes ist formelmäßig nicht exakt genug zu erfassen. Sie beeinflußt vor allem den Exponenten, aber auch die anderen Konstanten im Hondius-Boldingh-Biermannschen Gesetz. Die wichtigsten Eigenschaften der photographischen Materialien und der Verstärkerfolien sind an anderer Stelle ausführlich in ihrer Bedeutung für die radiologische Praxis diskutiert worden. Es handelt sich hier hauptsächlich um den Einfluß von Empfindlichkeit, Gradation der benutzten Filme, Korngröße und Körnigkeit sowie Einfluß der entsprechenden Eigenschaften der Verstärkerfolien, in erster Linie Verstärkungsfaktor und Körnigkeit. Neben diesen Grundproblemen sind aber in den letzten Jahrzehnten noch einige speziellere Fragen häufig zur Ursache von Diskussionen geworden, weshalb sie an dieser Stelle besprochen seien. Das ist einmal der Einfluß, den die Farbe von Filmunterlage und Betrachtungslicht auf die Detailerkennbarkeit ausüben kann, und zweitens die Möglichkeit, an Stelle von Zweischicht-Röntgenfilm das wesentlich billigere Röntgenpapier zu benutzen.

Tabelle 1. *Zusammenhang zwischen der Änderung der Röhrenscheitelspannung und der Änderung des optimalen mAs-Produktes, wenn das zur Ausgangsspannung U_0 zugehörige optimale mAs-Produkt mAs_0 bekannt ist. (Das ist auf Grund der experimentellen Erfahrungen zumindest für eine bestimmte Röhrenscheitelspannung, z.B. 50 kV_s, in jedem Röntgeninstitut der Fall)*

Erhöhung der Röhrenspannung (kV_s) um rund	Verlangt Erniedrigung des mAs-Wertes um rund	
	folienloser Film	Film + Verstärkerfolie
5 %	16 %	27 %
10 %	30 %	45 %
20 %	50 %	68 %
50 %	77 %	91 %

Erniedrigung der Röhrenspannung (kV_s) um rund	Verlangt Erhöhung des mAs-Wertes um rund	
	folienloser Film	Film + Verstärkerfolie
5 %	21 %	38 %
10 %	47 %	91 %
20 %	127 %	290 %

Was die Farbe der Filmunterlage betrifft, so unterscheidet man heute hier üblicherweise zwischen blaugefärbten (blue-base) Filmen, ungefärbten (clear-base) Filmen und gelbgefärbten (yellow-base) Filmen. Am besten hat sich zweifellos die Blauunterlage durchgesetzt. Die Gelbunterlage wird nur von einzelnen Herstellern auf den Markt gebracht, hat aber bei manchen radiologischen Aufgaben besondere Beachtung gefunden.

Die Urteile über den *Einfluß der Filmunterlage* auf Kontrast und Schärfe und damit auf die Detailwiedergabe im Röntgenbild sind nicht ganz einheitlich. Neben den unbedingten Anhängern gefärbter Unterlagen gibt es eine Reihe von Radiologen, die einen Einfluß der Farbe der Filmunterlage oder auch der Farbe des Betrachtungslichtes auf die Detailerkennbarkeit leugnen. Unter ihnen gibt es eine ganze Reihe von entschiedenen Anhängern ungefärbter Unterlagen. Diese Feststellungen gelten allerdings nur für die Blauunterlage und nicht für die Gelbunterlage, weil bei der letzteren die Schärfenerhöhung ausschließlich durch physikalische Momente, nämlich durch die Absorption des Folien-Streulichtes, hervorgerufen wird. Die Gelbunterlage hat aber den großen Nachteil, daß sie die Filmempfindlichkeit beträchtlich herabsetzt. Darin dürfte wohl der wesentliche Grund zu suchen sein, weshalb sie trotz ihrer besseren Zeichenschärfe in der Praxis nur eine geringe Rolle spielt; denn eine hohe Empfindlichkeit des benutzten Röntgenfilms oder der Film-Folienkombination bedeutet eine Dosisherabsetzung und damit die Erfüllung der allerwichtigsten Forderung jeder radiologischen Diagnostik.

SCHOBER und ROGGENHAUSEN haben gefunden, daß eine deutliche Verbesserung der Detailerkennbarkeit bei Blauunterlage oder bei Benutzung von gelblich, grünlich oder bläulich gefärbtem Licht des Lichtkastens zu bemerken ist. Dieser Effekt tritt besonders stark bei älteren Personen auf. Sie erklären ihre Beobachtungen mit Akkommodationsvorgängen, d.h. der relativen Kurzsichtigkeit im kurzwelligeren Licht infolge chromatischer Aberration der brechenden Medien des Augapfels. Auf diese Weise gelingt es nämlich, auch in großer Nähe gegenüber ungefärbtem oder gar Rotlicht ein etwas schärferes und damit kontrastreicheres Netzhautbild zu erzeugen. Rotlicht übt deutlich einen verschlechternden Einfluß auf die Detailerkennbarkeit aus. Ob jedoch diese Effekte wirklich für die Praxis bedeutsam sind, kann nicht mit Sicherheit entschieden werden. Zweifellos hat die Blauunterlage auch einen physikalischen Vorteil. Sie unterdrückt nämlich auch in gewissem Ausmaß das Streulicht im Grundschleier des Filmes und hilft infolgedessen ebenfalls, informationsunwichtige Kontraste, nämlich den Grundschleier, gegenüber den informationswichtigen Kontrasten herabzudrücken.

Die eben gemachten Bemerkungen leiten auf eines der wichtigsten, in diesem Abschnitt schon oft berührten Probleme über, nämlich die Frage, inwiefern Kontrast und Schärfe überhaupt für die Detailwiedergabe von Bedeutung sind. Diese Frage kann aus dem Grunde nicht eindeutig beantwortet werden, weil für die Beurteilung einer Röntgenaufnahme nicht die Gesamtzahl der in ihr enthaltenen Details, sondern die Gesamtzahl der „informationswichtigen Details" entscheidend ist. Es kann sehr häufig vorkommen, daß die Gesamtzahl der Details durchaus ausreicht, daß aber die informationswichtigen Details aus psychologischen Gründen in dieser großen Detailmenge einfach verlorengehen und nicht genügend auffallen. Diese Zusammenhänge sind auch der Grund dafür, daß man zur Beurteilung von Röntgenaufnahmen eine gewisse Übung benötigt und weshalb es immer wieder eintritt, daß selbst erfahrene Radiologen die im eigenen Institut gemachten Aufnahmen (selbst wenn sie in ihrer Qualität nicht so hervorragend sind!) immer noch besser und rascher beurteilen können als wirklich gute Aufnahmen anderer Institute. Das hier erwähnte Problem wäre lösbar, wenn immer die gleichen Details informationswichtig wären. Das ist aber — wie an anderer Stelle ausgeführt wurde — bestimmt nicht der Fall.

Der eben angeschnittene Fragenkomplex ist keineswegs auf den Bereich der Radiologie beschränkt. Er besteht mindestens in gleichem Ausmaß in der Lichtoptik, vor allem in der Photographie, aber selbst noch in der Akustik, wenn man etwa die Qualität eines Musikstückes beurteilen will. Versuche, dieses Problem mit den Mitteln der Informationstheorie auch rechnerisch zu erfassen, sind vor allem von LOHMANN und in besonderem Ausmaß von LINFOOT gemacht worden. Inwieweit sie erfolgversprechend sind, kann heute noch nicht entschieden werden.

Mit der eben geschilderten Problematik hängt auch eng die immer wieder erörterte Frage zusammen, ob Phantome oder ähnliche Untersuchungsmethoden für die Praxis überhaupt von Wert sind. Sicherlich ist der Beurteilung hier eine Grenze gesetzt, die meistens nicht überschritten werden kann. Es wäre aber falsch, wenn man allein wegen dieser Grenze die ganze Methodik überhaupt verwerfen würde. Man müßte dann nämlich überhaupt auf jede Beurteilungsmethode verzichten und hätte zweifellos einen viel größeren Nachteil eingetauscht. Wenn man aber derartige Untersuchungsmethoden anwendet — gleichgültig, ob es die Phantommethode, ob es irgendeine Beurteilung von Kontrast oder Schärfe oder von beiden, oder auch die Methode der Kontrastübertragungsfunktion ist —, muß man sich immer überlegen, wieweit die Aussagen einer solchen Methodik gehen. Als die Hartstrahltechnik modern wurde, hat man vielfach versucht, ihre Vor- und Nachteile durch Testung mit Phantomen zahlenmäßig zu erfassen. Sicher ist auch das innerhalb gewisser Grenzen, nämlich hinsichtlich der Gesamtzahl der darstellbaren Details, möglich. Man kann auch eine Richtung angeben, in welcher sich beim Übergang von der Weichstrahl- zur Hartstrahltechnik die Verteilung der erkennbaren

Details ändert. Beim Übergang zur Hartstrahltechnik werden zweifellos diejenigen Details, deren Kontraste nur auf dem Einfluß des effektiven Atomgewichts beruhen, relativ zu jenen, bei denen der Kontrast durch Dichteunterschiede entsteht, geschwächt. (In der Thoraxaufnahme treten bei der Hartstrahltechnik die Rippenschatten relativ zu den Dichteunterschieden im Lungengewebe zurück.) Viel mehr als das kann man aber nicht

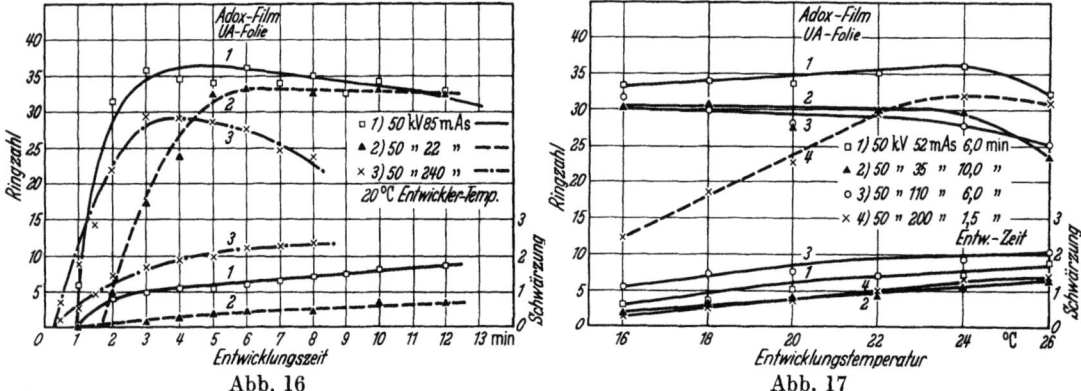

Abb. 16   Abb. 17

Abb. 16. Abhängigkeit der Detailwiedergabe von der Entwicklungszeit. Ordinatenbezeichnung wie in Abb. 15. Die Abszisse bedeutet die Entwicklungszeit. Man erkennt, daß sowohl beim überbelichteten und kurz entwickelten als auch beim unterbelichteten und lang entwickelten Film niemals das gleiche Maximum erreicht wird wie beim vorschriftsmäßig belichteten und entwickelten Film

Abb. 17. Beispiel einer kurvenmäßigen Darstellung der Abhängigkeit der Detailwiedergabe (Ordinatenbezeichnung der linken Seite entsprechend Abb. 16) und der Schwärzung (Ordinatenbezeichnung der rechten Seite) von der Entwicklertemperatur für eine bestimmte Filmsorte

aussagen und man muß es hier der Erfahrung überlassen, inwieweit informationswichtige Details auf einem solchen Wege besser oder schlechter wiedergegeben werden. Etwas Ähnliches gilt auch vom Einfluß des Filmformates und seinem angeblichen Zusammenhang mit der Zahl der darstellbaren Kontraststufen oder — anders ausgedrückt — der optimalen Filmgradation und Filmempfindlichkeit für das gewählte Format. Auch hier sind Aussagen allgemeiner Natur schlechterdings unmöglich.

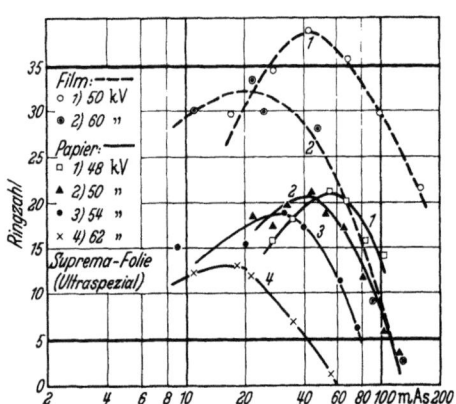

Abb. 18. Abhängigkeit der Detailwiedergabe vom mAs-Wert für Zweischicht-Röntgenfilm und Röntgenpapier. Koordinatenbezeichnungen entsprechend Abb. 16

3. Abhängigkeit von Kontrast und Bildschärfe bei Röntgenfilmen von den Entwicklungsvorgängen. Mit Hilfe seines Phantoms konnte SCHOBER den Einfluß der Entwicklungszeit (vgl. Abb. 16) und der Entwicklungstemperatur (vgl. Abb. 17) sowie der Gradation des Röntgenfilmes, der Lagerung, der Zusammensetzung der Emulsion usw. quantitativ untersuchen. Es ließ sich vor allem eindeutig nachweisen, daß die manchmal beliebte Überbelichtung und abgekürzte Entwicklung hinsichtlich der Detailwiedergabe immer schlechtere Ergebnisse liefert als die richtige Belichtung und volle Ausentwicklung des Filmes. Wenn auch die modernen photographischen Materialien einen verhältnismäßig großen Entwicklungs- und Belichtungsspielraum haben, so soll man doch — was von vielen erfahrenen Praktikern schon lange vermutet worden war — danach trachten, die von den Herstellern vorgeschriebenen Belichtungs- und Entwicklungsdaten sowie die Art und Zusammensetzung des Entwicklers genau einzuhalten, wenn man optimale Ergebnisse erzielen will. Auch das in einigen Ländern für die Thoraxdiagnostik beliebte Röntgenpapier ist nicht imstande, eine so große Zahl von Details wiederzugeben wie der Zweischichtfilm (vgl. Abb. 18).

Das ist durchaus zu erwarten, denn der Zweischichtfilm hat einen wesentlich größeren Schwärzungsspielraum als das Papier. Das ist physikalisch ohne weiteres verständlich, denn beim Film werden zwei unterschiedliche Emulsionsschichten vom Licht durchsetzt, während beim Papier nur ein und dieselbe Schicht allerdings durch „Reflektion an der Rückseite des Papiers" zweimal durchsetzt wird.

6. Detailwiedergabe bei den verschiedenen medizinischen Röntgenuntersuchungs-verfahren (Durchleuchtung, Großaufnahme, Schirmbildverfahren, Bildverstärker, usw.)

Die maximale Detailerkennbarkeit bei den verschiedenen radiologischen Untersuchungsverfahren läßt sich innerhalb der auf S. 30 angegebenen Grenzen mit Hilfe der Phantome überprüfen. Das ist auch mehrfach und von verschiedenen Autoren mit weitgehend übereinstimmenden Ergebnissen geschehen. Mit Hilfe von Messungen an Ringphantomen konnte SCHOBER zeigen, daß die Detailerkennbarkeit bei einer mit richtiger Röhrenspannung und richtigem Röhrenstrom hergestellten Aufnahme auf Zweischichtfilm ein Maximum erreicht und alle übrigen Verfahren diesem an Detailerkennbarkeit unterlegen sind. Das gilt sowohl von der Aufnahme auf Röntgenpapier als vom Schirmbildverfahren und schon gar von der Röntgendurchleuchtung. Die letztere liefert zweifellos die geringste Detailerkennbarkeit. Der Einsatz des Bildwandlers bringt hier zwar auf physiologischem Wege (nämlich wegen des höheren Adaptationsniveaus des Auges) eine gewisse Besserung, die aber nicht so groß ist, daß die Detailerkennbarkeit auf einem guten Zweischichtröntgenfilm erreicht wird.

Um die Verhältnisse näher zu verstehen, sei noch einmal auf die weiter oben (S. 13) angegebene Kontrastformel zurückgegriffen. Nach dieser Formel hängt der photometrische Kontrast, d. h. der relative Schwärzungsunterschied bei der Aufnahme oder der relative Leuchtdichteunterschied bei den subjektiven Verfahren sowohl vom Detail als auch von seiner unmittelbaren Umgebung ab. Liegt aber noch eine weitere zusätzliche Schwärzung oder Leuchtdichte als sog. Schleierleuchtdichte B_s vor, so ändern sich die Verhältnisse in der Weise, daß B_s sowohl zu B_u als auch B_i dazu gezählt werden muß. Da sich B_s im Zähler der Kontrastformel weghebt, im Nenner aber in doppelter Weise bestehen bleibt, wird durch das Auftreten einer Schleierleuchtdichte B_s der Kontrast verkleinert. Es entsteht die neue Formel:

$$K_s = \frac{B_i - B_u}{B_i + B_u + 2 \cdot B_s} \cdot 100 .$$ (3)

Der Einfluß, den die Schleierleuchtdichte B_s des Störlichtes auf den Leuchtdichtekontrast einer Röntgenaufnahme ausübt, läßt sich durch Vergleich von Formel (2) auf S. 13 und der eben aufgestellten Formel (3) auch noch in einer anderen und für den praktischen Bedarf besser geeigneten Form darstellen. Bezeichnet man mit a den relativen Kontrastverlust der betrachteten Aufnahme, definiert also

$$a = \frac{100 \cdot (K - K_s)}{K}$$ (4)

so ergibt sich nach einer einfachen Umrechnung

$$a = \frac{200\, B_s}{B_i + B_u + 2\, B_s} .$$ (5)

Zahlenwerte für den Kontrastverlust durch aufgestrahlte Schleierleuchtdichten sind für eine Reihe praktisch wichtiger Fälle aus der nachfolgenden Tabelle 2 zu entnehmen.

Wie man aus der letzten Kolonne von Tabelle 2 entnehmen kann, sind die Kontrastverluste durch Fremdlicht gerade in dem auf den Röntgenaufnahmen vorhandenen Kontrastbereich von 5—11 % erheblich und führen zu einer bedeutsamen Einschränkung der Detailwiedergabe.

3*

Wenn auch hinsichtlich dieser Formeln und aus den experimentellen Erfahrungen mit den Phantomen sowie denjenigen der radiologischen Praxis ein durchaus übereinstimmendes qualitatives Urteil über die Detailwiedergabe gewonnen werden kann, so darf man doch nicht so weit gehen, daß man etwa feststellt: Das eine Verfahren gibt um so und so viel Prozent mehr Details wieder als das andere. Eine solche quantitative Feststellung ist grundsätzlich schon deshalb unmöglich, weil nach den im Vorangehenden mehrfach gemachten Ausführungen es nicht nur auf die Gesamtzahl der Details, sondern auf die Gesamtzahl der informationswichtigen Details ankommt. Das Verhältnis zwischen der Zahl der informationswichtigen und der gesamten durch ein bestimmtes Verfahren wiedergebbaren Details ist nämlich keineswegs konstant. Es ändert sich z.T. recht erheblich mit dem Wechsel des Verfahrens. Deshalb kann ein Verfahren, das zwar in der gesamten Detailwiedergabe einem anderen unterlegen ist, im Einzelfall doch zu bevorzugen sein, weil die informationswichtigen Details gar nicht oder nur zu einem geringen Ausmaß betroffen werden, dafür aber andere Vorteile, z. B. besserer Strahlenschutz, größere Arbeitsgeschwindigkeit, geringerer Kostenaufwand usw. erreicht werden kann. Alle Angaben über die Leistungsfähigkeit von verschiedenen Verfahren müssen daher immer relativ bleiben und mit einer gewissen Vorsicht gelesen werden. Das gilt vor allem dann, wenn die Unterschiede in der gesamten Detailwiedergabe zwischen zwei Verfahren an und für sich nicht sehr groß sind (z. B. Röntgenbilddarstellung auf Zweischichtfilm und auf Röntgenpapier, Schirmbildverfahren oder Bildwandlerverfahren usw.). Eindeutig und stark unterlegen in jeder Hinsicht ist lediglich die einfache Durchleuchtung ohne Zuhilfenahme einer Bildverstärkereinrichtung. Sie bedeutet nicht nur eine sehr starke Strahlenbelastung des Patienten, sondern liefert zweifellos bedeutend weniger Informationen als jedes andere radiologische Untersuchungsverfahren. Man sollte daher von der einfachen Durchleuchtung, wo immer es möglich ist, Abstand nehmen.

Tabelle 2. *Detailerkennbarkeit bei der Schirmbildaufnahme des Bildkontrastes auf dem Projektionsschirm bei Vorhandensein einer Streulichtquelle nach den Messungen und Rechnungen von* Schober

Schirmleuchtdichte B_i im Infeld des Objektdetails in asb	Schirmleuchtdichte B_u in der Umgebung des Objektdetails in asb	Streulichtdichte B_s am Schirm in asb	K %	K_s %	a %
88	100	18	6	5	16
41	50	18	10	7	28
45	50	18	5	4	27
45	50	5	10	8,8	10
8	10	2	11	9	18

In Tabelle 3 auf S. 37 sind Angaben über die Detailwiedergabe bei verschiedenen radiologischen Untersuchungsverfahren enthalten, die mit dem von Schober entwickelten Ringphantom gewonnen wurden. Bezüglich dieser Zahlenangaben gilt das in den vorangehenden Absätzen Gesagte. Unter allen Umständen ist, wie nicht oft genug betont werden kann, jene Methode zu bevorzugen, die bei minimaler Patientendosis eine noch unter allen Umständen vertretbare Detailerkennbarkeit liefert. Die in Tabelle 3 angegebenen Werte über die Erkennbarkeit von Ringschlitzen geben in qualitativer, aber nicht in quantitativer Hinsicht einen sehr brauchbaren Hinweis. In der Regel wird man das Verfahren mit der größten Detailwiedergabe, also die Großaufnahme auf Zweischichtfilm, bevorzugen. Denn eine große Gesamtdetailwiedergabe garantiert auch normalerweise eine hohe Wiedergabezahl informationswichtiger Details. In einer Reihe von Einzelfällen und besonders bei Spezialaufgaben kann es jedoch vorkommen, daß nicht die Methode mit der größten Detailwiedergabe, also die Zweischichtfilmaufnahme im Großformat, sondern etwa die Papieraufnahme oder die Schirmbildaufnahme vorteilhafter ist, weil sie entweder geringere Kosten verursacht, ohne einen entscheidenden Verlust an Detailerkennbarkeit zu bringen oder weil sie unter den gleichen Bedingungen ein einfacheres Verfahren bedeutet. Immer ist aber darauf zu achten, daß die Streustrahlung, der Schleier in der entwickelten und fixierten photographischen Schicht, das

Streulicht bei der subjektiven Bildbetrachtung oder das sog. „Rauschen" bei den Bildverstärker- und Fernsehröhren so niedrig als irgend möglich gehalten werden.

Zur richtigen Deutung von Tabelle 2 ist ferner zu beachten, daß als Folge der Detailanordnung im Phantom (zur Steigerung der Auswertegenauigkeit kommen die kleineren oder kontrastärmeren Ringe auf der Phantomplatte dreimal so häufig vor als die großen und kontrastreichen)

die Verbesserung der Detailerkennbarkeit wesentlich langsamer ansteigt als die Zahl der erkannten Ringschlitze, so daß eine Steigerung der erkannten Schlitzzahl von etwa 10 auf 30 nicht einer Verdreifachung, sondern weniger als einer Verdop-

Tabelle 3. *Maximale Detailerkennbarkeit (Zahl der richtig erkannten Ringschlitze am Thoraxphantom nach* SCHOBER) *bei verschiedenen röntgendiagnostischen Methoden für eine Röhrenspannung von 50 kV*

Methode	Zahl der erkannten Ringschlitze
Großaufnahme auf Zweischichtfilm	etwa 35—40
Großaufnahme auf Röntgenpapier	etwa 20—23
Schirmbildverfahren (Mittelformat, Lupenbetrachtung)	etwa 22—27
Schirmbildverfahren (Kleinformat, Projektion)	etwa 10—18
Durchleuchtung mittels Bildverstärkerröhre	etwa 5—10
Durchleuchtung bei guter Adaptation	etwa 1—5

pelung der Detailerkennbarkeit entspricht. Weiterhin ist zu beachten, daß auch eine Änderung der Röhrenspannung die in der Tabelle dargestellten Zahlenwerte wesentlich beeinflußt. Die Tabelle macht daher nur qualitative, nicht aber quantitative Aussagen.

7. Der Einfluß der Betrachtungsweise auf die Detailerkennbarkeit

Schon in den ersten Abschnitten dieses Kapitels wurde darauf hingewiesen, daß die Detailerkennbarkeit nicht allein durch physikalische, sondern auch weitgehend durch physiologische und psychologische Momente bestimmt ist. Diese letzteren werden auch ihren Einfluß auf das benutzte Betrachtungssystem ausüben. Je nach der Art des Betrachtungssystems und je nach den gegebenen Umständen kann die Detailerkennbarkeit entweder ganz oder in Teilbereichen der Röntgenaufnahme verbessert oder verschlechtert werden. Üblicherweise kommen drei Methoden zur Betrachtungsweise in Frage, nämlich der Lichtkasten, die Lupenbetrachtung und das Projektionsverfahren.

a) Lichtkastenbetrachtung

Der Lichtkasten ist zweifellos die häufigste und einfachste Einrichtung zur Betrachtung von Röntgenbildern. Damit er aber voll zur Wirkung kommt, müssen eine Reihe von Eigenschaften vorhanden sein, durch die nicht allein die physikalischen, sondern auch die physiologischen Bedingungen bei der Bildbetrachtung verbessert werden. Dazu gehört vor allem die Beleuchtungsstärke auf der Mattscheibe des Lichtkastens, die Gestaltung der Beleuchtung in jenen Teilen der Mattscheibe, die vom eigentlichen Röntgenbild nicht erfaßt werden, also die Anordnung von Jalousien, die Regelbarkeit der Beleuchtungsstärke entweder im ganzen Lichtkastenbereich oder in Teilbereichen, die Größe des Lichtkastens, der Abstand zwischen Beobachter und Lichtkasten usw.

Was die Lichtkastenmattscheibe betrifft, so wird in der Regel der beste Erfolg mit möglichst streuenden Scheiben erreicht. Die Lichtzerstreuung in der Mattscheibe soll jedenfalls so stark sein, daß die hinter ihr angebrachten Lichtquellen im Lichtkasten nicht mehr erkennbar sind. Nur unter diesen Voraussetzungen ist anzunehmen, daß die Verteilung der Leuchtdichte entlang der Mattscheibe nicht zu großen Schwankungen unterworfen ist. Eine vollkommen gleichmäßige Leuchtdichte in allen Teilen der Lichtkastenmattscheibe kann man nur schwer erreichen. Am besten wird die Gleichmäßigkeit dann, wenn die Mattscheibe nur indirekt von der weißgestrichenen Wand der Lichtkasten-Hinterfläche beleuchtet ist. Es gibt allerdings auch Sonderfälle, bei denen man eine ungleichmäßige Beleuchtung auf der Mattscheibe bevorzugt. Das ist immer dann der Fall, wenn im zu betrachtenden Röntgenbild sehr große Schwärzungsunterschiede vorhanden sind und man die Leuchtdichte im Bereich der tiefen Schatten erhöhen, bzw. in den starken Lichtern verringern will. Man hilft sich in solchen Fällen nach praktisch ausgeführten Vorschlägen von SPIEGLER und BERGERHOFF dadurch, daß man hinter der Lichtkastenmattscheibe eine bewegliche Scheinwerfereinrichtung unterbringt, die auf den Ort der tiefsten Schatten im Röntgenbild (Schatten bedeuten in diesem Falle die Stellen größter Schwärzung!) konzentriert werden kann.

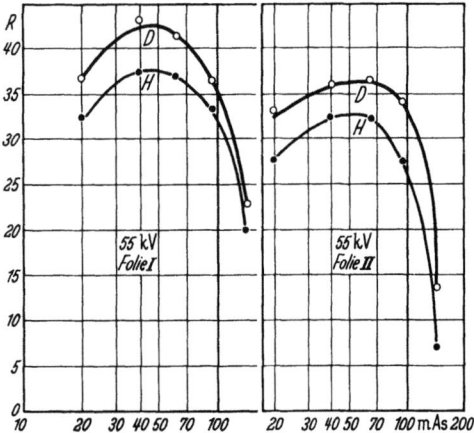

Abb. 19. Abhängigkeit der Detailwiedergabe bei Röntgenaufnahmen vom Beleuchtungsniveau im Betrachtungsraum für zwei verschiedene Film-Folienkombinationen. Die mit D bezeichnete Kurve bezieht sich jeweils auf einen praktisch dunklen, die mit H bezeichnete Kurve jeweils auf den normal künstlich beleuchteten Raum. Übrige Bezeichnungen wie in Abb. 15

Die physikalischen Eigenschaften, d. h. die Lichtstreuung durch die Mattscheibe hat auch noch eine weitere rein physikalisch bedingte Folge. Wegen des Callier-Effektes sind die Transparenzunterschiede in einer Röntgenaufnahme bei vollkommen zerstreuter Beleuchtung geringer als bei gerichteter Beleuchtung (Callier-Koeffizient). Man kann also auch auf diesem Wege noch einiges an Details aus einer Röntgenaufnahme herausholen, wenn man z. B. nach dem Spiegler-Bergerhoff-Verfahren zur Ausleuchtung der tiefen Schatten Scheinwerferlichtquellen mit sehr stark gerichteter Strahlung verwendet.

In physiologischer Hinsicht wirken sich die theoretischen Erkenntnisse über den Zusammenhang zwischen Infeld- und Umfeldleuchtdichte, zwischen Adaptationszustand und Gesichtsfeldleuchtdichte sowie die Refraktionskorrektur des Beobachters in der Praxis sehr bedeutsam aus.

Es sei zunächst der *Einfluß der Raumbeleuchtung* besprochen. Wird eine Röntgenaufnahme (vgl. Abb. 19) nicht im Dunkelraum, sondern im hellen Zimmer vor dem Lichtkasten betrachtet, so werden durch das auffallende Licht der Raumbeleuchtung gemäß Gleichung (3) und den auf S. 35 gemachten Ausführungen die Schwärzungsunterschiede verringert, da das Licht der Raumbeleuchtung auf dem Film eine Schleierleuchtdichte B_s erzeugt. Infolgedessen sinkt auch die Zahl der noch erkennbaren Details. Die Raumbeleuchtung soll daher auf keinen Fall zu hoch und die von ihr erzeugte Gesichtsfeldleuchtdichte immer wesentlich geringer sein als die Leuchtdichte auf der Lichtkastenmattscheibe. Man

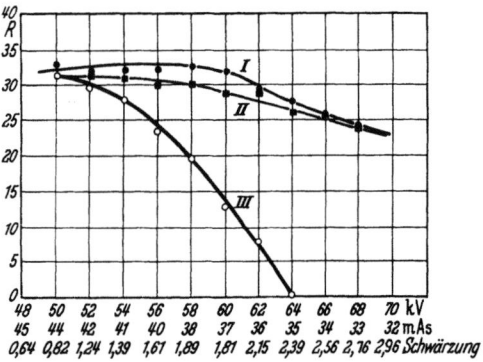

Abb. 20. Einfluß des Lichtkastens auf die Kontrast- und Detailerkennbarkeit von Phantomaufnahmen. (Kurve I: Abblendung des Filmes durch eine Jalousieblende der üblichen Art. Kurve II: Blende wesentlich kleiner. Kurve III: ohne Abblendung des Umfeldes.) Koordinatenbezeichnungen entsprechend Abb. 15

darf aber mit dem Abdunkeln des Betrachtungsraumes auch nicht so weit gehen, daß man jede Raumbeleuchtung ausschaltet. Man würde dadurch einen im folgenden Absatz besprochenen Fehler machen und ein allzu dunkles Umfeld schaffen sowie die Adaptationseinstellung stören. Zum Umfeld des Röntgenfilmes gehören nämlich nicht nur die Randteile des Lichtkastens, sondern der ganze Bereich des Betrachtungsraumes, der im peripheren Sehen miterfaßt wird. Das ist bei der Größe des beidäugigen Gesichtsfeldes (beinahe 200 Winkelgrade) außerordentlich viel. Es handelt sich hier um ein ähnliches Problem, wie es auch bei der Betrachtung von Fernsehbildern im Heim vorliegt und für diesen Zweck mehrfach untersucht worden ist (SCHOBER).

Wenn das *Umfeld der zu betrachtenden Röntgenaufnahme* gar nicht abgedunkelt wird, wenn also beispielsweise eine einzelne Röntgenaufnahme vor den Lichtkasten oder gar gegen das Fenster des Untersuchungsraumes gehalten wird — was leider in der Praxis allzu häufig geschieht —, sinkt gemäß Abb. 20 die Detailerkennbarkeit ebenfalls sehr stark ab. Durch die so erzeugte *Umfeldblendung* kann vor allem bei stärker geschwärzten Filmen auf diese Weise jede Detailerkennbarkeit verlorengehen. Aber auch hier sind Übertreibungen schädlich. Eine zu weitgehende Ausblendung mit einer vollkommen lichtundurchlässigen Rahmenblende setzt nach Abb. 20 die Detailerkennbarkeit ebenfalls herab. Den besten Erfolg wird man entsprechend den experimentellen Untersuchungen von BLACKWELL, SCHOBER, SCHUMACHER u. a. immer dann haben, wenn man die Leuchtdichte des Umfeldes ungefähr gleich groß wie jene des Infeldes macht. Das kann in der einfachsten Weise dadurch geschehen, daß man vor die hellen Flächen des Lichtkastens, die der zu beurteilende Röntgenfilm nicht bedeckt, andere Filme mit ähnlicher Schwärzung und Schwärzungsverteilung bringt.

Die richtige Einstellung der *Leuchtdichte auf der Mattscheibe des Lichtkastens* ist ebenfalls besonders wichtig. Sie hängt weitgehend vom durchschnittlichen Beleuchtungsniveau des Betrachtungsraumes ab und reguliert im weitem Ausmaß den Adaptationszustand der Beobachteraugen. Die Einstellung der Lichtkastenleuchtdichte muß variabel sein, da die Leuchtdichte des Betrachtungsraumes nicht immer gleich bleibt (z. B. Wechsel zwischen natürlicher und künstlicher Beleuchtung) und außerdem nicht alle Filme die gleiche Durchschnittsschwärzung besitzen. Die optimale Leuchtdichte der Lichtkastenmattscheibe wird am besten vom Beobachter selbst eingestellt. Fehlt eine solche Einstellmöglichkeit, so wird ein Teil der Röntgenfilme gegenüber

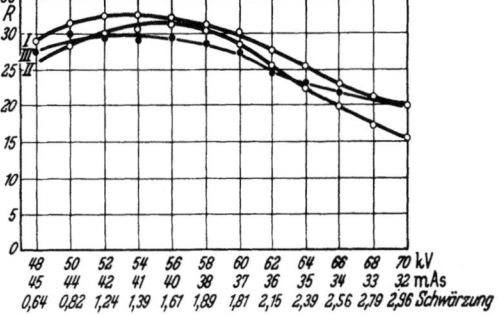

Abb. 21. Einfluß der Leuchtdichte der Lichtkastenmattscheibe auf die Kontrast- und Detailerkennbarkeit von Röntgenaufnahmen. (Kurve I: günstigste subjektive Einstellung des In- und Umfeldes. Kurve II: Infeldleuchtdichte konstant. Kurve III: konstante Infeldleuchtdichte, die dem subjektiven Bestwert bei der Schwärzung 2,36 entspricht.) Koordinatenbezeichnungen entsprechend Abb. 15

einem Lichtkasten mit variabler Leuchtdichteeinstellung immer zu schlecht beurteilt. Abb. 21 zeigt, daß eine bei anderer als optimaler Einstellung der Lichtkastenleuchtdichte beurteilte Röntgenaufnahme deutlich geringere Detailwiedergabe zeigt als die bei optimaler Einstellung betrachtete Aufnahme.

Der *Einfluß von Sehfehlern* des Betrachters leitet auf Probleme über, die zum folgenden Abschnitt passen. Sie seien daher erst dort ausführlicher besprochen. Aber schon hier kann man die folgende allgemeingültige Aussage machen.

Da es sich bei der Beurteilung von Röntgenbildern stets um das Erkennen minimaler Kontraste handelt, wirken sich unkorrigierte oder schlecht korrigierte Sehfehler des Betrachters unvergleichlich stärker aus als im Alltagsleben.

b) Lupenbetrachtung

Seltener bei normalen Röntgenaufnahmen, sehr häufig aber bei Schirmbildverfahren, wird zur Erhöhung der Detailerkennbarkeit die Lupenbetrachtung gewählt. Man erwartet sich von ihr deshalb einen Erfolg, weil die Details vergrößert abgebildet werden. Physikalisch bringt die Lupenvergrößerung zunächst keinen nennenswerten Vorteil, da sie das Auflösungsvermögen der Aufnahme nicht steigert. Es werden nämlich nicht nur die Objektdetails, sondern auch die Körner von Film und Folie vergrößert, das Stör-Nutzverhältnis im Sinne der Informationstheorie wird also in keiner Weise verbessert. Wie jedes optische System reflektiert auch die Lupe an ihrer Vorder- und Rückseite einen nicht zu vernachlässigenden Anteil der einfallenden Strahlung, der dann wieder als Streulicht auf den Schirm und in das

Auge des Beobachters gelangt und infolgedessen die Kontraste mehr oder weniger stark herabsetzt. Jede Lupenbetrachtung muß also zu einer Kontrastverringerung führen, und es kann höchstens ein Vorteil darin gesehen werden, daß eine vergrößerte Aufnahme aus größerem Abstand betrachtet werden kann als die übliche Röntgenaufnahme. Dieser zuletzt genannte Umstand ist deshalb so bedeutungsvoll, weil die meisten Radiologen presbyop sind, also einen Nahpunktabstand besitzen, der größer ist als der übliche Betrachtungsabstand am Lichtkasten (etwa 30 cm und weniger). Der Einfluß von Sehfehlern auf die Detailerkennbarkeit ist gerade in der Radiologie sehr eindrucksvoll (vgl. Abb. 22). Er wirkt sich wesentlich stärker aus als in jeder anderen Untersuchungstechnik, weil man es — wie bereits erwähnt — in der Radiologie grundsätzlich mit sehr geringen Kontrasten zu tun hat und außerdem die Betrachtungsabstände verhältnismäßig klein sind. Schon geringe Sehfehler wie beginnende Presbyopie, Visusherabsetzung infolge Astigmatismus usw. wirken sich außerordentlich stark auf die Detailerkennbarkeit aus.

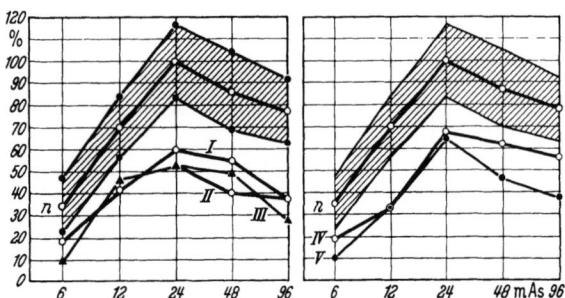

Abb. 22. Einfluß der Sehtüchtigkeit des Beobachters auf die Kontrast- und Detailerkennbarkeit beim Ringphantom. (Obere Kurve: Ablesung für normalsehtüchtige Beobachter mit dem Bereich der Fehlerstreuung. Kurve I, II, III: Leicht hyperope Beobachter am Beginn der Alterssichtigkeit. Kurve IV und V: jugendliche Beobachter mit geringen Refraktionsstörungen.) Koordinatenbezeichnung entsprechend Abb. 15

Eine Lupenvergrößerung kann nicht beliebig weit getrieben werden. Je stärker die Vergrößerung ansteigt, desto mehr klafft das Verhältnis zwischen Akkommodations- und Konvergenzeinstellung der Augen. Lupenvergrößerungen von mehr als 2 führen fast ausnahmslos bei längerer Arbeit, wie sie beispielsweise beim Durchmustern von Schirmbildfilmen unerläßlich ist, zu Sehbeschwerden, Kopfschmerzen, Flimmern usw. Die Lupenvergrößerung soll daher auf Ausnahmefälle beschränkt bleiben und nicht zur Methode der Wahl bei der Betrachtung von Röntgenbildern werden. Binoculare Lupen, die wesentlich besser sind als die monocularen, aber auch keine stärkere Vergrößerung als 2 haben dürfen, können entweder als Stirnlupen ausgebildet sein (sog. Operationslupen) oder als Festlupe vor dem betrachteten Schirm angebracht werden.

Bei allen Lupen ist zu beachten, daß jede Verschmutzung oder Beschädigung der Glasflächen zu einer außerordentlich störenden Streulichtentstehung und damit zu einer rasch ansteigenden Verschlechterung der Detailerkennbarkeit führt. Die Lupenflächen sollen daher häufig und mit weichem Lappen oder Spezialpapier gereinigt werden. Dabei ist besonders darauf zu achten, daß sie fett- und staubfrei sind und keine Kratzer oder sonstige Verletzungen aufweisen. Fette und Oberflächenverletzungen sind eine besonders gefährliche Ursache für die Streulichtentstehung und Kontrastverschlechterung des Lupenbildes. Brillenträger, die torische Gläser als Korrektur ihres Astigmatismus besitzen, sollen die Lupenbetrachtung niemals ohne ihre Korrekturbrille durchführen, es sei denn, daß sie eine eigens für ihre Augen angefertigte Speziallupe besitzen.

c) Projektionsverfahren

Für die Projektionsverfahren gelten weitgehend ähnliche Überlegungen, wie sie eben für die Lupenbetrachtung gemacht worden sind. Gegenüber der Lupenbetrachtung besitzt das Projektionsbild mehrere nicht zu verachtende Vorteile. Es läßt stärkere Vergrößerungen zu, das Projektionsbild kann in beliebige Abstände vom Beobachter gebracht werden und ist außerdem stets mehreren Beobachtern gleichzeitig zugänglich. Hingegen ist die Kontrastherabsetzung durch Streulicht beim Projektionsverfahren in der Regel wesentlich stärker als beim Lupenverfahren. Der Streulichteinfluß soll im nächsten Absatz behandelt werden. Eine weitere Gefahrenquelle liegt in der häufigen Entstehung von Verletzungen des Filmes, die sich besonders bei Kleinbildfilmen bedenklich auswirken können. Durch Abrieb während des Filmtransportes entstehen besonders dann, wenn nicht Spezialprojektoren zur Anwendung kommen, sehr schnell Schmutzflecken, Kratzer und andere Fehler, die zu einer Fehldeutung komplizierter Röntgenbilder Anlaß geben können. Diese Umstände waren zu einem wesentlichen Teil das ausschlaggebende Moment, das die Radiologen veranlaßt hat, auch bei den Schirmbildverfahren das Format vom ursprünglichen 24 ×36 mm-Film zu immer größeren Dimensionen zu treiben. SCHOBER hat in einer Reihe von experimentellen Untersuchungen feststellen können, daß das Projektionsverfahren dem Lupenverfahren nur bei der Verwendung von Spezialprojektoren, nicht aber bei der Benutzung normaler Kleinbildprojektoren hinsichtlich der Detailwiedergabe überlegen ist. Das gleiche Ergebnis wurde auf anderem Wege von ZUTZ erhalten.

Wie bereits in Tabelle 3 auf S. 37 gezeigt wurde, kann man bei einer normalen Röntgenaufnahme mit dem Thoraxphantom noch etwa 35—40, bei der Lupenbetrachtung eines Filmes, der mit einer Schirmbildkamera im Mittelformat gewonnen worden war, etwa 22—27 und bei der Projektionsdarstellung mit Normalprojektor und Kleinbildfilm nur etwa 10—18 Ringschlitze erkennen. Bei Benutzung eines Spezialprojektors für das Mittelformat steigt die Detailerkennbarkeit hingegen stark an und übertrifft mit 25 bis 30 Ringschlitzen sogar die Lupenbetrachtung.

Die wesentlichen Forderungen an einen Spezialprojektor sind etwa die folgenden:

1. Seine Optik muß für den Abstand, aus dem die Röntgenbilder üblicherweise betrachtet werden, eingestellt und korrigiert sein. Bei allen nicht speziell für die Röntgenschirmbildprojektion bestimmten Projektoren ist das in der Regel nicht der Fall, vor allem wird ihre Lichtstärke zumeist nicht voll ausgenutzt, da sie für einen anderen Betrachtungsabstand vorgesehen sind.

2. Die Filmführung muß so beschaffen sein, daß der Film zwar fest sitzt, aber gleichzeitig auch beim Weitertransport nicht beschädigt oder abgerieben wird (Abheben des Films von der Bildbühne während des Weitertransportes).

3. Der Projektor muß ein lichtdicht schließendes Gehäuse besitzen. In der Regel sitzen in der Nähe des Projektors mehrere Ärzte und Assistentinnen in weißen Kitteln. Ist das Projektorgehäuse nicht lichtdicht, so fällt ein beträchtlicher Teil von Streulicht auf die weißen Kittel und gelangt von dort als Störlicht auf den Projektionsschirm. Es entsteht damit eine Wirkung, wie sie bereits mehrfach in diesem Kapitel geschildert wurde.

Die in Tabelle 2 auf S. 36 angegebenen Schirmleuchtdichten über 50 asb werden nur bei sehr lichtstarken Projektionsgeräten hervorzurufen sein. Im Durchschnitt sind die Schirmleuchtdichten wesentlich niedriger und unterschreiten an den dunklen Stellen des Bildes sehr oft 10 asb. Eine allgemeine Raumaufhellung von 18 asb liegt weit unter dem Leuchtdichteniveau, wie es die DIN-Normen für Nebenräume fordern. 2 asb entsprechen etwa dem natürlichen Leuchtdichteniveau auf der Straße zu jenem Dämmerungszeitpunkt, wo üblicherweise die künstliche Beleuchtung eingeschaltet wird. Überlegt man sich die Folgen dieser Verhältnisse, so kommt man zum Schluß, daß gerade in dem informationswichtigen Kontrastgebiet zwischen 6 und 10 % auf den Röntgenaufnahmen das Vorhandensein von Streulicht die größten Einbußen an Detailerkennbarkeit hervorruft, da die Wahrnehmungschwelle für Leuchtdichteunterschiede in der Praxis nicht allzusehr unter 5 % liegt.

Es ist also keineswegs gleichgültig, mit welchem Verfahren und welchem Gerät Schirmbilder projiziert und betrachtet werden. Allzu häufig werden gerade beim Projektionsverfahren gemachte Fehler unverdient der Schirmbildmethodik oder dem Schirmbildgerät zugeschrieben. Die Benutzung mangelhafter Projektoren (vor allem der für ganz andere Zwecke konstruierten und für ihre eigentlichen Aufgaben durchaus voll geeigneten Kleinbildprojektoren) ist heute nicht mehr zu verantworten, zumal von einer Reihe von Herstellerfirmen eine große Anzahl wesentlich besser brauchbarer Spezialmodelle von Röntgenbildprojektoren auf den Markt gebracht worden sind.

Zu den Projektionsverfahren zählt auch das Röntgenfernsehen und in gewissem Ausmaß sogar die Bildverstärkerröhre. Da es sich hier aber um Spezialverfahren handelt, bei denen noch andere Gesichtspunkte eine entscheidende Rolle spielen, sollen sie bei den speziellen Betrachtungen dieses Kapitels weggelassen werden. Der große Vorteil dieser Methoden liegt in einer Erhöhung des Leuchtdichteniveaus am Betrachtungsschirm. Dadurch wird physiologisch eine Verbesserung der Unterschiedsempfindlichkeit des Beobachterauges und eine Erhöhung der Detailerkennbarkeit erreicht, die von physikalischer Seite her wegen der gleichzeitigen Verstärkung sowohl der Nutzkontraste als auch des Störpegels nicht zu erwarten wäre.

Literatur

Aderhold-Seifert, K. u. L.: Vergrößerungstechnik mit einer neuen Feinstfokusröhre für Abbildungsmaßstäbe größer als 2:1. Fortschr. Röntgenstr. **81**, 181—193 (1954).

Adran, G. M.: Bone destruction not demonstrable by radiology. Brit. J. Radiol. **24**, 107—114 (1951).

Axén, C.: Vergleich zwischen der Detailerkennbarkeit auf der Schirmbildphotographie, bei der Durchleuchtung und auf Großaufnahmen. Acta radiol. (Stockh.) **22**, 547—555 (1941).

Barth, W., u. J. Eggert: Photographische Studien an Kalziumwolframatverstärkerfolien. Fortschr. Röntgenstr. **39**, 88 (1929).

Beckmann, H., u. Th. Lohmann: Vergleichsuntersuchungen zwischen Großaufnahmen und Mittelformataufnahmen bei der Erkennung beginnender Silikose. Röntgen-Bl. **6**, 123—126 (1954).

Bergerhoff, W.: Der Einfluß der Beleuchtung auf die Erschließung des gesamten Bildumfanges von Röntgenaufnahmen. Röntgenpraxis **17**, 244—253 (1948).

— Über einige bei der Betrachtung von Röntgenbildern wirksame Gesetze des Sehens. Röntgen-Bl. **2**, 237—248 (1949).

— Der subjektive Bildeindruck. Fortschr. Röntgenstr. **75**, 214—223 (1951).

Bouwers, A.: Der Informationsinhalt des Röntgenbildes. Röntgen-Bl. **15**, 81—87 (1962).

—, u. W. J. Oosterkamp: Die Unschärfe einer Röntgenaufnahme. Fortschr. Röntgenstr. **54**, 2—9, 283—300 (1936).

Bronkhorst, W.: Kontrast und Schärfe im Röntgenbild. Leipzig: Georg Thieme 1927.

Buchner, H.: Direkte Röntgenvergrößerung und normale Aufnahme. Fortschr. Röntgenstr. **80**, 71—87 (1. Teil) und 502—514 (2. Teil) (1954).

Burger, C. C. E.: Phantomuntersuchungen mit Röntgenstrahlen. Philips techn. Rdsch. **11**, 10—17 (1949).

Chantraine, H.: Über die Unschärfe des Verstärkungsschirmes. Fortschr. Röntgenstr. **48**, 613—620 (1933a).

—, u. P. Profitlich: Über die Bedeutung von Schärfe und Kontrast für die Mindestdicke von erkennbaren Einzelheiten. Fortschr. Röntgenstr. **47**, 437—447 (1933b).

Ehrenstein, W., u. H. Lossen: Das Röntgenbild als Wahrnehmungsgegenstand. Röntgen-Bl. **5**, 21—25, 62—76 (1952).

Ferrant, W., u. San Nicolo: Die förderliche Röntgenvergrößerung. Fortschr. Röntgenstr. **81**, 194—205 (1954).

Frantzell, A.: The printing of roentgen negatives on paper. Acta radiol. (Stockh.) **33**, 83—96 (1950).

— Soft Tissue Radiographie. Acta radiol. (Stockh.), Suppl. **85**, 31ff. (1951).

Fries, P., u. E. Liese: Qualitätsausgleich von Schirmbild-Mittelformat und Großaufnahme durch Vergrößerung mittels Feinstfokusröhre. Fortschr. Röntgenstr. **80**, 97—101 (1954).

Frommhold, W.: Messungen über die Helligkeit von Verstärkerfolien. Röntgen-Bl. **7**, 33—42 (1954).

— Verstärkerfolie und Bildgüte. Untersuchungen an deutschen Folienfabrikaten. Fortschr. Röntgenstr. **84**, 719—740 (1956).

Gajewski, H.: Physikalische und aufnahmetechnische Gesichtspunkte bei Röntgenaufnahmen mit hohen Spannungen. Fortschr. Röntgenstr. **80**, 643—659 (1954).

Gibson, J. J.: The perception of the visual world. Boston: Houghton & Wifflin 1950.

Hartmann, J. H.: Verstärkerfolien, Beurteilung und Eigenschaften. Fortschr. Röntgenstr. **43**, 758—777 (1931).

— Verstärkerfolien und Bildschärfe. Fortschr. Röntgenstr. **46**, Kongr.-H., 56—61 (1932).

Hellriegel, W.: Frühdiagnose von Knochenmetastasen mit Hilfe der Feinstfokus-Röntgenröhre. Fortschr. Röntgenstr. **80**, 514—520 (1954).

Heuser, G., u. W. Lemcke: Über die Anwendung der direkten radiologischen Vergrößerungstechnik bei der Karotisarteriographie. Fortschr. Röntgenstr. **79**, 239—241 (1953).

Holleben, K. v.: Ein Verfahren zur Prüfung der Schärfenzeichnung von Röntgenfolien, angewendet auf die Prüfung der Agfa-Accurata Folie. Röntgenpraxis **7**, 558—559 (1935).

Juris, K., u. G. Rudinger: Ein objektives Verfahren zur Prüfung der Zeichenschärfe von Verstärkungsfolien ohne Mikrophotometer und ein Schärfenmeßapparat. Fortschr. Röntgenstr. **56**, 548—558 (1937).

Klasens, A.: Measurement and calculation of unsharpness combinations in X-ray photography. Philips Research Repts **1**, 241—250 (1946).

Klett, C.: Über die Zeichenschärfe von Röntgen-Verstärkerfolien. Z. angew. Phys. **6**, 556—560 (1954).

— Verstärkung und Randunschärfe bei Röntgen-Verstärkerfolien. Naturwissenschaften **42**, 122 (1955).

Kruithof, A. M.: Die Wahrnehmung von Kontrasten bei unscharfer Detailbegrenzung. Philips techn. Rdsch. **11**, 340—347 (1950).

Ledin, S., and G. Schönander: The physical background of contrast in roentgenograms with special regard to scattered radiation. Stockholm: G. Schönander 1953.

Mattson, O.: A simple masking method for the levelling of contrast in radiographic printing. Acta radiol. (Stockh.) **38**, 477—491 (1952).

— Practical photographic problems in radiography, with special reference to high-voltage technique. Acta radiol. (Stockh.), Suppl. **120** (1955).

Meiler, J.: Die Unschärfe von Verstärkerfolien. Fortschr. Röntgenstr. **80**, 749—756 (1954).

— Die Zusammensetzung der verschiedenen Unschärfefaktoren zur Gesamtunschärfe im Röntgenbild. Fortschr. Röntgenstr. **82**, 107—117 (1955).

Merild-Hansen, Bj., and E. Ratjen: Investigations on the optimal illumination of viewing cabinets. Acta radiol. (Stockh.) **38**, 447—456 (1952).

Morgan, R. H.: An analysis of the physical factors controlling the diagnostic quality of roentgen images. Amer. J. Roentgenol. **62**, 870—879 (1949).

— Handbook of radiology. Chicago: Year-book publishers 1955.

Nemet, A., W. F. Cox and G. B. Walker: Blurring in radiography. Brit. J. Radiol. **19**, 257—271 (1946).

— W. Cox and T. H. Hills: The contrast problem in high-kilovoltage. Medical radiography. Brit. J. Radiol. **26**, 185—196 (1953).

Nitka, H.: Die Messung der Zeichenschärfe von Verstärkerfolien. Phys. Z. **39**, 436—445 (1938).

Ollernshaw, R.: Presentation of the radiographs. Brit. J. Radiol. **26**, 73—85 (1953).

Oosterkamp, W. J.: Nieuwe mogelijkheden voor de röntgendiagnostiek. J. belge Radiol. **43**, 379—385 (1960).

Peltason, F.: Schärfenzeichnung bei Aufnahmen mit Verstärkerfolien. Fortschr. Röntgenstr. **34**, 691 (1926).

Pfahnl, A.: Messung der Unschärfe von Röntgenfolien. Röntgen-Bl. **9**, 20—29 (1956).

— Über Röntgenleuchtschirme und Verstärkerfolien. Röntgen-Bl. **10**, 135—146 (1957).

Plaats, G. J.: van der, Prinzipien, Technik und medizinische Anwendung der radiologischen Vergrößerungstechnik. Fortschr. Röntgenstr. **77**, 605—610 (1952).

Pulvermacher, H.: Vergleichende Untersuchungen über den Einfluß der geometrischen Unschärfe auf die Detailerkennbarkeit mit Hilfe eines von Chantraine angegebenen Phantoms. Röntgen-Bl. **15**, 253—260 (1962).

Riehl, N., u. K. G. Cimmer: Untersuchungen über die Zeichenschärfe von Verstärkerfolien aus verschiedenen Materialien. Fortschr. Röntgenstr. **55**, 386—390 (1937).

Röhler, R.: Über den Einfluß von Randschärfe und Kontrast auf die Detailerkennbarkeit bei photographischen Aufnahmen mit besonderer Berücksichtigung der Röntgendiagnostik. Z. angew. Phys. **8**, 577—580 (1956).

— Zur Definition und Messung der Unschärfe im Röntgenbild. Z. angew. Phys. **10**, 43—47 (1958).

Schober, H.: Die physiologisch-optischen Voraussetzungen für die stereoskopische Röntgendurchleuchtung. Röntgen-Bl. **3**, 2—12 (1950).

— Der Einfluß physikalischer, physiologischer und psychologischer Umstände auf das Verhältnis zwischen Röntgendurchleuchtung und Röntgenaufnahme. „Röntgenstrahlen, Geschichte und Gegenwart" **1**, 24—32 (1951).

— Untersuchungen über die Bedeutung der physiologischen Optik in der medizinischen Röntgendiagnostik. „Coloquio sobre Problemas Optices de la Vision", Tomo II, 124—137 Madrid: C. Bermejo, Impressor, Garcia Morato 1953.

— Die klinische Bedeutung der Feinfokusröhre. Röntgen-Bl. **6**, 102—112 (1953).

— Die Detailerkennbarkeit bei der Schirmbildaufnahme im Vergleich zur Großaufnahme und Durchleuchtung. Röntgen-Bl. **7**, 369—377 (1954).

— Weitere Untersuchungen zur Detailerkennbarkeit bei der Schirmbildaufnahme. Röntgen-Bl. **9**, 53—60 (1956).

—, u. E. Evers: Über den Einfluß der Fokusgröße auf die Detailerkennbarkeit kleinster Objekte. I. Durchleuchtung. Röntgen-Bl. **8**, 67—78 (1955).

— — Über den Einfluß der Fokusgröße auf die Detailerkennbarkeit kleinerer Objekte. Röntgen-Bl. **9**, 313—318 (1956).

— u. C. Klett: Phantomuntersuchungen über den Einfluß der Bildbetrachtungsmethodik auf die Erkennbarkeit von Details in der Röntgenaufnahme. Röntgen-Bl. **5**, 51—62 (1952).

— — Untersuchungen über die Zeichenschärfe von Verstärkerfolien. Röntgen-Bl. **6**, 214—227 (1953).

— — Untersuchungen über die Zeichenschärfe von Verstärkerfolien. II. Mitt. Röntgen-Bl. **7**, 224—229 (1954).

Schut, T. G., u. W. J. Oosterkamp: Die Anwendung elektronischer Gedächtnisse in der Radiologie. Elektron. Rdsch. **14**, 19—20 (1960).

Seifert, L.: Entwicklung einer Feinstfokus-Röntgenröhre mit elektrostatischer Fokussierung und Untersuchungen über die spezifische Anodenbelastbarkeit bei sehr kleinen Brennflecken. Exp. Technik der Physik 2, 109—126, 154—168 (1956).

Seyss, R.: Die Strukturzeichnung der peripheren Lungenabschnitte auf der direkten Vergrößerungsaufnahme. Fortschr. Röntgenstr. 81, 32—35 (1954).

Shannon, C. E., and W. Weaver: The mathematical theory of communication. Chicago: Illinois University Press 1949.

Spiegler, G.: Schärfe und Auflösungsvermögen im Röntgenbild — alte Vorstellungen neu betrachtet. Röntgen-Bl. 7, 386—403 (1954).

— Physikalische Grundlagen der Röntgendiagnostik. Zürich: Georg Thieme 1957.

—, and P. Giles: An improved device for making harmonic prints from radiographs of great contrast. Brit. J. Radiol. 26, 130—143 (1953).

—, u. R. Juris: Große Kontraste und Sichtgüte. Fortschr. Röntgenstr. 53, 678—696 (1936).

Spiegler, G., u. G. Rudinger: Grundsätzliches zur Messung der Unschärfe von Verstärkerfolien. Z. techn. Phys. 18, 164—176 (1937).

Stangen, A.: Eine einfache Vergleichsmethode zur Prüfung des Auflösungsvermögens in der Röntgenphotographie. Röntgen-Bl. 7, 115—118 (1954).

Vater, H., u. H. Vogler: Über die Qualitätsprüfung von Verstärkungsfolien, insbesondere über die verstärkende Wirkung bei verschiedenen Objektdicken. Fortschr. Röntgenstr. 72, 731—736 (1949/50).

Würstlin, K.: Mikrophotometrische Erfassung der Zeichenschärfe von Verstärkerfolien. Fortschr. Röntgenstr. 54, 519—521 (1936).

Zakovsky, J., u. K. Juris: Versuch einer zahlenmäßigen Erfassung der Kontraste im Röntgenbild. Fortschr. Röntgenstr. 50, 509—516 (1934).

Zimmer, E. A.: Methodische Bemerkungen und Leitsätze zur direkten Röntgen-Vergrößerung. Fortschr. Röntgenstr. 75, 292—303 (1951).

— Die praktische Anwendung und die Ergebnisse der radiologischen Vergrößerungstechnik. Fortschr. Röntgenstr. 78, 164—169 (1953).

III. Die Blei- und Sternraster als Testkörper in der Röntgendiagnostik

Von

H. Franke

Mit 17 Abbildungen

Die Übertragung der in der Optik und Lichtphotographie üblichen Begriffe auf das spezielle Gebiet des Röntgenbildes hat sich seit den Zeiten von RÖNTGEN bis heute als nutzbringend und notwendig erwiesen.

Als klassisches Beispiel sei eine der ersten Veröffentlichungen von G. HOLZKNECHT (1901) angeführt: „Die photochemischen Grundlagen der Röntgenographie", in welcher bereits in erstaunlich vorausschauender Weise die Beziehungen zwischen Strahlenhärte, Gradation und Bildkontrast diskutiert werden. Bei jeder Art Wiedergabe wird diejenige Aufnahme die beste sein, auf welcher die meisten der im Objekt vorhandenen Einzelheiten sichtbar werden. Dabei gilt für das Zusammenwirken der beiden unabdingbaren Faktoren Kontrast und Schärfe der Grundsatz, daß — wenn er überhaupt vorhanden ist — ein mangelnder Kontrast mit chemischen wie physikalischen Methoden beliebig gesteigert werden kann, während es kein Mittel gibt, eine mangelnde Schärfe noch nachträglich in das Bild hineinzubringen.

Deswegen bestand auch von jeher die Aufgabe, sich vor der Aufnahme mit Hilfe eines geeigneten Testes davon überzeugen zu können, ob diese erste Voraussetzung, eine ausreichende geometrische Schärfe, wie sie sich aus dem Bezugssystem, Brennfleckgröße und Lage des Objektes zwischen Brennfleck und Bildebene, ergibt, erfüllt sei.

Neben der vor Jahrzehnten in jedem Röntgenkabinett bereitliegenden Skelethand kann als eines der ersten Schärfentestgeräte das *Fokometer von Walter* genannt werden, wie wir es noch bei GOCHT beschrieben finden. Es bestand im wesentlichen aus sechs quer über ein Bleidiaphragma gespannten Drähten abnehmender Stärke von 1,05 bis 0,05 mm. Das Diaphragma war in einem Rohr gelagert, welches mit dem 10 cm langen Ende auf die Glaswand der Röntgenröhre aufgesetzt werden konnte, so daß das Gitter etwa 20 cm vom Focus entfernt blieb, während das andere Ende des Rohres in etwa 20 cm Entfernung von den Drähten einen kleinen Leuchtschirm umschloß. Dann konnte die Zahl der eben noch auf dem Schirm sichtbaren Drähte als Maß für die Schärfenzeichnung der Röhre gelten. Mehr oder weniger beruhen heute noch alle Drahtgitterteste auf einer ähnlichen Anordnung. Zumeist handelt es sich um eine Folge von Drahtnetzen abnehmender Stärke und Maschenweite. So gute Dienste Gitter dieser Art unter sorgfältig eingehaltenen Versuchsbedingungen für gleichartige bildgebende Systeme zu leisten vermögen, so viele Bedenken stehen ihrer Verwendung in einem weiteren Aufgabenbereich gegenüber.

Es sei hier auf Erwägungen hingewiesen, wie sie M. SCHOLZ in seiner Ausführung über „Leistungsprüfungen im Schirmbildsystem" gemacht hat.

Danach gestatten Drahtgitter im allgemeinen wohl einen ersten Überblick über das Auflösungsvermögen, lassen aber keinesfalls einen exakten Schluß auf die Bildgüte zu. Beispielsweise kommen häufig nur die Knotenstellen noch zur Abbildung, nicht aber die Drähte selbst, und täuschen so ein nicht mehr vorhandenes Auflösungsvermögen vor. Darüber hinaus haben Drähte den grundsätzlichen Nachteil, daß sie, infolge ihrer zylindrischen Form, über den Durchmesser hinweg einer völlig verschieden großen Absorption unterliegen, so daß eine eindeutige Aussage über die wahren Kontrastverhältnisse niemals zu erhalten ist.

Ähnliches gilt auch für den Vorschlag, die Sichtbarmachung der Lamellenschatten einer bei der Aufnahme verwendeten Feinrasterblende, selbst wenn ihre Daten genau bekannt sind, als Kriterium der Abbildungsgüte schlechthin gelten zu lassen.

Hierbei besteht das besondere Bedenken, daß zunächst das Verhältnis zwischen Lamellenschatten und Zwischenraum, welches laut Angabe des Herstellers bei einer Lamellenstärke von 0,2 mm und einem Zwischenraum von 0,8 mm (Periodenbreite = 1 mm) 1:4 betragen würde, je nach Höhe der Lamellen bei geringer Dezentrierung oder Schräglage bereits völlig unkontrollierbare Veränderungen erfahren kann. Weiterhin macht es die mindestens 1 mm Bleistärke betragende Absorption der in der Strahlenrichtung hochkant stehenden Lamellen praktisch unmöglich, das Kontrastverhältnis zwischen gedeckten und ungedeckten Feldern eines solchen Testrasters primär zu verändern. Und schließlich begibt man sich einer der wichtigsten Eigenschaften, die ein „optisches" Prüfraster in jedem Falle aufweisen sollte, nämlich daß das Breitenverhältnis zwischen gedeckten und ungedeckten Feldern immer 1:1 betragen soll, weil man in diesem Falle weitgehend in die Lage versetzt wird, positive und negative Testbilder miteinander zu vergleichen, ohne hierbei einer verschiedenen Wahrnehmung zu unterliegen, oder chemisch wie physikalisch mit unterschiedlichen Nachbareffekten bei der Bildgebung wie Auswertung rechnen zu müssen. Auch läßt sich der Begriff „Periode" für die Folge von jeweils einem gedeckten und ungedeckten Streifen sinnvoll nur auf das Verhältnis 1:1 anwenden. Mit der zunehmenden Anwendung der Photographie des Leuchtschirmbildes, vor allem aber der elektronischen Bildübertragung wie Bildverstärkung, kommt es darauf an, über ein Testverfahren zu verfügen, welches möglichst weitgehende und eindeutige Auskunft gibt. Als zweckmäßigste, in der Photographie allgemein angewandte Testmethode, welche auf einfachste Weise unmittelbar zu vergleichbaren zahlenmäßigen Angaben führt, erscheint nach dem Vorgang des französischen Physikers Foucault die Bestimmung des Auflösungsvermögens durch die Wiedergabe von gleichgeteilten Raster-

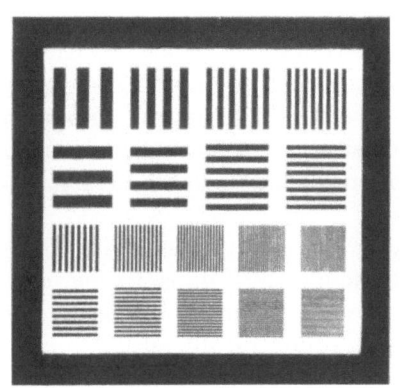

Abb. 1. Rastergruppe aus Foucaultschen Miren mit um den Faktor $\sqrt{2} \approx 1,4$ abnehmender Konstante

systemen abnehmender Strichbreite, wie sie als *Foucaultsche Miren* (vgl. Abb. 1) bei der Sehschärfenprüfung in der Augenheilkunde, aber auch in der technischen Praxis benutzt werden.

Jede dieser aus gedeckten und ungedeckten Linien gleicher Breite bestehenden, in zwei senkrechten zueinander orientierten Rastergruppen vermindert seine Linienbreite von Gruppe zu Gruppe um das 1,4fache ($1,4 \approx \sqrt{2}$), so daß jede übernächste Gruppe immer die halbe Linienbreite aufweist.

Um festzustellen, welches Auflösungsvermögen ein Aufnahmegerät besitzt, wird in einem bestimmten Abstand eine Aufnahme der Testtafel gemacht und diejenige Strichgruppe bestimmt, welche noch eben Linien erkennen läßt. Das ist für die gewählte Abnahme der Rasterkonstante um den Faktor 1,4 mit bemerkenswerter Genauigkeit schon bei einfacher Lupenbetrachtung möglich. In diese Methode kann auch die Mitwirkung der Kontrastübertragung (Franke u. Schuon; Rosenhauer u. Rosenbruch) eingebracht werden, wenn man anstelle der völlig gedeckten in Halbton ausgeführte Rasterlinien verwendet.

Um die Methode von Foucault, zu der grundsätzlich alle Arten gleichgeteilter Raster gehören (seien sie als Kreise oder Sterne mit geometrisch oder arithmetisch abnehmender Rasterkonstante ausgeführt), auf das Röntgengebiet übertragen zu können, mußten die mehr oder weniger gedeckten Linien der Miren durch ein entsprechend absorbierendes Material ersetzt werden (Franke 1941). Die Herstellung eines solchen Testrasters geschieht in der Weise, daß eine Plexiglasplatte je nach Feinheit des Rasters mit einer

0,1—0,05 mm starken Bleifolie beklebt wird, aus der man dann auf der Teilmaschine die gewünschte Rasterfolge herausschneidet. Die in Abb. 2 gezeigte optische Kopie des Testrasters *a* gibt eine Anordnung von sieben Strichgruppen wieder, deren Breite in der genannten geometrischen Reihe um den Faktor $\sqrt{2}$ gestuft ist, also in der Folge 1,0— 0,7—0,5—0,35—0,25—0,175—0,125. Technisch läßt sich in Bleifolie von 0,05 mm Stärke die Reihe noch um drei weitere Gruppen 0,1—0,07—0,05 fortsetzen. Zur Zeit ist allerdings kein System indirekter Röntgenaufnahmen bekannt, bei welchem die Linienbreite (Trennbreite) von 175 μ deutlich unterschritten würde.

Allgemein wäre zu einer unmißverständlichen Nomenklatur für den Gebrauch der für Röntgenzwecke bestimmten Bleiraster (FRANKE und SCHUON) folgendes zu sagen:

Wie SCHOBER bereits dargestellt hat, ist es in der Optik heute üblich und sinnvoll, die Zahl der im Testbild eben noch erkennbaren Linien je Millimeter bzw. deren Strichbreite oder den Kehrwert dieser Größen auf die Bildebene zu beziehen; denn die Unschärfe bzw. die Zerstreuungsfigur, welche dabei (anstelle einer punktförmigen Abbildung)

auftritt, hängt von der doppelten Breite einer einzelnen Rasterlinie, genauer gesagt von der Rasterperiode, also Strichbreite plus Zwischenraumbreite, ab. Bei zusammengesetzten Abbildungssystemen wird aber auch auf andere Ebenen bezogen. So hat es sich für die Schirmbildtechnik und weitere Übertragungssysteme im Bereich der Radiologie als zweckmäßig erwiesen, die Angaben auf die Leuchtschirmebene (bei gekrümmten Schirmen auf die Auflagefläche für den Patienten) zu beziehen. Das heißt also, man bezieht auf das abzubildende Objekt, also den Testkörper selber.

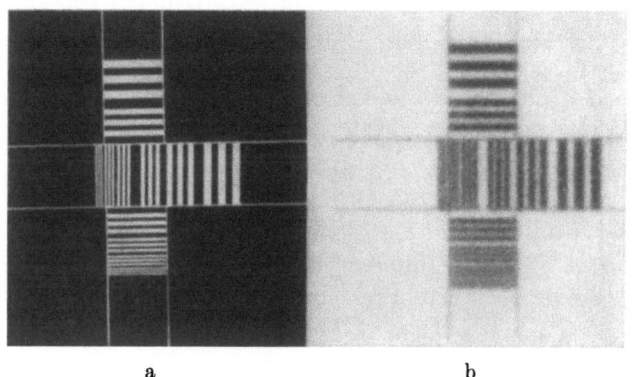

a   b

Abb. 2a u. b. a Optische Kopie eines aus zwei zueinander senkrechten Rasterfolgen gebildeten Blei-Strichrasters mit dem Faktor $\sqrt{2} \approx 1,4$. b Rückvergrößerung eines über eine Schirmbildeinheit mit diesem Raster gewonnenen Testbildes. Trennvermögen TV = 0,25 mm

Den Arzt interessiert unmittelbar nur die im Objekt selbst noch eben erkennbare Detailgröße und nicht etwa das Maß, mit dem sich dieses auf dem Film abbildet. Er ist gewohnt, immer im Anschauungsbilde der Großaufnahme zu denken. Aus ähnlichen Gründen erscheint es unzweckmäßig, die Bildqualität einer Schirmbildeinheit oder eines sonstigen Abbildungssystems in Linien je Millimeter oder Linien je Zentimeter anzugeben. Das sind Aussagen, mit denen der Praktiker wenig oder nichts anzufangen vermag. Es wird vielmehr vorgeschlagen, die Bildqualität unter grundsätzlicher Verwendung 1:1-geteilter Raster in derjenigen Linienbreite (in Millimeter oder Mikron) anzugeben, deren zugehöriges Abbild noch eben eine Unterteilung erkennen läßt, und die Angabe dieser Größe als Trennvermögen (TV) zu bezeichnen. Bei diesem Begriff können weniger Unklarheiten entstehen wie bei der Angabe von Linien je Millimeter oder Zentimeter, bei der niemals klar wird, ob es sich um helle oder dunkle oder nur dunkle oder nur helle Linien handelt; beide Angaben unterscheiden sich immerhin um den Faktor 2.

Eine Verwechslung dieser Art schließt sich naturgemäß ebenso aus, wenn man die Folge je einer gedeckten und hellen Linie als Periode (angelsächsisch — linepair) zusammenfaßt, was aber für die unmittelbare Anschauung immer eine Bezugsgröße, beispielsweise 1 mm, erfordert, welche durch die verdoppelte Periodenzahl zu dividieren ist, um die Trennbreite zu erhalten. Es besteht auch kein Zweifel, daß sich gelegentlich der Anwendung von Berechnungsformeln die Periodenbezeichnung bequemer handhaben läßt.

Es ist aber gerade die Aufgabe des eben beschriebenen Rastertestes, durch unmittelbare Betrachtung und ohne Rechnung eine eindeutige Maßzahl ablesen zu können, die zu einer bestimmten diagnostischen Aufgabe in unmittelbarer Beziehung steht.

So ist auf Abb. 2 unter b neben dem originalen Testkörper eine auf dessen Maß (um das Sechsfache) rückvergrößerte Mittelformataufnahme dieses Testes abgebildet. Es zeigt sich zunächst deutlich der Vorteil, daß es bei gleichgeteilten Rastern gleichgültig ist, ob es sich je nach der Ausgangsstellung um ein Positiv oder Negativ handelt, d. h. um umgekehrte Helligkeitswerte. Ohne jede Mühe läßt sich auf dem Abbild des Rasters die Linienteilung noch bis Feld 5 erkennen, welches einem Trennvermögen von 0,25 mm entspricht. Die Leistung eines so getesteten Abbildungssystems würde noch mit Sicherheit ausreichen, um eine Staublunge rechtzeitig erkennen zu lassen. In gleicher Weise ist es natürlich möglich, für andere diagnostische Aufgaben andere Grenzwerte aufzustellen. Es genügt dabei, die röhrenseitigen Aufnahmebedingungen in Kilovolt und Vorfilterung anzugeben, da sich der Bleitest in seinen Angaben gegenüber Spannungsschwankungen wenig empfindlich zeigt, was einen besonderen Vorteil für die „freihändige" Bestimmung des Auflösungsvermögens bedeutet.

Es ist ja nicht Aufgabe der Testraster, vorauszusagen, welche diagnostischen Aufgaben unter verschiedenen Strahlungsbedingungen von verschiedenen Abbildungssystemen noch gelöst werden können. Der Testraster soll zunächst unmittelbar und zuverlässig erkennen lassen, ob eine Schirmbildeinheit oder andere Bildübertragungskette in der Lage ist bzw. sich in dem Zustand befindet, eine verlangte diagnostische Leistung, insofern sie überhaupt diesem Verfahren zugänglich ist, zu erfüllen.

Der Testraster hat also nicht die Aufgabe eines Phantoms, auch wenn er gestattet, gewisse Voraussagen zu machen. In jedem Falle hat sich das Verfahren beim Vergleich der Endleistung verschiedener Abbildungssysteme untereinander bereits weitgehend bewährt. Darüber hinaus hat es sich für die Zustandskontrolle im Gebrauch befindlicher Abbildungseinheiten in seiner Einfachheit wie Zuverlässigkeit als unentbehrlich erwiesen.

Da mag an einer Schirmbildeinrichtung sich der Austausch des Leuchtschirmes als notwendig erwiesen haben, oder man ist genötigt, einen anderen Film zu verwenden, der Test wird auf eine Minderung der Bildleistung ebenso sicher aufmerksam machen wie im Falle einer vielleicht durch Stoß bewirkten Verschiebung an der Einstellung der Optik oder durch unbemerktes Eindringen von Staub entstandener Trübung.

Dort, wo es sich um eine Wiedergabekette handelt, wie sie in der Röntgentechnik gewissermaßen zweigliedrig mit der Kombination Film und Folie beginnt und bei der Schirmbildeinheit bereits aus drei Gliedern besteht, genügt der einfache Stufentest schon nicht mehr, wenn es sich darum handelt, die Mitwirkung der einzelnen Kettenglieder zahlenmäßig zu erfassen.

Die Bestimmung des Auflösungsvermögens allein reicht in keinem Falle mehr aus, wenn eine Wiedergabekette Glieder enthält, durch welche die Kontraste bis zur Bildumkehr beliebig verändert werden können. Hier besitzen wir nun das Mittel einer gewissermaßen quantitativen Analyse in der sog. Kontrastübertragungsfunktion (Rosenhauer und Rosenbruch).

Die von Schober bereits definierte Kontrastübertragungsfunktion (KÜF) kennzeichnet in ihrer einfachsten Form in der Optik die Art, wie Schwarz-Weiß-Kontraste eines immer enger werdenden Balkengitters nach dem Durchgang durch ein optisches System vermindert werden, und zwar in Abhängigkeit von der Feinheit des Gitters. Wie ebenfalls bereits ausgeführt wurde, ist es aber üblich, die Gitterkonstante durch ihren Kehrwert, also durch die Periodenzahl je Millimeter oder Zentimeter und die dadurch definierte Orts- (Raum-) Frequenz zu kennzeichnen.

Für die rechnerische Bestimmung des photometrischen Kontrastes erweist es sich in solchen Fällen zumeist von Vorteil, wie auch Schott in seinem beim IX. ICR-Kongreß gehaltenen Vortrag betont hat, sich besser nicht der in den Formeln (1) und (2) auf S. 12 u. 13 angegebenen arithmetischen Kontrastdefinition zu bedienen, sondern entgegen dem heute in der Optik eingebürgerten Brauch der in Formel (3) auf S. 13 angegebenen logarithmischen Definition des photometrischen Kontrastes. Auf ihre besonderen Vorteile im Bereich der Röntgenbildkennzeichnung haben bereits EGGERT, FRANKE und LUFT — analog den von GOLDBERG für die Lichtphotographie gemachten Vorschlägen — hingewiesen.

Als einheitliches Testobjekt, dessen Eigenschaften den Forderungen einer exakten Angabe der Detailbreite wie des Eingangskontrastes (Log. des Dosisquotienten) in geradezu idealer Weise gerecht werden, haben sich die in Bleifolie geschnittenen Linienraster ganz ausgezeichnet bewährt. Dabei kann jeder für die Bestimmung der Auflösungsgrenze geeignete Raster unmittelbar auch als Test für eine KÜF-Bestimmung verwendet werden. Methode wie Ergebnis einer KÜF-Bestimmung sind auf Abb. 3 dargestellt. Sie ist dem genannten Vortrag von SCHOTT entnommen. Verwendet wurde ein Bleiraster mit von Sprosse zu Sprosse numerisch abnehmender Spaltbreite. Soll beispielsweise die Kontrastübertragungsfunktion einer Schirmbildeinheit ermittelt werden, so befindet sich wie bei jeder normalen Testung am Eingang des Übertragungssystems, d. h. röhrenseitig auf der Leuchtschirm- (Indicator-) Ebene ein Bleiraster.

Den Ausgang des Systems bildet dann die entsprechende Wiedergabe dieses Rasters auf dem Film. Man bestimmt nun für jede Wiedergabe eines Rasterstreifens auf dem Film den gegenüber dem Zwischenfeld bestehenden Helligkeitskontrast als Logarithmus des Leuchtdichte- bzw. Helligkeitswerteverhältnisses $B_1:B_2$. Ebenso bestimmt man im Original den für die gleiche Linie bestehenden Strahlungskontrast als logarithmisches Verhältnis der unter dem Bleistreifen und seinem offenen Nachbarfeld gemessenen Dosisgrößen bzw. Intensitäten $D_1:D_2$. Das Verhältnis dieser beiden Werte zueinander ergibt den Kontrastüber-

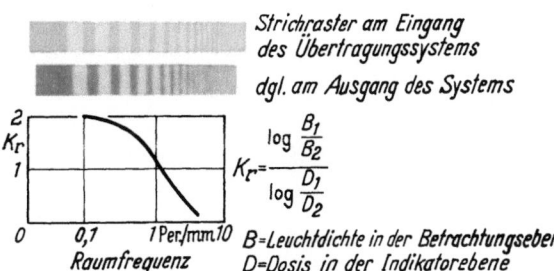

Abb. 3. Bestimmung der Kontrastübertragungsfunktion (KÜF)

tragungswert Kr an dieser Stelle des Streifenrasters. Man bildet nun an möglichst vielen Stellen das Verhältnis zwischen Kontrast in Wiedergabe und Original und trägt dieses Verhältnis in Abhängigkeit von der Streifenbreite bzw. Periode je Millimeter (sog. Raumfrequenz) in ein Koordinatensystem ein. Die so entstehende KÜF gibt einen Überblick über die von dem Übertragungssystem bewirkte Kontrastveränderung bei jeder Detailgröße. Wo sie den 0-Wert erreicht, hört natürlich jede Wiedergabe auf. Die Praxis hat gezeigt, daß diese Grenze mit überraschender Genauigkeit durch freihändige Lupenbetrachtung bestimmt werden kann.

Der gleiche Raster wurde auch auf Abb. 4a und b verwendet. SCHOTT gibt hier eine unmittelbar auf Film-Folienkombination gemachte Magenaufnahme wieder, bei welcher gleichzeitig zwei Bleirasterteste der eben beschriebenen Art zur Abbildung gekommen sind. Der Dosisbedarf hinter dem Patienten betrug 0,001 Röntgen, die Auflösung erreichte den Grenzwert 7 Per / mm = 0,07 mm Trennbreite.

Die Bildverstärkeraufnahme erforderte einen Dosisbedarf von nur 0,00002 Röntgen und erreichte die Auflösungsgrenze schon mit 0,5 Per / mm = 1 mm Trennbreite.

Die Empfindlichkeit des Bildverstärkersystems betrug also gegenüber der Kombination Film-Folie das 50fache. Es sei dem Verfasser an dieser Stelle erlaubt, darauf hinzuweisen, daß sich ein bequemeres sensitometrisches Maß für die Röntgenempfindlichkeit als der auf der Einfallsebene gemessene Röntgenwert, zumal bei Übertragungsketten, überhaupt nicht anbieten kann (FRANKE 1927, WACHSMANN).

Mit dieser Dosisminderung auf 2% wird die Bildgüte entsprechend beeinträchtigt, denn die Trennbreite geht auf den 14fachen Wert hinauf. Dieses Beispiel zeigt eindeutig, wie demonstrativ bereits die Aussage des jederzeit verwendungsbereiten Rastertestes allein schon durch die Bestimmung des Grenzwertes sein kann, zu dessen Ermittlung kein weiteres Instrument erforderlich ist als eine zehnfache Lupe.

Es bleibt Sache des Klinikers zu entscheiden, ob ihm für einen bestimmten diagnostischen Zweck die Bildgüte genügt, wenn eine bestimmte Dosis nicht überschritten werden darf. Ein geeigneter Meßtest steht jedenfalls zur Verfügung.

Es wird sich immer ergeben, daß verschiedene Aufgaben auch verschiedene Ausführungen solcher Teste als wünschenswert erscheinen lassen. Wichtig bleibt, sich rechtzeitig über einen möglichst vielseitig brauchbaren Standardtest, etwa der Formgebung Abb. 2a, zu einigen. Als vorteilhaft für eine genauere Ablesung bei gleichzeitig gedrängter und doch deutlich getrennter Anordnung der in diesem Fall mit dem Faktor $\sqrt[4]{2}$ gestuften Rasterfelder hat sich die Ausführung nach Abb. 5 erwiesen, wobei allerdings für die gleichzeitige Darstellung verschiedener Richtungen mindestens zwei Teste erforderlich werden.

Auch die bei der praktischen Ermittlung der Eigenschaften optisch abbildender Systeme häufig verwendeten, aus konzentrischen Ringen bestehenden Teste sind eben-

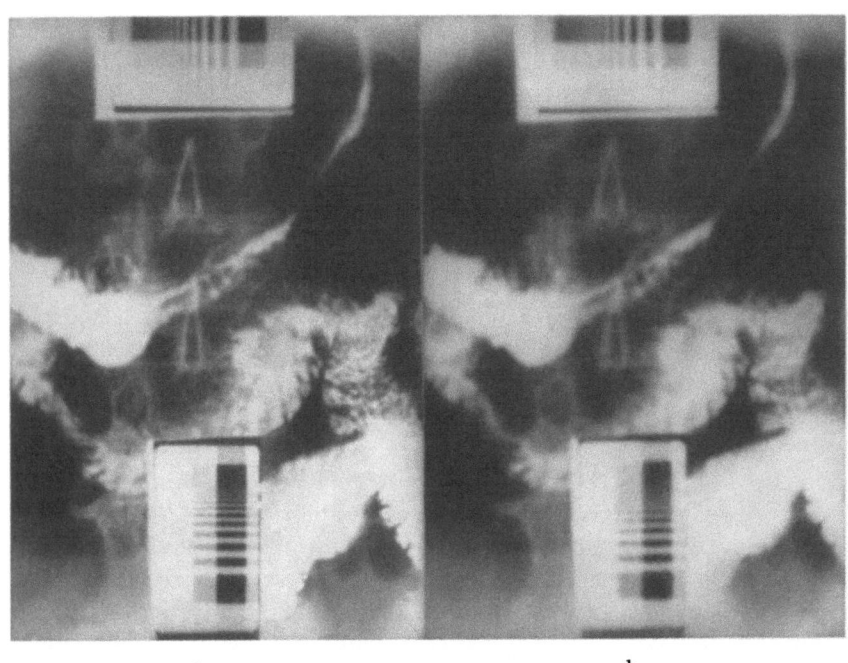

a   b

Abb. 4a u. b. a Direktaufnahme Eintrittsdosis 0,001 r. TV = 0,07 mm (7 Perioden).
b Bildverstärkeraufnahme Eintrittsdosis 0,00002 r TV = 1 mm (0,5 Perioden)

falls als Bleifolienteste ausgeführt worden (SCHOLZ). Aus der Fülle der auch hier möglichen Variationen nach Bleidicke wie Anordnung und Folge der den Raster bildenden Ringe seien zwei Direktkopien wiedergegeben. Abb. 6a zeigt einen Ringtest mit numerisch kontinuierlich nach dem Zentrum zu abnehmenden Streifen, während Abb. 6b aus um den Faktor $\sqrt{2}$ gestuften Ringgruppen gebildet wird. Wo es auf den ersten Überblick ankommt, bieten solche Ringteste den Vorteil einer allseitig gerichteten Orientierung.

Soll die Prüfung generell über die gesamte Bildebene erfolgen, so bedient man sich der Testtafeln, auf denen eine Mehrzahl von Prüftesten in verschiedenen Richtungen angeordnet sind. Die Möglichkeiten der verschiedenen Anordnungen sind natürlich Legion. Es seien deswegen nur zwei bewährte Testtafeln (Abb. 7 und 8) wiedergegeben. Abb. 7 zeigt in natürlicher Größe eine Übersichts-Testaufnahme unter Verwendung des bereits auf Abb. 2 gebrachten Bleilinienrasters, die mit einer Odelca-Kamera im Laboratorium der Siemens-Reiniger-Werke in Erlangen gemacht wurde. Abb. 7 zeigt in natürlicher Größe eine Übersichts-Testaufnahme unter Verwendung verschiedener Blei-Ringtestfiguren und eines Bleistrichrasters, die als Schirmbildaufnahme im Gange einer Prüfung mit dem R-Objektiv 1:0,85 $f = 100$ in Jena gemacht wurde (ZÖLLNER).

Im weiteren soll nun die unter dem Namen „Siemens-Röntgenstern" zuerst bekannt gewordene Form des Bleirasters behandelt werden, welche zwar eine gewisse Umständlichkeit in der Handhabung erfordert, dafür aber mit überraschender Genauigkeit einen weitgehenden Aufschluß über das optische Auflösungsvermögen ganzer Systeme wie seiner einzelnen Elemente zu geben vermag (FRANKE 1941).

Ging es einerseits darum, ein in der Optik bewährtes Testverfahren durch entsprechende Modifikation auf die Röntgenbildgebung übertragen zu können, so erschien unter den bekannten Strichrastern als günstigste Methode die Verwendung eines gleichgeteilten Rastersystems mit laufend abnehmender Konstante, wie es bei dem Teststern nach P. G. NUTTING und L. E. JEWELL der Fall war. Aus einem ursprünglich nur für qualitative Abschätzung bestimmten Sektorenbündel wurde, wie STRÖBLE beschreibt, im optischen Laboratorium der Siemens & Halske AG. die Siemens-Sternmethode entwickelt.

Es handelt sich hierbei um ein auf der Grenze zwischen Schätzung und Messung liegendes Prüfverfahren. Dieses geht davon aus, daß nach der Mitte des Sternes zu entsprechend der zu bestimmenden Unschärfe ein zentrischer Kern entsteht, in welchem die ursprüngliche Struktur des Sternes eine sichtbare Störung erleidet und oft völlig zum Verschwinden gebracht wird. Der Durchmesser $2r$ dieses Störungskreises ist dem Zerstreuungskreis eines zu prüfenden Objektivs proportional. Allgemein gilt für einen solchen Stern die Formel

$$n = \frac{2r \cdot \pi}{x};$$

darin bedeutet n die Breite des einzelnen Sektors an der kritischen Stelle der verschwindenden Unterscheidbarkeit: das ist nach unserer Nomenklatur also die Trennbreite bzw. das Auflösungsvermögen $(= \frac{1}{2}$ Periode); x bedeutet die Gesamtzahl der gedeckten und ungedeckten Sektoren. Diese Zahl ergibt sich aus den Winkelgraden der einzelnen Sektoren. Für einen Winkel von 5^0 beim optischen

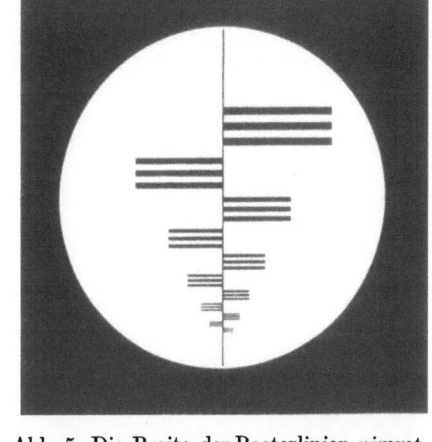

Abb. 5. Die Breite der Rasterlinien nimmt bei dieser besonders gut ablesbaren Anordnung von Gruppe zu Gruppe um das $\sqrt[3]{2}$fache ab und ergibt die Folge 1,0, 0,80, 0,63, 0,5, 0,4, 0,32, 0,25, 0,20, 0,16, 0,125, 0,1 mm

Abb. 6a u. b. a Bleiringtest mit von Ring zu Ring numerisch abnehmender Konstante. b Bleiringtest mit von Dreiergruppe zu Dreiergruppe um den Faktor $\sqrt{2}$ abnehmender Konstante

Siemensstern ergibt sich somit eine Gesamtzahl von $360:5 = 72$ Sektoren entsprechend 36 Perioden. Dann lautet die Auflösungsformel für diesen Stern

$$n = \frac{2r \cdot \pi}{72} = \frac{2r}{23} = \frac{r}{11,5}.$$

Je nach Verwendungszweck und erforderlicher Meßempfindlichkeit kann man natürlich auch kleinere Sektorenwinkel benutzen. Es ist nach oben wie unten eine bestimmte Grenze einzuhalten; denn Meßempfindlichkeit und Meßgenauigkeit können nicht ohne weiteres gleichgesetzt werden. *Die Grenze bzw. der Durchmesser des Auslöschungskreises wird nicht abgeschätzt, sondern muß grundsätzlich immer gemessen werden*, wenn nicht der ganze Sinn dieser Methode in Frage gestellt sein soll. Es kommt für die Messung darauf an, eine Unterschiedsschwelle zu erzeugen, die gewissermaßen übersprungen werden muß, weil ohne dieses Hilfsmittel bei allen Liniensystemen sich der Betrachter unwillkürlich

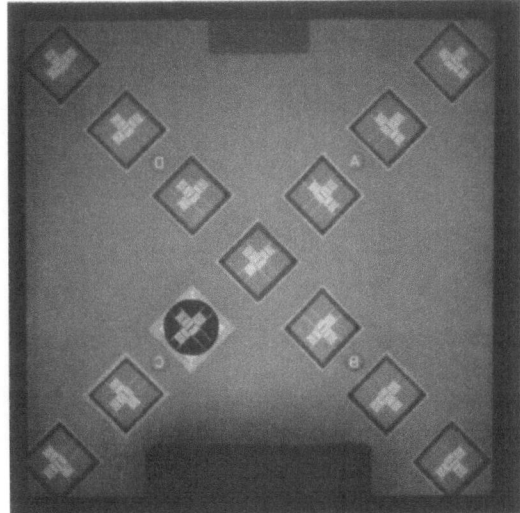

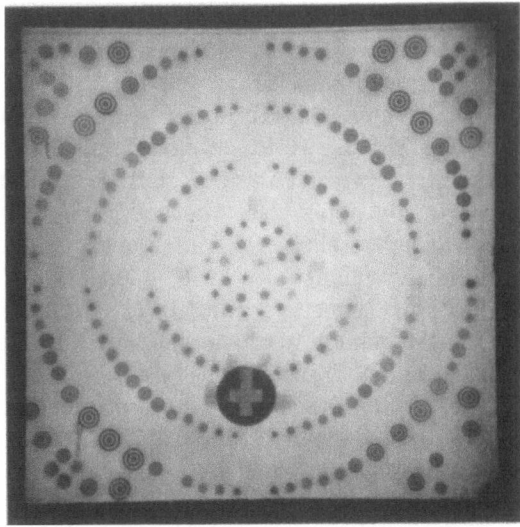

Abb. 7. Aus Bleistrichrastern nach Abb. 2 zusammengesetzte Testtafel

Abb. 8. Aus Bleiringtesten zusammengestellte Prüftafel

die Linien noch fortgesetzt denkt und subjektiv wahrnimmt, wo sie an sich nicht mehr aufgelöst werden könnten. Man bestimmt auch zweckmäßig nicht den Radius, sondern den Durchmesser des Löschungskreises.

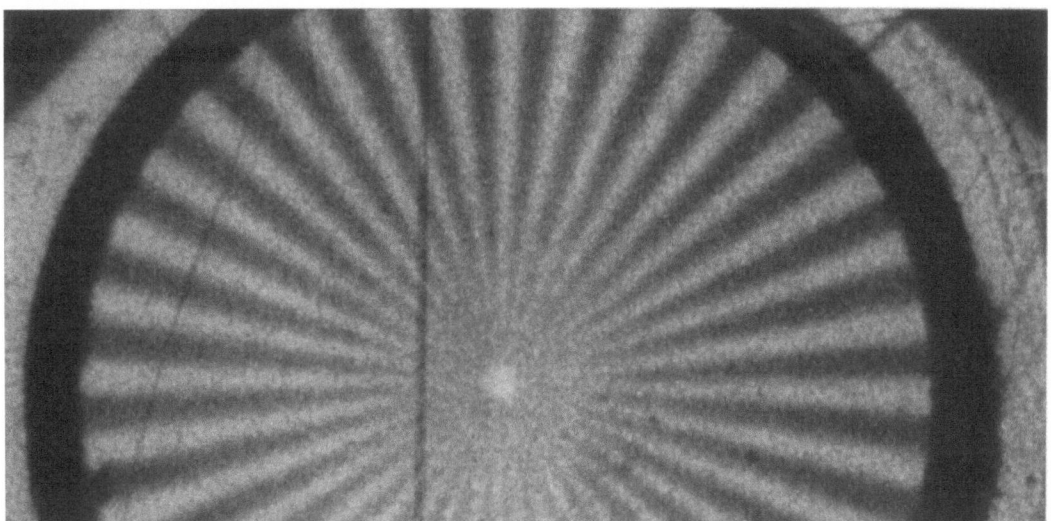

Abb. 9. Ermittlung des Durchmessers des Auflösungskreises eines Bleistern-Testbildes nach der Meßfadenmethode

Die ermittelte Trennbreite wird, wie eingangs schon dargelegt, für die Abbildung mit Röntgenstrahlen immer auf die Maße des Testes selber bezogen, auf die „natürliche Größe des abgebildeten Objektes", wie es der Röntgenologe gewohnt ist. Für die Messung des Durchmessers des Löschungskreises bzw. des Abstandes von einer kritischen Übergangszone zur gegenüberliegenden hat sich die „Fadenmethode" als die weitaus genaueste und einfachste erwiesen. Zur Messung bedient man sich nach Abb. 9 zweckmäßig eines schwach vergrößernden Mikroskops mit Fadenkreuz und Kreuztisch. Dann bringt man, wie auf der Abbildung, zunächst den senkrechten Faden auf der linken Seite in eine Stellung, wo nach der Peripherieseite hin noch eben Auflösung erkennbar ist, während nach dem Zentrum zu keine geordnete Struktur mehr beobachtet werden kann. Das gleiche geschieht dann durch entsprechende Verschiebung des Testbildes auf der Gegenseite. Der so ermittelte Durchmesser wird dann in die Formel eingesetzt. Diese Zahl ist dann noch mit einem Faktor zu multiplizieren, der sich aus dem Verhältnis des wahren Sterndurchmessers zu dessen scheinbarer Größe aus dem Testfilm ergibt, um das TV zu erhalten.

Ohne Beeinträchtigung der Meßgenauigkeit kann anstelle der mikroskopischen Auswertung die Ausmessung einer (natürlich exakt ausgeführten) Vergrößerung des Testbildes treten.

Als Meßfaden bedient man sich ebenfalls gespannter Fäden oder Drähte, vielleicht auch einer Strichplatte. Für die Bestimmung des Durchmessers des Streukreises wird

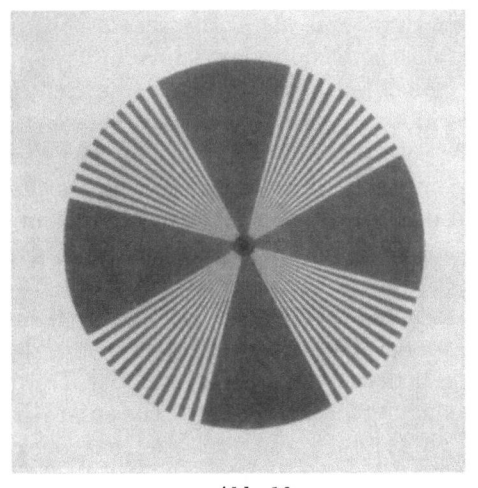

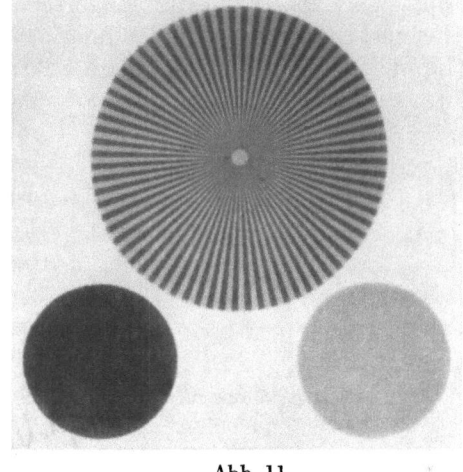

Abb. 10   Abb. 11

Abb. 10. Der Röntgen-Halbstern ist einfacher herzustellen, ohne die Vorteile des Prinzips fühlbar zu beeinträchtigen

Abb. 11. Diateststern zur simultanen Testung der optischen Seite von Schirmbildsystemen

dann das Auflegen eines 0,5 mm-Maßstabes und Lupenbetrachtung genügen. Die Fäden sind jeweils so stark zu wählen, daß ein deutlicher Sprung zwischen aufgelöstem Außenfeld und verwischtem Innenfeld wahrnehmbar wird. Es überrascht, wie gering die Streuung der Meßergebnisse bleibt, auch wenn verhältnismäßig starke Fäden gewählt werden müssen. Es sei ein Beispiel der Bestimmung der Größen unter Heranziehung von Abb. 9 durchgeführt. Für diesen Stern lautete, wie eben ausgeführt, die Trennbreitenformel $n = \dfrac{2r}{23}$. Der mit Fadenmessung ermittelte Durchmesser des Streukreises auf dem in natürlicher Größe wiedergegebenen Prüfbild (Abb. 9) beträgt 22 mm. Das bedeutet in die Formel eingesetzt eine Sektorenbreite von $n' = 0,95$. Der tatsächliche Durchmesser des Sterntestes verhält sich zum Durchmesser seiner Abbildung wie 46 (mm): 116 (mm) = 0,4, dann ist die auf das Objekt bezogene tatsächliche Trennbreite $n = n' \cdot$ 0,4 = 0,38 mm. Eine Schirmbildeinrichtung dieser „Bildleistung" würde sich für die Erkennung einer beginnenden Staublunge nicht mehr eignen.

Vorteilhaft verwendet man für bequemere und genauere Messung einen Röntgenstern mit verdoppelter Sektorenzahl bzw. dem halben Sektorenwinkel.

Dann lautet die Formel $n = \dfrac{2r}{46}$. Wahrscheinlich wird man sich für spätere Standardmessungen auf einen Sektorenwinkel von 2⁰ und eine Bleifolienstärke von 0,05 mm einigen, die für eine kleinste Trennbreite von 0,05 mm gerade einen quadratischen Querschnitt ergibt. Daß sich die gleichgeteilten Rasterteste für ganz spezielle Prüfzwecke durch Verwendung anderer Metalle (z. B. Gold) noch verfeinern lassen, soll hier nur erwähnt werden.

Eine wesentliche Vereinfachung gegenüber der langwierigen Herstellung ganzer Röntgensterne konnte mit den sog. Halbsternen erreicht werden (Abb. 10). Sie eignen sich besonders für Testtafeln: bei entsprechender Anordnung kann jede Orientierungsrichtung berücksichtigt werden.

Wie bei einer Testmessung eines Schirmbildgerätes gleichzeitig im selben Belichtungsvorgang die verschiedenen Komponenten auf der Röntgen- wie Kameraseite, namentlich die Versuchsbedingungen von der Röntgenseite aus, mit großer Genauigkeit wiedergegeben werden können, hat bereits Franke in der genannten ersten Mitteilung (1941) beschrieben. Im ganzen werden für eine solche Testanordnung die neben der Auflösungsgrenze des ganzen Systems auch noch die Teilunschärfen, d. h. Brennfleckunschärfe, Leuchtschirmunschärfe und photographische Unschärfe, erfassen soll, zwei Bleirastersterne und noch ein optischer, als Diapositiv kopierter Stern benötigt. Auf dem Diastern (Abb. 11), welcher insbesondere für die Prüfung des photographischen Teiles des Schirmbildsystems bestimmt ist, wechseln völlig klare Sektoren mit gedeckten Sektoren ab, deren Schwär-

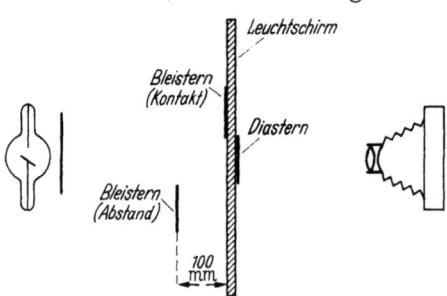

Abb. 12. Prüftestanordnung für Schirmbilduntersuchungen

zung so gewählt ist, daß ihre Restdurchlässigkeit mit 30 % der Schwärzung 0,5 entspricht. Der Stern ist in ein undurchsichtiges, quadratisches Feld gerahmt, in dessen unterem Teil zwei kreisförmige Felder freigelassen sind. In dem rechten Feld befindet sich ein Film, dessen Schwärzung 0,5 der Durchlässigkeit der gedeckten Sektoren entspricht, während das andere Feld nur mit dem klaren Film bedeckt ist, also genau der Durchlässigkeit der ungedeckten Sektoren entspricht. Grundsätzlich bestehen nun von der Röntgenseite aus für den Bleistern die gleichen Bedingungen, so daß Abb. 11 auch für diesen Test gelten kann. Anstelle schwarzen Kartons ist hier für die Umrahmung ein praktisch undurchlässiges Bleiblech von 2 mm Stärke gewählt. Das rechtseitig abgebildete Feld ist mit der gleichen Bleifolie belegt, aus der die gedeckten Sektoren bestehen, das linke nur mit dem gemeinsamen Plexiglasträger verschlossen. Es ist nicht schwierig, Röhrenspannung und Filter so zu wählen, daß die primär einfallende Röntgenstrahlung in der Bleifolie des Sektorensterns die gleiche Schwächung erfährt wie das vom Leuchtschirm ausgesandte Licht durch die Schwärzung der gedeckten Felder des Diasterns. Erscheinen dann auf der Testaufnahme die entsprechenden Vergleichsfelder des Diasterns wie des Bleisterns in gleicher Deckung, so ist auch die Garantie für die genaue Einhaltung der entsprechenden Strahlungsbedingungen gegeben. Diese Methode ist so außergewöhnlich empfindlich, daß Änderungen der Strahlenqualität bereits durch sehr deutliche Schwärzungsunterschiede der Testfelder sichtbar werden, ehe sie sich auf das Meßergebnis auswirken könnten.

Es sei an dieser Stelle ausdrücklich betont, daß es für die freihändige Verwendung der eingangs beschriebenen Linienraster in der Praxis nicht darauf ankommt, über die Prüfstrahlung genauere Angaben zu machen, als es der allgemein gebräuchlichen Kennzeichnung nach Spannung und Filterung im Diagnostikbetrieb entspricht. Sollen aber wesentlich genauere Untersuchungen erfolgen, wie sie unter Verwendung der Sternraster mit immerhin verhältnismäßig geringem meßtechnischem Aufwand möglich werden, so empfiehlt sich für den Leistungsvergleich von Schirmbildeinheiten wie ähnlichen Abbildungssystemen die auf Abb. 12 wiedergegebene Versuchsanordnung.

Unmittelbar auf der dem Objektiv der Kamera zugekehrten aktiven Fläche des Leuchtschirms ist der soeben beschriebene optische Dia-Test angebracht. Das von diesem Test durch das Objektiv auf den Film entworfene Bild entsteht dann ausschließlich unter Bedingungen, wie sie für die Testung von Objektiven allgemein gebräuchlich sind. Der Leuchtschirm, dessen innere Unschärfe dabei völlig aus dem Spiele bleibt, funktioniert lediglich als Lichtspender. Somit erhält man über das Objektiv auf dem Film ein Bild, das lediglich eine gemeinsame Aussage über die Eigenschaften des Objektivs wie des Filmes machen kann, und wenn der Film genügend feinkörnig gewählt wird, über die Eigenschaften des Objektivs allein. Für diesen Teil der Prüfung könnte ebensogut anstelle des Leuchtschirmes eine gleichmäßig erhellte Fläche treten. Dabei wird man allerdings feststellen, daß die Leistung der Optik praktisch kaum noch besondere Wünsche offenläßt. Wohl aber zeigt sich, daß die auf dem Kleinformat gegenüber dem Mittelformat beobachtete Verschiebung der Auflösungsgrenze bis auf den doppelten Betrag, die eine Minderung des Informationsinhaltes auf den vierten Teil bedeutet, fast ausschließlich durch die Körnigkeit des Aufnahme materials bedingt ist. In unmittelbarem Kontakt mit der Außenfläche des Leuchtschirmes, also röhrenseitig, ist der erste Bleistern angebracht. Das vom Leuchtschirm durch das Objektiv auf den Film projizierte Schattenbild dieses Testes fügt also die durch Überstrahlung wie Körnigkeit bedingte innere Unschärfe des Leuchtschirmes hinzu, so daß die Differenz zwischen der Trennbreite, die für diesen Bleistern einerseits und den Diastern andererseits gemessen wird, die zusätzliche Unschärfenwirkung des Leuchtschirmes kennzeichnet. Zur Bestimmung der röntgenseitig durch die Flächenausdehnung des Brennflecks der Röhre wie Lage des Objektes zwischen Focus und erster Bildebene bedingten geometrischen Unschärfe ist noch ein zweiter Röntgenstern 10 cm vor der Leuchtschirmebene angebracht, so daß dessen Bild einen zahlenmäßigen Begriff von der Abbildungsgüte in einem mittleren Abstand vor dem Schirm gelegener Objektdetails vermittelt.

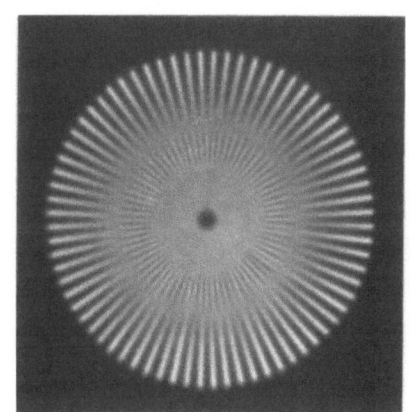

Abb. 13. Auf $^1/_2$ natürlicher Größe reduzierte Aufnahme eines in der Mitte zwischen Focus und Film angeordneten Bleisterntestes von 72 Perioden. Entsprechend dem in der Originalaufnahme gemessenen Durchmesser des Löschungskreises von 50 mm ergibt dessen Teilung durch 23 als Durchmesser des wirksamen Brennflecks 2,4 mm

Da sich die geometrische Unschärfe ohne weiteres ergibt, wenn der bzw. die wirksamen Brennfleckdurchmesser (Strichfocus) bekannt sind, so sei im folgenden noch eine Methode mitgeteilt, wie mit Hilfe des Bleisterns die bildwirksamen Dimensionen des Brennflecks in einfachster Weise und mit überraschender Genauigkeit ermittelt werden können(H. Franke 1954).

Bringt man einen Bleistern von 72 Perioden in der Mitte zwischen Film und Focus an, so erhält man ein Bild nach Art der Abb. 13. Wir beobachten Auslöschungszonen abnehmender Größenordnung, die jeweils so deutlich markiert sind, daß es zur Ausmessung ihres Durchmessers der Fadenmethode kaum bedarf.

Zur Messung herangezogen wird natürlich nur der äußere Auslöschungskreis, da es sich bei der Wiederkehr der Sternzeichnung um Pseudobildschärfen handelt (Franke 1925). Befand sich bei der Aufnahme der Teststern genau in der Mitte zwischen Focus und Filmebene, was sich sehr einfach dadurch nachprüfen läßt, daß sich dann der Durchmesser des Testes zu dem seines Bildes wie 1:2 verhalten muß, so bestehen zwischen Trennbreite und Brennfleckdurchmesser nach den Gesetzen der harmonischen Strahlenbündel außerordentlich einfache geometrische Beziehungen (Abb. 14).

Aus der Lage des zu ermittelnden Focusdurchmessers f zur Objektebene 0, in welcher n der Breite eines einzelnen Sektors des Bleisterns, also $2n$ einer Rasterperiode entspricht, ergibt sich für die Projektion dieser Sektoren auf der Bildebene B, daß hier eine Abbildung nicht stattfinden kann, d. h. Auslöschung eintreten muß, weil an keiner Stelle der Bildebene B ein Helligkeitsunterschied besteht. Betrachten wir nämlich die von den Endpunkten von f nach irgend einem Punkte x auf der Bildebene B gezogenen gestrichelten Linien, so begrenzen sie immer gerade eine volle Rasterperiode. Es könnte also im Falle einer vollständigen Absorption durch n stets nur die Hälfte der Focusausstrahlung auf die Bildebene gelangen. Dies gilt aber auch für jeden anderen Punkt x. Das heißt, daß an keiner Stelle auf B eine Helligkeitsdifferenz bzw. Unterscheidbarkeit auftreten kann. Das gilt ebenso für eine teilweise Durchlässigkeit der gedeckten Sektoren n.

Es ergibt sich, ohne daß es einer weiteren Ableitung bedürfte, daß für diese Zone der Auslöschung folgende weitere wichtige Beziehungen bestehen, wenn wir den Verlauf der ausgezogenen Linien betrachten. Der Durchmesser $x_2 x_3$ des Streukreises U, auf den ein Punkt P der Objektebene 0 durch die Ausdehnung des Brennflecks f auf der Bildebene B vergrößert erscheint, also die Unschärfe, ist für die Bedingung $FO = OB$ gleich dem Durchmesser des bildgebenden Brennflecks. Er ist weiterhin gleich der vierfachen Breite des Sektors n in der Objektebene. Er ist gleich der doppelten Breite n' für diesen Sektor an der Stelle der Auflösung in der Bildebene. Folglich gilt für den gesuchten Durchmesser des Brennfleckes f die einfache Beziehung $f = 2 n'$.

Bedeutet nun $2r'$ den Durchmesser des auf dem Testbild B auftretenden (äußeren) Unschärfekreises, so gilt für n' und einen Stern von 72 Perioden die Formel

$$n' = \frac{2r'}{46} \text{ also } f = \frac{2r'}{23}.$$

Benutzt man also für die Bestimmung eines Brennfleckdurchmessers einen Bleistern von 72 Perioden, welcher sich bei der Aufnahme in der halben Focus—Filmdistanz befindet, so ist der Durchmesser des in der Abbildung auftretenden Löschungskreises 23mal so groß wie der gesuchte Brennfleckdurchmesser.

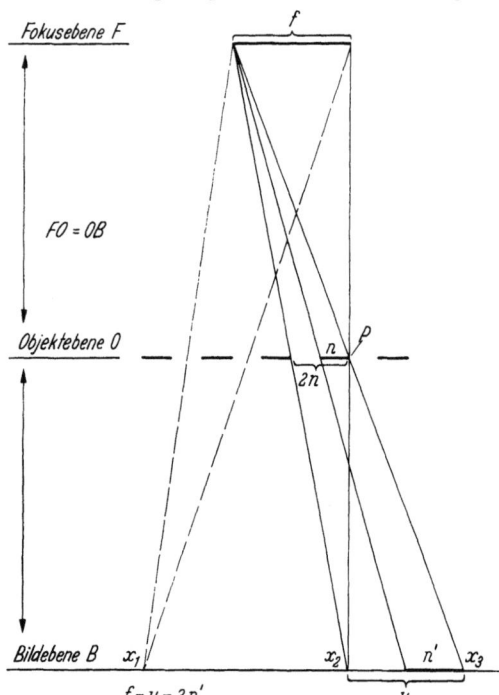

Abb. 14. Nach den Gesetzen der harmonischen Strahlenbündel ergeben sich für den Fall, daß der Sterntest in der Mitte von Focus und Bildebene zu liegen kam, besonders einfache Beziehungen zwischen dem Durchmesser des Auslöschungskreises und dem Durchmesser des wirksamen Brennflecks

Der große Vorzug, den diese Methode, den wirksamen Durchmesser eines Brennflecks zu bestimmen, gegenüber der Lochkamera besitzt, bedarf keiner weiteren Begründung. Den Diagnostiker interessiert auch weniger die für den Hersteller wichtige Verteilung der Belastung über die Fläche des Brennflecks, sondern die Bildleistung, wie sie als Funktion des wirksamen Durchmessers auf dem Testbild demonstrativ zum Ausdruck kommt. Es ist mit einem solchen Teststern möglich, Brennflecke bis zu 0,1 mm Durchmesser zu bestimmen.

Dabei zeigt sich im Gegensatz zu den immer schwierigen Bedingungen der Lochkameraaufnahme, daß im Bereich der für eine mittlere Schwärzung gültigen Belichtungsdaten, die für irgendeinen Brennfleck ermittelt worden sind, diese Daten auch für jede andere Brennfleckdimension gelten, und daß auch starke Schwankungen in der Grundschwärzung das Meßergebnis in keiner Weise beeinflussen können, solange der Löschkreis überhaupt erkennbar bleibt. Grundsätzlich ist es auch nicht erforderlich, die genaue Mitte zwischen Film und Focus für die Lagerung einzuhalten, da sich die relative Lage des Sternes zwischen Focus und Filmebene jeweils aus der durch die Projektion auf die Bildebene bewirkten Vergrößerung seines Durchmessers errechnet. Man kann also grundsätzlich darauf verzichten, den Teststern genau in die Mitte zwischen Focus und Film-ebene justieren zu wollen, es genügt lediglich die Vergrößerung V zu ermitteln, die sich aus dem Verhältnis des Sterndurchmessers auf der Abbildung zum tatsächlichen Durch-messer des Sternes selber ergibt. Dann gilt ganz allgemein für die Ermittlung eines Brennflecks F folgende Formel:

$$F = \frac{\pi \cdot d}{(V-1) \cdot 180/S_w} \, ,$$

darin bedeutet d den in Millimeter gemessenen Durchmesser des äußeren auf dem Film gemessenen Auslöschungskreises und S_w die Winkelgröße für einen Sektor des ver-wendeten Teststernes.

Für den eingangs besprochenen Sonderfall, daß sich der Stern genau in der Mitte zwischen Film und Focus befindet, wird $V = 2$. Bei dem im Beispiel angegebenen Stern von 72 Perioden = 144 Sektoren ergeben sich für den einzelnen Sektor 2,5 Winkelgrade.

Wir hatten festgestellt, daß sich in diesem Falle ein Durchmesser des Auslöschungs-kreises ergibt, der 23mal so groß ist wie der zu messende Focusdurchmesser. Setzen wir die entsprechenden Werte in die allgemeine Formel ein in der Annahme, daß es sich um einen Brennfleck-durchmesser von 1 mm handelt, dann muß also der Durch-messer des Auslöschungskreises d den Wert 23 annehmen. Dann lautet also der Ansatz $F = \frac{\pi \cdot 23}{(2-1) \cdot 180/2,5}$, und dessen Ausrechnung ergibt in der Tat $F = 1$.

Wie anschaulich (von einer echten Abbildung kann natürlich dabei nicht gesprochen werden) bei ungün-stiger Neigung der Röhrenachse der Astigmatismus eines bandförmigen Brennflecks zum Ausdruck ge-bracht werden kann, zeigt sich deutlich auf Abb. 15.

Da der Sterntest über die Energieverteilung inner-halb des Brennflecks keine Aussage macht, kann er hier die Lochkamera natürlich niemals ersetzen.

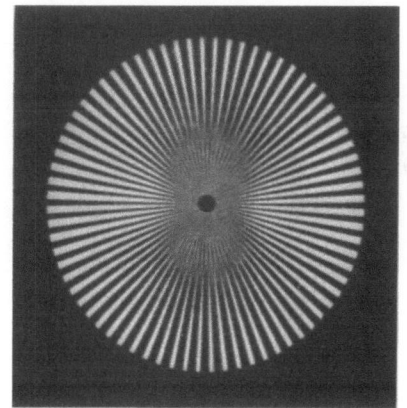

Abb. 15. Bei ungünstiger Neigung der Röhrenachse kommt der Astigmatismus eines bandförmigen Brennflecks deutlich zum Ausdruck

Abschließend sei noch ein Sterntest beschrieben, der nicht mehr zur Kategorie der Blei- bzw. Metallfolienraster gehört, aber als Sterntest gleichzeitig alle Eigenschaften eines echten Phantoms besitzt. Gibt man dem Röntgenstern, wie FRANKE auf dem ICR in Kopenhagen 1953 mitgeteilt hat, eine plastische Form aus einem (das gilt auch für Materialuntersuchung) dem Objekt der Aufnahme ähnlichen Material, wobei jeweils die Breite eines „positiven Sektors" gleich seiner Höhe ist, also über den gesamten Radius einen quadratischen Querschnitt aufweist, dann errechnet sich aus dem Durchmesser des Auslöschungskreises der Testaufnahme die Größe der Einzelheiten, deren Erkennbar-keit ceteris paribus im natürlichen Objekte bei der Röntgenaufnahme noch erwartet werden kann.

Ein solcher aus Plexiglas hergestellter plastischer Röntgenstern ist auf Abb. 16, daneben sein Röntgenbild (Abb. 17), wiedergegeben. Die Zahl der positiven und negativen Sektoren beträgt wie bei dem eingangs beschriebenen Siemens-Stern zusammen 72, ent-sprechend 36 Perioden. Die Breite der einzelnen Sektoren verläuft nach dem Zentrum zu von 5—0,5 mm, bei einer in gleichem Sinne abnehmenden Höhe von 5—0,5 mm. Somit ergibt sich für den äußeren Durchmesser des Sternes eine Länge von 115 und den inneren Durchmesser von 11,5 mm. Es sind also in diesem Phantomstern körperliche Objektgrößen mit kubischem Querschnitt von 5—0,5 mm in kontinuierlicher Folge vor-handen, die einem organischen Gewebe bzw. dessen Objektdetails der gleichen Größen entsprechen. Im Gebrauch wird der Phantomtest, wie jeder andere auch, unter oder zwischen entsprechenden Gewebeäquivalenten verwendet. Die Auswertung geschieht

nach der Fadenmethode, wie eingangs erläutert, unter Benutzung der Formel $n = \frac{2r}{23}$.
Dabei wird die Breite des Meßfadens oder eines an seine Stelle tretenden Bandes zweck-
mäßig so gewählt, daß diese etwa gleich der Breite eines Sektors an der Stelle kritischer
Auslöschung ist.

Eine ganz besondere Eigenschaft des plastischen Röntgensterns ist nun, daß man es
in der Hand hat, die Absorptionsbedingungen innerhalb des Testes selbst nach Belieben
zu variieren. Taucht man den Stern in einem geeigneten Gefäß (Plastikdose) so in Wasser,
daß er völlig bedeckt ist, d. h. alle negativen Sektoren aufgefüllt werden, dann ist damit
auch jede Darstellbarkeit geschwunden. Füllt man die negativen Sektoren mit Fett
oder einem zu untersuchenden Kontrastmittel, so kann man entsprechende Rückschlüsse
auf das kontrastgebende Verhalten von Medien ziehen, deren Absorption unter oder über
der Absorption menschlichen Gewebes liegt. Es scheint, daß unter Nutzung der viel-

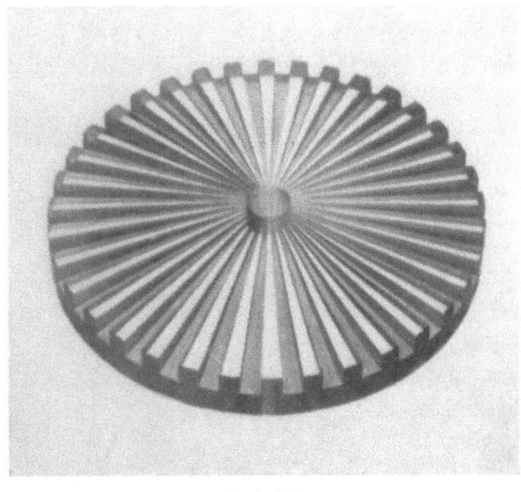
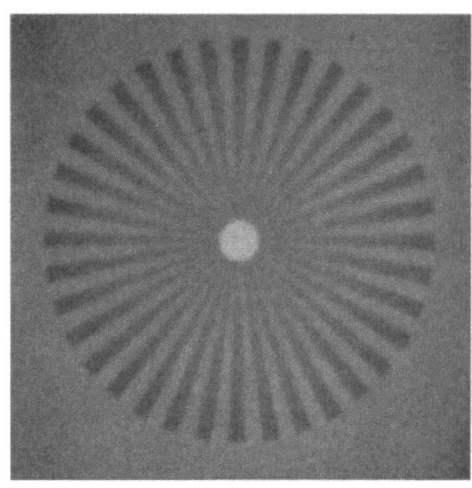

Abb. 16   Abb. 17

Abb. 16. Das Plastik-Sternphantom besteht aus je 36 positiven und negativen Sektoren, die sich von 5 mm
Breite und Höhe an der Peripherie bis auf 0,5 mm Breite und Höhe nach dem Zentrum zu verjüngen

Abb. 17. Die Auswertung des über eine Schirmbildeinheit gewonnenen Phantombildes ergibt, daß bei einer
durch 80 kVs-und 10 mm Al.-Filterung definierten Strahlung und unter Fernhaltung von Streustrahlung noch
1,6 mm Gewebequerschnitt gegen Luft sichtbar gemacht werden könnten

seitigen Eigenschaften dieses Sternphantoms Meßzahlen festgelegt werden können, die
erreicht werden müssen, wenn bestimmte diagnostische Aufgaben mit Sicherheit erfüllt
werden sollen. Abschließend sei noch auf eine Veröffentlichung von STIEVE aus dem
Rieder-Institut in München hingewiesen. Hier wird gezeigt, mit welchem Vorteil dieses
nach allen Seiten orientierte Testphantom auch zur Klärung anderer Fragen — beispielsweise nach der auslöschenden Kraft der verschiedenen Verfahren zur Darstellung einzelner
Körperschichten — verwendet werden kann.

Literatur

EGGERT, J., H. FRANKE u. F. LUFT: Vereinheit-
lichung der Nomenklatur in der röntgenographischen Aufnahmetechnik. Fortschr. Röntgenstr. 52, 82—87 (1935).
FRANKE, H.: Über die grundsätzliche Bedeutung
einer für jede Belastung scharf zeichnenden Röhre. Fortschr. Röntgenstr. 33, 111—116 (1925).
— Das Jonometer als Belichtungsnormal in der
Aufnahmetechnik. Verh. der DRG 18, 90—93
(1927).

FRANKE, H.: Leistungsbegriff und Leistungsmessung in der Schirmbildphotographie. Z.
angew. Photogr. 3, H. 6, 85—88 (1941).
— Die wirksame Brennfleckgröße und ihre Messung nach der Sternmethode. Med. Klin. 49,
354 (1954).
—, u. H. SCHUON: Zur optischen und sensitometrischen Gütekennzeichnung von Schirmbildeinheiten. Fortschr. Röntgenstr. 90, 392—
400 (1959).

GOCHT, H.: Handbuch der Röntgenlehre, S. 119. Stuttgart: Ferdinand Enke 1921.

GOLDBERG, E.: Der Aufbau des photographischen Bildes. In: Encyclopädie der Photographie H. 80, Halle a. d. Saale: Knapp, 1923.

HOLZKNECHT, G.: Die photochemischen Grundlagen der Röntgenographie. Fortschr. Röntgenstr. 5, 317—326 (1901/02).

ROSENHAUER, K., u. K. J. ROSENBRUCH: Zur Charakterisierung der Leistungsfähigkeit photographischer Objektive. Z. Instrumentenk. 65, 83—90 (1957).

SCHOLZ, M.: Leistungsprüfungen im Schirmbildsystem. Jena Nachrichten H. 1, 34—59 (1958).

SCHOTT, O.: Bildqualität und Strahlungsprobleme in der Röntgendiagnostik. Röntgenblätter 14, 38—45 (1961).

SCHUON, H.: Über den Einfluß von Brennfleck, Leuchtschirm, Abbildungsmaßstab und Film auf die Schärfe des Röntgenbildes. Fortschr. Röntgenstr. 87, 101—109 (1957).

STIEVE, F.: La technique de radiographie en coupe et les divers modes d'effacement. J. Radiol. Electrol. 38, 49—61 (1957).

STRÖBLE, W.: Verfahren zur serienmäßigen Prüfung und Einstellung von Aufnahmeobjektiven. Z. techn. Physik Nr 2, 332—336 (1938).

WACHSMANN, F., C. E. BUCHHEIM u. J. KIRCHHOFF: Die Helligkeit von Leuchtschirmen bei verschiedenen Röhrenspannungen und die Frage der zweckmäßigen höchsten Durchleuchtungsspannung. Fortschr. Röntgenstr. 89, 624—629 (1958).

ZÖLLNER, H.: Entwicklung und Stand der Röntgenschirmbildoptik. Jena Nachrichten H. 1, 16—33 (1958).

B. Röntgendiagnostische Darstellungsmethoden

I. Röntgendurchleuchtung

Von

H. Büchner und G. Viehweger

Mit 6 Abbildungen

1. Allgemeine Gesichtspunkte

a) Indikationsstellung

Die Anwendung der Röntgenstrahlen hat in den letzten Jahren in der Medizin eine überaus große Verbreitung erfahren. Dies hat dazu geführt, daß sie häufig ohne genügende Indikationen erfolgt. Einer der Gründe hierfür ist die oft zu beobachtende Überbewertung der röntgendiagnostischen Möglichkeiten. Leider findet sich auch die Ansicht — und dies trifft für die nichtfachärztliche Untersuchung zu — daß man nur grobe Befunde feststellen bzw. ausschließen möchte. Dadurch werden röntgenologisch wenig ausgeprägte pathologische Veränderungen nicht erkannt oder nicht genügend gewertet.

Jede Durchführung von röntgendiagnostischen Maßnahmen erfordert eine Überprüfung der Indikationsstellung. Dies gilt ganz besonders für die Durchleuchtung. Wie später ausgeführt, ist hierbei die Strahlengefährdung des Patienten besonders groß. Dies bedeutet, daß die Durchleuchtungszeit von vornherein immer so kurz wie möglich zu halten ist. Das Durchleuchtungsverfahren ermöglicht zwar einen schnellen Überblick über ganze Körperregionen, jedoch muß man sich darüber klar sein, daß damit nur grobe morphologische Veränderungen erkennbar sind, welche die Form, Lage und Größe betreffen, während die Beurteilung der Struktur der Röntgenaufnahme vorbehalten bleibt. Unersetzlich ist die Durchleuchtung jedoch bei der Beobachtung und Beurteilung von Bewegungsvorgängen. Hierbei kann es sich um Eigenbewegungen von Organen handeln, z. B. Herz, große Gefäße, Zwerchfell und Magen-Darmtrakt, oder um sekundäre, mitgeteilte Bewegungen, wie wir sie z. B. am Mediastinum sehen können, und die so gegenüber Eigenbewegungen abgegrenzt werden können.

Ein wichtiges Moment bei der Durchleuchtung ist die Beobachtung von Lageveränderungen von Organen, Tumoren oder Flüssigkeitsansammlungen bei Lage- und Stellungswechsel des Patienten. Hierher gehört auch die „fließende Rotation", das Drehen des Patienten während der Durchleuchtung, wodurch erkannt werden kann, ob ein Objekt vor oder hinter der Drehachse, d. h. vor oder hinter der Körpermitte, liegt. Die ständige Drehung des Objektes mit seinen wechselnden Parallaxen vermittelt hierbei einen gewissen räumlichen Eindruck. Dieser Eindruck ist Folge der Ortsveränderung und der Differenz in der Bewegungsgeschwindigkeit der Objekte des flächenhaften Röntgenbildes, wobei aber die Kenntnis der anatomischen Verhältnisse eine unerläßliche Voraussetzung darstellt.

In vielen Fällen dient die Durchleuchtung nur zur Einstellung der günstigsten Projektion für die Anfertigung der sog. gezielten Aufnahmen, nach denen erst die eigentliche Beurteilung erfolgt. Oft ist diese allerdings ohne den vorher bei der Durchleuchtung gewonnenen räumlichen Eindruck und die Erinnerung an Bewegungsvorgänge nicht möglich.

Berücksichtigt man die verminderte Leistungsfähigkeit der Durchleuchtung gegenüber anderen Verfahren, so sind von vorneherein keine sehr aussichtsreichen und erfolgversprechenden Ergebnisse durch dieses Verfahren allein zu erwarten.

α) Routineuntersuchungen

Unter Routineuntersuchung versteht man im allgemeinen die orientierende Durchleuchtung des Thoraxraumes, meistens als Thoraxdurchleuchtung bezeichnet — wobei eine Beurteilung der im Thoraxraum gelegenen Organe einschließlich des Zwerchfells erfolgt —, sowie die Untersuchung des Magen-Darmtraktes mit Hilfe von Kontrastbrei. Bei der letztgenannten Untersuchung unterscheiden wir die orale Breipassage, welche zur morphologischen und funktionellen Beurteilung des Oesophagus, Magens und Dünndarmes dient, am Dickdarm aber — mit Ausnahme der Appendixdarstellung nach CZEPA (1927) — nur funktionelle Aufschlüsse geben kann, gegenüber der retrograden Dickdarmfüllung, welche zur morphologischen Beurteilung des Colons dient. Auch die Leerdurchleuchtung des Abdomens zählt zur Routineuntersuchung. Vielenorts wird auch die Schädeldurchleuchtung zur Beurteilung der Oberkieferhöhlen routinemäßig ausgeführt. Alle weiteren Durchleuchtungen dienen zur Klärung mehr oder weniger spezieller Fragestellungen.

β) Spezialuntersuchungen

Während die Routineuntersuchung meist aus klinischer Indikation erfolgt und der Patient dem Untersucher von einem anderen Kollegen zugewiesen wird, ergibt sich die Indikation zu den Spezialuntersuchungen oft erst im Verlauf oder auf Grund einer Routineuntersuchung. So ist die gezielte Durchleuchtung nichts anderes als eine sinnvolle Ergänzung der vorausgegangenen Röntgenuntersuchung. Die Zahl der Spezialuntersuchungen, bei denen die Durchleuchtung angewendet wird — und sei es nur zur Erleichterung ihrer technischen Durchführung —, hat in den letzten Jahrzehnten mit der Verbesserung der Kontrastmittel und im Zug des allgemeinen technisch-diagnostischen Fortschrittes in der Medizin stark zugenommen. In neuerer Zeit hat die Bildverstärkerröhre das Indikationsgebiet der Durchleuchtung wesentlich erweitert. Nicht nur intraoperativ wird sie immer mehr eingesetzt, sondern auch zu Spezialeinstellung schwieriger Aufnahmen wie etwa im Bereich des Mittelohres, der Nasennebenhöhlen, der oberen Halswirbel, zur Einstellung des Canalis nervi optici wie auch zu allen anderen gezielten Skeletaufnahmen bei besonderer Fragestellung. Auf diese Spezialuntersuchungen wird, soweit in dem gegebenen Rahmen möglich, weiter unten eingegangen werden.

b) Strahlenintensität und Strahlenqualität
α) Filterung und Strahlenhärte

Die in der Röntgenröhre entstehenden Röntgenstrahlen stellen ein Gemisch von Strahlen verschiedener Wellenlänge, d. h. unterschiedlicher Qualität bzw. Härte dar. Der weiche Anteil dieser Strahlung, der einerseits zur Entstehung eines verwertbaren Leuchtschirmbildes nichts beiträgt, andererseits aber zu einer besonders hohen Strahlenbelastung am Eintrittsfeld des Patienten führt, wird durch Filterung weitgehend beseitigt. Diese Filterung geschieht bereits in Form der sog. „Eigenfilterung" beim Austritt aus der Röhre und der Röhrenhaube. Sie entspricht im allgemeinen einer Filterwirkung von 2 mm Al. Viele Untersucher wenden jedoch zusätzlich eine weitere Filterung von etwa dem gleichen Betrag an, um den weichen Strahlenanteil noch weiter zu verringern. Durch jede in den Strahlengang gebrachte Filterung erfolgt selbstverständlich auch eine Schwächung der Gesamtstrahlung. Die Erhöhung der Gesamtfilterung bedeutet daher, daß mit einer etwas höheren Spannung durchleuchtet werden muß.

Die verwendete Durchleuchtungsspannung wird jedoch weniger von der Filterung als von der Dicke und Strahlendurchlässigkeit des Objektes bestimmt. Die Untersuchung der Lunge erfordert die niedrigste Durchleuchtungspannung. Sie wird je nach Filterung in einem Bereich zwischen 45 und 65 kV vorgenommen. Die Durchleuchtung des Abdomens erfordert eine Spannung von mindestens 80 kV.

Nach neueren Untersuchungen von FRIK (1959) tritt bei der Thoraxdurchleuchtung eine Herabsetzung der Strahlenbelastung von 35% ein, wenn statt der üblichen Werte von 55 kV, 2 mm Al und 3 mA mit einer Durchleuchtungsspannung von 90 kV, einer Gesamtfilterung von 6 mm Al und 1 mA Durchleuchtungsstromstärke bei einem Röhrenabstand von 70 cm gearbeitet wird. FRIK fand, daß dabei die Detailerkennbarkeit nicht leidet und empfiehlt diese Technik daher als optimal.

β) Durchleuchtungsstromstärke

Die Durchleuchtungsstromstärke beträgt normalerweise 2—3 mA. Sie soll bei jeder Durchleuchtung so niedrig wie möglich gehalten werden, da hierdurch ein wichtiger Faktor der Strahlenbelastung klein gehalten wird. Die geringe Schirmhelligkeit bei 2 mA führt allerdings zu relativ schlechten Resultaten. Eine Erhöhung um 1—2 mA ergibt eine Verbesserung der Sehleistung um 40%.

Die Höhe der Durchleuchtungsstromstärke ist jedoch nicht nur durch die Dosisbelastung des Patienten, sondern auch durch die Belastbarkeit der Röhre begrenzt.

γ) Focusgröße und Focusabstand

Die Focusgröße spielt bei der Durchleuchtung eine nicht unerhebliche Rolle. Der Abstand der Röhre vom Leuchtschirm ist mit durchschnittlich 80 cm kleiner als der übliche Röhrenabstand bei Aufnahmen (zwischen 100 und 200 cm). Die Tischplatte bzw. die Stützwand des Durchleuchtungsgerätes hat zum Focus einen konstanten Abstand von etwa 40 cm. Der Abstand Focus—Leuchtschirm ist dagegen variabel. Er ändert sich mit der Dicke des Patienten und mit dessen Drehung. Da der Patient meist an der Stützwand anliegt oder bei gekipptem Tisch auf ihr liegt, bedeutet dies, daß mit Vergrößerung des Focus-Schirmabstandes die focusnahen Details eine besonders große geometrische Unschärfe aufweisen. Dies ist besonders bei dicken Patienten und im seitlichen Strahlengang der Fall, wo ohnedies durch vermehrten Streustrahlenanfall allein schon eine Verschlechterung des Schirmbildes eintritt. Bei dem relativ kleinen Röhrenabstand der Durchleuchtung muß daher ein größerer Einfluß der Focusgröße angenommen werden als etwa bei der Fernaufnahme. Röntgenvergrößerung und geometrische Unschärfe stehen bekanntlich in einem einfachen, direkten Verhältnis zueinander. Die geometrische Unschärfe ist aus dem Vergrößerungsfaktor des jeweiligen Projektionsverhältnisses für die Focusgröße von 1 mm durch Abzug von 1 leicht zu erhalten. Beträgt der Vergrößerungsfaktor z. B. 1,3, so beträgt die geometrische Randunschärfe für den Focus von 1 mm 0,3 mm. Es gilt die Formel $U_G = (V\text{-}1)\, F$, worin U_G die geometrische Unschärfe darstellt, V der Faktor der Vergrößerung und F die Focusgröße in Millimeter bedeuten.

Schwanken für die Fernaufnahme die geometrischen Unschärfen für den 2 mm-Focus für filmnahe und filmferne Lungendetails zwischen 0,03 und 0,3 mm, so schwanken sie für die Durchleuchtung aus 80 cm — gleiche Patientendicke vorausgesetzt — zwischen 0,3 und 1,4 mm. Viele Details liegen bei der Durchleuchtung also im Bereich der Schirmunschärfe und darüber, welche mit 0,6 mm angenommen wird.

Da beim Zusammentreffen zweier Unschärfen die kleinere nicht in der größeren untergeht, wie es MORGAN (1949) angenommen hat, sondern sich beide Unschärfen auf eine bestimmte Art addieren und zu einer Verkleinerung des Kernschattens führen (CHANTRAINE 1930, SCHOBER 1953, BÜCHNER 1954), werden dorsal gelegene Details mit einer Gesamtunschärfe von 1—2 mm dargestellt. Dies bedeutet, daß bei dem 2 mm-Focus dorsal gelegene Details von Focusgröße und darunter keinen genügend großen Kernschatten mehr aufweisen. Mit Abnahme der Focusgröße nimmt jedoch nicht nur die geometrische Unschärfe ab, sondern es nimmt auch die Zahl der Details zu, die über der Focusgröße liegen. Dies bedeutet, daß mit kleiner werdendem Focus eine Erhöhung der Detailerkennbarkeit erreicht wird. Diese theoretischen Überlegungen wurden von EVERS und SCHOBER (1955) in der Praxis überprüft. Sie stellten fest, daß die Erkennbarkeit kleinster Objekte bei der Durchleuchtung unter anderem von der Focusgröße abhängt.

δ) Verminderung der Streustrahlen

Die Qualität des Schirmbildes wird nicht nur durch die geometrische Unschärfe, sondern — in mindest eben solchem Ausmaß — auch durch die den Schirm treffende Streustrahlung bestimmt. Die Höhe des Streustrahlenanteiles des Schirmbildes wird primär durch die verwendete Röhrenspannung, durch die Dichte und den Umfang des Objektes bestimmt. Würde man z. B. bei der Durchleuchtung des Abdomens keinerlei Maßnahmen zur Verminderung der Streustrahlen ergreifen, so wäre weit über die Hälfte der Schirmhelligkeit durch Streustrahlen bedingt, und selbst ein in den Magen gegebenes Kontrastmittel wäre kaum zu erkennen.

Folgende Maßnahmen dienen zur Verminderung des Streustrahlenanteiles auf dem Leuchtschirm: Einblendung des primären Strahlenbündels durch eine röhrennahe Blende auf das benützte und möglichst klein zu haltende Bildfeld, Verringerung der Objektdicke durch Kompression, Verwendung eines Streustrahlenrasters und, wenn möglich, eine auf der Strahlenaustrittsseite schirmnah gelegene Einblendungsmöglichkeit. Letztere wird vor allem bei gezielten Aufnahmen zur Formatausblendung verwendet.

Das Arbeiten mit möglichst kleinem Feld, die sog. Kleinfeld-Durchleuchtung, trägt durch Steigerung des Kontrastes wesentlich zur Bildverbesserung bei und vermindert gleichzeitig die Strahlenbelastung.

c) Strahlenbelastung bei der Durchleuchtung

α) Strahlenbelastung des Untersuchers

Im Gegensatz zu den Personen, die einer Röntgenuntersuchung unterzogen werden, bestehen für das Röntgenpersonal und für die im Röntgenbetrieb tätigen Ärzte seit 1923 Vorschriften zur Verhütung von Strahlenschäden. Es versteht sich von selbst, daß diese Unfallverhütungsvorschriften im Laufe der Zeit mehrfach geändert wurden, da sie den neuesten Erkenntnissen über den Strahlenschutz jeweils angeglichen werden mußten. Die letzte Neufassung der Unfallverhütungsvorschriften der Berufsgenossenschaft für Gesundheitsdienst und Wohlfahrtspflege vom 1. 10. 53 sind den Empfehlungen der Londoner Kommission vom Jahre 1950 angepaßt worden. Danach beträgt die zulässige Dosis für den Gesamtkörper 0,1 r pro Woche und für Hände und Füße 1,5 r pro Woche. Im allgemeinen ist eine Strahlengefährdung nur für die Personen gegeben, die sich im Durchleuchtungsraum aufhalten, also für den durchleuchtenden Arzt und seine Mitbeobachter. Bei einer Reihe von Untersuchungen halten sich zusätzlich noch Hilfspersonen (Schwester oder Pfleger) im Durchleuchtungsraum auf. Die Röntgenassistentin selbst befindet sich fast ausschließlich in der strahlensicheren Schaltkabine oder in einem Nebenraum. Dies setzt natürlich voraus, daß die Wände des Durchleuchtungsraumes den Anforderungen des Strahlenschutzes entsprechen. Wände aus Holz, Hartfaserplatten oder Gipsdielen bilden keinen genügenden Strahlenschutz. An dieser Stelle sei auch an die Möglichkeit einer Strahlengefährdung durch die freien Ventilröhren eines Glühventil-Gleichrichters erinnert, der oft nur hinter einem lichtdichten Bretterverschlag aufgestellt ist. Unterheizte Ventile bilden dabei eine oft nicht beachtete und nicht bekannte, gefährliche Strahlenquelle.

Nach den Untersuchungen von BREUER, KRAUTZUN und VOGLER (1956) ist die Streustrahlung vor dem Durchleuchtungsschirm und hinter der Röntgenröhre am geringsten. Bei höheren Spannungen und größerem Durchleuchtungsfeld werden jedoch auch vor dem Leuchtschirm meßbare Strahlendosen, die sich um 1 mr/h bewegen, festgestellt.

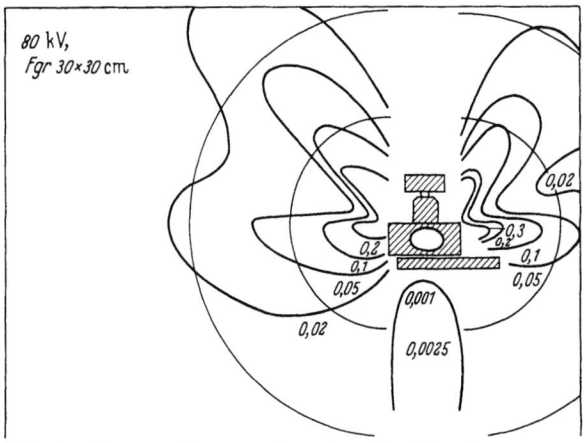

Abb. 1. Streustrahlenverteilung im Durchleuchtungsraum bei stehendem Durchleuchtungsgerät in Ansicht von oben (Horizontalschnitt). 80 kV, 3 mA, 1 mm Al-Gesamtfilterung, Feldgröße am Schirm 30×30 cm. Durchleuchtungsgerät getönt unter Aussparung des ovalen Phantoms. Schmetterlingsflügelförmige Isodosen von 0,02, 0,05, 0,1, 0,2 und 0,3 r/h. Entfernungsangabe durch Halbkreise in 1 und 2 m Abstand von der Stativkante (nach K. BREUER, K. KRAUTZUN und H. VOGLER)

Die Streustrahlung tritt seitlich des Durchleuchtungsgerätes ungehindert aus. Nach hinten zu wird der nahezu streustrahlenfreie Raum um die Röhre von einem Winkel von 45° begrenzt. Außerhalb dieses Gebietes ist die Streustrahlung am stärksten. Nach vorne zu wird sie wiederum durch den Leuchtschirm schräg begrenzt. Metallteile zu beiden Seiten der Patientenstützwand führen zu gewissen Aussparungen in dem sonst homogenen Streustrahlenfeld, so daß die gemessenen Isodosenkurven einen bogenförmigen (schmetterlingförmigen) Einschnitt aufweisen (Abb. 1).

Das Ausmaß der Streustrahlung ist bei gleicher Spannung und Durchleuchtungsstromstärke stark von der Feldgröße abhängig und umgekehrt bei gleicher Feldgröße proportional

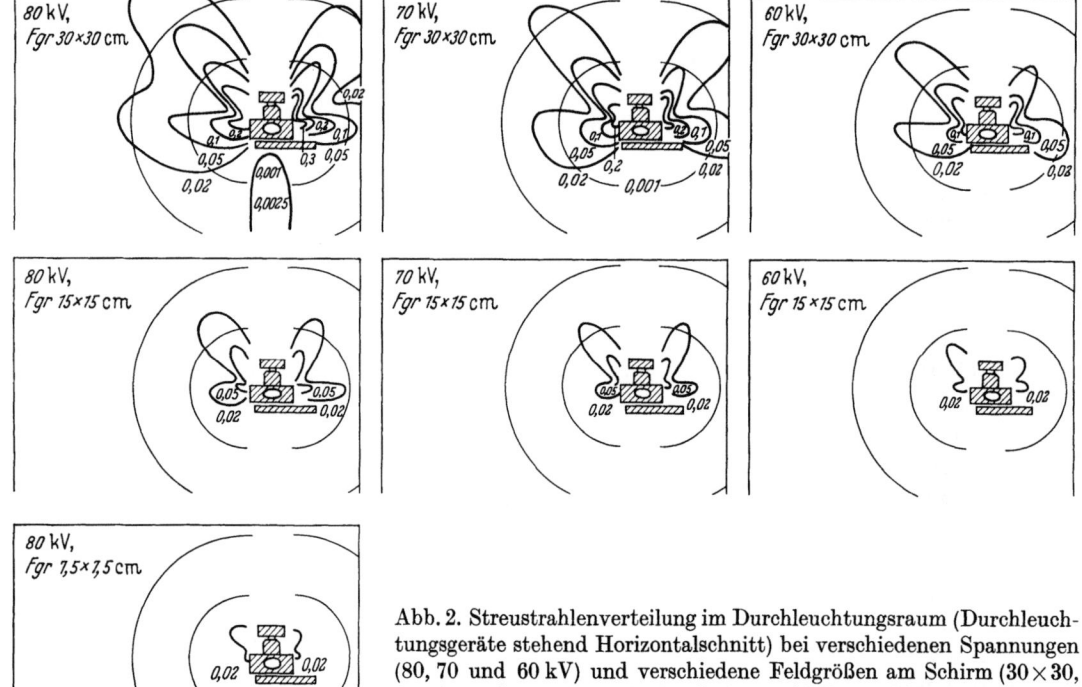

Abb. 2. Streustrahlenverteilung im Durchleuchtungsraum (Durchleuchtungsgeräte stehend Horizontalschnitt) bei verschiedenen Spannungen (80, 70 und 60 kV) und verschiedene Feldgrößen am Schirm (30×30, 15×15 und 7,5×7,5 cm); 3 mA, 1 mm Al-Gesamtfilterung. Die Isotopen geben von außen nach innen Streustrahlenwerte von 0,02, 0,05, 0,1, 0,2 und 0,3 r/h an (nach K. BREUER, K. KRAUTZUN und H. VOGLER)

der Spannung. Weiterhin ist verständlich, daß bei der Durchleuchtung eines dickeren Objektes (Abdomen des Erwachsenen) eine höhere Streustrahlung auftritt als bei kleinen Organen (Kinderlunge) (Abb. 2).

Die Verhältnisse bei Aufsicht auf das aufgestellte Gerät, wie es die Zeichnung in Abb. 3 zeigt, läßt erkennen, daß der Strahlenschutz des Untersuchers praktisch bis zum Boden reichen muß.

Am gekippten Gerät muß der nach hinten seitlich, in diesem Falle dann nach unten seitlich gerichteten starken Streustrahlung besondere Aufmerksamkeit geschenkt werden. Beim liegenden Patienten sind daher auch die Unterschenkel sowie die Füße des Untersuchers der stärksten Streustrahlung ausgesetzt, wodurch eine genügend weit nach unten reichende Schutzkleidung angezeigt ist. Die Unsitte, sich auf den Rand des horizontal gekippten Tisches zu setzen oder zu lehnen, führt zu einer starken Strahlenbelastung vor allem der Gonaden. Betrachten wir zusammenfassend das eben Gesagte, so gilt festzustellen, daß der Durchleuchter vor dem Durchleuchtungsschirm durch den unter diesem befestigten Bleischutz kaum gefährdet ist. Mitbeobachter und Personen, die neben dem Patienten stehen, sind dagegen einer wesentlich größeren Streustrahlung ausgesetzt.

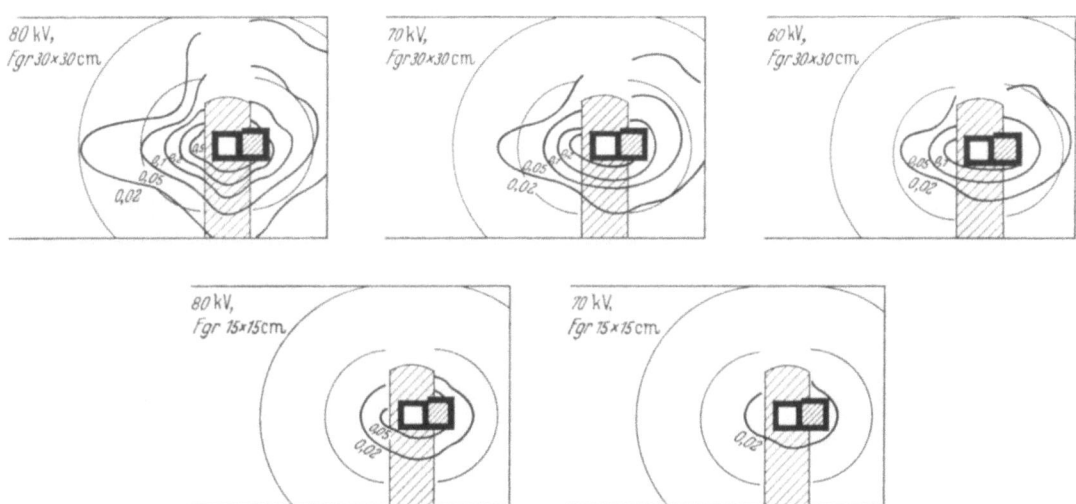

Abb. 3. Streustrahlenverteilung im Durchleuchtungsraum (Durchleuchtungsgerät stehend, Frontalschnitt) bei verschiedenen Spannungen (80, 70 und 60 kV) und verschiedenen Feldgrößen am Schirm (30×30 und 15×15 cm); 3 mA und 1 mm Al-Gesamtfilterung. Die Isodosen geben von außen nach innen Streustrahlenwerte von 0,2, 0,05, 0,1, 0,2 und 0,3 r/h an (nach K. BREUER, K. KRAUTZUN und H. VOGLER)

Die vor dem Durchleuchtungsschirm gemessene Streustrahlung und die direkt durch die Bleiglasscheibe hindurchtretende Strahlenmenge sind abhängig vom Bleigleichwert des Leuchtschirmes und von der benutzten Spannung. Jeder Leuchtschirm gewährt nur bis zu einer bestimmten Maximalspannung einen ausreichenden Schutz. Bei Erhöhung dieser Spannung, etwa durch Übergang zur Hartstrahltechnik, ist unbedingt darauf zu achten, daß auch die Bleiglasscheibe durch eine mit höherem Bleigleichwert ersetzt wird.

Einen großen Einfluß auf die Strahlengefährdung des Untersuchers hat dessen Untersuchungstechnik und Verhalten während der Durchleuchtung selbst. Das Palpieren des Abdomens mit der Hand bedeutet, daß die Hand vorn die Austrittsdosis erhält. Diese ist zwar um ein Vielfaches kleiner als die Eintrittsdosis, dennoch sollte man sich möglichst nicht dazu verleiten lassen, ohne Bleihandschuhe mit ungeschützter Hand zu palpieren. Aus Abb. 4 ist ersichtlich, wie lange die ungeschützte Hand täglich der Strahlung ausgesetzt werden kann.

Durch Verwendung von Bleihandschuhen mit einem Bleigleichwert von 0,2 mm werden diese Dosen auf etwa $^1/_{10}$ vermindert.

Es ist im allgemeinen üblich und für die räumliche Orientierung des Durchleuchters von entscheidender Wichtigkeit, durch Erfassen des Patienten an den Armen oder am Becken dessen Drehung zu kontrollieren bzw. zu veranlassen. Auch hierbei tritt, obwohl die Hand weit vom Nutzstrahlenbündel entfernt ist, eine gewisse Strahlenbelastung auf. Auch sie hängt weitgehend von der benutzten Feldgröße, von der Gesamtfilterung und von der Spannung ab. Abb. 5 läßt erkennen, wie lange „die drehende Hand" unter den verschiedenen Bedingungen der Streustrahlung ausgesetzt werden kann, bis die zur Zeit höchst zulässige tägliche Dosis von 0,25 r (1,5 r pro Woche) erreicht ist.

Neben der Streustrahlung um das Gerät selbst läßt sich auch im ganzen Durchleuchtungsraum eine von der Lage der Röhre abhängige Raumstrahlung nachweisen. Wie die Dosismessungen von Frik, Buchheim und Hürzeler (1958) ergeben haben, sind diese Dosen von der Aufstellung des Durchleuchtungsgerätes zum Raum abhängig. Die Ortsdosen bewegen sich bei einem durchschnittlichen Abstand der Ortsmeßkurve vom Röhrenfocus von 2,20 m zwischen 0,05 und 0,6 r im Monat. Während durch Spannungserhöhung und Zusatzfilterung eine Verminderung der Einfalldosis um 47 % erreicht werden kann (55 kV mit 2 mm Al gegenüber 90 kV mit 6 mm Aluminium-Filterung), nimmt die Raumstrahlung nach schräg hinten um 100 bzw. 50 % und nach schräg vorn um 67 % zu.

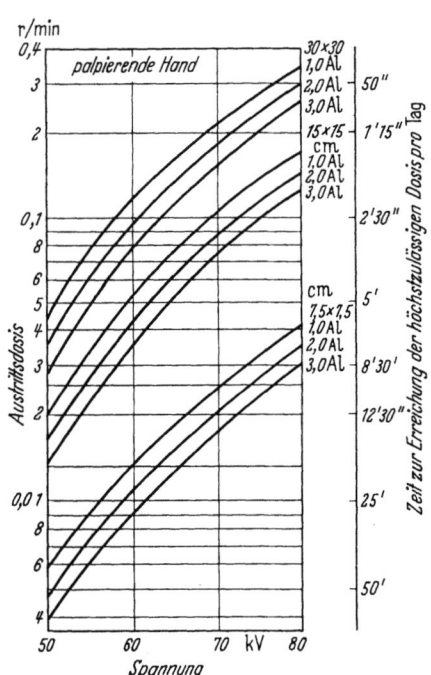

Abb. 4. Dosisbelastung der palpierenden, ungeschützten Hand bei verschiedenen Spannungen, Feldgrößen am Schirm und Gesamtfilterwerte mit Angabe der Zeit, in der die höchst zulässige Dosis pro Tag erreicht wird (nach K. Breuer, K. Krautzun und H. Vogler)

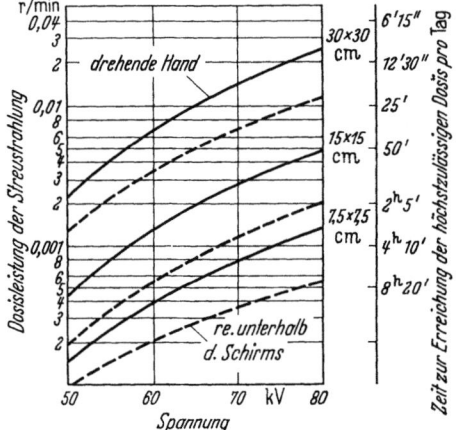

Abb. 5. Streustrahlenbelastung der „drehenden Hand" in Höhe der Hüfte des zu Durchleuchtenden und der Stelle „rechts unterhalb des Durchleuchtungsschirmes" bei verschiedenen Spannungen und Feldgrößen mit Angabe der Zeit, in der die höchst zulässige Dosis pro Tag erreicht wird (nach K. Breuer, K. Krautzun und H. Vogler)

β) Strahlenbelastung des Patienten

Jede Röntgenuntersuchung setzt eine Durchstrahlung und damit eine Strahlenbelastung des Patienten voraus. Der Abstand zwischen Focus und Oberfläche des Patienten beträgt bei der Durchleuchtung nur etwa 40 cm. Da wir aber eine Mindeststrahlendosis zur Anregung der Leuchtschirmkristalle benötigen, müssen wir das Einfallsfeld um den Betrag höher belasten, den die Strahlung beim Durchgang durch den Körper durch Schwächung verliert. Die dem Patienten verabfolgte Dosis ist in hohem Maße davon abhängig, unter welchen Bedingungen durchleuchtet wird. Während die Dosis mit Erhöhung des Röhrenstromes annähernd linear ansteigt, verhält sie sich bei Spannungsverhältnissen von 60:70: 80:90 kV wie 1:1,4:1,8:2,2.

Auch für die Strahlendosis des Patienten wirken sich die Gesamtfilterung und die Größe des Durchleuchtungsfeldes entscheidend aus. Die stärkste Schwächung der von der Röhre ausgehenden Strahlung erfahren die weichen Strahlenanteile. Durch entsprechende Filterung ist es daher möglich, das Verhältnis zwischen Eintritts- und Austrittsdosis günstig zu gestalten. Dadurch, daß sich die Dosisleistung im Bereich der Einfallfelder zwischen 10 und etwa 25 r pro Minute entsprechend der gewählten Spannung bewegt, besteht allein schon die Möglichkeit einer lokalen Hautschädigung bei längeren Durchleuchtungszeiten. Eine unnötige Verlängerung der Durchleuchtungszeit erhöht die Dosis in gleicher Weise wie eine unnötige Erhöhung der Durchleuchtungsstromstärke. Die Kenntnis dieser Verhältnisse läßt daher Schädigungen lokaler Art verhindern.

Tabelle 1. *Regionäre Strahlenbelastung bei Durchleuchtung; Hauteintrittsdosen in r/Durchleuchtungszeit in Minuten.* (Nach R. PAPE und J. ZAKOVSKY)

| Region | Altersgruppe | Errechnete Dosen | | Aus Messungen ermittelte Dosen | | | |
| | | Spital | | Ambulatorium[1] | | Spital | |
		Durch-schnittliche Dosis	Maximale Dosis	Durch-schnittliche Dosis	Maximale Dosis	Durch-schnittliche Dosis	Maximale Dosis
Thorax...	Kleinkinder	3,15/1,5	10,2/3,66	—	—	0,45/1,5	3,22/3,66
	Großkinder	4,75/1,5	15,5/3,66	—	—	0,84/1,5	5,55/3,66
	Erwachsene	10,2/2	34/6	0,8/1	11,5/6,13	1,58/2	11,8/6,33
Magen...	Kleinkinder	10,5/4	16/5,33	—	—	2,56/4	13,8/5,33
	Großkinder	18,5/4	32/5,33	—	—	2,72/4	10,7/5,33
	Erwachsene	104/6,7	336/16	4,62/2,9	34,8/5,8	10,3/6,7	96/16
Darm mit Irrigoskopie	Kleinkinder	5/2,5	6,9/3	—	—	1,05/2,5	6,66/3
	Großkinder	7,5/2,5	12/3	—	—	2,05/2,5	4,3/3
	Erwachsene	55/4	273/3	10,7/2,8	33,1/4,45	15,3/4	97/13
Appendix..	Kleinkinder	—	—	—	—	—	—
	Großkinder	2,3/0,75	10/2,5	—	—	0,75/0,75	3,34/2,5
	Erwachsene	9,6/0,75	52,5/2,5	5,4/1,05	8,1/1,9	3,9/0,75	21,4/2,5

[1] Die angegebenen Werte wurden errechnet als das Produkt der im Spital gemessenen Dosisleistung × Durchleuchtungsdauer im Ambulatorium.

Tabelle 2. *Gonadendosen bei Durchleuchtung. Die in der Tabelle angegebenen Werte bedeuten: Gonadendosis in mr/Durchleuchtungszeit in Minuten.* (Nach R. PAPE und J. ZAKOVSKY)

| Region | Altersgruppe | Männlich | | | | Weiblich | | | |
| | | Ambulatorium | | Spital | | Ambulatorium | | Spital | |
		D	M[1]	D	M[1]	D	M[1]	D	M[1]
Thorax.	Kleinkinder	—	—	1,1/1,5	7,7/3,66	—	—	0,023/1,5	0,16/3,66
	Großkinder	—	—	1,2/1,5	6,6/3,66	—	—	0,084/1,5	0,55/3,66
	Erwachsene	2,1/1	24,6	4,2/2	24/6	0,23/1	3,4/6,13	0,47/2	3,5/6,33
Magen.	Kleinkinder	—	—	4/4	8/5,3	—	—	20/4	110/5,33
	Großkinder	—	—	7/4	32/5,3	—	—	25/4	100/5,33
	Erwachsene	4,4/2,9	23/5,8	10/6,7	64/16	28/2,9	2,100/5,8	62/6,7	5,760/16
Darm mit Irrigoskopie	Kleinkinder	—	—	4,8/1,5	30/3	—	—	136/2,5	860/3
	Großkinder	—	—	6,8/2,5	18/3	—	—	291/2,5	610/3
	Erwachsene	40/2,8	85/4,45	58/4	250/13	1,250/2,8	3,900/4,45	1,790/4	11,400/13
Appendix	Kleinkinder	—	—	—	—	—	—	—	—
	Großkinder	—	—	1,5/0,75	8/2,5	—	—	84/0,75	370/2,5
	Erwachsene	5,6/1,05	14/1,9	4/0,75	18/2,5	510/1,05	1,540/1,9	370/0,75	2,040/2,5

[1] Maximalwert, errechnet als Produkt aus der größten Dosisleistung an den Gonaden und der längsten ermittelten Durchleuchtungszeit.

Eine Übersicht über die Strahlenbelastung des Untersuchten bei Routinedurchleuchtungen haben in neuerer Zeit PAPE und ZAKOVSKY (1960) gegeben. Ihre Untersuchungsergebnisse sind in Tabelle 1 und 2 wiedergegeben.

Das Hauptaugenmerk der Strahlengefährdung liegt jedoch heute auf einer ganz anderen Ebene. Es ist auf die Wirkung auf die Keimzelle gerichtet. Die Einwirkung der ionisierenden Strahlen, die auch außerhalb des Nutzstrahlenbündels durch Streustrahlung erfolgt, stellt einen Eingriff ins Kerngefüge dar. Hierdurch entstehen Veränderungen in den Zellen, die als strahlenbedingte Mutationen weitergegeben werden können. Die Höhe einer Dosis, die zu einer Strahlenschädigung der Keimzelle führt, ist nicht exakt bekannt. Die Wahrscheinlichkeit einer strahlenbedingten Mutation steigt mit der Höhe der eingestrahlten Dosis proportional an. Durch Aufhärtung der Primärstrahlung kann die an den Gonaden meßbare Dosis zwar kleiner gehalten werden, was jedoch nicht ausschließt, daß die härtere Streustrahlung jetzt an den Zellen trotz der geringeren Gesamtdosis möglicherweise eine relativ stärkere biologische Wirkung hat.

Es kann nur versucht werden, durch richtige Indikationsstellung den Patienten vor unnötigen Röntgenuntersuchungen zu bewahren. Dies dürfte auf die Dauer gesehen wohl der beste Beitrag zum Strahlenschutzproblem sein. Dort jedoch, wo durch die Röntgenuntersuchung eine Klärung erwartet werden kann, sollte ohne Bedenken die Technik durchgeführt werden, die erfahrungsgemäß zu optimalen Ergebnissen führt, auch dann, wenn der Patient damit einer etwas größeren Strahlenbelastung ausgesetzt werden muß.

γ) Schutzmaßnahmen

Die Schutzmaßnahmen, welche uns bei der Durchleuchtung zur Verfügung stehen, erstrecken sich auf Arzt, Hilfspersonal und Patient. Wie oben ausgeführt, ist der beste Strahlenschutz eine optimale Durchleuchtungstechnik. Hierzu gehören in erster Linie eine optimale Adaptation des Untersuchers und eine ausreichend gefilterte Röntgenstrahlung sowie ein Arbeiten mit kleinem Durchleuchtungsfeld.

Die Schutzmaßnahmen für den Arzt sind hinsichtlich seines Gerätes bereits von seiten der Gerätehersteller berücksichtigt worden. Sie umfassen einen ausreichenden Strahlenschutz durch die Röhrenhaube, eine zuverlässige Einblendungsmöglichkeit der Primärstrahlung sowie eine seitliche Abschirmung der Streustrahlung zum Untersucher hin, die zwischen Röhre und Rückwand des Durchleuchtungsgerätes angebracht sein muß, um bei horizontal liegendem Gerät eine Belastung der unteren Extremitäten zu vermeiden. Die Bleiglasscheibe des Durchleuchtungsschirmes muß einen „ausreichenden" Bleigleichwert besitzen, welcher der verwendeten maximalen Röhrenspannung entspricht. Weiterhin ist dafür Sorge zu tragen, daß das primäre Strahlenbündel die Abmessungen der schützenden Teile des Zielgerätes nicht überschreitet, was unter anderem durch Koppelung von Röhre und Schirm erreicht wird. Die nach unten aus dem Patienten austretende Streustrahlung wird durch einen Bleigummischutz abgefangen. Einen vollkommenen Strahlenschutz stellt jedoch die Benutzung einer Bleigummischürze noch nicht dar, da sie im allgemeinen nicht auf den Boden reicht. Dies wird erst durch Verwendung einer Strahlenschutzkanzel erreicht. Zum Schutz der palpierenden Hand stehen Bleigummi- bzw. Bleiplastikhandschuhe zur Verfügung. Letztere sind nahtlos und haben daher den Vorteil, daß bei ihnen keine Nähte aufgehen können, wie es bei den Bleihandschuhen oft anzutreffen ist, wodurch der Schutz unvollständig wird.

Zur Kontrolle der tatsächlichen Einschaltdauer der Röntgenröhre und damit dem Schutz des Patienten dienen die Durchleuchtungskontrolluhren, die mit Einschalten der Durchleuchtung anlaufen. Die Uhren sind so geschaltet, daß sie nach 10 min die Durchleuchtung abschalten, was kurz vorher durch ein Signal angezeigt wird. Dieses Abschalten bedeutet jedoch nicht, daß der Arzt die Durchleuchtung abbrechen muß. Sie ermahnt ihn aber, daß er sich langsam einer kritischen Belastung der Eintrittsfelder nähert. Die Durchleuchtungszeitangabe sagt jedoch hinsichtlich der eingestrahlten Dosis nichts Ausreichendes, so daß von verschiedenen Seiten dagegen Einwände erhoben wurden. So wurde vorgeschlagen, zur Berücksichtigung der Volumendosis ein entsprechendes Meßgerät einzubauen, das auch die Feldgröße mit erfaßt (ZIELER 1960).

Einen neuen Gesichtspunkt hat FRIK (1960) mit dem Begriff der sog. „Gesamtbelastung" zur Diskussion gestellt, wobei vor allem Wert darauf gelegt wird, daß die somatische, d. h. die unmittelbar körperliche Schädigung gegenüber der genetischen nicht vernachlässigt wird. Hierzu werden die Volumendosis und Gonadendosis je auf die mittlere natürliche Belastung bezogen, und die beiden so erhaltenen Prozentwerte ergeben nach Addition die Gesamtbelastung.

Zur Verkürzung der Durchleuchtungszeit hat FRIK eine Durchleuchtungsschaltung vorgeschlagen, die nicht mit einem Permanentschalter, sondern mit einem Momentschalter arbeitet. Die Durchleuchtung ist nur so lange eingeschaltet, als die Hand des Untersuchers den Schalter geschlossen hält und das Leuchtschirmbild bewußt beobachtet wird. Bei allen Ablenkungen des Untersuchers durch Manipulationen am Patienten oder am Gerät, während denen nicht das Leuchtschirmbild beobachtet wird, schaltet sich die Durchleuchtung nach einer Latenzzeit von etwa 20 sec automatisch ab, falls der Schalter inzwischen nicht neu betätigt wird.

Als kritische Organe, die eines besonderen Schutzes bedürfen, wurden von der internationalen Kommission für Strahlenschutz (ICRP) die Gonaden, die blutbildenden Organe und die Augenlinsen herausgestellt. Die zulässige Dosis für diese Organe wurde mit 0,1 r pro Woche festgelegt. Bei der Durchleuchtung erscheint daher die Frage nach einer Strahlenbelastung der Augen besonders aktuell. MACHERAUCH und THELEN (1959) sind diesem Problem nachgegangen und haben festgestellt, daß nur etwa 10% der Dosis, welche vor dem Leuchtschirm gemessen wurde, von der Primärstrahlung stammt, während die übrigen 90% durch Streustrahlung bedingt sind. Die Dosis vor dem Leuchtschirm ist abhängig von der Größe des Durchleuchtungsfeldes, von der angelegten Spannung sowie von der Filterung. Unter normalen Arbeitsbedingungen sind die oben genannten Wochendosen erst nach 90 Std Thoraxdurchleuchtungszeit (bei 70 kV) bzw. 60 Std Abdomendurchleuchtungszeit (bei 90 kV) erreicht.

In diesem Zusammenhang soll nochmals darauf hingewiesen werden, daß der Bleiglasschutz des Leuchtschirmes nur für eine bestimmte maximale Spannung gilt. Es kann leicht übersehen werden, daß der für die verwendete Durchleuchtungsspannung bestehende Schutz mit jeder Aufnahme, deren Spannung höher liegt (Hartstrahlaufnahme!), durchbrochen wird.

d) Grenzen und kritische Bewertung des Durchleuchtungsverfahrens

Durch die oben aufgezeigten physikalischen und physiologischen Bedingungen sind dem Durchleuchtungsverfahren Grenzen gesetzt, die allerdings durch die Durchleuchtungstechnik und die Erfahrung des einzelnen Untersuchers mehr oder weniger stark verschoben werden können.

So ist eine der häufigsten Begrenzungen des Durchleuchtungsverfahrens mangelhafte Adaptation des Untersuchers, welche die Erkennbarkeit auf dem Durchleuchtungsschirm weit mehr vermindert als alle übrigen Faktoren wie Unschärfe, Streustrahlen usw. Neben den physikalischen und physiologischen Grenzen spielen die im Objekt liegenden pathologischen und anatomischen Momente bei der Durchleuchtung eine noch größere Rolle als bei der Aufnahme. Ein Objekt ist bei der Durchleuchtung nur dann zu erkennen, wenn es bei dem gegebenen Dichteunterschied zur Umgebung eine gewisse Mindestgröße hat. Je größer der Dichteunterschied zu seiner Umgebung, desto kleiner kann das Objekt sein, um noch gesehen zu werden. So ist z. B. eine abgebrochene Nadel in den Extremitäten zu erkennen, wogegen selbst größere metalldichte Objekte im Abdomen übersehen werden können. Eine Lungenmetastase von Kirschkerngröße kann erkannt werden, wogegen ein faustgroßer Tumor im Abdomen nicht zu erkennen ist. Es gibt bestimmte Fragestellungen, die der Röntgenologe mit der Durchleuchtung allein nicht beantworten kann. Es ist z. B. nicht möglich, Lungenmetastasen, bestimmte Formen der Lungentuberkulose oder eine nicht sehr ausgeprägte Lungensilikose allein auf Grund der Durchleuchtung sicher auszuschließen.

Eine weitere Verbesserung der Durchleuchtungsergebnisse bietet die technische Entwicklung der letzten Jahre. Die elektronische Bildverstärkung, die in einem eigenen Kapitel ausführlich abgehandelt ist, führte mit ihrer erheblichen Steigerung der Bildhelligkeit einerseits zu einer besseren Erkennbarkeit und andererseits zu einer Herabsetzung der Strahlenbelastung. Hierdurch wurde, in Verbindung mit der in jüngster Zeit entwickelten Kombination mit dem Fernsehverfahren, eine Erweiterung des Anwendungsgebietes der Durchleuchtung (vor allem in der Chirurgie), erzielt. Die neueste Entwicklungstendenz geht bereits dahin, daß der Untersucher selbst gar nicht mehr im Durchleuchtungsraum ist, sondern in einer strahlensicheren Schaltkabine unadaptiert das Durchleuchtungsbild vor einem Fernsehschirm beobachtet und mit dem in einem vollautomatischen Gerät befindlichen Patienten sich über eine Wechselsprechanlage unterhält. Selbst wenn sich diese Entwicklungstendenz durchsetzen sollte, werden die Grenzen der diagnostischen Möglichkeiten auch hierbei nur in Kombination mit dem Aufnahmeverfahren — sei es die Einzelaufnahme oder der Serienfilm — erweitert werden können.

In der Röntgendiagnostik haben wir es bei der Beurteilung letzten Endes nur mit den vier Grundbegriffen der Form, der Kontur, der Struktur und der Bewegung zu tun. Hiervon sind durch das Durchleuchtungsverfahren hauptsächlich Form und Bewegung zu erfassen. Schon bei der Beurteilung der Kontur und noch mehr bei der Beurteilung der Struktur machen sich seine Grenzen entscheidend bemerkbar.

2. Allgemeine Durchleuchtungstechnik

a) Die Durchleuchtungsgeräte

α) Normal- und Universalgeräte

Die Durchleuchtungsgeräte werden ausführlich in einem eigenen Kapitel beschrieben. Es soll hier daher nur das Aufbauprinzip dargelegt werden, das bei den Durchleuchtungsgeräten heute allgemein Anwendung findet. Die Durchleuchtungsgeräte hatten ursprünglich eine gegenüber dem Patienten frei bewegliche Röhre und einen frei beweglichen Leuchtenschirm. Heute sind Röhre und Schirm miteinander gekoppelt und können bei der Durchleuchtung gegenüber dem Patienten nur gemeinsam bewegt werden. Eine Ausnahme bildet der sog. Schirmauszug, worunter eine Änderung des Abstandes Leuchtschirm—Röhre zu verstehen ist. Die Röhre bleibt hierbei an ihrem Ort, und der Schirm wird von der Röhre entfernt oder ihr genähert. Diese Bewegungsmöglichkeit des Schirmes dient gleichzeitig zur Ausführung einer Kompression. Die gemeinsame Bewegung von Röhre und Schirm gegenüber dem Patienten besteht mechanisch gesehen aus zwei Komponenten. Sie erfolgt entweder auf und ab oder seitwärts. Alle schrägen Richtungen setzen sich aus Teilkomponenten dieser Bewegungsrichtungen zusammen. Alle Bewegungen erfolgen jedoch so, daß der Schirm nur parallel zu sich selbst verschoben werden kann, und daß auch bei Änderung des Abstandes Patient—Schirm, der Abstand Röhre—Patient konstant bleibt. Die Röhre führt also nur Bewegungen innerhalb einer Ebene aus, die in festgelegtem Abstand parallel zur Stützwand liegt. Die Röhre ist so zentriert, daß Zentralstrahl und Vertikalstrahl identisch sind und durch die Schirmmitte gehen.

An allen diesen Verhältnissen darf sich bei einem Umlegen des Gerätes von der vertikalen in die horizontale Stellung und darüber hinaus in eine Kopftieflage des Patienten nichts ändern. Die Koppelung von Schirm und Röhre wurde in erster Linie aus Strahlenschutzgründen vorgenommen und erst in zweiter Linie zur Erzielung gleichbleibender bzw. reproduzierbarer Projektionsverhältnisse. Dabei wurden bewußt Untersuchungsmöglichkeiten mit schräger Projektion sowie orthodiagraphische Meßmöglichkeiten aufgegeben.

β) Spezialgeräte

Die Entwicklung von Spezialgeräten wurde unter anderem dadurch ausgelöst, daß bei der Konstruktion von Universalgeräten zwangsläufig spezielle Untersuchungsmöglichkeiten aufgegeben werden müssen. Es ist heute in dem vorliegenden Rahmen weder möglich noch von praktischem Nutzen, alle bisher bekannt gewordenen Spezialgeräte zu beschreiben. Zum Teil wurden derartige Geräte auch nur von ihrem Konstrukteur benutzt oder haben nur einige Jahre eine wenig verbreitete Verwendung erfahren. Eines der bekanntesten Spezialgeräte, welches wiederum in mehreren Ausführungsformen benutzt wurde, war der zuerst von MORITZ (1900) angegebene Orthodiagraph. Er diente zur Feststellung der absoluten Größe des Herzens und anderer Organe. Das Verfahren der Orthodiagraphie ist an anderer Stelle ausführlich beschrieben.

Bei allen Universalgeräten ist es leider nicht möglich, den Patienten in Seitenlage postero-anterior bzw. antero-posterior zu durchleuchten. Ein von POHL (1928) entwickeltes Gerät, das sog. „Omniskop", bietet diese Möglichkeit. Bei ihm steht oder liegt der Patient in einer Drehmulde, welche in einem rhönradähnlichen Gestell befestigt ist, wobei in Seitenlage des Patienten die Röhre mit dem Leuchtschirm um 90⁰ geschwenkt werden kann, so daß eine sagittale Durchleuchtung möglich wird. Die gleiche Möglichkeit bietet das von C. H. F. MÜLLER vor einigen Jahren entwickelte Durchleuchtungsgerät, das sog. „UGX" (1953). Ein nach gleichem Prinzip aufgebautes Gerät hatte ZUPPINGER schon 1950 benutzt. Der Patient ist in einer Untersuchungswanne fixiert, in welcher er mittels Motorkraft in jede nur denkbare Untersuchungslage gebracht werden kann. Ein weiteres Merkmal dieses Gerätes bildet die Tatsache, daß Röhre und Leuchtschirm im Raum feststehen, die „optische Achse" des Systems damit immer erhalten bleibt und nur der Patient bewegt wird. Eine Trochoskopie, d. h. eine sagittale Durchleuchtung des liegenden Patienten, ist mit diesen Geräten allerdings nicht möglich.

Zu den Spezialdurchleuchtungsgeräten kann auch der mit einem Spezialuntersuchungsstativ ausgerüstete Bildverstärker gezählt werden. Er wird in dieser Form vorwiegend für chirurgische Untersuchungen eingesetzt.

γ) Zusatzgeräte und Zubehör

Zusatzgeräte zur Durchleuchtung stellen vor allem solche Geräte dar, die an Stelle des Durchleuchtungsschirmes am Durchleuchtungsgerät angebracht werden. Oft werden sie zur Anfertigung spezieller Aufnahmen verwendet. So sind heute viele Durchleuchtungsgeräte mit einem Bildverstärker ausgerüstet, der an einer eigenen Aufhängung montiert, gegen den Leuchtschirm leicht ausgewechselt werden kann. Zusätzlich kann diese Einrichtung noch mit einer Film- oder Fernsehkamera gekoppelt werden. Zur Anfertigung von Röntgen-Flächenkymogrammen wurde bisher der Leuchtschirm mit dem Zielgerät gegen einen Kymographen ausgetauscht. In jüngster Zeit werden diese Kymographen jedoch mehr und mehr an eigenen Arbeitsplätzen verwendet, da die modernen Zielgeräte kaum mehr austauschbar sind. Neue Gesichtspunkte haben auch die Distanz-Kymographie gebracht (GRASSER 1958), sowie die Einführung der Kymokassetten.

Im ersten Fall befindet sich der Kymoraster nicht mehr zwischen Patient und Film, sondern wird zwischen Patient und Röhre angeordnet und im zweiten Fall wird der Kymograph in Form einer Kassette wie eine Lungenkassette in das Zielgerät gegeben.

Zur Messung der unvergrößerten Werte der Parallelprojektion auf dem Leuchtschirm dient als Zusatzgerät das Orthodiameter und zur Tiefenbestimmung das Tiefenlot. Beide sind im Kapitel über die Meßmethoden näher beschrieben.

Bei der Magen-Darmuntersuchung sind zum Schutze des Untersuchers bei der Palpation Bleigummihandschuhe, der Holzknechtsche Löffel und verschiedene andere Kompressionsmöglichkeiten (Tubusse, Luffaschwämme) nötig. Eine Möglichkeit, ohne Gefährdung des Untersuchers Hautmarkierungen anzubringen, sollte ebenfalls vorhanden sein.

b) Vorbereitung des Untersuchers

α) Adaptation

Die Adaptation ist die Anpassung der Lichtempfindlichkeit der Sehzellen an die jeweils herrschende Helligkeit bzw. Dunkelheit.

Das Sehen im Dunkeln ist hauptsächlich von der Empfindlichkeit der Netzhaut und von der Menge des einfallenden Lichtes abhängig.

Nach den Ausführungen von Weiser (1957) sind wir nie berechtigt von einer Volladaptation zu sprechen, da die Empfindlichkeit der Sehzellen im Finstern ständig eine Steigerung erfährt. Wie Schober (1957) zeigte, sind nach einer Adaptationszeit von 10 min erst 5 % der nach einer Stunde gemessenen Empfindlichkeit erreicht (Tabelle 3).

Tabelle 3. *Ungefähre durchschnittliche Empfindlichkeit der Netzhaut des menschlichen Auges in Abhängigkeit von der Dunkel-Anpassungsdauer in Prozenten der nach 1 Std erreichten Empfindlichkeit* (nach Messungen von Engelqueen, Matthes, Pies und Wendt; zit. nach M. Weiser)

	Minuten							
Dauer der Dunkelanpassung	5	10	15	20	25	30	40	60 min
Lichtempfindlichkeit für einfache Reize	2	5	25	60	80	90	95	100 %

Chantraine (1954) weist jedoch darauf hin, daß in den ersten 20 min die Empfindlichkeit um das tausendfache wächst, während sie in den nächsten 20 min nur um das fünffache zunimmt. Er schreibt wörtlich: „Eine Verbesserung des Durchleuchtungssehens ist nach 20 min bei Dunkelaufenthalt nicht mehr feststellbar." Weiterhin ist Chantraine der Ansicht, daß die Kurve, welche die Verbesserung des Dunkelsehens bei immer längeren Aufenthalt im Dunkeln wiedergibt, in keiner Weise zu der Kurve paßt, welche die Verbesserung des Dunkelsehens bei zunehmender Adaptation zeigt. Nach diesen Untersuchungen spricht nach Ansicht Chantraines vieles dafür, daß wir beim Durchleuchten meist mit dem Zapfen und nicht, wie immer angenommen, mit dem Stäbchenapparat sehen. Den Beweis hierfür erblickt Chantraine in folgenden Faktoren: Unterschied zwischen der Adaptation für die Durchleuchtung und für das Stäbchensehen, gutes Durchleuchtungssehen mit der Fovea, die stäbchenfrei ist, das Farbsehen bleibt bei der Durchleuchtung erhalten.

Die Adaptationszeit wird auch weitgehend davon bestimmt, wie hoch die Helligkeit vor Beginn der Dunkeladaptation war. Die alleinige Adaptation mittels einer Adaptationsbrille oder Sonnenbrille ermöglicht eine weniger günstige Empfindlichkeitssteigerung, als ein entsprechender Aufenthalt in einem dunklen Raum. Die obere Grenze der Empfindlichkeitszunahme dürfte dann erreicht sein, wenn ein Foveazapfen mindestens zwei Lichtquanten in der Empfindungszeit (0,1 sec) absorbiert. Diese Quantenmenge ist die Mindestmenge, um im Sehzentrum wahrgenommen zu werden.

Mit zunehmendem Alter öffnet sich die Pupille im Vergleich zum Jugendlichen nachts viel geringer als am Tage. Dies bedeutet, daß bei älteren Leuten eine wesentlich kleinere Lichtmenge in das Auge gelangt als bei jüngeren (Weiser 1957). Bekanntlich ist das Vitamin A für das Dämmerungs- und Dunkelsehen von Wichtigkeit. Solange eine ausreichende Vitaminzufuhr erfolgt und die Sehzellen ausreichend mit Vitamin A versorgt werden, ist eine zusätzliche Vitamin A-Gabe, wie Eigenversuche von Chantraine (1959) ergaben, wirkungslos. Dagegen scheint, wie Chantraine (1959) später selbst feststellte, im Alter eine gewisse Vitamin A-Hypovitaminose aufzutreten, die durch die etwas verminderte Nahrungszufuhr herbeigeführt werden dürfte. Durch Einnahme von Vitamin A konnte Chantraine an sich selbst eine eindeutige Wirkung dieses Vitamins feststellen. Die vorher beobachtete Minderung des Durchleuchtungssehens und die Verlängerung der Durchleuchtungszeit waren nach relativ kurzer Zeit wieder zur Norm zurückgekehrt. Wie die Untersuchungen von Wald (1951) zeigten, scheint sich die Vitamin A-Zufuhr nicht nur auf das Stäbchensehen auszuwirken, sondern auch die Dunkelanpassung des Zapfenapparates ist Vitamin A abhängig.

Zur Erreichung einer optimalen Adaptation ist beim Übergang vom hellen Raum in den Durchleuchtungsraum eine Mindestadaptationszeit von etwa 20 min erforderlich. Beim Übergang vom grellen Sonnenlicht ist sie noch länger (bis zu 40 min). Erst dann hat der Untersucher die Gewißheit, daß er alles getan hat, um das zu erkennen, was bei der Durchleuchtung wahrgenommen werden kann. Wird die Adaptationszeit, die gewissen individuellen Schwankungen unterliegt, verkürzt, so kann die noch mangelhafte Empfindlichkeitssteigerung in geringem Grade durch die Adaptation der Netzhautzapfen und besonders bei jugendlichen Personen durch Pupillenerweiterung ausgeglichen werden. In den meisten Fällen ist es nicht möglich die volle Adaptationszeit in einem verdunkelten Raum ununterbrochen zu verbringen. Um diese Zeit auf etwa 10 min abzukürzen, kann die Adaptation bei Verwendung sog. Adaptationsbrillen schon in hellem Raum eingeleitet werden. Ferner dienen diese Brillen dazu, die einmal erreichte Adaptation beim vorübergehenden Verlassen des Durchleuchtungsraumes weitgehend zu erhalten.

Die Adaptationsbrillen sollen lediglich Wellenlängen über 600 mμ durchlassen, da die Netzhautstäbchen für derartige Wellenlängen praktisch unempfindlich sind. Dies ist bei Brillen mit einem bestimmten Rotfilter der Fall. Leider erfüllen nicht alle benützten Rotfilter diese Forderung. Weiterhin sollen die Brillen so beschaffen sein, daß nirgends direktes oder reflektiertes Licht in das Auge gelangen kann. Die technische Lösung dieses Problems wurde früher ausschließlich dadurch erreicht, daß die relativ kleinen Brillengläser (Abb. 6a) in einem allseits abdichtenden und auf der Haut fest aufsitzenden Gehäuse gefaßt waren. Diese Brillen haben das Gesichtsfeld nicht nur beträchtlich

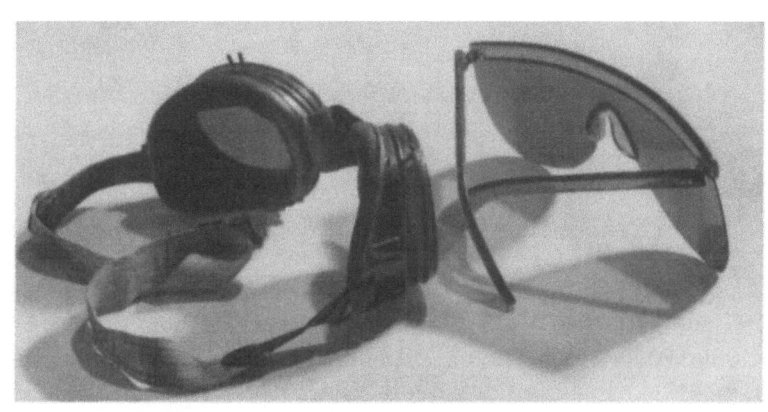

a   b

Abb. 6. a Alte Form der Adaptationsbrille. Metallrahmen mit Lederpolsterung. Hochklappbare Filterscheiben. b Neue Brillenform. Weit ausladende Filterscheibe zur Abschirmung der seitlich einfallenden Lichtstrahlen. Brille aus Kunststoff leicht zu tragen und leicht aufsetzbar (mit einer Hand)

eingeengt, sondern waren auch im Tragen unangenehm. In neuerer Zeit werden daher bequemere Adaptationsbrillen benützt, bei denen das Rotfilter so groß gewählt ist, daß es die Gesichtsfelder beider Augen allseits überragt, womit ein Lichteinfall verhindert wird. Ein Abdichten außerhalb der Gesichtsfelder ist damit unnötig geworden, wodurch die Brille im Tragen bequemer geworden ist und das Gesichtsfeld nicht mehr einengt (Abb. 6b).

Zwecks Überprüfung des Adaptationszustandes wurden von verschiedenen Seiten Tafeln, sog. Adaptometer, empfohlen, die eine Prüfung des Lichtsinnes durch ganz schwache Lichteindrücke ermöglichen. Nach Ansicht CHANTRAINES (1954) ist es jedoch unwichtig, ob man ganz schwache Lichteindrücke schon nach einer mehr oder weniger kurzen Zeit hat. Wichtig ist seiner Ansicht nach nur, daß man bei der Helligkeit des Durchleuchtungsschirmes eine gute Sehschärfe besitzt. Aus diesem Grunde hat er eine Dunkelsehprüftafel entwickelt, auf der Zahlenreihen verschiedener Größe aufgetragen sind. Mittels dieser Zahlentafel ist es möglich, den jeweiligen Adaptationszustand zu prüfen, wenn einmal festgestellt wurde, bis zu welcher Zahlenreihe bei voller Adaptation gesehen wird.

Da es sich bei diesen Prüfmethoden immer nur um eine freiwillige Kontrolle handelt, werden sie leider nur wenig benutzt. Zur Verbesserung der Durchleuchtungsergebnisse und im Hinblick auf die Strahlengefährdung des Patienten wäre jedoch gerade hier eine objektive Selbstkontrolle wichtig.

Die Erfordernisse der röntgenologischen Arbeit mit ihrem Wechsel zwischen Durchleuchtung und Filmbetrachtung bzw. Arbeiten im Dunkeln und Hellen, ließen den

Gedanken aufkommen (GRASHEY 1930), nur mit einem Auge zu adaptieren bzw. nur ein Auge adaptiert zu lassen. GRASHEY wies bereits darauf hin, daß man mit einem gut-adaptierten Auge mehr sieht, als mit zwei schlecht adaptierten. Er selbst betont aber auch, daß er mit zwei gut adaptierten Augen besser sähe, als mit einem gut adaptierten. Nach den Ausführungen von TRINCKER (1954) sind die von STECHER (1952) beschriebenen „störenden Sensationen", welche nach Freigabe des Dunkeladaptierten Auges auftreten, durch Helligkeitsnachbilder im nicht adaptierte Augen bedingt. Ferner treten Fusions-störungen auf, die zuerst von KRONBERGER (1926) beschrieben wurden. Auch treten „Sehfernen-Differenzen" zwischen den ungleich adaptierten Augen auf (GANTER 1926). Sie führen zur Wahrnehmung einer „falschen" räumlichen Tiefe, die jedoch in unserem Falle des zweidimensionalen Sehens nicht stören wird.

β) Raumbeleuchtung und Raumsicherung

Jeder Durchleuchtungsraum besitzt neben dem normalen hellen Licht eine Rotlicht-anlage. Sie ist nötig, damit der adaptierte Untersucher in den Durchleuchtungspausen die Adaptation nicht verliert und trotzdem eine ausreichende räumliche Orientierung für ihn, den Patienten und das Hilfspersonal vorhanden ist.

Es ist zweckmäßig, die Helligkeit des Rotlichtes durch Zwischenschalten eines Wider-standes variabel zu halten, damit sie den jeweiligen Bedürfnissen angepaßt werden kann. So kann ein Rotlicht, das anfangs relativ dunkel erscheint, bei zunehmender Adaptation des Untersuchers als störend empfunden werden, andererseits ist ein etwas größerer Helligkeitsgrad bei älteren Patienten oder bei bestimmten Manipulationen am Patienten (Injektion, Punktion usw.) oft erwünscht. Die Schaltung des Rotlichtes erfolgt am besten über ein Stoßrelais mit Drucktasten an mehreren Stellen (Schaltkabine, Zielgerät, Türen des Durchleuchtungsraumes).

Sämtliche Türen zum Durchleuchtungsraum sollten sowohl gegen Lichteinfall, als auch gegen unbefugtes Öffnen gesichert sein. Hierzu sind je nach örtlichen und baulichen Gegebenheiten verschiedenartige Lösungen möglich. Es ist zweifellos günstig, wenn der Schaltraum selbst verdunkelt werden kann und Rotlicht besitzt. Auch die Umkleide-kabinen sollten Weiß- und Rotlicht haben, wobei beim Öffnen der Türen zum Durch-leuchtungsraum das weiße Licht erlischt. Die Kabinentüren in den Durchleuchtungs-räumen sollten außerdem nur von diesem Raum aus geöffnet werden können, um un-beabsichtigtes Betreten des Durchleuchtungsraumes durch den Patienten auszuschließen. Das gleiche gilt für die Türen zu Nachbarräumen und zum Gang.

Es ist vielerorts üblich, die Türen zum Gang durch ein beleuchtetes Transparent mit der Aufschrift „Vorsicht Durchleuchtung" oder ähnlichen Aufschriften vor störendem Öffnen zu schützen. Einfacher und sicherer ist es jedoch, wenn diese Türen an der Außen-seite überhaupt keine Möglichkeit zum Öffnen haben. Der normale Zutritt des Patienten erfolgt durch die Umkleidekabine. Patienten im Bett oder Fahrstuhl werden ohnedies zu gegebener Zeit vom Durchleuchtungsraum aus eingelassen. Es soll auch auf die zusätzliche Möglichkeit hingewiesen werden, diese Türen durch elektromagnetische Ver-riegelung zu sperren. Diese Verriegelung kann von der Schaltkabine bzw. über den Arbeitsschalter bedient werden und innen an der Tür eine Entriegelungsmöglichkeit haben. Ist genügend Platz vorhanden, so ist es von Vorteil, wenn einer der Zugänge zum Durchleuchtungsraum als Betten- und Lichtschleuse ausgebaut ist. Dies verhindert nicht nur den Lichteinfall beim Hereinfahren des Patienten, sondern bietet diesem und dem Begleitpersonal auch eine gewisse Adaptationsmöglichkeit.

Die Schutzmaßnahmen durch Türverriegelungen und Türkontakte richten sich nicht nur gegen Lichteinfall, sondern dienen auch dem Strahlenschutz. Die Schaltung kann so vorgenommen werden, daß mit Öffnen der Tür zu einem Röntgenraum der Röntgen-apparat bzw. die Hochspannung automatisch abgeschaltet wird.

c) Vorbereitung des Patienten

α) Diätetische und medikamentöse Vorbereitung

Eine besondere Vorbereitung des Patienten ist für die Durchleuchtung im allgemeinen nicht erforderlich. Es sei denn, daß eine Untersuchung des Magen-Darmtraktes vorgenommen werden soll. Für die perorale Passage genügt im allgemeinen, daß der Patient nüchtern zur Untersuchung erscheint. Nur bei Stenosen am Magenausgang, die mit einer starken Entleerungsverzögerung einhergehen, sind weitere vorbereitende Maßnahmen angezeigt. Sie bestehen in dem Versuch, den Mageninhalt abzusaugen. Der Erfolg bei diesem Vorgehen ist jedoch nicht immer groß, da das Lumen des Magenschlauches häufig durch größere Speisereste schnell verstopft. In manchen Fällen ist es daher besser, die Magensekretion durch ein entsprechendes Medikament einzuschränken und den Patienten zwei Tage fasten zu lassen. Gelingt auch dann keine ausreichende Entleerung des Magens, so ist es zweifelsohne besser, eine gezielte Untersuchung des Magenausganges durch einen in den Magen eingeführten dünnen Gummischlauch vorzunehmen, durch den ein Einspritzen des Kontrastmittels in das Magenausgangsgebiet möglich ist (BUCHTALA 1957), als auf einen ausreichenden Breibeschlag des prästenotischen Gebietes durch das getrunkene Kontrastmittel zu warten. Zumeist ist durch die Menge des Mageninhaltes eine so starke Verdünnung eingetreten, daß kein ausreichender Kontrast erzielt wird, außerdem sind durch Speisereste die Beurteilunsmöglichkeiten wiederum eingeschränkt.

Ähnliche Schwierigkeiten können bei der Schleimhautdarstellung dann auftreten, wenn der Patient vor der Magenuntersuchung zu lange nüchtern war und dadurch sich reichlich Nüchternsekret angesammelt hat, was eine gute Benetzung der Schleimhaut mit Kontrastmittel verhindert. Besonders bei ambulanten Patienten mit langen Anfahrtszeiten, ist auf diese Tatsache zu achten.

Gelegentlich tritt während der Magenuntersuchung eine sehr flache und wenig ausgebildete Peristaltik ein bzw. sie läßt oft vollkommen nach. In diesen Fällen ist es bei unklaren und zweifelhaften Befunden empfehlenswert durch eine Injektion von 0,001 g Morphium innerhalb kurzer Zeit eine tiefgreifende Peristaltik in Gang zu bringen. Die Untersuchung des Magen-Darmkanales in Verbindung mit Pharmaka, die sog. Pharmakoradiographie, hat sich in letzter Zeit zu einem eigenen Arbeits- und Forschungsgebiet entwickelt, worüber vor allem französische Arbeiten vorliegen (PORCHER, STÖSSEL und MAINGUET 1959).

Die Verabreichung von Natriumbicarbonat zur ausreichenden Entfaltung des Magenfundus scheint uns selten erforderlich zu sein. Dagegen sei auf die Verwendung von Brausetabletten zur besseren Darstellung von Hiatushernien hingewiesen.

Die Vorbereitung des Patienten bei retrograder Dickdarmfüllung bedarf einer besonderen Aufmerksamkeit. Von einzelnen Autoren wird eine diätetische Vorbereitung des Patienten empfohlen, wobei besonders eine schlackenarme, gut verdauliche und wenig blähende Kost angeraten wird. Von anderer Seite wird dieses Vorgehen abgelehnt. Auch über die Durchführung von Reinigungseinläufen vor dem Kontrasteinlauf (am Abend und unmittelbar vor der Kontrastfüllung) sind die Ansichten geteilt. WELIN (1955) verzichtet auf eine entsprechende Vorbereitung des Patienten außerhalb der Röntgenabteilung und führt statt dessen den Reinigungseinlauf unter Verwendung von Clysotrast, unmittelbar vor dem Kontrasteinlauf selbst in der Abteilung durch.

β) Anamnestische Erhebungen

Vor jeder Röntgenuntersuchung sollte kurz mit dem Patienten gesprochen werden, um sich persönlich über die Anamnese und die Beschwerden des Patienten zu orientieren. Hierbei kann man nicht allzu selten feststellen, daß die Indikationsstellung falsch ist und daß die vorgeschlagene Untersuchung nicht zu dem gewünschten Erfolg führen wird.

Soweit möglich, läßt sich dann durch eine Rücksprache mit dem überweisenden Kollegen die Fehlindikation noch korrigieren. Auch können die Angaben des Patienten dazu führen, bei der Untersuchung besondere Gesichtspunkte zu beachten. Für den Untersucher ist es außerdem wichtig, zu erfahren, ob bei dem Patienten bereits ähnliche Röntgenuntersuchungen vorgenommen wurden und in welchen zeitlichen Abständen. Die Ergebnisse früherer Untersuchungen — wenn möglich auch die dabei angefertigten Röntgenaufnahmen — sollten vor jeder neuen Untersuchung vorliegen, auch wenn es sich um Untersuchungen anderer Körperteile und aus anderer Indikationsstellung heraus gehandelt hat (spezifische Erkrankungen und Systemerkrankungen). Die Kenntnis früherer Durchleuchtungen ist auch im Hinblick auf mögliche Hautschädigungen von großer Wichtigkeit.

γ) Somatische Inspektion

Vor jeder Röntgendurchleuchtung ist eine kurze körperliche Inspektion angezeigt. Durch sie können frühere Verletzungen und operative Eingriffe festgestellt und weiter geklärt werden. Auch lassen sich hierdurch Veränderungen erkennen, welche die Untersuchung verlängern und zu einem falschen Ergebnis führen würden, z. B. Lipom am Rücken, Skoliose, Salbenreste, Brüche, Zustand nach operativen Eingriffen wie Mamma-Amputationen usw. Bei Durchleuchtungen mit höherer Dosis, also namentlich bei Magen-Darmdurchleuchtungen, sollte man sich vorher auch von dem Zustand der Haut des Patienten überzeugen.

d) Durchleuchtungspositionen

Die topographische Anatomie der inneren Organe und die sich daraus ergebenden räumlichen Verhältnisse bei pathologischen Prozessen bedingen, daß zur röntgenologischen Befunderhebung jeweils die optimale Projektionsrichtung gesucht werden muß. Sie ist nur selten mit dem sagittalen Strahlengang identisch. Für die Erkennung der günstigsten Projektionsrichtung bietet die Durchleuchtung die beste Möglichkeit. Durch Drehung des Patienten kann aus der dorso-ventralen Durchleuchtung jede nur denkbare andere Durchleuchtungsrichtung erreicht werden. Abgesehen von der aufrechten Stellung, können optimale Darstellungen auch in mehr oder weniger starker Beugestellung mit Rotation des Rumpfes und z. B. bei der Thoraxdurchleuchtung mit den verschiedenartigsten Arm- und Schulterblattbewegungen erzielt werden. Die Untersuchung des Abdomens wird sowohl im Stehen als auch im Liegen durchgeführt. Durch diese Lageänderungen in Verbindung mit Drehung des Patienten wird bei bestimmten Organen aus physikalischen Gründen eine Änderung des Röntgenbildes erreicht, sofern frei bewegliche Gase, Flüssigkeiten oder Kontrastmittel vorhanden sind. Die Mitteilung der jeweils erforderlichen Durchleuchtungsposition ist oft nur mit längeren Umschreibungen möglich, zum Teil erfolgt sie falsch, da man sich nicht im klaren ist, wie man die Durchleuchtungsposition zu beschreiben hat. So kann man immer wieder feststellen, daß unter einer frontalen Aufnahme eine Aufnahme im sagittalen Strahlengang gemeint ist, während eine frontale Aufnahme bekanntlich eine seitliche Aufnahme ist. Im allgemeinen begnügt man sich bei Angaben über schräge Durchmesser mit zwei Bezeichnungen. Der I. schräge Durchmesser ist diejenige Stellung, bei der die rechte Schulter nach vorn zeigt, weshalb sie auch als „Fechterstellung" bezeichnet wird, während beim II. schrägen Durchmesser die linke Schulter nach vorne zeigt. Diese Stellung wird auch als „Boxerstellung" bezeichnet. Wird der Patient um 180° bei gleicher Körperhaltung gedreht, so spricht man bei dieser neuen Strahlenrichtung vom umgekehrten I. oder II. schrägen Durchmesser. Die schriftliche Festlegung dieser Positionen, insbesondere die Beschreibung zwecks Reproduktion, ist danach etwas umständlich, jedoch durchaus möglich. Die gleiche Schwierigkeit bietet sich bei der entsprechenden Beschriftung der Röntgenaufnahmen. Zur Vereinfachung der verschiedenen Durchleuchtungspositionen wurden bereits mehrere Vorschläge gemacht. So hat STECHER (1956) vorgeschlagen, alle wichtigen Durchleuchtungspositionen zu numerieren und nach der Seite zu benennen, welche dem Leuchtschirm oder dem Film anliegt. Hierbei bezeichnet er die ventrale Fläche des Körpers mit 1, die rechte Seite mit 3, die dorsale Fläche mit 5 und die linke Seite mit 7. Mit anderen Worten, die geraden Durchmesser (sagittal und frontal) trage die ungeraden Zahlen von 1—7, während die schrägen Durchmesser entsprechend der gewählten Uhrzeigerrichtung die Zahlen 2, 4, 6 und 8 erhalten. Es ergibt sich hieraus, daß die für die schrägen Durchmesser stehenden Zahlen einen Winkelbereich von etwa 80—85⁰ umfassen. Aus diesem Grunde wurde von anderer Seite (STREIL 1958) vorgeschlagen, die Durchleuchtungspositionen schon im Sinne der Stecherschen Vorschläge zu wählen, jedoch statt der Zahlen 1—8 die normale und geläufige Einteilung des Uhrzifferblattes zu wählen, wobei die ventrale Fläche mit 12 bezeichnet werden sollte. Wir glauben jedoch, daß durch Erhöhung der Stecherschen Zahlen um weitere vier das Problem noch nicht gelöst ist.

Bei den meisten der heute gebräuchlichen Durchleuchtungsgeräte ist es leider nicht möglich, den Patienten in Seitenlage im dorso-ventralen Strahlengang zu durchleuchten. Man kann den Patienten zwar in Seitenlage bringen, aber dabei nur seitlich durchleuchten. Für manche Untersuchungen mit Kontrastmittel (Magen, Duodenum, Bronchographie) wäre jedoch gerade die dorso-ventrale Durchleuchtung in Seitenlage erwünscht. Diese Durchleuchtungsrichtung ist z. B. mit dem „Omniskop" (POHL, Kiel) und mit dem „UG X", siehe S. 71 (C. H. F. MÜLLER) möglich. Bei den üblichen Durchleuchtungsgeräten kann man sich dadurch helfen, daß man einen Beistelltisch quer vor die Stützwand des Gerätes stellt, der zweckmäßigerweise so konstruiert ist, daß er um seine quere Achse gekippt werden kann. Der Patient ist dann auch leicht in Kopftieflage zu bringen.

3. Spezielle Durchleuchtungstechnik

a) Nativdurchleuchtung

Unter Nativdurchleuchtung versteht man eine Durchleuchtung ohne Verwendung von Kontrastmittel. Sie erfolgt am häufigsten als Thoraxdurchleuchtung und als sog. Abdomenleerdurchleuchtung. Von der Nativdurchleuchtung braucht aber kein Körperabschnitt ausgeschlossen werden, vorausgesetzt, daß hierzu eine ausreichende Indikation vorliegt.

α) Schädel

Die Durchleuchtung des Schädels wird nicht vorgenommen, um sich über zweifelhafte Knochenbefunde zu informieren. Eine Indikation stellt dagegen die Beurteilung des Luftgehaltes der Nasennebenhöhlen dar. Es wurde sogar schon angeregt, bei jeder Thoraxdurchleuchtung eine orientierende Durchleuchtung der Nasennebenhöhlen mit vorzunehmen, wie man bei einer Magen-Darmdurchleuchtung auch eine orientierende Durchleuchtung der Lunge verlangt. In wenigen Augenblicken kann die Strahlendurchlässigkeit der Stirn- und Oberkieferhöhlen beurteilt werden, zumal durch geringe Kopfbewegungen im Sinne einer Beugung des Kopfes nach vorn oder hinten eine gute Beurteilungsmöglichkeit bei verschiedenen Projektionen möglich ist. Das hierbei gewonnene Ergebnis läßt sich sodann mit einigen gezielten Aufnahmen festhalten. Eine weitere Indikation für die Durchleuchtung des Schädels ist bei der Markierung der Sella turcica für nachfolgende therapeutische Eingriffe an der Hypophyse und bei der Lokalisation von Fremdkörpern oder Defekten in der Kalotte oder in der Galea gegeben. Hierbei stellt die Durchleuchtung zusätzlich eine Einstellhilfe für gezielte tangentiale Aufnahmen dar.

β) Wirbelsäule

Die Lage der Wirbelsäule läßt bei der Durchleuchtung eine gewisse Beurteilung nur im sagittalen und im halbschrägen Strahlengang zu. Meist handelt es sich dabei nur um die Lokalisation relativ stark schattengebender Gebilde in Nähe der Wirbelsäule. Der

Nachweis von Knochenveränderungen ist nicht Aufgabe einer Durchleuchtung. Routinemäßig wird die Durchleuchtung der Wirbelsäule eigentlich nur zur exakten Einstellung
der Foramina intervertebralia der Halswirbelsäule und zur gezielten Aufnahme des
Atlanto-Axialgelenkes durchgeführt.

γ) Thorax

Die Thorax- bzw. Lungendurchleuchtung ist die am häufigsten durchgeführte Durchleuchtung überhaupt. Sie ist im Lungen- und Herzkapitel ausführlich beschrieben.
Hier sollen nur einige grundlegende Ausführungen erfolgen. Die Untersuchung muß
planvoll und nach einem bestimmten Schema erfolgen, damit keine pathologischen Veränderungen übersehen werden. Über die Reihenfolge des Untersuchungsganges bestehen
keine allgemeinen Regeln. Nur ist es empfehlenswert, daß sich jeder Untersucher eine
bestimmte planmäßige Technik aneignet. Es ist sicherlich günstig, sich zuerst einen
vergleichenden Überblick über die Strahlendurchlässigkeit der ganzen Lunge zu ver-
schaffen und dann mit stark eingeblendetem Durchleuchtungsfeld die Lunge systematisch
abzusuchen. Die Untersuchung kann mit der Prüfung der Zwerchfellbeweglichkeit einer
und dann der anderen Seite beginnen, wobei auch ein Schnupfversuch routinemäßig
vorgenommen werden sollte, um eine paradoxe Zwerchfellbeweglichkeit nicht zu übersehen. Man steigt dann auf der einen Seite langsam bis zur entsprechenden Lungenspitze auf
und fährt über die Spitze der Gegenseite wiederum zum Zwerchfell der anderen Seite.
Hierbei darf natürlich nicht vergessen werden, ausgiebig von der Möglichkeit der räumlichen Orientierung durch fortlaufendes Drehen des Patienten Gebrauch zu machen.
Die anatomischen Verhältnisse der Lunge erlauben durch die hierbei auftretenden Veränderungen der Strahlendurchlässigkeit einen weitgehenden Nachweis pathologischer
Prozesse, ohne daß eine zusätzliche Kontrastmittelanwendung nötig wird. Die sorgfältige anatomisch-topographische Lokalisation pathologischer Prozesse in bezug auf
deren intrapulmonale, extrapulmonale oder extrathorakale Lage ist eine entscheidend
wichtige Aufgabe der Durchleuchtung. Dies ist zum Teil durch die fließende Rotation
oder durch zusätzliche Hilfe des Patienten, indem er zu spezieller Atemtechnik angehalten
wird, möglich.

Die Beurteilung des Mediastinums und der hier gelegenen Organe ist gleich bedeu-
tungsvoll. Es handelt sich in erster Linie um das Herz. Zwar bleibt uns bei der Nativdurchleuchtung eine Beurteilung seiner Innenräume versagt, doch vermögen wir seine
Gesamtgröße, die Größe einzelner Abschnitte auf Grund typischer Formveränderungen
sowie seine Aktion wenigstens im Groben zu beurteilen. Auch die herznahen großen
Gefäße stellen sich hinreichend schattendicht und mehr oder weniger abgrenzbar dar.
Die etwas schwierige Abgrenzung des Herzens vom Gefäßsystem ist infolge der unter
Durchleuchtung erkennbaren Bewegungsvorgänge besser möglich als auf Röntgenaufnahmen, zumal auch hier die wechselnde Durchleuchtungsrichtung zur Beurteilung
beiträgt.

Ein weiteres wichtiges Anwendungsgebiet der Durchleuchtung des Thorax stellt die
Analyse der weiteren Mediastinalorgane dar. Sie soll Aufschluß geben über eine eventuelle Vergrößerung der Schilddrüse, besonders bei substernalem Wachstum, eine Einengung oder Verlagerung der Trachea und des Oesophagus sowie zur Abklärung von
raumfordernden Prozessen beitragen. Ohne zusätzliche Anwendung von Kontrastmittel
(Oesophaguspassage und Kymogramm, Pneumomediastinum) ist eine Mediastinal-
analyse jedoch unvollständig.

δ) Abdomen

Die Leerdurchleuchtung des Abdomens ist vorwiegend chirurgischen Fragestellungen
vorbehalten. Neben der Frage nach einem Ileus oder einer Perforation am Magen-
Darmtrakt handelt es sich auch häufig um die weitere Untersuchung unklarer Bauch-
befunde, etwa eines subphrenischen Abscesses. Die Leitsymptome des letzten sind der

Zwerchfellhochstand mit Ruhigstellung und eine subphrenische Gasansammlung eventuell mit Spiegelbildung. Freie Luft wird bei einer Perforation des Magen-Darmtraktes unter dem Zwerchfell beobachtet. Beim Ileus ist die Ruhigstellung des Darmes und der Meteorismus oft das erste Symptom. Später sieht man die für den Darmverschluß typischen stehenden Schlingen mit Spiegelbildungen. Bei der Leerdurchleuchtung des Abdomens, die jeder Magen-Darmpassage vorausgehen sollte, um Kontrastmittelreste einer vorangegangenen Untersuchung auszuschließen, ist auch eine Beurteilung der Größe der Leber und der Milz möglich. Prinzipiell sollte bei jeder Abdomenleerdurchleuchtung auch eine orientierende Lungendurchleuchtung vorgenommen werden, um pathologische Veränderungen in den basalen Lungenpartien (basale Atelektasen, Pneumonien, Ergüsse) zu erfassen, welche klinisch abdominelle Erkrankungen vortäuschen oder reflektorisch vom Abdomen her ausgelöst werden können. Die Durchleuchtung des Abdomens zum Nachweis oder Ausschluß von verschluckten Fremdkörpern sollte nur unter größtem Vorbehalt vorgenommen werden. Nur zu leicht können kleine Fremdkörper übersehen werden. Die endgültige Beurteilung bleibt den Aufnahmen vorbehalten, denn selbst mehrere verschluckte Stecknadeln, kleine Nägel oder andere dünne metalldichte Objekte sind auch bei guter Adaptation im Abdomen häufig nicht zu erkennen.

ε) Extremitäten

Durchleuchtungen an den Extremitäten werden nur selten ausgeführt. Die Bildverstärkerröhren haben die Indikation zur Durchleuchtung in neuerer Zeit allerdings erweitert. Abgesehen von der Kontrastmitteldarstellung der Gefäße und Gelenke werden derartige Untersuchungen zur Lokalisation von Fremdkörpern, Drahtnähten und Knochennägel oder zur Einstellung spezieller Knochenaufnahmen vorgenommen, wenn diese blind schwer einstellbar sind. Dies ist manchmal der Fall bei Stellungskontrollen von Frakturen und Luxationen, besonders wenn ein Gipsverband angelegt ist.

Auch zur Abklärung einer fraglichen Pseudarthrose oder Ankylose ist gelegentlich eine Extremitätendurchleuchtung wertvoll.

b) Durchleuchtung unter Verwendung von Kontrastmittel

α) Schädel

Am Schädel werden praktisch keine Durchleuchtungen in Verbindung mit Kontrastmitteln vorgenommen. Eine Ausnahme bildet lediglich die gezielte Einstellung der kontrastmittelgefüllten Oberkieferhöhlen sowie die Beobachtung und gezielte Einstellung bei der Encephalographie.

β) Wirbelsäule

Die röntgenologische Darstellung des Rückenmarkskanales, die Myelographie, wird zum Teil gezielt, zum Teil blind, d. h. ohne Durchleuchtung ausgeführt. Das durch suboccipitale oder lumbale Punktion instillierte Kontrastmittel wird bei langsamer Lageänderung des Patienten verfolgt, um pathologische Veränderungen im Rückenmarkskanal zu erkennen. Durch Schaukelbewegungen des Gerätes ist ein Auf- oder Abwärtsfließenlassen des Kontrastmittels möglich. Dies besonders dann, wenn ein glatter Abfluß des Kontrastmittels erfolgte und bei der ersten Passage kein pathologischer Befund zu erkennen war. Auf diese Weise können die Bewegungen des Kontrastmittels im Duralsack bei jeder Lage des Patienten kontrolliert werden. Neben Kontrastmitteln die vom Körper nicht resorbiert werden und sowohl suboccipital wie auch lumbal instilliert werden, ist es auch möglich, im Bereich der Lendenwirbelsäule wäßrige Kontrastmittel zu verwenden, um den lumbalen Abschnitt des Rückenmarkskanales darzustellen. Infolge der relativ raschen Resorption dieser Kontrastmittel wird häufig auf eine Durchleuchtung verzichtet und es werden lediglich Aufnahmen in typischen Aufnahmerichtungen angefertigt.

γ) Thorax

Die häufigste Kontrastmittelanwendung im Thoraxraum dient zweifellos zur Darstellung des Oesophagus und seiner Passageverhältnisse. Sie wird bei der Untersuchung des Magens routinemäßig durchgeführt, hat aber auch ihre eigene Indikationsstellung. Hierzu zählen die Beurteilung von Passagehindernissen am Oesophagus selbst, sowie die Beeinflussung des Oesophagus durch Prozesse der Mediastinalorgane. Zur Differentialdiagnose ist hierbei die Anfertigung eines Oesophaguskymogramms (STRNAD und KRAUS 1953) erforderlich. Zwecks Darstellung der Oesophagusveränderungen selbst wird Bariumbrei in verschiedener Konsistenz benützt. Zur Prüfung der Passage sind Barium-Kapseln in verschiedenen Größen im Handel. Diese Kapseln lösen sich in der Speiseröhre nach 5—10 min auf, so daß das Hindernis, das die Kapseln sonst darstellen würden, wieder verschwindet.

Eine weitere häufig durchgeführte Kontrastmitteluntersuchung im Bereich des Thorax ist die Bronchographie. Sie wird teils in Lokalanaesthesie, teils in Verbindung mit der Bronchoskopie in Intubationsnarkose durchgeführt. Beide Vorgehen haben ihre Vor- und Nachteile; einen Nachteil erblicken wir bei der Bronchographie in Vollnarkose darin, daß durch die Bewegungsunfähigkeit des Patienten die Darstellung aller Bronchialwege nicht immer im ausreichendem Maße möglich ist. Aus gleichem Grund stößt die Anfertigung einer seitlichen Aufnahme auf Schwierigkeiten. Bei der Bronchographie in Lokalanaesthesie beginnen die Schwierigkeiten schon bei der Anaesthesie selbst und bei der Einführung des Katheters. Auf nähere Einzelheiten der Technik, sowie auf die Frage nach dem geeigneten Kontrastmittel kann leider nicht eingegangen werden. Wir möchten auf das entsprechende Kapitel in Band IX hinweisen.

Bei der selektiven Lungenarteriographie wird das Einbringen des Katheters in eine bestimmte Segmentarterie ebenfalls unter Durchleuchtungskontrolle vorgenommen. Die relativ langsame Ausbreitung des injizierten Kontrastmittels zur Peripherie hin hat den Vorteil, daß die Aufnahmen am Durchleuchtungsgerät gezielt angefertigt werden können.

Bei der Angiokardiographie wird nur so lange unter Durchleuchtungskontrolle gearbeitet, bis die Katheterspitze die gewünschte Lage erreicht hat. Eine Beobachtung des Füllungsvorganges ist nur dann möglich, wenn Aufnahmeserie und Durchleuchtung völlig voneinander getrennt sind und sich gegenseitig nicht ausschließen. Dies ist z. B. bei der Angiokardiographie mittels des Schirmbildverfahrens der Fall, wie es JANKER ausführt, oder bei Verwendung eines Bildverstärkers, wo Beobachtungsoptik und Kamera getrennt sind.

δ) Abdomen

Im Bereich des Abdomens ist das Hauptanwendungsgebiet zweifelsohne der Magen-Darmkanal, entweder durch die perorale Breigabe oder im Bereich des Colons durch die Irrigoskopie. Sowohl bei der Magenuntersuchung als auch vor allem bei der Kontrastmitteluntersuchung des Dickdarmes kommt neben dem Kontrastbrei der Luft als Kontrastmittel eine besondere Bedeutung zu.

Bei der Untersuchung der Gallenwege und Gallenblase wird die Durchleuchtung meist nur ergänzend angewandt, wenn es gilt, die optimale Projektionsrichtung zu finden oder eine dosierte Kompression anzuwenden. Zur Beurteilung postoperativer Zustandsbilder werden die Gallenwege unter Durchleuchtung auf Durchgängigkeit geprüft, so lange eine Drainage in den Gallenwegen liegt.

In der urologischen Röntgendiagnostik wird das Durchleuchtungsverfahren bei der Pyeloskopie, Cystographie und Urethrographie angewandt, da es gegenüber der „blinden" Darstellung durch die Aufnahme allein, abgesehen von der optimalen Einstellung und Projektion, auch den Vorteil der Beobachtung von Bewegungs- und Kontraktionszuständen bietet.

Bei gezielten Gefäßdarstellungen durch Vorschieben eines Katheters von der A. femoralis aus wird ebenfalls von der Durchleuchtung Gebrauch gemacht.

ε) Extremitäten

An den Extremitäten wird die Arthrographie oft unter Durchleuchtungskontrolle vorgenommen. Dies geschieht besonders gern bei der Darstellung der Hüftgelenke bei kongenitalen Dysplasien und Luxationen wie sie im Kindesalter häufig festgestellt werden. Hierbei können einmal die Ursachen für nicht reponible Luxationen erkannt werden, zum anderen kann auch der Erfolg des Repositionsmanövers beurteilt werden.

ζ) Fistelfüllungen

Die Darstellung von Fisteln ist am erfolgreichsten unter Durchleuchtungskontrolle. Hierbei kann nicht nur das langsam einfließende Kontrastmittel verfolgt werden, sondern auch die räumliche Ausdehnung und die Richtung der Fistel sind besser beurteilbar. Die Röntgenaufnahmen werden in geeigneter Position angefertigt. Dies gilt sowohl für die Fisteldarstellung an den Extremitäten als auch im Bereich des Rumpfes. Die Fisteln im Bereich des Thorax sind oft reich verzweigt und auf Aufnahmen allein nicht immer ausreichend deutbar, besonders wenn es zu klären gilt, ob nur eine äußere oder auch eine innere Fistel vorliegt.

η) Gefäßdarstellungen

Durchleuchtung und arterielle Gefäßdarstellung schließen sich im allgemeinen aus, da die arteriellen Füllungsvorgänge so rasch erfolgen, daß wir sie mit Durchleuchtung und gezielten Einzelaufnahmen nur schlecht erfassen können.

Bei der Kontrastmitteldarstellung im arteriellen Gefäßsystem wird die Durchleuchtung eigentlich nur benutzt, um die Lage eines im Gefäß vorgeschobenen Katheters zu kontrollieren. Die Durchleuchtung erfolgt hierbei häufig mit dem Bildverstärker.

Bei der Venendarstellung ist die Durchleuchtung dagegen von Vorteil. Hier erfolgt kein so rascher Abfluß des Kontrastmittels. Das Auge kann daher den Abfluß des Kontrastmittels und Unterbrechungen im Kontrastmittelfluß erkennen. Wenn diese länger bestehen bleiben, können sie durch entsprechende Aufnahmen festgehalten werden. Ähnlich wie bei der Venographie kann auch die Auffüllung des Pfortadersystems unter der Durchleuchtung beobachtet werden.

4. Durchleuchtung im Operationssaal und am Krankenbett

Die speziellen Erfordernisse einer chirurgischen Abteilung bedingen auch eine Anpassung der röntgendiagnostischen Maßnahmen an den Operationsbetrieb. Die älteste Anwendung der Röntgenologie in dieser Richtung ist die Durchleuchtung bei der Fremdkörperentfernung. So nimmt es nicht Wunder, daß wir in den alten Lehrbüchern der Radiologie häufig auf Abbildungen stoßen, auf denen ein derartiger Vorgang dargestellt ist. Die Schwierigkeiten sind hieraus ebenfalls sehr gut zu entnehmen. Der Operateur war meistens auch gleichzeitig Durchleuchter. Es wurde so lange und so intensiv durchleuchtet, bis sich der Operateur ausreichend orientiert hatte. Die Folgen dieses Vorgehens waren oft ausgedehnte Röntgenschäden sowohl des Patienten wie auch des Operateurs. Durch Fremdkörperlokalisationsgeräte versuchte man diese Schädigungen zu vermeiden. Derartige Geräte wurden bei vielen Splitterentfernungen im Krieg verwendet. Infolge der großen Zahl der Operationen mit negativem Ausgang wandte man sich dann den elektrischen Suchgeräten zu.

Die in den letzten beiden Jahrzehnten in zunehmendem Maße zur Anwendung kommende geschlossene operative Knochennagelung bedient sich ebenfalls der Durchleuchtung. Schwierigkeiten bei der Einrichtung der Frakturen führten auch hier gelegentlich zu langen Durchleuchtungszeiten. Die Überschreitung der geltenden Vorschriften (Aufnahmestrom statt Durchleuchtungsstrom, fehlende Einblendung des Strahlenbündels) und die Verwendung des Kryptoskops, das in seiner Konstruktion a fangs unvollkommen war, hatten auch hier Strahlenschäden zur Folge. Durch die Entwicklung des *Bildverstärkers* ist eine entscheidende Verbesserung eingetreten. Sie besteht in einer ganz wesentlichen Verminderung der Strahlendosis. Ein weiterer Fortschritt ist die feste Verbindung von Röhre und Bildverstärker einschließlich der exakten Einblendung des Durchleuchtungsfeldes auf die Größe des Bildschirmes, so daß der Durchleuchter nicht mehr von primären Strahlen getroffen wird. Der Bildverstärker hat den tragbaren Durchleuchtungsschirm im Operationssaal mit Recht verdrängt. Mit seiner Hilfe ist es auch möglich, die intraoperative Cholangiographie besser und sicherer durchzuführen und gezielt eingestellte Aufnahmen anzufertigen. Sehr häufig findet der Bildverstärker auch dort Anwendung, wo man sonst nur selten durchleuchten würde, z. B. bei der unblutigen Reposition von Frakturen in der Peripherie der Extremitäten.

Durchleuchtungen am Krankenbett werden manchmal bei schwerkranken Patienten ausgeführt. Sie sind auch bei Anwendung des Bildverstärkers mit Schwierigkeiten verbunden. Dies liegt zum Teil an der Bewegungsunfähigkeit des Patienten, zum Teil liegt es an der Konstruktion der Durchleuchtungsgeräte oder des Bettes. Die Verwendung des Bildverstärkers bei der postoperativen Lungendurchleuchtung im Bett ist außerdem wegen des relativ kleinen Bildfeldes schwierig. Es werden daher auch heute noch fahrbare Halbwellenapparate zur Durchleuchtung benutzt. Das erschwerte Arbeiten am Bett bedingt häufig ein weites Öffnen der Blenden und damit ein gewisses Gefahrenmoment. Die Durchleuchtung beim Schwerkranken kann daher nur als Notbehelf betrachtet werden.

Literatur

BREUER, K., K. KRAUTZUN u. H. VOGLER: Strahlengefährdung des Röntgenpersonals bei der Durchleuchtungsarbeit. Fortschr. Röntgenstr. 84, 223—230 (1956).

BÜCHNER, H.: Direkte Röntgenvergrößerung und Normalaufnahme. Fortschr. Röntgenstr. 80, 71, 502 (1954).

BUCHTALA, V.: Die Schleimhautdiagnostik der Magenausgangsstenosen durch Sondenuntersuchung. Fortschr. Röntgenstr. 87, 326—334 (1957).

CHANTRAINE, H.: Über den Verstärkungsschirm bei Lungenaufnahmen. Fortschr. Röntgenstr. 42, 108 (1930).

— Stäbchen-Sehen oder Zäpfchen-Sehen bei der Durchleuchtung. Über eine Prüftafel für das Durchleuchtungssehen. Fortschr. Röntgenstr. 81, 211 (1954).

— Vitamin A und Durchleuchtungssehen. Röntgenblätter 12, 91 (1959).

CZEPA, A.: Beiträge zur Röntgendiagnostik der Appendix. Fortschr. Röntgenstr. 36, 60 (1927).

EVERS, E., u. H. SCHOBER: Über den Einfluß der Fokusgröße auf die Detailerkennbarkeit kleinster Objekte. I. Durchleuchtung. Röntgenblätter 8, 68 (1955).

FRIK, W.: Detailerkennbarkeit und Dosis bei der Röntgendurchleuchtung. Heidelberg: Dr. A. Hüthig 1959.

— Gesamtbelastung als Maß für die Strahlengefährdung in der Röntgendiagnostik. Röntgenblätter 13, 166—172 (1960).

GANTER, G.: Über ein einfaches Adaptationsverfahren für Röntgenzwecke. Münch. med. Wschr. 1926, 1917.

GRASHEY, R.: Über einäugige Dunkeladaptation. Röntgenpraxis 2, 47 (1930).

GRASSER, H.: Distanz-Kymographie. Röntgenblätter 11, 1—4 (1958).

KRONENBERGER, P.: Empfindungszeit der hell- und dunkeladaptierten Augen. Pflügers Arch. ges. Physiol. 211, 454—484 (1926).

MACHERAUCH, E., u. P. O. THELEN: Strahlenbelastung der Augen des Röntgenologen bei Thorax- und Magendurchleuchtungen. Fortschr. Röntgenstr. 91, 125 (1959).

MORGAN,: An analysis of the physical factors controlling the diagnostic quality of roentgen images. Amer. J. Roentgenol. 62, 870 (1949).

PAPE, R., u. J. ZAKOVSKY: Die Strahlenbelastung des Untersuchten bei Routinedurchleuchtungen. Fortschr. Röntgenstr. 92, 543—561 (1960).

PORCHER, P., H.-U. STÖSSEL u. P. MAINGUET: Klinische Radiologie des Magens und des Zwölffingerdarms. Stuttgart: Georg Thieme 1959.

SCHOBER, H.: Die klinische Bedeutung der Feinstfokusröhre. Röntgenblätter 6, 101 (1953).

— Das Sehen, Bd. 2. Leipzig: Fachbuchverlag 1954.

STECHER, W.: Vorschlag für eine internationale Bezeichnung der Röntgenaufnahmen und Durchleuchtungspositionen am Rumpf. Fortschr. Röntgenstr. 85, 620 (1956).

— Verschiedene Bezeichnungen für gleiche Durchleuchtungs- und Aufnahmepositionen des Rumpfes. Fortschr. Röntgenstr. 90, 499 (1959).

STREIL, W.: Stellungnahme zum Vorschlag für eine internationale Bezeichnung der Aufnahme- und Durchleuchtungspositionen des Rumpfes von Stecher. Fortschr. Röntgenstr. 89, 369 (1958).

STRNAD, F., u. R. KRAUS: Zur röntgenologischen Differentialdiagnostik im unteren Mediastinum. Z. Laryng. Rhinol. 32, 543 (1953).

TRINCKER, D.: Über die monokulare Adaptation für röntgenologische Zwecke. Fortschr. Röntgenstr. 80, 655 (1954).

WALD, G.: Chemistry of rod vision. Science 113, 287—291 (1951).

WEISER, M.: Dunkel-Adaptation und Iris-Alterung. Röntgenblätter 10, 16 (1957).

WELIN, S.: Zur Darstellung der Colonpolypen mit der Doppelkontrastmethode. Fortschr. Röntgenstr. 82, 341 (1955).

ZIELER, E.: Messung der Strahlenbelastung von Patienten in der Röntgendiagnostik. Fortschr. Röntgenstr. 92, 211—216 (1960).

II. Röntgenaufnahmetechnik

Von

H. Büchner und G. Viehweger

Mit 11 Abbildungen

1. Allgemeine Gesichtspunkte

a) Indikationsstellung

Die Indikation zur Röntgenaufnahme ist überall dort gegeben, wo man auf Grund des klinischen Befundes zu der Ansicht gelangt, daß der ihm zugrunde liegende pathologische Prozeß zu röntgenologisch faßbaren Veränderungen geführt haben kann. Dies trifft sowohl für röntgenologisch nachweisbare Veränderungen am Knochen als auch an den Weichteilen zu. Im Vergleich zur Durchleuchtung stellt die Röntgenaufnahme das röntgendiagnostische Verfahren dar, das einerseits mit einer größeren finanziellen Belastung verbunden ist, zum anderen aber hinsichtlich der Darstellbarkeit pathologischer Veränderungen, sofern sie die Struktur betreffen, der Durchleuchtung eindeutig überlegen ist. Handelt es sich jedoch mehr um eine funktionelle Beurteilung und spielen Bewegungsvorgänge eine Rolle, so kann die Röntgenaufnahme die Beobachtungsmöglichkeiten während der Durchleuchtung in vielen Fällen nur bis zu einem bestimmten Maß ersetzen oder ergänzen (Serienaufnahmetechnik, Röntgenkinofilm, Röntgenkymographie). Die Röntgenaufnahme stellt in ihrer Objektivität auch gleichzeitig ein wichtiges Dokument dar. Jeder Sachkundige ist sich darüber im klaren, daß die Leistungsfähigkeit der Methode jedoch begrenzt ist, auch dann, wenn sie unter optimalen Bedingungen vorgenommen wurde.

Obwohl die obigen Ausführungen sehr allgemein gehalten sind, möchten wir dennoch keiner kritiklosen Röntgenindikation das Wort reden. Es soll damit zum Ausdruck gebracht werden, daß man die Indikation zur Röntgenaufnahme nicht allein von der Dauer der subjektiven Beschwerden oder von finanziellen Gründen abhängig machen kann. Weiterhin kann man auch nicht immer erwarten, daß auf Grund der klinischen Erfahrung nur solche Patienten zur Röntgenaufnahme kommen, bei denen tatsächlich ein entsprechend pathologischer Befund nachgewiesen werden kann.

Neben der Indikation zum Nachweis einer pathologischen Veränderung besteht eine Indikation auch dann zu Recht, wenn mit der Röntgenaufnahme eine pathologische Veränderung ausgeschlossen werden soll. Dies gilt heutzutage ganz besonders bei der Rentenbegutachtung. Jede noch so kleine Verletzung, für die möglicherweise ein anderer verantwortlich gemacht werden kann, wird heutzutage in einer großen Zahl von Fällen zu einem Haftpflichtfall oder Rentenbegehren erweitert. Zur Objektivierung des Befundes muß daher oft die Röntgenaufnahme herangezogen werden.

In das Gebiet der nicht klinischen Indikation gehört die routinemäßige Anfertigung von Lungenaufnahmen im Groß- oder Kleinformat bei Klinikpatienten oder im Rahmen der Reihenuntersuchung bei bestimmten Berufsgruppen oder bestimmten Bevölkerungsschichten. Klinisch indiziert ist dagegen die Ausschlußuntersuchung der Lunge bei einer vorliegenden extrapulmonalen Tuberkulose oder einer malignen Geschwulst.

In vielen Fällen wird die Indikation zu einer Röntgenaufnahme erst auf Grund des Befundes einer vorangegangenen Aufnahme gestellt werden können. So können Vergleichsaufnahmen der anderen Körperseite bei der Beurteilung des wachsenden Skelets erforderlich werden, es können zusätzliche Aufnahmen der gleichen Körperregion nötig werden, und es können Aufnahmen einer ganz anderen Körperregion zur Abklärung eines örtlichen Befundes indiziert sein.

α) Routineaufnahmen

Als Routineaufnahme möchten wir nur diejenigen Röntgenaufnahmen ansprechen, die eine Übersichtsaufnahme der betreffenden Körperregion in Standardtechnik darstellen. Sie werden in der Regel in zwei aufeinander senkrecht stehenden Ebenen angefertigt, als sagittale Aufnahme und als seitliche Aufnahme.

Präziser sind jedoch die Bezeichnungen

a.-p. (antero-posterior)	p.-a. (postero-anterior)
d.-v. (dorso-ventral oder dorso-volar)	v.-d. (ventro-dorsal oder volo-dorsal)
dorso-plantar	planto-dorsal

fronto-occipital und occipito-frontal für die sagittale Aufnahmerichtung, da hiermit gleichzeitig die Richtung des Strahlenganges gekennzeichnet ist

Bei der seitlichen Aufnahme wird zur Kennzeichnung der Richtung des Strahlenganges im Körper stets die filmanliegende Seite bezeichnet. Von den Aufnahmen in der dritten Hauptebene des Körpers, den axialen Aufnahmen, gehören unserer Ansicht nach nur die Aufnahmen der Schädelbasis und die axialen Aufnahmen der Schulter, des Schenkelhalses und des Fersenbeines zu den Routineaufnahmen.

Alle diese Aufnahmen sind in erster Linie Nativaufnahmen, d. h. Aufnahmen ohne Verwendung eines Kontrastmittels. Auf der anderen Seite werden bei einer Reihe von Kontrastmitteluntersuchungen zwar auch Routineaufnahmen im obigen Sinne angefertigt (Ausscheidungsurogramm, Cholecystogramm usw.), jedoch ist die Röntgenuntersuchung als solche eine Spezialuntersuchung.

Die Indikation zur Routineaufnahme ist aus dem vorangegangenen allgemeinen Abschnitt zur Indikationsstellung zu entnehmen. Es ist hieraus ersichtlich, daß mit ganz wenigen Ausnahmen eine Röntgenuntersuchung mit den entsprechenden Routineaufnahmen begonnen werden sollte.

β) Spezialaufnahmen

Jede Körperregion, ja fast jedes röngtenologisch darstellbare Organ, haben ihre Spezialaufnahmen. Die Indikation zu ihrer Anfertigung ergibt sich meist aus der Routineaufnahme. Spezialaufnahmen dienen entweder zur weiteren Abklärung eines fraglichen Befundes der Routineaufnahme, zur besseren Darstellung eines erhobenen Befundes oder zur Darstellung eines klinisch erwarteten Befundes, der sich aber auf der Routineaufnahme nicht dargestellt hat bzw. sich auf der Nativaufnahme gar nicht darstellen läßt.

b) Strahlenintensität und Strahlenqualität

α) Filterung und Strahlenhärte

Die Frage der geeigneten Strahlenfilterung ist bei der Röntgenaufnahme bei weitem nicht so wichtig wie bei der Röntgendurchleuchtung. Der entscheidende Faktor, die hohe Belastung im Einfallsfeld ist bei der üblichen Röntgenaufnahmetechnik nicht so ausschlaggebend. Der Focus-Hautabstand ist bei der Röntgenaufnahme, von wenigen Ausnahmen abgesehen, etwa doppelt so groß wie bei der Durchleuchtung. Im allgemeinen wird daher in der Praxis zusätzlich zu der Eigenfilterung der Röhre von 2 mm Aluminium keine weitere Filterung mehr vorgenommen.

Die völlig andere Charakteristik des Wiedergabematerials für das Röntgenbild — Röntgenfilm im Vergleich zum Leuchtschirm — sowie die erheblich verringerte Einwirkungszeit der Röntgenstrahlen auf das Objekt bzw. die kurzzeitige Röhrenbelastung ermöglichen es, eine gewünschte Aufhärtung der Strahlung zwecks Dosisminderung nicht durch Filterung vorzunehmen, sondern durch primäre Erhöhung der Röhrenspannung.

Könnten Strahlenbelastung, Bewegungsunschärfe und Bildcharakter bei der Röntgenaufnahme unberücksichtigt bleiben, so wäre es möglich, alle Körperteile mit der gleichen Röhrenspannung darzustellen. Da diese Gesichtspunkte jedoch nicht vernachlässigt werden können, wird die Aufnahmespannung je nach Objektdicke gewählt. Dünne Objekte verlangen daher eine niedrigere Aufnahmespannung als dicke. Sie schwankt zwischen 50 kV für Hände, Fuß und Lunge und 90 kV für seitliche Aufnahmen des Beckens bei der „Normalaufnahmetechnik".

β) Aufnahmestromstärke und Belichtungszeit

Die Belichtung eines Röntgenfilms wird von folgenden Faktoren bestimmt:
1. Strahlenqualität (kV),
2. Strahlenintensität (mA),
3. Belichtungszeit (sec),
4. Focus-Filmabstand,
5. Objektdicke und -dichte,
6. Streustrahlenblenden,
7. Verstärkerfolien,
8. Empfindlichkeit des Filmmateriales.

Unter diesen stellt das Objekt den primären Faktor dar, von dem die übrigen mehr oder weniger abhängig sind. Ohne Änderung der Schwärzung und des Bildcharakters können von den obigen Faktoren nur Belichtungszeit und Aufnahmestromstärke größenordnungsmäßig untereinander vertauscht werden, solange das Produkt aus beiden gleich bleibt. Gleiche übrige Faktoren vorausgesetzt, bedeutet ein gleichbleibendes Produkt aus mA und sec eine gleiche Schwärzung des Films. Dieses Produkt wird als mAs-Produkt bezeichnet. Bei Belichtungsangaben ist die Nennung des einen Faktors, z. B. der Zeit, daher unzureichend, es sei denn, daß ein Röntgenapparat nur eine bestimmte, fest eingestellte Aufnahmestromstärke abgibt.

Die Aufnahmestromstärken schwanken etwa zwischen 10 mA bei Halbwellenapparaten und 1000 mA bei großen Drehstromapparaten. Da, wie oben dargelegt, das mAs-Produkt für eine bestimmte Aufnahme eine bestimmte Höhe haben muß, ist verständlich, daß sich die Aufnahmezeiten für beide Apparatetypen im Extremfall wie 1:100 verhalten können.

Die Belichtungszeit selbst wird jedoch außer von dem gegebenen mA-Wert von der Belastungsgrenze der Röhre bestimmt und damit von der verwendeten Aufnahmespannung. Es ist selbstverständlich, daß bei Objekten, bei denen eine Bewegungsunschärfe auftreten kann, die kürzest mögliche Belichtungszeit gewählt wird. Die Apparateindustrie hat dem Rechnung getragen und ihre Generatoren mit einer Schaltautomatik ausgestattet, bei welcher innerhalb der gewählten Aufnahmespannung die Belastungsfähigkeit der Röhre immer optimal ausgenutzt wird. Gleichzeitig stellt diese Automatik einen Überlastungsschutz für die Röhre dar.

Mit Steigerung der Leistungsfähigkeit der Röntgengeneratoren, der Belastbarkeit der Röhren und mit Erhöhung der Filmempfindlichkeit sind die Belichtungszeiten in der Röntgentechnik ständig kürzer geworden. Sie betragen heute für die Thoraxaufnahme im Bereich der Hartstrahltechnik nur wenige Millisekunden, so daß sie mit mechanischen Schaltelementen kaum mehr zu bewältigen sind. Um von diesem erreichten Ziel die rechte Vorstellung zu haben, muß man sich daran erinnern, daß in den ersten Jahren der Röntgenphotographie für dickere Körperteile Belichtungszeiten bis zu mehreren Minuten nötig waren.

γ) Focusgröße und Focusabstand

So wie zur Verringerung der Bewegungsunschärfe die kürzeste Belichtungszeit die beste ist, so ist zur Verringerung der geometrischen Unschärfe ein möglichst kleiner Focus und ein möglichst großer Focusabstand zum Objekt anzustreben. Diese drei Faktoren stehen jedoch leider in einem Widerspruch zueinander. Je kleiner der Focus, desto geringer ist seine Belastbarkeit, und je größer der Focusabstand, desto länger wird die Belichtungszeit. Hierbei ändert sich die Belichtung sogar mit dem Quadrat der Entfernung.

Von der auf die Anode auftreffenden Energie wird etwa nur 1% in Röntgenstrahlen verwandelt, die übrige zu Wärme. Hierdurch sind der Belastbarkeit des Focus Grenzen gesetzt. Es ist daher verständlich, daß die Belastbarkeit von der Größe der Focusfläche abhängt.

Durch besondere Maßnahmen wird erreicht, daß die wirkliche Fläche des Brennflecks größer gehalten wird als die in der Röntgenprojektion wirksame. Dies erfolgt dadurch, daß die Anode in einem bestimmten Winkel zur Elektronenbahn geneigt ist. Eine weitere Steigerung der Belastbarkeit des Anodenmaterials wurde mit Einführung der Drehanode erzielt. Durch die Rotation des Anodentellers liegt bei ihr die Belastung nicht mehr auf einer Fläche von der Größe des Brennflecks, sondern wird bei gleichbleibender Brennfleckgröße auf ein Kreisband verteilt. Die damit erzielte höhere Belastbarkeit der Röhre erlaubt es, daß in der Röntgendiagnostik heute Brennflecke von 2×2 mm mit 50 kW belastet werden können. Die meisten Diagnostikröhren haben eine Brennfleckgröße zwischen 1 und 2 mm. Daneben besteht der sog. Feinstfocus mit einer Kantenlänge von 0,3 mm für Aufnahmen in direkter Röntgenvergrößerung. Für Versuchszwecke wurden auch schon Röntgenröhren mit noch kleinerem Focus (0,03 mm) hergestellt.

Der in der Röntgenaufnahmetechnik benutzte Focus-Filmabstand wird einerseits bedingt von der Leistungsfähigkeit des Röntgengenerators und von der Belastbarkeit der Röhre, andererseits vom Abstand der darzustellenden Objektdetails vom Film. Die geometrische Unschärfe, die Röntgenvergrößerung und die Röntgenverzeichnung sind um so kleiner, je größer der Focus-Objektabstand gegenüber dem Objekt-Filmabstand gewählt werden kann. Bei dicken Objekten, bei denen zahlreiche Details relativ weit vom Film abliegen, ist daher ein größerer Röhrenabstand anzustreben als bei dünnen filmnahen Objekten. Dies war bei der früheren relativ geringen Apparateleistung und Belastbarkeit der Röhren nicht möglich. Es mußten dickere Objekte statt aus größerem Abstand aus kürzerem Abstand belichtet werden.

Im allgemeinen beträgt der Focus-Filmabstand heute für die Aufnahmen der kleinen Knochen und des Schädels 80—100 cm, für Aufnahmen am Rumpf ausschließlich der Lungenaufnahmen 100—120 (bis 140) cm und für Thoraxaufnahmen 150—200 cm.

Es gilt als Faustregel, daß der Focus-Filmabstand mindestens das Fünffache des Objekt-Filmabstandes betragen soll. Neben den eben erwähnten Gesichtspunkten gibt es für die Wahl des Focus-Filmabstandes auch noch andere Faktoren. So verlangt ein großes Filmformat, z. B. von 30/90 cm, wegen des begrenzten Durchmessers des Strahlenkegels einen Focusabstand von mindestens 150 cm.

Die Röntgenverzeichnung nimmt mit zunehmendem Abstand des Objektes vom Vertikalstrahl ständig zu. Die Darstellung größerer Objekte wie etwa der ganzen Wirbelsäule erfordert daher zur Verringerung der Differenz in der Röntgenverzeichnung zwischen Filmmitte und Filmrand (z. B. Darstellung der Zwischenwirbelräume) einen noch größeren Abstand, als er zur vollen Ausblendung des Objektes erforderlich wäre. Wirbelsäulen-Ganzaufnahmen werden daher aus einem Abstand von 2—3 m angefertigt.

Umgekehrt erfolgt eine Verkleinerung des üblichen Focus-Objektabstandes dann, wenn die Röntgenvergrößerung oder -verzeichnung bewußt extrem groß erwünscht ist. Ersteres ist bei Aufnahmen zur direkten Röntgenvergrößerung der Fall, wobei sich das Objekt in der Mitte zwischen Focus und Film befindet. Eine extrem große Röntgenverzeichnung der filmfernen Objekte wird dagegen bei der Kontaktaufnahme angestrebt. Bei ihr wird daher der Focus dem Objekt möglichst weitgehend genähert.

δ) Verminderung der Streustrahlen

Bekanntlich entsteht in jeder Materie, die von Röntgenstrahlen getroffen wird, eine Streustrahlung. Bei dicken Objekten kann sie 60—70% der den Film treffenden Strahlung ausmachen. Diese ungerichtete Strahlung trägt zum Bildaufbau nicht bei und vermindert den Bildkontrast. Aus diesem Grunde ist man bemüht, sie so klein als möglich zu halten. Ihre Entstehung wird weitgehend eingeschränkt, und die unvermeidbare Streustrahlung wird hinter dem Objekt weitgehend beseitigt.

Die Streustrahlung kann klein gehalten werden, indem ein möglichst kleines Körpervolumen durchstrahlt wird. Dies bedeutet, daß das Nutzstrahlenbündel so klein wie möglich zu halten ist. Hierzu dienen Einblendungsmöglichkeiten an der Röhre selbst sowie Ausblendungstubusse. Eine weitere Verkleinerung des durchstrahlten Körpervolumens erreicht man durch Kompression.

Zur Verminderung der Streustrahlung hinter dem Objekt dienen in erster Linie die sog. Streustrahlenblenden, deren Konstruktion und Anwendungsart sich im Laufe der Zeit mannigfach geändert haben. Streustrahlenblenden stellen einen Raster dar, bei welchem stark absorbierendes Material mit nicht absorbierendem Material abwechselt und so angeordnet ist, daß die gerichtete Strahlung weitgehend durchgelassen, die Streustrahlung aber weitgehend beseitigt wird. Die Anordnung des absorbierenden Materials erfolgt daher meist in Form stehender Lamellen, die entweder parallel zueinander liegen oder bei den sog. focussierten Rastern direkt mit dem Winkel der einfallenden Primärstrahlung übereinstimmen. Es gibt feststehende und bewegte Blenden. Der Vorteil der letzten besteht darin, daß sie sich auf der Aufnahme nicht mit abbilden. Bewegungsgeschwindigkeit und Art des Bewegungsablaufes werden von der Belichtungszeit und der mehr oder weniger weitgehenden Gleichrichtung und Glättung der Hochspannung bestimmt.

Eine weitere Möglichkeit zur Verringerung der Streustrahlung besteht in einer Einblendung des Bildformates unmittelbar hinter dem Objekt. Von ihr wird bei den gezielten Aufnahmen am Durchleuchtungsgerät laufend Gebrauch gemacht. Bei anderen Aufnahmen wird sie manchmal in Form von Abdeckungen mit Bleigummi angewandt. So kann z. B. bei seitlichen Wirbelsäulenaufnahmen eine Überstrahlung der Dornfortsätze durch Streustrahlen dadurch verhindert werden, daß am Rücken des Patienten ein Bleigummi angelehnt wird. So beruht auch die oft als sehr störend empfundene „Überstrahlung" von Bleibuchstaben, Bleimarken, hautnahen Fremdkörpern, Hautmarkierungen und mitphotographierten Vergleichsmaßstäben nicht nur auf einer ungenügend absorbierten Primärstrahlung, weil sie frei Luft dargestellt werden oder nur wenig Weichteile im Strahlengang sind, sondern das oft völlige Verschwinden auch dicker Bleiobjekte wird weitgehend durch Überlagerung des primären Bildes durch die aus dem Objekt herauskommende Streustrahlung verursacht.

Neben den Streustrahlenblenden und neben der Einblendung vor und hinter dem Objekt besteht eine weitere Möglichkeit zur Verringerung der Streustrahlen in einer Abstandsvergrößerung von Objekt und Film. Dadurch fällt ein großer Teil der aus dem Objekt schräg austretenden Streustrahlung außerhalb des Bildformates. Eine gewisse Rolle spielt hierbei auch die Schwächung durch den Abstand selbst. So erübrigt sich z. B. bei direkter Röntgenvergrößerung die Verwendung einer Streustrahlenblende.

c) Strahlenbelastung und Schutzmaßnahmen

α) Untersucher und Hilfspersonal

Im Gegensatz zur Durchleuchtung sind Untersucher und Personal bei der Anfertigung normaler Röntgenaufnahmen nicht strahlengefährdet, da sie sich in der Regel nicht im Aufnahmeraum aufhalten.

Bei stationären Röntgenanlagen ist der Schalttisch meist nicht im Aufnahmeraum, sondern in einem Nachbarraum oder in einer strahlengeschützten Schaltkabine. Bei fahrbaren Röntgengeneratoren und beweglichen Röntgeneinheiten, mit denen vorwiegend außerhalb der eigentlichen Röntgenabteilung gearbeitet wird, besteht immer die Möglichkeit, durch einen Handschalter die Röntgenaufnahme aus einer größeren Entfernung auszulösen.

Bei einer Reihe von Röntgenuntersuchungen läßt es sich jedoch nicht umgehen, daß der Untersucher mit im Aufnahmeraum ist, oft unmittelbar am Patienten selbst, und daß sich auch Hilfskräfte mit im Raume aufhalten. Neben dem normalen Durchleuchtungsbetrieb mit gezielten Aufnahmen trifft dies für eine Reihe von Spezialuntersuchungen zu, wie z. B. Arteriographien und Aufnahmen im Operationssaal. Auch bei diesen Untersuchungen ist es möglich, den Untersucher weitgehend vor Streustrahlen abzuschirmen, einmal durch das Tragen von Bleischutz selbst, zum anderen durch einen Bleischutz, der zwischen Untersucher und Patient eingeschoben wird.

Gewisse Schwierigkeiten im Hinblick auf einen ausreichenden Strahlenschutz bestehen außerdem bei Aufnahmen von Säuglingen und Kleinkindern, bei unruhigen Patienten und bei den sog. „gehaltenen" Aufnahmen an den Extremitäten. Aus diesem Grunde wurden z. B. für Säuglinge und Kleinkinder Hängetaschen entwickelt, mit denen Lungen- und Abdomenübersichtsaufnahmen möglich sind. Für die „gehaltenen" Aufnahmen am Bein können Zügel verwendet werden oder ein Gerät, in welches der Fuß eingespannt und über Seilzug in die gewünschte Lage gebracht wird. Sollen Kleinkinder oder unruhige Patienten (Unfälle) auf dem Flachblendentisch geröntgt werden, so sollen nach Möglichkeit Angehörige oder Begleitpersonen zum Halten des Patienten herangezogen werden und nicht das Röntgenpersonal. Es sei in diesem Zusammenhang auch erwähnt, daß von seiten der Industrie mehrere Haltevorrichtungen für verschiedene Körperregionen entwickelt wurden.

β) Patient

Der Patient ist zwangsläufig dem Primärstrahlenbündel ausgesetzt, wobei die Strahlendosis so hoch bemessen sein muß, daß es zu einer ausreichenden Schwärzung des Filmes kommt. Die Dosishöhe wird von zahlreichen Faktoren bestimmt, z. B. von der Strahlenqualität, von der Filmsorte und von den benutzten Folien. Die Verwendung von Streustrahlenblenden führt zu einer Erhöhung der Dosis. Die Möglichkeit einer Schädigung des normalen Körpergewebes ist bei sachgemäß ausgeführten Röntgenaufnahmen, auch wenn sie wiederholt erfolgen, so gering, daß sie unbeachtlich ist. Anders ist es jedoch mit der Strahlenbelastung der Keimzellen.

Wie von verschiedenen Untersuchern ausgeführt wurde, kommen drei Möglichkeiten zur Strahlenbelastung der Gonaden in Betracht. Es sind dies:

1. Die direkte Strahlung, wie sie im Nutzstrahlenbündel wirksam wird.

2. Die Streustrahlung, die in dem Körperabschnitt entsteht, der vom Nutzstrahlenbündel durchdrungen wird. Diese Strahlung setzt sich als sekundäre Strahlung im ganzen Körper mehr oder weniger stark fort.

3. Eine Streustrahlung, die von Objekten außerhalb des Körpers ausgeht, welche bei der Aufnahme ebenfalls im Primärstrahlenbündel lagen.

Da die Hauptstrahlenbelastung durch das primäre Strahlenbündel erfolgt, kommt der unter 2. angeführten Form der Strahlung nur eine geringere und der unter 3. angeführten praktisch keine nennenswerte Bedeutung zu. Es gilt dennoch, alle diese Faktoren zu kennen und bei den Aufnahmen entsprechend zu berücksichtigen. Dies geschieht in erster Linie durch eine strenge *Einblendung des Nutzstrahlenbündels* und eine korrekte Einstellung der Aufnahme selbst, welche verhindern, daß bei Aufnahmen außerhalb des Abdomens die Gonaden von Primärstrahlung getroffen werden, und welche die Sekundärstrahlung möglichst klein halten. Neben diesen Faktoren spielt auch die *Strahlenqualität* eine große Rolle. So kann durch Spannungserhöhung und verstärkte Filterung eine deutliche Dosisverminderung erreicht werden. Die härtere Strahlung besitzt eine größere prozentuale Tiefendosis. Die Verminderung der Strahlendosis bedeutet gleichzeitig auch eine mengenmäßige Abnahme der Streustrahlung. Die Dosiseinsparung durch Spannungserhöhung könnte daher als absoluter Gewinn hinsichtlich der Gonadenbelastung betrachtet werden, wenn nicht mit jeder Spannungserhöhung auch eine Aufhärtung der Streustrahlung verbunden wäre.

Die Beachtung der gültigen Aufnahmeregeln bietet die beste Gewähr gegen eine unnötige Strahlenbelastung des Patienten. Die Auswahl eines geeigneten Film- und Folienmaterials, die Verwendung des jeweils kleinstmöglichen Filmformates mit exakter Einstellung und Einblendung auf dieses Format, die richtige Wahl der Strahlenqualität und eine optimale Belichtung sind hierbei die wichtigsten Faktoren, welche gleichzeitig auf die Bildgüte einen entscheidenden Einfluß haben. Daneben sollten überall dort, wo es sich ermöglichen läßt, die Gonaden selbst abgedeckt werden.

Bei Lungenaufnahmen kann das Abdomen zusätzlich von dorsal durch einen Bleischutz geschützt werden. Bei Aufnahmen am Kopf und an den oberen Extremitäten kann durch Umhängen einer Bleigummischürze oder durch *Abdeckung der Gonadenregion* mittels eines Bleigummischutzes, welcher am Aufnahmetisch befestigt sein kann, eine deutliche Dosisverminderung an den Gonaden erreicht werden. Die Abdeckung der

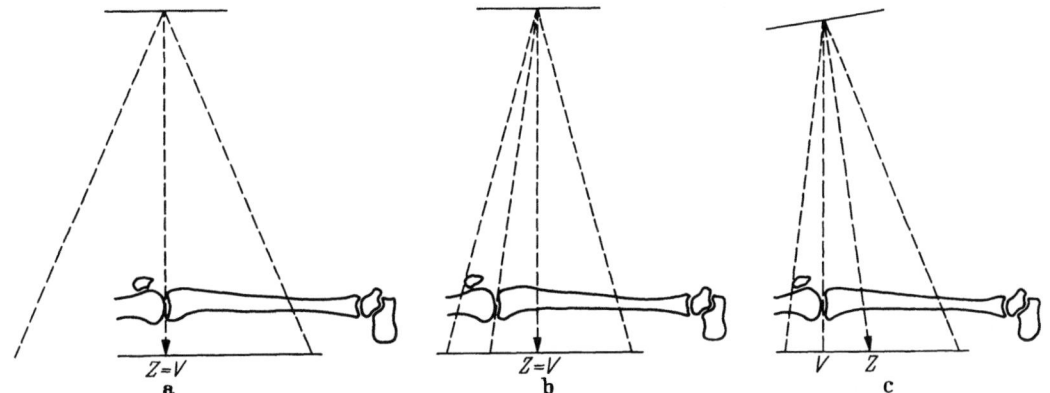

Abb. 1a—c. Die Bedeutung der Einstelltechnik für die Strahlenbelastung. a Orthogonale Gelenkprojektion, aber unnötig großer Strahlenkegel (50⁰). Übliche Aufnahmetechnik: Zentralstrahl = Vertikalstrahl. b Kleiner Strahlenkegel (30⁰), aber schlechte Gelenkprojektion. Übliche Aufnahmetechnik: Zentralstrahl = Vertikalstrahl in Filmmitte. c Kleiner Strahlenkegel (30⁰) und orthogonale Gelenkprojektion. Vorgeschlagene Aufnahmetechnik: Vertikalstrahl durch Kniegelenk, Zentralstrahl beliebig

Ovarien ist bei Beckenaufnahmen nicht immer durchführbar, während bei männlichen Jugendlichen und Kindern die Testes von Strahlenschutzkapseln umgeben werden sollten. Bei kleinen Kindern kann durch die Anwendung von Strahlenschutzhöschen ein weitgehender Schutz der Gonaden erzielt werden.

Eine *Abdeckung der einen Körperhälfte* ist z. B. auch dann erforderlich, wenn zur Erreichung einer Standardprojektion der Focus über Körpermitte steht, jedoch nur eine Körperhälfte aufgenommen werden soll. Diese Abdeckung ist deswegen notwendig, weil die Tiefenblenden an der Röhre sich im allgemeinen nur symmetrisch zum Zentralstrahl einstellen lassen. Das gleiche Problem wird aufgeworfen, sobald es gilt, ein Gelenk orthograd zu projizieren und gleichzeitig einen anschließenden Röhrenknochen mit darzustellen (z. B. Hüftgelenk mit Oberschenkel oder Kniegelenk mit Unterschenkel usw.). In diesen Fällen wird üblicherweise auf das Gelenk zentriert und die Blende maximal geöffnet. Hierbei werden durch die nicht zur Aufnahme benötigte eine Hälfte des Strahlenbündels unnötig Körperteile der Primärstrahlung ausgesetzt. Die Gonaden können dabei, obwohl sie weit vom Film abliegen, noch von Primärstrahlung getroffen werden. Erfahrungsgemäß wird gerade bei diesen Einstellungen an eine Abdeckung so weit vom Aufnahmeobjekt entfernt liegender Körperteile nicht gedacht. Eine andere Aufnahmetechnik erscheint zunächst nicht möglich, da die allgemeine Ansicht besteht, der Zentralstrahl müsse durch das darzustellende Gelenk gehen. Für die Röntgenprojektion ist jedoch der Zentralstrahl völlig unbedeutend. Er dient lediglich als Einstellhilfe. Maßgebend für die Röntgenprojektion ist nur die Lage des Objektes zum Vertikalstrahl. Im oben angegebenen Beispiel „Kniegelenk mit Unterschenkel" bedeutet dies, daß, unbeschadet der gewünschten orthograden Projektion des Kniegelenkes, die Röhre nach erfolgter Einstellung so lange nach caudal gekippt werden kann, bis das gewählte Bildformat symmetrisch ausgeblendet ist. Der Zentralstrahl zielt dann schräg irgendwo auf den Unterschenkel. Trotzdem zeigt die Aufnahme den Gelenkspalt wie bei einer Standardeinstellung des Kniegelenkes. Abb. 1 zeigt die übliche (a, b) und die von uns vorgeschlagene Einstellung (c).

Sinngemäß gilt diese Einstellung für alle Extremitätenaufnahmen, bei denen neben einem größeren Knochenabschnitt auch ein zugehöriges Gelenk in gewohnter Projektion dargestellt werden soll.

Finden diese scheinbar exzentrischen, in Wahrheit aber orthogonalen Einstellungen unter maximaler Blendenöffnung statt, so kann es vorkommen, daß sich auf der einen Seite des Bildrandes ein Energieverlust durch den Anodenschatten störend bemerkbar macht. Diese mögliche Erscheinung erfordert manchmal eine entsprechende Lagerung des Patienten mit dem dickeren Körperteil zur Kathodenseite der Röhre.

d) Grenzen und kritische Bewertung des Aufnahmeverfahrens

Die Grenzen röntgenographischer Darstellungsmöglichkeiten sind gegeben durch das Objekt selbst, die verwendete Röntgenstrahlung, die Geometrie des Röntgenbildes, die Aufnahmetechnik, das Aufnahmematerial und dessen Verarbeitung.

Nur wenn alle diese Faktoren in optimalem Verhältnis zueinander stehen, ist ein optimales Röntgenbild zu erwarten. Es genügt, daß ein einziger dieser Faktoren unbeachtet bleibt oder falsch angewendet wird, um das Röntgenbild für die Diagnose unbrauchbar zu machen oder eine Fehldiagnose zu veranlassen.

Die Darstellungsmöglichkeit ist vom Objekt her begrenzt durch seine Mindestgröße und durch die Differenz zwischen seiner atomaren Zusammensetzung und der der Umgebung. Hierfür können keine absoluten Werte angegeben werden, da sie wiederum abhängig sind von der benützten Strahlenqualität, der Aufnahmetechnik und dem benutzten Aufnahmematerial.

Die Wahl der Strahlenqualität ist neben physikalischen Erwägungen weitgehend eine Angelegenheit der subjektiven Auffassung über den optimalen Bildcharakter. Dies erhellt schon daraus, daß Lungenaufnahmen mit 50 und 250 kV angefertigt werden können.

Die Geometrie des Röntgenbildes und die Aufnahmetechnik sind miteinander gekoppelt und bestimmen die Gesamtunschärfe sowie die Erscheinungen der Röntgenprojektion. Bei einer Gesamtunschärfe von 0,6 mm, wie sie bei Verwendung höchstverstärkender Folien bei filmfernen Details auftreten kann, sind Strukturelemente dieser Größenordnung und darunter eben nicht mehr ordentlich darstellbar. Die Röntgenprojektion selbst bewirkt durch ihre Lageverzeichnung, daß bei der Schattensummation Objektdetails übereinander und nebeneinander projiziert werden, die in Wirklichkeit eine ganz andere Lage zueinander haben. Hierdurch kann es zu einer Strukturumwandlung kommen. So kann ein pathologischer Prozeß, der bei einer bestimmten Röntgenprojektion gut sichtbar ist, unter Gleichhaltung aller übrigen Bedingungen bei Änderung der Röntgenprojektion vollständig verschwinden. Das klassische Beispiel hierfür ist die Fraktur, die bei ungünstiger Projektion vollständig unsichtbar sein kann. Da aus der Schattensummation des zweidimensionalen Röntgenbildes nicht in jedem Fall ersichtlich ist, wo in der dritten Ebene eine auf dem Film sichtbare Absorptionsdifferenz ihre Ursache hat, kann auf Grund einer einzigen normalen Röntgenaufnahme über den Ort nichts ausgesagt werden. Diese Grenze der Lokalisationsmöglichkeit erschwert in bestimmten Fällen die Beurteilung und erfordert die Anfertigung mindestens einer weiteren Aufnahme in einer anderen Projektionsrichtung oder zusätzliche Spezialaufnahmen wie Körperschichtaufnahmen, Stereoaufnahmen und andere Lokalisationsaufnahmen. Eine Grenze der Beurteilungsfähigkeit haben wir uns in gewissem Sinne selbst gesetzt, indem wir vor allem bei Knochenaufnahmen typische Projektionsrichtungen eingeführt haben und nun auf Grund einer langen Erfahrung der Bildbetrachtung diese Aufnahmen nur in dieser Projektionsrichtung ohne Schwierigkeiten beurteilen können. Die hiervon abweichenden Projektionen bezeichnen wir häufig als „Fehleinstellungen" und fordern eine Wiederholung der Aufnahme. Wir müssen uns jedoch darüber im klaren sein, daß es vom Objekt und vom Krankheitsherd aus gesehen mit Ausnahme der Beurteilung der Form und Größe eine optimale typische Einstellung überhaupt nicht gibt. Als Beispiel hierfür mag die Schädelfraktur dienen, die sich auf einer völlig verkanteten Schädelaufnahme gut darstellen kann, während sie auf den typischen Standardaufnahmen weder im sagittalen noch im seitlichen Strahlengang sichtbar ist.

Manche Erscheinungen sind auf der Röntgenaufnahme zunächst nicht zu klären, weder differentialdiagnostisch noch kann entschieden werden, ob es sich überhaupt um einen pathologischen Befund handelt. Hier überschneiden sich die Grenzen der röntgenologischen Darstellungsmöglichkeiten und die Grenzen der röntgenologischen Beurteilungsmöglichkeit. Es kann ein pathologischer Prozeß vorhanden sein, der objektiv-klinisch und auch histologisch einwandfrei nachweisbar ist, jedoch im Röntgenbild nicht einwandfrei dargestellt ist. Eine Klärung kann oft erst durch spätere Kontrollaufnahmen herbeigeführt werden.

Bei Vorliegen eines gut erkennbaren und sicher pathologischen Befundes auf der Röntgenaufnahme wird die Differentialdiagnose dagegen nicht so sehr von der Grenze der röntgenographischen Darstellungsmöglichkeit erschwert, sondern mehr durch die Grenze der röntgenologischen Beurteilungsmöglichkeit. In derartigen Fällen können die weitere Verlaufsuntersuchung oder zusätzliche Spezialuntersuchungen mit und ohne Kontrastmitel die Klärung bringen.

Eine wichtige Hilfe bei der röntgenologischen Beurteilung sind daher die Anamnese und die Kenntnis der klinischen Untersuchungsergebnisse. Bleiben sie dem Röntgenologen unbekannt, so sind seine Beurteilungsmöglichkeiten auch bei optimaler radiographischer Darstellung allein schon hierdurch weitgehend eingeschränkt.

Die einzelne normale Röntgenaufnahme stellt ein Momentbild dar, d. h. sie kann uns nur Aufschlüsse geben über die Morphologie der Organe. Zur Beurteilung der Funktion und Bewegung sind mindestens zwei Nativaufnahmen in einem gewissen zeitlichen Abstand oder nach Anwendung von Pharmaka erforderlich. Auch Aufnahmen in verschiedener Haltung und Gelenkstellung gehören hierher. Rechnet man noch die kymographischen Aufnahmen hinzu, so ist damit die Möglichkeit der Darstellung der Funktion auf Nativaufnahmen erschöpft. Weitere funktionelle Untersuchungen, vor allem an den inneren Organen einschließlich der peripheren Gefäße, sind nur unter Anwendung von Kontrastmittel in Verbindung mit Serienaufnahmen oder dem Röntgen-Kinofilm möglich. Auf die Möglichkeit der Kombination von Kymographie und Kontrastdarstellung sei in diesem Zusammenhang hingewiesen.

Es soll auch nicht unerwähnt bleiben, daß eine Verschlechterung der Beurteilungsmöglichkeit von Röntgenaufnahmen durch eine mangelhafte Betrachtungsmöglichkeit infolge ungünstiger Schaukastenverhältnisse und Lichtverhältnisse im Raum verursacht werden kann.

2. Allgemeine Aufnahmetechnik

a) Aufnahmegeräte

Zur Anfertigung von Röntgenaufnahmen, gleich welcher Art, ist eine bestimmte technische Ausrüstung erforderlich. An ihren Grundelementen hat sich seit der ersten Röntgenaufnahme nichts geändert. Die einzelnen Teile der Ausrüstung wurden selbstverständlich mit Fortschreiten der Technik vielfach abgeändert und verbessert. Sie besteht auch heute noch aus dem Hochspannungserzeuger, dem Röntgenstrahlenerzeuger, der Schalteinrichtung und dem Aufnahmematerial.

In dem vorliegenden Rahmen interessiert nur die Anordnung dieser Teile, nicht deren physikalische und elektrotechnische Grundlage.

Falls es überhaupt angängig ist, in der Röntgenphotographie von einem Normal-
oder Universalgerät zu sprechen, möchten wir hierunter eine Anordnung des Röntgen-
instrumentariums verstehen, mit welchem alle bekannten Röntgenaufnahmen in Normalaufnahmetechnik ausgeführt werden können.

In der Regel besteht dieser Arbeitsplatz in einer vom Hochspannungserzeuger und
Schalttisch räumlich getrennt angeordneten Röntgenröhre, die an einem Stativ (Boden-
oder Deckenstativ) über dem Untersuchungstisch beweglich befestigt ist. Unter der
Tischplatte befindet sich meistens noch eine bewegte Streustrahlenblende, mit einer
Halterungs- bzw. Lagerungsmöglichkeit für das Aufnahmematerial. Mit dieser Anordnung
werden der weitaus größte Teil aller Knochenaufnahmen und alle Aufnahmen der inneren
Organe angefertigt, bei denen der Patient liegend untersucht werden kann. Zur Anfertigung von Thoraxaufnahmen und anderer Aufnahmen im Stehen oder Sitzen ohne Verwendung einer bewegten Blende bedarf es nur einer Drehung der Röhre zur Erzielung
eines horizontalen Strahlenganges und eines Stativs zur Halterung der vertikal stehenden
Kassetten.

Da diese Ausrüstung zur Durchführung von Spezialuntersuchungen nicht ausreicht,
wurden weitere Zusatzgeräte und Spezialgeräte entwickelt.

β) Spezialgeräte

Die Spezialgeräte unterscheiden sich von dem oben geschilderten Normalgerät nur
durch die Spezialanordnung ihrer Einzelteile, bestimmt durch den besonderen Verwendungszweck. So läßt sich z. B. darüber streiten, ob die Eintankapparate, bei denen
Röntgenröhre und Hochspannungserzeuger aus räumlichen Gründen in einem kleinen
Gehäuse eng beieinander angeordnet sind, noch zu den Normalgeräten zu rechnen sind,
weil damit fast alle Normalaufnahmen angefertigt werden können, oder ob man sie
schon zu den Spezialgeräten rechnen soll, weil sie transportabel sind und vornehmlich
zu Aufnahmen im Operationssaal, am Krankenbett und zu Zahnaufnahmen benützt
werden. Wegen ihrer relativ geringen Leistungsfähigkeit kommen sie für eine universelle
Verwendung nur als Notbehelf in Frage. Ihre spezielle Verwendbarkeit außerhalb des
Röntgenraumes hat zur Entwicklung von weiteren leistungsfähigeren fahrbaren Röntgengeräten geführt. Diese Geräte haben auf einem fahrbaren Chassis den Hochspannungserzeuger, den Gleichrichter, das Schaltpult und das Röhrenstativ montiert. Ein weiterer
Vorteil dieser fahrbaren Geräte besteht in der Möglichkeit der Verwendung von Streustrahlenblenden — auch bewegte Blenden können angeschlossen werden — sowie in der
Einblendungsmöglichkeit des Strahlenbündels durch röhrennahe Blenden und Licht-
visiere.

Zur Anfertigung von *Schichtaufnahmen* wurden besondere Geräte konstruiert. Bei
ihnen bewegen sich Röhre und Kassette bzw. Patient und Kassette in einer bestimmten
aufeinander abgestimmten Art. Je nach Lage der Schichtebene im Körper unterscheidet
man eine longitudinale von einer transversalen Schichtaufnahmetechnik. Longitudinale
Schichtaufnahmen werden meist am liegenden, unbewegten Patienten durchgeführt. Es
gibt jedoch auch Geräte, welche diese Schichtaufnahmetechnik auch in vertikaler oder
schräger Körperlage ermöglichen. Bei der transversalen Schichtaufnahmetechnik dreht
sich der sitzende oder stehende Patient. Die verschiedenen Ausführungsformen der
Schichtgeräte sowie die verschiedenen Verwischungsmöglichkeiten zur Anfertigung von
Körperschichtaufnahmen sind in einem eigenen Kapitel ausgeführt. Zur Anfertigung von
longitudinalen Schichtaufnahmen bedarf es nicht unbedingt eines Spezialgerätes. Sie
können auch an einem normalen Flachblendentisch mittels einfacher Schichtzusatzeinrichtung ausgeführt werden.

Die besonders schwierige Einstelltechnik bei vielen *Schädelaufnahmen* hat zur Entwicklung eines Spezialgerätes geführt (Lysholm-Gerät). Es gestattet besonders leicht die

Winkeleinstellung des Zentralstrahles zum Objekt und zum Film und ermöglicht auch durch Spiegelkontrolle die Kopflagerung. Die Weiterentwicklung dieses Gerätes führte zu einem Spezialgerät, das nicht nur für Schädelaufnahmen, sondern auch für alle anderen Knochenaufnahmen geeignet ist, und mit dem außerdem noch Schichtaufnahmen und Aufnahmen in direkter Röntgenvergrößerung möglich sind (Mimer, Elema/Stockholm).

Für die besondere Untersuchungstechnik in der Urologie und Gynäkologie sind eigene Aufnahmetische entwickelt worden, die unmittelbar vor oder während der Röntgenaufnahme gynäkologische und urologische Untersuchungen und Eingriffe unbehindert durchführen lassen.

γ) Zusatzgeräte und Zubehör

Die Zusatzgeräte unterscheiden sich von den Spezialgeräten im allgemeinen dadurch, daß sie keine eigene Röntgenröhre besitzen und an einem bereits vorhandenen normalen Arbeitsplatz benutzt werden.

Es wurde oben bereits erwähnt, daß longitudinale Schichtaufnahmen am normalen Flachblendentisch mittels eines Schichtzusatzgerätes ausgeführt werden können. Das Gerät verbindet Röhre und Kassettenwagen durch einen Hebel, welcher die gegensinnige und aufeinander abgestimmte Bewegung dieser Teile ermöglicht.

Die sog. Serienaufnahmegeräte dienen der Anfertigung rasch aufeinanderfolgender Einzelaufnahmen. Sie werden in erster Linie bei der arteriellen Gefäßdarstellung eingesetzt. Man unterscheidet Kassetten- oder Blattfilmwechsler und Rollfilmgeräte. Die ersten transportieren zwischen den Aufnahmen entweder die Filmkassette oder das einzelne Filmblatt, die letzten arbeiten mit Rollfilmen. Der Kassettenwechsel kann sowohl von Hand als auch automatisch erfolgen. Diese Wechseltechnik ermöglicht nur eine relativ langsame Bildfolge. Für schnellere Serien mit mehreren Aufnahmen pro Sekunde sind nur die automatisch arbeitenden Blattfilmwechsler und der Rollfilmtransport geeignet. Die Rollfilmaufnahmen erfolgen im Direktaufnahmeverfahren auf Großformat oder über ein weiteres Zusatzgerät, die Schirmbildkamera im Klein- bzw. Mittelformat. Bei ihr wird das über eine Linsen- oder Spiegeloptik verkleinerte Bild eines Fluorescenzschirmes von einem Spezialfilm aufgenommen. Neben der Serienaufnahmetechnik wird das Schirmbildzusatzgerät auch zur Anfertigung von Einzelaufnahmen benutzt. Das Hauptanwendungsgebiet ist hierbei die Lungenaufnahme, besonders im Rahmen der Röntgenreihenuntersuchung.

Zusatzgeräte, die in das Gebiet der Serien- und Funktionsaufnahmetechnik fallen und in zunehmendem Maße Anwendung finden, sind die Röntgen-Kinokamera und Fernsehkamera, welche vornehmlich in Verbindung mit dem Bildverstärker eingesetzt werden.

Eines der ältesten Röntgenzusatzgeräte ist der Kymograph. Er dient zur Registrierung und Analyse von Bewegungsvorgängen und arbeitet mit einem Spezialraster. Der Kymographie ist ein eigenes Kapitel gewidmet.

Eine wertvolle Ergänzung zu den normalerweise im Liegen angefertigten Knochenaufnahmen mit bewegter Blende stellen die Zusatzgeräte dar, welche diese Aufnahmen im Stehen mit vertikal oder schräg angeordneter bewegter Streustrahlenblende ermöglichen. Hierunter fallen die sog. Wandstative und Wirbelsäulen-Ganzaufnahmegeräte.

δ) Aufnahmematerial

Während das Durchleuchtungsbild auf dem Fluorescenzschirm nur so lange besteht, wie die Röntgenstrahlung einwirkt, wird das Strahlungsrelief bei der Röntgenaufnahme auf photographischem Material als Negativbild festgehalten.

Die ersten Röntgenaufnahmen wurden auf normalen photographischen Platten angefertigt. Jedoch wurden schon bald von der Photoindustrie hierfür Spezialplatten entwickelt. Ein weiterer Fortschritt, ohne den der heutige Stand der Röntgenaufnahmetechnik nicht denkbar wäre, war die Entwicklung des doppelseitig mit Emulsion begossenen Röntgenfilms. Seine Empfindlichkeit und seine übrigen photographischen Eigenschaften wurden im Laufe der Jahre fortlaufend verbessert. Ursprünglich bestand die Filmunterlage aus Nitrocellulose. Hierdurch war die Aufbewahrung und Archivierung des Filmmaterials mit Gefahren verbunden und unterlag entsprechenden Vorschriften. Seit rund drei Jahrzehnten besteht die Filmunterlage aus Acetylcellulose, einem zwar brennfähigen, aber nicht entflammbaren und damit nicht mehr feuergefährlichen Material.

Die Empfindlichkeit des photographischen Materials gegenüber Röntgenstrahlen ist begrenzt. Mit dem *Röntgenfilm* allein können daher innerhalb vertretbarer Belichtungszeiten nur relativ dünne Körperteile aufgenommen werden. Dies führte zur Entwicklung von Verstärkungsfolien bzw. Verstärkungsschirmen und einer Emulsion, die für das bläuliche Licht dieser Folien besonders empfindlich ist.

Es gibt somit zwei Typen von Röntgenfilmen, den sog. folienlosen Film für direkte Röntgenbelichtung und den sog. Folienfilm für die Belichtung zwischen zwei Verstärkerfolien. Bei dem ersten Typ entsteht das latente Bild unmittelbar als Negativ im Film, bei dem zweiten Typ entsteht es als Kontaktkopie der beiden positiven Röntgenbilder. Ein weiterer Unterschied besteht in der praktischen Anwendung beider Filmtypen. Der folienlose Film ist als Blattfilm einzeln verpackt und wird durch die Verpackung hindurch belichtet. Im allgemeinen wird er benutzt zu Aufnahmen der distalen Abschnitte der Extremitäten sowie in Spezialverpackungen zu Zahn- und Kieferaufnahmen. Es sei in diesem Zusammenhang erwähnt, daß dieser folienlose Röntgenfilm sein Hauptanwendungsgebiet übrigens nicht in der medizinischen Röntgenaufnahmetechnik hat, sondern auf dem Gebiet der zerstörungsfreien Materialprüfung. Der Folienfilm kommt in zwei Formen in den Handel, als Blattfilm und als Rollfilm. Als Blattfilm wird er zwischen ein Folienpaar in eine Filmkassette eingelegt, als Rollfilm wird er in Spezialkassetten verwendet und zur Belichtung zwischen einem Folienpaar hindurchgeführt.

Neben dem doppelseitig mit Emulsion begossenen Röntgenfilm wird schon seit über 40 Jahren in der medizinischen Aufnahmetechnik das *Röntgenpapier* benutzt. Der Emulsionsträger ist hier Papier, das einseitig begossen ist und daher auch nur die Verwendung einer Folie erforderlich macht. Im Laufe der Jahre wurden die photographischen Eigenschaften des Röntgenpapiers laufend verbessert, so daß heutzutage vielenorts reichlich von Röntgenpapier Gebrauch gemacht wird. Zwar liegt die Empfindlichkeit des Papiers unter der des Films, und die Teilwiedergabe ist geringer, da der Schwärzungsumfang kleiner ist. Dies bedeutet von vornherein, daß bei besonderen Fragestellungen, immer vor allem in der Knochendiagnostik, eine Röntgenpapieraufnahme eine Filmaufnahme nicht ersetzen kann. Trotzdem gibt es eine Reihe von Anwendungsgebieten, wo die Verwendung von Röntgenpapier durchaus üblich ist. Hierzu gehören in erster Linie die Kontrollaufnahmen nach Frakturen, vor allem der Röhrenknochen. Die großen Kontrastunterschiede in der Magen-Darmdiagnostik sind ein weiteres dankbares Anwendungsgebiet. Auch bei der Hartstrahltechnik ist das Röntgenpapier geeignet, zumal hier die Strahlenbelastung des Patienten günstiger wird. Bei dieser Technik ist auch die Verwendung des Röntgenpapiers für Thoraxaufnahmen von verschiedenen Seiten empfohlen worden. Wegen der gegenüber dem Kassettenfilm höheren Strahlenbelastung ist es unserer Ansicht nach nicht richtig, Röntgenpapier bei Kindern und bei Erwachsenen bis zum 35. Lebensjahr zu verwenden. Aus den gleichen Gründen halten wir für diesen Personenkreis auch die Verwendung von folienlosen Filmen nur dort für vertretbar, wo der Folienfilm zur Wiedergabe feinster Details erwartungsgemäß nicht ausreichen würde. Dies dürfte erfahrungsgemäß jedoch nur selten vorkommen.

Der folienlose Film bietet die beste Zeichenschärfe und Detailerkennbarkeit. Beim *Folienfilm* sind beide durch Hinzukommen der Folienunschärfe deutlich herabgesetzt. Diese Folienunschärfe ist um so größer, je höher der Verstärkungsgrad der Folie gewählt ist. Es ist nicht für alle Aufnahmen ein höchster Verstärkungsgrad notwendig. Um zwischen Verstärkungswirkung und Unschärfe einen dem jeweiligen Aufnahmeobjekt angepaßten Kompromiß zu finden, sind verschiedene Folientypen entwickelt worden. Sie können in drei Hauptgruppen eingeteilt werden: feinzeichnende Folien mit einem relativ geringen Verstärkungsgrad, Universalfolien mit einem mittleren Verstärkungsgrad und höchstverstärkende Folien mit einer relativ großen Folienunschärfe.

Der Bereich der *Folienunschärfe* liegt bei den feinzeichnenden Folien etwa bei 0,1 mm und bei den höchstverstärkenden Folien bei 0,5 mm. Die praktische Anwendung verschiedener Verstärkungsfolien erfordert eine Kennzeichnung der Kassetten, um von außen zu erkennen, welche Folienart eingelegt ist.

b) Vorbereitung des Patienten

Vor jeder Röntgenaufnahme ist dafür Sorge zu tragen, daß der betreffende Körperteil nicht nur von Bekleidung vollständig entblößt wird, sondern daß auch am Körper selbst getragene, schattengebende Gegenstände wie z. B. Haarklammern, Haarnadeln, Schmuckstücke, Zahnprothesen u. a. entfernt werden. Hierzu gehört auch die Entfernung von Salbenresten und wenn möglich von Verbänden, da hierdurch störende Schatten auftreten können. Es ist besonders darauf zu achten, daß die Körperteile genügend weit entblößt werden, um zu verhindern, daß bei der Lagerung schattengebende Gegenstände wieder in den Aufnahmebereich gelangen.

Eine Vorbereitung des Patienten zur Röntgenaufnahme ist bei Skeletaufnahmen im allgemeinen nicht erforderlich. Eine Ausnahme hiervon können Aufnahmen der Lendenwirbelsäule, des Kreuzbeines und des Beckens bilden. Hier macht sich der Inhalt des Darmes (Gas, Kot, Kontrastmittel) oft störend bemerkbar. Vor allem bei Kreuzbeinaufnahmen wird daher eine Darmreinigung vor einer Wiederholungsaufnahme angezeigt sein. Die Überlagerung durch Darminhalt ist bei Kontrastmitteluntersuchungen der Galle und der Niere besonders störend. Eine vorherige Durchleuchtung des Patienten gibt Auskunft über die Durchführbarkeit der Untersuchung und bestimmt weitere vorbereitende Maßnahmen.

Für die Durchführung der Spezialuntersuchungen, zu der wir die verschiedenen Formen der Arteriographie, die Angiokardiographie, die Bronchographie und verschiedene andere zählen, werden gelegentlich medikamentöse Vorbereitungen erforderlich.

c) Lagerung des Patienten und allgemeine Einstelltechnik

Die praktische Durchführung der Röntgenphotographie, d. h. die Anfertigung eines diagnostisch verwertbaren Röntgenbildes wird, von physikalischen und photochemischen Erwägungen abgesehen, im wesentlichen von folgenden fünf Faktoren bestimmt:

1. von der Gesamtbauweise des menschlichen Körpers,
2. von der topographischen Anatomie,
3. von der Röntgenprojektion,
4. von der Mechanik der Röntgenapparatur,
5. von der Schwerkraft.

Nach diesen Faktoren richtet sich nicht nur die Einstellung des Patienten, sondern auch die der Röntgenröhre und des Röntgenfilms, wobei im Einzelfall einer oder mehrere Faktoren zugleich den Ausschlag geben. So bestimmt die Gesamtbauweise des Körpers mit den Hauptorientierungen vorn-hinten, rechts-links, oben-unten in erster Linie die Einstellung zu den Übersichts- und Routineaufnahmen. Sie können am stehenden, liegenden und sitzenden Patienten vorgenommen werden. Die topographische Anatomie, d. h. die Lage des darzustellenden Objektes, bestimmt gleichzeitig, ob der Röntgenfilm vorn, hinten, rechts oder links anliegt, da bekanntlich mit zunehmendem Abstand des Objektes zum Film die Unschärfe zunimmt.

Bei Bewußtlosen oder Schwerverletzten ist es oftmals nötig, von den Regeln der Einstelltechnik abzuweichen, was sich hinsichtlich der Bildqualität ungünstig auswirken kann.

Die Einstellung der großen Zahl der bisher bekannt gewordenen Spezialaufnahmen wird dagegen von der topographischen Anatomie und der Röntgenprojektion bestimmt, da auf einer Übersichtsaufnahme diese Faktoren eine Beurteilung bestimmter anatomischer Gebilde nicht zulassen.

Eine optimale Darstellung wird entweder durch eine von der normalen Einstellung des Patienten abweichende Lagerung erreicht oder durch eine von der normalen Einstellung der Röhre und des Films abweichende Einstellung oder durch beides.

Bei der „normalen" Einstellung von Röhre und Film wird mit einem senkrecht auf die Filmmitte auftreffenden Zentralstrahl gearbeitet. Alle anderen Röntgenstrahlen verlaufen mehr oder weniger divergierend.

Von der Röntgenprojektion allein macht man z. B. bei den Kontaktaufnahmen Gebrauch, bei denen der Focus den filmfernen Objektteilen so stark genähert wird, daß diese zum Teil durch die starke Vergrößerung und hohe Unschärfe bildunwirksam werden und zum Teil durch den hohen Grad der Strahlendivergenz überhaupt nicht mehr innerhalb des Filmformats projiziert werden.

Bei den Standardaufnahmen und den Spezialaufnahmen ist es gleichermaßen wichtig, daß sie immer mit gleicher Röntgenprojektion erfolgen.

Jede Röntgenaufnahme stellt die anatomischen Verhältnisse von der normalen Anatomie abweichend dar. Der Untersucher ist erst auf Grund einer gewissen Erfahrung in der Lage, eine exakte Deutung des Befundes vorzunehmen. Dazu ist es erforderlich, daß er seine Erfahrungen an Aufnahmen sammelt, die mit einer bestimmten Einstelltechnik erzielt wurden. Wie groß wären die Schwierigkeiten, wenn jede Aufnahme mit einer anderen Aufnahmetechnik angefertigt würde. Man müßte sich dann erst über die Art der Einstellung klar werden, um die entsprechenden Projektionsverhältnisse berücksichtigen zu können.

Es hat sich überall eine bestimmte Mechanik der Aufnahmegeräte eingebürgert, die hauptsächlich durch die „normale Lage des Menschen", d. h. durch die Rückenlage bestimmt wurde. Dies ergab zwangsläufig, daß die Röntgenuntersuchung auf einem Lagerungstisch durchgeführt wird, und daß die Röntgenröhre beweglich über diesem Tisch angeordnet ist. Die größte Anzahl der Röntgenaufnahmen wird daher *am liegenden* Patienten ausgeführt, wobei die Schwerkraft allein schon zur Ruhigstellung des Patienten beiträgt. Zusätzlich können einzelne Körperteile mit Sandsäcken oder anderen Haltevorrichtungen fixiert werden.

Die Schwerkraft bestimmt auch aus klinischen Gesichtspunkten heraus, ob ein Patient im *Liegen* oder im *Stehen* untersucht werden muß. Überall da, wo Flüssigkeitsansammlungen mit möglichen Spiegelbildungen zu erwarten sind, kann eine Untersuchung nur in einem Strahlengang erfolgen, bei dem der Vertikalstrahl horizontal verläuft, da sich Flüssigkeitsspiegel immer horizontal einstellen. Solche Untersuchungen kommen unter anderem in Frage bei der Luftfüllung der Hirnventrikel, bei Flüssigkeits- und Luftansammlung im Thoraxraum und bei Darmverschluß. In Rücken- oder Bauchlage kann daher nur eine seitliche Aufnahme und in Seitenlage nur eine antero-posteriore oder postero-anteriore Aufnahme angefertigt werden, wogegen im Stehen und im Sitzen Aufnahmen in allen genannten Projektionsrichtungen möglich sind.

3. Spezielle Aufnahmetechnik

a) Normalaufnahmetechnik

Unter der Bezeichnung „Normalaufnahmetechnik" verstehen wir die Anwendung von Spannungen in dem Bereich zwischen 45 und 100 kV. Es ist dies der Spannungsbereich, in dem zur Zeit vorwiegend die Routineuntersuchungen vorgenommen werden. Die niedrigste Spannung (45—55 kV) ist mit ihren relativ hohen Anteilen weicher Strahlung fast ausschließlich der Lungen- und Gallenwegsdiagnostik vorbehalten. Sie ist jedoch in gleichem Maße günstig für Aufnahmen der Hand, des Fußes, des Kniegelenkes und des

Schultergelenkes. Für Skeletaufnahmen am Rumpf und am Schädel ist eine weitere Steigerung der Spannung auf Werte um 80 kV erforderlich. Bei der Magen-Darm-diagnostik ist eine noch höhere Spannung, etwa 80—90 kV, empfehlenswert, da hierdurch die Belichtungszeiten wesentlich herabgesetzt werden können.

Der Focus-Filmabstand bei der Normalaufnahmetechnik reicht von 70—200 cm, während der Objekt-Filmabstand stets so klein wie möglich zu halten ist. Die Focusgröße liegt zwischen 1 und 2 mm.

Die Bezeichnung „Normalaufnahmetechnik" besagt nicht, daß es sich um normale Röntgenaufnahmen handeln muß. Auch Spezialaufnahmen wie Schichtaufnahmen, Serienarteriographien und Röntgenkymographien können in Normalaufnahmetechnik im obigen Sinn angefertigt werden.

b) Hartstrahltechnik

Die Hartstrahltechnik ist ein Aufnahmeverfahren, das sich von der Normalaufnahmetechnik durch Erhöhung der Röhrenspannung unterscheidet. Man rechnet dazu das Arbeiten mit Spannungen über 100 kV. Während man sich bis vor kurzem mit Spannungen bis zu 150 kV begnügte, ist man jetzt bereits dazu übergegangen, Röntgengeneratoren und Drehanodenröhren zu bauen, die auch einen Betrieb mit Spannungen bis 250 kV und darüber zulassen (LINDBLOM 1951; FOSSATI 1952; JAUBERT DE BEAUJEU 1952; SCHOBER 1954; BÜCKER 1956; MATTSON 1956; HARRIS, TUDDENHAM, HALE, PENDERGRASS 1957; WANNOVIUS 1959; KJELLBERG 1960). Der Vorteil der Hartstrahltechnik liegt darin, daß die Durchdringungsfähigkeit der härteren Strahlung größer ist als die bei einer Spannung von 100 kV. Dies bedeutet, daß die im durchstrahlten Körperabschnitt erfolgende Schwächung der Strahlung kleiner wird. Hieraus ergibt sich ein günstiges Verhältnis zwischen Eintritts- und Austrittsdosis. Die Strahlen-

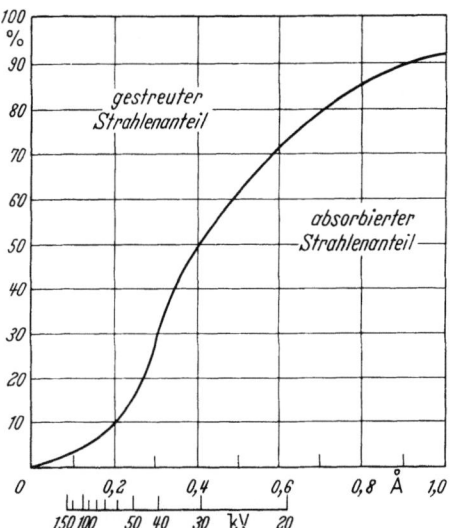

Abb. 2. Aufteilung der Gesamtabsorption (wahre Absorption + Streuung = 100) für verschieden hohe Primärstrahlung bei wasser-äquivalentem Gewebe. (Umgezeichnet nach HOLTHUSEN-BRAUN: Grundlagen und Praxis der Röntgenstrahlendosierung. Leipzig: Georg Thieme 1939)

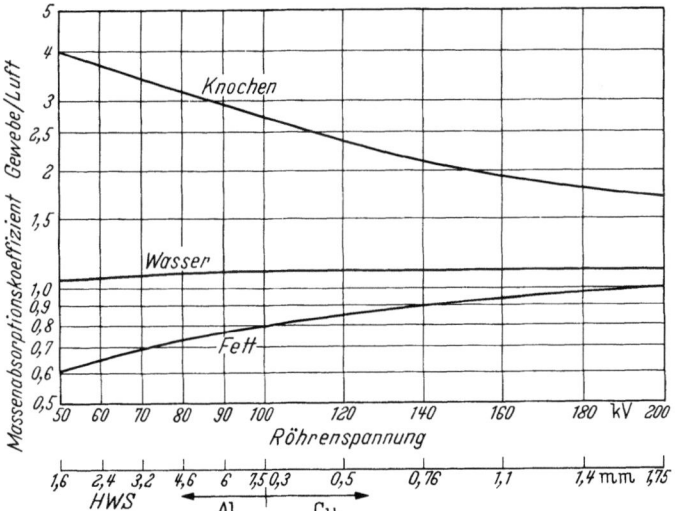

Abb. 3. Abhängigkeit des Absorptionskoeffizienten Gewebe/Luft von der verwendeten Strahlenhärte. (Umgezeichnet F. WACHSMANN u. A. DIMOTSIS: Kurven und Tabellen für die Strahlentherapie. Stuttgart: Hirzel 1957)

menge kann erheblich vermindert werden, wodurch sich extrem kurze Belichtungszeiten ergeben. Für den Patienten bedeutet diese Technik, daß die Strahlenbelastung an der Oberfläche herabgesetzt werden kann.

Das Arbeiten unter Hartstrahlbedingungen bedeutet jedoch gleichzeitig das Auftreten einer härteren und stärkeren Streustrahlung. Das Verhältnis zwischen gestreutem und

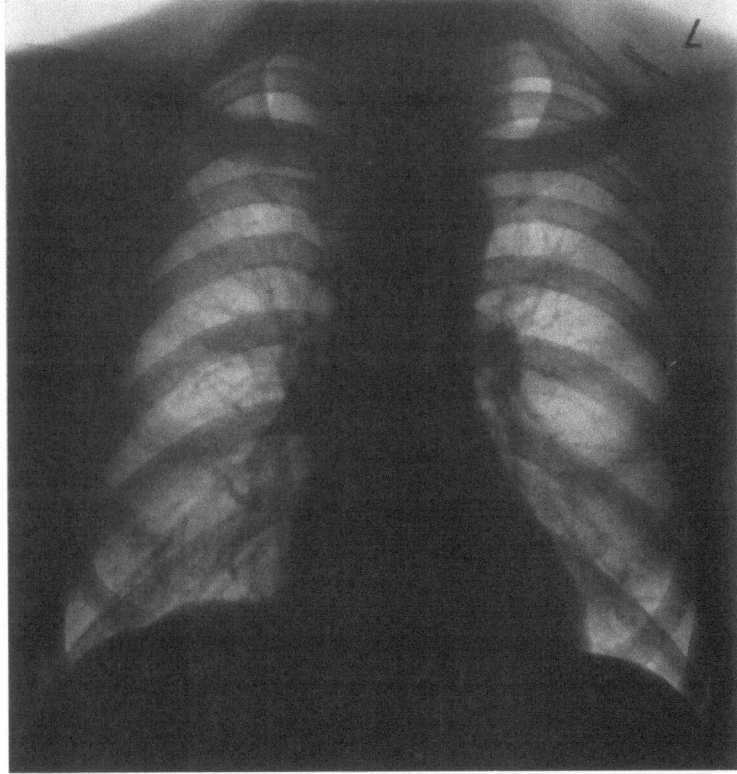

a

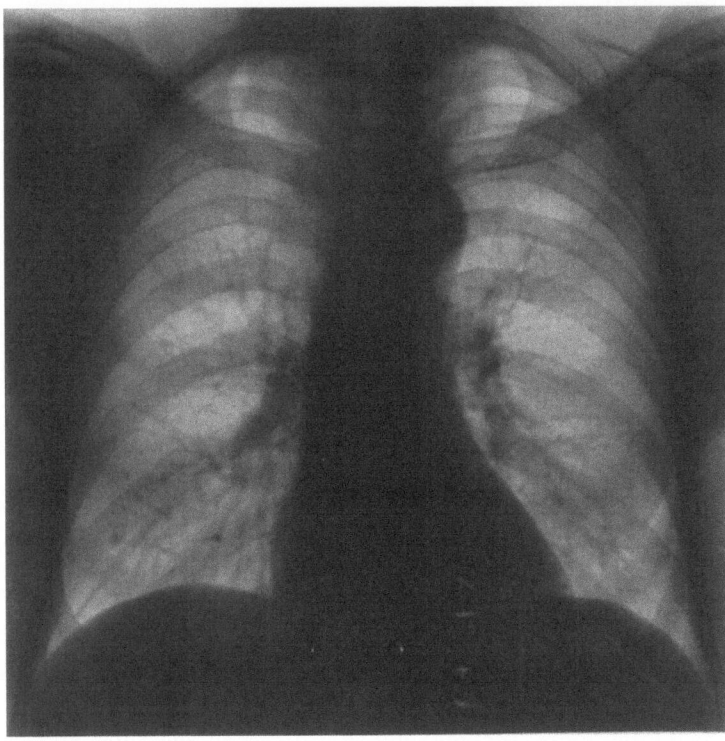

b

Abb. 4a u. b.   Lungenvergleichsaufnahmen.   a Normalaufnahmetechnik
(48 kV, 24 mAs, 150 cm FFA). b Hartstrahlaufnahme mit Hartstrahlraster
(113 kV, 6 mAs, 200 cm FFA)

absorbiertem Strahlenanteil ist für die verschieden harte Primärstrahlung und für wasseräquivalentes Gewebe aus Abb. 2 ersichtlich.

Die vermehrt anfallende Streustrahlung kann durch folgende Maßnahmen verhindert werden:

1. entsprechende Streustrahlenblenden,

2. Vergrößerung des Objekt-Filmabstandes,

3. Gewebskompression,

4. Feldeinblendung.

Hartstrahlraster zeichnen sich gegenüber den anderen Rastern durch ein anderes Schachtverhältnis aus. Normale Raster haben zwischen Lamellenabstand und Lamellenhöhe ein Verhältnis bis etwa 1:7, *Hartstrahlraster* ein Verhältnis bis etwa 1:16. Will man auf einen Hartstrahlrasterverzichten, wie dies zum Teil bei der Lungenaufnahme unter Hartstrahlbedingungen geschieht, so kann die Streustrahlung durch einen größeren Abstand zwischen Objekt und Film ebenfalls weitgehend beseitigt werden. Diese Art der Streustrahlenminderung wurde von GROEDEL angegeben und wird daher auch als „Groedel-"oder „Abstandstechnik" bezeichnet.

Der diagnostische Gewinn der Hartstrahltechnik besteht darin, daß die Absorptionskoeffizienten zwischen Knochen und Weichteilen eine Annäherung erfährt, bei rund 400 kV sind sie praktisch gleich, wie aus Abb. 3 ersichtlich.

Dies bedeutet, daß die Knochenstruktur mit zunehmender Spannung immer mehr zurücktritt. Die Veränderungen im Lungenparenchym treten dadurch etwas besser hervor, was besonders im Spitzengebiet als vorteilhaft angesehen wird. Auch im Bereich des Mediastinums treten die Konturen der hier liegenden anatomischen Gebilde etwas deutlicher hervor. Der Herz-schatten, der auf einer Aufnahme zwischen 50 und 60 kV nur eine weiße Fläche ist, zeigt die vor und hinter dem Herzen lie-gende Lungenzeichnung. Daher ist auch die Lungenaufnahme das Hauptanwendungsgebiet der Hartstrahltechnik (FRIK, GAEJEWSKI, WACHSMANN und BUCHHEIM 1955; FRIK 1957). Ein weiteres wichtiges An-wendungsgebiet stellen die Schwangerschaftsaufnahmen und die Wirbelsäulen-Ganz-aufnahmen dar.

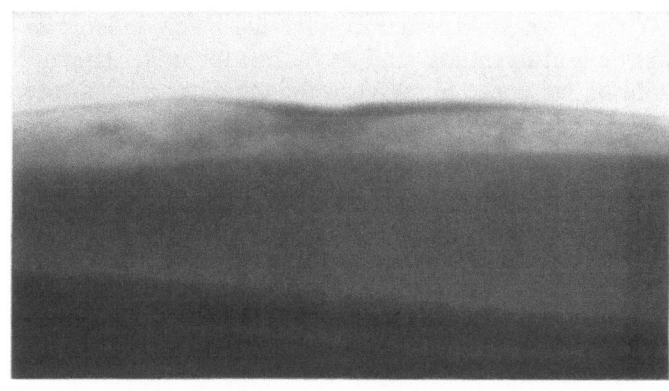

Abb. 5. Erythma induratum Bazin. Oberflächliches Ulcus mit Infil-tration und verbreiterten Gefäßen in der Umgebung

Einen gewissen Vorteil bringt die Hartstrahltechnik noch bei der seitlichen Wirbel-säulenaufnahme und bei den Funktionsaufnahmen der Wirbelsäule. Die Unterdrückung störender Knochenschatten bringt bei der Verwendung von negativen Kontrastmitteln ebenfalls einen Gewinn. So berichtete WANNOVIUS (1959) von günstigen Ergebnissen der Spannung zwischen 150 und 200 kV bei der Encephalogra-phie, Luftmyelographie und beim Retropneumoperitoneum. Nach den Untersuchungen von GEBAUER (1958) bedeutet in der Magen-Darmdiagnostik die Hartstrahltechnik mit 150 kV gegenüber Spannungen von 80 und 90 kV ebenfalls einen deut-lichen Vorteil. Neben den be-reits oben angeführten Vorzügen wächst nach Angabe von GE-BAUER der dargestellte Objekt-umfang, weil dichte Organ-schatten und Kontrastbrei transparent werden. Der bei der

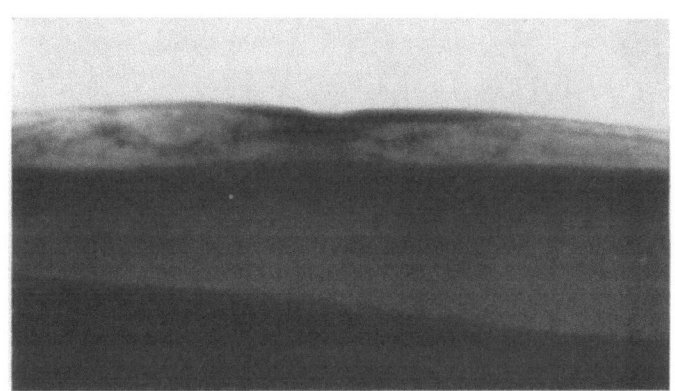

Abb. 6. Gleicher Bildausschnitt wie Abb. 5. Logelektrokopie (Die Abb. 5 und 6 wurden uns freundlicherweise von Herrn Prof. G. BONSE, Hautklinik der Universität Würzburg, zur Verfügung gestellt)

Hartstrahltechnik eintretende Kontrastverlust und die Grautönung können durch Kontrastentwickler etwas vermindert werden. Bei der Magenuntersuchung erweist sich die Verkürzung der Belichtungszeit im Hinblick auf die Bewegungsunschärfe besonders wertvoll. KJELLBERG (1960) verwendet für *alle* Aufnahmen zur Magen-Darmdiagnostik eine Röhrenspannung von 200 kV.

c) Weichstrahltechnik

Die Untersuchung der Weichteile und die Darstellung ihrer pathologischen Verände-rungen erfordert vielfach eine besondere Aufnahmetechnik. Ein Teil der Veränderungen der Weichteile, wie etwa Verkalkungen in den Weichteilen und manche Weichteiltumoren, sind mit normalen Röntgenröhren und niedriger Röhrenspannung zu erfassen. Für eine vermehrte Anwendung der Röntgenstrahlen zur Diagnostik der Weichteile haben sich sowohl Gray (1939), Zimmer (1953) als auch Zuppinger (1935, 1952) und Leb (1952) eingesetzt. Der Wert der Röntgenuntersuchung ist für die Erkrankungen der Mamma in zunehmendem Maße erkannt worden, so daß dieses Verfahren vielenorts schon zur Routineuntersuchung geworden ist (Gershon-Cohen und Ingleby 1952; Reinhardt 1953; Gros und Sigrist 1954; Seyss 1957).

Die Feinstruktur der Weichteile, insbesondere die der Subcutis erfordert jedoch eine spezielle Ausrüstung und Aufnahmetechnik. Hierzu benutzt man spezielle Weichstrahl-röhren, bei denen unter Verwendung einer Aufnahmespannung von 20—40 kV der weiche Strahlenanteil besonders hoch ist. Hierzu können in gewissen Grenzen auch Oberflächen-

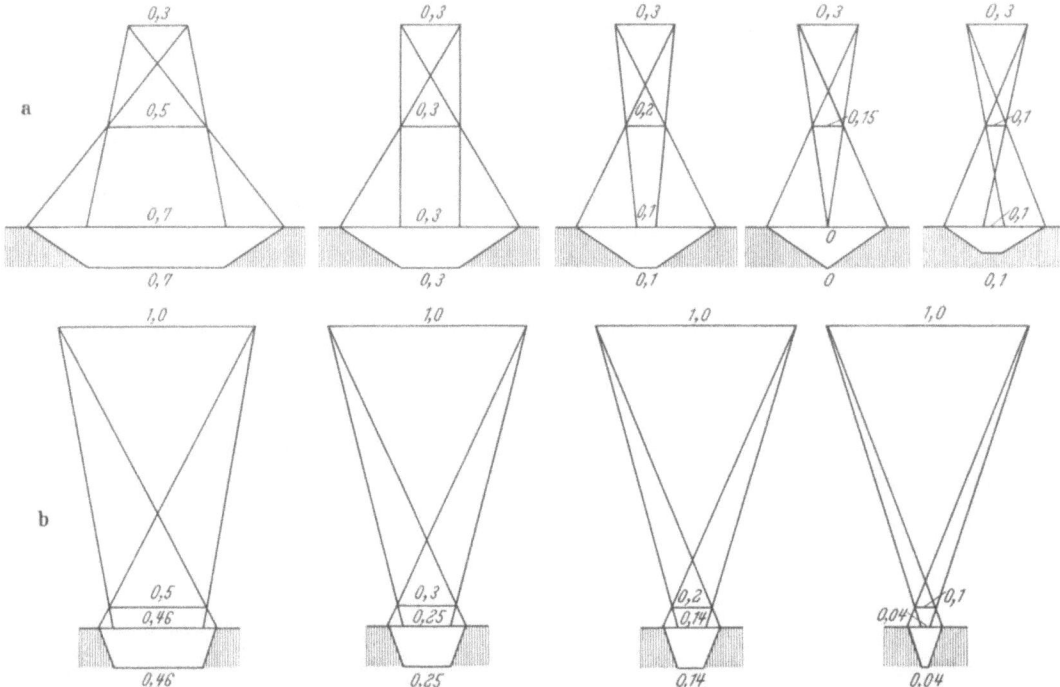

Abb. 7 a u. b. Die Bildentstehung und die Schattenqualitäten bei der direkten Röntgenvergrößerung mit dem Feinstfocus (a) und im Vergleich hierzu bei der normalen Aufnahme mit dem 1 mm Focus (b). Beide auf folienlosem Film

therapiegeräte (Lemcke 1956) Verwendung finden wie auch Materialuntersuchungsröhren (Bonse 1959). Weiterhin ist die Verwendung von folienlosen Filmen von Vorteil (Bonse).

Durch die Verwendung der weichen Strahlung ergeben sich günstige Absorptions-verhältnisse zur Differenzierung von Fett- und Muskelgewebe, so daß sie für die Dia-gnostik von Hautkrankheiten eine wertvolle Hilfe darstellen kann. Die Diagnostik der Hautkrankheiten hat in den letzten Jahren durch Bonse neue Anregung erfahren, ins-besondere wurden die Grenzen dieses Verfahrens erweitert. Es handelt sich vorwiegend um eine Diagnostik der Subcutis. Epidermis und Corium stellen sich als homogener Verdichtungsstreifen dar, der von Frantzell (1951) als „Cutislinie" bezeichnet wurde. Über Veränderungen in diesem Gewebsbereich sind mit Hilfe der Röntgenstrahlen keine Aufschlüsse zu erlangen.

Mit Hilfe der elektronischen Bildverstärkung (Logelektronik-Verfahren) können, wie aus Abb. 5 und 6 ersichtlich, die diagnostischen Möglichkeiten weiter verbessert werden (Bonse 1959).

d) Direkte Röntgenvergrößerung

Zur Beurteilung der feinen Knochen- und Lungenstruktur wird die normale Röntgen-aufnahme durch Lupenbetrachtung vergrößert, womit ein wirklicher diagnostischer Ge-winn zu erzielen ist. Es lag daher der Gedanke nahe, die Röntgenaufnahmen direkt

schon so stark vergrößert herzustellen, daß die Beurteilung der Feinstruktur ohne Lupenbetrachtung möglich ist.

Mit normaler Röhre war dies nicht möglich. Erst als es gelang, eine sog. *Feinstfocus-
röhre* mit genügend hoch belastbarem kleinem Focus (0,3 × 0,3 mm) herzustellen, konnten
Aufnahmen in direkter Röntgenvergrößerung angefertigt werden (FLETSCHER und ROW-
LEY 1951; VAN DER PLAATS 1952; ALLEN und ALLEN 1953; FREYE 1953; ZIMMER 1953;
ZORN 1953; MUNTEAN 1954; SEYSS 1954). Inzwischen wurden auch zu Versuchszwecken
Feinstfocusröhren mit elektrostatischer Focussierung hergestellt, bei denen eine wirksame

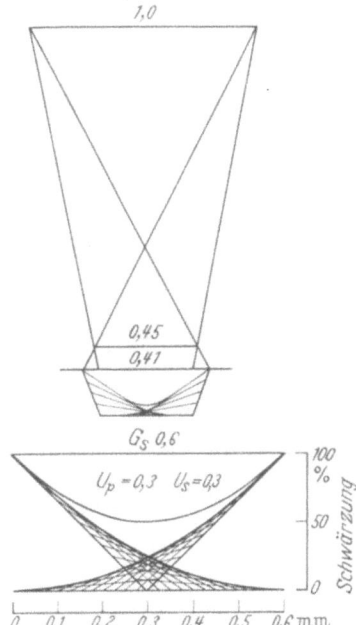

Focusgröße zwischen 1 und 0,03 mm beliebig eingestellt
werden kann (SEIFERT 1954; ADERHOLD und SEIFERT
1954; TAKAHASHY 1955, 1958). Der Vergrößerungsmaßstab beträgt üblicherweise 2:1. Dies bedeutet, daß sich
das Objekt in der Mitte zwischen Focus und Film befindet. Die geometrische Unschärfe ist hierbei noch in
tragbaren Grenzen. Sie beträgt für alle in diesem Maßstab angefertigten Vergrößerungsaufnahmen 0,3 mm und
ist damit wesentlich größer als die geometrische Unschärfe der normalen Aufnahmen mit dem 2 mm-Focus.
Bei der normalen Lungenaufnahme aus 2 m Abstand

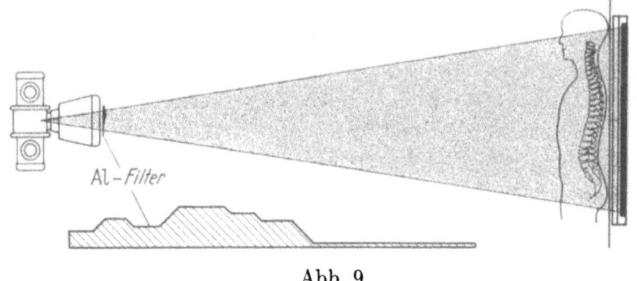

Abb. 8   Abb. 9

Abb. 8. Darstellung der Beziehung zwischen Projektionsunschärfe und Folienunschärfe

Abb. 9. Anordnung für Ganzaufnahmen der Wirbelsäule unter Verwendung eines Al-Absorptionsfilters und
einer Bucky-Blende für Filme bis 96 cm Länge. Man benötigt zwei bis vier verschiedene Al-Filter. [Aus
Hochstrasser: Ganzaufnahmen der Wirbelsäule. Röntgenblätter **12**, 310—317 (1959). Verlag W. Giradet,
Wuppertal]

haben Objekte in Thoraxmitte (15 cm OFA) eine geometrische Unschärfe von 0,16 mm.
Bei Aufnahmen kleiner Knochen, z. B. der Handwurzel, ist die Focusunschärfe bei Verwendung eines 1 mm-Focus aus 1 m Röhrenabstand unter Annahme eines mittleren Objekt-
abstandes von 2 cm nur 0,02 mm. Bei Handwurzelaufnahmen und ähnlichen Aufnahmen,
bei denen ein folienloser Film verwendet wird, zeigt eine Aufnahme in direkter Röntgenvergrößerung die Details zwar größer, dafür aber mit einer 15mal größeren Unschärfe.
Hierdurch verschwinden die Kernschatten kleiner Details eher als auf der normalen Aufnahme. Diese Verhältnisse hat BÜCHNER (1954, 1961) eingehend untersucht. Abb. 7 zeigt
diese Erscheinungen bei der folienlosen Aufnahme für den 0,3 mm-Focus und dem 1,0 mm-
Focus bei verschiedenen Objektgrößen.

Bei der Verwendung von Folien treten komplizierte Wechselwirkungen zwischen
Folienunschärfe und geometrischer Unschärfe auf, welche die Kernschatten bei der
direkten Röntgenvergrößerung infolge der primär größeren Focusunschärfe bei kleinen
Details eher zum Verschwinden bringen als bei der normalen Aufnahme (Abb. 8).

Es hat sich daher herausgestellt, daß in bezug auf die Wiedergabe der Feinstruktur
die direkte Röntgenvergrößerungstechnik nur ab einer bestimmten Folienunschärfe, die
etwa im Bereich derjenigen der Universalfolie liegt, Vorteile bringt. Sie ist der normalen

Aufnahme auf folienlosem Film und bei Verwendung von feinzeichnenden Folien unterlegen, da sie das Bild lediglich größer und unschärfer zeigt, sie ist ihr jedoch bei Verwendung höchstverstärkender Folien und bei Schirmbildaufnahmen deutlich überlegen (Fries und Liese 1954, 1955). Eine Knochenstruktur ist auf der normalen Schirmbildaufnahme nicht sichtbar, bei direkter Röntgenvergrößerung des Schirmbildes stellt sie sich dar. Bei der Anfertigung von Röntgenaufnahmen in direkter Röntgenvergrößerungstechnik ist auch zu bedenken, daß allein durch die Änderung des Projektionsverhältnisses ein pathologischer Befund sichtbar werden kann, der sich vorher auf der normalen Aufnahme infolge der anderen Projektion nicht darstellte.

Zur Veröffentlichung von Röntgenaufnahmen in direkter Röntgenvergrößerung, vor allem dann, wenn die Originalaufnahmen auf folienlosem Film angefertigt wurden, wäre daher zu sagen, daß eine in der gleichen optischen Vergrößerungsstufe klischierte normale Aufnahme auch im Druck das beste Bild gibt. Aufnahmen in direkter Röntgenvergrößerung sind allenfalls bei der direkten Betrachtung des Originals wegen ihrer Größe von Vorteil. Dieser Vorteil verschwindet aber gegenüber einer im Buchdruck auf die gleiche Vergrößerungsstufe gebrachten Normalaufnahme, wie unter anderem Wieland (1954) nachweisen konnte.

e) Ganzaufnahmetechnik

Die Anfertigung von Körperganzaufnahmen ist bisher nur vereinzelt vorgenommen worden. Es handelte sich hierbei vorwiegend darum, die Leistungsfähigkeit einer Aufnahmemethode zu demonstrieren. Die Kleinheit und Ungenauigkeit besonders interessierender Abschnitte in Verbindung mit ungünstigeren Projektionseffekten lassen von derartigen Aufnahmen jedoch nicht allzuviel erhoffen. Die Ausdehnung und Vielzahl von Verletzungen, wie sie in zunehmendem Maße durch die sich steigernden Verkehrsunfälle eintreten, bringen allerdings den Gedanken nahe, statt der vielen Einzelaufnahmen mit Hilfe einer großen Übersichtsaufnahme der oberen und unteren Körperhälfte schneller zu einer Diagnose zu gelangen. Meist handelt es sich in erster Linie auch nur darum, einen Gesamteindruck über das Ausmaß bestehender Knochenverletzungen zu erhalten.

In den letzten Jahren ist in zunehmendem Maße das Interesse für *Ganzaufnahmen der Wirbelsäule* wieder erweckt worden. Solche Aufnahmen sind im Hinblick auf die Zunahme der Haltungsschäden für die Orthopädie von besonderem Interesse. Die Schwierigkeiten derartiger Aufnahmen bestehen in der sehr unterschiedlichen Objektdicke sowie in der Größe des Objektes selbst. Letztere verlangt ein Filmformat von 30/90 cm bei einem Röhrenabstand von 2—3 m, da sonst verschiedene Wirbelsäulenabschnitte unterschiedlich projiziert würden.

Bei einem derart großen Objekt, wie es die ganze Wirbelsäule darstellt, ist es schwierig, überall einen gleichmäßig guten Kontrast und eine gleichmäßige Schwärzung zu erhalten, da jeder Abschnitt eine nur für ihn optimale Röntgenstrahlung hinsichtlich Strahlenqualität und Quantität verlangt. Dieses Problem ist uns schon von kleineren Aufnahmeobjekten her bekannt.

Zur Erreichung einer gleichmäßigen Schwärzung sind bisher in der Praxis mehrere Wege beschritten worden. Bei der Aufnahmetechnik mit einer einzigen Exposition wird die Quantität und Qualität der Strahlen so bemessen, daß der dickste Teil optimal belichtet wird. Damit an den übrigen Abschnitten eine annähernd gleiche Schwärzung erfolgt, werden vor die Röhre verschieden profilierte *Aluminium-* oder *Kupferfilter* gegeben. Hierdurch tritt jedoch eine unerwünschte Aufhärtung der Strahlen ein, was zur Kontrastminderung, vor allem im Bereich der Halswirbelsäule führt (Abb. 9).

Bei der Methode mit rotierender Ausgleichsblende (nach Edinger, Gajewski und Gepp 1956) dreht sich vor der Tiefenblende eine Scheibe mit Bleiauflage, die dafür sorgt, daß jeder Abschnitt nur die erforderliche Belichtung erhält, wobei für die verschiedenen Körperformen

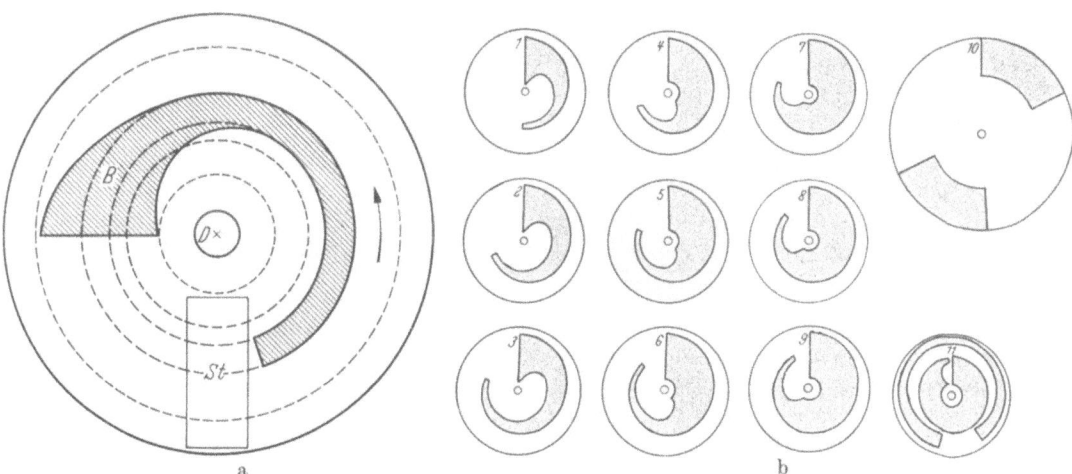

Abb. 10a u. b. a Prinzip der rotierenden Ausgleichsblende. *St* Ausgeblendetes Strahlenfeld an der Tiefenblende; *B* Filter Schablone aus Bleiblech. b Standardschablonen aus Bleiblech für verschiedene Körperformen

entsprechend geformte, rotierende Bleiblenden Verwendung finden (Abb. 10a und b).

Eine weitere Möglichkeit zur Anfertigung von Ganzaufnahmen besteht in der Verwendung von Ausgleichsfolien. Die Streustrahlenbelastung des Objektes ist hier jedoch besonders hoch, da der Belichtungsausgleich erst hinter dem Körper erfolgt. Dies bedeutet, daß Hals- und Brustregion eine unnötig hohe Strahlendosis erhalten.

Bei der Aufnahmetechnik mit mehreren Expositionen wird mit einer Schwingblende dicht vor der Röhre gearbeitet, welche jeweils den zu belichtenden Körperabschnitt freigibt (RASPE 1956). Hierdurch kann eine für jeden Körperabschnitt optimale Spannung und mAs-Zahl eingestellt werden. Durch das Schwingen der zudem noch gezähnten Blendenränder entstehen auf dem Film keine störenden Stufen an den Überschneidungsstellen der einzelnen Belichtungsabschnitte (Abb. 11).

Die Belichtungszeiten sind bei Wirbelsäulen-Ganzaufnahmen auch bei Spannungen über 100 kV noch so lang, daß eine ausreichende Stütz- und Fixiereinrichtung für

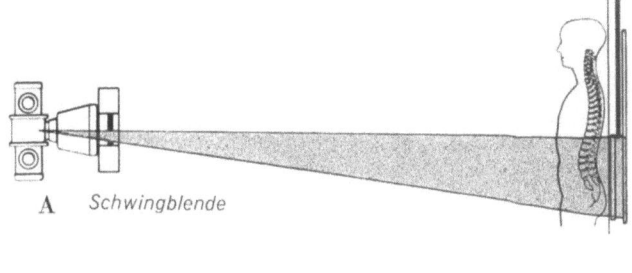

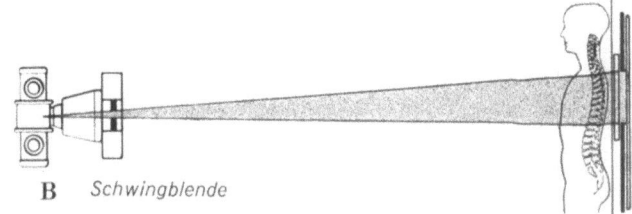

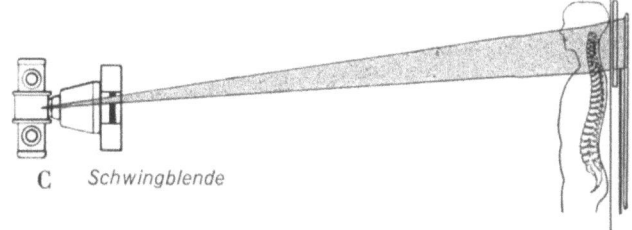

Abb. 11. Ganzaufnahmen der WS. Dreiphasenmethode mit Schwingblende nach RASPE mit einem zusätzlichen Blendensystem zwischen Bucky-Blende und Film. Anordnung: Röntgenröhre, Tiefenblende, Schwingblende, Patient, normale bewegliche Bucky-Blende, Blendensystem bestehend aus zwei beweglichen Bleilaschen, Film. [Aus Hochstrasser: Ganzaufnahmen der Wirbelsäule. Röntgenblätter **12**, 310—317 (1959). Verlag W. Giradet, Wuppertal]

den Patienten vorhanden sein muß. Wegen der relativ hohen Strahlenbelastung sollten Wirbelsäulenganzaufnahmen nur unter strengster Indikation angefertigt werden.

Literatur

Hartstrahltechnik

ALLEN, M. F.: High voltage radiography. Radiography 18, 10—13 (1952).

BOUTON, E.: Radiographies à „haut voltage". J. Radiol. Électrol. 38, 767, 769 (1957).

BREMBACH, H.: Die Silikose und Silikose-Tuberkulose im Hartstrahlbild. Beitr. Klin. Tuberk. 111, 1/2 (1954).

BREUER, K.: Untersuchungen zur Frage der Hochvoltdiagnostik. Diss. Erlangen 1950.

BUCHHEIM, C. E.: Grundlagen und Ergebnisse der Hartstrahltechnik. Diss. Erlangen 1952.

— W. FRIK u. I. BRAUNHOFER: Verbesserung der Pneumencephalographie durch Hartstrahltechnik. Röntgenblätter 10, 65—72 (1957).

BÜCKER, J.: Erfahrungen mit der Hartstrahltechnik und der Feinfokusröhre. Fortschr. Röntgenstr. 77, 153—165 (1952).

— Die Bedeutung der Hartstrahltechnik und der Feinfokusröhre. Fortschr. Med. 6/7, 149—150 (1953).

— Röntgenuntersuchungen mit harten Strahlen bis 200 kV (Referat eines Vortrages anläßlich der 38. Tagung der Deutschen Röntgen-Gesellschaft in Berlin. Fortschr. Röntgenstr. 86, Beih. 74—75 (1956). SRW Lit.-Ber. 5 a I Nr 8662.

— G. JOTTEN u. H. G. STOVEL: Diagnostische und physikalische Untersuchungsergebnisse bei Großformat- und Schirmbildaufnahmen des Thorax mit Spannungen bis zu 200 kV. Fortschr. Röntgenstr. 90, 234 (1959).

CAHA, A., M. DOLEZEL, V. PROKES and I. O. BENES: Some contents on lung films with a hard filming technique. Čsl. Roentgenol. 11, 62 (1957). [Tschechisch mit engl. Zus.fass.]

CAMERMAN, J.: Le haut kilovoltage en radiodiagnostic courant. J. belge Radiol. 38, 273—289 (1955).

CARTWRIGHT, L. J., and E. HARVOLD: Improved radiographic results in cephalometry through the use of high kilovoltage. J. Canad. dent. Ass. May 1954. The Focal Spot No 3, 1954 and the x-ray technician 27, 105—107 (1955).

CLARK, K. C.: An introduction to high-voltage technique. Radiography 19, 21—34, 218 (1953).

COCCHI, U.: Die Hartstrahltechnik in der Röntgendiagnostik. Fortschr. Röntgenstr. 81, 24—31 (1954a).

— Die Röntgenuntersuchung des Verdauungstraktes sowie der Gallen- und Harnwege mittels Hartstrahltechnik. Acta radiol. (Stockh.) Suppl. 116, 561—569 (1954b).

— Roentgendiagnostica in altissime tensioni. Nunt. radiol. (Firenze) 20, 465—471 (1954c).

DIETZ, W.: Vergleichende Dosismessungen am Ovar bei Röntgenaufnahmen des Beckens mit „normaler" und Hartstrahltechnik, bei Durchleuchtungen des kleinen Beckens mit „normalen" Bedingungen und dem Röntgenbildverstärker. Fortschr. Röntgenstr. 85, 546—549 (1956).

ENGEL, E., u. B. WIDMAIER: Die Hartstrahltechnik in der Lungendiagnostik. Röntgen-u. Lab.-Prax. 9, 179—185 (1956).

FOMIN, G. B.: Die Bedeutung der Hartstrahlaufnahmen für die Diagnose des Lungenkrebses. Klin. Med. (Mosk.) 31, 3, 24. Ref. Fortschr. Röntgenstr. 79, 133 (1953).

FOSSATI, F.: Vortr. a. d. 1. Internat. Schirmbildkongr. Italien über Anwendung der Hartstrahltechnik für Thorax- und Magenunters., 70 mm Odelca: Published Papers of the first Internat. Congr. of Mass Radiology, Sondalo Italy, Boll. Schmerografico, Sept.-Okt. 1951.

— High voltage radiography Ferrania 6, 2—3 (1952a).

— L'impiego di alte tensioni continuesonstanti o pulsanti (100—180 kV) e di piccole correnti anodiche (2—8 mA) in schermografia. Radiol. med. (Torino) 38, 552 (1952b).

FRIES, P.: J vantaggi della tecnica dei raggi duri ed i loro fondamenti fisici. Radiol. med. (Torino) 41, 1219—1233 (1955).

FRIK, W.: Die praktische Bedeutung der Hartstrahltechnik für Lungenaufnahmen. Beitr. Klin. Tuberk. 117, 138 (1957).

— Hartstrahltechnik. Stuttgart: Georg Thieme 1961.

— C. E. BUCHHEIM u. R. HESSE: Die Hartstrahltechnik als Routinemethode für Lungenaufnahmen. Röntgenblätter 8, 136—146 (1955).

— H. GAJEWSKI, F. WACHSMANN u. C. E. BUCHHEIM: Vergleichende Untersuchungen über die praktische Bedeutung der Hartstrahltechnik für Lungenaufnahmen. Fortschr. Röntgenstr. 83, 330—342 (1955).

FUCHS, A. W.: Optimum kilovoltage technique in military roentgenography. Amer. J. Roentgenol. 50, 358—365 (1943).

— Military photoroentgen technique employing optimum kilovolt (peak) principle. Amer. J. Roentgenol. 53, 587—596 (1945).

GAJEWSKI, H.: Die Grundlagen und Anwendungsmöglichkeiten der Hartstrahltechnik. Röntgenblätter 6, 53—60 (1953).

— Physikalische und aufnahmetechnische Gesichtspunkte bei Röntgenaufnahmen mit hohen Spannungen. Fortschr. Röntgenstr. 80, 642 bis 648 (1954a).

— Physikalische und aufnahmetechnische Grundlagen der Röntgendiagnostik mit hohen Spannungen. Röntgen- u. Lab.-Prax. 7, 267—277 (1954b).

GEBAUER, A.: Vergleichende Untersuchungen über Vor- und Nachteile der Aufnahmetechnik mit Spannungen von 85—150 kV in der Magen-Darm-Diagnostik mit Hilfe der Belichtungsautomatik. Fortschr. Röntgenstr. 89, 606 (1958).

GIANTURCO, C.: High voltage technic in the diagnosis of polypoid growths of the colon. Radiology 55, 27—29 (1950).

—, and G. A. HILLER: Routine search for colonic polyps by highvoltage radiography. Radiology 60, 496—499 (1953).

GORTAN, J.: Zur Technik der Moment- und Schnellaufnahme. Verh. dtsch. Röntg.-Ges. **15**, 13 (1924).

GRAVES, D. E., D. B. SLAUSON and E. D. TROUT: A new diagnostic tube. Radiography **15**, 138—139 (1949).

HARRIS, J. H., W. J. TUDDENHAM, J. HALE and E. P. PENDERGRASS: 250-kilovolt chest roentgenography. Radiology **69**, 748—749 (1957).

JAUBERT DE BEAUJEU, A.: Nouvelles expériences de téléradiographie thoracique. Bull. Soc. Radiol. méd. France **22**, 41 (1934).

— La radiophotographie à très haut voltage. Société de Radiol. méd. de France, 9 avril 1946. J. Radiol. Électrol. **7/8**, 352 (1946).

— A propos de la radiographie à 200 kV. J. Radiol. Électrol. **33**, 397—398 (1952).

—, et M. CARUANA: Etude téléradiographique des poumons, du cœur et de l'estomac de nourrissons normaux. Paris 1950. 238 S., 127 Abb.

KEMP, F. H.: A clinical evaluation of high voltage radiography in obstetrics and diseases of the chest. Acta radiol. (Stockh.) Suppl. **116**, 570—573 (1954).

KIRCHHOFF, H. W.: Neuere Methode der Röntgendiagnostik in ihrer Anwendung im Kindesalter. Dtsch. med. Wschr. **79**, 1166—1160 (1954).

KJEIIBERG, S. R.: Persönliche Mitteilung 1960.

KRETSCHMAR, F. A., u. K. KIRCHNER: Lungendiagnostik in der Praxis durch Röntgen-Hartstrahltechnik. Tuberk.-Arzt **8**, 433—438 (1954).

KUIJK, P. J. VAN: Die Anwendung hoher Aufnahmespannung bei der Beurteilung der Lungengefäße. J. belge Radiol. **38**, 477—486 (1955). [Holländisch.]

LAUGWITZ, N.: Röntgenhartstrahltechnik in der Tuberkuloseklinik. Dtsch. Gesundh.-Wes. **11**, 757—759 (1956). Ref. Zbl. ges. Radiol. **51**, 324 (1956).

LIESS, G.: Klinische Anwendung der Hartstrahltechnik. Dtsch. Gesundh.-Wes. **11**, 1369—1373 (1956).

LINDBLOM, K.: On roentgenography at 200 kV. Acta radiol. (Stockh.) **36**, 162—164 (1951).

MAHLO, A.: Über röntgenologische Feststellung entzündlicher Veränderungen des Magens. Fortschr. Röntgenstr. **77**, 713—717 (1952).

— Das Feinrelief des Magens. Fortschr. Röntgenstr. **81**, 58—60 (1954).

MATTSSON, O.: Practical photographic problems in radiography with special reference to high-voltage technique. Acta radiol. (Stockh.) Suppl. **120**, 5—206 (1955).

— Some studies on primary and secondary radiation and on secondary screening in diagnostics up to 200 kV. Acta radiol. (Stockh. **46**, 621—631 (1956). SRW. Lit.-Ber. 5 a I Br. 8333.

McDONNEL, G. M., HARRY L. BERMAN and E. A. LODMELL: Supervoltage roentgenography. Amer. J. Roentgenol. **79**, 306 (1958). SRW Lit.-Ber 5 a II Nr 9126.

MODY, K. P.: High kV radiography and enlargement technic. Indian J. Radiol. **9**, 139—142 (1955).

MORGAN, R. H.: Roentgen tube potentials in diagnostic roentgenology. Amer. J. Roentgenol. **58**, 211—221 (1947).

NEMET, A., W. F. COX and T. H. HILLS: The contrast problem in high kilovoltage medical radiography. Brit. J. Radiol. **26**, 185—192 (1953).

PFANDER, F.: Röntgenvergrößerungsaufnahmen mittels Feinfokusröhren sowie Hartstrahltechnik im Hals-Nasen-Ohrengebiet. Arch. Ohr.-, Nas.- u. Kehlk.-Heilk. **163**, 361—363 u. Diskussion 368 (1953).

REINIKE, A.: Über Röntgenvergrößerungs- und Hartstrahlaufnahmen im Hals-Nasen-Ohrenbereich. Arch. Ohr.-, Nas.- u. Kehlk.-Heilk. **163**, 363—368 (1953).

— Röntgenvergrößerungs- und Hartstrahlaufnahmen des Kehlkopfes. Z. Laryng. Rhinol. **33**, 176—181 (1954).

RÖVEKAMP, TH.: Wert der Hartstrahltechnik in der Röntgendiagnostik und Grenzen ihrer Leistungsfähigkeit. Röntgenpraxis **3**, 806—811 (1931).

SCHOBER, H.: Untersuchungen über die Verwendbarkeit des Spannungsbereiches zwischen 100 und 300 kV in der Röntgendiagnostik. Fortschr. Röntgenstr. Beih. zu Bd. **81**, 37—38 (1954).

SCHOEN, D.: Hartstrahltechnik und Feinfokusröhre in der Diagnostik des Kehlkopfes. Fortschr. Röntgenstr. **78**, 170—173 (1953).

SEYSS, R.: Zur technischen Einrichtung für Hartstrahl-Vergrößerungs- und Schichtaufnahmen. Röntgenblätter **7**, 17—22 (1954).

STEPHANI, J.: Les radiographies pulmonaires doiventelles étre faites avec des rayons durs ou mous? Paris: Masson & Cie. Rev. de la Tuberc. (Extrait). 1952

— De l'emploi de l'antidiffuseur pour les radiographies pulmonaires. J. Radiol. Électrol. **13**, 393—396 (1929).

SVOBODA, M.: Erfahrungen mit der Hartstrahltechnik in der Magen-Darmdiagnostik mit dem Apparat Megameta 125. Vnitřni Lek. **1**, 189—194 mit engl., franz. u. russ. Zus.fass. (1955 a). Ref. Zbl. ges. Radiol. **47**, 301 (1955 a).

— Possibilities of high-voltage technique in x-ray diagnostics of digestive tube. Čsl. Roentgenol. **9**, 43—45 (1955 b). [Tschechisch mit engl. Zus.fass.] Ref. Zbl. ges. Radiol. **47**, 301 (1955 b).

TROUT, E. D., D. E. GRAVES and D. B. SLAUSON: High-kilovoltage radiography. Radiology **52**, 669—683 (1949).

—, and J. P. KELLEY: The experimental background and current uses of high kilovoltage radiography. Acta radiol. (Stockh.) Suppl. **116**, 574—588 (1954). Vortrag auf dem 7. Internat. Kongr. für Radiolog., Kopenhagen, 1953.

TUDDENHAM, W. J., J. GIBBONS, J. HALE and E. P. PENDERGRASS: Supervoltage and multiple simultaneous roentgenography. New technics for roentgen examination of the chest. Radiology **63**, 184—191 (1954).

— J. HALE and E. PENDERGRASS: Supervoltage diagnostic roentgenography. Amer. J. Roentgenol. **70**, 759—765 (1953).

Tuddenham, W. J., G. M. McDonnel, T. A. Tristau, E. P. Pendergrass and L. Stanton: Diagnostic megavoltage radiography. Med. Radiogr. Photogr. **33**, 58—65 (1957).

Uhl, H.: Beitrag zur Anwendung der Hartstrahltechnik bei Kontrastmitteldarstellungen. Röntgenblätter 7, 342—348 (1954).

Vaughan, F. M. A.: The use of high kV in orthopaedic radiography. Radiography **20**, 217—231 (1954).

— High-voltage radiography with nonscreen film. Radiography **23**, 267—62—91 (1957). SRW Lit.-Ber. 5 a I Nr 8609.

Wachsmann, F., K. Breuer u. E. Buchheim: Grundlagen und Ergebnisse der Hartstrahltechnik. Fortschr. Röntgenstr. **76**, 147—157 (1952).

Wannovius, S.: Über Erfahrungen bei der routinemäßigen Anwendung neuer Röntgen-Aufnahmeverfahren in einer Lungenheilstätte. Röntgenblätter 9, 265—274 (1956).

— Über die Anwendungsmöglichkeiten der Hartstrahltechnik mit Spannungen von 200 kV. SRW-Nachrichten Nr 9 (1959a) (ICR München).

— Praktische Erfahrungen bei der Anwendung der Hartstrahltechnik mit Spannungen von 200 kV. Röntgenblätter **12**, 1230 (1959b).

Weber, E.: Über Aufnahmen mit „harten" Strahlen. Fortschr. Röntgenstr. **32**, 585—593 (1924).

Wegelius, C.: The diagnostic use of high voltage rayes in relationship to the physical background of mass absorption. Acta radiol. (Stockh.) Suppl. **116**, 589—597 (1954). Vortr. auf dem 7. Internat. Kongr. für Radiolog., Kopenhagen, 1953.

Wietersen, F. K.: High kilovoltage method of investigation of the colon as a routine roentgenological procedure. Amer. J. Roentgenol. **77**, 690—699 (1957).

Willbold, O.: Über die Anwendung der Hartstrahltechnik bei der Lungenaufnahme auf Röntgenpapier. Fortschr. Röntgenstr. **84**, Tagg.heft 69 (1956a).

— Über die Anwendung der Hartstrahltechnik bei der Lungenaufnahme auf Röntgenpapier. Fortschr. Röntgenstr. **85**, 510 (1956b).

Yarza, R. R.: Los altos voltajes. Arch. Fac. Med. Zaragoza 5, 591—609 (1957). Ref. Zbl. ges. Radiol. **57**, 29 (1958).

Zacher, F.: Röntgenaufnahmen mit harter Strahlung. Fortschr. Röntgenstr. **33**, 250—255 (1925).

Zanetti, E.: Primi resultati della tecnica dei raggi duri applicata alla diagnostica pulmonare. Med. d. Lavopo **46**, 441—455 (1955).

Weichstrahltechnik

Bonse, G., u. H. Schuermann: Röntgenologische Diagnostik in der Dermatologie (unter besonderer Berücksichtigung der Weichstrahldiagnostik). In Handbuch der Haut- und Geschlechtskrankheiten. Berlin: Springer 1959.

Frantzell, A.: Soft tissue radiography. Acta radiol. (Stockh.) Suppl. 85 (1951).

Gershon-Cohen, J., and M. Ingleby: Roentgenography of fibroadenoma of the breast. Radiology **59**, 77 (1952).

Gray, E. D.: The soft tissue. Textbook of Brit. Authors, III. London: Lewis 1939.

Gros, Ch. M., u. R. Sigrist: Die röntgenologische Differentialdiagnose zwischen Mastitis chronica und Mamma-Karzinom. Fortschr. Röntgenstr. **80**, 50 (1954).

Leb, A.: Die Röntgendiagnostik der Periarthrose und der Periarthritis. Fortschr. Röntgenstr. **77**, 525—534 (1952).

Lembke, G.: Röntgenweichstrahldiagnostik mit modernen dermatologischen Therapieapparaten. Hautarzt 7, 543 (1956).

Reinhardt, K.: Die Bedeutung der Mammaaufnahme für Diagnose und Verlaufsbeobachtung des Brustkrebses. Fortschr. Röntgenstr. **78**, 714 (1953).

Seyss, R.: Zur Röntgendiagnostik von Mammatumoren. Fortschr. Röntgenstr. **86**, 356 (1957).

Zimmer, E. A.: In Köhler-Zimmer: Grenze des Normalen und Anfänge des Pathologischen im Röntgenbilde des Skelets. Stuttgart: Georg Thieme 1959.

Zuppinger, A.: Die theoretischen Grundlagen und Möglichkeiten der röntgenologischen Weichteiluntersuchung. Fortschr. Röntgenstr. Erg.-Bd. 48 (1935).

— In H. R. Schinz, W. G. Baensch u. E. K. Uehlinger, Lehrbuch der Röntgendiagnostik, S. 1767—1800. Stuttgart: Georg Thieme 1952.

Vergrößerungstechnik

Aderhold, K., u. L. Seifert: Ergebnisse der radiologischen Vergrößerungstechnik mit einer neuen Feinstfokusröntgenröhre für Abbildungsmaßstäbe größer als 2:1. Wiss. Z. Friedrich Schiller Univ. Jena, 4. Math. natur. Reihe 329—331 (1954/55). — Fortschr. Röntgenstr. **81**, 181 (1954).

Allen, C., and E. P. Allen: Enlargement radiography with a 0,3 mm Focus. Brit. J. Radiol. **24**, 474 (1953).

Büchner, H.: Direkte Röntgenvergrößerung und normale Aufnahme. Vergleichende Untersuchungen zur klinischen Abgrenzung. Fortschr. Röntgenstr. **80**, 71, 502 (1954).

— Die Indikation zur direkten Röntgenvergrößerung bei Knochenaufnahmen. Radiologe **1**, 222 (1961).

Fletcher, D. E., u. K. A. Rowly: Radiographic enlargements in diagnostic radiology. Brit. J. Radiol. **24**, 598 (1951).

Freye, K.: Fortschritte der röntgenologischen Magendiagnostik mit Hilfe der Vergrößerungstechnik im Hartstrahlbereich. Fortschr. Röntgenstr. **79**, 345 (1953).

Fries, P., u. E. Liese: Analitätsvergleich Schirmbild-Mittelformat und Großaufnahmen durch Vergrößerung mittels Feinstfokusröhre. Fortschr. Röntgenstr. **80**, 96—100 (1954).

Fries, P., u. E. Liese. Die universelle Verwendbarkeit des Schirmbildverfahrens durch Feinstfokus-vergrößerte Schirmbildaufnahmen im praktischen Röntgenbetrieb. Fortschr. Röntgenstr. **83**, 709—720 (1955).

Garnes, J.: Direct exposure enlargement techniques utilizing fractional-focus X-ray tubes. X-Ray Technician **23**, 323—365 (1952).

Gilardoni, A., and G. S. Schwarz: Magnification of radiographic images in clinical radiology and its present-day limit. Radiology **59**, 866 (1952).

Heuser, G., u. W. Lemcke: Über die Anwendung der direkten radiologischen Vergrößerungstechnik bei der Karotisarteriographie. Fortschr. Röntgenstr. **79**, 239 (1953).

Monteau, E.: Klinische Erfahrungen mit der direkten Röntgenvergrößerungsaufnahme. Fortschr. Röntgenstr. **81**, 812 (1954).

Plaats, G. J. van der: Prinzipien, Technik und medizinische Anwendung der radiologischen Vergrößerungstechnik. Fortschr. Röntgenstr. **77**, 605 (1952).

— et J. Fontaine: Les applications de la technique d'agrandissement radiologique aux affection articulaires chroniques. J. Radiol. Électrol. **32**, 249 (1951).

Rominger, F.: Vitaminmangel und Vitamintherapie im Kindesalter. Dtsch. med. Wschr. **78**, Nr 37, 1245—1257 (1953).

Schober, H.: Die klinische Bedeutung der Feinfokusröhre. Röntgenblätter **6**, 101—112 (1953).

Seifert, L.: Entwicklung einer Feinstfokus-Röntgenröhre mit elektrostatischer Fokussierung und Untersuchungen über die spezifische Anodenbelastbarkeit bei sehr kleinen Brennflecken. Exp. Techn. Physik (Hena) **2**, 109 bis 126 (1954).

Seyss, R.: Die Strukturzeichnung der peripheren Lungenabschnitte auf der ersten Vergrößerungsaufnahme. Fortschr. Röntgenstr. **81**, 32 (1954).

Stevenson, W. E.: Value of an ultrafine focal spot in radiology. Cathode Press **9**, 16—18 (1952).

Swoboda, M.: Umrechnungstafel für die direkte Röntgenvergrößerung. Röntgenblätter **9**, 395 (1956).

Takahashy, Sh., K. Komiyama and M. Tanaka: Fixed anode tube with a very fine focus made with autobiased electron beam; its application to enlargement radiography (studies on enlargement radiography). Tohoku J. exper. med. **62**, 253 (1955).

— T. Watanabe and Sh. Koichiro: Rotating anode tube with very small focal spot. Nagoya J. med. Sci. **20**, 231 (1958).

Viehweger, G.: Beitrag zur Anwendung der direkten Röntgenvergrößerungstechnik bei der Arteriographie des Gehirns. Fortschr. Röntgenstr. **80**, 659—660 (1954).

Wieland, H.: Wann lohnt sich eine direkte Röntgenvergrößerung?. Dtsch. med. Wschr. **1954**, 1682, 1695—1696.

Zimmer, E. A.: Methodische Bemerkungen und Leitsätze zur direkten Röntgenvergrößerung. Fortschr. Röntgenstr. **75**, 292 (1951).

— Die praktische Anwendung und die Ergebnisse der radiologischen Vergrößerungstechnik. Fortschr. Röntgenstr. **78**, 164 (1953).

Zorn, O.: Die direkte Vergrößerung in der Lungendiagnostik. Röntgenblätter **6**, 171 (1953).

Wirbelsäulen-Ganzaufnahmen

Edinger, A., H. Gajewski u. H. Gepp: Röntgen-Ganzaufnahme der Wirbelsäule. Fortschr. Röntgenstr. **84**, 356 (1956).

Hochstrasser, M.: Ganzaufnahmen der Wirbelsäule. Röntgenblätter **12**, 310—317 (1959).

Raspe, F.: Ein neues Verfahren zur Herstellung von Röntgen-Ganzaufnahmen der Wirbelsäule (Dreiphasentechnik). Fortschr. Röntgenstr. **85**, 106 (1956).

Sollmann, A. H.: Röntgen-Ganzaufnahmen der Wirbelsäule. Münch. med. Wschr. **1955**, 1365—1366.

Viernstein, K., u. E. Hipp: Wirbelsäulen-Ganzaufnahmen mit der Verlaufsfolie. Röntgenblätter **11**, 79 (1958).

III. Möglichkeiten zur Messung der wahren Objektgröße

Von

H. Büchner

Mit 36 Abbildungen in 63 Einzeldarstellungen

1. Allgemeine Meßmethoden

Schon unmittelbar nach der Einführung der Röntgenstrahlen in die medizinische Diagnostik hat es nicht an Versuchen gefehlt, mit ihrer Hilfe nicht nur die Form, Lage und Struktur der nun sichtbar gewordenen Organe zu studieren, sondern auch ihre wahre Größe zu bestimmen. Bald wurde das Messen mit Röntgenstrahlen, die Radiometrie, zu einem eigenen Arbeitsgebiet, wobei die vier Teilgebiete Herzgrößenbestimmung, Beckenmessung, Fremdkörperlokalisation und Sellamessung schon immer ein besonderes Interesse gefunden haben. Auf diesen Spezialgebieten der Radiometrie ist die Diskussion auch heute noch nicht zur Ruhe gekommen und fast in jedem Band der einschlägigen Fachliteratur werden weitere Meßmethoden vorgeschlagen.

a) Mathematische Berechnung

In dem Kapitel über die Geometrie des Röntgenbildes wurden auf S. 2ff. die einfachen geometrischen Grundlagen dargelegt, nach denen aus der Größe des Röntgenschattens bzw. der zentralen Projektion auf die wahre Größe des Objektes bzw. dessen Parallelprojektion geschlossen werden kann. Die wahre Größe a eines filmparallelen Objektes ist bei Kenntnis des Focus-Filmabstandes (FFA) und des Objektivfilmabstandes (OFA) aus der Abbildungsgröße a' leicht zu errechnen nach der Formel:

$$a = a' \cdot \frac{\text{FFA}-\text{OFA}}{\text{FFA}} \text{ oder } a = a' \cdot \frac{\text{FOA}}{\text{FFA}}.$$

Oder anders ausgedrückt: Die wahre Größe a eines Objektes erhält man, wenn man seine Filmgröße a' mit dem Quotienten FOA/FFA multipliziert (FOA = Focus-Objektabstand). Dieser Quotient stellt den *Umrechnungsfaktor* dar und ist stets kleiner als 1. Umgekehrt erhält man die Vergrößerung eines Objektes, wenn man es mit dem Verzeichnungsfaktor des vorliegenden Projektionsverhältnisses multipliziert. Der *Verzeichnungsfaktor* ist gleich dem Quotienten FFA/FOA. Er ist immer größer als 1. Die absolute Größe oder auch nur die Parallelprojektion eines nicht filmparallelen Objektes ist aus der zentralen Projektion des Röntgenbildes nicht ohne weiteres zu berechnen. Hierzu ist die Kenntnis der Winkellage und der Abstände beider Endpunkte der zu messenden Strecke vom Film nötig. Da diese drei Werte praktisch nie alle bekannt sind und durch weitere Aufnahmen und Berechnungen erst ermittelt werden müßten, kommt eine mathematische Berechnung der wahren Länge einer unbekannt im Raum stehenden Strecke für die Praxis nicht in Frage. Sie ist übrigens auch gar nicht nötig; denn ihre Bestimmung ist ohne jede Berechnung bei beliebiger Aufnahmetechnik und unbekannt bleibender Röntgenprojektion mit Hilfe der Röntgentiefenlotung auf rein konstruktivem Wege möglich und auf S. 206 beschrieben. Die mathematische Berechnung einer beliebig im Körper stehenden Distanz ist mittels zwei Aufnahmen aus verschiedenem Röhrenabstand nach einer von VON TÖRÖG (1922) ausgearbeiteten Formel theoretisch schon möglich, die eine Quadratwurzel enthaltende Formel sowie deren mathematische Ableitung werden in praxi jedoch kaum zur Anwendung anregen, sondern sind eher dazu geeignet, den Leser von der Beschäftigung mit radiometrischen Meßproblemen abzuschrecken.

Für die Umrechnung der Maße der Fernaufnahme in absolute Maße wurden mehrere *Umrechnungstabellen*, Nomogramme, graphische Methoden und Formeln angegeben (GEIGEL 1909; REH 1909; BLASIUS 1938; HOLMQUIST 1938; BALL und GOLDEN 1943; LEMCKE 1951; BARANY 1954; GLADYSZ 1956; BROWN 1957). All dieser Dinge bedarf es jedoch nicht. Auf Umrechnungstabellen oder graphische Darstellungen wird daher bewußt verzichtet. Wie oben dargelegt, besteht die „Formel" der Röntgenvergrößerung aus einem einfachen Quotienten. Dieser Quotient ist auf den Grundskalen eines jeden Rechenschiebers mit einem Handgriff einstellbar. Gegenüber jedem Filmmaß ist dann das unverzeichnete Maß direkt abzulesen. *Spezialrechengeräte* zur Umrechnung der Filmmaße haben DRUMMOND und SCHMELA (1939), SNOW und LEWIS (1940), BÜCHNER (1952), INNES (1953), SCHWARZ (1954) und BROWN (1957) angegeben.

Selbst in den neueren Darstellungen und Lehrbüchern wird bei der Besprechung der Umrechnung der Filmmaße immer wieder behauptet, daß bei der Fernaufnahme aus 2 m die Divergenz des Strahlenbündels vernachlässigt werden könne, wenn das Objekt klein sei und möglichst im Bereich des Zentralstrahls liege. Daß diese Ansicht irrig ist und ein filmparalleles Objekt unabhängig von seiner Größe und seiner Lage zum Zentralstrahl überall auf dem Film gleich stark vergrößert wird, wird später noch zu beweisen sein. Hier nur eine Richtigstellung zur „Divergenz" der Fernaufnahme. Sie ist immer noch beträchtlich und kann bei Messungen nicht vernachlässigt werden. Für das Herz beträgt die Vergrößerung bis zu 10 % und mehr, wie weiter unten dargestellt werden wird.

Dort allerdings, wo die Divergenz angeblich eine Rolle spielen soll, nämlich bei der Darstellung der Randpunkte eines Herzdurchmessers gegenüber parallelem Strahlengang, dort kann sie mit Sicherheit völlig vernachlässigt werden. Fernaufnahme und paralleler Strahlengang der Orthodiagraphie oder Orthodiametrie stellen praktisch die gleichen Randpunkte am Herzen dar. Sie liegen bei der Fernaufnahme um eine in der Praxis überhaupt nicht meßbare Distanz auf der Herzkontur hinter den Randpunkten, welche orthodiagraphisch oder orthodiametrisch erfaßt werden. Selbst für die Durchleuchtung aus 80 cm Röhrenabstand, bzw. die gezielte Aufnahme aus diesem Abstand, kann die Strahlendivergenz in dieser Hinsicht vernachlässigt werden. Auch bei einem Cor bovinum von 20 cm Durchmesser rücken die Randpunkte des größten queren Durchmessers dabei nur etwa 1 cm auseinander. Für die beiden dargestellten Durchmesser ergibt sich hieraus eine Größendifferenz von nicht einmal 2 mm. Es ist also entgegen der verbreiteten Ansicht sehr wohl möglich und auch gerechtfertigt, die Herzmaße der Röntgenaufnahmen selbst aus relativ kleinen Röhrenabständen umzurechnen und gleich den orthodiagraphischen bzw. orthodiametrischen Maßen zu setzen. Mit den verschiedentlich veröffentlichten Zeichnungen wird das Gegenteil nämlich nur scheinbar bewiesen! Sie sind in einem der Wirklichkeit nicht entsprechenden Maßstab verzerrt gezeichnet. So findet man z. B. bei einer solchen Zeichnung für das eingezeichnete Herz einen Durchmesser von 90 cm (Neunzig), wenn man die gezeichnete Focus-Filmdistanz gleich 200 cm setzt und einen Durchmesser von 36 cm, wenn man sie gleich 80 cm setzt. Die beiden eingezeichneten Durchmesser des Herzens liegen dabei 18 cm bzw. 7 cm auseinander. Bei maßstabgerechter (!) Zeichnung wären sie zeichentechnisch nicht zu trennen gewesen.

Abb. 1 zeigt an Hand von zwei in einem geringen Abstand abgedruckten logarithmischen, gleichlaufenden Teilungen, wie mit einem gewöhnlichen Rechenschieber bzw. den hier abgedruckten Teilungen auf einfachste Weise alle Spezialrechengeräte, Umrechnungstabellen und -nomogramme mit zum Teil vier und mehr Skalen ersetzt werden können. Ähnlich wie auf den Teilungen eines Rechenschiebers jeder Wert der einen Skala jedem Wert der anderen Skala gegenüber gestellt werden kann, kann auch auf den hier abgedruckten Skalen jede Gegenüberstellung vorgenommen werden. Die gegenüberzustellenden Werte werden mit parallelen Linien verbunden, wie es die angegebenen Ausführungsbeispiele der Umrechnung des größten queren Herzdurchmessers auf Aufnahmen aus 200 cm und 150 cm zeigen. Die Verbindung der Werte kann durch Auflegen eines transparenten Millimeterpapiers geschehen oder mittels eines an einem Lineal entlanggleitenden Winkels. Werden die beiden Skalen auf transparentes Material reproduziert und nach Trennung entlang der Mitte ihres Abstandes als schmale Streifen entsprechend zurecht geschnitten, so besitzt man damit einen für viele Zwecke verwendbaren *Rechenschieber*.

In dem ersten eingezeichneten Beispiel (· · ·) ist dem Röhrenabstand 150 (FFA links) der Wert 12 (OFA rechts) gegenübergestellt. Gegenüber dem Filmmaß 12,5 (links) steht

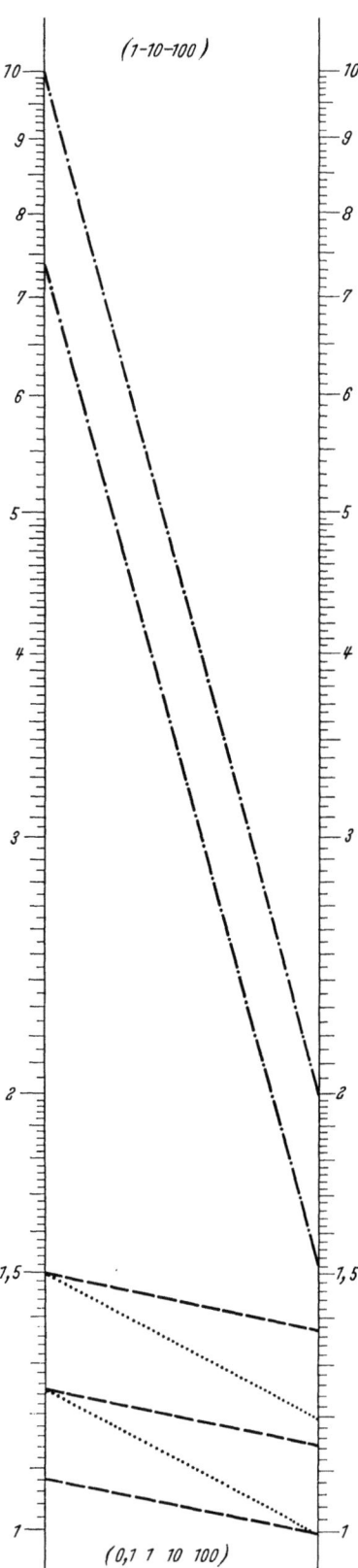

(1-10-100)

(0,1 1 10 100)

Abb. 1. Alle röntgenologischen Umrechnungen lassen sich mit zwei einfachen logarithmischen Leitern durchführen (Benützung vgl. Text)

der Wert 1 (rechts). Das Filmmaß 12,5 cm ist um 1 cm vergrößert, das wahre Maß beträgt 11,5 cm. Von einem Filmmaß 15 cm wären 1,2 cm abzuziehen usw. Verschiebt man die beiden Skalen so gegeneinander, daß dem Focus-Filmabstand nicht der Objekt-Filmabstand, sondern der Focus-Objektabstand gegenübersteht bzw. verbindet man die entsprechenden Werte auf den hier abgedruckten Skalen, dann kann gegenüber jedem Filmmaß direkt das wahre Maß abgelesen werden. Im zweiten Beispiel (– – –) ist dem Röhrenabstand 150 (FFA links) daher der Focus-Objektabstand 138 (FOA rechts) gegenübergestellt. Gegenüber dem Filmmaß 12,5 (links) steht direkt das wahre Maß 11,5 (rechts). Außerdem ist bei dieser Gegenüberstellung (FFA/FOA) bei dem Wert 1 (rechts) stets der Verzeichnungsfaktor des eingestellten Projektionsverhältnisses abzulesen. Im Beispiel 1,08 (links). Zieht man vom Verzeichnungsfaktor 1 ab, so hat man damit übrigens zugleich die geometrische Unschärfe (Focusunschärfe) des eingestellten Projektionsverhältnisses für die Focusgröße 1 mm. Im Beispiel (– – –) also 0,08 mm. Für andere Focusgrößen ist dieser Wert jeweils mit der Focusgröße zu multiplizieren, denn es gilt: $U_G = (V-1)$ F. Das dritte Beispiel (–·–·–) zeigt, daß selbst bei der Fernaufnahme aus 2 m (rechts) und einem günstigen Objektabstand zum Film von 10 cm (links) ein Herzdurchmesser von 15 cm (rechts) immer noch um 0,75 cm (links) vergrößert ist. Zu den mehr rechnerischen Methoden der Größenbestimmung können auch die Methoden von Törög (1922) und von Falkner und Wisdom (1952) gezählt werden, bei welchen mit zwei Röhren erst eine der Stereoaufnahme ähnliche Doppelbelichtung erfolgt und aus der Parallaxe der Objekte deren Tiefenlage und dann ihre wahre Größe ermittelt wird.

b) Fernaufnahme

Die Fernaufnahme aus 200 cm wurde 1905 von Köhler eingeführt. Sie stellt heute noch die Standardtechnik der Thoraxaufnahme dar. In den folgenden Jahren haben Köhler selbst (1906, 1908, 1911) sowie Groedel (1908), Nemenow (1909), Ceresole (1910), Hasselwander (1912), Huismans (1913), Josné und Laquerriére (1914) und Heilbron (1926) weitere Beiträge zu ihrer Technik geleistet. Groedel und Wachter (1926) haben den Wert der sog. (Röhren-) Fern- und (Platten-)Abstandsaufnahme hervorgehoben, welche heute als Groedel- oder Abstandstechnik bei der Hartstrahlaufnahme eine Rolle spielt.

Auch die Aufnahme aus 150 cm wird oft als Fernaufnahme bezeichnet. Bei einer Aufnahme unter 200 cm Focus-Filmabstand sollte man jedoch nicht von einer Fernaufnahme sprechen. Denn selbst die Fernaufnahme aus 2 m hat noch eine so beträchtliche Verzeichnung, daß sie viele Autoren zu einer exakten Herzgrößenbeurteilung nicht für geeignet halten, was auch durch die im vorangegangenen Abschnitt erwähnten Umrechnungstabellen zum Ausdruck kommt (DIETLEN 1913, 1922; HAMMER 1917; ASSMANN 1924; WHITE und CAMP 1932; RAUTMANN 1951; BÜCHNER 1953). Man muß sich in diesem Zusammenhang daran erinnern, daß die Orthodiagraphie (MORITZ 1900) die ältere Methode zur Größenbestimmung ist, und daß nach der Einführung der Fernaufnahme lange Jahre der Streit darum ging, welche der beiden Methoden zur Herzgrößenbeurteilung benützt werden soll und ob die Maße der beiden Meßmethoden überhaupt vergleichbar sind. Später haben sich die Unterschiede zwischen beiden Methoden leider etwas verwischt. Die mittels Orthodiagraphie gewonnenen Erkenntnisse, so z. B. die Herz-Lungenkorrelation nach GROEDEL wurden ohne weiteres auf die Fernaufnahme übertragen. Man sprach von einem praktisch parallelen Strahlengang der Fernaufnahme. Es wurde hier nicht zuletzt aus der Not eine Tugend gemacht und die exaktere, aber unbequemere Untersuchungsmethode mit der weniger exakten aber bequemeren vertauscht. Die Verzeichnung der Fernaufnahme aus 200 cm und die der Aufnahme aus 150 cm ist jedoch keineswegs zu vernachlässigen. Im allgemeinen beträgt die Vergrößerung 5—10% für die Herzmaße. Dies entspricht einem Projektionsverhältnis von 200/10 bis 200/20 bzw. 150/7,5 bis 150/15. Für seitliche Thoraxaufnahmen muß in vielen Fällen eine noch stärkere Verzeichnung angenommen werden. Selbst bei einem Röhrenabstand von 6 m würde bei einem Herzabstand zum Film von 15 cm ein Herzdurchmesser von 12 cm noch um 0,3 cm vergrößert werden.

Ein weiteres Moment, welches die gebräuchliche Fernaufnahme zur exakten Beurteilung der Herzgröße ungeeignet macht, ist die Ungewißheit, in welcher Aktionsphase das Herz getroffen wurde, sowie die Unsicherheit über die Atemlage und die Druckverhältnisse im Thoraxraum. Es ist sehr leicht möglich, daß der Patient bei tiefem Inspirium statt lediglich den Atem anzuhalten unwillkürlich preßt und dadurch ein ungewollter Valsalvascher Versuch zustande kommt. Allein durch all diese unkontrollierbaren Momente können Größendifferenzen am Herzen von 1—2 cm auftreten, wie unter anderem DIETLEN (1906, 1913) und HAMMER (1918) zeigen konnten. Es sind daher mehrere Vorschläge gemacht worden, die *Fernaufnahme in einer bestimmten Aktionsphase* des Herzens vom EKG oder Puls aus zu schalten und auch die Atemlage in der Schaltung zu berücksichtigen (EIJKMAN 1910; KORANYI und VON ELISCHER 1910; WEBER 1910; v. ELISCHER 1912; GHILARDUCCI 1912; EYSTER und MEEK 1920; BERGK und CHANTRAINE 1932; COTTENOT 1933; LUDWIG 1938; EGGLI 1939; JONSELL 1939; LIECHTI 1942; KJELLBERG 1948; ZUPPINGER und SEEMANN 1951; MEYER 1955). In neuester Zeit sind auch Zusatzgeräte auf den Markt gekommen, welche in Verbindung mit einem vorhandenen Röntgenapparat eine herzphasengerechte Aufnahme ermöglichen („Syn.-X-Cor" der Fa. Fenyves & Gut, Basel). Im Gegensatz zu anderen Autoren mißt REINDELL (1958) der Aktionsphase des Herzens bei der Volumenbestimmung keine Bedeutung zu. Seine Vergleiche hätten ergeben, daß eine herzphasengesteuerte Aufnahme überflüssig sei.

Zwischen Fernaufnahme und Orthodiagraphie muß noch eine weitere Methode besprochen werden, die *Orthoradiographie* (Orthophotographie, Orthoröntgenographie, orthogonale Aufnahme) (HAENISCH 1905, 1907; ALBERS-SCHÖNBERG 1905, 1910; GILLET 1906; HOFFMANN 1907; KAISIN 1908; DE AGOSTINI 1910). Sie arbeitet mit einem schmal ausgeblendeten zentralen Strahlenbündel. Entlang der Organkontur werden mit diesem kleinen Feld mehrere Aufnahmen angefertigt, wobei man Feld dicht an Feld setzen kann, nur die Endpunkte aufnimmt oder kontinuierlich umfährt. Man muß sich allerdings darüber klar sein, daß innerhalb des Feldes selbst ein filmparalleles Objekt — und sei das Feld auch noch so klein ausgeblendet — die gleiche Röntgenvergrößerung hat, wie bei dem gleichen Röhrenabstand am Rande eines großen Feldes. Von Feld zu Feld besteht dagegen keine nennenswerte Vergrößerung.

Streng genommen, sollten die Bezeichnungen Orthoradiographie oder Orthoröntgenographie nur der Aufnahmetechnik vorbehalten bleiben, bei welcher zum Zwecke der Radiometrie zwei Röntgenaufnahmen an den Enden der zu messenden Strecke angefertigt werden. Es ist dabei für das Messen selbst gleichgültig, ob mit einem kleinen zentralen Feld oder mit großem Feld gearbeitet wird und welche Stellung oder Richtung der Zentralstrahl einnimmt. Nur eines ist von ausschlaggebender Bedeutung: die Stellung des Vertikalstrahls. Der senkrecht auf den Film auftreffende Strahl muß durch den Endpunkt der zu messenden Strecke gehen bzw. in seiner unmittelbaren Nachbarschaft stehen (vgl. S. 153 und Abb. 30). Die Orthoradiographie wird heute noch beim Messen der langen Röhrenknochen und bei Beckenmessungen angewandt und ist dort nochmals näher beschrieben.

Aber selbst für die Herzmessung wurde die Methode in neuerer Zeit wieder aufgegriffen und von SAVCENKOV (1953) als totale Orthoröntgenographie des Herzens und der Aorta beschrieben. Hierbei wird mit einem 3×3 cm großen Feld das gesamte Gebiet nacheinander Feld an Feld belichtet, und es werden bis zu 100 Expositionen gemacht.

Eine weitere Methode, die in diesem Zusammenhang erwähnt werden muß, ist das *Spaltblendenverfahren* (ALBERS-SCHÖNBERG 1905, 1910). Der Patient wird an einer Spaltblende kontinuierlich vorbeibewegt, so daß sich ein zusammenhängendes Röntgenbild ergibt, das senkrecht zur Spaltrichtung keine Verzeichnung und keine Vergrößerung aufweist. Statt des Patienten wurde später die Röhre mit dem Spalt bewegt, was im Endeffekt das gleiche ist.

Einen besonders interessanten Anwendungsfall stellt die Bestimmung der axialen Länge des Augapfels mittels des Spaltblendenverfahrens dar (HIMSTEDT und NAGEL 1942; GOLDMANN und HAGEN 1942; LARSSON 1948). Ist es doch die einzige radiometrische Methode, bei welcher der Lichteindruck, den die Röntgenstrahlen beim gut adaptierten Auge hervorrufen zum Messen benützt wird. Ein tangential und senkrecht zur Längsachse des Bulbus einfallendes schlitzförmiges Strahlenbündel wird solange nach dorsal verschoben, bis die Lichterscheinung eben noch nachzuweisen ist. Der Spalt liegt dann an der hinteren Circumferenz des Augapfels. In dieser Stellung wird eine Aufnahme gemacht. Es erscheint ein schmaler Strich auf dem Film. Aus gleicher Röhrenstellung wird nach Abnahme der Spaltblende eine normale seitliche Aufnahme der Orbita angefertigt, auf welcher die Distanz Cornea-Spaltbild gemessen werden kann und entsprechend dem vorliegenden Projektionsverhältnis in das absolute Maß gebracht wird.

c) Orthodiagraphie

Die Methode wurde zuerst von MORITZ (1900) beschrieben und hat bald überall Eingang gefunden. Sie gestattet das Aufzeichnen der unverzeichneten Organumrisse als Parallelprojektionen während einer Durchleuchtung. Im Laufe der Jahre sind eine größere Anzahl von Orthodiagraphen in verschiedenen Ausführungsformen und Abwandlungen der Methode selbst bekannt geworden (BEHN 1901; GUILLEMINOT 1902; IMMELMANN 1903; LEVY-DORN 1904, 1907; FRANZE 1905, 1906, 1907, 1909; GROEDEL 1906; DESSAUER 1907; KIENBÖCK 1907; WALSHAM und HALLS 1907; BARDACHZI 1908, 1911; EICKMANN 1908; FORSELL 1908; GILLET 1909; BARCHARD 1910; BÉCLÈRE 1910; QUIRING 1910; PALMIERI 1920, 1921; v. TÄUBERN 1920; REVIGLIO 1925; BISCHOFF 1926; LYSHOLM 1926; ZUPPINGER 1952).

Die Orthodiagraphie wurde früher in Publikationen oft auch als Orthoröntgenographie oder Orthophotographie (GROEDEL 1908; IMMELMANN 1909; ALBERS-SCHÖNBERG 1905) und als Orthoröntgenoskopie (GOCHT 1911) bezeichnet, was zu Verwechslungen mit anderen Methoden führen kann. So faßte ALBERS-SCHÖNBERG (1910) die Orthodiagraphie, die Orthophotographie, das Spaltblendenverfahren und die Teleröntgenographie unter dem Sammelbegriff Orthoröntgenographie zusammen und bezeichnete den Orthodiagraphen auch als Orthoröntgenographen. Zu der Zeit, als die Orthodiagraphie für röntgenologische Herzuntersuchungen allgemein angewandt wurde und unentbehrlich schien, hat ALBERS-SCHÖNBERG (1910) vier verschiedene Orthodiagraphen vergleichend beschreiben können: Den verbesserten Orthodiagraphen von MORITZ, den Orthodiagraphen von LEVY-DORN, den von SIEMENS & HALSKE und den von GROEDEL.

Das Prinzip der Orthodiagraphie beruht darauf, daß die Konturen des Objektes mit einem eng ausgeblendeten, zentralen Strahlenbündel bzw. mit dem markierten Zentralstrahl selbst umfahren werden, wobei die vom Röhrenfocus oder irgendeinem Punkt des Zentralstrahls beschriebene Figur oder Strecke kontinuierlich oder unterbrochen graphisch festgehalten wird. Man erhält die graphische Wiedergabe der Parallelprojektion des

Objektes. Voraussetzung für die Orthodiagraphie ist die Möglichkeit, die Röhre allein oder zusammen mit dem Leuchtschirm als gekoppelte Einheit in schirmparallelen Ebenen gegenüber dem Objekt bewegen zu können.

Eine Änderung der Abstände Röhre—Patient—Schirm ist dabei ohne Bedeutung. Unter Einhaltung obiger Voraussetzungen beschreibt jeder Punkt des Röhren-Schirm-Systems die gleiche Figur und es kann daher jeder Punkt dieses Systems zur Befestigung einer Schreibvorrichtung bzw. einer Schreibfläche herangezogen werden. Abb. 2 gibt das Prinzip und die verschiedenen Ausführungsformen eines Orthodiagraphen schematisch wieder. Das in der Zeichnung gekoppelt gezeichnete Röhren-Schirm-System kann auch getrennt gedacht werden, wobei dann aber nur die Röhre oder Teile der Röhre zur Befestigung der Schreibvorrichtungen benützt werden können. Auch auf die Haut des Patienten wurde das Orthodiagramm geschrieben. Einen besonderen Vorschlag zu einer etwas um-

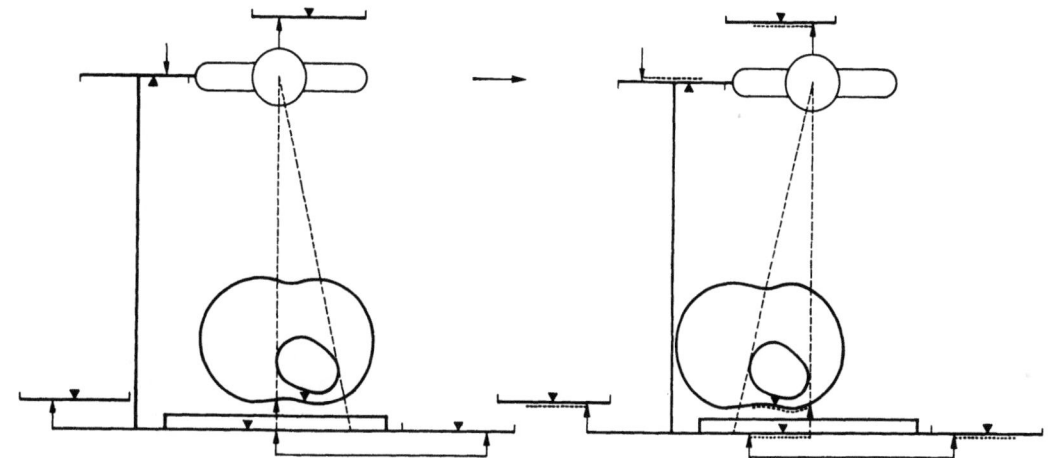

Abb. 2. Prinzip der Orthodiagraphie bei verschiedenen Ausführungsformen. ▼ Schreibfläche; ↑ Schreibvorrichtung

ständlich anmutenden Schreibweise des Orthodiagramms hat TAMIYA noch 1930 gemacht. Er verwendete eine Spezialröhre mit einer sog. Bikathode. Hierbei werden zwei einander gegenüberliegende Kathoden im Rhythmus des Phasenwechsels abwechselnd geheizt und emittieren gegen die parallel gestellten Flächen einer gemeinsamen Anode, wodurch zwei einander genau entgegengesetzt gerichtete Röntgenstrahlenbündel entstehen. Eines davon verläßt die Röhre gewissermaßen nach hinten. Mit ihm wird das Orthodiagramm auf eine hinter der Röhre angeordnete lichtempfindliche Schreibfläche geschrieben, während mit dem nach vorn austretenden Strahl das Herz umfahren wird. Unseres Wissens werden komplette Orthodiagraphen oder orthodiagraphische Zusätze heute nicht mehr hergestellt. Nur wenige Veröffentlichungen der letzten Jahrzehnte lassen erkennen, daß heute vereinzelt überhaupt noch orthodiagraphiert wird. Welche Gründe sind hierfür maßgebend? Einmal war es die Fernaufnahme, die das Orthodiagramm abgelöst hat, und zum anderen die technische Entwicklung der Durchleuchtungsgeräte, bei denen die Einheit Röhre-Leuchtschirm von Jahr zu Jahr immer schwerer wurde und heute eine solche Masse darstellt, daß man sie nicht mehr ohne Schwierigkeit eine vorgegebene Figur beschreiben lassen kann. Nicht zuletzt sind es jedoch auch Strahlenschutz und Zeitmangel, welche uns heute nicht mehr erlauben, bei einer Thoraxdurchleuchtung zusätzlich mehrere Minuten orthodiagraphisch zu arbeiten.

d) Orthodiametrie

Die Orthodiametrie (BÜCHNER 1951) ist — wie ihr Name schon ausdrückt — mit der Orthodiagraphie eng verwandt. Im Gegensatz zur Orthodiagraphie, bei welcher die gesuchten unverzeichneten Maße meist nur über eine graphische Zeichnung zu erhalten waren, gestattet sie ein direktes Ablesen der absoluten Maße auf dem Leuchtschirm ohne den Umweg über die Aufzeichnung. Es gab allerdings auch Orthodiagraphen, bei denen die Maße ohne Umwege über die Zeichnung direkt an Skalen mittels eines entlang laufenden Zeigers abgelesen werden konnten, so vor allem bei dem von Levy-Dorn (1904) angegebenen und von Reiniger, Gebbert u. Schall gebauten orthodiagraphischen Zeichenstativ für vertikale und horizontale Untersuchungen. Voraussetzung für die Durchführung der Orthodiametrie ist ein gekoppeltes Röhren-Schirmsystem, wie es heute bei den meisten Durchleuchtungsgeräten vorliegt. Abb. 3 zeigt das Prinzip der Methode.

An Stelle einer Filmkassette wird eine Meßplatte mit einem röntgenschattengebenden Maßstab hinter den Leuchtschirm gegeben. Das Röntgenbild des Maßstabes erscheint als unverzeichnete Zentimeterskala zusammen mit dem Objekt auf dem Leuchtschirm. Von einem Nullwert in der Mitte des Maßstabes läuft die Zentimeterteilung nach beiden Seiten. Zu Beginn des Orthodiametrierens wird die Nullinie des Maßstabes durch entsprechende Schirmverschiebung an das eine Ende der zu messenden Strecke gebracht (Abb. 3a). In dieser Stellung wird der Nullwert des Maßstabes auf dem Leuchtschirm mit einem Lichtspalt markiert, der von einer fest im Raum stehenden Spaltlampe kommt. Jede Bewegung des Leuchtschirmes in seiner Ebene und in Richtung des Maßstabes wird von diesem Lichtspalt fortlaufend in ihrem wahren Ausmaß angezeigt. Wird die Nullinie des Maßstabes von einem Ende der zu messenden Strecke mittels Schirmverschiebung zum anderen Ende gebracht, so zeigt

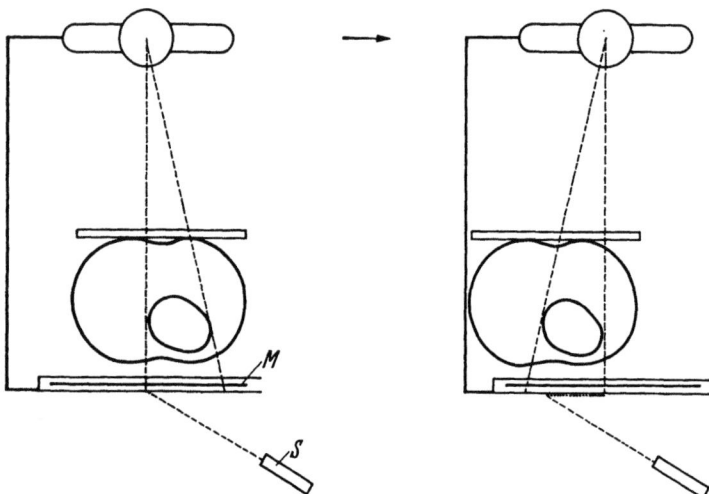

Abb. 3. Prinzip der Orthodiametrie. M Meßplatte mit Maßstab; S Spaltlampe

der Lichtspalt auf dem Maßstab den zurückgelegten Weg in Zentimeter an (Abb. 3b). Dieser Weg entspricht genau der Distanz, um welche die mit der Nullinie kenntlich gemachte Strahlenebene parallel zu sich selbst verschoben wurde und damit der Parallelprojektion des gemessenen Objektes. Der Leuchtschirm darf selbstverständlich nur innerhalb seiner Ebene verschoben werden und nicht in Richtung Röhre-Untersucher, da sonst allein hierdurch der schräg auf den Schirm fallende Lichtspalt seine Lage ändert. Eine Fixierung des Leuchtschirms in Richtung Röhre-Untersucher ist bei freier Beweglichkeit nach seitlich, oben und unten bei den meisten Durchleuchtungsgeräten möglich. Wird der Lichtspalt jedoch senkrecht auf den Leuchtschirm projiziert, so kann dieser während des Orthodiametrierens in allen Richtungen frei bewegt werden.

Das pulsierende Herz wird zwischen zwei parallelen Ebenen gemessen, die einzige Möglichkeit, von einem unregelmäßig geformten, seine Größe fortwährend ändernden Objekt, die maximale Ausdehnung in einer bestimmten Richtung zu messen. Auch wenn das lebende Herz einer direkten Messung zugänglich wäre, würde man es nicht anders ausmessen können, als zwischen den parallelen Meßbacken einer entsprechend zugerichteten Schieblehre. Die orthodiametrischen Maße sind somit identisch mit den orthodiagraphischen Maßen.

e) Dreidimensionale Meßmethoden

Eine Volumenbestimmung und Organmodellierung ist vor allem beim Herzen von besonderem Interesse, können doch Größenveränderungen und Formveränderungen eines räumlichen Gebildes mit Streckenmessungen oder Flächenmessungen aus seinen Projektionen nie so exakt erfaßt werden, wie mit einer Volumenbestimmung oder Organmodellierung. Björk stellte 1949 auf dem Symposium über röntgenologische Herz-Volumenbestimmung folgende Forderungen auf: „Vom Standpunkt der Klinik aus gesehen, muß eine Methode zur röntgenologischen Herzmessung folgende 4 Bedingungen erfüllen:

1. Sie muß korrekt sein, d. h. es sollte eine volumetrische Methode benützt werden, da das Herz ein dreidimensionaler Körper ist.

2. Eine obere (und nach Möglichkeit eine untere) Grenze des Normalen sollte angegeben werden.

3. Es sollte möglich sein, dasselbe Herz zu verschiedenen Zeiten mit hinreichender Genauigkeit zu vergleichen.

4. Die Methode sollte einfach genug sein zum täglichen Gebrauch.

Neben der Bestimmung des Herzvolumens spielen andere röntgenologische Volumenbestimmungen am Schädel (FUCHS und BAYER 1954; BERGERHOFF 1957), an den Lungen (LAVENNE u. Mitarb. 1954), an der Gallenblase (TOULET 1953, WIESER 1954) und am Nierenbecken (JÄGER 1957) nur eine untergeordnete Rolle.

Der Anreiz zu einer Organmodellierung ging wahrscheinlich von der Orthodiagraphie aus. So war es auch MORITZ (1906), der zuerst mittels der von ihm wenige Jahre zuvor entwickelten Orthodiagraphie ein grobes Raummodell des Herzens aus zwei Orthodiagrammflächen zusammensetzte. Auf dem orthodiagraphischen Prinzip beruhen auch die Methoden und Apparate von GROEDEL (1921), LYSHOLM (1926) und SCHATZKI (1928).

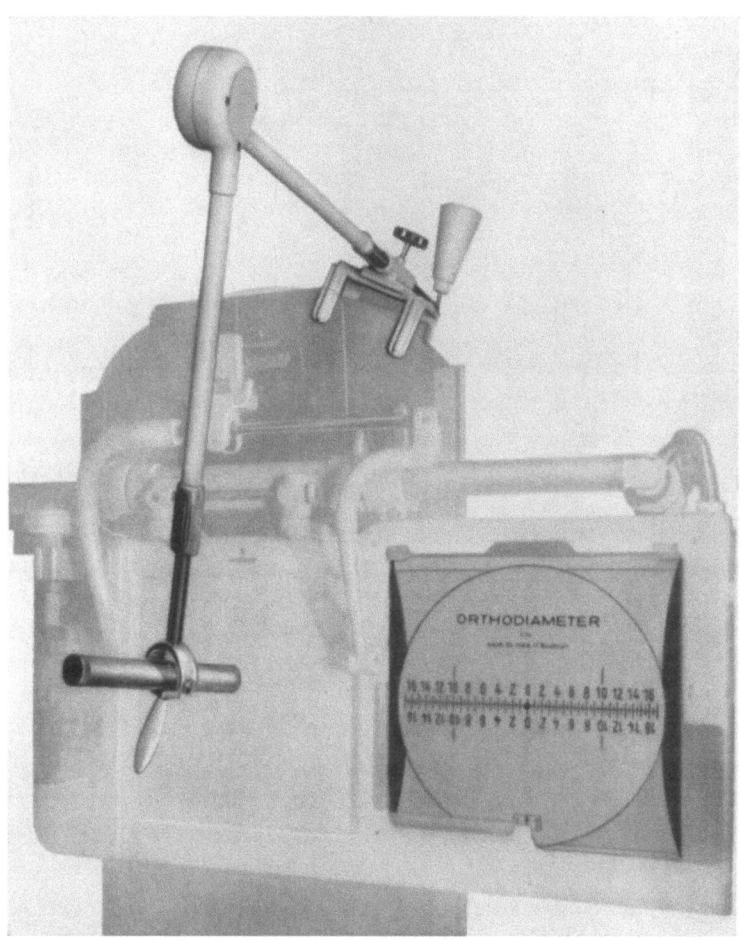

Abb. 4. Orthodiameter an einem umlegbaren Durchleuchtungsgerät

Statt ein Orthodiagramm zu schreiben, wurde mit einem mechanischen Zentralstrahl aus Draht oder einer Klaviersaite aus einem Tonblock ein Herzmodell herausgearbeitet. Patient und Tonblock drehten sich auf gekoppelten Töpferscheiben. PALMIERI (1920) und BREDNOW (1932) haben zum Modellieren Fernaufnahmen herangezogen und den Strahlengang mittels gespannten Fäden oder Drähten rekonstruiert. WEGELIUS (1934) hat ein eigenes Untersuchungsgerät mit drei Röhren angegeben und gelangt ebenfalls durch Rekonstruktion des Strahlenganges und Rückprojektion der Aufnahmen zu einem Organmodell. Er zeigt übrigens nicht nur Herzmodelle, sondern auch Moulagen anderer Organe. Alle diese Methoden — so wichtig und instruktiv sie auch sind — bleiben ihrer Umständlichkeit wegen jedoch an Bedeutung weit zurück gegenüber den Methoden zur Herzvolumenbestimmung nach ROHRER (1916), KAHLSTORF (1932) und LUDWIG (1939). Sie sind unten im speziellen Abschnitt über Herz und Aorta näher beschrieben.

Ursprünglich wurden zur Volumenbestimmung die orthodiagraphischen Maße in zwei Ebenen und eine Orthodiagrammfläche benutzt (ROHRER, KAHLSTORF). In etwas

abgewandelter Form wurde dann die Orthodiagrammfläche durch das Herzrechteck
ersetzt bzw. mit der Ellipsoidformel berechnet und statt des Orthodiagramms wurde die
Fernaufnahme benützt (HAMMER 1928; LUDWIG 1939, 1941; SCHWARZ 1946; LARSSON
und KJELLBERG 1948).

Sahen die bisherigen Organmodelle stets etwas grob und unbehauen aus, da sie aus
wenigen Schattenrissen oder tangentialen Flächen zusammengesetzt waren, so ist einleuchtend, daß die Schichtaufnahmetechnik sehr bald einen neuen Beitrag zur Organmodellierung und Volumenbestimmung geleistet hat. Man braucht ein beliebig geformtes
Organ nur in Scheiben von 1 cm Dicke zerlegt zu denken, um die Bedeutung der Schichtaufnahme auf diesem Gebiet zu erkennen. Es wurden sowohl die transversale als auch die
horizontale Schichtdarstellung herangezogen (DUHAMEL u. Mitarb. 1953—1955; FUCHS

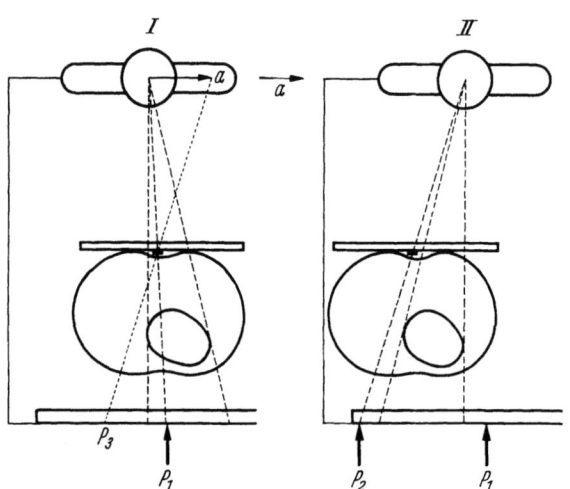

und BAYER 1953; GEBHARDT 1957;
OLIVA 1958; TAKAHASHI u. Mitarb.
1950—1954; VALLEBONA 1948; BRAUN
1960). Schwierigkeiten entstehen bei
Schichtaufnahmen durch die mangelnde
Abgrenzmöglichkeit der Organkonturen
gegenüber der normalen Röntgenaufnahme und durch die Vergrößerung
und Umrechnung der Filmmaße. Eine
neue Möglichkeit der dreidimensionalen
Organdarstellung bietet das von BÜCH-
NER (1959) ausgearbeitete Röntgentopogramm nach einem von SAHATCHIEFF
(1925) und von KNOTHE (1928) erstmals
beschriebenen Prinzip. Die Methode ist
in ihrer zweidimensionalen Anwendung
bei der Röntgenlokalisation näher beschrieben (S. 187) und in ihrer dreidimen-

Abb. 5. Parallaktische Größenbestimmung nach SZENES

sionalen Anwendung im speziellen Teil bei Herz und Aorta (S. 131). Das Röntgentopogramm liefert auf Grund von vier normalen und unbekannt verzeichneten Röntgenaufnahmen beliebig viele Organquerschnitte direkt im Maßstab 1:1, welche unmittelbar
zu einem der Wirklichkeit entsprechenden Organmodell zusammengefügt werden können.

f) Sonstige Verfahren

An der Spitze aller übrigen Meßmethoden soll wegen seiner wirklichen Einfachheit
ein Durchleuchtungsverfahren beschrieben werden, das sich an jedem Durchleuchtungsgerät ohne ein Zusatzgerät durchführen läßt. Die ganze „Meßausrüstung" besteht aus
einer kleinen Bleimarke, einem Stück Klebepflaster und einem Fettstift. Das *parallaktische Verfahren* wurde 1950 von SZENES mitgeteilt.

Der Leuchtschirmauszug wird so eingestellt, daß ein auf den Tisch gelegter Maßstab
von 10 cm Länge auf dem Schirm 20 cm mißt. Hierdurch ist zwischen Focus-Schirm-
distanz und Focus-Tischdistanz ein Verhältnis von 2:1 hergestellt und der Abstand
Focus-Tischplatte ist gleich dem Abstand Tischplatte-Fluorescenzschicht. Diese Schirm-
stellung wird am Schirmauszug für spätere Messungen markiert. Sie darf während des
Messens nicht verändert werden; der Schirm muß also in Richtung Röhre-Untersucher
fixiert werden. Vor dem Messen wird auf die Tischplatte etwa in Tischmitte und etwa in
Organhöhe eine kleine Bleimarke geklebt. Das eine Ende der zu messenden Strecke wird
in den Zentralstrahl gebracht. In dieser Einstellung wird die Stellung der Bleimarke
auf den Schirm (P_1) mit Fettstift markiert. Hierauf wird der Zentralstrahl zum anderen
Ende der Meßstrecke gebracht und die neue Stellung der Bleimarke auf dem Schirm (P_2)
markiert. Der Abstand der beiden Schirmmarken entspricht dann genau der doppelten

Objektgröße. Das Prinzip der Methode beruht auf der Tatsache, daß die Objektparallaxe eines in der Mitte zwischen Focus und Schirm befindlichen Objektes bei Verschiebung der Röhre allein genau dem Betrag der Röhrenverschiebung entspricht. Da bei gekuppeltem Schirm-Röhrensystem jedoch der Schirm um den gleichen Betrag in gleicher Richtung verschoben wird wie die Röhre, so erscheint die Objektparallaxe auf dem Schirm doppelt so groß wie die Röhrenverschiebung.

Die Szenessche Methode eignet sich sehr gut zum Messen kleinerer Strecken, wie etwa der Aortenbreite. Bei größeren Strecken hat man jedoch mit der Methode Schwierigkeiten, da dann die Bleimarke aus dem Leuchtschirm auswandert. Es muß dann oft mehrmals ihre Lage auf dem Tisch nachkorrigiert werden. Manchmal verschwindet die Marke auch hinter einem dichteren Schatten. Beim Anbringen der Fettstiftmarken auf der Bleiglasplatte des Leuchtschirms ist auf den Parallaxenfehler zu achten, der durch die Dicke der Glasscheibe entstehen kann. Ein anderer Meßfehler kann dadurch entstehen, daß mit der Methode nicht zwischen parallelen Ebenen, sondern zwischen zwei Punkten

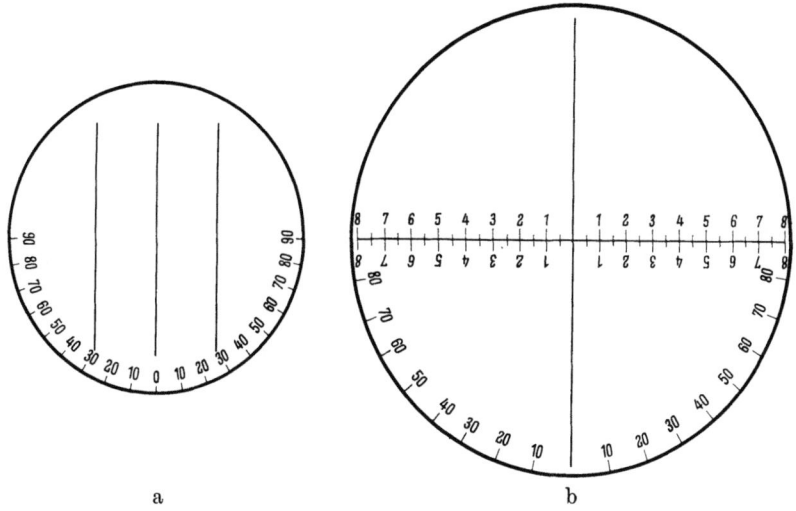

Abb. 6. Bleimarken und Meßplatte zur parallaktischen Orthodiametrie nach Büchner

gemessen wird. Dies trifft vor allem für den größten, queren Herzdurchmesser und die Herztiefe zu. Hier müssen auf dem Schirm durch die beiden Punkte erst Parallele gezogen werden und deren Abstand muß gemessen werden. Auf eine weitere Schwierigkeit hat Szenes bereits hingewiesen. Bei einem Vergrößerungsverhältnis von 2:1 ist bei den meisten Untersuchungsgeräten der Leuchtschirm zu dicht am Patienten bzw. der Tischplatte. Man muß daher eine Vergrößerung von mehr als 2:1 nehmen. Damit kann aber der Abstand der beiden Schirmmarken nicht mehr mit einem Normalmaß direkt gemessen werden, sondern muß umgerechnet werden oder man muß sich einen gedehnten Maßstab selbst herstellen.

In Anlehnung an die Orthodiametrie wurde das Szenessche Verfahren von Büchner (1961) zur *parallaktischen Orthodiametrie* modifiziert, um die oben gezeigten Fehlermöglichkeiten und Durchführungsschwierigkeiten auszuschalten. Um das Auswandern der Bleimarke aus dem Schirmbild und um Höhenkorrekturen zu vermeiden, wurde die Bleimarke durch 3 Drähte von etwa 20 cm Länge ersetzt, die im Abstand von je 5 cm auf Pappe geklebt oder in Holz eingelassen sind (Abb. 6a). Um auch bei einem anderen Vergrößerungsverhältnis als 2:1 direkt ablesen zu können, um den Parallaxenfehler der Bleiglasplatte auszuschließen und um zwischen parallelen Ebenen messen zu können, wurde ein gedehnter Maßstab (2,2:1) mit Bleimarken und Bleizahlen in eine drehbare Meßplatte eingelegt (Abb. 6b). Analog der Meßplatte zum Orthodiameter wird diese an Stelle einer Filmkassette hinter den Leuchtschirm gegeben. Es ist aber auch möglich, den Maßstab auf einen abgewaschenen Röntgenfilm zu zeichnen und vor dem Schirm zu benützen.

Der parallaktischen Orthodiametrie liegt der gleiche Gedanke zugrunde, wie dem Szenesschen Verfahren. Das Organ wird mit einem bestimmten Strahl — besser mit einer bestimmten Strahlenebene — abgefahren und die hierzu nötige Röhrenverschiebung

wird auf dem Schirm mittels Meßmarken ablesbar gemacht. Beträgt das Vergrößerungsverhältnis eines als Meßmarke benützten Objektes x:1, so beträgt bei gekoppeltem
Röhren-Schirmsystem auch seine Parallaxe auf dem Schirm das x-fache der vorgenommenen Röhrenverschiebung. Wird auf dem Leuchtschirm ein im Verhältnis x:1 gedehnter
Maßstab sichtbar gemacht, so gibt die Parallaxe einer im Verhältnis x:1 vergrößerten
Meßmarke auf diesem Maßstab direkt das Ausmaß der vorgenommenen Röhrenverschiebung an. Diesem Prinzip nach ist es völlig gleichgültig, mit welchem Vergrößerungsverhältnis gearbeitet wird und wo sich die Meßmarken befinden. Die 3 Meßmarken der
parallaktischen Orthodiametrie können auf der Tischplatte befestigt werden, sie können

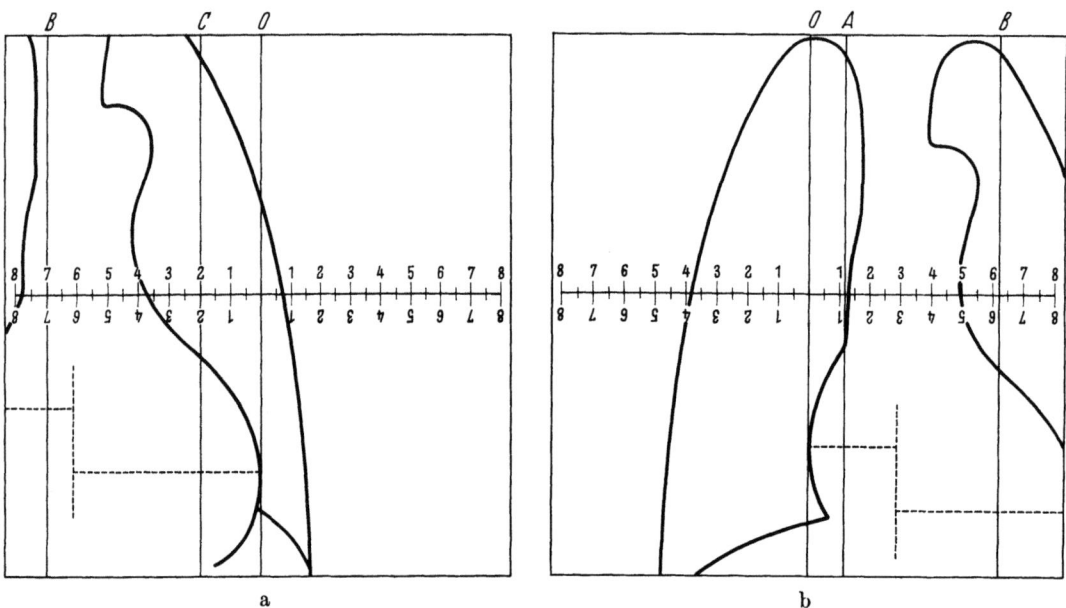

Abb. 7. Bestimmung des größten queren Herzdurchmessers mittels der parallaktischen Orthodiametrie.
a Ausgangsstellung. Nullinie der Meßplatte am linken Herzrand. Eine Bleimarke (A) liegt außerhalb des
Schirmbildes. Die Bleimarke B ist schlecht ablesbar. Die Stellung der Marke C = 2 wird zum Messen genommen und gemerkt. b Ablesestellung. Nullinie der Meßplatte am rechten Herzrand. Die zum Messen benützte
Marke C ist ausgewandert. Es wird die Marke B = $6^1/_4$ oder A = $1^1/_4$ abgelesen. Das gesuchte Maß ergibt sich
aus: $2 + 6^1/_4 + 5 = 13^1/_4$ cm bzw. $2 + 1^1/_4 + 10 = 13^1/_4$ cm, denn die nicht sichtbare Marke C würde bei
breiterem Schirm bei $11^1/_4$ stehen, ist also um $13^1/_4$ Maßstabeinheiten gewandert

aber auch hinter die Tischplatte gehängt werden. Sobald sie auf dem Leuchtschirm am
2,2:1 gedehnten Maßstab untereinander einen Abstand von je 5 Maßstabeinheiten haben,
ist das Projektionsverhältnis so geeicht, daß das obige Prinzip anwendbar ist. Jeder
Zentimeter Röhrenverschiebugg äußert sich in einer Verschiebung des Markenbildes auf
dem Maßstab um eine Einheit, also um 1 cm (in Wirklichkeit 2,2 cm).

Von den drei langen Bleimarken bleiben zwei auch bei größeren Schirmverschiebungen
immer auf dem Leuchtschirm sichtbar. Der Schirm kann durch Verschieben innerhalb
seiner Ebene stets so eingestellt werden, daß eine davon den Maßstab an gut sichtbarer
Stelle schneidet. Abb. 7 und 8 zeigen das Messen des größten queren Herzdurchmessers
und der Herzlängsachse (vgl. auch Abb. 12 und 13, S. 127). Der bekannte Abstand der
Bleimarken von 5 cm erleichtert und beschleunigt vor jedem Messen das Einstellen des
Leuchtschirmes in die richtige Ebene, ohne daß am Schirmauszug eine Markierung angebracht werden muß. Der Schirm wird so lange in Richtung Röhre-Untersucher verschoben,
bis die Bleimarken auf dem Maßstab des Leuchtschirmes einen Abstand von je 5 cm
haben. (Der wirkliche Abstand ihrer Leuchtschirmbilder beträgt bei einem Vergrößerungsverhältnis von 2,2:1 11 cm). Hiermit ist der Schirmabstand zum Messen exakt geeicht
(vgl. Abb. 7a; die Bleimarken B und C liegen bei 7 bzw. 2).

Abb. 8 zeigt außerdem, daß der Zentralstrahl völlig eliminiert werden kann. Es kann mit einer beliebigen, neben dem Zentralstrahl gelegenen Strahlenebene gemessen werden. Weder braucht die Röhre genau auf die Schirmmitte zentriert zu sein, noch brauchen der Maßstabmittelpunkt bzw. die Nullinie im Zentralstrahl zu liegen (Z in Abb. 8 = Zentralstrahl). Diese, im Widerspruch zur allgemeinen Auffassung tatsächlich bestehende völlige Bedeutungslosigkeit des Zentralstrahls bei nahezu allen röntgenologischen Meßmethoden wird später ausführlich begründet (vgl. Abb. 9, S. 123; Abb. 30, S. 151).

Von allen übrigen Verfahren zur Größenbestimmung haben die *Methoden der mitphotographierten Vergleichsmaßstäbe* bei weitem die größte Verbreitung gefunden. Sie beruhen alle auf der einfachen Regel der zentralen Projektion, wonach alle Objekte in

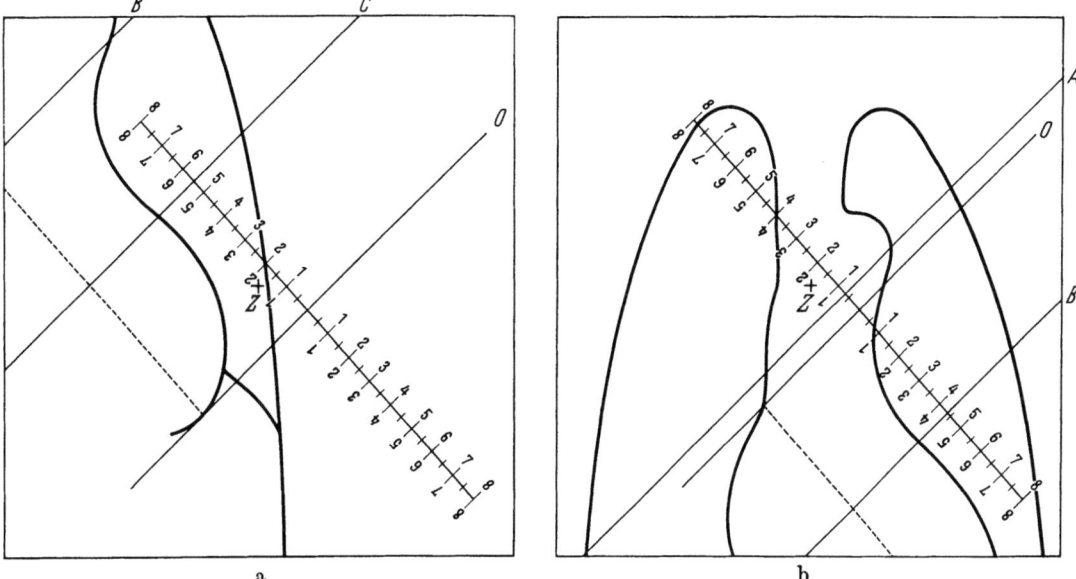

Abb. 8. Bestimmung der Herzlängsachse mittels der parallaktischen Orthodiametrie. a Ausgangsstellung: C = 5,5; b Ablesestellung: B = 4,3. 5,5 + 4,3 + 5 = 14,8. L = 14,8 cm

gleicher, filmparalleler Ebene unabhängig von ihrer Lage zum Zentralstrahl gleich stark vergrößert werden (BÜCHNER 1951, 1959). Man findet immer wieder die Meinung vertreten, daß ein Objekt um so stärker vergrößert würde, je weiter es vom Zentralstrahl entfernt sei und je stärker die Röntgenstrahlen dadurch divergieren. Hierdurch ist die herrschende Auffassung zu erklären, eine zu messende Strecke müsse vom senkrecht sie schneidenden Zentralstrahl halbiert werden. Diese Ansicht ist jedoch falsch. Sie trifft selbst für extreme Fälle nicht zu, wie die einfache geometrische Ableitung der Abb. 9 beweist. Man findet aber weder in den Lehrbüchern noch in der zahllosen Literatur über röntgenologische Meßmethoden einen Hinweis auf diese grundlegende Tatsache.

Im Gegenteil, zahllose Meßmethoden bauen geradezu auf dieser irrigen Ansicht auf und erheben sie zur Voraussetzung. So z. B. BERMAN (1955) in einer Monographie über die Beckenmessung, sowie SCHALTENBRAND (1953) und HERZOG (1958) bei der Begründung der Einführung des Spaltblendenverfahrens zur Schädelmessung bzw. Knochenmessung. SCHALTENBRAND bringt sogar einen scheinbaren röntgenographischen Beweis dieser Ansicht und zeigt die Röntgenbilder zweier verschieden großer, konzentrisch gelegener Drahtquadrate, von denen das kleinere im Zentralstrahl und das größere am Filmrand gelegen ist. VON SCHUBERT hat 1927 die Beckenmessung von MARTIUS mit folgenden, unwidersprochen gebliebenen Worten abgelehnt: „Das Verfahren von MARTIUS und alle Verfahren, welche mit *einer* Aufnahme genaue Messungen von Längen und Flächen ausführen wollen, ist unmöglich aus folgenden geometrischen Gründen: 1. Der Focus müßte genau senkrecht über der Mitte der Conjugata vera stehen, weil sonst deren Endpunkte von verschieden schrägen Strahlen verschieden projiziert werden ..." GRANZOW (1930) bringt ebenfalls im Zusammenhang mit der Beckenmessung sogar eine Zeichnung, welche beweisen sollte, daß zwei filmparallele Objekte nur dann auf der Platte gleich groß dargestellt werden, wenn sie „von Strahlen gleicher Divergenz" getroffen werden. NAENDRUP (1938) hat diese geometrischen Ausführungen GRANZOWS übernommen und fordert: „Das zur

Messung der Conjugata vera verwendete Stück des Maßstabes muß zum Zentralstrahl der Röhre die gleiche Lage in der Objektebene einnehmen wie die Conjugata vera selbst." Aus dieser falschen Auffassung heraus empfiehlt er einen in das Rectum der Patientin einzuführenden Vergleichsmaßstab.

Es ließen sich noch zahlreiche weitere Beispiele für diese allgemein verbreitete, aber *falsche* Ansicht von der Bedeutung des Zentralstrahls anführen. Wo liegen die Ursachen? Die Hauptursache liegt wohl darin, daß viele Autoren die geometrischen und mathematischen Ausführungen anderer Autoren bedenkenlos übernehmen. Ein weiterer wichtiger Grund ist darin zu suchen, daß die Begriffe *Röntgenprojektion, Röntgenverzeichnung* und *Röntgenvergrößerung* im Schrifttum und in der radiologischen Umgangssprache nicht scharf getrennt werden. Es wird von der Röntgenverzeichnung gesprochen, wo die Röntgenvergrößerung gemeint ist und umgekehrt. Selbst Autoren wie HASSELWANDER haben diese Begriffe zusammengeworfen, und man glaubt aus vielen späteren Veröffentlichungen eine bestimmte Stelle in einer grundlegenden Arbeit HASSELWANDERS (1912) über die Methodik der Röntgenographie fast wörtlich herauszuhören: „ . . . alle Punkte des untersuchten Objektes, auf deren Lageverhältnisse und allenfalls Maße es ankommt, *in möglicher Nähe des Achsenstrahls* aufzunehmen (mit dem Achsenstrahl gewissermaßen darauf zu zielen) . . .".

Die *Röntgenprojektion* ist der übergeordnete Begriff. Er umfaßt alle Projektionserscheinungen, die infolge der physikalischen Eigenschaften der Röntgenstrahlen und infolge der zentralen Projektion bei der Röntgendurchleuchtung und bei der Röntgenphotographie auftreten. Hierunter fallen die Vergrößerung, die Verkleinerung, die Verzeichnung, die geometrische Unschärfe und die Schattensummation. Das Ausmaß der Vergrößerung, Verkleinerung und Verzeichnung eines Objektes ist abhängig von dessen räumlicher Ausdehnung, seiner Winkellage zur Projektionsebene (Schirm oder Film), seinem Abstandsverhältnis zu ihr und zur Focusebene und von seiner Lage zum Vertikalstrahl, dem senkrecht auf der Projektionsebene stehenden Strahl. Es ist jedoch völlig unabhängig von seiner Lage zum Zentralstrahl und von der Richtung des Zentralstrahls selbst. Die Stellung des Focus zum Objekt bestimmt die Röntgenprojektion und nicht der Grad der Neigung der Röhre um eine ihrer durch den Focus gehenden Achsen.

Unter *Röntgenvergrößerung* verstehen wir die Vergrößerung der zentralen Projektion des Objektes auf dem Schirm oder dem Film gegenüber seiner Parallelprojektion. Alle Objekte in einer zur Projektionsebene parallelen Ebene erleiden eine gleiche Röntgenvergrößerung, welche abhängig ist von dem Projektionsverhältnis des Objektes, d. h. dem Verhältnis Focus-Filmabstand zu Focus-Objektabstand. Andere Faktoren sind für die Röntgenvergrößerung eines filmparallelen Objektes nicht maßgebend. Bei einem schief zur Projektionsebene stehenden Objekt ist seine Röntgenvergrößerung nicht nur vom Projektionsverhältnis abhängig, sondern auch von der Entfernung zum Vertikalstrahl und dem Winkel, den es mit der Projektionsebene bildet. Je nachdem kann ein schief stehendes Objekt auch in seiner wirklichen Größe abgebildet werden, wobei seine Röntgenvergrößerung dann gerade so groß ist, daß die Verkleinerung der Parallelprojektion gegenüber der wirklichen Größe aufgehoben wird, oder es kann gar eine *Röntgenverkleinerung* erleiden, also noch kleiner erscheinen als seine Parallelprojektion. Der oft zitierte Satz: „Alle Objekte werden durch die Röntgenstrahlen vergrößert dargestellt" stimmt also nicht uneingeschränkt.

Unter *Röntgenverzeichnung* versteht man diejenige Erscheinungsform der Röntgenprojektion, bei welcher das Objekt auf dem Film oder dem Schirm infolge der zentralen Projektion der Röntgenstrahlen eine andere Form (Kontur) und Lage (Struktur) zeigt, als bei der Parallelprojektion. Bei der Definition des Begriffes Röntgenverzeichnung wird deutlich, daß ebenso wie bei der Röntgenvergrößerung zum Vergleich nicht die wahre Form bzw. Größe eines Objektes herangezogen werden kann, sondern nur seine Parallelprojektion. Ein zweidimensionales Schattenbild läßt auf die Form oder Größe des schattengebenden dreidimensionalen Körpers keinerlei Rückschlüsse zu. Es kann daher nur die zweidimensionale Röntgenprojektion mit der zweidimensionalen Parallelprojektion in Beziehung gesetzt werden, wobei eine Parallelprojektion zu verstehen ist, deren Strahlen senkrecht auf der Projektionsebene stehen. Die Röntgenverzeichnung tritt in zwei Erscheinungsformen auf, der *Formverzeichnung* und der *Lageverzeichnung*. Beide können getrennt oder gemeinsam auftreten. Mit der Formverzeichnung ist meist auch eine Konturverzeichnung verbunden und mit der Lageverzeichnung eine Strukturverzeichnung. Dies ist verständlich, denn einmal werden durch eine wechselnde Projektion andere Objektpunkte konturbildend, und zum anderen ändert sich die Strukturzeichnung, wenn durch Projektionsänderung andere Objektdetails übereinanderprojiziert werden. Die Röntgenverzeichnung ist im Unterschied zur Röntgenvergrößerung auch bei Objekten in filmparalleler Ebene nicht nur abhängig vom Projektionsverhältnis, sondern auch von der Entfernung zum Vertikalstrahl. Je größer die Entfernung eines Objektes zum Vertikalstrahl, desto stärker ist seine Röntgenverzeichnung. Ein filmparalleles, praktisch nur zweidimensional ausgedehntes Objekt (Scheibe, Ring, durch in gleicher Ebene liegende Knochenpunkte bestimmte Fläche) erleidet bei der Röntgenverzeichnung jedoch nie eine Formverzeichnung, sondern immer nur eine Lageverzeichnung.

Die obigen Begriffe und Verhältnisse lassen sich am besten mit ein paar einfachen Beispielen verständlich machen. Wir wählen hierzu eine Kugel, eine kreisrunde Scheibe gleichen Durchmessers und eine Stecknadel. Kugel und filmparallele Scheibe zeigen die gleiche Parallelprojektion. Geht bei der Röntgenprojektion der Vertikalstrahl durch ihre Mitte, so zeigen sie auch das gleiche Röntgenbild, falls sie in gleicher filmparalleler Ebene aufgenommen werden. Sie haben nur eine Röntgenvergrößerung, aber keine Röntgenverzeichnung. Werden sie — wiederum in der gleichen filmparallelen Ebene — vom Vertikalstrahl zunehmend entfernt, so bleibt ihre Röntgenvergrößerung unverändert, denn sie bleiben ja im gleichen Projektionsverhältnis. Sie erleiden jedoch eine zunehmende Röntgenverzeichnung. Für die Kugel tritt hierbei sowohl eine Form- als auch eine Lageverzeichnung auf, für die Scheibe jedoch nur eine Lageverzeichnung. Die Kugel wird im Röntgenbild in der Entfernungsrichtung vom Vertikalstrahl zu einem Ellipsoid auseinandergezogen. Der auf dieser Richtung senkrecht stehende Durchmesser bleibt jedoch unverändert, auch wenn sich die Kugel extrem weit vom Vertikalstrahl entfernt. Die Scheibe erleidet dem gegenüber überhaupt keine Formverzeichnung, auch wenn sie noch so weit vom Vertikalstrahl entfernt wird. Ihr Röntgenbild bleibt immer eine Kreisfläche von der gleichen Größe wie im Vertikalstrahl. Sie wird durch die Lageverzeichnung nur an einem anderen Ort abgebildet als an dem, an welchem sie durch die Parallelprojektion erscheinen würde. Die in einem Winkel zur Projektionsebene stehende Scheibe wird dagegen immer zu einem mehr oder weniger abgeflachten Ellipsoid verzeichnet, wobei es jedoch für jede Winkellage einen Ort innerhalb des Strahlenkegels gibt, an welchem sie nur eine Lageverzeichnung, aber keine Formverzeichnung erleidet, also das gleiche Bild zeigt wie ihre Parallelprojektion. Der geometrische Ort für den Scheibenmittelpunkt, an welchem dieser Sonderfall auftritt, ist ein filmparalleler Kreis um den Vertikalstrahl, dessen Radius und dessen Abstand zur Projektionsebene von der Winkellage der Scheibe bestimmt wird. Die Stecknadel erscheint in der Röntgenprojektion stets als Stecknadel, gleich wo und gleich in welcher Winkellage sie sich befindet (von dem Extremfall der axialen Projektion abgesehen). Sie erleidet praktisch nie eine Formverzeichnung, erscheint im Röntgenbild nur einmal größer, einmal genau so groß und einmal kleiner als ihre Parallelprojektion und auch als sie in Wirklichkeit ist. Sie hat also in Abhängigkeit von ihrer Winkellage und ihrem Abstand zum Vertikalstrahl und zur Projektionsebene eine mehr oder weniger starke Röntgenvergrößerung oder Röntgenverkleinerung. Die Tatsache, daß es bei der obigen Definition der Begriffe Röntgenprojektion, Röntgenvergrößerung, Röntgenverzeichnung, Formverzeichnung und Lageverzeichnung nie einer Erwähnung des Zentralstrahls bedurfte, zeigt die Bedeutungslosigkeit dieses Strahls für alle Erscheinungen der Röntgenprojektion.

Hiermit kommen wir zu einem weiteren Begriffspaar, dessen mangelnde Trennung mit zur Verwirrung in der Geometrie des Röntgenbildes beigetragen hat, den Bezeichnungen „*Zentralstrahl*" und „*Vertikalstrahl*". Der Zentralstrahl ist stets ein und derselbe Strahl und bildet die Achse des Gesamtstrahlenkegels. Er zieht von der Mitte des Focus durch die Mitte des Strahlenaustrittsfensters. Zum Vertikalstrahl kann dagegen jeder, auch der Zentralstrahl werden. Er ist jeweils der senkrecht auf den Film auftreffende Strahl. Dieser Vertikalstrahl ist mit dem Zentralstrahl nur dann identisch, wenn die Längsachse der Röhre parallel zum Film steht und der Anodenteller in der Röhre entsprechend zentriert ist. Da der Zentralstrahl nicht nur für das Messen mit Röntgenstrahlen, sondern darüber hinaus — ebenfalls im Gegensatz zu einer allgemein verbreiteten Auffassung —

Tabelle 1. *Auftreten (+ —) der einzelnen Erscheinungsformen der Röntgenprojektion bei verschiedenen Objektformen in Abhängigkeit vom Projektionsverhältnis (PV), vom Vertikalstrahl (V) und vom Winkel (∢) des Objektes zur Projektionsebene*

Objekt	Röntgenprojektion			
	Röntgen-Vergrößerung	Röntgen-Verkleinerung	Röntgenverzeichnung	
			Form	Lage
Eindimensional (Objektpunkt)	—	—	—	+ (—) PV V

Zweidimensional
  Strecken
    parallel zur Projektionsebene
	+
	PV
		—	—	+ (—)
				PV V

schräg zur Projektionsebene	+— PV ∢ V	+— PV ∢ V	—	+ (—) PV V
Flächen parallel zur Projektionsebene	+ PV	—	—	+ (—) PV V
schräg zur Projektionsebene	+— PV ∢ V	+— PV ∢ V	+ (—) PV ∢ V	+ (—) PV V
Dreidimensional	+ PV	—	+ (—) PV V—	+ (—) PV V

auch bei der Röntgenverzeichnung und damit bei den meisten Einstellproblemen und Fragen der Röntgenprojektion in der Aufnahmetechnik an Bedeutung gegenüber dem Vertikalstrahl zurücktritt oder ganz unbeachtlich ist, sollte man nicht immer vom Zentralstrahl sprechen, wo der Vertikalstrahl gemeint ist. Die Bedeutungslosigkeit des Zentralstrahls für die Röntgenprojektion geht aus Abb. 30 hervor. Die Bedeutungslosigkeit für die Röntgenvergrößerung ist in Abb. 9 dargestellt. Wir können also die Behauptung aufstellen:

Dem Zentralstrahl kommt weder beim Messen mit Röntgenstrahlen noch bei der Röntgenprojektion irgendeine Bedeutung zu.

Es ist völlig gleichgültig, auf welchen Objektpunkt oder Filmpunkt der Zentralstrahl zielt. Wenn einem besonderen Strahl bei der Röntgenprojektion und darüber hinaus in ganz seltenen Fällen auch bei der Radiometrie eine Bedeutung zukommt, dann ist es der *Vertikalstrahl.* Liegt der Fußpunkt des Vertikalstrahls in der Filmebene fest bzw. liegt fest, durch welchen Objektpunkt der Vertikalstrahl geht, so ist damit die Stellung des Röhrenfocus zum Objekt eindeutig festgelegt, und eine nachträgliche Änderung in der Stellung und Zielrichtung des Zentralstrahls (Kippen der Röhre) ändert an der Röntgenprojektion nichts mehr. Mit Angaben über den Zentralstrahl muß dagegen immer eine Winkelangabe verbunden sein, da sonst die Röntgenprojektion nicht eindeutig festgelegt ist.

Wie aus Abb. 9 ersichtlich, genügt das Mitphotographieren eines Vergleichsmaßstabes in der Ebene des Objektes außerhalb des Körpers in beliebiger Lage zum Zentralstrahl und zum Vertikalstrahl und in beliebiger Richtung im Vergleich zur Richtung der zu messenden Strecke, um auf dem Film alle Distanzen in der fraglichen Körperebene unmittelbar auf den Maßstab zum Ablesen ihrer wahren Länge übertragen zu können. Ein weiteres wichtiges Argument, das für das Mitphotographieren von Maßstäben spricht, ist die Tatsache, daß jeder Nachuntersucher ohne Kenntnis der Aufnahmetechnik die Aufnahme ebenfalls ausmessen kann, und daß dies selbst noch auf der verkleinerten Wiedergabe im Diapositiv, auf dem Abzug oder direkt auf einem Röntgenschirmbild möglich ist. Gubner und Ungerleider (1944) haben dies für die Herzmessung auf dem 35 mm, Schirmbildfilm ausführlich beschrieben und die Exaktheit bewiesen. Es ist weder nötig, den Vergleichsmaßstab in eine Körperhöhle einzuführen (GUTHMANN 1928, NAENDRUP 1938) noch ihn nach Entfernung des Patienten in gleicher Ebene gesondert aufzunehmen oder in das Röntgenbild mit einer zweiten Exposition hineinzuprojizieren (ATTWOOD 1952, COE 1952), wie dies für die Beckenmessung und Schenkelhalsmessung vorgeschlagen wurde.

Abb. 10 zeigt einen Vergleichsmaßstab mit Zentimeter- und Millimeterteilung, der an einer Stativsäule in seiner Höhe verstellt und auch für horizontalen Strahlengang um 90⁰ gedreht werden kann.

Das Mitphotographieren von Vergleichsmaßstäben ist von mehreren Autoren auch für die Schichtaufnahme vorgeschlagen worden (BÜCHNER und WIELAND 1952; FRANKE 1954). Hier braucht der Maßstab nur in der Schichtebene mitphotographiert zu werden, oder es wird eine vertikale Zentimeterteilung über alle Schichten zugleich mitgeschichtet (MACHANIC und LIEBERMAN 1953).

Alle diese Methoden sind auf das Messen in einer bestimmten filmparallelen Ebene beschränkt. Schief im Raum stehende Distanzen können damit nicht bestimmt werden. Die Bestimmung der wahren Länge und Winkellage einer beliebig im Raum stehenden Strecke ist, abgesehen von der Stereogrammetrie, auf Röntgenaufnahmen nur mit der Röntgentiefenlotung (BÜCHNER 1952, 1953; BÜCHNER und WIELAND 1954) und mit dem „veränderlichen Winkel" von CALDER (1956, 1957) möglich. Die Röntgentiefenlotung ist in einem späteren Abschnitt bei der Röntgenlokalisation beschrieben.

Eine weitere Gruppe bilden die Meßmethoden, die mit der Aufnahmetechnik allein arbeiten. Hier ist vor allem das bereits bei der Fernaufnahme erwähnte *Spaltblendenverfahren* von ALBERS-SCHÖNBERG (1905) zu erwähnen, das später noch zweimal unter anderem Namen neu beschrieben wurde: 1953 von SCHALTENBRAND als „Orthoröntgenographie" und 1958 von HERZOG als „Rollmeßbild". Bei diesem Verfahren wird die Aufnahme nur mit einem durch einen Spalt schmal ausgeblendeten Strahlenbündel belichtet, welches während der Expositionszeit durch Röhrenverschiebung parallel zu sich selbst über den Film wandert. In Richtung der Röhrenverschiebung findet dann keine Verzeichnung statt, in allen anderen Richtungen tritt die Verzeichnung der zentralen Projektion jedoch mehr oder weniger stark auf. Diese Spaltaufnahmen eignen sich nur zum Messen in einer bestimmten Richtung und lassen kaum eine andere Beurteilung der Aufnahme zu, da sie eine mehr oder weniger starke Bänderung aufweisen.

Das gleiche oder ähnliche Verfahren sind zur Herzgrößenbestimmung benützt worden (ALBERS-SCHÖNBERG 1908). Wenn man mit Durchleuchtungsstrom und schmal ausgeblendetem Strahlenbündel das Herz abfährt, so erhält man ein Orthophotogramm des Herzens in der Abfahrrichtung. Es kann auch mit einem schmalen, zentralen Strahlenbündel von beiden Herzrändern je eine orthogonale Aufnahme angefertigt werden. Eine ähnliche Aufnahmetechnik ist die Orthometrie von SCHWARZ (1956) zur Beckenmessung.

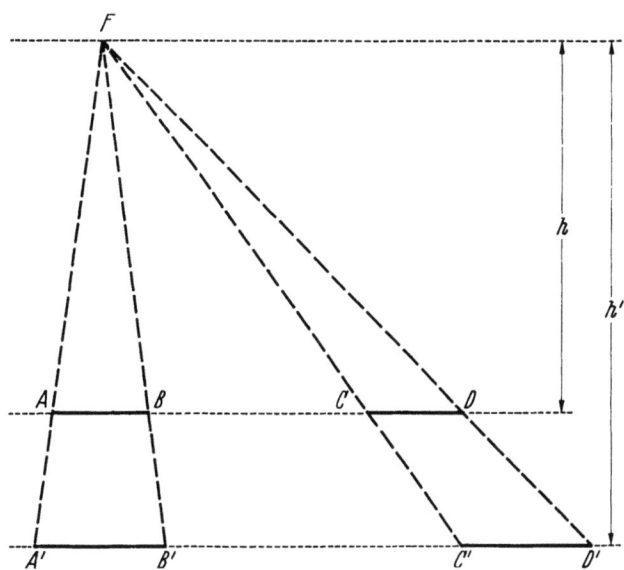

Abb. 9. Die Röntgenvergrößerung filmparalleler Objekte ist unabhängig von ihrer Lage zum Vertikalstrahl

Voraussetzung: $AB = CD$
$$\triangle FAB \sim \triangle FA'B'$$
$$\triangle FCD \sim \triangle FC'D'$$

Behauptung: $A'B' = C'D'$

Beweis: $AB:A'B' = h:h'$
$$CD:C'D' = h:h'$$
$$AB:A'B' = CD:C'D'$$
$$A'B' = C'D'$$

In die gleiche Gruppe gehören auch die Methoden, die mit einem *festgelegten Projektionsverhältnis* arbeiten, wie es Wahl (1934) und Zimmer (1953) für die Beckenmessung vorgeschlagen haben. Durch Einstellung verschiedener Skalen am Säulenstativ wird der Focus-Filmabstand entsprechend dem jeweiligen Objekt-Filmabstand derart geändert, daß alle Aufnahmen immer die gleiche Vergrößerung haben und daher mit einem einmalig anzufertigenden Reduktionsmaßstab ausgemessen werden können.

Nur bei der Durchleuchtung anwendbar sind zwei Methoden, die der Orthodiagraphie bzw. Orthodiametrie nahe verwandt sind. Gross hat 1930 eine Methode beschrieben, bei der die Meßstrecke mit dem Zentralstrahl (markierter Schirmmittelpunkt) abgefahren wird. In der Ausgangsstellung wird auf die Schirmmitte ein Lichtkreuz projiziert. In Endstellung nach Abfahren der Meßstrecke wird der neue Standort des Lichtkreuzes auf dem Schirm markiert. Die Distanz zwischen der Zentralstrahlmarke und der gesetzten zweiten Marke auf dem Schirm kann dann mit einem gewöhnlichen Maßstab ausgemessen werden. Sie ist gleich der

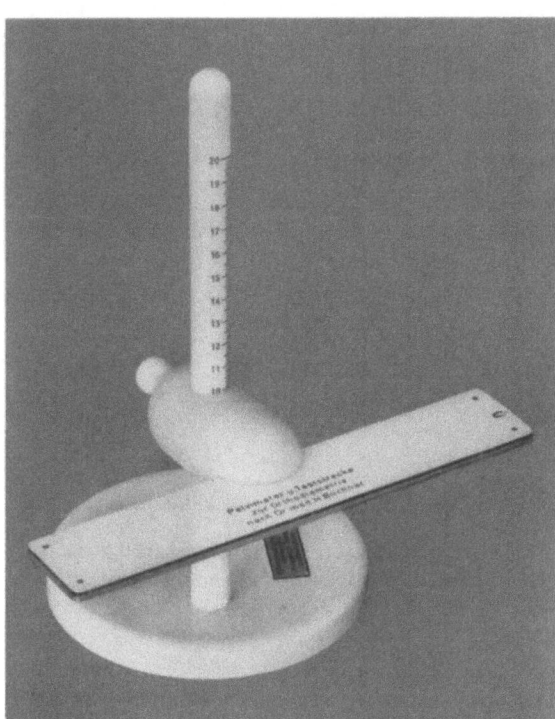
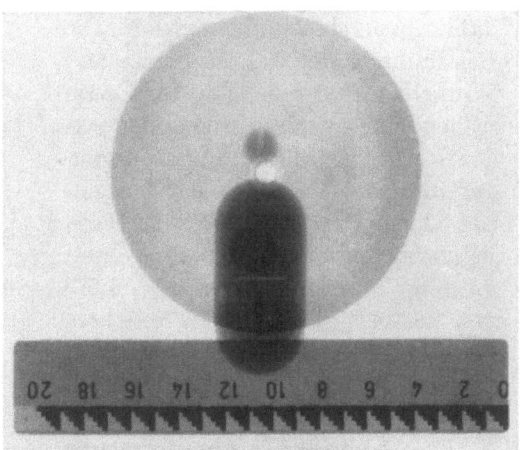

a   b

Abb. 10a u. b. a Teststrecke zur Orthodiametrie; b Röntgenbild des Maßstabes

Parallelprojektion der abgefahrenen Meßstrecke (vgl. hierzu auch das auf S. 116 beschriebene Verfahren von Szenes). Schmidberger-Jakobs hat 1953 eine *automatische Meßmethode* angegeben, bei der die bei der Schirmverschiebung abgefahrene Strecke auf elektrischem Wege über einen Widerstand gemessen wird und an einem nach Zentimeter geeichten Meßinstrument abgelesen werden kann. Es kann allerdings nur horizontal oder vertikal gemessen werden, entsprechend den beiden mechanischen Komponenten der Schirmverschiebung.

Eine höchst einfache Meßmethode während der Durchleuchtung wurde von Steinbach (1927) angegeben. Sie bedarf keiner Hilfsmittel und beruht auf einem Prinzip, welches weder vorher noch nachher für eine andere Meßmethode benutzt wurde, und nach welchem mindestens ebenso genaue Meßresultate zu erzielen sind wie mit allen anderen Methoden, bei denen der Objektabstand zum Schirm bzw. zum Film geschätzt wird. Werden drei in gleichem Abstand liegende Parallelen von zwei von einem außerhalb liegenden Punkt (Focus) ausgehenden Strahlen geschnitten, so teilen diese Strahlen auf den Parallelen Strecken ab, bei denen die größte gegenüber der mittleren um so viel größer ist, als diese gegenüber der kleinsten. In die Praxis umgesetzt heißt dies: Ein filmparalleles Objekt im Körper ist gegenüber seinem Schirmbild um so viel kleiner, als ein zweites Schirmbild im Abstand Objekt-Schirm gegenüber dem ersten Schirmbild größer erscheint. Steinbach hat daher zunächst das normale Schirmbild gemessen, bei dem der Patient dem Schirm unmittelbar anlag. Hierauf hat er den Schirm so weit ausgezogen und vom Patienten entfernt, als es dem vorherigen

Abstand Schirm-Objekt (= $^1/_3$ Thoraxtiefe) entsprach. Das zweite Schirmbild war dann um so viel gegenüber dem ersten größer, als das erste Schirmbild gegenüber dem Objekt vergrößert war. Eine wirklich einfache Methode. Es ist übrigens ohne weiteres möglich, diese auch auf Röntgenaufnahmen (Fernaufnahmen) zu übertragen. Es werden hierbei zwei Filme zugleich belichtet. Der eine befindet sich in einer Kassette ohne Bleifolie, welche dem Patienten unmittelbar anliegt, und der zweite wird in einer Kassette belichtet, welche im Abstand Objekt-Körperoberfläche von der ersten Kassette entfernt aufgestellt ist. Die Differenz beider, in gleicher Aktionsphase getroffener Herzdurchmesser wird von dem kleineren Filmmaß abgezogen und ergibt das absolute Maß.

2. Spezielle Anwendungsgebiete

a) Herz und Aorta

Sowohl mittels Fernaufnahme als auch mittels Orthodiagraphie und Orthodiametrie sind Längen-, Flächen- und Volumenbestimmungen am Herzen und an der Aorta möglich. Orthodiagraphie und Orthodiametrie liefern identische, unverzeichnete Maße der Parallel-

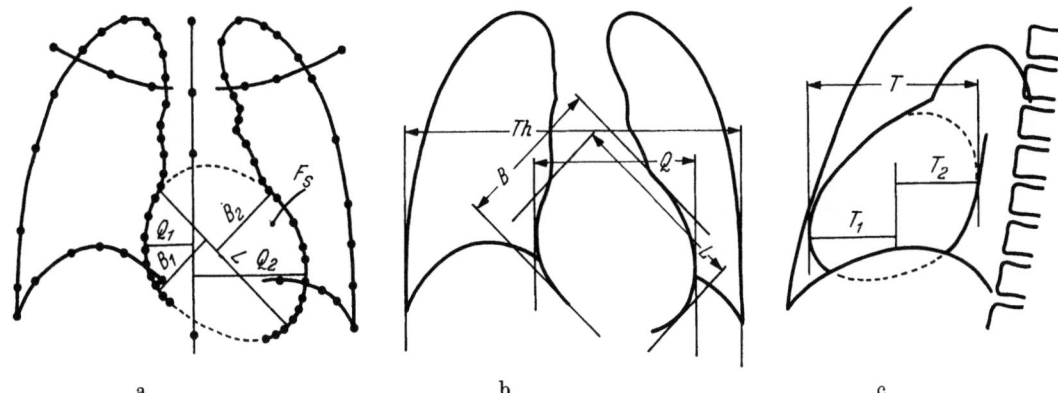

a   b   c

Abb. 11a—c. Die gebräuchlichsten Herzmaße im Orthodiagramm und bei der Orthodiametrie

projektion, während die Maße der Fernaufnahme eine mehr oder weniger starke und mehr oder weniger unbekannte Vergrößerung aufweisen. Im allgemeinen wird die Herzmessung stehend vorgenommen. Zahlreiche Untersuchungen haben gezeigt, daß das Herz infolge einer Änderung der hämodynamischen Verhältnisse und in gewissem Maße auch infolge einer Lageänderung im Stehen und im Liegen andere Maße zeigt (MORITZ 1905; DIETLEN 1906; GROEDEL 1911; KLASON 1930; SCHLOMKA und DAUM 1937; HABBE 1956; MUSS-HOFF und REINDELL 1956, 1957). Es gibt Untersucher, die prinzipiell der Herzmessung im Liegen den Vorzug geben (KJELLBERG 1953; REINDELL u. Mitarb. 1958) und auch Fernaufnahmen im Liegen anfertigen.

α) Herzgrößenbestimmung (Strecken und Flächen)

Am Herzen werden im allgemeinen folgende Längenmaße bestimmt. Sie sind in der orthodiagraphischen Skizze der Abb. 11 eingezeichnet.

Im sagittalen Strahlengang ist es vor allem der größte quere Durchmesser (Q), der mittels Orthodiametrie direkt zwischen parallelen Ebenen (Abb. 11b), mittels Orthodiagraphie und Fernaufnahme aus seinen Teilmaßen „Mitte rechts" und „Mitte links" (Q_1 und Q_2 in Abb. 11a) ermittelt wird. Die Herzlängsachse (L) wird mit beiden Methoden direkt gemessen. Die Herzbreite (B) wird mit der Orthodiametrie wieder direkt zwischen parallelen Ebenen bestimmt (Abb. 11b), im Orthodiagramm oder in der Fernaufnahme über die Teilmaße B_1 und B_2 (Abb. 11a). Das Produkt $L \times B$ bildet die Fläche des sog. schrägen Herzrechtecks (Abb. 11b) und zugleich die Grundlage für die nicht mit der Orthodiagrammfläche arbeitenden Herzvolumenbestimmungen. Die Maße Q, L, B und T

sind in Abb. 11b und c dort eingezeichnet (Lungenfelder), wo sie bei der Orthodiametrie auf dem Leuchtschirm am Maßstab auch wirklich abgelesen werden.

Im frontalen Strahlengang interessiert im allgemeinen nur die größte Tiefe (T), die zwischen zwei an die vordere und hintere Herzkontur herangeführten Parallelen gemessen wird. Mit diesem Maß kommen in die mit linearen Maßen arbeitenden Methoden der Herzvolumenbestimmung vermutlich die größten Fehler außer den durch den Herzfaktor bedingten. Denn die Tiefenausdehnung des Herzens ist im seitlichen Strahlengang sowohl bei der Durchleuchtung als auch auf den Aufnahmen meist schwer abgrenzbar. Die ventrale Herzkontur verliert sich in der vorderen Thoraxwand und die dorsale im Hilusschatten und in den hilusnahen Gefäßen. Meßmethoden, die ohne die streng seitliche Projektion auskommen, schalten diese Fehlerquelle aus (vgl. S. 131). Andere Vorschläge gingen dahin, die Herzmaße im zweiten schrägen Durchmesser zu messen, da hier die Beziehung zu den Thoraxmaßen eindeutiger seien und das Herz selbst sich in dieser Projektion am besten und am weitesten abgrenzen lasse (CIGNOLINI 1928; FRAY 1932; DILLON und GUREWITSCH 1935; BOLLINI 1935; BENEDETTI 1936; LUDWIG 1938).

Es ist zur Zeit der Orthodiagraphie und in früheren Jahrzehnten diesen linearen Herzmaßen sehr viel Aufmerksamkeit geschenkt worden. Es wurde eine Vielzahl Tabellen aufgestellt über die Norm dieser Maße in den einzelnen Altersklassen und getrennt nach Geschlecht sowie über deren Korrelation zu anderen Körpermaßen wie Größe, Gewicht, Thoraxmaße, Körperoberfläche usw. (GROEDEL 1915, 1918; HAMMER 1917, 1928; KLEEMANN 1919; DIETLEN 1923; HODGES und EYSTER 1926; TAIPALE 1927; EYSTER 1928; BREITMANN 1931; MORITZ 1931, 1932; FRAY 1932; ROESLER 1934; DEDIC 1938; LUDWIG 1939; POPPI und MARCOCCHI 1940, 1941; SCHMITZ 1942; UNGERLEIDER und GUBNER 1942; JACOBS 1949; MEYER 1949; RAUTMANN 1951; NEUMAIER 1952; CEBALLOS und JAIRO 1952; LUDWIG und GORIDIS 1953).

Spezialtabellen für die Herzmaße von Säuglingen und Kindern wurden von LINCOLN und SPILLMAN (1928), und BAKWIN (1935), MARESH und WASHBURN (1938), BAKWIN MARESH (1948) und von ESGUERRA-GOMEZ (1941, 1951) angegeben. Alle diese Tabellen der „normalen Herzmaße" spielen heute in der Klinik nur noch eine untergeordnete Rolle. Auf ihre Wiedergabe, welche mehrere Seiten füllen würde, wird daher hier bewußt verzichtet.

Seit in der Klinik die funktionelle Diagnostik des Herzens und des Kreislaufs in den Vordergrund getreten ist und Herzkatheter und Angiokardiographie vielenorts schon zum normalen Untersuchungsprogramm gezählt werden, ist es um diese Dinge etwas ruhiger geworden. Einmal sind sie tatsächlich für die Diagnose und Therapie lange nicht so wichtig, wie man früher annahm, und zum anderen ist eine wirklich eindeutige und leicht bestimmbare Korrelation zwischen Herzgröße und einem oder mehrerer Körpermaßen bis heute noch nicht gefunden worden. Am verbreitetsten — und auch am einfachsten zu bestimmen — ist noch die sog. Herz-Lungenkorrelation (Groedelsche Relation), welche besagt, die Herzbreite (Q) soll sich zur Lungenfeldbreite (Th in Abb. 11b) etwa wie 1:1,9 verhalten. Diese Relation gilt jedoch nur für Orthodiagraphie und Orthodiametrie, nicht aber für die Maße der Fernaufnahme, da hier die Lungenfeldbreite stärker vergrößert wird wie die Herzbreite; nicht weil sie weiter außen vom Zentralstrahl liegt, sondern weil sie hinter der Herzbreite liegt und daher weiter vom Film entfernt ist (BÜCHNER 1953).

Die für die linearen Herzmaße der gewöhnlichen Fernaufnahme bestehenden Fehlerquellen der Vergrößerung, der ungewissen Herzphase und der unkontrollierbaren Atemlage werden bei der *Orthodiametrie des Herzens* ausgeschaltet. Abb. 12 zeigt das Orthodiametrieren des größten, queren Herzdurchmessers und Abb. 13 das der Herzlängsachse mittels des von BÜCHNER 1951 angegebenen Orthodiameters (vgl. Abb. 4). Der Maßstab, der um 360° drehbaren Meßplatte ist jeweils parallel zur Meßrichtung gestellt, braucht mit der Meßstrecke jedoch nicht zusammenzufallen. Die Meßplatte befindet sich an Stelle einer Filmkassette unmittelbar hinter dem Leuchtschirm. Durch Schirmverschiebung wird die Nullinie des Maßstabes als Tangente in Diastole und bei normaler, mittlerer Atmung an den linken Herzrand bzw. an die Herzspitze herangeführt. Der Lichtspalt der

vor dem Schirm hängenden Spaltlampe wird parallel zur Nullinie gedreht und auf sie eingestellt. Aus dieser Nullstellung heraus wird der Leuchtschirm (und damit der Maßstab und die gekuppelte Röhre) so lange nach links bzw. links oben bewegt, bis die Nulllinie des Maßstabes als Tangente und in Diastole am anderen Ende der zu messenden Strecke anliegt. Der Lichtspalt zeigt dann auf dem Maßstab das orthodiametrische Maß an. Analog werden alle anderen Organdurchmesser zwischen zwei parallelen Ebenen direkt als Parallelprojektionen vom Leuchtschirm abgelesen (vgl. hierzu auch die parallaktische Orthodiametrie S. 117 und die Abb. 6—8).

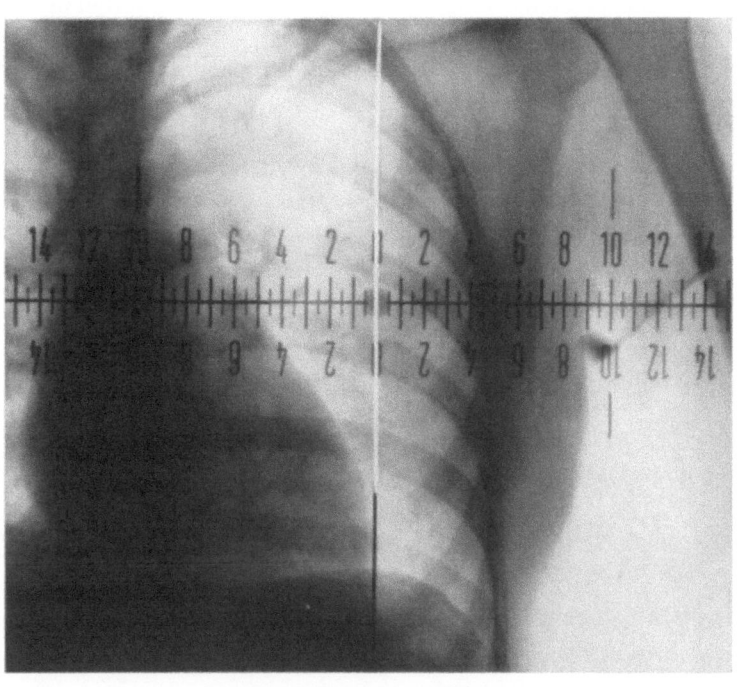

a

Abb. 12a—c. Die Orthodiametrie des größten queren Herzdurchmessers. a Nullstellung

β) Herzvolumenbestimmung und Herzmodellierung

Das Herz ist ein Hohlorgan. Die Bestimmung eines oder mehrerer Durchmesser in einer oder mehreren Ebenen muß daher immer etwas unbefriedigend bleiben (vgl. auch die Forderungen von BJÖRK auf S. 114). Man kann weder etwas Genaues aussagen über die Wandstärke noch über die Größe der einzelnen Herzhöhlen. THURN (1959) hat diese Verhältnisse in neuerer Zeit eingehend untersucht. Nach der

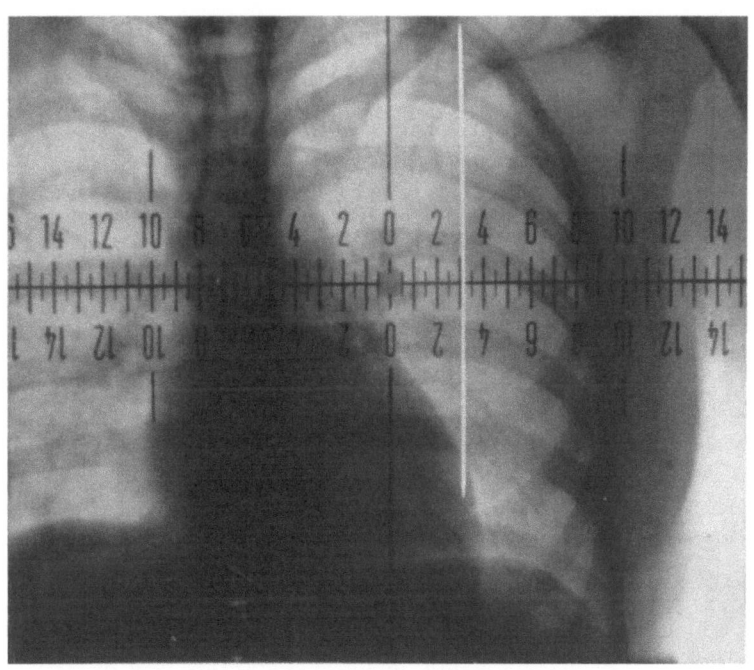

Abb. 12b. Beginn der Verschiebung des Schirmes nach links

heute geltenden Auffassung wäre eine ideale Methode zur Herzgrößenbeurteilung eine Methode der Herzvolumenbestimmung am kontrastgefüllten Organ, also eine Herzvolumenbestimmung während der Angiokardiographie. Allein sie würde eine Abgrenzung der Herzhöhlen gegenüber den großen Gefäßen zulassen. Trotzdem steht die Volumenbestimmung am nativen Herzen heute einer befriedigenden Lösung am nächsten. Von ihr sagte Assmann (1934), sie sei für den Kliniker das anzustrebende Endziel. Auch in den neueren Lehrbüchern wird ihr wieder breiterer Raum gegeben. So vertritt Holzmann (1952) die gleiche Meinung, wenn er sagt, daß die Volumenbestimmung grundsätzlich als Ziel aller röntgenologischen Messungen der Gesamtherzgröße bezeichnet werden muß. Sie ist daher manchenorts schon zur Routinemethode geworden. Im Gegensatz hierzu scheint die Auffassung einiger amerikanischer Autoren zu stehen, was aus dem Atlas der Röntgenbildmessung von Lusted und Keats (1959) hervorgeht. Dieser Atlas stellt die erste zusammenfassende Darstellung eines Teilgebietes der Radiometrie dar und bringt im Kapitel über die Herzmessung nur die linearen Maße des Sagittalbildes amerikanischer Autoren.

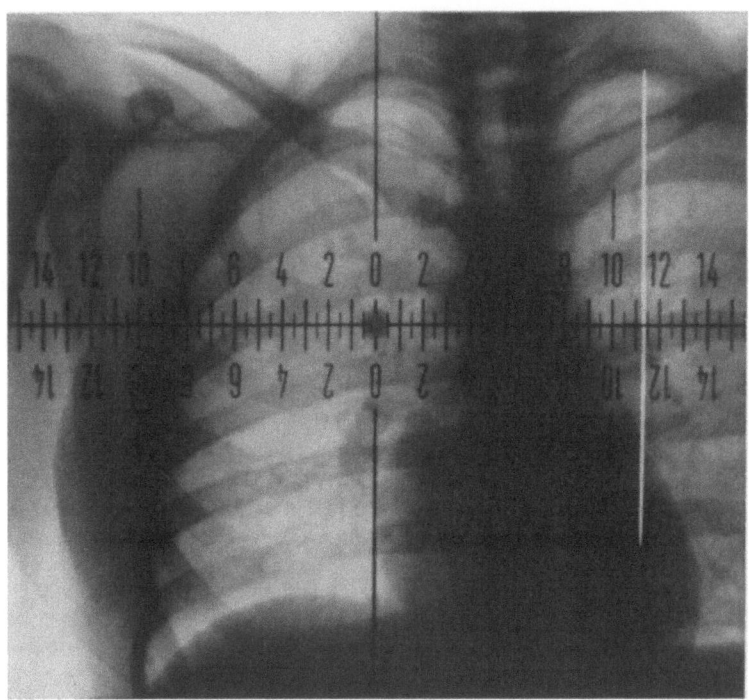

Abb. 12c. Ablesestellung. Der Lichtspalt zeigt 11,4 cm an

Die dreidimensionalen Meßmethoden des Herzens gehen ebenfalls auf orthodiagraphische Untersuchungen zurück (Geigel 1914, Rohrer 1916, Kahlstorf 1932, Ludwig 1939). Tabelle 2 zeigt eine Zusammenstellung der bisher bekannt gewordenen Methoden zur Herzvolumenbestimmung und zu Herzmodellierung. Bei den Volumenformeln sind unabhängig von den von den Autoren benützten Symbolen überall gleiche Symbole verwandt worden, wobei V gleich dem Gesamtvolumen des Herzens ist, F_S gleich der sagittalen Herzfläche, T gleich dem größten Tiefendurchmesser im Seitenbild, L gleich der Längsachse und B gleich der senkrecht zu ihr gemessenen Herzbreite. Mit F sind die Schichtbild- und Topogrammflächen bezeichnet. Aus der Zusammenstellung ist ersichtlich, daß zur räumlichen Erfassung des Herzens zunächst nur die Orthodiagraphie herangezogen wurde. Moritz hat zwei senkrecht aufeinander stehende Orthodiagrammflächen aus Pappe ausgeschnitten und zusammengesetzt. Geigel war der erste, der dem Herzvolumen mit einer Formel näher zu kommen versuchte. Er hat ebenso wie später Bardeen jedoch nur die sagittale Herzfläche in der Formel verarbeitet. Es handelt sich praktisch um die gleichen Formeln, nur hat Bardeen die Fernaufnahme benützt, wodurch er zu einem anderen konstanten Faktor kommt als Geigel. Rohrer und viele Jahre später unabhängig davon Kahlstorf, haben dann beide eine Formel gefunden, die mit der sagittalen Orthodiagrammfläche, dem orthodiagraphierten größten Tiefendurchmesser senkrecht dazu, sowie mit einem konstanten Faktor arbeitet, der einen Korrektionsfaktor darstellt für einen Umdrehungskörper zwischen einem Paraboloid und Ellipsoid. In den zwanziger Jahren wurde dann eine Reihe plastischer Methoden bekannt, die teils mit der Fernaufnahme (Palmieri, Brednow), teils mittels Orthodiagraphie (Lysholm, Schatzki) das Herz aus Ton oder Gips nachmodelliert haben. Patient und Modellmaterial drehten sich hierbei auf gekuppelten Töpferscheiben, und die Modelle setzten sich aus einzelnen tangentialen Flächen zusammen. Einen völlig neuen, jedoch nur theoretisch interessanten Weg zur Herzmodellierung beschritt WEGELIUS. Er konstruierte ein eigenes Spezialgerät mit drei Röhren, die vom Herzen drei Aufnahmen in verschiedenen Ebenen ermöglichten. Unter Austausch der drei Röhren gegen Scheinwerfer und Einsetzen des fertigen Röntgenbildes an bestimmten Stellen innerhalb der Apparatur sowie Rückprojektion des Bildes auf eine Zeichenfläche konnten form-, lage- und größengerechte Herzsektionen dargestellt werden, die zu einem Modell zusammengefügt wurden. JONSELL und LUDWIG haben etwa zu gleicher Zeit auf der Rohrer-Kahlstorfschen Formel aufbauend eine Herzvolumenbestimmung ausgearbeitet, die statt mit der Sagittalfläche mit dem sog. Herzrechteck arbeitet bzw. mit der Ellipsoidformel. Das Produkt aus Länge, Breite und Tiefe wird in diesen Formeln mit einem konstanten Faktor multipliziert, der bei JONSELL für die Aufnahme aus 150 cm 0,42 beträgt und bei LUDWIG für die Orthodiagraphie 0,46. JONSELL war außerdem der erste, der die Herzvolumenbestimmung mit herzphasengeschalteten Aufnahmen durchgeführt hat, die vom EKG aus gesteuert wurden. REINDELL, MUSSHOFF u. Mitarb. haben in neuerer

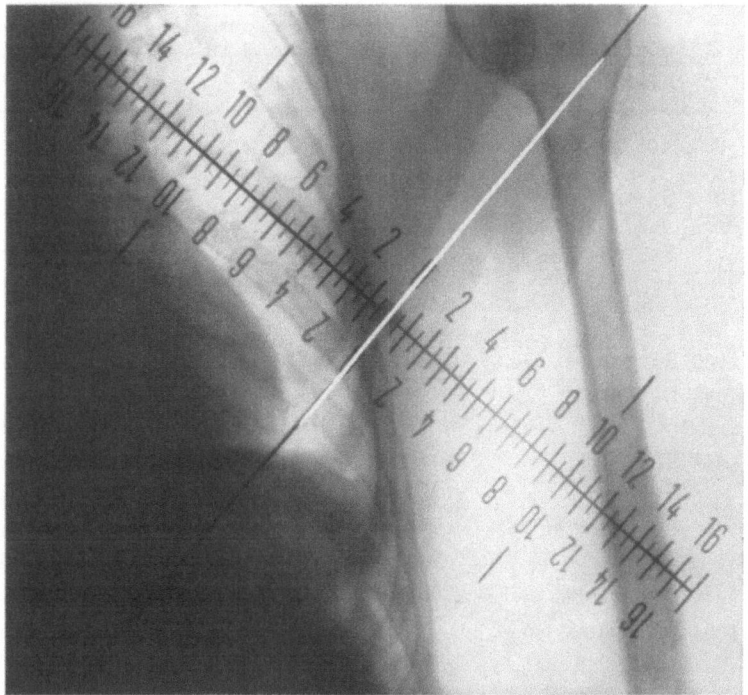

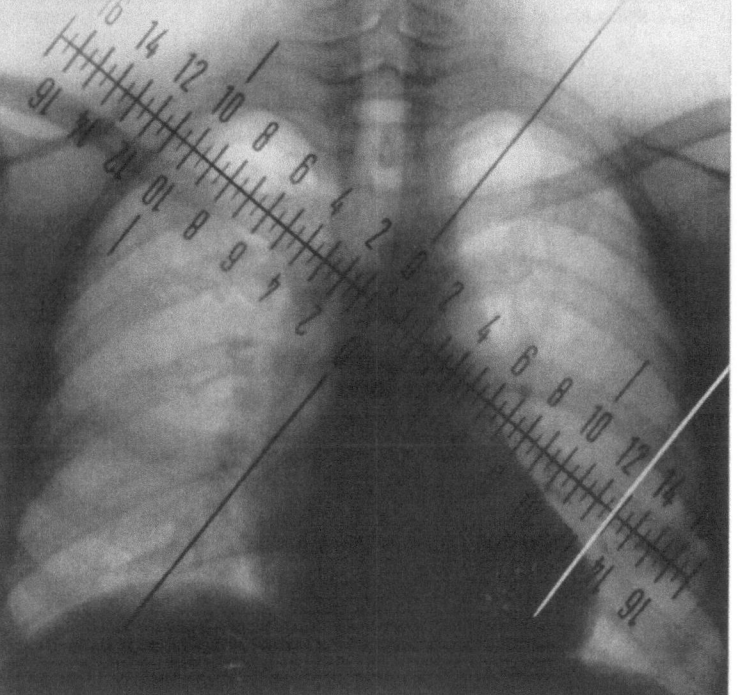

Abb. 13a u. b. Die Orthodiametrie der Herzlängsachse. a Nullstellung; b Ablesestellung. Der Lichtspalt zeigt 12,9 cm an

Zeit ausführlich über Herzvolumenbestimmung berichtet; auch sie verwenden die gleiche Formel, (MUSSHOFF), allerdings mit dem Faktor 0,4 für die Fernaufnahme im Liegen mit der Röhre unter dem Tisch. Bei dem Vergleich der drei von JONSELL, LUDWIG und REINDELL benützten Formeln ergibt sich ein gewisser Widerspruch in der Größe des konstanten Faktors. Wenn der Faktor für eine Aufnahme aus 150 cm 0,42 beträgt — abgeleitet aus dem

Tabelle 2. *Herzvolumenbestimmung und Herzmodellierung*

Autoren	Volumenformel	Untersuchungstechnik und -geräte	Modellmaterial
1907 MORITZ		Orthodiagraphie	Pappe und Wachs
1914 GEIGEL	$V = F_s^{\frac{3}{2}} \cdot \dfrac{4}{3\sqrt{\pi}}$	Orthodiagraphie	
1916 ROHRER	$V = 0,63 \cdot F_s \cdot T$	Orthodiagraphie	
1920 PALMIERI		Fernaufnahmen und Modellierungsapparat	Ton
1922 BARDEEN	$V = 0,53 \cdot F_s^{\frac{3}{2}}$	Fernaufnahmen	
1926 LYSHOLM		Orthodiagraphischer Modellierungsapparat	Ton
1928 SCHATZKI		Orthodiagraphischer Modellierungsapparat	Ton
1932 BREDNOW		Fernaufnahmen und Modellierungsapparat	Gips
1932 KAHLSTORF	$V = 0,63 \cdot F_s \cdot T$	Orthodiagraphie	
1934 WEGELIUS		Spezialgerät mit 3 Röhren, Aufnahmen und Rückprojektion	Pappe
1939 JONSELL	$V = 0,42 \cdot L \cdot B \cdot T$	Aufnahmen aus 150 cm, EKG-geschaltet	
1939 LUDWIG	$V = 0,46 \cdot L \cdot B \cdot T$	Orthodiagraphie	
1948 LARSSON u. KJELLBERG	$V = 0,53 \ldots 0,625 \cdot L \cdot B \cdot T$	Fernaufnahmen. Röhre 30° caudal, Bauchlage, EKG-geschaltet	
1950 TAKAHASHI u. Mitarb.		Transversalschichtbild (Solidographie)	Gips
1951 BÜCHNER	$V = 0,63 \cdot F_s \cdot T$	Orthodiametrie und Fernaufnahme	
1953 FUCHS u. BAYER	$V = \dfrac{h}{3\,(n-1)} \times \\ \times (F_1 + 4F_2 + 2F_3 + 4F_4 + \\ + \cdots + F_n)$	Horizontalschichtbild und Orthodiagraphie	
1953 DUHAMEL u. Mitarb.	$V = F_1 + F_2 + F_3 + \cdots + F_n$	Transversalschichtbild	
1954 LINDGREN u. ODÉN	$V = 0,35 \cdot L \cdot B \cdot T$	Schirmbildaufnahmen 7,5 × 7,5 cm; 80 cm FSA	
1955 REINDELL, MUSSHOFF u. Mitarb.	$V = 0,4 \cdot L \cdot B \cdot T$	Fernaufnahmen im Liegen, Röhre unter Tisch	
1957 GEBHARDT	$V = \dfrac{1}{6}(F_1 + F_n) \cdot (T - T_{F_1} \ldots F_n) + \\ + F_1 + F_2 + F_3 + \cdots + F_n$	Horizontalschichtbild und Fernaufnahme	
1959 BÜCHNER	$V = 1,058\,(F_1 + F_2 + F_3 + \cdots F_n)$	Röntgentopographie	Schaumgummi

Faktor 0,46 für die unverzeichneten Maße der Orthodiagraphie —, so müßte der Faktor für die Fernaufnahme aus 200 cm über 0,42 liegen und nicht mit 0,4 darunter.

Gegenüber der röntgenologischen Herzvolumenbestimmung ist immer wieder der Einwand laut geworden, daß man ein so verschieden geformtes Organ nicht mit einem konstanten Faktor der nur für einen bestimmten, angenommenen Umdrehungskörper Gültigkeit hat, berechnen kann. LARSSON und KJELLBERG haben daher ausgedehnte Versuche in dieser Richtung unternommen und festgestellt, daß sich der Faktor mit der Herzform ändern muß. Vor allem die Abflachung des Herzens in dorsoventraler Richtung ist hier von Bedeutung. Sie haben einen Index für die Form des Herzens ausgerechnet aus dem Quotienten zwischen dem Quadrat des Tiefendurchmessers und der sagittalen Fläche. Je nach der Größe dieses Quotienten bzw. der Herzform schwankt dann der konstante Faktor zur Berechnung des Herzvolumens zwischen 0,53 und 0,625. Auch sie benutzen die Fernaufnahme, die vom EKG aus geschaltet wird. Der Patient liegt in Bauchlage, und die Röhre ist mit einem Winkel von 30° nach caudal gekippt. Unter Würdigung aller bisherigen Einwände gegen die röntgenologische Herzvolumenbestimmung scheint diese Methode für die Bestimmung aus der Fernaufnahme zur Zeit die besten Resultate zu liefern. Auch das Röntgenschirmbild wurde zur Herzvolumenbestimmung herangezogen. LINDGREN und ODÉN haben hierzu das $7,5 \times 7,5$ cm-Schirmbild bei einem Aufnahmeabstand von 80 cm benützt. Nach Korrektur der optischen Verkleinerung des Schirmbildes kommen sie für den benutzten Aufnahmeabstand von 80 cm zu einem konstanten Faktor von 0,35. Eine Möglichkeit, um mit der Fernaufnahme doch die Orthodiagrammformel von ROHRER und KAHLSTORF mit der Sagittalfläche anwenden zu können, hat BÜCHNER angegeben. Es wird die Sagittalfläche der Fernaufnahme in die Orthodiagrammfläche umgerechnet. Der Umrechnungsfaktor für die Filmfläche wird ermittelt durch Gegenüberstellung des bei einer Durchleuchtung orthodiametrierten größten queren Herzdurchmessers mit dem der vorliegenden Fernaufnahme. Der Quotient dieser beiden Werte ist der lineare Verzeichnungsfaktor. Die größte Tiefenausdehnung wird bei seitlicher Durchleuchtung ebenfalls orthodiametriert.

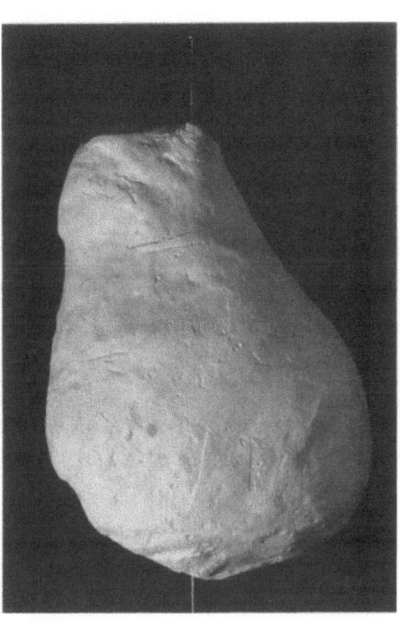

a

Abb. 14a—g. Herzvolumenbestimmung und Herzmodellierung mittels Röntgentopogramm. a Gipsmodell 1260 cm³.

Einen völlig anderen Weg zur Herzvolumenbestimmung gehen die Methoden, die mittels Herzquerschnitten arbeiten, sei es durch horizontale (FUCHS und BAYER; GEBHARDT) oder transversale Schichtaufnahmen (DUHAMEL u. Mitarb.; TAKAHASHI u. Mitarb.) oder mittels des dreidimensionalen Röntgentopogramms (BÜCHNER). Sie beruhen alle auf der Tatsache, daß das Gesamtvolumen eines beliebig geformten Körpers aus der Summe der Einzelvolumina mehrerer, durch beliebig gelegte, parallele Schnitte gebildeter Teilkörper bestimmt werden kann. Schneidet man das Organ im Abstand von 1 cm, so kann die Summe der Oberflächen aller Querschnitte in cm² praktisch gleich dem Volumen des Organs in cm³ gesetzt werden. Auf den Schichtaufnahmen macht die Abgrenzung der oberen und unteren auslaufenden Schichten oft Schwierigkeiten. Auch müssen die verzeichneten Flächen in absolute Flächen umgewandelt werden. Bei der von FUCHS und BAYER benützten Formel muß der größte Tiefendurchmesser orthodiagraphiert werden.

Das dreidimensionale Röntgentopogramm arbeitet mit vier normalen und unbekannt verzeichneten Aufnahmen, die entweder am Zielgerät geschossen werden oder als normale Übersichtsaufnahmen in vier verschiedenen Projektionsrichtungen. Bei der Anfertigung am Zielgerät werden dabei die Projektionsrichtungen so gewählt, daß sich der Herzschatten am besten abgrenzen läßt. Die Aufnahmen werden entweder als Langzeit-

9*

aufnahmen zwischen 1 und 2 sec belichtet, vom EKG aus geschaltet oder als Kymogramme angefertigt, wodurch das diastolische Herzvolumen sicher abgegrenzt werden kann. Die Anfertigung von Herzkymogrammen sowohl am Zielgerät als auch als Fernaufnahmen stößt bei der heutigen hohen Leistung der Röntgenapparate unter Anwendung

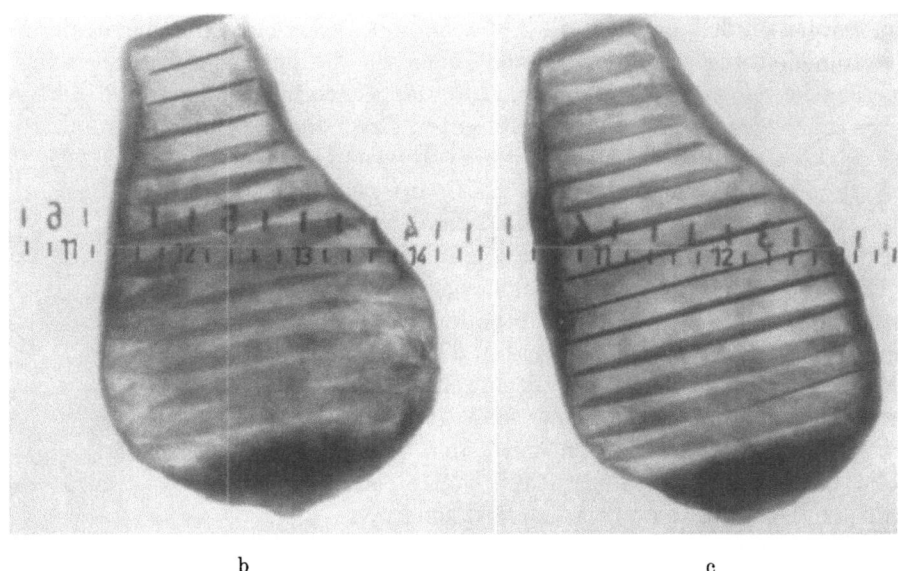

b   c

der Hartstrahltechnik auf keine Schwierigkeiten mehr. Es sind neben den großen Kymographen handliche kleine Kymokassetten vorhanden, die in die Zielgeräte wie normale Kassetten eingeführt werden können oder am Lungenstativ bei der Fernaufnahme be-

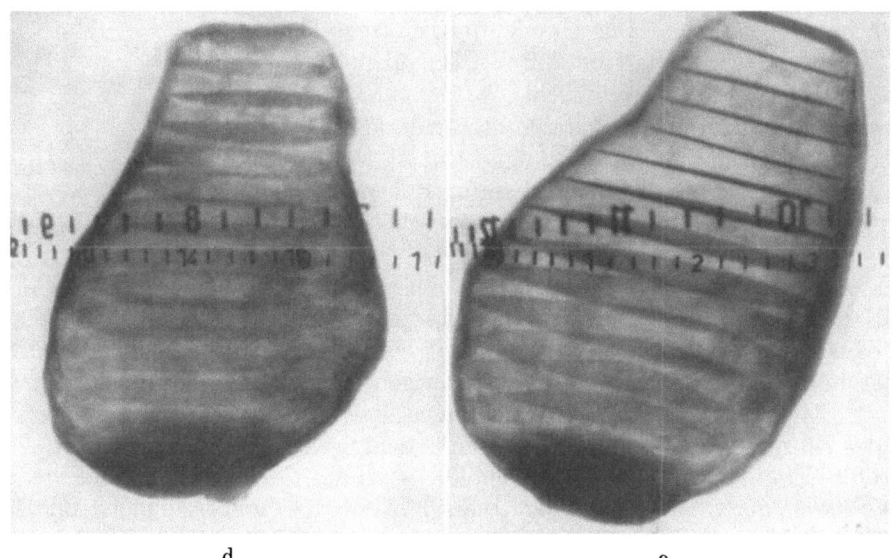

d   e

Abb. 14. b—e Aufnahmen zum Röntgentopogramm.

nützt werden (Ekert 1959). Bei Durchführung der neuen Distanzkymographie (Grasser 1958), bei der sich der Kymoraster nicht mehr zwischen Patient und Film, sondern zwischen Patient und Röhre befindet, ist die Strahlenbelastung gegenüber der früheren Kymographie wesentlich herabgesetzt, so daß auch von dieser Seite keine Bedenken gegen die Anfertigung von vier Kymogrammen bestehen.

Zur Anfertigung eines Röntgentopogramms bekommt der Patient ein Meßband in Höhe des Organs umgelegt. Mit Hilfe der Übereinanderprojektion bestimmter Zahlenwerte mit bestimmten Randpunkten des Organs werden dann in einen abmodellierten Körperquerschnitt im Maßstab 1:1 die einzelnen Organquerschnitte mit einem Höhenabstand von 1 cm eingezeichnet. Die Methode des Röntgentopogramms ist im Abschnitt über die Röntgenlokalisation auf den S. 187 näher beschrieben. Zur Volumenbestimmung werden die einzelnen Querschnitte der Reihe nach mit einem Planimeter umfahren, wobei

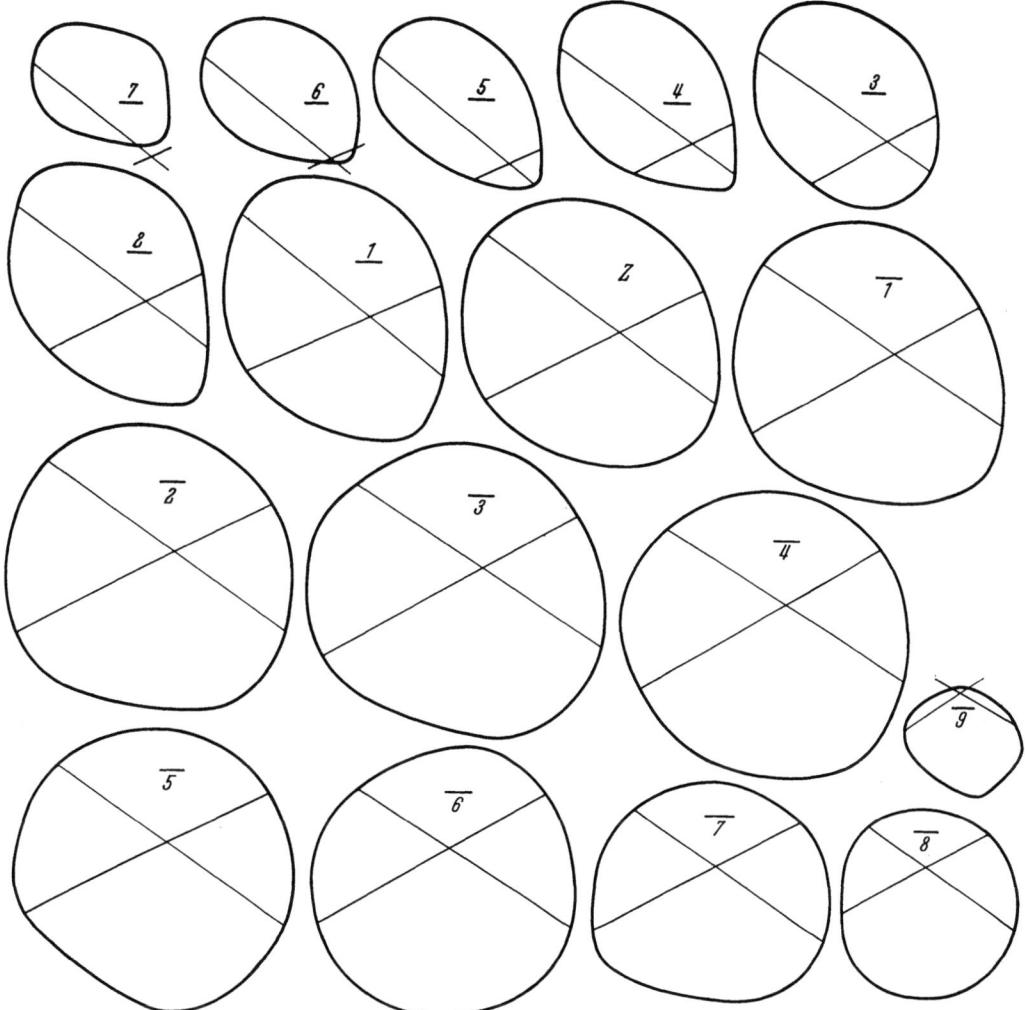

Abb. 14f. Querschnitte des Röntgentopogramms, planimetriert 1297 cm³.

als Endsumme auf dem Planimeter direkt das Herzvolumen abzulesen ist, da die Summe aller Flächeninhalte in cm² bei 1 cm Schichthöhe gleich dem Volumen des Gesamtkörpers in cm³ gesetzt werden kann. Vergleichsmessungen an einer Reihe verschieden geformter und verschieden großer Schaumgummimodelle von Patientenherzen durch Wasserverdrängung haben gezeigt, daß das aus den Topogrammquerschnitten planimetrierte Volumen unabhängig von der Form und Größe des Herzens etwa um 6% unter dem am Schaumgummimodell des gleichen Herzens durch Wasserverdrängung gemessenen Volumen liegt (BÜCHNER und GRIESE 1960). In der Formel der Tabelle 2 ist die Summe der Topogrammflächen daher mit dem Faktor 1,058 multipliziert.

Gegenüber den Methoden zur Herzvolumenbestimmung aus Fernaufnahmen und reinen Strecken- oder Flächenmaßen hat das Röntgentopogramm des Herzens den Vorteil, daß man die Form desselben ebenso wie bei der Transversalschichtdarstellung in allen Schichten erkennen kann. Da die einzelnen Querschnitte im Maßstab 1:1 entstehen,

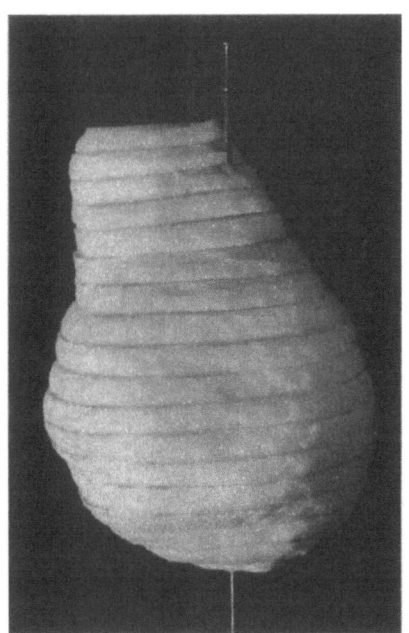

können sie unmittelbar auf Pappe oder 1 cm dicken Schaumgummi übertragen, ausgeschnitten und zu einem form-, lage- und größengerechten Herzmodell zusammengefügt werden. Abb. 14 zeigt das Gipsmodell eines Herzens (a), die vier Aufnahmen zum Röntgentopogramm (b—e), die hiervon gezeichneten Herzquerschnitte im Abstand von je 1 cm (f) und das aus 1 cm starken Schaumgummiplatten mit diesen Querschnitten angefertigte Herzmodell (g). Die durch Wasserverdrängung gemessenen Volumina betragen am Gipsmodell 1260 cm³ und am Schaumgummimodell 1270 cm³, das sind 0,8 % Differenz. Das durch Umfahren der gezeichneten Querschnitte der Abb. 14f mittels eines Planimeters gemessene und mit dem Faktor 1,058 multiplizierte Volumen beträgt 1297 cm³.

Abb. 14 g. Schaumgummimodell 1270 cm³

Gegenüber der reinen Volumenbestimmung hat die Herzmodellierung den Vorteil, daß die Verformung und Vergrößerung einzelner Herzabschnitte räumlich erfaßt werden können. Die Darstellung röntgentopographischer Herzquerschnitte beginnt stets mit dem Herzquerschnitt der horizontalen Zentralstrahlebene (Filmmittellinie). Seine Entstehung aus einem Achteck, welches von vier rekonstruierten Paaren tangentialer Strahlenebenen gebildet wird, ist aus Abb. 15 ersichtlich. Solche Herzquerschnitte, wie sie die Röntgentopographie liefert, konnten früher übrigens auch auf orthodiagraphischem Wege hergestellt werden (LYSHOLM 1926, STECHER 1939), wobei vor allem das Verfahren von STECHER sich durch seine Einfachheit auszeichnet. Der Patient wurde auf einem Drehstuhl orthodiagraphiert. Durch eine einfache Übertragung durch ein starres System wurde auf eine über dem Kopf des Patienten angeordnete horizontale Schreibfläche geschrieben, die sich wie ein Baldachin mit dem Stuhl drehte. Durch Bewegungen des Schirmes in Richtung Röhre-Untersucher wurde auf der Schreibfläche jeweils ein kurzes Stück der tangentialen Strahlenebene markiert. Je geringer die Drehung des Patienten und je öfter die Markierungen auf-

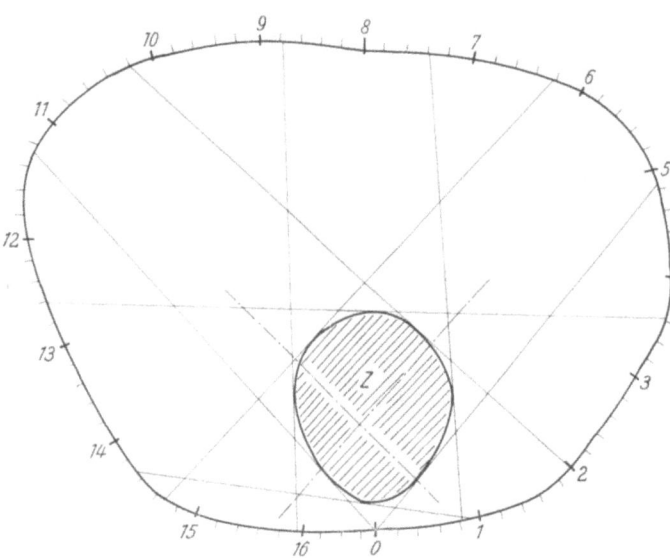

Abb. 15. Die Entstehung eines röntgentopographischen Herzquerschnitts

einander folgten, desto klarer zeichnete sich auf dem Papier der Herzumriß aus vielen einhüllenden Tangenten ab. Abb. 16 zeigt ein aus den einzelnen Querschnitten zusammengefügtes Herzmodell. Abb. 17 zeigt die Schaumgummimodelle zweier Patientenherzen.

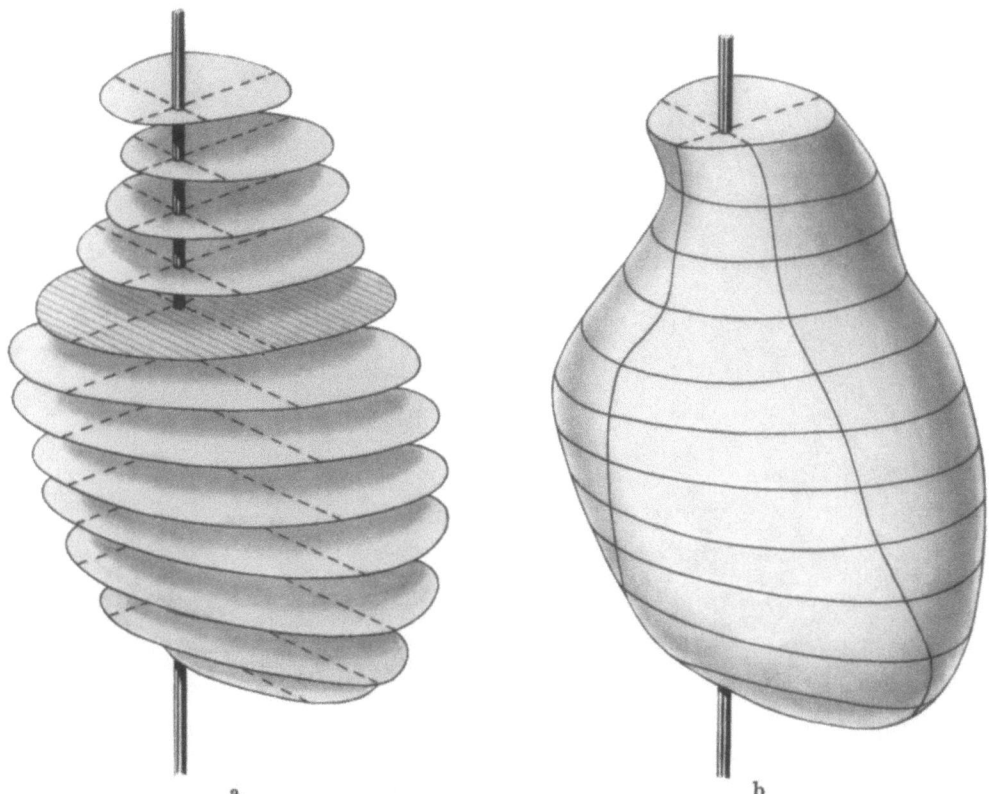

Abb. 16. Zu einem Herzmodell zusammengefügte röntgentopographische Querschnitte

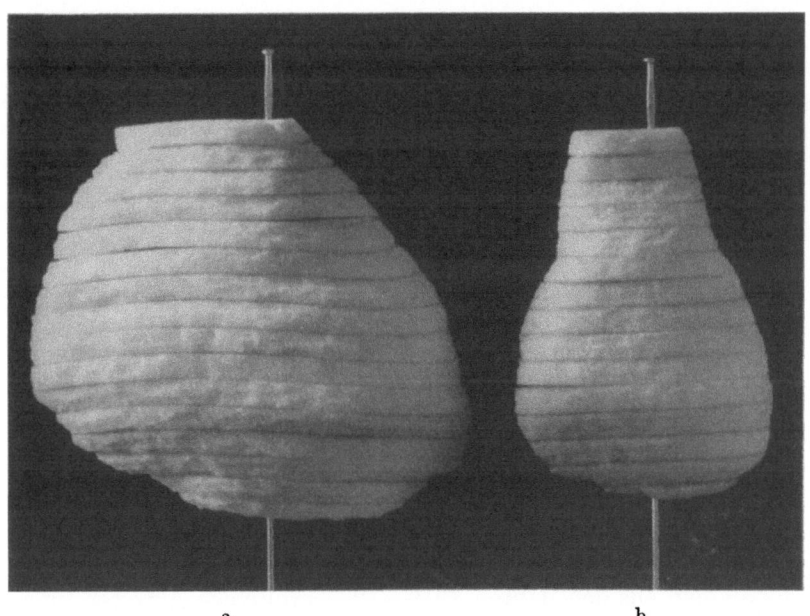

Abb. 17 a u. b.   Mittels Röntgentopogramm hergestellte natürliche Schaumgummi-Herzmodelle von Patienten. a Patient L. Sch.: 47 Jahre, 161 cm, 62 kg, kombiniertes Aorten-Mitralvitium bei vorwiegender Aorteninsuffizienz. Herzvolumen 2207 cm³. b Patient E. H.: 48 Jahre, 163 cm, 54,5 kg; Myokardsklerose. Herzvolumen 570 cm³

Tabellen und Vergleichswerte zum Herzvolumen sind neben Ludwig (1939) und Kjellberg (1949—1957) von Bardeen (1922), Lysholm, Nylin und Quarna (1934),

Liljestrand, Lysholm, Nylin und Zachrisson (1939), Jonsell (1939), Björk (1944), Lind (1950) und Hohl und Thalberg (1955) angegeben worden.

γ) Aortenmessung

Die Aortenmessung hat Röntgenologen und Internisten ähnlich wie die Herzgrößenbestimmung immer wieder von neuem interessiert, wenn auch die hierüber erschienene Literatur bei weitem nicht den Umfang wie bei der Herzmessung erreicht hat. Die Orthodiagraphie wurde ebenso wie zur Herzmessung auch zur Aortenmessung benützt. Holz-

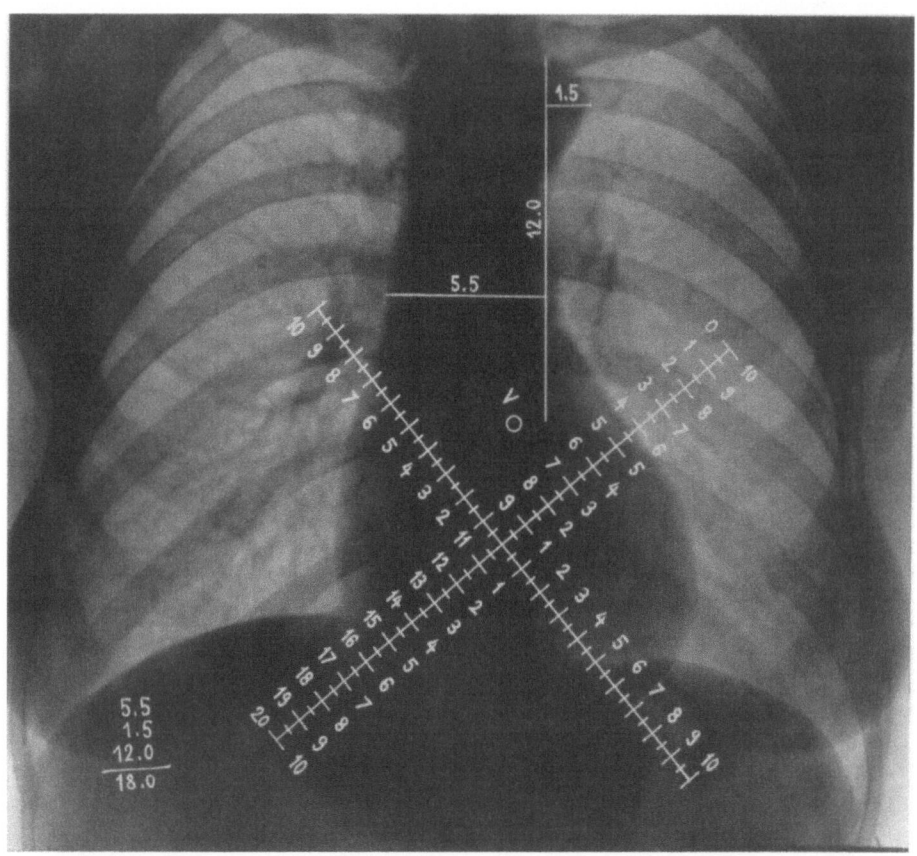

Abb. 18. Aortenindex nach Lodwick und Gladestone. Fernaufnahme mit aufgelegter Meßschablone

Knecht (1900) hat das radiologische Verhalten der normalen Brustaorta eingehend studiert und beschrieben. Von ihm stammt der Vorschlag, die Aorta ascendens und descendens beim Orthodiagraphieren übereinanderzuprojizieren, was leicht im ersten schrägen Durchmesser geschehen kann. Kreuzfuchs (1920) hat dann den Vorschlag gemacht, bei der Messung einen Breischluck zu geben, um mittels des kontrastgefüllten Oesophagus die mediale Kontur des Aortenkalibers besser abgrenzen zu können. Von Kreuzfuchs stammen aus den Jahren 1916—1937 zahlreiche Arbeiten über die Aortenmessung und Altersbestimmung an der Aorta. Zdansky hat 1932 die Kreuzfuchssche Aortenmessung etwas variiert und vorgeschlagen, eine weitere kleine Drehung des Patienten vorzunehmen, wenn die Aorta eine Schräglage zeige. Mittels dieser klassischen Methoden der Aortenmessung wird auf dem Orthodiagramm sowohl als auch auf der Fernaufnahme der Durchmesser des orthograd getroffenen Aortenbogens, d. h. das Kaliber der Aorta einschließlich der Aortenwand gemessen. Mittels der Orthodiametrie kann der Aortendurchmesser heute bei der gewöhnlichen Durchleuchtung nach Gabe eines kleinen Breischlucks auf dem Leuchtschirm direkt abgelesen werden. IRSY (1941) legt eine Sonde in den Oesophagus. Auf der Aufnahme wird dann mit dem bekannten Sonden-durchmesser der Aortendurchmesser reduziert.

DEDIĆ (1934) hat Messungen im zweiten schrägen Durchmesser ausgeführt und Tabellen und Korrelationswerte für Alter und Thoraxbreite angegeben. Eine einfache Methode zur Aortenmessung hat v. ENGELMAYER (1953) beschrieben. Hierbei werden Aufnahmen am Zielgerät mittels einer Fallkassette angefertigt. Erst wird im Zentral-strahl ein Metallkreuz auf der Brusthaut am lateralen Aortenrand angebracht. Dann wird der Zentralstrahl zum medialen Rand der Aorta gebracht und die Aufnahme aus-gelöst. Zur Messung des Aortendurchmessers auf der Thoraxübersichtsaufnahme hat LINS (1937) eine Methode angegeben, bei welcher der Radius des Aortenknopfes geo-metrisch bestimmt wird. Aus der kreisförmigen Kontur des Aortenknopfes wird mittels einfacher und bekannter geometrischer Konstruktion entweder durch zwei Sehnen oder durch Kreisbogenschlagen mittels Zirkel der zugehörige Kreismittelpunkt bestimmt und so der Radius gemessen. Eine Formel zur Bestimmung des normalen Aortendurchmessers stammt von MAGARAŠEVIĆ. Der Formel liegen über 400 Messungen zugrunde: $A =$

$0,1\ G/4 + 0,1\ T - 0,6 \pm 5,1\%$ cm. In dieser Formel ist A gleich dem Aortendurchmesser, G gleich dem Alter, T gleich der Thoraxbreite, gemessen zwischen den Zwerchfellrippenwinkeln.

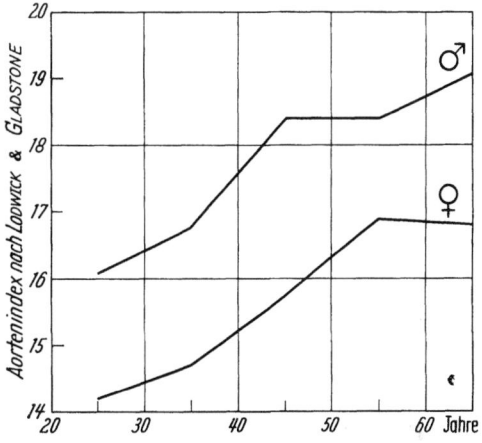

Einen anderen und völlig neuen Weg der Aortenmessung sind LODWICK und GLADSTONE (1957) gegangen. Sie bestimmen auf der Herz-fernaufnahme einen Aortenindex aus der Höhe und Breite des Gefäßbandes sowie dem Radius des Aortenknopfes (Abb. 18). Auf die Fernauf-nahme des Herzens wird eine transparente Schablone mit einem Koordinatensystem mit Zentimeterteilung derart aufgelegt, daß Herz-achse und Herzbreite jeweils von den Koordinaten halbiert werden. Bei dieser Lage der Schablone soll sich die auf der Schablone fest eingezeichnete Aortenklappe etwa in dem angegebenen Bereich

Abb. 19. Normale Mittelwerte des Aortenindex nach LODWICK und GLADSTONE

befinden (angiokardiographisch an einer größeren Reihe feststellbar). Vom höchsten Punkt des Aortenbogens wird eine Vertikale bis zur bzw. unmittelbar neben die Aorten-klappe gezogen. Von dieser Vertikalen ausgehend, wird der Abstand zum jeweils äußersten Punkt der Kontur des Aortenbogens nach rechts und nach links gezogen. Die normalen Durchschnittswerte für den Index haben LODWICK und GLADSTONE nach Alter und Geschlecht getrennt in einem Diagramm angegeben (Abb. 19). Bei Patienten mit Kalk-einlagerungen in der aufsteigenden Aorta wurden bei einem Aortenindex von über 20 bei 85% der Fälle und bei einem Aortenindex von über 24 bei 100% der Fälle positive sero-logische Reaktionen gefunden.

b) Becken (Geburtshilfe)

Sobald es möglich war, vom weiblichen Becken auch nur einigermaßen deutbare Röntgenbilder zu gewinnen, hat es auch nicht an Versuchen gefehlt, die inneren geburts-hilflichen Beckenmaße röntgenologisch zu bestimmen. Die Zahl der Beckenmeßmethoden wird daher nur noch von der Zahl der Methoden zur Fremdkörperlokalisation übertroffen, und es kommen da wie dort laufend neue Methoden hinzu. Zusammenfassende Darstel-lungen der geburtshilflichen Beckenmessung und Röntgendiagnostik stammen von MARTIUS (1928), SCHÄFER (1931), HODGES und DIPPEL (1940), WAHL (1943), ALLEN (1946), MAITLAND (1949), MOLOY (1951), SNOW (1952), BERMAN (1955) und THOMS (1956).

Nach Wahl haben den ersten Bericht über eine Beckenmessung mit Röntgenstrahlen
Pinard und Varnier auf dem XII. Internationalen Medizinischen Kongreß in Moskau
1897 gegeben. Im gleichen Jahr ist auch die erste deutsche Arbeit von Levy und Thumin
erschienen. Lange Jahre konnten wegen der geringen Leistungsfähigkeit der Röntgen-

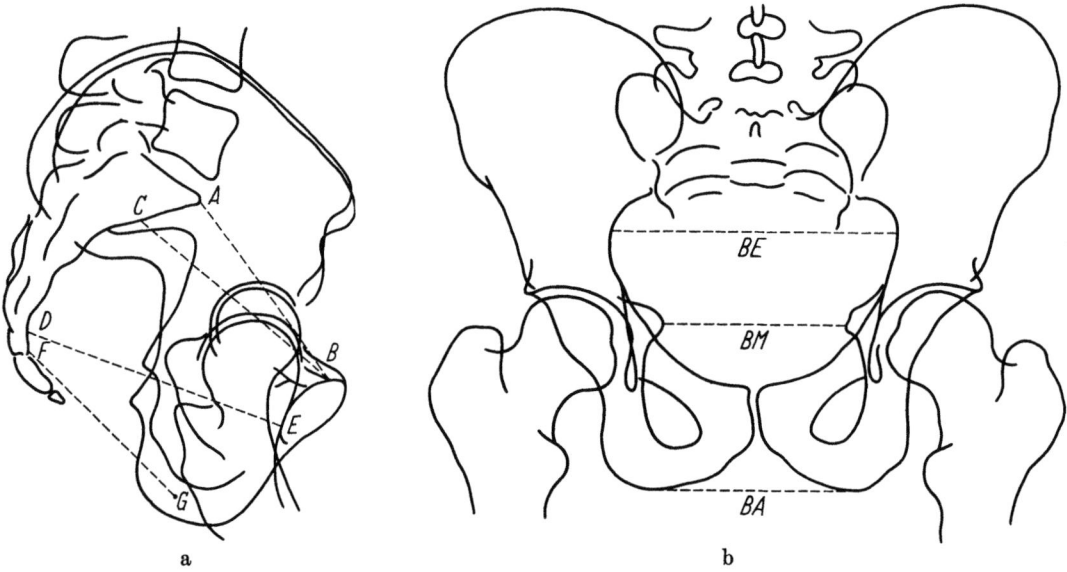

a   b

Abb. 20a—c. Meßstrecken der geburtshilflichen Beckenmessung. a Im Seitenbild. Patientin stehend oder
liegend. b In der a.p.-Aufnahme. Lagerung nach Colcher-Sussman (vgl. S. 143).

einrichtungen von den Schwangeren nur sagittale Aufnahmen angefertigt werden, entweder in Bauchlage, in Rückenlage oder auch im Sitzen. Die Belichtungszeiten betrugen
trotzdem bis zu mehreren Minuten. Albert (1899) mußte bei einem Focus-Plattenabstand

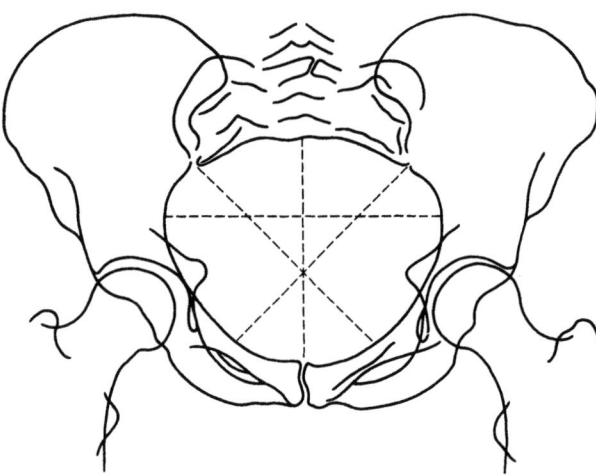

Abb. 20c. In der Sitzaufnahme nach Martius bzw. Thoms

von 60 cm bei der Sitzaufnahme
3—4 min belichten. Seitliche Aufnahmen konnten erst relativ spät —
um 1920 — in einer solchen Bildgüte
hergestellt werden, daß eine Knochenmessung möglich war. Erst nach Einführung der Röntgenaufnahmen auf
Film und der rasch erfolgenden Verbesserung des Film- und Folienmaterials und unter Benützung wirksamer
Streustrahlenblenden wurden als
letztes dann auch Methoden zur
Altersbestimmung und zur Längenmessung der Frucht entwickelt
(Archangelski 1925, Wegrad 1937,
Müller 1940, Andreas 1950, Wiegel 1956, Worm 1956, Zsebök 1957).

Angaben über das Sichtbarwerden einzelner Skeletteile und Knochenkerne in den einzelnen Schwangerschaftswochen hat Hartley (1957) zusammengestellt. Nach Wegrad
wird die Länge der Wirbelsäule vom 1. Halswirbelkörper bis zum 5. Kreuzbeinwirbel
gemessen und mit dem Faktor 2,29 multipliziert. Nach Zsebök entspricht die Länge
des Kindes in Zentimeter der Länge der Lendenwirbelsäule vom L 1 bis L 5 in Millimeter.
    Von den vielen Beckenmaßen und Meßpunkten sowie von den verschiedenen Lage-
rungen der Patientin haben sich im Laufe der Jahre nur wenige als praktisch brauchbar
erwiesen. In Deutschland legt man im allgemeinen mehr Wert auf die Conjugata vera, in

den USA finden die Durchmesser des Beckeneingangs, der Beckenmitte und des Beckenausgangs eine besondere Beachtung. Die Meßstrecken sind aus den Skizzen der Abb. 20 ersichtlich.

Auf dem Seitenbild (Abb. 20a) sind es die Conjugata vera (AB) bzw. der anteroposteriore Durchmesser des Beckeneingangs mancher anglo-amerikanischer Autoren, der antero-posteriore Durchmesser des Beckeneingangs nach COLCHER und SUSSMAN (CB), der antero-posteriore Durchmesser der Beckenmitte (DE) und der antero-posteriore Durchmesser des Beckenausgangs (FG). Auf der anteroposterioren Aufnahme (Abb. 20b) werden die queren Durchmesser des Beckeneingangs (BE), der Beckenmitte (BM) und des Beckenausgangs (BA) bestimmt. Die Sitzaufnahme (Abb. 20c) gestattet das Ausmessen aller Durchmesser des Beckeneingangs einschließlich seines Flächeninhalts, da bei dieser Aufnahme der Beckeneingang filmparallel gestellt ist.

Welche der im allgemeinen Abschnitt beschriebenen Meßmethoden eignet sich für die Messung dieser geburtshilflichen Distanzen? Mit Ausnahme der Durchleuchtungsmethoden sind alle dazu geeignet und die meisten auch benützt worden. Einige Meßmethoden, so z. B. das Mitphotographieren von Vergleichsmaßstäben, gehen sogar ursprünglich auf die Beckenmessung zurück und sind bei ihr erstmalig angewandt worden (FABRE 1899, ALBERT 1899). Die Methoden lassen sich in 6 Gruppen einteilen:

1. Stereoverfahren und geometrische Rückkonstruktion oder optische Rückprojektion.
2. Orthoradiographische Verfahren.
3. Ausmessung mit einem Reduktionsmaßstab bei festgelegtem Projektionsverhältnis.
4. Mathematische Berechnung bei beliebiger Aufnahmetechnik.
5. Nachträgliches Hineinprojizieren oder gesonderte Aufnahmen von Maßstäben.
6. Gleichzeitiges Mitphotographieren von Vergleichsmaßstäben.

α) Stereoverfahren und geometrische Rückkonstruktion oder optische Rückprojektion

Das Stereoverfahren wird heute schon wegen der doppelten Strahlenbelastung kaum mehr benützt. Für die Messung am knöchernen Becken ist es nicht nötig, da alle wichtigen Strecken auch mit Hilfe einer normalen Aufnahme gemessen werden können. In den angelsächsischen Ländern ist das Präzisionsstereoverfahren von MOLOY (1933—1951) am bekanntesten geworden und wird auch heute noch vielerorts benutzt. Mit einem dem Hasselwanderschen Stereoskiagraph ähnlichen Stereoskop werden die Stereoaufnahmen betrachtet und im virtuellen Raumbild direkt ausgemessen. Zur Messung des kindlichen Kopfes, dessen Lage zum Film nicht ohne weiteres bekannt ist, ist das Stereoverfahren gegenüber den anderen Methoden dagegen im Vorteil (ARCHANGELSKI 1925, CARABELLO 1954). Früher hatte man auch die Kreuzfadenmethoden zur Tiefenlokalisation von MACKENZIE und DAVIDSON (1897) zur Beckenmessung benützt. Es wurden dabei von dem gedachten Focus zu den jeweiligen Stereobildpunkten der Platten und später auch der Filme Fäden gespannt. Im Kreuzungspunkt der Fäden war dann der wahre Objektpunkt zu suchen, und der Abstand zweier wahrer Objektpunkte untereinander konnte so nachgemessen werden (MANGES 1910; HAENISCH 1912; KEHRER und DESSAUER 1914). SANTOS (1900) hat zur Kreuzfadenmethode nur eine Aufnahme angefertigt und den Fadenabstand in Objekthöhe gemessen. Auch eine mathematische Berechnung auf Grund der Stereoaufnahme (Parallaxe) ist vorgeschlagen worden (RUNGE und GRÜNHAGEN 1915; SPALDING 1922; FRIEDMAN und EUPHRAT 1939). Weitere Untersuchungen über die Stereoaufnahmetechnik stammen von DYROFF (1928, 1929), DRÜNER (1928, 1929), JOHNSON (1930—1937), HODGES und LEDOUX (1932), HODGES (1937) und STEELE und JAVERT (1942). Auch die uns heute etwas umständlich anmutenden Methoden der optischen Rückprojektion gehören hierher. So hat THOMS (1925), der später mit Vergleichsmaßstäben gearbeitet hat, ursprünglich einen Beckenzirkel mitphotographiert und die Aufnahme mit einer Laterna magica rückprojiziert, bis die Zirkelöffnung sich 1:1 darstellte. VAN EBBENHORST-TENGBERGEN (1928) hat ein ähnliches Verfahren der Rückprojektion benützt und nennt es Redressionsverfahren.

β) Orthoradiographische Verfahren

Es hat relativ lange gedauert, bis man darauf kam, auch das orthoradiographische Prinzip zur Beckenmessung heranzuziehen. Von Engelmayer (1935) hat unseres Wissens als erster davon Gebrauch gemacht. Die Patientin wurde in Albertscher Lage (entspricht praktisch der Lagerung nach Thoms bzw. Martius) auf dem Trochoskop durchleuchtet (!). An beiden Enden des queren Durchmessers des Beckeneingangs wurden im Zentralstrahl kleine Bleikreuze auf der Bauchhaut befestigt bzw. in einem Tunnel unmittelbar über der Bauchhaut und unterhalb des Leuchtschirms eingestellt. Hierauf wurde eine Aufnahme angefertigt. Auf ihr konnte der quere Beckendurchmesser zwischen den mit ihrem wahren Abstand wiedergegebenen Bleikreuzen direkt gemessen werden, andere Durchmesser des Beckeneingangs konnten mittels einfacher Proportionalgleichung unter Verwendung der Distanz der Bleikreuze als bekanntem Vergleichsmaßstab leicht ermittelt werden. Später haben Hodges und Nichols (1949) sowie Schwarz (1955) diesen Gedanken wieder aufgegriffen, aber von Durchleuchtungen selbstverständlich Abstand genommen. Schwarz macht zur Bestimmung des queren Beckendurchmessers in gewöhnlicher Rückenlage der Patientin zwei orthoradiographische Aufnahmen mit etwa handbreiten Feldern an den Enden der zu messenden Strecke, also je eine Aufnahme etwa 5 cm seitlich der Medianlinie. Da die queren Beckendurchmesser um 10 cm herum schwanken, sind damit die Endpunkte der Meßstrecke praktisch orthograd getroffen, und ihre Distanz auf dem Film entspricht mit hinreichender Genauigkeit ihrer wahren Distanz. Bei Abweichungen der gemessenen Strecke auf dem Film um mehr als 1—2 cm von der eingestellten 10 cm-Focusverschiebung zwischen den Aufnahmen können zwei weitere Aufnahmen mit der korrigierten Focusverschiebung nachgeschossen werden. Die Felder können so klein gewählt werden, daß sich gerade die seitliche Linea terminalis darstellt und die Ovarien am Rande des Feldes liegen oder überhaupt keine primäre Strahlung abbekommen. Schwarz nennt seine Methode „Orthometrie". Es ist übrigens verwunderlich, daß dieses Prinzip nicht generell bei allen filmparallel einstellbaren Beckenmaßen angewandt wird. Warum sollte damit z. B. nicht auch die Conjugata vera mindestens ebenso genau gemessen werden können?

γ) Ausmessung mit einem Reduktionsmaßstab bei festgelegtem Projektionsverhältnis

Man kann die Beckenmessung auch auf ein konstantes Projektionsverhältnis abstellen, d. h. die Vergrößerung des Beckenmaßes konstant halten. Der erste Vorschlag hierzu stammt von Wahl (1934). Zimmer (1953) hat eine mechanische Vorrichtung am Röhrenstativ geschaffen, mit der bei jeder Patientin je nach der Objekt-Filmdistanz ein anderer Röhren-Filmabstand eingestellt wird, so daß sich Objekt-Filmabstand zu Focus-Filmabstand stets wie 1:5 verhalten. Mit einem festen, nur einmal anzufertigenden Reduktionsmaßstab können dann die Filmgrößen direkt als absolute Größen gemessen werden. Wolf und Loevinger (1954) arbeiten mit der Fernaufnahme (Hartstrahlaufnahme, Raster 1:16) und einem auf ein festes Verhältnis Focus-Objektabstand zu Objekt-Filmabstand geeichten Ablesemaßstab. Bei der Fernaufnahme machen sich die Schwankungen im Objekt-Filmabstand von Patientin zu Patientin praktisch nicht mehr bemerkbar, und der durchschnittliche Fehler liege hierdurch nur bei 1,5 %. Germann (1952) arbeitet ebenfalls mit der Fernaufnahme. Auch Wahl (1943) hat ein Speziallineal für ein festes Projektionsverhältnis angegeben. Er hat übrigens auch die Fernaufnahme aus 6 m mit der Therapieröhre versucht. Möbius (1956) hat ein Lagerungsgerät und einen Verkleinerungsmaßstab zum Ausmessen der Aufnahmen aus 85 cm Focus-Filmabstand vorgeschlagen.

δ) Mathematische Berechnung bei beliebiger Aufnahmetechnik

Da im allgemeinen gegenüber allen mathematischen Berechnungen und der Benützung von Umrechnungsdiagrammen eine Abneigung besteht, werden die rein mathematischen

Methoden kaum benützt. Von LEVY und THUMIN (1897), von denen die erste Veröffentlichung über Beckenmessung stammt, wurden die Maße aus 50 cm Focus-Plattenabstand umgerechnet. ALBERT (1899) hat den Beckeneingang bereits plattenparallel gestellt und eine Sitzaufnahme aus 60 cm angefertigt und die Maße ausgerechnet. Später wurde die Sitzaufnahme auch als Fernaufnahme ausgeführt, zu welcher KEHRER und DESSAUER (1914) einen eigenen Beckenmeßstuhl konstruiert haben, der lange in Benützung war. Sie haben die Sitzaufnahme noch mit der Kreuzfadenmethode ausgemessen. Die Sitzaufnahme ist im deutschen Schrifttum später allgemein als Aufnahme nach MARTIUS (1914) und im anglo-amerikanischen Schrifttum als Aufnahme nach THOMS (1922) bekannt geworden. Bei der in den USA viel benützten Methode nach BALL (1936), zuletzt von BALL und GOLDEN (1943) ausführlich beschrieben, werden die Aufnahmen im Stehen angefertigt und ebenfalls mittels eines Diagramms ausgerechnet. Bei dieser Methode sind die Maße des kindlichen Kopfes sicherer zu erhalten, da er nicht wie im Liegen nach seitlich abweichen kann. Es wurde daher auch ein Nomogramm zur Berechnung des Kopfvolumens aus dessen Durchmesser und Umfang angegeben. Der Aufnahmeabstand beträgt knapp 1 m. GUTHMANN (1929) hat eine etwas umständliche Berechnung der Beckenmaße aus dem Durchmesser des Kreisschattens des aufgesetzten Tubus von bekannter Länge angegeben (Focus-Tubusrand = Focus-Objekt abzüglich $1/_2$ Patientenbreite). DYROFF (1932) hat den Vorschlag gemacht, einen Beckenzirkel in der Objektebene mitzuphotographieren und aus der bekannten Zirkelöffnung, der Zirkelöffnung auf dem Film und der Filmstrecke die wahre Strecke mittels einfacher Proportionalgleichung zu berechnen. VON ENGELMAYER (1935) hat statt des angelegten Beckenzirkels die bekannte Distanz zweier vorn und hinten angeklebter Bleikugeln genommen. Zur Beckenmessung ist praktisch schon alles versucht worden, was die Geometrie des Röntgenbildes dafür bereit hält. So hat WAKEMAN (1956) der auf dem Bauch liegenden Patienten vor die Symphyse und über den Dornfortsatz von L 4 eine Münze gelegt (half penny = 1 inch.). Bei der seitlichen Aufnahme kommen die Münzen auf die beiden Trochanteren. Es wird nun die Folgerung gezogen, daß das arithmetische Mittel der beiden größten Durchmesser der zwei Marken auf dem Film das Maß sei, das eine gleichgroße Marke in der Mitte zwischen den beiden in der Ebene des Beckeneingangs haben würde. Der gemessene quere Durchmesser des Beckeneinganges in Millimeter wird durch das errechnete Mittel der Markendurchmesser in Millimeter geteilt und ergibt so die wahre Länge des Beckendurchmessers in Zoll. Diese Überlegung ist nicht ganz richtig und kann bei der seitlichen Aufnahme zu Fehlern bis 5 % führen, da die Vergrößerung eines Objektes mit dessen Entfernung vom Film nicht linear ansteigt.

Rechengeräte bzw. Rechenschablonen zum Umrechnen der Beckenmaße haben SNOW und LEWIS (1940), WAHL (1943), GIANTURCO (1947), KENDIG (1948), SCHWARZ (1954) und BROWN (1957) angegeben. Auch das allgemeine radiometrische Rechengerät zur Orthodiametrie von BÜCHNER (1952) läßt sich hierzu benützen, ebenso jeder einfache Rechenschieber oder die auf S. 110 abgebildeten logarithmischen Teilungen.

ε) Nachträgliches Hineinprojizieren oder gesonderte Aufnahmen von Maßstäben

Bringt man nach Entfernung der Patientin an die Stelle bzw. in die Ebene des Beckenmaßes einen metallischen Maßstab in Form einer Lochplatte, einer Skalenleiter oder eines Meßgitters in einer Lochplatte und belichtet den Film ein zweites Mal, so enthält die Aufnahme entweder direkt an der Stelle des Beckenmaßes oder über den ganzen Film verteilt einen Maßstab in Form von Strichen oder Punkten, an welchem eine direkte Ablesung möglich ist (THOMS 1929, COE 1952). COE macht vier Aufnahmen: stehend sagittal und seitlich, eine Sitzaufnahme nach THOMS und eine Aufnahme im Sitzen mit nach vorn zwischen die gespreizten Oberschenkel vorgebeugtem Rumpf zur Darstellung des Beckenausgangs. Es wurden auch Methoden angegeben, bei denen die Vergleichsmaßstäbe in mehreren Ebenen zugleich aufgenommen und in die Beckenaufnahme hineinprojiziert werden. MAGNIN und NAUDIN (1955) haben hierzu für die Sitzaufnahme ein eigenes Lagerungsgerät konstruiert, mit dessen Hilfe an der Patientin einzelne anatomische Punkte markiert und fixiert werden. Nach Entfernung der Patientin werden dann in die an dem Gerät vorher festgelegten Ebenen verschieden graduierte und unterscheidbare Maßstäbe entsprechend den in verschiedenen Ebenen zu messenden Beckenmaßen angebracht und mit einer zweiten Belichtung in die Beckenaufnahme hineinprojiziert. Auch Coller (1956) nimmt die Maßstäbe zugleich in verschiedenen Ebenen auf, belichtet sie aber auf einen zweiten Film und schneidet sie später zum direkten Messen aus.

Es ist übrigens nicht ganz ersichtlich, warum die Vergleichsmaßstäbe nachträglich photographiert werden und nicht gleichzeitig zusammen mit der Beckenaufnahme aufgenommen werden, was einfacher wäre. Hier mag vielleicht die Überlegung mitspielen, daß sich das Vergleichsobjekt nicht nur in der gleichen Ebene, sondern auch an der gleichen Stelle, d. h. in gleicher Position gegenüber dem Zentralstrahl befinden müsse wie vorher das Beckenmaß. Diese Überlegung wiederum mag auf der weit verbreiteten, jedoch irrigen Ansicht beruhen, daß ein Objekt im Zentralstrahl weniger vergrößert würde als am Filmrand (vgl. hierzu S. 123). Diese Auffassung, die auf die Radiometrie mit Vergleichsmaßstäben vor allem im Bereich der Beckenmessung nicht nur lange hemmend eingewirkt hat, sondern zum Teil auch recht umständliche Methoden hat entstehen lassen, scheint bis heute noch nicht ganz aufgegeben. So betonen Meschan und Farrer (1959) bei der Besprechung der Vorbedingungen für die Auswertung der Aufnahmen zur Beckenmessung, daß nur Objekte im Bereich des Zentralstrahls gemessen werden können, falls nicht Fernaufnahmen angefertigt werden. Aus der gleichen Überlegung heraus wurden wohl auch Methoden angegeben, bei denen die Vergleichsmaßstäbe zwar gleichzeitig mit der Beckenaufnahme mitgeröntgt werden, dafür aber entweder in das Rectum oder in die Vagina der Patientin eingeführt werden, fest in die Dammgegend und parallel zur Conjugata vera steril eingelegt oder in Form eines Beckenzirkels zwischen Symphyse und Kreuzbein angelegt wurden. So legen Granzow (1930) und Aresin und Möbius (1952) einen sterilen Maßstab in die Rima ani, wo er mit der Conjugata vera etwa parallel zieht und vom Zentralstrahl (Hüftgelenk) etwa gleiche Entfernung hat wie diese. Nach Aresin und Möbius soll das Maß vom symphysennächsten Punkt des Maßstabes aus abgegriffen werden. In Wirklichkeit ist es jedoch völlig gleichgültig, wo der Vergleichsmaßstab mitphotographiert wird, und wie er zum Zentralstrahl steht, solange er nur in gleicher Ebene mit dem Objekt liegt. Ja, es ist bei filmparallel eingestelltem Beckenmaß nicht einmal nötig, daß der Zentralstrahl senkrecht auf den Film trifft oder auf die Filmmitte oder gar die Mitte der zu messenden Strecke zielt, wie dies Berman (1955) als Forderung erhebt (vgl. auch S. 151). Die Methoden der mitphotographierten Maßstäbe konnten sich daher, obwohl schon seit 1900 bekannt, eigenartigerweise erst in den letzten Jahren durchsetzen. Wahl (1943) gibt uns einen sicheren Hinweis auf die Gründe des unberechtigten Mißkredits, wenn er in einer Monographie von 263 Seiten über die Beckenmessung diesen Methoden nur 8 Zeilen einräumt und darin äußert: „Da die äußeren, etwa der Conjugata externa entsprechend angelegten Maßstäbe (Tasterzirkel) sich als ungeeignet erwiesen haben und die innerlich ins Rectum eingeführten als recht unangenehm von der Patientin empfunden wurden, ist man wieder gänzlich von diesen vermeintlichen Verbesserungen abgekommen."

ζ) Gleichzeitiges Mitphotographieren von Vergleichsmaßstäben

Wie im vorangegangenen Abschnitt dargelegt, lag der Grund für die Umständlichkeit mancher Beckenmeßmethoden nicht in dem Prinzip des Mitphotographierens von Maß-stäben selbst, sondern lediglich in dessen umständlicher Durchführung in der Praxis sowie in der irrigen Auffassung von der Bedeutung des Zentralstrahls. Erst in neuester Zeit neigt man nun zu der Ansicht, daß von allen Methoden zur Beckenmessung die mit gleichzeitig mitphotographierten Maßstäben (auch Isometrie genannt; McLane 1945; Javert 1943; March 1950; Treptow und Lilienfeld 1950; Walsh, Haas und McLean 1954) wohl die einfachsten sind sowohl für den Untersucher wie auch für die Patientin selbst. Neben ihrer Einfachheit liefern sie auch die sichersten und genauesten Resultate. In dem ersten allgemeinen Werk über die Röntgenbildmessung, dem „Atlas of Roentgeno-

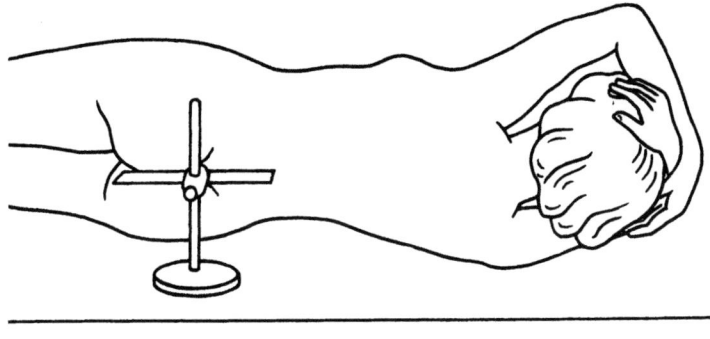

graphic Measurement" von LUSTED und KEATS (1959), findet man daher nur zwei Methoden zur Beckenmessung: die Methode von BALL (1936), die mit Aufnahmen im Stehen arbeitet, und die von COLCHER und SUSS-MAN (1944) mit liegender Patientin und gleichzeitig mitphotographiertem Maßstab.

Die erste Mitteilung über Vergleichsmaßstäbe stammt von FABRE (1899), der gezähnte (1 cm) Stäbe vorn, hinten und zu jeder Seite der Patientin in Bauchlage mitphotographiert hat. Aus dieser losen Anordnung der Maßstäbe entwickelte sich die Rahmenmethode der Franzosen (FABRE und FOCHIER 1900[1]; BOUCHACOURT 1900; MARIE und CLUZET 1900), bei welcher ein Metallrahmen mit Zähnen oder Bleikugeln bzw. ein Holzrahmen mit eingeschlagenen Nägeln plattenparallel um die Patientin gelegt wurde. Mit Hilfe seiner Abbildung konnte auf dem Film ein Maßnetz gezeichnet werden, und der Beckeneingang konnte direkt ausgemessen werden. GUTHMAN (1928) und GRANZOW (1930) haben dann als erste den einfachen Vergleichsmaßstab eingeführt, ihn aber unter falscher Einschätzung der Bedeutung des Zentralstrahles in das Rectum eingeführt bzw. in die Rima ani eingelegt. Später wurden die Maßstäbe auch

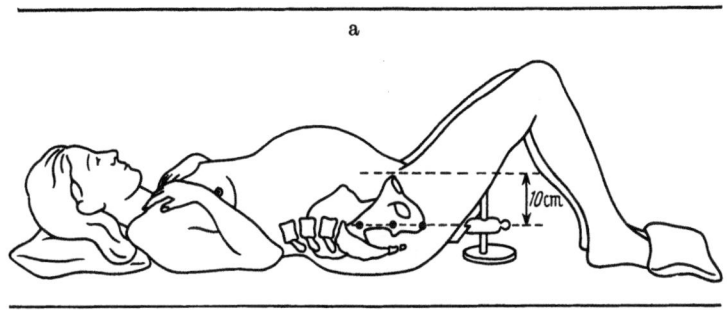

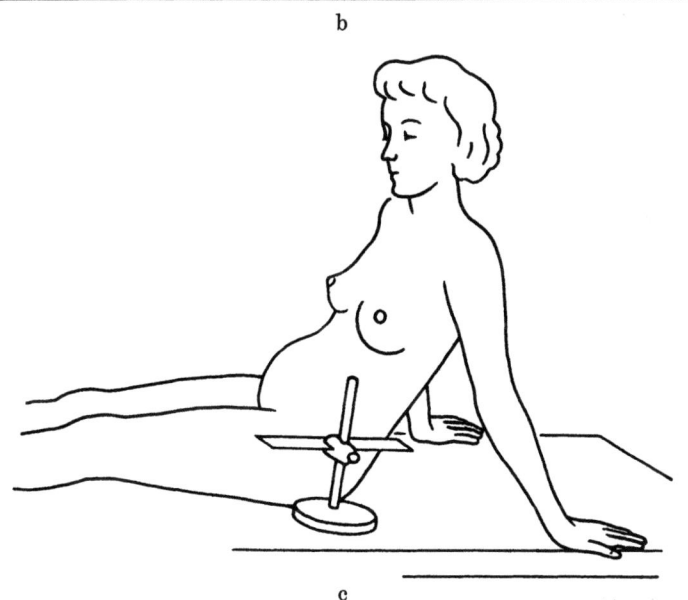

Abb. 21 a—c. Lagerung der Patientin und Anordnung der Vergleichsmaßstäbe zur Beckenmessung (nach BÜCHNER, a und c; COLCHER und SUSSMANN, b). a Seitenlage. Maßstab hinter dem Kreuzbein in Höhe der Körpermittellinie. b Rückenlage mit angewinkelten und leicht gespreizten Beinen. Maßstab frei zwischen den Oberschenkeln oder seitlich neben den Oberschenkeln in Höhe der Tubera ossis ischii bzw. 10 cm tischwärts der Symphyse. c Sitzaufnahme. Maßstab seitlich der Patientin in Höhe des Trochanter major

dicht vor die Vulva oder zwischen die Oberschenkel gelegt. COLCHER und SUSSMAN (1944) waren dann die ersten, die dem Maßstab die einzig richtige, für Untersucher und Patientin

[1] FABRE, J., u. FOCHIER: 13. Congr. internat. Med. Paris 1900.

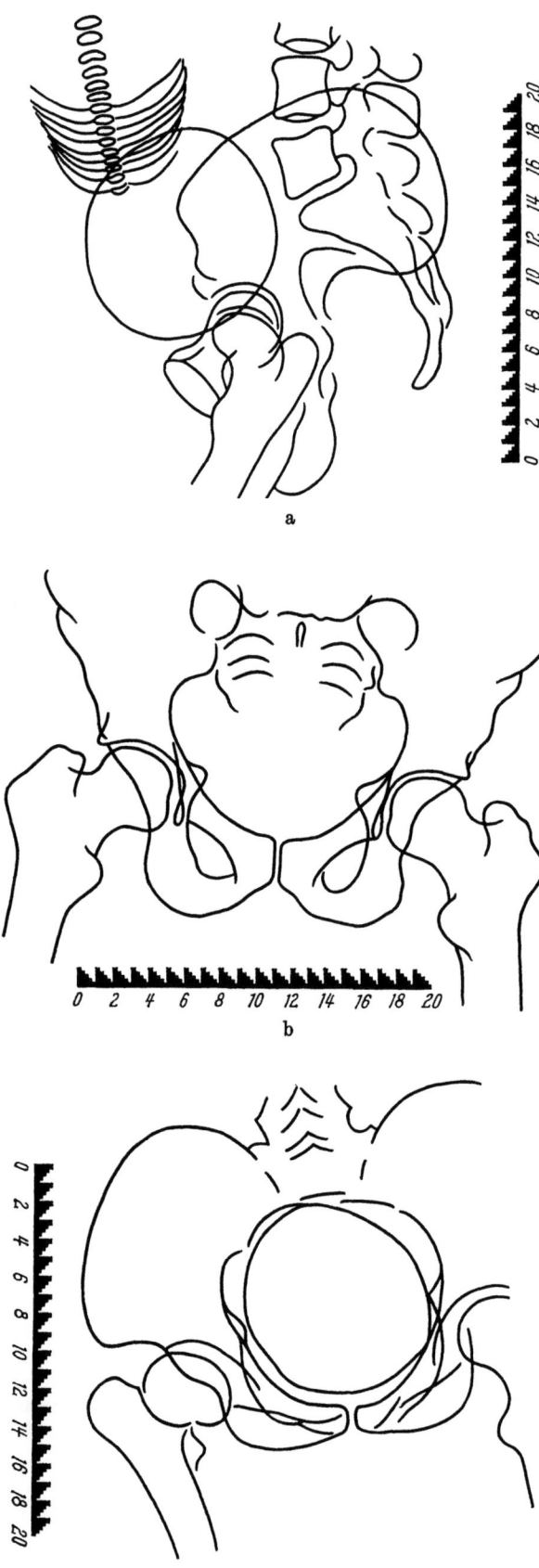

a

b

c

gleichermaßen einfache und bequeme Lage gaben: im Kreuz der Patientin bei Seitenlage und frei zwischen den leicht gespreizten Oberschenkeln bei Rückenlage (Abb. 21). Die Lagerung und Anordnung des Maßstabes nach Colcher und Sussman hat gegenüber allen anderen Methoden den Vorteil der einfachsten und bequemsten Handhabung sowie den weiteren großen Vorteil, in einer Einstellung bei für die Patientin sehr bequemer Lagerung ohne besonderes Lagerungsgerät auf einem gewöhnlichen Flachblendentisch alle interessierenden Maße in verschiedenen Beckenebenen zugleich messen zu können.

Bei der Lagerung der Patientin nach Colcher und Sussman (Abb. 21b) liegt der Vergleichsmaßstab in gleicher filmparalleler Ebene mit den queren Durchmessern des Beckeneingangs, der Beckenmitte und des Beckenausgangs. Eine Höhendifferenz in den einzelnen Ebenen von ± 1—2 cm ist dabei praktisch bedeutungslos. Nimmt man noch die Sitzaufnahme hinzu mit filmparallel eingestelltem Beckeneingang und stellt den Maßstab nach dem Vorschlag von Büchner (1952) seitlich in Höhe des Trochanter auf (Abb. 21c), so hat man mit den drei Einstellungen der Abb. 21 eine einheitliche Methode, um auf einfachste Art zu einer sicheren Messung aller wichtigen Beckenmaße zu kommen. Unter Verwendung des Pelvimeters und der Teststrecke zur Orthodiametrie (Abb. 10, S. 124), die an einem Stativ in ihrer Höhe verstellbar ist, können auf dem Film auch Millimeter direkt abgelesen werden (Abb. 22).

Die soeben geschilderte Meßtechnik wurde von Zeitz (1953), Strahm (1954), Kleine und Strahm

Abb. 22 a—c. Beckenmeßaufnahmen mit gleichzeitig mitphotographiertem Vergleichsmaßstab (Pelvimeter nach Büchner). a Seitenbild zum Messen aller Durchmesser in der Medianebene des Körpers. b „Beckenübersichtsaufnahme" zum Messen der queren Durchmesser des Beckeneingangs, der Beckenmitte und des Beckenausgangs (vgl. Abb. 21b). c Sitzaufnahme zur Ausmessung des Beckeneingangs

(1956) und von Kaufmann und Bösch (1957) nachgeprüft. Zeitz fand durch Kontrollmessungen bei nachfolgenden Laparotomien einen mittleren Fehler von + 0,175 cm. Diese Differenz von etwa 2 mm ist dadurch erklärt, daß röntgenologisch die reine Knochendistanz gemessen wird, klinisch aber das Weichteilpolster über dem Knochen noch hinzu kommt. Fochem und Grünberger (1954) haben die gleiche Methode mit einem von Palmrich (1941) angegebenen Maßstab bei 50 Laparotomien nachgeprüft und fanden einen mittleren Fehler von + 0,28 cm. Die gleiche Methode mit etwas anders angeordneten Maßstäben haben Aresin und Möbius (1952) und Langreder und Schüly (1953) vorgeschlagen. Bruser (1958) macht die Sitzaufnahme und die seitliche Aufnahme aus der gleichen Lagerung der Patientin heraus mit vertikalem und horizontalem Strahlengang. Die Patientin sitzt auf einem Blendentunnel, in dessen Dach ein Maßstab eingelassen ist, der sich zwischen den Nates befindet und sowohl im sagittalen Bild als auch im Seitenbild erscheint. Seitlich der Patientin steht eine vertikale Flachblende. Die Maße im Seitenbild können direkt gemessen werden, die im sagittalen Bild werden umgerechnet, nachdem die Höhenlage der Meßebenen über der Filmebene mit Hilfe des im Seitenbild abgebildeten Maßstabes festgestellt wurde.

c) Sella und Schädel

Bei der Radiometrie des Schädels und der Sella turcia müssen im Hinblick auf die Aufnahmetechnik und Auswertung zwei Gruppen von Meßmethoden unterschieden werden: 1. Größenbestimmungen und proportionale Messungen von Objekten in verschiedenen Ebenen und 2. proportionale Messungen und Winkelbestimmungen in gleichen filmparallelen Ebenen. Für die letzte Gruppe ist die Aufnahmetechnik in bezug auf den Röhrenabstand völlig gleichgültig, und die Werte verschiedener Untersucher können ohne Kenntnis der Aufnahmetechnik untereinander verglichen werden. Für die erste Gruppe ist die Aufnahmetechnik jedoch von ausschlaggebender Bedeutung. Selbst bei Mitteilung des benutzten Röhrenabstandes sind hier die Werte verschiedener Untersucher nicht vergleichbar, wenn nicht zugleich auch der Abstand Objekt-Film angegeben wird (Objekt-Tisch + Tisch-Film!). Da dies praktisch nie der Fall ist, muß leider gesagt werden, daß alle bisherigen, zum Teil recht ausführlichen und an großem Material vorgenommenen Größenmessungen statistisch nicht verwertbar sind und nur vom Untersucher selbst als relative Vergleichsmaße seines Untersuchungsmaterials verwendet werden können. Hierin liegt auch die Ursache für die unterschiedlichen Resultate vieler Autoren gerade bei der Sellamessung.

α) Größenbestimmungen und proportionale Messungen in verschiedenen Ebenen

Im Hinblick auf das oben Dargelegte ist die strenge Forderung zu erheben, daß die Meßwerte bei Schädelmessungen in absoluten Maßen angegeben werden oder besser noch auf dem Film gleich die absoluten Maße gemessen werden. Alle Angaben über die Aufnahmetechnik erübrigen sich dann von selbst, und die Maße verschiedener Autoren sind vergleichbar. Da das Messen absoluter Maße auf Schädelaufnahmen bei jeder beliebigen Aufnahmetechnik und jedem beliebigen Röhrenabstand spielend leicht möglich ist, ist es unverständlich, daß immer noch mit den nicht vergleichbaren vergrößerten Maßen gearbeitet wird.

Die Tabellen 3 und 4 zeigen deutlich, wie stark die vergrößerten Maße von Patient zu Patient und von Aufnahmetechnik zu Aufnahmetechnik gegenüber den absoluten Maßen schwanken. Dies trifft auch für Quotienten und Indices zu, falls deren anatomische Substrate nicht in gleicher filmparalleler Ebene liegen.

Schädelaufnahmen werden meist aus einem relativ kleinen Röhrenabstand von 70—100 cm angefertigt. Unter Verwendung eines Flachblendentisches beträgt der Objekt-Filmabstand für die Medianebene des Schädels bei der seitlichen Übersichtsaufnahme die halbe Schädelbreite + Abstand Tischoberfläche—Film, das sind unter

Annahme einer mittleren Schädelbreite im allgemeinen $8 + 6 = 14$ cm. Tabelle 3 zeigt die Größenschwankungen einer absoluten Sellafläche von 100 mm² in Abhängigkeit vom Focus-Filmabstand und Objekt-Filmabstand. Es sind zueinander in Vergleich gesetzt die Aufnahmetechnik auf dem Flachblendentisch mit bewegter Flachblende und die Aufnahme mit unmittelbar dem Kopf anliegender Kassette. Es sind außerdem zwei Patienten mit verschiedener Kopfform bzw. Kopfbreite angenommen: ein Patient A mit einem biparietalen Durchmesser von 16 cm und ein anderer Patient B mit einem Durchmesser von 12 cm. Für den Abstand Tischoberfläche—Film sind 6 cm eingesetzt. Die absolute Sellafläche von 100 mm² schwankt je nach der Aufnahmetechnik und Kopfform zwischen 110 mm² und 156 mm². Aber auch beim gleichen Untersucher und gleichbleibender Aufnahmetechnik kann die gleiche Sellafläche von 100 mm² beim einen Patienten zu 156 mm² und bei einem anderen Patienten zu 145 mm² werden.

Tabelle 3. *Größenschwankungen einer absoluten Sellafläche von 100 mm² in Abhängigkeit von der Aufnahmetechnik und der Schädelform*

Aufnahmetechnik Objektabstände (A, B)	Röhrenabstände			
	150 cm	100 cm	80 cm	70 cm
Mit Buckyblende				
A 14 cm	121	135	147	156
B 12 cm	118	128	138	145
Ohne Buckyblende				
A 9 cm	113	120	126	132
B 7 cm	110	115	120	123

Ein Index oder ein Quotient, dessen anatomische Substrate am Schädel nicht in der gleichen filmparallelen Ebene liegen, wird ebenfalls durch die wechselnde Aufnahmetechnik entstellt und damit für die exakte Statistik unbrauchbar. Tabelle 4 gibt hierfür ein Beispiel. Der Quotient Hirnfläche/Ventrikelfläche der anteroposterioren Aufnahme eines Encephalogramms (RENNERT 1952) ist mit 33,3 angenommen, wobei eine absolute Hirnfläche von 100 cm² und eine absolute Ventrikelfläche von 3 cm² vorausgesetzt wurden. Auch dieser Quotient schwankt von Aufnahmetechnik zu Aufnahmetechnik, da die Ebene der dargestellten Hirnfläche näher am Film liegt als die Ebene der gefüllten Vorderhörner. Selbst bei gleichbleibender Aufnahmetechnik wäre der Quotient von Patient zu Patient bei wechselnder Kopflänge Schwankungen unterworfen. Unter Beibehaltung der verschiedenen Aufnahmetechniken, der wechselnden Röhrenabstände, jedoch unter Mitphotographieren eines Vergleichsmaßstabes in Objektebene würde in Tabelle 3 und 4 an Stelle der verschiedenen Maße jedesmal der Wert 100 mm² bzw. 33,3 stehen.

Tabelle 4. *Größenschwankungen des Quotienten Hirnfläche/Ventrikelfläche in Abhängigkeit von der Aufnahmetechnik.* (Absolute Hirnfläche = 100 cm², absolute Ventrikelfläche = 3 cm², Quotient = 33,3)

Aufnahmetechnik Objektabstände	Röhrenabstände			
	150 cm	100 cm	80 cm	70 cm
Mit Buckyblende Hirnfläche 20 cm Ventrikelfläche 15 cm über Film	30,7	29,5	29,2	28,2
Ohne Buckyblende Hirnfläche 15 cm Ventrikelfläche 10 cm über Film	31,2	29,7	27,9	27,1

Das gleiche gilt auch für die lineare Relation Ventrikelbreite/querer Schädeldurchmesser. DAVIDOFF und DYKE (1946) haben für diese Relation einen Quotienten von 0,16—0,29 als normal angegeben und ORLEY (1949) eine Schwankung des normalen Quotienten von 0,2—0,25. Beide Angaben beruhen auf Aufnahmen aus 29 Zoll bzw. 70 cm Röhrenabstand. Die relativ große Schwankungsbreite ist vermutlich auf den kurzen Röhrenabstand und die Benützung der vergrößerten Maße zurückzuführen.

Über die relativ einfache Aufnahmetechnik zur Planimetrie des Schädels und des Encephalogramms in absoluten Maßen und unabhängig von der Röntgenverzeichnung haben BÜCHNER und WIELAND (1953) berichtet. Bei der Größenbestimmung der Sella und allen anderen Messungen in der Medianebene des Schädels ist das Ablesen absoluter Maße vom Film noch einfacher. Es braucht lediglich in der Medianebene ein Vergleichsmaßstab mitphotographiert zu werden, und alle Filmmaße dieser Ebene können auf den

Maßstab direkt übertragen und dort in absoluten Maßen abgelesen werden (Büchner 1953). Abb. 23 zeigt eine Aufnahme zur Sellamessung mit der mitphotographierten Test-strecke zur Orthodiametrie.

Neben den später noch zu besprechenden Sellawinkeln werden an der Sella im allge-meinen folgende Maße bestimmt: die Sellalänge als die Verbindungslinie zwischen Tuberculum sellae und Dorsum, entsprechend dem Diaphragma sellae, die Tiefe senkrecht zu obiger Verbindungslinie Tuberculum—Dorsum bis zum tiefsten Punkt des Sellabodens und der größte anteroposteriore Durchmesser als die größte Weite des Türkensattels parallel zur Länge und senkrecht zur Tiefe. Sie zieht etwa durch die Sellamitte. Die Sellafläche wird von der knöchernen Kontur der Sella und von der Ver-bindungslinie Tubercu-lum—Dorsum begrenzt.

SCHALTENBRAND (1953) und NÜRNBERGER (1955) haben das von anderen Messungen her schon bekannte Spalt-blendenverfahren (AL-BERS-SCHÖNBERG 1905) zur Schädelmessung vor-geschlagen. Mit einem schlitzförmig ausgeblen-deten Strahlenbündel wird dabei der Schädel abgefahren. In Verschie-bungsrichtung der Röhre, d.h. senkrecht zur Spalt-richtung und parallel zur Bewegungsrichtung des Spaltes findet dabei kei-ne Röntgenverzeichnung und -vergrößerung statt. In allen anderen Rich-tungen ist die Aufnahme jedoch mehr oder weniger stark verzeichnet. JE-WETT hat schon 1920 die Fernaufnahme zur

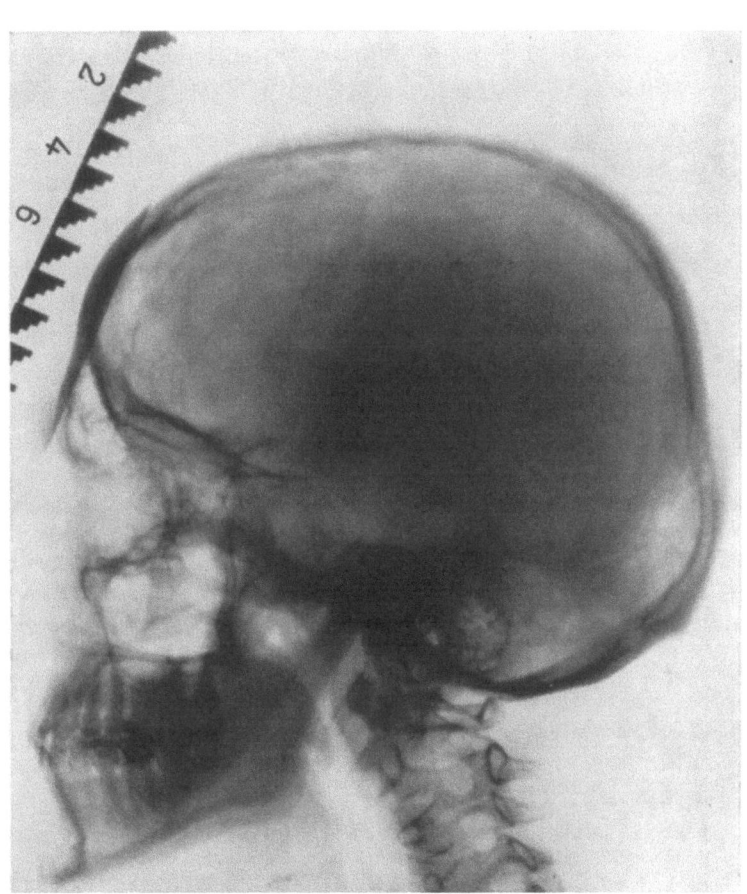

Abb. 23. Aufnahme zur Schädel- und Sellamessung mit der Teststrecke zur Orthodiametrie

Schädelmessung vorgeschlagen. Diese Technik wird auch heute noch vereinzelt be-nützt, obwohl sie, wie Tabelle 3 und 4 zeigen, auch keine exakt vergleichbaren Maße liefert. Es herrscht die weit verbreitete Meinung, daß ein so kleines Objekt wie die Sella, wenn man es zudem noch im Zentralstrahl darstellt, bei einer Focus-Distanz von 1 m bereits praktisch mit parallelen Strahlen dargestellt wird und daher keine Vergrößerung erleidet, wogegen die Peripherie des Schädels selbstverständlich stark vergrößert wird. Wie auf S. 123 bewiesen, ist diese Ansicht jedoch irrig. Ganz gleich, welchen Röhren-abstand man benützt, die kleine Sella wird im Zentralstrahl genau so stark vergrößert wie die Zirkumferenz des Schädels oder irgend eine andere Strecke weit außerhalb des Zentralstrahls.

Mit der Sellamessung im speziellen haben sich besonders HAAS (1925—1954), LORENZ (1949, 1958) und BERGERHOFF (1952, 1956) befaßt. Untersuchungen und Tabellen über die Entwicklung der Sella und den wachsenden Schädel stammen von GORDON und BELL

(1923, 1925, 1936), Steiert (1928), Sartorius (1929), Schulze (1931), Brill (1933), Kovács (1934), Bergerhoff und Höbler (1953), Bergerhoff und Martin (1954), Acheson (1954), Haas (1954), Unterberg (1956) und von Silverman (1957). Dreidimensionale Messungen am Schädel zur Bestimmung der Schädelkapazität haben Fuchs und Bayer (1954) mittels Schichtaufnahmen und Bergerhoff (1957) mittels der Ellipsoidformel vorgenommen. Nach Fuchs und Bayer ist mit einem zur Herzvolumenbestimmung entwickelten Meßverfahren die Bestimmung des Schädelvolumens möglich. Die Beziehung zwischen Kapazität und Länge des Schädels hat MacKinnon (1955) untersucht.

β) Proportionale Messungen und Winkelbestimmungen in gleicher filmparalleler Ebene

Für die folgenden Bestimmungen ist das Projektionsverhältnis der Aufnahme im Gegensatz zu den Messungen des vorangegangenen Abschnitts bedeutungslos, solange die

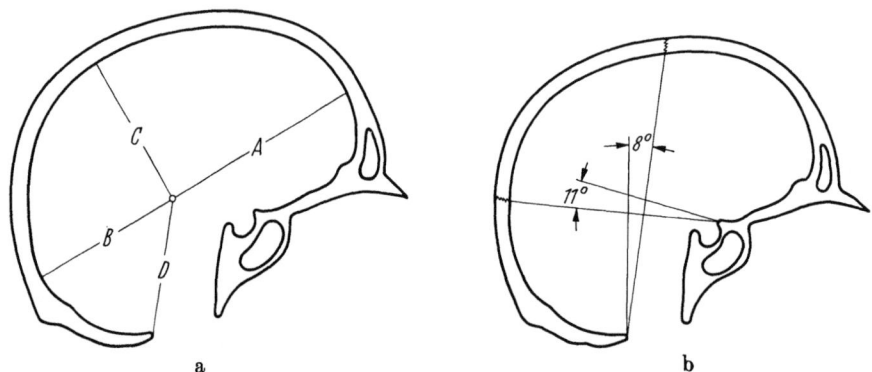

Abb. 24. Lokalisation des Corpus pineale mittels Strecken- (Vastine und Kinney) und Winkelmessung (Fray)

Meßstrecken und beide Schenkel der Winkel in gleicher filmparalleler Ebene liegen. Hierher gehören vor allem die Methoden zur Bestimmung der Verlagerung bzw. Verdrängung des Corpus pineale, die Größenbestimmung der Sella mittels Winkel, die Verlagerung des 4. Ventrikels und der Hirngefäße sowie die Form- und Größenbeurteilung des Gesamtschädels mittels Winkel. Eine Zusammenstellung dieser Methoden aus dem angloamerikanischen Schrifttum mit Anleitung zu ihrer praktischen Durchführung findet man in dem „Atlas of Roentgenographic Measurement" von Lusted und Keats (1959). Die älteste Methode zur Lokalisation des Corpus pineale ist die von Vastine und Kinney (1927). Sie wurde von Dyke (1930) etwas modifiziert und die normale Zone um einige Millimeter nach ventral verlegt. Abb. 24a und 25 zeigen diese Methode.

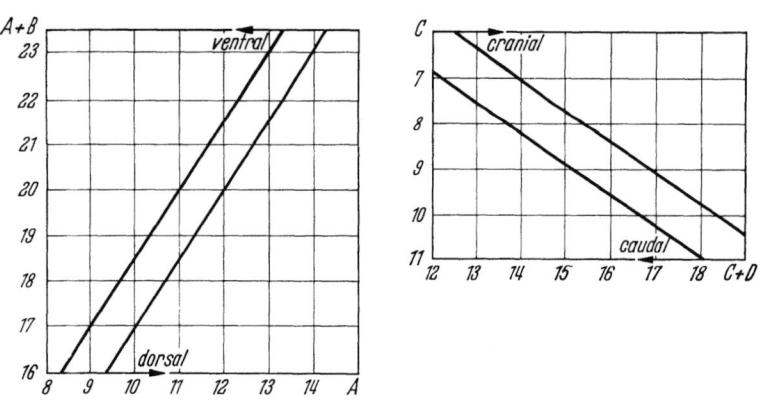

Abb. 25. Meßkarten zur Lokalisationsmethode von Vastine und Kinney

Fray (1938) bestimmt die Lage des Corpus pineale durch zwei Winkel. Die anteroposteriore Verlagerung fällt dabei außerhalb der Schenkel eines Winkels von 8°, dessen Scheitel am dorsalen Rand des Foramen magnum (Opistion) liegt, und dessen ventraler Schenkel zum Scheitel der Kranznaht zieht. Die craniocaudale Verlagerung fällt außerhalb eines Winkels von 11°, dessen Scheitel in der Basis der Processus clinoidei anteriores liegt, und dessen caudaler Schenkel zum Scheitel der Lambdanaht zieht (Abb. 24b).

Mit Winkelmessungen am Schädel haben sich besonders LORENZ (1949, 1958), BERGERHOFF u. Mitarb. (1952—1958) und PANKOW (1951) befaßt. BERGERHOFF (1952) hat sowohl für die Beurteilung des gesamten Gehirnschädels als auch vor allem für die Größen- und Formbeurteilung der Sella von der Projektion unabhängige Meßmethoden mit Winkel angegeben und für diese Winkel eine Gesetzmäßigkeit statistisch nachgewiesen. Die in Abb. 26 und 27 gezeichneten Meßblätter nach BERGERHOFF sind mit der Hälfte ihrer natürlichen Größe wiedergegeben. Auf transparentes Material reproduziert und auf die doppelte Größe gebracht, können sie direkt zum Messen von Schädelaufnahmen verwendet werden. Das Meßblatt für das Sagittalbild wird mit der Verbindungslinie der Spitzen der Warzenfortsätze an die Schädelaufnahme entsprechend angelegt. Durch horizontales Verschieben auf dieser Linie werden der Höhenwinkel vom linken Warzenfortsatz aus und die Schädelhöhe in der Medianlinie gemessen. Die Streubreiten dieser beiden Maße sind in der Zeichnung angedeutet. Abb. 27 zeigt die ebenfalls auf die Hälfte der natürlichen Größe verkleinerten Meßblätter für die seitlichen Schädelaufnahmen getrennt nach Geschlecht. Punkt A liegt im Tuberculum sellae, und die Strecke AB zieht entlang der Basis der vorderen Schädelgrube. Die Punkte C—F liegen dann alle in der Diploë

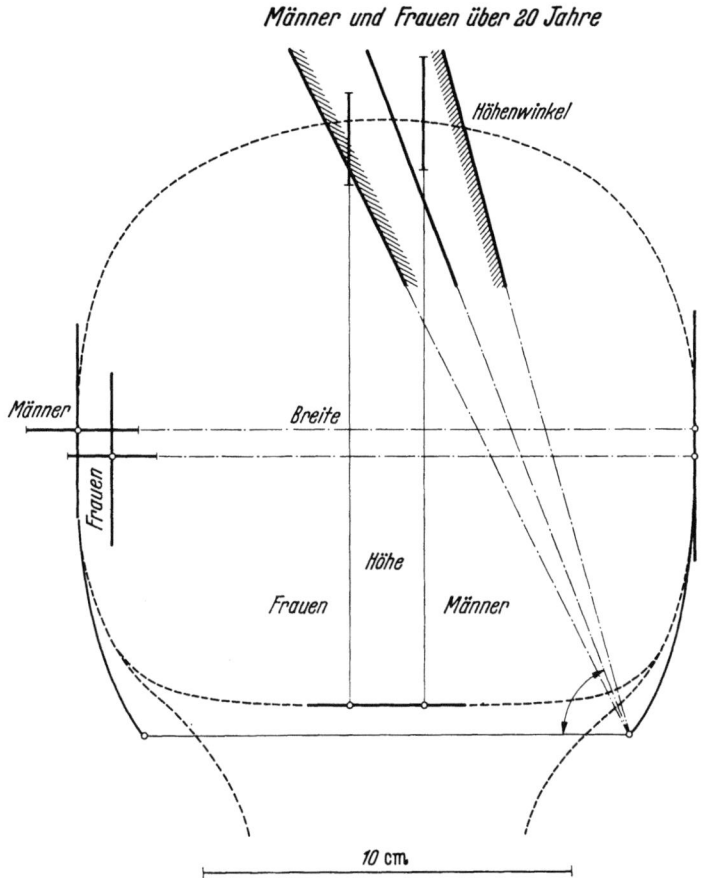

Abb. 26. Meßblatt für die sagittale Schädelübersichtsaufnahme nach BERGERHOFF

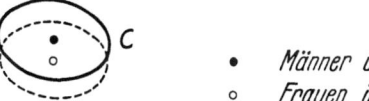

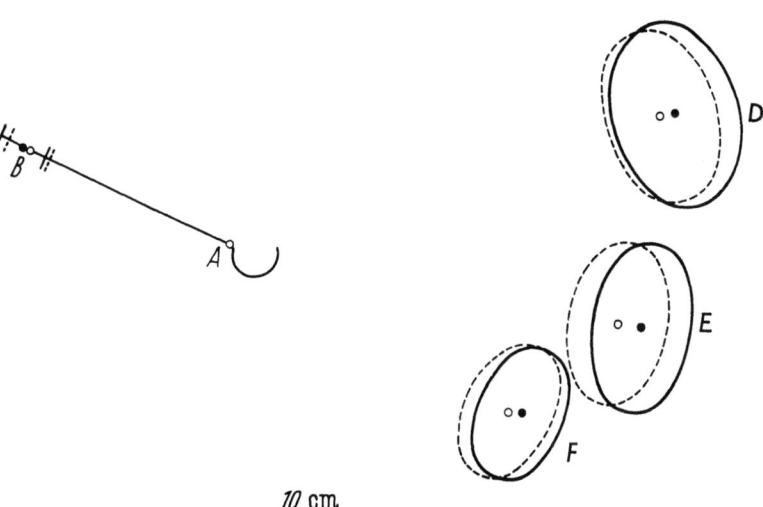

Abb. 27. Meßblätter für die seitliche Schädelübersichtsaufnahme nach BERGERHOFF

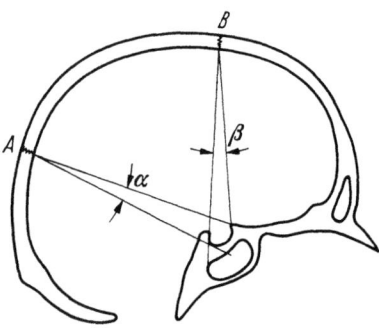

Abb. 28. Sellawinkel nach
Bergerhoff

des Schädeldaches. Innerhalb des Streukreises C muß der Scheitel der Kranznaht liegen, innerhalb D der Scheitel der Lambdanaht, innerhalb E der Confluens sinuum in der Ebene des Tentoriums und innerhalb des Streukreises F das Planum nuchae.

Aus der Abweichungsart und der Abweichungsrichtung der außerhalb der Streukreise fallenden Punkte des Schädeldaches ist die Art und Größe der Schädeldeformierung leicht zu erkennen. Neben den Strecken- und Flächenmessungen sind die Sellawinkel nach Bergerhoff (1952, 1956) zur Form- und Größenbeurteilung besonders geeignet. Am seitlichen Schädelbild werden die Winkel gemessen, unter welchen die Sellalänge und Sellatiefe von Fixpunkten auf dem Schädeldach aus erscheinen. Als Fixpunkte dienen der Scheitel der Lambdanaht (Lambdawinkel) und der Scheitel der Kranznaht (Kranzwinkel). Der eine Schenkel dieser Winkel zieht jeweils durch das Tuberculum, der andere wird als Tangente an den Innenrand des Dorsum bzw. des Sellabodens gelegt (Abb. 28). Die gemessenen Winkel werden in nach Altersgruppen getrennte Meßblätter eingetragen, aus denen die Normalwerte (innerhalb der inneren Ellipse), die mit 90% Sicherheit als pathologisch anzusehenden Werte (Randzone zwischen innerer und äußerer Ellipse) und die sicher pathologischen Werte (außerhalb der äußeren Ellipse) zu erkennen sind (Abb. 29).

d) Lange Röhrenknochen

Mit den Fortschritten auf dem Gebiet der Knochennagelungen und der plastischen Knochenchirurgie (korrigierende Osteotomien) hat sich in neuerer Zeit ein weiteres Gebiet der Radiometrie am Skelet abgegrenzt, für welches eigene Meßmethoden entwickelt

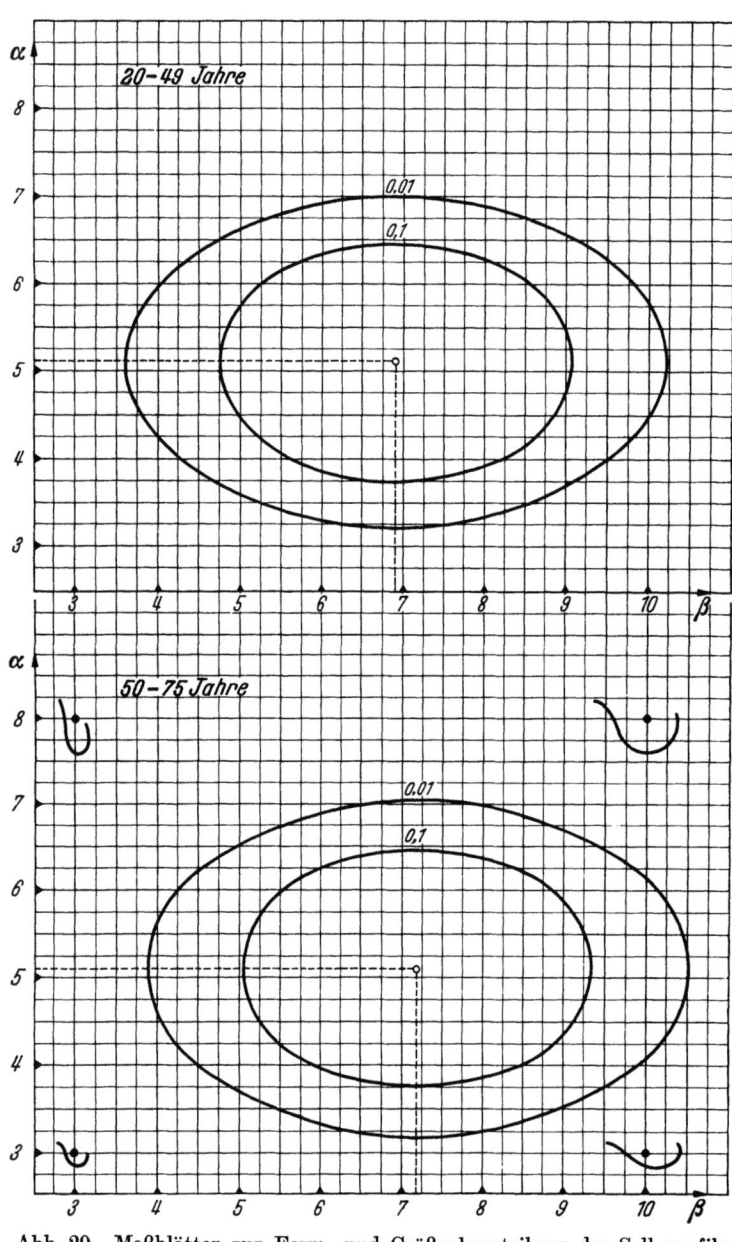
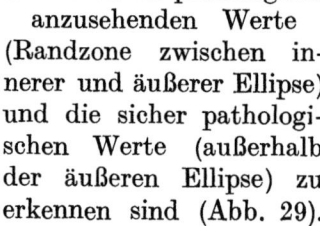

Abb. 29. Meßblätter zur Form- und Größenbeurteilung des Sellaprofils nach Bergerhoff

wurden. Es ist zunächst nicht ersichtlich, warum Größenbestimmungen an den langen Röhrenknochen ein eigenes radiometrisches Problem darstellen. Warum können die Meß-methoden, die zu anderen Messungen am Skelet bereits bekannt waren (Beckenmessung, Schädelmessung, Schenkelhalsmessung) nicht ohne weiteres benützt werden? Zwei Hindernisse stehen dem entgegen, ein scheinbares und ein wirkliches. Das scheinbare Hindernis ist die weitverbreitete, aber irrige Meinung von der Bedeutung des Zentral-strahls beim Messen mit Röntgenstrahlen, und das wirkliche Hindernis ist die zu große Länge des Objektes.

Die in vielen Meßmethoden zum Ausdruck kommende Auffassung von der Bedeutung des Zentral-strahls — meist ist übrigens der Vertikalstrahl gemeint — hat HERZOG (1958) mit folgenden Worten treffend wiedergegeben: „Echte Fehlerquellen bei der Fernaufnahme können bei mangelhafter Auf-nahmetechnik entstehen, nämlich wenn die Röntgenröhre nicht genau in der Hälfte der Länge des Objektes senkrecht zu seiner Längsachse steht." Man ist also der Auffassung, daß gerade bei großen Objekten der senkrecht auf dem Film stehende Zentralstrahl die Meßstrecke halbieren soll. Bei der Besprechung der allge-meinen Meßmethoden wurde auf S. 123 mit Abb. 9 bewiesen, daß bei einem filmparallelen Objekt dem Vertikalstrahl keinerlei Bedeutung zukommt. Wir haben darüber hinaus behauptet, daß der Zentralstrahl bei allen röntgenologischen Meßmethoden — seien es Größen- oder Tiefenbestimmungen — und auch bei der Röntgenprojektion selbst völlig unbeachtlich ist. Aus Abb. 30 ist dies wiederum ersichtlich. Man sollte, um Klarheit zu schaffen, den so gern zitierten Zentralstrahl daher im Rahmen der Radio-metrie überhaupt nicht mehr erwähnen und den Vertikalstrahl nur dann, wenn er bei den seltenen Ausnahmefällen wirklich einmal beachtet werden muß. Mit anderen Worten: Der Zentral-strahl braucht beim Messen mit Röntgenstrahlen überhaupt nie, der Vertikalstrahl nur in ganz wenigen Sonderfällen beachtet und erwähnt zu werden. Diese Ausnahmen sind die Lokalisation eines Objektes gegenüber einem bestimmten Hautpunkt oder anderem Fixpunkt innerhalb des Körpers sowie die Längen- und Winkelbestimmung einer unbekannt im Raum stehenden Strecke. Es ist also nicht der Zentralstrahl, der bei der Radiometrie — und darüber hinaus übrigens auch ganz allgemein bei der Röntgen-projektion — eine Rolle spielt, sondern der Vertikalstrahl. Auf diese an sich elementare Tatsache findet man weder in der radio-metrischen Literatur noch in den allgemeinen radiologischen Lehrbüchern einen Hinweis. Lediglich HENDERSON, CHESTER und DEALLER (1955) haben bei der Besprechung der Aufnahme-technik zur Lokalisation von Blasentumoren sich hierüber klar geäußert und wörtlich gesagt: "It is the perpendicular ray that is important and not the 'central ray' as is often assumed. The latter implies the ray through the centre of the tube aperture which will only be the perpendicular ray if the tube is accurately level and if the anode is central with the tube aperture." Unter Vertikalstrahl versteht man den senkrecht auf den Film (oder den Leuchtschirm) auftreffenden Strahl des Gesamtstrahlenkegels, der nur bei entsprechend eingestellter Röhre mit dem Zentralstrahl identisch ist. Je nach dem Grad und der Richtung der Röhrenneigung kann jeder Strahl des aus der Röhre austretenden Strahlenbündels zum Vertikal-strahl werden, wogegen der Zentralstrahl unabhängig von der Röhrenneigung stets die Achse des Strahlenkegels bildet. Diese Verhältnisse sind aus dem Beispiel der Längenmessung eines Unter-schenkels ersichtlich (Abb. 30). Ist der Fußpunkt des Vertikalstrahls und damit die Lage des Objektes zu diesem Strahl festgelegt, so ist damit die Stellung des Röhrenfocus festgelegt, und eine Kippung der Röhre um eine durch den Focus gehende Achse ändert an der Projektion nichts mehr. Mit der Angabe der Stellung des Vertikalstrahls zum Objekt entfallen somit alle weiteren Angaben über die Röhrenneigung, wogegen mit Angaben über die Stellung des Zentralstrahls stets auch eine Winkel-angabe verbunden sein muß.

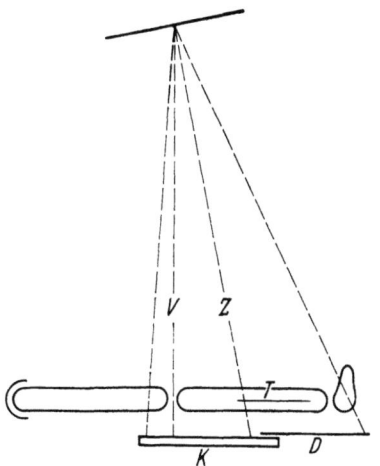

Abb. 30. Die Bedeutung des Vertikal-strahls und die Bedeutungslosigkeit des Zentralstrahls bei der Röntgen-projektion sowie die Bedeutungslosig-keit beider Strahlen in der Radio-metrie, gezeigt an der Längenmessung des Unterschenkels. *V* Vertikalstrahl; *Z* Zentralstrahl; *K* Kassette; *D* folien-loser Film; *T* Teststrecke (Vergleichs-maßstab)

Ein ganzer Unterschenkel mit Knie und Sprunggelenk ist beim Erwachsenen für das Format 15/40 cm meist zu lang. Trotzdem kann er mit nur einer Aufnahme exakt aus-gemessen werden. Abb. 30 zeigt die Aufnahmetechnik. Ein Folienfilm in der Kassette (*K*) dient zur Darstellung des Kniegelenkes und eines großen Teiles des Unterschenkels. An-schließend und mit dem Folienfilm sich um wenige Zentimeter überdeckend, wird ein folienloser Film (D) unter den distalen Unterschenkel und das Sprunggelenk gelegt. Ein Vergleichsmaßstab (T) wird in der Ebene der Tibia so aufgestellt, daß er sich sowohl auf dem Folienfilm als auch auf dem folienlosen Film abbildet. Der Röhrenfocus wird über den Kniegelenkspalt, eingestellt und die Röhre wird so viel nach caudal gekippt, bis Objekt und Filme gleichmäßig ausgeblendet sind. Hiermit zielt der Vertikalstrahl (V) durch das Kniegelenk und der Zentralstrahl (Z) in beliebigem Winkel auf einen beliebigen Punkt des Unterschenkels. Die fertig bearbeiteten Filme können mit Hilfe der Maßstabbilder wieder so gelegt oder gehalten werden, wie sie bei der Aufnahme zueinander gelegen waren. Die Tibialänge kann dann mit Hilfe des Vergleichsmaßstabes direkt in absolutem Maß gemessen werden, unabhängig von der Focus-Filmdistanz und der Röhrenneigung. Würde man in Abb. 30 die Röhrenachse parallel zum Film stellen, d. h. die Röhre nicht kippen und den Zentralstrahl durch das Kniegelenk gehen lassen, so würde diese Einstellung weder an der Röntgenprojektion noch am Meßresultat das geringste ändern. Die Röhrenneigung hat nur Einfluß auf die Bildgüte und den Strahlenschutz und wird nur aus diesem Grund vorgenommen. Durch die Zentrierung des Röhrenfocus über dem Kniegelenk wird der Weg Focus-Sprunggelenk weiter als der Weg Focus-Knie. Hierdurch und durch die Verwendung verschiedener Filme besteht ein günstiger Belichtungsausgleich zwischen Knie und Sprunggelenk. Durch das Kippen der Röhre läßt sich außerdem das Aufnahmefeld gleichmäßig ausblenden. Bei nicht gekippter Röhre würde der Oberschenkel unnötige Strahlung abbekommen und müßte mit Blei abgedeckt werden.

Aus dem oben Dargelegten werden die bisher zur Messung einer ganzen Beinlänge vorgeschlagenen Methoden erst verständlich. Mann kann die bisher bekannt gewordenen Vorschläge in 4 Gruppen teilen: 1. Fernaufnahme; 2. Spaltblendenverfahren; 3. orthoradiographische Verfahren ohne oder mit Vergleichsmaßstab außerhalb der Objektebene und 4. Aufnahmen mit Vergleichsmaßstab in der Objektebene.

α) Fernaufnahmen

In ihrer Anwendung zum Messen der langen Röhrenknochen wurde die Fernaufnahme erstmals von Hickey (1924) beschrieben. Bertrand und Trillat (1948) haben für eine Femurlänge von 35 cm 7—8 mm Meßfehler angegeben. Dies entspricht bei einem Abstand

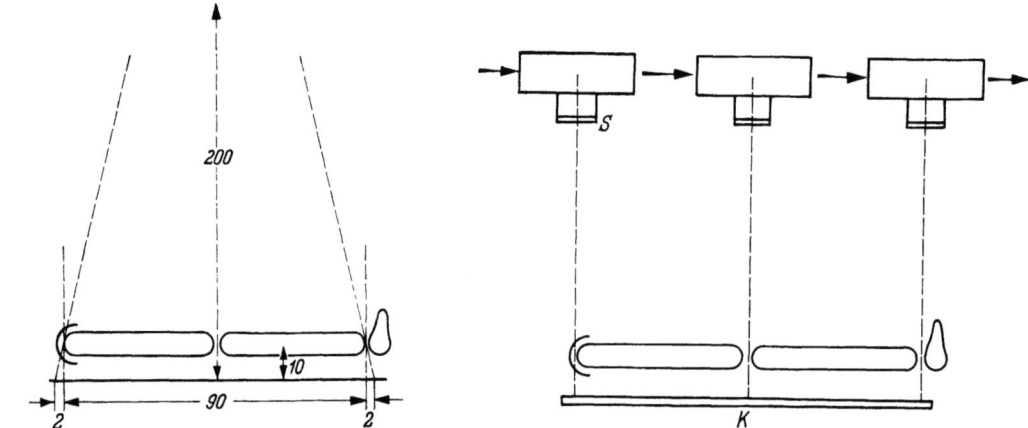

Abb. 31. Mehrere Zentimeter Meßfehler bei der Fernaufnahme eines ganzen Beines

Abb. 32. Spaltblendenverfahren nach Albers-Schönberg

des Femur zum Film von 10—11 cm einem Röhrenabstand von 5 m. Mit der Fernaufnahme aus 2 m ergeben sich bei einer Gesamtlänge von 90 cm 4 cm Meßfehler (Abb. 31), wenn die Maße nicht umgerechnet werden, wie es Pujatas (1954) vorschlägt, oder wenn nicht ein Vergleichsmaßstab in der Objektebene mitphotographiert wird. Vom letzten Vorgehen sagt allerdings Taillard (1956), ohne eine Begründung anzugeben bei der

Besprechung der einzelnen Meßmethoden zur Messung der langen Röhrenknochen, daß es nicht die gewünschte Genauigkeit biete. Ein Nachteil der Fernaufnahme ist außerdem die Verwendung übergroßer Filmformate.

β) Spaltblendenverfahren

Das von ALBERS-SCHÖNBERG (1905) zuerst für die Herzmessung beschriebene Verfahren, bei welchem die Meßstrecke unter kontinuierlicher Belichtung mit einem schmalen Spalt abgefahren wird, wurde von MILLWEE (1937) für die Knochenmessung erstmalig angewandt. GILL (1944) hat die praktische Durchführung ebenfalls beschrieben. HERZOG (1958) hat das Verfahren als „Rollmeßbild" neu beschrieben (Abb. 32).

Mit dem Spaltblendenverfahren ist die Knochenlänge exakt zu messen. Nachteile des Verfahrens sind jedoch der dazugehörige technische Aufwand, die mangelhafte Bildqualität, welche die Aufnahmen nur zum Messen verwertbar macht, das übergroße Filmformat und die Unmöglichkeit, auch in einer anderen Richtung als der Knochenlängsrichtung messen zu können (Markraum, Schenkelhals).

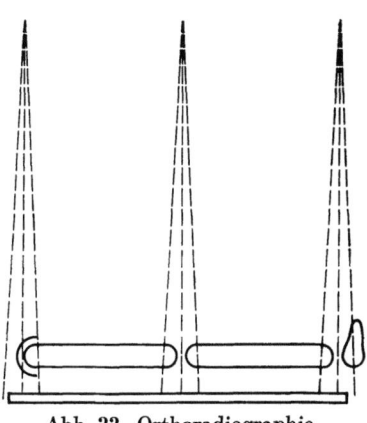 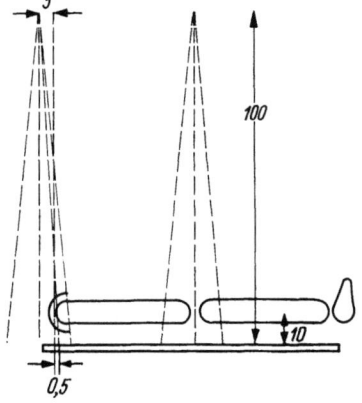

Abb. 33. Orthoradiographie

Abb. 34. Meßfehler durch Fehleinstellung bei der Orthoradiographie

γ) Orthoradiographische Verfahren ohne oder mit Vergleichsmaßstab außerhalb der Objektebene

Diese Methoden waren bisher am verbreitetsten. Sie arbeiten mit getrennten Aufnahmen der die Meßstrecke begrenzenden Gelenke. Die einzelnen Gelenke werden orthogonal, d. h. mit dem Vertikalstrahl dargestellt, entweder auf einem großen Film oder auf getrennten kleineren Filmen. Bei Verwendung eines großen Filmes (20/96 cm oder 30/90 cm) braucht kein Maßstab mitphotographiert zu werden. Es kann auf dem Film direkt gemessen werden. Bei Verwendung von getrennten kleineren Filmformaten, muß die fehlende Kontinuität des Filmes durch einen mitphotographierten Maßstab ersetzt werden (Abb. 33).

Da der Maßstab nicht in der Ebene des Objektes mitphotographiert wird, muß man sich darüber klar sein, daß er ohne Gefahr nur als Ersatz für die fehlende Kontinuität des Filmes benutzt werden kann. Er ist bei Verwendung eines langen Filmes daher überflüssig und führt bei Verwendung getrennter Filme bei Fehleinstellungen der Röhre (Vertikalstrahl neben dem Gelenkspalt) zu Meßfehlern (Abb. 34).

Bei einer Fehleinstellung im Hüftgelenk von 5 cm, was leicht möglich ist und auf dem Film nicht immer erkannt werden kann, resultiert bei der Aufnahme aus 100 cm bis zum nächsten exakt eingestellten Gelenk ein Meßfehler von 5 mm. Die Orthoradiographie mit Vergleichsmaßstab außerhalb der Objektebene erfordert daher, ob sie nun mit einem Film oder mit getrennten Filmen durchgeführt wird, ob mit oder ohne Kassettentunnel, in jedem Fall eine exakte Röhreneinstellung. Man muß sich außerdem darüber klar sein, daß man mit einem unmittelbar über dem Film mitphotographierten Maßstab auf dem Film die gleichen vergrößerten Maße erhält wie mit einem gewöhnlichen Meßlineal beim Ausmessen des Filmes. Die einzelnen Methoden der Orthoradiographie unterscheiden sich wenig voneinander. Sie sind alle gleich exakt, solange richtig zentriert wird, und geben alle den gleichen Fehler bei mangelhafter Zentrierung der Röhre (MERILL 1942; GREEN, WYATT und ANDERSON 1946; GOLDSTEIN und DREISINGER 1950; SANDAA 1952; TAIL-LARD 1956).

δ) Aufnahmen mit Vergleichsmaßstab in der Objektebene

Wird der Vergleichsmaßstab nicht unmittelbar über dem Film (Dach des Kassettentunnels, Tischplatte) oder auf der Haut des Patienten mitphotographiert, sondern jeweils in der Objektebene (Gelenkmitte), so brauchen überhaupt keine orthoradiographischen Aufnahmen angefertigt zu werden, und eine ungenaue Einstellung der Röhre führt zu keinem Meßfehler, da der Maßstab in gleichem Maße verprojiziert wird wie das Gelenk

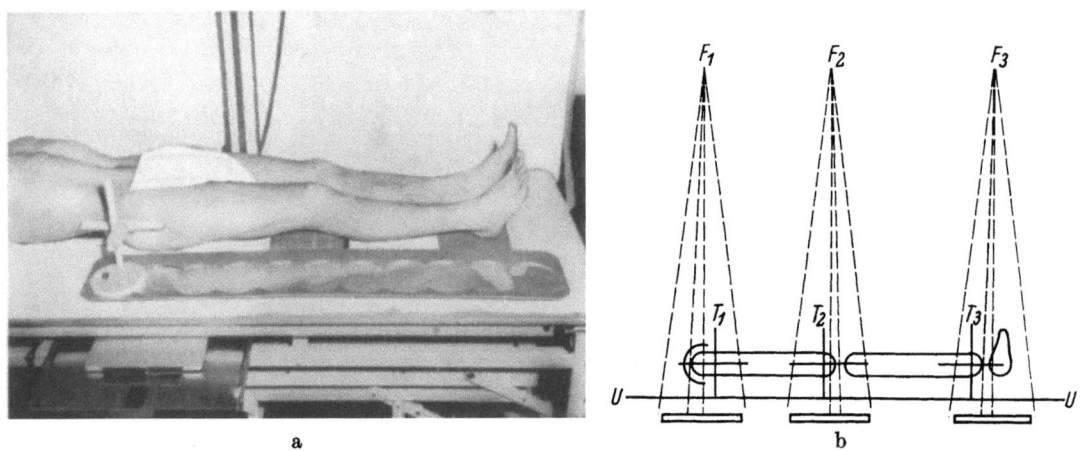

Abb. 35a u. b. Aufnahmetechnik zum Messen einer ganzen Beinlänge T_1, T_2, T_3 = Stellung der Teststrecke zur Orthodiametrie bei den 3 Aufnahmen. U-U = Verlängerungsuntersatz zur Teststrecke

(BÜCHNER 1959). Von jedem Gelenk werden auf getrennte, kleine Filmformate die auch sonst üblichen Standardaufnahmen angefertigt (Abb. 35). Das Hüftgelenk wird aus dem üblichen Focus-Filmabstand von 100—150 cm mit bewegter Flachblende aufgenommen, das Kniegelenk aus 100 cm und mit 5° Röhrenneigung auf einen Folienfilm mit Kassette unmittelbar unter dem Kniegelenk und das Sprunggelenk auf einen folienlosen Film ebenfalls aus 100 cm Focus-Filmabstand. Die Aufnahmen unterscheiden sich somit weder in ihren Belichtungsdaten, in ihrer Bildgüte, noch in ihrer Projektion von den Standardaufnahmen. Bei jeder Aufnahme wird der gleiche Vergleichsmaßstab (Teststrecke zur Orthodiametrie; Abb. 10) in der Objektebene mitphotographiert (Abb. 35b; T_1, T_2, T_3). Der Maßstab steht in den Aussparungen eines Verlängerungsuntersatzes (Abb. 35a und U-U in Abb. 35b) und wird von Gelenk zu Gelenk jeweils um einen bekannten und später auf dem Film erkennbaren Betrag weitergerückt. Es kann dabei so vorgegangen werden, daß jedes Gelenk bzw. jede Extremität gesondert aufgenommen wird — für beide Beine also 6 Aufnahmen —, oder es werden unbeschadet der Meßgenauigkeit nur 3 Aufnahmen angefertigt. Im letzten Fall besteht die Meßaufnahmeserie für beide Beine aus einer Beckenübersicht, einer Aufnahme beider Kniegelenke in einem Strahlengang und einer Aufnahme beider Sprunggelenke in einem Strahlengang. Der Maßstab wird dabei auf einer beliebigen Seite angeordnet.

Auf den Filmen sind die in den Verlängerungsuntersatz eingelassenen Verlängerungswerte $+0 + 10 + 20 \ldots + 100$ ablesbar. Das in Gelenkhöhe abgelesene Maß der Teststreckenskala ist jeweils um die ihrem Wert 10 nächststehende Verlängerungszahl zu

vermehren. In Abb. 36 beträgt das Maß,
das die Tangente an die Gelenkfläche
des medialen Femurcondylus anzeigt
7,2 + 60 = 67,2 cm. Von diesem Maß
sind 18 cm abzuziehen, da auf der Aufnahme des Hüftgelenkes nicht der Nullpunkt der Teststrecke, sondern der
Wert 18 in Höhe des Femurkopfes
stand. Analog beträgt die gesamte
Beinlänge bis zur Spitze des Außen-
knöchels 108,6—18 = 90,6 cm.

e) Sonstige Anwendungsgebiete

Gegenüber den bisherigen Haupt-
anwendungsgebieten der radiometrischen Größenbestimmung treten die
übrigen Anwendungsgebiete an Bedeutung
weit zurück. Im unmittelbaren Anschluß
an die Methoden zur Bestimmung der langen Röhrenknochen wäre hier vor allem die
Markraummessung und die Messung des
Schenkelhalses zur Vorausbestimmung der
Nagelbreite und Nagellänge zu erwähnen.
Zur Bestimmung der engsten Stelle des
Markraumes eines Röhrenknochens müssen
die Aufnahmen stets in zwei Ebenen angefertigt werden, da der Markraum nicht
überall einen kreisförmigen Querschnitt hat
und der Knochen als Ganzes meist eine
Krümmung aufweist, so daß bei Verwendung starrer Markraumnägel auch diese
Krümmung zu berücksichtigen ist. Da es
bei diesen Messungen auf den Millimeter ankommt, kann nur eine Meßmethode empfohlen
werden, die auch auf den Millimeter genau
arbeitet. Eine solche Genauigkeit erreicht man
nur durch das Mitphotographieren eines Maßstabes in der Ebene des Knochens, der das
Ablesen von Millimetern gestattet (vgl. Abb. 36).
Zur weiteren Erhöhung der Genauigkeit wird
eine primäre Vergrößerung des Bildes vorgeschlagen, d. h. die Anfertigung einer Aufnahme
in direkter Röntgenvergrößerung mit dem
Feinstfocus.

Zur *Schenkelhalsmessung* hat Attwood (1952)
eine eigene Methode angegeben, die sich im
Prinzip eng an bekannte Beckenmeßmethoden
anlehnt. Nach Entfernung des Patienten wird
in die Ebene des Schenkelhalses, also mit einer
Neigung von 12° zur Filmebene, eine Bleiplatte
gebracht, die mehrere schräg in einem Winkel von
127° verlaufende Reihen von kleinen Löchern mit Zentimeterabstand hat. Mit einer zweiten
Exposition wird dieses Lochsystem auf den Film aufbelichtet. Die Methode ist sicher sehr

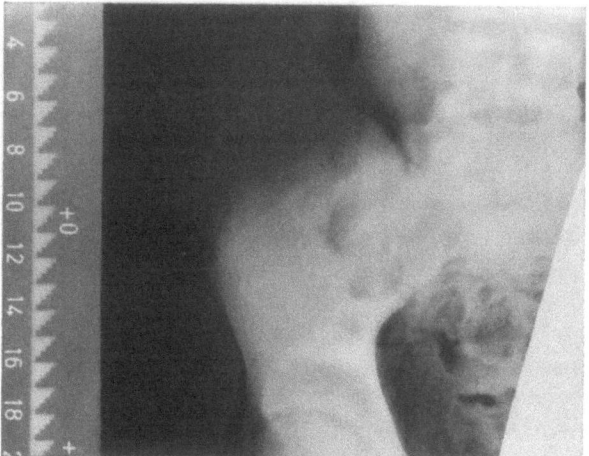

a

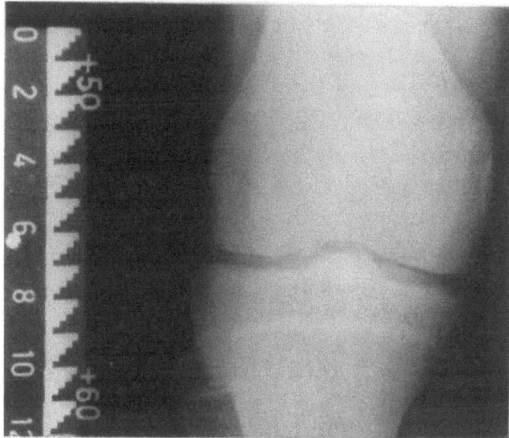

b

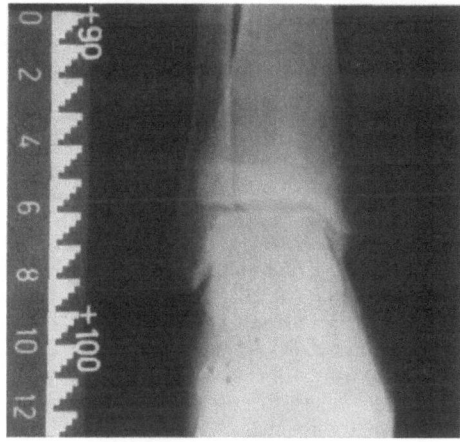

c

Abb. 36. Meßaufnahmen zur Bestimmung der
Beinlänge nach Büchner

exakt, aber unnötig kompliziert. Dem Gedanken, den Vergleichsmaßstab genau in die gleiche Winkellage und Richtung mit dem Schenkelhals zu bringen, könnte wieder die Auffassung von der Bedeutung des Zentralstrahls und der Lage des Objekts zu diesem zugrundeliegen, obwohl dies Attwood nicht ausdrücklich betont. In Wirklichkeit ist es jedoch gleichgültig, wo und in welcher Richtung der Maßstab mitphotographiert wird, solange er nur in der Ebene des Schenkelhalses liegt. Van Brunt (1956) konnte zeigen, daß ein Neigungswinkel des Schenkelhalses gegenüber dem Film bis zu 15⁰ völlig vernachlässigt werden kann. Wieland (1954) hat den Meßfehler bei Vernachlässigung des Antetorsionswinkels von 12⁰ für eine Meßstrecke von 10 cm mit 2,02 mm berechnet. Für die Nagellänge ist dies bedeutungslos. Wieland macht daher den Vorschlag, einen Vergleichsmaßstab in Höhe des Trochanter major gleich mitzuphotographieren. Machanik und Lieberman (1953) schlagen zur Schenkelhalsmessung die Schichtaufnahme vor und schichten neben der Hüfte ein System vertikaler, im Abstand von 1 cm stehender Drähte mit. Die Winkelmessungen am Hüftgelenk hat Müller (1956, 1957) eingehend dargestellt. Winkelmessungen am übrigen Skelet findet man in topographischer Einteilung in dem Atlas von Lusted und Keats (1959). Zur *Größenbestimmung auf Schichtaufnahmen* wurden weitere Vorschläge von Drummond und Schmela (1939), von Büchner und Wieland (1952) und von Franke (1954) gemacht. Gladysz (1956) berechnet die Weite der Gefäße und der Bronchien mittels Fernaufnahme und Schichtbild. Ebenso wie die Distanzmessungen von der Hautoberfläche zu einem Wirbelkörper, zum Hilus oder zu einem Tumor gehören diese Methoden dem Abschnitt über die Röntgenlokalisation an und werden dort besprochen. Auch die Vorausbestimmung der Schichttiefe selbst ist mehr eine Lokalisationsaufgabe als eine Größenbestimmung.

Der klinische Wert einer Reihe weiterer spezieller Meßmethoden ist als äußerst fragwürdig zu bezeichnen, da allein die normale anatomische Variationsbreite und die Aufnahmetechnik selbst hier kaum eine Messung verwertbar erscheinen lassen. Es gehören hierher die Vorschläge zum Messen der Zwerchfellbeweglichkeit (Weiger 1949), zur Messung der Distanz des Dens epistrophei (axis) vom vorderen Atlasbogen (Jackson 1950), der Weite des Spinalkanals beim wachsenden Wirbelkörper (Schwarz 1956), der Dicke der Halsweichteile zwischen Wirbelsäule und Kehlkopf (Hay 1939), der tibiofibularen Torsion (Rosen und Sandick 1955) und der Breite des Hilusschattens (Inada 1953; Rigler, O'Laughlin und Tucker 1952), ferner die Meßmethoden am Magen-Darmtrakt und den übrigen Viscera, von denen Lusted und Keats (1959) in ihrem Atlas der Röntgenbildmessung eine Auswahl bringen.

Literatur

Allgemeine Meßmethoden und Meßtechnik

Agostini, P. de: Beitrag zur Kenntnis der Orthophotographie. Fortschr. Röntgenstr. **15**, 115 (1910).

Albers-Schönberg, H.: Eine neue Methode der Orthophotographie. Fortschr. Röntgenstr. **9**, 389 (1905/06).

— Die orthoröntgenographischen Verfahren. In: Die Röntgentechnik, 3. Aufl., S. 555. Hamburg: Lucas Gräfe & Sillem 1910.

Barany, J.: Das Maß der Bildverzerrung am Röntgenbild. Mag. Radiol. **6**, 175 (1954).

Bardachzi, F.: Ein neuer orthodiagraphischer Durchleuchtungsapparat. Dtsch. med. Wschr. **1911**, 415.

Béclère, A.: Orthodiagraphie simplifiée. Bull. Soc. Radiol. Paris 1910.

Bergk, K., u. H. Chantraine: Vorrichtung zur Einschaltung der Lungenaufnahme durch den Herzschlag. Fortschr. Röntgenstr. **45**, 334 (1932).

Bischoff, L.: Portable orthodiagraph. Brit. J. Radiol. **31**, 510 (1926).

Brown, G. H.: Automatic compensation in roentgenographic pelycephalometry. Amer. J. Roentgenol. **78**, 1063 (1957).

Büchner, H.: Orthodiametrie, Teil I: Die Größenbestimmung mittels einfacher Röntgendurchleuchtung. Fortschr. Röntgenstr. **74**, 498 (1951).

— Orthodiametrie, Teil II: Die Lagebestimmung während einfacher Röntgendurchleuchtung und das Umrechnen verzeichneter Filmmaße mittels eines Spezialrechengerätes. Fortschr. Röntgenstr. **76**, 158 (1952a).

— Über Orthodiametrie. Die Größen- und Lagebestimmung mittels einfacher Röntgendurchleuchtung. Wien. med. Wschr. **1952b**, 473.

— Methodische und kritische Betrachtungen zur Röntgenplanimetrie. Fortschr. Röntgenstr. **78**, 732 (1953).

Büchner, H., u. H. Wieland: Eine einfache Größenbestimmung bei Körperschichtaufnahmen. Röntgenblätter 5, 227 (1952).

Burchard: Ein neuer Orthodiagraph. Dtsch. mil.-ärztl. Z. 1910, H. 23.

Calder, E.: A study of the variable angle as a measuring device of linear dimension. Brit. J. Radiol. 29, 386 (1956).

— The variable angle as a measuring device in radiography including tomography. Acta radiol. (Stockh.) 48, 453 (1957).

Ceresole, G.: La téléradiographie. Ref. Zbl. Röntgenstr. 1, 259 (1910).

Cottenot, P.: Présentation d'un appareil selecteur permettant la stéréoradiographie du thorax et la prise des radiographies du cœur à un temps quelconque de la révolution cardiaque. Bull. Soc. Radiol. méd. France 19, 281 (1931).

— Sélecteur cardio-respiratoire permettant la stéréoradiographie thoracique et la prise des radiographies du cœur en systole et en diastole. J. Radiol. Électrol. 17, 381 (1933).

Dessauer, F.: Das Trochoskop als Orthodiagraph. Arch. phys. Med. 3 (1907).

Drummond, D. H., and W. W. Schmela: Computation of dimension in planigraphy with mathematical instruments. Radiology 32, 550 (1939).

Eijkman, P. H.: Ein neuer Orthodiagraph. J. Radiol. 1908, Nr 11, Ref. Fortschr. Röntgenstr. 13, 350 (1908/09).

— Einschaltung der Röhre durch den Pulsschreibhebel. 81. Verslg Dtsch. Naturforscher u. Ärzte 1910.

Elischer, J. v.: Über Moment-Röntgenbilder des gesunden und kranken Herzens in verschiedenen Phasen seiner Tätigkeit. Z. klin. Med. 75, 45 (1912).

—, u. Engel: Orthodiagraphie. Orv. Hetil. 1907, Nr 33 u. 34.

Falkner, F., and S. Wisdom: Measurement of tissue components radiologically. Brit. med. J. 1952 II, 1240.

Forsell, G.: Eine Vorrichtung zur Röntgenographierung mit Kompression und Orthodiagraphierung im unmittelbaren Anschluß an die Durchleuchtung. Fortschr. Röntgenstr. 12, 109 (1908).

Franke, H.: Die Orthodiagraphie. München: J. F. Lehmann 1906.

— Direkte Größenmessung bei Körperschichtaufnahmen und intrathorakale Lagebestimmung mit Projektion auf die Körperoberfläche. Fortschr. Röntgenstr. 81, 205 (1954).

Franze, P. C.: The use of the diaphragma in x-ray work, with a note on orthodiagraphy. Arch. Roentg. Ray 10, 43 (1905).

— Orthodiagraphische Praxis. Leipzig: O. Nemmich 1906a.

— Theorie, Technik und Methodik der Orthodiagraphie. Arch. phys. Med. med. Techn. 1906b, 248.

— Zur Technik der Orthodiagraphie. Münch. med. Wschr. 1906c, 2300.

Franze, P. C.: Einige neuere röntgenologische Hilfsapparate. In: Röntgen-Taschenbuch, Bd. I: herausgeg. v. E. Sommer, Leipzig: O. Nemnich 1909a.

— Theoretische Grundlagen und Methodik der Orthodiagraphie. In: Röntgen-Taschenbuch Bd. I, herausgeg. v. E. Sommer, Leipzig: O. Nemnich 1909b.

Friton, B.: Röntgenrollbandmaß. Röntgenpraxis 15, 391 (1943).

Gay, P.: Une grille d'ortho-radioscopie. Bull. Soc. Radiol. méd. France 17, 140 (1929).

Geigel, R.: Über Bestimmung der wahren Größe von Organen etc. aus der Größe des Schattens im Röntgenbild. Münch. med. Wschr. 1909, 1646.

Gillet, R.: Über Fehlerquellen bei der Orthoröntgenographie. Fortschr. Röntgenstr. 9, 379 (1905/06).

— Ein Orthoröntgenograph einfacher Konstruktion. Fortschr. Röntgenstr. 10, 114 (1906/07).

— Die Orthodiagraphie, Gemeingut der Lazarette Dtsch. mil.-ärztl. Z. 1908.

— Über einen einfachen, präzis arbeitenden Vertikal-Orthoröntgenographen. Verh. dtsch. Röntg.-Ges. 5, 80 (1909).

Gladysz, B.: A proper calculation of the width of the tomogram. Pol. Przegl. radiol. 20, 183 (1956). Ref. Zbl. ges. Radiol. 52, 33 (1956/57).

Gocht, H.: Orthoröntgenoskopie. In Handbuch der Röntgenlehre, 3. Aufl. 1911.

Goldmann, H., u. R. Hagen: Zur direkten Messung der Totalbrechkraft des lebenden menschlichen Auges. Ophthalmologica (Basel) 104, 15 (1942).

Groedel, F. M.: Orthoroentgenography. Arch. Roentg. Ray 1907, 150.

— Moment- und Teleröntgenographie. Ärztl. Verein, München 1908. Ref. Fortschr. Röntgenstr. 13, 170 (1908/09).

— Zur Technik der Teleröntgenographie. Z. med. Elektrol. Röntgenk. 10, 168 (1908a).

— Über Moment- und Teleröntgenographie. Verh. dtsch. Röntg.-Ges. 4, 94 (1908b).

— Die Lungen-Fern- und -Abstandsaufnahme. Verh. dtsch. Röntg.-Ges. 16, 99 (1925).

—, u. R. Wachter: Diagnostische Bedeutung der (Röhren-) Fern- und (Platten-) Abstandsaufnahmen. Verh. dtsch. Röntg.-Ges. 17, 134 (1926).

Gross, M.: Orthoröntgenoskopie und Tiefenmessung mittels optischen Zeigers. Röntgenpraxis 7, 700 (1935).

Guilleminot, H.: Über einige Vorrichtungen zur Durchleuchtung des Körpers und zur Größenbestimmung der Organe. Fortschr. Röntgenstr. 5, 190 (1901/02).

— Sciagrammes orthogonaux du thorax (orthodiagraphie). C. R. Acad. Sci. (Paris) 1902a.

— Mode opératoire pour obtenir les projection orthogonales radioscopiques. Arch. Élect. méd. 1902b, 717.

— Nouveaux résultats de l'orthodiagraphie. Arch. Élect. méd. 1905.

HAENISCH, F.: Ein neuer Apparat zur „Ortho-photographie" mit horizontaler Lagerung. Fortschr. Röntgenstr. 9, 394 (1905).
— Orthophotographie. Verh. dtsch. Röntg.-Ges. 3, 146 (1907a).
— Ein neuer Apparat zur Orthophotographie, zugleich Trochoscop und Aufnahmetisch. Fortschr. Röntgenstr. 11, 99 (1907b).
HASSELWANDER, A.: Beiträge zur Methodik der Röntgenographie. Die Teleröntgenographie. Fortschr. Röntgenstr. 19, 356 (1912).
HAY, P. D.: The neck. Ann. Roentgenol. 9, (1939).
HEILBRON, L. G.: Über Fernaufnahmen. Acta radiol. (Stockh.) 6, 531 (1926).
HOFFMANN: Über einen praktischen Röntgen-tisch für orthodiagraphische Aufnahmen in horizontaler und vertikaler Lage. Med. Klin. 1907, 211, 230, 231.
HOLMQUIST, H. J.: Nomogram for roentgeno-graphic mensuration. Radiology 31, 198 (1938).
HOLZKNECHT, G.: Projektionsrichtung, Projektionsdistanz. Eine allgemeine röntgenologische Bemerkung. Fortschr. Röntgenstr. 44, 400 (1931).
HUISMANS, L.: Der Telekardiograph, ein Ersatz des Orthodiagraphen. Münch. med. Wschr. 1913, 2400.
— Telekardiograph. Zbl. Herz- u. Gefäßkr. (1915). Ref. Fortschr. Röntgenstr. 23, 539 (1915/16a).
— Telekardiographische Studien über Herzkonturen. Fortschr. Röntgenstr. 24, 561 (1916/17b).
IMMELMANN, M.: Über die Untersuchung mittels des Orthodiagraphen. Dtsch. Med.-Z. (1903).
— Die Orthodiagraphie. In: Röntgen-Taschen-buch, Bd. II, herausgeg. v. E. SOMMER, Leipzig: O. Nemnich 1909.
INADA, G.: Mensuration of the hilar shadow in the chest roentgenogram. Nagoya med. J. 1, 181 (1953).
INNES, G. S.: A slide rule for calculating the size of an object from the size of its shadow on an x-ray film. Brit. J. Radiol. 26, 158 (1953).
JAUBERT DE BEAUJEU, A.: Téléradiographie cardiopulmonaire instantanée à 5 mètres de distance. Bull. Soc. Radiol. méd. France 19, 341 (1931).
JENSCH, G.: Die Vergrößerungsverhältnisse am Durchleuchtungsschirm. Röntgenblätter 3, 158 (1953).
JOSNÉ, D., et A. LAQUERRIÈRE: Note sur l'instrumentation et la technique de la télé-radiographie du cœur et de l'aorte. J. Radiol. Èlectrol. 305 (1914).
KAISIN, F.: Orthoröntgenographischer Apparat. Int. Kongr. med. Electr. Röntgenk., Amsterdam 1908. Ref. Fortschr. Röntgenstr. 12, 427 (1908).
KIENBÖCK, R.: Ein vertikaler Orthodiagraph. Fortschr. Röntgenstr. 11, 357 (1907).
KÖHLER, A.: Technik der Herstellung fast ortho-röntgenographischer Herzphotogramme vermittels Röntgeninstrumentarien mit kleiner Elektrizitätsquelle. Wien. klin. Rdsch. 19, Nr 16, (1905).

KÖHLER, A.: The theory and technique of tele-roentgenography. Arch. Roentgen. Ray 12, 311 (1908).
— Teleröntgenograph und Universalgestell. Münch. med. Wschr. 1911, 139.
KORANYI, A. v., u. J. v. ELISCHER: Teleröntgeno-graphie des Herzens in beliebigen Phasen seiner Tätigkeit. Z. Röntgenk. 12, 265 (1910).
LARSSON, H.: An apparatus for the determination of the axial length of the eyeball. Acta radiol. (Stockh.) 30, 237 (1948).
LEVY-DORN, M.: Ein neues orthodiagraphisches Zeichenstativ. Fortschr. Röntgenstr. 8, 123 (1904/05).
— Einige Neuerungen im Röntgeninstrumenta-rium. Fortschr. Röntgenstr. 11, 303 (1907).
LIECHTI, A.: Eine vollautomatische Stereoauf-nahmeapparatur für die Thoraxdiagnostik. Fortschr. Röntgenstr. 65, 81 (1942).
LÖHR, R.: Lineal und Winkelmesser aus durch-sichtigem Material für röntgendiagnostische Zwecke. Röntgenpraxis 6, 191 (1934).
LUDWIG, H.: Röntgenaufnahmen des Herzens während bestimmter Aktionsphasen. Fortschr. Röntgenstr. 57, 515 (1938).
LUMENTUT, H. F.: Over teleroentgenography. Geneesk. T. Ned.-Ind. 1924, 487.
LUSTED, L. B., and T. E. KEATS: Atlas of roentgenographic measurement. Chicago: Year Book Publisher 1959.
LYSHOLM, E.: Röntgenoskopischer Modellierungs-apparat auch für Quersektion und Lokalisa-tion. Acta radiol. (Stockh.) 7, 189 (1929).
MACHANIC, H. J., and B. LIEBERMAN: A new device for radiographic measurements. Radio-logy 61, 405 (1953).
MEYER, H. R.: Herzphasengezielte Thoraxauf-nahmen. Helv. med. Acta 22, 191 (1955).
MOELL, G. G.: „Pantodiagrafo" apparecchio per disegnare le imagini roentgenoscopiche e ortodiascopiche. Radiol. med. (Torino) 103(1921).
MOELL, H.: Size of normale kidneys. Acta radiol. (Stockh.) 46, 640 (1926).
NEMENOW, M.: Zur Technik der Teleröntgeno-graphie. Russky Wratsch 1900, Nr 48. Ref. Fortschr. Röntgenstr. 15, 184 (1910).
PALMIERI, G. G.: Semplice e pratico dispositivo per ortodiagrafia. Radiol. med. (Torino) 438 (1920).
PODKAMINSKY, N. A.: Orthodiagraphie und Teleröntgenographie. Med. Welt 1929, 1724.
QUIRING, W.: Ein neuer Apparat für orthodia-graphische Messungen. Fortschr. Röntgenstr. 16, 229 (1910).
REVIGLIO, J. M.: Dispositif pour rendre plus aisée l'orthodiagraphie. J. Radiol. Électrol. 9, 179 (1925).
RIGLER, L. G., B. J. O'LOUGHLIN and R. C. TUCKER: Significance of unilateral enlarge-ment of the hilus shadow in the early diagnosis of carcinoma of the lung. Radiology 59, 683 (1952).
SCHMIDBERGER-JAKOBS, M.: Automatisches Ver-fahren zur Lokalisation und Größenbestim-mung von Fremdkörpern und Organen mittels

Röntgendurchleuchtung. Fortschr. Röntgenstr. **80**, 267 (1954).

SCHÖN, D., u. H. E. MAGNUS: Eine einfache Methode zur relativen oder absoluten Röntgenplanimetrie. Fortschr. Röntgenstr. **78**, 196 (1953).

SCHWARZ, G. S.: The width of the spinal canal in the growing vertebra with special reference to the sacrum. Maximum interpediculate distances in adults and children. Amer. J. Roentgenol. **76**, 476 (1956a).

— A device for measuring circumferences on roentgenograms. Radiology **66**, 97 (1956b).

SZENES, T.: Eine Methode der Distanzmessung mit Röntgendurchleuchtung. Radiol. clin. (Basel) **19**, 178 (1950).

TESCHENDORF, W.: Röntgen-Bildmessung in der inneren Medizin. Med. Klin. **1933**, 1478.

TÖRÖG, I. v.: Distanzbestimmungen im menschlichen Körper mittels Röntgendoppelbildern mit besonderer Berücksichtigung der exakten Bestimmung des geraden Durchmessers im Beckeneingang. Fortschr. Röntgenstr. **30**, 240 (1922).

WALSHAM, and HALLS: The orthodiagraph. Brit. med. J. **1907 II**, 651.

WEBER, A.: Eine Methode für Herzmomentaufnahmen in verschiedenen Phasen der Herzrevolution. 27. Kongr. Dtsch. Ges. Med. 1910.

WEIGER, H.: Einfache Methode zur Messung der Zwerchfellbeweglichkeit. Tuberk.-Arzt **3**, 340 (1949).

— Zwerchfellstand- und Beweglichkeit im Stehen und Liegen bei Pneumoperitoneum ohne und mit Bauchbinde. Tuberkulosearzt **5**, 525 (1951).

WIELAND, H.: Untersuchungen über die Meßgenauigkeit der Orthodiametrie nach Büchner. Röntgenblätter **7**, 27 (1954a).

— Über eine einfache Technik der Beckenmessung und Messung am übrigen Skelett. Radiol. clin. (Basel) **23**, 25 (1954b).

ZUPPINGER, A., u. E. SEEMANN: Zur Technik der Thorax- und Herzaufnahme. Fortschr. Röntgenstr. **75**, 183 (1951).

Herzgrößenbestimmung (Strecken und Flächen)

ACHELIS, W.: Zur orthodiagraphischen Darstellung der Herzspitze. Münch. med. Wschr. **1910**, 2225.

AGOSTINI, P. DE: Orthodiagraphische und radiographische Untersuchungen über die Größenveränderungen des Herzens in Beziehung zu Anstrengungen. Z. exp. Path. Ther. **7** (1910).

ALBERS-SCHÖNBERG, H.: Zur Technik der Orthoröntgenographie. Fortschr. Röntgenstr. **9**, 208 (1905/06).

— Die Bestimmung der Herzgröße mit besonderer Berücksichtigung der Orthophotographie. (Distanzaufnahme. Teleröntgenographie.) Fortschr. Röntgenstr. **12**, 38 (1908).

— Orthodiagraphie und ihre Technik. In: Röntgentechnik 1910.

ALTSTAEDT, E.: Praktische Herzgrößenbestimmung. Dtsch. med. Wschr. **1919**, 819.

ARENDT, J., u. H. BAUMANN: Größe- und Lagebestimmung der einzelnen Herzteile mittels des Flächenkymogramms in Ruhe und bei Arbeit. Klin. Wschr. **1931**, 1607.

ARKUSSKY, J. S.: Orthodiagraphie und Somatometrie des kindlichen Herzens und der Aorta. Vestn. Rentgenol. Radiol. **1925**, 143.

— Neue Ergebnisse zur Frage der Orthodiagraphie des Herzens. Fortschr. Röntgenstr. **44**, 39 (1931).

ASSMANN, H.: Die klinische Röntgendiagnostik der inneren Erkrankungen. Berlin: F. C. W. Vogel 1934.

BAINTON, J. H.: The transverse diameter of the heart. Amer. Heart J. **7**, 331 (1932).

BAKWIN, H., and R. M. BAKWIN: Body built in infants; growth of cardiac silhouette and thoraco-abdominal cavity. Amer. J. Dis. Child. **49**, 861 (1935).

BAMBERG, K., u. H. PUTZIG: Die Herzgröße im Säuglingsalter auf Grund von Röntgenfernaufnahmen. Z. Kinderheilk. **20**, 195 (1919).

BARDEEN, C. R.: A standard of measurement in determing the relative size of the heart. Anat. Rec. **10**, 176 (1915).

— Tables for id thni ae determination of the relative size of the heart by means of roentgenrays. Amer. J. Roentgenol. **4**, 604 (1917).

— Determination of size of heart by means of the X-rays. Amer. J. Anat. **23**, 423 (1918).

BEAUJARD, R.: Mesure radioscopique des ventricules cardiaques. Ann. Méd. **5**, 545 (1917).

BÉCLÈRE, A.: Sur la mensuration de l'aire du cœur à l'aide des rayons de Roentgen. Bull. Soc. Radiol. méd. France **1**, 677 (1900).

BEDFORD, D. E., and H. A. TREADGOLD: Size of healthy heart and its measurement. Lancet **1931 II**, 836.

BEHN, L.: Einrichtung zur Aufzeichnung des mit senkrechtem Röntgenstrahl hergestellten Herzschattens auf die Körperoberfläche zum Vergleich mit Perkussionsbefunden. Fortschr. Röntgenstr. **4**, 44 (1901).

BENEDETTI, P.: Die klinische Morphologie des Herzens und ihre Auswertungsmethodik bei Herzgesunden und Herzkranken. Ergebn. inn. Med. Kinderheilk. **51**, 531 (1936).

— Bemerkungen zur Arbeit von H. LUDWIG über „Röntgenologische Beurteilung der Herzgröße". Fortschr. Röntgenstr. **59**, 602 (1939a).

— Schlußwort zu der Erwiderung von H. LUDWIG. Fortschr. Röntgenstr. **59**, 608 (1939b).

—, e V. BOLLINI: Ricerche cliniche sulla morfogia del cuore; valutazione metrica e ispettiva del cuore dei cardiopazienti. Arch. Pat. Clin. med. **15**, 303 (1935); **16**, 85 (1936).

BERNUTH, F. V.: Zur Beurteilung der Herzgröße des Kindes nach dem Röntgenbild. Fortschr. Röntgenstr. **42**, 368 (1930).

— Radiologische Untersuchungen über die Herzgröße im Kindesalter. Ergebn. inn. Med. Kinderheilk. **38**, 69 (1931).

BLASIUS, W.: Herzmaße im Röntgenbild. Fortschr. Röntgenstr. **57**, 567 (1938).

— Die Genauigkeit der Herzgrößenbestimmung mit Hilfe der Herzfernaufnahme und mit dem

„orthodiametrischen" Durchleuchtungsverfahren nach H. Büchner. Fortschr. Röntgenstr. **79**, 653 (1953).

Böhme, W.: Die röntgenologische Beurteilung des Herzens. In: Beurteilung der Leistungsfähigkeit des Gesunden und Kranken. Herausgeg. von B. Adam, Leipzig 1931.

Bordet, E.: La dilatation du cœur. Étude radioscopique, Paris: Baillière 1926.

— Die Herzerweiterung im Durchleuchtungsbild. Übersetzt von A. Engster, Leipzig: Georg Thieme **1928**.

Boros, J. v.: Klinische Bewertung der röntgenologischen Untersuchungsbefunde des Herzens. Fortschr. Röntgenstr. **71**, 536 (1949).

Bourne, G., and B. G. Wells: Measurement of heart size. Lancet **1951** I, 17.

Bramwell, J. C.: Radiological diagnosis of cardiac enlargement. Brit. med. J. **2**, 597 (1933).

Brednow, W.: Röntgenatlas der Erkrankungen des Herzens und der Gefäße. München u. Berlin: Urban & Schwarzenberg 1951.

Breitmann, K.: Eine einfache Formel zur Bestimmung des transversalen Durchmessers des Herzens nach Körpergröße, Körpergewicht und Brustumfang. Z. Kreisl.-Forsch. **23**, 767 (1931).

Büchner, H.: Orthodiametrie, Teil I: Die Größenbestimmung mittels einfacher Röntgendurchleuchtung. Fortschr. Röntgenstr. **74**, 498 (1951).

— Die Herz- und Lungenkorrelation. Ein Beitrag zur Herzgrößenbeurteilung. Klin. Wschr. **31**, 65 (1953).

— Abschließende Stellungnahme zur Kritik von W. Blasius an der Orthodiametrie des Herzens. Fortschr. Röntgenstr. **82**, 821 (1955).

Buffoni, L., e B. M. Belotti: Osservazioni sui rapporti tra volume cardiaca, determinato mediante stratigrafia assiale transversa, e superficie cardiaca delimitata sul radiogramma frontale toracico, in soggetti di età pediatrica. Min. pediat. (Torino) **8**, 637 (1956).

Buskirk, E. M. van: Graphical method for obtaining the area of the heart shadow in the roentgen-ray study of heart diesase. Radiology **24**, 433 (1935).

Caffey, J.: Pediatric X-ray diagnosis. Chicago: The Year Book Publishers 1945.

Camp, O. de la: Zur Kritik der sogenannten modernen Methoden der Herzgrößenbestimmung. Fortschr. Röntgenstr. **6**, 267 (1903).

— Zur Methodik der Herzgrößenbestimmung. 21. Kongr. inn. Med., Leipzig 1904. Ref. Fortschr. Röntgenstr. **7**, 180 (1903/04).

Ceballos, J., and J. B. Jairo: Determination of individual enlargement of the ventricles. Radiology **58**, 844 (1952).

Chantraine, H.: Über das Röntgenbild des minderleistungsfähigen Herzens. Fortschr. Röntgenstr. **71**, 239 (1949).

— Bemerkungen zu dem Aufsatz von Blasius: Die Genauigkeit der Herzgrößenbestimmung mit Hilfe der Herzfernaufnahme und mit dem orthodiametrischen Durchleuchtungsverfahren nach H. Büchner. Fortschr. Röntgenstr. **80**, 274 (1954).

Chaumet: Orthodiagramm et téléradiographie du cœur. Bull. Soc. Radiol. méd. France **20**, 205.

Christ, W. H.: Über die Verwendbarkeit der Querdurchmessersumme zur Größenbeurteilung des Herzens. Radiol. clin. (Basel) **22**, 433 (1953).

Claytor, Th., and W. N. Meril: Orthodiagraphy in the study of the heart and great vessels. Amer. J. med. Sci. **138**, 549 (1909).

Clopatt, A.: Orthodiagraphiska undersökningar af hjärtat hos skolharn. Finska Läk.-Sällsk. Handl. **52**, 547 (1910). Ref. Fortschr. Röntgenstr. **17**, 119 (1911).

Cohn: An investigation of the size of the heart in soldiers by the teleroentgen method. Arch. intern. Med. **25**, (1920).

Comeau, W. J., and P. D. White: A critical analysis of standard methods of estimating heart size from roentgen measurements. Amer. J. Roentgenol. **47**, 665 (1942).

Daley, R. M., H. C. Ungerleider and R. Gubner: Evaluation of heart size measurements. Amer. J. Roentgenol. **48**, 551 (1942).

Davidsohn, F.: Die Herzdarstellung mittels Röntgenstrahlen. Dtsch. med. Wschr. **1908**, 1595.

Dedić, St.: Die Ermittlung der proportionalen Herzgröße. Fortschr. Röntgenstr. **57**, 153 (1938).

Dietlen, H.: Über die Größe und Lage des Herzens und ihre Abhängigkeit von physiologischen Bedingungen. Dtsch. Arch. klin. Med. **88**, 55 (1906).

— Orthodiagraphische Beobachtungen über Herzlagerung bei pathologischen Zuständen. Münch. med. Wschr. **1908a**, 9.

— Orthodiagraphische Beobachtungen über Veränderungen der Herzgröße bei Infektionskrankheiten, bei exsudativer Perikarditis und paroxysmaler Tachykardie, nebst Bemerkungen über das röntgenologische Verhalten der Pneumonie. Münch. med. Wschr. **1908b**, 2077.

— Orthodiagraphische Untersuchungen über pathologische Herzformen und das Verhalten des Herzens bei Emphysem und Asthma. Münch. med. Wschr. **1908c**, 1770.

— Orthodiagraphie und Teleröntgenographie als Methoden der Herzmessung. Münch. med. Wschr. **1913**, 1763.

— Zur Frage der akuten Herzerweiterung bei Kriegsteilnehmern. Münch. med. Wschr. **1916**, 248.

— Zur Frage des kleinen Herzens. Münch. med. Wschr. **1919**, 47.

— Über die Untersuchung von Hypertrophie und Dilatation im Röntgenbild. Zbl. Herz- u. Gefäßkr. **13**, 315 (1921).

— Über Herzgröße und Herzmessung. Klin. Wschr. **1922**, 2097.

— Herz und Gefäße im Röntgenbild. Leipzig: Johann Ambrosius Barth 1923.

— Herzgröße, Herzmeßmethoden; Anpassung, Hypertrophie, Dilatation, Tonus des Herzens. In Handbuch der normalen pathologischen Physiologie. Berlin 1926.

DIETLEN, H.: Fortschritte in der Röntgendiagnostik des Herzens. Münch. med. Wschr. **1935**, 1878.

— Über die klinische und physiologische Bedeutung der Herzgröße. Münch. med. Wschr. **1950**, 1261, 1345.

DILLON, J. G., u. J. B. GUREWITSCH: Herzmessungen in dorsoventralen und schrägen Durchmessern und ihre klinische Bedeutung. Fortschr. Röntgenstr. 51, 180 (1935).

DIMITROW, M.: Beitrag zum Studium des Herzschattens bei der Schirmbildphotographie. Fortschr. Röntgenstr. 63, 285 (1941).

EDENS, E.: Die Krankheiten des Herzens und der Gefäße. Berlin: Springer 1929.

EGGLI, A.: Eine Apparatur zur Auslösung herzphasensynchronisierter Thoraxaufnahmen zum Zwecke der Herzgrößenbestimmung und Lungenstereometrie. Radiol. clin. (Basel) 8, 51 (1939).

EPSTEIN, B. S.: Study of cardiac outline. Amer. Heart J. 12, 563 (1936).

ESGUERRA-GOMEZ, G.: El indice antropométrico y el diámetro transverso del corazón (cuadros de prediccion para los niños.) Bol. clin. de Marly 11, 1 (1949).

— Importance of the relation between the antropometric index and the transverse cardiac diameter for appraising the size of the heart. Radiology 57, 217 (1951).

EYSTER, J. A. E.: The size of the heart in the normal and in organic heart disease. Radiology 8, 300 (1927).

— Determination of cardiac hypertrophy by roentgenray methods. Arch. intern. Med. 41, 667 (1928).

—, and W. J. MEEK: Instantaneous radiographs of the human heart at determined points of the cardiac circle. Amer. J. Roentgenol. 7, 471 (1920).

FOGELSON, L. I., u. J. B. GUREWITSCH: Zur Methodik der Messung der Herzventrikel. Sborn. naučno-izsledov. Rab. 1, 36 (1936). Ref. Zbl. ges. Radiol. 24, 674 (1937).

FRAY, W.: Mensuration of the heart and chest in the left posteroanterior oblique position. A comparative study. I. Relation of the transverse diameter of the heart to the thorax. Amer. J. Roentgenol. 27, 177 (1932).

— II. Determination of type of cardiac enlargement (right or left). Amer. J. Roentgenol. 27, 363 (1932).

— III. Correlative measurements of the aortic arch and the thorax. Amer. J. Roentgenol. 27, 585 (1932).

— IV. Comparison of the transverse diameters of the heart and cardiothoracic indices of the chest obtained from the postero-anterior and left anterior oblique chest films. Amer. J. Roentgenol. 27, 729 (1932).

— The cardiomensurator, an instrument for the detection of cardiac enlargement by direct correlation of the transverse diameter of the heart with body weight and hight. Amer. Heart J. 19, 417 (1940).

FRIK, K.: Zur Deutung des Röntgenbildes im ersten schrägen Durchmesser. Fortschr. Röntgenstr. 29, 723 (1922).

FUCHS, G.: Eine röntgenologische Methode zur Bestimmung der Lage der Herzachse. Röntgenblätter 7, 241 (1954).

FUSS, W.: Prüfung der Werte des Herztransversaldurchmessers berechnet nach der Ludwigschen Formel. Röntgenblätter 3, 175 (1950).

GALLI: L'ortodiagrafia nella diagnose della malattie di cuore. Policlinico, Sez. 15 (1908).

GEIGEL, R.: Die klinische Verwertung der Herzsilhouette. Münch. med. Wschr. **1914**, 1220.

— Der reduzierte Herzquotient. Münch. med. Wschr. **1920**, 343.

GHILARDUCCI, F.: Sopra un metodo per ottenere la radiografia del cuore a volonta durante la sistole o durante la diastole. Bull. Radiol. acad. med., Roma 1912.

GILLET, R.: Über die Verschiedenheit der Resultate der Orthodiagraphie und der Percussion des Herzens. Fortschr. Röntgenstr. 9, 378 (1905a).

— Über Fehlerquellen bei der Orthoröntgenographie. Fortschr. Röntgenstr. 9, 379 (1905b).

GRIESEBACH, M.: Wie weit läßt sich die Herzkontur im Röntgenschirmbild mit den absoluten Herzmaßen im Orthodiagramm in Einklang bringen? Fortschr. Röntgenstr. 66, 24 (1942).

GROEDEL, F. M.: Zur Ausgestaltung der Orthodiagraphie. Münch. med. Wschr. **1906a**, Nr 17.

— Eine neue Zeichenvorrichtung und einige Verbesserungen am Orthodiagraph. 23. Kongr. inn. Med. 1906b, S. 704.

— Vorrichtung zur Ruhigstellung des Patienten während der Orthogrammaufnahme. 23. Kongr. inn. Med. 1906c, S. 712.

— Vorrichtung zur direkten und gemeinsamen Aufzeichnung des Orthodiagrammes und der Orientierungspunkte des Körpers auf eine ebene Fläche. Verh. dtsch. Röntg.-Ges. 2, 107 (1906d).

— Ortho-roentgenography. Arch. Roentg. Ray **1907**, 150.

— The examination of the heart by roentgen rays. Arch. Roentg. Ray 12, 303 (1908a).

— Die Normalmaße des vertikalen Herzorthodiagramms. Ann. städt. Krankenhäuser (München) 13, (1908b).

— Die Orthoröntgenographie. Anleitung zum Arbeiten mit parallelen Röntgenstrahlen. München: J. F. Lehmann 1908c.

— Über den Einfluß der Widerstandsgymnastik auf die Herzgröße. Mschr. phys.-diät. Heilmethoden 2, (1910a).

— Beobachtungen über den Einfluß der Respiration auf Blutdruck und Herzgröße. Z. klin. Med. 70, 47 (1910b).

— Erste Mitteilung über die Differenzierung einzelner Herzhöhlen im Röntgenbilde und den Nachweis von Kalkschatten in der Herzsilhouette intra vitam. Fortschr. Röntgenstr. 16, 337 (1910/11).

— Das Verhalten des Herzens bei kongenitaler Trichterbrust. Münch. med. Wschr. **1911a**, 684.

GROEDEL, F. M.: Welche Momente bedingen die verschiedene Größe respektive Form des vertikalen und horizontalen Herzorthodiagramms? Ann. städt. Krankenhäser (München) 14,(1911b)
— Die Röntgendiagnostik der Herz- und Gefäßerkrankungen. Berlin: H. Meusser 1912.
— Röntgenanatomische Studie zur Topographie der einzelnen Herzhöhlen. Arch. Roentg. Ray 18, (1912).
— Das Thoraxbild bei zentrischer (sagittaler, frontaler, schräger) und exzentrischer Röntgenprojektion. Fortschr. Röntgenstr. 20, 541 (1913a).
— Die röntgenologische Herzgrößenbestimmung auf Abwegen. In: Röntgen-Taschenbuch, Bd.V, herausgeg. v. E. SOMMER. Leipzig: O. Nemnich 1913b.
— Zur Röntgenuntersuchung des Herzens bei fraglicher Militärtauglichkeit. Münch. med. Wschr. 1915, 1781.
— Vereinfachte Ausmessung des Herz-Orthodiagramms nach Theo Groedel. Münch. med. Wschr. 1918a, 397.
— Die Dimensionen des normalen Aorto-Orthodiagramms. Berl. klin. Wschr. 1918b, 327.
— Vereinfachte Ausmessung des Herz-Orthodiagramms. Berl. klin. Wschr. 1918c, Nr 15.
— Die röntgenologische Untersuchung des kindlichen Herzens. Z. Kinderheilk. 29, 36 (1921).
— Der Querschnitt-Zeichenapparat und -Orthodiagraph. Fortschr. Röntgenstr. 28, 155 (1921/22).
—, und H. LOSSEN: Röntgendiagnostik in der inneren Medizin. München: J. F. Lehmann 1936.
GROTE: Wie orientieren wir uns am besten über die wahren Herzgrenzen? Dtsch. med. med. Wschr. 1902, 221.
GRUNMACH, E.: Über die Leistungen der X-Strahlen zur Bestimmung der Lage und Größe des Herzens. Verhdl. Dtsch. Naturforscher, Kassel 1903. Ref. Dtsch. med. Wschr. 1903, 335.
—, u. WIEDEMANN: Aktinoskopische Methode zur exakten Bestimmung der Herzgrenzen. Dtsch. med. Wschr. 1902, 601.
GUBNER, R., and H. E. UNGERLEIDER: A device for measurement of heart size in miniature roentgengrams and a substitute for teleroentgenography and orthodiascopy. Amer. J. Roentgenol. 52, 443 (1944).
GUILLEMINOT, A.: Mensuration des diamètres et de l'aire du cœur sur l'écran radioscopique sans graphique. Dispositif nouveau s'adaptant à un écran quelconque. Arch. Élect. méd. 1902.
GUREWITSCH, J. B.: Die Rolle der Vererbung und der Umwelt in der Variabilität der Herzgröße. Fortschr. Röntgenstr. 54, 62 (1937).
GUTTMANN, W.: Über die Bestimmung der sogenannten wahren Herzgröße mittels Röntgenstrahlen. Z. klin. Med. 58, 353 (1906).
HABBE, J. E.: The influence of posture on size and configuration of the heart as seen teleroentgenographically. Amer. J. Roentgenol. 76, 706 (1956).

HAMMER, G.: Die röntgenologischen Methoden der Herzgrößenbestimmung (nebst Aufstellung von Normalzahlen für Orthodiagramm und die Fernaufnahme). Fortschr. Röntgenstr. 25, 510 (1917/18).
— Die Herzfläche als Maßstab für die Herzgrößenbestimmung. Fortschr. Röntgenstr. 38, 1000 (1928a).
— Herz und Gefäße. In: Kurzes Handbuch der gesamten Röntgendiagnostik und Therapie, herausgeg. von KOHLMANN 1928b.
HANDWERCK, C.: Über die Bestimmung des Herzumrisses (nach Moritz) und deren Bedeutung für den praktischen Arzt. Münch. med. Wschr. 1902, 230.
HARET, G., et FRAIN: À propos de l'examen radiologique du cœur (étude quantitative). Bull. Soc. Radiol. méd. France 20, 35 (1932). Ref. Amer. J. Roentgenol. 30, 277 (1933).
HASSELWANDER, A.: Die Lage des Herzens im Inspirationszustand und die epigastrische Pulsation. Fortschr. Röntgenstr. 71, 419 (1949).
HAUDECK: Eine Revision der Methodik der röntgenologischen Herzgrößenbeurteilung. J-kurse ärztl. Fortbild. 9 (1918).
HECHT, A. F.: Die Verwertung der orthodiagraphischen Herzflächenmessung für die Beurteilung der Herzgröße im Kindesalter; mit Beiträgen zur Konstitution kreislaufkranker Kinder. Jb. Kinderheilk. 133, 26 (1931).
HERRNHEISER, G.: Die Tiefenlage der im Orthodiagramm randbildenden Herz-Gefäßpartien. Fortschr. Röntgenstr. 28, 372 (1921).
HERZ: Zur Orthodiagraphie des Herzens. Wien. klin. Wschr. 1907, 1291.
HERZUM, A.: Beitrag zur Frage der Herzgröße bei jugendlichen Sportlern. Z. Kreisl.-Forsch. 30, 197 (1928).
HEYERDAHL: Studien über die Orthodiagraphierung des Herzens und der Lunge bei Gesunden und Kranken. Inaug.-Diss. Christiania 1910.
HILBISH, TH. F., and R. H. MORGAN: Cardiac mensuration by roentgenologic methods. Amer. J. med. Sci. 224, 586 (1952).
HODGES, P. C.: A comparison of the teleroentgenogram with the orthodiagram. Amer. J. Roentgenol. 11, 466 (1924).
— The clinical value of roentgen measurement of heart size. Radiology 20, 161 (1933).
— Heart size from routine chest films. Radiology 47, 355 (1946).
—, and J. A. E. EYSTER: Estimation of cardiac area in man. Amer. J. Roentgenol. 12, 252 (1924).
— — Estimation of transverse cardiac diameter in man. Arch. intern. Med. 37, 707 (1926).
HOFFMANN, A.: Ein Apparat zur gleichzeitigen Bestimmung der Herzgrenzen in Verbindung mit den Orientierungspunkten und Linien der Körperoberfläche. Zbl. inn. Med. 1902, 473.
HOLLAENDER, L.: Die Bestimmung der Größe und Konfiguration des Herzens mittels Telediagramm. Fortschr. Röntgenstr. 36, 1217 (1927).

HOLZKNECHT, G., u. HOFBAUER: Respiratorische Größenschwankungen des Herzschattens. Jena 1907.

HOLZMANN, M.: Erkrankungen des Herzens und der Gefäße. In SCHINZ-BAENSCH-FRIEDL-UEHLINGER, Lehrbuch der Röntgendiagnostik, 5. Aufl. Stuttgart: Georg Thieme 1952.

HORNUNG, K.: Über Vorzüge und Fehler der Orthodiagraphie und der Frictionsmethode bei Bestimmung der Herzgrenzen. Verh. dtsch. Kongr. inn. Med. 1902, 427.

— Ist die Orthodiagraphie für exakte Herzuntersuchungen brauchbar? Wien. klin. Rdsch. 1903, Nr 37. Ref. Fortschr. Röntgenstr. 7, 47 (1903/04).

HUISMANS, L.: Der Telekardiograph, ein Ersatz des Orthodiagraphen. Münch. med. Wschr. 1913, 2400.

— Eine einfache Methode, die „Herzspitze" für die Messungen des Längsdurchmessers des Herzens sichtbar zu machen. Dtsch. med. Wschr. 1914, 1429.

— Telekardiographische Studien über Herzkonturen. Fortschr. Röntgenstr. 24, 561 (1916).

— Telekardiographie. Z. klin. Med. 85, (1918a).

— Über die verschiedenen Methoden der Herzmessung und Herzphasenbestimmung. Dtsch. med. Wschr. 1918b, 295.

IMMELMANN, M.: Die röntgenologischen Untersuchungsmethoden des Herzens und der großen Gefäße. Röntgenhilfe Nr 5 (1921).

INDA, A.: Eine einfache Methode zur röntgenologischen Beurteilung der Herzgröße. Dtsch. med. Wschr. 1926, 956.

JACOBS, L. G.: A new standard for heart size measurement. Radiology 52, 103 (1949).

JOHNSON, A. S.: Orthodiascopic measurements during fluoroscopy. U. S. armed Forces med. J. 1, 422 (1950).

JONSELL, S.: A method for determination of the heart size by teleroentgenography (A heart volume index). Acta radiol. (Stockh.) 20, 325 (1939).

O'KANE, G. H., F. D. ANDREW and ST. L. WARREN: A standardization roentgenologic study of the heart and great vessels in the left oblique view. Amer. J. Roentgenol. 23, 373, 405 (1930).

KARFUNKEL, W.: Über orthodiagraphische Untersuchungen am Herzen. Münch. med. Wschr. 1902, 93.

KEITH, T. S.: The cardiac outline. Lancet 1936 I, 1466.

KIRSCH, O.: Grundlagen der orthodiagraphischen Herzgrößen- und Thoraxbreitenbeurteilung im Kindesalter. Berlin: S. Karger 1929.

KLASON, T.: On a new method for the roentgenological examination of the heart. Abstr. Commun. 2nd Int. Congr. Radiol. Stockholm 1928, S. 45.

— On the horizontal orthoprojection of the heart. Acta radiol. (Stockh.) 11, 57 (1930).

KLEEMANN, M.: Über den Wert der Zahlen in der Orthodiagraphie. Dtsch. med. Wschr. 1919, 621.

KÖHLER, A.: Technik der Herstellung fast orthoröntgenographischer Herzphotogramme mittels Röntgeninstrumentarien mit kleiner Elektrizitätsquelle. Wien. klin. Rdsch. 19, Nr 16, (1905). Ref. Fortschr. Röntgenstr. 9, 76 (1905/06).

— Teleröntgenographie des Herzens. Dtsch. med. Wschr. 1908, 186.

KÖHNLE, H.: Herzbild-Maßstab für Röntgenaufnahmen. Röntgenpraxis 10, 563 (1938).

KOHLER, L.: Scheinbare Herzvergrößerung im Röntgenbild bei Trichterbrust. Fortschr. Röntgenstr. 71, 584 (1949).

KORANYI, A. v., u. J. v. ELISCHER: Teleröntgenographie des Herzens in beliebigen Phasen seiner Tätigkeit. Z. Röntgenk. 12, 265 (1910).

KREUZFUCHS, S.: Ein neues Verfahren der Herzmessung. Münch. med. Wschr. 1912, 1030.

KRÜGER, E.: Einfache behelfsmäßige Orthodiagraphie des Herzens. Dtsch. med. Wschr. 1927, 413.

KUTTNERMANN, G., and G. REYERSBACH: The value of special radiologic procedures in detecting cardiac enlargement in children with rheumatic heart disease. Amer. Heart J. 18, 213 (1939).

LANGE und FELDMANN: Das Herzgrößenverhältnis bei der Röntgendurchleuchtung. Mschr. Kinderheilk. 21 (1921).

LEMCKE, W.: Über die graphische Darstellung zur Umrechnung der Herzgröße auf Aufnahmen aus verschiedener Entfernung nach Blasius. Röntgenblätter 4, 68 (1951a).

— Untersuchungen über das minderleistungsfähige Herz. Fortschr. Röntgenstr. 74, 417 (1951b).

LEVY-DORN, M.: Einfache Maßstäbe für die normale Herzgröße im Röntgenbilde. Berl. klin. Wschr. 1910, 2017.

— Zur Beurteilung der Herzgröße. Berl. klin. Wschr. 1933.

—, u. S. MÖLLER: Einfache Maßstäbe für die normale Herzgröße im Röntgenbild. Z. klin. Med. 72, 563 (1911).

— — Zur Beurteilung der Herzgröße (Durchschnittsmaß und Individualmaß). Berl. klin. Wschr. 1916, 23.

LIBANSKY, W.: Orthodiagraphie als Kontrolle des Einflusses der Digitalistherapie. Čas. Lék. čes. 1913, 11. Ref. Fortschr. Röntgenstr. 21, 122 (1914a).

— Die Orthodiagraphie als Kontrolle der Digitalistherapie. Z. klin. Med. 80, 31 (1914b).

LIESE, E.: Beitrag zur Röntgenologie des Herzens. Dtsch. med. Rdsch. 93, H. 4 (1949).

LILIENSTEIN: Das Orthometer, ein Maßstab zur Größenbestimmung des Herzens am Röntgenschatten. Münch. med. Wschr. 1923, 1121.

LINCOLN, E. M., and R. SPILLMAN: Studies on heart of normal children; roentgen-ray studies. Amer. J. Dis. Child. 35, 791 (1928).

LORENZ, H. E.: Röntgenologische Herzgrößenbestimmung. Fortschr. Röntgenstr. 29, 35 (1922).

Ludwig, H.: Röntgenaufnahmen des Herzens während bestimmter Aktionsphasen. Fortschr. Röntgenstr. **57**, 515 (1938a).
— Röntgenologische Beurteilung der Herzgrößen im zweiten schrägen Durchmesser. Verh. dtsch. Ges. Kreisl.-Forsch. 356 (1938b).
— Röntgenologische Beurteilung der Herzgröße. Fortschr. Röntgenstr. **59**, 1, 139, 250, 607 (1939).
— Bedeutung und Technik der Herzgrößenbestimmung. Helv. med. Acta 8, 800 (1941a).
— Die röntgenologische Beurteilung der Herzgröße bei der Frau. Fortschr. Röntgenstr. **63**, 311 (1941b).
— Biologische Normen und ihre Grenzen. Klin. Wschr. **1942**, 233.
— Kritik des Herzlungenquotienten. Helv. med. Acta **13**, 352 (1946).
—, u. D. D. Goridis: Die Querdurchmessersumme als Maß der Herzgröße. Radiol. clin. (Basel) **22**, 293 (1953).
Lusted, L. B., and T. E. Keats: Atlas of roentgenographic measurements. Chicago: Year Book Publishers 1959.
Manara, M.: Die Beziehungen zwischen transversalem Durchmesser von Herz und Thorax in den verschiedenen morphologischen Konstitutionen. Rif. med. **42**, 821 (1926). Ref. Fortschr. Röntgenstr. **35**, 853 (1927).
Maresh, M. M., and A. H. Washburn: Size of the heart in healthy children. Amer. J. Dis. Child. **56**, 33 (1938).
Marzocchi, G.: L'orthodiagramma del cuore normale nei due sessi e nella diverse età. Radioterap. Fis. Med. **9**, 249 (1943).
— La valatazione della dimensioni cardiache all indagine schermografica. Radiol. med. (Torino) **43**, 16 (1957).
Du Mesnil de Rochemont, R.: Zur Methodik der Herzuntersuchung mittels des Orthodiagraphen. Festschr. für G. v. Rindfleisch. Leipzig: Wilhelm Engelmann 1907.
Meyer, R. R.: Heart measurement. A simplified method. Radiology **52**, 691 (1949a).
— A method for measuring children's heart. Radiology **53**, 363 (1949b).
Moritz, F.: Über eine einfache Methode, um beim Röntgenverfahren mit Hilfe der Schattenprojektion die wahre Größe der Gegenstände zu ermitteln. Kongr. inn. Med. Wiesbaden 1900. Ref. Berl. klin. Wschr. **1900a**, 400.
— Über die Bestimmung der wahren Größe von Gegenständen mittels des Röntgenverfahrens. Münch. med. Wschr. **1900b**, 509.
— Eine Methode, um beim Röntgenverfahren aus dem Schattenbilde eines Gegenstandes dessen wahre Größe zu ermitteln und die exakte Bestimmung der Herzgröße nach diesem Verfahren. Münch. med. Wschr. **1900c**, 992.
— Über exakte Größenbestimmung des Herzens mittels des Röntgenverfahrens. Ärztl. Verein, München 1900. Ref. Dtsch. med. Wschr. **1900d**, 191.
— Über die orthodiagraphischen Untersuchungen am Herzen. Münch. med. Wschr. **1902**, 1901.

Moritz, F.: Methodisches und Technisches zur Orthodiagraphie. Dtsch. Arch. klin. Med. **81**, 1 (1904).
— Über Veränderungen in der Form, Größe und Lage des Herzens beim Übergang aus horizontaler in vertikale Körperstellung. Zugleich ein weiterer Beitrag zur Methodik der Orthodiagraphie, insbesondere zu der Frage, wie die Orthodiagraphie des Herzens zu wählen sei. Dtsch. Arch. klin. Med. **82** (1905).
— Über die Bestimmung der sogenannten wahren Herzgrößen mittels Röntgenstrahlen. Z. klin. Med. **59**, 111 (1907a).
— Ergebnisse der Orthodiagraphie für die Herzuntersuchung. Straßburg. med. Z. **1907b**, Nr 8.
— Zur Geschichte und Technik der Orthodiagraphie. Münch. med. Wschr. **1908**, 671.
— Zur Beurteilung der Herzgröße. Fortschr. Röntgenstr. **38**, 993 (1928).
— Über die Norm der Form und Größe des Herzens beim Mann. Dtsch. Arch. klin. Med. **171**, 431 (1931).
— Die Beurteilung der Herzgröße nach ihrer Korrelation zu sonstigen Abmessungen des Körpers. Karlsbad. ärztl. Vortr. **21**, 1 (1931). Ref. Zbl. Radiol. **11**, 435 (1932a).
— Über die Norm der Form und Größe des Herzens bei der Frau. Dtsch. Arch. klin. Med. **172**, 462 (1932b).
— Über die Norm der Form und Größe des Herzens beim Mann und bei der Frau. Dtsch. Arch. klin. Med. **174**, 330 (1932c).
— Größe und Form des Herzens bei Meistern im Sport. Dtsch. Arch. klin. Med. **176**, 455 (1934).
Müller, E.: Radiologische Beobachtungen über Fehlerquellen der klinischen Herzgrößenbestimmung. Münch. med. Wschr. **1914**, 1270.
Musshoff, K., u. H. Reindell: Zur Röntgenuntersuchung des Herzens in horizontaler und vertikaler Körperstellung. I. Mitt. Der Einfluß der Körperstellung auf das Herzvolumen. Dtsch. med. Wschr. **1956**, 1001.
— — Zur Röntgenuntersuchung des Herzens in horizontaler und vertikaler Körperstellung. II. Mitt. Der Einfluß der Körperstellung auf die Herzform. Dtsch. med. Wschr. **1957**, 1075.
Nassim: Nouvelle méthode pour évaluer la superficie de la projection orthodiagraphique. Radiol. med. (Torino) **1914**, 115.
Neumaier, F.: Nomogrammi per la valutazione del cuore dell'adulto. Radiol. Prat. **2**, 4 (1952a).
— Sui nomogrammi cardiaci. Radiol. Prat. **2**, 58 (1952b).
Otten, M.: Die Bedeutung der Orthodiagraphie für die Erkennung der beginnenden Herzerweiterung. Dtsch. Arch. klin. Med. **105**, 370 (1912). — Leipzig: F. C. W. Vogel 1912.
Palmieri, G. G.: Sull'indagine radiologica del cuore in proiezione latero-laterale. Bull. Sci. med. **111**, 482 (1939). Ref. Zbl. ges. Radiol. **31**, 417 (1940).
Parkinson, J.: Enlargement of the heart. Lancet **1936 I**, 1337.

PERUSSIA, F.: Metodi e valore clinico della ortodiagrafia. Policlinico, Sez. prat. **1919**, 609.

POPPI, A., e G. MARCOCCHI: Formule dei previsione della grandezza del cuore nel vivente. Endocrinol. **15**, 417, 585 (1940); **16**, 60, 173 (1941). Ref. Zbl. inn. Med. **110**, 181 (1942); **111**, 586 (1942); **114**, 194 (1943).

POTAIN: De la mensuration du cœur pour la percussion et pour la radiographie. Comparaison des deux méthodes. Sem. méd. (Paris) **1901**, 53.

RADINO, G., e A. CARDANI: Rilievi clinico-radiologici nella silicosi polmonare. Applicazione di un metodo biometrico alla valutazione dell' area cardiaca reale. Minerva med. (Torino) **2**, 939 (1956).

RAUTMANN, H.: Untersuchungen über die Norm, ihre Bedeutung und Bestimmung. Jena: Gustav Fischer 1921.

— Untersuchungen über die Variabilität der Herzgröße. Verh. dtsch. Ges. inn. Med., 316 (1926).

— Zur röntgenologischen Untersuchung des Herzens von Sportsleuten. Med. Welt **1936**, 1097.

— Die Untersuchung und Beurteilung der röntgenologischen Herzgröße. Darmstadt: Steinkopff 1951.

—, u. F. HEISS: Zur Kenntnis der korrelativen Variabilität der orthodiagraphischen Herzgröße. Z. ges. Anat. **13**, 567 (1928).

REH, M.: Zur Bestimmung der wahren Organgröße aus der Größe des Röntgenschattens. Münch. med. Wschr. **1909**, 2116.

REINDELL, H.: Herz und Sport. Unsere heutige Einstellung zur Beurteilung der Herzgröße und zur Frage der Schädigung. Fortschr. Röntgenstr. **60**, 35 (1939).

— Größe, Form und Bewegungsbild des Sportherzens. Arch. Kreisl.-Forsch. **7**, 117 (1940).

REYHER: Über den Wert orthodiagraphischer Herzuntersuchungen bei Kindern. Jb. Kinderheilk. **64**, 216 (1906).

RIEDER, H.: Die Orthoröntgenographie des menschlichen Herzens. Arch. phys. Med. **1906**, 3.

RIGLER: Der Quadratograph. Ein Röntgenhilfsapparat. Münch. med. Wschr. **1914**, 1808.

ROESLER, H.: Die Grenzen des Normalen und Pathologischen im Röntgenbild des Herzens. Klin. Wschr. **1930**, 607.

— The relation of the shape of the heart to the shape of the chest. Amer. J. Roentgenol. **32**, 464 (1934).

— A roentgenological study of the heart size in athletes. Amer. J. Roentgenol. **36**, 849 (1936).

— Measurement of the cardio-vascular system. In: Diagnostic roentgenology. Edit. by R. GOLDEN, New York: Th. Nelson & Sons 1941.

ROESSLE, R., u. F. ROULET: Maß und Zahl in der Pathologie. Berlin: Springer 1932.

ROSENFELD, J.: Über die Methode zur Grenzbestimmung des Herzens. Berl. klin. Wschr. **1904**, 34.

SAHATCHIEFF, A.: Beitrag zur Röntgenuntersuchung des Herzens. Fortschr. Röntgenstr. **33**, 683 (1925).

SATTERTHWAITE: Fluorography for determining the position, size and movements of the heart. N.Y. Med. Rec. **1897**, 508.

SAVCENKOV, I.: Totale Orthoroentgenographie des Herzens und der Aorta. Vestn. Rentgenol. Radiol. **1953**, 68.

SCHAEDE, A., u. P. THURN: Größenbestimmung der Herzhöhlen mit dem Herzkatheter. Fortschr. Röntgenstr. **79**, 21 (1953).

SCHATZ: Das Maß für den Herzschatten. Z. ärztl. Fortbild. **39**, Nr 17, (1942).

SCHLOMKA, G., u. H. DAUM: Über die Spontanschwankungen der Herzgrößen beim Gesunden. Fortschr. Röntgenstr. **55**, 558 (1937).

SCHMITZ, K. L.: Das Maß für den Herzschatten. Z. ärztl. Fortbild. **39**, 384 (1942).

SCHRÖDER, G.: Herzform und Herzgröße im Röntgenbild bei vegetativer Dystonie. Z. Kreisl.-Forsch. **41**, 567, 688 (1952).

SCHWARTZ, G. S.: Determination of frontal plane area from the product of long and short diameters of the cardiac silhouette. Radiology **47**, 360 (1946).

SEGMÜLLER, G.: Bestimmung des planimetrischen Lungen/Herz-Quotienten (nach Rossi) bei Kindern im Alter von 0—10 Jahren und dessen graphische Darstellung nach Altersklassen und nach Thoraxgrößenklassen. Helv. paediat. Acta C **10**, 698 (1955).

SPIER, J.: Einfache Methode der Röntgenherzgrenzenbestimmung. Berl. klin. Wschr. **1912**, 1509.

STECHER, W. R.: Cardiac mensuration aided by horizontal orthodiagraphy. Amer. J. Roentgenol. **42**, 264 (1939).

STEINBACH, R.: Methode zur Messung von Strecken im Körperinnern am Röntgenschirm gezeigt an Transversaldurchmessern von Herzen. Fortschr. Röntgenstr. **35**, 1259 (1927).

STRAUSS u. VOGT: Einfaches Verfahren zur Bestimmung der Herzgröße. Fortschr. Röntgenstr. **18**, 272 (1911).

TAIPALE, L.: Undesta röntgenologisesta sydämensuuruus-suhdelevusta (Über einen neuen röntgenologischen Index der Herzgröße). Duodecim (Helsinki) **43**, 32 (1927). Ref. Zbl. ges. Radiol. **3**, 322 (1927).

TAMIYA, CH.: Über ein neues Prinzip für Größenbestimmung des Herzens und seine praktische Anwendung. Fortschr. Röntgenstr. **41**, 62 (1930).

TESCHENDORF, W.: Lehrbuch der röntgendiagnostischen Differentialdiagnostik der Erkrankungen der Brustorgane. Stuttgart: Georg Thieme 1958.

TEUBERN, K. v.: Orthodiagraphische Messungen des Herzens und des Aortenbogens bei Herzgesunden. Fortschr. Röntgenstr. **24**, 549 (1916).

— Ein elektrischer Schreibapparat für orthodiagraphische Röntgenuntersuchungen. Fortschr. Röntgenstr. **27**, 314 (1920).

THOMSON, C.: The estimation of the size and shape of the heart by the roentgen rays. Lancet **1896**. 1011, 1605.

Ungerleider, H. E., and C. P. Clark: Transversal diameter of the heart. Amer. Heart J. 17, 92 (1939).

—, and R. Gubner: Evaluation of heart size measurement. Amer. Heart J. 24, 494 (1942).

Vaquez, H., et E. Bordet: Le cœur et l'aorte. Études de radiologie clinique. Paris: Baillière 1913.

— — Radiologie du cœur et des vaisseaux de la base. Paris: Baillière 1928.

Veith: Über orthodiagraphische Herzuntersuchungen bei Kindern im schulpflichtigen Alter. Jb. Kinderheilk. 68, 205 (1908).

Voss, E.: Röntgenographische Größenbestimmung des Herzens im Säuglings- und Kleinkindesalter. Z. Kinderheilk. 48, 428 (1929).

Weber, A.: Über die Methoden der Herzgrößenbestimmung. Med. Klin. 1916, 93.

Weil, A.: Die röntgenologischen Methoden der Herzgrößenbestimmung und ihr Einfluß auf die Entwicklung der Herzperkussion. Straßburg. med. Z. 1916, Nr. 8.

Weiss, K.: Der Wert der Röntgenfernphotographie für vergleichende Untersuchungen der Herzgröße. Med. Klin. 21, 402 (1925).

— Über Methodik und Ergebnisse der röntgenologischen Herzgrößenbestimmung. Wien. klin. Wschr. 1933, 1113.

White, P. D., and P. D. Camp: Comparsion of orthodiagraphic and teleroentgenographic measurements of heart and thorax. Ann. intern. Med. 6, 469 (1932).

Wikner, E.: Normala ella icke normala hjärtan? Nord. med. T. 1933, 586.

Williams, F. H.: The importance of knowing the size of the heart; inacuracy of percussion in determining it as shown by X-ray examination. Med. Commun. Mass. Med. Soc. 1899, 175.

Zdansky, E.: Röntgenuntersuchung des Herzens. Wien. klin. Wschr. 1933, 432.

— Über die Veränderung der Herzgröße und -form nach einmaliger Arbeitsleistung. Z. klin. Med. 131, 112 (1936).

— Röntgendiagnostik des Herzens und der großen Gefäße. Wien. Springer 1949.

Zinskin, Th.: Entwicklung und Größe des Kinderherzens nach Messungen an Teleröntgenogrammen. Amer. J. Dis. Child. 30, 851 (1925).

Zondeck, H.: Eine Methode zur Messung der Herzgröße im Röntgenbild. Med. Klin. 1918, 289.

Zwaluwenburg, J. G. van: A plea for the use of the fluoroscope in the examination of the heart and the great vessels. Amer. J. Roentgenol. 7, 1 (1920).

—, and Warren: The diagnostic value of the orthodiagram in heart disease. Arch. intern. Med. 7, 131 (1911).

Herzvolumenbestimmung und Herzmodellierung

Assmann, H.: Die klinische Röntgendiagnostik der inneren Erkrankungen. Berlin: F. C. W. Vogel 1934.

Bardeen, C. R.: Estimation of cardiac volume by roentgenology. Amer. J. Roentgenol. 9, 823 (1922).

Berg, H. H.: Zur dreidimensionalen Herzdarstellung. Fortschr. Röntgenstr. 37, 920 (1928).

Björk, G.: On the relationship between the heart volume and various physical factors. Acta radiol. (Stockh.) 25, 372 (1944).

— Symposium über röntgenologische Herzvolumenbestimmung. Cardiologia (Basel) 14, 366 (1949).

Bollini, V.: Note di cardiovolumetria sperimentale. Radiol. Fis. med. 2, 358 (1935).

Braun, H.: Das Herzvolumen und seine Beziehung zu anderen hämodynamischen Faktoren unter Anwendung neuer röntgenologischer Untersuchungsmethoden. Arch. Kreisl.-Forsch. 32, 87 (1960).

Brednow, W.: Plastische Darstellung des Herzens. Z. klin. Med. 122, 382 (1932).

Broustet, P., C. Wangermez, P. L. Martin, J. Duhamel et H. Bricaud: Étude du volume cardiaque par la tomographie axiale transverse. J. Radiol. Électrol. 36, 770 (1955).

Büchner, H.: Über die Möglichkeit einer einfachen Herzvolumenbestimmung mit Hilfe der Orthodiametrie. Heft der Dtsch. Röntgen-Ges. 33. Tagg 1951.

— Das Röntgentopogramm. Ein einfaches Hilfsmittel zur räumlichen Orientierung in Diagnostik und Therapie. Fortschr. Röntgenstr. 91, 252 (1959).

—, u. M. Griese: Röntgenologische Herzvolumenbestimmung und Herzmodellierung. Bisherige Methoden und ein neuer Beitrag zur routinemäßigen klinischen Durchführung. Arch. Kreisl.-Forsch. 32, 292 (1960).

Buffoni, L., e B. M. Belotti: Osservazioni sui rapporti tra volume cardiaco, determinato mediante stratigrafia assiale transversa, e superficie cardiaca delimitata sul radiogramma frontale toracico, in soggetti di età pediatrica. Minerva pediat. (Torino) 8, 637 (1956).

Cignolini, P.: Le studio radiologico della volumetria cardiaca. Cuore e Circul. 12, 405 (1928).

Comeau, W. J., and P. D. White: Evaluation of heart volume determinations by Rohrer-Kahlstorf formula as clinical method of measuring heart size. Amer. Heart J. 17, 158 (1939).

Duhamel, J., P. L. Martin et M. Guillon: La méthode tomographique dans la mesure du volume d'un viscère plein sur le sujet vivant. Sc. et industr. photogr. 24, 485 (1953).

— — — et J. Broussin: La méthode tomographique dans la mesure du volume d'un viscère plein. Application au cœur. Acta radiol. (Stockh.) 41, 377 (1954).

Ekert, F.: Zum Ersatz der Herzfernaufnahme durch das Herzfernkymogramm. Röntgenblätter 12, 152 (1959).

Friedman, C. E.: The residual blood of the heart. A clinical x-ray and pathologico-anatomical study. Amer. Heart J. 39, 397 (1950).

Fuchs, G., u. O. Bayer: Eine neue Methode zur Bestimmung des Herzvolumens. Fortschr. Röntgenstr. **78**, 709 (1953).

—— Das Volumen des menschlichen Herzens und seine Bestimmung aus der Schichtaufnahme. Wien. klin. Wschr. **104**, 173 (1954).

Gebhardt, W.: Eine neue Methode der röntgenologischen Herzvolumenbestimmung mit Hilfe des simultanen Schichtverfahrens im Vergleich mit den bisher üblichen Methoden. Klin. Wschr. **35**, 1119 (1957).

Geigel, R.: Die klinische Verwertung der Herzsilhouette. Münch. med. Wschr. **1914**, 1220.

Gianelli, V.: Ricerche radiologiche sul volume del cuore e sull'indice cardiaco individuale nei bambini dai 6 ai 12 anni. Diario radiol. **10**, 161 (1931). Ref. Zbl. ges. Radiol. **12**, 573 (1932).

Grasser, H.: Distanzkymographie. Röntgenblätter **11**, 1 (1958).

Hergarten, L.: Die „Wägemethode", ein vereinfachtes Hilfsmittel bei der Herzvolumenbestimmung. Röntgenblätter **4**, 304 (1951).

Hol, R., and B. Thalberg: Nomogram for the estimation of the heart volume. Acta radiol. (Stockh.) **43**, 120 (1955).

Holzmann, M.: Erkrankungen des Herzens und der Gefäße. In: Schinz-Baensch-Friedl-Uehlinger, Lehrbuch der Röntgendiagnostik. 5. Aufl., Bd. III, S. 2679ff. Stuttgart: Georg Thieme 1952.

Jonsell, S.: A method for the determination of the heart size by teleroentgenography (a heart volume index). Acta radiol. (Stockh.) **20**, 325 (1939).

Kahlstorf, A.: Über eine orthodiagraphische Herzvolumenbestimmung. Fortschr. Röntgenstr. **45**, 123 (1932).

— Über Korrelationen der linearen Herzmaße und des Herzvolumens. Klin. Wschr. **1933**, 362.

— Möglichkeiten und Ergebnisse röntgenologischer Herzvolumenbestimmungen. Klin. Wschr. **1938**, 223.

Kjellberg, S. R.: Roentgenologic determination of the cardiac volume and some of its sources of error. Cardiologia (Basel) **14**, 374 (1949).

— The roentgenologic determination of heart volume. Acta med. scand. **145**, Suppl. 277, 25 (1953).

— H. Lönroth, and U. Rudhe: The effect of various factors on the roentgenological determination of the cardiac volume. Acta radiol. (Stockh.) **35**, 413 (1951).

— — — and T. Sjöstrand: Relationship between the heart volume and the blood volume and its physiological variability. Acta med. scand. **140**, 446 (1951).

— U. Rudhe, and T. Sjöstrand: The relation of the cardiac volume to the weight and surface area of the body, the blood volume and the physical capacity for work. Acta radiol. (Stockh.) **31**, 113 (1949).

Larsson, H., and S. R. Kjellberg: Roentgenological heart volume determination with special regard to pulse rate and the position of the body. Acta radiol. (Stockh.) **29**, 195 (1948).

Liljestrand, G., E. Lysholm, G. Nylin and C. G. Zachrisson: The normal heart volum in man. Amer. Heart J. **17**, 406 (1939).

Lind, J.: Heart volume in normal infants. Acta radiol. (Stockh.) Suppl. **82**, (1950).

Lindgren, G., u. S. Odén: Herzvolumenbestimmung auf Mikrofilmen. Acta radiol. (Stockh). **42**, 374 (1954).

Ludwig, H.: Röntgenologische Beurteilung der Herzgröße. Fortschr. Röntgenstr. **59**, 1, 139, 250, 607 (1939).

— Bedeutung und Technik der Herzgrößenbestimmung. Helv. med. Acta **8**, 800 (1941).

— Symposium über röntgenologische Herzvolumenbestimmung. Cardiologia (Basel) **14**, 366 (1949).

Lusted, L. B., and T. E. Keats: Atlas of roentgenographic measurement. Chicago: The Year Book Publisher 1959.

Lysholm, E.: Röntgenoskopischer Modellierungsapparat auch für Quersektion und Lokalisation. Acta radiol. (Stockh.) **7**, 189 (1926).

— G. Nylin and K. Quarna: The relation between the heart volume and stroke volume under physiological and pathological conditions. Acta radiol. (Stockh.) **15**, 237 (1934).

Moritz, F.: Methoden der Herzuntersuchung. In: Die deutsche Klinik usw., Bd. 4, S. 453ff. Berlin u. Wien: Urban & Schwarzenberg 1907.

Musshoff, K., u. H. Reindell: Zur Röntgenuntersuchung des Herzens in horizontaler und vertikaler Körperstellung. I. Mitt. Der Einfluß der Körperstellung auf das Herzvolumen. Dtsch. med. Wschr. **1956**, 1001.

— — Zur Röntgenuntersuchung des Herzens in horizontaler und vertikaler Körperstellung. II. Mitt. Der Einfluß der Körperstellung auf die Herzform. Dtsch. med. Wschr. **1957**, 1075.

Natvig, P.: The volume of the heart in Müller's and Valsalva's test. Acta radiol. (Stockh.) **15**, 657 (1934).

Nylin, G.: The relation between heart volume and stroke volume in recumbent and erect positions. Skand. Arch. Physiol. **69**, 237 (1934).

— T. Söllström u. O. Agren: Physiologische und pathologische Herzvolumenschwankungen. Verh. dtsch. Ges. Kreisl.-Forsch. **12**, 369 (1939).

Palmieri, G. G.: Ortodiagrafia e cardiovolumetria. G. Clin. med. **1**, 146 (1920a).

— Sulla possibilita di recostruire il cuore in plastica dal vivente con il sussidio dei raggi X. Mal. Cuore **4**, 69 (1920b).

— La ricostruzione plastica del cuore col sussidio dei raggi Roentgen. Radiol. med. (Torino) **1920c**, 134.

— Über meine Methode der plastischen Darstellung des Herzens am Lebenden. Acta radiol. (Stockh.) **10**, 127 (1929).

Reindell, H., K. Musshoff, H. Klepzig, H. Stein, P. Frisch, G. Metz u. K. König: Beitrag zur Funktionsdiagnostik des gesunden und kranken Herzens. Münch. med. Wschr. **1958**, 765.

REINDELL, H., R. WEYLAND, H. KLEPZIG u. K. MUSSHOFF: Über physiologische und pathologische Grundlagen der Röntgendiagnostik des Herzens. I. Mitteilung: Anpassungsvorgänge des gesunden Herzens an physiologische Belastungen. Dtsch. med. Wschr. 1955a, 540.
— — — — Über physiologische und pathologische Grundlagen der Röntgendiagnostik des Herzens. II. Mitteilung: Die Arbeitsweise des Herzens bei Herz- und Kreislauferkrankungen und ihre Rückwirkung auf die Herzgröße. Dtsch. med. Wschr. 1955b, 744.

ROHRER, F.: Volumenbestimmungen von Körperhöhlen und Organen auf orthodiagraphischem Wege. Fortschr. Röntgenstr. 24, 285 (1916).

SCHATZKI, R.: Plastische größen- und lagewahre Darstellung des Herzens. Fortschr. Röntgenstr. 37, 899 (1928).

TAKAHASHI, S., M. IMAOKA and T. SHINOZAKI: Rotatory crossgraphy (Study on rotatography. 3rd report). Tôhoku J. exp. Med. 54, 59 (1951).
—, and T. NIKAIDO: A method to take a radiogram of the body in three dimensions. Preliminary report. Tôhoku J. exp. Med. 52, 144 (1950).
— — Solidography. A method to take a radiogram of the body in three dimensions. Tôhoku J. exp. Med. 54, 121 (1951).
—, and T. SHINOZAKI: Solidography of the heart. Acta radiol. (Stockh.) 41, 435 (1954).

THURN, P.: Zur röntgenologischen Volumenmessung des Herzens. Fortschr. Röntgenstr. 90, 290 (1959).

WEGELIUS, C.: Untersuchungen über die Möglichkeit einer dreidimensionalen röntgenographischen Abgrenzung innerer Organe des menschlichen Körpers. Helsingfors: Mercators Tryckeri 1934.

Aortenmessung

BICKENBACH, O.: Die Messung des Querschnitts der Aorta ascendens. Arch. klin. Med. 121, 647 (1931).

DEDIĆ, St.: Die proportionale Aortenmessung in der Röntgenologie. Fortschr. Röntgenstr. 50, 42 (1934).

ENGELMEYER, E. v.: Aortenmessung mittels Fallkassette. Röntgenpraxis 7, 197 (1935).

ERDELI, J.: Die Bedeutung der Röntgenuntersuchung der Aorta in der klinischen Diagnostik. Fortschr. Röntgenstr. 35, 958 (1927).

FRIK, K.: Die normale Aorta im Röntgenbild. Verh. dtsch. Röntg.-Ges. 16, 29 (1925).

GROEDEL, F. M.: Die Dimensionen des normalen Aortenorthodiagramms. Berl. klin. Wschr. 1918, 327.

GUTIÉRREZ, J.: Las falsas mediciones radiològicas de aorta. Sem. méd. 2, 356 (1928).

HOLZKNECHT, G.: Das radiologische Verhalten der normalen Brustaorta. Wien. klin. Wschr. 1900, Nr. 10.

IRSY, J.: Eine neue und pünktliche Methode zur Bestimmung der Maßangaben der Thorakalaorta. Magyar Röntg. Közlöny 1941, 88.

KREUZFUCHS, S.: Die Brustaorta im Röntgenbild. Wien. klin. Wschr. 1916, 701.
— Über eine neue Methode der Aortenmessung. Med. Klin. 1920, 36.
— Isthmusmessung mittels transparenter Kreise. Med. Klin. 1935a, 1274.
— Altersbestimmung an Aortenröntgenogrammen von Lebenden und post mortem vermittels einer geometrischen Aortenmeßmethode. Wien. klin. Wschr. 1935b, 1355.
— Aortenverlauf und Meßbarkeit im Kindesalter. Fortschr. Röntgenstr. 54, 396 (1936a).
— Die einfachste Aortenmessung und ihre physiologische klinische Bedeutung. Wien. klin. Wschr. 1936b, 681.
— Aortométrie precise. Presse méd. 44, 2013 (1936c).
— Pulmonalismessung. Fortschr. Röntgenstr. 56, 756 (1937).

LAUBER, H., E. L. PRZYWARA u. G. VELDE: Zur Messung des Aortendurchmessers in bestimmter Pulsationsphase. Beitrag zur Schlagvolumenbestimmung auf physikalischem Wege. Z. klin. Med. 119, 67 (1931).

LINS, A.: Della misurazione geometrica del diametro del aorta. Radiol. med. (Torino) 23, 714 (1936).
— Eine Methode zur geometrischen Messung des Durchmessers der Aorta. Röntgenpraxis 9, 37 (1937).

LODWICK, G. S., and W. S. GLADSTONE: Correlation of anatomic and roentgen changes in arteriosclerosis and syphilis of the ascending aorta. Radiology 69, 70 (1957).

MAGARASEWICH, M.: Le diamètre de l'aorte normale. Arch. Mal. Cœur 46, 1128 (1953).

MOREAU, M.: A propos des mensurations de la crosse aortique. Bull. Soc. Radiol. méd. France 17, 215 (1929).

QUARESMA, L.: Geometrische Messung des Aortendurchmessers. Fortschr. Röntgenstr. 56, 743 (1937).

REICH, I.: Das Röntgenbild und die orthodiagraphische Messung der Aorta im zweiten schrägen Durchmesser. Fortschr. Röntgenstr. 34, 322, 472 (1926).

VAQUEZ, H., et E. BORDET: Le cœur et l'aorte. Étude de Radiol. clin. Paris, Baillère 1913.

WEISS, K., u. E. LAUDA: Die Kreuzfuchssche Methode der Aortenmessung. Dtsch. med. Wschr. 1921, 322.

ZDANSKY, E.: Zur Kritik der Kreuzfuchsschen Aortenmessung. Fortschr. Röntgenstr. 45, 40 (1932).

Beckenmessung und Fruchtmessung

ALBERT, W.: Über die Verwertung der Röntgenstrahlen in der Geburtshilfe. Zbl. Gynäk. 23, 418 (1899).

ALLEN, E. P.: Subpubic angle; radiologic aspects. Brit. J. Radiol. 16, 279 (1943).
— Radiologic pelvimetry. N. Z. med. J. 43, 116 (1944).
— Pelvimetry. N. Z. med. J. 43, 370 (1946).

ALLEN, E. P.: Standardised radiological pelvimetry. I. Quantitative aspects. Brit. J. Radiol. **20**, 45 (1947).

— II. Qualitative Brit. J. Radiol. **20**, 108 (1947).

— III. New method of measuring outlet. Brit. J. Radiol. **20**, 164 (1947).

— IV. Interpretation of pelvimetry. Brit. J. Radiol. **20**, 205 (1947).

ALLEN, H. W. VAN: Easy and accurate pelvimetry by the roentgen ray. Amer. J. Roentgenol. **3**, 367 (1916).

ANDREAS, H.: Weitere Ergebnisse der röntgenologischen Längenmessung der intrauterinen Frucht. Zbl. Gynäk. **72**, 485 (1950).

ARCHANGELSKI, B. A.: Eine neue Methode zur geburtshilflichen Beckenmessung und Bestimmung der Maße der Frucht. Arch. Gynäk. **124**, 606 (1925).

ARESIN, N., u. W. MÖBIUS: Vereinfachte Veramessung. Z. ärztl. Fortbild. **46**, 30 (1952).

ARTHURE, H. G. E.: Clinical value of X-ray pelvimetry. Postgrad. med. J. **25**, 255 (1949).

ASPLUND, J., and S. YDÉN: Roentgenologic estimation of pelvic outlet. Nord. Med. **45**, 48 (1951).

BALL, R. P.: Roentgenpelvimetry and fetal cephalometry. Surg. Gynec. Obstet. **62**, 798 (1936a).

— Pelvicocephalography. Amer. J. Obstet. Gynec. **32**, 249 (1936b).

— Pelvicocephalometry. Radiology **31**, 188 (1938).

— Adaption of fetal head to maternal pelvis in obstetric delivery. Radiogr. clin. Photogr. **15**, 3 (1939).

— Roentgenography: Pelycephalometry. In O. GLASSER, Medical Physics, Vol. II, p. 940. Chicago: Year Book Publishers. 1950.

— Radiologic examination of the obstetric patient. Radiology **58**, 583 (1952).

—, and R. GOLDEN: Roentgenographic obstetric pelvicephalometry in erect posture. Amer. J. Roentgenol. **49**, 731 (1943).

—, and S. S. MARCHBANKS: Roentgen pelvimetry and fetal cephalometry. New technique. Radiology **24**, 77 (1935).

BAYER, L.: Ein einfaches und zuverlässiges Verfahren der röntgenologischen Messung der conjugata vera im Anschluß an die Methoden von Guthmann und Granzow. Röntgenpraxis **8**, 446 (1936).

BOLAND, S. J.: Metodo radiografico semplice e preciso di pelvimetria interna. Rev. radiol. fis. med. **2**, 358 (1930).

— Radiology in antenatal care. J. Irish med. Ass. **36**, 30 (1955).

BERMAN, R.: Obstetrical roentgenology. Philadelphia: F. A. Davis 1955.

BICKENBACH, W.: Die röntgenologische Messung des Beckens durch frontale Sitzaufnahme, zugleich ein Versuch zur Messung des kindlichen Kopfes. Arch. Gynäk. **136**, 632 (1929).

BELOSAPKO, P. A., u. S. J. SACHTMEJSTER: Die klinische Bewertung der röntgenologischen Pelvimetrie. Akuš. i Ginek. **1953**, 28.

BERG, K.: Die Grundlagen und die Technik unserer Methode zur Messung der Conjugata vera (nach Guthman-Granzow-Bayer). Röntgenpraxis **8**, 447 (1936).

BORELL, U., and I. FERNSTRÖM: A pelvimetric method for the assessment of pelvic „mouldability". Acta radiol. (Stockh.) **47**, 365 (1957).

BORTINI, E.: Pelvimetria roentgen. Atti Soc. ital. Ostet. **42**, 192 (1954).

BOUCHACOURT, M. L.: Radiopelvimétrie du détroit supérieur au moyen d'une ceinture à repères. Bull. Soc. Obstét. Gynéc. Paris **1900a**, 534.

— Des procédés rationnels de radio-pelvimetrie du détroit supérieur. J. Obstét. Gynéc. Paris **1900b** Nr 7.

— De la radiographie du bassin de la femme adulte. La Radiographie **1900**, Nr 37. Ref. Fortschr. Röntgenstr. **3**, 198 (1900c).

— La radiopelvimétrie. Bull. Soc. Radiol. méd. Paris (1909). Ref. Fortschr. Röntgenstr. **15**, 62 (1910).

BROWN, G. H.: Automatic compensation in roentgenographic pelycephalometry. Amer. J. Roentgenol. **78**, 1063 (1957).

BRUSER, M.: A simple and accurate method of X-ray pelvimetry. Radiology **71**, 565 (1958).

BÜCHNER, H.: Orthodiametrie, Teil II: Die Lagebestimmung während einfacher Röntgendurchleuchtung und das Umrechnen verzeichneter Filmmaße mittels eines Spezialrechengerätes. Fortschr. Röntgenstr. **76**, 158 (1952a).

— Eine Vereinfachung röntgenologischer Beckenmessung unter Verwendung orthodiametrischer Messinstrumente. Fortschr. Röntgenstr. **77**, 478 (1952b).

— Eine weitere Vereinfachung der Röntgentiefenlotung. Fortschr. Röntgenstr. **78**, 205 (1953).

— Und noch einmal Beckenmessung. Fortschr. Röntgenstr. **80**, 653 (1954).

BULL, H. C.: Pelvimetry in obstetrics. Postgrad. med. J. **25**, 310 (1949).

CALDWELL, W. E., and H. C. MOLOY: Anatomic variations in the female pelvis. Classification and obstetric significance. Proc. roy. Soc. Med. **32**, 1 (1938).

— — Anatomical variations in the female pelvis and the affect in labor with a suggested classification. Amer. J. Obstet. Gynec. **26**, 479 (1939).

— — and D. A. D'ESOPO: A roentgenologic (stereoscopic) study of mechanism of engagement of the fetal head. Amer. J. Obstet. Gynec. **28**, 824 (1934).

— — and P. C. SWENSON: Use of roentgen ray in obstetrics. Technique of pelvioroentgenography. Amer. J. Roentgenol. **41**, 305 (1939a).

— — Use of roentgen ray in obstetrics. Mechanics of labor. Amer. J. Roentgenol. **41**, 719 (1939b).

CANTON, E.: Radiographie und Radiometrie in der Geburtshilfe. XIV. Int. Kongr. Med. Madrid 1903. Ref. Mschr. Geburtsh. Gynäk. **18**, 159 (1903).

CARABELLO, N. C.: A general formula for pelvicephalometry. Amer. J. Roentgenol. **71**, 21 (1945).

CAVE, P.: Precision method of cephalometry and pelvimetry. Brit. med. J. **1943 II**, 196.

CHAMBERLAIN, W. E., and R. R. NEWELL: Pelvimetry by means of the roentgen ray. Amer. J. Roentgenol. **8**, 272 (1921).

CHASSARD, et LAPINÉ: Étude radiographique de l'arcade pubienne chez la femme enceinte. Une nouvelle méthode d'appréciation du diamètre bi-ischiatique. J. Radiol. Electrol. **7**, 113 (1923).

CHASSEL, H.: Bestimmung des Flächeninhalts von Beckeneingängen mit Hilfe des Röntgenbildes. Fortschr. Röntgenstr. **36**, 770 (1927).

CICEK, J.: Zur Methodik der röntgenologischen Messung der Conjugata vera. Röntgenpraxis **8**, 306 (1936).

CLIFFORD, S. H.: The x-ray measurement of fetal head diameter in utero. Surg. Gynec. Obstet. **58**, 727 (1934a).

— Determination of weight and age of fetus in utero by aid of stereoroentgenometry. Surg. Gynec. Obstet. **58**, 959 (1934b).

— The stereo-roentgenometric method of fetometry and pelvimetry with obstetrical significance; based on 740 observations. W. Va med. J. **31**, 401 (1935).

COE, F. C.: Roentgenographic cephalopelvimetry. Amer. J. Roentgenol. **67**, 449 (1952).

COLCHER, A. E., and W. SUSSMAN: A practical technique for roentgen pelvimetry with a new positioning. Amer. J. Roentgenol. **51**, 207 (1944).

— — Practical x-ray pelvimetry (in obstetrics). Penn. med. J. **48**, 1156 (1945).

— — Changing concepts of x-ray pelvimetry. Amer. J. Obstet. Gynec. **57**, 510 (1949).

COLLER, J. S.: A new method of measurement of objects by x-rays with special reference to pelvimetry. S. Afr. med. J. **1956**, 788.

CURRY, R. W.: A simple method of roentgen pelvimetry. Amer. J. Roentgenol. **69**, 638 (1953).

DANFORD, D. N.: Practical application of roentgenography to clinical obstetrics. Quart. Bull. Northw. Univ. med. Sch. **22**, 223 (1948).

DAVIS, G. D.: Roentgenologic examination in obstetric cases. Lancet, N.Y. **74**, 222 (1954).

DESSAUER, F.: Beiträge zur röntgenologischen Beckenmessung. Verh. Ges. Geburtsh., Leipzig 1913.

DIPPEL, A. L.: The diagonal conjugate versus x-ray pelvimetry. Surg. Gynec. Obstet. **68**, 642 (1939).

—, and E. DELFS: Accuracy of roentgen estimates of pelvic and fetal diameters. Surg. Gynec. Obstet. **72**, 915 (1941).

DITTRICH, W., H. R. JABUSCH u. A. ROTHE: Die Radiocephalometrie, eine diagnostische Methode in der Geburtshilfe. Z. Geburtsh. Gynäk. **16**, 838 (1956).

DOEL, G.: Simplified method of pelvimetry using „pelvimetry protractor". Brit. J. Radiol. **24**, 653 (1951).

DONALDSON, S. W., and W. D. CHENEY: Prenatal estimation of birth weight by pelvicephalometry. Radiology **50**, 766 (1948).

DONNEPAU, A.: De la mensuration des diamètres du détroit supérieur par la radiographie. Thèse, Lyon 1906. Ref. Zbl. Gynäk. **32**, 1400 (1908).

DRÜNER, L.: Zur röntgenologischen Beckenmessung. Zbl. Gynäk. **52**, 2942 (1928).

— Stereogrammetrie in der Geburtshilfe. Zbl. Gynäk. **53**, 1824 (1929).

DYER, I.: Clinical evaluation of x-ray pelvimetry. Mississippi Doct. **28**, 232 (1950a).

— Clinical evaluation of x-ray pelvimetry. Study of 1000 patients in private practice (obstetrics). Amer. J. Obstet. Gynec. **60**, 302 (1950b).

— X-ray pelvimetry as a clinical aid. Tulane Med. Fac. **10**, 98 (1951).

DYROFF, R.: Aussprache zum Referat MARTIUS: Die geburtshilfliche Beckenaufnahme. Verh. dtsch. Röntg.-Ges. **19**, 57 (1928a).

— Die einfachste Messung des Mißverhältnisses zwischen kindlichem Kopf und mütterlichem Becken. Zbl. Gynäk. **52**, 2905 (1928b).

— Leistung und Wert der stereoskopischen Beckenmessung. Verh. dtsch. Röntg.-Ges. **20**, 46 (1929).

— Röntgendiagnostik der Sexualorgane. In: Jahrbuch für Röntgenologen, Bd. I, S. 109; Bd. II, S. 147. Berlin u. Leipzig: W. de Gruyter & Co. 1930 u. 1931.

— Die Verfahren zur röntgenologischen Beckenmessung und ihre Bedeutung für die Geburtshilfe. Radiol. Rdsch. **1**, 142 (1932). Ref. Zbl. ges. Radiol. **14**, 216 (1933).

EASTMANN, N. J.: Pelvic mensuration—a study in the perpetuation of error. Obstet. gynec. Surv. **3**, 301 (1948).

EBBENHORST-TENGBERGEN, J. VAN: Nieuwe methode van bekkenmeting. Ned. T. Geneesk. **1920**, 1988.

— De roentgenologische bekkenmeting. Disfestatie, Amsterdam 1924.

— Die Beckenmessung mittels der Redressionsmethode mit Vorführen eines dazu konstruierten Apparates. Abstr. Commun. II. Int. Congr. Radiol. Stockholm 1928, S. 57.

ENGELMAYER, E. v.: Das orthodiagraphische Prinzip im Dienste der Beckenmessung. Röntgenpraxis **7**, 289 (1935).

ERSKINE, J. P., G. KELHAM and P. P. WIUM: An assessment of the value of the Chassar-Moir graphs in the radiological investigation of cephalopelvic disproportion. J. Obstet. Gynaec. Brit. Emp. **60**, 312 (1953).

EWER, J. N., and C. B. BOWEN: Roentgen pelvimetry. Amer. J. Roentgenol. **29**, 462 (1933).

FABRE, J.: De la radiographie métrique. Lyon méd. **1899**, Ref. Fortschr. Röntgenstr. **4**, 194 (1900/01).

— De la radiopelvimétrie appliquée à la mensuration des diamètres du détroit supérieur. Arch. Élect. méd. **1900**, 432.

FERREIROS-ESPINOSA, A.: Progressos de la pelvimetria radiologica. Toko-ginec. práct. **16**, 111 (1957).

FOCHEM, K., u. V. GRÜNBERGER: Ergebnisse röntgenologischer und direkter Messungen der Conjugata vera. Med. Klin. 1954, 1176.

FRAY, W. W., and W. T. POMMERENKE: Roentgenographic pelvimetry and fetometry. Elimination of error due to movements between x-ray exposures. Radiology 32, 261 (1939).

FRECKER, E. W.: X-ray measurements and pelvic contraction. Med. J. Aust. 1, 532 (1945).

FRIEDMAN, L. J., and E. J. EUPHRAT: Roentgenpelvimetry—simplified parallax method. Amer. J. Roentgenol. 41, 541 (1939).

— M. MICHELS and A. F. ROSSITTO: Practical roentgenpelvimetry. Comparison of methods in 100 cases. Surg. Gynec. Obstet. 61, 735 (1935).

FUGAZZOLA, F., e A. TETTI: Studio per una metodica de pelvimetria radiologica. Radiol. med. (Torino) 38, 151 (1952).

GARLAND, L. H., R. D. PETTIT and P. SHUMAKER: Shape of female pelvis and its clinical significance. Roentgen and clinical study. Radiology 26, 443 (1936).

GAUSS, C. J.: Wie weit ist die Röntgenmessung der Conjugata vera praktisch brauchbar? Verh. dtsch. Röntg.-Ges. 21, 44 (1930).

GERMANN, D. R.: Teleroentgenographic pelvimetry. Preliminary report. Radiology 58, 548 (1952).

GIANTURCO, C.: Elastic ruler for roentgen pelvimetry. Radiology 49, 95 (1947).

GOOD, C. A.: Roentgenologic pelvimetry. Med. Clin. N. Amer. 25, 1019 (1941).

GRABER, E. A.: Simple method of x-ray pelvimetry. Amer. J. Obstet. Gynec. 41, 823 (1941).

—, and H. J. KANTOR: Direct measurements of Caldwell-Moloy x-ray plates. Amer. J. Obstet. Gynec. 45, 112 (1943).

GRANZOW, J.: Eine einfache Methode zur röntgenographischen Messung der Conjugata vera. Arch. Gynäk. 141, 155 (1930).

GREULICH, W. W., and H. THOMS: Dimensions of inlet of 789 white females. Anat. Rec. 72, 45 (1938).

GROTINS, R. T., and G. S. SCHWARZ: The technique of orthometric pelvimetry. X-ray Techn. 28, 328 (1957).

GRUNSPAN-DE BRANCAS, M.: La radiologie en obstétrique. J. Radiol. Électrol. 15, 273 (1931).

GUERRIERO, W. F., R. E. ARNELL and J. R. IRWIN: Pelvicephalography. Analysis of 503 selected cases. Sth. med. J. (Bgham, Ala.) 33, 840 (1940).

GUNN, K. V.: Analysis of consecutive radiological pelvimetries on European primiparae at the Queen Victoria Hospital. S. Afr. med. J. 28, 500 (1954).

GUTHMANN, H.: Die röntgenologische Messung der Conjugata vera. Arch. Gynäk. 133, 415 (1928a).

— Was leistet die seitliche Schwangerschaftsaufnahme für Wissenschaft und Praxis? Zbl. Gynäk. 52, 1905 (1928b).

— Eine Vereinfachung der Maßberechnung bei der seitlichen Schwangerschaftsaufnahme. Zbl. Gynäk. 53, 275 (1929).

HAENISCH, F.: Gynäkologische Beckenmessung mittels des Röntgenverfahrens. Mschr. Geburtsh. Gynäk. 36, 609 (1912).

HANSON, S.: New pelvimeter for measurements of bi-spinous diameter. Amer. J. Obstet. Gynec. 19, 124 (1930).

— Combined inlet and outlet pelvimeter. Amer. J. Obstet. Gynec. 28, 608 (1934).

— Internal pelvimetry as a basis for the morphological classification of pelves. Amer. J. Obstet. Gynec. 35, 228 (1938).

— The midplane biischial diameter. Amer. J. Obstet. Gynec. 64, 1374 (1952).

HARTLEY, J. B.: Obstetrical roentgenology. Brit. J. Radiol. 12, 193 (1939).

— Roentgenography in pregnancy. Med. Press 211, 86 (1944).

— Estimation of bi-spinous diameter in pelvimetry. Brit. J. Radiol. 22, 156 (1949).

HAWKSWORTH, W., and E. P. ALLEN: Radiological pelvimetry and the general practitioner. J. Obstet. Gynaec. Brit. Emp. 58, 203 (1951a).

— — Radiological pelvimetry and the specialist obstetrician. J. Obstet. Gynaec. Brit. Emp. 58, 591 (1951b).

HEATON, C. E.: Pelvioradiography, a clinical evaluation. N.Y. St. J. Med. 38, 83 (1938).

HERIK, M. VAN, and C. A. GOOD: Comperative accuracy of the Chassard-Lapiné and recumbent positions in roentgen measurement of the pelvic outlet. Radiology 54, 392 (1950).

HEUBLEIN, A. C., D. I. ROBERTS and R. T. OGDEN: Roentgen pelvimetry after the Thoms method with a simplification of technique. Amer. J. Roentgenol. 20, 64 (1928).

HEUMANN, J.: Die Methoden der röntgenologischen Beckenmessung. Bleicherode a. H.: C. Nieft 1939.

HEYNEMANN, TH.: Die Beckenuntersuchung mittelst Röntgenstrahlen und ihre praktische Bedeutung für die Geburtshilfe. Ergebn. Gynäk. 5, 237 (1912).

— Die diagnostische Verwertung der Röntgenstrahlen in der Geburtshilfe. Zbl. Gynäk. 73, 92 (1913).

HEYNES, O. S.: X-ray pelvimetry evaluation, with plea for simplicity. J. Obstet. Gynaec. Brit. Emp. 52, 148 (1945a).

— Influence of x-ray measurements on pelvic brim index. Brit. J. Radiol. 20, 31 (1945b).

HILDRETH, R. C.: Routine use of x-ray pelvimetry. J. Mich. med. Soc. 53, 282 (1954).

HIRSCH, J. S.: X-ray pelvic measurements. Amer. J. Obstet. Gynec. 4, 316 (1922).

HODGES, P. C.: Roentgen(stereoscopic) pelvimetry and fetometry. Amer. J. Roentgenol. 37, 644 (1937).

— The role of x-ray pelvimetry in obstetrics. Minn. Med. 32, 33 (1949).

—, and A. L. DIPPEL: The use of x-rays in obstetrical diagnosis, with particular reference to pelvimetry and fetometry. Surg. Gynec. Obstet. 70, 421 (1940).

Hodges, P. C., and J. E. Hamilton: Pelvic roentgenography in pregnancy. Further experiences with the 90° triangulation methods. Radiology 30, 157 (1938).

— — and J. W. Pearson: Roentgen measurements of the obstetrical conjugates of the pelvic inlet. Amer. J. Roentgenol. 43, 127 1940().

—, and A. C. Ledoux: Roentgen pelvimetry, a simplified stereo-roentgenographic method. Amer. J. Roentgenol. 27, 83 (1932).

—, and R. L. Nichols: Orthographic pelvimetry. Radiology 53, 238 (1949).

— — Pelvic dimensions in eutocia and dystocia. Radiology 57, 661 (1951).

Holzbach, E.: Der Flächeninhalt der Terminalebene. Zbl. Gynäk. 52, 3195 (1928).

Hooton, H.: Calculation for pelvimetry by x-rays. Brit. J. Radiol. 5, 617 (1932).

Ikeuchi, M.: Tokologisch-röntgenologische Studie des Beckens. II. Mitt. Becken- und Kindskopfmessung durch Frontalsitz- und seitliche Aufnahme. Mitt. jap. Ges. Gynäk. 31, Nr 14, (1936). Ref. Zbl. ges. Radiol. 25, 299 (1937).

Ince, J. G. H.: Value of cephalometry in estimation of fetal weight. J. Obstet. Gynec. Brit. Emp. 46, 1003 (1939).

Ingber, E.: La pelvimetria radiologica proiettiva col radiogrammetro Ingber. Fol. Gynaec. (Genova) 33, 295 (1936).

Isaacs, I.: Roentgen pelvimetry by different divergent distortion. Amer. J. Roentgenol. 63, 669 (1950).

Jackson, H.: Pelvimetry. A low irradiation technique for the transverse measurements. Med. Proc. 4, 541 (1958).

Jacobs, J. B.: Obstetric inclinometer, new instrument for measuring angulation of female pelvic planes. Amer. J. Obstet. Gynec. 15, 689 (1928).

— Significance of internal pelvimetry and the application of the obstetric inclinometer. Sth. med. J. (Bgham, Ala.) 22, 321 (1929).

— Roentgenographic pelvimetry; perfected technique with use of new apparatus. Sth. med. J. (Bgham, Ala.) 25, 828 (1932).

— The lateral roentgenogram; interpretation of its obstetrical value. Amer. J. Obstet. Gynec. 32, 76 (1936).

— Roentgenography in obstetrics. Radiology 28, 406 (1937a).

— Borderline pelvis-measurement. Amer. J. Obstet. Gynec. 33, 778 (1937b).

— Film scales for use in pelvimetric roentgenography. Amer. J. Obstet. Gynec. 40, 150 (1940).

— The lateral pelvic roentgenogram; its practical application. Obstet. Gynec. Surv. 2, 562 (1953a).

— The value of the lateral pelvic roentgenogram as an index of fetal maturity and type of maternal pelvis. Amer. J. Obstet. Gynec. 65, 897 (1953b).

Jalet, J.: A propos de la radiopelvimétrie. J. Radiol. Électrol. 30, 470 (1949).

Jarcho, J.: Roentgenography as an aid in obstetrical diagnosis. Amer. J. Surg. 12, 417 (1931a).

— Roentgenographic measurement of pelvic and cephalic diameters. Amer. J. Surg. 14, 419 (1931b).

— Recent advances in roentgenography as aid in obstetrical diagnosis. Med. J. Rec. 137, 235 (1933).

Javert, C. T.: Combined isometric and stereoscopic technique for examination (pregnancy-roentgenography). N. C. med. J. 4, 465 (1943). Rev. Radiol. (Chicago) 11, 145 (1944).

Johannson-Unnerus, C.-E.: Radiology in obstetrics. Acta obstet. gynec. scand. 35, 181 (1956).

— A radiological and obstetrical survey of the female pelvis. Acta obstet. gynec. scand. 36, Suppl. 8 (1957).

Johnson, C. R.: Stereoroentgenometry, method for mensuration by means of the roentgen ray. Amer. J. Surg. 8, 151 (1930).

— Roentgen mensuration by stereoroentgenometry. Radiology 25, 492 (1935).

— Pelvimetry by stereoroentgenometry. Amer. J. Roentgenol. 38, 607 (1937).

Josephs, S.: Growth of fetal biparietal diameter during last 4 weeks of pregnancy. Brit. med. J. 1949 II, 1440.

Kaiser, I. H., and E. J. Riefenbach: Radiologic outlet pelvimetry. Obstet. gynec. Surv. 2, 173 (1953).

Kaltreider, D. F.: Diagonal conjugate (including evaluation of Smellie's rule). Amer. J. Obstet. Gynec. 61, 1075 (1951a).

— The transverse diameter of the inlet. Amer. J. Obstet. Gynec. 62, 163 (1951b).

— Criteria of inlet contraction. What is their value? Amer. J. Obstet. Gynec. 62, 600 (1951c).

— Pelvic shape and its relation to midplane prognosis. Amer. J. Obstet. Gynec. 63, 116 (1952a).

— Criteria of midplane contraction. What is their value? Amer. J. Obstet. Gynec. 63, 392 (1952b)

— The contracted outlet. J. Amer. med. Ass. 154, 824 (1954a).

— The prediction and management of outlet dystocia. Amer. J. Obstet. Gynec. 67, 1049 (1954b).

Kaufman, J.: The planeogram. Analysis and practical application with especial reference to mensuration of the pelvic inlet. Radiology 27, 732 (1936).

Kaufmann, P., u. K. Bösch: Zur Methodik der röntgenologischen Beckenmessung. Z. Geburtsh. Gynäk. 17, 413 (1957).

Kehrer, E.: Vorläufige Mitteilung zur exakten röntgenologischen Beckenmessung. Zbl. Gynäk. 37, 55 (1913).

—, u. F. Dessauer: Versuche und Erfahrungen mit der röntgenologischen Beckenmessung. Münch. med. Wschr. 1914, 22.

Kendig, T. A.: Pelvicephalometry. Radiology 46, 391 (1946).

— Simple pelvimeter to be used with triangulation methods of pelvimetry. Radiology 50, 395 (1948).

KENNY, M.: Clinically suspect pelvis. Radiographic investigation in 1000 cases. J. Obstet. Gynaec. Brit. Emp. **51**, 277 (1944).

KIENLIN, H.: Geburtshilfliche Beckenuntersuchung mittels Röntgenstrahlen. Zbl. Gynäk. **52**, 2397 (1928).

KIRSCHHOFF, H.: Neue Erkenntnisse auf dem Gebiet der Röntgendiagnostik in der Geburtshilfe. Geburtsh. u. Frauenheilk. **13**, 289, 401 (1953).

KIRSTEIN, F.: Direkte oder indirekte Veramessung. Zbl. Gynäk. **45**, 919 (1921).

KLASON, T.: Radiologische Methoden zur Bestimmung der Conjugata vera. Acta radiol. (Stockh.) **1**, 308 (1922).

KLEINE, H. O.: Die geburtshilfliche Bedeutung des sogenannten langen Beckens — KIRSCHHOFF (ein Beitrag zur röntgenologischen Pelvimetrie), Zbl. Gynäk. **77**, 1569 (1955).

—, u. A. STRAHM: Die röntgenologische Messung der Conjugata vera obstetrica mit Röntgen-Tiefenlot und Teststrecke nach H. Büchner. Dtsch. med. Wschr. **1956**, 311.

KOERNER, J.: Die Röntgendiagnostik in der Geburtshilfe durch Aufnahmen von der Seite. Zbl. Gynäk. **52**, 1336 (1928a).

— Ergebnisse seitlicher Beckenaufnahmen. Röntgenpraxis **1**, 172 (1928b).

LAMY, R.: A propos de la radiopelvimétrie. J. Radiol. Électrol. **31**, 503 (1950).

LANGREDER, W., u. H. SCHÜLY: Zur Ausmessung von Skelettgrößen mittels direkter Maßstabprojektion auf das Röntgenbild unter besonderer Berücksichtigung der Conjugata-vera-Messung. Fortschr. Röntgenstr. **79**, 511 (1953).

LECHENGER, G. C.: Roentgen pelvimetry and fetometry; new formula. Radiology **40**, 589 (1943).

LEFF, B.: Tridimensional pelvimeter. Obstetr. gynec. Surv. **3**, 172 (1954a).

— Tridimensional pelvimeter. Clinical evaluation. Obstet. gynec. Surv. **4**, 197 (1954b).

LEVY, M., u. L. THUMIN: Beitrag zur Verwertung der Röntgenstrahlen in der Geburtshilfe. Dtsch. med. Wschr. **1897**, 507.

LIEBERMAN, J., G. SEGAL and P. S. ANDRESON: Simplified roentgen cephalometry. Amer. J. Obstet. Gynec. **67**, 76 (1954).

LIEPMANN, W., u. G. DANELIUS: Geburtshelfer und Röntgenbild. Berlin u. Wien: Urban & Schwarzenberg 1932.

LILIENFELD, A. M., E. TREPTOW and D. M. DIXON: Variation in interpretation of x-ray pelvimetry. Hum. Biol. **21**, 143 (1949).

LITWER, H.: Een apparat voor röntgenologische bekkenmetingen. Ned. T. Geneesk. **72**, 758 (1928).

— Roentgenpelvimetry. J. Obstet. Gynaec. Brit. Emp. **43**, 1158 (1936).

LUSTED, L. B., and T. E. KEATS: Atlas of roentgenographic measurements. Chicago: Year Book Publishers 1959.

MACDONALD, C., and S. THOMAS: One thousand complete pelvimetries. A radiological and obstetrical analysis. Med. J. Aust. **1**, 157 (1953).

MACKENZIE, W. R.: Roentgenographic pelvimetry. J. Obstet. Gynaec. Brit. Emp. **30**, 556 (1923).

— Roentgenographic pelvimetry. Brit. med. J. **1925 I**, 612.

—, and J. M. K. DAVIDSON: Roentgen rays and localization. Brit. med. J. **1897**.

MAGNIN, P., et E. NAUDIN: La radiopelvimétrie par double surimpression. Technique de son application aux différents plans pelviens. J. Radiol. Électrol. **36**, 534 (1955).

MAITLAND, D. G.: Pelvimetry. Review of modern methods. Med. J. Aust. **2**, 874 (1949).

MANGES, W. F.: Beschreibung einer Methode zur Messung des weiblichen Beckens. Amer. Roent. Ray Soc. 1910. Ref. Fortschr. Röntgenstr. **17**, 404 (1911).

— Roentgenographic pelvimetry. Amer. J. Obstet. Gynec. **65**, 622 (1912).

MARCH, H. C.: Accurate isometric roentgen pelvimetry in the erect posture. Amer. J. Roentgenol. **63**, 677 (1950).

MARCK, A., and A. MELAMED: Routine antepartum roentgenpelvimetry in primigravidas. Amer. J. Obstet. Gynec. **67**, 564 (1954).

MARIE, T., et J. CLUZET: Pelvimétrie radiographique. Arch. Élect. méd. exp. clin. 8, 66 (1900). Ref. Fortschr. Röntgenstr. **3**, 168 (1899/1900).

MARTIUS, H.: Über Beckenmessung mit Röntgenstrahlen: Die Fernaufnahme und der Kehrer-Dessauersche Beckenmeßstuhl. Fortschr. Röntgenstr. **22**, 601 (1914/15).

— Die Beckenmessung mit Röntgenstrahlen. Verh. dtsch. Röntg.-Ges. **14**, 57 (1923).

— Beckenmessung mit Röntgenstrahlen. Z. Geburtsh. Gynäk. **91**, 504 (1927). — Arch. Gynäk. **132**, 239 (1927).

— Die geburtshilflichen Beckenaufnahmen. Zbl. Gynäk. **52**, 3186 (1928).

— Welchen Wert hat die Röntgendiagnostik bei der Geburt beim engen Becken? Mschr. Geburtsh. Gynäk. **106**, 257 (1937).

MAYER, M.: L'intérêt clinique de la radiopelvimétrie en pratique hôpitalière. Sem. Hôp. Paris **1957**, 1812.

— J. CHALUT et F. MORIN: La contribution de la radiopelvimétrie et de la radiotypologie à l'établissement du prognostic obstétrical des bassins. Étude sur 1200 bassins. Bull. Féd. Gynéc. Obstét. franç. **6**, 260 (1954).

— R. HERVÉ, F. MORIN et J. CHALUT: Études de 281 épreuves du travail après controle radiologique (radiopelvimétrique et radiotypologique). Gynéc. et Obstét. **55**, 460 (1956).

McDOWELL, H. B.: A simple pelvimetric technique. Brit. J. Radiol. **25**, 666 (1952).

McELIN, T. W., S. B. LOVELADY, R. W. BRANDES, J. S. HUNTER and C. A. GOOD: A preliminary evaluation of Cave's roentgenographic method of fetal cephalography. Amer. J. Obstet. Gynec. **61**, 487 (1951).

McLANE, C. M.: Isometric method of x-ray pelvimetry as routine procedure. Amer. J. Obstet. Gynec. **50**, 495 (1945).

McLane, M. C.: X-ray pelvimetry. An evauailtion and appraisal. Obstet. Gynec. Surv. **3**, 218 (1954).

McSweeney, D. J.: The pelvic outlet. Amer. J. Obstet. Gynec. **63**, 765 (1952).

—, and A. M. Moloney: X-ray pelvimetry for general use. N. Engl. J. Med. **223**, 1043 (1940).

— — Combined x-ray and external pelvimetry in pregnancy. Amer. J. Obstet. Gynec. **46**, 102 (1943).

Mengert, W. F.: Pelvic measurements of 4144 Iowa women. Amer. J. Obstet. Gynec. **36**, 260 (1938).

— Estimation of pelvic capacity. J. Amer. med. Ass. **138**, 169 (1948).

— Delivering of patients with pelvic contraction. Amer. J. Obstet. Gynec. **68**, 250 (1954).

—, and W. C. Eller: Graphic portrayal of relative size of the pelvis. Amer. J. Obstet. Gynec. **52**, 1032 (1946).

Meschan, J., u. R. M. F. Farrer: in der Übersetzung von H. Peisker: Das Röntgenbild des normalen Menschen. Stuttgart u. Zürich: Medica Verlag 1958.

Möbius, W.: Die Strahlenbelastung bei geburtshilflicher Röntgendiagnostik. Fortschr. Röntgenstr. **75**, 734 (1951). — Arch. Gynäk. **180**, 253 (1951a).

— Welche Schlüsse erlaubt das röntgenologische Maß der vorderen Beckenhöhe auf die Geburtsprognose? Zbl. Gynäk. **73**, 1726 (1951b).

— Geburtshilfliche Röntgendiagnostik. Berlin: Akademische Verlagsgesellschaft 1957. — Zbl. Gynäk. **76**, 1402 (1954).

— Ein Gerät zur Durchführung geburtshilflicher Röntgendiagnostik, speziell der seitlichen Beckenmessung. Fortschr. Röntgenstr. **84**, 58 (1956). — Zbl. Gynäk. **78**, 632 (1956).

Moir, J. C.: The use of radiology in predicting difficult labor. J. Obstet. Gynec. Brit. Emp. **53**, 487 (1946); **54**, 20 (1947).

— The use of radiographs in assessing disproportion. Brit. med. J. **1949a**, 1437.

— Measuring obstetric value of pelvis. Use of „graph method" for interpretation of radiologic findings. J. Obstet. Gynaec. Brit. Emp. **56**, 189 (1949b).

—, and E. R. Williams: Discussion of radiologic diagnosis of disproportion. Proc. soy. Soc. Med. **36**, 359 (1943).

Moloy, H. C.: A new method of roentgenpelvimetry. Amer. J. Roentgenol. **30**, 111 (1933).

— Clinical and roentgenologic evaluation of the pelvis in obstetrics. Philadelphia W. B. Saunders Company 1951.

—, and C. M. Steer: A new method of quantitative estimation of cephalopelvic disproportion. Amer. J. Obstet. Gynec. **60**, 1135 (1950).

— — The obstetrical evaluation of the pelvis with special reference to roentgenology. Med. Clin. N. Amer. **35**, 771 (1951).

Moore, G. E.: Roentgen measurements in pregnancy; a few practical methods and simplified procedure used by author. Surg. Gynec. Obstet. **56**, 101 (1933).

Müller, H.: Weitere Erfahrungen mit der röntgenologischen Längenbestimmung des Kindes. Zbl. Gynäk. **64**, 546 (1940).

Naendrup, H.: Beitrag zur Röntgenbeckenmessung. Med. Welt **1938**, 1416.

Nicholson, C. J.: An experiment in x-ray pelvimetry. Lancet **1936 II**, 615. Ref. Zbl. ges. Radiol. **24**, 124 (1937).

— The interpretation of radiological pelvimetry. J. Obstet. Gynec. Brit. Emp. **45**, 95 (1938).

— Accurate pelvimetry. J. Obstet. Gynec. Brit. Emp. **50**, 37 (1943).

— Two main diameters at the brim of the female pelvis. J. Anat. (Lond.) **79**, 131 (1945).

Notter, A., et R. Bouillet: Étude radio-pelvimétrique de la symphyse pubienne dans les bassins normaux et pathologiques. Gynéc. et Obstét. **51**, 65 (1952).

— — Röntgenpelvimetrische Untersuchung der Symphyse bei normalen und pathologischen Becken (auf Grund von 216 Beobachtungen). Bull. Fac. Méd. Istanbul **16**, 453 (1953).

Nuvoli, U., e A. Capua: Un nuovo metodo di pelvimetria radiologica. Ann. Radiol. Fis. med. (Bolognia) **10**, 470 (1936).

Palmrich, A. H.: Ein einfaches, genaues Verfahren zur röntgenologischen Messung der Conjugata vera. Zbl. Gynäk. **65**, 1342 (1941).

Pensa, P.: Radiopelvigoniométrie. Bull. Soc. Méd. Lég. France **1928**, 329.

Perez Acosta, F.: La pelvi-cefalometria radiográfica como auxiliar pronóstico del parto. Rev. méd.-quir. Oriente **12**, 64 (1951).

Perlberg, H. J.: Measurement of true conjugate with aid of new lightweight rule. Amer. J. Roentgenol. **45**, 935 (1941).

Pfahler, G. E.: Messung der Beckendurchmesser. Amer. Roentgen Soc. 1906. Ref. Fortschr. Röntgenstr. **10**, 375 (1906/07).

— Bestimmung des Durchmessers des weiblichen Beckens auf radiographischem Wege. Amer. Quart. Roentgenol. **1**, H. 4, (1907). Ref. Fortschr. Röntgenstr. **12**, 77 (1908).

Pickhan, A., u. K. G. Zimmer: Die Herabsetzung der Strahlendosen bei gynäkologischen Röntgenuntersuchungen. Fortschr. Röntgenstr. **55**, 86 (1937).

Pimblett, G. W., and T. G. E. White: An assessment of the value of antenatal radiological pelvimetry based on 500 successive pelvimetric examinations. J. Obstet. Gynaec. Brit. Emp. **62**, 17 (1955).

Pinard u. H. Varnier: Beckenphotographie und Beckenmessung mittels X-Strahlen. XII. Internat. med. Kongr. Moskau 1897. Ref. Zbl. Gynäk. **21**, 1145 (1897). — Fortschr. Röntgenstr. **1**, 113 (1898).

Pizon, P.: Radiodiagnostique obstétrical. Ed. d'expansion scient. française 1948.

Portes, et Blanche: Étude critique des procédés radiopelvimétriques. Gynéc. et Obstét. **10**, 416 (1924).

Rappaport, E. M., and S. L. Scadron: Pelvioradiography and clinical pelvimetry. J. Amer. med. Ass. **112**, 2492 (1939).

REICHENMILLER, H.: Zur Technik der seitlichen Röntgenaufnahme des Beckens. Röntgenpraxis 1, 811 (1929a).
— Zur Frage der Beckenaufnahme von der Seite. Verh. dtsch. Röntg.-Ges. 20, 52 (1929b).
REITER, M.: Über das Problem der seitlichen Beckenaufnahmen und der Beckenmessungen. Fortschr. Röntgenstr. 42, 372 (1930).
REUTER, E. C., and R. J. REEVES: Roentgen pelvimetry. A simplified method. Amer. J. Roentgenol. 42, 847 (1939).
RIBBING, S.: Beitrag zur röntgenologischen Pelvimetrie und Cephalometrie in utero. Acta radiol. (Stockh.) 13, 591 (1932).
ROBERTS, R. E.: Internal pelvimetry by x-rays. Brit. J. Radiol. 32, 11 (1927).
ROSA, P. A.: Pelvimétrie. Brux.-méd. 32, 818 (1952).
— Une nouvelle méthode de radiocéphalométrie. Bull. Féd. Gynéc. Obstét. franç. 8, 545 (1956).
—, et C. PIRSON: Curseur radiopelvimétrique. Brux.-méd. 34, 973 (1954).
ROTH, L. G.: A pelvic study. Complete pelvimetry, including the news of a proposed new system of pelvic profile description. Amer. J. Obstet. Gynec. 66, 302 (1953a).
— Outlet pelvimetry and the symphysis-biparietal and sacral-biparietal diameters. Surg. Gynec. Obstet. 96, 704 (1953b).
ROWDEN, L. A.: A simple and accurate method of radiographic pelvimetry. Brit. J. Radiol. 4, 432 (1931).
— Fetal cephalometry. Brit. J. Radiol. 8, 610 (1935).
RUCKENSTEINER, E.: Die Wasserwaage als Behelf zur röntgenometrischen Messung der conjugata vera. Röntgenblätter 7, 244 (1954).
RUNGE, E., u. E. GRÜNHAGEN: Zur röntgenologischen Beckenmessung. Mschr. Geburtsh. Gynäk. 42, 292 (1915).
SAIDL, J.: Radiologische Beckenmessung. Čas. Lék. čes. 65, 882 (1926).
SAVAGE, J. E.: Clinical and roentgen pelvimetry, a correlation. Amer. J. Obstet. Gynec. 61, 809 (1951).
SCARPA, G., e E. OGIER: Revista sintetica della moderne tecniche di pelvi-cefalometria. Riv. Ostet. Ginec. 11, 629 (1956).
SCARPELLINO, L. A.: Cephalopelvimetry. Radiology 48, 45 (1947).
SCHÄFER, W.: Die Längenbestimmung der Conjugata vera durch röntgenologische Sitzaufnahmen (kritische Betrachtungen zur Steigerung der Genauigkeit). Fortschr. Röntgenstr. 40, 537 (1929).
— Die geburtshilfliche Messung des Beckens mit Hilfe der Röntgenstrahlen. Röntgenpraxis 3, 97 (1931).
— Untersuchung geburtshilflicher Verhältnisse durch die seitliche Beckenaufnahme. Arch. Gynäk. 161, 373 (1936).
—, u. E. WITTE: Untersuchungen über die Grenze und Steigerung der Genauigkeit von röntgenologischen Beckenmessungen mittels Sitzaufnahmen. Arch. Gynäk. 139, 438 (1930).

SCHENCK, S. G.: Obstetrical diagnosis by roentgenography. Amer. J. Roentgenol. 44, 568(1940).
SCHMERMUND, H. J.: Röntgendiagnostik während der Schwangerschaft und Geburt. Dtsch. med. J. 5, 391 (1954).
SCHUBERT, E. VON: Diskussionsbemerkung a. d. 20. Verslg. der dtsch. Ges. für Gynäk. Bonn 1927. Arch. Gynäk. 132, 254 (1927).
— Über den Wert und die beste Methode der röntgenologischen Beckenmessung. Z. Geburtsh. Gynäk. 93, 658 (1928a).
— Über den Wert und die beste Methode der röntgenologischen Beckenmessung. Zbl. Gynäk. 52, 1869 (1928b).
— Ein Spezialtisch für seitliche Aufnahmen des Beckens und der Lendenwirbelsäule im Stehen und im Liegen für geburtshilfliche, gynäkologische und orthopädische Zwecke und zur exakten Messung der Beckenneigung. Röntgenpraxis 1, 278 (1929a).
— Röntgenuntersuchungen des knöchernen Beckens im Profilbild. Exakte Messung der Beckenneigung beim Lebenden. Zbl. Gynäk. 53, 1064 (1929b).
SCHUMACHER, P.: Zur röntgenologischen Beckenmessung. Zbl. Gynäk. 52, 2208 (1928).
— Zur röntgenologischen Größenbestimmung des vorangehenden kindlichen Kopfes beim engen Becken. Zbl. Gynäk. 53, 1110 (1929) und Arch. Gynäk. 138, 77 (1929).
SCHWARZ, G. S.: Beckenmessung mit Röntgenstrahlen. Sitzungsber. der nordostdeutsch. Ges. für Gynäk. Zbl. Gynäk. 53, 116 (1929).
— A simplified method of correcting roentgenographic measurements of the maternal pelvis and the fetal skull. Amer. J. Roentgenol. 71, 115 (1954).
— Roentgenometric classification of cephalopelvic disproportion. Radiology 64, 742 (1955a).
— The need for accuracy in obstetrical roentgenometry. Radiology 64, 874 (1955b).
— Orthometric pelvimetry, its use in obstetrical roentgenometry. Bull. Sloane Hosp. Wom. N.Y. 1, 69 (1955c).
— Advice for measuring circumferences on roentgenograms. Radiology 66, 97 (1956a).
— An orthometric radiograph for obstetrical roentgenometry. Radiology 66, 753 (1956b).
— Integration of cephalopelvimetry into an obstetric ward service. New Engl. J. Med. 255, 598 (1956c).
— The use of an orthometric view in obsterical roentgenometry. Description of methods and clinical results. Radiology 66, 753 (1956d).
— Comparison of pure pelvimetry with cephalopelvimetry. Bull. Sloane Hosp. Wom. N.Y. 3, 9 (1957).
— F. H. KIRKPATRICK and H. M. M. TOVELL: Correlation of cephalopelvimetry to obstetrical outcome with spezial reference to radiologic disproportion. Radiology 67, 854 (1956).
SINN, L.: Ein neuer Fall von protrusio acetabuli mit geburtshilflicher Bedeutung. (Ein Beitrag zur geburtshilflichen Beckenmessung.) Röntgenpraxis 4, 856 (1932).

Snow, W.: Clinical roentgenology of pregnancy. Springfield: Ch. C. Thomas 1942.
— Basic analysis of obstetric pelvis by roentgen study. Amer. J. Obstet. Gynec. **58**, 752 (1949).
— Roentgenology in obstetrics and gynecology. Springfield: Ch. C. Thomas 1952.
—, and F. Lewis: Simple technique and new instrument for roentgen pelvimetry. Amer. J. Roentgenol. **43**, 132 (1940).
Solomon, D. J.: Method of pelvic measurements. Amer. J. Surg. **72**, 552 (1946).
Spalding: Pelvic measurements by x-ray. Surg. Gynec. Obstet. **35**, 813 (1922).
Steele, K. B., and C. T. Javert: Roentgenography of obstetrical pelvis., combined isometric and stereoscopic technique. Amer. J. Obstet. Gynec. **43**, 600 (1942a).
— — Classification of the obstetric pelvis based on size, mensuration and morphology. Amer. J. Obstet. Gynec. **44**, 783 (1942b).
— M. A. Wing and C. M. McLane: A clinical evaluation of stereoroentgenography of the female pelvis. Amer. J. Obstet. Gynec. **35**, 938 (1938).
Steer, Ch. M.: X-ray pelvimetry and the outcome of labor. Amer. J. Obstet. Gynec. **76**, 118 (1958).
Strahm, A.: Die röntgenologische Messung der Conjugata vera mittels eines orthodiametrischen Meßinstrumentes nach H. Büchner. Zbl. Gynäk. **76**, 1903 (1954).
Sussman, W., and A. E. Colcher: X-ray pelvimetry in presentation of obstetrical complications and fetal salvage. In: La prophylaxie en gynécologie et obstétrique, Bd. I. Conférences et rapports du congr. internat. de gynécologie et d'obstétrique. Genéve 1954.
Swenson, P. C.: Evaluation of radiographic pelvimetric technics. Med. Clin. N. Amer. **32**, 1659 (1948).
Thoms, H.: Outlining the superior strait of pelvis by means of the x-ray. Amer. J. Obstet. Gynec. **4**, 257 (1922).
— Pelvimetry of the superior strait by means of the roentgen ray. J. Amer. med. Ass. **85**, 253 (1925a).
— A newly modified method for determining the area of the pelvic inlet by x-ray pelvimetry. Amer. J. Obstet. Gynec. **9**, 667 (1925b).
— The clinical significance of x-ray pelvimetry. Amer. J. Obstet. Gynec. **12**, 543, 599 (1926).
— X-ray pelvimetry. A simplified technic. Surg. Gynec. Obstet. **45**, 827 (1927).
— Lateral roentgenograms of the pelvis and the mensuration of the conjugata vera. N. Engl. J. Med. **200**, 829 (1929a).
— An new method of roentgen pelvimetry. J. Amer. med. Ass. **92**, 1515 (1929b).
— Fetal cephalometry in utero. Method for estimating occipitofrontal diameter, and statistical study of cephalic measurements in 149 unmolded heads. J. Amer. med. Ass. **95**, 21 (1930).
— Roentgen pelvimetry. Description of grid method and modification. Radiology **21**, 125 (1933a).

Thoms, H.: Pelvimetry-general considerations. Amer. J. Surg. **19**, 453 (1933b).
— Clinical significance of roentgenography in obstetrics. J. Amer. med. Ass. **102**, 602 (1934a).
— What is a normal pelvis? J. Amer. med. Ass. **102**, 2075 (1934b).
— The obstetric pelvis. Baltimore: Williams & Wilkins Company 1935a.
— Fetale cephalometry in utero and the determination of fetal maturity. Amer. J. Obstet. Gynec. **29**, 876 (1935b).
— X-ray measurement. Brit. med. J. **1936 II**, 1219.
— Newer aspects of pelvimetry. Amer. J. Surg. **35**, 372 (1937a).
— The uses and limitations of roentgen pelvimetry. Amer. J. Obstet. Gynec. **34**, 150 (1937b).
— Pelviscope-reducing apparatus for grid method of pelvimetry. Radiol. Clin. Photogr. **13**, 10 (1937c).
— Routine roentgenpelvimetry in 600 primiparous white women consecutively delivered at term. Amer. J. Obstet. Gynec. **37**, 101 (1939).
— The estimation of pelvic capacity. Amer. J. Surg. **47**, 691 (1940a).
— Discussion of roentgen pelvimetry and description of roentgen pelvimeter. Amer. J. Roentgenol. **44**, 9 (1940b).
— Roentgen pelvimetry as a routine prenatal procedure. Amer. J. Obstet. Gynec. **40**, 891 (1941a).
— The clinical application of roentgen pelvimetry and a study of the results in 1100 white women. Amer. J. Obstet. Gynec. **49**, 957 (1941b).
— Precision methods in cephalometry and pelvimetry. Amer. J. Obstet. Gynec. **46**, 753 (1943a).
— Roentgen pelvimetry; commentary. Surg. Gynec. Obstet. **77**, 153 (1943b).
— Outlet pelvimetry, commentary and presentation of pelvimeter for measuring „symphysis and sacral biparietal distance". Surg. Gynec. Obstet. **83**, 399 (1946a).
— Pelvic survey in obstetrics. Yale J. Biol. Med. **19**, 171 (1946b).
— Roentgenography and roentgenometry of the pelvis. J. Mt. Sinai Hosp. **14**, 653 (1947).
— Pelvimetry. New York: Hoeber-Harper 1956a
— Routine x-ray pelvimetry. Obstet. Gynec Surv. **8**, 745 (1956b).
—, and W. C. Billings: Technique for routine pelvimetry with use of a single x-ray film. J. Amer. med. Ass. **160**, 448 (1956).
—, and C. B. Cheney: Outlet pelvimetry. Results in measuring the symphysis-biparietal and sacral-biparietal diameters in 145 primiparous women. Surg. Gynec. Obstet. **89**, 67 (1949).
— W. R. Foote and I. Friedman: The clinical significance of pelvic variations. Roentgenographic study of 200 white primiparous women. Amer. J. Obstet. Gynec. **38**, 634 (1939).

THOMS, H., and W. W. GREULICH: The dimensions of the pelvic inlet of 789 white females. Anat. Rec. **72**, 45 (1938).

—, and P. C. SCHUHMACHER: The clinical significance of midplane pelvic contraction. Amer. J. Obstet. Gynec. **48**, 52 (1944).

—, and H. M. WILSON: Lateral roentgenometry of pelvis. Newly modified technic. Yale J. Biol. Med. **9**, 305 (1937).

— — Roentgen methods of routine obstetrical pelvimetry. Yale J. Biol. Med. **10**, 437 (1938).

— — Practical application of modern pelvimetric methods. Yale J. Biol. Med. **11**, 179 (1939).

— — The roentgenological survey of the pelvis. Yale J. Biol. Med. **13**, 831 (1941).

TORPIN, R.: Roentgen pelvimetry in labor by pelvic inlet grid method. Amer. J. Roentgenol. **47**, 717 (1942).

— Roentgen pelvimetric measurements of 3604 female pelves, white, negro and mexican, compared with direct measurements of Todd anatomic collection. Amer. J. Obstet. Gynec. **62**, 279 (1951).

— L. P. HOLMES and W. F. HAMILTON: A roentgen pelvimeter simplifying Thoms' method. Radiology **31**, 584 (1938).

TREPTOW, E., and A. M. LILIENFELD: A method of isometric pelvimetry with accurate outlet measurements. Amer. J. Obstet. Gynec. **59**, 125 (1950).

TRILLAT, P., et P. MAGNIN: Un nouvel appareil de radiopelvimétrie. Gynéc. et Obstét. **47**, 193 (1948).

URPI, R. M.: Pelvimetry in Costarica. Arch. Col. méd. El Salvador 7, 84 (1954).

VALLE, J. R.: Tecnica e possibilita cliniche della roentgenpelvimetria secondo Thoms. Ginecologia (Turino) **6**, 390 (1940a).

— La roentgenpelvimetria secondo Thoms. Atti Soc. ital. Ostet. **36**, 613 (1940b).

WAHL, F. A.: Röntgen-Fernaufnahmen bei 6 Meter Fokusplattendistanz und ihre Bedeutung für die Geburtshilfe. Arch. Gynäk. **142**, 337 (1930).

— Wesentliche Meßfehler bei der mittels der röntgenologischen Beckenprofilaufnahme durchgeführten Größenbestimmung der Conjugata vera. Arch. Gynäk. **151**, 587 (1932).

— Einheitsmaßstab für die Röntgen-Vera. Neues Verfahren zur direkten Größenbestimmung. Arch. Gynäk. **158**, 755 (1934).

— Bestimmung der Querdurchmesser des Beckens aus dem Röntgenbild. Arch. Gynäk. **159**, 149 (1935).

— Ein neues Verfahren zur Größenbestimmung des kindlichen Kopfes aus dem Röntgenbild (Segmentär-Stereometrie). Arch. Gynäk. **167**, 155 (1938).

— Geburtshilfliche Röntgendiagnostik. Geburtsh. u. Frauenheilk. **1**, 459 (1939a).

— Spezialraster für die praktische Anwendung der Segmentärstereometrie. Arch. Gynäk. **168**, 1 (1939b).

— Bestimmung des Größenverhältnisses des kindlichen Kopfes zum mütterlichen Becken im Röntgenbild. Arch. Gynäk. **172**, 619 (1942).

WAHL, F. A.: Die Röntgenstrahlen in der Geburtshilfe. Leipzig: Georg Thieme 1943.

WAKEMAN, A. C. R.: A simple method of pelvimetry. Brit. J. Radiol. **29**, 459 (1956).

WALSH, J. W., ST. L. HAAS and M. E. McLEAN: Isometric pelvimetry. Amer. J. Obstet. Gynec. **68**, 674 (1954).

WALTON, H. J.: Intrauterine roentgen cephalometry and pelvimetry. Amer. J. Roentgenol. **25**, 758 (1931a).

— Roentgenological pelvimetry and intrauterine cephalometry. Surg. Gynec. Obstet. **53**, 536 (1931b).

— Roentgen pelvimetry and cephalometry. Sth. med. J. (Bgham, Ala.) **25**, 1060 (1932).

WEBER, P. W.: Röntgenographische Beckenmessung. Fortschr. Röntgenstr. **29**, 20 (1922).

WEGRAD, H.: Eine Methode die Kindeslänge im Uterus durch Röntgenaufnahmen zu bestimmen. Zbl. Gynäk. **61**, 373 (1937).

WEINBERG, A.: Midforceps operations. Indications for and results of 1000 cases based on pelviradiography and progress of labor. J. Amer. med. Ass. **146**, 1465 (1951).

— Radiologic estimation of pelvic capacity in obstetrics. Obstet. gynec. Surv. 7, 455 (1952).

— Radiological estimation of pelvic expansion. J. Amer. med. Ass. **154**, 822 (1954).

—, and S. J. SCADRON: The value of pelvioradiography in the management of dystocia. Amer. J. Obstet. Gynec. **46**, 245 (1943).

— — Value and limitations of pelvioradiography in management of dystocia, with special reference to midpelvic capacity. Amer. J. Obstet. Gynec. **52**, 255 (1946).

WEITZNER, S. F.: Simple roentgenographic method for accurately determining true conjugata diameter of pelvis. Amer. J. Obstet. Gynec. **30**, 126 (1935).

WIEGEL, O.: Ergebnisse röntgenologischer Fruchtlängenmessungen. Zbl. Gynäk. **78**, 1295 (1956).

WIELAND, H.: Über eine einfache Technik der Beckenmessung und Messungen am übrigen Skelett. Radiol. clin. (Basel) **23**, 257 (1954a).

— Bemerkungen zur Arbeit von K. ZIMMER: Standardisierung der geburtshilflichen Röntgendiagnostik durch vereinfachte Veramessung. Geburtsh. u. Frauenheilk. **14**, 458 (1954b)

WIESSMANN, A.: Die röntgenologische Bestimmung des geraden Durchmessers des Beckens. Fortschr. Ther. **17**, 279 (1941).

WILLIAMS, E. R.: Radiologic diagnosis of disproportion. Brit. J. Radiol. **16**, 173 (1943).

—, and H. G. ARTHURE: Further radiologic studies in investigation of obstetric disproportion with special reference to contracted pelvic outlet. J. Obstet. Gynaec. Brit. Emp. **56**, 553 (1949).

—, and L. G. PHILLIPS: Value of antenatal radiological pelvimetry. (A comperative survey of the prediction and event in 300 succesive pelvimetric studies at Queen Charlott's Maternity Hospital). J. Obstet. Gynaec. Brit. Emp. **53**, 125 (1946).

Wilson, A. K.: A simplified method of roentgen pelvicephalometry. Amer. J. Roentgenol. **59**, 688 (1948).

Wolf, B. S., and R. Loevinger: Practical telepelvimetry. Radiology **63**, 220 (1954).

Worm, M.: Zur röntgenologischen Längenbestimmung des Kindes in utero. Fortschr. Röntgenstr. **85**, 320 (1956).

Wormser, B.: Über die Verwendung der Röntgenstrahlen in der Geburtshilfe. Beitr. Geburtsh. Gynäk. **3**, 353 (1900).

Zeitz, H.: Vereinfachte röntgenologische Pelvimetrie. Arch. Gynäk. **183**, 548 (1953).

Zimmer, K.: Standardisierung der geburtshilflichen Röntgendiagnostik durch vereinfachte Veramessung. Geburtsh. u. Frauenheilk. **13**, 1013 (1953).

Zsebök, Z.: Neue Röntgenmethode zur Bestimmung von Länge und Entwicklungsgrad des intrauterinen Fetus. Zbl. Gynäk. **79**, 1295 (1957).

Schädelmessung und Sellamessung

Acheson, R. M.: Radiographic determination of the growth of the pituitary fossa in pre-school children. Brit. J. Radiol. **27**, 298 (1954).

— Measuring pituitary fossa from radiographs. Brit. J. Radiol. **29**, 76 (1956).

Anzilotti, A.: Semiologia radiologica dell'ipofisi. Nunt. radiol. (Firenze) **18**, 513 (1952).

Bergerhoff, W.: Messungen von Winkeln und Strecken an Röntgenbildern des Schädels. Fortschr. Röntgenstr. **77**, 62 (1952a).

— Mediciones del craneo en rediographias. Fol. clín. int. (Barcelona) **2** (1952b).

— Wachstum und Bauplan des Schädels im Röntgenbild. Fortschr. Röntgenstr. **79**, 745 (1953).

— Beurteilung von Form und Größe des Hirnschädels im Röntgenbild auf mathematisch statistischer Grundlage. Homo **5**, 42 (1954).

— Metrische Röntgenuntersuchung an der Basis des Skelettschädels. Fortschr. Röntgenstr. **82**, 505 (1955a).

— Statistische Untersuchungen der Schädelbasis am submentovertikalen Röntgenbild. Acta neurochir. (Wien) Suppl. **3**, 67 (1955b).

— Über röntgenologische Sellamessungen. Fortschr. Röntgenstr. **85**, 695 (1956).

— Über die Bestimmung der Schädelkapazität aus dem Röntgenbild. Fortschr. Röntgenstr. **87**, 176 (1957).

— Über die meßtechnische Beurteilung der basilaren Impression im Röntgenbild. Zbl. Neurochir. **18**, 149 (1958).

—, u. W. Ernst: Messungen von Winkeln und Strecken am submento-vertikalen Röntgenbild der Schädelbasis. Fortschr. Röntgenstr. **82**, 509 (1955).

—, u. W. Höbler: Messungen von Winkeln und Strecken am Röntgenbild des Schädels von Kindern und Jugendlichen. Fortschr. Röntgenstr. **78**, 190 (1953).

—, u. A. Martin: Messungen von Winkeln und Strecken am Röntgenbild des Schädels von Säuglingen und Kleinkindern. Fortschr. Röntgenstr. **80**, 742 (1954).

Bergerhoff, W., u. R. Stilz: Die Beugung der Schädelbasis im Röntgenbild. Fortschr. Röntgenstr. **80**, 618 (1954).

Bober, H.: Röntgenaufnahmen der Sella turcica. Die Bedeutung der Sellaaufnahme für Konstitutionsmedizin und Anthropologie. Fortschr. Röntgenstr. **54**, 386 (1936).

Bokelmann, O.: Die spezielle Anatomie der Sella turcica und ihre klinische Bedeutung für die Erkennung der Hypophysengröße, zugleich ein Beitrag zur Frage der Beziehungen der Hypophysengröße, sowie Größe und Form der Sella zum anatomischen und funktionellen Hypogenitalismus. Fortschr. Röntgenstr. **49**, 364 (1934).

Brill, L.: Vergleichende Messungen der Sella turcica im Kindesalter. Mschr. Kinderheilk. **57**, 1 (1933).

Bruni, E.: Studi dell'indagine radiologica della sella turcica con il relievo grafico. Clinica (Bologna) **8**, 607 (1942).

Büchner, H.: Eine Sellamessung mit Hilfe orthodiametrischer Meßinstrumente. Fortschr.-Röntgenstr. **77**, 483 (1952).

— Methodische und kritische Betrachtungen zur Röntgenplanimetrie. Fortschr. Röntgenstr. **78**, 732 (1953).

— Zum Problem der Schädelmessung. Röntgenblätter **12**, 139 (1959).

—, u. D. Kukla: Die absolute Größe der Sella turcica als Maßstab für die Entwicklungsstufe der Hypophyse. Klin. Mbl. Augenheilk. **124**, 529 (1954).

—, u. H. Wieland: Zur Planimetrie des Schädels und des Encephalogramms. Arch. Psychiat. Nervenkr. **191**, 388 (1954).

Bull, J. W. D., W. L. Nixon and R. T. C. Pratt: The radiological criteria and familiar occurence of primary basilar impression. Brain **78**, 229 (1955).

Busi, A., e R. Balli: Saggio di uno studio di anatomia normale descrittiva e radiografica della selle turcica e dei suvi annessi. Boll. Soc. med. chir. Modena **13**, 49 (1910/11).

Camp, J. D.: The normal and pathologic anatomy of the sella turcica as revealed at necropsy. Radiology **1**, 65 (1923).

— The normal and pathologic anatomy of the sella turcica as revealed by roentgenographs. Amer. J. Roentgenol. **12**, 143 (1924).

— The sella turcica. The significance of changes in its roentgenographic appearence. J. Amer. med. Ass. **86**, 164 (1926).

Cardillo, F., e R. Bossi: La determinazione radiologica della capacita della sella turcica (Esperienza stratigrafiche). Radiol. med. (Torino) **28**, 1 (1941).

Carstens, M.: Die Selladiagnostik. Fortschr Röntgenstr. **71**, 257 (1949).

Chamberlain, W. E.: Basilar impression (Platybasia). Yale J. Biol. Med. **11**, 487 (1939).

Crinis, M. de, u. W. Rüsken: Bestimmung und diagnostische Verwertung der Lageveränderungen des Epiphysen- (Zirbeldrüsen-) Schattens im seitlichen Röntgenbild. Fortschr. Röntgenstr. **59**, 401 (1939).

DAVIDOFF, L. M., and C. G. DYKE: The pneumoencephalographic appearance of hemangioblastoma of the cerebellum. Amer. J. Roentgenol. **44**, 3 (1940).

DYKE, C. G.: Indirect signs of brain tumor as noted in routine roentgen examinations. Displacement of the pineal shadow. Amer. J. Roentgenol. **23**, 598 (1930).

ENFIELD, C. D.: The normal sella. J. Amer. med. Ass. **79**, 934 (1922).

ENHUEI, W., Y. HSI-P'ING, W. K'O-CH'I and Y. CHI: Roentgen measurements of normal chinese skull with a study on non pathological intracranial calcification. Chin. med. J. **74**, 137 (1956).

FITZGERALD, D. P.: The pituitary fossa and certain skull measurement. J. anat. physiol. **44**, 231 (1910).

FRAY, W. W.: Study of effect of skull rotation on roentgenological measurements of pineal gland. Radiology **27**, 433 (1936).

— Roentgenological study of pineal orientation. Comparison of proportional and graphic method in absence of tumor of the brain. Arch. Neurol. Psychiat. (Chicago) **38**, 1199 (1937).

— A roentgenological study of pineal orientation. A comparison of methods used in pineal orientation. Amer. J. Roentgenol. **39**, 899 (1938).

FUCHS, G., u. O. BAYER: Eine radiologische Methode zur Bestimmung der Schädelkapazität. Radiol. Austriaca 8, 51 (1954).

GEFFEN, A.: A new ruler-graph for localization of pineal body. Amer. J. Roentgenol. **73**, 118 (1955).

GOLDFARB, B.: Über das Verhältnis der Fossa pituitaria zum gesamten Gehirnschädel. Lek. Rozhl. (1918). Ref. Neurol. Zbl. **38**, 657 (1919).

GORDON, M., and L. BELL: A roentgenographic study of the sella turcica in normal children. Endocrinology 7, 52 (1923).

— — A roentgenographic study of the sella turcica in abnormal children. Endocrinology 9, 265 (1925).

— — Further roentgenographic studies of the sella turcica in abnormal children. J. Pediat. 9, 781 (1938).

GRABER, T. M.: A critical review of clinical cephalometric radiography. Amer. J. Orthodont. 40, 1 (1954).

GUARINI, C.: Lo „Schädelquadrant" del Dott. Kriser. Radiol. med. (Torino) **1924**.

HAAS, L.: Über die Bestimmung der Größe der Sellaprojektion. Gyogyaszat **1925a**, 846.

— Erfahrungen auf dem Gebiet der radiologischen Selladiagnostik. Fortschr. Röntgenstr. **33**, 419 469 (1925b).

— Über die Bestimmung der Größe der Sellaprojektion. Z. ges. Neurol. Psychiat. **100**, 612 (1926).

— Einzelheiten aus der Röntgendiagnostik der Sella turcica. Fortschr. Röntgenstr. **50**, 465, 468 (1934).

HAAS, L.: Roentgenological skull measurements and their diagnostic applications. Amer. J. Roentgenol. **67**, 197 (1952).

— The size of the sella turcica by age and sex. Amer. J. Roentgenol. **72**, 755 (1954).

JEWETT, C. H.: Teleroentgenography of the sella turcica with observations on one hundred cases. Amer. J. Roentgenol. **7**, 352 (1920).

KNOX, R.: Cranial radiography: 1. The radiography of the sella turcica. Arch. Radiol. Electrother. **28**, 161 (1923).

KÖHLER, A.: Technique de l'exploration radiographique de la sella turcica pour le diagnostic des tumeurs de l'hypophyse. J. radiol. (1909).

KOVÁCS, A.: Untersuchungen über die Sellagröße nach Haas bei Kindern und Erwachsenen. Fortschr. Röntgenstr. **50**, 469 (1934).

—, u. E. GOTH: Sellagröße und Hypophysenfunktion. Fortschr. Röntgenstr. **88**, 211 (1958).

KRÜGER, D. W., u. R. WESSELY: Die praktische Bedeutung der Schädelmessung nach Bergerhoff. Wien. Z. Nervenheilk. 8, 231 (1954).

LOEPP, W., u. R. LORENZ: Röntgendiagnostik des Schädels. Stuttgart: Georg Thieme 1954.

LÖW-BEER, A.: Zur Beurteilung der Größen- und Formvarianten des Türkensattels im Röntgenbild. Endocrinology **5**, 170 (1929).

LORENZ, R.: Zur Lagebestimmung der verkalkten Glandula pinealis im Röntgenbild. Fortschr. Röntgenstr. **61**, 338 (1940).

— Zwei neue Meßmethoden der Sella turcica im Röntgenbild durch Auswertung ihrer Beziehung zur Schädelbasis und Schädelhöhe. Fortschr. Röntgenstr. **71**, 373 (1949).

— Gedanken zur Sellamessung. Zbl. Neurochir. **18**, 110 (1958).

MACKINNON, I. L.: The relation of the capacity of the human skull to its roentgenological length. Amer. J. Roentgenol. **74**, 1026 (1955).

— J. A. KENNEDY and T. V. DAVIES: The estimation of skull capacity from roentgenological measurements. Amer. J. Roentgenol. **76**, 303 (1956).

MAKROHISKY, F. J., R. E. PAUL, P. M. LIN and H. M. STAUFFER: The diagnostic importance of normal variants in deep cerebral phlebography. Radiology **67**, 34 (1956).

MARK, W. H., P. M. MCPHERSON and W. H. SWEET: A new method for correcting distorsion in cranial roentgenograms. With special reference to a new human stereotactic instrument. Amer. J. Roentgenol. **17**, 435 (1954).

MARTINO, L.: Nuova technica di determinazione della sede dei corpi radiopachi endocranici a mezzo di un metodo cranio-metro-localizzatore. Arch. Radiol. (Napoli) **26**, 3 (1950).

— La cuffia elastica cranio-metro-localizzatrice. Boll. Soc. ital. Biol. sper. **27**, 1264 (1951a).

— Metodica per la trasformazione della sagoma cranica in diagramma cartesiano. Boll. Soc. ital. Biol. sper. **27**, 243 (1951b).

MASLOVSKY, G. K.: Règles pour la mensuration de la selle turcique sur les clichées. Vestn. Rentgenol. Radiol. **25**, 140 (1941). Ref. Zbl. Radiol. **34**, 248 (1942).

Mayer, E. G.: Über Selladiagnostik. Radiol. Austriaca **3**, 77 (1950).

McGregor, M.: The significance of certain measurements of the skull in diagnosis of basilar impression. Brit. J. Radiol. **21**, 171 (1948).

Nürnberger, S.: Über die Größenbestimmung der Sella turcica. Fortschr. Röntgenstr. **83**, 63 (1955).

Pankow, G.: Le rapport entre l'inclinaison de la base du crane et le retard de la maturation constitutionelle chez l'homme. Ann. Méd. **52**, 820 (1951).

Poppel, M. H., H. G. Jacobson, B. K. Duff and Ch. Goltlieb: Basilar impression and platybasia in Paget's disease. Radiology **61**, 639 (1933).

Reich, H. W.: Hypophyseometrie I. Fortschr. Röntgenstr. **53**, 674 (1936a).

— Hypophyseometrie II. Fortschr. Röntgenstr. **54**, 381 (1936b).

Reinert, H.: Beitrag zur röntgenologischen Selladiagnostik. Fortschr. Röntgenstr. **35**, 553 (1927).

Rennert, H.: Grundsätzliches zur Planimetrie des Encephalogramms sowie zur einfachen Betrachtung von Schädelröntgenbildern. Arch. Psychiat. Nervenkr. **188**, 390 (1952).

Sartorius, W.: Über die Möglichkeit einer objektiven Größenbeurteilung der Sella turcica im Kindesalter. Mschr. Kinderheilk. **45**, 259 (1929).

Schaltenbrand, G.: Orthoroentgenography. Amer. J. Roentgenol. **70**, 114 (1953).

Schulze, E.: Zur röntgenologischen Messung der Sellagröße im Kindesalter. Arch. Kinderheilk. **93**, 173 (1931).

Silverman, F. N.: Roentgen standards for size of the pituitary fossa from infancy through adolescence. Amer. J. Roentgenol. **78**, 451 (1957).

Steiert, A.: Über die kindliche Sella turcica, ihre normale Entwicklung und ihr Verhalten bei einer Reihe von abnormen Zuständen. Fortschr. Röntgenstr. **38**, 339 (1928).

Stenvers, H. W.: Die Röntgenologie des Felsenbeines und des bitemporalen Schädelbildes. Berlin: Springer 1928.

Sutton, D.: Radiological assessment of normal aqueduct and 4th ventricle. Brit. J. Radiol. **23**, 208 (1950).

Tagaki: Über die Deutung und Messung des röntgenologischen Schattens des Türkensattels und der in seiner Nähe sich zeigenden Schatten. Mitt. med. Fak. Tokyo **32**, 251 (1925).

Tönnis, W., u. W. Bergerhoff: Die praktische Bedeutung röntgenologischer Schädelmessungen für die Klinik. Nervenarzt **25**, 253 (1954).

Twining, E. W.: Radiology of third and fourth ventricle. Brit. J. Radiol. **12**, 385 (1939).

Unterberg, A.: Sellamessung und Sellaformbestimmung bei Kindern im Alter bis zu 14 Jahren. Mschr. Kinderheilk. **104**, 46 (1956).

Vastine, J. H., and K. K. Kinney: Pineal shadow as aid in localization of brain tumors. Amer. J. Roentgenol. **17**, 320 (1927).

Wolff, M.: Die Ausmessung von Röntgenaufnahmen des Schädels unter besonderer Berücksichtigung der gezielten Operationen und der Koagulation des Ganglion semilunare. Fortschr. Röntgenstr. **77**, 679 (1952).

Woringer, E., et Gernez, A.: L'artériogramme cérébral; essay de définition des frontières de l'artériogramme carotidien normal et de ses variations. Presse méd. **56**, 881 (1948).

Lange Röhrenknochen und übriges Skelet

Attwood, C. J.: Measurement of the neck of the femur. Amer. J. Roentgenol. **67**, 993 (1952).

Bertrand, P., et A. Trillat: Rev. Chir. orthop. **34**, 264 (1948).

Brunt, E. van: A method of measuring the femoral neck in surgical treatment of fractures of the hip. Amer. J. Roentgenol. **76**, 1103 (1956).

Budin, E., and M. E. Chandler: Measurement of femoral neck anteversion. Radiology **69**, 209 (1957).

Büchner, H.: Die Knochenmessungen für Chirurgie und Orthopädie. Ein röntgenologisches Problem? Chirurg **30**, 454 (1959).

Caffey, J., R. Ames, W. A. Silverman, C. T. Ryder and G. Hough: Contradiction of congenital dysplasia-predislocation; hypothesis of congenital dislocation of hip through study of normal variation in acetabular angles at successive periods in infancy. Pediatrics **17**, 632 (1956).

—, and S. Ross: Mongolism (mongoloid deficiency) during early infancy—some newly recognized diagnostic changes in pelvic bones. Pediatrics **17**, 642 (1956).

Farill, J.: Orthodiagraphy measurement of shortening of the lower extremity. Med. Radiogr. Photogr. **29**, 32 (1953).

Ghantus, M. K.: Growth of the shaft of the human radius and ulna during the first two years of life. Amer. J. Roentgenol. **65**, 784 (1951).

Gill, G. G.: Simple roentgenographic method for measurement of bone length; modification of Millwee's method of slit scanography. J. Bone Jt. Surg. **26**, 767 (1944).

—, and L. C. Abbott: Practical method of predicting growth of femur and tibia in child. Arch. Surg. (Chicago) **45**, 286 (1942).

Goldstein, L. A., and F. Dreisinger: Spot orthoroentgenography; method for measuring length of bones of lower extremity. J. Bone Jt Surg. A **32**, 449 (1950).

Green, W. T., and M. Anderson: Experiences with epiphyseal arrest in correcting discrepancies in length of lower extremities in infantile paralysis; method of predicting effect. J. Bone Jt. Surg. **29**, 659 (1947).

— G. M. Wyatt and M. Anderson: Orthoroentgenography as method of measuring bones of lower extremities. J. Bone Jt. Surg. **28**, 60 (1946).

Herzog, K.: Das Rollmeßbild. Ein Röntgenmeßverfahren zur Längenbestimmung z. B. von Knochen. Chirurg **29**, 397 (1958).

HICKEY, P. M.: Teleroentgenography as an aid in orthopedic measurements. Amer. J. Roentgenol. 11, 232 (1924).

JACKSON, H.: Diagnosis of minimal atlanto-axial subluxation. Brit. J. Radiol. 23, 672 (1950).

KUNKLE, H. M., and E. B. CARPENTER: A simple technique for x-ray measurements of limb-length discrepancies. J. Bone Jt. Surg. A 36, 152 (1954).

MARESH, M. M.: Linear growth of long bones of extremities from infancy through adolescence; continuing studies. Amer. J. Dis. Child. 89, 725 (1955).

MERILL, O. E.: Method for roentgen measurement of long bones. Amer. J. Roentgenol. 48, 405 (1942).

MESCHAN, I.: An atlas of normal radiographic anatomy. Philadelphia: W. B. Saunders Company 1951.

MILLWEE, R. H.: Slit scanography. Radiology 28, 483 (1937).

MÜLLER, M. E.: Ischiométrie radiologique. Rev. Chir. orthop. 42, 124 (1956).

— Zur Röntgendiagnostik der mechanischen Hüftgelenksverhältnisse. Radiol. clin. (Basel) 26, 344 (1957).

MUELLER, W. K., and J. M. HIGGASON: Spot scanography. Method of determining bone measurement. Amer. J. Roentgenol. 61, 402 (1949).

PIZON, P.: Mesure de la distance focale en radiodiagnostic. J. Radiol. Électrol. 40, 559 (1959).

PUJATAS, M.: A method of measuring the length of the bones. J. int. Coll. Surg. 22, 308 (1954).

ROSEN, H., and H. SANDICK: The measurement of tibiofibular torsion. J. Bone Jt. Surg. A 37, 847 (1955).

SANDAA, E.: Orthoroentgenographic measurements of long bones. Acta orthop. scand. 22, 76 (1952).

SCHALTENBRAND, G.: Orthoroentgenography. Amer. J. Roentgenol. 70, 114 (1953).

TAILLARD, W.: Die röntgenologischen Methoden zur Messung der langen Röhrenknochen. Z. Orthop. 88, 151 (1956).

WIELAND, H.: Über eine einfache Technik der Beckenmessung und Messungen am übrigen Skelett. Radiol. clin. (Basel) 23, 257 (1954).

Sonstige Anwendungsgebiete

BARNHARD, H. J., J. A. PIERCE, J. W. JOYCE and J. H. BATES: Roentgenographic determination of total lung capacity. A new method evaluated in health, emphysema and congestive heart failure. Amer. J. Med. 28, 51 (1960).

BÜCHNER, H., u. H. WIELAND: Eine einfache Größenbestimmung bei Körperschichtaufnahmen. Röntgenblätter 5, 227 (1952).

DONALDSON, S. W., and A. C. TOMPSELL: Tracheal diameter in normal newborn infant. Amer. J. Roentgenol. 67, 785 (1952).

DRUMMOND, D. H., and W. W. SCHMELA: Computation of dimension in planigraphy with mathematical instruments. Radiology 32, 550 (1939).

FRANKE, H.: Direkte Größenbestimmung bei Körperschichtaufnahmen und intrathorakale Lagebestimmung mit Projektion auf die Körperoberfläche. Fortschr. Röntgenstr. 81, 205 (1954).

GLADYSZ, B.: A proper calculation of the width of the tomogram. Pol. Przegl. radiol. 20, 183 (1956). Ref. Zbl. ges. Radiol. 52, 33 (1956/57).

INADA, G.: Mensuration of the hilar shadow in the chest roentgenogram. Nagoya med. J. 1, 181 (1953).

JACKSON, H.: Diagnosis of minimal atlanto-axial subluxation. Brit. J. Radiol. 23, 672 (1950).

JÄGER, W.: Die Raumbeurteilung des Nierenbeckens auf radiologischem Wege. Röntgenblätter 10, 117 (1957).

LARSSON, H.: An apparatus for the determination of the axial length of the eyeball. Acta radiol. (Stockh.) 30, 237 (1948).

LAVENNE, F., O. L. WADE, P. HUGH-JONES et J. C. GILSON: Prédiction du volume pulmonaire résidual à partir de mensurations thoraciques. J. franç. Méd. Chir. thor. 8, 1 (1954).

MESCHAN, I., and others: „Normal" radiographic adult stomach and duodenum; study of their contour and size and their critical relationships to spine in both symptomatic and asymptomatic individuals. Sth. med. J. (Bgham, Ala.) 46, 878 (1953).

MOELL, H.: Size of normal kidneys. Acta radiol. (Stockh.) 46, 640 (1926).

POPPEL, M. H., H. G. JACOBSEN and R. W. SMITH: The roentgen aspects of the papilla and the ampulla of Vater. Springfield: Ch. C. Thomas 1953.

RIGLER, L. G., B. J. O'LAUGHLIN and R. C. TUCKER: Significance of unilateral enlargement of the hilus shadow in the early diagnosis of carcinoma of the lung. Radiology 59, 683 (1952).

ROSEN, H., and H. SANDICK: The measurement of tibiofibular torsion. J. Bone Jt Surg. A 37, 847 (1955).

SCHWARZ, G. S.: The width of the spinal canal in the growing vertebra with special reference to the sacrum. Maximum interpediculate distances in adults and children. Amer. J. Roentgenol. 76, 476 (1956).

TOULET, J.: Méthode pratique de calcul du volume vésiculaire et du pourcentage volumétrique d'évacuation. Rev. int. Hépat. 3, 169 (1953).

WEIGER, H.: Einfache Methode zur Messung der Zwerchfellbeweglichkeit. Tuberk.-Arzt 3, 340 (1949).

WIESER, C.: Nouvelle méthode de volumétrie au cours de l'épreuve d'évacuation en cholécystographie. Schweiz. med. Wschr. 1954, 149.

IV. Möglichkeiten zur Messung der wahren Objektlage (Röntgenlokalisation)

Von

H. Büchner

Mit 22 Abbildungen in 31 Einzeldarstellungen

Es sind wohl auf keinem Gebiet der Radiometrie bisher so viele Meßmethoden publiziert worden, wie auf dem Gebiet der Fremdkörperlokalisation. Ihre Zahl geht in die Hunderte. Da sich alle in den gegebenen Rahmen der Geometrie der zentralen Projektion einfügen müssen und als prinzipielle Basis aller Methoden eigentlich nur die Gesetze der Parallaxis in Frage kommen, ist es verständlich, daß sich viele Lokalisationsmethoden nur durch den Namen ihrer Autoren voneinander unterscheiden, und daß manche Methoden mit periodischer Regelmäßigkeit nach 2—3 Jahrzehnten wiederentdeckt werden. Es muß dem Problem der Tiefenlokalisation ein gewisser Anreiz innewohnen, der die gewiß nicht zahlreichen geometrisch und mathematisch interessierten Kollegen dazu veranlaßt, sich mit geometrischen Aufgabenstellungen zu befassen und neue Lösungen zu suchen. Mit jedem Krieg sind früher die Methoden zur Fremdkörperlokalisation wie Pilze aus dem Boden geschossen. So kann man feststellen, daß während des ersten Weltkrieges kaum ein Heft der bekannten medizinischen Zeitschriften erschienen ist, in dem nicht eine Lokalisationsmethode vorgeschlagen wurde. Es ist daher selbst in dem vorliegenden Rahmen eines Handbuches nicht mehr möglich, alle bisher bekannt gewordenen Methoden zu beschreiben. Sie konnten nur im Literaturverzeichnis zu diesem Kapitel soweit wie möglich Berücksichtigung finden. Zusammenfassende Darstellungen der älteren Methoden bzw. der Methoden zur reinen Fremdkörperlokalisation findet man bei WESKI (1915), bei CASE (1918), bei HOLZKNECHT (1918), bei LILIENFELD (1918), bei GRASHEY (1940), bei HASSELWANDER (1940) und bei JANKER (1947). Viele der Methoden sind auch so kompliziert und zeitraubend, daß sie heute schon deswegen von niemandem mehr durchgeführt werden würden. Als Beispiel hierfür möge der Schwebemarkenlokalisator von WACHTEL (1914) dienen, ein eigens konstruierter Lokalisationstisch, an welchem die stereoähnlichen Bildpaare mittels Schwebemarken und Fäden zu einem künstlichen Focus rückprojiziert wurden. Es sind aber auch noch andere Gründe, die solche Methoden heute in der Praxis uninteressant erscheinen lassen. Die Aufgabenstellung hat sich gewandelt. Bei der modernen Kriegführung gibt es weniger Steckschüsse und Stecksplitter, so daß die reine Fremdkörperlokalisation heute bei den Lokalisationsaufgaben an letzter Stelle rangiert. Im Vordergrund steht nicht mehr die geometrische Tiefenbestimmung, sondern die anatomische Lokalisation der Tumoren für die Strahlentherapie und die Lokalisation zu gezielten diagnostischen und chirurgischen Eingriffen. Für diese Aufgaben bieten all die reinen Fremdkörperlokalisationsmethoden keinen praktischen Nutzen mehr. GRASHEY (1940) hat dies treffend mit folgenden Worten ausgedrückt:

„Wenn ich jemandem sage: Den gewünschten Schlüssel finden Sie, wenn Sie vom Mittelpunkt der Türschwelle in einem Winkel von 28⁰ nach rechts, 456 cm vorwärts und dann vom Fußboden 81,3 cm senkrecht in die Höhe tasten, dann wird er scheinbar sehr sorgfältig (‚Pseudoexaktheit‘), praktisch aber viel schlechter bedient sein, als wenn ich ihm sage: Der Schlüssel liegt auf dem Schreibtisch am Fenster auf dem Tintenfaß! Wenn er mir genau folgen wollte, müßte er ein ziemlich großes Loch durch die Tischplatte bohren.“

1. Allgemeine Lokalisationsmethoden
(ausschließlich Stereographie und Schichtdarstellung)
a) Mathematische Berechnung

Alle geometrischen Lokalisationsmethoden lassen sich auf das einfache Gesetz der parallaktischen Verschiebung zurückführen. Dieses Gesetz besagt, daß bei der zentralen Projektion der Schatten eines Objektes auf der Projektionsebene (Leuchtschirm oder Röntgenfilm) bei Verschiebung des Projektionszentrums (Focus) eine parallaktische Wanderung ausführt, deren Ausmaß dem Betrag der Röhrenverschiebung direkt und dem Abstand des Objektes vom Projektionszentrum umgekehrt proportional ist.

Abb. 1 läßt erkennen, daß durch die sich im Objekt schneidenden Strahlen zwei ähnliche Dreiecke entstehen. Es verhalten sich somit die Basis (a = Röhrenbasis) des größeren Dreiecks zur Basis (a' = Parallaxe) des kleineren Dreiecks wie die Höhe (T_R = Focus-Objektabstand) des größeren zur Höhe (T_F = Objekt-Film-abstand) des kleineren. Hieraus folgt: 1. Die Objekttiefe zum Film (T_F) ist gleich dem Produkt aus dem Röhrenabstand und dem Quotienten aus der Parallaxe und der Summe Parallaxe + Röhrenbasis, und 2. die Objekttiefe zur Röhre (T_R) ist gleich dem Produkt aus dem Röhrenabstand und dem Quotienten aus der Röhrenbasis und der Summe Parallaxe + Röhrenbasis.

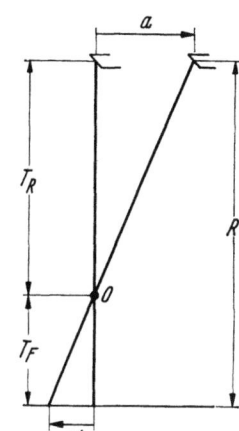

$$1.\ T_F = \frac{a'}{a'+a}\,R\,, \qquad 2.\ T_R = \frac{a}{a'+a}\,R\,,$$

$$3.\ a' = \frac{T_F}{T_R}\,a\,, \qquad 4.\ a = \frac{T_R}{T_F}\,a'\,.$$

Abb. 1. Parallaktisches Grundprinzip aller geometrischen Lokalisationsmethoden. Mathematische Berechnung der Focus-Objekt- und Objekt-Filmdistanz

Beide Formeln (1 und 2) unterscheiden sich somit nur dadurch, daß im Zähler einmal die *Röhren*basis steht (bei gesuchtem Objekt-*Röhren*abstand) und das andere Mal die Parallaxe auf dem *Film* (bei gesuchtem Objekt-*Film*abstand). Von den Größen a, a', R, T_F und T_R können a und R konstant gehalten werden, so daß die gesuchte Objekttiefe dann nur noch eine Funktion der Parallaxe ist, d. h. daß zu jeder gemessenen Parallaxe eine bestimmte Objekttiefe gehört. Die Berechnung der Objekttiefe nach den obigen Formeln läßt sich mittels der in Abb. 1 auf S. 110 abgedruckten logarithmischen Teilung leicht durchführen. Wird die Objektdistanz zum Film gesucht, so wird der Objektparallaxe die Summe aus Röhrenverschiebung + Objektparallaxe gegenübergestellt. Gegenüber dem benützten Röhrenabstand steht dann die gesuchte Objekttiefe zur Filmebene. Wird die Objekttiefe zur Röhre gesucht, so steht diese wiederum gegenüber dem benützten Röhrenabstand, wenn diesmal nicht die Objektparallaxe, sondern der Betrag der Röhrenverschiebung der Summe Röhrenverschiebung + Objektparallaxe gegenübergestellt wird.

Eine andere Möglichkeit der reinen mathematischen Berechnung hat GALEAZZI schon 1899 beschrieben. Bei konstantem Röhrenabstand (z. B. 100 cm) und konstanter Röhrenverschiebung (z. B. 10 cm) kann auf einem einmal angefertigten Maßstab zum Messen der Objektparallaxe direkt die Objekttiefe in Zemtimeter abgelesen werden. Wird auf der Haut eine Vergleichsstrecke mit photographiert, so kann mit einer erweiterten Formel auch direkt die Haut-Objektdistanz berechnet werden (BUMILLER 1951). Eine große Anzahl weiterer Methoden ist auf diesem Grundprinzip aufgebaut. Auch die *Blendenrand-methode* (HOLZKNECHT, SOMMER und MAYER 1916) beruht letztlich auf diesem Prinzip. Bei ihr wird der konstante Öffnungswinkel des durch eine röhrennahe Blende begrenzten Strahlenkegels ausgenützt. Das Objekt wird einmal mit dem einen Blendenrand und nach Verschiebung der Röhre mit dem anderen Blendenrand oder mit dem Zentralstrahl in Deckung gebracht. Bei konstantem Röhrenabstand ist die Röhrenverschiebung dann nur von der Objekttiefe abhängig, und letzte kann aus dem Betrag der Röhrenverschiebung unmittelbar erkannt werden.

b) Durchleuchtung und Aufnahmen mit Bleimarken

Eine der ältesten Methoden — und in zahlreichen Variationen bis heute noch in Benützung — ist die *Viermarkenmethode* von Levy-Dorn (1898). Sie ist im Gegensatz zu den rein mathematisch-geometrischen Methoden eine konstruktive Tiefenbestimmung mit anatomischen Lokalisationsmöglichkeiten. Bei ihr durchleuchtet man unter Drehung des Patienten aus zwei Richtungen und bringt jedesmal an der Stelle des Strahlenaustritts eine Bleimarke derart an, daß sich ihr Schatten mit dem Objektschatten auf dem Schirm deckt. Hierauf wird der Patient um 180° gedreht, und die eine der Marken wird mit dem Objekt in Deckung gebracht. In Deckung mit ihr und dem Objekt wird an der Stelle des Strahlenaustritts eine dritte Marke angebracht. Analog bringt man in Deckung mit der zweiten Marke eine vierte Marke auf der Haut des Patienten an. Die Verbindungslinien korrespondierender Marken schneiden sich dann im Objekt. Wird der Körperumfang in der Ebene der Bleimarken mittels Bleidraht abmodelliert, so kann das Objekt in diesen Körperquerschnitt lagegerecht eingezeichnet werden (vgl. auch Abb. 6 und 7).

Auf dem gleichen Prinzip der Rekonstruktion des Strahlenganges unter Mitphotographieren von Bleimarken beruht auch die etwa gleich alte Methode von Mackenzie und Davidson (1897) und die Schwebemarkenlokalisation von Wachtel (1914). Beide Methoden sind — im Gegensatz zur Viermarkenmethode — ihrer Umständlichkeit wegen schon lange nicht mehr in Gebrauch. Die Methode von Mackenzie und Dadidson wurde in mehreren Abwandlungen ausgeführt und ist auch unter dem Begriff der „Kreuzfaden-Methode" bekannt geworden. Auch zur Beckenmessung haben sie Kehrer und Dessauer (1914) in Verbindung mit einem eigens konstruierten Beckenmeßstuhl herangezogen. Die Methode beruht auf dem Prinzip der Stereometrie und der Rekonstruktion des Strahlengangs mittels gespannter Fäden. Es sind dazu Spezialuntersuchungstische konstruiert worden, bei denen die beiden Stereoaufnahmen auf einer Glasfläche von unten durchleuchtet werden und von korrespondierenden Bildpunkten aus Fäden zu einem gedachten Focus gespannt werden. Im Kreuzpunkt der von beiden Aufnahmen kommenden Fäden liegt dann das Objekt bzw. liegen die beiden Endpunkte einer zu messenden Strecke.

Szenes hat 1950 ein Verfahren angegeben, bei dem eine kleine Vergleichsmarke aus Blei auf den Tisch geklebt wird. Objekt und Bleimarke werden zunächst am einen Schirmrand eingestellt und ihre Schatten auf dem Schirm markiert. Der Schirm wird dann so weit verschoben, bis sich Objekt und Bleimarke in die Nähe des anderen Schirmrandes projizieren. Ihre Stellungen werden wieder markiert. Bei bekanntem Focus-Tischabstand bzw. Focus-Bleimarkenabstand T berechnet sich die Objekt-Tischdistanz t nach der Formel:

$$t = \frac{T(a-b)}{b}.$$

In dieser Formel entspricht a der Distanz der beiden Abbildungen der Bleimarke und b der Distanz der beiden Fremdkörperbilder. Die Formel kann aus den Parallaxenformeln auf S. 183 abgeleitet werden, wenn für beide Objekte die Formelgrößen getrennt in die Berechnungsformel für T_R eingesetzt werden und t als Differenz von T_{R1} und T_{R2} angesetzt wird.

Eine weitere sehr einfache Technik der Tiefenbestimmung mittels Bleimarken ist das *Nahpunktverfahren*. Es ist aus der jedem Durchleuchter geläufigen fließenden Rotation abzuleiten, bildet daher auch eigentlich keine eigene Methode und ist auf keinen bestimmten Autor zurückzuführen. Dreht man während der Durchleuchtung einen Patienten vor dem Schirm, so wandern alle Objekte hinter dem Drehpunkt in entgegengesetzter Richtung zu den Objekten vor dem Drehpunkt. Die Objekte vor dem Drehpunkt wandern gleichsinnig mit der Drehrichtung der dem Schirm zugekehrten Körperoberfläche. Während der Drehung ändern alle Objekte ständig ihren Abstand zur auf dem Schirm sichtbaren Hautgrenze. Es gibt für jedes Objekt nur eine Stellung des Patienten, in welcher es die kürzeste Distanz zur Hautgrenze zeigt. Mit einem metallenen Watteträger wird der Nahpunkt auf der Haut markiert. Zweckmäßig verfährt man dabei so, daß der mit einer Hautfarbe getränkte Watteträger in Höhe des Objektes zunächst irgendwo auf die Haut aufgesetzt wird. Die Spitze des Watteträgers projiziert sich dann meist innerhalb des Körpers, d. h. hinter die Hautgrenze. Nun fährt man horizontal um den Körper ein kurzes Stück herum, bis die Spitze des Watteträgers vor der Hautgrenze frei Luft sichtbar wird (tangential) und dann wieder nach dem Körperinneren wandert. Auf der gleichen Markierungslinie fährt man wieder zum Tangentialpunkt zurück und zieht von hier aus eine kurze vertikale Markierungslinie. Der Patient trägt dann im Nahpunkt des Objektes eine Kreuzmarke mit genügend langen Schenkeln auch für operative Eingriffe. Der wahre Abstand zur Haut kann sowohl bei der Durchleuchtung als auch mit einer nachfolgend ausgeblendeten, gezielten Aufnahme leicht bestimmt werden, wenn auf die Kreuzmarke der Haut eine Bleimarke von 1 cm geklebt wird (am besten eine runde Bleischeibe von 1 cm Durchmesser). Steht beim Messen die Distanz Hautmarke-Objekt dabei nicht genau schirmparallel, so bringt dies praktisch keinen Meßfehler. Erst wenn die Hautmarke bei der Durchleuchtung oder auf der Aufnahme merklich hinter der Hautgrenze steht, können Meßfehler entstehen (vgl. auch Abb. 19, S. 202).

c) Röntgentiefenlotung

Im Gegensatz zu allen anderen Methoden der Röntgenlokalisation, bei denen entweder mindestens eine Größe aus den Projektionsbedingungen bekannt sein muß oder durch konstruktive Wiedergabe des Strahlengangs die Tiefe ermittelt wird, ist die Objekttiefe bei der Röntgentiefenlotung sowohl auf dem Leuchtschirm als auch auf dem Röntgenfilm völlig unabhängig von den Projektionsbedingungen und ohne Kenntnis derselben direkt als Zahl in Zentimetern ablesbar. Die Methode (BÜCHNER 1952, 1953, 1955) arbeitet mit der reinen bildlichen Darstellung des aus Abb. 1, S. 183 ersichtlichen parallaktischen Grundprizips: Alle Objekte in gleicher filmparalleler Ebene haben die gleiche Parallaxe.

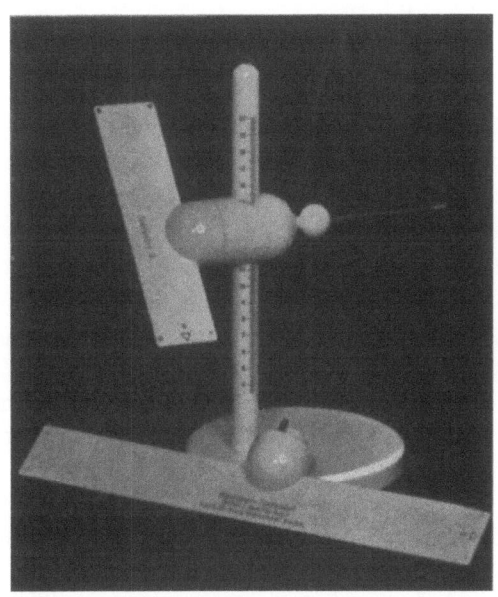

Abb. 2. Röntgen-Tiefenlot mit Skala S für Durchleuchtungen. Darunter Skala F für Aufnahmen

Der Konstruktion des zur Methode notwendigen Meßinstrumentes, des Röntgen-Tiefenlotes (Abb. 2), lag daher der folgende Gedankengang zugrunde: Im menschlichen Körper befindet sich ein Objekt unbekannter Tiefe. Außerhalb des Körpers wird eine Reihe von Objekten mit bekannter Tiefe hergestellt, die Skala des Tiefenlotes, und zusammen mit dem Objekt durchleuchtet oder auf Film aufgenommen. Unter Verschiebung der Röhre läßt man das unbekannte Objekt eine parallaktische Wanderung ausführen — bei der Durchleuchtung durch einfache Schirmverschiebung und bei der Aufnahme durch Anfertigung zweier Aufnahmen aus verschiedenen Röhrenstellungen — und beobachtet bzw. stellt fest, welches bekannte Objekt (Skalenwert) der Tiefenlotskala dabei die gleiche Parallaxe zeigt wie das unbekannte. Dieser bekannte Skalenwert muß mit dem Objekt in der gleichen filmparallelen Ebene liegen und zeigt somit die Objekttiefe direkt in Zentimetern an, da die Skala nach Zentimetern geeicht ist und jeder Wert seinen Abstand zu einer durch den Skalennullpunkt gelegten filmparallelen Bezugsebene angibt. Abb. 3 zeigt 2 Testaufnahmen, welche dieses einfache, der Röntgentiefenlotung zugrunde liegende Prinzip verständlich machen. Es wurde ein Zylinder aufgenommen, der in einer steigenden Spirale Zahlen enthält, welche ihre Höhe über Tisch in Zentimetern angeben. Abb. 4 zeigt das Ablesen der Objekttiefe. Statt die Parallaxen auszumessen, läßt man die Parallaxe des Objektes (Zahl 8 in Abb. 4) gleich Null werden, indem beide Filme so übereinandergelegt werden, daß sich das zu bestimmende Objekt deckt. Die beiden Tiefenlotskalen

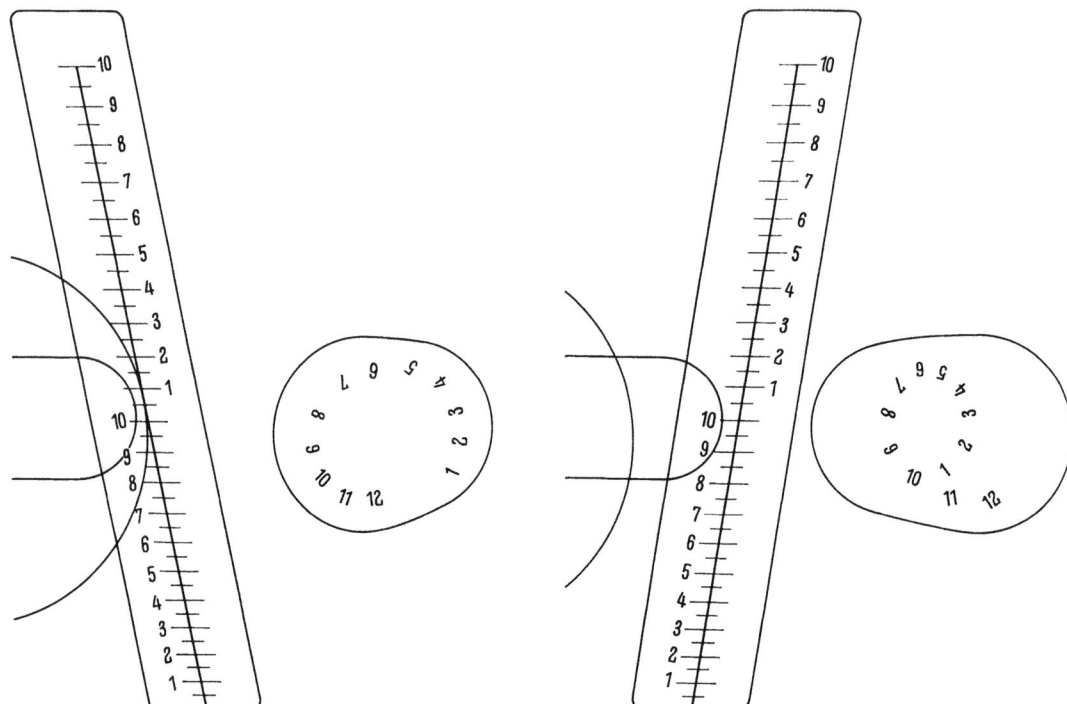

Abb. 3. Testaufnahmen zur Röntgentiefenlotung

überkreuzen sich, und der in ihrem Schnittpunkt liegende Wert (8) ist die gesuchte Tiefe des Objektes. Nur dieser Wert hat ebenfalls bei Deckung der Filme die Parallaxe Null, alle anderen Werte (über 8) haben eine größere oder (unter 8) eine kleinere Parallaxe.

Aus den bisherigen Ausführungen ist verständlich, daß bei der Aufnahmetechnik zur Röntgentiefenlotung keine besonderen Bedingungen zu beachten sind. Es können zwei beliebig projizierte Aufnahmen angefertigt werden, solange nur die Skala auf dem Film erscheint und zwischen den beiden Aufnahmen sich der Patient gegenüber der Skala nicht bewegt. Abb. 5 gibt die Aufnahmetechnik schematisch wieder. Alle mit einem Fragezeichen gekennzeichneten Größen sind bei der Röntgentiefenlotung unbeachtlich und bleiben unbekannt. Die Durchführung der Methode bei der Durchleuchtung ist im speziellen Teil bei der Tumorlokalisation näher beschrieben. Die Bezugsebene, bis zu welcher die Objekttiefe abgelesen werden soll, kann sowohl bei der Aufnahme als auch bei der Durchleuchtung zur Röntgentiefenlotung frei gewählt werden. Im allgemeinen wird die Tischebene als Bezugsebene genommen, und die Skalen stehen mit ihrem Nullpunkt auf dem Tisch. Sie sind aber auch um 90° drehbar, so daß ihr Nullpunkt und damit die Bezugsebene etwa in das Niveau der freien Körperoberfläche gebracht werden kann. Auf den Aufnahmen ist an der verschiedenen Größe der

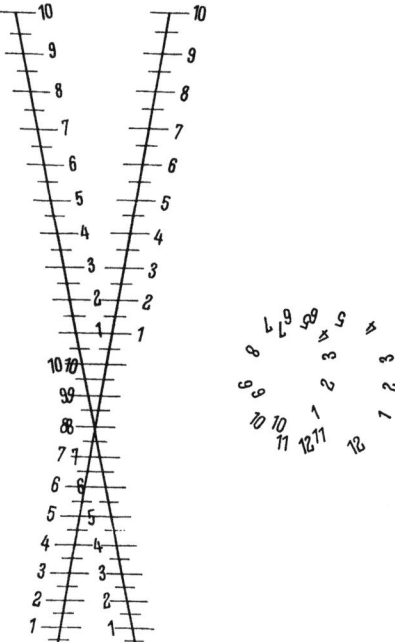

Abb. 4. Beide Aufnahmen der Abb. 3 zum Ablesen der Objekt tiefe (8) übereinandergehalten

Skalenmarken erkennbar, ob die Skala vom Film weg oder in Richtung Film gelaufen ist. Die Röntgentiefenlotung kann auch mit gewöhnlichen Stereoaufnahmen gekoppelt werden, so daß neben dem *subjektiven* Raumeindruck gleichzeitig eine *objektive* Kontrollmöglichkeit besteht. Auf die Möglichkeit, mit gewöhnlichen Stereoaufnahmen die Tiefendifferenz der Objekte durch einfaches Übereinanderlegen der Aufnahmen zu ermitteln, hat BAHNER (1953) hingewiesen. Anwendungsbeispiele zur Röntgentiefenlotung finden sich im speziellen Abschnitt bei der Fremdkörper- und Tumorlokalisation.

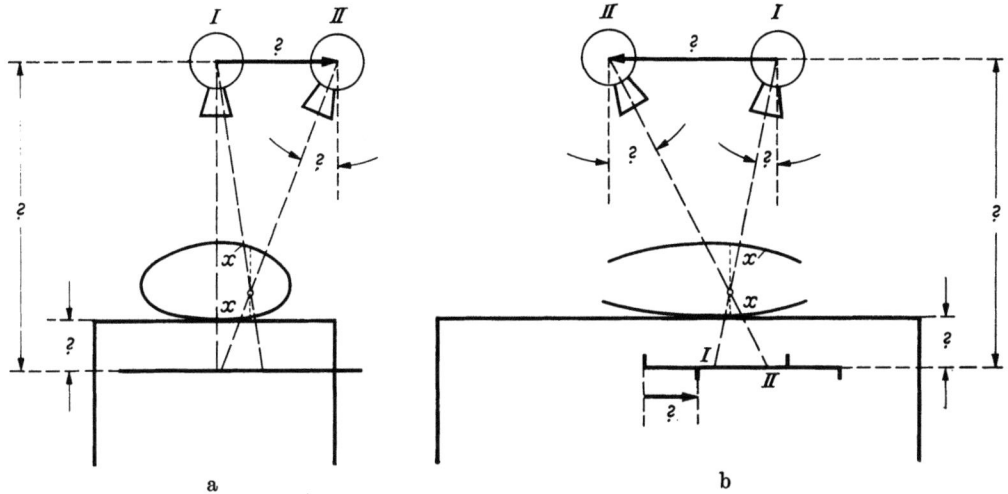

Abb. 5 a u. b. Aufnahmetechnik zur Röntgentiefenlotung

d) Röntgentopogramm

In vielen Fällen ist eine exakte geometrische Lokalisation der reinen Tiefenlage eines Objektes oder eines Krankheitsherdes für die Praxis weniger von Bedeutung als eine anatomisch-topographische Ortsbestimmung. Vor allem bei nachfolgenden chirurgischen Eingriffen und bei der Bewegungsbestrahlung ist es wichtig, die Lage des Herdes zu seiner Umgebung und zu mehreren Punkten der Körperoberfläche zugleich zu kennen. Am anschaulichsten sind für eine solche topographische Beurteilung die Körperquerschnitte der Anatomie. In der Röntgenologie können Körperquerschnitte mittels des transversalen Schichtverfahrens hergestellt werden. Das transversale Schichtbild weist jedoch die übliche Vergrößerung der zentralen Projektion auf, es bedarf eines speziellen Aufnahmegerätes und einer besonderen Erfahrung zur Deutung der Bilder. Kleine Herdbildungen und zarte Verschattungen lassen sich in vielen Fällen nur in der normalen Röntgenaufnahme und im Horizontalschichtbild, nicht aber im Transversalschichtbild darstellen. Die ersten Vorschläge zur Darstellung eines Körperquerschnitts im Maßstab 1:1 gehen auf die Orthodiagraphie zurück (LYSHOLM 1926, STECHER 1939). Auf Grund einer gewöhnlichen Durchleuchtung hat jedoch SAHATCHIEFF (1925) als erster mit Hilfe von Marken auf der Haut einen naturgetreuen Herzquerschnitt dargestellt. 1928 hat dann KNOTHE das Band mit Bleimarken eingeführt und mittels beliebiger Aufnahmen die tangentialen Strahlenebenen an das Organ rekonstruiert und Organquerschnitte gezeichnet. Das Verfahren wurde damals leider nicht aufgegriffen und nicht weiterverfolgt. Unabhängig davon hat BÜCHNER (1959, 1960) praktisch das gleiche Verfahren als Röntgentopogramm beschrieben, weiter ausgebaut und auch zu einem dreidimensionalen Verfahren zur Herzvolumenbestimmung und Organmodellierung erweitert.

Das Prinzip des *Röntgentopogramms* ist das gleiche, wie das der Viermarkenmethode, nämlich eine Rekonstruktion des Strahlengangs mit Hilfe von Bleimarken, allerdings mit dem Unterschied, daß nicht während der Durchleuchtung vier Marken gezielt angebracht werden, sondern vor der Durchleuchtung eine ganze Reihe von Marken blind auf die Körperoberfläche gebracht wird. Der Patient bekommt etwa in Höhe des Objektes ein Plastikband um den Körper gelegt, welches alle 1 cm eine Strichmarke und alle 5 cm eine

Zahl enthält. Marken und Zahlen bilden sich auf dem Leuchtschirm oder dem Film mit ab. Die einfache Durchführung der Methode ist am besten aus dem Beispiel der Abb. 6 ersichtlich. Es wurden vom Fremdkörper unter geringer Drehung des Patienten zwei gezielte Aufnahmen auf das Format 13/18 gemacht. In beiden Aufnahmen hat der Fremdkörper andere Bandschnittwerte. Im linken Bild der Abb. 6 sind es die Werte 0,5 und 8,2 und im rechten Bild die Werte 1,8 und 8,4. Auch ohne Anfertigung von Auf-

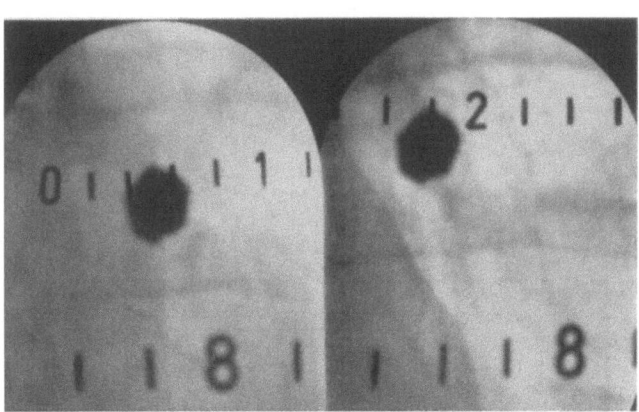

Abb. 6. Zwei gezielte Aufnahmen zur Anfertigung des Röntgentopogramms der Abb. 7

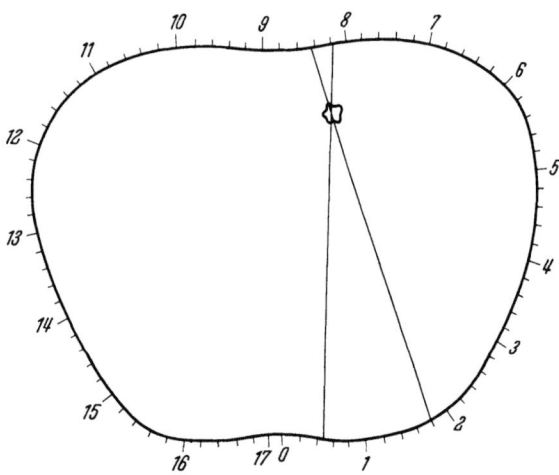

Abb. 7. Röntgentopogramm eines Fremdkörpers aus
den Aufnahmen der Abb. 6

nahmen hätten diese Bandschnitt-werte bei der Durchleuchtung abgelesen werden können. Nach Abnahme des Lokalisationsbandes wird an seiner Stelle ein Bleidraht oder ein plastisches Kurvenlineal um den Körper gelegt (dorsale und ventrale Hälfte getrennt) und der Körperumfang wird abmodelliert. Er wird als 1:1-Querschnitt auf Papier übertragen. Die Zentimetermarken des Lokalisationsbandes werden mit übertragen (Stempelrolle). Null liegt bei allen Untersuchungen stets ventral in der Medianebene. Auf dem gezeichneten Körperquerschnitt werden die festgestellten Bandschnittwertepaare des Objektes miteinander verbunden. Im Schnittpunkt der Verbindungslinien liegt das Objekt (Abb. 7).

So wie der Fremdkörper der Abb. 6 und 7 durch seine Bandschnittwerte, d. h. durch die Rekonstruktion zweier Strahlenebenen räumlich festgelegt wurde, genau so ist es auch möglich, einen beliebigen Organquerschnitt durch das Anlegen mehrerer tangentialer Strahlenebenen mit Hilfe der jeweiligen Bandschnittwerte zu zeichnen. Es kann auf diese Art auf Grund von zwei bis vier normalen und unbekannt verzeichneten Röntgenaufnahmen nicht nur von dem fraglichen Organ, sondern auch von seinen Nachbarorganen und den Skeletelementen ein form-, lage- und größengerechter Querschnitt hergestellt werden, der als unmittelbare Grundlage zu diagnostischen oder therapeutischen Eingriffen dient oder als Vorlage zur Aufstellung eines Bestrahlungsplanes und zur Dosisermittlung bei der Bewegungsbestrahlung. Abb. 8 zeigt vier gezielte Bronchogramme eines Mediastinaltumors und Abb. 9 das aus diesen Aufnahmen gezeichnete Röntgentopogramm.

Das Röntgentopogramm ist nicht nur auf die Ebene des Lokalisationsbandes beschränkt. Ohne Anfertigung weiterer Aufnahmen können auch Objekte und Organquerschnitte lagegerecht zueinander gezeichnet werden, die nicht in dieser Ebene liegen. Bei dieser dreidimensionalen Röntgentopographie muß zusätzlich die Röntgenvergrößerung in der zur Bandebene senkrechten Ebene (meist cranio-caudal) berücksichtigt werden. Sollen von einem Organ (Herz) mehrere Querschnitte etwa im Abstand von 1 cm hergestellt werden (vgl. Abb. 14 und 16, S. 132), so muß zunächst immer erst der Querschnitt in der Zentralstrahlebene (vgl. Abb. 15) dargestellt werden, denn er ist der einzige, für den auf allen vier Aufnahmen korrespondierende Randpunkte sicher festzulegen sind (Mittelhalbierende des Films). In dem gezeichneten Querschnitt der Zentralstrahlebene wird ein beliebiger Organdurchmesser gemessen, und es wird auf dem zugehörigen Röntgenfilm festgestellt, welche Vergrößerung er dort erlitten hat. Der Quotient Filmmaß/Topogrammaß bildet den gültigen Vergrößerungsfaktor für die vorliegende Aufnahme. Er liegt meist zwischen 1,1 und 1,5. Die vertikale Achse des Organs ist dann nicht in Zentimeter zu unterteilen, sondern die einzelnen Querschnitte werden im Abstand von 1,1 bis 1,5 cm gelegt. Ergeben sich für die eine Aufnahme dadurch n Querschnitte, so wird das Organ auf allen übrigen Aufnahmen auch in n Querschnitte geteilt, gleichgültig ob der Abstand von Querschnitt zu Querschnitt dort dann ein anderer wird, da diese Aufnahmen anders vergrößert sind. Zur lagegerechten Zusammenfügung der einzelnen Querschnitte zu einem Organmodell wird auf zwei beliebigen Aufnahmen je eine vertikale Hilfsebene durch das Organ gelegt. Diese Hilfsebenen oder Leitebenen werden mit Hilfe ihrer Bandschnittwerte in die Querschnitte eingezeichnet. Die Schnittlinie der beiden Leitebenen bildet zugleich die Achse des Organmodells (vgl. Abb. 16, S. 135).

e) Sonstige Verfahren

Die meisten übrigen Verfahren — soweit sie nicht schon unter a und b erwähnt wurden — stellen lediglich mehr oder weniger stark voneinander abweichende Variationen des parallaktischen Grundprinzips dar. So hat FÜRSTENAU (1907) einen Röntgentiefenmesser beschrieben, der später als der Fürstenausche Tiefenzirkel bekannt wurde und auch mehrmals abgewandelt worden ist (FÜRSTENAU, IMMELMANN und SCHÜTZE 1931). Zwischen den Zirkelspitzen wurde die Objekt-

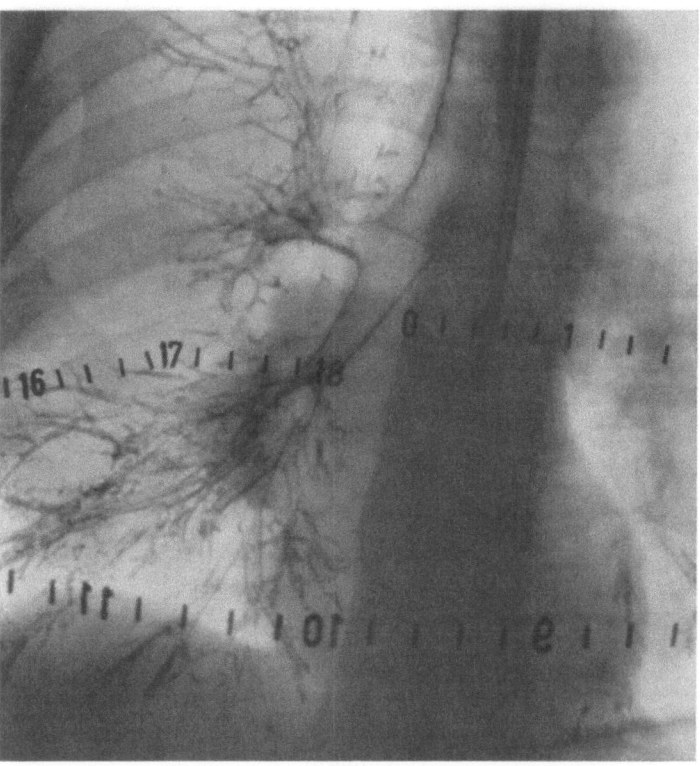

a

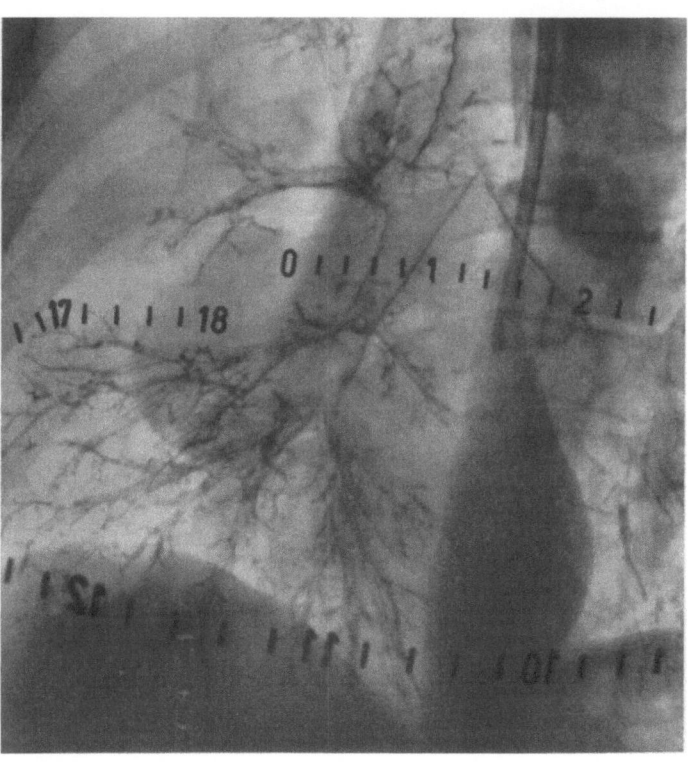

b

Abb. 8 a—d. Vier gezielte Aufnahmen eines Mediastinaltumors zur Anfertigung des Röntgentopogramms der Abb. 9

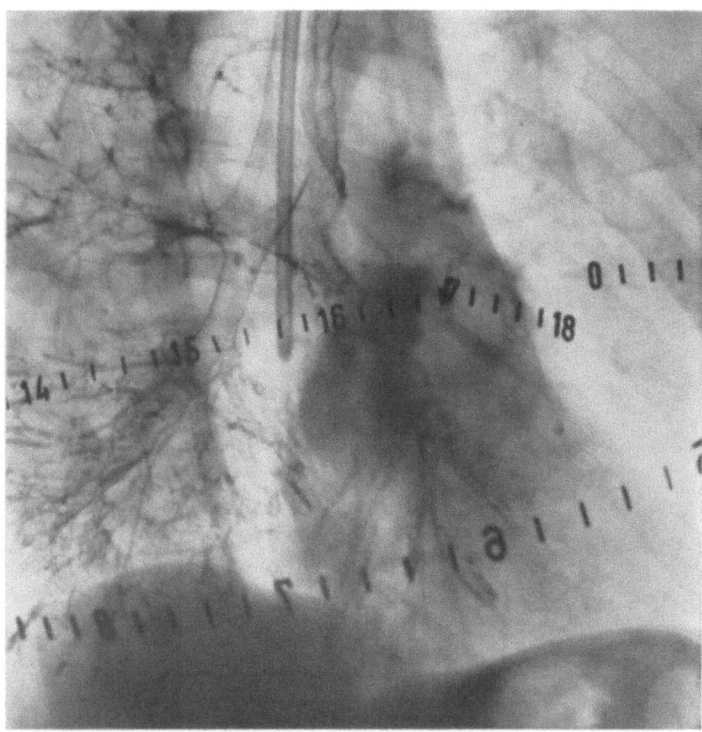

Abb. 8c

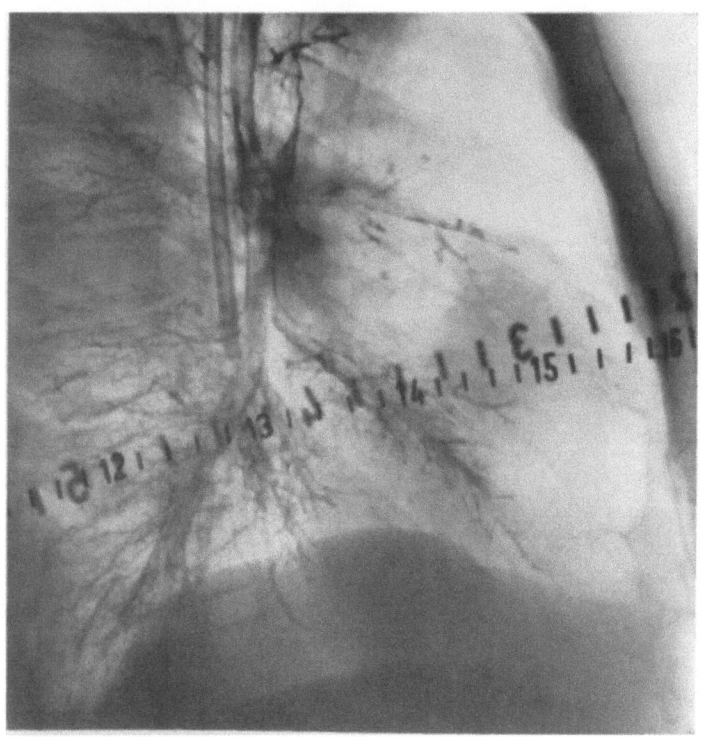

Abb. 8d

parallaxe gemessen. Bei konstanter Röhrenverschiebung und konstantem Röhrenabstand konnte dann auf einer zwischen den Zirkelschenkeln mitlaufenden Skala oder an der Öffnung der beiden anderen Zirkelspitzen bei sich überkreuzendem zweiarmigem Zirkel die Objekttiefe abgelesen werden. Ebenfalls auf dem Prinzip der Parallaxe — und zwar auf der festgelegten Objektparallaxe bei festgelegtem Röhrenabstand — beruht das *Fixpunktverfahren* von Zuppinger (1940, 1952). Durch einen mechanischen Arm, der schwenkbar und verstellbar am Untersuchungstisch befestigt ist, wird ein Fixpunkt im Raum markiert. Auf dem Leuchtschirm wird in Verschiebungsrichtung — am besten längstisch — eine Strecke bekannter Länge aufgetragen. Zweckmäßigerweise beträgt diese Strecke $1/3$ oder $1/4$ der Focus-Schirm-Distanz. Das Objekt wird auf das eine Ende dieser Strecke eingestellt, ebenso das Ende des abgewinkelten Armes. Der Schirm wird aus dieser Einstellung heraus so lange verschoben, bis das Objekt zum anderen Ende der aufgetragenen Strecke gewandert ist. Die mit dem Schirm (und der Röhre) zurückgelegte Strecke wird durch den Fixpunkt des Armes angezeigt. Mit 3 bzw. mit 4 multipliziert, ergibt sie die Objekt-Focusdistanz und bei konstantem und bekanntem Abstand Focus-Stützwand damit auch die gesuchte

Objekt-Hautdistanz. Zuppinger gibt statt der Focus-Objektdistanz zwar die Objekt-Schirmdistanz als Endresultat seines Fixpunktverfahrens an, wir möchten aber annehmen, daß diese Angabe auf einem Schreibfehler bzw. einer Verwechslung beruht (vgl. hierzu die

Formeln S. 183). Büchner (1952) hat bei der orthodiametrischen Tiefenbestimmung die gleiche Methode benützt, nur technisch anders gelöst. Bei der Durchleuchtung wird der Fremdkörper auf die Nullinie des Orthodiameters eingestellt. Schirm und Röhre werden dann um 10 cm (Anzeige durch Lichtspalt) nach einer Seite verschoben. Der neue Stand des Fremdkörpers auf der Orthodiameterskala wird auf einem Spezialrechengerät unter einer Indexlinie eingestellt, und gegenüber dem benützten Röhrenabstand ist dann die Objekttiefe abzulesen. Der Nachteil dieser und ähnlicher Verfahren, die man auch mittels Aufnahmen durchführen kann, ist jedoch der, daß man die Tiefe zum Focus oder zum Film erhält und sich hieraus die Distanz Objekt-Haut erst herleiten muß. Diesen Nachteil umgeht die Parallax-Perspektiv-Methode von Bumiller (1951). Sie eliminiert als eine der wenigen Methoden ähnlich der Röntgentiefenlotung den Röhrenabstand sowie den Betrag und die Richtung der Röhrenverschiebung zwischen den beiden Aufnahmen. Ein Draht bekannter Länge r wird in der Nähe des Objektes auf der Körperoberfläche in einem bekannten Abstand H von der Filmebene filmparallel angebracht. Aus der Draht-

länge R auf dem Film, der Parallaxe a eines Drahtendpunktes und der Parallaxe b des Objektes ergibt sich dann der Abstand T des Objektes zur Haut aus der Formel:

$$T = \frac{Hr\,(a-b)}{r\,(a-b) + bR} \; .$$

An Stelle der Formelberechnung ist auch eine graphische Ablesung möglich.

Neben der bereits erwähnten Viermarkenmethode von Levy-Dorn ist die *Kreuzfadenmethode* von Mackenzie und Davidson (1897) eines der ältesten Verfahren, welches im Laufe der Zeit viele Abwandlungen erfahren hat und wohl auch Wachtel (1914) zu seinem *Schwebemarkenlokalisator* angeregt hat.

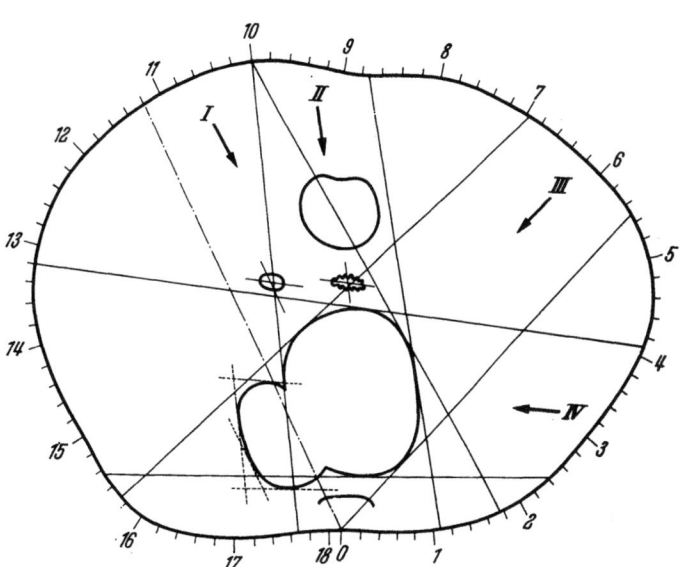

Abb. 9. Röntgentopogramm eines Mediastinaltumors, gezeichnet auf Grund der 4 gezielten Aufnahmen der Abb. 8

Alle diese Methoden haben heute nur noch historisches Interesse. Ihrer Umständlichkeit wegen werden sie schon lange nicht mehr benützt. Selbst das einfache orthodiagraphische Prinzip wird zur Tiefenbestimmung nicht mehr herangezogen. Moritz selbst (1903, 1917) und Hammer (1917) haben darauf hingewiesen und darüber berichtet. Es kommen für die heutige Praxis offensichtlich nur noch Methoden in Frage, die ohne größeren Aufwand und vor allem ohne mathematische und geometrische Überlegung durchführbar sind, und bei denen das gesuchte Resultat möglichst ohne Umschweife direkt abzulesen ist. Diese Methoden stellen leider die Minderheit unter der Vielzahl der Lokalisationsmethoden dar. Neben der Röntgentiefenlotung (vgl. S. 185 und S. 201) ist es nur noch nach dem Verfahren von Schmidberger-Jakobs (1954) möglich, die gesuchte Tiefe bei der Durchleuchtung direkt in Zentimeter von einer Skala abzulesen. Das Verfahren arbeitet mit der Messung der seitlichen Schirmverschiebung auf elektrischem Wege durch Abfahren eines Widerstandes und mit Anzeige der Tiefe auf einem elektrischen Meßinstrument. Damit die gesuchte Tiefe allein eine Funktion der seitlichen Verschiebung des Röhren-Schirmsystems wird, wird auf dem Schirm die Objektwanderung konstant gehalten. Man läßt bei der Durchleuchtung den Objektschatten von einer festgelegten vertikalen Linie auf der einen Schirmseite zu einer zweiten festgelegten Linie auf der anderen Schirmseite wandern. Hiermit wird die

Summe aus Objektparallaxe + Röhrenverschiebung (a' + a der Formeln der Abb. 1) konstant gehalten. Läßt man auch den Röhrenabstand R in der erwähnten Formel zunächst einmal außer acht, dann ist die gesuchte Tiefe T_R bei konstanter Summe aus Röhrenverschiebung + Parallaxe (= Objektwanderung auf dem Schirm) nur noch eine Funktion der Röhrenverschiebung selbst, und zu jedem mit dem Leuchtschirm zurückgelegten Weg (a) gehört eine bestimmte Tiefe. Den Röhrenabstand R schaltet Schmid-berger-Jakobs dadurch aus, daß mit Betätigung des Schirmauszuges entsprechend der mathematischen Formel ein sich ändernder Widerstand vorgeschaltet wird. Die Methode erfordert selbstverständlich den Einbau einer relativ komplizierten Meßvorrichtung und käme für die Praxis daher nur in Frage, wenn sie von einer Durchleuchtungsgeräte herstellenden Firma gleich mit eingebaut werden würde.

Ebenfalls völlig unabhängig vom Röhrenabstand, der selbst während des Messens beliebig geändert werden kann, und ebenfalls mit einer festgelegten Summe Röhrenverschiebung + Objektparallaxe arbeitet auch die Röntgentiefenlotung während der Durchleuchtung (Büchner 1955). Die Methode ist unter der Tumorlokalisation S. 201 näher beschrieben.

Calder (1956, 1957) hat das *Verfahren des „einstellbaren Winkels"* (variable angle) eingeführt. Es kommt der Röntgentiefenlotung sehr nahe, ist jedoch umständlicher und gestattet nicht, die Tiefe unmittelbar abzulesen. Ähnlich dem Röntgentiefenlot besteht das Meßinstrument aus einem Lineal aus Plastik, welches eine schattengebende, normale Zentimeterskala (große und kleine Bleikugeln) enthält. Der Winkel der Skala zur Horizontalen (Filmebene) ist jedoch nicht konstant 45° wie beim Röntgentiefenlot, sondern kann verschieden eingestellt werden. Zuerst werden vom Objekt unter Röhrenverschiebung zwei Aufnahmen auf einem Film angefertigt. Darauf werden unter Bleiabdeckung der Aufnahmen vom Meßinstrument ebenfalls zwei Aufnahmen auf den gleichen Film gemacht, wobei die Röhre um den gleichen Betrag streng parallel zu einer Filmkante und streng vertikal zur Skala verschoben werden muß. Durch Vergleich der Objektparallaxe mit den Parallaxen der Skalenwerte und mittels Kenntnis des Einstellwinkels der Skala zur Filmebene und Einsetzen des sin dieses Winkels werden Tiefenlage und Größe des Objektes aus einer geometrischen Rekonstruktion der Projektionsverhältnisse graphisch ermittelt.

Neben diesen mehr allgemeinen Methoden der Lokalisation gibt es eine Vielzahl von Methoden, die zur Anwendung auf ein bestimmtes Gebiet bzw. für eine ganz bestimmte Lokalisationsaufgabe entwickelt wurden und daher zum Teil im nachfolgenden speziellen Abschnitt Erwähnung finden. Letzten Endes ist selbstverständlich jede Lokalisationsmethode eines Spezialgebietes auch allgemein verwertbar, wie auch umgekehrt jede allgemeine Methode — eventuell unter geringer Modifikation — auf einem Spezialgebiet eingesetzt werden kann.

2. Spezielle Anwendungsgebiete

a) Fremdkörperlokalisation

Jede röntgenologische Lokalisationsmethode einschließlich der Stereographie und der Schichtdarstellung eignet sich zur Lokalisation eines Fremdkörpers. Von wirklichem Nutzen für die Praxis, vor allem im Hinblick auf die operative Entfernung des Fremdkörpers, sind jedoch nur die Methoden, welche über die reine geometrische Tiefenbestimmung hinaus nicht nur aussagen, *wie tief* der Fremdkörper liegt, sondern auch, *wo er liegt!* Das Ziel der röntgenologischen Fremdkörperlokalisation ist daher nicht die Tiefenbestimmung zur Focusebene, zur Filmebene oder zur Hautebene, sondern die anatomische Lokalisation im Vergleich zu den Organen in unmittelbarer Nachbarschaft des Fremdkörpers, zu Fixpunkten am Skelet und zu der gesamten Körperoberfläche bzw. dem Körperquerschnitt in Höhe des Fremdkörpers. Da die Beschreibung aller zur Fremdkörperlokalisation je publizierten Methoden allein einen Band füllen würde, und da andererseits die meisten Methoden wegen ihrer Umständlichkeit oder wegen ihrer reinen geometrischen Tiefenbestimmung für die Praxis kaum in Frage kommen, sollen im folgenden nur die Methoden Erwähnung finden, die eine anatomische Lokalisation zulassen. Sie wurden zum großen Teil schon in den vorangegangenen Abschnitten beschrieben. Zusammenfassende Darstellungen über die Methoden der Fremdkörperlokalisation haben WESKI (1915), CASE (1918), HOLZKNECHT (1918), LILIENFELD (1918), GRASHEY (1940), HASSELWANDER (1917, 1940) und JANKER (1947) gegeben.

Die einfachste anatomische Lokalisation wenigstens zur gesamten Körperoberfläche ist mit der Viermarkenmethode von LEVY-DORN möglich. Wenn sie richtig durchgeführt wird und die Bleimarken auf der Haut nicht gerade im Primärstrahlenbündel angebracht werden, wie dies auch schon beschrieben worden ist, dann liefert sie auch heute noch mit die exaktesten Ergebnisse und birgt keine besondere Gefahr für den Untersucher.

Führt man die Methode nach der vorliegenden Modifikation (BÜCHNER) durch, dann ist sie nicht einmal zeitraubend. Es werden keine vier Marken während der Durchleuchtung angeklebt, sondern nur zwei Marken und diese vor der Durchleuchtung. Je nachdem, ob der Fremdkörper mehr dorsal oder mehr ventral liegt, klebt man auf die Haut des Patienten etwa im Abstand von 1—2 Handbreiten in die Gegend des Fremdkörpers, so daß er etwa zwischen sie zu liegen kommt, je eine Bleimarke in Form einer vertikalen Linie (kurzes Stück Kupferdraht von 5—10 cm Länge). Dadurch, daß keine punktförmige Marke, sondern eine Strichmarke verwendet wird, kann diese blind in der Gegend des Fremdkörpers angebracht werden, sie wird sich bei der späteren Durchleuchtung immer mit diesem zur Deckung bringen lassen. Die beiden Drahtmarken brauchen auch nicht unbedingt vertikal zu verlaufen. Sie können jede Richtung einnehmen, die sich von der Horizontalen merklich unterscheidet. Nach Anbringen der beiden Marken wird der Patient erstmalig gezielt durchleuchtet. Man dreht ihn so, daß die eine der Strichmarken den Fremdkörper schneidet. In dieser Stellung wird an der Stelle des Strahlenaustritts und in Deckung mit dem Fremdkörper eine weitere Strichmarke mit einem Hautstift oder einer Hautfarbe unter Wahrung des Strahlenschutzes auf die Haut gezeichnet. Hierauf wird der Patient so gedreht, daß die andere Strichmarke den Fremdkörper schneidet. Auch in dieser Stellung wird an der Stelle des Strahlenaustritts eine zweite Strichmarke in Deckung mit dem Fremdkörper angezeichnet. Auch die angezeichneten Hautmarken brauchen nicht streng vertikal zu verlaufen, wenn man darauf achtet, daß sich beim Antragen der Marken der Fremdkörper in die horizontale Schirmmittellinie (enge Ausblendung) oder in ihre unmittelbare Nähe projiziert. Der Patient trägt dann vier Strichmarken, zwei aus Draht und zwei nur angezeichnet. Mit einer oder mehreren kurzen horizontalen Strichmarken wird in der Zentralebene (horizontale Schirmmittellinie, eng ausgeblendet) die Höhe des Fremdkörpers auf der Haut angezeichnet. Die Schnittpunkte der horizontalen Höhenlinie mit den Drahtmarken bzw. Strichmarken stellen die vier Punkte der Viermarkenmethode dar. Im Schnittpunkt ihrer Verbindungslinien liegt der Fremdkörper. Soll eine Körperquerschnittsskizze hergestellt werden, so wird der Körperumfang in dieser Höhe mittels Bleidraht oder mittels eines plastischen Kurvenlineals abmodelliert und 1:1 auf Papier gezeichnet. Die Schnittpunkte der vier Marken werden an korrespondierender Stelle mit übertragen. In den eingezeichneten und sich kreuzenden Verbindungslinien der vier Marken liegt dann der Fremdkörper. Eine Weiterentwicklung dieser Strichmarkenmethode stellt das Röntgentopogramm dar, welches auf S. 187 beschrieben wurde (vgl. auch Abb. 6 und 7).

Von den Aufnahmeverfahren sind alle diejenigen geeignet, die neben der Tiefenbestimmung des Fremdkörpers auch eine Tiefenbestimmung der Nachbarobjekte und der Fixpunkte am Skelet auf einfache Art zulassen. Neben dem bereits erwähnten Röntgentopogramm ist dies vor allem mit der Röntgentiefenlotung möglich, da die Tiefenlage der einzelnen Objekte nicht immer erneut berechnet werden muß, sondern in rascher Folge direkt abgelesen werden kann.

Abb. 10 zeigt einen Steckschuß im Thorax. Er ist allein auf Grund dieser in unbekannter Verkleinerung wiedergegebenen Abbildung ohne Vorlage der Originalaufnahmen, ohne Kenntnis der Aufnahmebedingungen und ohne Kenntnis der Lage des Patienten sowohl seiner Tiefe nach als auch in bezug auf die Rippen exakt zu lokalisieren. Aus der verschiedenen Größe der Skalenmarken 1 und 10 geht hervor, daß die Tiefenlotskala bei den Aufnahmen in Richtung Tisch gelaufen ist, d. h. ihr Nullpunkt zeigte in Richtung Röhre und befand sich oberhalb der freien Körperoberfläche, denn auf der Körperoberfläche lag die mitabgebildete Hautmarke, und diese hat eine Tiefe von 10,5 cm auf der Tiefenlotskala. Sie ist in der Skizze der Abb. 11 zur Deckung gebracht; die Tiefenlotskalen schneiden sich im Wert 10,5. Bringt man die Geschoßspitze zur Deckung

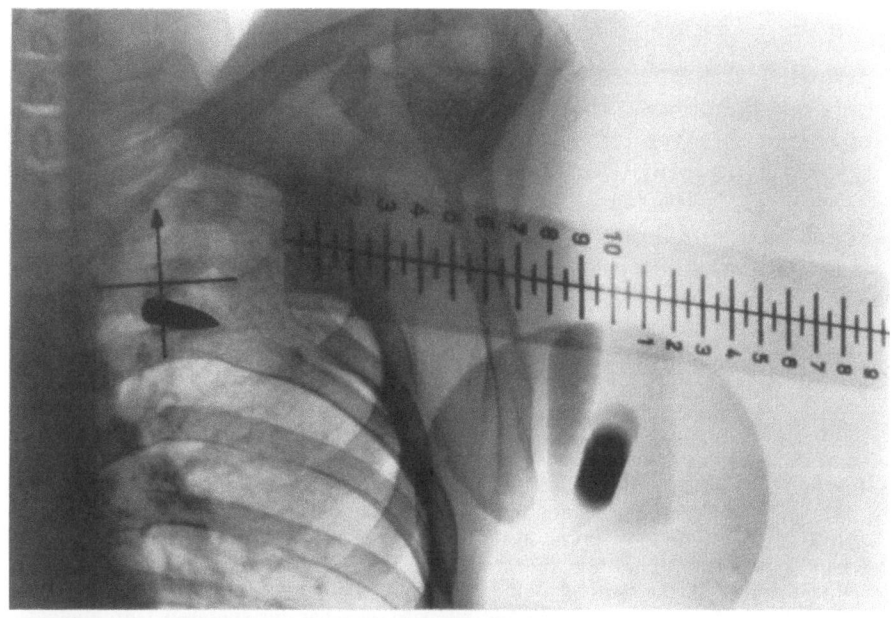

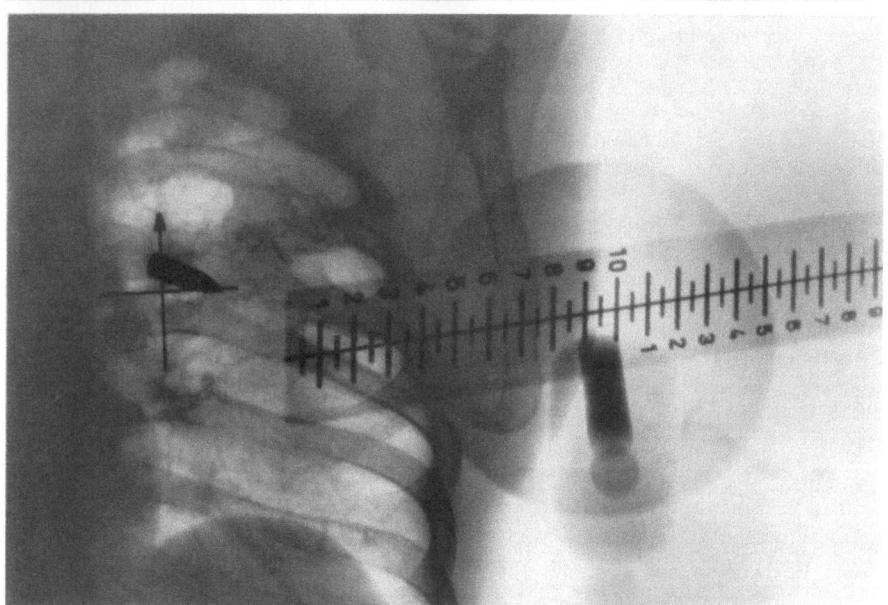

Abb. 10. Röntgentiefenlotung eines Steckschusses im Thorax

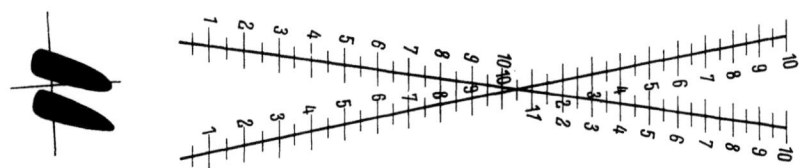

Abb. 11. Röntgenskizze der übereinandergehaltenen Tiefenlotaufnahmen der Abb. 10. Die Hautmarke ist zur Deckung gebracht, sie hat eine Tiefe von 10,5 cm

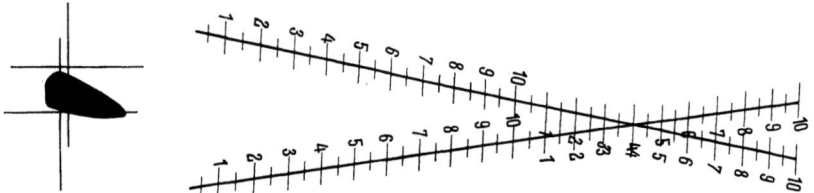

Abb. 12. Röntgenskizze der übereinandergehaltenen Tiefenlotaufnahmen der Abb. 10. Die Geschoßspitze ist zur Deckung gebracht, sie hat eine Tiefe von 14 cm, liegt somit 3,5 cm unter der Haut

(Abb. 12). so findet man für diese eine Tiefe von 14 cm. Das Geschoß liegt somit 3,5 cm unterhalb des Hautniveaus der Hautmarke. Ebenso wie das Geschoß oder die Hautmarke zur Deckung gebracht werden, können auch korrespondierende Punkte am Skelet zur Deckung gebracht werden, so etwa das Costotransversalgelenk in unmittelbarer Nachbarschaft des Fremdkörpers oder die dorsalen und ventralen Rippenkonturen. Hierbei findet man, daß der Patient in Bauchlage gewesen sein muß, und daß sich das Geschoß im Bereich der dorsalen Rippen, also extrapulmonal befinden muß. Alle diese Bestimmungen sind auch ohne Deckungsmöglichkeit auf den vorliegenden Klischees der Abb. 10 möglich, indem korrespondierende Objektpunkte beider Aufnahmen mit dem Zirkel abgegriffen werden und mit gleicher Zirkelöffnung auf den divergierenden Tiefenlotskalen diejenigen korrespondierenden Werte aufgesucht werden, die in diese Zirkelöffnung fallen. Sie geben dann die Tiefe des abgegriffenen Objektpunktes an. Genau so würde man verfahren, wenn sich die Tiefenlotskalen beim Decken der Objekte nicht kreuzen würden. Dies wäre dann der Fall, wenn nicht wie im vorliegenden Fall die Röhre vertikal zur Verlaufsrichtung der Tiefenlotskalen verschoben worden wäre, sondern parallel zu ihrer Verlaufsrichtung. Die Tiefenlotskalen lassen sich dann nicht zum Schnitt bringen, sondern sind nur gegeneinander mehr oder weniger gestaucht bzw. gedehnt. So wäre es in dem vorliegenden Fall, um das Filmformat besser auszunützen, zweckmäßiger gewesen, die Skala entlang des Körpers zu stellen und nicht quer dazu. Bei Benützung eines Flachblendentisches mit Hartstrahlraster ist jedoch eine Röhrenverschiebung quertisch nur in kleinem Ausmaß möglich. Wegen dieser Schwierigkeit wurde auch in diesem Falle die Röhre längstisch verschoben.

Die anatomische Lokalisationsmöglichkeit mittels Stereoaufnahmen soll in diesem Zusammenhang nicht unerwähnt bleiben. obgleich der Stereographie ein eigenes Kapitel gewidmet ist. Es ist auch möglich, die Stereoaufnahmetechnik mit der Röntgentiefenlotung zu verbinden. Neben der *subjektiven* Raumbeurteilung bei der Stereoskopie hat man dann die Möglichkeit der *objektiven* Nachprüfung mittels der mitabgebildeten Tiefenlotskalen.

b) Intraoperative Lokalisation

Wegen der vielen Methoden anhaftenden ungenügenden anatomischen Lokalisation und wegen der auf dem Operationstisch oft gar nicht mehr zu verwertenden Tiefenangabe (andere Lagerung des Patienten, Infiltration durch Lokalanaesthetica, Abspreizen der Wundränder und Hochziehen durch Wundhaken usw.) wurden Methoden entwickelt, die eine röntgenologische Lokalisation unmittelbar vor bzw. während der Operation im Operationssaal selbst zulassen. Im ersten Weltkrieg ist eine größere Anzahl Methoden publiziert worden, die sich mit diesem Problem befassen und meist mit einer Art Harpunierung des Fremdkörpers unter Röntgenlicht gearbeitet haben (HOLZKNECHT 1918). Es sind auch spezielle Lokalisationsinstrumente beschrieben worden, die sterilisierbar waren und in die Wunde selbst eingeführt wurden. Eine ausführliche Zusammenstellung all dieser Methoden, die heute kaum noch in Frage kommen, findet man bei HOLZKNECHT (1916, 1917, 1918). Weitere Mitteilungen über intraoperativ anwendbare Röntgenlokalisation haben ABADIE (1915, 1917), AIMÉ (1917), HAMMESFAHR (1915) und GEORGENS (1919) gegeben. Im letzten Weltkrieg waren es vor allem zwei Methoden, die allgemeine Verbreitung gefunden haben. Einmal das *Boloskop* nach VAN DER PLAATS (1941) und der *Metallsucher* von Siemens. Über die Anwendung und Erfahrung mit dem Boloskop haben SCHLAFF (1940), PAAS (1947) und EICKHOFF (1949) berichtet. Das Boloskop stellt ein eigenes Untersuchungsgerät dar mit Tisch, Röntgenröhre und Stativ, wobei die Röhre quer zum Tisch verschoben und in zwei markierte fixe Stellungen gebracht werden kann.

Die Röhre läuft auf einem Schlitten unter Tisch, über Tisch befindet sich ein Leuchtschirm in 45°-Stellung mit einem kryptoskopähnlichen Einblickschacht. Auf dem Leuchtschirm sind in gegebenem Abstand zwei Marken angebracht. Auf einem gemeinsamen, nur in vertikaler Richtung verschiebbaren Schlitten sitzen mit der Röhre und dem Schirm noch zwei Lampen, die konvergierend eingestellt sind und zwei Lichtstrahlen von oben auf das Operationsfeld schicken. Die beiden Lichtstrahlen schneiden sich immer in dem gleichen Punkt, und dieser Punkt liegt auf dem Zentralstrahl in immer gleichem Abstand zum Röhrenfocus. Zunächst wird das Boloskopstativ, welches fahrbar ist, so eingestellt, daß sich der Fremdkörper mit einer der beiden fixen Schirmmarken deckt. Hierauf wird die Röhre seitwärts in Stellung 2 verschoben. Die Verbindungslinie zwischen zweiter Schirmmarke und dem Focus geht in dieser Stellung genau durch den Schnittpunkt der Lichtstrahlen. Verschiebt man nun den gemeinsamen Schlitten von Röhre und Lampen nach oben oder unten so lange, bis der Fremdkörper mit der zweiten Marke zusammenfällt, dann schneiden sich die Lichtstrahlen zwangsläufig im Fremdkörper. Nach Herausklappen des Schirmes und Einschalten der Lichtstrahlen weisen sie dem Operateur den Weg zum Fremdkörper. Der Konvergenzwinkel der Lichtstrahlen ist beim Boloskop derart gewählt, daß die Distanz der beiden sichtbaren Lichtpunkte nur mit 3 multipliziert zu werden braucht, um die noch fehlende Tiefe zum Fremdkörper zu erhalten. Der große Vorteil dieser Methode ist der, daß die Durchleuchtung unter Einhalten der Bestimmungen des Strahlenschutzes vom Röntgenologen vorgenommen wird, während Operateur und übriges Hilfspersonal den Strahlen nicht ausgesetzt sind. Umgekehrt sind die chirurgischen Forderungen der Sterilität erfüllt, da bei dem eigentlichen operativen Vorgehen nicht mehr durchleuchtet zu werden braucht. Lemke (1953) hat ein dem Boloskop ähnliches Instrument beschrieben.

Ein weiteres Gerät zur Benützung während der Operation, das Kryptoskop, wird auch heute noch in mehreren Ausführungen monokular oder binokular hergestellt und leider auch benützt. Aus Gründen des Strahlenschutzes sollte man mit dem Kryptoskop heute jedoch nicht mehr arbeiten, zumal es bei vorangegangener präziser Röntgenlokalisation praktisch immer entbehrlich ist.

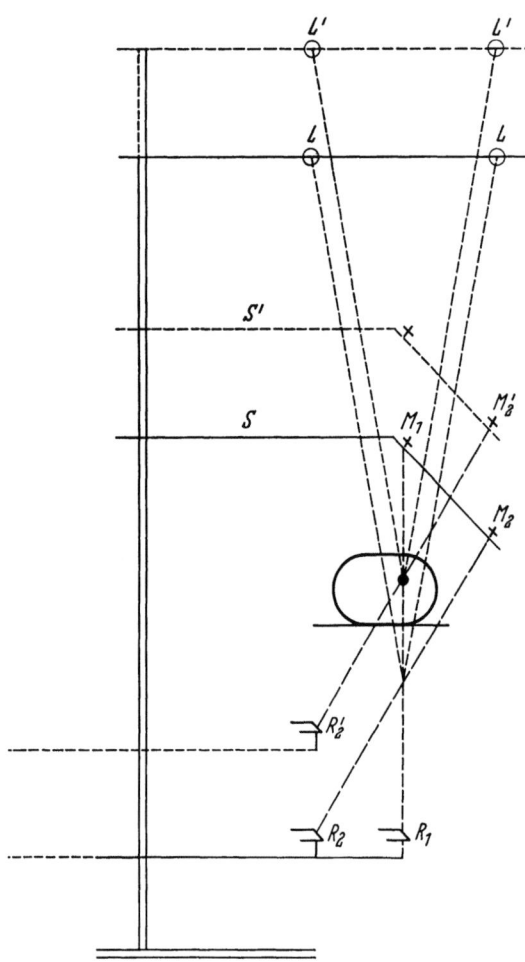

Abb. 13. Prinzip und Arbeitsweise des Boloskops. *1* Röhre bei R_1 und Fremdkörperschatten auf dem Schirm S in der Marke M_1; *2* Röhre nach R_2 geschoben; *3* Röhre-Schirm-Lampen LL so lange gemeinsam vertikal verschoben, bis *4* Fremdkörperschatten auf dem Schirm S' in der Marke M_2'. Röhre steht dann bei R_2'. Die von den Lampen $L'L'$ ausgehenden Lichtstrahlen schneiden sich im Fremdkörper

Eine besondere Gruppe operativer Lokalisationsmethoden bilden diejenigen, die zu gezielten Eingriffen am Gehirn benützt werden. Das koordinierte röntgenologische und chirurgische Vorgehen ist unter dem Begriff *Stereotaxis* bekannt geworden. Die hierzu benützten, stereotaktischen Instrumente, auch Stereoencephalotome genannt, stellen ein mit dem Schädel fest verbundenes, oft operativ fixiertes Gerät dar, welches mehrere metallene Bügel und Nadelführungen sowie sich mitabbildende Maßstäbe in den drei Raumkoordinaten enthält. Mittels Aufnahmen in zwei oder mehreren Ebenen können bestimmte intracerebrale Punkte millimetergenau röntgenologisch festgelegt werden, und die Nadelführungen am Instrument können exakt auf diesen Punkt eingestellt werden. Über diese Instrumentarien und das dazugehörige röntgenologische und chirurgische Vorgehen haben unter anderem MARK, McPHERSON und SWEET (1954), DELGADO, HAMLIN und NALEBUFF (1954), RIECHERT und MUNDINGER (1956), SPIEGEL und WYCIS (1956) sowie TALAIRACH, RUGGIERO und DAVID (1956) berichtet.

Ein weiteres Spezialgebiet ist die röntgenologische Lokalisationshilfe bei dem Entfernen endobronchialer Fremdkörper unter der Bronchoskopie. DORENBUSCH und ROBERTS (1952), DORENBUSCH (1954) und TIMM (1959) haben über das methodische Vorgehen hierbei berichtet. TIMM beschreibt eine röntgenoptische Fremdkörperlokalisation, die über die spezielle Anwendung bei Extraktion von Fremdkörpern aus dem Bronchialbaum hinaus auch ganz allgemein anwendbar ist und als intraoperative Lokalisationsmethode empfohlen werden kann. Ihre einzige Schwierigkeit besteht in der gleichzeitigen Benützung zweier Röhren. Die Methode beruht auf dem gleichzeitigen Erscheinen zweier Doppelbilder vom Fremdkörper und dem Extraktionsinstrument (Abb. 14).

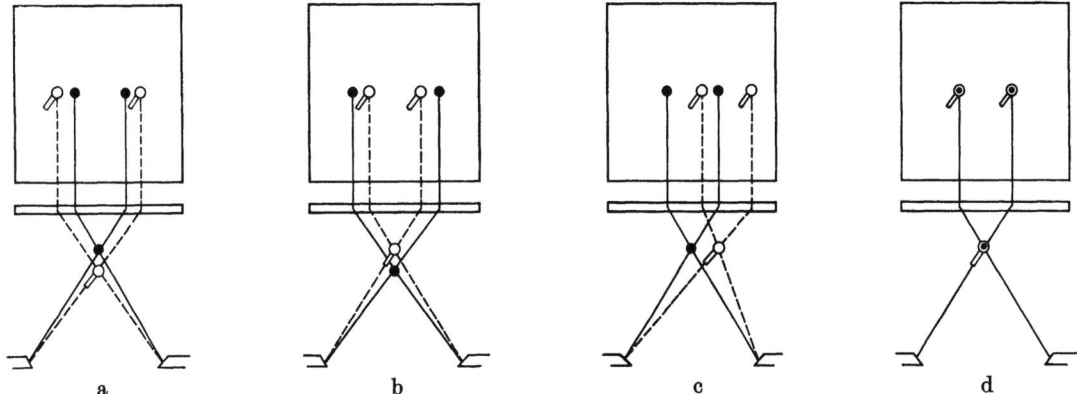

Abb. 14. Röntgenoptische Fremdkörperlokalisation nach TIMM. Durch die verschiedene Lage der Doppelbilder des Extraktionsinstrumentes und des Fremdkörpers auf dem Schirm ist ihre wahre Lage zueinander eindeutig gekennzeichnet. *a* Zange liegt zu tief. Ihr Doppelbild erscheint außerhalb des Fremdkörpers; *b* Zange liegt zu hoch: Ihr Doppelbild erscheint innerhalb des Fremdkörpers. *c* Zange liegt seitlich: Ihr Doppelbild weicht seitlich ab. *d* Zange liegt richtig: Ihr Doppelbild deckt sich mit dem des Fremdkörpers

Die Methode ist übrigens auch mit nur einer Röhre durchführbar und auch dann, wenn Schirm und Röhre gekoppelt sind und gemeinsam bewegt werden. Es können dann selbstverständlich keine gleichzeitigen Doppelbilder erzeugt werden. Markiert man sich aber in der einen Röhrenstellung auf dem Schirm sowohl Fremdkörper als auch Extraktionsinstrument, verschiebt dann die Röhre etwas, so zeigen die Schatten des Fremdkörpers und des Extraktionsinstrumentes in der zweiten Röhrenstellung und die vorher angezeichneten korrespondierenden Marken auf dem Schirm die gleichen Stellungen zueinander wie die Doppelbilder der Abb. 14.

c) Tumorlokalisation

So wie die Fremdkörperlokalisation an Bedeutung verloren hat, hat die Tumorlokalisation in jüngerer Zeit an Bedeutung gewonnen. Die Ursachen hierfür sind hauptsächlich bei den Fortschritten der Strahlentherapie zu suchen. Hier ist es vor allem die Bewegungsbestrahlung, die eine exakte Herdlokalisation verlangt. Weitere Anwendungsgebiete der Tumorlokalisation sind die gezielte diagnostische Punktion der Tumoren im Thorax und am Skelet sowie die Lokalisation von in den Körper oder in Körperhöhlen eingebrachten Strahlungsträgern zur Bestimmung der Isodosenverteilung. Die Tumorlokalisation zur Strahlentherapie gliedert sich in zwei Teile, in die Herdlokalisation vor der Lagerung am Therapiegerät und in die Herdeinstellung am Therapiegerät selbst. Eine Reihe von Lokalisationsmethoden kombiniert beides und nimmt die Herdlokalisation während der Einstellung am Therapiegerät bzw. mit dem Therapiegerät selbst vor oder mit einem dazu konstruierten Hilfsgerät und stellt den Herd während der Lokalisation gleich zur Bestrahlung ein. Diese kombinierten Methoden sind vor allem zur Pendelbestrahlung entwickelt worden (Becker und Kuttig 1956; Baerwolff und Schuhmacher 1956; Heinrichs und Windemuth 1957; Spechter 1957;

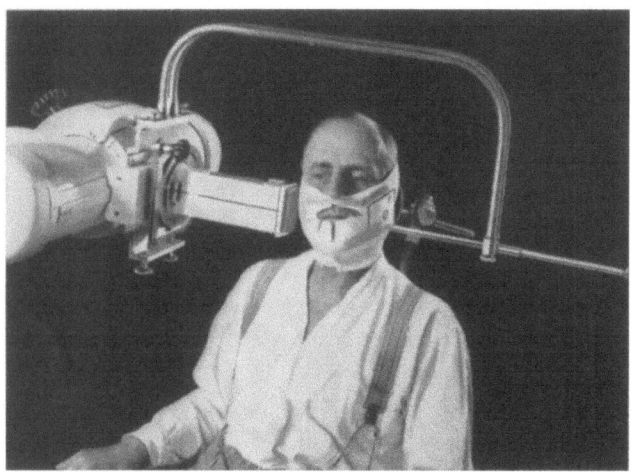

Abb. 15. Gegenpunktzeiger (Backpointer) in situ am Patienten

Hellriegel 1960). Ferner gehören hierher auch die Methoden, die bestimmte metallische Zielmarken oder Zielgeräte bei den diagnostischen Lokalisationsaufnahmen mitphotographieren und die gleichen Zielvorrichtungen später am Therapiegerät korrespondierend einstellen. Jamieson (1954) benützt hierzu eine Art Schieblehre mit weit verlängerten und an der Spitze um 90⁰ abgewinkelten tasterzirkelähnlichen Meßbacken, welche außen am Körper angelegt werden. Ein dritter, auf der Basis der Schieblehre verschieblicher Taster kann gegen die Körperoberfläche senkrecht zu der von den beiden anderen Meßbacken angezeigten Distanz vorgeschoben werden und markiert den Hautpunkt über dem Tumor sowie an einer Skala die Distanz Tumor—Haut. Catton (1957) photographiert eine brückenförmige Vorrichtung aus Plexiglas mit Bleimarken mit und benützt die gleiche Vorrichtung zur Übertragung der Einstellung am Co 60-Gerät.

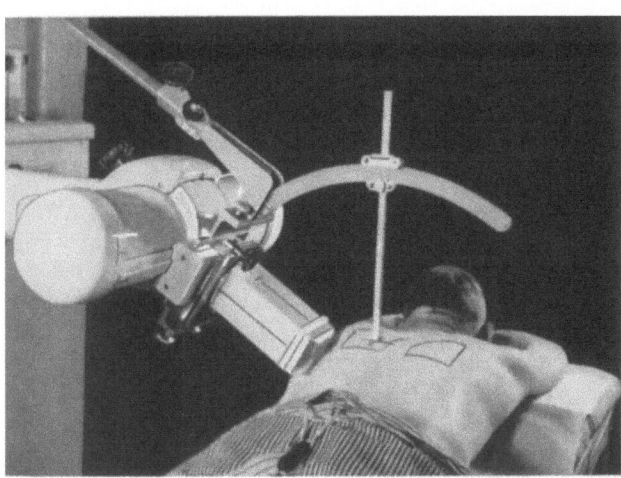

Abb. 16. Bogenlotzeiger (Pin-and-Arc) in situ am Patienten

Die verbreitetsten Lokalisations- und Einstellhilfen dieser Art stellen jedoch der Gegenpunktzeiger (Backpointer) und der Bogenlotzeiger (Pin-and-Arc) dar. Gauwerky (1955) hat ihre praktische Anwendung ausführlich beschrieben. Der Gegenpunktzeiger eignet sich für die Bestrahlung in aufrechter Körperhaltung im Sitzen bei Anwendung mehrerer stehender Felder. Abb. 15 zeigt besser als eine ausführliche Beschreibung das Prinzip und die praktische Ausführung dieses Gerätes. Der Tumor wird vorher mittels Röntgenaufnahmen und mittels Durchleuchtung bei angelegter Gipsmaske lokalisiert. Eintritts- und Austrittspunkt des Zentralstrahls bzw. eines anderen durch den Herd gehenden Strahls werden auf der Gipsmaske markiert. Werden je zwei korrespondierende Punkte der Gipsmaske mit Nadeln verbunden, so schneiden sich diese innerhalb der Gipsmaske im Herd. Mit Hilfe eines Felderwählers werden mehrere auf diesen Punkt zielende Einstrahlrichtungen gewählt und auf der Gipsmaske markiert. Mit dem Gegenpunktzeiger ist dann die Einstellung eines jeden Feldes exakt möglich und von Sitzung zu Sitzung konstant zu halten. Auch die Tumor-Hautdistanz ist an den durch die Gipsmaske gestoßenen Nadeln ablesbar. Es soll in diesem Zusammenhang auch auf das

Röntgentopogramm (S. 187) verwiesen werden, welches die Anwendung des Gegenpunktzeigers noch verständlicher macht und seine Anwendung auch ohne Herstellung einer Gipsmaske ermöglicht.

Bei allen Stehfeldbestrahlungen am Rumpf des liegenden Patienten wird dagegen der Bogenlotzeiger (Pin-and-Arc) mit Vorteil benützt. Auch sein Prinzip und seine praktische Anwendung sind am ehesten aus einer Abbildung am Patienten ersichtlich. Abb. 16 zeigt den Bogenlotzeiger in seiner Einstellung am Thorax. Zentralstrahl und Verlängerung des exakt vertikal einstellbaren Stabes schneiden sich immer im Herd, gleich welchen Winkel die beiden miteinander bilden. Zentralstrahl und Stab stellen die Radien zweier konzentrischer Kreise dar, deren Mittelpunkt der Herd ist. Der Abstand der Stabspitze (Haut) vom Herd bzw. dem konstanten Schnittpunkt mit dem Zentralstrahl ist an einer Skala als Herdtiefe einstellbar. Diese vertikale Herdtiefe wird in Therapielage des Patienten mit einer der oben beschriebenen Lokalisationsmethoden vorher bestimmt. Auch zur Anwendung des Bogenlotzeigers bildet das Röntgentopogramm übrigens die beste Voraussetzung, da es mit der wahren Körperquerschnittskizze nicht nur das Ablesen der Herdtiefe in der Vertikalen gestattet, sondern in allen Einstrahlrichtungen und damit die unmittelbare Grundlage zur Aufstellung des Bestrahlungsplanes und zum Festlegen der Einfallswinkel bildet.

Zur Kontrolle der Einstrahlrichtung dient auch die von SEELENTAG (1957) angegebene Winkelbussole. Bei den Röntgenaufnahmen wird mit Hilfe von Metallmarkierungen an der Haut die Projektionsrichtung festgestellt. Mit denselben Hautmarkierungen kann dann der Patient zum einfallenden Therapiestrahlenbündel winkelgerecht gelagert werden. Eine Bussole gestattet das Ablesen der Einstrahlwinkel zur Basis der Hautmarkierungen. Eine weitere Vorrichtung zur Feststellung der Einstrahlrichtung ist der Vertikalebenenanzeiger nach DOBBIE (BATLEY, HOOLOWAY und MANDY 1959). In dem halbkugelig geformten und transparenten Röhrentubus schwimmt in Mineralöl eine Stahlkugel. Sie stellt sich bei jeder Schrägstellung des Tubus stets am tiefsten Punkt der Halbkugel ein. Eine Meridian- und Gradeinteilung gestattet reproduzierbare Einstellungen. Die von MARX (1957) angegebene Methode macht sich die bei manchen Geräten zur Pendelbestrahlung bestehenden festen Abstände Pendelachse—Focus zunutze. Im Tubus befindet sich eine röntgenschattengebende Skala aus in bestimmten Abständen angeordneten Kugeln. Sie gestattet bei den mit der Therapieröhre angefertigten Aufnahmen ein direktes Ausmessen der Herde nach Lage und Größe.

Gegenüber diesen auf irgendeine Art mit dem Therapiegerät selbst verbundenen Lokalisationsmethoden gibt es eine Reihe weiterer Methoden, die, obwohl für die Tumorlokalisation zur Strahlentherapie besonders geeignet, dennoch vom Therapiegerät selbst und von der Art der durchzuführenden Strahlentherapie unabhängig sind und daher auch zu anderen Aufgaben, etwa zu diagnostischen Tumorpunktionen, herangezogen werden können. HERVÉ (1952) und FRANKE (1954, 1955) benutzen die Schichtaufnahme und photographieren in gleicher Schichtebene röntgenschattengebende Maßstäbe mit, an denen Lage und Größe des Herdes abgelesen werden können. VALLEBONA (1955) schildert ausführlich die Anwendung der verschiedenen Schichtaufnahmetechniken zur Herdlokalisation. SQUILLACI (1956) schlägt eine einfache Methode vor, die in ähnlicher Ausführung auch zur Größenmessung schon benutzt worden ist. Bei der Durchleuchtung wird die Tumorebene mit zwei Marken markiert. Auf den Aufnahmen in zwei Ebenen kann dann mittels einfacher Proportionalgleichung aus dem bekannten Markenabstand sowohl die Tumor-Hautdistanz als auch die Tumorgröße berechnet werden.

Bei Durchleuchtungsgeräten mit vom Schirm getrennter, frei beweglicher Röhre kann die Tumortiefe auch nach dem orthodiagraphischen Prinzip auf dem Leuchtschirm direkt gemessen werden. Mit einem schmalen zentralen Strahlenbündel wird erst das Hautfeld (Einstellfeld) über dem Herd tangential eingestellt. Dann wird die Röhre so lange bewegt, bis das zentrale Strahlenbündel im Tumor liegt. Der auf dem Schirm zurückgelegte Weg entspricht der Tumortiefe. Die Schirmverschiebung kann auch an einer Skala abgelesen werden, die an irgendeinem festen Teil der Röhrenaufhängung angebracht ist, und an welcher ein Zeiger bei den Röhrenbewegungen entlangläuft oder umgekehrt. Zu diesen Messungen sind besonders diejenigen Durchleuchtungsgeräte geeignet, die während der Tiefenbestimmung eine Lagerung des Patienten in der späteren Bestrahlungslage zulassen. Hierher gehört vor allem das Röntgen-Universalgerät Müller UG X, worauf Strnad (1955) hingewiesen hat. Eine therapiegerechte Lagerung ist bei den üblichen Durchleuchtungsgeräten während der Tiefenbestimmung nur mittels eines Beistelltisches möglich. Das orthodiagraphische Prinzip der Tiefenbestimmung ist dagegen auch bei den Durchleuchtungsgeräten mit gekoppeltem Röhren-Schirmsystem möglich, da es belanglos ist, wenn sich bei den Röhrenbewegungen der Leuchtschirm mit bewegt. Bei vielen der üblichen Durchleuchtungsgeräte ist an der Mechanik der Röhrenverschiebung bereits eine Zentimeterskala angebracht.

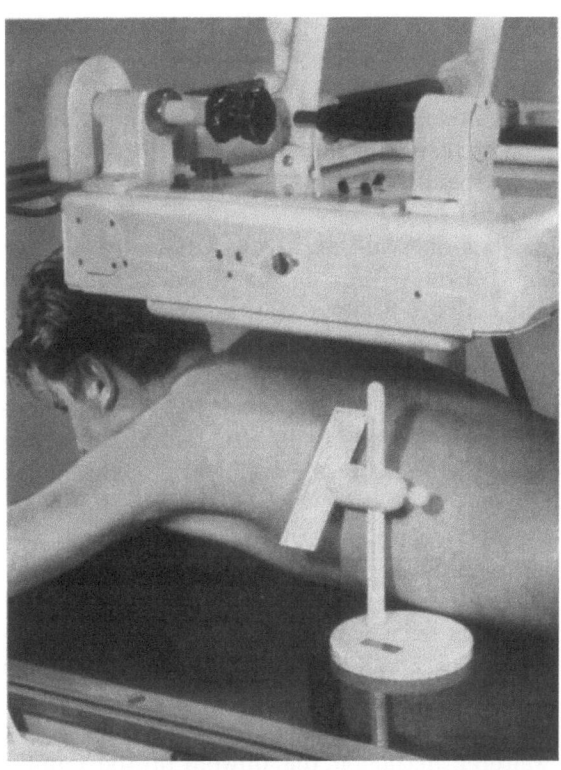

Zur Tumorlokalisation und zur Aufstellung des Bestrahlungsplanes zur Bewegungsbestrahlung gleichermaßen geeignet ist das Röntgentopogramm (Büchner 1959), das im vorangegangenen Abschnitt S. 187ff. ausführlich beschrieben wurde. Es liefert unmittelbar eine Körperquerschnittskizze im Maßstab 1:1. Zur Herstellung einer formgerechten Körperquerschnittskizze haben Stern und Hodges (1957) ein eigenes Gerät, den Pantograph, beschrieben, der beim Umfahren des Körperumfangs diesen 1:1 graphisch festhält.

Welche der im vorangegangenen Abschnitt über allgemeine Lokalisationsmethodik angeführten Lokalisationsmethoden im einzelnen Fall am zweckmäßigsten anzuwenden ist, richtet sich nicht so sehr nach der Art der durchzuführenden Strahlentherapie, als

Abb. 17. Röntgentiefenlotung während der Durchleuchtung. Ablesen der Herdtiefe direkt vom Leuchtschirm

vielmehr nach der Lokalisation und der Art des Herdes selbst. Es ist entscheidend, ob der Herd selbst sichtbar ist oder nur festlegbare Nachbarpunkte am Skelet oder den Organen bestimmt werden können, und ob die Objekte schon bei der Durchleuchtung oder nur auf Aufnahmen dargestellt werden können. In jedem Falle sollte man jedoch den Herd in der Körperhaltung des Patienten lokalisieren, in welcher er später auch bestrahlt werden bzw. in welcher der diagnostische Eingriff vorgenommen werden soll. Ein anderes Vorgehen kann zu beträchtlichen Fehlern führen, vor allem dann, wenn mit normaler Armhaltung im Stehen lokalisiert wurde und der Patient dann im Liegen mit erhobenen Armen bestrahlt wird. Hier spielt auch die von Seelentag (1957) mit Recht kritisierte Vernachlässigung der Winkellage eine große Rolle. Eine Methode, welche die Tumorlokalisation in der Therapielage des Patienten mit Durchleuchtung oder Aufnahmen in nur einer Ebene zuläßt, ist die Röntgentiefenlotung. Sie ist in ihrer Durchführung mittels Röntgenaufnahmen auf S. 185 ausführlich beschrieben. Hier soll ihre Durchführung am Leuchtschirm besprochen werden. Ist der Herd bei der Durchleuchtung zu erkennen, so kann die Herdlage unmittelbar auf dem Leuchtschirm abgelesen werden (Büchner 1955).

Abb. 17 zeigt die Lagerung des Patienten und die Stellung des Röntgen-Tiefenlotes S neben dem Patienten. Abb. 18 zeigt das Prinzip der Röntgentiefenlotung während der Durchleuchtung und das Ablesen der Tumortiefe als Zahl auf dem Leuchtschirm. Die Röntgenprojektion bleibt dabei völlig unbeachtet, und der Abstand Leuchtschirm — Patient kann selbst während des Messens beliebig geändert werden.

Der Patient bekommt in dieser Therapielage im Zentralstrahl in Deckung mit dem Tumor eine Hautmarke angezeichnet (Mittelpunkt des Einstellfeldes). Nach der Röntgentiefenlotung wird die gefundene Tumorebene an der Stativsäule des Röntgen-Tiefenlotes eingestellt, und mittels der Schreibvorrichtung im Feststellknopf der Skala (Kugelschreiberpatrone) werden durch Entlangfahren an der Haut des Patienten bei Verschiebung des Röntgen-Tiefenlotes auf der Tischplatte zu beiden Seiten je eine lange horizontale Linie gezeichnet, welche die Tumorebene markiert. Der Patient trägt dann drei Marken, eine Kreuzmarke über dem Tumor (Einstellfeld) und zwei Linien zu beiden Seiten. Auf diese drei Marken kann das Therapiegerät mit seinen Lichtmarken direkt eingestellt werden. Es liegt dann die Pendelachse sicher im Tumor, und die Einstrahlrichtung stimmt im Winkel zur Tumorebene mit der Einstrahlrichtung bei der Lokalisation überein.

Bei Herden, die selbst schlecht abzugrenzen sind, bei denen bei der zur Röntgentiefenlotung nötigen Schirmverschiebung korrespondierende Stellen schlecht auszumachen sind oder die bei Seitenlage des Patienten bestrahlt werden sollen, ist die einfache Orthodiametrie (vgl. S. 126 und 202) oft die geeignetste Lokalisationsmethode. Abb. 19 bringt ein solches Lokalisationsbeispiel. In Rückenlage wurde der befallene Hilus im Zentralstrahl vorher auf der Brusthaut neben dem Sternum mit einer Bleimarke markiert. Es kann nun (wie im Beispiel der Abb. 19) die Distanz Haut (Bleimarke)—Hilus in Seitenlage orthodiametriert werden oder die Distanz Hilus (Bleimarke)—seitliche Körperoberfläche in Rückenlage, je nachdem, in welcher Körperhaltung bestrahlt werden

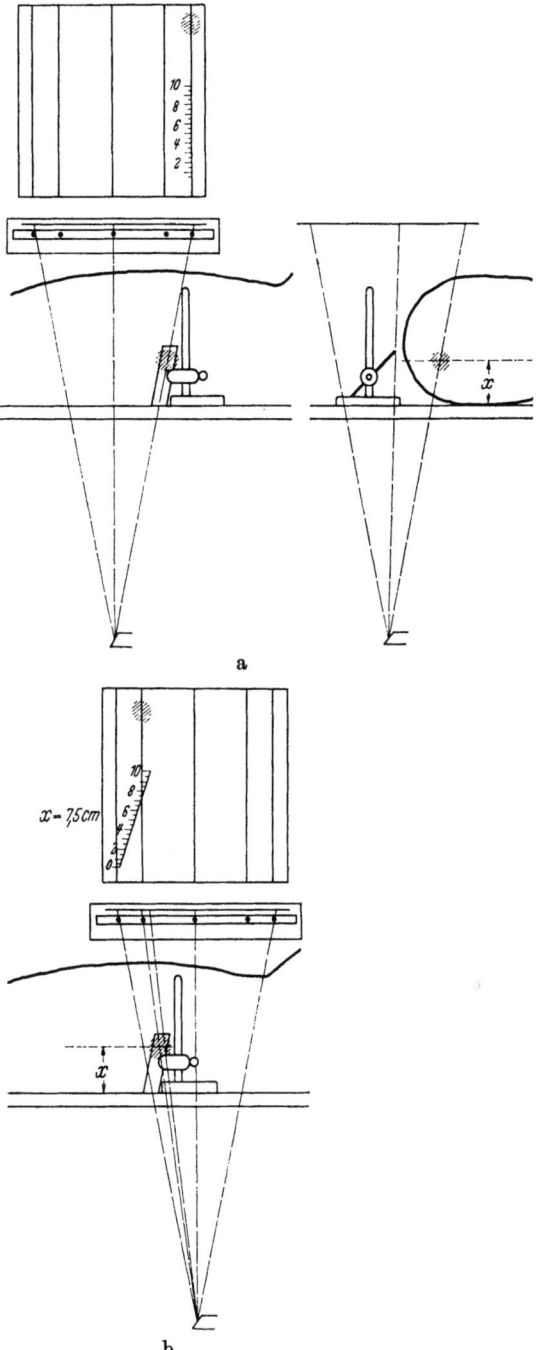

Abb. 18 a u. b. Prinzip der Röntgentiefenlotung während der Durchleuchtung. a Hinter den Leuchtschirm ist eine Meßplatte gegeben, welche in der Durchleuchtung drei Querlinien auf dem Schirm erscheinen läßt. Der Tumor ist durch Schirmverschiebung auf eine dieser Linien eingestellt worden. Das Röntgen-Tiefenlot ist auf dem Tisch so verschoben und gedreht worden, daß alle seine Werte ebenfalls auf dieser Linie stehen. b Der Schirm wurde so lange verschoben, bis der Tumor sich auf eine andere Linie projiziert hat. Diese Linie schneidet die Tiefenlotskala in einem Wert (7,5), der die gesuchte Tumortiefe (Pendeltiefe) direkt in Zentimeter angibt soll und welche Distanz unmittelbar als Pendeltiefe auf dem Leuchtschirm abgelesen werden soll. Es ist dabei nicht so wichtig, daß der Patient streng seitlich liegt,

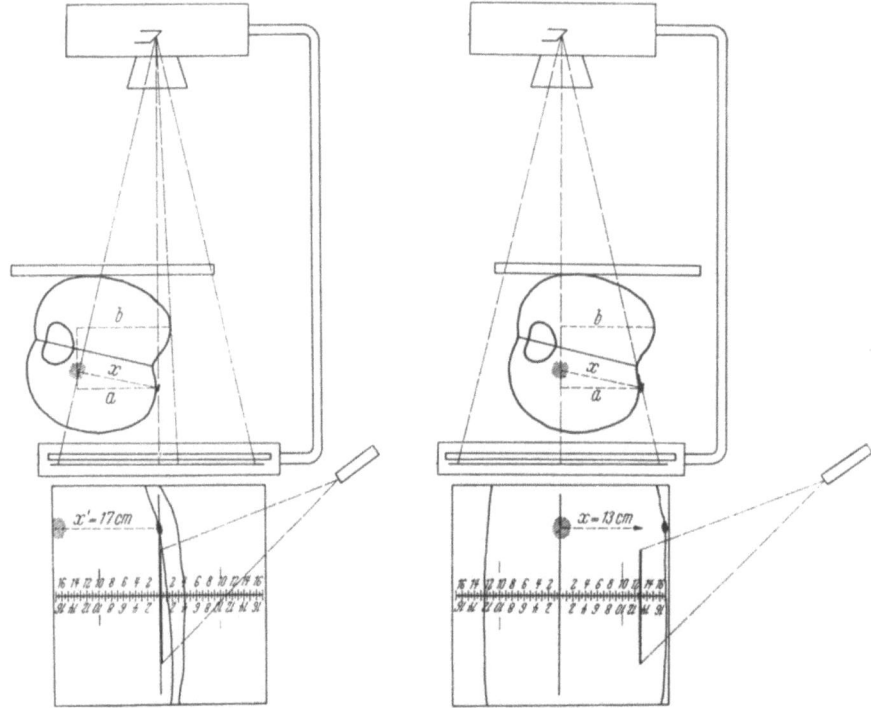

Abb. 19. Die Orthodiametrie der Pendeltiefe des Hilus

wie es im Beispiel der Abb. 19 mit der Strecke a, welche effektiv gemessen wird, angedeutet ist. Die gesuchte Strecke x wird erst bei sehr deutlicher Abweichung des Patienten aus der geforderten Seitenlage von der Strecke a meßbar verschieden sein.

Ist die eine Ebene des Herdes die Medianebene des Körpers und damit bekannt (Wirbelsäule, Rectum, Hypophyse, Oesophagus usw.), so genügt zur Herdlokalisation eine einzige seitliche Aufnahme in der Therapielage bzw. Therapiehaltung des Patienten. Abb. 20 ist die Röntgenskizze eines Rectumcarcinoms. Bei der seitlichen Aufnahme wurde die Teststrecke zur Orthodiametrie (vgl. Abbildung 10 auf S. 124) in der Medianebene des Körpers mit photographiert. Der Nullpunkt der Teststrecke ist auf der Haut markiert worden und von ihm aus kann auf der Aufnahme die Feldmitte in cranio-caudaler Richtung bestimmt werden. Die Pendeltiefe ist unmittelbar an der Teststrecke abzulesen, ebenso die Feldgröße.

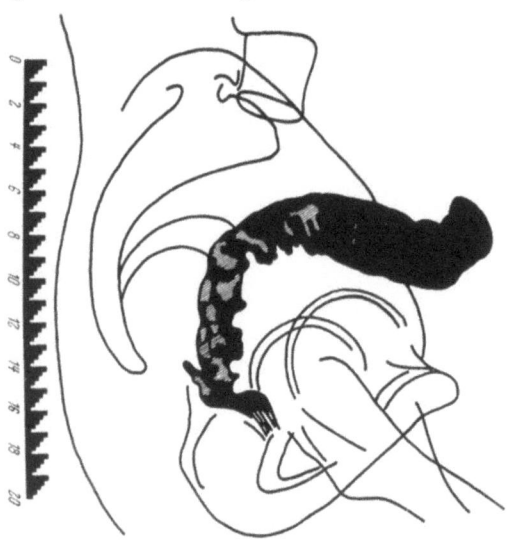

Abb. 20. Bestimmung der Tumor-Hautdistanz, der Feldmitte und der Feldgröße bei einem Rectumcarcinom mittels der Teststrecke zur Orthodiametrie

Es gibt jedoch Bestrahlungsfälle, bei denen der Herd als solcher auch mit einem Kontrastmittel nicht darstellbar ist. Ein Beispiel hierfür sind die Parametrien. Ihre Lokalisation in der Strahlentherapie muß indirekt vorgenommen werden. Entweder bestimmt man die Tiefenlage der Portio mit Hilfe eines eingelegten Radiumträgers oder

einer inaktiven Radiogoldnadel
bzw. einer anderen Metallmarke,
oder man benützt Fixpunkte am
Skelet als Lokalisationshilfen.
Die Linea interspinalis geht bekanntlich etwa durch die Mitte
der Parametrien, und auch die
Beckenwandrezidive treten meist
in der Nähe der Spina ossis ischii
auf. Abb. 21 zeigt beide Möglichkeiten der Bestimmung der
Tiefenlage der Parametrien mittels der Röntgentiefenlotung.
Die Tiefe der Portioplatte, der
Spitze des Radiumträgers (Cavum uteri), der Linea interspinalis und der Haut über der
Symphyse (Auflegen einer Hautmarke) können durch einfaches
Übereinanderhalten der beiden
Aufnahmen der Abb. 21 direkt
vom Film abgelesen werden.

Die Röntgenlokalisation bei
der Strahlentherapie gynäkologischer Tumoren wurde von
Büchner (1955), von Büchner
und Wieland (1954) und von
Wieland (1954) ausführlich beschrieben. Auch die oben erwähnten einfachen Verfahren
von Spechter (1957) und von
Heinrichs und Windemuth
(1957) mit Einführung eines
Zirkels sind besonders bei tastbaren Tumoren sehr geeignet.

d) Vorausbestimmung der Schichtebene

Die Vorausbestimmung der
Schichtebene vor Anfertigung
von Schichtaufnahmen hat sich
in den letzten Jahren als ein besonderes Aufgabengebiet der
Röntgenlokalisation abgegrenzt.
Sie ist zur Arbeits- und Film-
ersparnis besonders dann indiziert, wenn keine Simultanschichtserien angefertigt werden.
Aber auch für die Simultandarstellung mehrerer Ebenen mittels einer Belichtung und einer
Einstellung ist die vorherige

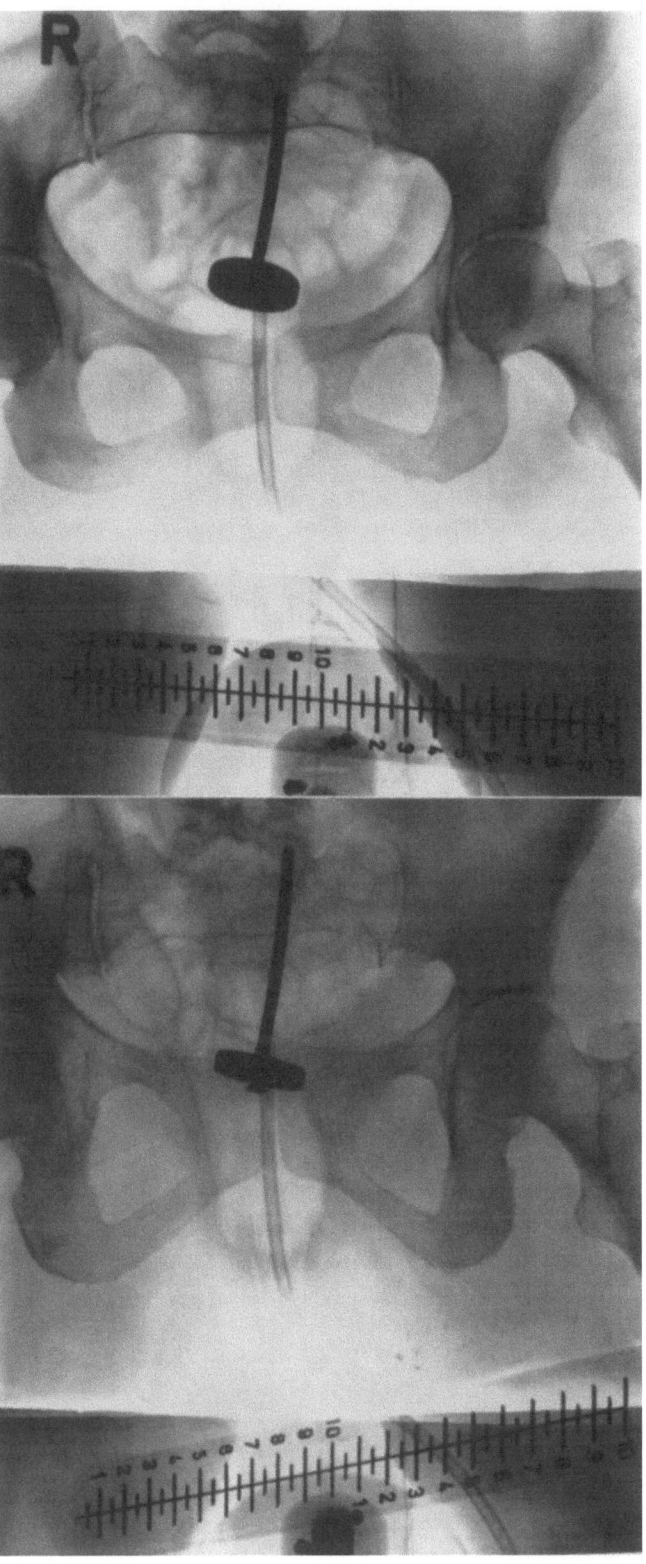

Abb. 21. Röntgentiefenlotung zur gynäkologischen Strahlentherapie.
Auswertung der Aufnahmen vgl. Abb. 4, 11 und 12

Kenntnis der Herdtiefe ein Vorteil, da man auch dann mit weniger Schnitten auskommt. Oft hört eine Schichtaufnahmeserie mit 6—7 Schnitten gerade in der Tiefe auf, in welcher der Herd erst angeschnitten ist.

Es lag nahe, daß das parallaktische Prinzip der Tiefenlokalisation auch auf diesem Spezialgebiet Anwendung finden würde. Es wurde bei einem Schichtgerät (Universalplanigraph von Siemens-Reiniger) praktisch durchgeführt. Das Schichtgerät hat einen festen Focus-Leuchtschirmabstand und einen festen Focus-Stützwandabstand (Körperoberfläche). Bei zusätzlich festgelegter Röhrenverschiebung kann die Objektwanderung auf dem Schirm mittels eines besonders geeichten Maßstabes direkt als Schichttiefe abgelesen werden. Dieses Prinzip ist praktisch das gleiche, das Schmidtberger-Jakobs (1954) und Büchner (1955) zur Vorausbestimmung der Schichttiefe benützen, nur sind die beiden letzten Verfahren vom Röhrenabstand unabhängig, und die Röntgentiefenlotung (Büchner) ist an jedem beliebigen Durchleuchtungsgerät durchführbar. Auf dem parallaktischen Prinzip beruht auch die Methode von Elkin, Ettinger und Philipps (1954), welche mit zwei Aufnahmen und Röhrenverschiebung arbeitet. Alt (1955) hat den Vorschlag gemacht, vor allem bei der Schichtdarstellung der Gelenke zunächst bei einer seitlichen Aufnahme zu beiden Seiten der Gelenke einen vertikal gestellten Maßstab mitzuphotographieren. Die richtige Schnitthöhe ist dann an den Filmbildern der Maßstäbe leicht abzulesen. Weitere Vorschläge für begrenzte Anwendungsgebiete stammen von Del Buono (1953) für die Schichtdarstellung des Felsenbeins und von Seelentag (1950) für scharf abgrenzbare Objekte. In vielen Fällen stellt auch das Röntgentopogramm eine geeignete Methode dar, da es neben der Schichttiefe auch die topographische Lage des Herdes im Körperquerschnitt erkennen läßt und somit seine Abstände zu allen Punkten der Körperoberfläche sowie zur Medianebene des Körpers. Es liefert zu dem anzufertigenden Longitudinalschichtbild zugleich das Transversalschichtbild als Röntgenskizze (vgl. Abb. 9).

e) Sonstige Anwendungsgebiete

Ein eng begrenztes und in sich geschlossenes Anwendungsgebiet der Röntgenlokalisation stellt die *Lokalisation intraokularer Fremdkörper* dar. Einmal, weil praktisch alle allgemeinen Fremdkörperlokalisationsmethoden hier versagen und zum anderen, weil das Gebiet der Röntgenologie des Auges im allgemeinen und das der intraokularen Fremdkörperlokalisation im speziellen im Gegensatz zu allen anderen Spezialgebieten auch heute noch vornehmlich in der Hand des Ophthalmologen und nicht in der Hand des Röntgenologen liegt. Dies besagt nicht, daß sich nicht auch die Röntgenologie mit der Lokalisation der Augenfremdkörper befaßt hat. Eines der ältesten Verfahren, das Blickwechselverfahren, stammt von Köhler (1903, 1918), und ein weiteres Verfahren mit Doppelbelichtungen ist von Stumpf (1916) angegeben worden. Bei dem Blickwechselverfahren wird die Mitbewegung des Fremdkörpers bei Bewegungen des Bulbus zur Lagebestimmung ausgenützt, indem zwei Aufnahmen mit extremen Blickrichtungen angefertigt werden. Es ist jedoch bekannt, daß auch extrabulbäre Fremdkörper die Augenbewegungen mitmachen, so daß diese Methode zu ungenau ist. Ebenfalls nur orientierenden Charakter hat die sog. skeletfreie Aufnahme des Bulbus nach Vogt (1921), die zudem nur Fremdkörper bis zum Äquator des Bulbus erfaßt. Bei ihr werden kleine, zugeschnittene und besonders verpackte Filme nasal und infraorbital so weit als möglich neben dem Bulbus in die Orbita vorgeschoben.

Für den Ophthalmologen, der den Fremdkörper entfernen soll, haben nur die eigens für Augenfremdkörper entwickelten, exakten Meßmethoden einen Wert, welche die Lage des Fremdkörpers zur anatomischen Achse und zum Limbus bzw. zum Pol der Cornea in Millimeter anzugeben gestatten. Das Auge ist ein achsensymmetrischer Körper. Jeder Punkt innerhalb dieses Körpers kann daher mittels seiner Polarkoordinaten und mittels seines Abszissenwertes entlang der Achse exakt bestimmt werden. Der Operateur orientiert sich nach dem Meridian, auf welchem der Fremdkörper liegt, nach seinem radialen Abstand von der anatomischen Achse und nach seinem Abstand vom Limbus. Hiernach muß er den Eingangsort am Bulbus wählen. Es haben sich daher in der Praxis im Laufe der Zeit nur solche Methoden halten können, die hierauf Rücksicht nehmen und ihm diese drei Werte exakt liefern. Die beiden bekanntesten und bis in die jüngste Zeit mehrmals abgewandelten Meßverfahren stammen von SWEET in der verbesserten Ausführungsart von STEPHENSON (1926) sowie — vor allem in Deutschland — von COMBERG (1927) mit den Modifikationen von GOLDMANN (1938), GOLDMANN und BANGERTER (1941), STENIUS (1947), SMOLING (1952), CURSCHMANN (1957) und RÜBE (1957). Das Sweetsche Verfahren ist in der deutschen Literatur von v. PFLUGK und WEISSER (1917) ausführlich beschrieben worden. Es ist das kompliziertere in der Apparatur. Der Kopf des Patienten wird in Hinterhauptslage in ein Gestell eingespannt. Eine Visiervorrichtung mit Bleimarke 10 mm vor dem Hornhautscheitel sorgt für die zur Lokalisation unumgänglich notwendige Fixierung der Blickrichtung entlang der anatomischen Achse bzw. entlang des Vertikalstrahls der Röntgenröhre. Es werden zwei Aufnahmen auf den gleichen Film unter horizontaler Verschiebung der Röhre angefertigt. Die Parallaxe des Fremdkörpers wird zur Parallaxe der Marke in Beziehung gesetzt, in Schemata eingetragen und die Tiefe graphisch errechnet. Nach COMBERG werden zwei Aufnahmen in senkrecht aufeinanderstehenden Ebenen angefertigt. Bei der postero-anterioren Aufnahme wird die Fixation der anatomischen Achse bzw. der Blickrichtung dadurch erreicht, daß auf die Kassette ein kleines strahlenundurchlässiges Spiegelchen aufgesetzt wird, welches den Blick des Patienten seitlich ablenkt und auf eine im Raum angebrachte Blickmarke wirft. Vertikalstrahl der Röhre und anatomische Augenachse fallen dabei zusammen. Der Pol des polaren Koordinatensystems liegt dann für alle Frontalschnitte durch den Augapfel in der anatomischen Achse. Vor das Auge wird vor der Aufnahme eine Haftschale gegeben, welche in den Ecken eines gedachten Quadrates vier kleine Bleimarken trägt. Die Bleimarken liegen in der Ebene des Limbus. Mit Hilfe dieser vier Bleimarken kann auf der Aufnahme die Achse bzw. der Pol festgelegt werden, und es kann der Meridian gezogen werden, auf welchem der Fremdkörper liegt. Der radiale Abstand auf dem Meridian wird aus dem bekannten Röhrenabstand (60 cm) und dem bekannten Bulbus-Filmabstand rechnerisch ermittelt. In ein gedrucktes Schema polarer Koordinaten wird der Fremdkörper in seiner wirklichen Lage in der Frontalebene eingezeichnet. Auf der nachfolgenden zweiten seitlichen Aufnahme, bei welcher die anatomische Achse filmparallel durch Blickfixation eingestellt wird, wird dann der Abszissenwert, d. h. der wahre Abstand des Fremdkörpers von der Limbusebene (Markenebene) bestimmt und ebenfalls in ein gedrucktes Schema eingetragen. Hiermit ist der Fremdkörper seiner Lage nach exakt bestimmt, und der Eingangsort liegt für den Operateur entsprechend seinem operativen Vorgehen fest. STENIUS (1947) hat diese Combergsche Methode in folgenden Punkten modifiziert: Es wird ähnlich wie beim Sweetschen Verfahren ein spezieller Halteapparat für den Kopf benützt, an welchem alle Fixationshilfen auch für die Blickrichtung angebracht sind und welcher einen eigenen Filmträger enthält für einen Film kleinen Formats, nur für die Größe der Orbita selbst bestimmt. Der Patient bleibt unbewegt in Rückenlage bei beiden Aufnahmen. Die Zentrierung der Röhre kann auf den Filmen selbst nachkontrolliert werden. Die Haftschale entfällt. Der Patient schaut direkt auf einen Fixationspunkt (kleine Glühlampe) ohne Hilfe eines Ablenkspiegels, und das Auge wird unter Sichtkontrolle des Untersuchers selbst während der Belichtung mit Hilfe eines optischen Systems gegenüber einem Indicator focussiert. Der Indicator ist mit seinen vier Marken extraokular zwischen Auge und Film und bildet sich mit ab. Die Auswertung der Aufnahmen entspricht der nach COMBERG. Eine besonders elegante Modifikation, die trotz weiterer Vereinfachung nichts an Exaktheit einbüßt, stellt die Abwandlung nach CURSCHMANN (1957) dar. Die Haftschale hat außer den 4 Bleimarken im Zentrum noch ein kleines Spiegelchen von 1,5 mm Durchmesser, dessen Fläche der Limbusebene parallel liegt. Sein Reflex ermöglicht dem Untersucher, der es mit einem gewöhnlichen Augenspiegel anleuchtet, die Fixation der anatomischen Achse auf einfachste Art. Zugleich bietet dieses auf dem Film als 5. Marke erscheinende Spiegelchen eine objektive Kontrolle für die richtige Einstellung der Achse während der Aufnahmen. Es muß sich genau in den Schnittpunkt der je zwei Marken verbindenden Diagonalen projizieren. Bei der Einstellung zur Aufnahme muß es hierzu den vom Augenspiegel des Untersuchers ausgehenden Lichtstrahl in sich selbst reflektieren, d. h. im Auge des Untersuchers als Reflex aufleuchten. Hierdurch ist auch die Fixation eines schielenden und schlecht sehenden Auges objektiv möglich.

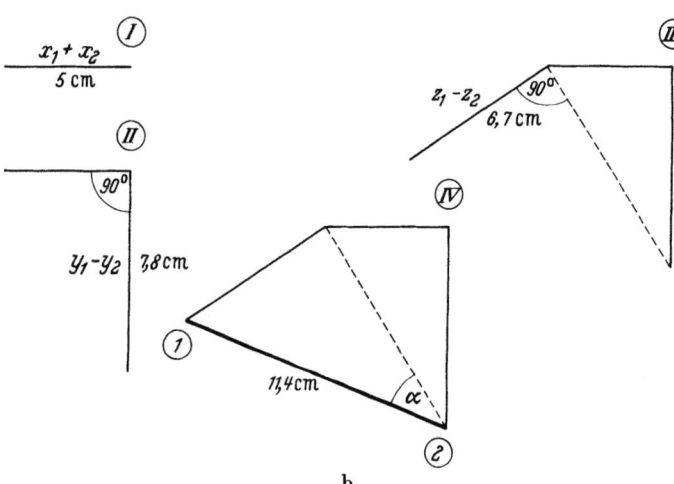

Ein weiteres spezielles und relativ junges Anwendungsgebiet der Röntgenlokalisation ist die *Lagebestimmung von Strahlungsträgern* zur Festlegung der Isodosen. Es tritt hierbei das Problem auf, nicht nur die Tiefenlage einer in den Körper eingebrachten Strahlungsquelle zu bestimmen, sondern auch ihren wahren Abstand von einem bestimmten Organ oder Knochen, um feststellen zu können, welche Dosis dort zu erwarten ist. Diese Bestimmung einer beliebig im Raum stehenden, unbekannten Strecke erscheint zunächst äußerst kompliziert und nur mittels mathematisch-geometrischer Bestimmungen möglich. Es ist von der zu bestimmenden Strecke ja nichts bekannt, weder ihre Winkellage zum Film noch die Tiefe ihrer Endpunkte. Remold und Siegert (1952) haben dieses Problem mittels parallaktischer Verschiebeaufnahmen und mathematischen Berechnungen gelöst. Mittels des veränderlichen Winkels von Calder (1957) ist es auf ähnliche Art zu lösen. Ferner gehört hierher die Lagebestimmung eines nicht sichtbaren Tumors mittels künstlich den Tumor abgrenzenden,

Abb. 22a u. b. Bestimmung der wahren Länge und Winkellage einer unbekannten, beliebig im Raum stehenden Strecke mittels der Röntgentiefenlotung

schattengebenden Marken und die Bestimmung der Feldgröße hieraus. Man verwendet hierzu im allgemeinen inaktive Radiogoldnadeln oder Gefäßklipse. Henderson, Chester und Dealler (1955) bestimmen auf diese Art den Sitz und die Größe von Blasentumoren. Büchner und Wieland (1954) und Wieland (1954) haben gezeigt, wie bei der gynäkologischen Strahlentherapie die räumliche Ausmessung des Beckens, d. h. die Bestimmung der wahren Distanz zwischen einer eingebrachten Strahlungsquelle und einem Fixpunkt der Beckenwand mittels einfacher Röntgenaufnahmen auch ohne mathematische Berechnung möglich ist. Da es sich hier ganz allgemein um die Möglichkeit handelt, eine beliebig im Raum stehende, unbekannte Strecke ihrer Länge und Winkellage nach zu bestimmen, soll diese Methode das Kapitel der Röntgenlokalisation abschließen. Die Bestimmung erfolgt mittels der Röntgentiefenlotung bei liegendem Radiumträger oder eingebrachter inaktiver Radiogoldnadel. Die beiden Aufnahmen unterscheiden sich von den üblichen

Aufnahmen zur Röntgentiefenlotung nur dadurch, daß bei einer der Aufnahmen der Vertikalstrahl auf die Filmmitte auftreffen muß. Sein Fußpunkt bildet den Mittelpunkt eines Koordinatensystems, welches auf dem betreffenden Film eingezeichnet wird (V in Abb. 22a).

In der Röntgenskizze der Abb. 22 soll die wahre Länge und Winkellage der Distanz der Radiumträgerspitze (1) von der Spina an der Beckenwand (2) bestimmt werden. Hierzu werden zunächst die Koordinatenwerte der beiden Endpunkte der zu bestimmenden Strecke auf dem Film eingezeichnet. Im vorliegenden Beispiel sind es $x_1 = 0,4$ cm, $x_2 = 4,6$ cm, $y_1 = 10,5$ cm und $y_2 = 2,7$ cm. Die Tiefenlage beider Endpunkte (1 und 2) wird wie üblich an den Tiefenlotskalen durch einfaches Übereinanderhalten der Aufnahmen abgelesen. (Tiefe der Radiumträgerspitze $Z_1 = 12$ cm, Tiefe der Spina $Z_2 = 5,3$.) Ist die Tiefenlage der beiden Endpunkte bekannt, so können mittels der betreffenden Skalenmarken der Tiefenlotskala, welche eine bekannte Länge von 10 bzw. 20 mm haben, die verzeichneten Abszissen- und Ordinatenwerte der Endpunkte auf dem Film abgeschritten und zu absoluten Maßen reduziert werden. In der Skizze der Abb. 22a ist dies bereits geschehen. Die eingetragenen Maße sind absolute Maße. Durch einfaches graphisches Übertragen der x-, y- und z-Werte mit drei Linien auf ein Stück Papier kann jetzt die wahre Distanz der Endpunkte (1) und (2) bestimmt werden (Abb. 22b). Haben die x- bzw. y-Werte gleiches Vorzeichen, so wird die Differenz angetragen, haben sie ungleiches Vorzeichen so wird die Summe gebildet und angetragen.

I. $x_1 + x_2$ als Strecke antragen,

II. $y_1 — y_2$ als Lot im einen Endpunkt der Strecke errichten,

III. $z_1 — z_2$ (Tiefendifferenz der beiden Endpunkte) im einen Endpunkt der Hypotenuse des bei II entstandenen, rechtwinkeligen Dreiecks als Lot errichten,

IV. die Verbindungslinie zwischen dem freien Endpunkt dieses Lotes und dem anderen Endpunkt der Hypotenuse entspricht der wahren Länge der gesuchten Strecke (im Beispiel 11,4 cm).

Der Winkel zwischen dieser Strecke und der Hypotenuse (α) entspricht dem Winkel, den die Strecke in Wirklichkeit mit der Filmebene gebildet hatte. Wird die Zeichenebene entlang der Hypotenuse (gestrichelte Linie der Abb. 22b) rechtwinkelig umgebogen, so erhält man ein einfaches Raummodell, in welchem das rechtwinkelige Dreieck flimparallel liegt und die gesuchte Strecke so im Raum steht, wie sie in Wirklichkeit bei den Aufnahmen im Raum stand.

Literatur

Allgemeine Lokalisationsmethoden und Fremdkörperlokalisation

AKSELRAD, L.: Zur Lokalisierung von Fremdkörpern. Röntgenpraxis 4, 974 (1932).

ALBERS-SCHÖNBERG, H.: Röntgenlokalisation von Projektilen. Dtsch. med. Wschr. 1915, 603.

ANGERER, E.: Die Lagebestimmung von Fremdkörpern mittels Röntgendurchleuchtung. Zbl. Chir. 1898, 473.

ATZROTT: Eine neue Verschiebebrücke zur Gilletschen Röntgentiefenbestimmung. Dtsch. med. Wschr. 1918, 524.

BAATH: Zur röntgenologischen Lagebestimmung von Fremdkörpern. Münch. med. Wschr. 1916, 1682.

BAESE: Quelques remarques sur les localisations géométriques. Arch. Élect. méd. 1917a, 59.

— Des localisations géométriques. Radiol. med. (Torino) 1917b, 6.

BAHNER, F.: Über relative und absolute Tiefenlokalisation durch Übereinanderlegen stereoskopischer Röntgenbilder. Klin. Wschr. 1953, 93.

BAILEY: An x-ray method for immediate localisation of foreign bodies. Brit. med. J. 1907. Ref. Zbl. Chir. 1908, 139.

BARRELL, F. R.: A new method of localization without plumb-lines or threads. Arch. Roentg. Ray 4, 98 (1900).

BARROW, S. C.: An improved device for the accurate localization of foreign bodies by means of the Roentgen-ray. Amer. J. Roentgenol. 6, 36 (1919).

BAUMEISTER: Erfolge der Fremdkörperentfernung mittels der orthodiagraphischen Tiefenund Lagebestimmung nach Moritz. Dtsch. med. Wschr. 1918, 1330.

BERDJAJEFF, A.: Eine einfache Methode zur Lagebestimmung von Fremdkörpern. Langenbecks Arch. klin. Chir. 119, 398 (1922).

Bermbach, P.: Ein neuer Apparat zur Lokalisation von Fremdkörpern. Fortschr. Röntgenstr. 7, 33 (1903/04).

Bertin-Saus et Ch. Leenhardt: Localisation par la radiographie des projectiles dans l'organisme; procédé des croix graduées. Arch. Élect. méd. 1915, 16.

Blacker, B.: Vortrag über Lokalisation mit Demonstration eines einfachen Apparates mit direktem Ablesen des Ortes, an dem sich der Fremdkörper befindet. Roentgen Soc. London 1902. Ref. Fortschr. Röntgenstr. 6, 105 (1902).

Blaine, E. S.: The caliper method of foreign body localization. Amer. J. Roentgenol. 4, 544 (1917).

— An instrument for rapid fluoroscopic foreign body localization by combined parallax and double ring methods. Amer. J. Roentgenol. 5, 288 (1918).

Bouwers, A.: Lokalisierung von Objekten im menschlichen Körper. Phillips techn. Rdsch. 5, 317 (1940).

Bovet, A.: Neue Methoden zur röntgenologischen Fremdkörperlagebestimmung in den Weichteilen. Mschr. Ohrenheilk. 73, 365 (1939).

Bowen, D. R.: Localization of foreign bodies. Amer. J. Roentgenol. 5, 59 (1908).

Bradburg, S.: A simple method of localizing bullets. J. roy. nav. med. Serv. 1915, 40. Ref. Amer. J. Roentgenol. 2, 627 (1915).

Brandt, Ch.: Méthode radioscopique pour déterminer la situation des corps étrangers. Un nouveau révélateur. Radiographie (Paris) 1900, Nr 32. Ref. Fortschr. Röntgenstr. 3, 165 (1900).

Braunbehrens, H. v.: Die Aufgabe der röntgenologischen Ortung von Steckschüssen im Herzen. Zbl. Chir. 72, 1176 (1947).

Brauneck: Zur Fremdkörperlokalisation und Röntgenstereoskopie. Dtsch. med. Wschr. 1915, 498.

Breck, L. W., and D. J. Maylahn: New simplified technic for localization of foreign body. Arch. Surg. (Chicago) 61, 589 (1950).

Brückner, H.: Beitrag zur Fremdkörperlokalisation. Zbl. Chir. 77, 974 (1952).

Bucky, G.: Die Röntgensekundärstrahlenblende als Hilfsmittel für die Lokalisation von Geschossen, demonstriert an zwei Herzschüssen. Berl. klin. Wschr. 1914, 1940.

Büchner, H.: Orthodiametrie. Teil II: Die Lagebestimmung während einfacher Röntgendurchleuchtung und das Umrechnen verzeichneter Filmmaße mittels eines Spezialrechengerätes. Fortschr. Röntgenstr. 76, 158 (1952a).

— Das Röntgentiefenlot. Eine orthodiametrische Methode zum direkten Ablesen der Objekttiefe auf dem Leuchtschirm oder dem Film. Fortschr. Röntgenstr. 77, 350 (1952b).

— Eine weitere Vereinfachung der Röntgentiefenlotung. Fortschr. Röntgenstr. 78, 205 (1953a).

— Bemerkungen zu der Mitteilung von F. Bahner: Über relative und absolute Röntgenlokalisation durch Übereinanderlegen stereo-

skopischer Röntgenbilder. Klin. Wschr. 1953, 93; 1953b, 477.

Büchner, H.: Die Röntgentiefenlotung. Ihre Ausführung durch die Röntgenassistentin. Röntgen- u. Lab.-Prax. 7, 239 (1954).

— Das Röntgentopogramm. Ein einfaches Hilfsmittel zur räumlichen Orientierung in Diagnostik und Therapie. Fortschr. Röntgenstr. 91, 252 (1959).

— Das Röntgentopogramm in der täglichen Praxis. Münch. med. Wschr. 1960, 1185.

—, u. H. Wieland: Das Röntgentiefenlot als Hilfsmittel zur Fremdkörperentfernung. Chirurg 24, 503 (1953).

Buffon et Ozil: Procédé de localisation des projectiles. Repéreur normal. Arch. Élect. méd. 1915, 329.

Bumiller, H.: Die Parallax-Perspektiv-Methode zur röntgenologischen Tiefenbestimmung. Fortschr. Röntgenstr. 75, 481 (1951).

— Das Raumgitter-Parallax-Verfahren. Kongreßber.1.Taggmed.wiss.Ges.Röntgenol.Dtsch. Demokr. Republ. Leipzig 1955. 1957, S. 62.

Buono, G. del: Gezieltes Messen bei der Tomographie des Schläfenbeins. Fortschr. Röntgenstr. 77, 531 (1953).

Cadenat, F. M.: Un appareil simple pour localiser les corps étrangers. Presse méd. 1916.

Calder, E.: A study of the variable angle as a measuring device of linear dimension. Brit. J. Radiol. 29, 386 (1956).

— The variable angle as a measuring device in radiography including tomography. Acta radiol. (Stockh.) 48, 453 (1957).

Carothers: An improved and accurate method of locating foreign bodies with the roentgen ray. J. Amer. med. Ass. 49, 1. Ref. Fortschr. Röntgenstr. 11, 375 (1907).

Carpentier: Note sur un localisateur. Bull. Soc. méd.-chir. 1916, 1683.

Case, J. T.: A brief history of the development of foreign body localization by means of the x-rays with bibliography. Amer. J. Roentgenol. 5, 113 (1918).

— Localization and extraction of foreigns bodies under x-ray control. Med. Dep. of the U. S. Army in the world war, vol. 11, p. 214 (1927).

Charlier, A.: Le repérage et l'extraction des corps étrangers par les procédés radiologiques. J. Radiol. Électrol. 1915, 577.

— Nouveau procédé radiographique pour réglage du localisateur de Hirtz. J. Radiol. Électrol. 1916, 43.

— La mesure radioscopique de la profondeur des projectiles. Arch. Élect. méd. 1916, 369.

Chaussé, C.: Le repérage et l'extraction des projectiles au moyen du compas radio-lumineux. J. Méd. Paris 60, 57 (1940a).

— Localisation extraction of radio-opaque objects by means of „light-compasses". Brit. J. Radiol. 13, 257 (1940b).

— Importance de la méthode de „restitution-substitution" en radiogrammétrie. Bull. Acad. Méd. (Paris) 123, 996 (1940). Ref. Zbl. ges. Radiol. 33, 530 (1941).

CHÉRON, M. A., et GALLOT: Appareil pour la guidage optique par image lumineuse virtuelle. Bull. Acad. Méd. (Paris) **77**, 599 (1917).

CHRISTEN, TH.: Eine Vereinfachung zur Tiefenbestimmung von Fremdkörpern. Münch. med. Wschr. **1915**, 1519.

CLEVELAND, A. J.: The accurate localization of foreign bodies in the tissues by x-rays. Arch. Roentg. Ray **1915**, 290.

COHN, M.: Über Fremdkörperlokalisation. Dtsch. med. Wschr. **1910**, 1039.

COLARDEAU, E.: Méthode de localisation exacte des projectiles dans le corps des blessés par voie radiographique. Arch. Élect. méd. **1915**, 389.

COLE: Localization of foreign bodies. Amer. J. Roentgenol. **4**, 455 (1917).

COMAS u. PRIO: Mitteilung über den Tuffier-Apparat zur röntgenoskopischen Fremdkörperlokalisation. Rev. esp. electrol. méd. **1914**.

COON, C. E.: A new localizer. Amer. Roentg. Ray Soc. **1910**. Ref. Fortschr. Röntgenstr. **17**, 409 (1911).

COSTE, J.: Localisation orthodiascopique des projectiles. Lyon chir. **1916**, 572.

— Orthoradioscopie et localisation anatomique. Lyon chir. **1917**, 440.

COTTON, W.: An apparatus for roentgen ray localisation. Brit. med. J. **1915** II, 2828.

COURMELLES, F. DE: Essay sur les principes de localisation des projectiles. Arch. Radiol. Electrotherp. **1915**b, 89.

— Détermination de la position des projectiles dans le corps humain par la radioscopie. Arch. Élect. méd. **1915**b, 89.

CROMBACK, J.: Einfacher Meßapparat zur Fremdkörperbestimmung. Münch. med. Wschr. **1915**, 1132.

DARIAUX, A., et H. DESGREZ: La localisation des corps étrangers par la méthode de Strohl. Presse méd. **47**, 1349 (1939).

DAVIDSON, J. M. K.: Exact localisation and measurement by x-rays. Arch. Pediat. **1897**.

— The principles and practice of the localisation of foreign bodies by roentgen rays. Brit. med. J. **1915**.

— An apparatus for quick and accurate localization on surgical operating table. Amer. J. Roentgenol. **5**, 275 (1918).

—, and HEDLEY: A method of precise localization and measurement by means of roentgen rays. Lancet **1897** I, 1001.

DESPLATS, R.: Observations on roentgenoscopy at the front. Amer. J. Roentgenol. **5**, 222 (1918).

—, et PANCOT: Méthode radioscopique de localisation des projeictles. Paris méd. **1916**, 421.

DEBIERNE: Sur une méthode de localisation de corps étrangers par la radioscopie. Presse méd. **1915**, Nr. 9.

DESSAUER, F.: Ein neuer Apparat zur Bestimmung von Fremdkörpern. Arch. phys. Med. (1913).

DIETLEN, H.: Fremdkörperlokalisation. Münch. med. Wschr. **1916**, 1201.

DÖHNER, D.: Röntgenologische Fremdkörperlokalisation mit besonderer Berücksichtigung des Feldinstrumentariums. Dtsch. med. Wschr. **1916**, 286.

DRÜNER, L.: Über die Lagebestimmung von Fremdkörpern und über stereoscopische Messung im Röntgenogramm. Verh. dtsch. Röntg.-Ges. **1**, 217 (1905).

— Behelfe zur Fremdkörperbestimmung. Med. Klin. **1914**, Nr 48.

— Über den Stereoplanigraphen und seine Verwendung zur Lagebestimmung von Geschossen. Dtsch. med. Wschr. **1916**a, 1482.

— Über die Aufnahme und Verwendung von Verschiebungsaufnahmen und Stereogrammen zur Lagebestimmung von Geschossen und zur Messung. Beitr. klin. Chir. **105**, 1 (1916b).

— Über die Messung der Untertischaufnahme und Untertischdurchleuchtung und die röntgenoskopische Operation im stereoskopischen Schirmbilde. Dtsch. med. Wschr. **1918**, 296.

— Die Messung der Verschiebungsdurchleuchtung. In ALBERS-SCHÖNBERG, Die Röntgentechnik. Hamburg: Lucas Gräfe & Sillem 1919.

DYES, O.: Tiefenbestimmung von Fremdkörpern. Dtsch. Mil.-Arzt **5**, 472 (1940).

EDLING, L.: Die Prinzipien der röntgenologischen Fremdkörperlokalisation bei Schußverletzungen. Svenska Läk.-Tidn. **1917**, 129.

EICHHOFF, E., u. C. KRACKEN: Die Lagebestimmung von Fremdkörpern mit Röntgenstrahlen. Dtsch. Mil.-Arzt **6**, 404 (1941).

EICKEN, C. v.: Der Wert des Röntgenschichtverfahrens zur Lokalisation von Fremdkörpern. Zbl. Chir. **27**, 1352 (1940).

EIKEN, TH.: En metode til localisation af fremmedlegemer. Ugskr. Laeg. **1927**, 837.

EISENLOHR, F.: Fremdkörperlokalisation oder Tiefenbestimmung? Dtsch. med. Wschr. **1916**, 1226.

EXNER, J.: Eine Vorrichtung zur Bestimmung der Lage und Größe eines Fremdkörpers mittels der Röntgenstrahlen. Wien. med. Wschr. **1897**, 1.

FAGUAYS, LE: Note sur un appareil de localisation des projectiles. Ann. radiol. électrol. **1915**, 711.

FAVARGER, M.: Zur röntgenologischen Fremdkörperlokalisation. Münch. med. Wschr. **1915**, 1928.

FLEMING, W. J.: A simple and inexpensive method of localising with x-rays. Arch. Roentg. Ray **1898**, 54.

FORTEZA, B. J.: Eine neue Technik zur Tiefendiagnose von Fremdkörpern besonders von Geschossen. Clin. y Lab. **32**, 81 (1941).

FOX, W. R.: The localization of foreign bodies by the x-rays. Lancet **1901** I, 784.

FRAENKEL, F.: Lage- und Maßbestimmung durch Röntgenstrahlen. Fortschr. Röntgenstr. **11**, 73 (1907).

— Ein neues röntgenologisches Fremdkörperlokalisationsverfahren. Dtsch. med. Wschr. **1916**, 575.

Frensdorff, W.: Rechnerische Bestimmung der Lage von Fremdkörpern. Münch. med. Wschr. 1916, 1246.

Freund, L.: Die Fremdkörperlokalisation mittels des Lokalisationswinkels. Röntgentaschenbuch Bd. VII. 1915.

—, u. A. Praetorius: Die radiologische Fremdkörperlokalisation bei Kriegsverwundeten. Wien: Urban & Schwarzenberg 1916.

— — Die Fremdkörperlokalisation mittels der Schirmmarken-Einstellmethode. Dtsch. med. Wschr. 1917, 459.

Fründ, H.: Fremdkörper und Fremdkörperbestimmung. Bruns' Beitr. klin. Chir. 108, 354 (1917).

— Die einfachste Methode der Fremdkörperbestimmung. Dtsch. Mil.-Arzt 5, 413 (1940).

Fürstenau, R.: Über einen neuen Röntgentiefenmesser. Fortschr. Röntgenstr. 11, 281 (1907).

— Zur Methode der Fremdkörperlokalisation. Münch. med. Wschr. 1915a, 1115.

— Zur Fremdkörperlokalisation. Berl. klin. Wschr. 1915b, 760.

— Zur Kritik der Lokalisationsmethodik. Fortschr. Röntgenstr. 24, 125 (1917).

— M. Immelmann u. I. Schütze: Tiefenbestimmung und Lokalisation von Fremdkörpern nach Fürstenau. In: Leitfaden des Röntgenverfahrens, S. 444. Stuttgart: Ferdinand Enke 1931.

Galeazzi, R.: Über die Lagebestimmung von Fremdkörpern vermittels Röntgenstrahlen. Zbl. Chir. 18, 529 (1899).

Gallot: Nouveau procédé radioscopique de détermination de la profondeur d'un corps étranger dans le corps humain. Arch. Élect. méd. 1915, 115.

Gamlen, H. E.: A simple rapid and accurate method for localization of foreign bodies so as to indicate to surgeons the positions of the patients when skiagraphed. Arch. Radiol. Electrother. 1916, 175.

Gargam de Moncetz: Localisation précise et rapide des projectiles par voie radioscopique. Arch. Élect. méd. 1916, 333.

Garrand, Th.: Procédé de localisation rapide des projectiles. Arch. Élect. méd. 1915, 319.

Gassul, R.: Tiefenbestimmung ohne Stereoaufnahme. Fortschr. Röntgenstr. 23, 330 (1915).

Gerlach: Neue Methoden zur Lokalisation von Fremdkörpern aus Röntgenaufnahmen. Zbl. Röntgenstr. 1915, 7.

Ghilarducci: Des causes d'erreur dans la recherche et dans la localisation des projectiles par rayons X. Radiol. med. (Torino) 1917, Nr 1 u. 2.

Gilbert, R.: Contribution à la localisation rapide des corps étrangers (procédé composé d'application générale) et rappel d'une méthode radiochirurgicale d'extraction „à la chaine". Rev. med. Suisse rom. 60, 383 (1940).

Gillet, R.: Eine Modifikation des stereoskopischen Verfahrens zur Bestimmung der Lage von Fremdkörpern. Fortschr. Röntgenstr. 9, 376 (1905/06).

Gillet, R.: Die Röntgenstereoskopie mit unbewaffnetem Auge und ihre Anwendung für die stereometrische Messung. Fortschr. Röntgenstr. 10, 108 (1906/07).

— Neues Verfahren zur metrischen Bestimmung der Lage von Fremdkörpern oder Organteile zueinander vermittels der Röntgenstrahlen. Berl. militärärztl. Ges. 22, 10. 1906. Ref. Fortschr. Röntgenstr. 11, 214 (1907).

— Neue Erfolge in der Bestimmung der Lage von Fremdkörpern mittels Röntgenstrahlen. Münch. med. Wschr. 1910, 1838.

Gocht, H.: Die Lagebestimmung von Fremdkörpern nach Gillet. Dtsch. med. Wschr. 1916, 220.

Goldhahn, R.: Ortsbestimmung und Entfernung metallischer Fremdkörper. Dtsch. med. Wschr. 1940, 1451.

Gonzales, E. T., u. J. B. Leusia: Genaue Methode zur Lokalisation von Steckschüssen. Rev. esp. Med. Guerra 3, 115 (1939). Ref. Zbl. ges. Radiol. 33, 692 (1941).

Grässner: Die Lokalisation der Fremdkörper nach der Fürstenauschen Methode. Verh. dtsch. Röntg.-Ges. 1908, 124.

— Die Lagebestimmung von Fremdkörpern. Röntgentaschenbuch, Bd. V, 1913.

Grandgerard, R.: Méthode radioscopique de localisation des projectiles par lecture directe et appareil de recherche chirurgicale. Paris méd. 1916.

Grashey, R.: Feldmäßige Improvisation röntgenologischer Hilfsgeräte und deren Verwendung zur Fremdkörperlokalisation und Orthoröntgenographie. Münch. med. Wschr. 1916, 137.

— Die Technik der Fremdkörperlokalisation. In Handbuch der ärztlichen Erfahrungen im Weltkriege 1914/18. Bd. 9: Röntgenologie S. 36. Leipzig: Johann Ambrosius Barth 1922.

— Steckschuß und Röntgenstrahlen. Leipzig: Georg Thieme 1940.

Grezzi, S.: Über eine Methode der Tiefenlokalisation, geeignet zur Lokalisation von Fremdkörpern und zur Auswahl von Röntgenschichtaufnahmen. Rev. Tuberc. Uruguay 9, 138 (1949).

Grisson: Einfaches Verfahren und Vorrichtungen zur Feststellung von Fremdkörpern, insbesondere von Geschossen und dergleichen mit Röntgenstrahlen. Fortschr. Röntgenstr. 23, 96 (1915).

Grudzinski, Z.: Über die genaue Lokalisation von Fremdkörpern mit Hilfe der Röntgenstrahlen. Rundschau über die Veröffentlichung auf dem Gebiete der Ohren-, Nasen- und Kehlkopfkrankheiten und deren Grenzgebieten im 3. und 4. Quartal 1918. Arch. Ohr.-, Nas.- u. Kehlk.-Heilk. 104, 52 (1919).

Grünfeld: Über die Perthessche Fremdkörperlokalisationsmethode. K. und K. Ges. der Ärzte in Wien 13. 3. 1903. Ref. Fortschr. Röntgenstr. 6, 208 (1903).

Gruenhagen, E., u. E. Runge: Zur röntgenologischen Tiefenbestimmung von Fremdkörpern. Münch. med. Wschr. 1915, 1129.

GRUNMACH, E.: Die Bestimmung der Lage und Wirkung von Steckschüssen mittels der Röntgenstrahlen. Dtsch. med. Wschr. 1917, 457.

GUDIN: Localisateur-guide. Bull. Acad. Méd. (Paris) 76, 295 (1916).

— Nouveaux procédés de localisation des corps étrangers par radioscopie et radiographie. Le Localisateur-guide. Paris méd. 1917.

GÜNTHER, H., u. G. VOGEL: Ein einfacher Apparat zur Ortsbestimmung von Fremdkörpern. Dtsch. med. Wschr. 1915, 1161.

GUSSEL, R.: Tiefenbestimmung ohne Stereoaufnahmen. Fortschr. Röntgenstr. 23, 330 (1915).

GUTIÉRREZ, J.: Investigación y localización de los cuerpos extraños. Semana. méd. (B. Aires) 2, 29 (1928).

GUYENNOT: Un nouveau procédé de localisation radioscopique des projectiles en chirurgie de guerre. Arch. Élect. méd. 1916, 171.

HAENISCH, G. F.: Über die röntgenologische Lagebestimmung von Geschossen zwecks operativer Entfernung. Bruns' Beitr. klin. Chir. 101, 491 (1916).

HAGEDORN, O.: Steckschüsse und ihre Lagebestimmung. Bruns' Beitr. klin. Chir. 98, 546 (1915).

D'HALLUIN: Localisation des corps étrangers. Bull. Soc. radiol. méd. (Paris) 1913, 335.

HAMMER, G.: Die Fremdkörperlokalisation mittels der einfachen Schirmdurchleuchtung (orthodiagraphische Methode). Münch. med. Wschr. 1917, 335.

HAMMES u. SCHOEPF: Zur genauen Lokalisation von Fremdkörpern mittels Röntgenstrahlen. Dtsch. med. Wschr. 1916, 252.

HAMPSON, W.: Localizing simply and immediately. Arch. Roentg. Ray 1914, 203.

HANET: Radiographomètre pour la localisation des corps étrangers dans l'organisme par la rayons-X. Arch. Élect. méd. 1913.

HANSEN, K.: Eine einfache Methode zur röntgenologischen Lagebestimmung von Fremdkörpern. Med. Welt 1928, 149.

HARET, G.: Un dispositif très simple pour la localisation des projectiles par la radioscopie. Presse méd. 1914, Nr 81.

HARTERT, W.: Eine sichere röntgenologische Methode zur Geschoßlokalisation. Münch. med. Wschr. 1914, 2451.

HASSELWANDER, A.: Über die Anwendung und den Wert der stereoröntgenogrammetrischen Methode. Münch. med. Wschr. 1916, 761.

— Die Bedeutung röntgenographischer und röntgenoskopischer Methoden für die Fremdkörperlokalisation. Münch. med. Wschr. 1917, 696, 732.

— Steckschuß und Röntgenstrahlen. Leipzig: Georg Thieme 1940.

— Früher „Unzulänglichkeit" und nun „Lösungen" der Steckschußfrage. Röntgenpraxis 13, 325 (1941).

— Die objektive Stereoskopie des Röntgenbildes. Röntgen- u. Lab.-Prax. 5, 299 (1952).

HEBERLE u. KAESTLE: Einfachstes Verfahren zur röntgenoskopischen Fremdkörperlokalisation. Münch. med. Wschr. 1916, 1247.

HENRARD, E.: Les procédés les plus récents de localisation et d'extraction des corps étrangers. J. radiol. (Brux.) 1912.

HERCHER, u. NOSKE: Lage- und Tiefenbestimmung von Fremdkörpern. Zbl. Chir. 1918, 544.

HERNAMAN-JOHNSON, F.: A simple and rapid method of localizing bullets. Brit. med. J. 1914. — Arch. Roentg. Ray 1914, 247.

HERZBERG, E.: Über ein neues, direktes optisches Meßverfahren zur Messung von Fremdkörpern und Neubildungen in der Blase. Münch. med. Wschr. 1915, 1133.

HESS: Über eine einfache Methode zur Bestimmung der Tiefenlage des Projektils im Körper bei Steckschüssen. Wien. klin. Wschr. 1915, Nr 41.

HIRSCH, C.: Die von Hofmeistersche Ringmethode zur Fremdkörperlokalisation. Dtsch. med. Wschr. 1918, 298.

HIRTZ, E. J.: Un appareil simple pour la localisation précise des corps étrangers à l'aide de rayons de Roentgen. J. Radiol. Électr. 1910, 240.

— Une méthode précise et chirurgicale pour la localisation et la recherche des corps étrangers. Arch. Élect. méd. 1915a, 28.

— Utilisation radioscopique du compas localisateur. Arch. Élect. méd. 1915b, 110.

—, et GALLOT: Localisation radioscopique par la méthode de „l'écran percé avec fil à plomb". J. Radiol. Électr. 1915, 709.

HÖLDER, H.: Der Schwebemarkenlokalisator. Münch. med. Wschr. 1914, 2197.

HOFMEISTER, v.: Zur Lokalisation der Fremdkörper (Geschosse) mittels Röntgenstrahlen. Bruns' Beitr. klin. Chir. 96, 158 (1915).

HOLZKNECHT, G.: Fremdkörperlokalisation. Münch. med. Wschr. 1914, 2197.

— Einführung in die Fremdkörperlokalisation. Durchführung der lokalisatorischen Untersuchung. Anweisung zur Ausführung der beibehaltenen Lokalisationsmethoden. In HOLZKNECHT, Röntgenologie, I. Teil. Wien- u. Berlin: Urban & Schwarzenberg 1918.

—, u. L. LILIENFELD: Hautmarkierung und Tätowierung für Fremdkörperlokalisation. In HOLZKNECHT, Röntgenologie, I. Teil. Wien u. Berlin: Urban & Schwarzenberg 1918.

—, O. SOMMER u. R. MAYER: Durchleuchtungslokalisation mittels der Blendenränder. Münch. med. Wschr. 1916, 491.

HOPF, M.: Ein neuer Röntgenapparat zur stereoskopischen Durchleuchtung. Das Stereo-Röntgenoskop. Schweiz. med. Wschr. 1902, 1283.

HOTTMANN, V.: Eine einfache Methode zur Lagebestimmung von Fremdkörpern und ihre praktische Anwendung am Operationstisch. Chirurg 13, 674 (1941).

HOWARD, C.: Tube tilt method of localization of foreign bodies. Amer. J. Roentgenol. 45, 121 (1941).

HUGHES, H. A.: Accuracy of foreign body localisation from „tube-shift" radiographs. Brit. J. Radiol. 29, 116 (1956).

JANKER, R.: Das stereoskopische Leuchtschirmbild. Röntgenpraxis 13, 272 (1941).

14*

Janker, R.: Die röntgenologische Lagebestimmung von Fremdkörpern. Zbl. Chir. 72, 858, 1097 (1947).

Jaugeas: Localisation précise des projectiles par la radioscopie. Presse méd. 1914, Nr 81.

Johnson, C. R.: Mensuration and localization by means of the roentgen ray. Radiology 8, 518 (1927).

Joistad, A. H.: Roentgen kymographic localization of intrathoracic foreign bodies. Amer. J. Roentgenol. 68, 216 (1952).

Jordan, A. C.: Fluorescent screen localisation by the parallax method. Arch. radiol. electrol. 1915, 188.

Kaestle: Röntgenologische Fremdkörpersuche bei Kriegsverwundeten. Med. Klin. 1915, Nr 34.

Karajan, E. R. v., u. G. Holzknecht: Eine Lokalisationsmethode für Fremdkörper in den Extremitäten. Fortschr. Röntgenstr. 4, 174 (1900/01).

Katz: Der Salowsche Tiefenmesser. Zur röntgenologischen Lagebestimmung von Fremdkörpern auf Grund eines Stereogramms. Berl. klin. Wschr. 1915, Nr 23.

—, u. Salow: Zur Fremdkörperlokalisation. Berl. klin. Wschr. 1915, 547.

Kaufman, J.: Exact localization of foreign bodies of some length by the fluoroscopy. Amer. J. Roentgenol. 6, 514 (1919).

— Planeography, localization and mensuration: „Standard depth curves". Radiology 27, 168 (1936).

— Object reconstruction by planeography. Reconstruction and localization of planes. Radiology 30, 763 (1938).

Kautzky Bey, A.: Fremdkörperlokalisation mittelst einer Durchleuchtung und einer Aufnahme. Münch. med. Wschr. 1916, 246.

Kayser, H. W.: Die Rasterröntgensstereoskopie. Röntgenblätter 4, 59 (1941).

Kehrer, E., u. F. Dessauer: Versuche und Erfahrungen mit der röntgenologischen Beckenmessung. Münch. med. Wschr. 1914, 22.

Kienböck, R.: Lokalisation von Fremdkörpern bei Brustschüssen. Röntgentaschenbuch. Leipzig u. München: O. Nemnich 1915.

— Radiologische Lokalisation von Geschossen im Brustkorb. Fortschr. Röntgenstr. 25, 623 (1917).

Knoch, M. H.: On the use of perpendicular pins and „levelling compass" in localization. Arch. Radiol. Electrother. 26, 220 (1922).

Knothe, W.: Einfache Methode zu einer exakten sowohl geometrischen wie auch anatomischen Tiefenbestimmung von Fremdkörpern, gleichzeitig geeignet, Lage und Tiefendimension schattengebender Organe und Tumoren festzustellen. Münch. med. Wschr. 1928, 1876.

Knox, R., and A. St. G. Caulfield: A new therapeutic x-ray localizer. Arch. radiol. electrol. 1915, 184.

Köhler, A.: Zur Vereinfachung der röntgenologischen Fremdkörper-Lokalisation. Dtsch. med. Wschr. 1916, 752.

Köhler, H.: Einfaches Verfahren zur Ortsbestimmung von Steckschüssen auf einer Röntgenplatte. Dtsch. med. Wschr. 1918, 747.

Krause, P.: Über die Technik des Geschoßsuchens und eine Röntgenmessung ohne Apparate. Berl. klin. Wschr. 1916, 362.

Kremer, W.: Der Wert des Röntgenschichtverfahrens zur Lokalisation von Fremdkörpern. Dtsch. med. Wschr. 1940, 351.

Kreuzfuchs, S.: Eine einfache Lokalisationsmethode. Fortschr. Röntgenstr. 13, 243 (1908/09).

Krummacher: Röntgenologische Ortsbestimmung bei Fremdkörpern im Knochen. Med. Klin. 1914/15, Nr 4.

Kunz, K.: Ein Beitrag zur Technik der röntgenologischen Tiefenbestimmung von Fremdkörpern. Münch. med. Wschr. 1916, 108.

Lamaitre, F., et M. Ponzoy: Radiographie successive avec index métallique au cours de la recherche chirurgicale des corps étrangers. Rev. Stomat. (Paris) 29, 253 (1927).

Langemak u. W. Beyer: Eine einfache Vorrichtung zur Tiefenbestimmung von Fremdkörpern nach Fürstenau. Dtsch. med. Wschr. 1916, 254.

Lantour, H. A. T.: Localization of imbedded foreign bodies by the roentgen ray. Ref. Lancet 1901 I, 486.

Laplaze: Un nouveau procédé de localisation radioscopique. Paris méd. 1916.

Laquerrière, M., Sluya et le Rolland: Sur l'importance du centrage de l'ampoule dans les méthodes de localisation et en particulier dans la méthode radioscopique Hirtz et Gilbert. J. Radiol. Électrol. 1916, 175.

Leduc, St.: Détermination rapide et précise de la position des corps étrangers dans les tissus a l'aide de la radioscopie. Bull. Soc. franç. Électr. 1897.

Levy-Dorn, M.: Über die Methode, die Lage innerhalb des menschlichen Körpers mittels Röntgenstrahlen zu bestimmen. Verh. Dtsch. Ges. Chir. 1897.

— Die Lagebestimmung von Fremdkörpern mittels Röntgendurchleuchtung. Zbl. Chir. 1898, 617.

— Die Grundsätze für Ortsbestimmung im Körper mittels Röntgenstrahlen. Mschr. Orthop. physik. Heilk. 1901, H. 2.

— Diskussionsbemerkung zur Röntgenlokalisation. Z. ärztl. Fortbild. 1916, 78.

Lilienfeld, L.: Methodik der Fremdkörperlokalisation. In Holzknecht, Röntgenologie. Berlin: Urban & Schwarzenberg 1918.

Lindsay, S. W.: A method for localization of bullets. Brit. med. J. 1951 I, 631.

Loewenthal, S., u. J. Nienhold: Über elektrische Fremdkörpersonden. Münch. med. Wschr. 1915, 1131.

Loro: Sextants radiologiques. Arch. Élect. méd. 1915, 337.

Lossen, K.: Zur Lagebestimmung von Fremdkörpern mittels Röntgenstrahlen. Dtsch. med. Wschr. 1918, 605.

Lüscher, H.: Die stereoskopische Durchleuchtung mittels Röntgenstrahlen und dazu dienende neue Geräte. Röntgenblätter 3, 12 (1950).

LUNDQUIST, A.: A new instrument for exact localization of object by roentgen rays. Abstr. Commun. II. Internat. Congr. Radiol., Stockholm, 1928, S. 61.

MAATZ, R.: Eine Hilfe beim Suchen von Fremdkörpern. Zbl. Chir. 69, 389 (1942).

MACKENZIE, W. R., and J. M. K. DAVIDSON: Roentgenrays and localization. Brit. med. J. 51 (1898).

— — Localisation by x-ray and stereoscopy. New York: Hoeber 1916.

MANGES, W. F.: The localization of foreign bodies. Trans. Amer. Roentgen Ray Soc. 9th Ann. Meet. New York 1908. Ref. Fortschr. Röntgenstr. 14, 449 (1909/10).

MARECHAL, LE, et MORIN: Un nouvel appareil localiseur des projectiles chez les blessés de guerre. J. Radiol. Électrol. 1916, 102.

MARIE et H. RIBAUT: Mesure des profondeurs en radiographie. Arch. Électr. méd. exp. clin. 1899, Nr 83. Ref. Fortschr. Röntgenstr. 3, 168 (1900).

MARION, G.: Appareil pour la localisation des corps étrangers. „Repéreur Marion-Danion". Presse méd. 1914, Nr 78.

MARTINO, L.: Sopra un metodo riguardante la localizzazione e la indicazione di punti sulla superficie cranica. Monit. zool. ital. Suppl. al vol. 56, 297 (1948).

— Sopra un metodo originale di cranio-metro-localizzazione. Rass.med.(Milano) 27, 3 (1950a).

— Nuova tecnica di determinazione della sede dei corpi radiopachi endocranice a mezzo di un metodo cranio-metro-localizzatore. Arch. Radiol. (Napoli) 26, (1950b).

— La cuffia elastica cranio-metro-localizzatrice. Boll. Soc. ital. Biol. sper. 27, 1264 (1951).

— La cranio-metro-localizzatione e la radiologia. Minerva med. (Torino) 43, 1 (1952).

—, e F. MASSARI: Studi sulla localizzazione speziale e sulla proiezione del III ventricolo cerebrale a mezzo del metodo craniometro-localizzatore. Estr. Atti Accad. Puyliese Sci. 8, 405 (1950).

MASSIOT: Trusquin repéreur et compas. Arch. Élect. méd. 1916, 178.

MEISEL: Ein neues Lokalisationsverfahren mittels metallischer Koordinatensysteme. Münch. med. Wschr. 1915, 529.

MÉNARD, M.: Localisation des projectiles et l'examen des blessés par les rayons X. Arch. Élect. méd. 1915, 68.

MENUET: Localisation des projectiles au moyen d'un répereur spécial. Arch. Élect. méd. 1915, 57.

MERCIER, M.: Radioskopimètre. Arch. Élect. méd. 1916, 133.

MERIO, G.: Un nouveau modèle de gonimètre radiologique. Ann. inst. mod. clin. med. 1916, 88. Ref. J. Radiol. Électrol. 1917, 670.

MOHR, F., u. P. SEEGER: Das Mor-Seegersche Lagebestimmungsverfahren nebst Beschreibung einer neuen Vorrichtung zur Normalstrahlführung. Bruns' Beitr. klin. Chir. 107, 539 (1918).

MONELL, S. H.: Untersuchungsbett und Lokalisationsapparat. Amer. Ray J. 1901.

MOUGIE: Procédé nouveau de localisation par la radioscopie et description d'un appareil indicateur. Arch. Électr. méd. Physiother. 1917, 183.

MORIARTY, C. D.: A new x-ray stereometer. General Electric Rev. 41, 269 (1938).

MORIER: Appareil propre à déterminer la position d'un corp métallique à l'intérieur du crâne. Radiographie 4 (1900). Ref. Fortschr. Röntgenstr. 3, 167 (1900).

MORIN, M.: Nouvelle modification à la méthode de repérage de M. Hirtz. J. Radiol. Électrol. 1916, 411.

—, et H. BÉCLÈRE: Simplification de la construction graphique dans la localisation des projectiles par la méthode du compas de Hirtz. J. Radiol. Électrol. 1916, 31.

MORITZ, F.: Über Tiefenbestimmungen mittels des Orthodiagraphen und deren Verwendung, um etwaige Verkürzungen bei der Orthodiagraphie des Herzens zu ermitteln. Fortschr. Röntgenstr. 7, 169 (1903).

— Über orthodiagraphische Lage- und Tiefenbestimmungen von Fremdkörpern zum Zwecke ihrer operativen Entfernung. Münch. med. Wschr. 1917, 1437.

MÜLLER, CH.: Eine einfache Methode zur Bestimmung des Tiefensitzes von Fremdkörpern mittels der Röntgenstrahlen. Münch. med. Wschr. 1909, 1645.

NEL-THORPE, E. H.: Description of a method for rapid determination of the depth of foreign bodies from x-ray plates. Arch. radiol. electrol. 1917, 113.

NEUMANN, W.: Eine neue Methode der Fremdkörperlokalisation. Münch. med. Wschr. 1915, 1635.

OESTERSETZER, E., u. O. STRASSER: Die Lagebestimmung von Geschossen. Röntgenpraxis 15, 302 (1943).

ORAIN, W.: Some aids to accuracy and rapidity in x-ray localization. Arch. radiol. electrol. 1917, 277.

PANCOAST, H. K., and E. P. PENDERGRASS: Localization of foreign bodies in the lung by roentgen examination. Amer. J. Roentgenol. 27, 225 (1932).

PANCONCELLI-CALZIA, G.: Experimentelle Versuche zur Erweiterung des Müllerschen Verfahrens zur Fremdkörperlokalisation. Fortschr. Röntgenstr. 24, 123 (1916/17).

PAYNE, E.: Localisation and measurement of hidden bodies by the aid of roentgen rays. Arch. Roentg. Ray 2, 31, 89 (1898).

PAYSEN u. F. WALTER: Praktische Winke zur Ausführung einer genauen röntgenographischen Fremdkörperlokalisation. Dtsch. med. Wschr. 1918, 657.

PENNEMAN, G.: Mathematische Lokalisation von Fremdkörpern mit Hilfe der Stereoskop-Kompressionsblende von Albers-Schönberg. Fortschr. Röntgenstr. 13, 305 (1908/09).

Perussia: Localisation des corps étrangers. J. méd. mil. (Roma) 1916. Ref. J. Radiol. Électrol. 1917, 539.

Petit, G.: A propos du radio-correcteur et sur une méthode générale en radiographie. J. Radiol. (Brux.) 2, 316 (1908).

Petrow, K.: Eine vereinfachte Röntgenstereoskopaufnahme. Fortschr. Röntgenstr. 23, 359 (1915/16).

Pfaundner: Bestimmung eines Fremdkörpers mittels Röntgenscher Strahlen. Intern. photogr. Mschr. Med. Naturwiss. 1896.

Piccino, G.: Sulla roentgen-localizzazione dei corpi estranei. Rif. med. 1919, 354.

Pierre, P.: Procédé radioscopique pour déterminer la situation d'un projectile dans les tissus en direction et en profondeur. Bull. Acad. Méd. (Paris) 1915, 472.

Pierie, A. H.: Localisation of bullets and shrapnel balls by one radiograph on one plate. Arch. Radiol. Electrother. 1916, 137.

Poliakoff, de: Quelques modifications à la technique de la localisation des corps étrangers à l'aide du compas de Hirtz. Arch. Élect. méd. 1916, 97.

Pordes, F.: Einfaches Verfahren zur Ortsbestimmung von Steckschüssen auf einer Röntgenplatte. Dtsch. med. Wschr. 1918, 920.

Prätorius, L.: Die Fremdkörperlokalisation mittels des Lokalisationswinkels. Röntgentaschenbuch, Bd. VII. 1915.

Rabourdin et Samson: A propos des méthodes de localisation dites anatomiques. Presse méd. 1917.

Rautenkranz, J.: Die Lokalisation von Fremdkörpern in Brust und Bauch mittelst der Stärkebinde. Münch. med. Wschr. 1916, 371.

Réchou: Quelques procédés nouveaux de localisation des corps étrangers. Arch. Électr. méd. 1914, 75.

— Localisation des corps étrangers, le radioprofondomètre. Arch. Électr. méd. 1915, 5.

Rehn u. Edner: Ein einfaches Verfahren zur Fremdkörperbestimmung. Dtsch. med. Wschr. 1916, 638.

Reid, E. K., and L. F. Black: Foreign body localization in military roentgenology. Radiology 31, 567 (1938).

Remy: New apparatus for localisation. Arch. Roentg. Ray 5, 13 (1900).

Robineau: Sur la localisation des projectiles de guerre. Presse méd. 1915, 318.

Ruckensteiner, E.: Röntgenaufnahmen längs der Wirbelsäulenachse zur Lagebestimmung von Steckschüssen. Chirurg 14, 695 (1942).

Rumpel: Über die Lagebestimmung von Fremdkörpern mittels des Röntgenverfahrens. Dtsch. mil.ärztl. Z. 1899. Ref. Zbl. Chir. 1907, 290.

Sahatchieff, R.: Eine einfache und sichere Fremdkörperlokalisationsmethode. Münch. med. Wschr. 1916, 1248.

Sajgo, V.: Ein Apparat zur Bestimmung der Lage der im menschlichen Körper befindlichen Fremdkörper. Zbl. Chir. 68, 1436 (1941).

„Sanitas", Röntgenlab. d. Elektroges.: Durchleuchtungslokalisation mittels Blendenrändern. Fortschr. Röntgenstr. 24, 235 (1916).

Scheuermann, H.: Om lokalisation af fremedlegemer ved hjaelp af röntgenstraaler. Militaerlaegen 1921, H. 1.

Schilling, F.: Neue geometrische Methode der röntgenologischen Fremdkörperlokalisation. Fortschr. Röntgenstr. 25, 33 (1918).

Schincaglia, J.: Sull esalta posizione dei corpi estranei nel corpo umano. Policlinico, Sez. chir. 1913.

Schmerz, H.: Über röntgenologische Lokalisation von Fremdkörpern. Münch. med. Wschr. 1916, 40.

Schmidberger-Jakobs, M.: Automatisches Verfahren zur Lokalisation und Größenbestimmung von Fremdkörpern und Organen mittels Röntgendurchleuchtung. Fortschr. Röntgenstr. 80, 267 (1954).

Schröder, W.: Röntgenologische Fremdkörperlagebestimmungen. Dtsch. med. Wschr. 1940, 619.

Schürmayer, B.: Eine Vereinfachung und Abänderung des Verfahrens nach Davidson zur Bestimmung der Lage von Fremdkörpern im Organismus durch Doppel-Röntgenphotographie. Fortschr. Röntgenstr. 4, 81 (1901).

Schulz, E.: Röntgenologisches Verfahren zur Bestimmung des Sitzes eines in den Körper eingedrungenen Geschosses mit einfachen Hilfsmitteln. Fortschr. Röntgenstr. 22, 509 (1915).

Schulze, E.: Auffindung der bei Röntgendurchleuchtung schattengebenden Fremdkörpern im menschlichen Körper. Med. Klin. 1917, 943.

Schwarz, G.: „Stellsonde"-Verfahren. Eine Methode der Operation von Projektilen (Fremdkörpern). Dtsch. med. Wschr. 1915, 1418.

Sciarla, G.: Istrumento per la localizzazione roentgenologica dei corpi estranei. Radiol. med. (Torino) 1919, 305.

Sechehaye: Étude sur la localisation des corps étrangers au moyen des rayons roentgen contenant l'exposé d'une méthode nouvelle. Genève: George & Co. 1899.

— Die Bestimmung des Sitzes von Fremdkörpern mittels Röntgenstrahlen. Wien. klin. Wschr. 1899, 808.

Sehrwald, E.: Die Lagebestimmung von Fremdkörpern in der Tiefe bei der Durchleuchtung mit Röntgenstrahlen. Dtsch. med. Wschr. 1898, 301.

Seitz, W.: Über die verschiedenen Methoden der röntgenographischen Ortsbestimmung von Fremdkörpern. Dtsch. med. Wschr. 1918, 1020.

Seubert: Erfahrungen mit dem Fürstenauzirkel. Münch. med. Wschr. 1915, 1794.

Shearer, J. S.: Localization of foreign bodies. The standard methods approved by the surgeon general's office, U.S. Army. Amer. J. Roentgenol. 5, 229 (1918).

Shenton, E. W. H.: A simple method of localizing by roentgen rays. Arch. Roentg. Ray 4, 18 (1899).

SHENTON, E. W. H.: Rapid x-ray localization. Lancet 1916 I. Ref. Amer. J. Roentgenol. 1961, No 6.

SHIGA, T.: Die Lokalisation von Fremdkörpern im menschlichen Körper mittels gleichzeitiger doppelter Röntgenaufnahmen. Fortschr. Röntgenstr. 60, 442 (1939).

SMILLES, E. M.: Location of foreign bodies. Arch. radiol. electrol. 1915, 169.

SORGE, K.: Fremdkörperlokalisation vermittelst Röntgenstrahlen. Fortschr. Röntgenstr. 20, 555 (1913).

SOULEYRE: Un procédé simple de localisation radioscopique des projectiles dans la hanche et l'épaul. Arch. Élect. méd. 1915, 275.

SPINDLER, H. v.: Die Feststellung und Lokalisation von Fremdkörpern im menschlichen Körper. Z. ärztl. Fortbild. 37, 472 (1940).

STRACKER, O.: Die Lagebestimmung von Geschossen. Chirurg 13, 667 (1941).

STRAW, A. G.: The use of x-rays in the great war, with a new method for location of foreign bodies. Arch. radiol. electrol. 1917, 392.

STROHL: Deux procédés simples pour localiser rapidement les rayons X. Bull. Acad. méd. (Paris) 1916a, 124.

— Procédé simple pour locliser rapidement les projectiles par la radioscopie. J. Radiol. Électrol. 1916b, 32.

SYRING: Die Lagebestimmung von Fremdkörpern nach Gillet. Dtsch. med. Wschr. 1916, 576.

SZENES, T.: Ein neues Verfahren zur Fremdkörperlokalisation mit der Röntgendurchleuchtung. Fortschr. Röntgenstr. 70, 46 (1944).

— Eine Methode zur Distanzmessung mit Röntgendurchleuchtung. Radiol. clin. (Basel) 19, 178 (1950).

TAULEIGNE-MAZO: Repérage des corps étrangers par le radiostéréomètre Tauleigne-Mazo. Arch. Électr. méd. 1917, 463.

TESCHENDORF, W.: Erfahrungen mit der stereoskopischen Durchleuchtungsmethode nach Wiegelmann. Röntgenblätter 3, 68 (1950).

TISON: Dispositif pratique complémentaire de la méthode du docteur Haret pour la localisation radioscopique des corps étrangers. J. Radiol. Électrol. 1917, 486.

TRENDELENBURG, W.: Über die genaue Ortsbestimmung von Geschossen und anderen Metallteilen im Körper mittels Röntgenaufnahmen. Wien. klin. Wschr. 1914, 1609.

TUFFIER: Localisation et extraction des projectiles par un procédé basé sur la simple radioscopie. Presse méd. 1905, Nr 83. Ref. Fortschr. Röntgenstr. 10, 258 (1906/07).

— Appareil practique pour la localisation des corps étrangers. Bull. Soc. Chir. Paris 1915, 1879.

— Appareil de La Baume pour la recherche des projectiles. Bull. Soc. Chir. Paris 1916, 251.

ULRICHS, B.: Bewährtes Verfahren zur Röntgenstereoskopie, Fremdkörperlokalisation und Tiefenbestimmung. Fortschr. Röntgenstr. 25, 439 (1919).

VERGELY, A.: Méthode pour localiser exactement les projectiles après la radioscopie. Presse méd. 1915, Nr 7.

VOGEL, F.: Zur röntgenoskopischen Fremdkörperlokalisation. Med. Klin. 1916, 1103.

WACHTEL, H.: Der Schwebemarkenlokalisator. (Einfacher und exakter Fremdkörperuntersucher.) Münch. med. Wschr. 1914. 2292; 1915, 225.

— Ein halbes Jahr röntgenologischer Projektillokalisation. Dtsch. med. Wschr. 1915, 560.

— Das neue Lokalisationsprinzip der Raummarke und der Schwebemarkenlokalisator, ein Fremdkörperverfahren ohne Messung im Raum und ohne Rechnung. Fortschr. Röntgenstr. 23, 405 (1916).

— Zur Technik der Übertragung des mathematischen Lokalisationsresultates auf die Haut des Patienten. Fortschr. Röntgenstr. 25, 350 (1917).

WAGENER: Vereinfachtes Verfahren der Lokalisation von Fremdkörpern mit Hilfe meines Quadratfelderrahmens und Parallellineals. Fortschr. Röntgenstr. 23, 444 (1915).

— Die richtige Verwertung des Doppelschattens bei der Fremdkörperlokalisation. Fortschr. Röntgenstr. 24, 219 (1916a).

— Die Fremdkörperlokalisation durch drei Ebenen und gleichzeitige Angabe der Entfernungen von je zwei Punkten der Horizontal- und Vertikalebene unter Benutzung meines Quadratfelderrahmens und Parallellineals a) durch Röntgenographie, b) mittels Durchleuchtung. Fortschr. Röntgenstr. 24, 221 (1916b).

WAGG, H.: A method of radiography and localization. Arch. Roentg. Ray 2, 80 (1898).

WALSH, D.: Localization of foreign bodies. Brit. Med. J. 1897, 797.

WALTER, B., u. F. WALTER: Ein neues Hilfgerät für die röntgenographische Fremdkörperlokalisation. Münch. med. Wschr. 1917, 1381.

WATERS, CH. A.: Localization of foreign bodies at the front. The nearest point method. The palpatingstick. Amer. J. Roentgenol. 6, 188 (1919).

WEISCHER: Ein Beitrag zur Lokalisation der Fremdkörper nach Levy-Dorn. Zbl. Chir. 1915, 497.

WEISSWANGE, W. M. H.: Die Lagebestimmung von Fremdkörpern. Münch. med. Wschr. 1942, 1018.

WEPFER, A.: Zur Lagebestimmung von Fremdkörpern vor dem Röntgenschirm. Bruns' Beitr. klin. Chir. 126, 317 (1922).

WERTHEIMER, A.: Fremdkörperbestimmung mittels Präzisions-Röntgendurchleuchtung. Münch. med. Wschr. 1918, 377.

WESKI, O.: Praktische Erfahrungen mit der Fürstenauschen Lokalisationsmethode von Geschossen. Münch. med. Wschr. 1915a, 244.

— Die röntgenologische Lagebestimmung von Fremdkörpern. Ihre schulgemäße Methodik dargestellt an kriegschirurgischem Material. Stuttgart: Ferdinand Enke 1915b.

— Die schulgemäße Methodik der röntgenologischen Geschoßlokalisation. Bruns' Beitr. klin. Chir. 1916a, 52.

Weski, O.: Der Leitdraht. Berl. klin. Wschr. 1916b, Nr 17.

Westermark, N.: A simple method of localising foreign bodies. Acta radiol. (Stockh.) 22, 490 (1940).

Wieland, H.: Zur Technik der Röntgentiefenlotung. Röntgenblätter 6, 73 (1953).

Wilkins: The localization of foreign bodies. Amer. J. Roentgenol. 4, 343 (1917).

Williams, F.: A simple method of locating foreign bodies by means of the fluorescent screen. Boston med. surg. J. 1899, 304.

Witzel, O.: Das Steckgeschoß. Die Röntgensuche, die Beschwerden, seine Entfernung. Münch. med. Wschr. 1916, 578.

Würschmidt, J.: Graphische Methode zur röntgenologischen Lagebestimmung von Fremdkörpern. Dtsch. med. Wschr. 1916, 485.

Wullyamoz: Methode zur Fremdkörperlokalisation und Extraktion. Ref.: Fortschr. Röntgenstr. 24, 282 (1916).

York, H. E. P.: Description of an x-ray couch, designed for use on field service, incorporating a new type of localizing device. J. roy. Army med. Cps 1936, 251.

Young, J. S.: A simple method of localising foreign bodies. Arch. radiol. electrol. 1917, 40.

Zuppinger, A.: Die röntgenologische Fremdkörperlokalisation. Praxis 29, 61 (1940).

— Richtlinien für die Fremdkörperlokalisation und -entfernung bei Kriegsverletzten. Schweiz. med. Wschr. 1941, 716.

— Fremdkörper und deren Lokalisation. In Schinz-Baensch-Friedl-Uehlinger, Lehrbuch der Röntgendiagnostik, 5. Aufl., Bd. I, S. 1839. Stuttgart: Georg Thieme 1952.

Zwiffelhofer: Die Erfolge des Vierpunktverfahrens bei der Anwendung der Meiselschen Schublehre. Bruns' Beitr. klin. Chir. 126, 416 (1922).

Lokalisation von Augenfremdkörpern

Abalichin, A. A.: Die Bedeutung der axialen Aufnahme mit Prothesen für die genaue Röntgenlokalisierung von Fremdkörpern im Auge. Vestn. Oftal. 32, 21 (1953).

Altschul, W.: Lokalisation intraokularer Fremdkörper. Fortschr. Röntgenstr. 29, 441 (1922).

— Erfahrungen mit meiner Methode der Lokalisation von Fremdkörpern des Auges. Abstr. Commun. II. Internat. Congr. Radiol., Stockholm 1928, S. 59.

Avello, J. J., and M. R. Voriega: Radiologic slit method for foreign body localization. A preliminary report. Amer. J. Ophthal. 41, 302 (1956).

Bangerter, A.: Vereinfachtes, genaues Lokalisationsverfahren intraokularer Fremdkörper. Ophthalmologica (Basel) 101, 139 (1941).

Belot, J., et H. Fraudet: Recherche et localisation précise des corps etrangers de l'oeil. J. Radiol. Eléctrol. 1917, 433.

Bergemann: Zur Lagebestimmung von metallischen Fremdkörpern im Auge und Augenhöhle. Berl. klin. Wschr. 1917, 187.

Camisón, A.: Neue Technik der Radiographie intraocularer Fremdkörper. Arch. Oftal. hisp.amer. 27, 565 (1927). Ref. Zbl. ges. Radiol. 4, 562 (1928).

Comberg, W.: Ein neues Verfahren zur Röntgenlokalisation am Augapfel. Arch. Ophthal. 118, 175 (1927).

Curschmann, V.: Zur röntgenologischen Lokalisation intraokularer Fremdkörper. Klin. Mobl. Augenheilk. 130, 381 (1957).

Duken, J.: Über Fremdkörperbestimmung mit besonderer Berücksichtigung der Augenverletzungen. Münch. med. Wschr. 1915, 1127.

Friel, D. J.: Method of localization of foreign bodies in the eye. Radiography 17, 236 (1951).

Gnilorybov, I. V.: Klassifizierung der Methoden der Röntgenlokalisation von Fremdkörpern im Auge. Vestn. Rentgenol. Radiol. 32, Suppl. 1, 11 (1957).

Goldmann, H.: Zur exakten Lokalisation wandständiger intraokularer Fremdkörper. Schweiz. med. Wschr. 68, 497 (1938).

—, u. A. Bangerter: Zur Lokalisation intraokularer winziger Fremdkörper. Ophthalmologica (Basel) 101, 216 (1941).

Gorban, A. I.: Transportables Fixiertischchen für die Röntgenlokalisation von Fremdkörpern im Auge. Vestn. Rentgenol. Radiol. 31, 56 (1956).

Grudzinski, Z.: Neue vereinfachte graphische Methode zur genauen Röntgenlokalisation metallischer Fremdkörper im Auge. Fortschr. Röntgenstr. 40, 468 (1928).

Holzknecht, G.: Die gegenwärtige Technik der Lokalisation der Augenfremdkörper. In Holzknecht, Röntgenologie, I. Teil. Wien u. Berlin: Urban & Schwarzenberg 1918.

Houlbert: Présentation d'un appareil pour la localisation radiographique des corps étrangers intraoculaires. Presse méd. 1917, Nr 48.

Hubeny: Localization of foreign bodies in the eye. Radiology 1924, 33.

Killian, C. H., and R. Elstrom: Localization of intraorbital and intraocular foreign bodies. Med. Radiogr. Photogr. 28, 78 (1952).

Köhler, A.: Zur Technik des Fremdkörpernachweises im Augapfel. Fortschr. Röntgenstr. 8, 190 (1902/03).

— Zur röntgenologischen Differenzierung intra- oder extrabulbär sitzender Geschoßsplitter. Münch. med. Wschr. 1918, 399.

Larsson, S., O. Norman and B. Hedby: Localization and extraction of intraocular foreign bodies by the method of Larsson. Acta ophthal. (Kbh.) 36, 345 (1958).

Liebermann, L. v.: Zur Röntgenlokalisation von Fremdkörpern, besonders im Auge und in der Orbita, nebst Bemerkungen über Kriegsverletzungen des Auges durch Fremdkörper. Münch. med. Wschr. 1915, 1413.

Milis, H. P., and W. W. Watkins: Localization of foreign bodies in or about the eye. Radiology 8, 336 (1927).

Pfeiffer, R. L.: Localization of intraocular foreign bodies with the contact lens. Amer. J. Roentgenol. 44, 558 (1940).

PFLUG u. WEISSER: Einführung des Sweetschen Verfahrens zur Fremdkörperlokalisation am Auge. Fortschr. Röntgenstr. 24, 309 (1917).

PIERIE, A. H.: Localisation of a foreign body in the eye. Arch. Radiol. Electrother. 1918, No 11.

PIROVAROV, V. P.: Neue Modifikation der Röntgenlokalisierung von Fremdkörpern des Auges und der Orbita unter Verwendung des Protheseindikators von Baltin. Vestn. Oftal. 32, 28 (1953).

RÜBE, W.: Röntgenlokalisation von Metallsplittern am Augapfel nach Comberg. Röntgen- u. Lab.-Prax. 10, 38 (1957).

SALZER: Zur Lokalisation von Fremdkörpern in Auge und Orbita mit Röntgenstrahlen. Münch. med. Wschr. 1915, 1719.

SCOTT, G. J., and P. A. FLOOD: A simple and accurate method for the localization of intraocular foreign bodies. Brit. J. Radiol. 19, 318 (1946).

SENA, J. A.: Radiologische Lokalisation der Fremdkörper des Augapfels. Der Sweetsche Lokalisator. Sem. méd. (B. Aires) 1918, 1813. Ref. Zbl. Radiol. 7, 705 (1930).

SMIRNOW, S. N.: Methodik der anschaulichen Wiedergabe eines Splitters bei der Röntgenographie des Auges. Vestn. Oftal. 32, 20 (1953).

— Prothesefreie Methode der Röntgenlokalisierung von Fremdkörpern im Auge. Vestn. Oftal. 69, 20 (1956).

SMOLING, E.: Lokalisation von Augenfremdkörpern durch Anwendung eines vereinfachten Comberg-Verfahrens. Radiol. Austriaca 5, 85 (1952).

STENIUS, S.: Röntgenlokalisation av ögonflisor med Stenius-Ribbings Lokalisator. Nord. Med. 36, 2187 (1947).

STUMPF, PL.: Verfahren zur röntgenologischen Lagebestimmung von Fremdkörpern, insbesondere im Auge nach der erweiterten und ergänzten Methode Müller (Immenstadt). Münch. med. Wschr. 1916, 1606.

VOGT, A.: Skelettfreie Röntgenaufnahme des vorderen Bulbusabschnittes. Schweiz. med. Wschr. 1921, 145.

ZWALUWENBURG, J. VAN: Greater certainty in the localization of foreign bodies in the eye. Amer. J. Roentgenol. 4, 512 (1917).

Intraoperative Lokalisation

ABADIE, J.: Sur les appareils de repérage radiographique de M. Masson (d'Oran). Bull. Soc. Chir. Paris 1915, 2063.

— Nouveau compas localisateur chirurgical à réglage direct sus l'écran radioscopique. C. R. Acad. méd. (Paris) 77 (1917).

AIMÉ, P.: Dispositif d'écran percé pour le repérage des corps étrangers radioscopie et lecture directe de leur profondeur; son utilisation pour le réglage d'un corps à la radioscopie. J. Radiol. Électrol. 1917, 533.

AUBOURG: Indicateur de direction et de profondeur pour faciliter la recherche des corps étrangers. Presse méd. 1915, 302.

BÜCHNER, H., u. H. WIELAND: Das Tomoskop. Eine neue Methode zur Markierung der Richtung und der Tiefenlage bei chirurgischen Eingriffen. Chirurg 27, 425 (1956).

CHÉRON, M. A.: Procédé et l'appareil de guidage pour l'extraction des projectiles seperés par la radioscopie. Bull. Soc. électroradiol. méd. 27, 83 (1939).

DELGADO, J. M. R., H. HAMLIN and D. J. NALEBUFF: Some innoviations in human stereoencephalotomy. Neurology (Minneap.) 4, 14 (1954).

DORENBUSCH, A. A.: The role of triangulation roentgenoscopy as a method of guidance in the removal of opaque foreign bodies beyond bronchoscopic vision. Laryngoscope (St. Louis) 64, 580 (1954).

—, and W. E. ROBERTS: Bronchoscopic removal of a foreign body with the aid of triangulation roentgenoscopy. Ann. Otol. (St. Louis) 61, 83 (1952).

EISELSBERG, A. v.: Über Geschoßlokalisierung und Entfernung unter Röntgenlicht. Wien. klin. Wschr. 1917, 323.

GEORGENS, H.: Lagebestimmung und Operation von Steckgeschossen mittels verbesserter Durchleuchtungsverfahren und Operationshilfsmittel. Fortschr. Röntgenstr. 26, 244 (1919).

GIANTURCO, C.: Un nuovo mezzo per l'estrazione operatoria dei corpi estranei sotto il controllo dei raggi. Arch. Radiol. Electrother. 1928.

HAMMESFAHR, K.: Sucher, um bei Röntgendurchleuchtung die Lage von Fremdkörpern unmittelbar vor der Operation zu bestimmen. Fortschr. Röntgenstr. 23, 423 (1915).

HOFFER, H. J.: Fremdkörperlokalisation mit Elektrosonde. Chirurg 21, 257 (1950).

HOLZKNECHT, G.: Die operative Aufsuchung des Fremdkörpers unter unmittelbarer Leitung des Röntgenlichtes. Münch. med. Wschr. 1916, 185.

— Röntgenoperation oder Harpunierung? Durchleuchtung oder Aufnahme? Münch. med. Wschr. 1917, 134.

—, u. GRÜNFELD: Die Fremdkörperharpunierung. Zbl. ges. Therapie 1904.

JANKER, R.: Die Röntgendurchleuchtung bei der Fremdkörperlokalisation und bei der Fremdkörperentfernung. Ärztl. Wschr. 1947, 580.

— Sind immer noch Röntgenschädigungen bei der Fremdkörperentfernung mit Durchleuchtungshilfe notwendig? Ärztl. Wschr. 1954, 732.

KUNZ, K.: Die operative Entfernung von Geschossen mittels einer neuen Lokalisationsmethode (Orientierungsmethode). Münch. med. Wschr. 1915, 1582.

LEMKE, B. N.: Chirurgisches Röntgenmetallokryptoskop. Vestn. Rentgenol. Radiol. 1953, 59.

MARK, V. H., P. M. McPHERSON and W. H. SWEET: A new method for correcting distortion in cranial roentgenograms. With spezial reference to a new human stereotactic instrument. Amer. J. Roentgenol. 71, 435 (1954).

PAAS, H.: Erfahrungen mit dem Boloskop. Zbl. Chir. 1947, 392.

PERTHES, G.: Über Fremdkörperpunktion. Zbl. Chir. 1909, 841.

PLAATS, G. J. VAN DER: Die neueste röntgenologische Hilfsmethode zur operativen Entfernung von Steckschüssen. Fortschr. Röntgenstr. 63, 167 (1941).

RIECHERT, T., u. F. MUNDINGER: Beschreibung und Anwendung eines Zielgerätes für stereotaktische Hirnoperationen. (II. Modell.) Acta neurochir. (Wien) Suppl. 3, 308 (1956).

SANTOS, C.: Über eine neue Methode zur röntgenchirurgischen Extraktion von Nadelstücken. Fortschr. Röntgenstr. 32, 369 (1924).

SCHLAAFF, I.: Boloskop, Metallsucher oder Stereogrammetrie? Zbl. Chir. 67, 1924 (1940).

SCHWARZ, G.: Ein einfaches Handinstrument zur Führung bei den röntgenoskopischen Operationen und zur raschen Tiefenermittlung beim Durchleuchten. Münch. med. Wschr. 1916a, 732.

— Lokalisatorhaken. Münch. med. Wschr. 1916b, Nr 20.

SPIEGEL, E. A., and H. T. WYCIS: Studies in stereoencephalotomy. V. Roentgenologic localization of lesions or implanted electrodes. Amer. J. Roentgenol. 76, 311 (1956).

— — G. C. HENNY, H. M. STAUFFER and R. GOOEE: Radiographic observation of the electrode position during stereoencephalotomy. Brit. J. Radiol. 30, 278 (1957).

STRNAD, F.: Das neuartige Röntgen-Untersuchungsgerät „Müller UG X" und seine universelle Verwendbarkeit. In: Röntgenstrahlen. Geschichte und Gegenwart. Hamburg: C.H.F. Müller 1955.

TALAIRACH, J., G. RUGGIERO and M. DAVID: The roentgenologic contribution to stereotaxic investigation of the brain and its practical application in pathologic conditions. Acta radiol. (Stockh.) 46, 390 (1956).

TIMM, C.: Eindeutige röntgenoptische Fremdkörperlokalisation. Röntgenblätter 12, 150 (1959).

WACHTEL, H.: Ein Tiefenmesser für Röntgenoperationen. In HOLZKNECHT, Röntgenologie, I. Teil. Wien u. Berlin: Urban & Schwarzenberg 1918.

ZIMMER, E. A.: Röntgenologischer Zusatzapparat zur direkten Fremdkörperpeilung und zur Frakturkontrolle in zwei Richtungen. Schweizer med. Wschr. 1941, 834.

Tumorlokalisation

BAERWOLFF, G., u. W. SCHUHMACHER: Methode zur genauen Herdeinstellung bei der Bewegungsbestrahlung. Strahlentherapie 99, 55 (1956).

BATLEY, F., A. F. HOLLOWAY and C. J. MANDY: The Dobbie vertical plane finder. J. Canad. Ass. Radiol. 10, 34 (1959).

BECKER, J., u. H. KUTTIG: Zur Einstelltechnik mit dem Pendelgerät nach Prof. Kohler. Strahlentherapie 100, 30 (1956).

BÜCHNER, H.: Schichttiefe und Pendeltiefe sind auf dem Leuchtschirm direkt als Zahl ablesbar. Fortschr. Röntgenstr. 83, 266 (1955a).

— Zur praktischen Durchführung der Pendelbestrahlung. Strahlentherapie 98, 430 (1955b).

— Das Röntgentopogramm. Ein einfaches Hilfsmittel zur räumlichen Orientierung in Diagnostik und Therapie. Fortschr. Röntgenstr. 91, 252 (1959).

—, u. H. WIELAND: Über die Möglichkeit einer räumlichen Vorausbestimmung des Bestrahlungszentrums zur Bewegungsbestrahlung und zur Dosisbeurteilung auf Grund einfacher Röntgenaufnahmen. Strahlentherapie 93, 99 (1954).

CATTON, G. E.: Localization of tumours for cobalt 60 circumaxial rotation. J. Canad. Ass. Radiol. 8, 36 (1957).

DOBBIE, J. L.: Beam direction in x-ray therapy. Brit. J. Radiol. 12, 121 (1939).

FRANKE, H.: Direkte Größenmessung bei Körperschichtaufnahmen und intrathorakale Lagebestimmung mit Projektion auf die Körperoberfläche. Fortschr. Röntgenstr. 81, 205 (1954).

— Zur Tiefenmessung und Lokalisation bei Bewegungsbestrahlung. Strahlentherapie. 97, 124 (1955a).

— Exakte Lokalisationsmethodik bei Pendel- und Konvergenzbestrahlung. Strahlentherapie 98, 640 (1955b).

GAUWERKY, F.: Gezielte Tiefentherapie mit feststehenden Feldern. Fortschr. Röntgenstr. 83, 802 (1955).

HEINRICHS, O., u. W. WINDEMUTH: Meßzirkel und Lichtvisierspiegel als Einstellhilfen bei der Bewegungsbestrahlung gynäkologischer Tumoren. Fortschr. Röntgenstr. 87, 409 (1957).

HELLRIEGEL, W.: Tumorlokalisation mit Bildverstärker und Television. Strahlentherapie 111, 468 (1960).

HENDERSON, A., A. E. CHESTER and J. F. B. DEALLER: The localisation of tumours of the bladder for x-ray therapy. Brit. J. Radiol. 28, 159 (1955).

HERVÉ, A.: A propos de la localisation des tumeurs en radiotherapie. J. belge Radiol. 35, 519 (1952).

HUBER, R., L. BARTH, S. MATSCHKE u. E. IGLAUER: Eine Methode zur direkten Herddosis-Messung bei der Röntgen-Tiefentherapie hilusnaher Bronchialcarcinome. Strahlentherapie 99, 79 (1956).

JAMIESON, H. D.: A method of tumour localization and field positioning in radiotherapy. Radiology 62, 195 (1954).

MARX, P.: Zur exakten Herdeinstellung bei der Bewegungsbestrahlung. Strahlentherapie 10, 295 (1957).

REMOLD, F., u. A. SIEGERT: Eine Methode zur Ermittlung der Lokalisation intrauteriner Radiumeinlagen in situ. Strahlentherapie 87, 481 (1952).

SCHMIDT, H.: Zur Technik der Kavernenpunktion. Tuberk.-Arzt 29, 593 (1950).

SEELENTAG, W.: Eine Winkelbussole zur Bestimmung der Einstellrichtung. Strahlentherapie **102**, 97 (1957).

SPECHTER, H. J.: Das „Lokalisationsgerät" und „Tastzeichengerät" als Hilfsmittel zur Einstellung und Dosisberechnung bei der Bewegungsbestrahlung gynäkologischer Tumoren. Strahlentherapie **103**, 571 (1957).

SQUILLACI, S.: Nuova pratica metodica per la centratura dei tumori per la terapia roentgen di profondita. Nunt. radiol. (Firenze) **22**, 165 (1956).

STERN, B. E., and G. B. HODGES: A pantograph for body contours. Brit. J. Radiol. **30**, 359 (1957).

VALLEBONA, A.: Methoden und Hilfsmittel zur Lokalisation tiefliegender Tumoren mit besonderer Berücksichtigung der Bewegungsbestrahlung. Strahlentherapie **97**, 489 (1955).

Vorausbestimmung der Schichtebene

ALT, F.: Eine einfache Methode zur Bestimmung der Schichtlage bei Tomographie. Fortschr. Röntgenstr. **82**, 518 (1955).

BUONO, G. DEL: Gezieltes Messen bei der Tomographie des Schläfenbeins. Fortschr. Röntgenstr. **77**, 531 (1953).

ELKIN, M., A. ETTINGER and R. J. PHILLIPS: Simple determination of tomographic levels. Radiology **62**, 198 (1954).

LACROIX, F.: Procédé rapide de répérage du niveau du plan de coup en tomographie horizontale. J. Radiol. Électrol. **34**, 180 (1953).

SCHMIDBERGER-JAKOBS, M.: Automatisches Verfahren zur Lokalisation und Größenbestimmung von Fremdkörpern und Organen mittels Röntgendurchleuchtung. Fortschr. Röntgenstr. **80**, 267 (1954).

SEELENTAG, W.: Eine Methode zur genauen Bestimmung der erforderlichen Schnitthöhe bei Schichtaufnahmen scharf konturierter Objekte. Fortschr. Röntgenstr. **73**, 492 (1950).

Sonstige Anwendungsgebiete

BÜCHNER, H., u. H. WIELAND: Über die Möglichkeit einer räumlichen Vorausbestimmung des Bestrahlungszentrums zur Bewegungsbestrahlung und zur Dosisbeurteilung auf Grund einfacher Röntgenaufnahmen. Strahlentherapie **93**, 99 (1954).

CALDER, E.: A study of the variable ang lesa a measuring device of linear dimension. Brit. J. Radiol. **29**, 386 (1956).

— The variable angle as a measuring device in radiography including tomography. Acta radiol. (Stockh.) **48**, 453 (1957).

HENDERSON, A., A. E. CHESTER and J. F. B. DEALLER: The localization of tumours of the bladder for x-ray therapy. Brit. J. Radiol. **28**, 159 (1955).

REMOLD, F., u. A. SIEGERT: Eine Methode zur Ermittlung der Lokalisation intrauteriner Radiumeinlagen in situ. Strahlentherapie **87**, 481 (1952).

WIELAND, H.: Röntgenlokalisation bei der Strahlenbehandlung gynäkologischer Tumoren. Strahlentherapie **93**, 94 (1954).

V. Röntgenstereoverfahren

Von

H. Köhnle

Mit 70 Abbildungen

Einführung

Diese für ein Handbuch ungewöhnliche Darstellung der Röntgenstereoskopie möge damit entschuldigt werden, daß diese Methode immer noch nicht zu den gebräuchlichen in der Röntgendiagnostik gehört. Ein gewissenhaftes Referat würde nur historische Tatsachen, konstruktive Lösungen und Apparate aufzählen, die nicht mehr „auf dem Markte" sind.

Die Röntgenstereoskopie befindet sich jedoch infolge der technischen Fortschritte „in statu nascendi". Es handelt sich also darum, die „keimungsfähigen" Gedanken der klassischen Röntgenstereoskopie herauszustellen, um sie der Entwicklung durch die zeitgemäße Technik freizugeben.

Ferner umfaßt die Röntgenstereoskopie nicht nur die direkte Aufnahme im Röntgenlicht, sondern auch die indirekte Aufnahme des sichtbaren Leuchtschirm-, Bildwandler- und Fernsehbildes. Deshalb ist eine Darstellung der Stereoskopie im sichtbaren Licht vorausgeschickt.

Schließlich wurden die psychologisch-physiologischen Voraussetzungen, unter denen allein ein subjektiver Raumeindruck *im Röntgenlicht* erreicht werden kann, in den Vordergrund gerückt. Denn die Vernachlässigung dieser Tatsachen dürfte weitgehend der Grund sein, daß die Röntgenstereoskopie bisher noch nicht Allgemeingut der klinischen Diagnostik wurde.

1. Sichtbares Bild und Röntgenbild

(Begriffe und Definitionen)

a) Wahrnehmung und Abbildung der Wirklichkeit im sichtbaren Licht

α) Direktes Sehen mit einem Auge

Aus der Fülle der elektromagnetischen Schwingungen vermag der Mensch einen kleinen Wellenbereich mit einem eigens dafür bestimmten Sinnesorgan — dem Auge — zu „empfinden". Ursprünglich nannte er nur dieses physiologisch-psychologische Erlebnis „Licht". Erst später, als die Wissenschaft das Wesen dieser Empfindung erkannte, wurde der Begriff auch auf unsichtbare Wellenlängen ausgedehnt, so daß man von infrarotem, ultraviolettem und schließlich auch von Röntgen-„Licht" sprach.

Die Leistung des Auges besteht darin, daß es das von der Oberfläche der Gegenstände reflektierte Licht auf der Netzhaut abbildet. *Wenn jedem Punkt eines Gegenstandes, der sich von seiner Umgebung unterscheidet — wir nennen ihn deshalb diskret* (discrimen = das „Unterscheidende") — *ein Punkt auf der Netzhaut entspricht, nennt man die Summe derselben das „Abbild" oder kurz das „Bild"* des gesehenen Gegenstandes. Körper, die keine Oberfläche haben, wie z.B. die Luft, oder solche, die das Licht unverändert durchfallen lassen, wie z.B. Glas, kann das Auge nicht abbilden. Die Netzhaut *empfindet* Licht als Reiz (Abb. 1). Wenn diese Netzhautempfindungen dem Gehirn weitergeleitet werden, *nimmt* der Mensch die gesehenen Gegenstände *wahr*. Sie treten damit erst in sein Bewußtsein ein; so erkennt, deutet und ordnet er die Dinge nach seinem Wissen.

Unter „Sehen" versteht man daher die menschliche Fähigkeit, die Umwelt mittels des Auges „wahrzunehmen".

Diese durch das „direkte Sehen" zustande kommende bewußte „Wahrnehmung" ist also eine subjektive Leistung, die in Beziehung steht zu dem Gedächtnis, so daß gleiche oder ähnliche Wahrnehmungen an Hand von „Erinnerungsbildern" wiedererkannt werden. Je nach der individuell verschiedenen Beobachtungsgabe können dabei Täuschungen, „Sinnestäuschungen", entstehen.

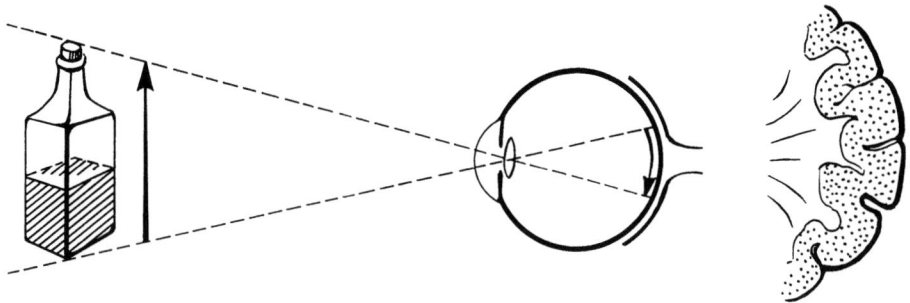

Abb. 1. *Direktes Sehen mit einem Auge.* Das Abbild eines Gegenstandes ruft eine Netzhaut*empfindung* hervor, die im Gehirn eine *Wahrnehmung* einleitet

Die Begriffe „Sinnesempfindung" und „Sinneswahrnehmung", die von KANT, JOH. MÜLLER, HELMHOLTZ, WUNDT, v. KRIES, HERING u.a. erarbeitet wurden, sind z.B. von SCHOBER übersichtlich dargestellt („Das Sehen", Fachbuchverlag, Leipzig 1958). Sie lassen sich allgemein verständlich etwa folgendermaßen andeuten: „Empfindung" entsteht durch den auf den Sinnesnerv wirkenden Reiz (JOH. MÜLLER: Jedes Sinnesorgan antwortet auf physikalische Reize mit der ihm typischen Empfindung).

„Wahrnehmung" ist das, was das Individuum aus der Empfindung (= Sinnesreiz) macht: Die Sinneswahrnehmung vergleicht die augenblickliche Sinnesempfindung *bewußt* mit gleichzeitigen oder vorangegangenen Empfindungen (Gedächtnis).

„Sehen" ist also das Produkt aus drei Faktoren. Diese sind:

1. Der Reiz, der die Netzhaut trifft. Als solcher wirkt naturgemäß Licht von der Wellenlänge ca. 400—700 mμ, das allein mittels der Linse abbilden kann. Andere Wellenlängen (z.B. Röntgenlicht), mechanische Einwirkungen (Schlag aufs Auge) und dergleichen können zwar auch diffuse Reize aber keine Abbildungen hervorrufen.

Jeder Reiz ist charakterisiert durch seine *Intensität* und die *Dauer* seiner Einwirkung. Die *Intensität* kann von einem Minimalwert (Reizschwelle — Schwellenwert etwa 10^{-10} Erg) bis zu einer Größe anwachsen, welche die Netzhaut schädigt oder gar zerstört.

Die für eine Netzhautempfindung nötige *Zeitdauer* des Reizes ist abhängig davon, ob nur das Sein oder Nichtsein von einer Lichteinwirkung oder ein bestimmtes Bild „empfunden" werden soll. Im ersten Fall genügen erstaunlich kurze Zeiten, der zweite Fall erfordert Zeiten, die in der Größenordnung von Zehntel-Sekunden liegen, wenn es darauf ankommt, mehrere Details *gleichzeitig* zu erkennen um daraus einen Gesamteindruck zu kombinieren (Tachistoskop). Viel länger dauernde Lichtreize sind notwendig, wenn das Auge Einzelheiten sukzessive nacheinander „abtasten" soll wie z.B. beim Lesen die Zeilen der Buchstaben. Das eine Mal liefert die Linse, das andere Mal der Drehpunkt des Augapfels das Projektionszentrum des Abbildes.

2. Die Netzhautempfindung. Der Effekt, den der Reiz auf der Netzhaut auslöst, hängt von der jeweiligen „Verfassung" des Auges ab. Diese ist nämlich verschieden je nach dem Empfindlichkeitszustand der Netzhaut (Adaptation) und der Wellenlänge des Lichtes, sie ist abhängig von der Größe des Netzhautbezirkes, der vom Licht getroffen wird, von seiner peripheren oder zentralen Lage auf der Netzhaut und schließlich von der Pupillengröße. Die *Augenempfindlichkeit* ist also gegeben durch die Kombination aller dieser Funktionen.

In dieser Mannigfaltigkeit versucht das psychologische Grundgesetz durch den Begriff der „Unterscheidungsschwelle" (Betrag, um den zwei Reize sich unterscheiden müssen, um als verschieden wahrgenommen zu werden), einen „ruhenden Pol" zu schaffen (Weber-Fechner).

3. Die Wahrnehmung. Wenn die Augen zweier Menschen dasselbe empfinden, so nehmen sie nicht dasselbe wahr. Je nach Auffassungsgabe, Vorbildung, Wissen und Konzentration wird jeder etwas anderes erkennen bzw. „übersehen". Dabei hat jedes Individuum eine andere Zeitdauer des Lichtreizes nötig, um eine Netzhautempfindung wahrzunehmen (Tachistoskop). Es muß schließlich betont werden, daß das flächenhafte Nebeneinander der einzelnen Stäbchen- und Zapfenempfindungen der Netzhaut nicht als Mosaik, sondern als homogenes Bild und eine Folge von mehr als 16—20 einzelnen Lichtreizen in der Sekunde als Dauerreiz wahrgenommen wird. Vom Beginn der Einwirkung eines Lichtreizes bis zur höchsten Intensität der Lichtempfindung vergehen ca. 0,16 sec. Damit ist das Verschmelzen der einzelnen aufeinanderfolgenden Lichtreize erklärt.

Beim Betrachten der Außenwelt gewinnt der Mensch im Laufe der Zeit gewisse *grundsätzliche Erfahrungen durch das Sehen:*

1. *Nahe Gegenstände* verdecken fernliegende (in derselben Blickrichtung).

2. „*Schatten*" ist der lichtleere Raum (abgesehen von dem reflektierten und gebeugten Licht) hinter den Gegenständen (der sich gegebenenfalls auf der Oberfläche des Hintergrundes abbildet).

3. „*Farbe*" ist ein Ausdruck für die *Netzhautempfindung*, die im wesentlichen durch den reflektierten Lichtanteil hervorgerufen wird, der von dem gesehenen Gegenstand nicht absorbiert wurde. Physikalisch unterscheiden sich die Farben durch die Wellenlängen des Lichtes.

4. Die *Umwelt* wird im Auge *zentralperspektivisch abgebildet*: gleich große Gegenstände erscheinen in größerer Entfernung kleiner.

β) Das einfache photographische Bild

Die Sinnesempfindung des Auges beim Sehen kann durch die *photographische Kamera* in gewisser Hinsicht objektiv nachgeahmt werden (Abb. 2).

Das „*Photogramm*" entspricht dem Abbild auf der Netzhaut.

In beiden Fällen handelt es sich um die „*zentralperspektivische Abbildung*", die bestimmt wird durch die Lage des *Projektionszentrums* zur *Abbildungsfläche.*

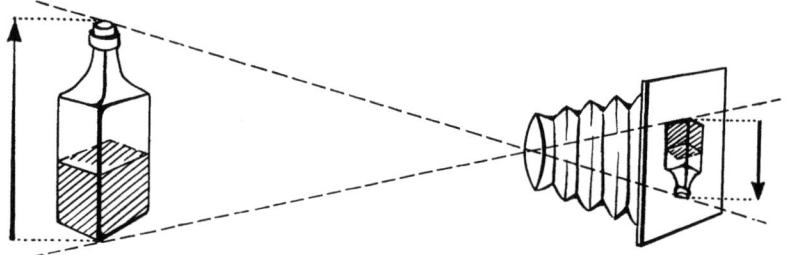

Abb. 2. *Das einfache photographische Bild.* Die Größen des Gegenstandes und seines Bildes verhalten sich wie deren Abstände vom Projektionszentrum (Abbildungsmaßstab)

Dem unzugänglichen Netzhautbild im Auge steht hier ein faßbares und meßbares Bild der photographischen Kamera gegenüber; während das erstere durch das Gehirn mit früheren Erinnerungsbildern in Beziehung gebracht und damit individuell verschieden erfaßt und gedeutet wird (subjektive Toleranz), ist das letztere ein „seelenloses Unikum", das alle Einzelheiten kritiklos mit objektiver Präzision wiedergibt.

Durch die Perspektive entstehen gesetzmäßige Beziehungen zwischen dem dargestellten Gegenstand und seinem Abbild. Durch die Beachtung der Lage des Projektionszentrums zur Bildebene und die Anwendung der geometrischen Gesetzmäßigkeiten können daher dem Photogramm proportionsrichtige Maße entnommen werden (Abb. 2, Abbildungsmaßstab). Dadurch wird das unter exakten Umständen aufgenommene photographische Bild zum *Meßbild* als Grundlage der „*Photogrammetrie*".

Man muß also unterscheiden zwischen dem „Amateur-Bild", das nur Erinnerungen wachrufen soll, und dem „Meßbild", das mathematisch definiert ist durch die Fixierung des Projektionszentrums zur Bildebene der photographischen Kamera (innere Orientierung), um den zentralperspektivischen Strahlengang jederzeit zu rekonstruieren.

γ) Indirektes Sehen „mittels" eines einfachen photographischen Bildes

Ein Bild soll im Idealfall einäugig betrachtet werden, und zwar so, daß das Projektionszentrum des Auges mit dem bei der Aufnahme des Abbildes zusammenfällt. Das fordert schon LEONARDO DA VINCI in seinem „Trattato della pittura": „Auch richtig entworfene Gemälde können beidäugig betrachtet nie eine vollkommene Täuschung (d.h. Illusion des Raumes) herbeiführen, sie *müssen* flach erscheinen, es sei denn, sie würden einäugig betrachtet."

Man sieht dann das Bild zwar in seiner Flachheit, aber man macht sich mit Hilfe von Erinnerungsbildern und den allgemeinen grundsätzlichen Erfahrungen des Sehens eine räumliche *Vorstellung* (Abb. 3a). Da auf der Netzhaut des Auges dasselbe Abbild entsteht, wie wenn man den Gegenstand direkt betrachten würde, trägt man gewissermaßen die Plastik in das flache Bild hinein als Illusion („Raum-Illusion"). Somit kann man also *das Bild als illusorischen Ersatz des abgebildeten Gegenstandes* auffassen, denn man sieht ihn indirekt in Gestalt eines Bildes: „*indirektes Sehen mittels eines Bildes*".

Daß es sich dabei um eine Illusion handelt, sieht man aus Abb. 3b: *unzählige* Formen passen in einen zentralperspektivischen Strahlengang (z.B. ebenso ein Quadrat, wie ein — flächenmäßig viel größeres — Rechteck: Prinzip des Strichfocus einer Röntgenröhre).

Während das Netzhautbild in seiner Lage zum Gegenstand eindeutig feststeht, ist das fertige photographische Bild ein frei bewegliches Unikum, das dem Auge beliebig vorgestellt werden kann. Dabei können auch falsche oder sinnlose Eindrücke hervorgerufen werden. Wenn man z.B. das Bild einer senkrecht stehenden halbgefüllten Flasche so betrachtet, daß dieselbe horizontal liegt (Abb. 3c), dann müßte man einen erstarrten Inhalt statt der Flüssigkeit oder die Einwirkung einer starken Zentrifugalkraft annehmen, um das Bild zu „verstehen", sonst wäre es sinnlos. (Umgekehrt kann der Röntgenologe an Hand einer „Spiegelbildung" auf der Röntgenaufnahme u. U. erkennen, daß dieselbe im Stehen aufgenommen wurde.)

Bei allgemeinen Liebhaberaufnahmen, die nur Illusionen erwecken sollen, ist das Auge sehr tolerant bezüglich der „richtigen Betrachtung". Diese ist eine zufällige Ausnahme, wenn man Bilder in Büchern und Zeitschriften ansieht. Der Kunstfreund wird bei der Betrachtung von Gemälden gerne den Standpunkt des Malers aufsuchen. Wenn es sich um Deckengemälde handelt, erkennt jeder die Wichtigkeit der „richtigen Betrachtung". Blickt man senkrecht auf die Bildebene der Abb. 3d, so wird man der linken Figur kaum einen Sinn geben können; die rechte Figur sieht man als Rechteck. Betrachtet man das Bild aber richtig, d.h., blickt man ganz flach über die Bildebene hinweg, so gestaltet sich die linke Figur zu dem Wort „Röntgen" und die rechte erscheint fast quadratisch (optischer Brennfleck der Röntgenröhre).

Man kann sich bezüglich unrichtiger Betrachtung auch trainieren: Viele Menschen können Schriftbilder „auf dem Kopfe stehend" oder spiegelbildlich (Leonardo da Vinci) fast ebenso gut lesen, wie wenn sie richtig vor ihnen lägen.

Daß sogar die Richtung des Lichteinfalls die Illusion beeinflussen kann, zeigt Abb. 3e. Unter den vollständig gleichen Bildern erscheint das in der Mitte (das auf dem Kopfe steht), als Matrize zu den umgebenden, die reliefartig wirken. Der Effekt ist umgekehrt,

wenn man die Abbildung senkrecht zur Blickrichtung um 180° dreht. Auch das Röntgenbild, das uns bald als photographisches Positiv (am Leuchtschirm) bald als photographisches Negativ (als Röntgenaufnahme) begegnet, erfordert von unserer Wahrnehmung die Gleichsetzung entgegengesetzter Helligkeitsempfindungen. So versteht nur
der Eingeweihte die verwirrende Sprache des Röntgenologen, der bei der Röntgenaufnahme von „Schatten" redet, die weiß sind, und von „Aufhellungen", die dunkel sind
(ausgehend von den Helligkeitswerten des Leuchtschirms).

Die Struktur eines photographischen Bildes kommt durch die Silberausscheidung der
belichteten Bromsilberkörner beim Entwickeln zustande. Die „Korn"-Größe schwankt
von $^1/_{1000}$ bis $^{10}/_{1000}$ mm (bei hochempfindlichen Schichten, z. B. Röntgenfilmen). Ein

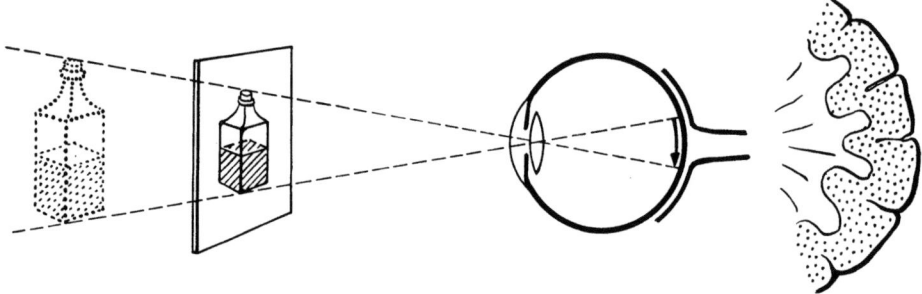

Abb. 3. *Indirektes Sehen mittels eines einfachen photographischen Bildes*
Abb. 3a. Ein Bild ruft eine Netzhautempfindung hervor, die mit Hilfe des Gedächtnisses eine illusorische
Vorstellung des dargestellten Gegenstandes vermittelt

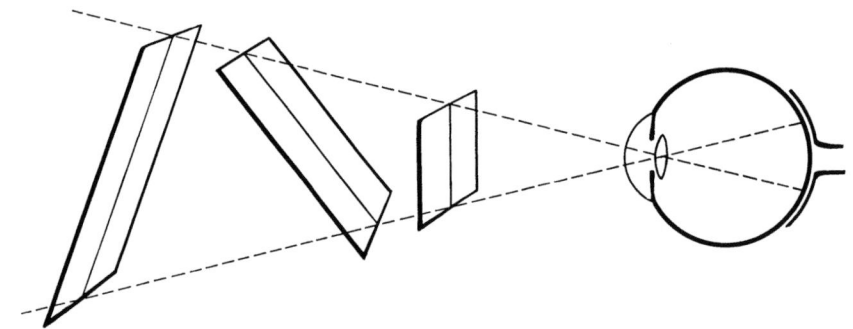

Abb. 3b. Unter Umständen können verschiedene Bilder die gleiche Netzhautempfindung hervorrufen

Röntgenleuchtschirm ist aus „Körnern" bis $^{80}/_{1000}$ mm aufgebaut. Ein Klischeedruck besteht je nach dem Raster (80—24 Linien pro Zentimeter) aus Punkten von $^{100}/_{1000}$ bis
$^{500}/_{1000}$ mm und der Zeilenabstand eines Fernsehbildes (625 Zeilen) liegt ebenfalls über
$^{400}/_{1000}$ mm, d. i. etwa ein halber Millimeter.

Man kann also Bilder als Anhäufung von Punkten verschiedener Größe auffassen,
die im Auge auf den mosaikartig angeordneten Sehelementen der Netzhaut abgebildet
werden (Dicke der Zapfen $^2/_{1000}$ bis $^7/_{1000}$ mm, der Stäbchen $^2/_{1000}$ mm).

Ohne auf die Einzelheiten des komplizierten Sehvorgangs einzugehen, erkennt man
leicht, daß das Auge zwei Punkte nur dann getrennt empfinden kann (Sehschärfe, Detailerkennbarkeit, vgl. Schober), wenn zwischen zwei gereizten Sehzellen mindestens eine
ungereizte liegt. Dies ist praktisch dann erreicht, wenn die zugehörigen Sehstrahlen
einen Winkel von wenigstens 90 Sekunden einschließen. Das wird aber noch nicht einmal
beim Fernsehbild erreicht, wenn es in 1 m Abstand betrachtet wird, oder beim Klischeedruck mit einem „80er Raster" in der deutlichen Sehweite. Das photographische Bild
erscheint aber im allgemeinen kornlos.

Man kann also einen einheitlichen Eindruck erhalten, auch wenn man das Bild in
Punkt- oder Liniensysteme auflöst, vorausgesetzt, daß man dasselbe in einer so großen

Entfernung betrachtet, daß die Sehstrahlen zweier benachbarter „Körner" einen Winkel kleiner als $1^1/_2$ Bogenminuten bilden (vgl. Informationstheorie).

Wird einem Röntgenologen von demselben Körperteil eine photographische Aufnahme im Großformat, ein Leuchtschirmbild, eine Schirmbildaufnahme, eine Repro-

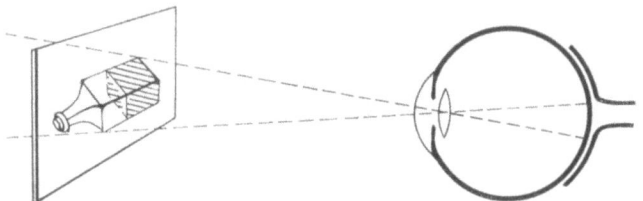

Abb. 3c. Das lageunabhängige Bild muß sinngemäß betrachtet werden

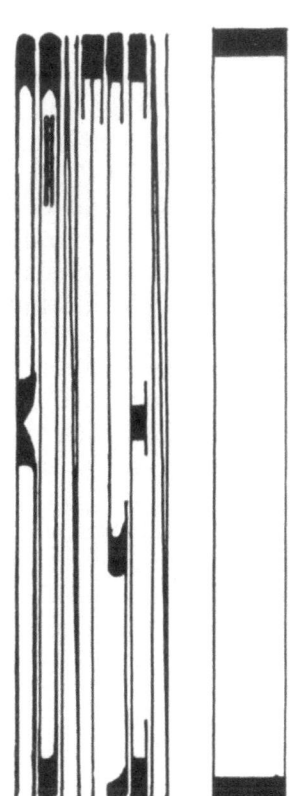

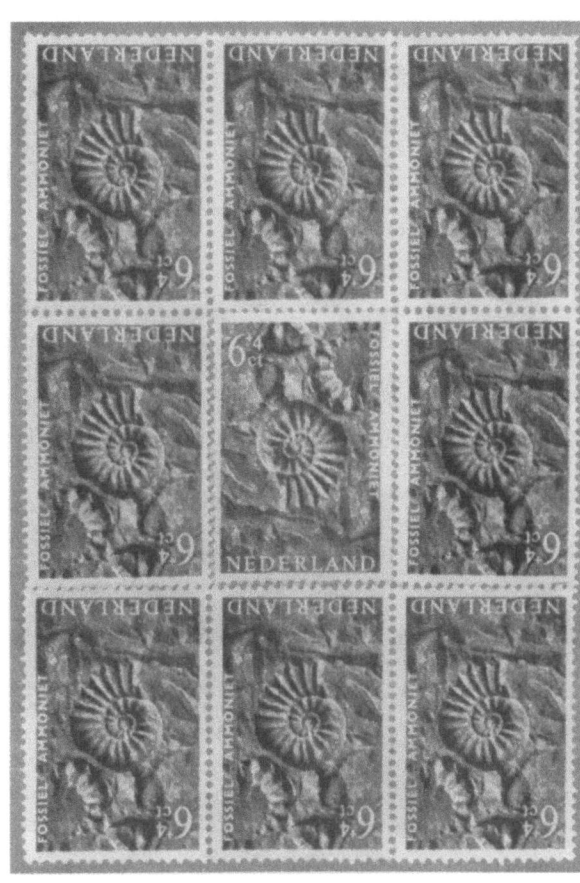

Abb. 3d   Abb. 3e

Abb. 3d. Durch die richtige Betrachtung wird manches Bild erst verständlich: Hält man die Längsrichtung dieser Abbildung fast parallel zur Blickrichtung, so daß man das Bild unter einem sehr spitzen Winkel ansieht, so erkennt man — mit nur einem Auge blickend — das Wort „Röntgen", und das Rechteck erscheint als Quadrat

Abb. 3e. Bedeutung des Licht-Einfalls. Das Bild auf der Briefmarke in der Mitte erscheint als Matrize im Vergleich zu den Reliefs in der Umgebung

duktion derselben im Klischeedruck und ein Fernsehbild gezeigt, so wird er in gewissen Grenzen über den Bildinhalt im Sinne der Informationstheorie in gleicher Weise unterrichtet, aber er wird bezüglich der Konturschärfe, der Detail- und Kontrastwiedergabe (vgl. SPIEGLER) diagnostisch wichtige Unterschiede bemerken.

Der Wert eines Bildes für photogrammetrische Zwecke wird wesentlich durch seine Korngröße bestimmt.

Das Bild ist also ein lagebedingter, illusorischer Ersatz der Wirklichkeit.

δ) Direktes Sehen mit zwei Augen

Der Mensch hat *zwei* Augen. Bei Betrachtung eines Gegenstandes entsteht in jedem der beiden ein Abbild. Das Gehirn kann diese zwei voneinander verschiedenen Netzhaut-*Empfindungen* zu einer einheitlichen *Raumwahrnehmung* verschmelzen. Diese Fähigkeit nennt man „*stereoskopisches Sehen*" (nach den griechischen Worten στερεός = massiv und σκοπεῖν = umherschauen: Betrachtung des „Körperlichen") oder kurz „*Raumsehen*"

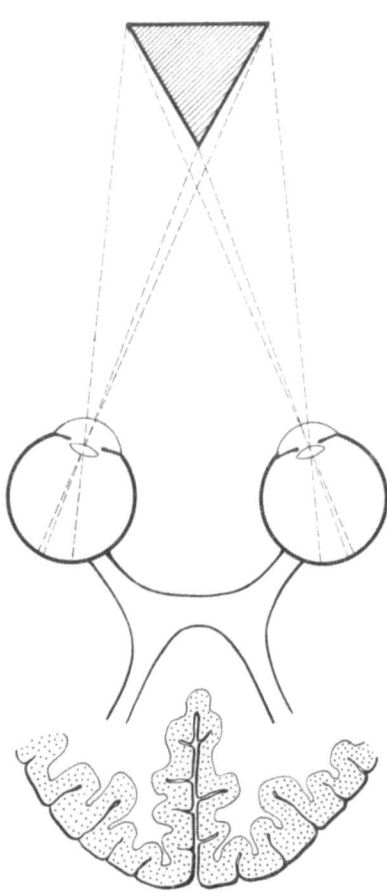

(Abb. 4). Diese *direkte Raumwahrnehmung*, bei der also aus *zwei* Empfindungen *eine* Wahrnehmung entsteht, ist unter anderem von der physiologischen Funktion beider Augen abhängig.

Das individuell verschieden gut ausgebildete Sehvermögen muß daher durch eine ophthalmologische Untersuchung geprüft werden, bevor einem stereoskopischen Urteil ein Wert beigelegt werden kann. Übung und Erfahrung kann die Leistung wesentlich steigern.

Das Raumerlebnis ist ein komplexer Vorgang, der mit allen anderen Sinnesempfindungen gekoppelt ist. Im Laufe des Lebens werden optische Eindrücke mit zugehörigen Erfahrungen des Tastsinnes, der Muskelempfindungen beim Gehen und Greifen, der Körperhaltung usw. unbewußt aus unzähligen Erinnerungen zu Einheiten verschmolzen. Schließlich ist dann das Sehen nur noch ein Teil der Gesamtheit der Sinnesempfindungen, der mit Hilfe des Gedächtnisses die Wahrnehmung eines Gegenstandes vermittelt. So wird z.B. für den *Blinden* die richtige Deutung der das optische Bild *ergänzenden Empfindungen* der übrigen Sinnesorgane zur *einzigen Möglichkeit*, eine Vorstellung von den Dingen in der Welt zu bekommen, während sie für den Sehenden nur eine Bestätigung und Belebung seines Raumsehens bedeuten.

Es ist also wichtig, die Begriffe „*Raumillusion*" (s. oben) und „*Raumwahrnehmung*" auseinanderzuhalten: nur letztere kann mit dem Wort „Stereoskopie", d.h. direktes räumliches Sehen, identifiziert werden.

Abb. 4. *Direktes Sehen mit zwei Augen.* Die *zwei* voneinander *verschiedenen* Netzhautempfindungen werden zu *einer einheitlichen Raumwahrnehmung* vereinigt

Bei der „*Raumillusion*" handelt es sich darum, daß die *Sinnesempfindungen* der Netzhaut *eines* Auges auf Grund von Erinnerungsbildern flüchtig zu einer Raum*vorstellung* subjektiv verarbeitet werden, so wie z.B. der Röntgenologe auf Grund seines topographisch-anatomischen Wissens sich eine Röntgenaufnahme räumlich vorstellt, dabei aber nicht imstande ist, zu sagen, ob ein Steinschatten wirklich im Nierenbecken liegt oder davor bzw. dahinter. Dieser plastische Eindruck, den der Beobachter aus einer Fläche individuell gestaltet, hat nichts zu tun mit der „Raumwahrnehmung", die das Produkt der psychischen Wahrnehmung der *beiden* voneinander verschiedenen *Netzhautempfindungen* ist. *Nur* dabei entsteht — im Gegensatz zu einer Illusion — eine *reale* Vorstellung des Raumes; denn die *Sehstrahlen* der beiden Augen *schneiden sich in dem fixierten Punkt*, so daß dieser wie mit einer Pinzette „erfaßt" wird.

Der französische Philosoph Descartes hat das Wesentliche 1672 sehr treffend geschildert: „Man denke sich einen mit zwei Stöcken ausgerüsteten Blinden, so könnte er durch sein Muskelgefühl beim Überkreuzen der beiden Stöcke sehr wohl zu einem ungefähren Begriff von der Entfernung der Kreuzungsstelle kommen. Ferner empfindet er aber einen mit beiden Stäben gleichzeitig berührten Gegenstand durchaus nicht doppelt — und so geht es auch beim beidäugigen Sehen, wenn beide Augen auf dasselbe Ding gerichtet sind."

Alle Verfahren, die sich bemühen, in ein einfaches Bild einen räumlichen Eindruck hinein- oder herauszuzaubern, streben eine Raumillusion an und gehören deshalb nicht in den Bereich dieser wissenschaftlichen Betrachtung.

Gefährlich ist die Verwischung der Grenzen und die Vermischung der Begriffe Raumillusion und Raumwahrnehmung durch *optische Spielereien*. Wenn man z.B. ein einfaches flaches Bild durch eine große Linse betrachtet, so empfinden beide Augen verschiedene durch die Linsenfehler geringgradig verzerrte Netzhautbilder des dargestellten Gegenstandes. Dadurch ist eine Differenz zugehöriger Punkte bei der Netzhautabbildung geschaffen, die es der Illusion des Beobachtenden erleichtert, Tiefenwerte (entsprechend den „grundsätzlichen Erfahrungen des Sehens") in das flache Bild „hineinzusehen". Er verwechselt diese durch die Linsenfehler hervorgerufenen Unstimmigkeiten der beiden Netzhautbilder mit „Parallaxen" (s. unten). Diese sind am Bildrand am stärksten ausgeprägt, und so kommt es zu der „Rahmenwirkung", die scheinbar einen Vordergrund im Vergleich zur Bildmitte schafft und damit eine Raumillusion unterstützt.

Ein analoger Effekt entsteht, wenn man z.B. ein Gemälde durch einen Hohlspiegel betrachtet. Jedes der beiden — konvergent blickenden — Augen sieht das Bild leicht verzeichnet und so ist gerade der Kunstbegeisterte bereit, diese verschiedenen Netzhautbilder als Raumillusion zu deuten. So wird im Prado (Madrid) das berühmte Bild „Las Meninas" von Velazquez (im Saal 15) dem Betrachter durch einen großen Hohlspiegel gezeigt, wobei die Plastik des Bildes besonders wirkungsvoll erscheint.

Aufwendiger und den Unbefangenen durch Gebrauch von Brillen noch mehr irreführend sind Verfahren, bei denen durch Prismenwirkung zwei verzerrte Abbilder eines Einzelbildes in polarisiertem Licht projiziert werden und dann mit entsprechenden Polarisationsbrillen betrachtet eine Raumillusion vortäuschen.

Solche illusorischen Wirkungen dürfen niemals als „Stereoskopie" bezeichnet werden, weil dadurch für den Unerfahrenen die Grundbegriffe verwirrt werden.

ε) Das photographische Stereobild

Der subjektive Vorgang des räumlichen Sehens kann, soweit er die Augen betrifft, durch eine „stereoskopische photographische Kamera", d.h., durch eine „*Stereo-Kamera*" in gewisser Hinsicht objektiv nachgeahmt werden (Abb. 5a).

Dabei werden in analoger Weise von *einem* Gegenstand durch zwei Linsen gleichzeitig *zwei* voneinander verschiedene Bilder entworfen, die den Netzhautempfindungen der Augen entsprechen.

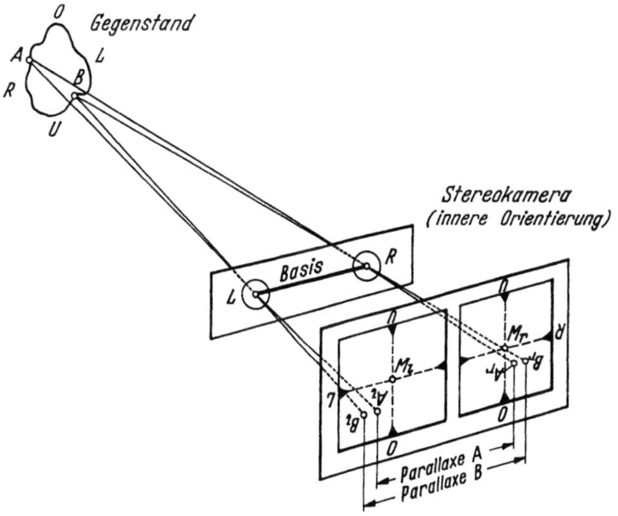

Da in der Stereokamera die Lage der beiden Projektionszentren (Linsen) zu der Abbildungsebene bekannt ist und markiert werden kann, entstehen zwei zentralperspektivische Strahlenbüschel, die, auf die beiden entstandenen Photogramme bezogen, rückläufig den dargestellten Gegenstand charakterisieren. Wie die beiden Netzhautempfindungen beim direkten stereoskopischen Sehen zu der Einheit der Raumwahrnehmung verschmelzen, so ergänzen sich die *beiden* reellen Photogramme einer Stereokamera zu *einem* virtuellen Raumbild. Man nennt deshalb diese beiden auch in ihrer gegenseitigen Lage aneinander gekoppelten Photogramme die beiden (flachen) *Halbbilder eines Stereobildes* und die subjektive Verschmelzung derselben die *Raumbild-Wahrnehmung*.

Man erkennt aus Abb. 5a, daß die Abbilder A_r und A_l eines fernergelegenen Punktes A einen kleineren Abstand voneinander auf der Abbildungsebene haben, als diejenigen (B_r und B_l) eines nähergelegenen Punktes (B).

Abb. 5a. *Das photographische Stereobild*. Die in der Stereokamera entstehenden, voneinander verschiedenen „Halbbilder" halten mit den „Parallaxen" die räumliche Lage der dargestellten Punkte fest

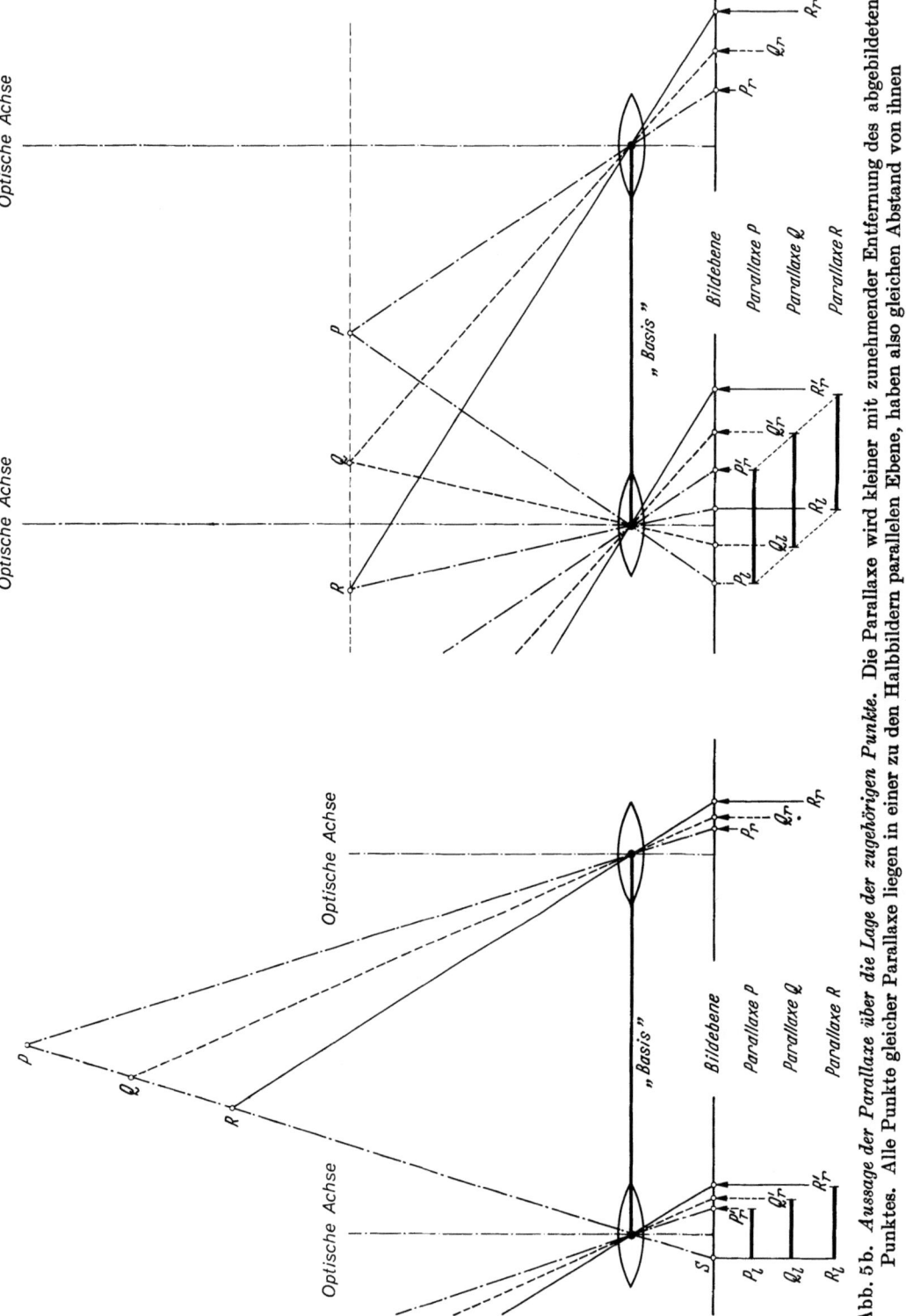

Abb. 5b. *Aussage der Parallaxe über die Lage der zugehörigen Punkte.* Die Parallaxe wird kleiner mit zunehmender Entfernung des abgebildeten Punktes. Alle Punkte gleicher Parallaxe liegen in einer zu den Halbbildern parallelen Ebene, haben also gleichen Abstand von ihnen

Dieser Abstand der beiden Abbilder eines Punktes, wir wollen ihn *Parallaxe* nennen, ist — wenn die Dimensionierung der Stereokamera *(innere Orientierung)* bekannt ist — ein *Maß für die Tiefenlage des abgebildeten Punktes* (Abb. 5b).

Diese Beziehungen sind die Grundlage der *wissenschaftlichen Photogrammetrie.* Sie rekonstruiert das Raumbild durch Ausmessung der beiden justierten oder, wie der Photo-

grammeter sagt, „orientierten" Halbbilder (vgl. Schwidefsky: Einführung in die Luft-
und Erdbildmessung).

Das photographische Stereobild kann ein reeller Ersatz der Wirklichkeit sein.

ζ) Indirektes Sehen mittels eines photographischen Stereobildes

War das einzelne Bild ein *illusorischer* Ersatz der Wirklichkeit, so kann man das
photographische Stereobild als einen *reellen Ersatz des dargestellten Gegenstandes* bezeichnen.

In Abb. 5b (linke Figur) bestimmt der Bildpunkt S mit dem Projektionszentrum
den Sehstrahl SP; der Gegenstandspunkt kann (bei dieser einäugigen Betrachtung) an
jeder Stelle dieser Geraden liegen; er wird der Illusion entsprechend eingeordnet, so wie
es zur Vorstellung des Bildes paßt. Erst der Sehstrahl, der den — parallaktisch verschobenen — zugehörigen Bildpunkt Q_r bzw. R_r des anderen Halbbildes mit seinem
Projektionszentrum verbindet, bestimmt durch seinen Schnittpunkt mit der Geraden SP
die relle Lage des Gegenstandspunktes Q bzw. R im Raum.

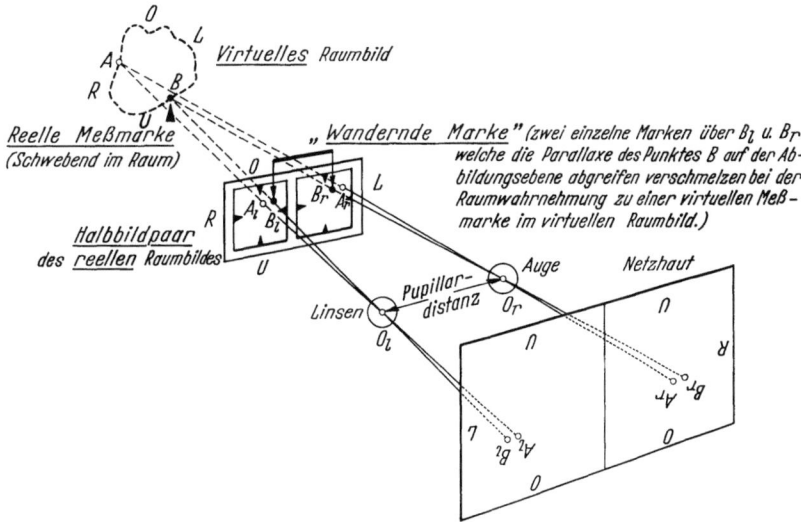

Abb. 6. *Indirektes Sehen mittels eines photographischen Stereobildes.* Das justierte Halbbildpaar kann ein
virtuelles Raumbild des Gegenstandes vermitteln, das entweder durch eine *im Raum schwebende reelle Meß-*
marke oder durch die „*wandernde Marke*" (Pulfrich) auf den Halbbildern ausgemessen werden kann

Ordnet man in Abb. 6 die beiden Halbbilder (wobei man sie einzeln um die vertikale
und horizontale Achse um 180⁰ drehen muß) zu ihren Projektionszentren dem Aufnahmestrahlengang entsprechend an, so entsteht der gleiche Strahlengang wie bei der Aufnahme
und es wird beim stereoskopischen Betrachten der beiden Halbbilder subjektiv derselbe
Eindruck hervorgerufen werden wie beim direkten räumlichen Sehen.

Reell ist dabei der Strahlengang von den beiden Projektionszentren bis zu den Bildpunkten der Halbbilder; hinter diesen wird er subjektiv zu dem wahrgenommenen
virtuellen Raumbild des Gegenstandes ergänzt.

„Mittels" der beiden reellen Bildpunkte B_r und B_l auf den transparenten Halbbildern sieht man den virtuellen Raumbildpunkt B, dessen Lage im Raum man reell
ermitteln kann, wenn man eine *reelle Meßmarke* so lange im Raum verschiebt, bis sie
mit dem virtuellen Schnittpunkt B der beiden Sehstrahlen $O_r B_r$ und $O_l B_l$ zusammenfällt *(Prinzip der schwebenden Marke).*

Das gesehene Raumbild ist also *virtuell* — aber jeder Punkt desselben kann im Raum
reell erfaßt werden.

Man könnte die Erfassung des im Raumbild gesehenen Punktes auch anders durchführen. Wenn man *zwei gleiche Marken* über den Halbbildern so lange verschiebt, bis

sich die eine mit dem Bildpunkt B_r, die andere mit dem Bildpunkt B_l deckt, so verschmelzen bei der subjektiven Wahrnehmung des Raumbildes die *beiden reellen Marken* zu *einer virtuellen Meßmarke*, ebenso wie die Bildpunkte B_r und B_l zum Punkt B im virtuellen Raumbild. Mit dieser Methode der wandernden Marke kann man den Abstand

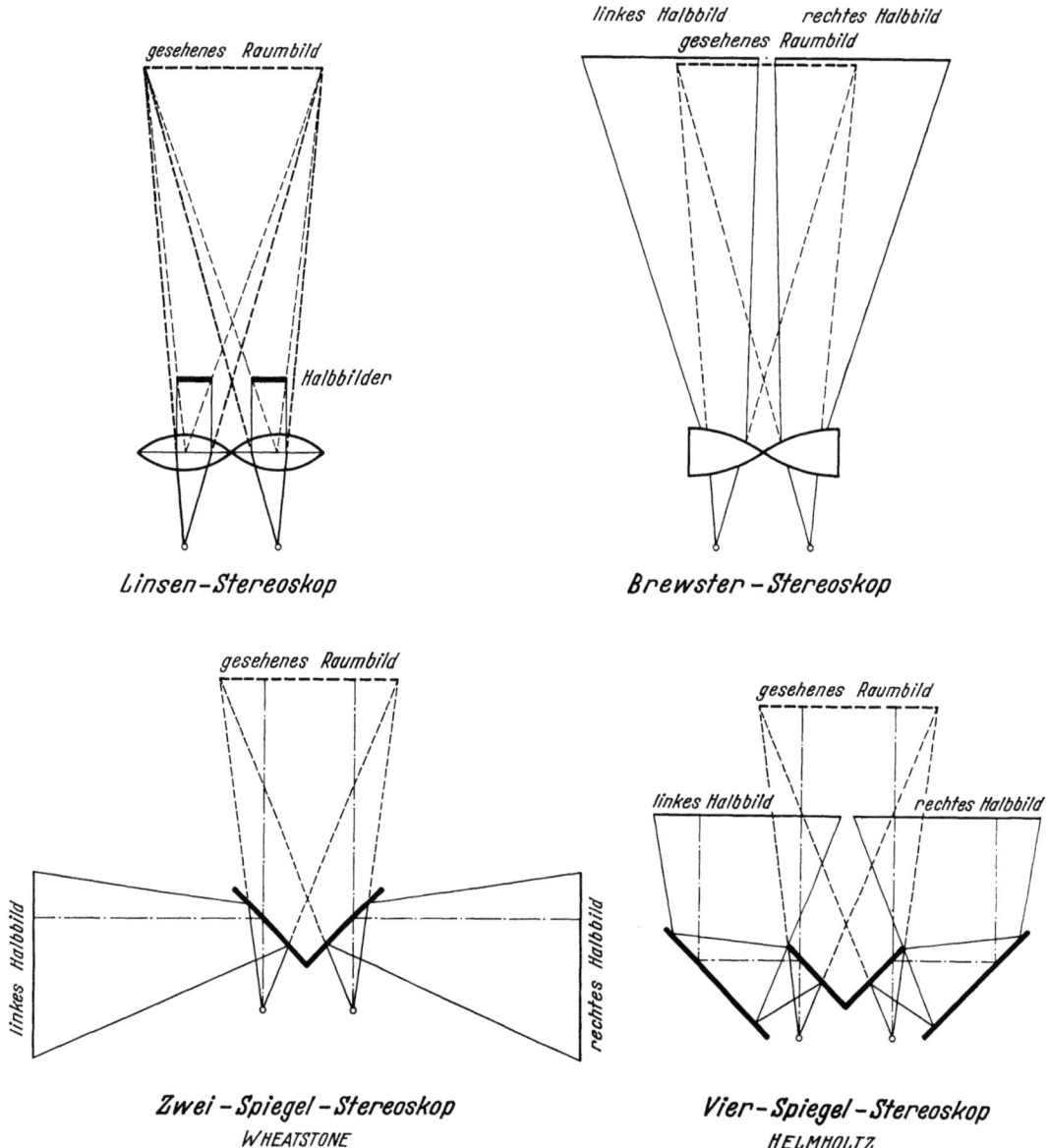

Abb. 7. *Betrachtung der beiden getrennten Halbbilder mit Hilfe von Stereoskopen.* Durch Linsen oder Spiegel wird jedem Auge nur sein zugehöriges Halbbild richtig vorgestellt

der beiden Punkte B_r und B_l (Parallaxe) messen, der ja die Tiefenlage des Punktes B bestimmt (*Prinzip der wandernden Marke*, Stereokomparator von Pulfrich, Röntgenstereokomparator von Heine).

Man kann über zwei zusammengehörigen Bildpunkten der justierten Halbbilder die beiden Meßmarken einstellen und damit die Parallaxe dieser Punkte messen; umgekehrt kann man den *Abstand der Marken konstant* lassen und darunter das eine der beiden Halbbilder gegenüber dem anderen verschieben und an Hand dieser Verschiebung die Parallaxe messen. Für Röntgenbilder ist die erste Methode günstiger, weil man dabei den gesamten Überblick unverändert während der Messung beibehält.

Das erstere Verfahren mit der schwebenden Einzelmarke im virtuellen Raumbild hat zur Voraussetzung, daß der Bildpunkt *B* und die Ebene der Halbbilder in einem für das menschliche Auge gleichmäßig *erfaßbaren Tiefenbereich* liegen, während das letztere (wandernde Marke) davon unabhängig ist und damit besonders für den Anfänger sicherere und bessere Meßresultate liefert. Es handelt sich in beiden Fällen um eine *indirekte Raumwahrnehmung mittels eines virtuellen Raumbildes mit reeller Erfassung der Punkte im Raum.* Und in diesem Sinne kann man *die beiden Halbbilder als einen reellen Ersatz des dargestellten Gegenstandes* bezeichnen.

Die mehr oder minder exakte Einordnung der beiden Halbbilder in den Aufnahmestrahlengang erfolgt durch Stereoskope (Abb. 7), das sind Vorrichtungen zum Betrachten von Halbbildpaaren. Beim *Kleinformat* (bis höchstens 10 × 10 cm) kann man mit Hilfe von *Linsen* die Bildweite der Stereokamera der deutlichen *Sehweite* des Betrachters anpassen (Lupenwirkung) oder bei exzentrischer Betrachtung durch die *Linsen,* die

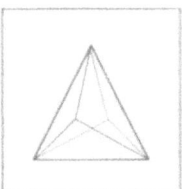

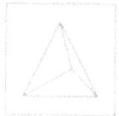   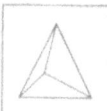

Abb. 8. *Betrachtung der beiden (komplementär gefärbten) ineinanderliegenden Halbbilder (Anaglyphen-Methode).* Betrachtet man durch die beiliegende (Rot-grün-)Anaglyphenbrille diese Abbildung, so sieht das linke Auge durch das Rotfilter *nicht* das rot eingefärbte rechte Halbbild, sondern nur das grün eingefärbte linke Halbbild in Grau. Das Analoge gilt für das rechte Auge hinter dem Grünfilter

Prismenwirkung benutzend, eine Konvergenz der Blickrichtung enerreichen, um die Verschmelzung der beiden Halbbilder zu erleichtern (BREWSTER). Beim *Großformat* (über 10 × 10 cm) läßt sich durch *Spiegel* der Unterschied der Pupillardistanz und der Basis ausgleichen (Parallelverschiebung der beiden Projektionsstrahlenbüschel) und damit die Übereinstimmung des Strahlenganges bei Aufnahme und Betrachtung erreichen.

Für die wissenschaftliche Auswertung von Röntgenstereobildern im Großformat verwendet man vorwiegend Stereoskope nach dem Prinzip von WHEATSTONE und nahm bisher die Auswertung meist mit der Einzelmeßmarke schwebend in dem virtuellen Raumbild vor.

WHEATSTONE, der sich um die Physiologie des räumlichen Sehens sehr verdient gemacht hat, führte, zu einer Zeit, als die Photographie noch lange nicht Allgemeingut war (DAGUERRE und TALBOT 1839), seine grundlegenden Studien an *gezeichneten* Halbbildern durch.

Er schreibt in seiner Veröffentlichung in Phil. Trans 1838: „Wenn man die beiden perspektivischen Darstellungen desselben Körpers betrachtet, so wird man *ein* einzelnes Objekt wahrnehmen; der Beobachter wird an Stelle einer ebenen Darstellung, als die jede Zeichnung erscheint, wenn sie für sich mit dem auf sie gerichteten Auge betrachtet wird, ein dreidimensionales Gebilde wahrnehmen, das genaue Gegenstück des Objektes, nach dem die Zeichnungen angefertigt worden waren" (vgl. „Halbbildpaar als Ersatz der Wirklichkeit"). „Bei dem Instrument, das ich jetzt beschreiben will, werden die beiden Zeichnungen (oder besser ihre Spiegelbilder) an den wahren Schnittpunkt der Sehstrahlen gebracht, die Akkommodation des Auges behält ihre gewohnte Einstellung, und für jedes Auge ist eine großes Gesichtsfeld erreicht ... Ich schlage vor, es „Stereoskop" zu nennen, um seine Eigenschaft zu bezeichnen, körperliche Gebilde vorzuführen" (vgl. στερεός σκοπεῖν). (Nach

Ostwalds: „Klassiker der exakten Wissenschaften“, Nr. 168; M. v. Rohr: „Abhandlungen zur Geschichte des Stereoskops“.)

Das Format solcher Halbbilder war naturgemäß relativ groß, so daß sie bei der Betrachtung nicht nebeneinander angeordnet werden konnten. Deshalb benutzte er für das von ihm schon 1838 angegebene „Stereoskop“ *zwei Spiegel*, um die seitlich aufgestellten Halbbilder zur Deckung zu bringen (virtuelles Raumbild). Eine kleinere Dimensionierung eines solchen Stereoskops erreichte man durch die Verwendung von vier Spiegeln [Helmholtz-Telestereoskop. Pogg. Ann. **101**, 494—496 und **102**, 167—175 (1857)].

Neben diesen Stereoskopen, welche die beiden Halbbilder den Augen *gleichzeitig* und *gleichmäßig* darbieten, gibt es Verfahren, welche jedes Halbbild dem zugehörigen Auge *andersartig* darbieten.

Bei der *Anaglyphen-Methode* (Abb. 8) werden im Prinzip die beiden Halbbilder in zwei verschiedenen (Komplementär)-Farben reproduziert oder projiziert. Aus diesem Doppelbild sieht jedes Auge durch eine Brille mit abgestimmten Farbfiltern nur „sein“ Halbbild. Die bisher bestehenden technischen Schwierigkeiten bei der Auslöschung der Anaglyphen-Farben sind durch neue Verfahren der exakten Abstimmung von Spezialdruckfarben und Farbfiltern überwunden (Prof. Burkhardt, Techn. Uni. Berlin, DIN 6170). Die Anaglyphenbilder dieser Arbeit sind nach diesem Verfahren hergestellt. Ursprünglich war „Anaglyphe“ die Bezeichnung für jede Art von Relief (ἀναγλύπτειν = erhaben, reliefartig darstellen).

Bei der *Projektion mit polarisiertem Licht* stehen die Schwingungsebenen der beiden Halbbilder im Prinzip senkrecht zueinander. Durch *entsprechende* Polarisationsfilter sieht jedes Auge nur das ihm zugehörige Halbbild (Abb. 9). Diese Methode hat den Vorzug, daß man auch farbige Bilder plastisch projizieren kann.

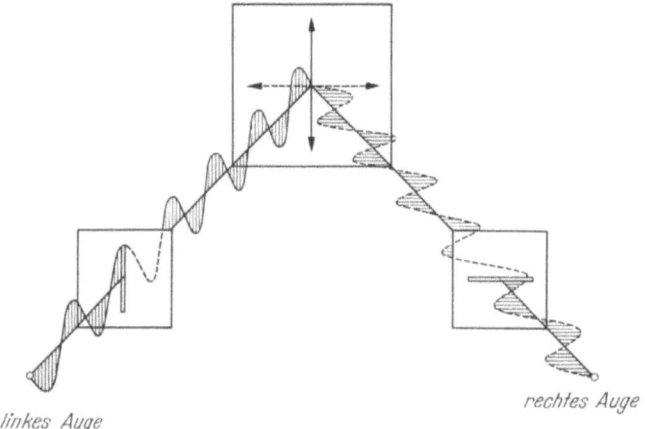

linkes Auge   *rechtes Auge*

Abb. 9. *Betrachtung der beiden (in verschieden gerichtetem polarisierten Licht gesehenen) ineinanderliegenden Halbbilder (Stereoprojektion im polarisierten Licht).* Wird auf eine Projektionswand das linke Halbbild z.B. in vertikal schwingendem und das rechte Halbbild in horizontal schwingendem polarisierten Licht ineinander projiziert, so kann bei der Betrachtung mit der Polarisationsbrille das linke Auge durch das vertikal gerichtete Polarisationsfilter nur das linke, nicht aber das rechte Halbbild sehen. Das Analoge gilt für das rechte Auge

Das Anaglyphen-Verfahren und die Projektion im polarisierten Licht schaffen die Möglichkeit, daß Raumbilder einem größeren Personenkreis gleichzeitig vorgeführt werden können, besonders wenn man eine schwenkbare Vorrichtung mit durchsichtiger Projektionswand verwendet, welche die Polarisation des Lichtes erhält (vgl. Abb. 62b).

Studiert man in einem Zweispiegelstereoskop den Grundriß des Strahlengangs bei der Abbildung eines Würfels, der der Bildebene anliegt, so kann man die möglichen *Einstellfehler* der beiden Halbbilder *und ihre Auswirkung bei der Betrachtung* folgendermaßen gruppieren (Abb. 10):

Abb. 10 a—f. Einstellfehler der beiden Halbbilder und ihre Auswirkung

Grundrißzeichnung des Strahlengangs. Punktiert: Grundriß des abgebildeten Gegenstandes.
Ausgezogen: entstehendes Bild bei falscher Einstellung

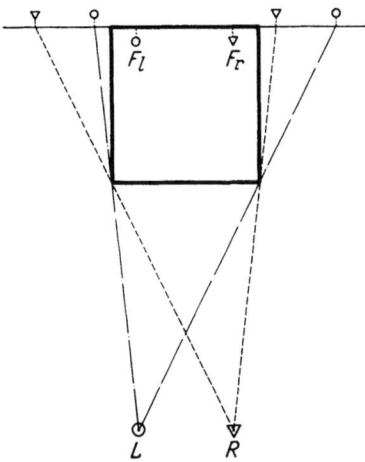

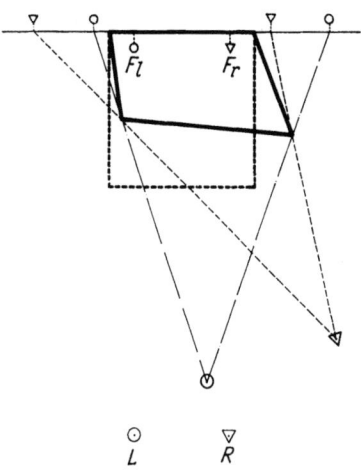

Abb. 10a. *Vollkommene Übereinstimmung des Strahlengangs bei Aufnahme und Betrachtung.* Bild entspricht dem Gegenstand vollkommen: *tautomorphes Bild*

Abb. 10b. *Absolute Unstimmigkeit des Strahlengangs bei Aufnahme und Betrachtung.* Bild entspricht nach Form und Größe dem Gegenstand in keiner Weise: *heteromorphes Bild*

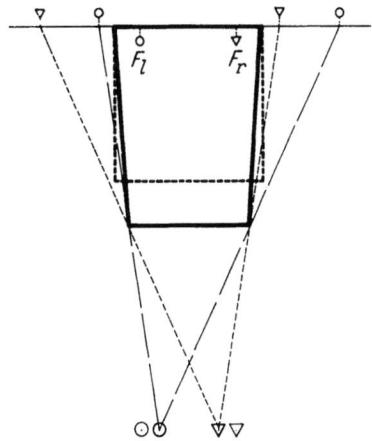

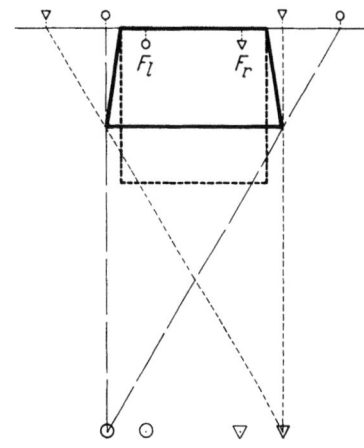

Abb. 10c₁. *Basis bei der Betrachtung zu klein.* Bild zeigt zu große Tiefe; Breitenmaße nehmen nach vorne ab

Abb. 10c₂. *Basis bei der Betrachtung zu groß.* Bild zeigt zu geringe Tiefe; Breitenmaße nehmen nach vorne zu

Ist die Betrachtung nicht richtig (bei richtiger Justierung der Halbbilder), d.h. stimmt die *Pupillardistanz nicht* mit der Basis, die *Bildweite* bei der Betrachtung *nicht* mit der bei der Aufnahme überein und befindet sich auch das Auge *nicht* senkrecht vor dem Halbbild wie bei der Aufnahme, so entsteht zwar eine räumliche Vorstellung: das gesehene Raumbild entspricht aber weder der Form noch der Größe nach dem dargestellten Gegenstand — *heteromorphes Raumbild* (Abb. 10b) (gr. ἕτερος = fremd, andersartig, verschieden). Als *heteromorph* werden im folgenden solche Raumbilder bezeichnet, die eine falsche Gestalt des dargestellten Körpers wiedergeben, die also in *keiner mathematisch faßbaren Beziehung* zu diesem stehen. Das ist das durchschnittliche Ergebnis der stereoskopischen Betrachtung, bei der es sich nur um einen allgemeinen Raumeindruck handelt. Die Deformation des dargestellten Gegenstandes fällt jedoch erst bei mathematischen Körpern richtig auf. Biologische Objekte haben immer eine große Variationsbreite, so daß hier die Unstimmigkeit des gesehenen Raumbildes mit dem dargestellten Körper vielfach nicht bemerkt wird. So begnügt sich mancher Arzt, für den die klinische Diagnostik im Vordergrund steht, oft mit einem unvollkommenen Raumeindruck, während der Photogrammeter, für den das Stereobild die Wirklichkeit ersetzen soll, ein Meßbild fordert.

Bei diesem muß man verlangen, daß jedes Auge ebenso senkrecht vor seinem Halbbild angeordnet ist wie das Projektionszentrum bei der Aufnahme, *„dann und nur dann"* ist die Betrachtung *vollkommen* richtig und es entsteht ein *tautomorphes* Bild (gr. ταυτός = gleich), das dem dargestellten Gegenstand vollkommen gleicht (Abb. 10a).

Wird unter sonst gleichen Voraussetzungen nur die *Bildweite* verringert oder vergrößert, so entsteht ein Raumbild, das im ersten Fall zusammengedrückt, im zweiten Fall in der Tiefe auseinandergezogen erscheint (Abb. 10d).

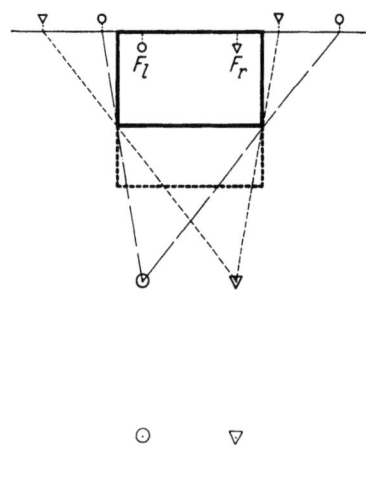 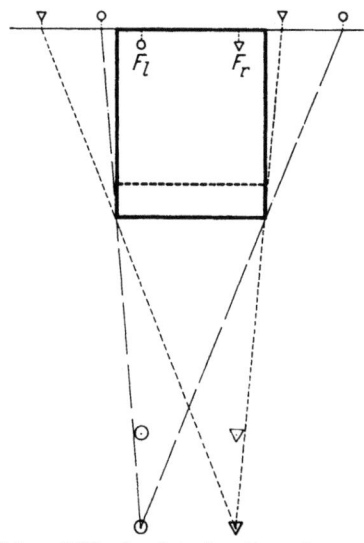

Abb. 10d₁. *Bildweite bei der Betrachtung zu klein.* Bild zeigt zu geringe Tiefe; Breitenmaße richtig

Abb. 10d₂. *Bildweite bei der Betrachtung zu groß.* Bild zeigt zu große Tiefe; Breitenmaße richtig

Ähnlich verzerrte Raumbilder mit trapezförmigem Grundriß entstehen bei *Unstimmigkeit der Basis*, wenn die Halbbilder richtig justiert sind (Abb. 10c) oder durch *Parallelverschiebung der Halbbilder*, so daß der Fußpunktabstand nicht mehr der Basis entspricht (Abb. 10e). Wir wollen solche Raumbilder, deren Verzeichnung gegenüber dem dargestellten Objekt in einer *mathematisch faßbaren Beziehung* stehen, als *homoiomorph* bezeichnen.

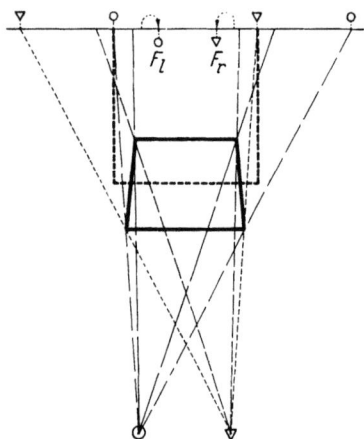 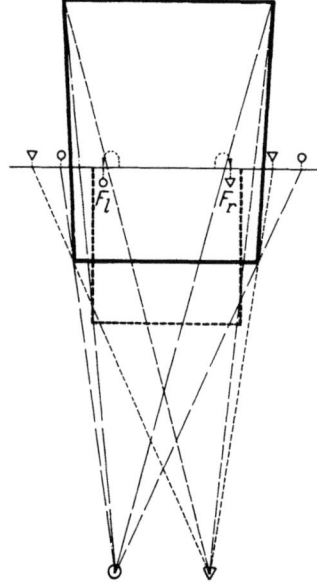

Abb. 10e₁. *Halbbilder bei der Betrachtung zu nahe zusammen gerückt.* Bild in zu geringer Entfernung; Tiefe zu gering. Breitenmaße hinten kleiner als vorn

Abb. 10e₂. *Halbbilder bei der Betrachtung zu weit auseinander gerückt.* Bild in zu großer Entfernung; Tiefe zu groß. Breitenmaße hinten größer als vorn

Ist jedes Auge seinem Halbbild gegenüber genau angeordnet wie bei der Aufnahme, ist aber nur die Pupillardistanz kleiner oder größer als die Basis bei der Aufnahme, dann entsteht ein sog. „Modellbild", das entsprechend der Pupillardistanz ein verkleinertes oder vergrößertes winkeltreues und proportionsrichtiges Abbild des dargestellten Gegenstandes bietet (Abb. 10f).

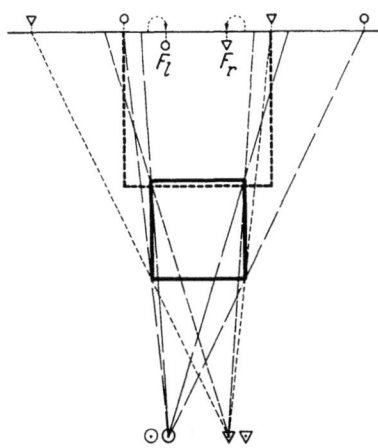

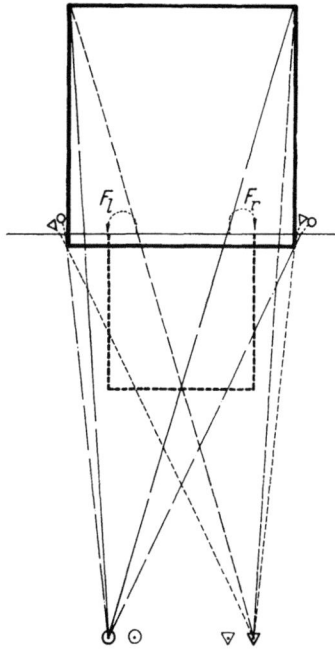

Abb. 10f₁. *Basis bei der Betrachtung zu klein; Halbbilder entsprechend zusammengerückt, so daß sie jedem Auge „richtig" gegenüberstehen (Fußpunkte lotrecht vor jedem Auge). Verkleinertes Modellbild*

Abb. 10f₂. *Basis bei der Betrachtung zu groß; Halbbilder entsprechend auseinandergerückt, so daß sie jedem Auge „richtig" gegenüberstehen (Fußpunkte lotrecht vor jedem Auge). Vergrößertes Modellbild*

Unübersehbare Verzerrungen der Raumbilder entstehen durch falsche Justierung der beiden Halbbilder untereinander, z. B. durch Schräglage. Abb. 11 zeigt, daß eine Höhenparallaxe der Horizonte beider Halbbilder durch die Toleranz unseres Augenpaares bis zu einem gewissen Grad ertragen wird (vgl. quergestelltes Raster, Stereo-Fernsehbild).

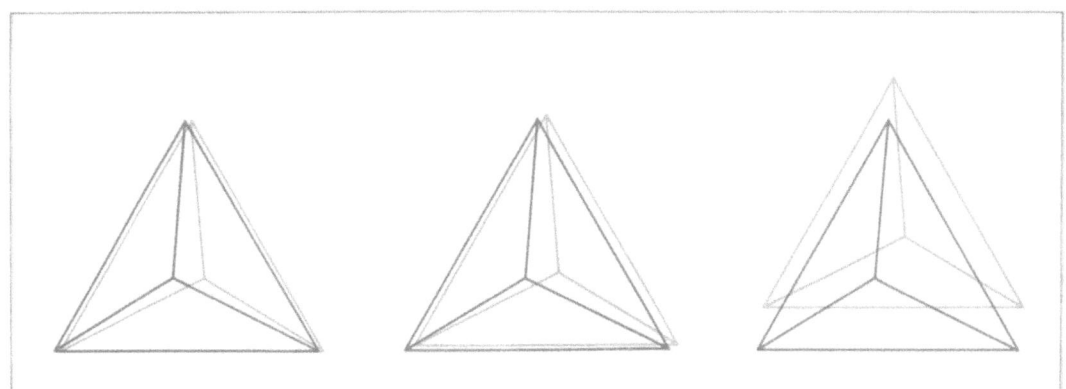

Abb. 11. *Horizont-Einstellfehler der beiden Halbbilder und ihre Auswirkung je nach der Größe der „Höhenparallaxe".* Betrachtet man diese Abbildung mit der beigegebenen Anaglyphenbrille, so sieht man die linke Figur ohne weiteres plastisch, die mittlere Figur wird man je nach der Übung im stereoskopischen Sehen mit ermüdender Anstrengung „gerade noch" räumlich erfassen. Aber es wird keinem gelingen, die beiden Halbbilder der rechten Figur zu einem Raumeindruck zu vereinigen (Zerfall des Stereobildes)

Die Unstimmigkeiten des gesehenen Raumbildes mit der dargestellten Wirklichkeit können unter Umständen zweckmäßig ausgenutzt werden.

Sollen z.B. die verschiedenen Schichten eines übermalten Gemäldes durch Röntgenstrahlen dargestellt werden, so macht man eine stereoskopische Aufnahme mit sehr großer Basis. Bei der Betrachtung der beiden Halbbilder mit der relativ kleinen Pupillardistanz wird der Raumeindruck wesentlich vertieft (Abb. $10c_1$), und damit der Effekt deutlicher, denn hier kommt es nicht auf die Raumrichtigkeit, sondern auf die Trennung übereinanderliegender Schichten an.

Die Plastik ist am eindrucksvollsten, wenn das gesehene Raumbild in der deutlichen Sehweite erscheint. Bei der Aufnahme *kleiner Objekte* wählt man zweckmäßig proportioniert eine kleinere Bildweite und Basis, damit das Raumbild bei der richtigen Betrachtung *vergrößert* in deutlicher Sehweite erscheint, oder umgekehrt für sehr große Objekte bei der Aufnahme sehr große Entfernung und sehr große Basis, damit das Bild bei der Betrachtung verkleinert in „greifbarer" Entfernung zu sehen ist analog dem „Modellbild" (Drüner empfiehlt für die dabei möglichen Unstimmigkeiten von Konvergenz und Akkommodation in solchen Fällen Vorsatzlinsen, vgl. S. 275).

War das *einzelne* Abbild eines Gegenstandes ein „lagebedingter illusorischer Ersatz der Wirklichkeit", so ist das „Stereobild" bezüglich der Anordnung seiner Halbbilder auch *lagebedingt* und wird bei mangelhafter Justierung *fehlerhaft und illusorisch*.

Nur das in seinem perspektivischen Strahlengang festgelegte „photographische Stereobild" ist ein reeller Ersatz der Wirklichkeit und damit die Grundlage der Photogrammetrie.

Zusammenfassende Übersicht der Begriffe und Definitionen der subjektiven Wahrnehmung und objektiven Abbildung im sichtbaren Licht:

Subjektive Wahrnehmung und *objektive Abbildung* im sichtbaren Licht

α) *Direktes Sehen mit einem Auge*

Netzhautempfindung
„nicht faßbares" Abbild,
Wahrnehmung: subjektive Verarbeitung der Empfindung im Gehirn: „Erinnerungsbild"

β) *Das einfache photographische Bild*

photographische Schicht,
„faßbares" analoges *Abbild*,
zentralperspektivische Gesetzmäßigkeiten zwischen Gegenstand und Abbild: Meßbild

γ) *Indirektes Sehen „mittels" eines einfachen photographischen Bildes*

Das Abbild ist ein lagebedingter illusorischer Ersatz der Wirklichkeit „Raumillusion"

δ) *Direktes Sehen mit zwei Augen*

einem Gegenstand entsprechen *zwei* Netzhautbilder,
zwei Empfindungen entspricht *eine* Wahrnehmung

ε) *Das photographische Stereobild*

„*räumliches Abbild*",
einem Gegenstand entsprechen *zwei* „Halbbilder",
die zentralperspektivisch aneinandergekoppelt durch ihre „Parallaxen" ein Raumbild als reellen Ersatz der Wirklichkeit bieten. „Photogrammetrie"

ζ) *Indirektes Sehen „mittels" des photographischen Stereobildes*

zwei reelle Halbbilder erzeugen ein virtuelles Raumbild „indirekte Raumwahrnehmung"

b) Abbildung und Wahrnehmung der Wirklichkeit im Röntgenlicht

α) Das „einfache" Röntgenbild (als Ersatz der Wirklichkeit)

Ein Blinder muß sich mit Hilfe der Empfindungen anderer Sinnesorgane eine Vorstellung von den Gegenständen der Umwelt machen; liest er z.B. ein Buch mit der Brailleschen Blindenschrift, so „empfindet" er die Buchstaben mit dem Tastsinn statt mit der Netzhaut des Auges.

Will der Mensch elektromagnetische Schwingungen außerhalb des für ihn sichtbaren Lichtes erkennen, so muß er sich geeigneter Mittel bedienen, die für diese Schwingungen (Frequenzen) empfindlich sind. Das kann z.B. ein Radioapparat sein oder eine physikalische Erscheinung (wie die Szintillation, Leuchterscheinungen, Photokathode, Radar usw.) oder chemische Reaktion, wie z.B. die der photographischen Emulsion, die auch im infraroten, ultravioletten und noch im Röntgenlicht eine Abbildung der Gegenstände liefert.

Solche optischen „Transformatoren" ermöglichen eine Abbildung der Wirklichkeit, die je nach dem Verfahren *eigenartig* ist, in jedem Falle aber *andersartig* als das „Bild", das der Mensch mit seinen Augen sieht.

Allein diese „eigenartigen" Abbildungen machen ihn erst gewissermaßen *sehend* in den Wellenbereichen, für die sein Auge *blind* ist. Das „Abbild" ist also hier der einzige Ersatz für das Sehen der Wirklichkeit. Das Wissen um das Zustandekommen solcher Abbildungen bestimmt deren Sinn, Wert und Bedeutung.

Bei der Sichtbarmachung des Röntgenlichtes, das für den Arzt eine sehr große Rolle spielt, besteht die große *Gefahr, daß die Eigenartigkeit der Abbildung dem Untersucher nicht genügend zum Bewußtsein kommt.* Die Erinnerungsbilder, die er vom Krankenbett bei der Inspektion und der Palpation, die er vom anatomischen Präpariersaal, die er von früher erlebten „Fällen" und der Symptomatologie des pathologischen Verlaufes mitbringt, projiziert er unbewußt in das Röntgenbild hinein und zieht daraus großen praktischen Nutzen besonders im Vergleich zum „Nicht-Mediziner".

Wie aber jeder Könner und Künstler — z.B. auch der Dirigent beim Lesen der Partitur — nur das Wesentliche herausgreift und unwichtige Einzelheiten um so mehr übersieht, je mehr er das Ganze im Auge behält, so erfaßt auch der Arzt zunächst nur das *für ihn Wichtige* und für die Fragestellung Entscheidende unter Hintansetzung der Details, die er erst dann beachtet, wenn sie in seinem klinischen Denken Bedeutung gewinnen.

Die „ärztliche Betrachtung" eines Röntgenbildes beginnt also gewissermaßen bei der Wahrnehmung (!) der „gewußten" klinischen Symptome und endet — nur nötigenfalls — bei der Empfindung (!) objektiv dargestellter, der diagnostischen Erwartung zunächst unwesentlich oder störend erscheinender Details des Netzhautbildes im Auge.

Der psychisch-physiologische Anachronismus dieses „eigenartigen optischen Erlebens" eines Arztes bei der Röntgendiagnose ist deshalb manchmal so verhängnisvoll, weil Erinnerungsbilder aus dieser unsichtbaren Welt a priori fehlen und wir dieselben erst mit der „ratio" synthetisch aufbauen müssen.

Im *sichtbaren Licht* entspricht das Abbild der subjektiven Wahrnehmung der gesehenen Wirklichkeit. Mit dem Netzhautbild und auf der photographischen Platte sahen wir zentralperspektivisch die uns zugewandte *Oberfläche* der Körper, und „diskrete" Punkte entstanden dabei durch Konturen, Flächen und deren Unterschiedlichkeit durch Farben oder Unebenheiten:

Für das *direkte Sehen* und für das *photographische Bild* galten in gleicher Weise die „grundsätzlichen Erfahrungen des Sehens" (vgl. S. 222).

Im *Röntgenlicht* jedoch (dessen Wellenlänge etwa 10000mal kleiner ist) steht uns das „und nur das" *photographische Bild* zur Verfügung, das *kein gleichwertiger Ersatz* für den direkten Anblick des Gegenstandes ist.

Die grundsätzlichen Erfahrungen des Sehens haben hier ihre Bedeutung verloren:

1. *Nahegelegene Gegenstände* verdecken fernere *nicht,* denn wenigstens im Bereich der Röntgendiagnostik sind fast alle Körper im Röntgenlicht mehr oder minder strahlendurchlässig.

2. „*Schatten*" bedeutet hier nicht mehr einen licht*leeren* Raum, sondern ein entsprechend dem Atomgewicht des durchstrahlten Körpers *geschwächtes* Röntgenlicht. Dieses kann sich nicht auf der Oberfläche des Hintergrundes abbilden (wie im sichtbaren Licht), sondern es durchdringt diesen weiterhin. Solche „Schatten" *addieren* sich also, wenn mehrere Körper durchdrungen werden.

3. *Farben* existieren nicht, da das Röntgenlicht auf der Netzhaut nicht abbildet. Wellenlängenunterschiede bestimmen nur die Durchdringungsfähigkeit der „weichen" oder „harten" Strahlung.

4. Die *zentralperspektivische Abbildung der Gegenstände* erfolgt zwar im Röntgenlicht in der gleichen Weise wie im sichtbaren Licht, aber die *Röntgenaufnahme* läßt gleich große Gegenstände, wenn sie dem Projektionszentrum nahe liegen, größer erscheinen als ferne.

Bei der *Durchleuchtung* (wo das Auge bezüglich des Leuchtschirms spiegelbildlich zum Fokus liegt) erscheinen die Größenverhältnisse daher umgekehrt wie im sichtbaren Licht: d.h. die dem „Durchleuchtenden" fernen Gegenstände erscheinen ihm größer als nahe.

Nicht nur die zugewandte *Oberfläche* mit ihren Eigenheiten, sondern der *gesamte Körper* mit seiner ganzen Struktur und auch seine abgewandte *Rückfläche* werden mit fallender Ordnungszahl der Elemente immer transparenter abgebildet.

Das Tertium comparationis beim Vergleich eines Röntgenbildes mit dem entsprechenden Bild im sichtbaren Licht bilden also nur diejenigen Konturen, die bei der transparenten und der Oberflächen-Abbildung des Körpers übereinstimmen. Da dem Arzt nicht nur die *Körperoberfläche*, sondern durch sein anatomisches Wissen Form und Aufbau der einzelnen *Organe* vertraut sind, kann er das Röntgenbild seines Patienten relativ sicher erfassen. Das ändert aber nichts an der Tatsache, daß er die dargestellten Körper *indirekt über das Röntgenbild* sieht und deshalb *auch er* aufs neue Erinnerungsbilder dieser „eigenartigen Abbildung" erst sammeln und ihre Eigenartigkeit mit der Wirklichkeit vergleichen muß.

β) Indirektes Sehen „mittels" des einfachen Röntgenbildes

Wenn ein Bild über die Wirklichkeit etwas aussagen soll, so muß der Bildinhalt verständlich und vorstellbar sein.

Das „*Verstehen*" *eines Röntgenbildes* beruht auf der Erkenntnis, daß Punkte, Linien, Flächen und Körper nur dann abbildungsfähig sind, wenn sie „diskret" sind, d.h. wenn sie sich von ihrer Umgebung „genügend unterscheiden". Das ist physikalisch gedacht — Ausdruck der Ordnungszahl der Elemente und der Dichte der Substanzen, die abgebildet werden. So erscheinen die Weichteile nach ihrer chemischen Zusammensetzung unabhängig von ihrer histologischen Struktur mehr oder minder grau, Elemente im gasförmigen Zustand wesentlich heller, da sie besonders gut strahlendurchlässig sind, und dichte Körper mit hohem Atomgewicht werfen einen besonders intensiven Schatten (wobei man u. U. nicht unterscheiden kann, ob der Körper aus Kupfer, Blei oder Eisen ist, es seien denn dünne Folien (wie bei Strahlenschutzplaketten). Da bei der Abbildung im Röntgenlicht unter anderem die Streustrahlenwirkung noch eine große Rolle spielt, ist es möglich, daß einem Gegenstandspunkt gar kein Bildpunkt entspricht oder umgekehrt im Röntgenbild etwas abgebildet wird, was in Wirklichkeit gar nicht vorhanden ist. Man denke dabei, z. B. beim Lungenbild, an das Ausgelöschtwerden kleinster miliarer Verschattungen bei hoher Strahlungsintensität, oder an das Entstehen diskreter Punkte durch die Überlagerung einzelner Gefäßschatten (die bei Drehung des Patienten vor dem Leuchtschirm sich „auflösen"). Es ist eine Sache der Aufnahmetechnik, ob einmal die Brustwirbelsäule in allen Einzelheiten erscheint, und die „Lungenzeichnung" überhaupt nicht zu sehen ist, oder ob das andere Mal hauchzarte Verdichtungen des Lungengewebes sichtbar gemacht werden und der Wirbelsäulenschatten „im Herzen untergeht".

Das Axiom, daß jedem Gegenstandspunkt auch ein Bildpunkt entspricht, ist bei der Abbildung im Röntgenlicht nur unter Vorbehalt des speziellen physikalischen Geschehens richtig.

Wenn man bedenkt, daß die fingerdicke A. subclavia auf der Röntgenaufnahme nicht zu erkennen ist, während dicht daneben stecknadelkopfgroße Schatten abgebildet werden, daß die Aorta im Arcus-Teil bei frontaler Projektion einen dichten Schatten wirft, der schon im Holtzknechtschen Raum — obwohl sich das Gefäß nur unwesentlich verjüngt — vollständig verschwindet, dann erkennt man, daß das Röntgenbild mit Verstand betrachtet werden muß, um verständlich zu sein. *Das Wissen um die „eigenartige Abbildung" ist hier entscheidend und wichtiger als die Netzhautempfindung des Auges.*

Aber das Röntgenbild muß auch „vorstellbar" sein. Gerade weil diese eigenartige Abbildung so nahe an die Erinnerungsbilder des sichtbaren Lichtes heranreicht, können wir dieselben subjektiv kaum oder gar nicht unterdrücken, da sie quantitativ und qualitativ in unserem Gedächtnis so intensiv verankert sind.

So macht es bei einer einfachen ventrodorsalen Aufnahme des Abdomens keine Schwierigkeit, sich den näherliegenden kontrastgefüllten Magen *vor* der Wirbelsäule vorzustellen, aber es ist im Raumbild bei dorsoventralem Strahlengang unvorstellbar, daß die näherliegende Wirbelsäule einfach unterbrochen ist an der Stelle, wo sie vom fernerliegenden kontrastgefüllten Magen überlagert wird. Diese Unvorstellbarkeit bleibt auch im einfachen Röntgenbild erhalten. Sie macht speziell die Rasterstereoskopie zu einer psychologisch schwierigen Methode.

Zu viele sich überlagernde Details, z.B. bei einer Schädelaufnahme, machen ein Röntgenbild ebenso schwer verständlich wie *zu wenige*, z.B. bei einer Aufnahme der Leber oder Niere.

Zur „*richtigen" Betrachtung eines Röntgenbildes*, d.h. zum indirekten Sehen der Wirklichkeit im Röntgenlicht gehört also über die *Netzhautempfindung* und die *Wahrnehmung* derselben hinaus das *Wissen um die physikalische Art der Abbildung* und die Fähigkeit, das nie mit den Augen Gesehene sich vorzustellen.

γ) Das Röntgenstereobild (als Nachahmung des direkten Sehens mit zwei Augen)

Das Wort „Röntgenstereoskopie", also „räumliches (= $\sigma\tau\varepsilon\varrho\varepsilon\acute{o}\varsigma$) Sehen (= $\sigma\varkappa o\pi\varepsilon\tilde{\iota}\nu$) im Röntgenlicht" ist eine contradictio in adjecto bzw. ein Oxymoron, denn die Röntgenstrahlen können auf der Netzhaut des Auges keine Abbildung hervorrufen.

War es einst für WHEATSTONE eine neue und erstaunliche Beobachtung, aus zwei ebenen Darstellungen eines Gegenstandes eine dreidimensionale Wiedergabe zu erhalten (vgl. S. 231), so war es in gleicher Weise eine Überlegung „am grünen Tisch", ob man durch zwei Röntgenbilder, die in analoger Weise angefertigt wurden wie ein Halbbildpaar in einer Stereokamera, subjektiv eine räumliche Vorstellung gewinnen könnte. Je einfacher das Versuchsobjekt war, d.h. je mehr diskrete Elemente es enthielt, um so besser war der Raumeindruck. Drahtmodelle und Skelettaufnahmen, nicht zuletzt Abbildungen von Fremdkörpern waren „leicht verständliche Beispiele", die greifbare Vorteile gegenüber dem Einzelbild boten.

Wie in der Meßtischphotogrammetrie konnte man den Strahlengang rekonstruieren und damit jeden abgebildeten diskreten Punkt räumlich lokalisieren (MACKENZIE, FÜRSTENAU). Denn Abbildungsebene und Gegenstand lagen jetzt auf der *gleichen* Seite des Projektionszentrums und nicht auf verschiedenen wie im sichtbaren Licht. Dadurch bekommt die parallaktische Verschiebung zugehöriger Bildpunkte auf den beiden Halbbildern, d.h. die „Parallaxe", eine etwas andere Fassung bzw. Formulierung (s. S. 247).

Allgemein erhält man bei der Betrachtung des Halbbildpaares eines Gegenstandes, der im Röntgenlicht dadurch aufgenommen wird, daß man ihn aus zwei Projektionszentren (im Abstand der beiden Augen) abbildet, eine räumliche Wahrnehmung, die alles in besonderer Weise (Atomgewicht, Dichte der Substanz) durchsichtig zeigt. Damit ist aber auch die *plastische Abbildung im Röntgenlicht* wesentlich verschieden von dem direkten räumlichen Sehen im sichtbaren Licht:

1. *Strahlenundurchlässige Körper* bilden nicht nur *hinter sich* (wie im sichtbaren Licht), sondern auch *vor sich* einen „Schatten", in dem Details nicht abgebildet werden. Je nach ihrer Form können sie auch eine falsche Kontur vortäuschen (vgl. Abb. 17).

2. *Diskrete Punkte* bzw. Flächen können auch durch *Überlagerung mehrerer „Schatten"* entstehen. Dadurch kann ein „Etwas" im Raum vorgetäuscht werden, das in Wirklichkeit gar nicht vorhanden ist (Subtraktions-Summationstheorie — Franke-Effekt — Abb. 22).

Das Röntgenraumbild ist, obwohl es den Projektionsstrahlengang des Sehens im sichtbaren Licht nachahmt, infolge der Transparenz des dargestellten Körpers „andersartig". Unter Umständen werden *vorhandene Details nicht wiedergegeben* oder *nicht vorhandene vorgetäuscht*. Auch können gegebenenfalls *falsche Konturen* entstehen. Allerdings spielen diese Tatsachen in der praktischen Röntgendiagnostik meist eine untergeordnete Rolle.

δ) *Indirektes Sehen des Röntgenstereobildes „mittels" der Halbbilder*

Es gibt Fälle, bei denen das im Röntgenstereobild Gesehene vollständig dem entspricht, was man beim direkten Sehen wahrnimmt. Das ist z.B. bei einem Drahtmodell der Fall (Abb. 12a, b). Die Überschneidungsstellen strahlendurchlässiger Drähte liefern

Abb. 12a—f. Indirektes Sehen mittels des Stereobildes
(Man betrachte diese Bilder mit der Anaglyphenbrille)

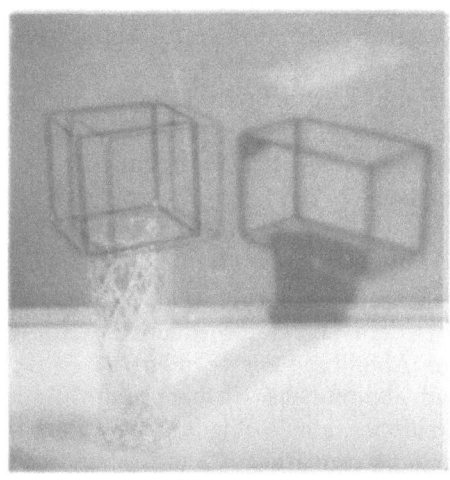

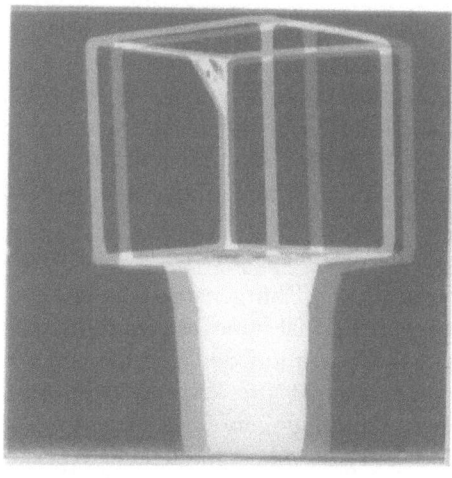

Abb. 12a. *Drahtwürfel* im sichtbaren Licht

Der Drahtwürfel zeigt im sichtbaren Licht zwölf zueinander senkrecht stehende Kanten im Orthobild, während im Pseudobild der Würfel zu einer abgestumpften Pyramide wird

Abb. 12b. *Drahtwürfel* im Röntgenlicht

Der Drahtwürfel zeigt im Röntgenlicht zwölf zueinander senkrecht stehende Kanten im Orthobild, während im Pseudobild der Würfel zu einer abgestumpften Pyramide wird

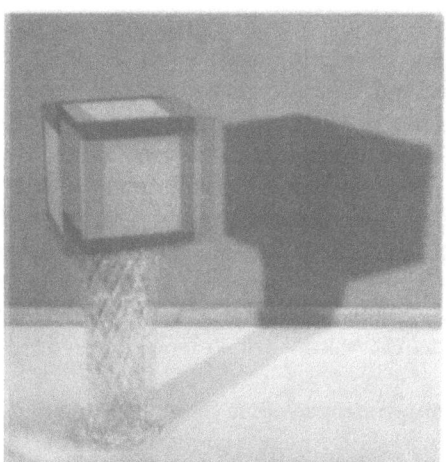

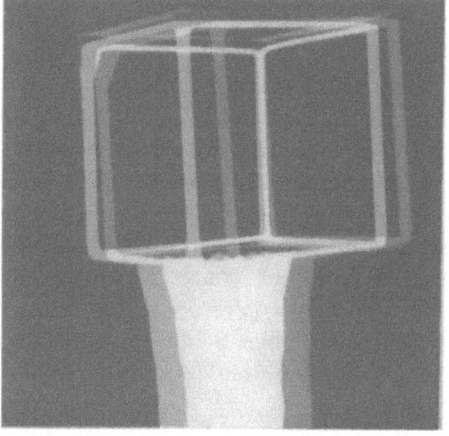

Abb. 12c. *Würfel aus Pappe* im sichtbaren Licht

Ein Würfel aus Pappe mit Metallkanten zeigt im sichtbaren Licht nur neun Kanten und drei Flächen im Orthobild, während er im Pseudobild nur eine hohle Ecke darstellt

Abb 12d. *Würfel aus Pappe* im Röntgenlicht

Ein Würfel aus Pappe mit Metallkanten zeigt wegen der Durchlässigkeit der Pappe für das Röntgenlicht zwölf Kanten sowohl im Ortho- wie im Pseudobild (analog Abb. 12b) und deutet damit sechs Flächen an

im Röntgenlicht eine direkte Überschneidungsfigur, während im sichtbaren Licht immer der näherliegende den fernerliegenden vollständig verdeckt (vgl. die analoge Erscheinung bei der Überlagerungsfigur der Rippen auf der Thoraxaufnahme).

Wenn der Drahtwürfel mit Pappe verkleidet ist, also kompakt erscheint, und einen dichten Schatten wirft, so bietet sein Röntgenraumbild wesentlich mehr (Abb. 12c, d), da es nicht nur die zugewendeten Flächen zeigt, sondern sein metallisches Gerüst, also acht Ecken und sechs Flächen gegenüber sieben Ecken und drei Flächen im sichtbaren Licht.

Umgekehrt wirkt eine Glaskugel (Abb. 12e, f) im sichtbaren Licht ausgesprochen räumlich, weil sie trotz ihrer Durchsichtigkeit mit den Reflexen an der Vorder- und Rückfläche zahlreiche diskrete Punkte liefert, während sie sich im Röntgenstereobild nur als eine flache kreisrunde Scheibe darstellt, deren Transparenz nach der Mitte zunimmt. Im Röntgenstereobild wird in diesem Falle also ein dreidimensionaler Körper als Fläche abgebildet. Man vergleiche die Transparenz der beiden Glassorten (Kugel und Vase) im sichtbaren und im Röntgenlicht (bleihaltiges Glas).

So schwankt der *Raumeindruck im Röntgenlicht* im Vergleich zum sichtbaren Licht von der *absoluten Gleichheit* über die *aufschlußreiche Überlegenheit* bis zum *völligen Versagen*.

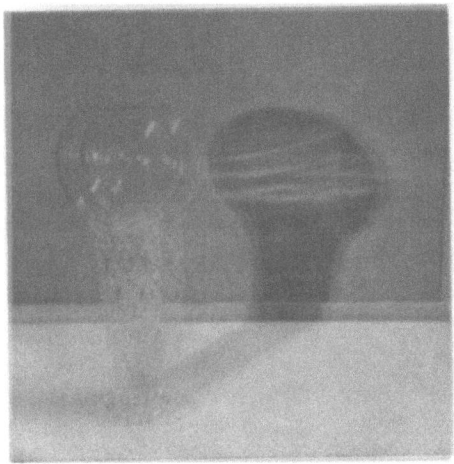

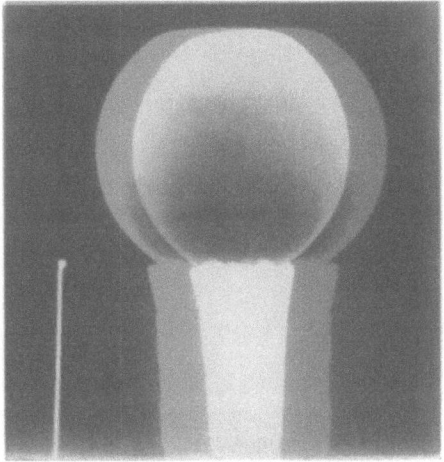

Abc. 12e. *Glaskugel* im sichtbaren Licht

Eine Glaskugel zeigt im sichtbaren Licht trotz ihrer Transparenz durch die Lichtreflexe ihre Oberfläche im Ortho- und Pseudobild

Abb. 12f. *Glaskugel* im Röntgenlicht

Eine Glaskugel liefert im Röntgenlicht nur einen kreisrunden Schatten, der nach dem Rande zu an Dichte abnimmt. Diese durch die Strahlenabsorption bedingte zweidimensionale Wiedergabe der dreidimensionalen Kugel ist im Ortho- und Pseudoeffekt unverändert

Er baut sich lediglich aus diskreten Punkten und Konturen von mehr oder minder transparenten Silhouetten auf und hängt vollständig von der subjektiven Deutung auf Grund von Wissen und Erfahrung ab. (Es ist ein ähnlicher Eindruck wie der, den ein Geologe hätte, wenn er plötzlich die Gesteinsschichten eines Gebirges glasartig durchsichtig sehen könnte: Vertrautes würde sich mit Unvorstellbarem mischen.)

Das Röntgenstereobild ist in gewissem Sinne — der subjektiven Vorstellung nach — abstrakt im Vergleich zur reellen wirklichen Umwelt, die wir mit den Augen sehen und mit den Händen „begreifen" können.

Diese Abstraktheit verleitet — weit mehr als im sichtbaren Licht — zu einem Experiment, zu der *Vertauschung der beiden Halbbilder*. Es ist zu erwarten, daß dadurch ein Raumeindruck hervorgerufen wird, der im vollsten Sinne des Wortes „verrückt" ist. Theoretisch würde derselbe beim direkten Sehen entstehen, wenn man die beiden Augen immer weiter voneinander entfernen könnte, so daß mit wachsender Basis schließlich das rechte Auge über das Unendliche zurückkäme und an die Stelle des linken Auges treten würde und umgekehrt. Dieser Raumeindruck ist wahrlich nicht mehr „richtig" — orthomorph — er ist vielmehr eine Lüge, eine Unwahrheit, eine Erdichtung, eine Täuschung und ein Trug, kurz alles, was der Grieche unter dem Wort ψεῦδος versteht, und man nennt ihn deshalb *pseudomorph* (Pseudobild). Anschaulich läßt sich der Unterschied zwischen dem orthomorphen und dem pseudomorphen Raumeindruck an den

Anaglyphenbildern der Abb. 12 zeigen: Hält man nämlich die Brille so, daß das linke Auge durch das grüne und das rechte Auge durch das rote Filter sieht, so hat man diese paradoxe Vertauschung der Augen vorgenommen: das rechte Auge sieht jetzt das linke Halbbild und das linke Auge das rechte Halbbild des Stereobildes. Durch diesen einfachen Handgriff kann man den Pseudoeffekt an allen Bildern der Abb. 12 studieren.

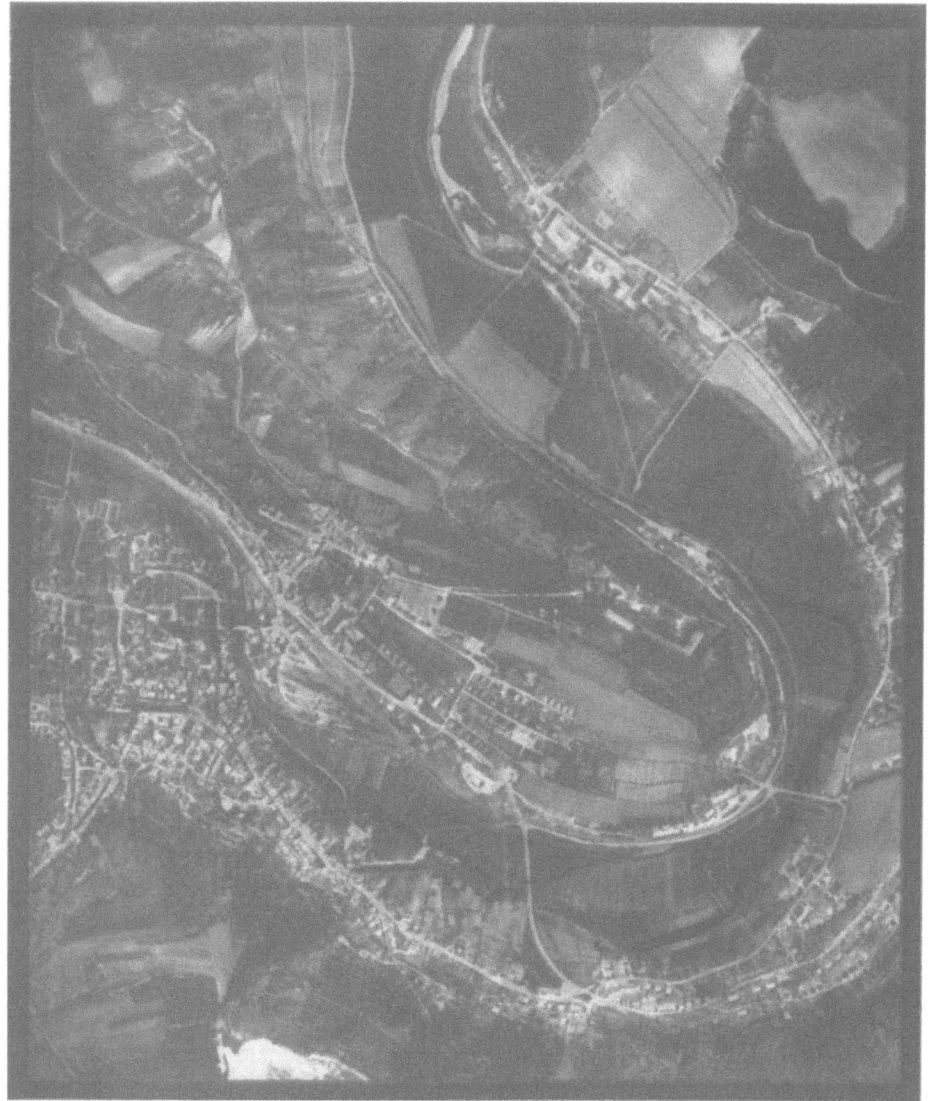

Abb. 12g. *Fliegeraufnahme* Eichstätt-Altmühltal (Zeiss Aerotopograph-München)
Beim Raumeindruck dieser Fliegeraufnahme überwiegt die Tiefenwirkung im Vergleich zu den stark verkleinerten Einzelheiten der Erdoberfläche so sehr, daß auch beim Pseudobild ein guter Raumeffekt zustande kommt, bei dem die Sinnwidrigkeiten der Details an der Oberfläche (hohle Häuser usw.) untergehen

Daß dabei — wie zu erwarten — etwas absolut Unsinniges zustande kommen kann, erlebt man in Abb. 12h: Bei orthomorpher Betrachtung sieht man im Vordergrund eine Pflanze inmitten von Kräutern *vor* dem Baumstamm. Erzeugt man durch Umdrehen der Brille einen Pseudoeindruck, so erscheint der Baumstamm ausgestanzt entsprechend dem Umriß der vor ihm stehenden Pflanze, die ihrerseits nun *hinter* diesem schwebt. Die Tiefenanordnung ist also gegenüber der Wirklichkeit umgekehrt, so daß alle Bilddetails, die ursprünglich reliefartig hervortraten, jetzt hohl wie Matrizen wirken. Bei dem Bildinhalt dieses Waldmotivs entsteht also ein — im vollsten Sinne des Wortes — „verrücktes" Pseudobild. Das Gegenstück dazu bildet Abb. 12a bzw. 12b. Der Pseudoeindruck ist hier ebenso klar und verständlich wie das Orthobild. Der Drahtkörper ist zwar jetzt kein Würfel mehr, sondern eine abgestumpfte Pyramide; aber es besteht keine Schwierigkeit, sich diesen Körper wirklich vorzustellen. Etwas schwieriger ist die Abb. 12c. Hier kann man beim Pseudoeindruck keinen Würfel mehr wahrnehmen, sondern nur (hinter dem vorne schwebenden Schatten) eine hohle körperliche Ecke. Da in Abb. 12d durch die Abbildung mit Röntgenstrahlen die Wände dieser Ecke durchsichtig geworden sind, kommt der Eindruck des ganzen Körpers im Pseudobild voll zur Wirkung; wir sehen wieder (wie in Abb. 12b) eine schräge abgestumpfte Pyramide. Auch in Abb. 12e haben wir im Ortho- und im Pseudobild einen „kugeligen" Raumeindruck,

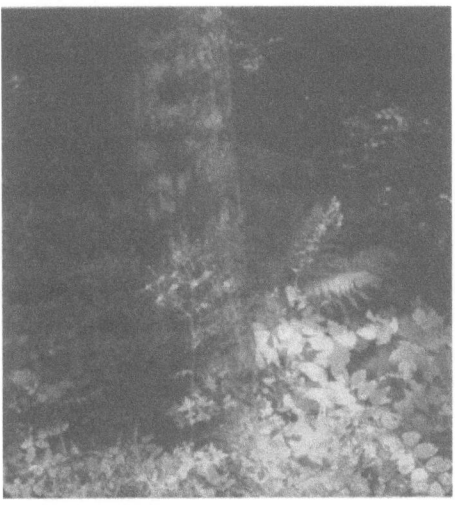

Abb. 12h. Wald-Motiv

Einzelne Blumen am Fuße eines Baumstammes wirken im Orthobild natürlich. Im Pseudobild entsteht eine vollkommene Sinnlosigkeit: Pflanzen werden durch einen erfahrungsgemäß undurchsichtigen Baumstamm hindurch gesehen usw.

wobei uns die Verzerrung der Glaskugel im Pseudobild nicht sehr zum Bewußtsein kommt. In Abb. 12f ändert an der flächenhaften Darstellung der Kugel auch der Pseudoeindruck nichts. Abb. 12g zeigt eine Fliegeraufnahme der Stadt Eichstätt. Die Tiefenwirkung der Landschaft ist so eindrucksvoll, daß die Einzelheiten der Geländeoberfläche (Häuser, Bäume, Felsen usw.) auf den ersten Blick nicht ins Gewicht fallen. Beim Wechsel zum Pseudoeindruck ist man durch die Vertauschung von Berg und Tal so beeindruckt, daß die nun sinnlos gewordenen Bilddetails (hohle Häuser und Bäume) nicht richtig erfaßt und ihre Unrichtigkeit bei der Raumwahrnehmung psychisch unterdrückt werden. Dies ist ein Beispiel dafür, daß wir im allgemeinen bei der Raumwahrnehmung vieles übersehen zugunsten des Gesamteindrucks. Dem allem steht nun das Röntgenstereobild des menschlichen Körpers (Abb. 12i, k) gegenüber, bei dem das Skelet gewissermaßen als Bezugssystem im Vordergrund steht. Nachdem selbst dieses transparent abgebildet wird, haben wir bei der Betrachtung des Ortho- und Pseudobildes den gleich guten Raumeindruck (vgl. Abb. 12b), wobei uns bei der großen Variationsbreite der anatomischen Formen die Verzerrung im Pseudobild gar nicht auffällt. Der Arzt sieht eben in dem einen Falle von vorne, im anderen Fall von hinten in den Patienten hinein. Es tritt lediglich dann eine Vorstellungsschwierigkeit auf, wenn im Orthobild ein vorne liegender Körper einen absolut homogendichten Schatten wirft, der alles (davor und dahinter Liegende) vollständig abschattet. Diesen Körper kann man sich dann u.U. schwer durch den seinen Umrissen entsprechend ausgestanzten Vordergrund hindurch im Hinterrund vorstellen (vgl. Abb. 12h).

16*

Wir sehen also, daß das *Pseudobild* sowohl im sichtbaren wie im Röntgenlicht von dem ganz *ähnlichen Raumeindruck* (bei dem zunächst nur die Verwechselung von vorn und hinten auffällt: Abb. 12a, b, i) über *Bilder mit besonders imponierender Tiefen-vertauschung* (der zuliebe wir unsinnige Details übersehen: Abb. 12g) bis zu der *absolut sinnlosen und unvorstellbaren Raumwahrnehmung* (Abb. 12h) reicht.

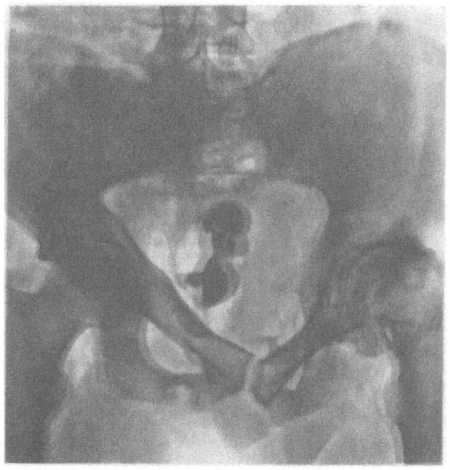

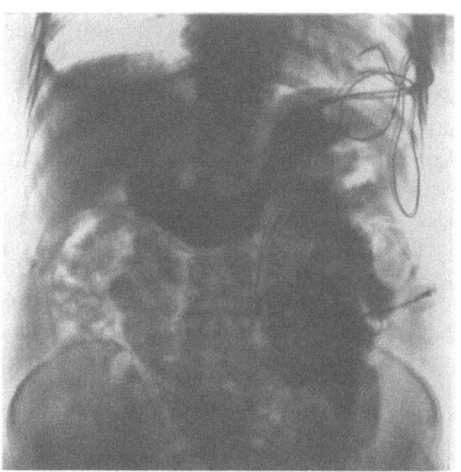

Abb. 12i. Röntgenaufnahme Becken
Die Röntgenaufnahme eines Beckens wirkt im Ortho- und Pseudoeffekt gleich gut. Die räumliche Verzerrung im Pseudobild wirkt als anatomische Variante

Abb. 12k. Röntgenaufnahme Abdomen mit „Schrittmacher"
Im Pseudobild des Abdomens stört die Unterbrechung der Wirbelsäule durch den kontrestgebenden Magen

Jedenfalls ist beim *Betrachten eines Röntgenraumbildes das Wissen um die andersartige Abbildung der feste Halt, der falsche Illusionen vermeidet und Sicherheit gibt bei der psychischen Abstimmung der Netzhautempfindungen auf die subjektiven Wahrnehmungen.*

2. Wirklicher Raum und Stereobild

a) Bezugssystem im Raum (äußere und innere Orientierung)[1]

Sehen wir einen leuchtenden Punkt in der Finsternis, können wir nicht angeben, wo er ist. Das scheint im Widerspruch zu stehen zu dem reellen Raumwahrnehmungs-vermögen, das wir besitzen. Dieser spezielle Fall ist folgendermaßen zu erklären:

Um einen Punkt im Raum festlegen zu können, müssen wir ihn auf irgend etwas Vorhandenes beziehen: Bezugssystem. Würden wir statt der homogenen Dunkelheit die Umgebung des leuchtenden Punktes sehen, so wäre es leicht (mit den Begriffen „vor", „hinter", „seitlich", „medial", „lateral" usw), seine *Lage zu den benachbarten Dingen* anzugeben, wie wir das z.B. auch in der topographischen Anatomie tun. Handelt es sich um besondere Genauigkeit, könnte man ein mathematisches Koordinatensystem zu Hilfe nehmen und jeden Punkt durch einen zugehörigen X-, Y-, Z-Wert charakterisieren. In jedem Falle liegt ein solches Bezugssystem *außerhalb des Betrachters („äußere Orientierung").*

Um den Ort eines Punktes im Raume anzugeben, kann man ihn auch *auf den Betrachter selbst beziehen.* Durch die Bildpunkte auf der Netzhaut beider Augen und deren Projektionszentren sind ja die zwei Blickrichtungen gegeben, deren Schnittpunkt in Frage steht: *„innere Orientierung"* (vgl. Abb. 13 und Descartes' Vergleich S. 226).

Daß diese subjektive Raumwahrnehmung auch für den leuchtenden Punkt im leeren Raum „funktioniert", erkennt man am besten, wenn sich der Punkt bewegt: wir haben

---

[1] In dieser Darstellung der Röntgenstereoskopie ist ohne besonderen Hinweis immer die Orthogonalprojektion gemeint.

dann die Raumwahrnehmung von der Stelle, wo er sich eben noch befand, zum Vergleich bzw. als Bezugssystem und gewinnen so eine deutliche Vorstellung von seiner auf ihn selbst bezogenen „relativen Lage", d.h. ob er sich uns nähert oder von uns entfernt bzw. seitlich abweicht. So haben wir von unserem Standpunkt aus, d.h. aus der *inneren Orientierung* die Begriffe „nah", „fern", „oben", „unten", „rechts" und „links" (welch letztere für Arzt und Patient verschieden sind!) geschaffen.

Dabei erkennen wir die *Unbestimmtheit* unserer subjektiven Ortsangaben und gleichzeitig die *Grenzen* unseres Raumwahrnehmungsvermögens. Einerseits sehen wir Punkte in geringerer Entfernung als der „deutlichen Sehweite" (die wir also mit der Konvergenz der Augen nicht mehr erfassen können) doppelt, und andererseits erlischt — individuell verschieden — die Tiefenunterscheidung jenseits von 100 m Entfernung immer mehr, so daß uns schließlich sehr ferne Punkte alle gleich weit entfernt scheinen. Deshalb sehen wir den Horizont als Kreis und die Sterne auf einer Halbkugel, in deren Mittelpunkt wir stehen.

Die Entfernung, in der wir Röntgenaufnahmen machen und sie betrachten, liegt also *im Optimum* unserer Raumwahrnehmung.

Der leuchtende Punkt im Dunkeln lehrt uns, daß *Angaben über seine Lage* im Raum auf Grund der unmittelbaren *subjektiven Betrachtung* immer *relativ sein müssen*. Die „innere Orientierung" unserer Augen ist praktisch nicht faßbar (weder die beiden zugehörigen Netzhautpunkte noch die Projektionszentren der Augen). Deshalb sinkt die theoretisch so klare Erfassung der Lage des Punktes im Raum (äußere Orientierung) als Schnittpunkt der beiden Blickrichtungen zu einer subjektiven Schätzung herab.

Die Situation wandelt sich schlagartig in das Gegenteil, wenn wir den wirklichen *Raum durch sein Stereobild ersetzen*. Wir haben uns überzeugt (S. 227, Abb. 5a), daß durch die beiden zugehörigen (um die Parallaxe voneinander entfernten) Punkte auf dem Halbbildpaar die Lage des abgebildeten Punktes im Raum festgelegt ist. Da die Punkte des Halbbildpaares wie auch die Projektionszentren hier „faßbar" sind, stellt dieses photographische Stereobild einen Ersatz der Wirklichkeit dar und bietet somit die Möglichkeit der objektiven (photogrammetrischen) Auswertung (S. 246, Abb. 13).

War bei dem unmittelbaren Sehen die *Verschmelzung* der beiden Netzhautempfindungen das Wesentliche der *Raumwahrnehmung*, so wird jetzt die *Trennung* der beiden Halbbilder, d.h. die mathematische Erfassung ihrer Unterschiede, zur Grundlage einer Methode der Rekonstruktion des Gegenstandes.

Abb. 13 deutet das *Prinzip einer stereoskopischen* bzw. photogrammetrischen *Kamera* an. Die beiden Objektive $O_l O_r$ sind im Abstand b (Basis) in der Ebene $\mathfrak{E}_1$ fixiert. Parallel dazu im Abstand f befindet sich die Abbildungsebene $\mathfrak{E}_2$. Jedes Halbbild wird durch vier (während der Belichtung auf das Bild übertragene) Bildmarken 1, 2, 3, 4 so markiert, daß jeweils der Schnittpunkt M der Geraden 1, 3 und 2, 4 senkrecht unter dem zugehörigen Projektionszentrum liegt, $O_l M_l$ bzw. $O_r M_r$ ist die „Aufnahmerichtung". M_l und M_r sind die Hauptpunkte (in der klassischen Röntgenstereoskopie als „Fußpunkte" des Lotes vom Brennfleck der Röhre auf den Film bezeichnet). Dadurch ist die *innere Orientierung* gegeben.

Faßt man in der Abbildungsebene $\mathfrak{E}_2$ die Punkte $M_l M_r$ als Anfangspunkte je eines Koordinatensystems mit der Geraden 2, 4 als *X*-Achse und der Geraden 1, 3 als *Z*-Achse auf, so wird in einer solchen Aufnahmekamera ein Punkt P durch zwei Bildpunkte $P_l P_r$ festgehalten, die gleiche *Z*-Koordinaten, aber verschiedene (auch bezüglich des Vorzeichens) *X*-Koordinaten haben.

Durch eine derartige Kamera sind die Voraussetzungen für die Ausmessung des die Wirklichkeit ersetzenden Stereo-Halbbildpaares geschaffen.

b) Meßsystem im Stereobild

Aus den Halbbild-Koordinaten läßt sich die Lage des Punktes P im Raum errechnen. Als Bezugssystem für diese *äußere Orientierung* nimmt man zweckmäßig ein Koordinatensystem mit dem Anfangspunkt in O_l an (Abb. 13). Die *Y*-Achse fällt mit $M_l O_l$ zusammen;

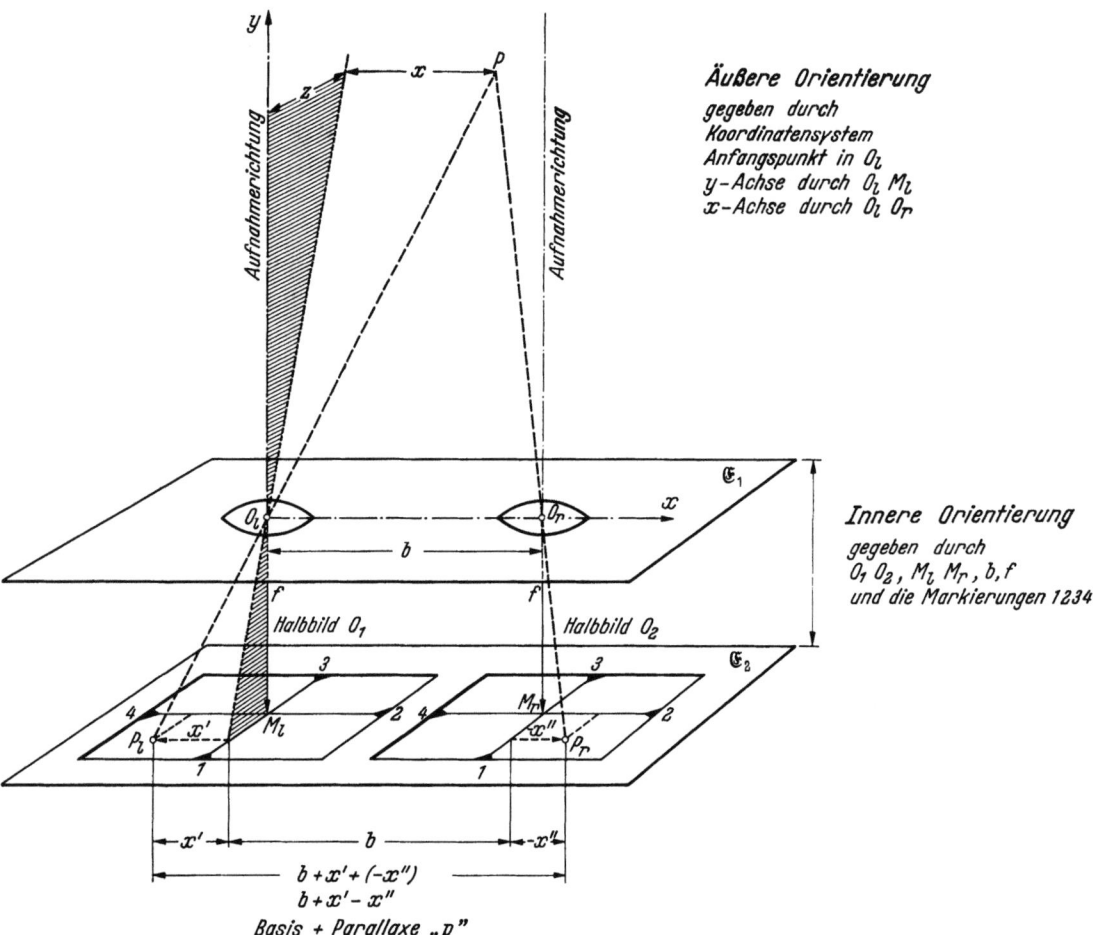

Abb. 13. *Schema einer Stereokamera.* Durch die mathematische Festlegung der Projektionszentren untereinander und zu den Halbbildern mit abgestimmten Koordinatensystemen (1, 2, 3, 4) ist es möglich, aus den zwei *x*- und *z*-Koordinaten der beiden Abbildungen (P_l und P_r) eines Punktes dessen drei Koordinaten, also seine Lage im Raum, zu bestimmen

in ihr liegt *f*. Die *X*-Achse enthält O_lO_r und die *Z*-Achse ist eine Parallele zu 1, 3 durch ‧ den Koordinatenanfangspunkt O_l.

Denkt man sich den Punkt *P* in der Ebene $O_lM_lM_rO_r$, so lassen sich in Abb. 14 die mathematischen Beziehungen für diesen „*Normalfall*" leicht ablesen. Der Punkt *P* entwirft durch die beiden Projektionszentren O_1 und O_2 die Bildpunkte $P_1 P_2$ in der Abbildungsebene. Diese haben hier die Koordinaten *x'* und *x"* (mit entgegengesetztem Vorzeichen). Zieht man durch O_1 eine Parallele zu $P P_2$, so ist die Strecke $M_1 (P_2)$ gleich -*x"*. Aus der Ähnlichkeit der Dreiecke $P^x O_1 P$ und $(P_2) O_1 P_1$ ergibt sich:

$$\frac{y}{f} = \frac{P P^x}{P_1 (P_2)} = \frac{b}{p} \quad \text{also} \quad y = \frac{b}{p} \cdot f.$$

Man erkennt den Zusammenhang der Größe, die in Abb. 5 und 6 als „Parallaxe" bezeichnet wurde, mit dem photogrammetrischen Begriff der „Parallaxendifferenz" $x' + (-x'')$. Ferner ergibt sich aus der Ähnlichkeit derselben Dreiecke:

$$\frac{x}{x'} = \frac{y}{f} = \frac{b}{p} \quad \text{also} \quad x = \frac{b}{p} \cdot x'.$$

Analog zeigt Abb. 13, daß

$$\frac{z}{z'} = \frac{y}{f} = \frac{b}{p} \quad \text{also} \quad z = \frac{b}{p} \cdot z'.$$

Das sind die photogrammetrischen Fundamentalgleichungen für das sichtbare Licht.

Daraus sieht man, daß die Koordinaten des Punktes P in der äußeren Orientierung denen der inneren Orientierung proportional sind, wenn man y auf f bezieht. Der Proportionalitätsfaktor ist der Quotient aus der Basis b und der Parallaxe p. Bei konstanter Basis wird er um so größer, je kleiner p wird (Grenzwert: $p = 0$, dann liegt P im Unendlichen), und er bleibt unverändert, wenn p konstant ist (alle Punkte gleicher Parallaxe p liegen auf einer zur Basis parallelen Ebene) (vgl. Abb. 5b).

Wenn man die Abb. 14 betrachtet, kann man sich vorstellen, daß es bei unbeweglichen Gegenständen nicht nötig ist, eine solche Doppelkamera einzusetzen, sondern, daß man die beiden Halbbilder auch dadurch erhalten kann, daß man *eine* Kamera mit ihrem Projektionszentrum von O_1 nach O_2 parallel verschiebt und die beiden Halbbilder

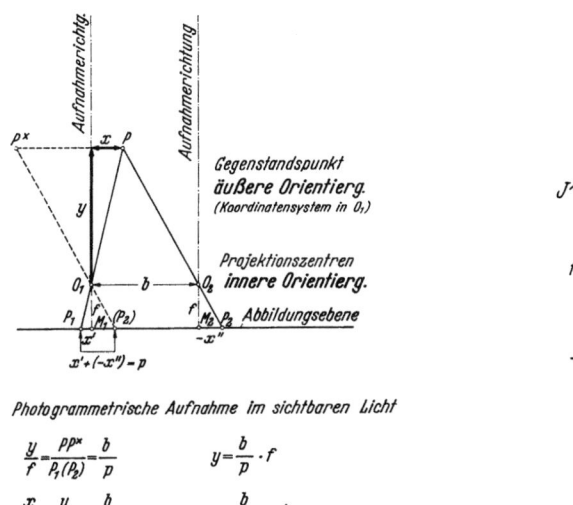

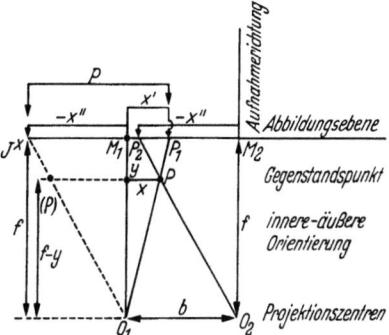

Photogrammetrische Aufnahme im sichtbaren Licht

$$\frac{y}{f} = \frac{pp^x}{P_1(P_2)} = \frac{b}{p} \qquad y = \frac{b}{p} \cdot f$$

$$\frac{x}{x'} = \frac{y}{f} = \frac{b}{p} \qquad x = \frac{b}{p} \cdot x'$$

analog nach Abb. 13

$$\frac{z}{z'} = \frac{y}{f} = \frac{b}{p} \qquad z = \frac{b}{p} \cdot z'$$

Photogrammetrische Aufnahme im Röntgenlicht

$$\frac{f-y}{f} = \frac{b}{p} \qquad f-y = \frac{b}{p} \cdot f \quad f - \frac{b}{p}f = y \qquad y = \left(1 - \frac{b}{p}\right)f$$

$$\frac{f-y}{f} = \frac{b}{p} = \frac{x}{x'} \qquad\qquad x = \frac{b}{p} \cdot x'$$

analog nach Abb. 13

$$\frac{f-y}{f} = \frac{b}{p} = \frac{z}{z'} \qquad\qquad z = \frac{b}{p} \cdot z'$$

Abb. 14. *Photogrammetrische Aufnahme im sichtbaren Licht.* Gegenstandspunkt und Bildpunkt liegen auf verschiedenen Seiten des Projektionszentrums

Abb. 15. *Photogrammetrische Aufnahme im Röntgenlicht.* Gegenstandspunkt und Bildpunkt liegen auf der gleichen Seite des Projektionszentrums

nacheinander anfertigt. Das ist z.B. das Prinzip der photogrammetrischen Aufnahmen bei Geländevermessungen mit Hilfe des Flugzeugs.

Aus physikalisch-technischen Gründen werden auch Röntgen-Stereoaufnahmen (soweit es sich um unbewegliche Objekte handelt) durch Verschiebung der Röntgenröhre (um den Augenabstand) und zwischenzeitlichen Filmwechsel angefertigt; der Gegenstand liegt dabei dicht vor der Abbildungsebene, um ein möglichst scharf gezeichnetes „Schattenbild" zu erhalten.

Will man *photogrammetrische Röntgenstereoaufnahmen* machen, so gilt dasselbe, was an Hand von Abb. 14 bezüglich der inneren Orientierung gesagt ist. Aber es muß berücksichtigt werden, daß jetzt der Gegenstand näher und die Abbildungsfläche ferner, beide aber auf der gleichen Seite der Projektionszentren liegen (Abb. 15).

Der Fokus der Röntgenröhre muß in seiner Lage zu jedem Teilbild markiert und bekannt sein (wie in Abb. 13) (f = Abstand von der Bildebene, Punkt M = Schnittpunkt der Verbindungslinien 1, 3 und 2, 4 der abgebildeten Marken 1, 2, 3, 4). Dieser Punkt M entspricht dem „*Fußpunkt*" des Lotes, das vom Brennfleck der Röntgenröhre auf den Film gefällt wird. Ist die Röhrenverschiebung b bekannt, so gelten im Prinzip dieselben Fundamentalgleichungen wie für die Photogrammetrie im sichtbaren Licht, die oben abgeleitet wurden, nur mit folgender Variante:

In der Röntgendiagnostik ist es zweckmäßiger, die Koordinaten des Punktes nicht auf das Projektionszentrum O_1 zu beziehen, sondern auf dessen „Hauptpunkt" M_1 in der

Filmebene, denn dicht über diesem liegt der Patient auf dem Untersuchungstisch, so daß dieses Bezugssystem dem Patienten „näher liegt" als das Projektionszentrum O_1. Dadurch ergeben sich für den „Normalfall" (Abb. 15) durch die Ähnlichkeit der Dreiecke $(P)\, O_1\, P$ und $J^x\, O_1\, P_1$ folgende Gleichungen:

$$\frac{f-y}{f} = \frac{b}{p} \quad \text{also} \quad y = \left(1 - \frac{b}{p}\right) \cdot f$$

$$\frac{f-y}{f} = \frac{b}{p} = \frac{x}{x'} \quad z = \frac{b}{p} \cdot x'$$

$$\frac{f-y}{f} = \frac{b}{p} = \frac{z}{z'} \quad z = \frac{b}{p} \cdot z'.$$

Das sind die photogrammetrischen Fundamentalgleichungen für das Röntgenlicht.

Es ist also im Prinzip gleich, ob die Projektionszentren zwischen dem abzubildenden Gegenstand und seinen Abbildern liegen, wie bei der Photographie im sichtbaren Licht, oder ob sie auf einer hinter dem Gegenstand liegenden Ebene „Schatten"-Bilder entwerfen, wie bei der Röntgenaufnahme. Immer gelten die gleichen geometrischen Beziehungen. Nur ist der Proportionalitätsfaktor in der y-Gleichung je nach Wahl des Bezugssystems verschieden. Der Anfangspunkt desselben liegt im sichtbaren Licht im linken Projektionszentrum, im Röntgenlicht zweckmäßig im Fußpunkt des Lotes, das von diesem Projektionszentrum auf die Bildebene gefällt wird. Dementsprechend ist der Proportionalitätsfaktor in der y-Gleichung im sichtbaren Licht $\frac{b}{p}$, im Röntgenlicht $\left(1 - \frac{b}{p}\right)$.

3. Das Röntgenstereobild

a) Besonderheiten der Röntgenabbildung

Geht man von der „abstrakten mathematischen Projektion" eines Punktes zur konkreten Abbildung desselben auf der photographischen Schicht über, so zeigen sich fundamentale Unterschiede beim Vergleich des sichtbaren Lichtes mit dem Röntgenlicht (Abb. 16).

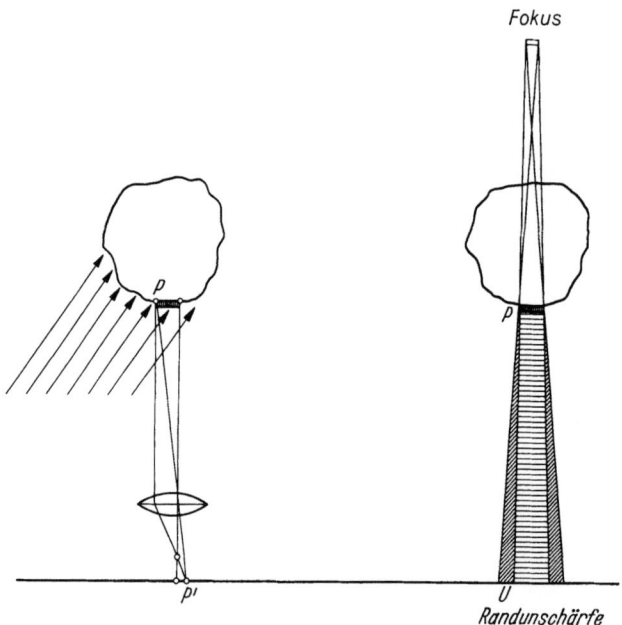

Abb. 16. *Unterschied der Abbildung im sichtbaren und im Röntgenlicht.* Ein Oberflächenpunkt P wird im sichtbaren Licht (links) entsprechend der Leistung des Objektivs als Punkt P' abgebildet, während im Röntgenlicht (rechts) theoretisch immer neben dem geometrischen (quergestreiften) Schattenbild eines Körperelementes P eine der Größe des Röntgenlicht-erzeugenden Fokus entsprechende (schrägschraffierte) Randunschärfe auftritt, die praktisch mehr oder minder bemerkt wird

Im sichtbaren Licht wird ein Gegenstand dadurch erkennbar, daß seine Oberfläche aus der Fülle des auffallenden Lichtes einen Teil reflektiert, der dann durch die Linse des Auges bzw. des photographischen Apparates auf die lichtempfindliche Schicht wirkt. *Die Abbildung beginnt hier am Oberflächenpunkt*, der das Licht zurückwirft. Ihm soll *im Abbild wieder ein Punkt* entsprechen. Die Schärfe der Abbildung hängt also nicht etwa von der Lichtquelle, sondern nur von der Leistung des Objektivs, der Korngröße bzw. Beschaffenheit des photographischen Materials ab, also von Faktoren, die durch die Fortschritte der physikalisch-chemischen Technik dauernd verbessert werden.

Im Gegensatz dazu beginnt die *Abbildung im Röntgenlicht* nicht am Gegenstandspunkt, sondern am *Fokus der Röntgenröhre*. Seine relativ beträchtliche Größe bedingt nicht eine punktförmige Abbildung des Gegenstandspunktes wie bei der Linse, sondern erzeugt Schlagschatten und Halbschatten. Es entspricht also im Röntgenlicht auch dem kleinsten Objekt theoretisch ein *vergrößertes Abbild mit einem Halbschattenrand*.

Die Röntgenabbildung schließt also immer eine gewisse Randunschärfe ein. Diese hängt unter anderem von der Größe des Fokus ab.

Von der Schilderung der anderen Faktoren, wie z.B. der Eigenschaften der photographischen Schicht beim doppeltbegossenen Film, der Auswirkung der Verstärkerfolien, des Entwicklers, der Streustrahlen usw., soll hier Abstand genommen werden, da sie an anderer Stelle eingehend behandelt sind.

Obwohl diese *Unschärfe* auf vielerlei Weise technisch so klein gehalten wird, daß sie praktisch nicht auffällt, ist es doch zweckmäßig, besonders im Hinblick auf das Raumbild ihre Abhängigkeit von der Fokus- und Gegenstandsgröße bzw. Gegenstands- und Bildweite theoretisch zu betrachten.

α) Fokusgleichungen

In Abb. 17a soll der Kreis mit dem Durchmesser $l = LL'$ den Fokus und derjenige mit dem Durchmesser $e = EE'$ den abzubildenden Körper darstellen, hinter dem ein Kernschattenkegel EDE' und ein Halbschattenkegel CED bzw. $DE'C'$ entsteht. Bringt man eine Ebene senkrecht zur Projektionsrichtung in verschiedene Entfernungen d_n von e, so erhält man verschiedene Abbildungen von Kernschatten und Halbschatten, wie sie auf den in die Zeichenebene umgeklappten Ebenen „$\mathfrak{E}_1$", „$\mathfrak{E}_2$" und „$\mathfrak{E}_3$" dargestellt sind. Im Abstand d_1 ist der Kernschatten von einem breiten Halbschatten umgeben, im Abstand d_2 wird der Kernschatten punktförmig, und im Abstand d_3 erscheint entsprechend dem Kernschatten eine Aufhellung innerhalb des Halbschattens.

Nimmt man den Fall an, der Fokus hätte einen *kleineren Durchmesser* als der abzubildende Gegenstand, so ergibt sich ein Strahlengang, der wesentlich einfacher ist (Abb. 17b). Der Fokus hat jetzt den Durchmesser LL', der Gegenstand EE'. Mit wachsendem Abstand der Ebene $\mathfrak{E}$ von e nehmen Kernschatten und Halbschatten dauernd zu.

Fassen wir diese Beziehungen in mathematische Formeln, so ergeben sich folgende *Fokusgleichungen:*

Formel 1   Gesamtschatten $AA' = e + \dfrac{d(e+l)}{a}$ Dabei bedeutet:

$\qquad\qquad\qquad\qquad\qquad\qquad\qquad\qquad$ e = Durchmesser des Objektes

Formel 2   Kernschatten $BB' = e + \dfrac{d(e-l)}{a}$ l = Fokusdurchmesser

$\qquad\qquad\qquad\qquad\qquad\qquad\qquad\qquad$ a = Abstand: Fokus—Objekt

Formel 3   Halbschatten $AB = \dfrac{dl}{a}$ d = Abstand: Objekt—Bildebene

Dabei ist es gleichgültig, ob e kleiner, gleich oder größer als l ist.

Es sei jedoch ausdrücklich betont, daß diese Formeln allein die abstrakten mathematischen Größen angeben und nicht die praktischen Einflüsse, z.B. die Folienunschärfe, Streustrahlung usw. berücksichtigen.

In der Röntgendiagnostik ist es entscheidend, ob der Fokus relativ sehr klein oder sehr groß ist im Vergleich zu dem abzubildenden Gegenstand.

Im ersten Fall kann man bei den üblichen Aufnahmebedingungen die Halbschattenbildung vielfach vernachlässigen und auf Grund der geometrischen Beziehungen aus dem
Abbild Objektgrößen errechnen (vgl. unter anderem Büchner: Tiefenlot).

Im zweiten Fall können gerade durch die entscheidend werdenden Halbschatten
Abbildungen zustande kommen, die in keiner Beziehung mehr zu dem Objekt stehen.

In jedem Fall erklären aber die abgeleiteten Fokusgleichungen die Abbildung.

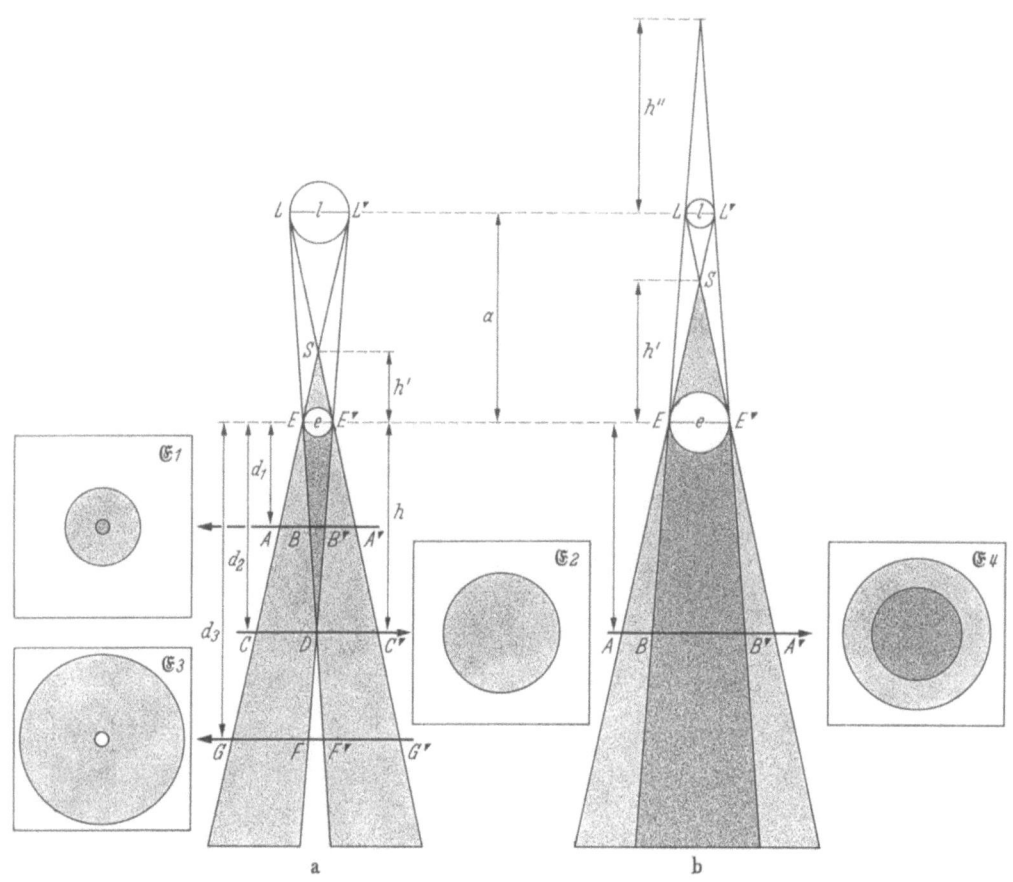

Abb. 17a u. b. *Besonderheiten der zentralperspektivischen Röntgenabbildung infolge des nicht punktförmigen
Projektionszentrums. a Der abzubildende Körper ist kleiner als der Fokus.* Mit zunehmender Entfernung der
Abbildungsebene ℰ wird die Randunschärfe des Körperschattens immer größer, bis schließlich ein Halbschatten
mit zentraler Aufhellung entsteht. b *Der abzubildende Körper ist größer als der Fokus.* Mit zunehmender Entfernung der Abbildungsebene ℰ nimmt auch die Randunschärfe zu; sie wird aber nie größer als der auch stetig
zunehmende Körperschatten.

Bezeichnungen: l Lichtquelle h Abstand Spitze —Kernschattenkegel von e
                     e abzubildender Körper h' Abstand Spitze—Halbschattenkegel von e
                     a Abstand Körper—Lichtquelle h'' Abstand Spitze des „theoretischen" Kernschatten-
                     d_n Abstand Körper—Bildebene   kegels von l

Dreiecksähnlichkeit in Abb. 17a und analog Abb. 17b: aus $\triangle EDE' \sim \triangle LDL'$ und $\triangle ESE' \sim \triangle LSL'$ folgt:

$$h = -\frac{ea}{e-l} \qquad\qquad h' = \frac{ea}{e+l} \qquad\qquad h'' = \frac{al}{e-l}$$

aus $\triangle ASA' \sim \triangle LSL' \left(\text{subst. } h' = \frac{ea}{e+l}\right)$ folgt: *Gesamtschatten* $= e + \dfrac{d\,(e+l)}{a}$

aus $\triangle BDB' \sim \triangle LDL' \left(\text{subst. } h = -\frac{ea}{e-l}\right)$ folgt: *Kernschatten* $\quad= e + \dfrac{d\,(e-l)}{a}$

aus $\triangle AEB \sim \triangle LEL'$ folgt: *Halbschatten* $\quad= \dfrac{l \cdot d}{a}$

β) Fokus kleiner als der abgebildete Gegenstand

Ist der Röhrenfokus annähernd punktförmig im Vergleich zur Objektgröße, so läßt sich, wenn die Bildweite und Gegenstandsweite bekannt sind, der Schatten nach Form und Ausdehnung berechnen und umgekehrt die Objektausdehnung aus der Schattengröße.

1. Bestimmung der Schattengröße eines Objektes. Aus *Abb. 18* ist ersichtlich, daß ein Körper *AB* von 18 cm Breite bei einer Bildweite von 60 cm einen Schatten von 20,37 cm, bei einer Bildweite von 200 cm einen Schatten von 18,65 cm auf der Bildebene entwirft, wenn er 7 cm von ihr entfernt ist.

Die Formel: Gesamtschatten $= e + \dfrac{d(e+l)}{a}$ ergibt diese Werte, wenn man für die Objektbreite $e = 18$ cm, die Gegenstandsweite $a = 60-7$ cm $= 53$ cm, den Abstand des Objektes von der Filmebene $d = 7$ cm und für den Fokusdurchmesser $l = O$ einsetzt.

Analog ergeben sich für den *Körper von 18 cm Durchmesser* folgende Schattengrößen:
Fokus—Filmabstand 60 cm, Schattenbreite 20,37 cm, also 2,37 cm größer als der Körper
Fokus—Filmabstand 80 cm, Schattenbreite 19,73 cm, also 1,73 cm größer als der Körper
Fokus—Filmabstand 200 cm, Schattenbreite 18,65 cm, also 0,65 cm größer als der Körper
Fokus—Filmabstand 220 cm, Schattenbreite 18,59 cm, also 0,59 cm größer als der Körper

Diese Annäherung der Schattenbreite an den Objektdurchmesser bei zunehmender Bildweite ist der Sinn der „Herzfernaufnahme". Man beachte, daß eine Zunahme des Fokus—Filmabstandes von 20 cm — wenn man von 60 cm ausgeht — den Schatten um 0,64 cm, wenn man aber von 200 cm ausgeht, nurmehr um 0,06 cm verkleinert.

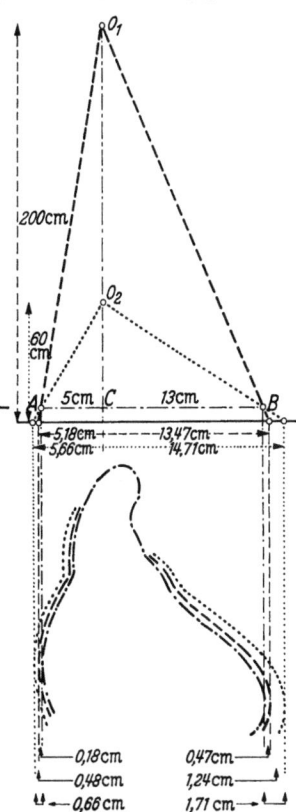

Bei der Herzfernaufnahme trifft der Zentralstrahl O_1C (Abb. 18) den Herzschatten asymmetrisch. Deshalb wird der rechte Herzrand bei einem Medianabstand von 5 cm auf der Nahaufnahme in 5,66 cm, auf der Fernaufnahme in 5,18 cm, der linke Herzrand bei einem Medianabstand von 13 cm entsprechend in 14,71 cm und in 13,47 cm abgebildet. Man sieht also, daß beim Übergang von der Nahaufnahme zur Fernaufnahme die Abnahme der Schattenbreite am rechten Herzrand geringer ist als am linken Herzrand, wo sie $2\frac{1}{2}$mal größer ist. Dieses Beispiel, das in unrichtiger Weise den schattengebenden Herzrand beiderseits in gleicher Entfernung von der Bildebene annimmt, veranschaulicht die Tatsache, daß jedes Herz bei der Durchleuchtung mehr nach links verbreitert erscheint als auf der Fernaufnahme. (Beachtung der Bildweite beim Vergleich von Röntgenaufnahmen!) Allgemein gesprochen ist der Schatten eines flachen, parallel zur Abbildungsebene liegenden Körpers bei einer Parallelprojektion diesem bezüglich Größe und Form kongruent; bei einer Zentralprojektion erscheint sein Schatten um so mehr vergrößert, je weiter die abbildende Kontur des Körpers vom Zentralstrahl entfernt ist. Diese den Anfänger so irritierende „Verzeichnung" jedes einfachen Röntgenbildes wird bei der stereoskopischen Aufnahme beseitigt.

2. Bestimmung der Objektgröße aus dem Schattenbild. Hat man z.B. in Abb. 19 bei einer Beckenaufnahme durch Palpation den Trochanter major beiderseits 7 cm über der Tischebene bestimmt, die ihrerseits 13 cm über der Filmebene liegen soll, so besteht bei einer Bildweite von 120 cm folgende Beziehung, wenn der Trochanterenabstand auf der Röntgenaufnahme $= 20$ cm ist:

$$\text{Gesamtschatten } T_r'T_l' = e + \frac{d(e+l)}{a}.$$

Abb. 18. *Die Bestimmung der Schattengröße eines Objektes.* Körper, die parallel zur Bildebene liegen, entwerfen einen Schatten, dessen Größe nach den Formeln (Abb. 17) zu errechnen ist

Es ist $T'_r T'_l$ = Trochanterenabstand auf dem Film = 20 cm,

d = Abstand Objekt—Bildebene = 20 cm,

a = Abstand Objekt—Fokus = 100 cm.

Nimmt man einen punktförmigen Fokus an, so ist $l = O$, und es ergibt sich

$$20 = e + \frac{20\,(e+O)}{100}$$

$$\frac{1000}{120} = e$$

$$e = 16{,}67 \text{ cm}.$$

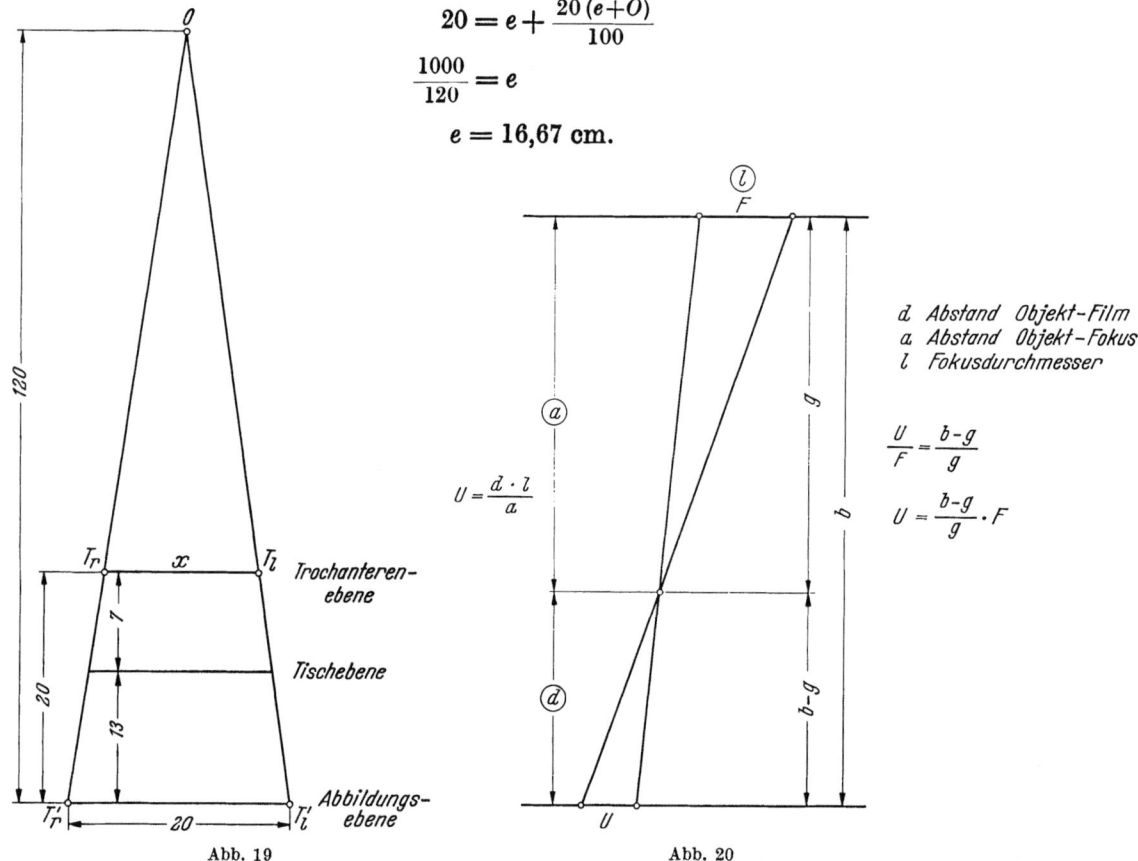

Abb. 19

Abb. 20

Abb. 19. *Bestimmung der Objektgröße aus dem Schattenbild.* Körpermaße, die parallel zur Bildebene liegen, lassen sich nach den Formeln (Abb. 17) aus der Schattengröße errechnen

Abb. 20. *Bestimmung der Randunschärfe.* Die übliche Randunschärfe-Formel entspricht der Fokusgleichung 3 für den Halbschatten (S. 17)

Der Trochanterenabstand beträgt also in Wirklichkeit nicht 20 cm, sondern nur 16,67 cm.

In demselben Verhältnis kann man nun alle Bildmaße der parallel zur Bildebene liegenden Strecken reduzieren, um die wahren Größen zu finden, hier z.B. den Querdurchmesser des kleinen Beckens.

Würde man den Längsdurchmesser eines kindlichen Schädels auf einer Schwangerschaftsaufnahme, der im allgemeinen *nicht* parallel zur Bildebene liegt, oder ein deformiertes Becken ebenso errechnen wollen, so würde man verständlicherweise falsche Werte ermitteln. Hier beginnt das Aufgabengebiet des Röntgenstereoverfahrens.

3. Bestimmung der Randunschärfe. Die Randunschärfe U in Abhängigkeit von der Brennfleckgröße F und der Bildweite b bzw. Objektweite g wird im allgemeinen folgendermaßen dargestellt (Abb. 20):

$$\frac{U}{F} = \frac{b-g}{g}$$

$$U = \frac{b-g}{g} \cdot F.$$

Setzt man in diese Formel die Bezeichnungen der Fokusgleichung 3 ein, d.h. $F = 1$, für $(b - g) = d$ und für $g = a$, dann ergibt sich die einfache Gleichung für den Halbschatten (Abb. 17).

$$AB = \frac{d \cdot l}{a}.$$

Die Randunschärfe ist also abhängig von dem Fokusdurchmesser 1 und dem Verhältnis, in dem der abgebildete Punkt die Bildweite teilt.

γ) Fokus größer als der abgebildete Gegenstand

Wir haben gesehen, daß ein Objekt, das größer ist als der Fokus der Röntgenröhre, unter allen Umständen ein vergrößertes Abbild liefert (Abb. 17b). Das Größenverhältnis von Kern- und Halbschatten hängt hauptsächlich vom Abstand des Objektes von der Bildebene ab.

Ist das Objekt kleiner als der Fokus der Röntgenröhre, so liefert es nur so lange ein Kernschattenbild, als sein Abstand von der Bildebene kleiner ist als sein Kernschattenkegel; dieser ist nach Abb. 17 $h = \frac{e \cdot a}{b - l}$.

Ist die Abbildungsebene in größerer Entfernung (d.h. ist in Abb. 17a das d_n größer als d_2), so wirft ein einzelner sehr kleiner Körper nur noch einen Halbschatten mit zentraler Aufhellung und *verschwindet* damit in der Abbildung.

Dies kann z.B. der Fall sein bei der Aufnahme von Schatten in der Lunge (Miliartuberkulose, Staublunge, „Lungenzeichnung" in der Peripherie), von kleinen Metallsplittern, Spongiosabälkchen und dergleichen.

Liegen jedoch mehrere solcher sehr kleiner Körper dicht nebeneinander, so entstehen unter anderem durch Überlagerung der Halbschatten *Trugbilder*.

Ein Objekt kann auch deshalb nicht abgebildet werden, weil sein Abbild auf dem Film unterbelichtet ist. Ferner wird ein Körper nicht dargestellt, wenn er sich während der Abbildung bewegt (Bewegungsunschärfe) und seine Geschwindigkeit so groß ist, daß die Helligkeitsdifferenz seines Schattens zur Umgebung kleiner wird als die „Reizschwelle" der Emulsion (Übergang der Bewegungsunschärfe zum Verschwinden bzw. Auslöschen eines Körperschattens). Systematisch ausgebaut ist diese Erscheinung die Grundlage der Schichtbildmethode (s. unter anderen VIETEN). Diese Beziehungen lassen sich ebenfalls aus der Abb. 17a ablesen, wenn man statt der Lichtquelle l nur einen leuchtenden Punkt L annimmt und ihn während der Belichtung die Strecke LL' durchlaufen läßt. Je größer dann die zugehörige Strecke AB ist und je schneller sie durchlaufen wird, desto kleiner ist die Lichtmenge, die den Film trifft.

αα) Verschwinden eines Körperschattens (Abb. 21).

Nehmen wir extreme Verhältnisse an, um die Tatsachen deutlich zu demonstrieren: Eine Durchleuchtung werde mit einem Röntgenröhrenfokus von $l = 2$ mm bei einem Abstand des Leuchtschirmes von 60 cm = 600 mm durchgeführt. Der abzuleitende Körper soll nur 0,3 mm

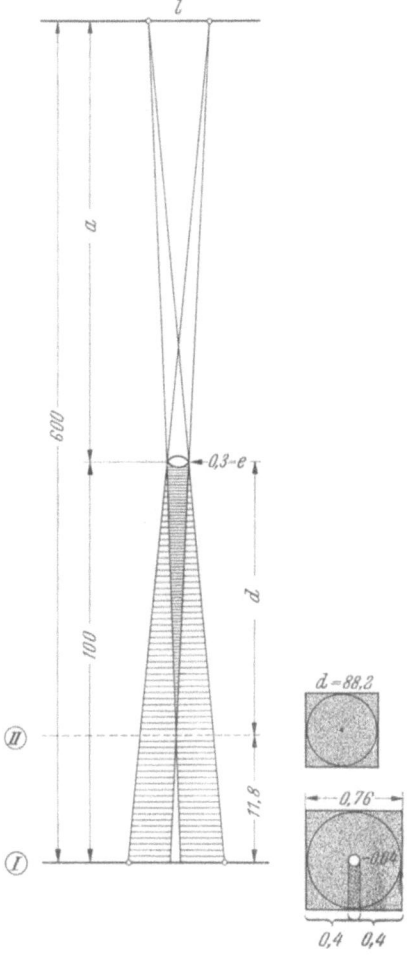

Abb. 21. *Verschwinden eines Körperschattens.* Ein Körper e, der kleiner ist als der abbildende Fokus l entwirft in einer Entfernung, die größer ist als sein Kernschattenkegel, einen Halbschattenring mit zentraler Aufhellung

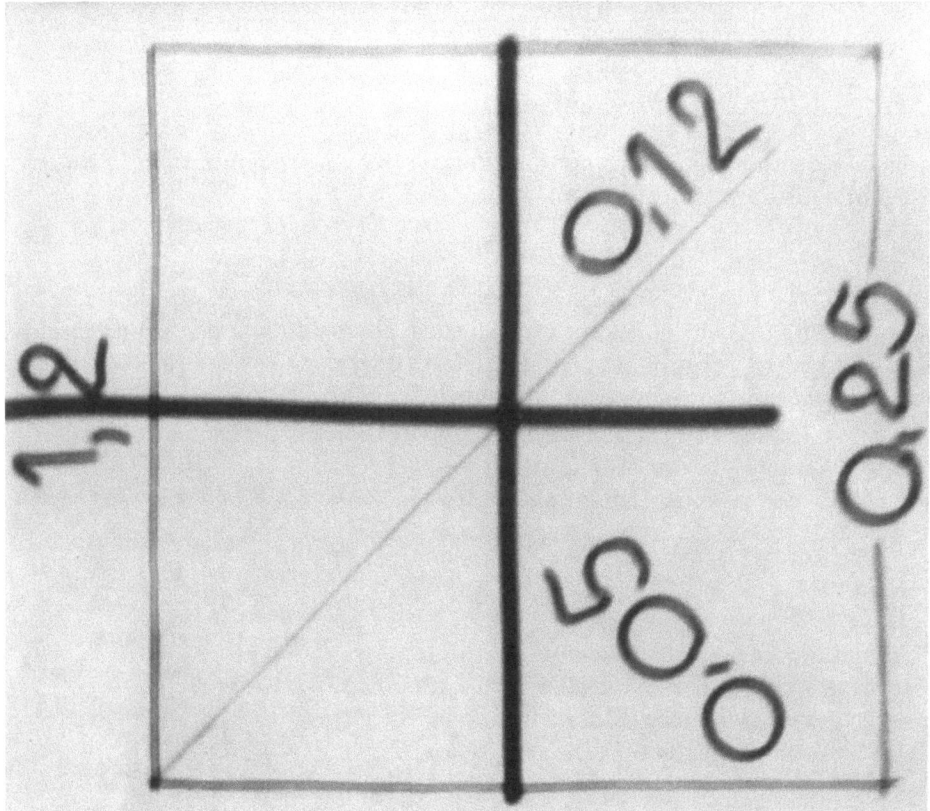

Abb. 22 a₁

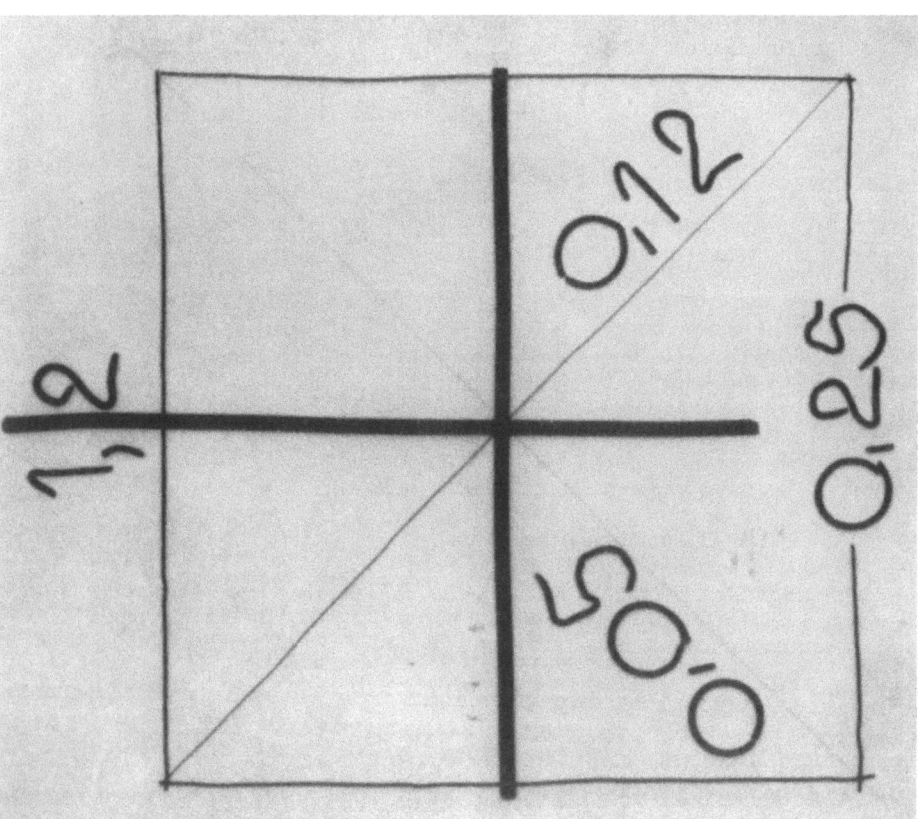

Abb. 22 a₂

Abb. 22 a₁ u. a₂. *Grenzen der richtigen Abbildung eines Objektes im Röntgenbild.* Vergrößerungsaufnahme 2¹/₂fach: Fokus-Filmabstand 100 cm; Objekt-Filmabstand 60 cm. Links: Fokus 0,1 mm² (Comet-Panoramix); rechts: üblicher Strichfokus 1,2 mm², Längsachse in Richtung des Bildhorizontes. *Abbildung eines Modells aus Bleidrähten* (deren Dicke in Bleiziffern angegeben ist). a₁ Bei Verwendung des kleinen Fokus (0,1 mm²): Ein Draht von 0,05 mm Dicke (Hälfte des Fokusdurchmessers) kann nicht mehr genügend abgebildet werden. a₂ Bei Verwendung des großen Fokus (1,2 mm²): Unschärfe in vertikaler und horizontaler Richtung verschieden groß, entsprechend der Fokusdimension. Inhomogenitäten der Schattendichte bei den Bleiziffern

groß sein. Liegt der Körper 100 mm vor der Bildebene, so ergibt sich für den Kernschatten nach Formel 2 der Fokusgleichungen

$$BB' = 0{,}3 + \frac{100\,(0{,}3 - 2)}{500} = -\,0{,}04 \text{ mm}.$$

Der Kernschatten des Körpers ist negativ, d. h. er ist nicht zu sehen, denn es ist statt eines Schattens eine Aufhellung in seinem Halbschatten entstanden.

Nach Formel 3 ist der Halbschatten auf jeder Seite $AB = \dfrac{d \cdot l}{a} = 2 : 5 = 0{,}4$ mm.

Nach Formel 1 ist der Gesamtschatten $AA' = e + \dfrac{d\,(e+l)}{a} = 0{,}3 + 0{,}46 = 0{,}76$ mm.

Der Gesamtschatten setzt sich aus dem doppelten Halbschatten und dem Kernschatten zusammen: $0{,}76 = 0{,}8 - 0{,}04$.

Aus Abb. 21 ist ersichtlich, wie sich die beidseitigen Halbschatten in der Mitte überschneiden in einem Durchmesser von 0,04 mm. In diesem Bereich gelangt also vom Fokus beiderseits Licht um den Körper herum auf die Abbildungsebene und erzeugt hier die Aufhellung im Halbschatten. Suchen wir die Entfernung, in der der Kernschatten gerade verschwindet, so finden wir diese theoretische Grenze, wenn wir in der Formel $BB' = O$ setzen. Es ergibt sich dann:

$$O = 0{,}3 + \frac{d\,(0{,}3 - 2)}{500}$$
$$d = 88{,}2\,.$$

Wir sehen, daß der Kernschatten 88,2 mm hinter dem Körper und 11,8 mm vor der Bildebene endet. Wir konnten ihn also, wenn die Bildebene 100 mm hinter dem Körper lag, auf dem Leuchtschirm nicht sehen.

ββ) Trugbilder. Das gleiche, was für die Abbildung sehr kleiner Körper abgeleitet wurde, gilt für die Abbildung sehr kleiner Löcher. Der „Kernschatten" EDE' in Abb. 17a ist jetzt der Lichtkegel, der das Loch abbilden kann. Ist das Loch klein genug, so bildet es wie in einer Lochkamera den Brennfleck ab. Bei der stereoskopischen Aufnahme sieht man den Strichfokus in seiner räumlichen Lage. In solchen Fällen ist es also möglich, daß Abbilder entstehen, aus denen man keinen Schluß mehr auf Form und Größe des abgebildeten Gegenstandes ziehen kann.

Liegen mehrere Objekte oder Löcher, die kleiner sind als der Fokus, dicht nebeneinander, dann entstehen komplizierte Überlagerungsfiguren. Dabei spielt die Fokusgröße eine entscheidende Rolle (vgl. SCHOBER).

Abb. 22a zeigt Abbildungen eines Modells aus Drähten von 0,05—1,2 mm Durchmesser mit einem Fokus von 0,1 mm in Abb. 22a$_1$ und mit einem Strichfokus (optisch) von 1,2 mm in Abb. 22a$_2$. Abstand Fokus-Bildebene 100 cm, Abstand Modell-Bildebene 60 cm. Dabei kann man folgende Beobachtungen machen:

Der Fokus von 0,1 mm Durchmesser bildet alle Drähte richtig ab, bis auf den Draht von 0,05 mm (halber Fokusdurchmesser!). Der Strichfokus hingegen (dessen Längsachse parallel zum Horizont der Abbildung liegt) zeigt von ein und demselben Draht verschieden breite Schatten, je nachdem dieser am linken oder rechten Bildrand oder je nachdem er parallel oder senkrecht zu seinem „Strich" liegt. Durch die Rundungen der Bleiziffern entstehen Verdichtungen in den abgebildeten Schatten, denen aber keine Verdickungen oder Inhomogenitäten des Drahtes entsprechen.

In analoger Weise sind in den folgenden Abbildungen kleine Löcher (Abb. 22b), 0,5 mm dicke Bleidrähte in 0,5 mm Abstand voneinander (Abb. 22c) und die Löcher eines Siebes in konstantem Abstand (Abb. 22d) wiedergegeben.

Der *Fokus von 0,1 mm Durchmesser* gibt jeweils eine naturgetreue Abbildung, während der Strichfokus Trugbilder, wie sie in Abb. 22a$_2$ abgeleitet sind, liefert; so in Abb. 22b den Lochkameraeffekt, in Abb. 22c jeweils *zwei* Schatten für *einen* einfachen Draht (!) und in Abb. 22d neben dem Lochkameraeffekt die vergrößerten Lochabbildungen, wodurch der Abstand der Löcher verkleinert abgebildet erscheint.

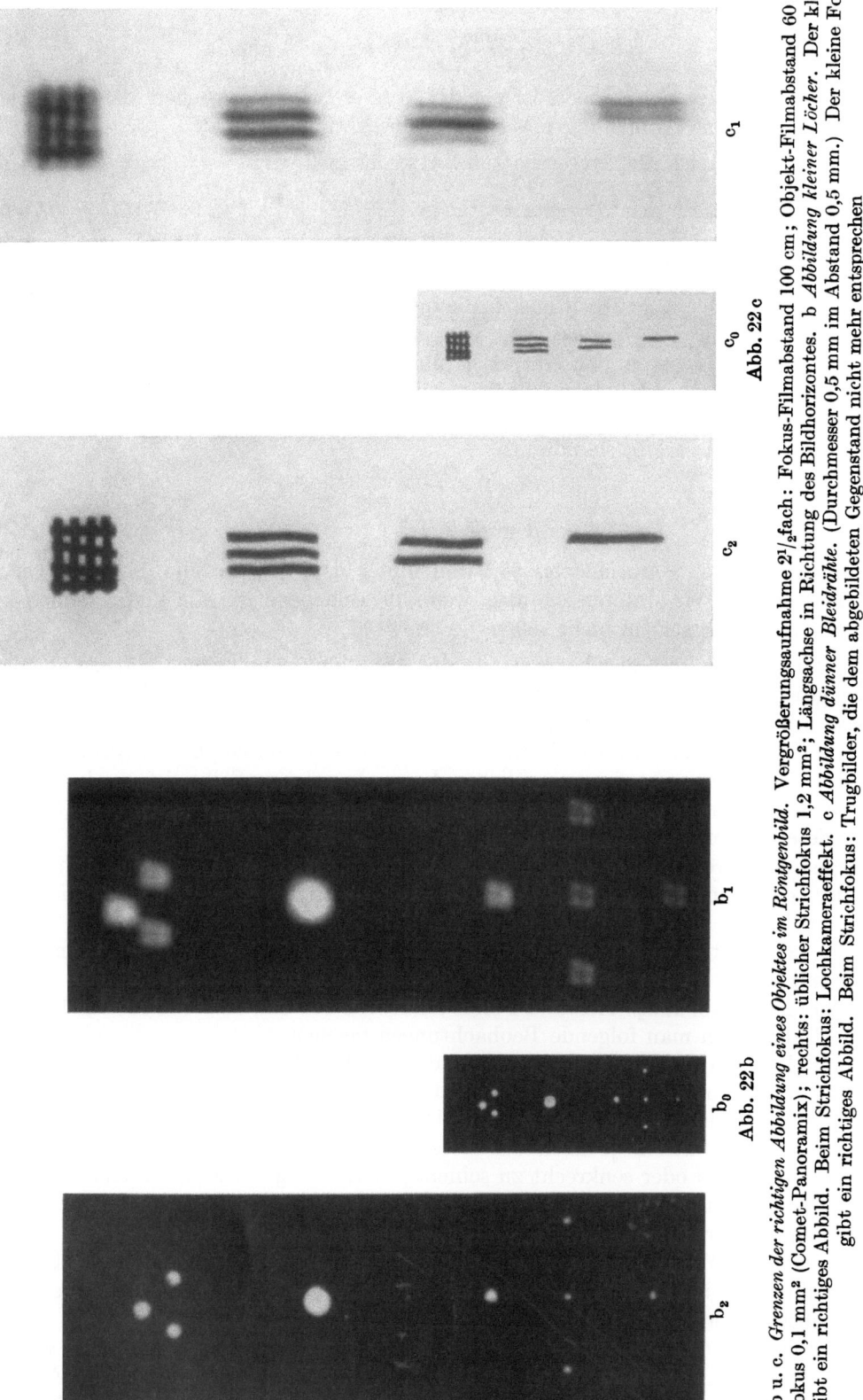

Abb. 22b u. c. *Grenzen der richtigen Abbildung eines Objektes im Röntgenbild.* Vergrößerungsaufnahme $2\tfrac{1}{2}$fach: Fokus-Filmabstand 100 cm; Objekt-Filmabstand 60 cm; links: Fokus 0,1 mm² (Comet-Panoramix); rechts: üblicher Strichfokus 1,2 mm²; Längsachse in Richtung des Bildhorizontes. b *Abbildung kleiner Löcher.* Der kleine Fokus gibt ein richtiges Abbild. Beim Strichfokus: Lochkameraeffekt. c *Abbildung dünner Bleidrähte.* (Durchmesser 0,5 mm im Abstand 0,5 mm.) Der kleine Fokus gibt ein richtiges Abbild. Beim Strichfokus: Trugbilder, die dem abgebildeten Gegenstand nicht mehr entsprechen

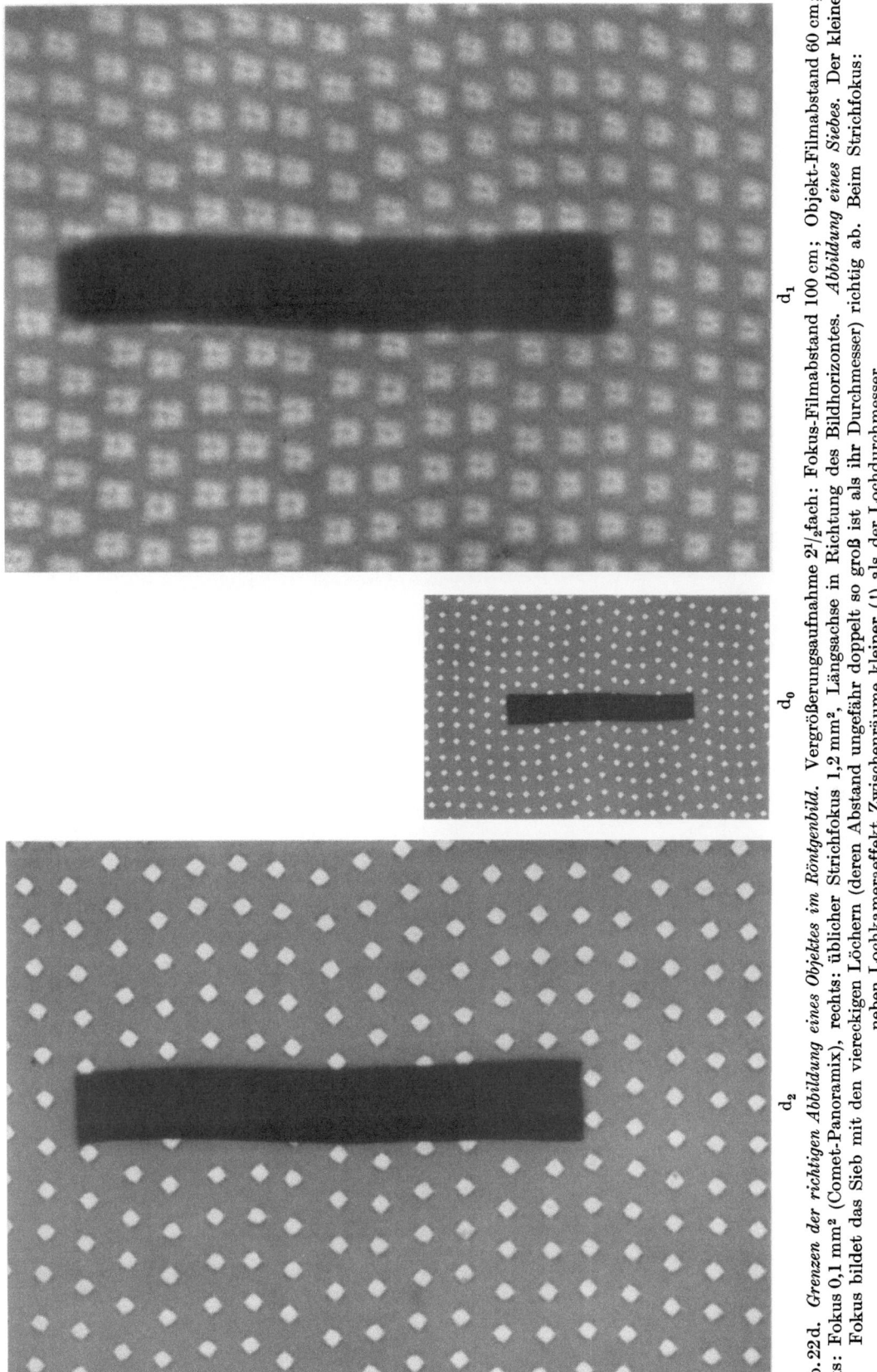

Abb. 22d. *Grenzen der richtigen Abbildung eines Objektes im Röntgenbild.* Vergrößerungsaufnahme $2^1/_2$fach: Fokus-Filmabstand 100 cm; Objekt-Filmabstand 60 cm; links: Fokus 0,1 mm² (Comet-Panoramix), rechts: üblicher Strichfokus 1,2 mm², Längsachse in Richtung des Bildhorizontes. *Abbildung eines Siebes.* Der kleine Fokus bildet das Sieb mit den viereckigen Löchern (deren Abstand ungefähr doppelt so groß ist als ihr Durchmesser) richtig ab. Beim Strichfokus: neben Lochkameraeffekt Zwischenräume kleiner (1) als der Lochdurchmesser

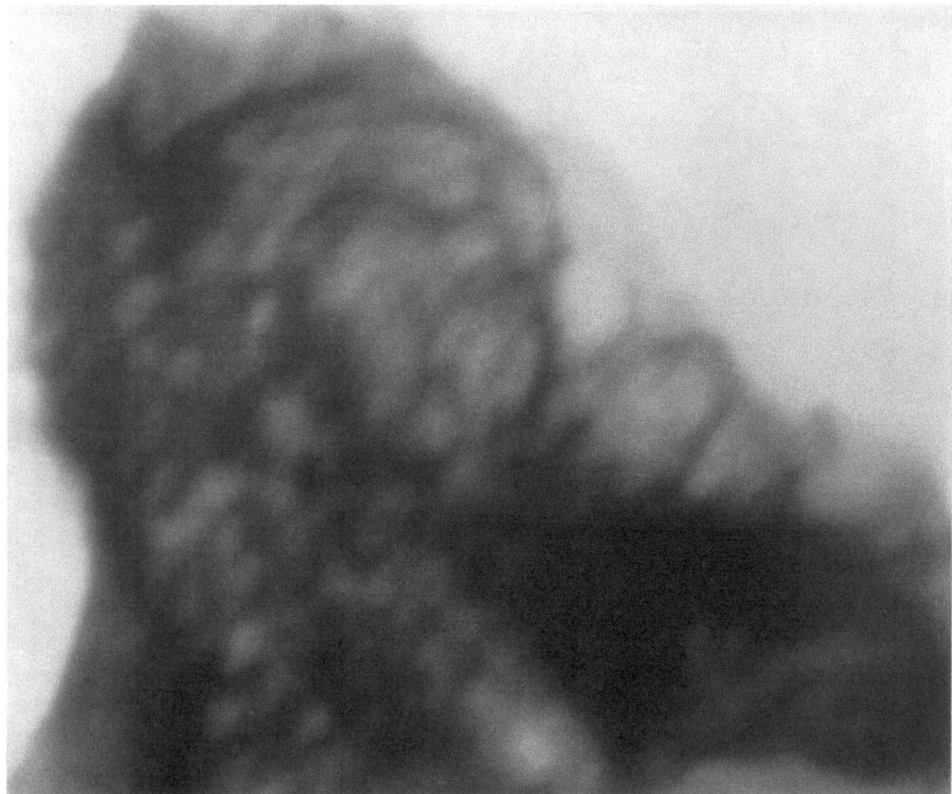

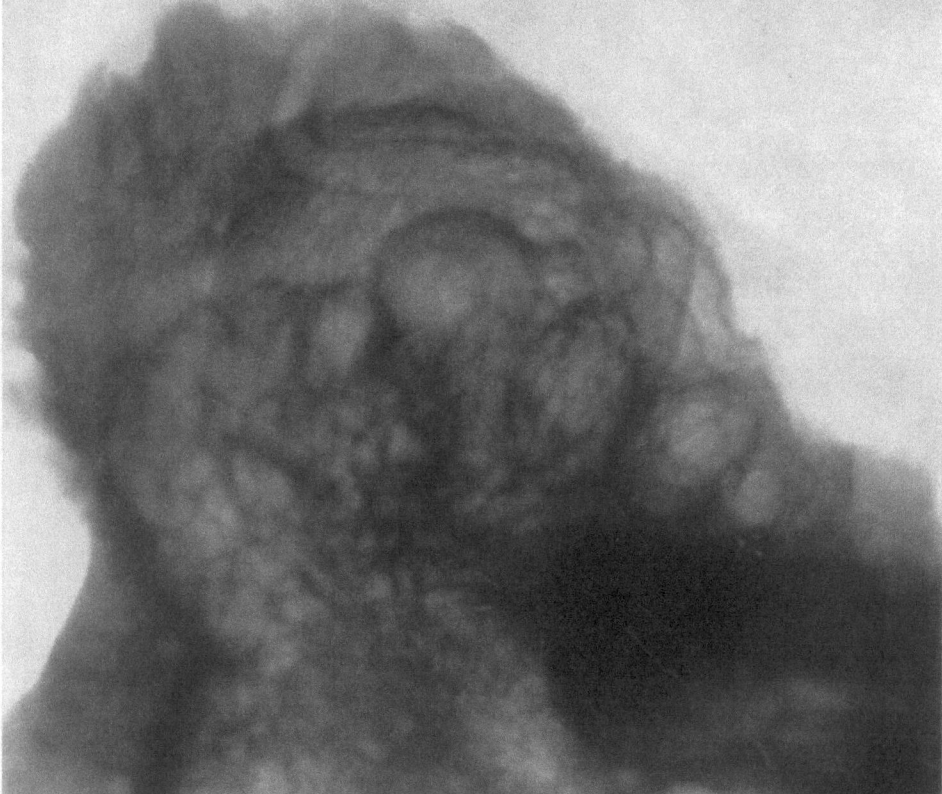

Abb. 22e. *Grenzen der richtigen Abbildung eines Objektes im Röntgenbild.* (Vergrößerungsaufnahmen 2¹/₂fach: Fokus-Filmabstand 100 cm, Objekt-Filmabstand 60 cm), [links: Fokus 0,1 mm², rechts: üblicher Strichfokus 1,2 mm². Längsachse in Richtung des Bildhorizontes.] *Abbildung eines anatomischen Präparates: os petrosum.* Der kleine Fokus bildet die räumlich hintereinander liegende Knochenstruktur in der üblichen Weise klar ab. Beim Strichfokus: verwaschene Darstellung (entsprechend der in Abb. 22a—d abgeleiteten Tatsachen), die auch andere Anordnung der Knochenstruktur annehmen ließe

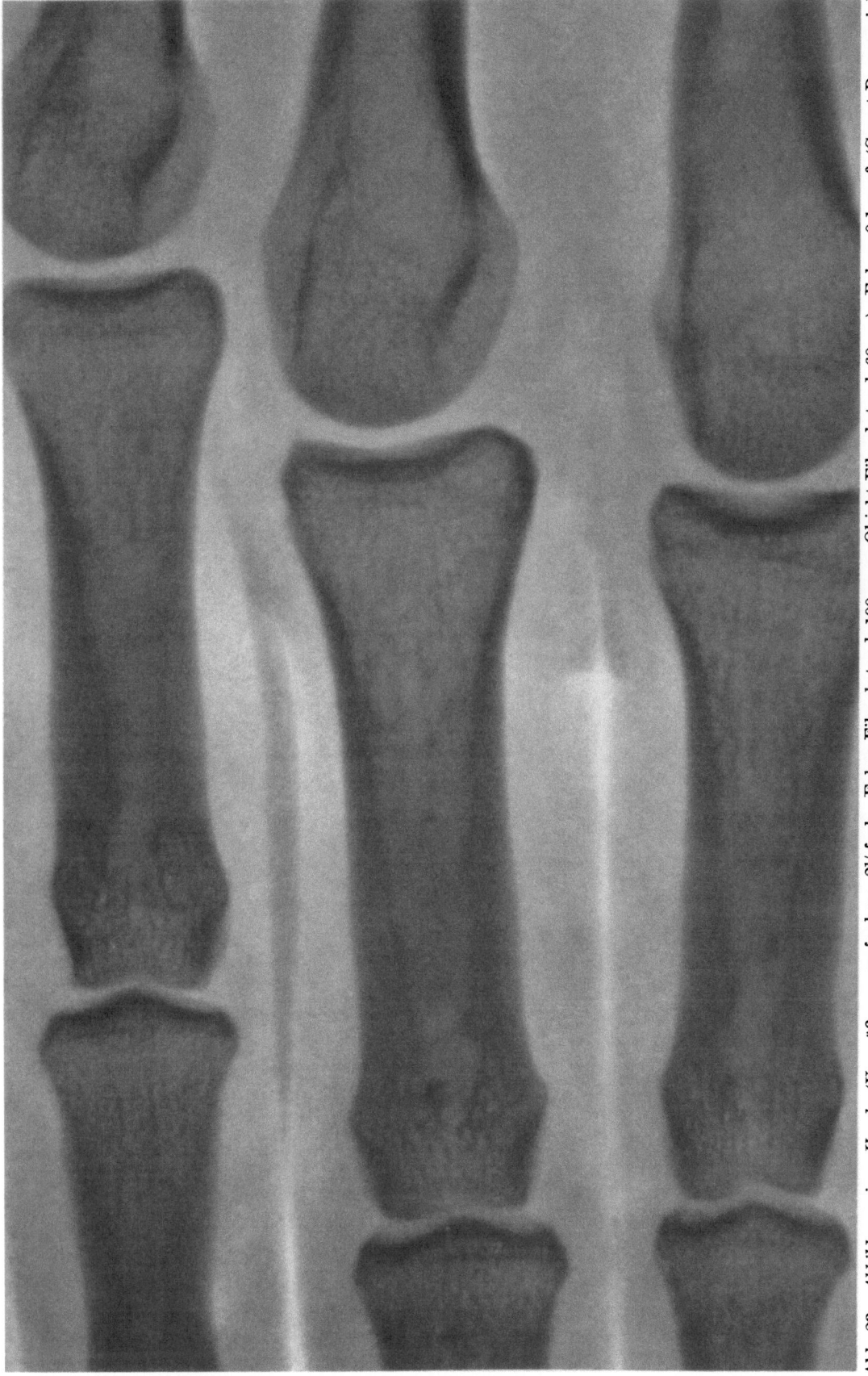

Abb. 23. *Abbildung einer Hand.* (Vergrößerungsaufnahme $2^{1}/_{2}$fach: Fokus-Filmabstand 100 cm. Objekt-Filmabstand 60 cm), Fokus 0,1 mm² (Comet-Panoramix)

Die Summationswirkung dieser hier gezeigten unrichtigen Abbildungen von Körpern, die kleiner sind als der lichtgebende Fokus, erklärt die mangelhafte Darstellung der Spongiosastruktur des os petrosum mit dem Strichfokus in Abb. 22e.

Solche Unrichtigkeiten der Abbildung können natürlich auch durch eine stereoskopische Wiedergabe nicht aufgehoben werden. Deshalb ist für ein Stereobild eine in jeder Hinsicht einwandfreie Abbildung beider Halbbilder notwendig, besonders wenn es sich um Vergrößerungsaufnahmen handelt (Abb. 23).

b) Aufnahmetechnik des Röntgenstereobildes

Nachdem für das sichtbare wie für das Röntgenlicht die Identität der theoretischen Grundlagen (Fundamentalgleichungen der Photogrammetrie) und die Analogie der Zentralprojektion der beiden stereoskopischen Halbbilder gezeigt ist, soll auf die Durchführung der erforderlichen Voraussetzungen bei der praktischen Konstruktion eines Aufnahmegerätes eingegangen werden.

α) Allgemeine Voraussetzungen

Ein photogrammetrisches Stereobild erfordert drei Angaben:

Die Bildweite.

Die Basis (auf die beide Halbbilder zu beziehen sind).

Die Markierung der Lage des Projektionszentrums zu jedem Halbbild (bei der Orthogonalprojektion z.B. Fußpunkt des Lotes, das vom Projektionszentrum auf das Halbbild gefällt wird).

Meist sind diese Größen an den Röntgengeräten nicht mit der nötigen Genauigkeit abzulesen bzw. festzulegen.

αα) Die Bildweite

Die *Bildweite* ist die Entfernung des Projektionszentrums von der Abbildungsebene. Es kann u. U. mühsam sein, die Lage des Fokus innerhalb der Röntgenröhre genau festzulegen und den Abstand desselben von der Filmebene innerhalb der Kassetten (und deren Lage im Untersuchungsgerät) zu messen, Angaben und Skalen können Irrtümer enthalten.

Am sichersten ist die Nachprüfung des Projektionsstrahlenganges, die ein für allemal Stereoaufnahmen mit der nötigen Präzision anzufertigen erlaubt.

Gehen wir von der Tischplatte aus (auf der der Patient liegt) (Abb. 24a) und bestimmen einerseits den Abstand x_1 des Fokus und andererseits den Abstand x_2 des Films in der Kassette. Zu diesem Zweck legen wir auf die Tischplatte noch einen folienlosen, lichtdicht verpackten Film I. Ein 10 cm langer Bleistab $A'A''$, der in 20 cm Abstand parallel zur Tischplatte angebracht ist, entwirft auf dem Film I einen 12,5 cm langen Schatten $B'B''$ und auf dem Film II (in der Kassette) einen 13,5 cm langen Schatten $C'C''$. Daraus läßt sich aus der Ähnlichkeit der Dreiecke der Abstand x_1 und x_2 errechnen:

$$\frac{(x_1 - 20)}{10} = \frac{x_1}{12,5} \qquad\qquad \frac{12,5}{100} = \frac{13,5}{100 + x_2}$$

$$12,5\, x_1 - 250 = 10\, x_1 \qquad\qquad 1250 + 12,5\, x_2 = 1350$$

$$2,5\, x_1 = 250 \qquad\qquad 12,5\, x_2 = 100$$

$$x_1 = 100 \qquad\qquad x_2 = 8$$

Der Abstand x_1 des Fokus von der Tisch- Der Abstand x_2 des Films II von der Tischplatte ist 100 cm.   platte ist 8 cm.

Somit ist die *Bildweite*, also der Abstand des Fokus von der Filmebene 108 cm.

ββ) Die Basis

Die *Basis* läßt sich durch die Verschiebung der Röhre am Gerät meist an einer Skala oder Markierung leicht ablesen.

Man kann sie aber auch errechnen aus einer Doppelbelichtung aus Punkt L und R auf dem Film II (in der Kassette). Beträgt dann der Abstand (Abb. 24b) der Schatten-

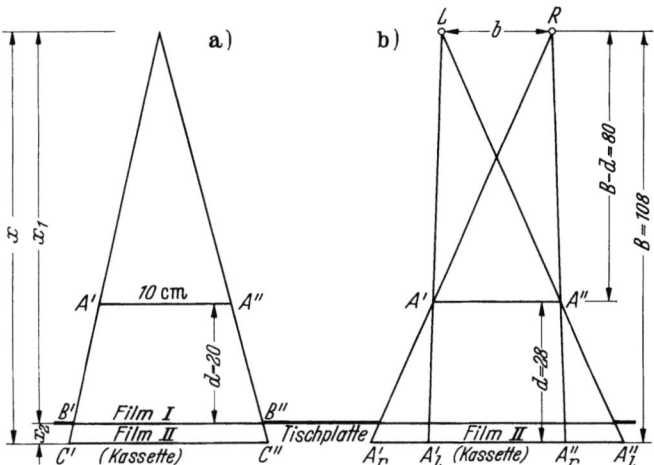

Abb. 24a u. b. Strahlengang bei der Filmbelichtung

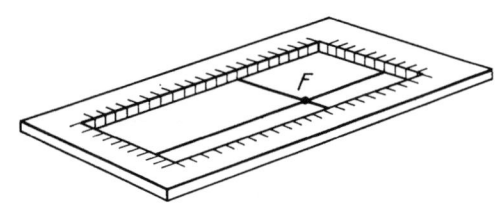

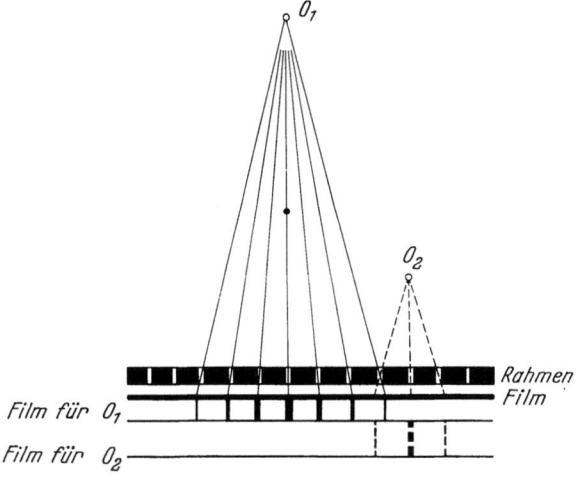

Abb. 24c. Zentrierrahmen

Abb. 24a—c. *Bestimmung des Fokus-Filmabstandes und der Basis an einem Stereoaufnahmegerät.* a Bildet man einen im Abstand d parallel zur Filmebene liegenden Körper $A'A''$ sowohl auf dem Film I als auch auf dem darunterliegenden Film II gleichzeitig ab, so läßt sich aus diesen beiden Abbildungen der Fokus-Filmabstand errechnen. b In gleicher Weise läßt sich aus einer Doppelbelichtung des Films II aus L und R die Entfernung b, also die Basis der Stereoaufnahme errechnen. c Von den vertikalen Schlitzen eines Zentrierrahmens werden um so weniger abgebildet, je geringer der Abstand des Fokus ist. Durch geeignete Abstimmung der Schachthöhe läßt sich aus der Anzahl der abgebildeten Schlitze der Fokus-Filmabstand mit entsprechender Meßgenauigkeit ablesen

punkte $A_r'A_l' = A_r''A_l'' = 2{,}1$ cm, so findet man aus der Ähnlichkeit der Dreiecke $A_r'A'A_l'$ und $RA'L$:

$$\frac{b}{2{,}1} = \frac{80}{28}.$$

$$b = 6$$

Die Basis beträgt bei obiger Anordnung 6 cm.

Auf diese Weise läßt sich an jeder — auch an einer improvisierten — Stereoapparatur Bildweite, Basis und Lage des Projektionszentrums mit genügender Genauigkeit bestimmen und markieren.

Bei der Berechnung der Bildweite wurde durch Messung einer Strecke von 2,5 cm eine gesuchte Größe von 100 cm bestimmt. Bei der Basisbestimmung wurde analog aus 2,1 cm die Größe von 6 cm berechnet. Die Meßgröße war also im ersten Fall 2,5 % der zu bestimmenden Größe, im zweiten Fall aber 35 %. Daraus ergibt sich die Auswirkung von Meßfehlern. Die Größe des Brennflecks entscheidet ferner die Meßgenauigkeit, die noch sinnvoll ist.

Der Fußpunkt des Lotes aus dem Projektionszentrum auf die Filmebene kann durch einen Zentrierrahmen bestimmt werden, den Abb. 24c zeigt. Von den engen vertikalen Schächten des viereckigen Rahmens werden je nach der Bildweite mehr oder weniger Schlitze abgebildet. Sucht man an je zwei gegenüberliegenden Kanten des Zentrierrahmens die am breitesten abgebildeten Schlitze und verbindet dieselben, so ist der Schnittpunkt dieser Verbindungslinien der Fußpunkt des Lotes aus dem Projektionszentrum auf die Bildebene.

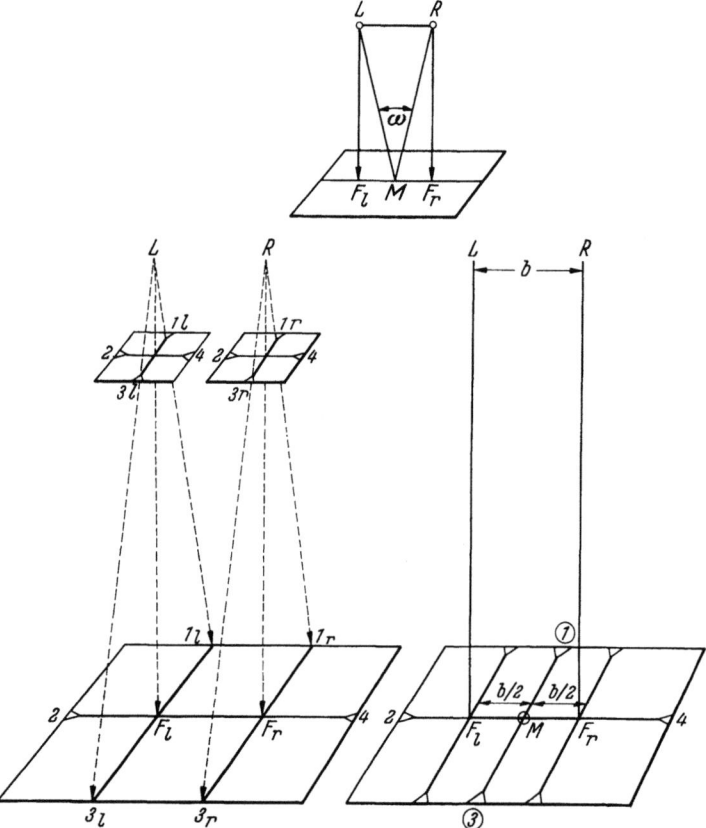

Abb. 25. *Die Markierung der Lage des Projektionszentrums auf jedem Halbbild.* Durch vier Marken an den Bildkanten wird der Bildhorizont und die Vertikale im Mittelpunkt M angegeben; die Fußpunkte der Lote aus den beiden Projektionszentren liegen auf dem Bildhorizont zu beiden Seiten von M um die Hälfte der Basis entfernt

γγ) Die Markierung der Lage des Projektionszentrums zu jedem Halbbild

Früher hat man die Fußpunkte F_r und F_l der Lote, die vom Brennfleck F in den beiden Projektionsstellungen L und R auf die Filmebene gefällt werden können (ursprünglich mit Senkblei, heute mit Lichtvisier), mittels Bleimarken in der Tischplatte (auf der der Patient lag) bezeichnet, Abb. 25. *Beide Fußpunktmarken F_r und F_l erschienen somit in diesem Falle auf jedem der Halbbilder in vergrößertem Abstand* (vgl. Abb. 24a. Die Strecke $B'B''$ erscheint auf dem Film als Schatten $C'C''$ vergrößert!)

Diese Punkte F_r und F_l entsprechen den Punkten M_r und M_l in Abb. 13, also den Schnittpunkten *1, 3* und *2, 4* auf den photogrammetrischen Halbbildern im sichtbaren Licht. Es ist zweckmäßig, auch in der Röntgenstereoskopie zu dieser Art der Bezeichnung überzugehen wie sie in der Photogrammetrie allgemein üblich ist und vier Bleimarken an den Halbbildrändern anzubringen. (Dadurch begegnet man gleichzeitig dem Einwand, daß die Fußpunkte den Raumeindruck stören könnten.) Dabei ist folgendes zu bedenken: Die Marken 2 und 4 liegen für beide Halbbilder unverändert, aber die Marken 1 und 3 müßten für die zweite Belichtung um den Abstand b der Fußpunkte (= Basis) verschoben werden (Abb. 25). Deshalb ist es einfacher, mit den Marken ① und ③ die Vertikale im Mittelpunkt M der Strecke $F_r F_l$ zu bezeichnen.

Bei dieser Bezeichnung durch die vier auf beiden Halbbildern gleichliegenden Marken ①, 2, ③, 4 findet man die Fußpunkte F_r und F_l auf dem „Horizont" (Verbindungslinie der Marken 2 und 4) beiderseits von ihrem Mittelpunkt M um die Hälfte der Basis entfernt. Das bedeutet technische Vorteile z.B. bei der Schirmbildphotographie, wo diese Marken mittels des Anpreßrahmens in der Odelca mit aufbelichtet werden können.

Mit dem Fußpunkt und der Bildweite ist die Lage des Projektionszentrums zu dem Halbbild genügend festgelegt.

δδ) Stereoaufnahmen mit einfachen Röntgengeräten

In der geschilderten Weise läßt sich an jedem beliebigen Röntgenaufnahmegerät der Ort des Fokus gegenüber jedem Halbbild durch Markierung auf dem Film festhalten (Orientierung des Projektionszentrums). So kann man *von unbewegten Objekten* mit freiem Stativ und Tunnelkassette (Abb. 26a, b) oder mit Buckytischen und Zielgeräten (Abb. 26c) und nicht zuletzt mit dem Omniskop (POHL, Kiel), — bei demeine parallele Gegenbewegung (!) von Röhre und Kassette möglich ist (Vorschlag TESCHENDORF) —, ohne finanziellen und technischen zusätzlichen Aufwand bei der nötigen Sorgfalt brauchbare photogrammetrische Aufnahmen anfertigen.

Für den Einsatz der Röntgenstereoskopie in der klinischen Diagnostik wird man (zumal es sich dabei um kranke und schwer ruhig zu stellende Menschen handelt) fertige Spezialgeräte wünschen, die eigens für diesen Zweck gebaut sind. Diese müßten auf der Erfüllung der drei genannten Voraussetzungen (Angaben der Basis, Bildweite und Lokalisation der Projektionszentren) aufgebaut sein.

Es wäre für den Konstrukteur eines solchen Gerätes leicht, die *Bildweite* und *Basis* (eventuell auch variabel) genau festzulegen und die für die spätere Auswertung so wichtigen *vier Marken* auf die Halbbilder zu übertragen. Für ihn würden andere Schwierigkeiten auftauchen. Das Projektionszentrum der Röntgenröhre in der hochspannung- und strahlensicheren Haube mit den unelastischen Kabeln ist relativ schwer beweglich. Entweder müßte für eine erschütterungsfreie Verschiebung *einer* Röhre gesorgt oder es müßten *zwei* Röhren vorgesehen werden. Ferner müßte die *Abbildungsebene* exakt in ihrer Lage zum Projektionszentrum einzustellen sein, gleichgültig, ob Kassetten oder folienlose Einzelfilme verwendet werden.

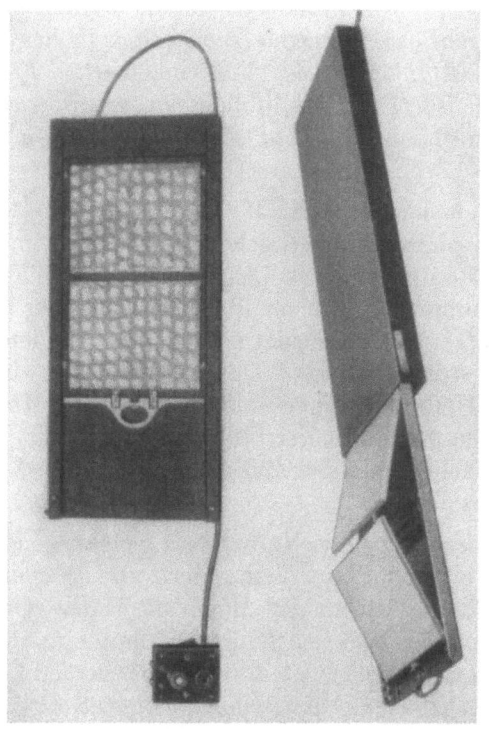

Abb. 26b. *Ansicht der Stereo-Tunnelkassette.* Nacheinander wird eine der beiden Kassetten, die zur Aufnahme der Halbbilder bestimmt sind, hinter einem Aluminiumfenster zur Belichtung freigegeben, während die andere jeweils mit Blei verdeckt ist (Abb. 26a, Mitte)

Abb. 26a. *Improvisation einer Stereoaufnahme mit Tunnelkassette.* Bei bekannter Bildweite werden aus beiden Projektionszentren die Fußpunkte „herabgelotet" (oben) und auf dem Stereotunnel (Mitte) durch Bleimarken bezeichnet, so daß sie auf beiden Halbbildern abgebildet werden. So ist eine raumrichtige Betrachtung im Stereoskiagraph (Abb. 50) möglich (unten)

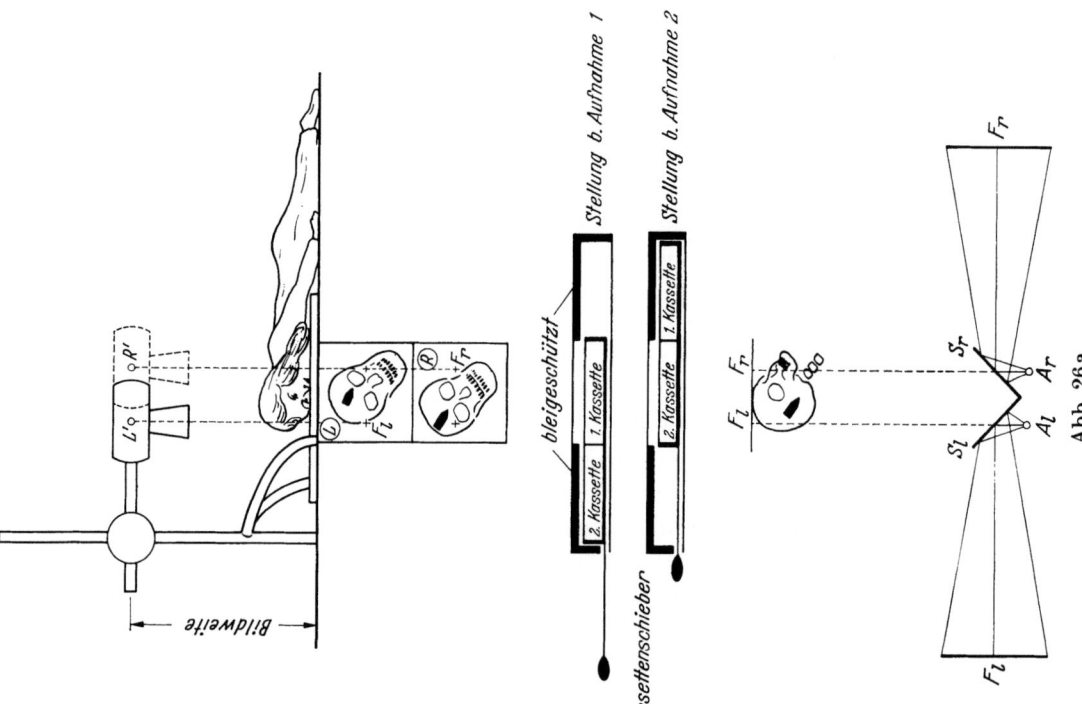

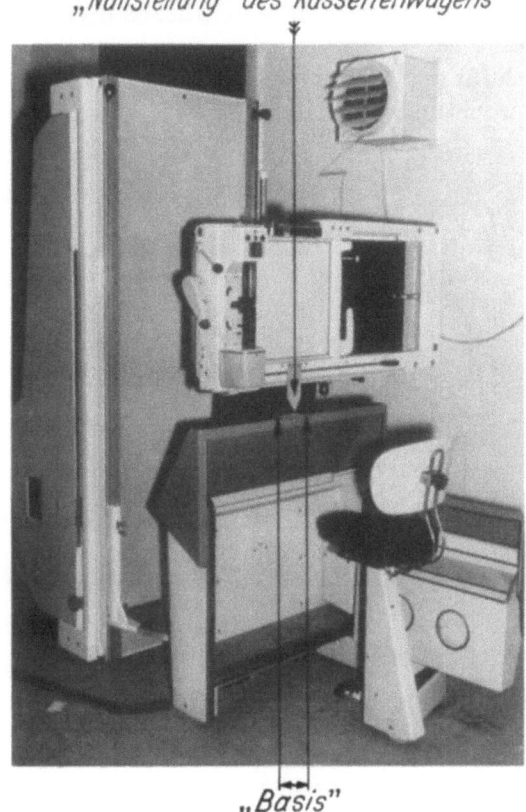

Ansicht des Zielgerätes mit improvisierter Markierung für die Horizontalverschiebung des Kassettenwagens
(und damit des Projektionszentrums)

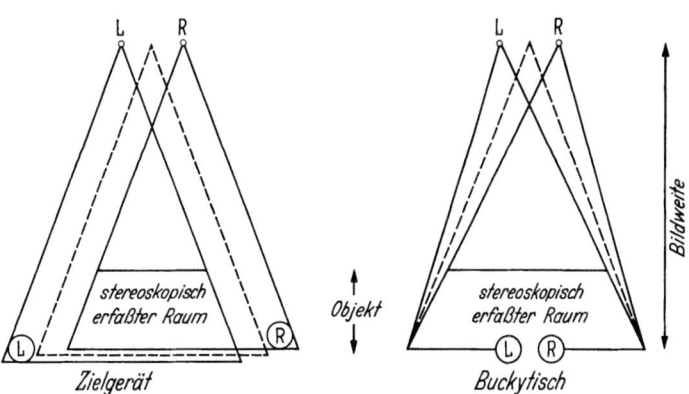

Strahlengang bei der gekoppelten Verschiebung des Projektionszentrums *und* der Kassette (Zielgerät) und
der Verschiebung des Projektionszentrums *alleine* (Buckytisch)

Abb. 26c. *Improvisation einer Stereoaufnahme an einem Zielgerät mit Kopplung der Röhre und Kassette.* Aus
der „Nullstellung" wird der Kassettenwagen und damit auch die Röhre bei der Aufnahme der beiden Halbbilder um die Hälfte der Basis nach rechts und nach links verschoben. Der auf diese Weise mit einem solchen
Zielgerät stereoskopisch erfaßte Raum ist kleiner als der bei der analogen Anordnung in Abb. 26a oder an
einem Buckytisch, wo nur die Röhre verschoben wird, die beiden Filme zwar ausgewechselt aber nicht
mitverschoben werden, so daß sie bei den Belichtungen an derselben Stelle liegen

β) Stereoaufnahmegeräte mit einer Röntgenröhre

Eine Stereoaufnahmeapparatur muß im wesentlichen drei bewegliche Teile enthalten:

1. den Röhrenfokus,
2. den Lagerungstisch für den Patienten (Abb. 27),
3. die Filmwechselvorrichtung.

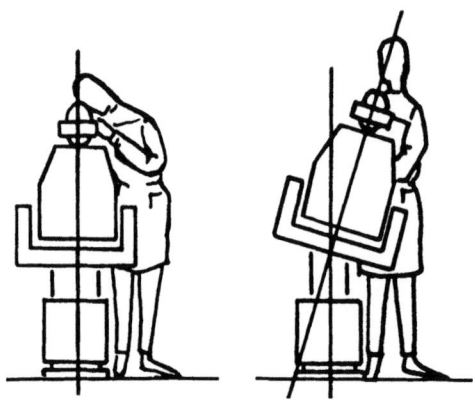

Abb. 27. *Schwenkbarer Lagerungstisch für den Patienten* (Zahnarztstuhl aus SRW Nachrichten Nr. 20 1963)

Die Möglichkeiten, ein stereoskopisches Halbbildpaar durch sinnvolle Verschiebung dieser einzelnen Teile zu erhalten, sind nicht alle gleichwertig.

Abb. 28 zeigt einen *Überblick der Konstruktionsprinzipien einer Stereoaufnahmeapparatur.*

Abb. 28. *Konstruktionsprinzipien für Röntgenstereoaufnahmegeräte.*

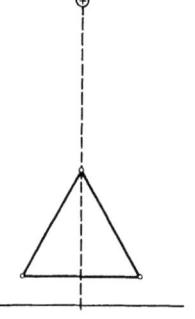

Ausgangsstellung: Projektionsrichtung senkrecht zur Filmebene, Patient symmetrisch gelagert. Ein Stereobild kann angefertigt werden durch Bewegung von Fokus, Patient oder Film zwischen der Belichtung beider Halbbilder:

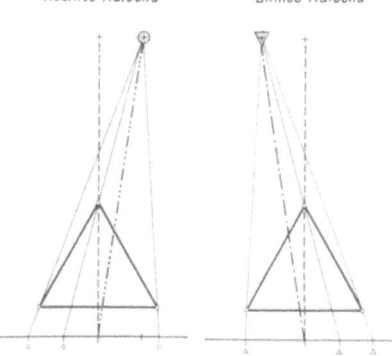

Rechtes Halbbild   *Linkes Halbbild*   *Raumeindruck*

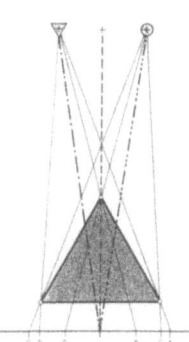

Fall 1:

Fokus *verschoben,*
(Projektionszentrum um Basis verschoben und um Konvergenzwinkel geneigt: d.h. „gewippt")
Patient   unverändert,
Film   unverändert

Tautomorphes Bild

Abb. 28 Fortsetzung

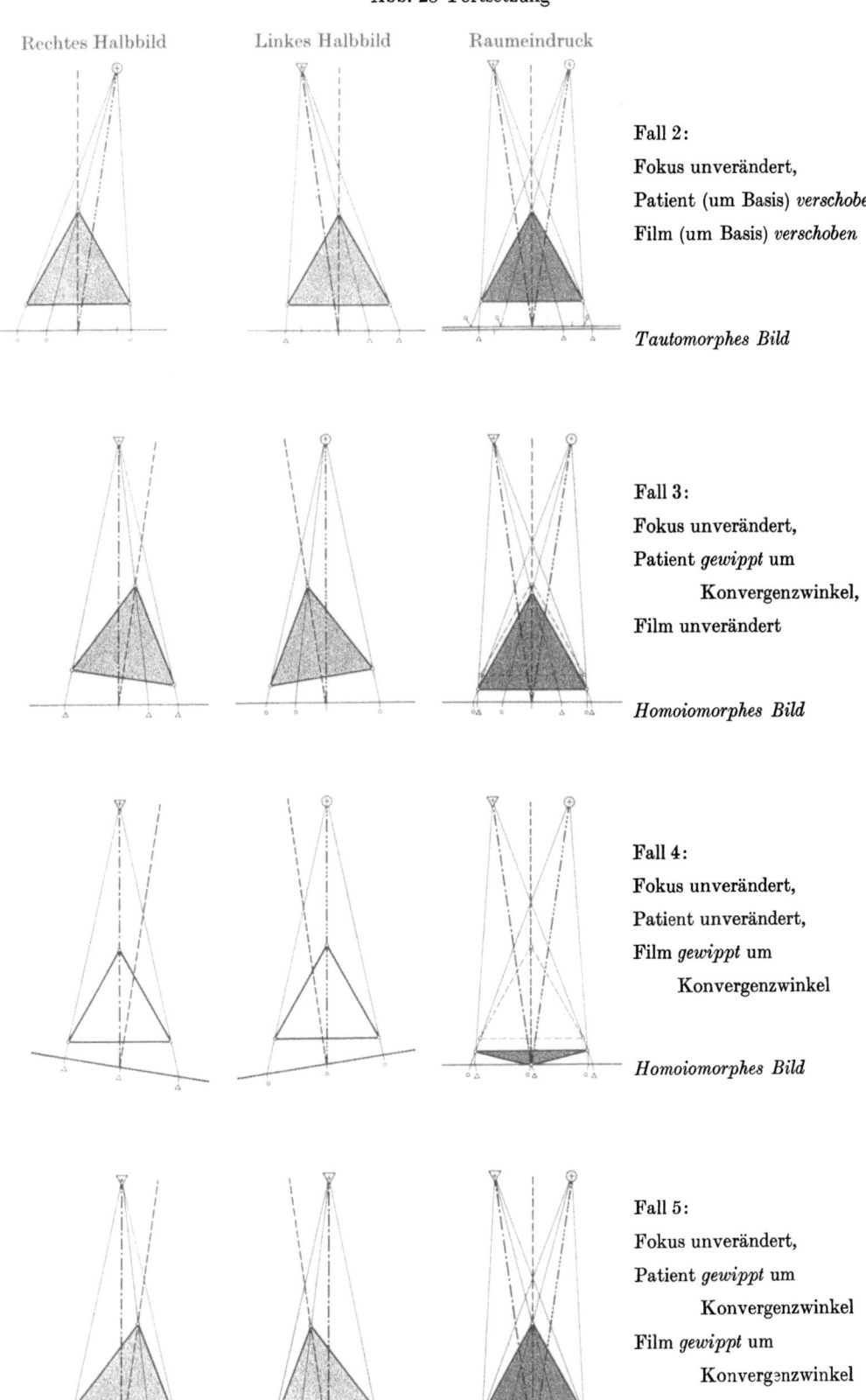

Rechtes Halbbild   Linkes Halbbild   Raumeindruck

Fall 2:
Fokus unverändert,
Patient (um Basis) *verschoben*
Film (um Basis) *verschoben*

Tautomorphes Bild

Fall 3:
Fokus unverändert,
Patient *gewippt* um
        Konvergenzwinkel,
Film unverändert

Homoiomorphes Bild

Fall 4:
Fokus unverändert,
Patient unverändert,
Film *gewippt* um
        Konvergenzwinkel

Homoiomorphes Bild

Fall 5:
Fokus unverändert,
Patient *gewippt* um
        Konvergenzwinkel
Film *gewippt* um
        Konvergenzwinkel

Tautomorphes Bild

Im *Fall 1* wird zur Anfertigung der beiden Halbbilder der *Fokus* aus der Ausgangsstellung *je um die Hälfte der Basis nach rechts und links verschoben*. In der Geschichte
der Röntgenstereoskopie finden sich viele Beispiele, wie diese Röhrenverschiebung
und der Filmwechsel technisch (Federzug, Luftdruck, Schwerkraft, elektrische Vorrichtungen usw.) durchgeführt werden kann, so daß das Zeitintervall zwischen beiden
Belichtungen möglichst kurz ist. Als Schwierigkeit muß dabei nur die rasche Beschleunigung und Abbremsung der relativ großen Masse einer Röntgenröhre mit
Gehäuse beherrscht werden (Abb. 29—31). Hier sei auf die Apparatur und die er-
folgreichen Arbeiten Lupacciolus-Rom hingewiesen.

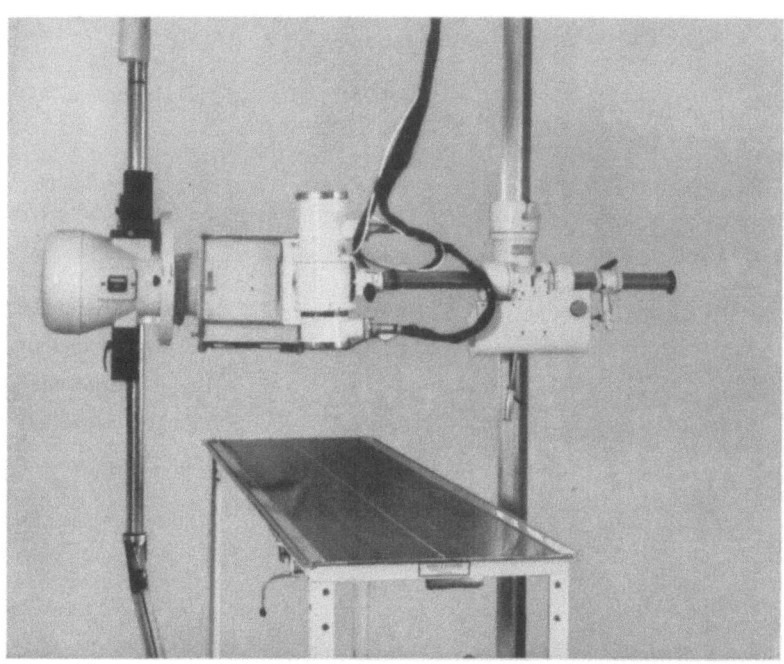

Abb. 29. *Röntgen-Stereo-Aufnahmeapparatur mit Odela (Aufnahmen im Stehen)*. Fa. Koch u. Sterzel, Essen.
Vollautomatische Einrichtung: Belichtung, Röhrenverschiebung, Filmschnellwechsel ($^7/_{100}$ sec).
Röntgeninstitut des Huyssensstifts Essen: Chefarzt Dr. Kroeker

Im *Fall 2* wird der gleiche Effekt dadurch erzielt, daß man den *Patienten mit Filmhalterung um die Hälfte der Basis nach rechts und links verschiebt*.

(Man könnte ebenso entweder den Patienten mit der Filmhalterung oder den Fokus mit der
Filmhalterung gewissermaßen am laufenden Band gleichmäßig weiterbewegen und die beiden Belichtungen in den Augenblicken vornehmen, in denen Röhre und Patient sich in der richtigen Stellung
befinden, wobei eine so kurze Belichtungszeit vorausgesetzt ist, daß die Bewegung des Patienten
bzw. Fokus keine Rolle spielt.)

Vergleicht man den Strahlengang des rechten Halbbildes im Fall 1 mit dem des
linken Halbbildes im Fall 5, und analog die anderen Halbbilder, so sieht man, daß es
sich jedesmal um dieselbe Projektion handelt. Damit ist eine konstruktive Vereinfachung
des Aufnahmegerätes möglich, wenn die *Röntgenröhre* für die beiden Belichtungen *unverändert stehen* bleibt, und *nur der Patient mit der Filmhalterung* entsprechend *gewippt*
wird. (Eine Ausführung dieses Prinzips mit Verwendung einer Odelca für Aufnahmen
im Stehen zeigt Abb. 32a.)

Die Parallaxe, das photogrammetrische Maß für die Tiefenlage eines Punktes, kann
also entweder durch Projektion aus zwei Richtungen (Fall 1) unter einem bestimmten
Konvergenzwinkel bei ruhendem Patienten mit Filmhalterung oder durch Wippung des

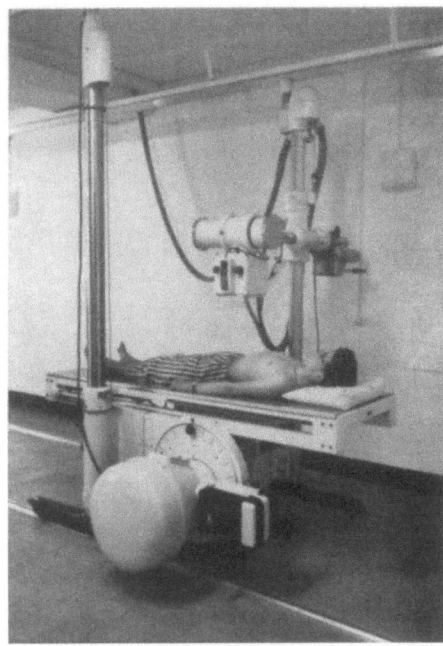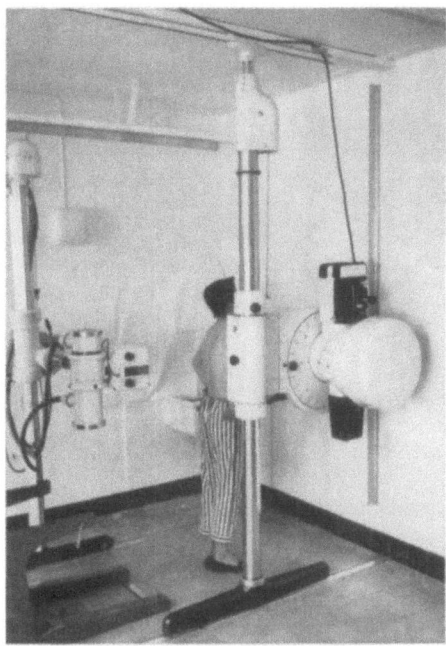

a   b

Abb. 30. *Röntgen-Stereo-Aufnahmeapparatur mit Odelca (Aufnahmen im Stehen und Liegen).* Fa. Koch u. Sterzel, Essen. Vollautomatische Einrichtung: Belichtung, Röhrenverschiebung, Filmschnellwechsel ($^7/_{100}$ sec). Röntgenabteilung der 1. Medizinischen Klinik (Prof. GROSSE-BROCKHOFF) der medizinischen Akademie Düsseldorf

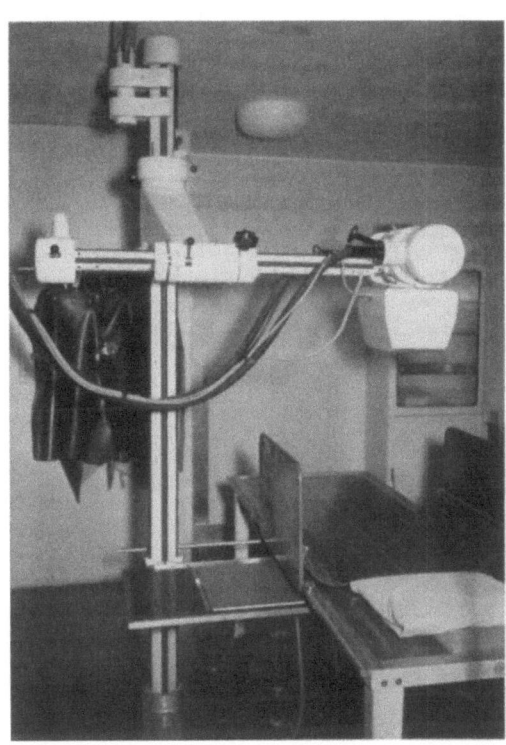

Abb. 31. *Röntgen-Stereo-Aufnahmeapparatur (Großformat-Aufnahmen im Liegen).* Fa. CHF. Müller, Hamburg. Vollautomatische Belichtung, Röhren- und Kassettenverschiebung. Röntgenabteilung (Prof. DIBBELT) der Frauenklinik (Prof. EHLERT) der medizinischen Akademie Düsseldorf

Patienten mit Filmhalterung um den Konvergenzwinkel bei unveränderter Projektionsrichtung erhalten werden. In beiden Fällen erhält man tautomorphe Bilder.

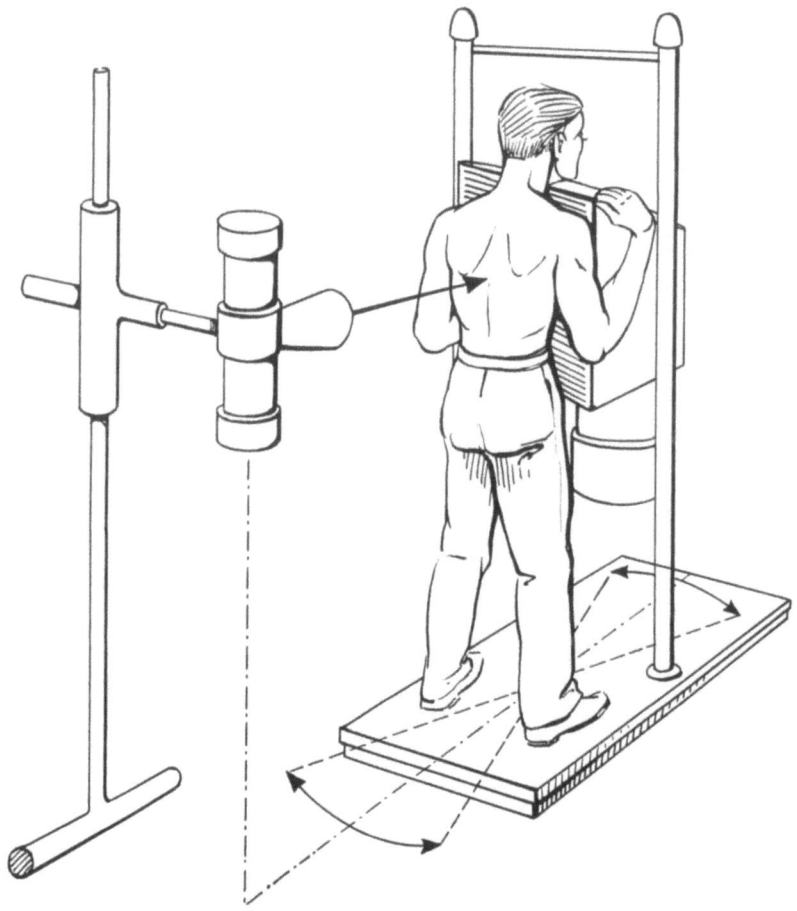

Abb. 32a. *Röntgen-Stereo-Aufnahmeapparatur mit Odelea nach dem Prinzip der Wippung.* Fa. Koch u. Sterzel,
Essen. Vollautomatische Belichtung und Wippung des Patienten mit Film (in der Odelea) um den Konvergenzwinkel bei stillstehender Röhre (vgl. XIII Conferencia de la Union international contra la Tuberculosis Madrid
1954. Tomo II, S. 179). Röntgenabteilung der 1. Med. Klinik (Prof. GROSSE-BROCKHOFF) der medizinischen
Akademie Düsseldorf)

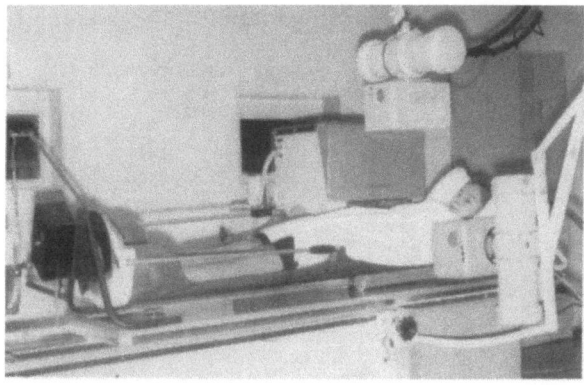

Abb. 32b. *Röntgen-Stereo-Aufnahmeapparatur für Angiographien nach* VIETEN-GREMMEL. Fa. CHF. Müller,
Hamburg: Kinoaufnahmeapparatur und Wippvorrichtung (vgl. Abb. 28, Fall 3). Ansicht des Gerätes

Abb. 32c. Anaglyphenbild der Angiographie

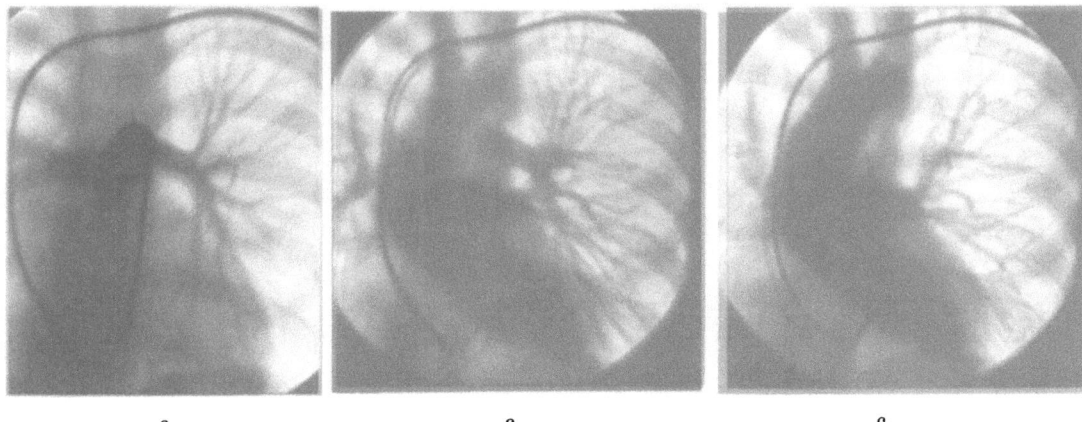

c₁   c₂   c₃

Aortenisthmusstenose an typischer Stelle. Gezielte Angiokardiographie mit Injektion in die Pulmonalstammarterie. Stereoskopische Aufnahmen in Aufsicht mit Arriflexkamera

c₁ Anfangsphase: Kontrastmittelfüllung der Pulmonalstammarterie und ihrer Äste

c₂ Mittelphase: Kontrastmittelfüllung der Lungenvenen, des linken Herzens und der Aorta

c₃ Endphase: Restfüllung der Lungenvenen. Deutliche Kontrastmittelfüllung des linken Herzens
und der Aorta

Würde man nur den Patienten zwischen der Belichtung der beiden Halbbilder um
den Konvergenzwinkel wippen, und die Filmebene fest lassen (Fall 3), so würde man ein
homoiomorphes Stereobild erhalten, dessen Verzeichnung man aber berechnen kann.

Das Prinzip der Wippe zur Schaffung stereoskopischer Halbbilder kann man bei der
Kinoaufnahme anwenden. JANKER hat immer auf den Raumbildeffekt des Kinobildes
bei der Aufnahme eines bewegten Objektes (S. 281) hingewiesen. Wie oben (S. 244) besprochen, nimmt der Zuschauer unbewußt das vorhergegangene Bild als Ausgangspunkt und schließt nun aus der Veränderung bzw. horizontalen Verschiebung auf die
Tiefenanordnung der einzelnen Gegenstände.

Dieses Prinzip verwenden VIETEN und GREMMEL, wenn sie den Patienten systematisch
während einer Röntgenkinoaufnahme um die vertikale Achse des abzubildenden Raumes
drehen (Abb. 32b).

Abb. 32c bringt je zwei solche aufeinanderfolgende Aufnahmen einer angiographischen
Serie als Stereobilder. Dabei ist Voraussetzung, daß keine merklichen Höhenparallaxen
durch Organverschiebung bzw. Atmung. Herzpulsation usw. auftreten. Je rascher die
Bildfolge, desto besser der Raumeindruck.

Einen Spezialfall stellt die Aufnahmetechnik dar, bei der die *Röntgenröhre in Körperhöhlen eingeführt* wird. Dadurch kommen natürlich u. U. schwer faßbare Projektionsrichtungen und kaum bestimmbare Bildflächen zustande. So wird z. B. bei der Panoramix-
Apparatur bisher der Film einfach dem Gesicht angepreßt, während der Fokus (¹/₁₀ mm)
etwa in der Tiefe der letzten Zähne liegt. Hier wäre natürlich mit einer Horizontalverschiebung des Fokus (also in der Kaufläche) kein genügender Raumeffekt zu erzielen.
Kippt man aber die Röhre gaumenwärts und zungenwärts, und befestigt den Film in
einer festen, dem Gesicht angepreßten Kassette, so lassen sich rekonstruierbare Projektionsverhältnisse schaffen. Abb. 33a—c zeigt die von KLEEFF entwickelte Panoramix-
Stereoaufnahmeapparatur (Fa. Koch und Sterzel, Düsseldorf).

Zusammenfassend ergibt sich, daß Stereoaufnahmegeräte mit nur einer Röntgenröhre
notwendig die beiden Halbbilder kurzfristig nacheinander anfertigen müssen. Das Zeitintervall ist gegeben einerseits durch die Verschiebung der Röntgenröhre (wenn eine

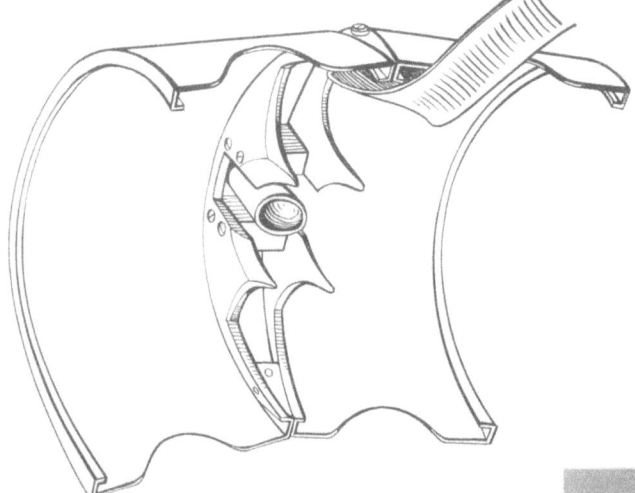

Ansicht von innen
(Aufbißflächen, Zylinder um horizontale Achse schwenkbar)

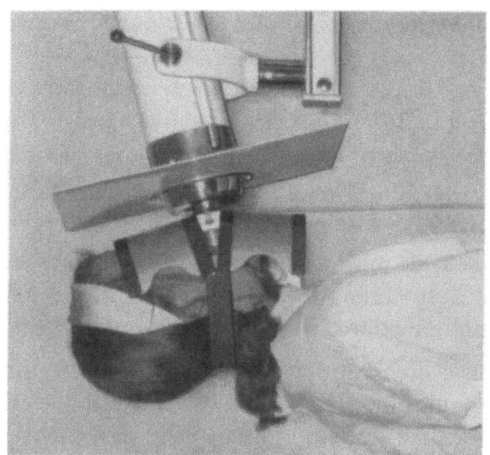

Ansicht von außen

Patient mit Stereokassette

Abb. 33b. Panoramix-Stereo-Kassette nach Dr. KLEEFF. In der Aufbißkassette befindet sich ein um die horizontale Achse schwenkbarer Zylinder. In diesem kann die Comet-Röhre eingeführt und um den Konvergenzwinkel gewippt werden. Damit ist der Fokus (in den Endpunkten der Basis, die senkrecht zur Kaufläche steht) bei der Belichtung der beiden Halbbilder in einer klar definierten Lage zu den gekrümmten Filmen. Bei der Betrachtung im Panoramix-Stereoskop (Abb. 57) kann also dieser Projektions-Strahlengang rekonstruiert werden

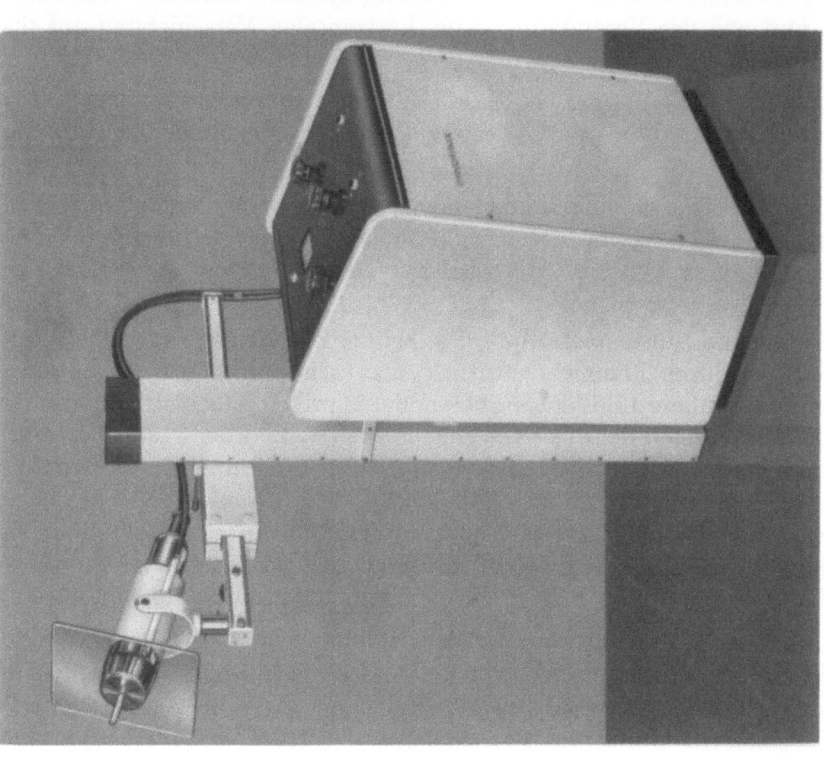

Abb. 33a. *Panoramix-Apparatur* (Fa. Koch u. Sterzel, Essen). Comet-Röhre (Fokus 0,1 mm²) horizontal verschieblich und um vertikale und horizontale Achse schwenkbar

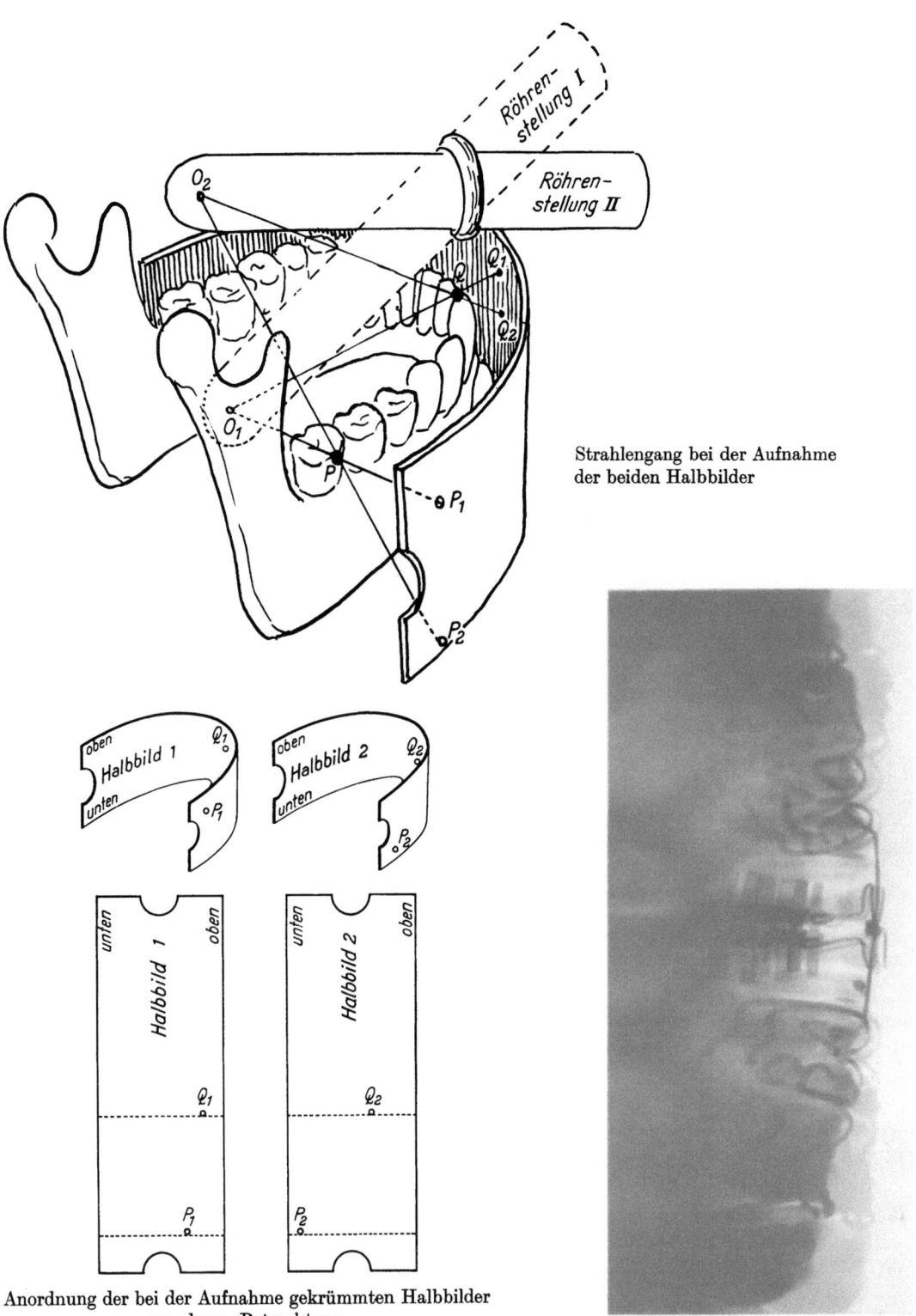

Strahlengang bei der Aufnahme
der beiden Halbbilder

Anordnung der bei der Aufnahme gekrümmten Halbbilder
zur planen Betrachtung

Abb. 33c. *Schematische Darstellung einer Panoramix-Stereoaufnahme.* In den beiden Röhrenstellungen *I*
und *II* wird von O_1 bzw. O_2 aus der in der Kassette gekrümmte Film belichtet, so daß die Halbbilder *1* und *2*
entstehen (man beachte die verschiedenen Parallaxen der Punkte *P* und *Q*). Im Panoramix-Stereoskop geben
die beiden Halbbilder schon plan betrachtet (Anaglyphenbild) einen Raumeindruck der tautomorph oder
zum Modellbild gestaltet werden kann, wenn die Flächen der Halbbilder entsprechend der Aufnahme gekrümmt
werden

zweite Röhre zur Verfügung steht durch die Umschaltungszeit, z.B. Hettler, Abb. 34)
oder durch die Bewegung des Patienten und andererseits durch den Filmwechsel. Wenn
auch durch Fortschritte, die nicht zuletzt durch die Schirmbildaufnahme, Filmschnellwechsler und Kinoaufnahmetechnik (Janker) gegeben sind, dieses Zeitintervall immer
mehr verkürzt werden konnte, so liegt es immer noch merkbar in der Größenordnung
der Eigenbewegung menschlicher Organe (z.B. bei der Angiographie). Die Abstimmung
dieser Größen ist nötig und die Fehlermöglichkeiten müssen berücksichtigt werden, wenn
auf diese Weise einwandfreie photogrammetrische Stereobilder angefertigt werden sollen.

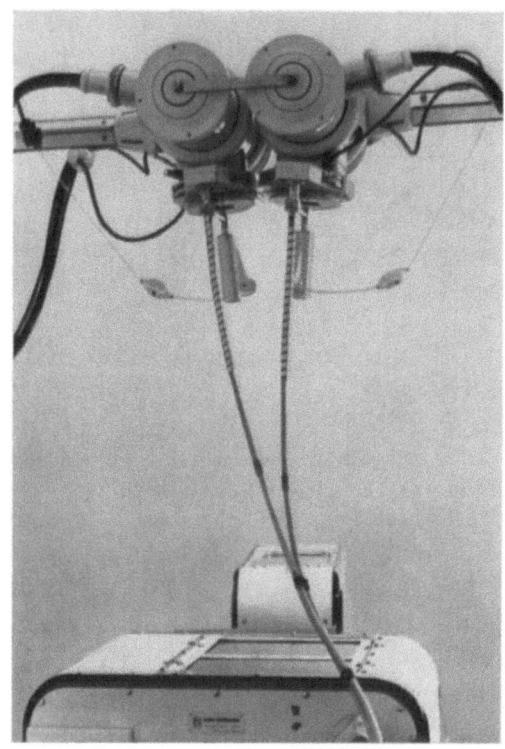

Abb. 34. *Stereoaufnahmeapparatur mit zwei Röntgenröhren und Filmschnellwechsler* nach Hettler

γ) Stereoaufnahmegeräte mit zwei gleichzeitig belastbaren Röntgenröhren

Der Vorgang des menschlichen Sehens wird erst dann vollkommen und bedingungslos
nachgeahmt werden, wenn bei der Röntgenstereoaufnahme von zwei Brennflecken entsprechend den Projektionszentren der beiden Augen *gleichzeitig* Licht ausgesandt
wird.

Geht man zunächst theoretisch vom Strahlengang der stereoskopischen Abbildung
mit punktförmigem Projektionszentrum aus, so lassen sich die beiden Halbbilder eines
Objektes durch eine Blende hindurch *nebeneinander* abbilden.

Stellt man sich in Abb. 17 LL' als leuchtende Fläche vor, so wirft der Körper EE'
einen Kernschattenkegel EDE'. Nimmt man aber die Punkte L und L' als Lichtquellen an, dann werden aus diesen beiden Projektionszentren zwei Halbbilder CD
und DC' in der Abbildungsebene nebeneinander projiziert. Dieses von Levy-Dorn 1909
angegebene Verfahren, das Alberti 1929 zur „Tele-Chiasmo-Röntgenographie" ausbaute,
bietet die Möglichkeit der *gleichzeitigen Anfertigung beider Halbbilder*. Aus Abb. 17 sieht
man, daß dabei die Blende EE' bestimmend ist. Sie beherrscht gleichzeitig ihren Abstand von der Basis (a), ihren Abstand von der Abbildungsebene (d) und die Größe LL',
also der Basis einer solchen Aufnahme.

Bei der praktischen Durchführung dieser telestereoskopischen Projektion ergeben sich
jedoch im Röntgenlicht Schwierigkeiten.

Nimmt man im Hinblick auf die Betrachtung einen Konvergenzwinkel von etwa 10⁰ an und eine Objektgröße von 40 cm Durchmesser, so kommt man zu gigantischen Abständen zwischen Objekt und Bildebene bzw. Basisgrößen. Hält man diese Ausmaße hinwiederum in tragbaren Grenzen, dann resultiert für den abzubildenden Körper ein Format von 6×6 cm. Dabei machen sich die Randunschärfe und die mitentstehenden Trugbilder durch einen Fokus üblicher Röntgenröhren unangenehm bemerkbar (Abb. 22).

Hat man jedoch einen sehr kleinen Brennfleck zur Verfügung, so bietet dieses Verfahren die Möglichkeit der absolut gleichzeitigen Belichtung der beiden vergrößerten Halbbilder (Abb. 35). (Panoramix 0,1 mm Brennfleck, Vergrößerung etwa dreifach.)

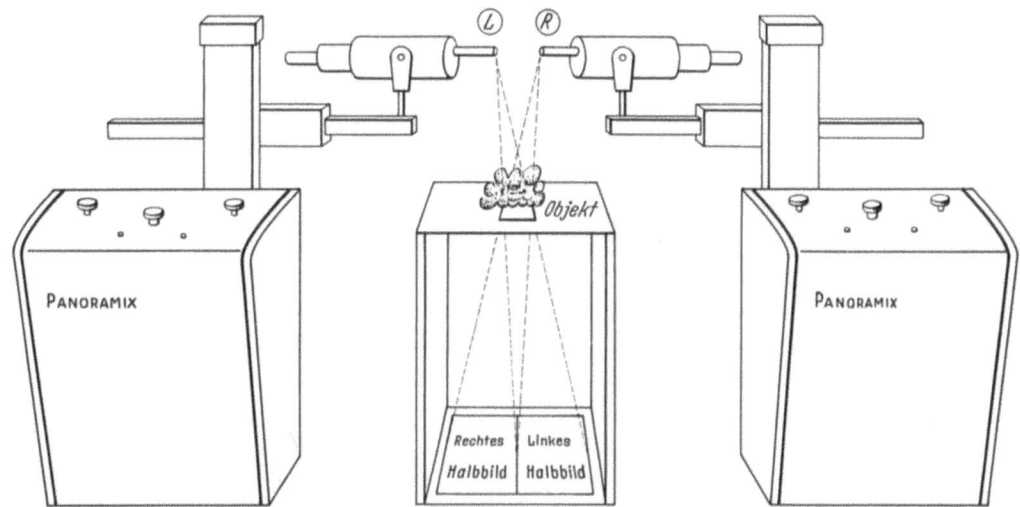

Abb. 35. *Telestereoaufnahme mit gleichzeitiger Belichtung beider Halbbilder* (Comet-Röhre: Fokus 0,1 mm²; Fokus-Filmabstand 100 cm, Objekt-Filmabstand 60 cm). Bei sehr kleinem Fokus ist eine genügend scharf gezeichnete Vergrößerungsaufnahme möglich (vgl. Abb. 23), so daß bei dieser Anordnung von einem kleineren Objekt beide stereoskopischen Halbbilder gleichzeitig nebeneinander aufgenommen werden können

Da es sich dabei um relativ große Bildweiten (120 cm) im Vergleich zur Entfernung des entstehenden Raumbildes im Stereoskop (deutliche Sehweite 40 cm) handelt, versagt das Auge unter Umständen bei der Erfassung einer solchen großen „Tiefe" wegen der Abhängigkeit von Akkommodation und Konvergenz.

DRÜNER empfiehlt in solchen Fällen folgende Lösung [ALBERS-SCHÖNBERG: Die Röntgentechnik (Lukas Gräfe Sillem, 1919, 5. Auflage, S. 345)]. „Würde man ein Objekt mit einer Bildweite von 65 cm und einer Basis von 13 cm (doppelte Plastik) aufnehmen, und diese Halbbilder mit einer Pupillardistanz von 6,5 cm richtig justiert betrachten, durch Parallelverschiebung der Projektionsstrahlenkegel, so müßte das Auge auf die Bildweite von 65 akkommodieren und auf 32,5 cm Abstand des gesehenen Raumbildes konvergieren. Diese Unstimmigkeit kann durch Konkavlinsen ausgeglichen werden durch folgende Formel:

$$f = -\frac{fo}{sp-1}$$

$$= -\frac{fo}{\dfrac{b}{p}-1} = \frac{fo}{\dfrac{b-p}{p}}$$

f = Anzahl der negativen Dioptrien
fo = Bildweite
sp = spez. Plastik = $\dfrac{\text{Basis}}{\text{Pupillardistanz}}$

$$= -\frac{fo \cdot p}{b-p}$$

$$f = -\frac{\text{Bildweite mal Pupillardistanz}}{\text{Basis minus Pupillardistanz}} .$$

Also im vorliegenden Fall wäre eine Linse mit

$$f = \frac{65 \cdot 65}{13-6,5} = -65 \text{ Dioptrien nötig.}$$

Würde man auf die Modellwirkung verzichten, also die Halbbilder ohne Justierung in 65 cm Entfernung mit 6,5 cm Pupillardistanz betrachten, so würde man einen Körper mit wesentlich größerer Tiefe sehen; würde man das Halbbildpaar in der deutlichen Sehweite von 32,5 cm betrachten, mit der Pupillardistanz von 6,5 cm, so würde sich ein komprimierter Körper mit geringer Tiefe ergeben. Beide Male wäre das gesehene Raumbild verzerrt" (vgl. Abb. 10).

Vieten hat ein Verfahren angegeben (Deutsche Patentschrift-Nr. 882752), das in diesem Sinne für Stereoaufnahmen bzw. Durchleuchtung zu verwenden wäre.

So reizvoll und elegant diese Methode für kleine Objekte ist, so versagt sie doch, wenn Röntgenstereobilder von Patienten in großen Formaten durchzuführen sind. Hier kann man einstweilen von dem Prinzip nicht abgehen, das Objekt möglichst nahe an die Abbildungsebene heranzubringen.

Das Halbbildpaar einer Röntgenstereoaufnahme kann man gleichzeitig entweder durch die flächenhafte oder zeitliche „Verschränkung" (nach M. von Rohr) der beiden Halbbilder erreichen.

αα) Die flächenhafte „Verschränkung" der beiden Halbbilder

Jedes Bild kann man sich aus Punkten aufgebaut vorstellen. Die systematische Betrachtung des Seins oder Nichtseins solcher Punkte ist der Grundgedanke der Informationstheorie (vgl. S. 225). Auf der Netzhaut des Auges sind es die Reize der Stäbchen und Zapfen, auf der photographischen Schicht die Silberkörner, auf dem Fernsehschirm die punktförmig schwankende Helligkeit der (z. B. 625) Zeilen, die uns bei der Betrachtung zu einem scheinbar homogenen Bild verschmelzen. In der Reproduktionstechnik wird umgekehrt die Bildvorlage durch *Raster* (das sind Glasplatten mit abwechselnd durchsichtigen und undurchsichtigen parallelen Linien gleicher Breite) in Bildstreifen zerlegt (und durch Kreuzung zweier solcher Raster in Punkte). Je dünner diese Streifen sind, um so weniger beeinträchtigen sie die Betrachtung des Bildes.

Es war ein genialer Gedanke, dieses Rasterprinzip auf das Röntgenstereobild anzuwenden (Fred E. Ives, Eijkman, Hasselwander). Das bedeutet im Grunde nur eine vielfache Anwendung des in Abb. 35 dargestellten Ausblendungsverfahrens [das schon Mackenzie Davidson 1898, Lambertz (1901) und Stumpf (1922) für die Durchleuchtung beschrieben].

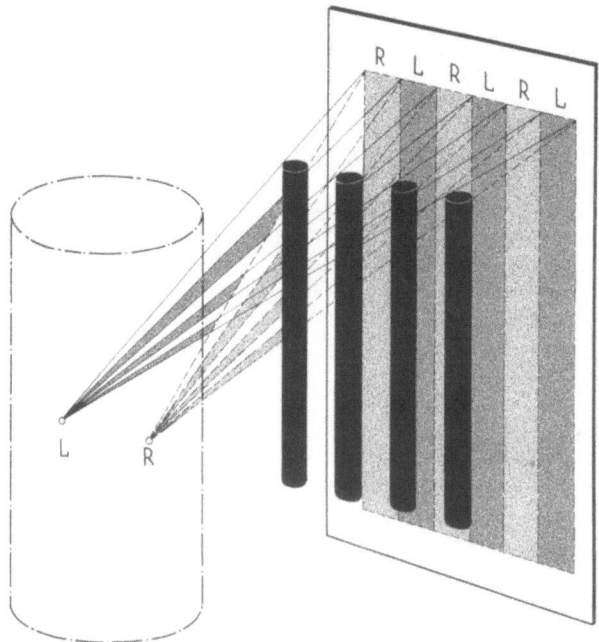

Abb. 36a. *Röntgen-Raster-Stereoskopie. Ansicht des „verschränkten" Strahlengangs.* Die schwarzgezeichneten runden Rasterstäbe sind vor der Abbildungsebene so angeordnet, daß auf die Schattenstreifen, die das eine Projektionszentrum von ihnen entwirft, das Licht von dem anderen Projektionszentrum fällt

In Abb. 17 wurde das Objekt von L und L' aus durch einen Schlitz EE' abgebildet, so daß die beiden Halbbilder CD und DC' nebeneinander zu liegen kamen. Beim *Raster-bild* ersetzt man den Schlitz EE' durch einen Stab und bildet das Objekt, das zwischen EE' und LL' liegt, gewissermaßen „um diesen Stab herum" ab. Ein größeres Objekt kann auf diese Weise aufgenommen werden, wenn man mehrere Stäbe vom Durchmesser EE' im Abstand EE' nebeneinander und im Abstand d_2 (Höhe des Schlagschattenkegels) von der Bildebene CC' anordnet, wie es in Abb. 36a dargestellt ist. Es wirft dann das linke Projektionszentrum Licht auf diejenigen Schattenstreifen, welche das rechte Pro-jektionszentrum von den Rasterstäben entwirft. Damit ist das *Objekt gleichzeitig auf der Bildebene stereoskopisch abgebildet*, wobei jedes Halbbild, in vertikale Streifen zerlegt, in dem anderen „*verschränkt*" (nach MORITZ V. ROHR) liegt. Wird ein solches Halbbildpaar mit den beiden Augen, die sich in L und R (Abb. 36a) befinden, betrachtet, so sieht jedes Auge durch die Rasterstäbe hindurch jeweils nur „sein" Halbbild. Es ist klar, daß der Raumeindruck durch die Rasterstäbe, die man als Gitter *vor* dem Gegenstand sieht, be-einträchtigt wird. Die Grenzen des Verfahrens liegen darin, daß man einerseits die Raster-stäbe möglichst dünn machen möchte, um den Raumeindruck zu verbessern, anderer-seits die Rasterstäbe für Röntgenstrahlen absolut undurchlässig sein müssen, und das bedeutet in der Röntgendiagnostik relativ dicke, also breite Rasterstäbe, so daß der Raumeindruck stark leidet (Abb. 36c).

Wichtig ist die Erkenntnis, daß man bei dieser Methode den für medizinische Zwecke entscheidend wichtigen Vorteil der gleichzeitigen Aufnahme der beiden Halbbilder mit

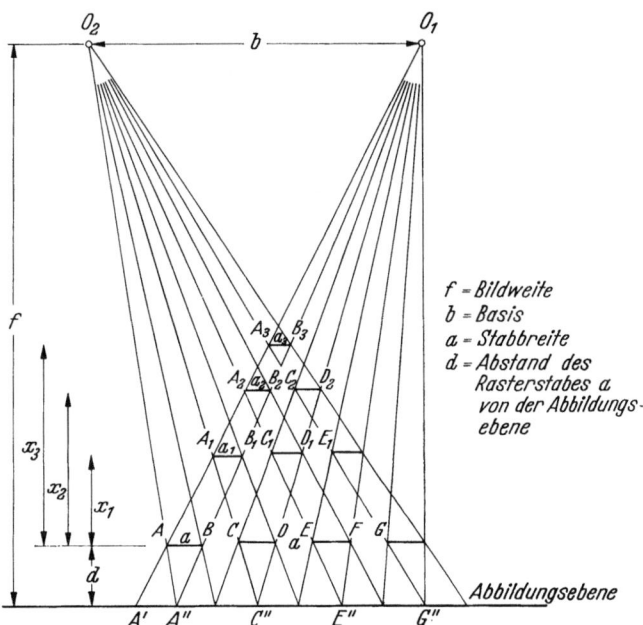

Abb. 36b. *Röntgen-Raster-Stereoskopie. Aufriß des Strahlengangs.* Aus der Ähnlichkeit der Dreiecke $O_2A''O_1$ und $AA''B$ ergibt sich die Beziehung zwischen der Basis b, der Bildweite f und dem Abstand d des Raster-stabes a von der Abbildungsebene

$$a = \frac{b \cdot d}{f}.$$

Das gleiche Rasterbild kann auch durch mehrere in den Entfernungen x_n hintereinander angeordneter Reihen von Rasterstäben a_n entworfen werden, deren Dicke, Anordnung und Abstand von der Bildebene abgestimmt sein muß. Aus der Ähnlichkeit der analogen Dreiecke (z.B. $\Delta A'A_1C'' \sim \Delta AA_1C$) ergibt sich:

$$x_n = \frac{2n \cdot d \,(f-d)}{f + 2u \cdot d} \qquad a_n = \frac{a\,(f-d-x_n)}{f-d} = \frac{a\,(x_n+d)}{(2n+1) \cdot d}.$$

So könnte man durch mehrere schmäler werdende Stabreihen hintereinander theoretisch die gleiche Absorption für die Röntgenstrahlen erreichen wie durch eine Reihe dicker Stäbe (vgl. Abb. 36c)

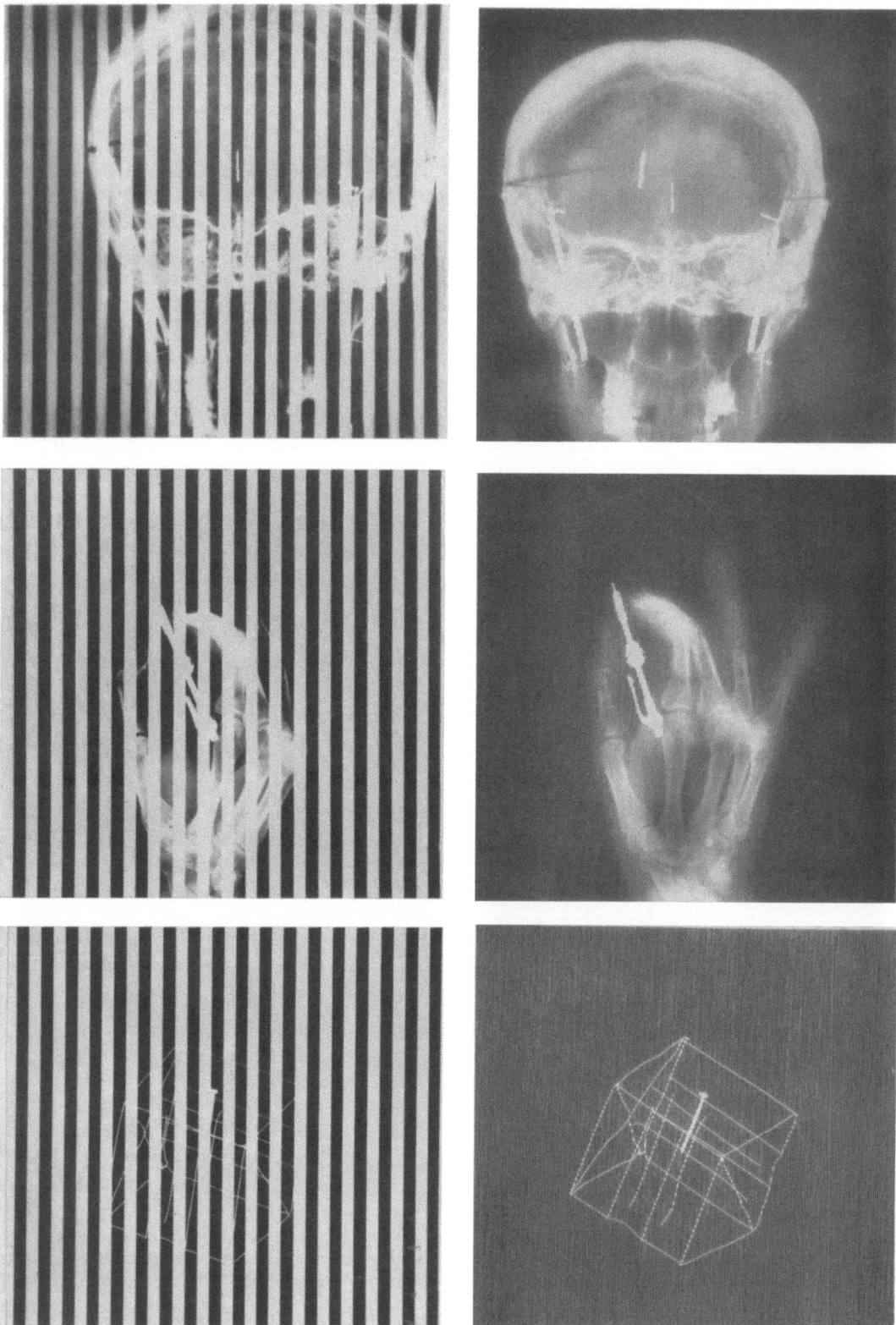

Abb. 36c. *Röntgen-Raster-Stereoskopie. Bedeutung der Stabbreite für den Raumeindruck.* Ein Skeletschädel, eine Hand und ein Drahtmodell sind mit einem Raster von 6 mm Stabbreite (links) und einem Raster von ¹/₂ mm Stabbreite (rechts) abgebildet. Durch relativ zu dicke Rasterstäbe kann der Raumeindruck bis zur Unkenntlichkeit beeinträchtigt werden

einem beträchtlichen Verlust des objektiven Bildraumes erkaufen muß. Abb. 17 und 36b zeigen, daß jeder Rasterstab (der deshalb technisch besser gleich mit rautenförmigem Querschnitt hergestellt wird) einen Raum $ESE'D$ (Abb. 17) vollständig abschattet und daß sich solche nach dem Projektionszentrum hin immer kleiner werdende nicht ab-gebildete Räume anschließen (Abb. 36b). Diese fallen also in der Raumwiedergabe voll-

Abb. 36d. *Röntgen-Raster-Stereoskopie. Die kritischen Projektionen einer Leiter im Rasterstereobild.* Werden die Holme einer Leiter (Mitte) von den Rasterstäben verdeckt (oben), so erkennt man nur die Sprossen, werden aber die Sprossen von den Rasterstäben verdeckt (unten), so sieht man nur die Holme, während ein Ring bei jeder Projektion sichtbar bleibt. Unter Umständen kann also ein Gegenstand im Rasterstereobild wesentlich verändert dargestellt werden

ständig aus. Würde man sich die Projektionszentren im Unendlichen vorstellen, so würde von dem Objektraum auf diese Weise nur *ein Viertel* wirklich *stereoskopisch*, d.h. durch Parallaxen dargestellt, *zwei Viertel* würden zur Hälfte von einem zur Hälfte vom anderen Projektionszentrum *flach* abgebildet und *ein Viertel* würde überhaupt nicht dargestellt (toter Raum).

Die praktische Demonstration dieser Tatsache zeigt Abb. 36d. Von einer Leiter sind einmal nur die Holme, das andere Mal nur die Sprossen dargestellt, je nach ihrer Lage zu den Rasterstäben. Füllt man die „toten Räume" mit weiteren Rasterstäben, so kann man mit vielen dünnen Stäben dieselbe Absorption von Röntgenstrahlen erreichen, wie mit einer Reihe dicker Stäbe. Abb. 36b „Raumraster".

Man könnte theoretisch die Rasterstäbe auch horizontal anordnen (Makris). Das würde bedeuten, daß das eine Projektionszentrum tiefer stehen müßte als das andere. Bei entsprechender Dimensionierung (Abb. 11), d.h. bei geringer Höhenparallaxe kann auch dieses Verfahren Resultate bringen. Röntgenstereoröhren mit zwei gleichzeitig belastbaren Brennflecken (in den ersten Jahren nach der Entdeckung der Röntgenstrahlen schon von mehreren Firmen hergestellt: Siemens Radiologie, neuerdings Nagel u. Goller, Machlett u.a.) bieten durch ihre feste, präzise Basis einen Vorteil für die Rasterstereoskopie.

Der *Vorzug* der Rasterstereoskopie liegt also in der *gleichzeitigen Gewinnung beider Halbbilder*, der *Nachteil in dem Verlust von rund drei Vierteln des Objektraumes* für die wirkliche stereoskopische Abbildung. Hinzu kommt die psychologische Schwierigkeit, sich das Raster, das ja das Gesehene verdeckt, *hinter dem Gegenstand* vorzustellen. Da auch auf anderen Wegen die gleichzeitige Gewinnung beider Halbbilder zu erreichen ist, hat die Rastermethode z.Z. nur theoretisches Interesse, so daß auch auf die Auswertung solcher Bilder hier nicht weiter eingegangen wird.

ββ) Die zeitliche „Verschränkung" der beiden Halbbilder

Eine Folge von mehr als 20 Bildern in der Sekunde ruft auf der Netzhaut unserer Augen eine einheitliche Empfindung hervor. Wenn also jedem Auge „sein" Halbbild in diesem Tempo „fraktioniert" dargeboten wird, nehmen wir ein einheitliches Raumbild wahr.

Man kann nach diesem Prinzip auf zweierlei Weise stereoskopische Röntgenbilder erzeugen: einmal mit zwei Röhren im Abstand der Basis, die wechselweise das rechte und linke Halbbild auf einem Schirm entwerfen (Fall 1 in Abb. 28) und zum anderen mit einer Röhre, wobei das Bild von einem Kinoapparat mit einer Frequenz von mindestens 20 Bildern pro Sekunde aufgenommen wird, während das dargestellte Objekt gewippt wird (Fall 3 in Abb. 28).

Zeitliche Verschränkung der Halbbilder mit Hilfe von zwei Röhren (Abb. 28, Fall 1). Da für die Belastung der Röntgenröhre im allgemeinen ein Wechselstrom von 50 Hertz gebraucht wird, liegt es nahe, die 100 Stromstöße alternierend über zwei Röhren (im Abstand der Aufnahmebasis) ablaufen zu lassen, so daß also jede Röhre wechselweise 50mal in der Sekunde aufleuchtet. Ordnet man also jenseits eines Leuchtschirms spiegelbildlich zu den Augen des Betrachters zwei Röntgenröhren mit dieser Stromversorgung an, so sieht man von einem Objekt hinter dem Leuchtschirm seine beiden stereoskopischen Halbbilder zunächst gleichzeitig auf dem Schirm. Erst wenn man eine Vorrichtung benützt, die jedem Auge nur „sein" Halbbild so lange freigibt, als es auf dem Schirm aufleuchtet (Abb. 37), sieht man ein stereoskopisches Bild (Schwenkbrille, Wechselblende nach Ebbenhorst, Tengbergen). Voraussetzung ist dabei ein Leuchtschirm, der entsprechend rasch abklingt und die synchrone Abstimmung der Schwenkbrille auf den Wechselstrom.

Diese um die Wende des Jahrhunderts von Boas und Mackenzie-Davidson 1898 angegebene Stereodurchleuchtung wurde 20 Jahre später von Lambertz, Regener und

PLEIKARD STUMPF 1922 ausgebaut und nach weiteren 20 Jahren erneut von dem finnischen Physiologen WILSKA und von WIEGELMANN (Neheim-Hüsten) aufgegriffen und verbessert.

Die Schwierigkeiten, die in der Konstruktion eines geeigneten Leuchtschirms liegen, wurden durch technische Fortschritte auf anderen Gebieten gelöst, denn es gibt auch andere Möglichkeiten, das unsichtbare Röntgenlicht zu transformieren und damit sichtbar zu machen, z.B. durch den *Bildwandler.*

Zeitliche Verschränkung der Halbbilder mit Hilfe von einer Röhre durch Aufnahmen rascher Bildfolgen (Kino) unter Wippung des darzustellenden Objektes (Abb. 28, Fall 3).

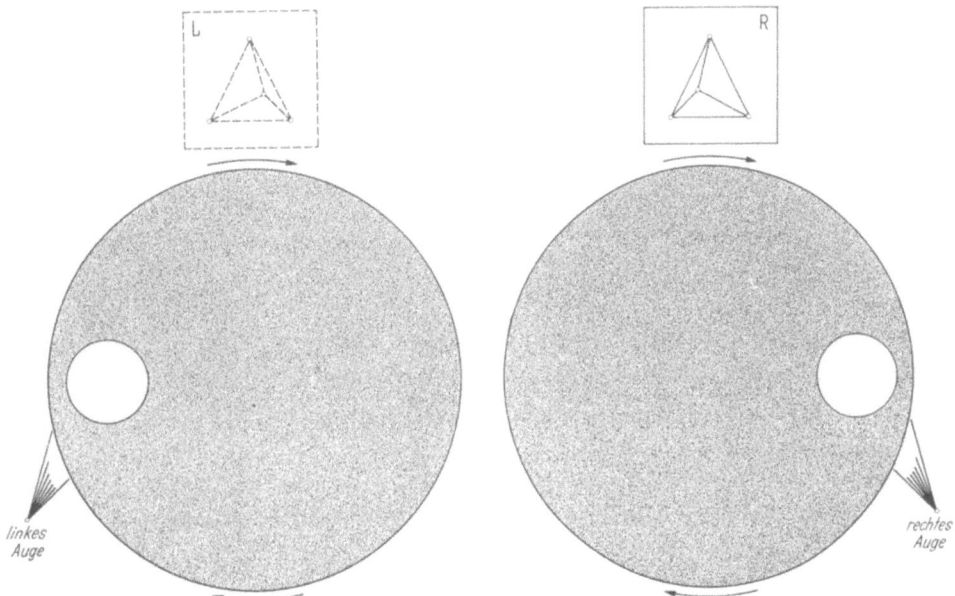

Abb. 37. *Röntgen-Stereo-Durchleuchtung.* Eine rotierende Scheibe gibt durch eine Öffnung wechselweise dem rechten oder linken Auge den Durchblick auf den Leuchtschirm frei, synchron mit dem Aufleuchten des rechten oder linken Halbbildes

Neue Impulse erhielt die Röntgenstereoskopie unter anderem durch JANKER 1935 mit der Schaffung der Röntgenkinematographie. Erreicht man durch entsprechend leistungsfähige Röntgenapparate mit Bildwandler und dem sog. „Pulsbetrieb" wenigstens 40 Aufnahmen pro Sekunde (bei Betrachtungszeiten von 3—10 msec), so hat man schon bei der halben Frequenz ein einheitliches (nicht flackerndes) Kinobild und eine für die medizinische Diagnostik im allgemeinen ausreichend scharfe Abbildung.

Man kann also jetzt zwei zeitlich (in weniger als $^1/_{40}$ sec) aufeinanderfolgende Kinobilder als gleichzeitig erhaltenes Stereohalbbildpaar auffassen, weil unser Auge solch kurze Zeitintervalle nicht empfindet. Punkte, die sich während des Filmtransportes bewegt (in Abb. 38b das Pendel) und damit auf den nacheinander folgenden Kinobildern gegenüber dem Hintergrund (Stäbe) ihre Lage geändert haben und somit auf dem (nun als gleichzeitig aufgefaßten) Halbbildpaar eine Parallaxe erzeugt haben, erscheinen bei der stereoskopischen Betrachtung räumlich verschoben. Man könnte aus dieser Parallaxe, die in $^1/_{40}$ sec entstand, die Geschwindigkeit eines parallel zur Bildebene sich bewegenden Punktes errechnen, die Parallaxe ist dann um so größer, je größer seine Geschwindigkeit ist. Die Parallaxe ist jedoch um so kleiner, je näher der Punkt (bei gleicher Geschwindigkeit) an der Bildebene liegt. Das ist der Grund, weshalb man aus zwei zeitlich nacheinander folgenden Bildern einer Kinoaufnahme auf die räumliche Lage der Punkte eines Körpers schließen kann, der während des Filmwechsels entweder parallel zur Bildebene verschoben (Abb. 28, Fall 2) oder um eine zur Bildebene entsprechend parallele Achse (Abb. 28, Fall 3 bzw. 5) gedreht bzw. gewippt wurde (vgl. JANKER, S. 271).

*Es lassen sich also zwei zeitlich nacheinander folgende Bilder einer Kinoaufnahme eines
entsprechend bewegten Objektes als „zeitlich verschränktes" Stereohalbbildpaar auffassen.*

In der Zukunft wird die Röntgenkinematographie die ideale Durchführung der Röntgenstereoskopie sein (vgl. in dieser Hinsicht die grundlegenden Arbeiten von Stauffer-
Philadelphia), denn man kann dann nicht nur Bild 1 und 2, 3 und 4, 5 und 6 usw. eines

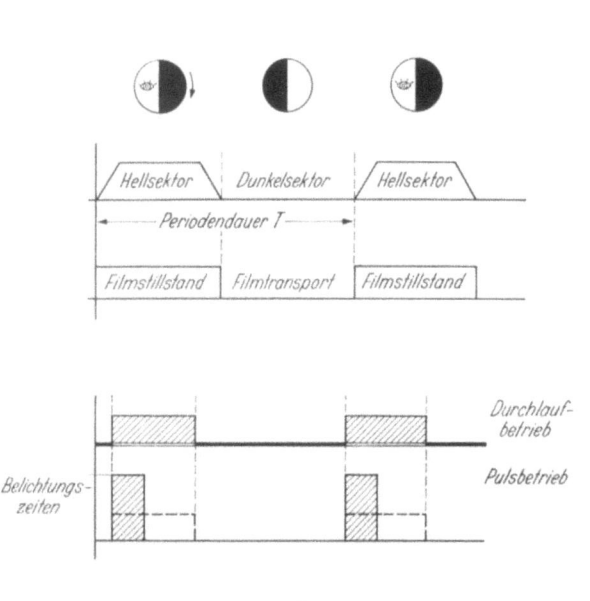

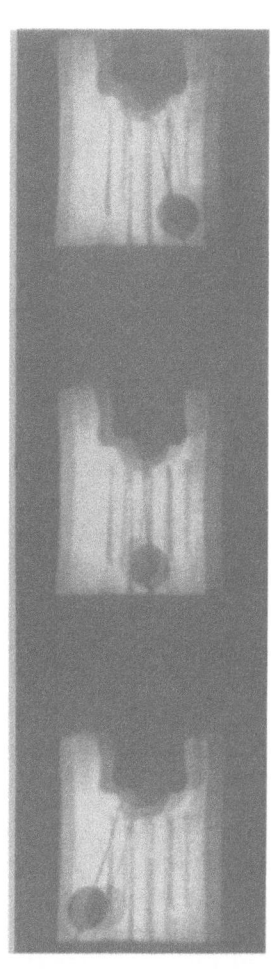

Abb. 38a u. b. *Die kinematographische Aufnahme des Bildverstärker-
bildes* (nach Rolf Becker: Bildverstärker Röntgenkinematographie
mit gepulstem Röhrenstrom, SRW Nachrichten, Heft 20, 1963).
a *Pulsbetrieb in der Kinotechnik.* Die kürzeren Belichtungszeiten beim
„Pulsbetrieb" bringen Vorteile gegenüber dem „Durchlaufbetrieb"
der üblichen Kinotechnik bezüglich Filmstillstand und Filmtransport. b *Stereobild aus einer Kinobildfolge.* Zwei aufeinanderfolgende
Bilder einer Kinoaufnahme (4 msec Pulsbetrieb) als Stereohalbbilder
aufgefaßt, zeigen alle Punkte, die sich im Zeitintervall des Filmtransportes bewegt haben (Pendel) gegenüber den unbewegt gebliebenen
(Stäbe) räumlich in der Tiefe verschoben

Kinostreifens als ruhendes stereoskopisches Halbbildpaar auffassen, sondern man kann
analog die Bildfolge 1, 3, 5, 7 usw. und die Bildfolge 2, 4, 6, 8 usw. je als getrennten Film
aufnehmen und diese beiden Kinostreifen synchron als Halbbildpaare ineinander (mit
polarisiertem Licht oder als Anaglyphenbild) projizieren als *Röntgen-Stereo-Kinemato-
graphie* oder mittels Monitoren als Stereobilder betrachten, die bei Verwendung eines
Bezugssystems sogar ausmeßbar sein können[1] (Stauffer-Philadelphia).

---

[1] Auf diesen Gebieten arbeiten z. Z. unter anderen folgende Firmen:
Westinghouse Electric-Corporation, Baltimore Maryland (USA),
International General Electric Company, 150 East 42 Street, New York (USA),
Keleket Laboratory Electronics (USA), (Intern. Radiol. Kongress 1962), Stereobildverstärkereinheit
(Röhrenfokus $2 \times 0,7$ mm, Typ Stereo Dynamax Machlett),
Picker und Harting. Espelkamp Mittwald, Kreis Lübbecke i. Westf., Deckenstative für Stereo-
aufnahmen,
Temple University Philadelphia Massachusetts General Hospital Boston, Havard University,
Stereofernsehbetrachtungsgeräte mit Polarisationsfolien (zwei Röhren mit gegeneinander versetzten
Phasen),
Franklin X-Ray-Corporation, 840 South 5th Street, Philadelphia PA.

δ) Zusammenfassende Darstellung einzelner Stereoapparaturen

Überblickt man die Fülle der Konstruktionsmöglichkeiten einer Stereo-Aufnahme-apparatur von einer improvisierten Anordnung bis zum Betrachten des Fernsehstereo-bildes, dann sieht man, daß die Lösung abhängig ist von der Fragestellung und den zur Verfügung stehenden Einrichtungen bzw. Mitteln. Eine „universelle" Röntgenstereo-aufnahmeapparatur kann es demnach nicht geben.

Die Konstruktionen aus den ersten Jahrzehnten nach der Entdeckung der Röntgen-strahlen im einzelnen aufzuzählen, erübrigt sich, da sie einerseits von DRÜNER („Die Röntgentechnik" von ALBERS-SCHÖNBERG) und TESCHENDORF („Das Röntgenraumbild") ausführlich dargestellt wurden und andererseits z. Z. nicht mehr hergestellt werden.

Es wird sich in der Praxis oft darum handeln, passende Bausteine (technisch schon entwickelter Röhren- und Filmwechselvorrichtungen) mosaikartig zu einer den Wünschen entsprechenden Einheit zusammenzusetzen.

Bei der Aufnahme im Großformat sind entweder zwei Kassetten oder ein Rollfilm (gegebenenfalls mit Verstärkerfolien, die beim Transport gelöst, bei der Belichtung wieder angepreßt werden müssen), zu transportieren (Abb. 39a—d). Es handelt sich also um ähnliche Schwierigkeiten wie bei der Röhrenverschiebung (s. oben). Die einfache Verschiebung zweier neben- oder übereinanderliegender Kassetten wurde seit der klassi-schen Zeit der Röntgenstereoskopie in allen Varianten mit mechanischen und elektrischen Kräften durchgeführt. Eine reizvolle Lösung für Rollfilm analog dem Schlitzverschluß bei der photographischen Kamera gab BEYERLEN an (Abb. 39c).

Die für die *Angiographie* entwickelten Serienkassetten bieten für die Röntgenstereo-skopie ideale Möglichkeiten, um die beiden Halbbilder kurzfristig nacheinander zu be-lichten.

JANKER, der Vater der *Schirmbildphotographie*, brachte auch der Röntgenstereo-skopie einen neuen Aufschwung. Der Leuchtschirm als „optischer Transformator" erlaubte, die Linsen- oder Spiegelkamera (Abb. 40) zur Aufnahme der verkleinerten Halbbilder zu verwenden, und so war es möglich, den Filmtransport wesentlich zu be-schleunigen.

Neben der Frage nach der Größe des Formats muß man sich hier zwischen der verzeichnungsfreien Linsenoptik (Janker-Apparatur, Röntgenschirmbildkamera und Röntgenschirmbildkinoeinrichtung Jenoptik-Jena) und der Abbildung auf einem torisch gewölbten Film (Abb. 41) bei der Spiegeloptik der Odelca entscheiden. [Vgl. ZÖLLNER: „Ultralichtstarke Objektive und die Grenzen ihrer Anwendung", Optik 18, 518 (1961), BECKER: u. ERAS „Spiegeloptik oder Linsenoptik", Optik 18, 652 (1961), BOUWERS u. ZÖLLNER: „Linsenoptik oder Spiegeloptik bei der Schirmbildphotographie", Jenaer Rundschau 1/1962.] Zur Zeit wird auch eine Odelca mit planer Abbildungsfläche ent-wickelt.

Es ist klar, daß für photogrammetrische Stereobilder eine plane Abbildung der Halbbilder für die Auswertung des tautomorphen Bildes einfacher ist (BUYSCH, SCHWARZ).

In besonderen Fällen ist eine *Stereo-Schrägprojektion* erforderlich, z.B. bei Schädel-, Gelenk- und Zahndarstellungen.

Bei der Markierung des Projektionszentrums auf jedem Halbbild war in Abb. 25 die Orthogonalprojektion vorausgesetzt. Es waren dabei drei Angaben nötig: Bildweite, Basis und Mittelpunkt des Fußpunktabstandes bzw. des Koordinatensystems ① 2 ③ 4. Für die *Schrägprojektion* muß außerdem *die Lage der Abbildungsebene in diesem System* festgehalten werden. Das geschieht durch die Winkel, welche die Abbildungsebene mit der „Projektionsrichtung" einschließt. Die „Projektionsrichtung" ist die Gerade, die durch den Mittelpunkt der Basis und den Mittelpunkt M des Koordinatensystems in Abb. 25, bzw. durch die Punkte M' und M in Abb. 42 geht. Die Gerade $M'M$ steht bei

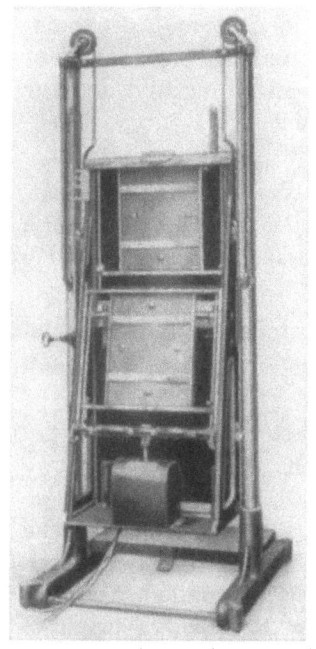

a

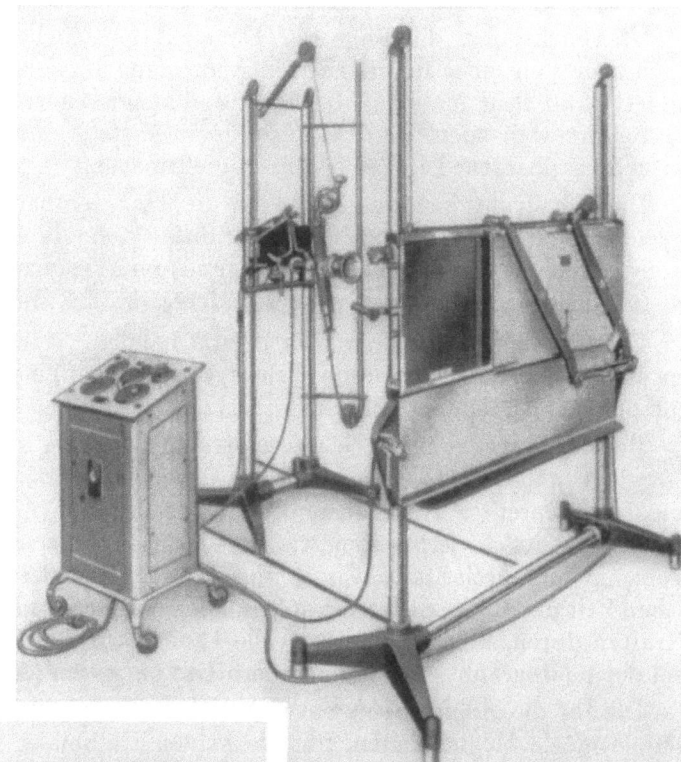

b

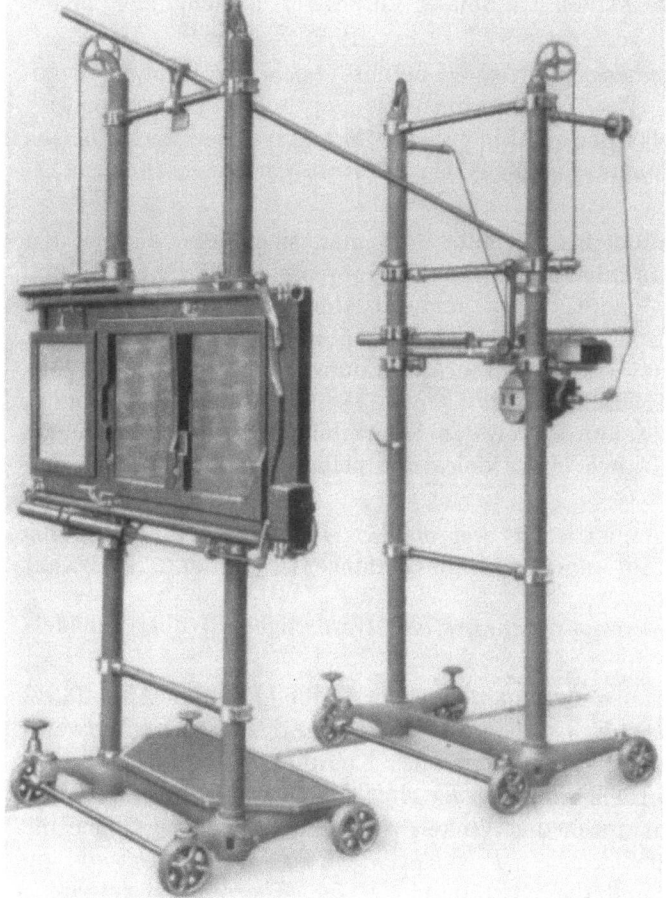

c

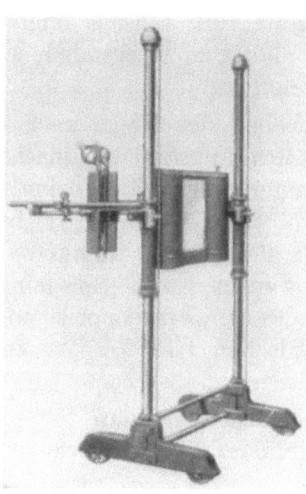

d

Abb. 39 a—d. *Verschiedene Arten des Kassettenwechsels.* a Kassettenwechsel mittels Schwerkraft. b Kassettenwechsel mittels Pendelkraft. c Kassettenwechsel mittels anderer physikalischer Kräfte (Feder, Elektrizität etc.). d Filmwechsel als Rollfilm zwischen Verstärkerfolien, die während der Belichtung automatisch angepreßt werden

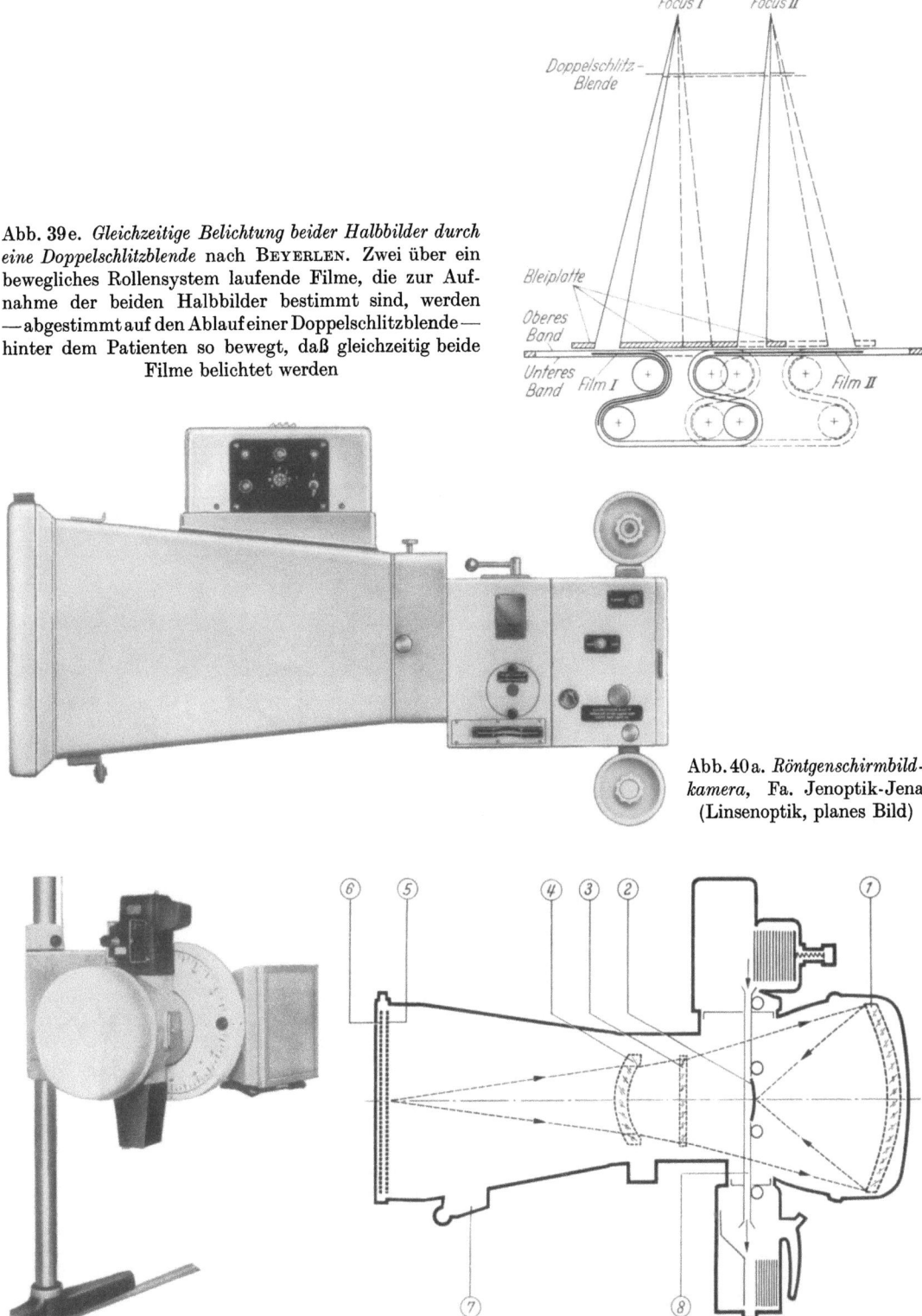

Abb. 39e. *Gleichzeitige Belichtung beider Halbbilder durch eine Doppelschlitzblende* nach BEYERLEN. Zwei über ein bewegliches Rollensystem laufende Filme, die zur Aufnahme der beiden Halbbilder bestimmt sind, werden —abgestimmt auf den Ablauf einer Doppelschlitzblende— hinter dem Patienten so bewegt, daß gleichzeitig beide Filme belichtet werden

Abb. 40a. *Röntgenschirmbildkamera*, Fa. Jenoptik-Jena (Linsenoptik, planes Bild)

Abb. 40b. *Röntgenschirmbildkamera „Odelca"*, Fa. De oude Delft-Delft (Spiegeloptik torisch gewölbtes Abbild eines zylindrisch gewölbten Leuchtschirms) nach Prof. BOUWERS. *1* Abbildender Spiegel; *2* torisch gewölbter Film (Anpreßplatte); *3, 4* optische Korrektursysteme; *5, 6* zylindrisch gewölbter Leuchtschirm; *7* Aufbelichtung; *8* Filmschnellwechsel $^{7}/_{100}$ sec

Abb. 40a u. b. *Beispiele für verschiedene Arten von Röntgenschirmbildkameras*

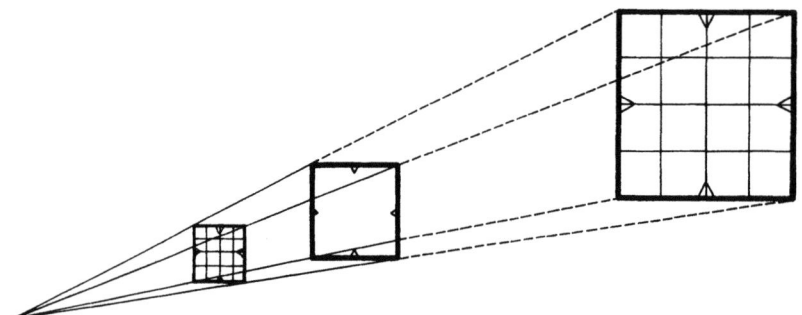

Abb. 41a. Abbildung auf planem Film

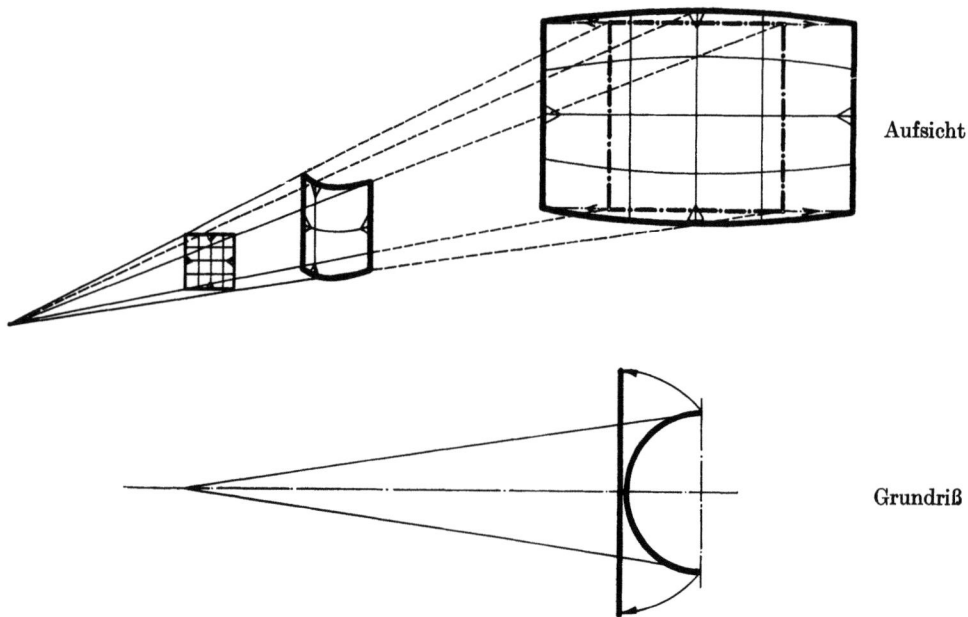

Aufsicht

Grundriß

Abb. 41b. Abbildung auf zylindrisch gewölbtem Leuchtschirm.

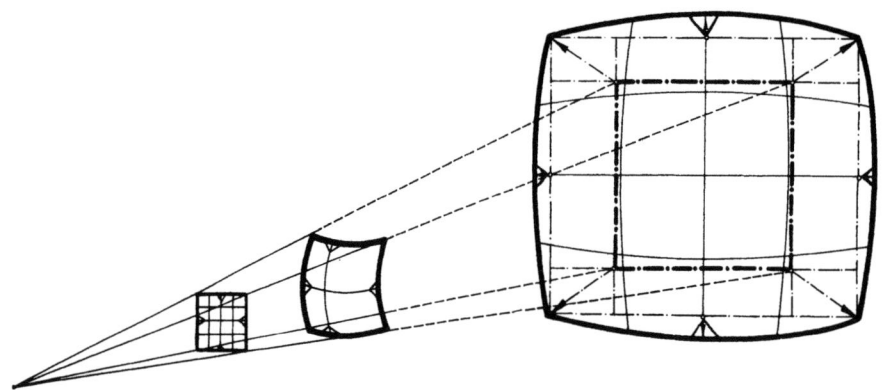

Abb. 41c. Abbildung auf Filmfläche, die um zwei zueinander senkrechte Achsen (mit verschiedenen Radien), d.h. „torisch" gewölbt ist

Abb. 41a—c. *Abbildung eines planen Quadratnetzes auf gewölbten Flächen.* a Abbildung auf planem Film. Linsenoptik (Jenoptik-Jena). b Abbildung auf zylindrisch gewölbtem Leuchtschirm (Odelca). c Abbildung auf torisch gewölbter Filmfläche (Odelca)

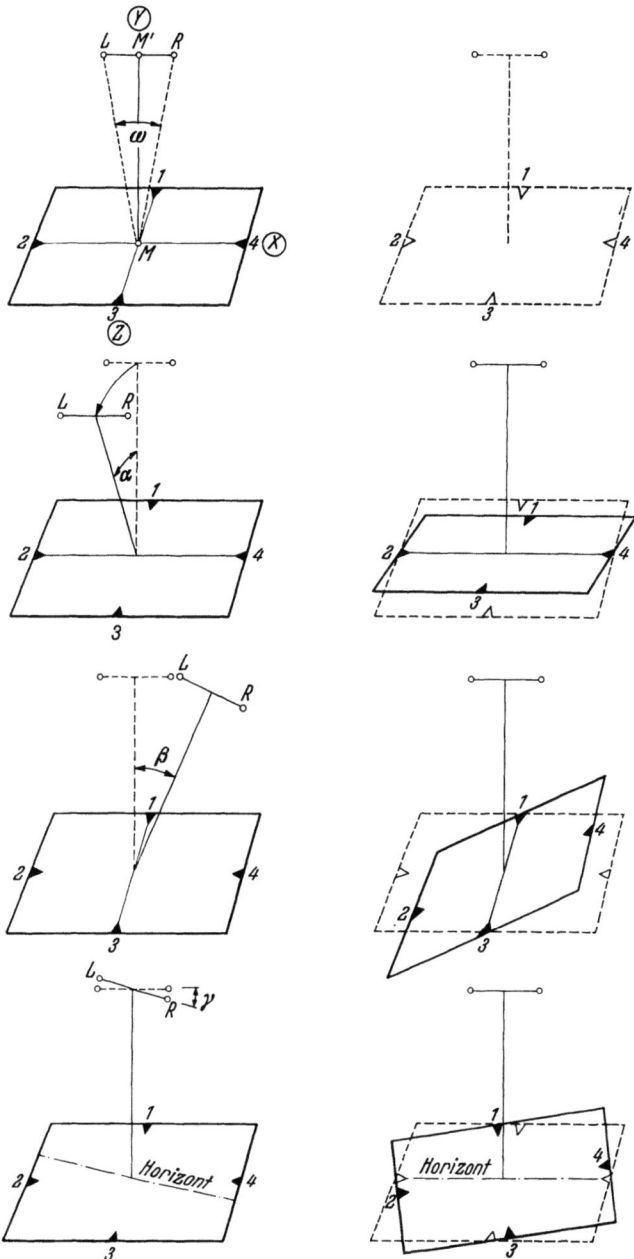

Abb. 42. *Orientierung der Aufnahmerichtung bei Schrägprojektionen.* Die Aufnahmerichtung ist durch den Mittelpunkt M' der Basis LR und den Mittelpunkt M des Fußpunktabstandes F_lF_r (Abb. 25) definiert. Die Neigung der Abbildungsebene zur Aufnahmerichtung ist dann durch die drei Neigungswinkel: α (um die x-Achse), β (um die Z-Achse) und γ (um die y-Achse) festgelegt

der Orthogonalprojektion senkrecht auf der Abbildungsebene (Abb. 42); wird diese um die x-Achse geneigt, so schließt sie mit der ursprünglichen Projektionsrichtung den Winkel α ein, analog bei der Neigung um die Z- und Y-Achse die Winkel β und γ. Sind diese Winkel bekannt, so ist die Lage der Abbildungsebene zur „Projektionsrichtung" festgelegt.

Ist in Abb. 43 der Abstand der beiden Röhren voneinander als Basis und ebenso der Abstand dieser Basis vom Mittelpunkt der Aufbißkassette bekannt, und werden an dem Gerät die drei Winkel α, β, γ eingestellt, so befindet sich die Abbildungsebene in der gewünschten Neigung zur „Projektionsrichtung".

Diese Winkelmessung ist für die raumrichtige Stereo-Schrägprojektion unerläßlich.

Als Aufnahmegeräte für solche Schrägaufnahmen lassen sich Schichtbildgeräte improvisiert anpassen: das Schädelgerät von Lysholm ist dafür besonders geeignet; für Zahnaufnahmen das Spezialgerät Grünert und Köhnle, Abb. 43.

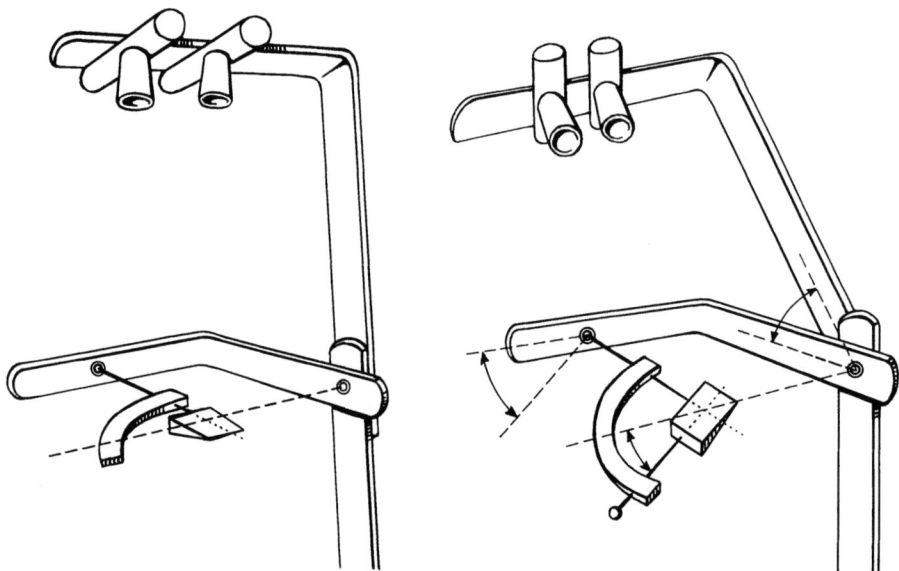

Abb. 43. *Spezialgerät für Zahn-Stereoaufnahmen.* (Schematische Darstellung der Apparatur von Grünert-Köhnle.) Links: Normalstellung. Die Zentralstrahlen der beiden Röntgenröhren treffen sich im Mittelpunkt der keilförmigen Aufbißkassette (mit Filmwechselvorrichtung), die der Patient durch kräftiges Aufbeißen festhält. Rechts: Entsprechend Abb. 42 kann die Basis um die x-Achse des Bezugsystems und die Kassette um die Z-Achse und die y-Achse geneigt werden und damit die Neigung der Filmebene zur „Projektionsrichtung" durch drei Winkel gekennzeichnet werden

c) Auswertung des Röntgenstereobildes

Die Raumwahrnehmung, die durch die beiden Halbbilder zustande kommt, ist der Zweck der röntgenstereoskopischen Methode.

Die Technik bei der Aufnahme und die bei der Betrachtung verhält sich wie ein Schloß zum Schlüssel.

Das, was bei der Anfertigung des Stereobildes durch Exaktheit der Bestimmung der Bildweite, der Basis und der Fokuslage in das Halbbildpaar hineingelegt wurde, bestimmt den Wert der Parallaxen, die hier festgehalten werden — gewissermaßen als „photogrammetrische Potenz" — und *nur das* kann bei der Auswertung wieder aus ihm herausgeholt werden.

Wer Stereoskopie betreiben will, muß während des *ganzen* Arbeitsganges exakt sein. Mit Flüchtigkeiten und Halbheiten betrügt man sich selbst und erhält falsche Werte. „Das Beste ist hier gerade gut genug." Das ist die Forderung, die an jede photogrammetrische Arbeit gestellt werden muß.

Wie aber ein Patient bei nicht ganz richtiger Behandlung nicht gleich stirbt, so wird auch der Raumeindruck durch Einstellfehler des an sich richtig aufgenommenen Halbbildpaares bei der Betrachtung nicht gleich vollständig zerstört. Innerhalb gewisser Grenzen entsteht eben nur ein „nicht ganz richtiges", aber wenigstens homoiomorphes Bild, das in der Praxis vielfach genügt, um Sein oder Nichtsein eines Befundes zu erkennen.

Dem photogrammetrischen *Wert* eines Stereobildes (der durch seine Präzision bestimmt ist) steht also der *relative Wert* gegenüber, d.h. die Bedeutung, die es für den einzelnen Arzt hat.

Wie ein Tauber musikalischen Genüssen indifferent gegenübersteht, so wird auch ein Mensch mit einem nicht ausreichenden Sehvermögen von der stereoskopischen Methode keinen Nutzen haben. Der Wert eines Stereobildes schwankt so von der Sinnlosigkeit über die Vermittlung eines subjektiven Raumeindrucks bis zur sinnvollen objektiven Raumwiedergabe. Das eine Mal wird es dem Arzt die erwartete Bestätigung seiner Diagnose bringen, das andere Mal wird es die Operationstechnik bestimmen, um ein Menschenleben zu retten. Bald wird es den Anatomen und seine Schüler im Unterricht durch die ästhetische und einfache Vermittlung der Topographie, Statik und Funktion des menschlichen Körpers begeistern, bald wird es ein objektiver Zeuge vor Gericht sein oder an wissenschaftlichen Forschungsstätten entscheidende Befunde festhalten (z. B. Bahnen elektrisch geladener Teilchen in der Wilson-Kammer).

So wird das Röntgenstereobild von den einen mitleidig belächelt, von den anderen nicht entbehrt werden können.

Es muß für den Großzügigen und für den Exakten da sein, denn für jeden hat es seine spezielle Bedeutung.

α) Betrachtungs- und Auswertungsgeräte für den einzelnen Betrachter

αα) Allgemeiner subjektiver Raumeindruck

Zur „improvisierten Betrachtung" eines Halbbildpaares genügen einfachste Mittel und Apparate, um einen allgemeinen subjektiven Raumeindruck zu bekommen.

Falls man nicht geübt ist, ohne Stereoskop die beiden Halbbilder mit parallelen oder gekreuzten Sehachsen zu betrachten (HASSELWANDER), genügt notfalls ein Taschenspiegel, um bei entsprechender Haltung desselben vor einem Auge das seitenvertauschte Halbbild am Leuchtkasten in das danebenhängende mit dem anderen Auge seitenrichtig betrachtete hineinzuprojizieren, so daß beide Augen ein Stereobild sehen (vgl. Pigronsches Stereoskop).

Weit bequemer und erfolgreicher ist die Verwendung eines *Stereoskops*, d. h. eines Apparates, der die Aufgabe hat, dem Beobachter beide Halbbilder zur Deckung zu bringen; dabei wird die Justierung derselben durch die oben (Abb. 25) geforderte Markierung erleichtert.

Die Stereoskope, die für Röntgenraumbilder in Frage kommen, sind an das Format der Halbbilder gebunden.

Ist dieses kleiner als die Pupillardistanz (Verkleinerungen von großformatigen Röntgenaufnahmen), so kommen Linsenstereoskope in Frage, welche beide nebeneinanderstehenden Halbbilder durch Lupenwirkung so vergrößern, daß sie zur Deckung kommen.

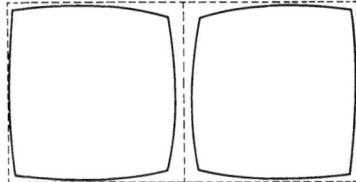

Abb. 44. *Brewster-Stereoskop.* Beide Halbbilder (punktiert) werden bei der Betrachtung durch die Linsenabbildung verzeichnet (ausgezogene Linien) (nach M. v. ROHR: Die binokularen Instrumente)

Ist das *Format in der Größenordnung der Pupillardistanz*, so erreicht man durch exzentrisch benutzte Halblinsen im Brewster-Stereoskop (durch die Prismenwirkung der Randpartien) eine seitliche Verschiebung der verzeichneten (!) Halbbilder (Abb. 44) und damit (im Rahmen der Toleranz der Augen) eine Verschmelzung derselben (Schirmbildaufnahmen bis zum Format 100 ×100 mm, KROEKER).

Ist das Format jedoch *wesentlich größer als die Pupillardistanz* (Röntgenaufnahmen im Großformat bis 40 ×40 cm), dann kommen im Prinzip vier Arten von Stereoskopen in Frage:

Das *Prismenstereoskop*, z.B. das Binokel nach Pleikart Stumpf (das als ,,Stereo-orthometer" auch Ausmessungen gestattet). Es ist besonders geeignet für eine rasche Orientierung vor dem Leuchtkasten (Abb. 45).

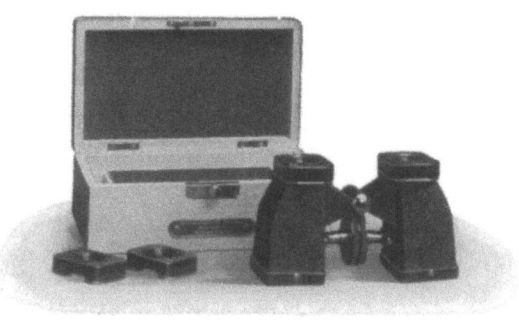

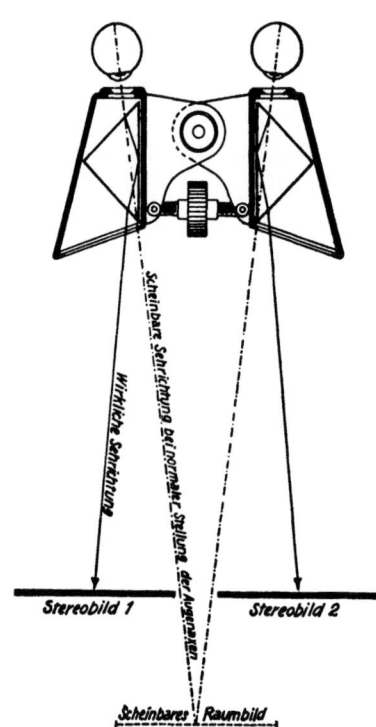

Abb. 45. *Stereo-Binokel nach* Pleikart Stumpf. (Fa. F. Janus, elektromedizinische Werkstätten, Landau a. d. Isar.) Durch Prismenwirkung werden beide Halbbilder (im Großformat) bei der Betrachtung zur Deckung gebracht

Das *Wheatstonesche Stereoskop*, um dessen Einsatz für Röntgenraumbilder sich W. Trendelenburg und Hasselwander verdient gemacht haben (Abb. 7 und 50).

Das *Helmholtzsche Stereoskop*, das Drüner bei seinen grundlegenden Arbeiten benutzte (Abb. 7 und 52).

Das *Pulfrichsche Stereoskop für Röntgenaufnahmen.* Es ist eine sinnreiche Kombination des Wheatstoneschen und Helmholtzschen Stereoskops mit Lösung vieler Schwierigkeiten (Pupillardistanz-Basis) (Abb. 46).

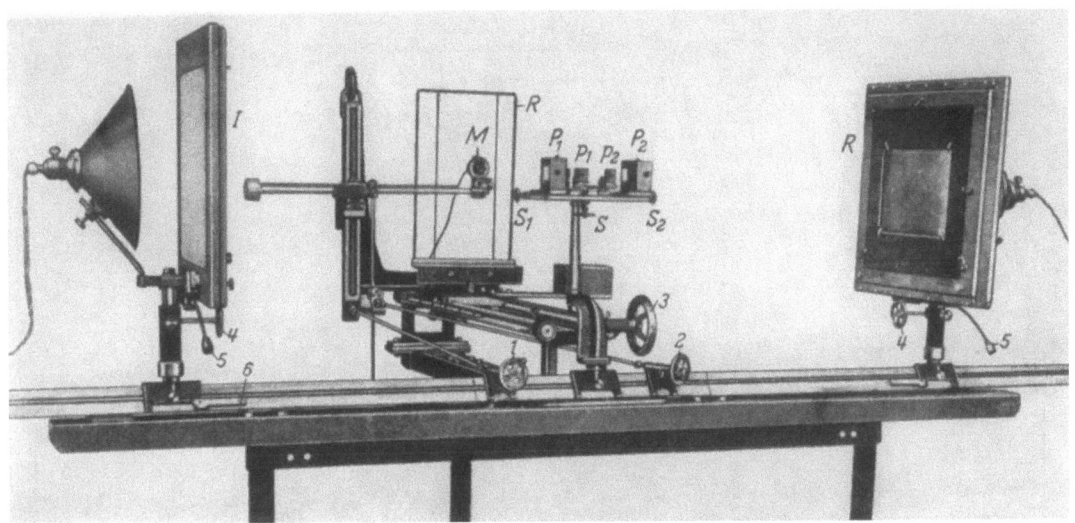

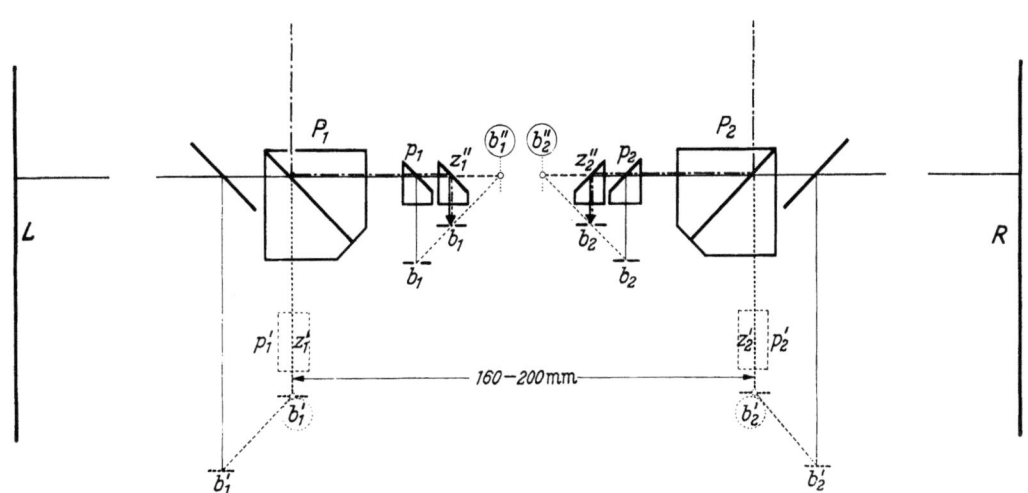

Abb. 46a. *Pulfrichsches Stereoskop für Röntgenaufnahmen.* Ansicht des Stereoskops und Grundriß des Strahlengangs bei der Betrachtung (nach Pulfrich). Die beiden Halbbilder L und R, die mit einer vielfach größeren Basis $b'_1 b'_2$ als der Pupillardistanz $b_1 b_2$ aufgenommen sind (Grundriß) werden durch Verschiebung der Prismen $P_1 P_2$ und mittels des Rahmens R so eingestellt, daß der Strahlengang zwischen den Punkten b_1 bzw. b_2 und den in den Rahmen R hineingespiegelten zugehörigen Halbbildern mit dem Strahlengang bei der Aufnahme übereinstimmt: tautomorpher Strahlengang. Der Betrachter stellt die Spiegelflächen $z''_1 z''_2$ seiner Pupillardistanz entsprechend ein, so daß er ein Modellbild sieht

Alle diese Stereoskope liefern auch ohne besonders exakte Einstellung der Halbbilder innerhalb der Toleranz unseres Sehvermögens einen subjektiven Eindruck, wobei zunächst das gesehene Raumbild keinen Anspruch auf die Proportionalität oder gar Identität mit dem dargestellten Gegenstand erhebt; es ist im allgemeinen ein homoiomorphes Bild.

$\beta\beta$) Objektiv richtiges photogrammetrisches Stereobild

Braucht man für klinische oder wissenschaftliche Zwecke ein Röntgenstereobild, das dem Objekt meßbar entspricht, so muß bei der Aufnahme mit der nötigen Exaktheit sowohl die Bildweite, wie auch die Basis bestimmt und der Fokus zur Bildebene lokalisiert

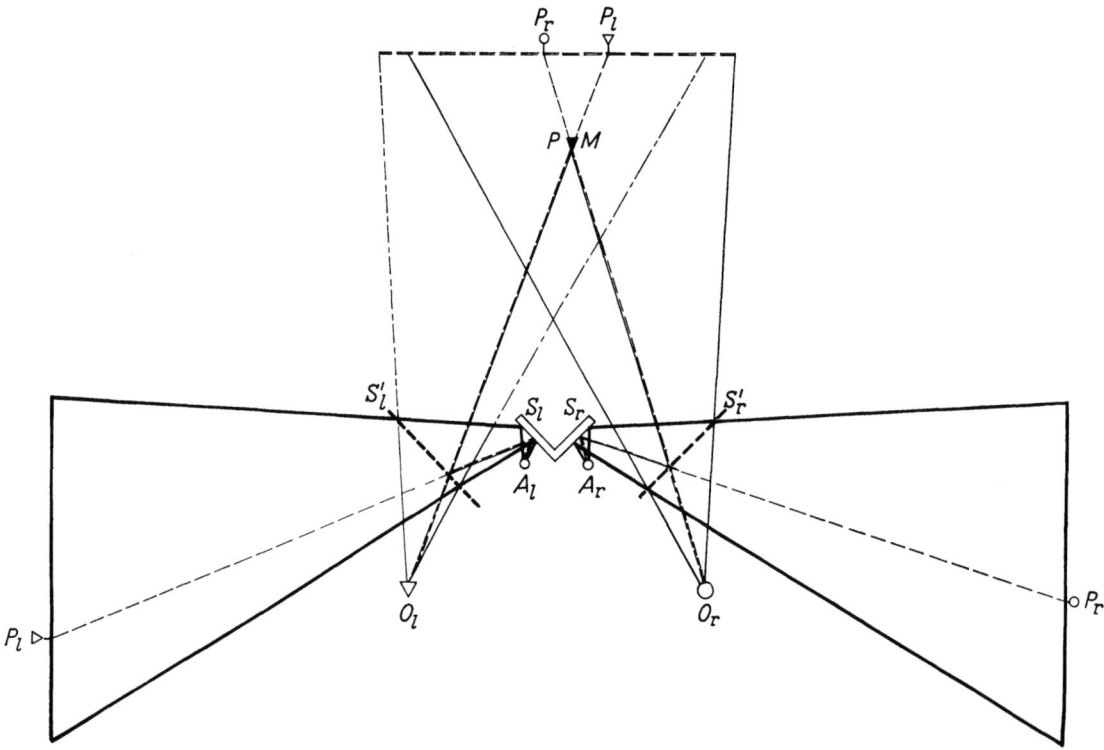

Abb. 46 b. *Pulfrichsches Stereoskop für Röntgenaufnahmen* (Grundriß des Strahlengangs bei der Messung). Im Pulfrichschen Stereoskop werden die Halbbilder, die aus den Projektionszentren O_l und O_r aus aufgenommen sind, durch zwei Spiegel S_l und S_r wie in einem Wheatstoneschen Stereoskop bzw. Hasselwanderschen Stereoskiagraphen betrachtet. Da die Pupillardistanz A_lA_r kleiner ist als die Aufnahmebasis O_lO_r, sieht der Betrachter ein entsprechend verkleinertes Modellbild. In den beiden halbdurchlässigen Spiegeln $S_l'S_r'$ (die parallel zu S_l und S_r so angebracht sind, daß der Abstand der Punkte O_l und O_r von den gespiegelten Halbbildern gleich der Bildweite ist) erkennt der Betrachter die gespiegelte Meßmarke M, wie wenn seine Augen sich in O_l und O_r befänden. Durch diese Übereinstimmung des Strahlenganges bei der Betrachtung der Meßmarke M mit dem Strahlengang bei der Aufnahme wird das Stereobild tautomorph ausgemessen unabhängig von der Pupillardistanz des Betrachters, der ein Modellbild sieht

werden. Dann haben die Parallaxen erst eine photogrammetrische Bedeutung und können zur Auswertung der wahren Größe und Form des Gegenstandes gebraucht werden.

Da im Röntgenbild „diskrete" Meßpunkte nicht immer klar hervortreten und ohne fachliches Wissen oft schwer zu deuten sind, ist eine Kombination des subjektiven stereoskopischen Sehens mit der objektiven Vermessung des Photogramms — also eine Stereophotogrammetrie — hier besonders wichtig. Die greifbaren Meßpunkte sind dann als Netzhautempfindungen gewissermaßen die „Pfeiler", die das subjektive Raumwahrnehmungsvermögen „überbrückt" zum einheitlichen Raumbild. So ist die Lokalisation von Punkten (d.h. die Bestimmung der drei Raumkoordinaten in einem Bezugssystem) immer die Grundlage jeder stereoskopischen Messung. Pulfrich wurde zum „Vater der Stereophotogrammetrie" durch die Konstruktion des Stereokomperators (1900—1902) mit dem „Prinzip der wandernden Marke" (Abb. 6 und 47). Diese mißt unmittelbar die Parallaxe p. Man erkennt jetzt die Bedeutung der Fundamentalgleichungen (Abb. 14, 15), wenn man aus diesem gemessenen Wert p bei bekannter Basis b und Bildweite f der Aufnahme aus den *X- und Z-Koordinaten des Halbbildpaares* die *wirklichen Raumkoordinaten* des Punktes errechnen kann, unabhängig von Bildweite und Pupillardistanz des Messenden, in einem homoiomorph gesehenen Raumbild.

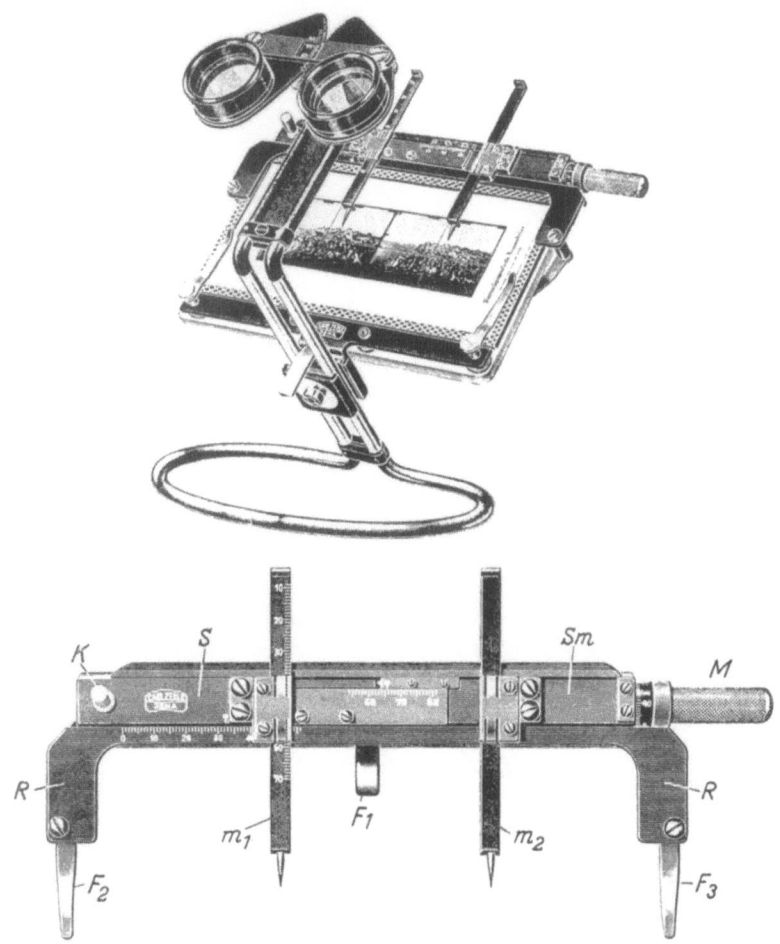

Abb. 47. *Stereomikrometer nach* PULFRICH zur Demonstration des Prinzips der „wandernden Marke". Bei der stereoskopischen Betrachtung werden die zugehörigen Bildpunkte auf den Halbbildern mit den Meß-markenspitzen von m_1 und m_2 durch deren Verschiebung in vertikaler und horizontaler Richtung (mittels des Schlittens S) aufgesucht. Dabei wird der Abstand dieser Marken (die bei der stereoskopischen Betrachtung zu einer einheitlichen Meßmarke im Raum verschmelzen) durch die Mikrometerschraube M eingestellt und damit die Parallaxe des aufgesuchten Bildpunktes gemessen

$\gamma\gamma$) Auswertungsmethode der „wandernden Marke"

Der *Röntgen-Stereo-Komparator nach* HEINE (Fa. Optotechnik Herrsching-Ammersee) ist ein stereo-photogrammetrisches Auswertegerät für Stereobilder im Format $100\times$ 100 mm (z.B. Odelca-Schirmbilder) Abb. 48a.

Man betrachtet hier das Stereobild mit variabler Helligkeit durch eine dreifach ver-größernde Optik, wobei die Pupillardistanz und die Sehschärfe (für jedes Auge einzeln!) einstellbar ist. Durch Betätigung eines Schalters erscheint im Raumbild die dreieckige *Meßmarke* (Abb. 48b), deren Helligkeit regelbar ist, so daß sie der Helligkeit des Bildteils, in dem sie sich jeweils befindet, angepaßt werden kann. Die Meßmarke wird räumlich wahrgenommen durch die Verschmelzung der beiden, in jedes Halbbild eingespiegelten Marken, die (relativ zueinander) meßbar verschoben werden können (Messung der Par-allaxendifferenz). Dadurch kann die Marke in der Tiefe wandern. Diese Relativbewegung der Marken in den beiden Halbbildern geschieht mittels einer, durch einen kleinen Elektro-motor gedrehten Mikrometerschraube. Die Geschwindigkeit der dadurch im Raumbild wandernden Meßmarke kann durch Tastendruck schnell oder langsam gesteuert werden.

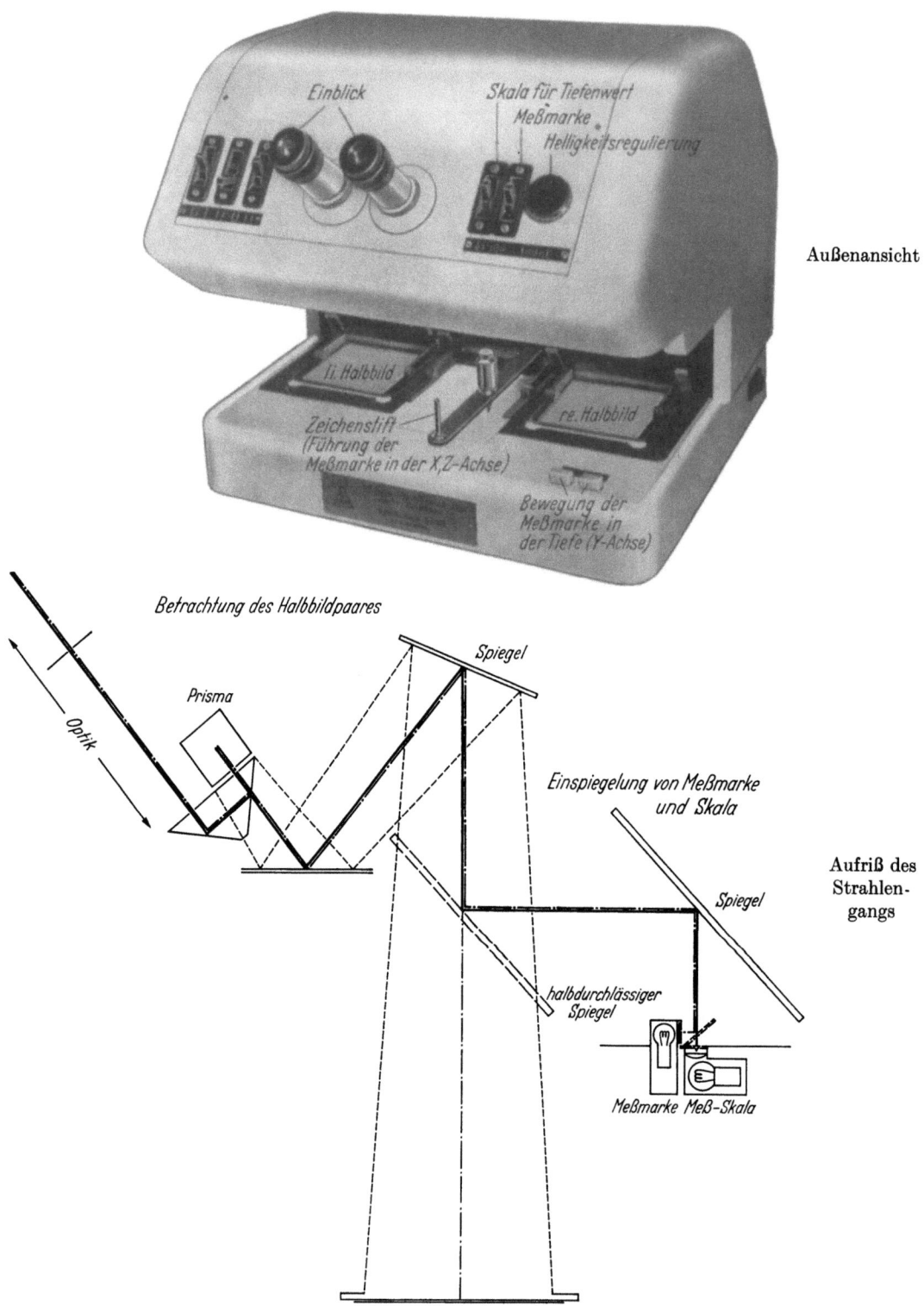

Abb. 48a. *Röntgen-Stereokomparator von* HEINE (Fa. Optotechnik, Herrsching am Ammersee). Durch eine dreifach vergrößernde Optik werden die beiden Halbbilder über zwei Spiegel und Prismen betrachtet. Nach Belieben wird über einen halbdurchlässigen Spiegel entweder nur die Meßmarke (wandernde Marke) oder Meßmarke *mit* Skala eingespiegelt. Mittels des Zeichenstiftes kann das Meßmarkenpaar in der Ebene der Halbbilder verschoben und dabei z. B. ein Frontalschnitt festgehalten werden. Ferner kann der Abstand der Meßmarken auf beiden Halbbildern elektromotorisch verändert und damit die Parallaxe gemessen werden, deren Wert auch auf der Meß-Skala direkt abgelesen werden kann

Befindet sich die Meßmarke an derselben Stelle, wie der auszumessende Punkt, so erscheint nach Betätigung des entsprechenden Schalters unter derselben eine eingespiegelte *Skala* (Abb. 48b), auf der die Größe der Parallaxe unmittelbar auf 0,2 mm genau ab-

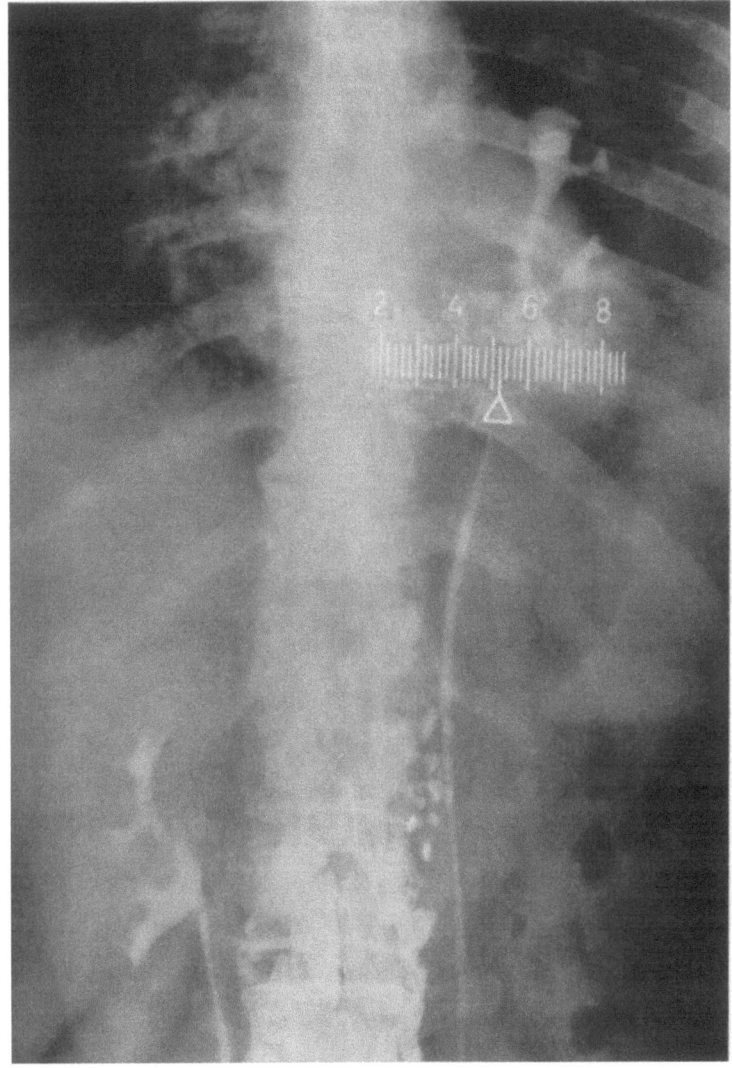

Abb. 48b. *Röntgen-Stereokomparator von* HEINE. *Parallaxenmessung in einer Röntgenaufnahme*. Das Stereobild zeigt die mit Kontrastmittel dargestellten Nieren, von denen die rechte an normaler Stelle, die linke aber hinter dem Herzen (!) liegt. Teilweise in Deckung mit den Lendenwirbel- und den letzten Brustwirbelkörpern sieht man die Schatten von Lymphknoten (nach Lymphographie). Die dreieckige Meßmarke ist auf die Abgangsstelle des Ureters aus dem Nierenbecken eingestellt. Die eingespiegelte Meß-Skala zeigt den Parallaxenwert 5,2

gelesen, also auf 0,1 mm zuverlässig geschätzt werden kann. (Die Genauigkeit der Tiefenmessung ist somit sehr groß.) Es ist beim Messen also kein Ablesen außenliegender Skalen und damit Unterbrechung der Beobachtung nötig.

Meßmarke und Skala sind gemeinsam durch einen *Führungshebel* in der *X-Z*-Ebene des Halbbildpaares verschiebbar, so daß jeder Punkt im Raumbild aufgesucht werden kann. Der Führungshebel ist mit einem Schreibstift versehen, der es gestattet, interessierende Details direkt im Maßstab 1:1 aufzuzeichnen bzw. bei konstanter Parallaxeneinstellung der Meßmarke Vertikalschnitte durch das gesehene Raumbild anzufertigen

wie bei der Schichtbildmethode. Zu diesem Zwecke wird ein Zeichenstift von einer
Klemmvorrichtung festgehalten, beschienen von einer eingebauten Lichtquelle, so daß
keine zusätzliche Raumbeleuchtung nötig ist.

Sind Bildweite und Basis der Stereoaufnahme bekannt, so lassen sich aus dem von
der Skala abgelesenen Wert p nach den „Fundamentalgleichungen im Röntgenlicht"
(S. 247) die X-, Y- und Z-Koordinaten (auf den linken Hauptpunkt bezogen) leicht bestimmen (Buysch) bzw. die Skala direkt in Y-Koordinaten eichen.

Der Röntgenstereokomparator nach Heine ist also den Bedürfnissen der Stereo-
Röntgendiagnostik — soweit nur irgend möglich — angepaßt.

Das *Prinzip der wandernden Marke* läßt sich aber nicht nur im Stereokomparator
anwenden, wo die beiden Halbbilder nebeneinander liegen, sondern auch *im Wheatstoneschen Stereoskop* (Hasselwander), wo sie ineinanderliegend erscheinen. Läßt man hier

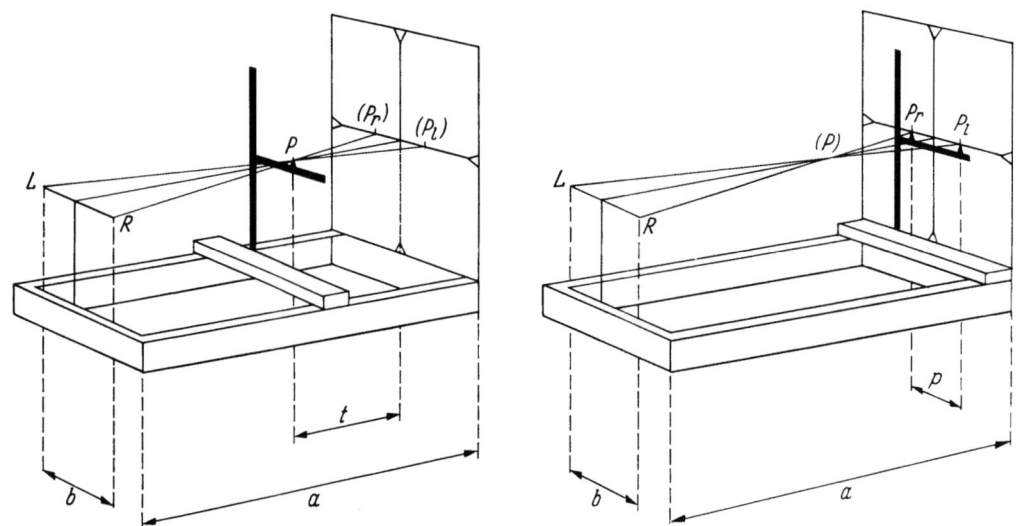

Abb. 49. *Ausmessung im Wheatstoneschen Stereoskop mit der schwebenden Marke (links) und nach dem Prinzip
der wandernden Marke (rechts).* (Darstellung des virtuellen Strahlengangs bei der Betrachtung der nicht
dargestellten, seitlich aufgestellten, durch halbdurchlässige Spiegel betrachteten Halbbilder: Hasselwanders
Stereoskiagraph.) Mit der *schwebenden Marke* (links) hat man die Lage des Punktes P gefunden, wenn sie
sowohl in der Blickrichtung RP_r als auch in der Blickrichtung LP_l liegt. Nach dem Prinzip der *wandernden
Marke* sieht man den Punkt P an der richtigen Stelle im Raum, wenn sich die beiden Meßmarken mit den
zugehörigen Halbbildpunkten P_r und P_l decken. Läßt man diese Meßmarken in polarisiertem Licht verschiedener Schwingungsebene aufleuchten, so sieht man durch eine abgestimmte Polarisationsbrille eine
einheitliche Meßmarke an der Stelle des Punktes P

im Meßraum (und zwar in der Ebene der gespiegelten Halbbilder) die beiden Halbbild-
marken in polarisiertem Licht verschiedener Schwingungsebenen aufleuchten, so sieht
jedes Auge durch eine abgestimmte Polarisationsbrille nur „seine" Meßmarke (wie im
Komparator auch) und vereinigt sie in gleicher Weise zu der räumlich gesehenen „wandernden Marke" innerhalb des im unpolarisierten Licht gesehenen Stereobildes: Abb. 49
(vgl. Soffner: Dissertation 1965, Düsseldorf, Köhnle, B. u. L., 1964, Heft 3).

Solche in polarisiertem Licht verschiedener Schwingungsebenen aufleuchtende Meßmarken erhält man aber auch durch die Abbildung einer Raummarke bei der Projektion
eines Stereobildes im polarisierten Licht. Denn jeder Projektor entwirft von der Marke
einen Schatten, der von dem anderen Projektor polarisiertes Licht erhält. Jeder Schatten
leuchtet also in dem polarisierten Licht desjenigen Projektors auf, der ihn *nicht* erzeugt
hat. Damit sind aber die Halbbilder vertauscht und der Betrachter sieht durch die
Polarisationsbrille die Marke pseudoskopisch. Ist auch das Stereobild pseudoskopisch
eingestellt, so läßt sich dieses nach dem Prinzip der wandernden Marke ausmessen
(Knopp: Dissertation Düsseldorf 1965).

δδ) Auswertungsmethode der schwebenden Marke

„Jede Form ist ja doch schließlich nichts anderes als eine Summe von Strecken, Winkeln und Flächen" sagt HASSELWANDER. So ist die Festlegung von Punkten die Grundlage jeder Messung und dafür gebraucht er die Lichtmarke — aber die unmittelbar gesehene reelle im Raum schwebende Lichtmarke in dem virtuellen Stereobild seines Stereoskiagraphen. Dieses von ihm geprägte Wort will (in verdienstvoller Weise) darauf hinweisen, daß die hiermit betrachteten Röntgenbilder durch eine andere Lichtart entstanden sind, die den durchdrungenen Körper schattenhaft (σκιά = Schatten) darstellt. Um dieses andersartige Bild — für das uns Erinnerungsbilder fehlen — möglichst gut zu „begreifen", wählt er diese Methode der im gesehenen Raumbild schwebenden reellen *Lichtmarke* (vgl. 1895 DEVILLE, PULFRICHs Stereoplanigraph). Diese bewegt er vertikal (MARIE und RIBAUT, DRÜNER, GILLET) an einem in der Tiefe und Breite verschieblichen Gestell und gibt den Meßwert durch den aufgezeichneten Grundriß und die Höhe über der Tischebene an.

Diese „pünktliche" Auswertung genügt aber diesem aufopferungsfreudigen bis in seine letzten Lebenstage unermüdlichen Pionier der Röntgenstereoskopie nicht: er *zeichnet Schnitte* durch den dargestellten Körper in beliebiger Lage und modelliert, um eine Anatomie am Lebenden zu lehren. Durch diesen vielseitigen und innigen Kontakt mit dem virtuellen Abbild der Wirklichkeit begeistert dieser Anatom sich und seine Schüler für eine Röntgenphotogrammetrie, deren Voraussetzungen er möglichst einfach und verständlich in seinem Stereoskop durchführt.

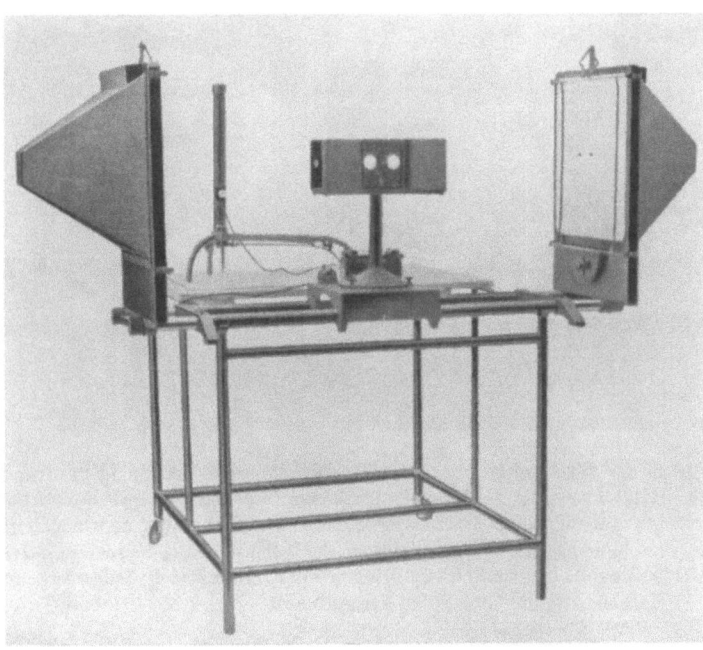

Abb. 50. *Der Hasselwandersche Stereoskiagraph*

Abb. 50a. *Ansicht des Hasselwanderschen Stereoskiagraphen.* Das in der Mitte stehende Säulenstativ mit der Spiegelhalterung und Justiervorrichtung gestattet beiden Augen den Einblick auf die beiden halbdurchlässigen Spiegel, die jedem Auge das zugehörige, seitlich aufgestellte Halbbild sichtbar machen. Das auf diese Weise betrachtete Stereobild wird mit einer leuchtenden Meßmarke abgetastet; diese ist, vertikal beweglich, an einem Gestell angebracht, das, horizontal verschieblich den Grundriß der Leuchtmarke auf der Tischebene aufzeichnet

Der Hasselwandersche Stereoskiagraph (Abb. 50a) ist ein Wheatstonesches Stereoskop mit halbdurchlässigen Spiegeln, das nicht nur die beiden Halbbilder zu einem Raumbild vereint, sondern gleichzeitig den Überblick über den ganzen Meßraum (mit Leuchtmarke, Zeichenfläche, Modelliermasse usw.) bietet.

Prinzip. Jedem Auge soll „sein" Halbbild so gegenübergestellt werden, wie dem Fokus bei der Aufnahme und zwar auf möglichst einfache Weise, ohne Berechnung und Messung durch leicht verständliche Einstellungen am Gerät.

Bei der Aufnahme der Halbbilder wurden die Fußpunkte der Lote, die von den beiden Projektionszentren auf die Bildebene gefällt werden, markiert. Dadurch ist einerseits der Bildhorizont angegeben, andererseits der zu jedem Halbbild gehörige Fußpunkt. Im Skiagraph (Abb. 50b) sind diese beiden Fußpunkte auf den Leuchtkästen, die der Betrachter durch zwei halbdurchlässige Spiegel sieht, ebenfalls markiert. Die Justierung erfolgt nun nach dem Prinzip des Anvisierens über Kimme und Korn, sofern auf dem Lot über dem zugehörigen Fußpunkt (Abb. 50b) je ein Kreis auf den Visierscheiben angebracht ist.

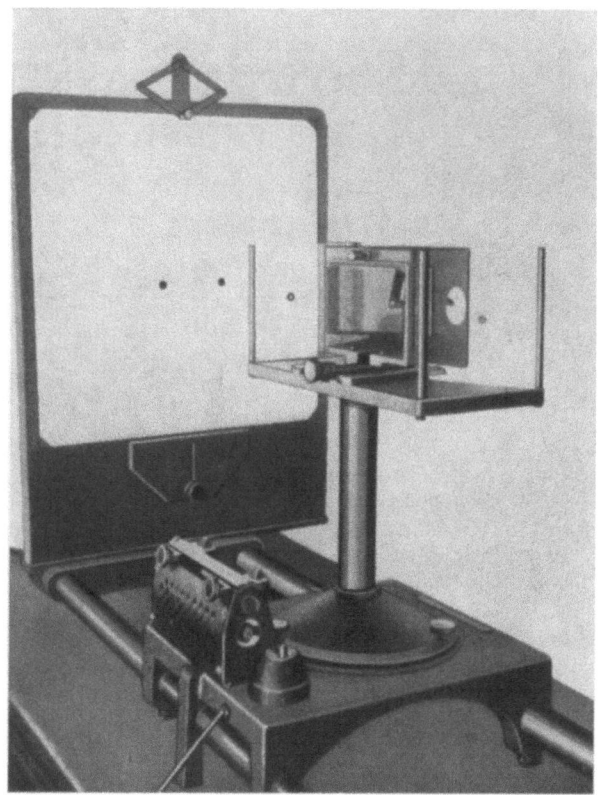

Abb. 50b. *Schrägansicht des Säulenstativs ohne Schutzhaube.* Zwischen den Spiegeln (durch die der Betrachter die seitlich stehenden Halbbilder sieht) und den Leuchtkästen mit den beiden Fußpunkten, trägt das Säulenstativ zwei Glasplatten, auf denen je ein kleiner Ring exakt senkrecht über dem zugehörigen Fußpunkt eingraviert ist. Durch Verschiebung des Spiegelpaares in der Blickrichtung kann der Betrachter es erreichen, daß beide Augen ihren Fußpunkt innerhalb dieses Ringes sehen. Damit steht jedes Auge senkrecht vor seinem Halbbild, wie der Fokus bei der Aufnahme (vgl. Abb. 10a bzw. f)

Wird also jedes Halbbild auf eine Fußpunktmarke am Leuchtkasten eingestellt, unter Berücksichtigung des „Horizonts", so kann der Betrachter durch Verschiebung der Spiegel (senkrecht zur Blickrichtung) jedes Auge entsprechend seiner Pupillardistanz senkrecht über dem zugehörigen Fußpunkt einstellen. Die richtige Bildweite ist erreicht, wenn eine Marke an der Visierscheibe mit der entsprechenden Marke auf dem Leuchtkasten in Deckung ist.

Leistung. Da die Spiegel halbdurchlässig sind, sieht der Betrachter einerseits mit jedem Auge „sein" richtig justiertes Halbbild (gewinnt also einen tautomorphen Raumeindruck, wenn seine Pupillardistanz mit der Aufnahmebasis übereinstimmt, im anderen Fall einen Modelleindruck), andererseits erkennt er *gleichzeitig* eine im Raum schwebende

Meßmarke. Bringt er diese mit einem mittels der beiden Halbbilder wahrgenommenen diskreten Punkt des Raumbildes in Deckung, so hat er diesen durch den Grundriß der Marke und deren Höhe über dem Zeichenblatt (beide am Meßmarkengestell festzustellen) im Raum lokalisiert.

So kann das Raumbild winkeltreu und maßrichtig (bzw. *proportional* beim Modellbild) Punkt für Punkt ausgewertet werden (Abb. 50a). In analoger Weise können

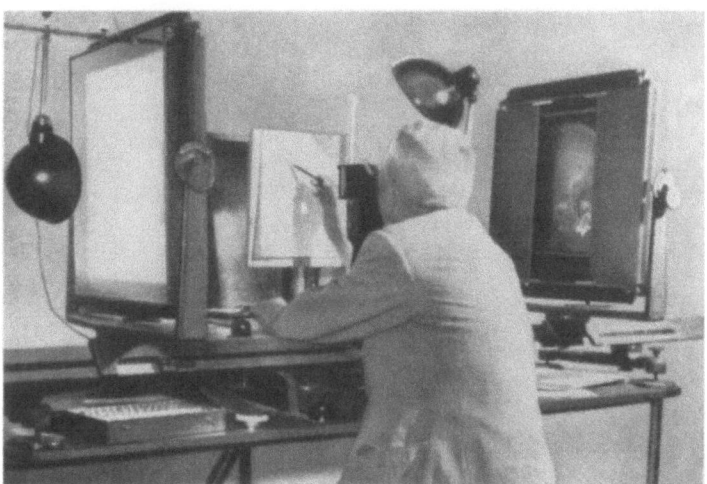

Abb. 50c. *Aufzeichnung von Schnitten durch das dargestellte Objekt.* Bringt man ein Zeichenbrett in das betrachtete Raumbild und sorgt für eine geeignete Beleuchtung, so daß eine Bleistiftspitze auf dem Zeichenblatt gut erkennbar ist, so kann man in beliebiger Richtung Schnitte durch das dargestellte Objekt aufzeichnen

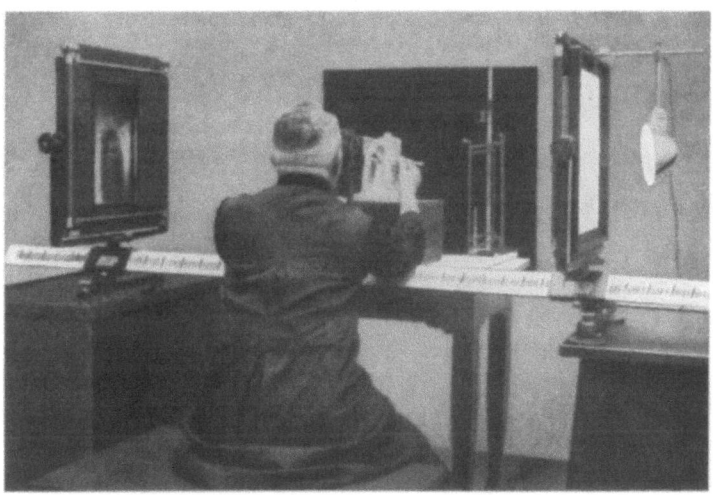

Abb. 50d. *Anfertigung von Modellen in dem betrachteten Raumbild.* Ein Tonklotz kann mit einem Modelierholz so lange bearbeitet werden, bis die entstehende Plastik sich vollkommen mit dem betrachteten Raumbild deckt

Strecken, Flächen und Volumina mathematisch erfaßt werden (Abb. 50h). Auf beliebig angeordneten Flächen im Meßraum können Schnitte durch den dargestellten Körper unmittelbar aufgezeichnet werden (Abb. 50c). Schließlich kann ein Abbild des Gegenstandes *modelliert* werden, indem man z.B. einen Tonklotz während der Betrachtung so lange bearbeitet, bis er dem gesehenen Raumbild entspricht (Abb. 50d, e). [HASSELWANDER: Die objektive Stereoskopie an Röntgenbildern (Thieme 1954).]

Kritik. 1. Vorteile: Es ist klar, daß diese vielseitige Auswertung des Raumbildes — speziell mit der schwebenden Marke — nur deshalb möglich ist, weil der Meßraum und damit das virtuell gesehene Raumbild greifbar zugänglich ist. Weitere Vorteile

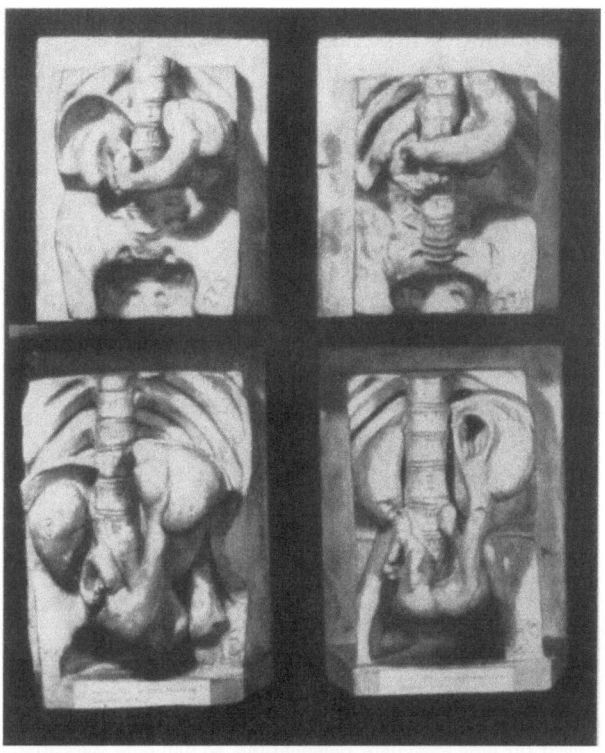

Abb. 50e. *Modelle des Bauchsitus nach Röntgenaufnahmen* (angefertigt von Prof. Dr. A. Hasselwander, Erlangen). Aufnahmen des Abdomens eines 23jährigen Mannes. Oben: liegend; links Einatmung, rechts Ausatmung; unten: stehend; links Einatmung, rechts Ausatmung

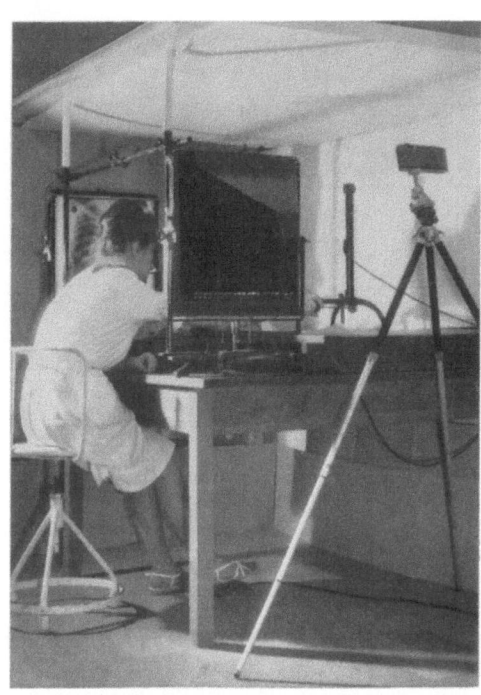

Abb. 50f. *Weitere Stereoaufnahmen der schwebenden Marke während der Ausmessung des Röntgen-Raumbildes.* Tastet man ein Röntgenraumbild mit der schwebenden Leuchtmarke ab, und hält deren Lage im Raum sukzessive mit einer Stereokamera fest, so kann man Stereobilder dieser abgetasteten Punkte aus beliebigen Blickrichtungen anfertigen. So kann man z.B. aus einer Beckenaufnahme in ap-Projektion ein Stereobild der ausgemessenen Punkte in frontaler Projektion machen

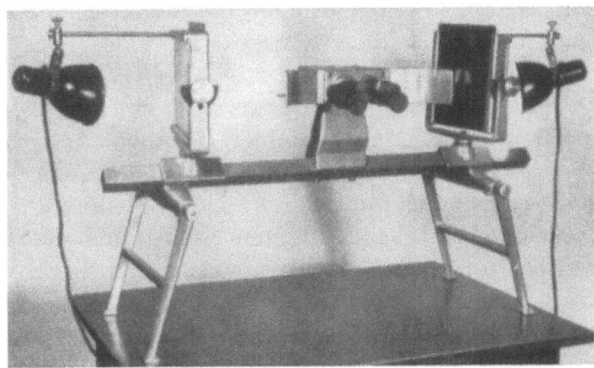

Abb. 50g. *Der Stereoskiagraph für Schirmbildaufnahmen.* Dieses Spezialgerät für Schirmbildaufnahmen im Format 10×10 cm ist ein verkleinertes Modell des Stereoskiagraphen. Durch eine Spezialoptik bietet es die gleichen Auswertemöglichkeiten wie der Stereoskiagraph für das Großformat

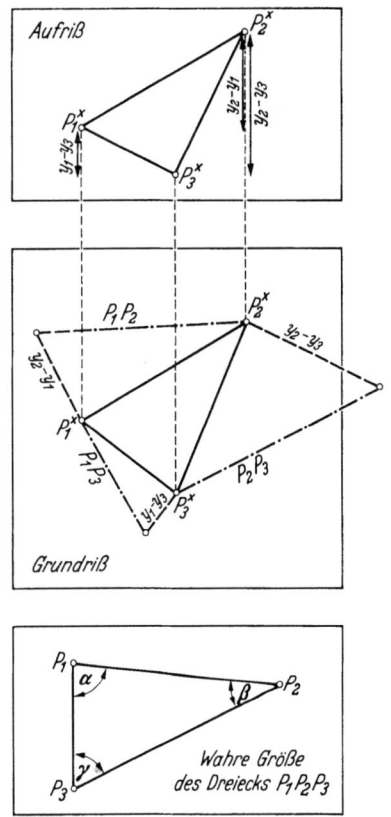

Abb. 50h. *Bestimmung der wahren Größe eines Dreiecks aus dem Grundriß und dem Aufriß (hier als xy-Ebene bezeichnet).* Als Grundriß nimmt man zweckmäßig eine horizontale Ebene durch den tiefsten Punkt P_3 des Dreiecks. Der Punkt P_2 liegt im Abstand $y_2 - y_3$ über dieser Ebene. Trägt man im Grundriß senkrecht zur Strecke $P_3^x P_2^x$ diese Höhendifferenz, die man dem Aufriß entnommen hat, an (gleichgültig in welchem Endpunkt), so ist die Hypotenuse (zu diesen zwei Katheten $P_3^x P_2^x$ und $y_2 - y_3$) die wahre Länge der Dreieckseite $P_2 P_3$. Analog lassen sich die anderen Dreieckseiten bestimmen. Trägt man auf einem Zeichenblatt von den beiden Endpunkten einer dieser Dreieckseiten aus die beiden anderen mit dem Zirkel ab, so ist der Schnittpunkt dieser beiden Kreisbogen die 3. Ecke des Dreiecks

bestehen darin, daß einerseits z. B. durch weitere Spiegel andere Gegenstände, Bilder, Maßstäbe, Modelle usw. in das gesehene Raumbild „hineingespiegelt" werden können, und andererseits die schwebende, leuchtende Marke auch während ihrer Bewegung mittels einer Stereokamera von beliebiger Stelle aus „herausphotographiert" werden kann.

Dadurch können Raumskizzen erhalten werden, die den Gegenstand in anderer Ansicht zeigen, als er aufgenommen ist (seitliche Stereoskizze eines Beckens, das sagittal aufgenommen ist, Abb. 50f.).

2. Nachteile: Die Hasselwandersche Methode setzt ein *einwandfreies stereoskopisches Sehvermögen* voraus. Es dürfen keine Sehfehler bestehen, und die Grenzen der Auswertung liegen bei der physiologischen Erfaßbarkeit der „Tiefe" durch das Auge des Beobachters. Er muß sowohl die ihm näherliegende Meßmarke als auch die fernerliegenden Halbbilder gleichzeitig erkennen können, sonst entstehen Doppelbilder. Solche Schwierigkeiten treten bei der geschilderten Apparatur manchmal schon bei der Justierung der Halbbilder auf. Ferner ist bei dieser Messung mit der schwebenden Marke die *Pupillardistanz zu berücksichtigen* im Gegensatz zur Parallaxenbestimmung mit der wandernden Marke. Da bei richtiger Einstellung der Halbbilder im Stereoskiagraphen immer ein Modellbild entsteht, sind die gemessenen Werte gegebenenfalls zu korrigieren nach der Gleichung:

$$\frac{\text{Basis bei der Aufnahme}}{\text{Pupillardistanz}} = \frac{\text{wahre Größe}}{\text{gemessener Wert}}.$$

Das Hasselwandersche Röntgenstereoskop modifiziert nach Dibbelt (Abb. 51). Eine Weiterentwicklung des Hasselwanderschen Stereoskiagraphen bedeutet die Modifikation nach Dibbelt. Sie ist durch folgende Eigenschaften gekennzeichnet:

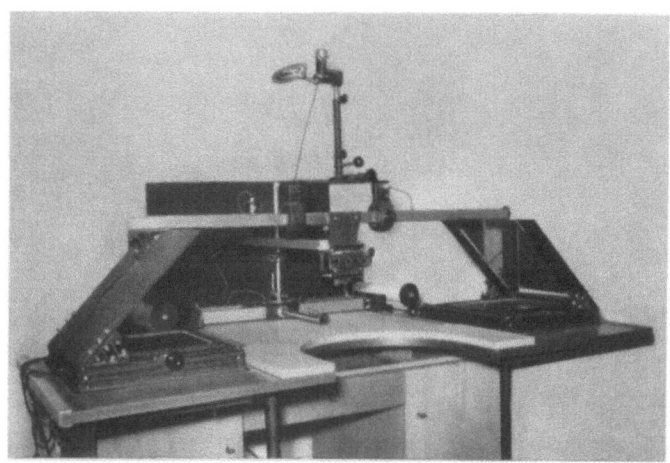

Abb. 51. *Das Hasselwandersche Röntgenstereoskop modifiziert nach* Dibbelt. In einem Vierspiegelstereoskop wird die Justierung der Halbbilder durch Marken im Meßraum durchgeführt. Die Ausmessung kann mit einer schwebenden Meßmarke oder nach dem Prinzip der wandernden Marke durchgeführt werden. Einspiegelungsmöglichkeit z.B. von Isodosenmodellen usw.

1. *Justierung der Halbbilder im Meßraum* durch zwei Marken, die den Fußpunkten auf den Halbbildern entsprechen. Dadurch wird die Justierung ohne Akkommodationsschwierigkeiten vereinfacht, da die Fußpunkte der beiden Halbbilder vor den Leuchtkästen — durch die halbdurchlässigen Spiegel betrachtet — mit den in gleicher Entfernung liegenden Marken im Meßraum zur Deckung gebracht werden (vgl. Pulfrich).

2. *Durch Einführung von zwei weiteren Spiegeln* (der Skiagraph wird damit zu einem Vierspiegelstereoskop) werden die Halbbilder in horizontaler (statt vertikaler) Lage betrachtet, was eine Erleichterung bezüglich der Filmhalterung bedeutet und die Dimensionen des Gerätes besonders bei Bildweiten von über 1 m wesentlich verringert: Der Meßraum rückt dadurch näher.

3. *Auswertungsmöglichkeit nach dem Prinzip der wandernden Marke* im polarisierten Licht (vgl. S. 296, Soffner) neben der Auswertung mit der schwebenden Marke.

Zu diesem Zwecke sind an dem auf einem Fahrgestell verschieblichen Träger der schwebenden Marke zwei gegeneinander verschiebliche gleichgestaltete Marken angebracht, deren Entfernung (Parallaxe) an einer Mikrometerschraube eingestellt werden kann: *wandernde Marke*. Dieser Träger wird in der Aufnahme-Bildweite fixiert, bleibt aber in der Ebene der Abbildungsfläche (X-, Z-Koordinate) verschieblich. Da jede der beiden Marken in polarisiertem Licht verschiedener Schwingungsebene leuchtet, kann der Beobachter mit einer entsprechenden Polarisationsbrille mit jedem Auge nur eine der beiden Leuchtmarken sehen und gewinnt dadurch den Raumeindruck *einer* Marke. Auf diese Weise kann man auch im Hasselwanderschen Stereoskiagraphen mit der wandernden Marke messen, umgeht damit die Akkommodationsschwierigkeit der schwebenden Marke und erhöht die Meßgenauigkeit.

Man sieht also: die Ausmessung röntgenstereoskopischer Bilder gipfelt in den beiden Prinzipien der wandernden und der schwebenden Marke. Das erstere hat den Vorzug der größeren Meßgenauigkeit und vor allem der Unabhängigkeit von der Pupillardistanz des Messenden, das letztere den Vorteil, das Raumbild im vollsten Sinne des Wortes „begreifen" zu können, was für den Röntgenologen von großer Bedeutung ist. Die hier erforderliche Berücksichtigung der Pupillardistanz kann durch Vorsatzprismen oder durch Einschaltung zweier weiterer undurchsichtiger Spiegel sehr elegant gelöst werden, wie das Pulfrich in seiner nach Form und Inhalt klassischen, aber heute kaum beachteten Arbeit gezeigt hat (Zeitschrift für Instrumentenkunde *38*, S. 17—27, 1918).

εε) Weitere Auswertungsgeräte

Das Trendelenburgsche Stereoskop für Röntgenraumbilder ist ebenfalls ein Wheatstonesches Stereoskop mit halbdurchlässigen Spiegeln. Die Justierung der Augdrehpunkte erfolgt nach dem Prinzip der stenopäischen Lücke durch ein „Stereoskop-Ocular" nach Trendelenburg. Seine Einstellung zur Röntgenstereoskopie geht am besten aus seinen eigenen Worten hervor: „Es ist deshalb eine Meßmethode sehr wünschenswert, bei der wir ohne Rechnungen und theoretische Überlegungen arbeiten und nicht mehr irgendwie an die Plattenebene als Beziehungsebene unserer Messungsergebnisse gebunden sind, sondern bei der wir ganz frei, je nach den Anforderungen des Einzelfalles den Abstand eines für uns wichtigen Punktes des Raumbildes senkrecht zu irgendwelcher willkürlich gewählten Ebene bestimmen können, sei es, daß diese parallel zur Plattenebene läuft oder beliebig zu ihr geneigt ist, und bei der wir auch jeden Winkel ebenso unmittelbar messen können wie jede Strecke" (W. Trendelenburg: „Stereoskopische Raummessung an Röntgenaufnahmen", Springer: Berlin 1917, S. 87).

Das Ziel ist hier eine relative Lokalisation durch Abtasten des Raumbildes mit beleuchteten Zirkelspitzen, unabhängig von photogrammetrischen Prinzipien.

Das **Pulfrichsche Stereoskop für Röntgenaufnahmen** zeigt Abb. 46. Es stellt in verschiedener Hinsicht eine Vollendung dar und löst praktisch wichtige Probleme. Angenommen, es werden alle Röntgenaufnahmen in gleicher Bildweite mit der gleichen Basis $O_l O_r$ (Abb. 46b), z. B. mit der dreifachen durchschnittlichen Pupillardistanz aufgenommen, dann würden im Pulfrichschen Stereoskop die beiden halbdurchlässigen Spiegel S_l' und S_r' so eingestellt, daß der Abstand der Punkte O_l und O_r von den gespiegelten Halbbildern gleich der Bildweite bei der Aufnahme ist. Wären die Augen des Betrachters in den Punkten O_l und O_r, so würde er die beiden Halbbilder in einem Wheatstoneschen Stereoskop durch die Spiegel S_l' und S_r' sehen. Nun befinden sich aber seine Augen in den Punkten A_l und A_r; deshalb benötigt er die nichtdurchlässigen Spiegel S_l und S_r, die entsprechend seiner Pupillardistanz parallel zu den Spiegeln S_l' und S_r' so angebracht sind, daß sich seine Augen A_l und A_r ebenso senkrecht über den zugehörigen gespiegelten Halbbildern befinden wie O_l und O_r bzw. die Projektionszentren bei der Aufnahme der Halbbilder. Er sieht also die beiden Halbbilder durch die halbdurchlässigen Spiegel $S_l'\ S_r'$ hindurch wie in einem Wheatstoneschen Stereoskop mit den undurchlässigen Spiegeln $S_l\ S_r$. Eine Meßmarke M sieht er mit seinem linken Auge A_l durch die beiden Spiegel S_l und S_l' so, wie wenn sein Auge in O_l wäre. Das Analoge gilt für das rechte Auge. Er mißt also mit Hilfe des Helmholtzschen Stereoskops mit den vier Spiegeln S_l', S_l, S_r, S_r' das Raumbild mittels der Meßmarke M so aus, wie wenn seine Augen in O_l und O_r wären. Nachdem aber in diesem Falle der Strahlengang bei der Betrachtung genau mit dem bei der Aufnahme zusammenfällt, mißt er ein orthomorphes Bild aus, unabhängig von seiner Pupillardistanz.

Das Drünersche Röntgenstereoskop (Abb. 52). Im Gegensatz zu Hasselwander legt Drüner die beiden Halbbilder bei der Betrachtung *nebeneinander*. Durch das Format (40×40 cm) derselben liegen deren Aufnahmerichtungen jetzt um ein Vielfaches der

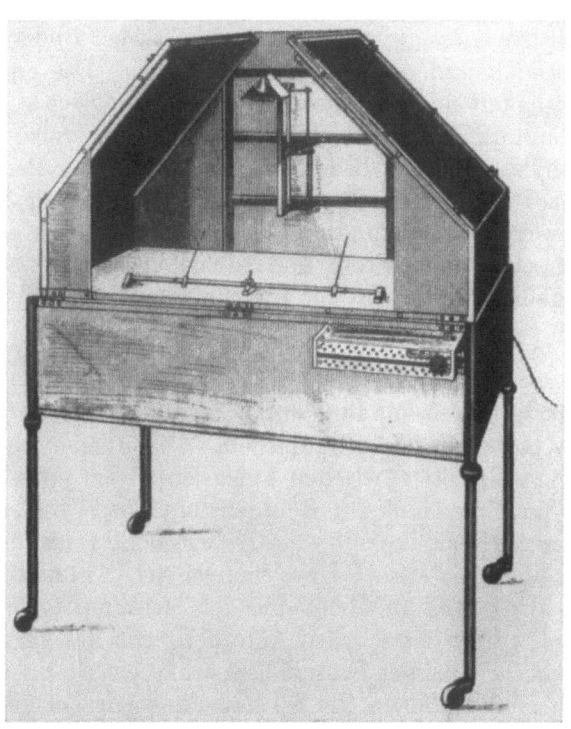

Abb. 52. *Das Drünersche Röntgenstereoskop.* In einem Vierspiegelstereoskop werden die justierten Halbbilder nebeneinanderliegend betrachtet und dadurch ausgemessen, daß ein Markenpaar im festen Abstand (über das Blickfeld verschieblich) parallel zur Bildebene angehoben wird, bis sich die Marken mit den zugehörigen Abbildungen auf den Halbbildern des zu messenden Punktes decken. Dann ist die Höhe des Markenpaares über der Bildebene gleich der des gemessenen Punktes über der Kassette bei der Aufnahme

Pupillardistanz auseinander. Es ist also ein Vierspiegelstereoskop (Abb. 7) nötig, um sie betrachten zu können. Zur Ausmessung wäre ein entsprechend dimensionierter Pulfrichscher Stereoskomparator brauchbar; die technische Durchführung bereitet besonders wegen des subjektiven Raumeindrucks (Halterung der Meßmarken) Schwierigkeiten. Drüners geistvolle Lösung können wir aus Abb. 5b ableiten: Im rechten Teil der Abbildung haben wir als Parallaxe z.B. die Strecke $P_l P_r$ bezeichnet, die aus der „Basis" und der Parallaxendifferenz (S. 246) bestand. Denkt man sich aus der Abb. 5b die beiden Linsen weg und dafür den Strahlengang des Vierspiegelstereoskops hinein, so würden die Augen eines Betrachters z.B. in Q und P (mit ihrer zur Bildebene parallelen Pupillardistanz) die als „Basis" bezeichnete Strecke unter der gleichen Parallaxe $P_l P_r$ bzw. $Q_l Q_r$ sehen. Diese Parallaxe würde wachsen, wenn sich die Strecke (parallel zur Bildebene) von dieser entfernen würde, und kleiner werden, wenn sie sich ihr nähern würde, bis schließlich die Parallaxe gleich der Strecke („Basis") wird, wenn sie in der Bildebene liegt. Diese Tatsache baute Drüner zu einer Meßmethode aus. Eine Gabel, deren eine Zinkenspitze über dem linken, deren andere über dem rechten Halbbild liegt, ist über das ganze Gesichtsfeld verschieblich (Abb. 52). Dabei kann man ihre Zinkenspitzen (vgl. in Abb. 5b den als „Basis" bezeichneten Abstand) meßbar von der Bildebene abheben. Bei der Betrachtung verschmelzen die beiden Gabelspitzen zu *einer* räumlich gesehenen Meßmarke. Deckt sich diese mit einem zu messenden Punkt im Stereobild, so ist ihr Abstand von der Bildebene gleich der *Y*-Koordinate des Punktes. Diese Meßvorrichtung, die DRÜNER „Hekateroplast" ($\dot{\varepsilon}\varkappa\alpha\tau\dot{\varepsilon}\varrho o\varsigma$ = beide zusammen, $\pi\lambda\alpha\sigma\tau\dot{o}\varsigma$ = gebildet, geformt) nannte, setzt auch ein gutes stereoskopisches Sehvermögen innerhalb der „Tiefe" des Stereobildes voraus, weil die Anvisierung des zu messenden Punktes wie bei der schwebenden Marke „über Kimme und Korn" erfolgt.

Das Beyerlensche Auswertegerät (Abb. 53) kombiniert den auf der einen Seite der Halbbilder durch Lichtquellen rekonstruierten „tautomorphen" Strahlengang der Auf-

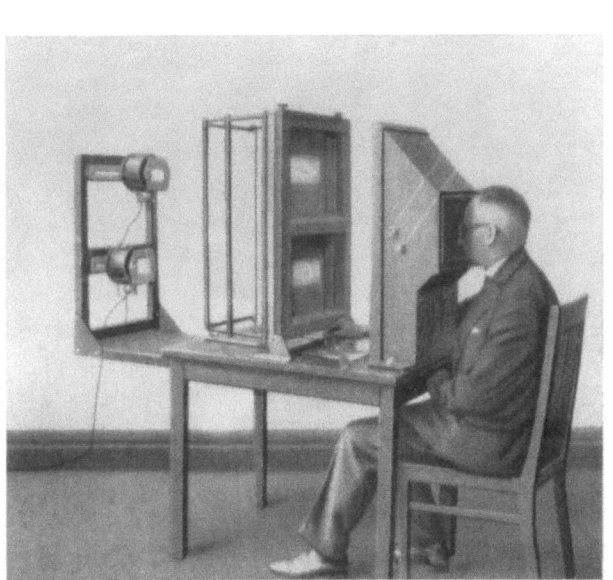

Ansicht des Gerätes   Strahlengang bei der Ausmessung

Abb. 53. *Das Beyerlensche Auswertegerät.* Das senkrecht übereinander angeordnete Halbbildpaar wird durch ein vertikal gestelltes Vierspiegelstereoskop betrachtet und mittels eines Meßfadens *M* ausgemessen. Dieser entwirft, da im Meßraum die Lichtquellen L_1 und L_2 auf die Halbbilder justiert sind, auf jedes Halbbild einen Schatten ($B_1 B_2$), deren Abstand der Parallaxe entspricht. Der Meßfaden rekonstruiert also ein tautomorphes Bild, obwohl der Betrachter ein homoiomorphes Bild sieht

nahme mit einem „homoiomorphen" Strahlengang der Betrachtung auf der Gegenseite der Halbbilder. Diese sind vertikal übereinander angeordnet und werden unabhängig von Pupillardistanz und Bildweite durch ein Vierspiegelstereoskop betrachtet. Zwei Lampen jenseits der Bildebene, jeweils justiert auf den Fußpunkt des zugehörigen Halbbildes, repräsentieren den Aufnahmestrahlengang und dienen zugleich zur Beleuchtung der Halbbilder. Ein vertikaler Faden entwirft unter diesen Umständen in jedem Halbbild einen Schatten. Der Abstand dieser beiden Schatten entspricht der Parallaxe des Meßfadens. Ein mit diesem Faden gekoppelter Stift zeichnet also einen raumrichtigen Querschnitt durch den dargestellten Körper auf, unabhängig davon, daß der Betrachter gegebenenfalls ein verzerrtes Raumbild sieht.

Das Stumpfsche Binokel (Abb. 45), das mit Prismenwirkung arbeitet, ist eine ausgezeichnete Apparatur zur schnellen Orientierung bei der Betrachtung der Halbbilder am Schaukasten, ist aber ebenso als exaktes Auswertegerät zu gebrauchen. Das hierfür

von Pleikart Stumpf entwickelte *Stereoorthometer* erinnert an die ersten stereophotogrammetrischen Auswertegeräte (Stereoplanigraph nach v. Orel). Der Aufnahmestrahlengang wird hier durch Lineale rekonstruiert. Durch Abgreifen der Parallaxen auf dem
Halbbildpaar wird auf mechanischem Wege der Grundriß des gemessenen Punktes aufgezeichnet bzw. nach Meß-Schablonen bestimmt.

Ein Betrachtungsgerät für Rasterstereoaufnahmen muß ein Präzisionsgerät sein, das
die genaue Rekonstruktion des Rasters- und des Augenabstandes vom Film gestattet.
Die Schwierigkeit besteht in der meist bestehenden Differenz zwischen der Pupillardistanz und der Aufnahmebasis. Zu deren Beseitigung gibt es im wesentlichen zwei
Möglichkeiten: entweder eine große Aufnahmebasis und zur Betrachtung ein Vierspiegelstereoskop oder bei annähernd gleicher Aufnahmebasis und Pupillardistanz die Verwendung planparalleler Glasplatten bzw. Prismenoculare zur Anpassung des Strahlengangs bei der Betrachtung (Abb. 54).

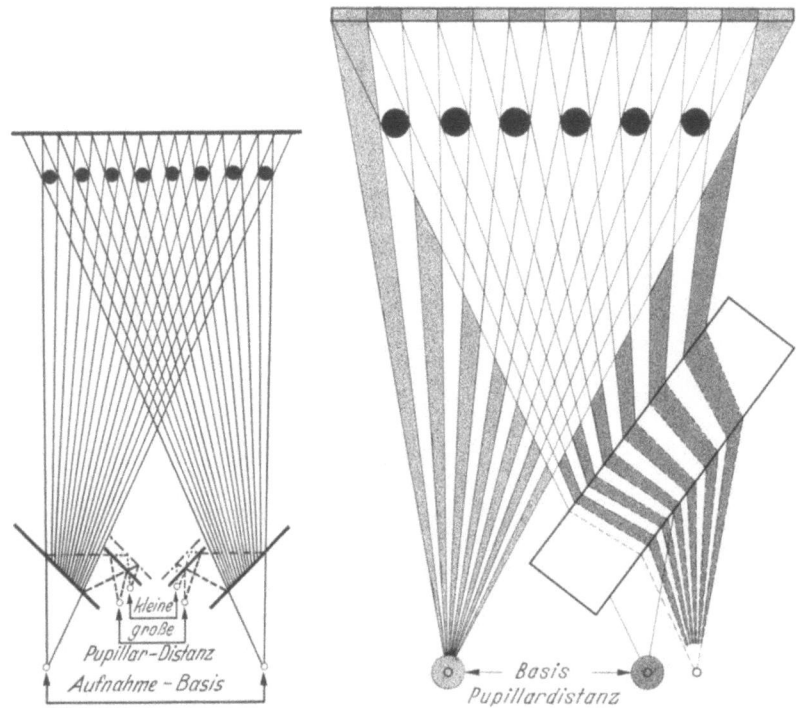

Abb. 54. *Stereoskope für Rasterstereoaufnahmen.* Die verschränkten Halbbilder einer Rasteraufnahme können
unmittelbar *nur dann* einen stereoskopischen Eindruck hervorrufen, wenn sie durch das gleiche Raster im
gleichen Abstand vom Rasterbild und in gleicher Bildweite betrachtet werden; die Pupillardistanz muß dabei
genau mit der Aufnahmebasis übereinstimmen. Da die letzte Forderung sehr schwer bei verschiedenen Betrachtern zu erfüllen ist, kann man in einem solchen Stereoskop die für die individuell verschiedene Pupillardistanz erforderliche Parallelverschiebung des Strahlengangs durch planparallele Platten bzw. Prismenoculare,
oder bei großer Aufnahmebasis durch ein Vierspiegelstereoskop erreichen

ζζ) Auswertungsgeräte für Schrägprojektion

Nach der klassischen Forderung Hasselwanders müssen auch hier die beiden Halbbilder jedem Auge ebenso gegenübergestellt werden wie bei der Aufnahme dem Fokus.
Dazu sind nur die Neigungswinkel der Abbildungsebene zur Projektionsrichtung zu bestimmen und einzuhalten (vgl. Abb. 42).

Macht man an einem Hasselwanderschen Stereoskiagraphen die Leuchtkästen schwenkbar (Abb. 55a), so erhält man die Möglichkeit, das Halbbildpaar einer Schrägprojektion

tautomorph zu betrachten, wenn die Leuchtkästen den Einstellwinkeln bei der Aufnahme entsprechend geneigt werden (Abb. 55b—e).

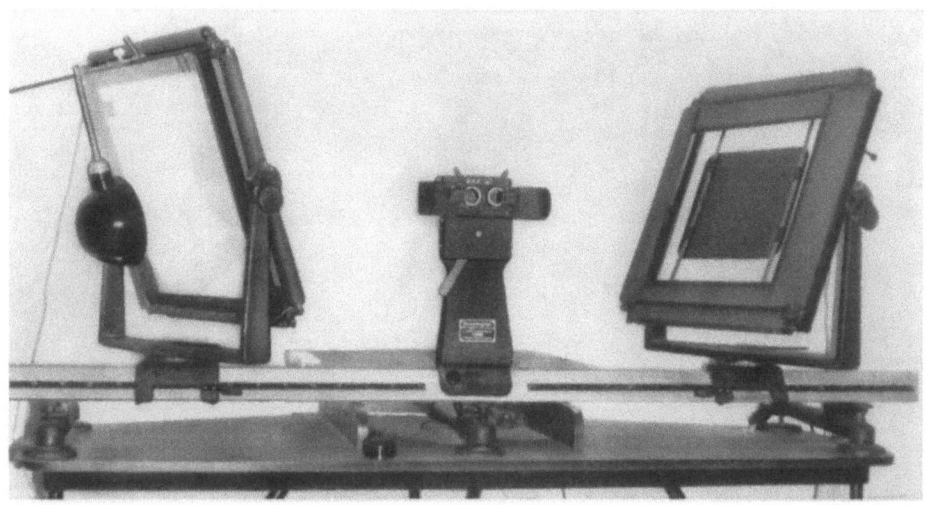

Abb. 55a. *Die Betrachtung von Schrägprojektionen am Hasselwanderschen Stereoskiagraphen. Die Leuchtkästen sind um die vertikale (= z) und um die horizontale (= x) Achse neigbar. Die Drehung um die y-Achse ist durch die Lage des Films auf der Mattscheibe einzustellen. Die Winkel sind an Skalen abzulesen*

Abb. 55b—e.
Schematische Darstellung des Strahlengangs bei Betrachtung von Schrägprojektionen im Skiagraphen.

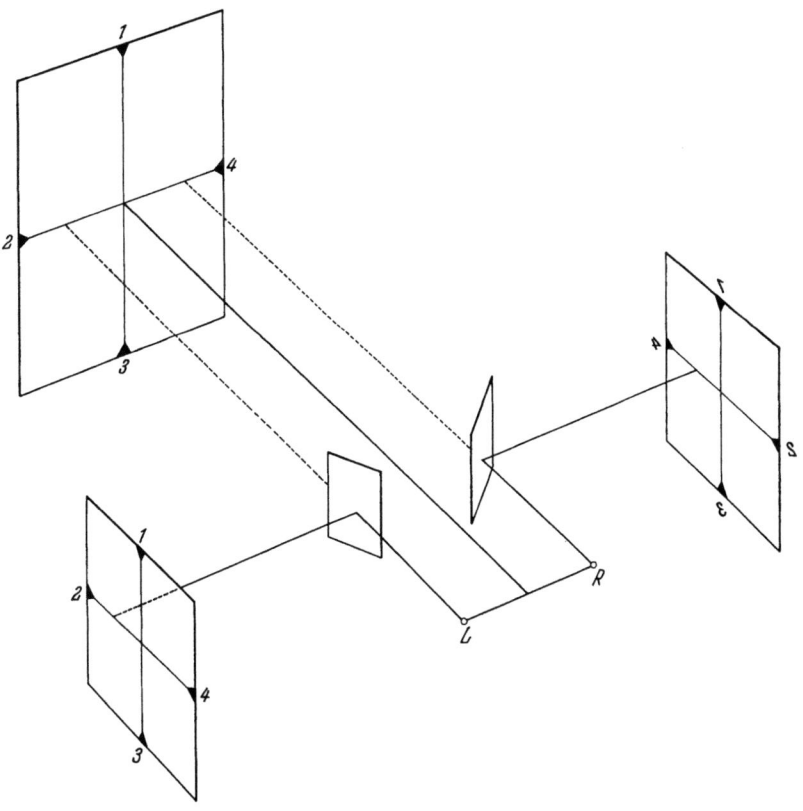

Abb. 55b. Strahlengang bei Orthogonalprojektion

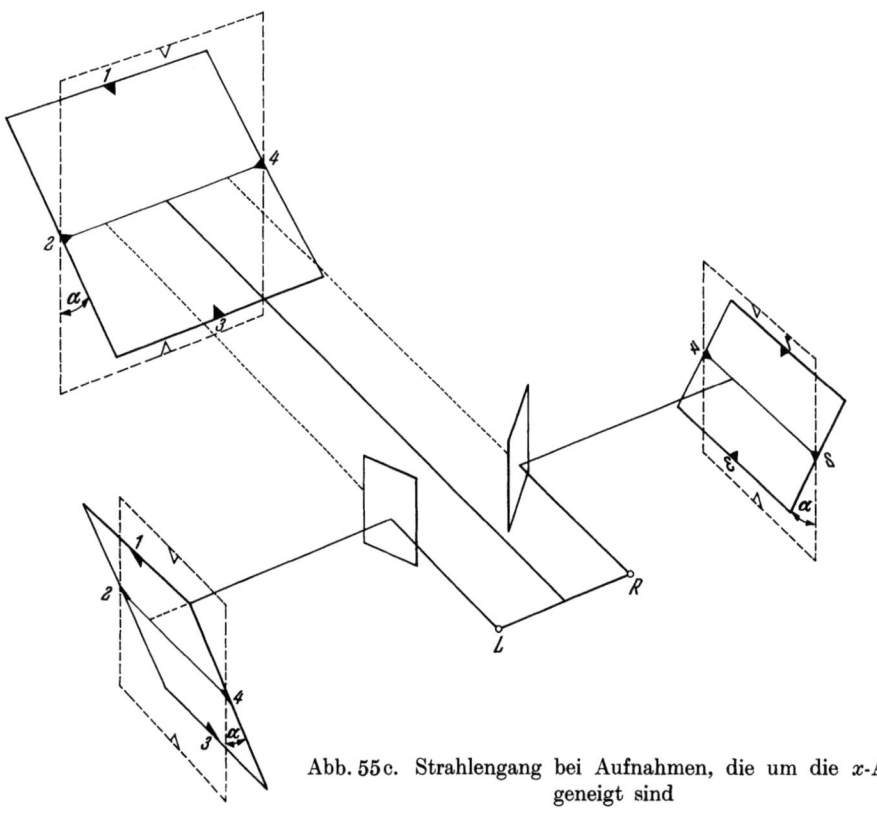

Abb. 55c. Strahlengang bei Aufnahmen, die um die x-Achse
geneigt sind

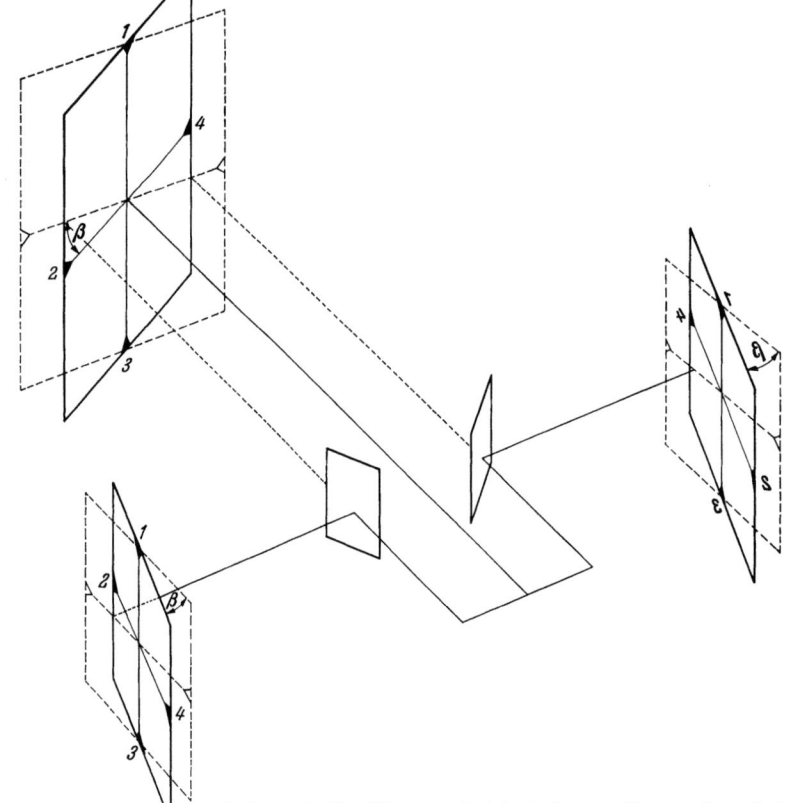

Abb. 55d. Strahlengang bei Aufnahmen, die um die z-Achse geneigt sind

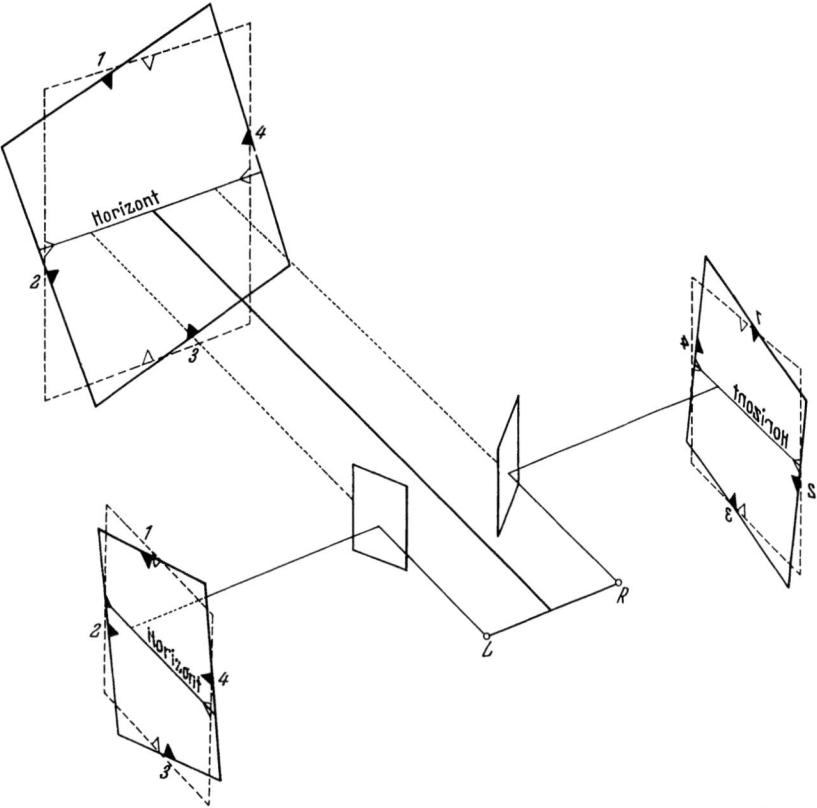

Abb. 55e. Strahlengang bei Aufnahmen, die um die y-Achse geneigt sind

Für Zahnstereoaufnahmen im Format der „Zahnfilme" (Abb. 56) nach üblicher Methode hat die Fa. Ritter ein Betrachtungsgerät gebaut, bei dem jedes Halbbild um zwei Achsen schwenkbar ist.

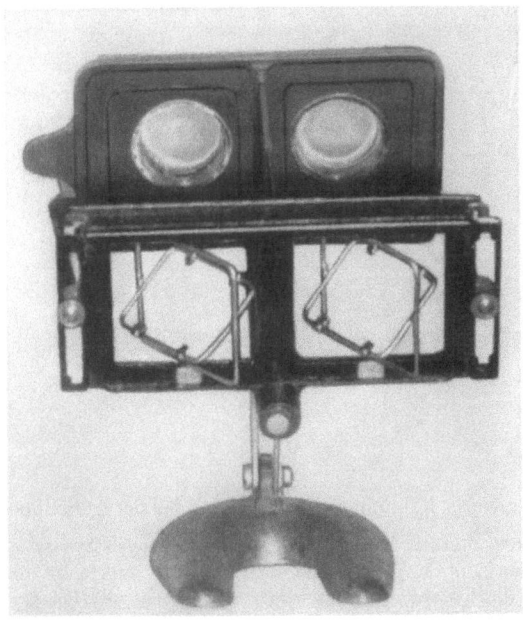
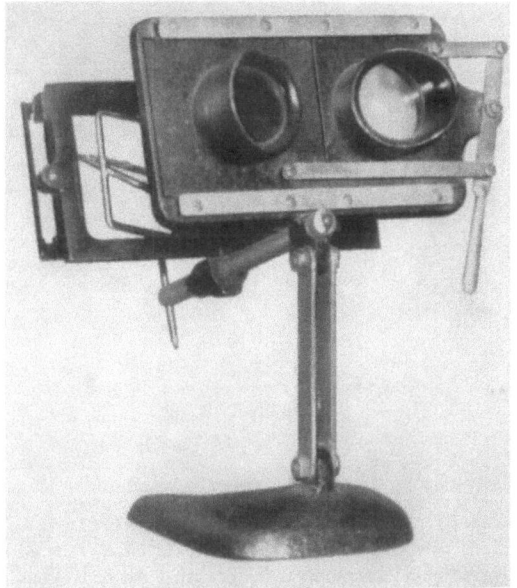

Abb. 56. *Stereoskop für Zahn-Stereo-Aufnahmen* (Fa. Ritter-Durlach/Baden). Das Halbbildpaar ist um zwei (im Modell sogar um drei) Achsen schwenkbar unter Anpassung an die individuelle Pupillardistanz in einem Linsenstereoskop (Brewster) zu betrachten

Die mit der Panoramix-Stereo-Apparatur (Fa. Koch und Sterzel) (Abb. 57) angefertigten Aufnahmen müssen wegen der besonderen Filmkrümmung (vgl. Abb. 33b) in dem
speziell dafür gebauten Panoramix-Stereoskop betrachtet werden, das zunächst einen
subjektiven Raumeindruck der vertikal stehenden beiden Zahnreihen liefert, aber eine
tautomorphe Stereobildbetrachtung mit Parallaxenmessung vorsieht.

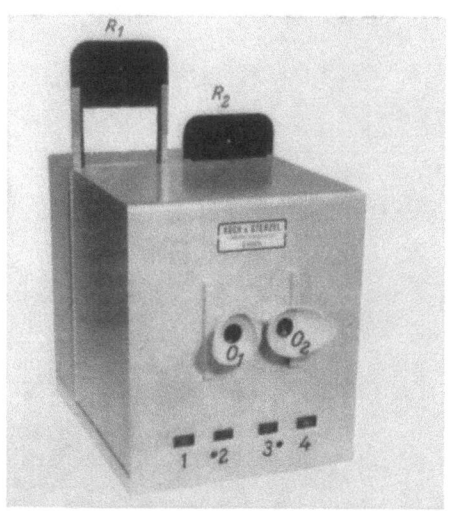

Außenansicht des Stereoskops

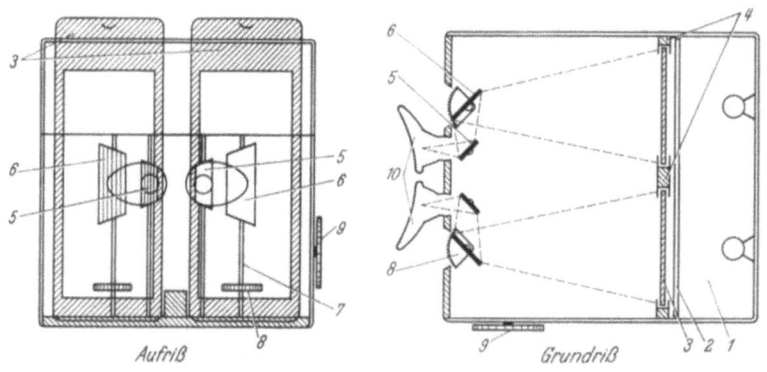

Strahlengang im Aufriß und Grundriß

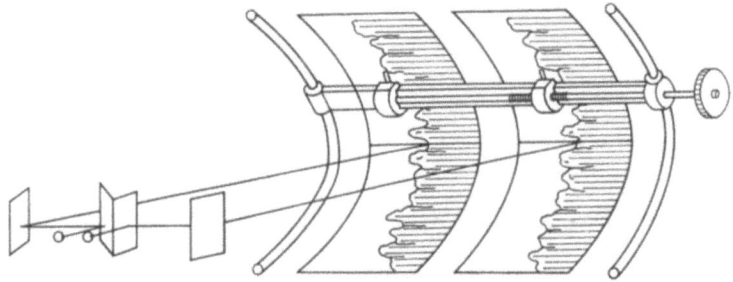

Betrachtung und Ausmessung mit wandernder Marke bei gleicher Krümmung der Filme wie bei der Aufnahme

Abb. 57. *Panoramix-Stereoskop nach* KLEEFF (Fa. Koch u. Sterzel, Essen). In einem Vierspiegelstereoskop
(*5, 6*) wird das justierte Halbbildpaar (*R₁R₂* bzw. *3*) der (horizontalen) Zahnreihe vertikal (Basis senkrecht zur
Kaufläche!) betrachtet. Dabei wird die individuelle Pupillardistanz berücksichtigt (*8*). Werden die bei der
Aufnahme stark gekrümmten Filme aus Einfachheitsgründen zunächst plan betrachtet (Abb. 33c), so erhält
man bei der Betrachtung ein homoiomorphes Bild. Ein tautomorphes, oder ein Modell-Bild wird erreicht, wenn
man das justierte Halbbildpaar in der gleichen Weise gekrümmt betrachtet, wie es bei der Aufnahme in der Kassette lag. Dabei ist eine stereophotogrammetrische Auswertung nach dem Prinzip der wandernden Marke möglich

ηη) Besonderheiten bei der Auswertung

Welche Methode man auch verwenden mag, das Röntgenbild hat im Vergleich zum gewöhnlichen Lichtbild auch bei der Einstellung als Halbbild im Stereoskop spezielle Besonderheiten.

Die Orientierung ist im sichtbaren Licht auf Grund von Erinnerungsbildern einfach: Sei es ein Landschaftsbild oder eine Personenaufnahme: „oben" und „unten" ist ohne Zweifel klar. Das Röntgenbild kann aber (z.B. Hand oder Fuß) auf den Kopf gestellt werden ohne daß es auffällt. Ferner ist an den transparenten beidseitig begossenen Röntgenfilmen Vorder- und Rückseite nicht zu unterscheiden. Dementsprechend kann

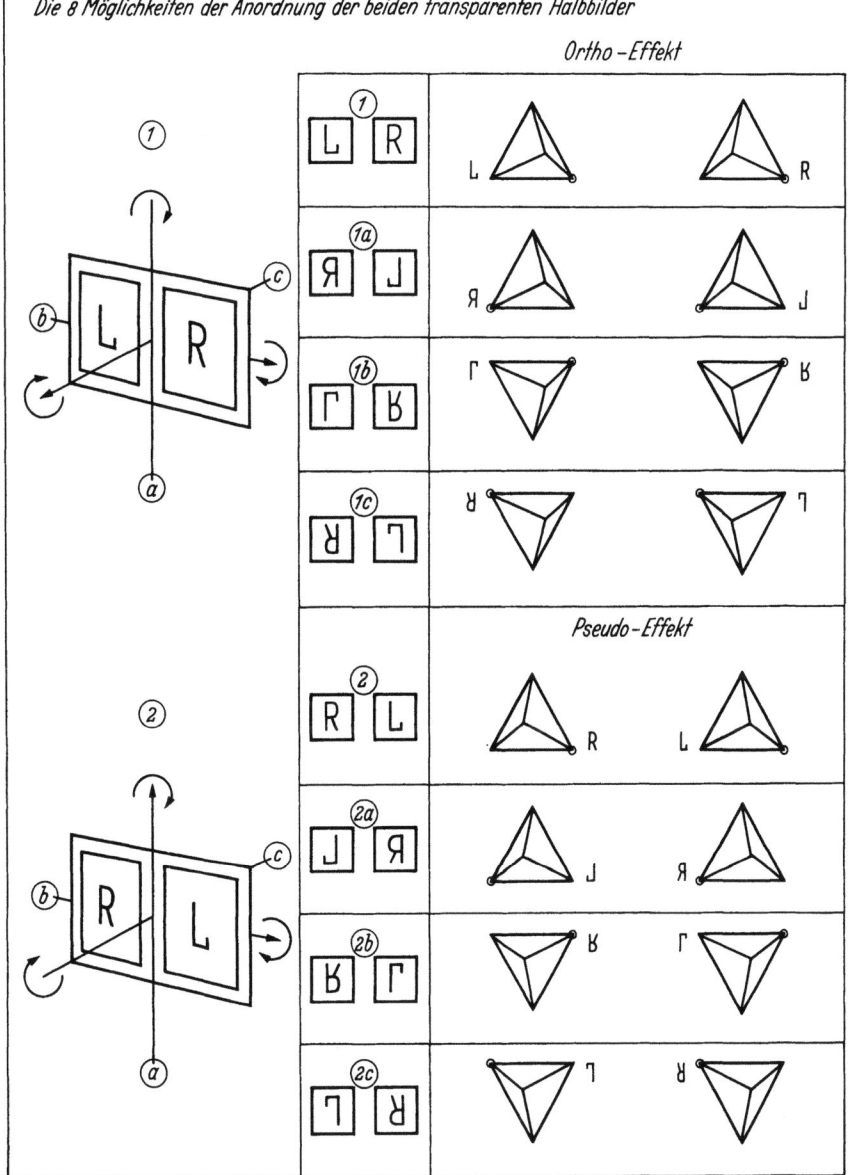

Abb. 58. *Einstellmöglichkeiten der beiden Halbbilder.* Orthoskopisches Bildpaar: 1. Tautomorphes Bild. 1a Drehung um die vertikale Achse bewirkt Seitenvertauschung; 1b Drehung um die horizontale Achse bewirkt Kopfstellung; 1c Drehung um die sagittale Achse bewirkt Kopfstellung und Seitenvertauschung. Immer bleibt der Orthoeffekt erhalten. Pseudoskopisches Bildpaar: 2. Pseudobild. 2a Drehung um die vertikale Achse bewirkt Seitenvertauschung; 2b Drehung um die horizontale Achse bewirkt Kopfstellung; 2c Drehung um die sagittale Achse bewirkt Kopfstellung und Seitenvertauschung. Immer bleibt der Pseudoeffekt erhalten

man aus den beiden Halbbildern acht verschiedene Raumbilder kombinieren, die sich nur durch ihre Lage zum Beobachter (oben, unten, rechts, links) und den Ortho- und Pseudoeffekt unterscheiden (Abb. 58). Daraus ergibt sich, daß man zweckmäßig die Halbbilder durch Bleibuchstaben $R\,L$ markiert, denn dann erkennt man das einzig (!) tautomorphe Bild auf den ersten Blick, wenn beide Buchstaben leserichtig zu sehen sind.

Da der *Pseudoeffekt* im Röntgenbild wegen der transparenten Darstellung der Körper leichter zu verstehen ist als im sichtbaren Licht, und deshalb diagnostisch vielfach erwünscht ist sei auf den geometrischen Zusammenhang desselben mit dem Orthoeffekt hingewiesen. Vergleicht man in Abb. 59 den Strahlengang des Orthoeffektes mit dem

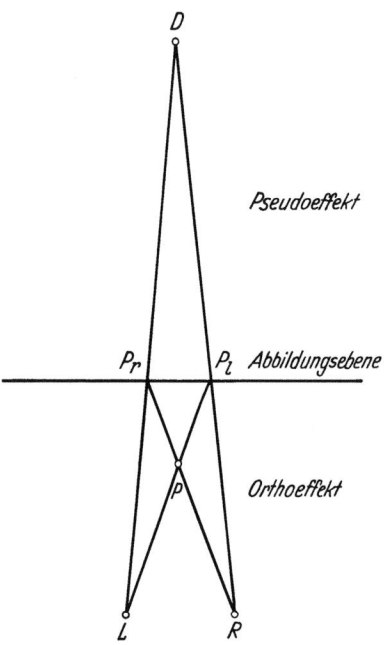

Abb. 59. *Ortho- und Pseudo-Effekt.* Die *Bildweite* (Abstand der Basis LR von der Abbildungsebene $P_r P_l$) wird durch den *Punkt P* und den zugehörigen pseudostereoskopisch gesehenen *Punkt D* — wie der Mathematiker sagt — *harmonisch geteilt*, d.h.

$$\frac{\text{Abstand } P \text{ von der Basis}}{\text{Abstand } P \text{ von der Abbildungsebene}} = \frac{\text{Abstand } D \text{ von der Basis}}{\text{Abstand } D \text{ von der Abbildungsebene}}$$

des Pseudoeffektes, so sieht man, daß dabei der Punkt P mit dem Punkt D vertauscht wird. Führt man diese Zuordnung für viele Punkte durch, so erkennt man, daß einem Körper ein und nur ein Pseudobild zugeordnet ist.

Im mathematischen Sinn kann man das Viereck $L P_r P_l R$ zusammen mit dem Punkt D (5. Ecke) und dem Schnittpunkt der Parallelen $P_r P_l$ und LR im Unendlichen (6. Ecke) als „vollständiges Vierseit" auffassen. In diesem ist DP eine Diagonale. Ihre Schnittpunkte mit den Parallelen $P_r P_l$ und LR bilden zusammen mit den Punkten D und P „vier harmonische Punkte", d.h. das Verhältnis der Abstände des Punktes P von der Basis und von der Abbildungsebene, ist gleich dem der Abstände des Punktes D von der Basis und der Abbildungsebene. Kennt man also die Basis LR und die Lage des orthostereoskopischen Punktes P mit seinen Abbildungspunkten P_r und P_l (auf den Halbbildern), dann kennt man auch den pseudostereoskopisch gelegenen Punkt D.

Man mag das pseudostereoskopische Bild laienhaft als Verzeichnung oder Verzerrung benennen, in jedem Fall ist es eine mathematisch klar definierte Gestalt.

Diskrete Punkte: Ihre Erkennung und Bedeutung auf den beiden Halbbildern.
Diskrete Punkte, die während der gesamten Aufnahmezeit unverändert bleiben, müssen auf beiden Halbbildern sichtbar sein und die gleiche Z-Koordinate haben, dann sind sie wie Pfeiler das absolut Feste, auf dem der Raumeindruck aufbaut. Die Zwischenräume überbrückt die Illusion mit Erinnerungsbildern bzw. erwarteten Vorstellungen.

Wenn solche diskrete Punkte während der Aufnahme der beiden Halbbilder sich bewegen (Atmung, Peristaltik, Unruhe des Patienten), so gibt es zwei Möglichkeiten: Der fragliche Punkt bewegt sich *parallel zur Basis*, dann ist die Pseudoparallaxe *nicht* erkennbar, es sei denn, sie ruft einen unlogischen Raumeindruck hervor (wenn z.B. ein Geschoß, das *im* Herzen liegt, vor der Thoraxwand schwebt).

Bewegt er sich aber *senkrecht zur Basis*, so ist seine Bewegung aus der „Höhenparallaxe“, d.h. den verschiedenen *Z*-Koordinaten erkennbar. Beide Sehstrahlen sind dann „windschief“, sie haben also keinen Schnittpunkt (vgl. Abb. 11, rechte Figur).

Die Erkennung solcher Pseudoparallaxen ist von größter Wichtigkeit, um die Methode der Stereoskopie nicht unnötig in Mißkredit zu bringen, denn sie entstehen nur dadurch, daß die Zeit zwischen der Anfertigung der beiden Halbbilder größer ist als die Zeit, die z.B. ein Organ zu einer merklichen Formveränderung braucht.

Theoretisch könnte man die verschiedene Abbildung eines sich bewegenden Punktes gegenüber seiner Umgebung auf zwei nacheinander angefertigten Bildern auch zur Messung seiner Geschwindigkeit und Bewegungsrichtung ausbauen.

In der allgemeinen Photogrammetrie hat man z.B. eine Häuserreihe vor und nach Anlage einer darunter gebauten U-Bahn genau vom gleichen Projektionszentrum aus aufgenommen. Alle Teile der Häuserfront, die unverändert blieben, erschienen bei der stereoskopischen Betrachtung dieser beiden um 90° gedrehten Halbbilder flach, während diejenigen, die sich unterdessen gesenkt hatten, eine Parallaxe bildeten, und damit aus der Häuserfrontfläche plastisch hervortraten (vgl. Panoramix-Stereoaufnahmen!). Analog kann man gefälschte Banknoten und Briefmarken auf diese Weise erkennen.

Die Bedeutung der genauen *Justierung der Projektionszentren* zu den beiden Halbbildern erkennt man am besten bei der Betrachtung der Abb. 11, links, mit der Anaglyphenbrille. Hält man eine Bleistiftspitze an die nächstliegende Ecke des räumlich gesehenen Tetraeders und schließt wechselweise ein Auge, so bemerkt man, daß sich die Bleistiftspitze jeweils mit dem zugehörigen roten bzw. grünen Abbild dieser Tetraederecke wie Kimme und Korn deckt.

Wenn dabei unsere Pupillardistanz mit der Aufnahmebasis und der Abstand der Augen von der Abbildungsebene genau mit der Bildweite bei der Aufnahme übereinstimmt, zeigt die Bleistiftspitze genau auf die Ecke des tautomorph gesehenen Tetraeders. (Prinzip der Auswertung im Hasselwanderschen Stereoskiagraphen.)

Man überzeugt sich von der Verschiebung des gesehenen Raumpunktes gegenüber der unverändert festgehaltenen Bleistiftspitze, wenn man den Kopf bewegt und damit Bildweite und Projektionsrichtung ändert. Eindrucksvoll ist auch das allmähliche Nachlassen der Raumwirkung bis zum Zerfall des plastischen Eindrucks, wenn man den Kopf seitlich neigt.

Es taucht noch die Frage auf, wann das Zahlenverhältnis zwischen der Größe der Basis, der Bildweite und der Objektdicke am günstigsten ist. Diese *optimale Plastik* gibt Cazes in der Formel an:

$$\Delta_{\max} = \frac{D \cdot (D + E)}{50\,E},$$

wobei Δ die Röhrenverschiebung, D (Distance) die Entfernung des Brennflecks vom Objekt und E (épaisseur) die Objektdicke bedeutet.

Summarisch gesprochen hat der Mensch subjektiv ungefähr den besten räumlichen Eindruck, wenn die Blickrichtungen seiner beiden Augen ungefähr einen Winkel von 10° einschließen. Je kleiner dieser Winkel, desto schwerer, je größer desto besser ist der Schnittpunkt geometrisch zu erfassen. Dementsprechend schwankt die Sicherheit der subjektiven Tiefenwahrnehmung, der ja durch die Bindung der Akkommodation an die Konvergenz der beiden Augen Grenzen gesetzt sind. Der konstruktiv günstigste Fall, daß nämlich die Blickrichtungen sich senkrecht schneiden, kann nie erreicht werden, weil dann der anvisierte Punkt nur etwa 3 cm vor unserer Augenbasis liegen würde. Wir sind daher nicht imstande, eine Aufnahme eines Körpers in sagittaler mit einer in frontaler Richtung als Halbbilder zu einer Raumwahrnehmung zu vereinigen.

Für den Mathematiker ist die konstruktive Darstellung eines Körpers im Zweitafel-system (bei Parallelprojektion) optimal. In der Röntgendiagnostik wird etwas ähnliches bei Zentralprojektion erreicht: *Aufnahmen in zwei zueinander senkrechten Richtungen.* Meist fehlt dabei die entsprechende Markierung des Projektionszentrums zur Abbildungs-ebene, so daß die Möglichkeit einer mathematischen Rekonstruktion fehlt. Dieses Ver-fahren ist nur dann zur Lokalisation geeignet, wenn es sich um diskrete Punkte handelt (Beloch).

Die subjektive Raumvorstellung ist gerade in der medizinischen Diagnostik weit-gehend von Erinnerungsbildern abhängig. Daß aber ein Raumeindruck auch ohne Vor-stellung und Erinnerung zustande kommen kann, zeigt Julesz in seinen wertvollen Unter-suchungen: es läßt z.B. das absolut abstrakte Bild Abb. 60 (helle und dunkle Punkte ohne jedes Muster) als stereoskopisches Anaglyphenbild Abb. 61 ohne weiteres die Tiefen-lage dreier Schichten erkennen.

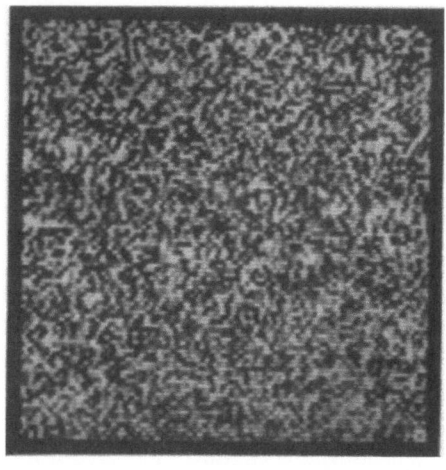 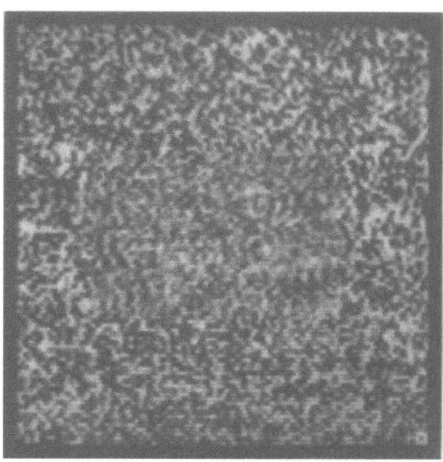

Abb. 60   Abb. 61

Abb. 60. *„Abstraktes" Bild ohne „formalen" Inhalt.* Das Bild stellt eine Anhäufung heller und dunkler Punkte dar, unter der man sich nichts Formales vorstellen kann. (Es ist ein Halbbild des Stereobildes Abb. 61)

Abb. 61. *Raumeindruck eines „abstrakten" Bildes.* Auch ohne Erinnerungsbild oder irgendeine Vorstellung sieht man beim Betrachten dieses Stereobildes (dessen Halbbild Abb. 60 ist), daß die „diskreten" (!) Punkte in drei verschiedenen Tiefen angeordnet sind

Abb. 60 und 61 sind mit freundlicher Genehmigung des Autors der hochinteressanten Arbeit entnommen: Bela Julesz: Binocular Depth Perception of Computer-Generated Patterns. Bell System Technical Journal (March 1960)

β) Betrachtungs- und Auswertungsverfahren für mehrere Betrachter
αα) Das einzelne Stereobild

Will man mehreren Betrachtern gleichzeitig ein Stereobild zeigen, so gibt es dafür zur Zeit zwei Möglichkeiten: die Stereoprojektion mit polarisiertem Licht bzw. mit Anaglyphenfarben und die Reproduktion im Druck.

Stereoprojektion mit polarisiertem Licht. Die beiden Halbbilder werden in polarisiertem Licht verschiedener Schwingungsebene auf eine Spezial-Kristall-Wand projiziert. Der Betrachter sieht durch eine abgestimmte Polarisationsbrille mit jedem Auge nur das zugehörige der beiden Halbbilder und erhält den besten Raumeindruck, wenn er in der Projektionsrichtung blickt. (Handelsübliche Fabrikate für Kleinformat sind z.Z. Bel-plascus, Zeiss Ikon, Leitz, Bamag.)

Eine technisch vollendete Stereoprojektionsapparatur für das Format 100×100 mm von Dr. Güntert-Aarau zeigt Abb. 62a. Odelcabilder können mit ihr als Originale schonend projiziert werden.

Verwendet man als Projektionswand einen Kunststoff, der die Schwingungsebene des Lichtes „hält", so bekommen — wenn der Projektor geschwenkt wird — alle Zuschauer jenseits des transparenten Bildes wenigstens vorübergehend einen vollkommenen Raumeindruck unabhängig von der Sitzanordnung. Abb. 62b zeigt eine solche transportable,

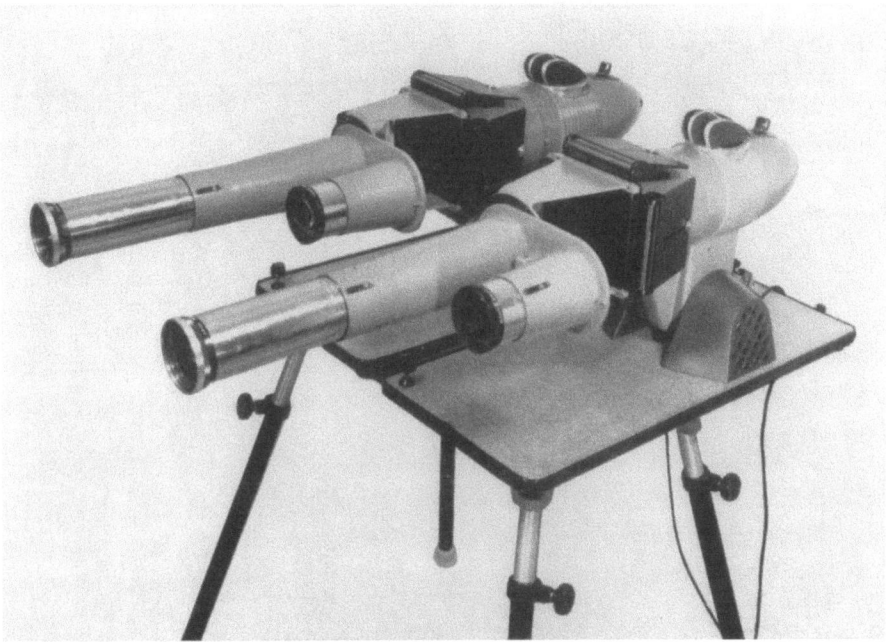

Abb. 62a. *Stereoprojektionsgerät von* Güntert-Aarau. In einfacher und handlicher Weise können Halbbildpaare im Format 100 × 100 mm (unter optimaler Schonung der nicht unter Glas gelegten Originalaufnahmen) wahlweise mit Objektiven verschiedener Brennweite im polarisierten Licht stereoskopisch projiziert werden. Herstellerfirma: Werner Härdi, Optische Werkstätte, Uerkheim, Schweiz

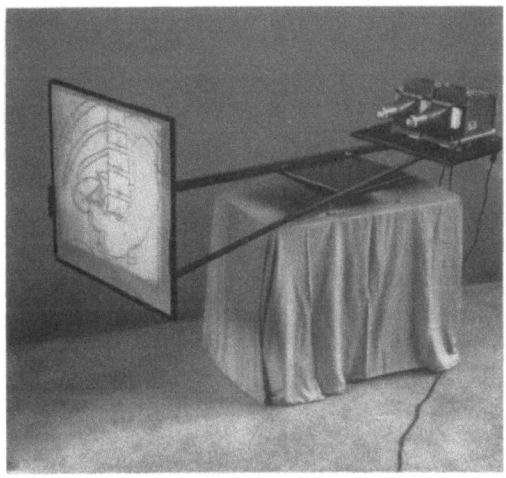

Abb. 62b. *Transportables Stereoprojektionsgerät* (Köhnle). Zwei Projektoren („Avanti" von der Fa. Liesegang, Düsseldorf) entwerfen von dem festgekoppelten Halbbildpaar im Format 100 × 100 mm im polarisierten Licht ein Stereobild im Format 80 × 80 cm auf einen transparenten Schirm, der mit den Projektoren um einen Drehpunkt schwenkbar ist. Damit kann einem größeren Kreis von Zuschauern bei beliebiger Sitzordnung durch Schwenkung des Projektionsgerätes ein optimaler Raumeindruck vermittelt werden

schwenkbare Projektionseinrichtung, bei der für Unterrichtszwecke eine schwebende Marke in den Strahlengang gebracht werden kann, um die Grundbegriffe der stereophotogrammetrischen Messung (S. 247) zu demonstrieren.

Stereoprojektionen von Anaglyphen waren bisher durch die Schwierigkeit der Farbauslöschung unvollkommen; durch die technischen Fortschritte auf diesem Gebiet (Prof. Burkhardt, Berlin, DIN 6170) sind befriedigende Erfolge wenigstens für die Projektion von Raumskizzen zu erwarten, abgesehen von den diesbezüglichen Möglichkeiten des Fernsehens in Farben (Stauffer, Philadelphia).

Reproduktion des Stereobildes im Druck. Will man dem Leser einer wissenschaftlichen Zeitschrift als Illustration des Textes ein Stereobild vermitteln, so kann man die beiden Halbbilder im Format 6×6 cm nebeneinander abbilden und hoffen, daß dieselben mit einem passenden stereoskopischen Buchbetrachter (z.B. von Lüscher) angesehen werden. Da ein solches (relativ teures) Gerät erfahrungsgemäß fast nie vorhanden ist, bleiben

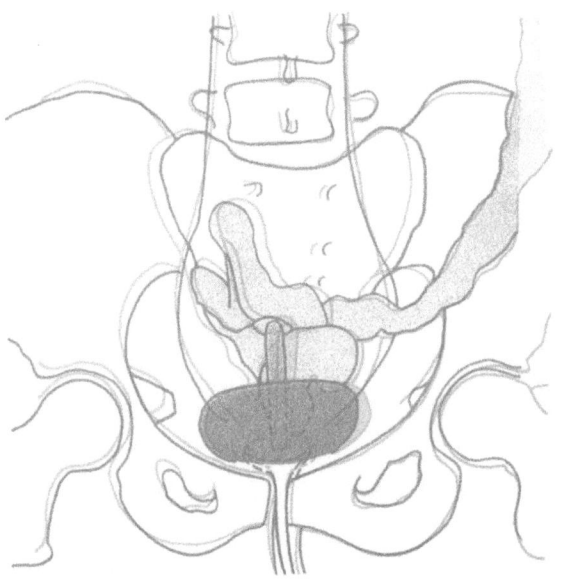

Abb. 63a. *„Raumskizze" vom Abdomen.* Die topographischen Beziehungen zwischen Radiumträger, Blase und Darm gibt auch die Raumskizze anschaulich wieder. Die photogrammetrische Ausmessung des Stereobildes dient zur Berechnung der Isodosenkurven und damit zur Festlegung der Dosis, welche den einzelnen Nachbarorganen während einer therapeutischen Bestrahlung verabfolgt wird (Dibbelt, vgl. Abb. 67)

dieselben wertlos. Dies war das Schicksal beachtenswerter Atlanten und Arbeiten, die bekunden, daß zu allen Zeiten ernste Wissenschaftler (z.B. Hildebrandt, Cohn, Hasselwander, Teschendorf usw.) das Stereobild für Unterricht und Forschung einsetzen wollten.

Der *Anaglyphendruck* aber, der durch (billige) Farbfilterbrillen (in Kartonfassung) betrachtet werden kann, hatte speziell bei Röntgenbildern mit den großen Helligkeitsunterschieden (ohne Logetronic) bisher große Schwierigkeiten durch passende Abstimmung der Druckfärbung und der Filter der Betrachtungsbrillen sowie den Helligkeitsverlust durch die Verwendung der Farben. Erst die durch die wissenschaftliche Leitung (Prof. Burkhardt, Technische Universität Berlin) erreichten Erfolge neuzeitlicher Technik (DIN 6170) bringen befriedigende Resultate dieser geistreichen Methode (die in den verschiedensten Variationen schon von Rollmann und d'Almeida durchdacht wurde), wie die Anaglyphendrucke dieser Arbeit zeigen.

Meistens kommt es aber gar nicht darauf an, bei der Illustration *alle Einzelheiten des Röntgenbildes* wiederzugeben, vielmehr wäre es sogar oft besser, nur das Wichtige hervorzuheben und das Unwichtige wegzulassen. Das kann man erreichen durch eine „Raumskizze", d.h. eine Strichzeichnung, die das Wesentliche des räumlichen Eindrucks vermittelt und damit die Aufmerksamkeit des Betrachters darauf konzentriert (Abb. 63). Eine solche Raumskizze kann man im Hasselwanderschen Stereoskiagraphen dadurch erhalten (Abb. 50f), daß man mit der Meßmarke die wesentlichen Konturen des Raumbildes abfährt und die durchlaufenen Bahnen der leuchtenden Marke mit einem Stereoapparat photographisch aufnimmt (allerdings gehört dazu praktische Erfahrung, Geschicklichkeit und Geduld). Dabei kann man Raumskizzen zeichnen aus beliebig anderen

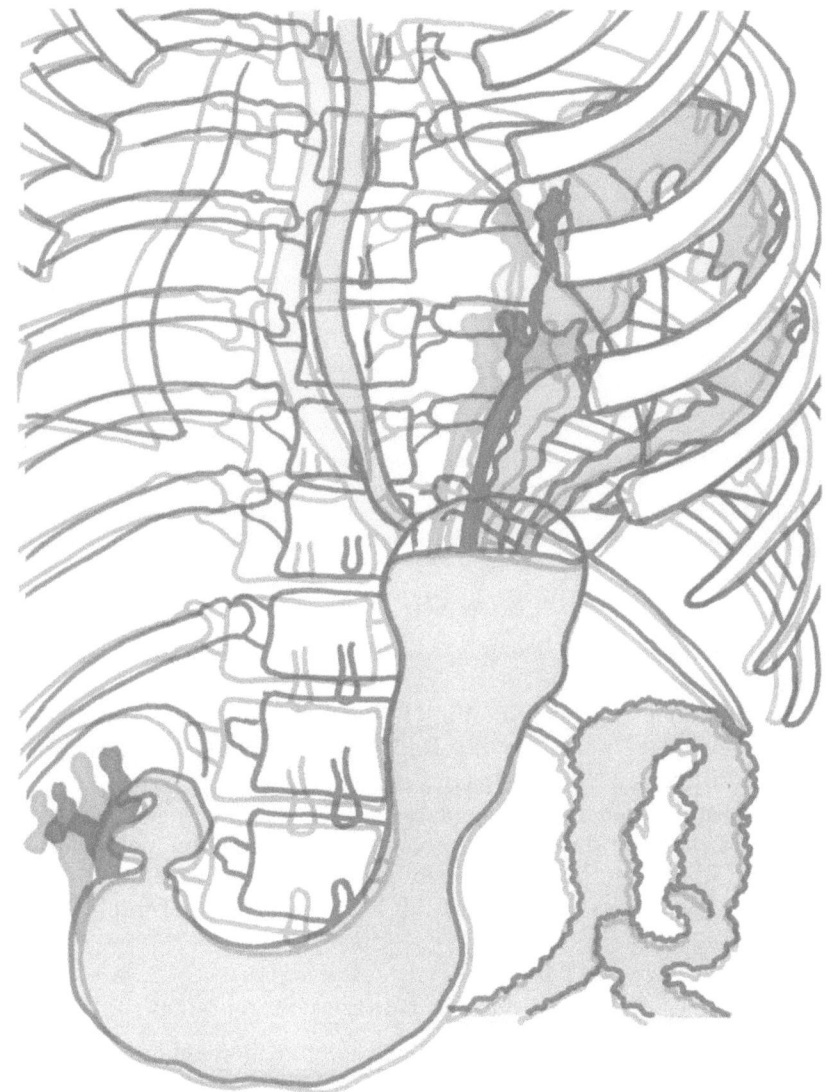

Abb. 63b. „*Raumskizze*" *vom Thorax.* Die Raumskizze zeigt die ungewöhnliche Lage der Niere hinter dem Herzen (vgl. Abb. 48b) neben den hochgetretenen Darmschlingen im Thoraxraum

Richtungen als aus der das gesehene Raumbild aufgenommen ist. Gewarnt sei jedenfalls vor dem direkten Abpausen der wesentlichen Konturen aus den beiden Halbbildern.

Nach dem Prinzip des „Storchschnabels" läßt sich ein Zeichengerät konstruieren, das die beiden Teilbilder gleichzeitig vergrößert aufzeichnet (Abb. 64). Anregungen zu weiteren Konstruktionen bieten die Arbeiten von K. O. Graf, Raab, Albertz, Schultz, Hildebrandt.

Ein auf diese Weise *gezeichnetes Röntgenraumbild* braucht nicht tautomorph zu sein, im Gegenteil, es ist sogar zweckmäßig, die Tiefenwerte bewußt zu steigern, um dem

Leser noch deutlicher zu vermitteln worauf es ankommt und was mit Worten im Text nicht genügend ausgedrückt werden kann. Mit einer unzerbrechlichen Anaglyphenbrille aus Papier, die dem Heft oder Buch ohne viel Kosten beigelegt werden kann, bekommt der Leser unabhängig von Pupillardistanz und Bildweite eine befriedigende Raumvorstellung (Abb. 63a, b).

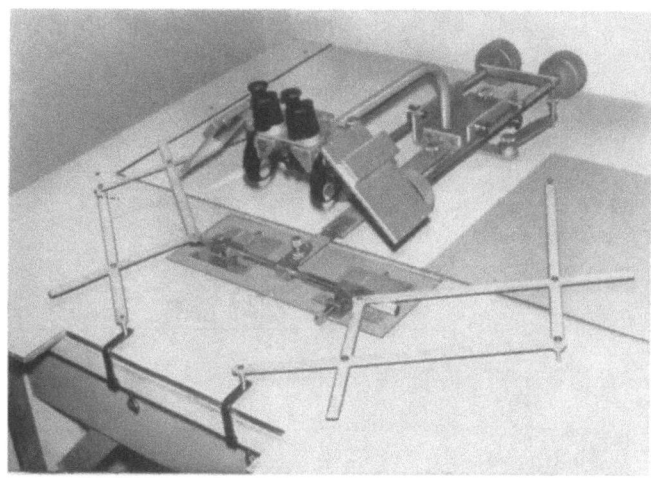

Abb. 64. *Stereoskop mit Einrichtung zum Aufzeichnen der vergrößerten Halbbilder einer Raumskizze* (Köhnle). An den Markenhalterungen der „wandernden Marke" des Spiegelstereoskops (das mittels Parallelführung über das Halbbildpaar verschieblich ist) sind „Storchschnäbel" befestigt, welche die im Stereobild abgegriffenen Parallaxen entsprechend vergrößert als Halbbilder der Raumskizze aufzeichnen

ββ) Das „bewegte" Stereobild: Röntgenstereokinematographie

Für die *Demonstration von Bewegungsvorgängen im Röntgenstereobild* kommt nur die Stereokinovorführung in Frage.

Aus einem einfachen Röntgenkinofilm (Bildwandler) läßt sich durch Umkopieren ein Stereokinofilm gewinnen, wenn nur die Bildfolge groß genug ist, indem man zwei aufeinanderfolgende Bilder als Halbbildpaar auffaßt (vgl. S. 281).

Die ideale Lösung stellen die flächenhaft und zeitlich verschränkten Aufnahmen beider Halbbilder dar, die dann als Stereobild (Projektion im polarisierten Licht oder Anaglyphenbild) über den Monitor einem größeren Zuschauerkreis sichtbar gemacht werden können: Fernsehsystem Herbert M. Stauffer, M. D., Temple University, Philadelphia (Abb. 65).

4. Bedeutung des Röntgen-Stereobildes

a) Sinn und Aufgabe des Röntgen-Stereobildes

Einen praktischen Sinn hat die Röntgenstereoskopie in der Diagnostik nur dann, wenn durch die Ausnutzung des räumlichen Wahrnehmungsvermögens — diese Fähigkeit des Menschen, die durch die Zusammenarbeit der beiden Augen und des Gehirns zustande kommt — ein wirklicher Fortschritt erzielt wird, *der mit anderen Methoden nicht zu erreichen ist*. Es können z.B. zwei Aufnahmen in zueinander senkrechten Richtungen (Abb. 66) die Lage zahlreicher Splitter nicht immer klären, und es läßt sich oft mit Worten nicht beschreiben, was ein Stereobild auf den ersten Blick wiedergibt. Davon unabhängig hat die Röntgenphotogrammetrie eine spezielle Bedeutung für Unterricht und Forschung.

Aufgabe der Röntgenstereoskopie ist die *objektive Festlegung von Raumbeziehungen unabhängig von subjektiven Täuschungen*. In dieser Hinsicht ist das ausmeßbare Bild imstande, bestehende Zweifel einwandfrei zu beheben. Das ist die einzigartige Leistung der Photogrammetrie, die ihr allein zukommt. Während die Kinematographie die

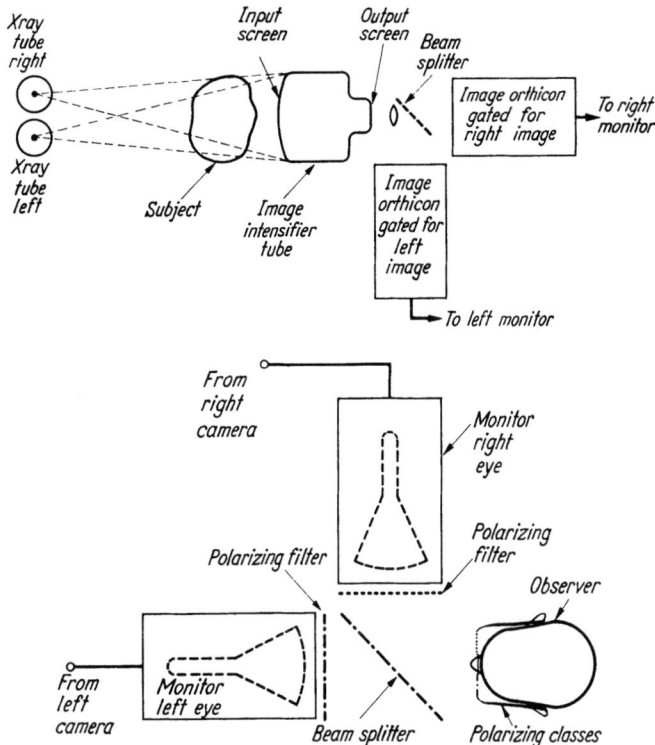

Abb. 65. *Prinzip des stereoskopischen Fernsehsystems von* H. M. STAUFFER, M. D., Temple University 3400 N. Broad Street, Philadelphia, Pennsylvania. Die von zwei Röntgenröhren gleichzeitig entworfenen, flächenhaft und zeitlich verschränkten Halbbilder werden über einen Bildverstärker geleitet und dann wieder getrennt über Orthikonröhren auf zwei Monitoren übertragen, so daß in diesem Falle der Betrachter dieselben im polarisierten Licht als Stereobild betrachten kann. Abb. 65 ist mit freundlicher Genehmigung des Autors der Arbeit entnommen: HERBERT M. STAUFFER, M. D.: Stereoscopic Fluoroscopy by Intensifier and Television. Final Progress Report. U.S. Public Health Service Grant No CS 9681. August 1, 1959 to July 31, 1962

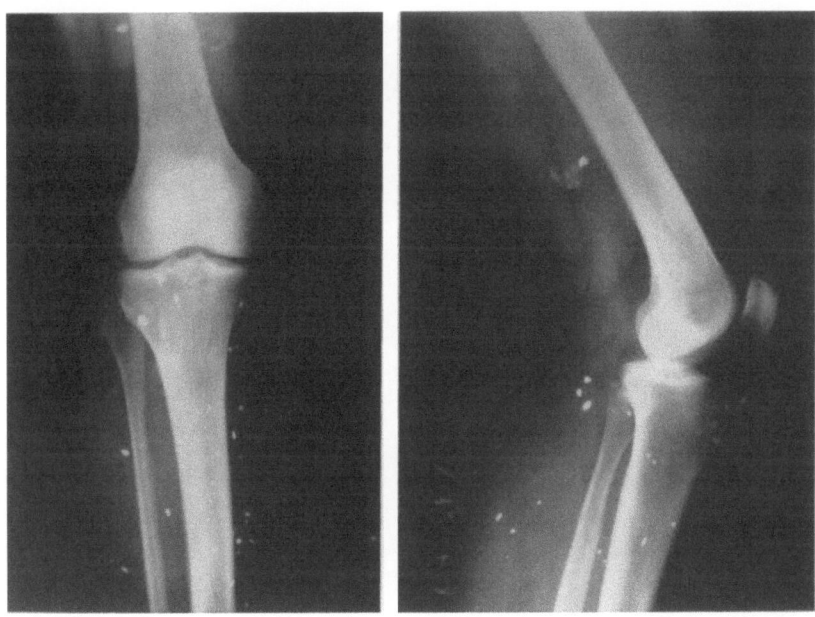

Abb. 66a. *Aufnahmen (in zwei zueinander senkrechten Richtungen) eines Kniegelenks mit Metallsplittern.* Obwohl die Splitter als diskrete Punkte auf beiden Aufnahmen deutlich zu erkennen sind, ist ihre räumliche Lage aus den beiden Bildern doch nur annähernd und größtenteils gar nicht zu bestimmen

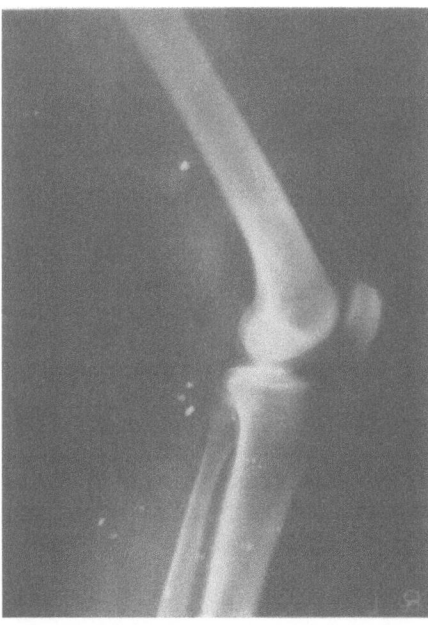

Abb. 66b. *Stereobild des Kniegelenks mit Metallsplittern (Abb. 66a).* Die Splitter sind im Stereobild auf den ersten Blick in ihrer Lage zu den Knochen des Kniegelenks zu erkennen

Aufgabe hat, einen Funktionsablauf darzustellen, obliegt es dem Stereobild, die einzelnen Momentsituationen dreidimensional festzuhalten, z.B. charakteristische Phasen in einem Bewegungsablauf zum Vergleich und zur Gegenüberstellung (Wachstum, Heilungsablauf von Frakturen, orthopädische und orthodontische Behandlungen, Lage der Organe in verschiedenen Körperstellungen usw.).

Die klassische Röntgendiagnostik hatte zum Prinzip, die Organe möglichst kontrastreich *zeitlich nacheinander* darzustellen (z.B. Gallenblasendarstellung, dann Nierenfüllung, dann Kontrasteinlauf usw.).

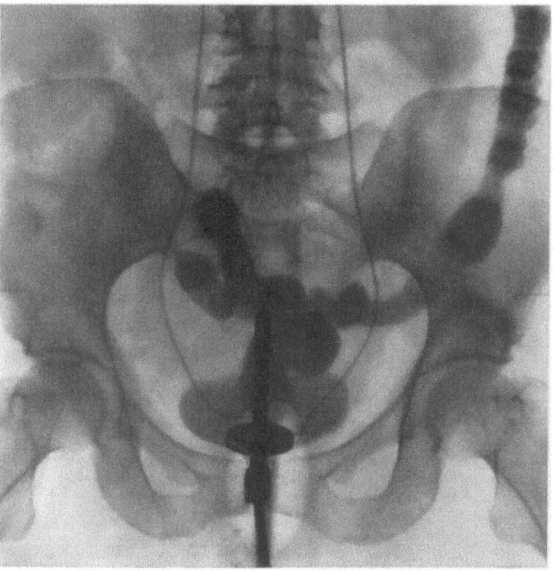

Abb. 67. *Halbbild des in Abb. 63a als Raumskizze wiedergegebenen Stereobildes.* Nur durch die abgestufte Schattendichte der verschiedenen Kontrastmittel, mit denen die einzelnen Organe gefüllt wurden, sind Blase, Darm und Radiumträger in ihrer räumlichen Anordnung erkennbar. Prallfüllungen mit undurchsichtigem Kontrastmittel würden den Raumeindruck zerstört haben

Das Stereobild löst die sich überlagernden Schatten dreidimensional auf. Die Röntgenstereoskopie wird deshalb die *gleichzeitige Darstellung möglichst vieler Organsysteme* unter Verwendung *verschiedener Kontrastmittel*, die in ihrer Schattendichte abgestuft sind (z.B. Gastrographin neben Bariumbrei) anstreben (Abb. 67), um die Topographie zu erfassen, die mit dem Einzelbild nur umständlich darzustellen ist. Die Röntgenstereoskopie kann daher sinnvoll angewendet die *Zeitdauer* der gesamten Röntgenuntersuchung abkürzen, *Strahlendosis* und *Filmkosten* sparen und gegebenenfalls den Patienten schonen (Schmerzen, Untersuchungsdauer).

b) Anwendungsgebiete

α) Allgemeine Gesichtspunkte (Technik und Untersuchung)

Es gibt kaum ein Gebiet der Röntgendiagnostik, wo der räumliche Eindruck nicht wenigstens eine Bereicherung bedeutet, sofern er die Illusion, die man sich beim Betrachten eines einfachen Röntgenbildes macht, zu einer wirklichen Raumwahrnehmung steigert.

Jede Stereoaufnahme muß eine *klare Indikationsstellung* haben, die zwangsläufig die optimale Einstell- und Aufnahmetechnik bestimmt.

Dabei beachte man folgende Gesichtspunkte:

1. *Konturen*, auf deren Tiefenlage es ankommt, sollen möglichst senkrecht zur Basis eingestellt werden: Interessiert z.B. die seitliche Kontur der Wirbelkörper, wird man die Röhrenverschiebung *quer* zur Medianebene des Körpers anordnen. Hingegen wird man sie parallel zur Medianebene legen, wenn die Grund- und Deckplatten der Wirbelkörper beurteilt werden sollen, ebenso wenn es sich darum handelt, zu entscheiden, ob z.B. ein Splitter, der einer Rippe dicht anliegt, intra- oder extrathorakal liegt, weil auf diese Weise die Rippenkontur senkrecht im Stereobild steht und damit ihre Parallaxe am sichersten erfaßt werden kann.

2. Mit der Vergrößerung der Aufnahmebasis werden auch die Parallaxen vergrößert und damit die Empfindlichkeit der Methode gesteigert.

3. Der *Kontrast* und die *Lage* zur Umgebung entscheidet die Erkennbarkeit des darzustellenden Organs. Man wird also nach einer orientierenden Durchleuchtung die Projektionsrichtung so wählen, daß die Körperpartie, auf die es ankommt, optimal zu sehen ist (z.B. wird man so eine Überlagerung der Gallenblase durch Magen oder Darm vermeiden), andererseits wird man etwa durch Marken auf der Körperoberfläche künstliche Bezugsysteme schaffen, um z.B. einen Fremdkörper, der sonst unbestimmbar in den Weichteilen „schwimmen" würde, lokalisieren zu können. Nicht das flächenhafte Standardbild ist also für das Röntgenraumbild verbindlich, sondern die Wahl der Schrägprojektion, die nach der Fragestellung die Topographie am übersichtlichsten darstellt.

4. In allen Fällen, wo die *Körperstellung die Lage der Organe beeinflussen* kann, versäume man nicht, stereoskopische Aufnahmen im Stehen und Liegen zu machen. Hier eröffnen sich wichtige Perspektiven für die Diagnostik des Thorax, des Abdomens, der Gelenkfunktionen usw.

Grundsätzlich fertige man Stereoaufnahmen von Patienten immer in der Körperstellung an, in der sie gegebenenfalls später auf dem Operationstisch gelagert werden.

5. Die *Zeitdauer* für die Anfertigung des *Stereo-Halbbildpaares* entscheidet unter anderem über Sinn und Unsinn des Raumbildes. Für ein unbewegliches oder sicher ruhig zu stellendes Objekt ist die einfachste improvisierte Apparatur vollkommen ausreichend.

Überall, wo willkürliche oder unwillkürliche Bewegungen des aufzunehmenden Körperteils des Patienten überhaupt nur möglich sind und den Befund entscheidend beeinflussen können, sorge man für kurzfristige Aufnahmetechnik und überzeuge sich durch Vergleich der beiden Halbbilder, ob wirklich zwischen der Anfertigung derselben keine Organverschiebung aufgetreten ist, was vielfach an Höhenparallaxe zu erkennen ist (vgl.

Abb. 11 und S. 313), und versichere sich in wichtigen Fällen des Befundes durch Wiederholung der Aufnahme. Wenn die Kinotechnik nicht zur Verfügung steht, wird man sich im gegebenen Fall entschließen müssen, unter Verzicht auf Qualität (durch Unterbelichtung oder Raumverlust beim Raster) wenigstens ein objektiv richtiges, wenn auch technisch mangelhaftes Raumbild zu erhalten; denn es ist nicht nur sinnlos, sondern es kann geradezu verantwortungslos sein, aus einer Pseudoparallaxe einen falschen diagnostischen Befund zu erheben.

β) Praktische Diagnostik

In der Diagnostik werden dem Röntgenologen Fragen gestellt, die einzelne Fälle betreffen. Die Röntgenstereoskopie ist hier Mittel zum Zweck. Es handelt sich dabei im Prinzip meist um einfache Tiefenbestimmungen bzw. Lokalisationen, z.B. *wo* ein bestimmter Steinschatten oder Fremdkörper liegt, oder um die Art und Richtung der Verdrängung eines Organs bzw. der Form und Größenveränderung bei seiner Funktion.

HASSELWANDER hat durch Umzeichnung des Tafelwerkes von W. BRAUNE eine hervorragende Grundlage für Querschnittszeichnungen (aus einem Röntgenstereobild heraus) geschaffen. („Die objektive Stereoskopie an Röntgenbildern", Stuttgart: Thieme 1954.)

Man wird durch zweckmäßige *Projektionsrichtung* mit Unterstützung von Kontrastmitteln der Aufgabe zu genügen suchen und die *funktionellen* Gesichtspunkte im Auge behalten. So ist es z.B. möglich, daß im Vergleich zur vorhergehenden Aufnahme eine Gallenblase nur dadurch verkleinert erscheint, daß sie jetzt durch die Atmung oder Darmverlagerung *steiler zur Projektionsrichtung* liegt. Diese Verkleinerung ihres Schattens hat also in diesem Falle nichts mit einer Kontraktion zu tun.

Macht man prinzipiell alle diagnostischen Aufnahmen stereoskopisch (wie dies z.B. vielfach in USA geschieht), so werden oft ohne spezielle Fragestellung klinische Befunde unerwartet geklärt (z.B. diffuse Bauchschmerzen durch Raffung von Darmschlingen in einem Narbengebiet).

γ) Forschung

Anders ist es, wenn der *Röntgenologe als Forscher selbst die Fragen stellt*, die mit der Methode der Stereoskopie gelöst werden können.

Für ihn handelt es sich nicht nur um den einzelnen Fall, sondern darum, wie das Röntgenbild durch die Erfassung der dritten Dimension in seinem Informationsinhalt bereichert werden kann.

In der Frühzeit der Röntgenologie war man z.B. zufrieden, wenn man die Herz*silhouette* erkennen und ausmessen konnte. Heute fragt man nach dem Herz*volumen*. Die Röntgendiagnostik steht also an dem Übergang von der „Planimetrie" zur „Stereometrie". Die Brücke bildet dabei die Photogrammetrie. Der Forscher wird das Röntgenstereobild nie als etwas Selbständiges bzw. Isoliertes betrachten, sondern dessen Einpassung in seine sichtbare Welt zum Grundsatz nehmen. So, wie ein leuchtender Punkt in der Finsternis erst durch die Erleuchtung der Umgebung seinen Ort im Raum (Ortung) erhält (der Wanderer oder Flieger erkennt ein strahlendes Etwas in dunkler Nacht erst dann als Stern in unendlicher Ferne oder als Licht einer Almhütte im nahen Gebirge, wenn der Mond aufgeht oder der Tag graut), so muß auch das, was die für unsere Augen dunklen Röntgenstrahlen erhellen, mit dem, was die Sonne sichtbar macht, gewissermaßen „unter einen Hut gebracht" werden, also zu einer gemeinsamen Welt verschmolzen werden, um beide Lichtarten zugleich zu begreifen (vgl. EJIKMAN, REGENER, HASSELWANDER, TESCHENDORF).

Eine systematische Röntgenphotogrammetrie könnte nach folgenden Gesichtspunkten forschen:

1. Darstellung der wahren Größe und Form der einzelnen Organe und Körperteile *(Normzahlen und Variationsbreite).*

2. Darstellung derselben in ihrer gegenseitigen Lagebeziehung *(Topographie und Funktion)*.

3. Darstellung derselben während des *Wachstums* bei den einzelnen *Konstitutionstypen*.

4. Darstellung der Grenzen des *Normalen und der Anfänge des Pathologischen*.

5. *Erfassung des Unsichtbaren im Röntgenbild*. Unsichtbares kann u.U. durch Wissen im Raumbild erfaßbar gemacht werden: Weiß man z.B., daß ein Körper (z.B. Femurschaft) einen kreisförmigen Querschnitt hat, und kann man im Röntgenraumbild nur die seitlichen Konturen, also den Durchmesser sehen, so kennt man innerhalb einer gewissen Meßgenauigkeit auch den nächst- und fernstgelegenen Punkt des Querschnitts.

Dieser Gedanke bietet die Grundlage für eine *Erfassung des Raumbildes über die sichtbaren diskreten Punkte hinaus*, wenn man nur die Proportionsbeziehungen der anatomischen Morphologie heranzieht. (Die vielen Kombinationen dieser Gesichtspunkte ergeben ein Neuland der Forschung.)

Was die Anatomen und Anthropologen in dieser Hinsicht an gesicherten Grundlagen mit *ihren* Arbeitsmethoden geschaffen haben, bedarf der Ergänzung durch das, was allein durch die Röntgenuntersuchung gefunden werden kann.

Man wird dabei immer die logische Beziehung zwischen anatomischer Gestalt und Funktion suchen, gemäß der Erkenntnis, daß die Form Ausdruck der Funktion ist (vgl. die grundlegenden Forschungen PAUWELS über „Funktionelle Anatomie und kausale Morphologie": Probleme der Arbeitsphysiologie (HERZOG), zweckmäßige Körperhaltung bei Arbeitsverrichtungen: z.B. Handskeletstellung beim Schreiben, Klavierspielen, Wirbelsäulenhaltung beim Autofahren usw.). Unter diesem Gesichtswinkel bekommt die stereoskopische Röntgenganzaufnahme des menschlichen Körpers Bedeutung (Abb. 68). Damit kann die Gliederkette bei den einzelnen Körperhaltungen studiert werden (Verteilung der Körperdrehung auf die verschiedenen Gelenke). Das Charakteristische kann für den Unterricht in Modellen und Raumskizzen festgehalten werden. Leuchtmarken an der Körperoberfläche können bei der photographischen Aufnahme Kurven aufzeichnen, welche die Bewegungen der einzelnen Körperteile festhalten (vgl. W. BRAUNE und O. FISCHER: Der Gang des Menschen; Abhandlung d. math.-phys. Klasse d. Königl. Sächs. Ges. d. Wissenschaften, Bd. XXI, Nr. IV, 1895). Dadurch wird der kausale Zusammenhang der anatomischen Gestalt mit der Funktion im normalen und pathologischen Fall verständlich.

Für den *Unterricht* ist das Röntgenstereobild ein wertvolles Hilfsmittel, um topographische und funktionelle Begriffe zu vermitteln, gleichgültig ob die Darstellung in Form von Modellen oder Stereoprojektionen erfolgt. Weitgehend kann dabei das Erlebnis der anatomischen Präparation ersetzt werden. Mögliches und Unmögliches bei der Bewegung der Körperteile wird als „selbstverständlich" erfaßt. So wird auch hier das immer wieder reproduzierte Stereobild einmaliger „Fälle" ein zeitloser Ersatz der Wirklichkeit.

Das Spezialgebiet der *Zahn- und Kiefer-Röntgenstereoskopie*, das bisher meist mit der extraoralen Aufnahme (HASSELWANDER) durchgeführt wurde, bekommt z.Z. neuen Auftrieb durch intraorale Verfahren, z.B. die „Panoramix"-Technik.

Dieses Verfahren, das noch in der Entwicklung ist, bietet weite Perspektiven, zumal mit dieser Technik auch andere Abschnitte des Schädels und andere Körperhöhlen in neuer Projektion dargestellt werden können.

c) Die Grenzen des Röntgenstereobildes

Die Grenzen der Röntgenstereoskopie liegen einerseits in der beschränkten Darstellbarkeit des Objektes, andererseits in der Subjektivität der Wahrnehmung des Stereobildes. So ist diese Methode von der physikalischen Eigenart der Abbildung abhängig (Fokusgröße, Röhrenleistung usw.) oder auch von dem „optischen Transformator", der

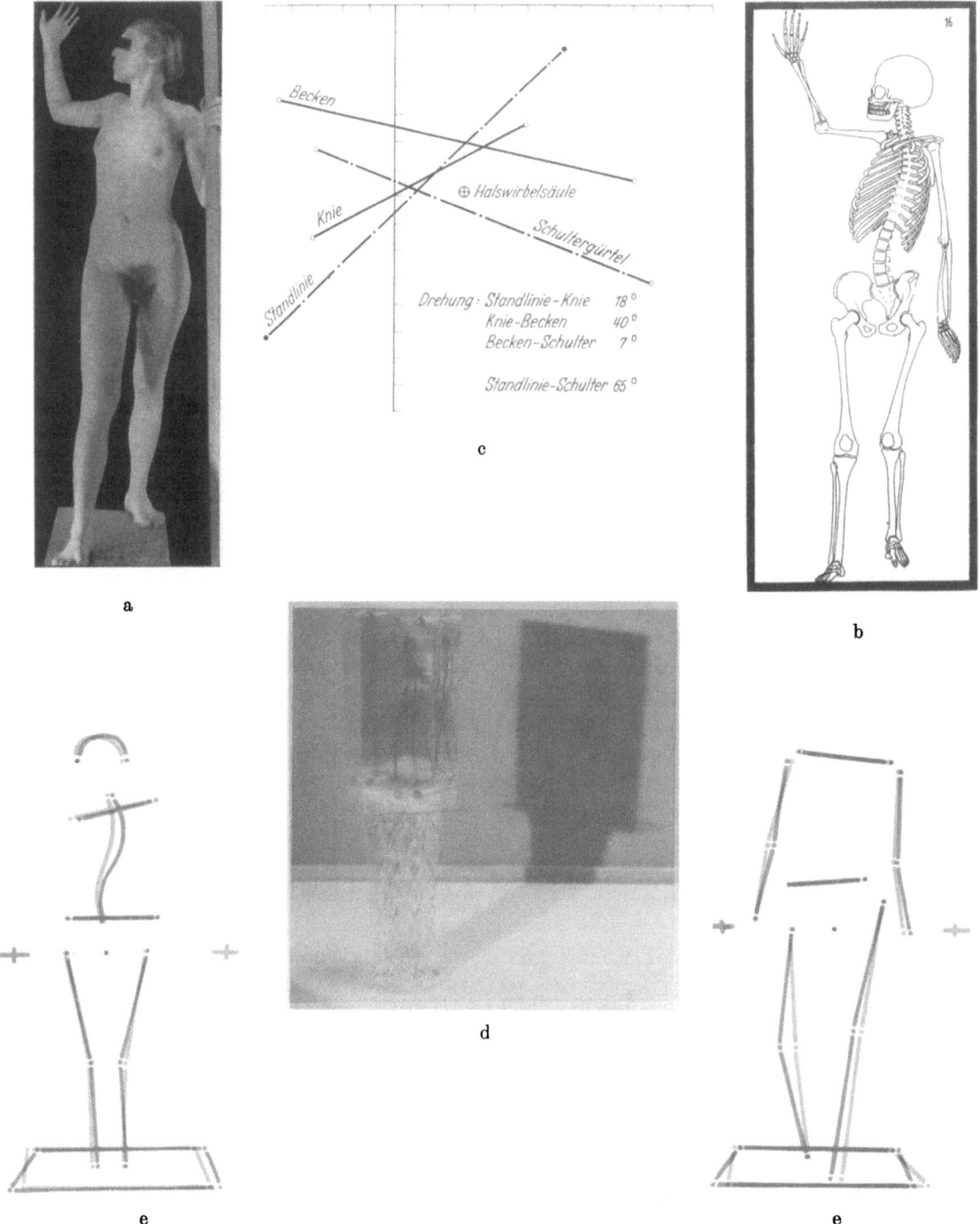

Abb. 68a—e. *Röntgenstereoaufnahme des ganzen menschlichen Körpers.* Die stereoskopische Erfassung des ganzen Körpers im Röntgenbild ist nützlich um die Statik und Mechanik der Gelenke zu verstehen (Janker, Köhnle). Jeder Mensch führt gleichartige Bewegungen dem Bau seines Skeletes entsprechend verschieden aus. So kann man die aus dem Körper- und Skeletbau abzuleitende individuelle Gangart in Kurven anschaulich machen, wenn man die charakteristischen Punkte der Körperoberfläche durch Leuchtmarken sichtbar macht und deren Bewegung z.B. beim Gehen (über große Spiegel) in der photographischen Kamera festhält. a Körperansicht im sichtbaren Licht. b Halbbild einer Raumskizze nach einer Röntgenstereo-Ganzaufnahme. c Grundriß der Meßpunkte an Schultern, Becken, Knien und Sprunggelenken, um zu zeigen, wie die Drehung auf die einzelnen Körperabschnitte verteilt ist. d Glasplattenmodell für den Unterricht aus Frontalschnitten durch das Stereobild der Röntgenganzaufnahme um die Skeletstellung bei der Drehung zu veranschaulichen. e Raumskizzen nach Röntgenstereo-Ganzaufnahmen, um die verschiedene Statik einzelner Patienten zu zeigen.

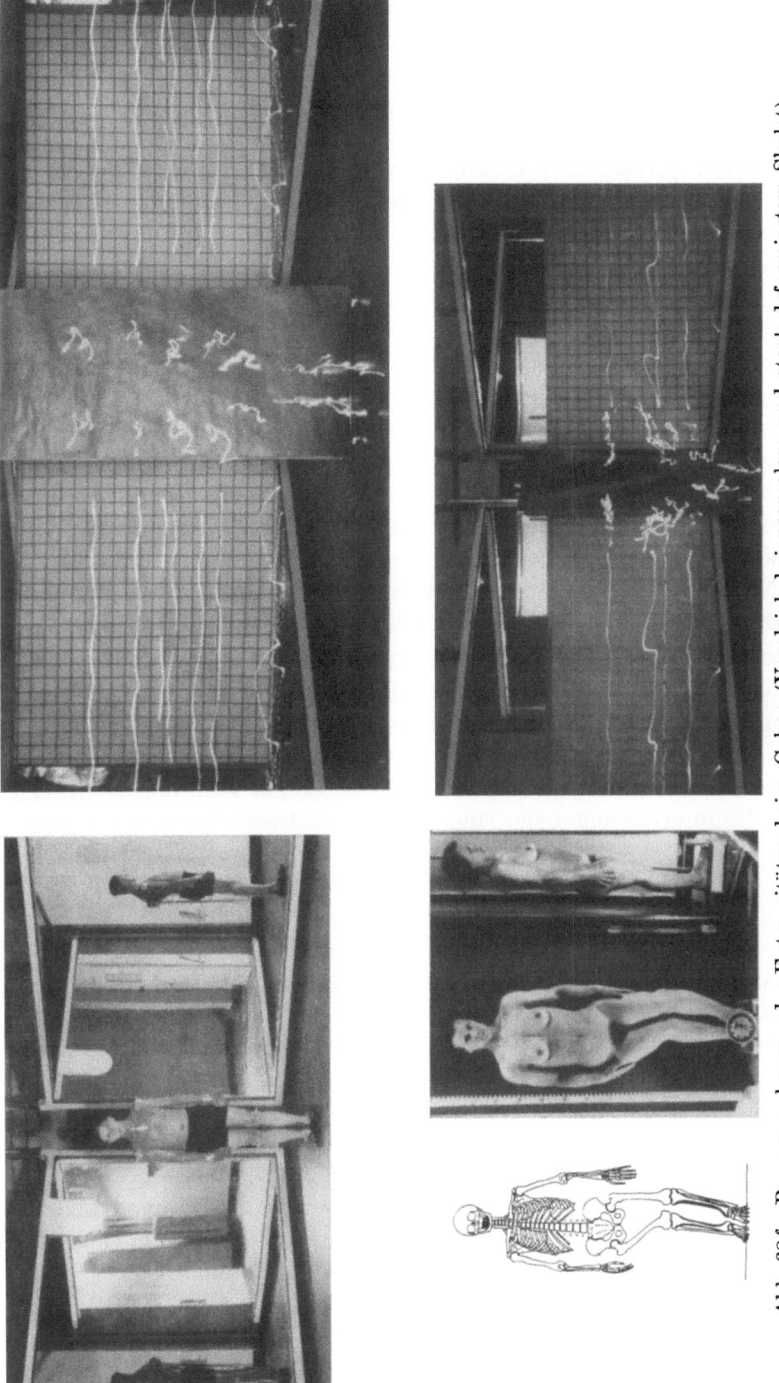

Abb. 68f. Bewegungskurven der Extremitäten beim Gehen (Vergleich bei normalem und stark deformiertem Skelet)

das unsichtbare Licht unseren Augen direkt oder indirekt vermittelt; die bedingte Transparenz des Objektes und der unterschiedliche Effekt auf dem Leuchtschirm, Film, Bildwandler und dergleichen setzen Grenzen.

Die Informationstheorie ermöglicht Vergleiche, die für den diagnostischen Wert der verschiedenartigen Röntgenbilder von entscheidender Bedeutung sind. In der Sprache der Informationstheorie ist die Einheit das sog. „bit" (binary digit). Die Verschiedenheit der Informationsinhalte bei den einzelnen Aufnahmetechniken kann danach in Zahlen ausgedrückt werden: ein 8 mm Kinobild hat etwa 20 kilo bits, ein Röntgenbildwandler hat etwa 200 kilo bits, eine Röntgengroßaufnahme und ein Odelca 100-Bild etwa 2000 kilo bits (nach Bouwers: „Der Informationsinhalt des Röntgenbildes", Röntgenblätter 15, S. 81—87, 1962).

Diesen äußeren physikalisch-technischen Faktoren, die das optische Substrat des Stereobildes liefern, steht die innere physiologisch-psychologische Rezeption desselben durch das Subjekt gegenüber. Diese hängt zunächst von der Leistung der Augenlinse und der Richtigkeit der Netzhautempfindung ab. Das naive Vertrauen, es läge ein gesundes Sehvermögen vor, nur weil Störungen desselben nie auffielen, schafft hier vielfach eine verhängnisvolle Barriere. Viel leichter bemerkt der Mensch Fehler und Mängel seines Gehörorgans als seiner Augen. Farbblinde, Einäugige und Träger erheblicher Sehfehler gehen oft durchs Leben, ohne daß ihnen selbst oder anderen diese Mängel merklich zum Bewußtsein kommen. Deshalb sollte sich jeder, bevor er sich mit Stereoskopie beschäftigt und über die Methode urteilt, einer *eingehenden* ophthalmologischen Prüfung unterziehen. Dadurch werden Meinungsverschiedenheiten und oft bedauerliche Fehler von vornherein vermieden. Denn es handelt sich nicht nur darum, daß das einzelne Auge ein „noch genügendes" Sehvermögen aufweist, sondern daß die Verschmelzung der beiden Netzhautbilder zu einer „richtigen" räumlichen Wahrnehmung zustande kommt. (Man vergleiche die visuelle und taktile (Stereo-)Agnosie).

Aber selbst wenn dieser physiologisch-psychologische Teil der subjektiven Rezeption eines Stereobildes in Ordnung ist, gibt es immer noch Klippen, an denen unsere Raumwahrnehmung und auch die objektive Auswertung des Stereobildes scheitern kann und muß.

Wo *diskrete Punkte fehlen* oder solche nur auf einem Halbbild sichtbar sind, versagt die objektive Raumerfassung bzw. -messung (z.B. Darstellung der Niere, Leber, Milz, Hirnventrikel, Pneu usw.).

Wo *mehrere diskrete Punkte auf einem Sehstrahl* liegen, versagt die Raumvorstellung.

Wo *viele gleichartige und gleichgroße diskrete Punkte* sehr dicht liegen, kann der Raumeindruck versagen, wenn die zusammengehörigen Bildpunkte auf beiden Halbbildern einander nicht mehr zugeordnet werden können (wie z.B. auf Lungenaufnahmen bei Miliar-Tbc, Staublunge, Schrotschuß).

Absolut *dichte Schattenflächen* vernichten im Bereich ihres Schattenkegels den Raumeindruck (z.B. Erguß in der Lunge, Herzschatten usw.).

Unerkannte Pseudoparallaxen sind technische Fehler, die verhängnisvoll werden können. Sie werden z.B. verursacht durch unwillkürliche Organbewegungen bei der Peristaltik, Atmung usw. während einer zu langen Aufnahmezeit.

Nur was bei der Aufnahme an diskreten Punkten in das Bildpaar hineingelegt wurde, kann bei der Betrachtung und Auswertung herausgeholt werden. Dieses „Hineinlegen" ist sehr unterschiedlich je nach der Aufnahmetechnik (Großaufnahme, Schirmbild, Bildwandler, Kinotechnik usw.).

Aber auch aus seinem Augenpaar kann der Mensch nicht mehr herausholen, als die Natur hineingelegt hat.

Davon kann man sich durch folgendes *Experiment bei der Betrachtung der Abb. 69 und 70* überzeugen.

Wir sehen in der Mitte der Abb. 69 die Wiedergabe einer Briefmarke, die eine philatelistische Rarität darstellt. Ihr Aufdruck enthält auch im Original einen Anaglyphendruck, der unter einer Neigung von 45° betrachtet, die Erdkugel zeigt. In ihr sieht man — allerdings plan — die Konturen Europas mit Italien.

Die Briefmarke ist in Italien für 25 und 60 Lire vom 29. Dezember 1956 bis 31. Dezember 1957 erschienen zur Erinnerung des Eintritts Italiens in die Organisation der Vereinten Nationen — Michel-Katalog 1960, S. 771, Nr. 976, 977. — Die stereoskopische Darstellung der Erdkugel ist dem Werk:

KÖHLER-GRAF-CALOV: „Mathematische Raumbilder", Verlag Ehlermann, Dresden 1938, entnommen. Die Zeichnung DE CATERINIs von Europa mit Italien ist in die Halbbilder der Kugeldarstellung mit derselben Neigung wie die Erdachse eingetragen. Dadurch entsteht aber noch kein stereoskopischer Eindruck, sondern nur an den beiden Seiten eine Höhenparallaxe (vgl. Abb. 11). Diese feine Unterscheidung der Horizontal- und Vertikalparallaxe (also der planen Europakarte innerhalb der Weltkugel) möge den Betrachter (und die Konvergenz seiner Blickrichtungen) immer fesseln, wenn im Folgenden um eine „strenge Fixierung der Briefmarke" gebeten wird.

Man kann nun der Reihe nach folgende zwei Feststellungen machen:

1. Abb. 69 zeigt, mit der Anaglyphenbrille betrachtet, vier Punkte, von denen die beiden inneren Punkte in verschiedener Tiefe liegen: der rechtsgelegene vor, der linksgelegene hinter der Briefmarke in der Mitte.

Ohne Anaglyphenbrille könnte man *aus der Parallaxe* der Punkte ihre Tiefenlage relativ bestimmen. Bei dem *rechts gelegenen Punkt* liegt das mit dem rechten Auge gesehene rote Halbbild links von dem mit dem linken Auge gesehenen grünen Halbbild; also muß der abgebildete Punkt *vor der Bildebene* liegen. Der *linksgelegene Punkt* aber, bei dem das mit dem rechten Auge gesehene rote Halbbild rechts von dem mit dem linken Auge gesehenen grünen Halbbild liegt, muß *hinter der Bildebene* liegen.

Vergleicht man diese Beobachtung mit dem Strahlengang in Abb. 70 links, so sieht man, daß außer dem Anaglyphenbild der Briefmarke M alle sechs Punkte (G) und (R) sowie die zwei roten und zwei grünen Halbbilder der Punkte P und Q (also $P_r P_l Q_r Q_l$) auf der Netzhaut beider Augen abgebildet werden.

2. Abb. 69 zeigt, mit der Anaglyphenbrille betrachtet, in einer bestimmten Entfernung nur zwei Punkte.

Auffindung dieser Entfernung. Hält man die Abb. 69 in die Entfernung, die in der Abb. 70 in der Mitte dargestellt ist, dann fällt im linken Auge das Abbild des grünen Punktes (G) und im rechten Auge das Abbild des roten Punktes (R) auf den blinden Fleck. Man kann diese Stellung leicht finden, wenn man die Abb. 69 z. B. *nur mit dem linken Auge* (also einäugig) betrachtet und die Entfernung unter strenger Fixierung der Briefmarke so lange ändert, bis der grüne Punkt (G) verschwindet. Schließt man in dieser Stellung das linke Auge und betrachtet, wiederum unter strenger Fixierung der Briefmarke die Abbildung *nur mit dem rechten Auge,* so ist der rote Punkt (R) verschwunden. Bei *beidäugiger Betrachtung (ohne Anaglyphenbrille),* immer noch unter strenger Fixierung der Briefmarke, kommt uns das aber in dieser Stellung nicht zum Bewußtsein, denn wir sehen nach wie vor (vgl. Abb. 70 links) alle sechs Punkte, weil wir ja bei der Wahrnehmung die Netzhautempfindungen *beider* Augen verschmelzen. Jedes Auge meldet zwar nur 5 Punkte, der 6. Punkt wird jeweils nur von einem Auge gemeldet, aber wir nehmen ihn trotzdem ordnungsgemäß wahr, wenn auch nur einäugig (flächenhaft), während wir die anderen Punkte räumlich wahrnehmen. Wir sehen also *mit beiden Augen* neben der Marke insgesamt 3 grüne und 3 rote, also 6 Punkte, obwohl *jedes einzelne Auge* nur 5 Punkte empfindet (Abb. 70, Mitte).

Auslöschung der beiden Punkte (G) und (R). Setzen wir aber in dieser Stellung bzw. Entfernung (Abb. 70, Mitte) *die Anaglyphenbrille* auf, so sehen wir bei beidäugiger Betrachtung, immer unter strenger Fixierung der Briefmarke, neben dieser *auf jeder Seite nur noch einen Punkt Q* bzw. *P*; der grüne Punkt (G) und der rote Punkt (R) sind verschwunden (Abb. 70 rechts), denn *im linken Auge* wird der rote Punkt durch das rote Filter ausgelöscht, und der grüne Punkt fällt auf den blinden Fleck, ebenso wird *im rechten Auge* der grüne Punkt durch das Grünfilter ausgelöscht, und der rote Punkt fällt auf den blinden Fleck. So können in jedem Auge diese beiden Punkte nicht empfunden werden. Trotz stereoskopischer Betrachtung *nehmen wir also nur 2 Punkte wahr, obwohl in Wirklichkeit auf jedem Halbbild 4 Punkte vorhanden sind.*

Dieses Experiment zeigt, daß der Mensch, obwohl er den ihn umgebenden Raum einheitlich stereoskopisch wahrzunehmen glaubt, denselben trotzdem in zwei Kegeln (durch welche die Augen ihren blinden Fleck gewissermaßen nach außen projizieren) nur flächenhaft (also einäugig) sieht, ohne daß ihm dies zum Bewußtsein kommt.

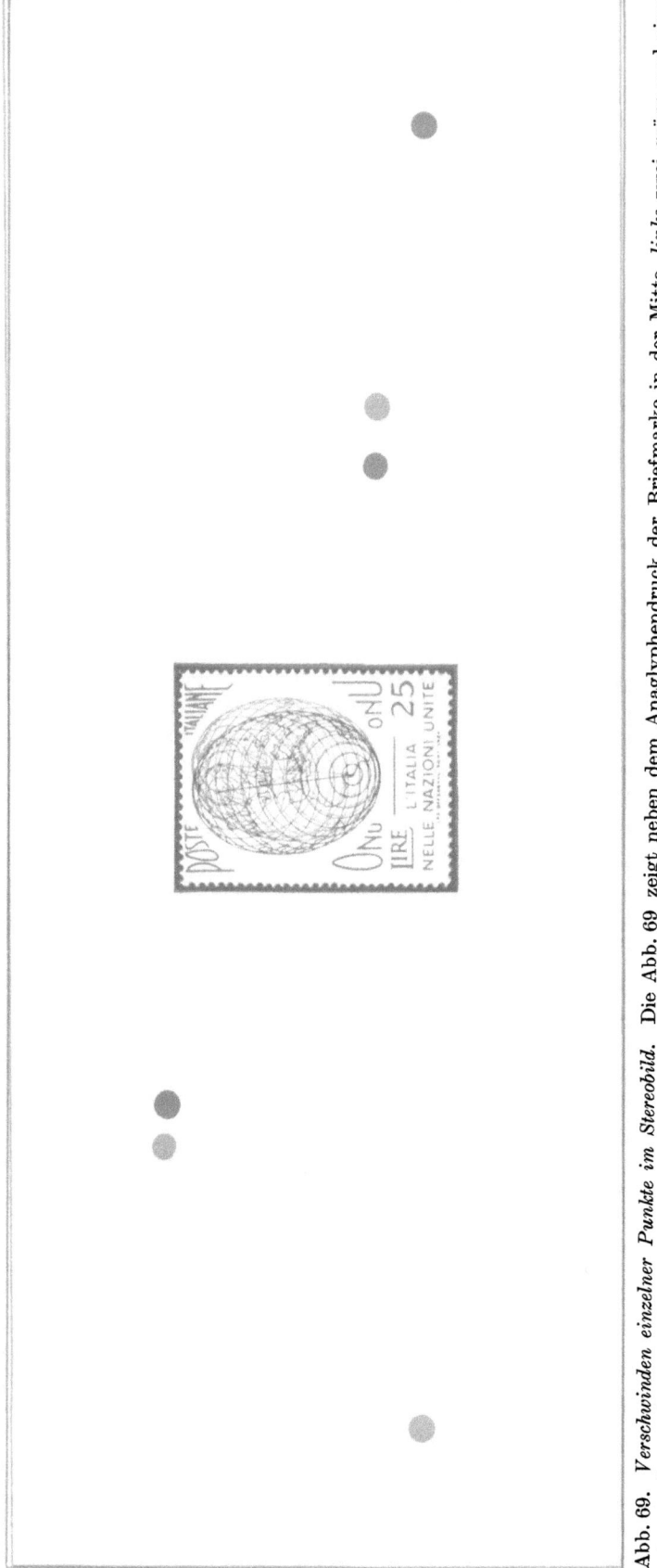

Abb. 69. *Verschwinden einzelner Punkte im Stereobild.* Die Abb. 69 zeigt neben dem Anaglyphendruck der Briefmarke in der Mitte, *links* zwei grüne und einen roten, *rechts* zwei rote und einen grünen Punkt (vgl. Abb. 70 links). Schließt man das rechte Auge und variiert bei strenger Fixierung der Briefmarke die Entfernung, so findet man eine Stellung, in welcher der grüne Punkt außen verschwindet (weil sein Abbild auf den blinden Fleck des linken Auges fällt, vgl. Abb. 70 Mitte). Schließt man in unveränderter Stellung das linke Auge, so verschwindet der rote Punkt außen. Bei beidäugiger Betrachtung sieht man in dieser Stellung auf jeder Seite der Briefmarke drei Punkte. Betrachtet man aber in dieser Stellung die Abb. 69 durch die Anaglyphenbrille, dann sieht man stereoskopisch neben der Briefmarke je nur einen Punkt (vgl. Abb. 70 rechts)

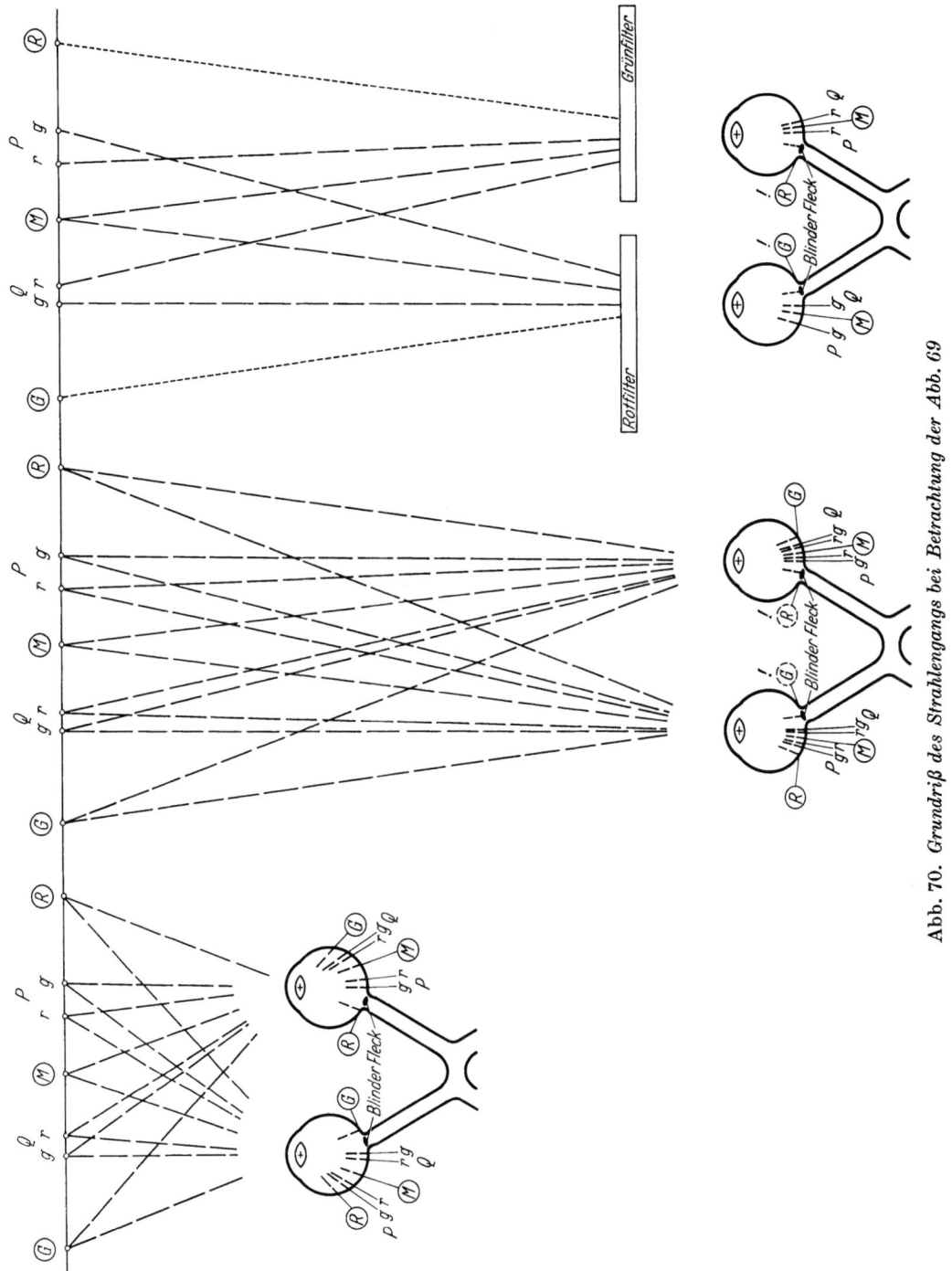

Abb. 70. *Grundriß des Strahlengangs bei Betrachtung der Abb. 69*

So müssen wir zu guter Letzt erkennen, daß noch nicht einmal wir selbst in unserer Wahrnehmung vollkommen sind: die visuell empfundene Welt, die wir auf der Basis unseres Augenpaares als festgefügten Raum bis in die Unendlichkeit aufgebaut haben, wird also nicht gleichmäßig räumlich wahrgenommen, sondern enthält durch den anatomischen Bau unserer *beiden* lichtempfindenden Sinnesorgane „*einäugige Kanäle*" (wie die Fühler bei einer Schnecke angeordnet), die wir infolge der binocularen Empfindung noch nicht einmal erkennen. Wir müssen ihre Lage *wissen*, um sie praktisch z. B. durch Betrachtung der Abb. 69 *auffinden* und damit uns *von den Grenzen unseres räumlichen Sehvermögens überzeugen* zu können.

Wir haben das *photographische Stereobild* als einen „*reellen Ersatz der Wirklichkeit*" (also der räumlich gesehenen Gegenstände) bezeichnet (S. 229). Das zunächst umständlich erscheinende Experiment bei der Betrachtung der Abb. 69 hat gezeigt, daß dasselbe nicht nur ein mehr oder minder mangelhafter „Ersatz", sondern im Gegenteil eine Vervollkommnung dessen darstellt, was wir (bei fixierter Blickrichtung) räumlich wahrzunehmen vermögen, weil es durch die Homogenität der räumlichen Darstellung die Lücken unseres subjektiven binocularen Sehens ausfüllt.

Das stereophotogrammetrische Verfahren (bei dem die Halbbilder keinen „blinden Fleck" enthalten wie unsere Augen) ist somit eine objektive Methode, die unser subjektives Raumwahrnehmungsvermögen ergänzt und sogar übertrifft.

5. Zusammenfassung

Wir haben den Werdegang der Entstehung des Röntgenstereobildes in den einzelnen Phasen (von der Lichtquelle über die Abbildung des einzelnen Objektpunktes bis zur Festhaltung der Parallaxe in den Halbbildern) verfolgt und schließlich die subjektive und objektive Auswertung des Röntgenstereobildes vom einfachen Stereoskop bis zur photogrammetrischen Methode geschildert.

Dabei war der Leitgedanke, in jedem Falle die physikalisch-technischen und die physiologisch-psychologischen Grenzen herauszuarbeiten.

Das Wissen der bestehenden Grenzen einer Arbeitsmethode ist die Macht, die uns befähigt, sie dadurch voll auszuschöpfen, daß wir von ihr alles Mögliche, aber nichts Unmögliches verlangen.

In diesem Sinne gehandhabt ist das Röntgenstereoverfahren eine zuverlässige wissenschaftliche Methode.

Literatur[1]

AALL, A.: Über den Maßstab beim Tiefensehen in Doppelbildern. Bathoskopische Untersuchungen mit einer Figur. Z. Psychol. 49, 108—127, 161—205 (1908).

ADAM MAC, D. E.: Stereoscopic perceptions of size, shape, distance and direction. J. Soc. Motion Picture Television Engrs 61, 4 (1954).

ADERHOLD, K., u. L. SEIFERT: Vergrößerungstechnik mit einer neuen Feinstfokusröhre für Abbildungsmaßstäbe größer als 2:1. Fortschr. Röntgenstr. 81, 181—193 (1954).

AGOSTINI, P. DE: Beitrag zur Kenntnis der Orthophotographie. Fortschr. Röntgenstr. 15, 115 (1910).

ALAERTS, L.: Le champ visuel dans la vision du relief. Bull. Soc. belge Ophtal. 64, 80 (1932).

ALBADA, L. E. W. VAN: Verfahren zur Erhöhung der Meßgenauigkeit bei der stereoskopischen Ausmessung von Röntgenbildern sowie von Bildern kleinerer Objekte. Phot. Korr. 67 (1931).

— Stereophotographie. In: Handbuch der wissenschaftlichen und angewandten Photographie, Bd. 4, S. 1—101. Wien: Springer 1931.

ALBERS-SCHÖNBERG, H.: Zu Alexander's plastischen Röntgenogrammen. Fortschr. Röntgenstr. 10, 61 (1906/07).

ALBERS-SCHÖNBERG, H.: Stereoskopie und ihre Technik. In: Röntgentechnik, 3. Aufl. Hamburg: Lucas Gräf u. Sillem 1919.

— Röntgenologische Lokalisation von Projektilen. Ref. Fortschr. Röntgenstr. 22, 640 (1914/15).

— Beitrag zur Projektildiagnose. Dtsch. med. Wschr.1915.

— Über den Nachweis von Metallsplittern im Auge. Ref. Fortschr. Röntgenstr. 25, 73 (1917).

ALBERTI, O.: Il sussidio della stereo röntgenografia nel camps oto-neuro-oftalmologica. Boll. Soc. med.-chir. bresciana A 6 (1931).

ALBERTI, W.: Über eine einfache Methode der Stereoröntgenographie unter Verwendung der Bucky-Potter-Blende. Fortschr. Röntgenstr. 35, 675 (1927); 37, 30 (1928).

— Telechiasmoröntgenstereoskopie. Fortschr. Röntgenstr. 40, 68 (1929).

— Erwiderung auf die Arbeit: Über die Tele-Chiasmo-Röntgenstereoskopie ALBERTI's von L. DRÜNER. Fortschr. Röntgenstr. 41, 467 (1930).

ALBERTIS, P. DE, and E. GANDOLFO: Stratigraphic study of abdominal neoformations. Radiol. med. (Torino) 46, 321—340 (1960).

---

[1] Dieses Verzeichnis enthält natürlich bei weitem nicht die gesamte einschlägige Weltliteratur, die dem Verfasser ohnehin nicht zugängig war. Es umfaßt lediglich die Werke, die gedanklich der vorliegenden Arbeit zugrunde liegen. Es sei ferner auf das ausführliche Literaturverzeichnis in: TESCHENDORF, W. u. H. KÖHNLE: Das Röntgenraumbild. In: Handbuch der biologischen Arbeitsmethoden, herausgeg. von E. ABDERHALDEN, Abt. II. Teil 3. Lfg 408, Berlin u. Wien: Urban & Schwarzenberg 1933 verwiesen, das die Literatur bis 1933 enthält.

ALBERTZ, J., u. G. SCHULTZ: Neue Wege zur Herstellung von Stereozeichnungen. Z. Instrumentenk. 64, 12, 322—324 (1961).

ALEXANDER, BÉLA: Erzeugung plastischer Röntgenbilder. Fortschr. Röntgenstr. 10, 46—53 (1906).

ALEXANDROVSKIJ, P. B.: Keil-Stereoröntgenographie [Russisch]. Probl. Tuberk. Nr 6, 88 (1939).

ALLEN, B.: Warzenfortsatz-Röntgenstereogramme, die Variationen darstellen. Amer. J. Roentgenol. 6 (1919).

D'ALMEIDA, J. CH.: Ein neuer Stereoskopapparat. C. R. 47 (1858) in Ostwalds Klassiker 168. Leipzig: Engelmann 1908.

ALTSCHUL, W.: Lokalisation intraokularer Fremdkörper. Fortschr. Röntgenstr. 29, 441 (1922).

AMANN, E.: Zur Farbenstereoskopie. Klin. Mbl. Augenheilk. 24, 587 (1925).

AMES, A.: Aniseikonia, a factor in the funktioning of vision. Amer. J. Ophthal. 18, 1014 (1935).
— The space eiconometer test for aniseikonia. Amer. J. Ophthal. 28, 248—262 (1945).
—, K. N. OGLE, and G. H. GLIDDON: Corresponding retinal points, the horopter and size and shape of ocular images. J. opt. Soc. Amer. 22, 538—574, 575—597 (1932).

AMSLER, M.: Zur Frühdiagnose und Frühbehandlung von Makulaerkrankungen. Klin. Mbl. Augenheilk. 122, 385—388 (1953).

ANDERSON, E. E., and FR. W. WEYMOUTH: Visual perception and the retinal mosaic. I. Retinal mean local sign, an explanation of the fineness binocular perception of distance. Amer. J. Physiol. 64, 561—594 (1923).

ANDERTON, J.: Stereoscopic effect on the screen. Mr. Anderton's system. Lancet 1899, 6—7.

ANDRUS, P. M., and A. HAMBLETON: The efficiency of X-ray stereoscopy as influenced by the method of trip of the tube. Radiology 22, 174 (1934).

D'ANGELO, FR.: Limiti ... (Grenzen und Bedeutung der Röntgenstereoskopie des Thorax.) Ann. Ist. Forlanini 3, 186 (1939).

ANGERER, E. VON: Wissenschaftliche Photographie. Leipzig: Akademische Verlagsgesellschaft 1939.

ARCHANGELSKI, B.: Eine neue Methode zur röntgenologischen Beckenmessung. Ref. Fortschr. Röntgenstr. 32 (1924).
— Eine neue Methode zur geburtshilflichen Beckenmessung und zur Bestimmung der Maße der Frucht. Arch. Gynäk. 124 (1925).

ARLABOSSE, J.: Considérations sur la radiographie stéréoscopique. Arch. Élect. méd. (Mars/avril 1929).

ARRER, M.: Über die Bedeutung der Convergenz und Accomodationsbewegungen für die Tiefenwahrnehmung. Wundts philos. Studien 13, 116—161, 222—304 (1898).

ASCHER, K. W.: Zur Frage nach dem Einfluß von Akkomodation und Konvergenz auf die Tiefenlokalisation und die scheinbare Größe der Sehdinge. Z. Biol. 62, 508—535 (1913).
— Versuche zu einer Methode, die sekundären Motive der Tiefenlokalisation messend zu beobachten, nebst Bemerkungen über die Gewöhnung an das einäugige Sehen. Albrecht v. Graefes Arch. Ophthal. 94, 275—300 (1917).

ASHER, H., and W. LAW-FRANK: Stereoscopy — and a new stereoscope. Brit. J. Ophthal. 36, 225 (1952).

ASSMANN, H.: Bemerkungen zu der Arbeit von BÖNNIGER: Die Lungenspitze im Röntgenstereobild. Fortschr. Röntgenstr. 51, H. 1, 86 (1935). Desgl. Schlußwort S. 88.

ATHANASIU, M.: Ein neues röntgenchirurgisches Verfahren zur Bestimmung der Lage von tiefen Grenzfremdkörpern im Augapfel durch Tiefenmarkierung der Ulzera auf dem Stundenmeridian. IX. Int. Congr. Radiol. München 1959, Vortr. S. 884.

ATTWOOD, C. J.: Mesurement of the neck of the Femur. Amer. J. Roentgenol. 67, 993 (1952).

ATZROTT: Eine neue Verschiebebrücke zur Gilletschen Röntgentiefenbestimmung. Dtsch. med. Wschr. 1918, 44.

AUBOURG et GALEZOWSKY: Radiographie stéréoscopique — Theorieoptique. Bull. Soc. Radiol. méd. Fr. (1909).
— Die Stereoskopradiographie. J. Radiol. Électrol. 1 (1909).

AUGST, P.: Der Einfluß von Vergrößerung und Augenachsenstellung auf stereoskopisches Sehen und Messen. Diss. Würzburg 1935.

AUMONT, G. (Bordeaux): La projéction stéréoscopique des clichés radiographiques (squelette, tube digestif, poumons) au moyen de la lanterne Goumont, d'après le procédé des anaglyphes. Bull. Soc. Radiol. méd. Fr. (Novembre 1927).

AUSTERMANN, G.: Meßbares und Unmeßbares im Röntgen-Raumbild. Diss. Düsseldorf 1947.

AXÉN, C.: Vergleich zwischen der Detailerkennbarkeit auf der Schirmbildphotographie, bei der Durchleuchtung und bei Großaufnahmen. Acta radiol. (Stockh.) 22, 547—555 (1941).

BAASTRUP, CHR. J.: A new R.-stereoscope and a new method of increasing the scuse of perspective. Acta radiol. interamer. 3, 530 (1924).

BÀRANY, J.: Das Maß der Bildverzerrung am Röntgenbild. Magy. Radiol. 6, 175 (1954).

BANGERTER, A.: Amblyopiebehandlung. Basel: S. Karger 1953. ²1955.

BAPPERT, J.: Neue Untersuchungen zum Problem des Verhältnisses von Akkommodation und Konvergenz zur Wahrnehmung der Tiefe. Z. Psychol. 90, 167—203 (1922).

BARDON, J.: La radioscopie stéréoscopique. Bull. Soc. radiol. méd. Fr. 27, 596 (1939).
— Un nouvel appareil de stéréoradioscopie Stéréolex. J. Radiol. Électrol. 25, 150 (1943).

BARDOU, M.: Stereolux, ein neuer Apparat zur Stereodurchleuchtung. J. Radiol. Électrol. 25, 150 (1943).

BARDY, H., L. DIOCLÉS, J. BELOT et CAMBIÉS: Un sujet de l'hyperstéréographie. Bull. Soc. Radiol. méd. Fr. 14 (1926). Ref. Zbl. ges. Radiol. 2.

BARREIL, F. R.: Eine neue Lokalisationsmethode. Ref. Arch. Roentg. Ray 4 (1900).

BARRELL, L. C.: Einfache Methode zur gewöhnlichen und stereoskopischen Aufnahme der Okklusalfläche einer einzelnen Ober- bzw. Unterkieferhälfte. Rev. dent. Électrol. **3** (1928).

BARTELINK, D. B.: Stereographie des Thorax. Acta (Stockh.) radiol. **10**, No 54 (1929).

BARTH, W.: Vorteile und Nachteile der Röntgenstereoskopie. Fortschr. Röntgenstr. **37** (1928).

— Die Röntgensterekopie vom Standpunkte der physiologischen Optik. Fort- schr. Röntgenstr. **38**, 299 (1928).

— Erwiderung auf die Arbeit: Über Stereoskopie von L. DRÜNER, Quierschied. Fortschr. Röntgenstr. **39**, 902 (1929).

— Zur Herstellung und Betrachtung stereoskopischer Röntgenaufnahmen. Veröff. photogr. Abt. J. G. Farben-Ind. **1** (1930).

— Zu Drüner's Aufsatz Moderne Röntgenstereoskopie. Fortschr. Röntgenstr. **48**, 242 (1933).

—, u. A. HÄLSSIG: Über die Betrachtung stereoskopischer Röntgenbilder und über die Herstellung von Anaglyphen. Fortschr. Röntgenstr. **39**, 319, 902 (1929).

BARTHOLDY, K.: Vereinfachtes Verfahren zur Stereosk. v. Roentgen-Bildern. Zbl. Chir. Nr. 48, 1225 (1902).

BATSON, O. V., and V. E. CARPENTIER: Stereoscopic depth perception. Amer. J. Roentgenol. **51**, 202 (1944).

BAUERMEISTER, W.: Das Duodenum als Mischapparat. Fortschr. Röntgenstr. **34**, 159 (1926).

BAUMANN, E.: Stereoradiographien bei Schädelverletzungen. Schweiz. med. Wschr. **69**, 930 (1939).

BAYER, H. G. A.: Über Erkrankungen des Kehlkopfes und seiner Umgebung im Stereo-Röntgenbild. Z. Hals-, Nas.- u. Ohrenheilk. **43**, 336 (1938).

BECHERT, FR.: Über den Grad der Genauigkeit von Messungen an stereoskopischen Röntgenbildern nach HASSELWANDER. Anat. Anz. **56**, 325—338 (1923).

BECK, E. G.: Eine neue Methode zur Diagnose der Grenzen von Fistelgängen und Abszeßhöhlen. Arch. Roentg. Ray **13** (1908).

— Stereoskopische Radiographie als diagnostisches Hilfsmittel bei Lungentuberkulose. Fortschr. Röntgenstr. **15**, 303 (1910).

— Das stereoskopische Radiogramm als Hilfsmittel der Chirurgen. Amer. J. Surg. **12** (1910). Ref. Fortschr. Röntgenstr. **17**, 49 (1911).

— Die Stereoskopradiographie in der Chirurgie und Gynäkologie. Bull. Soc. Radiol. méd. Fr. Nr 21 (1911).

— Die stereoskopische Radiographie in der Chirurgie. Fortschr. Röntgenstr. **18**, 315 (1912).

— Stereoskopische Radiographie in der Diagnostik von Blasen und Nierensteinen. Urologic Rev. **17** (1913).

—, and E. D. SMITH: The production of a true optical view by means of the stereosc. roentgenograph. Amer. J. Roentgenol. **5**, 369 (1918).

— — The physiology of a true optical view by means of the stereoscopic radiograph. Radiology **5**, 60 (1925).

BECK, H. J.: Prüfung der Maßrichtigkeit bei anatomischen Messungen an Röntgen-Ganzaufnahmen. Diss. Düsseldorf 1941.

BECKER, E.: Über Röntgenstereoskopie. Zbl. Chir. Nr 39, 1114 (1904).

BECKER, J., u. CH. J. ERAS: Spiegeloptik oder Linsenoptik? Optik **18**, H. 12 (1961).

BÉCLÈRE, M. A.: La radiographie stéréoscopique des calcules urinaires. Presse méd. **14** (II), Nr 13 (1903). Ref. Fortschr. Röntgenstr. **6**, 214 (1903).

— La création des plans en radiogr. stéréosc. C. R. Acad. Sci. (Paris) **158** (1918).

— La vision stéréoscopique, maîtresse d'Musions. Bull. Acad. Méd. (Paris) **91**, 564—569 (1924).

— Über die Technik der Gebärmutterkontrastdarstellung. J. belge Radiol. **18** (1929).

BEHNE: Eine Methode der röntgenographischen Darstellung des Weichteilinhaltes des kleinen Beckens und damit der Röntgendiagnostik gynäkologischer Erkrankungen. Ref. Fortschr. Röntgenszr. **30** (1922/23). Verh. Dtsch. Röntgen-Ges. XIII, 67 (1923).

BELL: La pelviradiographie par la méthode de Fabre. Amer. J. Obstet. Gynec. **8** (1921).

BÉLOT, J.: Les avantages de la stéréoscopie en radiographie; un stéréoscope simple du Dr. Hirtz. Bull. Soc. Radiol. méd. Fr. **1**, 329 (1913).

— H. BARDY et EALSON: Apropos de la précision de l'hyperstéréoradiographie. Bull. Soc. Radiol. méd. Fr. **14**, Nr 126, 48 (1926).

BELOT, J.: La stéréoradiogr. de l'os temporal par le docteur Chanssée. Bull. Soc. Radiol. méd. Fr. **25**, 112 (1937). Ref. Zbl. ges. Radiol. **25** (1937).

— NADAL-TALON et BARDY: Stéréoscopie et hyperstéréoscopie en roentgenologie. J. Radiol. Électrol. 1925.

BELOU, P.: La stéréo-artériographie (Die Stereoarteriographie als Methode für die anatom. Analyse beim Studium der Morphologie des Arteriensystems). Ann. Anat. path. **16**, 941 (1940).

BELTZ, L., u. F. KAUFMANN: Interlobärexsudat und spontaner Interlobärseropneumothorax. Fortschr. Röntgenstr. **33**, 781 (1925).

BENCIOLINI, F.: Indagini radiostereografiche sulcranio di alcuni ozenatosi. Arch. ital. Laring. **52**, 81 (1933).

BENEDEK, L., u. TH. HÜTTL: Über den diagnostischen Wert der cerebralen Stereoangiographie hauptsächlich bei intrakraniellen Tumoren. Basel u. Leipzig: S. Karger 1938.

BENEDEK, L.: Über die autochthonen Dysembryome (Pinealome) des Gehirns, in Verbindung mit der diagnostischen Bedeutung der Encephalo-Stereo-Arteriographie. Zbl. ges. Neurol. Psychiat. **156**, 677 (1936). Ref. Zbl. ges. Radiol. **24** (1936).

BENKOW, H. H.: Periodisch-identische und stereoskopische intraorale Röntgenaufnahmen. Ein neues Hilfsmittel [Norwegisch mit dtsch. Zus.-fass.]. Odont. T. **64**, 78 (1956).

BERDJAJEFF, A.: Eine einfache Methode zur Lagebestimmung von Fremdkörpern. Langenbecks Arch. klin. Chir. **119** (1922).

BERGER, A., u. M. MONJÉ: Über den Einfluß der Aniseikonie auf das Tiefensehen. Albrecht v. Graefes Arch. Ophthal. 148, 515—528 (1948).

BERGER, W.: Arbeiten über allgemeine Stereoskopie. C. R. Soc. Biol. (Paris) 78 (1910).

— Zur Methodik der Röntgenstereoaufnahmen. Z. Hals-, Nas.- u. Ohrenheilk. 33, 282 (1933).

— Einige Hinweise zur Röntgendiagnostik (Stereo in der Otolaryngologie). Z. Hals-, Nas.- u. Ohrenheilk. 36, Kongr.-Ber. Teil 2, 453 (1934).

BERGERHOFF, W.: Der Einfluß der Beleuchtung auf die Erschließung des gesamten Bildumfanges von Röntgenaufnahmen. Röntgenpraxis 17, 244—253 (1948).

— Über einige bei der Betrachtung von Röntgenbildern wirksame Gesetze des Sehens. Röntgen-Bl. 2, 237—248 (1949).

— Der subjektive Bildeindruck. Fortschr. Röntgenstr. 75, 214—223 (1951).

— Der subjektive Raumeindruck im Röntgenbild. Fortschr. Röntgenstr. 75, 223 (1951).

BERGK, K., u. H. CHANTRAINE: Vorrichtung zur Einschaltung der Lungenaufnahmen durch den Herzschlag. Fortschr. Röntgenstr. 45, 334 (1932).

BERGONIÉ: La radiostéréometrie de Balse. Arch. Élect. méd. 7, II (1919).

BEST, F.: Über die Grenze der Erkennbarkeit von Lageunterschieden. Albrecht v. Graefes Arch. Ophthal. 51, 453—460 (1900).

— Über Projektion stereoskopischer Photographie und über stereoskopische Scheinbewegung. Klin. Mbl. Augenheilk. 41 (1903).

— Zur Prüfung des stereoskopisch-räumlichen Sehens. Albrecht v. Graefes Arch. Ophthal. 149, 413—430 (1949).

BEUNINGEN, E. G. A. VAN: Eine Normalkurve der Tiefensehschärfe für klinischen Gebrauch. Albrecht v. Graefes Arch. Ophthal. 148, 269—276 (1948).

— Die Änderung von Sinnesleistungen durch Übung in ihrer Bedeutung für klinisch-ophthalmologische Untersuchungen. Albrecht v. Graefes Arch. Ophthal. 149, 460—489 (1949).

BEYERLEN, C.: Praxis und Zweckmäßigkeit in der stereogrammetrischen Perlokation des Röntgenbildes, mit Vorführung des Stereoorthodiagraphen. Verh. dtsch. Röntg.-Ges. 11, 128 (1920).

— Neue Hilfsgeräte für stereometrische Radiographie. Fortschr. Röntgenstr. Kongreßheft 31 (1924).

— Stereogrammetrische Fragen und Neuerungen in der Röntgen-Diagnostik. 20. Röntg.-Kongr. 1929. Ref. Fortschr. Röntgenstr. 40, Kongreßheft.

— Bemerkungen zu Prof. HASSELWANDER: Gefahren für die weitere Entwicklung der Röntgenstereoskopie. Fortschr. Röntgenstr. 40, 1111 (1929).

— Entgegnung zu Prof. L. DRÜNER, Über den Stereoorthodiagraphen. Fortschr. Röntgenstr. 40, 118 (1929).

BEYERLEN, C.: Bemerkungen zu Prof. HASSELWANDER, Gefahren für die weitere Entwicklung der Röntgenstereoskopie. Fortschr. Röntgenstr. 41, 279 (1930).

—, u. M. KÖSTERS: Exakte intraorale Stereodiagnostik bei einfachster Durchführung der Aufnahme. Dtsch. zahnärztl. Wschr. 31, 19 (1934).

BEZNER, M.: Über die Berechtigung der Flächenmessung bei der Beurteilung röntgenologischer Daten und Befunde. Diss. Med. Akad. Düsseldorf 1941.

BIANCHI, G.: Prüfung der oberen Magengegend durch Insufflation und Stereoskopie (in franz.). Radiol. clin. (Basel) 24, 24—27 (1955).

BICKENBACH, W.: Geburtshilfliche Messungen des mütterlichen Beckens und kindlichen Kopfes durch Sitzaufnahmen. Ref. Fortschr. Röntgenstr. 40, 365, 1116 (1929).

BIELSCHOWSKY, A.: Untersuchungen über das Sehen der Schielenden. Albrecht v. Graefes Arch. Ophthal. 50, 406—509 (1900).

— W. Hausmanns Stereoskopenbilder und ihre Verwendung. Arch. Ophthal. 61 (1905).

— Demonstration eines neuen Stereoskops. Ber. dtsch. ophthal. Ges. 1905. Wiesbaden 1906.

— Methoden zur Untersuchung des binokularen Sehens und des Augenbewegungsapparates. In: Handbuch der biologischen Arbeitsmethoden, Abt. V, Teil 6, 1, S. 757—802. Berlin 1937.

BIRKHOLZ, H.: Ein neues Gerät zu Schädelröntgenaufnahmen. Laryngoscope 16 (1928).

BISCHOFF, K.: Die Bedeutung des Röntgenfernsehens für eine Erweiterung des Durchleuchtungseinsatzes in der medizinischen Diagnostik. Fortschr. Röntgenstr. 95, 104 (1961).

BJERRUM, J.: Über Untersuchungen des Gesichtsfeldes. Forh. norske med. Selsk. 219 (1889).

BLAINE, E. S.: Eine Vorrichtung zur Zentrierung des Patienten vor dem stehenden stereoskopischen Plattenwechsel. Amer. J. Roentgenol. 11 (1924).

BLANCHE: Essai de Radiobiologie obstétriacale. Thèse Paris 1924.

BLASIUS, W.: Das Raumsehvermögen bei Form- und Farbbeachtern. Z. Sinnesphysiol. 70, 72 (1943).

BLAU, A.: Die Lösung besonderer Aufgaben der Röntgenologie im Kriege. In: Hundert Jahre A. Marcus u. E. Webers Verlag, Bonn, 1818—1918.

— Das stereophotogrammetrische Verfahren HASSELWANDERs in seiner Bedeutung für die Bestimmung des Steckgeschosses innerhalb des Gesichtsschädels. Z. Ohrenheilk. 77, H. 2, 3.

— Demonstration des Hasselwanderschen Apparates. Verh. Ges. Dtsch. Hals-, Nas.- u. Ohrenärzte 1921.

BLUM, J. O.: A propos de l'aniseiconie. Ophthalmologica (Basel) 117, 188 (1949).

BOAS, H.: Verfahren und Apparate zur Erzeugung stereoskopischer Röntgenbilder an dem Leuchtschirm. Verh. Dtsch. phys. Ges. 1900 II, S. 45. Ref. Fortschr. Röntgenstr. 3, 4, 165 (1900).

Bock, A.: Das Stereophänomen im Lichte der Kriegserfahrungen. Diss. Erlangen 1946.

Bodemüller, E.: Ein einfaches Stereo-Aufnahmegerät für Lungen. Tuberk.-Arzt 6, 359 (1952).

Bodten, J. M.: Einige Bemerkungen zur Helligkeitsverstärkung, zum Bildkontrast und zum Bilddetail bei Röntgen-Bildverstärkern. Fortschr. Röntgenstr. 100, 24 (1964).

Bönninger, M.: Röntgenstereoskopie mit einfachen Mitteln. Dtsch. med. Wschr. 1932, 1049.

— Die Lungenspitze im Röntgenstereobild. Fortschr. Röntgenstr. 50, 136 (1934).

— Erwiderung auf die Bemerkungen von H. Assmann. Fortschr. Röntgenstr. 51, 87 (1935).

Boldingh, W., u. W. Hondius: Over stereoopnamen. Ned. T. Geneesk. 1, 1047 (1929).

— Vereinfachte und standardisierte Stereotechnik. Röntgenpraxis H. 12, 561 (1929).

— 20. Röntg.-Kongr. 1929. Ref. Fortschr. Röntgenstr. 40, Kongreßheft.

Borchard, Ch.: Traité de radiologie médicale. Paris: G. Steinheil 1904.

Borchardt, M.: Zur stereoskopischen Myelographie. Zbl. Chir. Nr. 22, 1353 (1927).

Borggreve, J.: Röntgenstereoskopie ohne kostspieliges Spezialinstrumentarium. Münch. med. Wschr. 68, 1521 (1921).

Borzell, F. A.: A simple means of rendering automatic the tube shift in vertical stéreoscopy when using the Kelley Koett tube stand and vertical plate changer. Amer. J. Roentgenol. 3 (1916).

Bouchacourt, L.: Über Radiographie des Bekkens der erwachsenen Frau. Radiography Nr 37 (1900).

— Étude sur la radiopelvimétrie de détroit supérieux. Bull. Soc. Radiol. méd. Fr. (1909).

— Stereoradiographie und Fremdkörper. J. Radiol. (Brux.) 1 (1909).

— Einfache und stereoskopische Bilder bei fehlerhaft geheilter Oberschenkelfraktur. Bull. Soc. Radiol. méd. Fr. 1 (1913).

Bouchard: Troité de Radiologie médicale. 1905.

Bourdon, R.: L'acuité stéréoscopique. Rev. Phil. 25, 74—78 (1900).

— La perception visuelle de l'espace. Paris 1902.

Bourgeois, P., J. Lecoubre, J. Delos et J. Rénny: D' intérêt des radiographies, en gros plan et pathologie respiratoire. J. franç. Méd. Chir. thor. 7, 444 (1953).

Bouwers, A.: Die Optimalbedingungen für Schirmbildaufnahmen. Vortrag 34. Tagg dtsch. Röntgen-Ges. vom 28. bis 30. 4. 1952 in Wiesbaden. Beih. 77 Fortschr. Röntgenstr. 1952

— Die Qualität der Schirmbildaufnahme. Fortschr. Röntgenstr. 77, 471 (1952).

— Der Informationsinhalt des Röntgenbildes. Röntgen-Bl. 15, 81—87 (1962).

Bowen, Ch. F.: Fremdkörperbestimmung im Auge. Ref. Fortschr. Röntgenstr. 10 (1906).

— Lokalisation von Fremdkörpern im Auge. Amer. J. Roentgenol. 4, 28—32 (1906).

— Die Entfernung von Fremdkörpern mit Hilfe des Durchleuchtungsschirmes. Fortschr. Röntgenstr. 17, 408 (1911).

Bowen, D. R., and P. A. Bishop: A routine stereoroentgenographic technique, in two or more planes, for simultaneous viewing; including the study of the mastoid procers. Amer. J. Roentgenol. 20, 58 (1928).

Brandt, Ch.: Methode zur Lagebestimmung von Fremdkörpern. Fortschr. Röntgenstr. 3, 165 (1900).

Brandt, C.: Zur Röntgendiagnostik der Liquorfisteln und Pneumatocelen. Fortschr. Röntgenstr. 91, 182 (190) (1959).

Braun, H.: Über die Ortsbestimmung von Geschossen im Schädel. Dtsch. med. Wschr. 1909, 35.

Braune, W., u. O. Fischer: Der Gang des Menschen. Abh. d. Kgl. sächs. Ges. Wiss., math.-phys. Kl. 21, Nr 4 (1895).

Brauneck: Zur Fremdkörperlokalisation und Röntgenstereoskopie. Dtsch. med. Wschr. 1915.

Braus, H.: Das neue orthomorphe Stereoskop von v. Rohr-Köhler und seine Anwendung in der Rekonstruktionstechnik. Z. wiss. Mikr. (Lpz.) (1908).

Brecher, G. A.: Form und Ausdehnung der Panumschen Areale bei fovealem Sehen. Pflügers Arch. ges. Physiol. 246, 315—320 (1942).

Brewster, C.: On the knowledge of distance given by binocular vision. Phil. Mag. 13 (30), 305—318 (1847).

Brewster, D.: Beschreibung mehrerer neuer und einfacher Stereoskope. Trans. R. Scot. Soc. Arts (1849). Phil. Mag. (4) 3 (1852), und in Ostwalds Klassiker, 168. Leipzig: W. Engelmann 1908.

Brieden, L.: Die Bestimmung der wahren Größe des Objekts im Röntgenbild. Diss. Med. Akad. Düsseldorf 1947.

Bronkhorst, W.: Kontrast und Schärfe im Röntgenbild. Leipzig: Georg Thieme 1927.

Broustet, P., C. Wangermez, J. Duhamel, P. L. Martin u. P. Fontanille: Ergebnisse über die Messung des Herzvolumens mit Hilfe der transversalen Tomographie. IX. Int. Kongr. f. Radiologie München 1959. Vortrag 251.

Brown, E. V. L., and F. C. Kronfeld: The acuity of binocular depth perception in hemianopsie. Arch. Ophthal. 4, 626 (1930).

Brücke, E.: Über asymmetrische Strahlenbrechung im menschlichen Auge. S.-B. Akad. Wiss. Wien, math.-nat. Kl., Abt. II. 58. Sitzg, 20, 321 (1885).

Brückner, H.: Die Anatomie der Luftröhre beim lebenden Menschen. Z. Anat. Entwickl.-Gesch. 116, 276 (1952).

Brünings, Hr.: Demonstration stereo-röntgenographischer Schnellaufnahmen des Felsenbeins am Lebenden. Verh. Dtsch. Ges. Hals-, Nas.- u. Ohrenärzte 1910.

Büchner, H.: Das Röntgentopogramm in der täglichen Praxis. Münch. med. Wschr. 102, 1185—1189 (1955).

— Direkte Röntgenvergrößerung und normale Aufnahme. Fortschr. Röntgenstr. 80, 71—87 502—514 (1954).

BÜCHNER, H·: Radiometrie. Theorie und Praxis röntgenologischer Meßmethoden. Berlin-Göttingen-Heidelberg: Springer 1963.

BÜCKMANN, I.: Stereoskopie und Photogrammetrie des Röntgenbildes in der Diagnostik einer traumatischen Psychose. Dtsch. Z. ges. gerichtl. Med. 21, 373 (1933).

— Röntgenstereoskopie in der psychiatr. Diagnostik. Allg. Z. Psychiat. 99, 494 (1933).

BUCKNER, D.: Pelvimetry by means of stereoscopic x-ray plates. Radiology 23, 107 (1934).

BUCKY, G.: Eine neue stereophotographische Deckungsmethode. Z. wiss. Photogr. 5 (1907).

BUFE, W.: Ein neues Röntgengerät: Röntgenraumsicht nach WIEGELMANN. Chirurg 20, 446 (1949).

BULLITT, J. B.: An oparatus for stereoscopie roentgenographie of the mastoids. Amer. J. Roentgenol. 15, 256 (1926).

BULLO, E.: La roentgenstereografia del cranio. Radiol. med. (Torino) 24, 109 (1937).

— La roentgenstereografia in stati patologici del cranio. Radiol. med. (Torino) 24, 313 (1937).

BURGER, G. C. E.: Phantomuntersuchungen mit Röntgenstrahlen. Philips techn. Rsch. 11, 10—17 (1949).

BURIAN, H. M.: Studien über zweiäugiges Tiefensehen bei örtlicher Abblendung. Albrecht v. Graefes Arch. Ophthal. 136, 172—214 (1936).

— Fusional movements; Rôle of peripheral retinal stimuli. Arch. Ophthal., N. S. 21, 486—491 (1939).

— Clinical significance of aniseikonia. Amer. J. Ophthal. 29, 116—133 (1943).

— Some experimental and clinical observations concerning stereopsis. Amer. J. Ophthal. 30, 342 (1947).

BURKE, D. T.: Ein stereoskopischer Betrachtungskasten für beschränkte Räumlichkeit. Radiology 54, 750 (1950).

BURKHARDT, R.: Untersuchungen zur Frage der Bildtrennung beim stereoskopischen Messen. Diss. T. H. Berlin, L+B 21, 55 (1941). DIN 5033: Farbmessung bei Gleichheitsverfahren.

BUYSCH, K. H.: Raumbild und Wirklichkeit in der Schirmbildphotographie. Diss. Düsseldorf 1963.

CALDWELL, E. W.: Stereoskopische Durchleuchtung. Electron Rev. (1902).

— Stereographie des uropoetischen Systems. Amer. Roentg. Ray Soc. 1910. Ref. Fortschr. Röntgenstr. 17, 403 (1911).

— The stereoskope in roentgenography. Amer. J. Roentgenol. 5, 554 (1918).

CAMPBELL, J. S.: Röntgenstereoskopie des Coronarkreislaufes. Lancet 1928 II.

CANALES, M.: Die Röntgen-Stereomikrographie. Photo. Korr. 63 (1927).

CANTON: Radiographie et radiométrie, appliquée a l'obstétrique. Arch. Élect. méd. (1907).

CAOL, W.: Diagnostik und Untersuchungsmethoden mittels Röntgenstrahlen. Ref. Fortschr. Röntgenstr. 7 (1903/04).

CARLOS, S.: Procédé rationel de radiopelvimétrie. Arch. Élect. méd. (1900) (Congrès).

CASE, J. T.: Die Stereoröntgenographie des Magens und Darms. Ref. Fortschr. Röntgenstr. 18, 399 (1912).

— Übers. dtsch. Münch. med. Wschr. 1912, 27.

— Stereoskopische Röntgenbilder des Magens und Darms und ihre Bedeutung. Ref. Wien. med. Wschr. 1, 45 (1912).

— Die Stereoröntgenographie des Magens und Darmes. Arch. Roentg. Ray 17 (1912).

—, u. W. O. UPSON: Röntgenbilder verschiedener Typen von Hernien. J. Amer. med. Ass. 87 (1926/27).

CASMAN, J.: Enseignements . . . (Lehren beim Bau und Gebrauch eines Stereo-Durchleuchtungsgerätes). J. belge Radiol. 35, 593 (1952).

CAULFIELD, A. W. H., u. G. E. RICHARDS: Das systematische Studium und die Klassifizierung von Stereoaufnahmen der Lungen. Canad. med. Ass. J. 17 (1927).

CERESOLE, G.: La teleradiographie. Zbl. Röntgenstr. 1, 295 (1910).

CHAMBERLAIN, W. E.: Fluoroscopes and Fluoroscopy. Carman decture. Radiology 38, 383—413 (1942).

—, and H. M. STAUFFER: A new device for stereoscopic cerebral and cardiac angiography. Trans. Coll. Phycns Philad. 19, 148 (1951).

CHANIA, J.: Über die Stereoskopie mit besonderer Berücksichtigung der Stereogrammetrie bei Benutzung der Hasselwanderschen Stereoskiagraphen. Fortschr. Röntgenstr. 31, 38 (1923).

CHANTRAINE, H.: Über die unscharfe Abbildung. Fortschr. Röntgenstr. 52, 283 (1935).

— Die Veranlagung zur Raumsichtigkeit und die Übung der Raumsichtigkeit. Raumbild 222—230 (1937).

— Die Raumsichtigkeit bei verschiedenen Rassen. Ziel und Weg Nr 3 (1939).

— Jedermann kann räumlich sehen lernen. Röntgenpraxis 12, 415 (1940).

— Ist das Röntgenbild eine echte Abbildung oder nur eine Summationswirkung. Fortschr. Röntgenstr. 66, 89 (1942).

— Der Nachweis der räumlichen Darstellung der Knochenbälkchen im Röntgenbild. Fortschr. Röntgenstr. 66, 98—101 (1942).

— Die physiologisch-optischen Voraussetzungen für die stereoskopische Röntgendurchleuchtung. Röntgen-Bl. 3 (1950).

— Zur Prüfung des stereoskopischen Sehens. Röntgenpraxis 7, 626 (1935). Ref. Zbl. f. ges. Rad. 21 (1935).

— Sind die feinen Lungeneinzelheiten im Röntgenraumbild räumlich sichtbar? Beitr. Klin. Tuberk. 98, 456 (1943).

— Über zuverlässiges und raumrichtiges Sehen in der Röntgenstereoskopie. Röntgen-Bl. 1, 91 (1948).

— Widerlegung der Summationstheorie durch Prüfung ihrer Voraussetzungen und den Nachweis der räumlichen Darstellbarkeit der feinen Einzelheiten im Röntgenraumbild. Röntgen-Bl. 2, 1, 50 (1949).

— Bemerkungen zu der Arbeit von H. SCHOBER, Röntgen-Bl. 3, 65 (1950).

Chantraine, H., u. P. Profitlich: Über die Bedeutung von Schärfe und Kontrast für die Mindestdicke von erkennbaren Einzelheiten. Fortschr. Röntgenstr. 47, 437—447 (1936).

Chassel, H.: Bestimmungen des Flächeninhaltes von Beckeneingängen mit Hilfe des Röntgenbildes. Fortschr. Röntgenstr. 36, 770 (1927).

Chatellier, H. P.: Du procédé stéréoscopique dans l'examen radiographique du crane et de la face. Paris méd. 1926, 16.

Chatellier, H. P., et A. Dariaux: La stéréoradiographie, moyen d'exploration des sinus du crane. Arch. int. Laryng. 5 (1926).

Chaumet, G.: Die Vertikalaufnahmen des Schädels auf einem gekrümmten Film. Bull. Soc. Radiol. méd. Fr. 16 (1928).

Chaussé, C., F. Baron et H. Guillon: Ce que le practicien ... (Was der prakt. Otologe von der stereographischen Analyse verlangen kann). J. franç. Oto-rhino-laryng. 4, 387 (1955).

—, et H. Guillon: Analyse stéréoradiographique longitudinale de la région frontoethmoidale. Acta oto-rhino-laryng. belg. 7, 287 (1953).

— P. Payran et G. Raynand: Localisation des corps étrangères orbitaires par la méthode de transposition stéréoradiographique de Chaussé. Zbl. ges. Radiol. 49, H. 2 (1961).

Chausséz, C.: La stéréoradiographie de l'os temporal. Paris: H. Le Soudier 1936.

— L'exploration stéréoradiographique du trou déchiré et de son pourtour. (Foramen Jugilare und Umgebung.) Paris: H. Le Soudier 1938.

— A propos ... (Stenvers- und stereoskopische Röntgenaufnahmen von 5 Fällen von Labyrinthfraktur). Bull. Soc. belge Otol. Lar. Rhin. No 3, 265 (1938).

— Stereoradiography and radiographic analysis. J. Laryng. 54, 173 (1939).

— A propos de quatre nouveaux cas de fractures du labyrinthe visible pa l'analyse stéréoradiographique antidiffusante. Bull. Soc. belge Otol. Lar. Rhin. No 1, 25 (1939).

— Applications of the stereoradiographic centring apparatus in otology and general surgery. I. Radiographic analysis in otology. Brit. J· Radiol. 12, 76 (1939).

Chenault, O.: Visual illusions in flight. 4. Congr. Panamer. Ophthal. 1, 89 (1952).

Chéron, A.: Radiographie stéréoscopique du thorax de profil chez l'enfant. J. Radiol. Électrol (Aug. 1931).

Christen, Th.: Eine Vereinfachung zur Tiefenbestimmung von Fremdkörpern. Münch. med. Wschr. 62 (1915).

Christensen, H.: Eine einfache Methode für die stereometrische Messung. Acta radiol. (Stockh.) 20, 137 (1939).

— Beiträge zum Verständnis der Leistungsfähigkeit des medizinischen Durchleuchtungsverfahrens. Kopenhagen: E. Munksgaard 1939.

Chubb, L. W., D. S. Grej, E. R. Blout, and L. H. Land: Properties for 3-D Motion Pictures. J. Soc. Motion Picture Television Engrs 62, 120—124 (1954).

Cibis, P. A.: Problems of depth perception in monocular and binocular flying. J. Aviat. Med. 23, 612—622 (1952).

— Faulthy depth perception caused by cyclotorsion. Arch. Ophthal. 47, 31 (1952).

Ciezynski, A.: Extraoral method of stomatological roentgenography. A new method of stereoroentgenography of the gans and teeth. Med. J. Rec. 123 (1926).

Cinemascope, Vistavision e Cinerame: Quaderni della Mostra Internazionale d'Arte Cinematografica di Venezia. Roma: Edizione dell'Ateneo 1955.

Clark, L. H.: Theory and practice of stereoscopy. Arch. Radiol. 26, 317 (1922).

Clason, S.: Über die stereohysterographische Technik. Acta obstet. Gynec. scand. 15, 87—116, 117—164 (1935).

Clifford, St. H.: I and II. The determination of the weight and age of the fetus in utero by aid of stereoroentgenometry. Surg. Gynec. Obstet. 58, 959 (1934).

Coe, F. O.: Roentgenographic cephalopelvimetry. Amer. J. Roentgenol. 67, 449 (1952).

Cohn, M.: Röntgenstereoskopie, einst und jetzt. Med. Welt Nr 4, 131 (1929).

— Zu Drüners Aufsatz: Moderne Röntgenstereoskopie. Fortschr. Röntgenstr. 46, 722 (1932).

— Das körperliche Röntgenbild, insbesondere bewegter Organe (Brust und Bauch). Med. Klin. 24, 1937 (1928).

Cohn, M., u. W. Barth: Über Funktionsstörungen im Ellenbogengelenk in stereoskopischen Bildern. Fortschr. Röntgenstr. 8, 25 (1904/05).

— — Über Fremdkörperlokalisation. Dtsch. med. Wschr. 1910. Ref. Fortschr. Röntgenstr. 15.

— — Plane Bucky blende. Berl. Ärztever. Strahlenk. Sitzung 6. 7. 1926.

— — Die körperliche Darstellung der Haut im Röntgenbild. Ref. Dtsch. med. Wschr. 1929, 1364.

— — Die Röntgenstereoskopie der Bauchorgane. 9. Tagg. Dtsch. Ges. Verdau.- u. Stoffwechselkr. Berlin (1929). Zbl. inn. Med. 50, 1102 (1929).

— — Die Röntgenstereoskopie der Bauchorgane. Verh. Dtsch. Ges. Verdau.- u. Stoffwechselkr. 1930.

— — Lehrbuch der Röntgenstereoskopie. Leipzig: Thieme 1931.

— — Atlas der Röntgenstereoskopie. Leipzig: Georg Thieme 1931.

Cole, L. G.: An X-ray table for serial and stereoscopic radiography and fluoroscopy. Arch. Roentg. Ray (Sept. 1913).

Comas, C., u. A. Prió: Mitteilungen über ster. Röntgenographie. Acad. y Lab. de Cienc. Méd. de Cataluna 28. V. 1902.

— — Verwendbarkeit der ster. Röntgenogr. beim Stud. des Gefäßapp. Inst. Méd. Farmaceut. d. Barc. 19. II. 1906.

— — Stereoskopisches Röntgenbild, betreffend Blasensteine. Acad. y Lab. de Cienc. Méd. de Cataluna 6. III. 1907.

COMAS, C., u. A. PRIÓ: Einfaches Verfahren der stereographischen Röntgenographie (Fremdkörper im Auge). V. Int. Kongr. med. Elektrol. Radiol. Barcelona 1910. Ref. Fortschr. Röntgenstr. 18 (1911/12).

COMBERG, W.: Zur Psychologie der Tiefenauffassung. Ein einfacher Versuch. Z. Augenheilk. 52, 183—184 (1924).

— Ein neues Verfahren zur Röntgenlokalisation am Augapfel. Albrecht v. Graefes Arch. Ophthal. 118 (1927).

— Verhältnisse bei der Entstehung des Begleitschielens. Albrecht v. Graefes Arch. Ophthal. 149, 562—577 (1949).

CONTREMOULINS: Nouvel appareil de Radiopelvimetrie. C. R. Acad. Sci. (Paris) 21 (avril 1901); Arch. Élect. méd. (1901) et (1902).

COTTENOT, P.: Traité de pathologie médicale sergent. Article Radiol. 1921.

— Présentation d'un appareil permettant la stereoradiographie du thorax et la prise de radiographies du coeur à un temps quelconque de la révolution cardique. Bull. Soc. Radiol. méd. Fr. 19, 281 (1931), (Juni 1932).

— Radiographie et stéréoradiographie du thorax au moyen du sélecteur cardio-respiratoire. J. belge Radiol. H. 5 (1932).

— Weitere Arbeit, gleiches Thema. Bull. Soc. Radiol. méd. Fr. 21, 251 (1933).

— La stéréoradiographie de la mastoide. Bull. Soc. Radiol. méd. Fr. 22, 268 (1934).

COTTON, W.: Stereoscopie X-ray representation. Bristol med.-chir. J. (Sept. 1902.)

— Vorführung von Röntgenstereobildern. Bristol med.-chir. J. (1902).

— Twin X-ray representation and the reflecting stereoscope. Bristol med.-chir. J. 23 (1905).

COUTE, E., u. U. ZEPPEGUO: Intraorale röntgenstereographische Technik der Zähne. Röntgenpraxis H. 22, 1046 (1931).

CRAMER, A.: Beitrag zur Kenntnis der Optikuskreuzung im Chiasma und des Verhaltens der optischen Centren bei einseitiger Bulbusatrophie. Anat. H. 10, 415—484 (1898).

CREADY, C. R. L., u. E. J. RYAU: Röntgenaufnahmen der Uterushöhle und Tuben . . . (Wert bei Sterilität). Amer. J. Roentgenol. 16 (1926).

CREMER, F.: Wipp-Raster-Raumbild. Inaug.-Diss. Düsseldorf 1946.

CRINIS, M. DE: Anatomie der Sehrinde. Berlin: S. Karger 1938.

CROMBACK, J.: Einfacher Meßapparat zur Fremdkörperbestimmung. Münch. med. Wschr. 1915, 1132.

CUMMACK, D. H.: A simple method of stereosc. radiogr. as an adjunt to screen exam. Brit. J. Radiol. 25, 112 (1952).

CZECH: Eine neuartige Röntgenstereographie (Kurzreferat). Fortschr. Röntgenstr. 73, 138 (1950).

CZERMAK, P.: Stereoskopbilder mit Röntgenstrahlen. Photogr. Arch. 37 (1896).

DALLENBACH, K. A., and F. C. THORNE: Spatial perception in the region of the optic disk. Amer. J. Psychol. 45, 453 (1953).

DANELIUS, G.: Das körperliche Sehen röntgenologischer Schwangerschaftsaufnahmen. Fortschr. Röntgenstr. 48, 278 (1933).

DAVIDSON, M.: Stereosc. skiagrams of tuberc. carpus. Clinical Society of Ld. 13. I. 1899. Ref. Lancet 1899 I, 163.

— Skiagraphie and stereoscopy. Camera Club 15. V. 1899. Ref. Lancet 1899 I, 1447.

— Demonstrations of methods and stereoscop. effects. Brit. med. Ass. 3. VIII. 1900. Ref. Lancet 1900 II, 496.

— Neues ster. Fluoroskop. Neuer Rotationsquecksilberunterbrecher. Röntgenges. London 1. XI. 1900. Ref. Fortschr. Röntgenstr. 4, 191 (1901).

DAVIDSON, M.: Stereoscopic roentgen rays. Brit. J. Photogr. 46 (1899).

— Erfahrungen aus der Röntgenpraxis. Ref. Fortschr. Röntgenstr. 3, 197 (1899—1900).

DECLEVA, G., e I. KUCIUKYAU: Considerazioni sulla stereoradiografia polmonare. Riv. Pat. Appar. resp. 2, 17 (1933).

DESGREZ, H., J. HEITZ u. U. AUBIN: Stereoskopische Tomographie. IX. Radiol. Kongr. 1959, S. 280, Tit. 684.

DESSAUER, F.: Stereoskopische Blendenaufnahmen. Arch. orthop. Unfall-Chir. 2 (1905).

— Ein neues Stereoteleskop. Ref. J. belge Radiol. 3, 14 (1910); Ref. Fortschr. Röntgenstr. 14, 3, 223 (1909).

— Die neusten Fortschritte in der Röntgenphotographie. Arch. physik. Med. med. Techn. 7 (1912).

— Kinematographische und stereoskopische Arbeiten mit Röntgenstrahlen. Ref. Fortschr. Röntgenstr. 21 (1914).

— u. KREISS: Mésures radiologique du bassin. Arch. Élect. méd. (1914).

— u. B. WIESNER: Die stereoskopischen Aufnahmen der LWS und des Kreuzbeins mittels Kompressionsblende. Münch. med. Wschr. 1904, 2332.

DESTOT: Sur certains procédés de mensuration en radiographie et radioscopiepelvimétrique. Arch. Élect. méd. (1900).

DEUQUET, A.: La stéréoradiographie viscérale au sélecteur. (Stereo-Röntgen-Aufnahmen der inneren Organe am Serienaufnahmegerät). J. Radiol. Électrol. 39, 51 (1958).

— Une nouvelle . . . (Ein neues Verfahren zur Herstellung von Stereo-Röntgenaufnahmen. Die Stereoaufnahme am Durchleuchtungsgerät.) J. belge. Radiol. 39, 60 (1960).

DEVILLE, E.: Stereoplanigraph. Trans. roy. Soc. Can. (1902/03).

DIBBELT, L.: Die Bedeutung der geometrischen Dosisverteilung für die Strahlenbehandlung des Collum-Carcinoms. Med. Habil. Düsseldorf 1955.

— Röntgenstereoskopie in Gynäkologie und Geburtshilfe. IX. Int. Kongr. Radiol. München 1959, Vortr. 888.

DIETLEN, H.: Einspiegelstereoskop. Münch. med. Wschr. 1916, 1201.

DIOCLÈS, L., et E. ORLÉAN: La télestéréoradiographie des hernies et des éventrations diaphragmatiques (utilité et avantages). Bull. Soc. Radiol. méd Fr. (Juni 1931).

Dioclès, L.: La télestéréoradiographie. J. belge Radiol. 14, 153 (1925).

— Stéréoscope modifié du prof. Hirtz. J. Radiol. Électrol. (1925).

— Die modernen röntgenologischen Methoden in der Diagnose der Lungentuberkulose. Presse méd. 1925, 61.

— Télestéréoradiographie. Bases théoriques. Donnés expérimentales. Bull. Soc. Radiol. méd. Fr. (1925).

— Les indications de la téléstéréographie. J. Radiol. Électrol. No 15 (1926).

— Les indications et les avantages de la téléstéréoradiographie. Arch. Élect. méd. 34 (1926).

— Un formule nouvelle de télestéréoradiographie. 50. Congr. Lyon 1926. J. belge Radiol. 15.

— Anwendungsmöglichkeit und Vorteile der Telestereoradiographie. Arch. Élect. méd. 34 (1926).

— Présentation d'un appareil de réduction des stéréographies. Bull. Soc. Radiol. méd. Fr. No 15 (Juin 1927).

— Fall von Aortenaneurysma, durch Telestereoröntgenographie bestimmt. Bull. Soc. Radiol. méd. Fr. Nr 15 (1927).

— Eine neue Formel für Telestereoradiographie. J. Radiol. Électrol. 11 (1927).

— Bemerkungen über die Technik der Lungen-Stereoröntgenographie. Rev. Tuberc. (Paris) 8 (1927).

— La technique et les indic. d. l. stéréoradiographie en stomatologie. Rev. Stomat. (Paris) 29 (1927).

— La technique et les indications principales de la téléstéréoradiographie. J. Radiol. Électrol. No 12, 305 (Juillet 1928).

— Demonstration der Lungen, des Herzens und des Verdauungstraktes. Bull. Soc. méd. Hôp. Paris 44 (1928).

— Présentation de stéréogrammes au moyen d'un dispositif nouveau. J. belge Radiol. No 3 (1929).

— Le sens stéréoscopique. J. Radiol. Électrol. No 13 (févr. 1929).

— L'examen des stéréogrammes à l'aide des Jumelles. Arch. Élect. méd. (Mai 1930).

— Stereobinokel nach Dr. Dioclès. Bull. Soc. Radiol. méd. Fr. 18 (1930).

— Téléradiographie. Stéréoradiographie. J. Méd. Chir. prat. (1930).

— Betrachtung der Stereobilder durch ein Stereobinokel. J. Radiol. Électrol. 14 (1930).

— Demonstration von Stereobildern mittels einer neuen Betrachtungsvorrichtung. J. Radiol. Électrol. 14 (1930).

— Stereoskopische Projektion ohne Anaglyphen. Bull. Soc. Radiol. méd. Fr. 18 (1930).

— Technique simple pour l'étude radiographique et stéréoradiographie des plis muqueux avec la diagnothorine. Bull. Soc. Radiol. méd. Fr. No 185 (1932).

— L'étude stéréoradiographique du duodénum. Verh. 4. intern. Kongr. Radiol. 2, 255 (1934). Ref. Zbl. ges. Radiol. 18 (1930).

Dittler, R.: Stereoskopisches Sehen und Messen. Leipzig: Johann Ambrosius Barth 1909.

Dodge, R.: Eine experimentelle Studie der visuellen Fixation. Z. Psychol. 52, 321—424 (1909).

Doležal, E.: Über die Bedeutung der Photogrammetrie. Verh. Int. Kongr. angew. Photographie, Dresden 1909/10.

Dollinger, F.: Bericht über die Arbeiten auf dem Gebiete der Röntgenstrahlen in Frankreich. Fortschr. Röntgenstr. 1, 146 (1897/98).

Donaldson, S. W., and E. F. Merrili: The van Zwaluwenburg type of stereoscope. Amer. J. Roentgenol. 9, 11, 743 (1922).

Donders, E. C.: Das binoculare Sehen und die Vorstellung von der dritten Dimension. Albrecht v. Graefes Arch. Ophthal. 13, 1—48 (1867).

— Die Projektion der Gesichtserscheinungen nach den Richtungslinien. Albrecht v. Graefes Arch. Ophthal. 17, 2, 1—68 (1871).

Dore, P.: Il metodo stereofotogrammetrico etc. Bologna: Rendiconto R. accademia 1930.

Dormer, B. A., u. K. Weinbren: Studium normaler und pathologischer Organe durch Röntgenschatten gebende Plastikmasse und stereoskopische Aufnahme. Brit. J. Radiol. 23, 612 (1950).

Dove, H. W.: Über Stereoskopie. Ann. Physik 110, 494—499 (1860).

Drabyshire, O.: The three-dimensional reproduction of tractes of β-particles ejected by x-rays. Nature (Lond.) 118 (1927). Ref. Zbl. ges. Radiol. 2, 89 (1927).

Drea, W. Fr.: Polypöses Gewebe in der Kieferhöhle. Röntgendiagnose. Ann. Otol. (St.Louis) 36 (1927).

Dreyer, W.: Fortschritte in der Röntgendiagnostik der Bronchialkarzinome durch Bronchographie in Verbindung mit Schichtbildverfahren und Stereoskopie. Fortschr. Röntgenstr. 59, 297 (1940).

Drüner, L.: Über Methoden der Vereinigung großer stereoskopischer Röntgenogramme. Gedenkschr. für Leuthold, S. 1. Berlin 1906.

— Über Stereoskopie und stereoskopische Messung in der Röntgentechnik. Fortschr. Röntgenstr. 9, 225 (1905/06); 10, 309 (1906/07).

— Über stereosk. Röntgenographie. Fortschr. Röntgenstr. 14, 207 (1909/10).

— Behelfe zur Fremdkörperbestimmung. Med. Klin. 1914 1729.

— Die Bestimmung der Geschoßlage mittels Stereoskopie. Med. Klin. 1915, 971.

— Über einfache Stereoskopie für Stereoröntgenogramme. Einspiegelstereoskop mit Doppelspiegel. Dtsch. med. Wschr. 1916, 42.

— Stereoskopie und Messung in der Röntgentechnik. Lagebestimmung von Geschossen. Verh. der Mittelrhein. Chir.-Tagg 1915, Langenbecks Arch. klin. Chir. 93, H. 5 (1915).

— Über den Stereoplanigraphen und seine Verwendung zur Lagebestimmung von Geschossen. Dtsch. med. Wschr. 1916, 42. 1482—1486

— Über die Aufnahme und Verwendung von Verschiebeaufnahmen und Stereoaufnahmen zur Lagebestimmung von Geschossen und zur Messung. Langenbecks Arch. klin. Chir. **105** (1917).

DRÜNER, L.: Über die Fremdkörperuntersuchung und Durchleuchtungsoperation am Darm und Becken. Fortschr. Röntgenstr. **25**, 502 (1917/18).

— Über die Messung der Untertischaufnahme und Untertischdurchleuchtung und der röntgenoskopischen Operation im stereoskopischen Schirmbilde. Dtsch. med. Wschr. **1918**, 44.

— Die Anwendung der Stereoskopie bei der Darstellung anatomischer und chirurgischer Objekte. Sitz.ber. Heidelberg Akad. Wiss. 1919.

— Über die Stereoröntgenographie und Stereogrammetrie des Beckens. Langenbecks Arch. klin. Chir. **112**, 883 (1919).

— Fremdkörperbeurteilung und -operationen. Bruns' Beitr. klin. Chir. **117** (1919).

— Die Stereoskopie, stereoskop. Messung und Fremdkörperlokalisation. In: Röntgentechnik v. ALBERS-SCHÖNBERG, 4. Aufl. Hamburg: Luca Gräfe u. Sillem 1913.

— Über Röntgenologie des Brustbeins. Fortschr. Röntgenstr. **27**, 54 (1919/21).

— Messung des Röntgenbildes. In: Handbuch der gesamten medizinischen Anwendung der Elektrizität (BORUTTAU u. MAUNS) Bd. **3**, 1. Leipzig: Dr. W. Klinkhardt 1923.

— Die Stereoskopie der Harnkonkremente im Nierenbecken und in d. Ureteren und der Fremdkörper in ihrer Nachbarschaft. Dtsch. Z. Chir. **179**, 177 (1923).

— Was ist wichtiger bei der stereoskopischen Aufnahme des vorderen Augenabschnittes: filtriertes Licht oder Vergrößerung? Klin. Mbl. Augenheilk. **78** (1927).

— Über das Einspiegelstereoskop mit Doppelspiegel. Zbl. Chir. 216 (1928).

— Zur röntgenologischen Beckenmessung. Zbl. Gynäk. **46**, 2942 (1928).

— Bemerkungen zu der Arbeit: Die Röntgenstereoskopie vom Standpunkt der physiologischen Optik von Dr. WALTER BARTH. Fortschr. Röntgenstr. **39**, 901 (1929).

— Zu LIEBERMEISTERS Mitteilung über behelfsmäßige Röntgenstereoskopie in der inneren Medizin. Röntgenpraxis H. 14, 665 (1929).

— Über das Stereobinokel nach Dr. med. PLEIKART STUMPF. Röntgenpraxis H. 20, 942 (1929).

— Über den Stereoorthodiagraphen. Fortschr. Röntgenstr. **40**, 117 (1929).

— Erwiderung auf BEYERLENS Entgegnung: Über den Stereoorthodiagraphen. Fortschr. Röntgenstr. **40**, 119 (1929).

— Die Entfernung eines gr. künstl. Gebisses aus der Speiseröhre ohne Narkose. Dtsch. med. Wschr. **1929**, 527.

— Stereogrammetrie in der Geburtshilfe. Zbl. Gynäk. **1929**.

— Zu PLEIKART STUMPF: Aus der Praxis der Röntgenstereoskopie. Röntgenpraxis **2** (1930).

— Entgegnung auf die Erwiderung ALBERTI's auf meine Arbeit. (Telechiasmo-Rö.ster.) Fortschr. Röntgenstr. **41**, 470 (1930).

DRÜNER, L.: Über die Tele-Chiasmo-Röntgenstereoskopie ALBERTIS. Fortschr. Röntgenstr. **41**, 467 (1930).

— Moderne Röntgenstereoskopie. Fortschr. Röntgenstr. **46**, 142 (1932).

— Über die wissenschaftliche Photographie, besonders die stereoskopische Photographie. Klin. Wschr. **1934** II, 1304.

DUDLEY, LESLIE P.: Stereoptics. London: Macdonald & Co 1951.

DUKEN, J.: Über Fremdkörperbestimmung mit besonderer Berücksichtigung der Augenverletzungen. Münch. med. Wschr. **1915**, 1127.

DUMOND, J. W. M., and W. M. JESSE: The technic of stereofluoroscopy. Radiology **19**, 366 (1932).

DUNHAM, H. K.: Stereoskopische Thoraxaufnahmen. Ref. Fortschr. Röntgenstr. **17** (1910).

— Die pathologische Anatomie der Lungentbc. in ihrer Wiedergabe im Stereoröntgenogramm. Proc. roy. Soc. Med. **21** (1927).

— Registrierung der path.-anat. tbc Lungenbef. durch stereoskopische Röntgenogramme und der Wert dieser Methode für die Behandlung Tbc-Kranker. Proc. roy. Soc. Med. **21** (1927).

— W. BOARDMAN u. S. WOLMAN: Die stereoskopische Untersuchung der Brustorgane mit besonderer Berücksichtigung der Lungentuberkulose. Bull. Johns Hopk. Hosp. (Jul. 1911).

DYKE, C. G.: Indirect signs of brain tumor as noted in routine roentgen examinations. Amer. J. Roentgenol. **23**, 598 (1930).

DYROFF, R: Die Stereomessung in der Geburtshilfe und Gynäkologie. Arch. Gynäk., Bd. **137**, 894 (1929).

— Leistung und Wert der stereoskopischen Bekkenmessung. 20. Röntgenkongr. 1929. Ref. Fortschr. Röntgenstr. **40** (Kongreßheft).

— Die Leistungsfähigkeit stereogrammetrischer Beckenmessung bei Grenzfällen. Med. Klin. **1933**, 1475.

EBBENHORST TENGBERGEN, VAN, J.: Stereoskopische Roentgenoscopie. Ned. T. Geneesk. **1**, 1181 (1921).

— — Stereoscopical roentgenoscopy and a new apparatus for its application. Arch. Radiol. Electrother. Vol 26, 42 (1922).

— — u. L. E. W. VAN ALBADA: Neue Methode der Beckenmessung. Ned. T. Geneesk. 1920.

— — — A propos de la radiographie stéréoscopique et d'un appareil nouveau. J. Radiol. Électrol. (1921).

— — — Die Röntgenstereoskopie, ihr Wert und ihre Verwertung. Berlin: Springer 1931.

EBY, J. D.: Die Bedeutung des Wertes der stereoskopischen Röntgenaufnahmen in der Orthodontie mit klin. Demonstrat. der Technik. J. Orthodontie **15** (1929).

ECKER, A.: The normal cerebral angiogram, vol. I, p. 11. Springfield (Ill.): Chc. Thomas 1951.

ECONOMO, V. C., u. G. N. KOSKINAS: Die Cytoarchitektonik der Hirnrinde des erwachsenen Menschen. Berlin: Springer 1925.

EDELMANN, H.: Die Profilanalyse. Z. Morph. u. Anthrop. **37** (1938).

Eder, J. M., u. E. Valenta: Versuche über Photographie mittels Röntgenstrahlen. Halle: W. Knapp 1896.

Edling, L.: Über die Anwendung des Röntgenverfahrens bei der Diagnose der Schwangerschaft. Fortschr. Röntgenstr. 17, 345 (1911).

Edwards, P. W., I. B. Cristopherson u. L. B. Stott: Stereoskopische Röntgenologie des Thorax. Tubercle (Edinb.) 12, 11 (1931).

Eggli, A.: Eine Apparatur zur Auslösung herzphasensynchronisierter Thoraxaufnahmen zum Zwecke der Herzgrößenbestimmung und Lungenstereometrie. Radiol. clin. (Basel) 8, 51 (1939).

Egone, E.: La rinascita della sterescopia in U.S.A. Fotografia-Organo del Circolo Fotografico Malanese 7, 3 (1954).

Eichler, P.: Das Raumschirmbild. Dtsch. med. Wschr. 66, 882 (1940).

Eijkman, P. H.: Stereoröntgenographie. Fortschr. Röntgenstr. 12, 355 (1908/09).

— Neue Anwendung der Stereoskopie. Fortschr. Röntgenstr. 13, 382 (1909).

— Weitere Übersetzung. Engl. Proc. of the roy. Acad. of Sciences. Amsterdam 1909.

— Nieuwe toepassingen der Stereoskopie. Proc. kon. ned. Akad. Wet. 27. 2. 1909.

— Nieuwe Lockpassinger der Stereoskopie. Ned. T. Geneesk. 1909.

— New methods of stereoskopy. Arch. Roentg. Ray 14 (1909/10).

— Symphanator (App. f. ster. Aufn.). Berl. med. Ges. 12. VII 1911.

— Der Symphanator. Fortschr. Röntgenstr. 19 155 (1912).

— La Symphanie. Arch. Élect. méd. (1912).

Einthoven, W.: Stereoskopie durch Farbendifferenz. Albrecht v. Graefes Arch. Ophthal. 31, 211—238 (1889).

Elmer, W. G.: Stereoscopie photography with a single camera; some points in optics and physiolog. N. Y. med. J. 93 (1911).

Elsberg, Ch. A.: Probleme in der Diagnose infiltrierender Hirntumoren mit Bemerkungen über ein neues chirurgisches Verfahren. Amer. J. med. Sci. 170 (1925).

Elschnig, A.: Stereoskopisch-photogr. Apparat für wissenschaftliche Abbildungen. Med. techn. J. 1 (1905).

Emmerson, G. O.: The effects of monocular blind areas in visibility from aircraft. J. Aviat. Med. 24, 518 (1953).

Engelking, E., u. F. Poos: Über die Bedeutung des Stereophänomens für die isochrome und heterochrome Helligkeitsvergleichung. Albrecht v. Graefes Arch. Ophthal. 114, 340—373 (1924).

Engeset, A., and K. Kristiansen: Cerebral angiography in modern trends in diagnostic radiology, p. 384—369. (Ed. J. W. Mc. Laren.) London: Butterwerth & Co. 1948.

Engström, A.: Stereomikroradiographie. Acta radiol. (Stockh.) 36, 305 (1951).

Ergelet, H.: Zur Raumauffassung bei der Änderung der Augenstandslinie. Verh. ophthal. Ges. Wien 1921, S. 317.

Esser, C.: Topographische Ausdeutung des Bronchus im Röntgenbild. Stuttgart: Georg Thieme 1951.

Estanave, E.: Le relief stéréoscopique du projet, par les réseaux ligués. C. R. Acad. Sci. (Paris) 143 (1906).

Ewald, C.: Sammelbericht über Arteriographie. Bruns' Beitr. klin. Chir. 171, 437 (1940).

Ewald, J. R., u. O. Gross: Über Stereoskopie und Pseudostereoskopie. Pflügers Arch. ges. Physiol. 115 (1906).

Exner, F. B., and L. G. Rigler: The relave value of stereoscopic and single films in the routine examination of the chest. Radiology 22, 236 (1934).

Exner, S.: Demonstration eines stereoskopischen Röntgenbildes. Wien. klin. Wschr. 1897, Nr 14, 346.

— Eine Vorrichtung zur Bestimmung von Lage und Größe eines Fremdkörpers mittels Röntgenstrahlen. Wien. klin. Wschr. 1897, Nr 1, 1.

Fabre, W.: De la radiographie pelvimétrique appliquée à la mensuration des diamétres de détroit superieux. Arch. Élect. méd. (1900).

— De la radiographie métrique du détroit supérieur dans le bassin non dystocique. Thèse Lyon 1913/14.

Faulhauer, K.: Wert und Leistung der Schirmbildphotographie in der röntgenstereoskopischen Diagnostik. Diss. Med. Akad. Düsseldorf 1960.

Fechner, G. Th.: Über einige Verhältnisse des binocularen Sehens. Abh. Kgl. sächs. Ges. Wiss. 5, 337—564 (1860).

— Elemente der Psychophysik. 2. Aufl. Leipzig: Breitkopf u. Härtel 1889.

Federlin, W.: Erfahrungen über die Lokalisationsmethode von Schilling. Danzig: Kafemann 1926.

Feilchenfeld, H.: Über die Größenschätzung im Sehfeld. Albrecht v. Graefes Arch. Ophthal. 53, 401—422 (1901).

Feiss: The approximation of hum. vision to the conception of R. ray penetrat.; a new applicat. of stereoscope. Ref. Fortschr. Röntgenstr. 10, 307 (1906); Arch. phys. Ther. (Lpz.) 3 (1906).

Felder, O. A.: Anatomical—spatial relationships of the deep veins etc. Radiology 54, 521 (1950).

Fenner, E., K. Gabbert u. Th. Zimmer: Die Lichtverstärkung von Leuchtschirmbildern in der medizinischen Diagnostik. Fortschr. Röntgenstr. 77, 459 (1952).

Ferguson, J. W.: Roentgenstereoscopy. Amer. J. Roentgenol. 35, 662 (1948).

Fernström, J., u. K. Lindblom: Simultane Stereoangiographie. Acta radiol. (Stockh.) 44, 230 (1955).

Ferrant, W., u. M. R. San Nicolo: Die förderliche Röntgenvergrößerung. Fortschr. Röntgenstr. 81, 194—205 (1954).

Fiebach, R.: Über Röntgenstereogramme als chirurgisch-diagnostisches Hilfsmittel. Dtsch. Z. Chir. 169, 399 (1922).

Finsterwalder, R.: Zur Frage der Unsicherheit im gefährlichen Ort bei der photogrammetrischen Hauptaufgabe. Mitt. Dtsch. Ges. f. Photogrammetrie 1939, 23.

FINZE, H., u. K. WERNER: Zur röntgenstereoskopischen Untersuchung der Mamma. Fortschr. Röntgenstr. 90, 231 (1959).

FISCHER, F. P.: Über Asymmetrien des Gesichtssinnes, speziell des Raumsinnes beider Augen. Pflügers Arch. ges. Physiol. 204, 203—233 (1924).

— Experimentelle Beiträge zum Begriff der Sehrichtungsgemeinschaft der Netzhäute auf Grund der binokularen Noniusmethode. Pflügers Arch. ges. Physiol. 204, 234—246 (1924).

— Über Stereoskopie im indirekten Sehen. Pflügers Arch. ges. Physiol. 204, 247—260 (1924).

FISCHER, M. H.: Betrachtungen über den optischen Raumsinn. Z. Biol. 105, 66—72 (1952).

FLECKER, H.: Radiographic diagnosis in obstetric practice. Med. J. Aust. 2 (1926). Ref. Zbl. ges. Radiol. 2, 512 (1927).

FLEISCHER, B.: Über die Anwendung des Trendelenburgschen Verfahrens bei der Röntgendiagnose intraoculärer Fremdkörper. Ber. ü. d. XLI Vers. d. Ophthal. Ges. 1918.

FOCHIER: Présentation d. phot. stér. concernent l'engagement du sommet dans les bassins nouveaux et viciés. Ref. Fortschr. Röntgenstr. 4, 273 (240ff.) (1901).

FORBES TAIT, E.: Über Fusionsbewegungen. Amer. J. Ophthal. 32, 1229 (1949).

FOURCADE, H. G.: Über einige Bedingungen für die korrekte Betrachtung stereoskopischer Bilder. Trans. roy. Soc. S. Afr. 14 (1927).

FRAENKEL, M.: Eine Stereoskopapparatur vereinfachter Form. Berl. klin. Wschr. 1916, 626.

FRAUDET, M.: Stéréotéléscope pour examen direct de radiographies stéréoscopiques. J. Radiol. Électrol. (1916/17).

FRANKE, H.: Leistungsbegriff und Leistungsmessung in der Schirmbildphotographie. Z. angew. Photogr. 3, 85—88 (1941).

— Streuung und Superposition als zerstörende und aufbauende Elemente der Bildgebung. Stereobilder und Summationseffekte. Fortschr. Röntgenstr. 64, 288 (1941).

— Der Bildwandler als zukunftsreiches Hilfsgerät der Röntgendiagnostik. Röntgen-Bl. 2, 163 (1949).

FRAY, W. W., u. ST. L. WARREN: Die stereoskopische Röntgenographie der Brustdrüsen als diagnostisches Hilfsmittel bei Mastitis und Karzinom. Ann. Surg. 95 (3) (1932).

FRENZ, J.: Lichtschnitt-Photogrammetrie bei Zahnprothesen. B u. L (1955). S. 75—81 und Fluchtstab 7 (1956), S. 86—90.

FREUND, L., u. A. PRAETORIUS: Die radiol. Fremdkörperbestimmung bei Kriegsverwundeten. Berlin u. Wien: Urban & Schwarzenberg 1916.

FREY u. BARTLEY: Bei A. V. TSCHERMAK, Einführung in die physiologische Optik, 2. Aufl. Wien: Springer 1947.

FREY, R. G.: Die Beziehung zwischen Sehschärfe und Tiefensehschärfe. Wien. med. Wschr. 103, 436—438 (1953).

FREY, S.: Die Bedeutung stereoskopischer Röntgenbilder. Zbl. Chir. Nr 6, 322 (1927).

FRICK, W.: Phantomuntersuchung über den Einfluß der Leuchtschirm-Belegung und der Brennfleckgröße auf die Detailerkennbarkeit bei der Durchleuchtung. Vortrag auf der 37. Tagg der Dtsch. Röntg.-Ges., München, Oktober 1955.

FRIEDENTHAL: Stereometrische Röntgenbilder. Ref. Dtsch. med. Wschr. 1910, 137.

FRIES, P., u. E. LIESE: Qualitätsangleich von Schirmbildmittelformat und Großaufnahme durch Vergrößerung mittels der Feinstfokusröhre. Fortschr. Röntgenstr. 80, 97 (1954).

FRUBÖSE, A., u. P. A. JAENSCH: Der Einfluß verschiedener Faktoren auf die Tiefensehschärfe. Z. Biol. 77, 119—132 (1923).

FÜRSTENAU, R.: Über Röntgenstereometrie. Verh. dtsch. Röntg.-Ges. 3 (1907).

— Über einen neuen Röntgentiefenmesser. Fortschr. Röntgenstr. 11, 281 (1907).

— Roentgenstereometer. Arch. Roentg. Ray 14 (1909/10).

— Zur Fremdkörperlokalisation. Berl. klin. Wschr. 1915, 1115.

— Zur Kritik der Lokalisationsmethodik. Fortschr. Röntgenstr. 24, 125 (1916).

GABRIEL, K.: Vorrichtung zur Aufnahme von stereoskopischen Röntgenbildern. Ref. Zbl. ges. Radiol. 3 (1926).

GAIFFE, G.: Über ein Verfahren der stereoskopischen und kinem. Röntgenografie. Ref. Fortschr. Röntgenstr. 15, 385 (1910).

GAJEWSKI, H.: Röntgen-Stereoaufnahmen mit Hartstrahlraster. Röntgen- u. Lab.-Prax. 8, 198 (1955).

GARTENMEISTER, R.: Stereoskopische Röntgendurchleuchtungsapparatur. Fortschr. Röntgenstr. 35, 681 (1927).

— Heutiger Stand der stereoskopischen Durchleuchtungstechnik. Fortschr. Röntgenstr. 38, 887 (1928).

GAUILLARD, R.: Stereographies. Ses applications dans la pratique courante; ce que le practicien peut et doit demander à ce mode d'investigation. Paris méd. 1927, 17.

GEBBERT: Eine einfache Vorrichtung für stereoskopische Durchleuchtungen. Verh. dtsch. Röntg.-Ges. 18. Rö.-Kongr. 1927. Fortschr. Röntgenstr. 36. Kongreßheft, S. 113.

GEBLEWICZ, E., et N. C. SHEN: Le rôle du temps dans la perception de la profondeur. Ann. psychol. 37, 58—67 (1937).

GEISLER: Röntgenographische Lagebestimmung intraorbitaler Fremdkörper. Klin. Mbl. Augenheilk. 84 (1956). Ref. Dtsch. med. Wschr. 1930, 56.

GERATEWOHL, S. J., and H. STRUGHOLD: Time consumptive of eye movements and highspeed flying. J. Aviat. Med. 25, 38 (1954).

GERNEZ, L.: Radiographie „in utero" d'un achondroplase. (Stereo-Schnittaufnahmen.) Bull. Soc. Obstét. Gynéc. Paris 28, 27 (1939).

GERTZ, K. H.: Note sur la théorie de l'éclairage. Acta ophthal. (Kbh.) 13, 46—51 (1935).

GIADINI, A.: Einfluß des Alkohols auf die Tätigkeit der Fusion von Netzhautbildern. G. ital. Oftal. 2, 446 (1949).

Giancotti, G., e U. Barbato: Esame radio-stereografico dell'articalazione temporo-mandibulare. Ann. Stomat. (Roma) 8, 779 (1959).

Gianturco, C.: Un metodo di radiografica stereoscopia con l'uso di una sola film: l'applicazione in radioscopia stereoscopia. Ann. Rad. e Fis. med. 8, 311 (1934).

Gibon: Stéréoradioscopie. Procédés nouveaux. C. R. Acad. Sci. 30. 8. 1915, 161 séance du août 1915. Ref. Arch. Élect. méd. (1916).

Gilardoni, A.: Considerazioni pratiche stratigrafia e stereografia. Radiologia (Roma) 9, 413 (1953).

Gilbert, M.: Stereoröntgenbilder bei der Beurteilung der Lungentbc. J. Radiol. Électrol. 10 (1926).

Gillet: Eine Modifizierung d. ster. Verf. zur Bestimmung der Lage von Fremdkörpern. Fortschr. Röntgenstr. 9, 376 (1905).
— Die Röntgenstereographie mit unbewaffnetem Auge und ihre Anwendung für die stereometrische Messung. Fortschr. Röntgenstr. 10, 108 (1906/07).
— Demonstration eines auf der Stereoskopie mit unbewaffnetem Auge beruhenden, für die Lokalisation von Fremdkörpern usw. dienenden Röntgenmeßinstrumentes. Verh. dtsch. Röntg.-Ges. 3, 169 (1907).
— Neues Verfahren zur metrischen Bestimmung der Lage von Fremdkörpern oder Organteilen zueinander vermittels der Röntgenstrahlen. Arch. Élect. méd. Nr 231 (1907).
— Polemik gegen L. Drüner. Fortschr. Röntgenstr. 10, 11 (1907).
— Die Grundsätze einer exakten Lokalisierung von Fremdkörpern vermittels Röntgenstrahlen mit besonderer Berücksichtigung der Kriegschirurgischen-Praxis. Berl. Milit.-Ärztl. Ges. 1908. Ref. Fortschr. Röntgenstr. 12 (1908).
— Neue Erfolge in der Bestimmung der Lage von Fremdkörpern mittels Röntgenstrahlen. Münch. med. Wschr. 1910.

Girdansky, M.: A simple method of viewing skiagramme ster. N. Y. med. J. 141 (1911).

Gisler, R.: Über die Oberflächenuntersuchungen von Zahnfüllungen. Diss. Univ. Zürich 1947.

Glagolewa-Arkadiewa, A. A.: Die Anwendung der stereoröntgenologischen Methode in der Medizin. Vestn. Rentgenol. Radiol. 1, H. 3—4 (1923).

Gobeaux, Z.: Stereoskopische Untersuchung des Blasendivertikels. J. belge Radiol. 15 (1926).

Gocht, H.: Stereoskopaufnahmen. In: Handbuch der Röntgenlehre. Stuttgart: Enke 1911.
— Lagebestimmung von Fremdkörpern nach Gillet. Dtsch. med. Wschr. 1916, 42.

Goergens, H.: Lagebestimmung und Operationen von Steckgeschossen mittels verbesserter Durchleuchtungsverfahren. Fortschr. Röntgenstr. 26, 244 (1918/19).

Goetz K.: Röntgenstereoskopie und Steckschußlokalisation. Agfa Röntgenblätter 1—15 (1941).

Gohrbandt, E., J. Metzner u. H. Westerkamp: Röntgenkinematographie und Stereoskopie in Berlin seit 1950. Zbl. Chir. 78, 481 (1953).

Goldhammer, K.: Röntgenologie in der Anatomie. Erg. Anat. Entwickl.-Gesch. 30 (1933).
— Röntgenolog. Studien über das menschliche Profil. Z. Anat. Entwickl.-Gesch. 81, H. 1, 2.

Gordon, A.: Integrity of stereoscopic function and of all forms of sensation in a case with a lesion of the left parietal lob. Med. Rec. (N.Y.) 83 (1908).

Gordon, E., and J. Sauro: A new method of stereoscopic roentgenography: "twist stereo" method. Amer. J. Roentgenol. 70, 824—826 (1953).

Gottheiner: Versuche einer neuartigen Röntgenstereographie. 20. Röntgenologenkongr. 1929. Ref. Fortschr. Röntgenstr. 40 (Kongreßheft).

Gottkehaskamp, J.: Meßverfahren des Röntgenraumbildes. Diss. Düsseldorf 1955.

Govarre u. Defayolle: Présentation d'un appareil stéréoscopique. Bull. Soc. Radiol. méd. Fr. (Juni 1931).

Graesner: Die Lokalisation der Fremdkörper nach der Fürstenauschen Methode. Verh. dtsch. Röntg.-Ges. 4 (1908).

Graf, U.: Konstruierte Anaglyphen. Bildm. u. Luftbildwesen, H. 2 (1941).

Grashey, R.: Fremdkörper - Schicksale und Fremdkörperbestimmung. Bruns' Beitr. klin. Chir. 101, H. 1 (1916).
— Feldmäßige Improvisation röntgenol. Hilfsgeräte u. deren Verwendung z. Fremdkörperlokalisation u. Orthoröntgenographie. Münch. med. Wschr. 4, 137 (1916).
— Über Steckschußbehandlung. Münch. med. Wschr. 10, 258 (1918).
— Fremdkörperbestimmung. In: Rieder-Rosenthal, Lehrbuch der Röntgenkunde (S. 400). Leipzig: Johann Ambrosius Barth 1917.
— Steckschuß und Röntgenstrahlen. Leipzig: Georg Thieme 1940.

Grauger: Stereodurchleuchtung und ihre Vorteile. Arch. Roentg. Ray 13 (1908).
— Neue Methode zur Herstellung von Röntgenbildern des Wurmfortsatzes in den Law- und Arcelinstellungen. Radiology 5 (1925).

Greef, R.: Bemerkungen über binokulares Sehen Schielender. Klin. Mbl. Augenheilk. 33, 352—370 (1895).

Grégoire, D., u. C. Béclére: Röntgenologische Untersuchung von Uterus und Tuben. Presse méd. 1925, 102.

Gregory: New apparatus for taking ster. radiographs. Arch. Roentg. Ray 4, 1, 13 (1899).

Grier, G. W.: Röntgenuntersuchung von Fremdkörpern. Amer. J. Roentgenol. 2 (1915).
— Stereoskopie der Nebenhöhlen. Amer. J. Roentgenol. 10 (1923).

Griessmann, B.: Demonstration eines Apparates zur stereoskopischen Besichtigung des Kehlkopfes. Nürnb. med. Ges. und Poliklin. 25 (1918). Ref. Münch. med. Wschr. 1928, 76.

Grigor, Mc. D. B.: Ein einfacher Apparat und eine Methode zur richtigen Lokalisation von Fremdkörpern in den Augen oder der Augenhöhle. Brit. J. Radiol. 2 (1929).

GRIMM, R.: Der stereoskopische Raum. Albrecht v. Graefes Arch. Ophthal. **150**, 135—143 (1950).

GRISSON: Einfaches Verfahren und Vorrichtungen zur Feststellung von Fremdkörpern, insbes. Geschossen, mit Röntgenstrahlen. Röntgenvereinig. Berlin 1915. Ref. Fortschr. Röntgenstr. **23**, 96 (1915).

— Neues Röntgenstereoskop. Röntgen-vereinig. Berlin 1915. Ref. Fortschr. Röntgenstr. **23**, 205 (1916).

— Röntgen-Stereoskop mit Lokalisationsverfahren. Dem. Fortschr. Röntgenstr. **23**, 205 (1916).

GROEDEL, F. M.: Über gleichzeitige Aufnahmen der beiden Lungenspitzen mit 2 Antikathoden mittels der Stereoröhre. Fortschr. Röntgenstr. **12**, 183 (1908); **14**, 25 (1910).

— Momentstereoröntgenographie des Thorax. Ref. Fortschr. Röntgenstr. **12**, 425 (1908).

— Über die Herstellung ster. Momentröntgenogramme der Eingeweide des menschlichen Körpers. Fortschr. Röntgenstr. **13**, 83 (1908/09).

GRÜNERT, F., u. H. KÖHNLE: Erweiterung des Arbeitsgebietes und allgemeinere Anwendbarkeit der objektiven Röntgenstereoskopie. Röntgenpraxis 4, H. 6, 257 (1932).

GRUENHAGEN, E., u. E. RUNGE: Zur röntgenologischen Tiefenbestimmung von Fremdkörpern. Münch. med. Wschr. **1915**, 62.

GRUNMACH, E.: Über stereoskopische Röntgenuntersuchungen innerer Organe. Verh. dtsch. Röntg.-Ges. **5**, 109—111 (1909).

— Die stereoskopische Röntgenuntersuchung von Magendarmleiden. Verh. Naturforscher in Salzburg 1910.

GUGGENBÜHL, A.: Das stereoskopische Sehen des hell- und dunkeladaptierten Auges. Ophthalmologica (Basel) **115**, 193—218 (1948).

GUILBERT-GIMBERT: Pelviradiométrie par la méthode de la projection orthogonale. Ann. Gynéc. Obstét. **13** (1918).

GUILBERT, CH.: Méthode stéréographique par l'appareil stéréortho-diagraphique de Beyerlen. Arch. Élect. méd. No 521, 417 (1926). Arch. Élect. méd. **34** (1926). Bull. Soc. Radiol. méd. Fr. 18 (1930).

— Stéréométrie par la méthode orthographique de Beyerlen. Bull. Soc. Radiol. méd. Fr. **18**, 226 (Mai 1930).

— Sur un procédé nouveau de stéréographie. Arch. Élect. méd. (Okt. 1931).

— Sur un procédé nouveau de stéréoradiographie. J. Radiol. Électrol. **16**, No 12 (1932).

— Pelviradiométrie par la méthode de la projection orthogonale. J. Radiol. Électrol. 5 (1920).

— Radiopelvimétrie par la méthode orthogonale et pelvimétrie stéréographique. Paris méd. **1922**.

—, u. L. LIVET: Über eine Verbesserung der Herstellung von Stereoaufnahmen. C. R. Acad. Sci. (Paris) **191** (1930).

GUILLOZ, T.: Stereoskopische Durchleuchtung. J. Physiol. Radiol. (1903).

— Sur la stéréoscopie obtenue par les visions consécutives d'images monoculaires. C. R. Soc. Biol. (Paris) **56**, 1, 1053—1054 (1904).

GUILLOZ, T.: Über die radiographische und radioskopische Stereoskopie und Stereometrie. Ref. Fortschr. Röntgenstr. **11**, 292 (1907).

— A propos de la radiographie stéréoscopique méthode des réseaux. Arch. Élect. méd. (1908).

— Sur la vision dans l'examen stéréoscopique par la méthode de réseaux. C. R. Soc. Sci. Paris 17 (1909).

GUNSETT, A., u. SCHNEIDER: Das Stereobild der Lunge [Französisch]. Arch. Élect. méd. **45**, 185 (1937).

— D. SICHEL, BOUTON, CORNU et LEWIN: La radiographie et la stéréo-radiographie du massif pétro-mastoidien. Bull. Soc. Radiol. méd. Fr. **22**, 212 (1934).

GUNZBURG, M. L.: What is natural vision. New Screen Tecniques, p. 55—59. New York: Quigley Publ. Co. 1953.

HADLEY, L. A.: Einfaches Handstereoskop. Amer. J. Roentgenol. **23** (1930).

HAENISCH, G. F.: Stereoskopische Röntgenographie mit besonderer Berücksichtigung der Momentaufnahme des Magendarmtraktus. Verh. dtsch. Röntg.-Ges., Bd. VIII, S. 64. 19. Kongr. inn. Med. 1912.

— Gynäkologische Beckenmessung mittels Röntgenverfahrens. Mschr. Geburtsh. Gynäk. **36** (1912).

HAER, PH. M. VAN DER: Stereosc. roentgendiagnostiek van den schedel. Handel. v. h. XVI. Ned. Natuur-en Geneesk. Congr. 1917, S. 477. Ned. T. Geneesk. 1 (1914).

HÄUSSLER, G.: Über Stereoaufnahmen des Magendarmtraktus und stereoskopische Pyelogramme. Röntgenpraxis H. 1, 11 (1932).

— Über stereoskopische Arteriogramme der Carotis interna. Zbl. Neurochir. **3**, 313 (1938).

HAGENBACH, E.: Stereoskopische Röntgenbilder. Schweiz. med. Wschr. **1938** I, 98.

HAHN, O.: Zur Technik der Anfertigung aufrechter Röntgenstereogramme mit der Potter-Bucky-Blende. Bruns' Beitr. klin. Chir. **137**, 519 (1926).

— Über ein einfaches Röntgenstereoskop. Zbl. Chir. Nr 49, 3084 (1927).

— Röntgenstereogramme mit der Potter-Bucky-Blende. Zbl. Chir. **54** (1927).

— Zur Drüner'schen Äußerung über das Einspiegelstereoskop mit Doppelspiegel. Zbl. Chir. **55** (1928).

— Zusatzgerät für das Skiaskop der Firma Koch und Sterzel zur Anfertigung stereoskopischer Aufnahmen des M.-D.-Kanals. Röntgenpraxis, H. 8, 377 (1930).

HALLERT, K.: Die grundlegenden Beziehungen in der Röntgenstereophotogrammetrie. 123 Royal Inst. of Technology Stockholm 1958.

D'HALLUIN, M.: Radiographie stéréoscopique, ses resultats dans l'étude du squellette, la localisation des corps étrangers, les recherches anatom. J. Soc. méd. (1909).

— La radiographie stéréoscopique et l'étude du système vasculaire. Arch. Élect. méd. No 304 (1910).

D'Halluin, M.: Project. stér. par la méthode des anaglyphe. Soc. Belge de radiologic **24**, I. (1911).
— Application de la méthode des anaglyphes pour les publications de clichés stéréoscop. dans les revues. J. belge Radiol. **5**, 7 (1911).
— Fremdkörperlokalisation. Bayer. ärztl. Korresp. 1913. Bull. Soc. Radiol. méd. Fr. **1**, 335 (1913).

Hamburger, F. A.: Das Sehen in der Dämmerung. Physiologie und Klinik. Wien 1949.
— Einige Beiträge zum Binocularsehen Schielender. Albrecht v. Graefes Arch. Ophthal. **150**, 157—164 (1950).

Hammer, G.: Die röntgenologische Methode der Herzgrößenbestimmung. Fortschr. Röntgenstr. **25**, 520 (1917/18).

Hammesfahr, K.: Sucher, um bei Röntgendurchleuchtungen die Lage von Fremdkörpern unmittelbar vor der Operation zu bestimmen. Fortschr. Röntgenstr. **23**, 426 (1916).

Han, I.: Die Röntgenaufnahme im Dienste der Anthropometrie. Diss. Med. Akad. Düsseldorf 1941.

Hanausek, J.: Fehler, die durch Bewegung des Körpers zwischen 2 Stereoexpositionen bei Abbildung und Ausmessung der Stereogramme entstehen. Fortschr. Röntgenstr. **22**, 299 (1915).
— Zur Theorie der stereoskopischen Abbildung und Ausmessung der Röntgenogramme 1915. Fortschr. Röntgenstr. **22**, 309 (1915).

Haret, G.: La radiopelvimétrie. J. Radiol. Électrol. (1920).
— Cadre de fabre modific pour la radiopelvimétrie et la radiographie de la grossesse. J. Radiol. Électrol. (1924).

Haret, G., u. Grunkraut: De la pelvimétrie par la radioscopie. J. Radiol. Électrol. **5** (1920).

Harms, H.: Die vergleichende Funktionsprüfung des Auges. Ber. Dtsch. Ophthal. Ges. Heidelberg 1948, 235—243 (1949).
— Entwicklungsmöglichkeiten der Perimetrie. Albrecht v. Graefes Arch. Ophthal. **150**, 28—57 (1950).

Harris, J.: A case for stereography. Radiography **26**, 153 (1960).

Hartert, W.: Eine sichere röntgenologische Methode zur Geschoßlokalisation. Münch. med. Wschr. **1914**, 52.

Harting, H.: Photographische Optik, 4. Aufl., S. 59. Leipzig: Akad. Verlagsges. Geest & Portig, K. G. 1952.

Hasselwander, A.: Die anatomischen Grundlagen der Lungenstruktur im Röntgenbild. Fortschr. Röntgenstr. **17** (1911).
— Über die Methodik des Röntgenverfahrens in der Anatomie. Verh. Anat. Ges. **12**, 26. Vers.
— Über die Anwendung der Stereophotogrammetrie des Röntgenbildes in der feldärztl. Tätigkeit. Münch. med. Wschr. **1915**, 62.
— Stereoröntgenogrammetrie. Fortschr. Röntgenstr. **24**, 345 (1916).
— Über die Anwendung und den Wert der stereoröntgenogrammetrischen Methode. Münch. med. Wschr. **1916**, 8, 9.

Hasselwander, A.: Röntgenogrammetrie und Röntgenoskopie. Anwendung der Rasterstereoskopie. Fortschr. Röntgenstr. **24**, 580 (1916.
— Die Bedeutung röntgenographischer und röntgenoskopischer Methoden für die Fremdkörperlokalisation. Münch. med. Wschr. **1917**, 696.
— Neue Methoden der Röntgenographie. Zbl. ges. Radiol. **9**, 101 (1918).
— Die Bedeutung des Röntgenbildes für die Anatomie. Ergebn. Anat. Entwickl.-Gesch. **22** (1921).
— Die Stereoskopie des Röntgenbildes. In: Handbuch der ärztlichen Erfahrungen im Weltkriege 1914/18; 9. Röntgenologie. Leipzig: Johann Ambrosius Barth 1922.
— Die Erzielung und Auswertung räumlicher Röntgenbilder durch den Stereoskiagraphen. Sommers Röntgentaschenbuch. Frankfurt am Main: Keim u. Nemnich 1924.
— Die Röntgenstrahlen in der Anatomie. In: Rieder-Rosenthal, Lehrbuch der Röntgenkunde, 2. Aufl. Leipzig: Johann Ambrosius Barth 1924.
— Über die Verschieblichkeit und die Befestigungsmittel der Bauchorgane. Münch. med. Wschr. **1924**, 1635.
— Atlas der Anatomie des menschlichen Körpers im Röntgenbild. München: J. F. Bergmann 1925.
— Zur röntgenologischen Lagebestimmung dentaler Krankheitsherde und Fremdkörper. Zahnärztl. Rdsch. **35** (1926).
— Über die Anwendung der Stereoskopie im Röntgenbild. Münch. med. Wschr. **1927**, 74.
— Bemerkungen zu Martius über geburtsh. Beckenaufnahmen. Fortschr. Röntgenstr. **39**, 501 (1929).
— Gefahren für die weitere Entwicklung der Röntgenstereoskopie. Fortschr. Röntgenstr. **40**, 189 (1929).
— Erwiderungen auf die vorstehenden Bemerkungen des Herrn C. Beyerlen (Röntgenstereoskopie). Fortschr. Röntgenstr. **41**, 281 (1930).
— Bewegungssystem. In: Peter Wetzels Handbuch der Anatomie des Kindes, S. 403. München: J. F. Bergmann 1931.
— Bericht über die Teilnahme der Kommission für Röntgenbildmessung am 4. Internat. Kongr. für Photogrammetrie in Paris 1933. Radiol. Rdsch. **4** (1935).
— Die theoretischen Grundlagen und die praktische Anwendung der Photogrammetrie des Röntgenbildes. Bildmessung und Luftbildwesen Nr 1 (1934).
— Raumrichtige Stereoskopie an Röntgenbildern. Agfa Röntgen-Bl. **5**, 4 (Sept. 1935).
— Das Röntgen-Raumbild. Techn. Mitt. Nr 17 der Firma C. H. F. Müller, Hamburg-Berlin 1936.
— Das Röntgenraumbild. Das Raumbild **3** (1937).
— Über den weiteren Ausbau der Raumbildmessung am Röntgensтereogramm. S.-B. phys. med. Soz. Erlangen **67/68**, 423 (1937). Ref. Zbl. ges. Radiol. **25** (1937).

HASSELWANDER, A.: Bericht über die Arbeiten der Kommission für Röntgenphotogrammetrie und Nahbildmessung. 5. Int. Kongr. für Photogrammetrie Rom 1938. Fortschr. Röntgenstr. 59, 181 (1939).
— Die Anatomie des Lebenden. S. B. phys. med. Soz. Erlangen 70, 353 (1938).
— Steckschuß und Röntgenstrahlen. Stereoskopische und anatomische Grundlagen der Steckschußlokalisation. Leipzig: Georg Thieme 1940.
— Über die Lagebestimmung von Steckschüssen. S.-B. phys.-med. Soz. Erlangen 71, 369 (1939).
— Früher „Unzulänglichkeit" und nun „Lösungen" der Steckschußfragen. Röntgenpraxis 13, 325 (1941).
— Röntgenstereoskopie. Fortschr. Röntgenstr. 65, 6 (1942) Kongreßheft.
— Über die Gestalt des Zwerchfells und die Lage des Herzens. Z. Anat. Entwickl.-Gesch. 114, 375 (1949).
— Massenverteilung im Rumpfraum. Z. Anat. Entwickl.-Gesch. 115, 411 (1951).
— Die objektive Stereoskopie des Röntgenbildes. Röntgen- u. Lab.-Prax. 5, 299 (1952).
— Die objektive Stereoskopie an Röntgenbildern. Stuttgart: Georg Thieme 1954.
HASSELWANDER, LISELOTTE: Der Einfluß der Belastung auf die Gestalt des menschlichen Fußes. Z. Anat. Entwickl.-Gesch. 110, 154 (1939).
HECK: A stereofluorscope. Amer. J. Roentgenol. 7, 448 (1920).
HEDLEY, W. S.: Radiostereoscopy. Lancet 1898 I, 639.
HEGENER: Neue Hilfsmittel zur Stereoröntgenographie. VIII. Röntgenkongr. 1912, S. 68.
HEIDRICH, L.: Enzephalographische Demonstrationen. Ref. Fortschr. Röntgenstr. 36 (1927).
HEINE, L.: Sehschärfe und Tiefenwahrnehmung. Albrecht v. Graefes Arch. Ophthal. 51, 146—173 (1900).
— Demonstration des Zapfenmosaiks der menschlichen Fovea. Ber. Dtsch. Ophthal. Ges. Heidelberg 1901, 265—266 (1902a).
— Über Orthostereoskopie. Arch. Ophthal. 53, (1902).
— Über stereoskopische Messung. Arch. Ophthal. 55 (1903).
— Zur Erklärung von Scheinbewegungen in Stereoskopbildern. Arch. Ophthal. 59 (1904).
— Zur Frage der binokularen Tiefenwahrnehmung auf Grund von Doppelbildern. Pflügers Arch. ges. Physiol. 104, 316—319 (1904).
— Stereoskopie. In: Handbuch der Naturwissenschaften 9, 510—520. Jena: Gustav Fischer 1913.
HEINEMANN, TH.: Die diagnostische Verwertung der Röntgenstrahlen in der Geburtshilfe. Z. Geburtsh. Gynäk. 73 (1913).
HEINKE, R.: Das Raumsehvermögen im Unterdruck. Z. Luftfahrtmed. 6, 147 (1942).
HEINSIUS, E.: Über die sekundären Faktoren des binokularen räumlichen Tiefensehens. Albrecht v. Graefes Arch. Ophthal. 147, 1—16 (1944).
— Diskussionsbemerkung zu R. SACHSENWEGER. Ber. Dtsch. Ophthal. Ges. Heidelberg 1955, S. 299.

HEINSIUS, E., u. M. MONJÉ: Vergleichende Untersuchungen über die Tiefenschärfe mit den Stereotafeln von PULFRICH und dem Prüfgerät von MONJÉ. Z. Sinnesphysiol. 17, 1 (1943),
HELLENDALL, H.: Die stereoskopische Röntgenaufnahme zur Lokalisation eines verlorengegangenen Intrauterinpessars. Mschr. Geburtsh. Gynäk. 108, 143 (1938).
HEINZ, E.: Gesichtspunkte zur Konstruktion der Röntgenschirmbildkameras aus Jena. VEB Carl Zeiss Jena, Nachrichten, H. 1. Jena: VEB Gustav Fischer Juni 1958.
HELMHOLTZ, H. VON: Handbuch der physiologischen Optik, 2. Aufl. Hamburg u. Leipzig: Voss 1885.
HEMPHILL, S. P., and M. W. DIERKS: Simple method for taking stereoscopic chest films. U. S. nav. med. Bull. 44, 166—169 (1945).
HENRARD, É.: Technik der stereo. Radiographie. Ref. Fortschr. Röntgenstr. 6, 163 (1903).
— Anwendung der stereoscopischen Röntgenogrammetrie zur Bestimmung der Lage von Fremdkörpern im Organismus. Ref. Fortschr. Röntgenstr. 11, 293 (1907).
— Arbeiten über Fremdkörperlokalisation. Ref. Fortschr. Röntgenstr. 13 (1909). Arch. méd. belg. (1909).
— L'emploi de la radiogr. stéréosc. est indespens. pour poser certains diagnostics. Ref. J. belge Radiol. 5, 81 (1911).
— Relief, pseudo-relief, triade stéréoscopique. Ref. J. belge Radiol. H. 3 (1929). Bull. Soc. Radiol. méd. Fr. 17 (juin 1929).
— Retrécissement traumatique de l'urèthre. Radiographie stéréoscopique. Bull. Soc. Radiol. méd. Fr. 17 (nov. 1929).
— La triade stéréoscopique dans les lésions du poignet et notamment du semi-lunaire. Bull. Soc. Radiol. méd. Fr. 21, 198 (1933).
— Le montage de la triade stéréoscopique. J. belge Radiol. 26, 106 (1937).
— L'entérêt de la stéréoradiographie analytique comparative des mastoides. J. belge Radiol. 28, 347 (1939).
HENZE, TH.: Ist das Röntgenbild feiner Strukturen ein Summationsbild oder eine echte Abbildung? Ref. Röntgenbl. 3, 21 (1950).
HERING, E.: Der Raumsinn und die Bewegung des Auges. In: L. HERMANN, Grundriß der Physiologie, Bd. 3, 1, S. 343—602. Berlin: Hirschwald 1877.
— Über die Grenzen der Sehschärfe. Ber. K. Sächs. Ges. Wiss., math.-phys. Kl. 51, 16—24 (1899).
HERRMANN, R.: Zur Mikro-Stereo-Photographie und Photogrammetrie der menschlichen Haut. Röntgen-Bl. 3, 138 (1950).
HERRNHEISER, G.: Die Tiefenlage der im Orthodiagramm randbildenden Herzgefäßpartien. Fortschr. Röntgenstr. 28, 372 (1921/22).
— Die räumliche Analyse des Thoraxröntgenbildes. Dtsch. med. Wschr. 1923, 49.
— Vereinfachung der röntgenologischen Aufnahmetechnik des Gehörganges. Fortschr. Röntgenstr. 40, 984 (1929).

Hertel, K., u. M. Monjé: Über den Einfluß des Zeitfaktors auf das räumliche Sehen. Pflügers Arch. ges. Physiol. 249, 295—306 (1948).

Hervé, R., u. Legourd: Über die Anwendung und die Resultate der Stereoradiographie bei der Diagnose von Lungenerkrankungen. Rev. Tuberc. (Paris) 8 (1927).

Herz, R.: Eine neue Vorrichtung für stereoskopische Röntgendurchleuchtung. Umschau 32 (1928).

Herzau, W.: Über den Horopter bei schiefer Betrachtung. Albrecht v. Graefes Arch. Ophthal. 121, 756—780 (1929).

—— Aniseikonia. Klin. Mbl. Augenheilk. 105, 94—101 (1940).

— Nachweis und Messung von Korrespondenzdiskrepanzen der Augen. Klin. Mbl. Augenheilk. 112, 267—277 (1947).

—— Über das beidäugige Sehen bei Anisometropie und Aniseikonie. Ber. Dtsch. Ophthal. Ges. Heidelberg 1949, S. 277—280.

— Neuere Erkenntnisse auf dem Gebiet des Binokularsehens. Wiss. Z. Karl-Marx-Univ. Leipzig, mat.-nat. Reihe 3, 113—118 (1953/54).

—, u. K. N. Ogle: Über den Größenunterschied der Bilder beider Augen bei asymmetrischer Konvergenz und seine Bedeutung für das zweiäugige Sehen. Albrecht v. Graefes Arch. Ophthal. 137, 327—353 (1937).

Hettler, M. G.: Die differenzierte Angiographie der Aorta und ihrer Äste. IX. Int. Kongr. Radiol. München 1959, Vortr. 518.

Heymann, E.: Hirntumor und Röntgenbild. Bruns' Beitr. klin. Chir. 146 (1929).

Heyn, W.: Ein neues erfolgversprechendes diagnostisches Hilfsmittel bei Erkrankungen der Niere. Z. ges. phys. Ther. 31, 360 (1927).

— Stereoskopisch aufgenommene Pyelogramme. Verh. Dtsch. Ges. Urol. 1927.

Hickey, P. M.: Stereoscopic roentgenography of the chest. Ref. Fortschr. Röntgenstr. 15, 178 (1910).

Higgs, L. A., and F. Ratliff: Visual acuity and the normal tremor of the eyes. Science (Lancaster) 114, 17—18 (1951).

Hildebrand, H.: Demonstration. Ref. Fortschr. Röntgenstr. 3 (1899).

— Demonstration stereoskopischer Röntgenbilder. Ref. Dtsch. med. Wschr. 1900, 21, 87, 224, 750.

—— Über einen Apparat zur Herstellung von stereoskopischen Röntgenbildern. Fortschr. Röntgenstr. 3, 171 (1900).

— Über Stereoskopie im Röntgenverfahren. Leitfaden v. Dessauer u. Wiesner. Leipzig: Otto Nemnich 1908.

— Die Projektion stereoskopischer Röntgenbilder. Arch. physik. Med. med. Techn. 6, 67 (1912) u. Leitfaden v. Dessauer u. Wiesner 1912.

Hildebrand, Scholz u. Wieting: Sammlung von stereoskopischen Röntgenbildern, I bis VI. Wiesbaden: Bergmann 1901 bis 1911.

Hill, A. J.: A first-order theory of diffuse reflecting and trasmitting surfaces. J. Soc. Motion Picture Television Engrs 61, 19—23 (1953).

Hill, A. J.: A mathematical and experimental foundation for stereoscopic photography. J. Soc. Motion Picture Television Engrs 61, 461—486 (1953).

— Cinématographie sur écran large et cinématographie stéréoscopique. Amer. J. Optom. 31, 7 (1954).

Hillebrand, F.: Die Stabilität der Raumwerte auf der Netzhaut. Z. Psychol. 5, 1—59 (1893).

— Das Verhältnis von Accommodation und Konvergenz zur Tiefenlokalisation. Z. Psychol. 7, 97—151 (1894).

Hirsch, J. S., and J. Seth: Aids to stereoskopy. Radiology 26, 234 (1936).

Hirsch, M. J., and F. W. Weymouth: Distance discrimination. Arch. Ophthal. 39, 210—231 (1948).

—, et F. W. Weymouth: Aspects psychophysiologiques de la cinématographie stéréoscopique. Amer. J. Optom. 31, 36 (1954).

Hirtz, E. J.: Die Bedeutung der Stereoskopie in der Radiographie. Bayer. ärztl. Korresp.-Bl. 20 (1913).

— La radiostéréoscopie en chirurgie de guerre. J. Radiol. Électrol. 2 (1916).

— Nécessité de la radiostéréoscopie pour la lokalisation précise de certains projectiles. Ref. J. Radiol. Électrol. 2 (1916).

Hodges: A stereosc. tube stand particularly adapted for the examination of the skull. Amer. J. Roentgenol. 7, 564 (1920).

— A marker for identifying right and left eye images in stereoscop. chest films. Amer. J. Roentgenol. 9, 751 (1922).

— A new method of simultaneous stereoscopic observation of both mastoids. Amer. J. Roentgenol. 9, 753 (1922).

Hodges, P. C., and Th. H. Lipscomb: Stereoscopic roentgenography of bed ridden pneumonia patients (bettlägerige Pn.-kranke). J. Lab. clin. Med. 20, 357 (1935).

Hoepfl, M.: Die objektive Auswertung stereoskopischer Röntgenaufnahmen in der Zahnheilkunde. Fortschr. Röntgenstr. 57, 495 (1938).

Hofmann, F. B. von: Die neueren Untersuchungen über das Sehen der Schielenden. Ergebn. Physiol. 1 (2), 801—846 (1902).

— Die Lehre vom Raumsinn des Doppelauges. Ergebn. Physiol. 15, 238—339 (1916).

— Die Lehre vom Raumsinn. In: Graefe-Saemischs Handbuch der gesamten Augenheilkunde, 2. Aufl., Bd. 3, Kap. XIII. Berlin: Springer 1925.

Hohlweg, H. R.: Bemerkungen zur radiologischen Stereogrammetrie nach Prof. Hasselwander. Med. Klin. 1916, 698—700.

Holfelder, H.: Ein billiges und einfaches Verfahren zur Auswertung stereoskopischer Röntgenbilder. Med. Klin. 1920/21, 879.

Holfelder, H.: Verfahren und Apparatur zur kollektiven Röntgenphotographie. Fortschr. Röntgenstr. 58, H. 2, 181 (1938).

Hollmann, R.: Stereoskopische Röntgenaufnahmen der Lunge und ihre Bedeutung für die wissenschaftliche Forschung, für die Diagnose und Therapie pathologischer Prozesse. Z. Tuberk. **50** (1928).

HOLTH, S.: Zur Röntgenlokalisation okularer Fremdkörper. Fortschr. Röntgenstr. 8 (1904/05).

HOLZKNECHT, G.: Unmittelbare Stereognose bei der gewöhnlichen Durchleuchtung. Wien. klin. Wschr. **1920**, 33.

— Lokalisation von Fremdkörpern in Auge und Orbita bei Kriegsverletzungen und deren Entfernung. Arch. Augenheilk. **81**, Erg.-H. (1916).

HOPF, M.: Das Stereoröntgenoskop. Schweiz. med. Wschr. **72**, 1283 (1942).

— Lokalisation von Fremdkörpern. Schweiz. med. Wschr. **73**, 1283 (1942 II).

— Ein neuerer Röntgenapparat für stereoskopische Durchleuchtungen (Fluoroskopie): Das Stereoröntgenskop. II. Orthodiagramm mit der Stereoröntgenoskopie. Schweiz. med. Wschr. **73**, 975 (1943).

HORODYNSKI, H., u. K. SITEK: Stereoskopische intra-orale Aufnahmen in der stomatologischen Röntgendiagnostik. Stomatolog. Z. H. 3 (1959).

HORVÁTH, B. V.: Über die stereoskopische Schädelaufnahme. Magyar Röntgenközlöny **1**, 90 (1926). Ref. Klin. Mschr. Augenheilk. **76** (1926).

— Über die stereoskopische Schädelaufnahme. Magyar Röntgenközlöny Nr 3/4 (1926).

HOVESTADT, H.: Die Auswertung der Röntgenganzaufnahmen vom anthropologischen Standpunkt aus. Diss. Med. Akad. Düsseldorf 1940.

HOWARD, J.: A test for the judgement of distance. Amer. J. Ophthal. **3**, 656 (1919).

HUBENY, K.: Probleme der Stereophotogrammetrie in Mikroskopie und Elektronenmikroskopie. Photogr. Korresp. H. 5 (1959).

HUBMANN, H.: Die Stereogrammetrie des Röntgenbildes und ihre Bedeutung für die Kieferbruchbehandlung. Wschr. Zahnchir. **51** (1922).

— Röntgenstereoskopie und Wurzelspitzenresektion. Zahnärztl. Wschr. **24**, 20 (1921).

HUGHES, W. L.: Diskussion zu J. P. MACNIE, Clinical aniseikonia. Arch. Ophthal. **41**, 506 (1949).

HUISMANS, L.: Der Ersatz des Orthodiagraphen durch den Teleröntgen. Verh. dtsch. Kongr. inn. Med. **30** (1913).

HUMPHRIS, F. H.: Über die letzte Entwicklung der Stereoröntgenoskopie. Lancet **1928**, 442.

HURWITZ, S. H., G. B. ROBSON, and J. R. COLBURN: A stereo x-ray method of demonstrating bronchoconstriction in anaphylaxis and after drugs. Proc. Soc. exp. Biol. (N.Y.) **30**, 548 (1933).

ILES, A. J. H.: A new system of ster. radiography. Arch. Roentg. Ray **15**, 123, 197 (1910).

IMBERT et BERTIN-SANS: Stereoskopische Photographie mit den x-Strahlen. C. R. Acad. Sci. (Paris) **122**, 786 (1896).

INGELSTAM, E., P. J. LINDBERG u. C. WEGELIUS: Die Korrektion der optischen Unschärfe im Röntgenschirmbild. Fortschr. Röntgenstr. **77**, 729 (1952).

INGRAM, F. L.: A convenient stereoscope. Brit. J. Radiol. **30**, 108 (1957).

IRLL, F., u. H. CHANTRAINE: Warum das Röntgenraumbild noch nicht zur Normalaufnahme wurde. Fortschr. Röntgenstr. **63**, 51 u. Nachtrag S. 180 (1943).

JÄGER, A.: Die Verzeichnung im Auge als Hilfsmittel beim Tiefensehen. Ber. 54. Zusammenk. Dtsch. ophthal. Ges. Heidelberg 1948, 230—233 (1949).

JAENSCH, E. R.: Über die Wahrnehmung des Raumes. Z. Psychol., Erg.-Bd. 6 (1911).

— Über die subjektiven Anschauungsbilder. Ber. 7. Kongr. exp. Psychol. Marburg 1921, 3—49 (1922).

— Über Raumverlagerung und die Beziehung von Raumwahrnehmung und Handeln. Z. Psychol. **89**, 116—176 (1922).

—, u. F. REICH: Über die Lokalisation im Sehraum. Z. Psychol. **86**, 278—367 (1921).

JANAKY, G.: Über den heutigen Stand der Frage der röntgenographischen Beckenmessung. Magy. Röntgen Közl. 4 (1930).

JANKER, R.: Leuchtschirmphotographie, Röntgenreihenuntersuchungen. Tuberk. Bibl. Nr. 69. Leipzig: Johann Ambrosius Barth 1938.

— Das stereoskopische Leuchtschirmbild. Röntgenpraxis **13**, 272 (1941).

— Zur Frage der Röntgenstereoskopie. Fortschr. Röntgenstr. **71**, 339—344 (1949).

JARRE, H. A., and W. TESCHENDORF: Roentgenstereoscopy; a review of its present status. Radiology **21** (2), 139 (1933).

JARRICOT: Remarques et expériences sur une méthode radiographiques de mensuration des diamètres du détroit superieux. Bull. Soc. Anthrop. (Lyon) (1906).

JEHN, W.: Über Fremdkörper in der Lunge. Zbl. Chir. **48** (1921).

JEPKENS, H.: Beitrag zur intraoralen Stereoröntgenographie der Zähne. Röntgenpraxis H. 17, 801 (1930).

JESSEN, F.: Zur Lokalisation von Lungenkavernen und -abszessen. Münch. med. Wschr. **61**, 1391 (1914).

JOHNSON, B., and L. F. BECK: The development of space perception. 1. Stereoscopic vision in preschool children. J. genet. Psychol. **58**, 247—254 (1941).

JOHNSON, C. R.: Das Radiogrammeter. Eine Skala für Messung mittels Röntgenstrahlen. Radiology 6 (1926).

— Ausmessung und Lagebestimmung an stereoskopischen Filmen mittels Röntgenstrahlen. Radiology 8 (1927).

— Stereoröntgenometrie, eine Methode zur Messung mittels Röntgenstrahlen. Amer. J. Surg. **8**, 151 (1930).

— Roentgen mensuration by stereoroentgenometry. Radiology **25**, 492 (1935).

JOHNSON, H. F.: The uses and limitations of stereoscopic radiography in the diagnosis of injury to bone. Practitioner **96** (März 1916). Ref. Amer. J. Roentgenol. 3 (1916).

JOHNSON, L. R.: The stereoroentgenogram (Zahnstereoskopie). Intern. J. Orthodont. a. Dent. Child. **19**, 823 (1933). Ref. Zbl. ges. Radiol. **16**, 625 (1933).

JONG, K. DE: Röntgenstereoskopie. Ned. T. Geneesk. **1929**II, 3630.

JUDGE, A. W.: Stereoscopic photography, its applications to science, industry and education. London: Chapman & Hall Ltd. 1950.

JULESZ, B.: A method of coding televion signals based on edge detection. Bell System Tech. J. **38**, 1001 (1959); — Binokular depth perception of computer generated patters. Bell System Tech. J. **39**, 1125 (1962).

JUTRAS, A. u. G. DUCKETT: Video — Roentgendiagnostic. IX. Int. Kongr. Radiol. München 1959, Vortrag 887.

KADJAR, M. K.: Beitrag zum Studium der placentaren Zirkulation bei Mehrlingschwangerschaft mit Hilfe des stereographischen Röntgenbildes. Gynecology **26** (1927).

KATZ, L.: Der Salow'sche Tiefenmesser. Berl. klin. Wschr. **1915**, 771.

—, u. W. SALOW: Zur Fremdkörperlokalisation. Berl. klin. Wschr. **1915**, 547.

KATZENSTEIN, J.: Über einen Röntgen-Stereo-Orthodiagraphen nach BEYERLEN. Münch. med. Wschr. **1917**, 1347.

KAYSER, H. W.: Die Rasterröntgenstereoskopie. Röntgen-Bl. **4**, 59 (1951).

KEGERREIS, R.: Roentgen ray stereoscopy. Arch. Radiol. London 1923. **28**, 105.

KEHRER, E., u. F. DESSAUER: Versuche und Erfahrungen mit der röntgenographischen Bekkenmessung. Münch. med. Wschr. **1914**, 22.

KEHRLI, H.: Principes théoriques et pratiques de l'appareillage. Ann. Oto-laryng. (Paris) 195—197 (1959).

KELLS: Stereoscopic roentgenology — stereography. Internat. J. Orthodontia (St. Louis) 175—190 (1919).

KENDRICK et YOING: Une méthode de mensuration des diamètres pelviens. C. R. Soc. Obstét. Edinbourg Mars 1912, S. O. P.

KEREKES, E. S.: A simple device for stereoscopic viewing of films. Amer. J. Roentgenol. **75**, 140 (1956).

— Stereofluoroscopic spot films. Amer. J. Roentgenol. **75**, 141—143 (1956).

KEXEL, L.: Kritik der Meßmethoden in der gynäkologischen und geburtshilflichen Röntgendiagnostik. Diss. Med. Akad. Düsseldorf 1947.

KEYSERLINGK, H. VON: Die Auswertung stereoskopischer Schädel-Röntgenaufnahmen mit dem Spiegelstereoskop. Dtsch. Gesundh.-Wes.**1954**, 348.

KIDOKORO, S., u. M. YUASA: Über neue stereoskopische Röntgenaufnahmen des Gehörorgans. Ref. Zbl. ges. Radiol. **25**, 434 (1937).

KIFFNER, F.: Stereoröntgenbefunde an Zwillingsplazenten. Arch. Gynäk. **136**, 111 (1929).

KLEEFF, B.-R.: Panorama-Röntgentechnik und Zahnstereoskopie mit dem Panoramix-Röntgenapparat. Diss. Düsseldorf 1963.

KLEIN, E., M. KLEIN, H. KLEIN, and A. T. NEWMAN: An investigation into some practical aspects of roentgen ray stereoptics. I. A fallacy in the current practice of stereoroentgeno-graphy. II. Single-film stereoroentgenograms — a new and simple method of ster. III. A device for measuring depth in single-film ster. Amer. J. Roentgenol. **49**, 682 (1943).

KLEIST, K.: Die einzeläugigen Gesichtsfelder und ihre Vertretung in den beiden Lagen der verdoppelten inneren Körnerschicht der Sehrinde. Klin. Wschr. **5**, 3—10 (1926).

KNAPP, L.: Sammlung stereoskopischer Aufnahmen (für Unterricht in der Geburtshilfe). München: O. Gmelin 1911.

KOCH, M.: Über Herzsteckschüsse. Bruns' Beitr. klin. Chir. **123** (1921).

KOCH, C. E.: Objektive Stereoröntgenographie des Schädels, insbesondere des Schläfenbeins, mit schräggerichtetem Strahlenkegel. Röntgenpraxis H. 8, 358 (1931).

— Bemerkungen zu der Arbeit von v. RECHOW: Eine objektive Stereoröntgenographie des Schädels mit schräggerichtetem Strahlenkegel. Fortschr. Röntgenstr. **47**, 211 (1933).

— Objective otologic roentgen stereoscopy and its significance for the roentgen diagnosis of diseases of the mastoid process. Engl. transcript. by H. A. JARRE, Detroit. Radiology **23**, 75 (1934).

KOCH, E.: Ein neues Raumsehprüfgerät. Luftfahrtmed. **5**, 317—321 (1941).

KÖGEL, G.: Über geometrische und physiologische Röntgenstereoskopie. Fortschr. Röntgenstr. **44**, 778 (1931).

— Über die Systematik der Tiefenbeurteilung bei Dichtedifferenz in der Röntgenstereoskopie. Fortschr. Röntgenstr. **44**, 780 (1931).

KÖHLER, A.: Stereoskopische Thoraxröntgeno-gramme. Fortschr. Röntgenstr. **9**, 398 (1905).

— Zur Technik des Fremdkörpernachweises im Auge. Fortschr. Röntgenstr. **6**, 190 (1902/03).

— Zur Vereinfachung der röntgenologischen Fremdkörperlokalisation. Dtsch. med. Wschr. **1916**, 752.

KÖHNLE, H.: Objektive Stereoskopie an Röntgenbildern. Erlangen: Palm u. Enke 1930. Ref. Dtsch. med. Wschr. **1931**, 56.

— Erweiterung des Arbeitsgebietes usw. Röntgenpraxis 4, 257 (1932).

— Röntgenphotogrammetrie. Fortschr. Röntgenstr. **54**, 92 (1936) Kongreßheft.

— Röntgenbildmessung B u. L, 21—35 (1938).

— Schirmbildstereoskopie als Schrittmacher fortschrittlicher Röntgendiagnostik. IX. Internat. Radiol. Kongr. München **1959**, Vortr. 873.

— Besonderheiten der Röntgenstereoskopie. Agfa, Photographie und Wissenschaft, H. 2 (1960).

— Wege und Ziele der Röntgenschirmbildstereoskopie. Röntgen-Bl., **13**, H. 11, 321 (1960).

— Das Prinzip der wandernden Marke unter Verwendung polarisierten Lichtes in der Röntgenphotogrammetrie B u. L, 161 (1964).

— Kritische Auswertung und zweckmäßige Reproduktion von Röntgenstereobildern. Agfa Röntgen-Hausmitteilungen Dez. 1964.

KÖLLING, H.-L.: Entwicklung und Anwendung der Röntgenschirmbildphotographie. VEB Carl

Zeiss Jena Nachrichten, H. 1 (Juni 1958). In Kommission bei VEB Gustav Fischer Verlag, Jena.

KÖSTERS, M.: Schädelmessungen mittels der Röntgenstereogrammetrie (unter bes. Berücksichtigung der Morphogenese und Progenie). Vjschr. Zahnheilk., H. 2 u. 3, 178, 344 (1933).

KÖSTLER, J.: Röntgenstereoskopische Messungen der Weichteildicken in der Medianebene des Gesichtes an 20 jungen Personen weiblichen Geschlechts. Diss. Erlangen 1940.

KOTHE, R.: Tiefenvorstellungen und Tiefenwahrnehmung und ihre Beziehung zur stereoskopischen Photographie. Z. wiss. Photogr. 1, 268—305 (1903).

KOZLOWSKI, R.: Die Mikrostereoradiographie. Studies in Conservation, vol. 5/3 (1960).

KRAMER, F.: Über eine partielle Störung der optischen Tiefenwahrnehmung. Mschr. Psychiat. Neurol. 22, 189—202 (1907).

KREISS, PH.: Pelvimétrie par les rayons X. Zbl. Gynäk. 5, 759 (1914).

KREMER, W., u. W. LUEDKE: Stereoskopie bei Lungenkrankheiten. Tuberk. Bibl. Nr 40. Leipzig: Johann Ambrosius Barth 1931.

KRIES, J. VON: Über das Binokularsehen exzentrischer Netzhautteile. Z. Sinnesphysiol. 44, 165—181 (1910).

— Allgemeine Sinnesphysiologie. Leipzig: Vogel 1923.

KRÜMMEL, H.: Zum Problem des Horopters. Pflügers Arch. ges. Physiol. 256, 136—141 (1952).

KRUSIUS, P. D.: Zur Pathologie der Fusion. Ber. ophthal. Ges. Heidelberg 1908, 109—119 (1909).

KÜTTNER, H.: Stereoskopische Röntgenaufnahmen. Ref. Münch. med. Wschr. 27, 1106 (1901).

KULENKAMPFF, D.: Die raumdarstellende (stereoskopische) Myelographie. Zbl. Chir. 53, 2961 (1926).

KUNDT, A.: Untersuchungen über Augenmaß und optische Täuschungen. Ann. phys. Med. 120, 118—158 (1863).

KURTZ u. BRIDGE: Präzionsmethode für die stereoskopischen Röntgenaufnahmen. Amer. J. Roentgenol. 18 (1927).

LABORIE: La stéréoradiographie simplifiée. Paris méd. 18 (1915).

LACMANN, O.: Die Photogrammetrie in ihrer Anwendung auf nicht-topographischen Gebieten. Leipzig: Hirzel 1950.

LAMBERT, S.: Sur la stéréoradioscopie. J. Radiol. Électrol. (1923).

— Stéréoscopie la méthode a éclipse. J. Radiol. Électrol. (1924).

LAMBERTZ: Die Perspektive in den Röntgenbildern und die Technik der Stereoskopie. Fortschr. Röntgenstr. 4, 1 (1901).

LANDSMANN: Stereoskopische Röntgenbilder. Prag. med. Wschr. 12, 29 (1897).

LANG, H.: Über den Nachweis einer Verengerung des Coecums im Stereo-Röntgenogramm. Fortschr. Röntgenstr. 12, 106 (1908).

LANGE, B.: Stereoskopische Röntgenaufnahmen insbesondere der Hüftchirurgie. Ref. Zbl. Chir. 26, 807 (1906).

— Stereo-Röntgenaufnahmen, insbesondere der Hüftgelenke mit Demonstration. Z. orthop. Chir. 16, 144 (1916).

LANGE, S.: Röntgenstereobilder des Warzenfortsatzes. Laryngoscope (St. Louis) 20 (1910).

LANGENBECK, B.: Ein einfaches Verfahren für Stereoaufnahmen des Schädels. Z. Hals-, Nas.- u. Ohrenheilk. 26 (1930).

LANGLANDS, N. M. S.: Experiments on binocular vision. Trans. Opt. Soc. London 28, 45—82 (1927).

— Contributions to the theory of stereoscopic vision. Trans. Opt. Soc. London 28, 83 (1927).

LAUBER, H.: Das Gesichtsfeld. Untersuchungsgrundlagen. Physiologie und Pathologie. Berlin: Springer 1944.

LEBORD and LUNAU: Method for dental stereoroentgenography. Amer. J. Roentgenol. 4, 309 (1917).

LEGOURD: Les résultats de la stéréoradiographie pulmonaire. Gaz. méd. du Centre. 15. octobre 1927.

LEHMANN, I.: Die Entzerrung des Röntgenbildes. Diss. Med. Akad. Düsseldorf 1939.

LEHNERT, K.: Über wahre und Scheinoropteren. Pflügers Arch. ges. Physiol. 245, 112—120 (1942).

LEMCKE, W.: Über die stereoskopische Betrachtung von intravenösen Ausscheidungspyelogrammen. Röntgen-Bl. 6, 67 (1953).

LEMPERG, F.: Röntgendoppelaufnahmen. Zbl. Chir. Nr 31 (1929).

LENK, R.: Die Röntgendiagnostik der intrathorakalen Tumoren. In: Handbuch der Röntgenkunde v. HOLZKNECHT, Bd. 1. Wien: Urban & Schwarzenberg 1929.

LEONHARD, CH. L.: The roentgendiagnosis of pulmonary lesions. Ref. Fortschr. Röntgenstr. 15 (1909/10).

— Rapid stereo-roentgenography of the thorax and abdomen. Fortschr. Röntgenstr. 16, 5, 401 (1910/11).

— Rapidstereoradiographie des Thorax und des Abdomen. Fortschr. Röntgenstr. 17, 3, 181 (1911).

LEVI, S.: Determination of the position of calcium deposits and foreign bodies from stereoscopic films without the use of a viewing stereoscope. Radiology 42, 71 (1944).

LEVONIAN, E.: Stereography and the physiology of vision. J. Soc. Motion Picture Television Engrs 62, 199—207 (1954).

LEVY-DORN, M.: Fremdkörper im Thorax. Berl. klin. Wschr. 1896, 1054.

— Demonstration stereoskopischer Röntgenbilder. Ref. Berl. klin. Wschr. 16, 347 (1897).

— Stereoskopie — Photogr. Rundschau. (Aug. 1898).

— Kassette für Aufnahmen mehrerer Röntgenbilder hintereinander. Fortschr. Röntgenstr. 3, 107 (1900).

Levy-Dorn, M.: Zur Röntgenstereoskopie. Verh. dtsch. Röntg.-Ges. 5, 99 (1909).
— Methodisches (Stereoskopie-Auaglyphen-Kinematografie eines rotierenden Schädels). Verh. dtsch. Röntg.-Ges. 5, 153 (1909).
— Die Identifikation von Punkten im Röntgenbilde, ein teilweiser oder objektiver Ersatz der Röntgenostereoskopie. Gleichzeitige Doppelaufnahmen von Röntgenbildern. Dtsch. med. Wschr. 49, 2170 (1909).
— Projektion von stereoskopischen Röntgenbildern. Berl. med. Ges. 26. V. 1909. Ref. Berl. klin. Wschr. 31, 1459 (1909).
— Gleichzeitige Doppelaufnahmen von Röntgenbildern. Dtsch. med. Wschr. 1909, 35.
— Zur Lokalisation der anatomischen Gebilde mit Röntgenstrahlen. Berl. klin. Wschr. 1915, 1233.
Levy, S.: Un procédé de radiopelvimétriemethode stereoradiographie. J. Radiol. Électrol. 1921.
Lewis-Gregory-Coles: Röntgentisch für Serien- und Stereoskopaufnahmen und Durchleuchtung. Arch. Roentg. Ray 18 (1913).
Lewis, I., and R. H. Morgan: The value of stereoscopy in mass radiography of the chest. Radiology 46, 171 (1946).
Licht, E. de F.: Lidt om praktisk röntgenstereoskopi. (Einiges über praktische Röntgenstereoskopie.) Hospitalstidende 1925, 37.
Liebermann, P. von: Beitrag zur Lehre von der binokularen Tiefenlokalisation. Z. Sinnesphysiol. 44, 428—443 (1910).
Liebermeister, G.: Über behelfsmäßige Röntgenstereoskopie in der inneren Medizin. (Erwiderung auf die Bemerkungen Drüners.) Röntgenpraxis 1, H. 16, 762 (1929).
Lieblein, von: Über stereoskopische Röntgenbilder. Ref. Wien. med. Wschr. 26, 1397 (1901).
Liechti, Ad.: Eine vollautomatische Stereoaufnahmeapparatur für die Thoraxdiagnostik. Fortschr. Röntgenstr. 65, 81 (1942).
— Die Elektrokardiographie mit Gleichspannungsverstärker usw. zum Zwecke der Größenbestimmung des Herzens und Thoraxstereometrie. Radiol. clin. (Basel) 10, 148 (1941).
Lilienfeld, A.: Erfolg über stereoskopische Röntgenaufnahmen. Ref. Fortschr. Röntgenstr. 4, 239 (1901).
Lin, P., F. Murtagh, H. T. Wycis, and M. Scott: Carotid angiography, using the Chamberlains biplane stereoscopic angiographie unit (100 cases). J. Neurosurg. 10, 367 (1953).
Lindblom, G.: On the anatomy and function of the temporomandibular joint. Acta odont. scand. Stockh. 17, Suppl. 28 (1960).
Lindblom, K.: Röntgen television in surgery with special reference to stereotelevision. Acta radiol. (Stockh.) 53, 367—370 (1960).
Litinsky, G. A.: Die Schnelligkeit der Tiefenwahrnehmung. Vestn. Oftal. 13, 850—860 (1938).
Litten, F.: Zur Röntgendiagnose des Lobus venae azygos, insbesondere seine Erkennbarkeit durch das stereoskopische Verfahren. Dtsch. med. Wschr. 55, 400 (1929).

Loepp, W.: Gezielte stereoskopische Schädelaufnahmen. Röntgenpraxis 5, H. 1, 24 (1933).
Loose: Die Vorteile der Stereoröntgenographie. Röntgentaschenbuch 6. Frankfurt a. M.: Keim u. Nemnich 1914.
Lorey, A.: Stereoskopische Momentaufnahmen. IX. Röntgenkongr. 1913, Ref. Fortschr. Röntgenstr. 20, 288 (1913).
— Ein Aufnahmegerät für stereoskopische Momentaufnahmen. Fortschr. Röntgenstr. 20, 288 (1913).
Lossen, K.: Eine neue Brille zur Stereoskopie großer Bilder. Fortschr. Röntgenstr. 7, 134 (1903/04).
— Blende zur Anfertigung stereoskopischer Röntgenaufnahmen. Dtsch. med. Wschr. 1916, 1517.
— Stereoskopie in der Röntgentechnik, für die Feldchirurgie ausgearbeitet. Dtsch. med. Wschr. 1916, 726. Ref. Fortschr. Röntgenstr. 24, 513 (1916).
Loughery, Th. P., and W. R. Stecher: An improved stereoscopic mastoid examination. Amer. J. Roentgenol. 29 (1), 112 (1933).
Luciani, L.: Fisiologia dell'uomo. Milano: Società Editrice Libreria 1911.
Lüscher, H.: Ein neues Stereo-Röntgengerät. Arch. Metallk. 1, 9 (1946).
— Fortschritte auf dem Gebiete der Röntgenstereoskopie. Dtsch. Gesundh.-Wes. 2, 27 (1947).
— Die stereoskopische Durchleuchtung mittels Röntgenstrahlen und dazu dienende Geräte. Röntgen-Bl. 3, 12 (1950).
Luft, F.: Überlagerungsstreifen in der Röntgenstereoskopie. Fortschr. Röntgenstr. 48, H. 2, 240 (1933).
— Prüftafeln für die Röntgenstereoskopie. Fortschr. Röntgenstr. 56, H. 3, 452 (1937).
Lundquist, A.: Apparatus for stereoscopic measuring. Acta radiol. (Stockh.) 14, 661 (1925) (Kongreßheft).
Lupacciolu, G., e M. D'Amico: L'indagine broncografica alla luce del metodo tridimensionale diretto (con proiezione stereoscopiche a luce polarizzata). Rif. med. 51, 1467 (1957).
— — M. Jacoboni, L. Romano, e A. Tedeschi: L'analisi . . . (Die stereoskopische Analyse in der Röntgendiagnostik). Rif. med. 1956, 349.
— — — — L'analisi stereoscopica nella diagnostica radiologica (Progressi di tecnica e proiezione diretta nello schermo dell'immagine tridimensionale). Rif. med. 13, 349—359 (1956).
— — — — La diagnostica radiologica col metodo tridimensionale diretto (Critica, difesa e nuovi orizzonti). Rif. med. 33, 925—928 (1956).
— — — — Fondamenti anatomici e fisiologici nella radiologia tridimensionale (La translazione e rivoluzione dei corpi sferici nello spazio). Rif. med. 51, 889 (1957).
Lutigneaux, H.: Un mode nouveau de représentation des objects dans l'espace à trois dimensions: la stéréographie. C. R. Acad. Sci. (Paris) 178 (1924).
Lyding, E.: Über die Netzhautdeckstellen. Klin. Mbl. Augenheilk. 102, 874—875 (1939).

LYSHOLM, E.: A magnifying stereoscope. Acta radiol. (Stockh.) 5, 109 (1926).

MACKENZIE, H., and M. DAVISON: Skiagraphy and stereoskopy. Lancet 1899 I, 1447.

— Stereoskop. Fluoreskop. Röntgenges. in London 1900.

— Localisation by x-rays and stereoscopy. London 1906.

—, R. KNOX: Stereoskop. Aufnahme zur Anatomie des Schläfenbeines, speziell des Fallopischen Kanals. Arch. Radiol. (1918).

MACKENZIE, W. R.: Remarks of roentgenographic pelvimetrie. Brit. med. J. 1918, No 2996, 612—614.

MAILLE, G.: Die Telestereoskopie in der Urologie. J. Urol. med. chir. 22 (1926).

MAITLAND, D. G.: Röntgenologie in der Geburtshilfe — ihre derzeitige und zukünftige Stellung. IX. Int. Kongr. Radiol. München 1959, Vortr. 858.

MAKRIS, Ph.: Röntgenraumbild mit horizontal gestelltem Raster. Diss. Med. Akad. Düsseldorf 1946.

MALOV, V. I.: Eine einfache Methode der Anfertigung von Stereoröntgenogrammen [Russisch]. Probl. Tuberk. Nr 7/8, 98 (1940).

MALVOISIU, J.: Nouvel appareil de stéréo-radiographie. J. Radiol. 33, 63 (1952).

MANGES, W. F.: Beschreibung einer Methode zur Messung des weiblichen Beckens. Ref. Fortschr. Röntgenstr. 17 (1910).

MANNILA, T.: On parallax and variations in the stereoscopic image with a view to stereofluoroscopiy. Acta radiol. (Stockh.), Suppl. Nr 139 (1956).

MANNING: Radiopelvimetrie. J. Radiol. p. 330 (1924).

MANNL, R.: Bewegungsstereoskopie bei der Röntgendurchleuchtung. Fortschr. Röntgenstr. 35, 779 (1927).

MANZ, R.: Der Einfluß geringer Alkoholgaben auf Teilfunktionen von Auge und Ohr. Dtsch. Z. ges. gerichtl. Med. 32, 301—312 (1939/40).

MARBE, S.: Sensibilitatea stereognostica la membrele in ferivare. Spitalul 26 (1906).

MARIE: Radiographie stéréoscopique de précision. Ref. Fortschr. Röntgenstr. 3, 165 (1900).

— Rapport sur la radiographie et la radiosc. stéréoscopique. Ref. Fortschr. Röntgenstr. 3, 167 (1900).

— et CLUNET: Pelvimétrie radiographique. Arch. Élect. méd. 86 (1900).

— et ESCAUDE: Anwendung von Merkzeichen bei Stereoaufnahmen. Ref. Fortschr. Röntgenstr. 17, 111 (1911). Arch. Élect. méd. (1910).

— — Importance des répères en radiogr. stéréoscopique. Arch. Élect. méd. (1911). J. belge Radiol. 5, 416 (1911).

— et RIBAUT: Präzionsstereoskope, angewandt auf die Radiographie. C. R. Acad. Sci. (Paris) Nr 124, 613—616 (1897).

— Stereoskopie in ihrer Anwendung auf die Radiographie. Bull. Soc. Radiol. méd. Fr. (1897).

— Sur la superposition de deux couples stéréoscopiques. C. R. Acad. Sci (Paris) 127 (1898.)

MARIE: Sur un appareil de mésure simple et général pour la stéréoscopie, le stéréomètre. C. R. Acad. Sci (Paris) 128 (1899).

— Mésure des profondeurs en radiographie. Arch. Élect. méd. (1899).

— Nouveau stéréomètrie permettant la détermination de trois coordinées rectangulaires d'un point quelconque d'un objet radiographie stéréoscopiquement. C. R. Acad. Sci (Paris) 130 (1900).

— Nouvelles recherches sur les mésures de distances en stéréoscopie et plus particulièrement en radiographie stéréoscop. Ref. Fortschr. Röntgenstr. 4, 97 (1901). Arch. Élect. méd. (Bordeaux) 8 (1900).

MARIO, S.: Considerazioni sulla stereoroentgen visione. Nunt. radiol. (Roma) 4, 67 (1936).

MARTIN, G.: Geschoßlokalisation durch Stereoskopie. Dtsch. med. Wschr. 41, 1011 (1915).

MARTINEL, Mme, H. PONS et G. ESPANO: Étude anatomo-radiologique de l'aorte abdominale. Stéréo-aortographie sur le cadavre. J. Radiol. Électrol. 33, 447 (1952).

MARTIUS, H.: Über Beckenmessung mit Röntgenstrahlen. Fortschr. Röntgenstr. 22, 601 (1915).

— Über den Wert der Röntgenstereoaufnahme für die Geburtshilfe. Fortschr. Röntgenstr. 28 268 (1921/22).

— Beckenmessung mit Röntgenstrahlen. Z. Geburtsh. Gynäk. 91 (1923) u. Fortschr. Röntgenstr. 31 (Kongreß) (1923).

— Die Geburtshilflichen Beckenmessungen. Zbl. Gynäk. 52 (1928).

— Die geburtshilflichen Beckenaufnahmen. Fortschr. Röntgenstr. 38 Kongreßh. 45 (1928).

— Erwiderung auf den Artikel von A. HASSELWANDER. Fortschr. Röntgenstr. 39, 503 (1929).

MARX, E.: Untersuchungen über Fixation unter verschiedenen Bedingungen. Z. Sinnesphysiol. 47, 79—96 (1913).

—, u. W. TRENDELENBURG: Über die Genauigkeit der Einstellung des Auges beim Fixieren. Z. Sinnesphysiol. 45, 87—102 (1911).

MATSUDA, A.: Untersuchungen zur optischen Raumwahrnehmung. Z. Sinnesphysiol. 61, 225—246 (1930).

— Über binoculare Tiefenwahrnehmung und Doppelbildwahrnehmung im Dämmerungssehen. Acta Soc. ophthal. jap. 34, 598 (1930).

MATTHIAS, F.: Über ein einfaches Mittel zur direkten Betrachtung stereoskopischer Röntgenaufnahmen. Fortschr. Röntgenstr. 7, 189 (1903/04).

MATTSSON, O.: A double-mirror . . . (Doppelspiegel zur Betrachtung stereoskopischer Röntgenfilme). Acta radiol. (Stockh.) 46, 676 (1956).

MAURHOFF, K.: Über ein Röntgen-Stereoverfahren ohne Zeitdifferenz der Teilbilder. Röntgen-Bl. 6, 243 (1953).

McALLISTER, G. N.: The fixation of points in the visual field. Psychol. Rev. (N.Y. and London) 7, 17 (1905).

McDonald, A. E.: Absolute stereoscopy. Stereoscopy inversion. Micromacropsia phenomena. Verh. 14. Int. Kongr. Ophthal. 1, 152 (1934).

Meulen, S. C. van der, u. T. C. van Dooremal: Stereoscopisches Sehen ohne correspondierende Halbbilder. Albrecht v. Graefes Arch. Ophthal. 19, 137—141 (1873).

Meyer, H.: Der fünfte Lendenwirbel. Chirurg 2 (1930).

Meyer, W.: Stereoskopische Röntgenaufnahmen. Dtsch. zahnärztl. Wschr. 1929, 32.

Metzner, J. G. J.: Stereoskopie mit der Kinokamera an serienmäßigen Röntgengeräten. Langenbecks Arch. klin. Chir. 273, 255 (1953).

Metzner, J., u. H. Westerkamp: Stereoröntgenaufnahmen bewegter Körperorgane mit der Kinokamera. Phot.-Techn. u. Wirtsch. 4, 218 (1953).

Middleditch jr.: A description of the Caldwell stereofluoroscope. Amer. J. Roentgenol. 5, 547 (1918).

Miehr, R.: Eine anatomische Nachprüfung von stereo-röntgenographisch lokalisierten Steckschüssen. Fortschr. Röntgenstr. 57, 545 (1938).

Miller, A. H.: Removal of radio opaque foreign bodies from the bronchi utilizing the stereoscopic fluoroscope. Ann. Otol. (St. Louis) 62, 869—877 (1953).

Minana-Hernandez, M.: Simple et nouvel appareil de stéréo-radiographie. J. Radiol. Électrol. 18, 298 (1934).

Minkowski, M.: Über den Verlauf, die Endigung und die zentrale Representation von gekreuzten und ungekreuzten Sehnervenfasern bei einigen Säugetieren und beim Menschen. Schweiz. Arch. Neurol. Neurochir. Psychiat. 6, 201—252 (1920).

Miskin, E.: The application of photogrammetric techniques to medical problems. Photogrammetric Record 2, 6956/8, 92.

Monjé, M.: Über die Abhängigkeit des Stereoeffektes vom Grad der Helladaptation. Pflügers Arch. ges. Physiol. 249, 280—294 (1948).

— Über die Untersuchung der Tiefenschärfe mit dem Stereo-Eidometer. Albrecht v. Graefes Arch. Ophthal. 158, 343—357 (1948).

— Die Bedeutung der Anisometropie für das beidäugige Sehen und ihre Korrektur. Ber. dtsch. ophthal. Ges. Heidelberg 1948, 227—230 (1949).

— Über eine Untersuchung Schielender mit Anaglyphenbildern. Klin. Mbl. Augenheilk. 126, 586—598 (1955).

Monnier, A. M.: La vision nocturne des sources lumineuses ponctuelles. Analyse de leur apparence étoilée. C. R. Soc. Biol. (Paris) 147, 591—592 (1953).

Moore, V. M.: Multiple Stereoskopie. Amer. J. Roentgenol. 14 (1925).

Moreau, M.: Durch die Stereoröntgenographie allein entdeckte Veränderungen im Gehirn. Presse méd. 1926, 87.

— Stéréoradiographie de la hauche normale et pathologique. Arch. Élect. méd. (Jan. 1927).

— Stereoaufnahmen des Schädels und des Gehirns. Bull. Soc. Ophthal. Paris 40 (1927).

Morgan, J. D.: Stereofluoroscopy. Amer. J. Roentgenol. 9, 180 (1923).

Morin: Mensuration radiographique du bassin. Arch. Élect. méd. (1901).

— De la détermination du plan détroit supérieux par la radiographie. Arch. Élect. méd. (1902).

Morris, J.: Film Speeding for 3-D and Cinemascope. Internat. Projectonist 28, 12 (1953).

Müller, Ch.: Stereogrammetrische Röntgenreliefs. Münch. med. Wschr. 68, 554 (1921).

Müller, H.: Beitrag zur intraoralen Röntgenstereoskopie. Dtsch. Zahn-, Mund- u. Kieferheilk. 23, 26 (1955).

Münster, C.: Über einige Probleme der stereoskopischen Messung. Z. Instrumentenk. 62, 346—357 (1942).

Murrouggs, T. R.: Depth perception. With special reference to motion pictures. J. Soc. Motion Picture Television Engrs 60, 656—670 (1953).

Naegeli, Th.: Der diagnostische Wert der Röntgenstereoaufnahme in der Chirurgie. Bonner Bürgerverein. Ref. Fortschr. Röntgenstr. 28 (1921/22).

— Röntgenstereoaufnahmen im Dienste der abdominalen und thorakalen Diagnostik. Ref. Fortschr. Röntgenstr. 29 (1922).

— u. H. Cramer: Röntgen-Stereoaufnahmen von intrapleuralen, intraabdom. u. diaphragm. Veränderungen. Fortschr. Röntgenstr. 29, 59 (1922).

Nagel, A.: Das Sehen mit zwei Augen und die Lehre von den identischen Netzhautstellen. Doppeltsehen mit zwei Augen, S. 88. Leipzig: C. F. Winter 1861.

Narr, F.: Über den Grad der Genauigkeit von anthropolog. Messungen besonders des Schädelvolumens an stereoskopischen Röntgenbildern. I. Die Anwendung des Röntgen-Raumbildes in der Diagnostik, Anatomie und Anthropologie. S.-B. physik.-med. Soz. Erlangen 67/68, 345 (1935/36).

Neumann, W.: Eine neue Methode der Fremdkörperlokalisation. Münch. med. Wschr. 1915, 1635.

Nöller, H. G.: Die Betrachtung stereoskopischer Röntgenaufnahmen ohne praktische Hilfsmittel (Rasterstereoskopie). Wesen und Technik des Verfahrens. Röntgen- u. Lab.-Prax. 10, 170 (1957).

Norling, J. A.: Basic principles of 3-D photography and projection. New Screen Tecniques, p. 34—35. New York: Quigley Publ. Co. 1953.

Odén, B., S. Bellman, and B. Fries: Stereo-Micro-Lymphangiography. Brit. J. Radiol. 31, 70—80 (Febr. 1958).

Odin, R.: Über stereoskopische Röntgenaufnahmen (intrabukkale Methode). Dtsch. zahnärztl. Wschr. 1926, 46. Orig. in Sem. dent. 7, No 17 (1926).

Ogle, K. N.: Die mathematische Analyse des Längshoropters. Pflügers Arch. ges. Physiol. 239, 748—766 (1938).

— Binocular depth contrast phenomenon. Amer. J. Psychol. 59, 111—126 (1946).

— Researches in binocular visions. Philadelphia: W. B. Saunders Co. 1950.

OGLE, K. N.: On the limits of stereoscopic visions. J. exp. Psychol. 44, 253—259 (1952).
— Disparity limits of stereopsis. Arch. Ophthal. 48, 50—60 (1952).
— Precision and validity of stereoscopic depth perception from double images. J. opt. Soc. Amer. 43, 906—913 (1953).
OLIVA, L.: Riproduzioni . . . (Röntgenbilddarstellung mit Pseudorelief; Stereoradiographie; Tomographie mit Reliefwirkung). Radiologia (Roma) 14, 71 (1958).
OMBRÉDANNE, L., et L. R. LEDOUX: Localisation et extractions des projectiles. Paris: Masson & Cie. 1918.
ONIX, F. H.: Stereoskopische Röntgenphotos des Schädels. Ned. T. Geneesk. 1926 II, 70.
PAATERO, Y. V.: The principles of the construction and function of the stereo-pantomograph. A device for stereosc. Pantomography with a single exposure. Acta radiol. (Stockh.) 43, 113—119 (1955).
— Stereoscopy in othoradiol. pantomography of the Jaws. Acta radiol. (Stockh.) 51, 449 (1959).
PANCOAST, H. K.: A simple form of film changer for simultaneous bilateral stereoscopic roentgenograms of the mastoid regions. Amer. J. Roentgenol. 20, 170 (1928).
PANCONCELLI, C. G.: Experimentelle Versuche zur Erweiterung des Müllerschen Verfahrens zur Fremdkörperlokalisation. Fortschr. Röntgenstr. 24, 123 (1916).
PANUM, P. L.: Physiologische Untersuchungen über das Sehen mit zwei Augen. Kiel 1858.
PARKER, G.: Intraorale stereoskopische Röntgenbilder. Zahnärztl. Rdsch. 1926, 482. Original in Dent. Sci. J. Aust. No 3 (1926).
PARMA, C.: Intraorale Stereoskopie. Z. Stomat. 32, 1231 (1934).
PARTEARROYO, M. B.: Stereoradiographie mit erweiterter Distanz in der Differentialdiagnostik der kleinen runden Schatten innerhalb des Thorax. Beitr. Klin. Tuberk. 81, 736.
PASCHKE, B.: Der Einfluß der orthopädischen Behandlung des deformierten Oberkiefers auf den Gesichtsschädel. Fortschr. Orthodentik H. 1—2 (1937).
PENNEMANN, G.: Mathematische Fremdkörperlokalisation mit der Stereokompressionsblende von ALBERS-SCHÖNBERG. Fortschr. Röntgenstr. 13, 305 (1908/09).
PETERMANN, B.: Über die Bedeutung der Auffassungsbedingungen für die Tiefen- und Raumwahrnehmung. Pflügers Arch. ges. Physiol. 46, 351—416 (1924).
PETROW, A. W.: Zur Frage der photographischen Wirkung der Röntgenstrahlen. Jahressitzg. des Staatsinst. für Röntgenologie etc. 1934. Vestn. Rentgenol. Radiol. 14 (1934).
PETROW, K.: Eine vereinfachte Röntgenstereoskopaufnahme. Fortschr. Röntgenstr .23, 359 (1915/16).
PFEIFFER, R. A.: Über Tiefenlokalisation von Doppelbildern. Wundts psychol. Studien 2, 129—204 (1907).

PFLOMM, E.: Stereoskopische Darstellung von Resthöhlen im Thorax. Zbl. Chir. Nr 13 (1929).
— Fistelgänge im Hüftgelenk. Zbl. Chir. 1930, 1330.
PHEDRAN, F. M. MC.: Der Wert der Synchronisation für die genaue Diagnostik bei thorakalen Erkrankungen. Radiology 11, 458 (1928).
—, u. CH. N. WEYL: Klinische und physiologische Folgerungen aus synchronen Röntgenaufnahmen. Amer. J. med. Sci. (1927).
PIAZZOLLA-BELOCH, M.: Sulla importanza della Röntgenfotogrammetria, Atti Acad. soz. med. Ferrara 1934.
— Röntgenfotogrammetria. Arch. Radioterapia, N. S. 3, Sez. I (1936).
— Sulle possibilità delle prese simultance nella Röntgenfotogrammetria. Revista „Ottica" dell'Assoc. Ottica Ital. 71 (1936).
— Apparechi Piazolla-Beloch. Publ. della Soc. ital. di Fotogr. Ign. Porro 1938.
PIPER, H.: Über Dunkeladaptation. Z. Sinnesphysiol. 31, 161—214 (1903).
— Über das Helligkeitsverhältnis monokular und binokular ausgelöster Lichtempfindungen. Z. Sinnesphysiol. 32, 161—176 (1903).
PIRIE, H.: A stereoskope for use with the fluorescent screen. Arch. Roentg. Ray 136, 227 (1911).
PIWONKA, R., G. VOIGT u. E. C. PETRI: Der Einfluß der wirklichen Korngröße des Calciumwolframat-Leuchtstoffes auf die Detailwiedergabe von Röntgenverstärkerfolien. Röntgen-Bl. 18, 79—84 (1965).
POHLMANN: Über ein Aufnahmegerät für Stereoaufnahmen. Verh. dtsch. Röntg.-Ges., Röntg.-Kongr. 18, 110, Ref. 36 (Kongreßh.) (1927).
PONS, H., CAHUZAC, BARRÈRE et SIROL: Stereoarthrographies de la hanche. J. Radiol. Électrol. 33, 181 (1952).
— ESCHAPASSE et VITTE: Stéréo-radiographies vasculaires. J. Radiol. Électrol. 37, 701 (1956).
POPPELREUTER, W.: Beiträge zur Raumpsychologie. Z. Psychol. 58, 200—262 (1911).
— Die Störungen der niederen und höheren Sehleistungen durch Verletzung des Okzipitalhirns. Leipzig 1917.
PORDES: Röntgenstereoskopie vom Standpunkt des Mediziners. Wien. Röntg.-Ges. 1928. Ref. Fortschr. Röntgenstr. 37, 736 (1928).
PORRO, G., and P. PIEROTTI: The photography redimensioning (Vallebona method) of stratigrams applied to radiopelvimetry. Minerva med. 51, 2306 (1960).
PORT, E.: Die Verwendung der stereosk. Röntgenphotogr. zum Studium der Skoliose. Z. Orthop. 64, 2 (1935).
PRAEGER, W.: Über stereoskopische Röntgenaufnahmen, besonders intraorale Raumbilder. Korresp.-Bl. Zahnärzte 54 (1930).
PRANDTL, A.: Die spezifische Tiefenauffassung des Einzelauges und das Tiefensehen mit zwei Augen. Fortschr. Psychol. 4, 257—326 (1917).
PRATJE, A.: Form und Lage der Speiseröhre des Lebenden. Z. Anat. Entwickl.-Gesch. 81, 296 (1921).

Pratje, A.: Stereoskopische Röntgenogramme und stereoskopische Photogramme für anthropologische Untersuchungen. Verh. anat. Ges. 37. Verslg Frankfurt 1928. Erg.-H. Anat. Anz. 66 (1928).
— Die stereoskopischen Methoden in der Anthropologie. Verh. Ges. phys. Anthrop. 3 (1928). Sonderh. Anthrop. Anz. 4.
— Stereoskopische Methoden in der Röntgendiagnostik. In: Kurzes Handbuch der gesamten Röntgendiagnostik und Röntgentherapie von Gerd Kohlmann, 65—61. Berlin: S. Karger.
— Anwendung stereoskopischer Methoden in der Anthropologie. Z. Anat. Entwickl.-Gesch. 89 (1929).
— Über die plastische Darstellung der Binnenräume und Organe in Wachsplattenrekonstruktionen durch Anwendung der Röntgenstrahlen. Z. wiss. Mikr. 47, 181 (1930).
Predieri, A.: Utilita della stereoscopia nella iconografia medica. Bull. Soc. med.-chir. Pavia (1901).
— Utilita della stereoscopia nella pratica chirurgica. Arch. Soc. ital. Chir. 17 (1902).
Pulfrich, C.: Stereoskopisches Sehen und Messen. Jena: Gustav Fischer 1911.
— Raumbildmeßgeräte für stereoskopische Röntgenaufnahmen. Z. Instrumentenk. 38, 17 (1918).
— Die Stereoskopie. Berlin: Springer 1923.
Raco, N.: Panoramica sulla stereoscopica. Gazz. Fotografia 26, 3 (1958).
Raibaud, P.: L'évolution actuelle vers le relief et l'écran panoramique. Technique Cinematographique (1954).
Raitelhuber, W.: Über die gleichzeitige Gewinnung der beiden Teilbilder des Röntgenraumbildes. Diss. Med. Akad. Düsseldorf 1941.
Ramer, Z.: Contribution à l'étude de la stéréobronchographie. Pract. oto-rhino-laryng. (Basel) 19, 397 (1957).
Ramon, C. S.: Recreaciones estereoscopicas y binoculares. Arch. oftal. hisp.-amer. (Madrid) 2 (1902).
Ramsdell, F. A.: The stereo wind-ow. New Scieen Tecniques. New York: Quigley Publ. Co. 1953.
Ratig, H.: Über ein billiges Stereo-Röntgengerät. Münch. med. Wschr. 77, 540 (1930).
— Billige Röntgenstereoskopie. Z. Tuberk. 67, 70 (1933).
Ratti, A.: I principi fondamentali e la tecnica della stereoradiografia. Radiol. med. (Torino) 16 (1929).
Reaves, P. W.: Neigbarer Röntgentisch und Betrachtungsapparat für Stereoaufnahmen der Nebenhöhlen, Felsenbeine. Trans. Amer. Acad. Ophthal. Otolaryng. (1927).
Reckow, V. J. F.: Neue Wege zur Auswertung von Stereo-Röntgenogrammen des Schädels bei schräger Projektion. Dtsch. zahnärztl. Wschr. Nr 12, 278 (1933).
— Eine objektive Stereoröntgenographie des Schädels mit schräggerichtetem Strahlenkegel. Fortschr. Röntgenstr. 47, 203 (1933).

Redard: De la radiogr., principialment de la radiograph. stéréoscopique dans l'étude des luxations congenitales de la hanche. Ref. Fortschr. Röntgenstr. 4, 2, 100 (1901).
Regener, E.: Ein einfacher Apparat zur stereoskopischen Röntgendurchleuchtung. Münch. med. Wschr. 36, 1181 (1917).
— Über die Perspektive im Röntgenbild. Fortschr. Röntgenstr. 25 (1917).
Reiner, M.: Röntgenbilder von Knochenstrukturen im stereoskopischen Sehen. Ref. Dtsch. med. Wschr. 6, 33 (1901). Wien. klin. Rdsch. (1901).
Reinhardt, R.: Über die Fähigkeit des Tiefensehens im Röntgenraumbild. Fortschr. Röntgenstr. 60, 45 (1939).
Reiniger, Gebbert u. Schall: Eine neue Umschaltevorrichtung für stereoskopische Röntgendurchleuchtung. Fortschr. Röntgenstr. 5, 197 (1902).
— — Eine Umschaltevorrichtung für einfache und stereoskopische Röntgendurchleuchtungen mit gleichzeitig wirkender Vorrichtung zur Unterdrückung der Schließungsinduktionsströme. Fortschr. Röntgenstr. 6, 99 (1902).
Reininger, W.: Ein neues Verfahren zur Anfertigung stereoskopischer Röntgenbilder. Rev. Fac. Sci. Univ. Istanbul 6 (1941). Ref. Zbl. ges. Radiol. 34, 297 (1942).
Remy et Contremoulins: Note sur l'emploi de la radiographie stéréoscopique dans les recherches anatomiques. C. R. Acad. Sci. Paris (Nov. 1896).
—, et P. P. E. Roux: La stéréoscopie dans le radiodiagnostic des affections thoraciques. Bull. Soc. Radiol. méd. Fr. 22, 116 (1934).
Renard: Contr. à l'étude de la localisation anat. et repérage des projectiles par le radiostéréometre. Thèse, Paris 1916.
Rencz, A.: Der Stereo-Arteriograph. Fortschr. Röntgenstr. 54, 404, 523 (1936).
Ribaut, H., et P. Brocq: Localisation anatomique des projectiles par la radiographie stéréoscopique. J. Radiol. Électrol. 2 (1916/17).
—, et Marie: Technique de la stéréoscopique. In: Ch. Bouchard, Traités de radiologie médicale. Paris: Steinheil 1904.
Richard, A.: Über den bisherigen klinischen Einsatz des Wiegelmannschen Raumsicht-Durchleuchtungsgerätes bei Operationen. Arch. orthop. Unfall-Chir. H. 2 (1944).
Richards, W. J.: The effect of alternating view of the test object on vernier and stereoscopic acuities. J. exp. Psychol. 42, 376—383 (1951).
Richter, A. P. F.: Röntgenstereoskopie. Bildmessung u. Luftbildwesen 2.
Richter, H.: Vereinfachte stereoskopische Röntgenogramme des Warzenfortsatzes, Mittel- und Innenohres. Fortschr. Röntgenstr. 34, 293 (1926).
— Stereoskopische Röntgenogramme der Sella turcica. Fortschr. Röntgenstr. 34, 966 (1926).
Rid, B.: Die Tiefenlage der Augen. Diss. Univ. Erlangen 1937.
Riechert, T.: Die stereotaktischen Hirnoperationen. Dtsch. med. Wschr. 84, 1669 (1959).

RIGELE: Zur Röntgenstereoskopie. VI. Tagg dtsch. Röntgenol. in Prag 1928. Ref. Fortschr. Röntgenstr. **37** (1928).

RINTELEN, F., u. G. HOTZ: Zur Kenntnis der falschen Netzhautkorrespondenz. Ber. dtsch. ophthal. Ges. Heidelberg 1953, S. 14—19.

RJAN, W. H.: Polaroid and 3-D films. New Screen Tecniques. New York: Quigley Publ. Co. 1953.

ROACH, J. F., R. D. SLOAN u. R. H. MORGAN: Die Feststellung von Magencarzinomen mit Hilfe von Schirmbildaufnahmen. Amer. J. Roentgenol. **61**, 183 (1949).

ROBERTSON, R., and E. M. I. MECH: The cinema screen. Brit. cinematogr. **24**, 4 (1955).

ROCCHI, P.: Röntgenstereoskopie. Radiol. med. (Torino) **12** (1925).

ROCH: Stéréotéléscope pour l'examen direct des radiographies stéréoscopiques (H. FRAUDET). J. Radiol. Électrol. **2** (1916).

RODOLICO, A., e R. MANNINO: Visualizzazione... (Bronchographisch-stereoskopische Darstellung von Bronchiektasen und Lungenabszessen). Radiol. prat. Palermo (1956).

ROECK: Versuche zur stereoskopischen Darstellung des M.-D.-Kanals auf der Grundlage der Schleimhauttechnik. Röntgenpraxis **3**, H. 9, 395 (1931).

RÖNNE, H.: Gesichtsfeldstudien über das Verhältnis zwischen der peripheren Sehschärfe und dem Farbensinn, speziell die Bedeutung derselben für die Prognose der Sehnervenatrophie. Klin. Mbl. Augenheilk. **49**, 154—184 (1911).

ROESCH: Physiologie et géometrie de la vision binoculaire et des mésures stéréoscopiques. Actualité sci. (Paris) (1943).

ROGERS, G. L.: Instantaneous stereography. Brit. J. Radiol. **17**, 122—125 (1944).

ROHR, H. VON: Der Röntgenpeiler, ein neues Gerät zur Lenkung und meßbildlichen Erfassung ärztlicher Eingriffe durch Röntgendoppelprojektion. Bildmessung und Luftbildwesen H. **3**, 102—105 (1959).

— Über das Meßraumwesen in der Medizin unter Berücksichtigung des Röntgenpeilers und der Nierenpunktion. Z. Urol. **53**, H. 9 (1960).

ROHR, M. v.: Die binokularen Instrumente. Berlin: Springer 1920.

ROSENTHAL, J.: Über stereoskopische Röntgenaufnahmen. Zbl. Röntgenstr. **3**, 339 (1912).

— Über stereoskopische Röntgenaufnahmen. VIII. Röntgenkongreß 1912, S. 23.

ROUILLIES et LACROIX: Dispositif nouveau de radioscopie stéréoscopique. Arch. Élect. méd. 15. IV. 1899.

RÜSSEL, A.: Die Übbarkeit des binocularen Tiefensehens. Ber. dtsch. psychol. Ges. 1939, S. 254.

RUIN, R.: Stéréo-stratigraphie (Stereo-Schichtaufnahme). J. Radiol. Électrol. **38**, 574 (1957).

RUMPEL: Über die Lagebestimmung von Fremdkörpern mittels des Röntgenverfahrens. Dtsch. mil.-ärztl. Z. (1906).

RUNGE, E., u. E. GRUENHAGEN: Zur röntgenologischen Beckenmessung. Mschr. Geburtsh. Gynäk. **42** (1915).

RUSHMER, R. F., R. M. ELLIS, and A. A. NASH: Stereo-cinefluorography; Motion roentgenography in three dimensions. Radiology **65**, 191 (1955).

RUSSO: Röntgenstereoskopie. Wiener Rö.-Ges. Phys. techn. Sekt. Febr. 1928. Ref. Fortschr. Röntgenstr. **37** (1928).

RZYMKOWSKI, I.: Die stereophotographische und stereophotogrammetrische Wiedergabe der Sklera des lebenden Auges nach der Methode DERICKS-RZYMKOWSKI. Photographie und Wissenschaft **2**, 12—19 (1953).

SACCHITELLI, G.: Tomographie von Lungenzysten. IX. Int. Kongr. Radiol., München 1959, Vortr. 890.

SACHSENWEGER, R.: Untersuchungen über den Zusammenhang von Unfallaffinität und Fehlsichtigkeit. Dtsch. Gesundh.-Wes. **8**, 172—175 (1953).

— Die Tiefensehschärfe in der Dämmerung. Albrecht v. Graefes Arch. Ophthal. **155**, 496—517 (1954).

— Untersuchungen über die Beeinflussung der Tiefenwahrnehmung durch Refraktionsanomalien. Albrecht v. Graefes Arch. Ophthal. **154**, 617—636 (1954).

— Variationsstatistische Untersuchungen über die Hering-Hillebrandsche Horopterabweichung bei Emmetropen und Myopen. Albrecht v. Graefes Arch. Ophthal. **156**, 209—221 (1954/55).

— Die Beeinflussung der beruflichen Leistung durch das räumliche Sehen. Zbl. Arbeitsmed. **5**, 144—150 (1955).

— Experimentelle Untersuchungen über den Einfluß der Ermüdung auf das räumliche Sehen. Dtsch. Z. ges. gerichtl. Med. **44**, 66—76 (1955/56).

— Stereoskopisches Sehen und Unfalldisposition. Zbl. Arbeitsmed. **6**, 34—39 (1956).

— Die Untersuchung des zentralen Gesichtsfeldes. Klin. Mbl. Augenheilk. **128**, 167—172 (1956).

— Der Einfluß von Heterophorien auf das räumliche Sehen. Dtsch. Gesundh.-Wes. **11**, 883—890 (1956).

— Experimentelle und klinische Untersuchungen des stereoskopischen Raumes. Vita Leopoldina **20**, Nr 136 (1958).

—, u. B. JUNKER: Das stereoskopische Sehen normalsichtiger Kinder. Ophthalmologica (Basel) **132**, 109—115 (1956).

SAIONCKOVSKIJ, M.: Über die Abhängigkeit des Tiefenwahrnehmungsvermögens von der Sehschärfe und Refraktion des Auges. Vestn. Oftal. **3**, 25 (1933).

SALECK, W.: Untersuchungen über die praktische Anwendbarkeit und Genauigkeit der unmittelbaren stereoskopischen Raummessung. Diss. Univ. Tübingen 1922.

SALOW, W.: Röntgenstereoskopie. Berl. klin. Wschr. **1915**, 52.

SALZER: Zur Lokalisation von Fremdkörpern in Auge und Orbita mit Röntgenstrahlen. Münch. med. Wschr. **1915**, 1719.

SAMEL, P.: Über räumliches Sehen. Allg. Vermessungs-Nachrichten Nr 6, 125, H. 2 (1950).

Sánchez, P., u. J. M. Jesus: Preliminary note on the study of central nervous system lesions by serial stereoscopic cerebral angiography with automatic control [Spanisch]. Rev. mex. Radiol. **10**, 35—43 (1956).

Sanchez u. J. M. Perez: Automatisch kontrollierte Serien-Stereoangiographie. IX. Int. Kongr. Radiol. München 1959, Vortr. 559.

Sandoz, F.: Présentation d'un appareil pour la radiomensuration. J. Radiol. Électrol. (1920).

Sattler, C. H.: Die Schielbehandlung unter Berücksichtigung der Funktion. Klin. Mbl. Augenheilk. **118**, 22—23 (1951).

Scarpa, G.: Stereometro universale e lettura diretta (direkte Ablesung). Nunt. radiol. (Roma) **21**, 686 (1955).

Schaefer, W.: Die geburtshilfliche Messung des Beckens mit Hilfe der Röntgenstrahlen. Röntgenpraxis **3** (1931).

Schall, W. E.: Stereoskopische Durchleuchtung. Lancet **1928**, März, S. 626.

Schatzki, R.: Plastische Größe und Lage, wahre Darstellung des Herzens. Fortschr. Röntgenstr. **37**, 899 (1928).

Schlaaff, I.: Boloskop, Metallsucher oder Stereogrammetrie. Fortschr. Röntgenstr. **63**, 3 (1948).

Schmerz, H.: Über röntgenologische Lokalisation von Fremdkörpern. Münch. med. Wschr. **1916**, 40.

Schmidt, F.: Untersuchung an Wachstumsproportionen von Pyknikern und Leptosomen an Hand von Röntgenganzaufnahmen. Diss. Med. Akad. Düsseldorf 1944.

Schmidt-Rimpler, H.: Über das binoculare Sehen Schielender vor und nach der Operation. Dtsch. med. Wschr. **20**, 833—935 (1894).

Schneider, B.: Ein Gerät zur Anfertigung stereoskopischer Röntgenaufnahmen des Schädels. Röntgenpraxis **8**, 328 (1936).

Schneidrzik, W. E. J., u. A. Kollenberg: Die Bronchostereographie. Fortschr. Röntgenstr. **88**, 156 (1958).

Schober, H.: Die physiologisch-optischen Voraussetzungen für die stereoskopische Röntgendurchleuchtung. Röntgen-Bl. **3**, 2 (1950).

— Erwiderung auf die Bemerkungen von H. Chantraine. Röntgen-Bl. **3**, 67 (1950).

— Das Sehen. Leipzig: Fachbuch-Verlag. Bd. I 1957, Bd. II 1958.

Schoeler, H.: Zur Identitäts-Frage. 1. Grenzen der Correspondenz beider Sehfelder bei Betrachtung a) linearer resp. flächenhafter, b) körperlicher Objekte. 2. Messung der Disparität an Schielenden und Aufdeckung neuer, bisher latenter Schielformen durch das Princip der stereoscopischen Parallaxe. Albrecht v. Graefes Arch. Ophthal. **19**, 1—55 (1873).

Schoen, W.: Zur Lehre vom binocularen Sehen. Albrecht v. Graefes Arch. Ophthal. **22**, 4, 31—62 (1876); **24**, 1, 27—130 (1878); **24**, 4, 47—116 (1878).

Schoenmackers, I.: Beitrag zur röntgenologischen Untersuchung des Bronchialbaums und der Lunge im Raumbild. Diss. Med. Akad. Düsseldorf 1939.

Scholz, M.: Leistungsprüfungen im Schirmbildsystem. VEB Carl Zeiss Jena Nachrichten, H. 1 (Juni 1958). Jena: VEB Gustav Fischer.

Schoop, A.: Die Technik der stereoskopischen Röntgenaufnahmen mit dem einfachen Röntgengerät. Röntgenpraxis **1**, H. 10, 446 (1929).

— Über behelfsmäßige Röntgenstereoskopie. Rhein. westfäl. Ges. inn. Med., 1929, Ref. Münch. med. Wschr. **76**, 1274 (1929).

Schrag, E.: Ergebnisse der Reihenuntersuchungen mit der Schirmbildmethode aus Röntgenreihenuntersuchungen des Brustkorbes, herausg. v. Dr. R. Griesbach. Leipzig: Johann Ambrosius Barth 1949.

Schubert, V.: Über den Wert und die beste Methode der röntgenologischen Beckenmessung. Zbl. Geburtsh. **93** (1928).

Schürmayer, Br.: Vereinfachung der Aufsuchung und Lagebestimmung von Fremdkörpern in Organen durch Doppelröntgenphotographie. Fortschr. Röntgenstr. **4**, 81 (1900/01).

Schulz, E.: Röntgenographische Verfahren zur Bestimmung des Sitzes eines in den Körper eingedrungenen Geschosses mit einfachen Hilfsmitteln. Fortschr. Röntgenstr. **22**, 509 (1915).

Schumacher, P.: Zur röntgenologischen Größenbestimmung des vorangehenden kindlichen Kopfes beim engen Becken. Mschr. Geburtsh. Gynäk. **82** (1929).

Schumacher, G.: Über das Verhalten der monocularen und binocularen Reizschwellen während der Dunkeladaptation des Tages- und Dämmerungsapparates. Acta ophthal. (Kbh.) **15**, 5—59 (1937).

Schweigger, C.: Die Erfolge der Schieloperation. Arch. Augenheilk. **29**, 165—220 (1894).

Segre, M.: Dispositivo per la stereoradiografia e stereoradioscopia. Rinn. Radiol. lig.-lomb.-piem. aprile 1933. Radiol. med. (Torino) **20**, 814 (1933).

— Di un nuovo dispositivo per la stereoradioscopia e la stereoradiografia. Radiol. med. (Torino) **20**, 1206 (1933).

— Konstruktion und Arbeitsweise stereoskopischer Einrichtungen. Radiol. med. (Torino) **24**, 392 (1937).

— Neue Techniken der stereoskopischen Darstellung mittels Rastersystem. Ref. Zbl. ges. Radiol. **26**, 268 (1938).

Seiferth, L. B.: Die Bedeutung objektiv richtiger stereoskopischer Röntgenaufnahmen für die Diagnose entzündlicher und traumatischer Warzenfortsatzerkrankungen. Passow-Schäfers Beitr. **30**, 13 (1932).

Seitz, W.: Über die verschiedenen Methoden der röntgenographischen Ortsbestimmung von Fremdkörpern. Dtsch. med. Wschr. **1918**, 1020.

Sepke, S.: Vergleichsuntersuchungen zwischen Schirmbildmittelformat und Großfilm bei der Silikoseerhebung. Tuberk.-Arzt **9**, 153 (1955).

Serio, A.: La radiologia tridimensionale. Progressi di tecnico e proiezione nello schermo col metodo diretto della immagine radiologica tridimensionale. Cinema ridotto **3**, 20 (1956).

SEYRÉ, M.: Neue Techniken der stereoskopischen Darstellung mittels Rastersystem. Radiol. fis. med., N. S. **3**, 202. Ref. Zbl. ges. Radiol. **26**, 268 (1938).

SHURCLIFF, W. A.: Screens for 3-D and their effect on polarization. J. Soc. Motion Picture Television Engrs **62**, 125—132 (1954).

SICILIANO, L.: Considerazioni . . . (Betrachtungen über die stereoskopische Röntgenuntersuchung). Nunt. radiol. (Roma) **4**, 169 (1936).

SIEGERT, A.: Die Betrachtung stereoskopischer Aufnahmen ohne Hilfsmittel. Röntgen- u. Lab.-Prax. **11**, R 6 (1958).

SILVA, C. A.: Stereoroentgenograms in dentistry. Oral Surg. **9**, 757 (1956).

SIMMES, W.: Rasterstereoskopie in der Röntgendiagnostik. Diss. med. Akad. Düsseldorf. 1946.

SIMON, T.: Über einige Beobachtungen am stereoskopisch aufgenommenen Pneumoperitoneum. Z. Anat. Entwickl.-Gesch. **75** (1925).

SINGER, J. J.: The book-shelf stereoscope (Stereoskop im Bücherregal). Amer. J. Roentgenol. **43**, 138 (1940).

SNOOK, H. C.: The praktical use of the Wheatstone stereoscope. Amer. J. Roentgenol. **6**, No 1, 39 (1919).

—, u. H. CLYDE: Physikalische und optische Grundlagen der stereoskopischen Röntgenographie. Ref. Fortschr. Röntgenstr. **17**, 6, 402 (1911).

SOMMER, J.: Zur Technik der Stereoskopaufnahmen aufrechter Röntgenbilder mit der Potter-Bucky-Blende (S. Hahn). Bruns' Beitr. klin. Chir. **139**, 504 (1926).

— Stereoskopische Röntgenbilder als anatomisches Unterrichtsmaterial. Röntgentaschenbuch, Bd. 2. Leipzig: O. Nemnich 1909.

SORGE, K.: Fremdkörperlokalisation vermittels Röntgenstrahlen. Fortschr. Röntgenstr. **20** 553 (1913).

SPALDING: Mensuration pelv. par rayons X-stéréoradiographie. Surg. Gynec. Obstet. **35** (1922).

SPIEGLER, G.: Physikalische Grundlagen der Röntgendiagnostik. Stuttgart: Georg Thieme 1957.

SPOTTISWOODE, R. J.: 2-D- and 3-D-Trends in the Cinema. Brit. Cinematogr. **28**, 5 (1953).

— The theory of stereoscopic transmission et its applications to the motion picture. Los Angeles: California Press 1953.

STAUDENRAUS, I.: Über die Entwicklung der Kieferhöhle nach der Geburt. Diss. Univ. Erlangen 1940.

STAUFFER, H., FR. MURTAGH, J. F. MOKROHISKY, and R. E. PAUL jr.: Biplane stereoscopic cerebral angiography. Acta radiol. (Stockh.) **46** (1956).

STAUFFER, H. M.: Observations on the performance of a stereoscopic televised fluoroscopy system. Reduction of Patient Dose (R. D. MOSELEY), p. 193. Springfield (Ill.): Ch. C. Thomas 1963.

STAUFFER, H. M.: Stereoscopic fluoroscopy. Fin. Progr. Rep. Health Serv. 9681 (1962).

— Some newer electronic developments in diagnostik radiology. J. L. med. Soc. B **113**, 330 (1961).

— CH. HAAS, and A. W. BLACKSTONE: Progress in stereofluoroscopy. „Transmission." Radiology **82**, 125—126 (1964).

STEELE, K. B., L. A. WING, and C. M. McLANE: A clinical evaluation of stereoroentgenography of the female pelvis. Amer. J. Obstet. Gynec. **35**, 938 (1938).

STEHR, L.: Die Nachteile der sog. axialen Röntgenaufnahme von Schulter und Hüfte und ihre Vermeidung durch die Stereobilder. Zbl. Chir. **1937**, 1521.

STELZER, H.: Röntgenpapier für die Stereoskopie der Lunge. Münch. med. Wschr. **1933I**, 313.

STEPANOW: Stereoskopische Durchleuchtung. Ruskii Wratsch. 1913. Ref. Fortschr. Röntgenstr. **20** (1913).

STEWARD, W. H.: Compression device for stereoscopie exposures of the abdomen. Amer. J. Roentgenol. **3** (1916).

STOPPEL: Über einen Fall beiderseitiger Fraktur der 1. Rippe. Fortschr. Röntgenstr. **23**, 180 (1915/16).

STORCK, H.: Die Röntgenraumbildmessung in der Orthopädie. Fortschr. Röntgenstr. **51**, 369 (1935).

STOREY, C. F., J. V. CUSMANO, and D. J. LOVE: A portable roentgen-ray stereoscopic unit (tragbares Stereo-Aufnahmegerät). Amer. J. Roentgenol. **71**, 1056 (1954).

STOTT, L. B., u. D. B. CRUICKSHAUK: Stereoskopie von Röntgenschatten. Tubercle (Edinb.) **12**, 7 (1931).

STROTHER: Roentgenstereoscopy applied to the examination of the extremities. Amer. J. Roentgenol. **4**, 576 (1917).

STUMPF, P.: Technische Neuerungen. Lokalisationsapparat für Augenfremdk. Fortschr. Augenheilk. **29** (1922).

— Stereodurchleuchtung. Verh. dtsch. Röntg.-Ges., XIV. R.-Kongr. 1923. Ref. Fortschr. Röntgenstr. **31**, 14, Kongreßh. 92 (1923).

— Die Röntgenstereoskopie in der Praxis. Münch. med. Wschr. **74**, 1057 (1927).

— Neue Hilfsmittel der Röntgenstereoskopie. Verh. dtsch. Röntg.-Ges., 18. R.-Kongr. 1927. Fortschr. Röntgenstr. **36**, Kongreßh. 111 (1927).

— Stereobinokel. Fortschr. Röntgenstr. **36**, Kongreßheft (1927).

— Aus der Praxis der Röntgenstereoskopie. Röntgenpraxis, 1, H. 17, 769 (1929).

— Erfahrungen mit dem Stereobinokel. Fortschr. Röntgenstr. **77**, 100 (1952).

SULTAN: Demonstration des Verfahrens stereoskopischer Röntgenaufnahmen. Dtsch. med. Wschr. 1, 8 (1902).

SURMONT, H., J. SURMONT et I. TIPREY: Présentation d'un appareil permettant la stéréoradiographie horizontale. Bull. Soc. Radiol. méd. Fr. 267 (18. Juin 1930).

Surmont, H., et Tiprey: Dispositif permettant l'application de l'appareil de Dioclès. Écho méd. Nord. **33**, 421—423 (1929).

Swart, B.: Die Haltung und Beweglichkeit der kindlichen Wirbelsäule in verschiedenen Lebensaltern. Diss. Düsseldorf 1944.

Sweany, H. C., R. Kegerreis, and C. E. Cook: On intrathoracic localizations by stereoroentgenography, with a consideration of the sources of error. Radiology 18, 2 (1932).

Syring: Die Lagebestimmung von Fremdkörpern nach Gillet. Dtsch. med. Wschr. **42**, 576 (1916).

Tabayasi, T., K. Ando u. S. Otake: Die stereoskopische Betrachtung der Röntgenbilder auf urologischem Gebiet [Japanisch]. Jap. J. Urol. 28, 487. Zbl. ges. Radiol. **31**, 368 (1940).

Taddei, T.: Di un metodo semplice di stereoroentgenografia. Riv. crit. Clin. med. No 22 (1921).

Taillens, J. P.: Un appareillage radiologique inédit destiné à la stéréoradiographie bronchopulmonaire. Ann. Oto-laryng. (Paris) 191—195 (1959).

Talairach, J., G. Ruggiero, J. Aboulker u. M. David: Eine neue Behandlungsmethode inoperabler Hirntumoren mit Hilfe der sog. stereotaktischen Implantation von radioaktivem Gold. Brit. J. Radiol. 28, 26, 62 (1955).

Talon: Des applications de la stéréoscopie à la radiographie. Thèse de Paris 1925.

Tengbergen, J. van, u. L. E. W. Albada: Die Röntgenstereoskopie, ihr Wert und ihre Verwertung. Berlin-Göttingen-Heidelberg: Springer 1931.

Teschendorf, W.: Die Röntgenuntersuchung der Speiseröhre. Ergebn. med. Strahlenforsch. **3** (1928).

— Die diagnostische Bedeutung der Röntgenstereoskopie. Klin. Wschr. 7, 151 (1929).

— Die praktische Anwendung der Röntgenstereoskopie. Fortschr. Röntgenstr. **39**, 915 (1929).

— Über Stereoprojektionen des Schädels. Fortschr. Röntgenstr. 41, H. 1, 17 (1930).

— Die Verbesserung der Röntgendiagnostik durch die Röntgenstereoskopie. Bonner Niederrh. Ges. für Naturw. u. Heilk. 1930. Ref. Dtsch. med. Wschr. 56, 1926 (1930).

— Ein Bucky-Rollblendengerät für Aufnahmen am stehenden und sitzenden Patienten. Röntgenpraxis 2 (1930).

— Zur Darstellung der Niere mit Abrodil nebst Bemerkungen zur Röntgenstereoskopie der Niere. Röntgenpraxis 2 (1930).

— Über Anwendungsmöglichkeiten und praktische Auswertung der Röntgenbildmessung in der inneren Medizin. Med. Klin. 44, 1478 (1933).

— Über die Darstellung der Haut mittels Röntgenstereoskopie und über die Lagefeststellung von Fremdkörpern [Italienisch]. Radiol. e Fis. med. 2, No 5, 1, 189 (1934).

— Röntgenraumbilder des Bisses. Dtsch. Zahn-, Mund- u. Kieferheilk. 2 (1935).

— Schnittbild und Raumbild der Lunge. Dtsch. med. Wschr. 39, 1471 (1937).

— Roentgenstereoskopie. Fortschr. Röntgenstr. 55, Kongreßheft, 21 (1937).

Teschendorf, W.: Erfahrungen mit der stereoskopischen Durchleuchtungsmethode nach Wiegelmann. Röntgen-Bl. 2, 68 (1950).

—, u. H. Köhnle: Das Röntgenraumbild. In: Handbuch der biologischen Arbeitsmethoden, herausgeg. von E. Abderhalden, Abt. II, Teil 3, Lfg 408. Berlin u. Wien: Urban & Schwarzenberg 1933.

Testut, L.: Anatomia Umana. Unione Tipografica Editrice Torinese 1923.

Thalmann-Degen, P.: Die Stereophotogrammetrie, ein diagnostisches Hilfsmittel in der Kieferorthopädie. Diss. Univ. Zürich 1944.

Théobald, P., et L. Dioclès: Verkalkter Tumor des Uterus durch Stereoradiographie diagnostisch gesichert. Bull. Soc. Radiol. méd. Fr. **15** (1927).

Thiel, H.: Présentation des clichés radiotomiques. Bull. Soc. méd. Hôp. Paris 3, 52, 1647 (1936).

— Tiefenbestimmungen an Durchleuchtungsgeräten. Verfahren. Wiedereinführung der stereometrischen Registrierung. Arch. mèd.-chir. Appar. resp. 12, 464 (1937).

Thorne, F. C., and K. A. Dallenbach: Spatial perception in the region of the optic disk. Amer. J. Psychol. 45, 453 (1953).

Török, J. von: Distanzbestimmungen im menschlichen Körper mittels Röntgendoppelbildern mit besonderer Berücksichtigung der exakten Bestimmung des geraden Durchmessers im Beckeneingang. Fortschr. Röntgenstr. **30**, 240 (1923).

Trabacchi: Considération sur les radiostéréoscopes. Radiol. med. (Torino) 4 (1917).

— Stereoskopische Meßmethoden an Röntgenaufnahmen. Z. ärztl. Fortbild. 13, 3 (1916).

Trendelenburg, W.: Stereoskopische Raummessung an Röntgenaufnahmen. Berlin: Springer 1917.

— Über messende Röntgenstereoskopie. Münch. med. Wschr. 65, 204 (1918).

— Über Genauigkeit und praktische Anwendbarkeit der unmittelbaren Raumbildmessung an stereoskopischen Röntgenaufnahmen. Fortschr. Röntgenstr. 27, 506 (1919/21).

— Der Gesichtssinn. Berlin-Göttingen-Heidelberg: Springer 1943.

—, u. K. Drescher: Über die Grenzen der beidäugigen Tiefenwahrnehmung und Doppelbildwahrnehmung. Z. Biol. 84, 427—435 (1926).

—, u. E. Marx: Über die Genauigkeit der Einstellung des Auges beim Fixieren. Z. Sinnesphysiol. 45, 87—102 (1911).

Trischkat, H.: Über die Beweglichkeit der menschlichen Wirbelsäule an Hand von Röntgenganzaufnahmen. Diss. med. Akad. Düsseldorf 1940.

Tschermak, A. von, u. A. Seysenegg: Über anomale Sehrichtungsgemeinschaft der Netzhäute bei einem Schielenden. Albrecht v. Graefes Arch. Ophthal. 47, 508—550 (1899).

— — Beitrag zur Lehre vom Längshoropter. (Über die Tiefenlokalisation bei Dauer- und Momentreizen. Nach Beobachtungen von Dr. Kiribuchi-Tokio.) Pflügers Arch. ges. Physiol. 81, 328—348 (1900).

TSCHERMAK, A. VON, u. A. SEYSENEGG: Über die Grundlagen der optischen Lokalisation nach Höhe und Breite. Ergebn. Physiol. 4, 517—564 (1905).

— — Der exakte Subjektivismus in der neueren Sinnesphysiologie. Pflügers Arch. ges. Physiol. 188, 1—20 (1921).

— — Über Parallaktoskopie. Pflügers Arch. ges. Physiol. 241, 455—469 (1939).

— — Einführung in die physiologische Optik, 2. Aufl. Wien: Springer 1947.

— — Über sensorische Fusion (Allelotropie) als Grundlage der Stereoskopie. Docum. ophthal. (Den Haag) 2, 52—63 (1948a).

— — Über das Allelotrop, ein Gerät zur Prüfung der sensorischen Fusion. Docum. ophthal. (Den Haag) 2, 63 (1948b).

TSCHERMAK, A. VON, u. P. HÖFER: Überbinoculare Tiefenwahrnehmung auf Grund von Doppelbildern. Pflügers Arch. ges. Physiol. 98, 299—321 (1903).

TSCHERNING, M.: Optique physiologique. Paris: Steinheil 1898.

TUDDENHAM, W. J.: Visual problems of roentgen interpretation. N. Y. med. J. 1234—1238 (1960).

TUGENDREICH: Stereoskopische Röntgenbilder des Dickdarms. XVII. R.-Kongr. 1926. Fortschr. Röntgenstr. 34, Kongreßheft S. 124.

— Die Stereoröntgenographie der Abdominalorgane. Dtsch. med. Wschr. H. 14, 580 (1927).

—, u. S. SCHERESCHEWSKI: Über die Erzielung stereoskopischer Effekte im Röntgenbild ohne Verwendung von Spezialröhren und über unbeabsichtigte Stereoeffekte. Fortschr. Röntgenstr. 37, 178 (1928).

TYNDALE, A. M., u. E. G. HILL: Eine neue Art stereoskopischer Durchleuchtung. J. Röntgen Soc. London 17 (1921).

ULRICHS, B.: Bewährtes Verfahren zur Röntgenstereoskopie, Fremdkörperlokalisation und Tiefenbestimmung. Fortschr. Röntgenstr. 26, 439 (1918/19).

VAISBURG, S.: Eine Methode zur Einschaltung von 2 Coolidge-Röhren zu stereoröntgenoskopischen Zwecken [Russisch]. Vestn. Rentgenol. Radiol. 12, 278 (1928). Ref. Zbl. ges. Radiol. 17 (1929).

VAISBURG, S. L.: The use of stereoscopic x-ray. Vo.-med. Zh. 5, 33—36 (1960).

VALLE, A.: Photo Salon in Rochester 1959. Gaz. Fotografia 26, 35 (1958).

VASSILIDÈS, D.: Un procédé simple de stéréoscopic radiologique. Verh. 4. int. Kongr. Radiol. 2, 468 (1934). Ref. Zbl. ges. Radiol. 18 (1928).

VEIFA, W.: Stereoskopische Durchleuchtung. Techn. Mitteil. d. Veifa-Werke Nr. 4. Frankfurt-Bockenheim 1913.

VERHOEFF, F. A.: Effect on steropsis produced by disparate retinal images of different luminosities. Arch. Ophthal. 10, 640 (1933).

Victor-X-ray-Corporation (Chic.): Apparat zur vertikalen Stereoröntgenographie. Arch. phys. Ther. (Omaha) 7 (1926).

VIGLIANI, E. C., e E. ZANETTI: La stereoschermografia . . . (Beurteilung der Silikose mittels Stereo-Schirmbildverfahren). Med. d. Lavoro 47, 1 (1956).

VILMAR, K. F.: Die Zeitschwelle der Tiefensehschärfe in der Netzhautperipherie. Klin. Mbl. Augenheilk. 117, 242—248 (1950).

VÖLGER, G.: Einige technische Erleichterungen bei Röntgenographie des Schädels. Zbl. Hals-, Nas.- u. Ohrenheilk. 4 (1923).

VOGT, D.: Sammlung stereoskopischer Röntgenbilder aus der Geburtshilfe. Wiesbaden: J. F. Bergmann 1914.

VOLKMANN, A. W.: Die stereoskopischen Erscheinungen in ihrer Beziehung zu der Lehre von den identischen Netzhautpunkten. Albrecht v. Graefes Arch. Ophthal. 5, 1—100(1859).

VOLKMANN, R. VON: Vergleichende Cytoarchitektonik der Regio occipitalis kleiner Nager und ihre Beziehung zur Sehleistung. Zugleich ein Beitrag von Bedeutung und Genese der Calcarinaspaltung. Z. Anat. Entwickl.-Gesch. 85, 561—657 (1928).

VUKOVICH, V., u. J. MÜLLER: Heterophorie und Binocularsehen. Albrecht v. Graefes Arch. Ophthal. 153, 83—92 (1952).

—, u. G. SCHUBERT: Fixationsschwankungen und binoculares Einfachsehen. Albrecht v. Graefes Arch. Ophthal. 149, 706—718 (1949).

VULPIAN, DE.: Tomographie, transversale Tomogr. und Stéréotomographie. J. Radiol. Électrol. 33, 272 (1952).

WACHTEL, H.: Der Schwebemarkenlokalisator. Münch. med. Wschr. 1914, 2292; 1915, 225.

— Das neue Lokalisationsprinzip der Raummarke und der Schwebemarkenlokalisator. Fortschr. Röntgenstr. 23, 405 (1916).

WAGENER: Die Fremdkörperlokalisation durch drei Ebenen etc. Fortschr. Röntgenstr. 24 221 (1916).

WAGNER, E.: Die Zeitschwelle der Tiefensehschärfe. Klin. Mbl. Augenheilk. 114, 557—562 (1949).

WAHL, F. A.: Spezialraster für die praktische Anwendung der Segmentärstereometrie. Arch. Gynäk. 168, 1—7 (1939).

WAISBURG, S. J.: Eine Methode zur Einschaltung von zwei Coolidge-Röhren zu stereoröntgenoskopischen Zwecken. Vestn. Rentgenol. Radiol. 12, 278 (1928).

WALD, S. S.: Improved methods for dental stereoscopic radiography etc. Dent. Cosmos 71 (1929).

WALSH, J. G.: Stereoroentgenography of 400 pelves with clinical correlat. Amer. J. Obstet. Gynec. 39, 255 (1940).

WALSHAM, W. J.: Stereoskopic Skiagraphy in diseases of the chest. J. u. A. Churchill 1899.

WALTER, B.: Stereoskope für große Bilder. Fortschr. Röntgenstr. 6, 1, 18 (1902).

— Stereoskopische Blitzaufnahmen. Verh. der Ges. dtsch. Naturforscher u. Ärzte, Münster 1912, S. 88.

— Die Bedeutung der Pseudoskopie für die Röntgenstereometrie. Fortschr. Röntgenstr. 54, 82 (1936).

Wantz, E.: Principles of stereovision. J. Radiol. **4**, 1, 9 (1923).

Waring, J. J., Wasson, and W. Walter: The imperfect. of the stereoscopic manoeuvre in radiography of the chest. Radiology **6**, 198 (1926).

Watson, W.: The third dimension in radiography. Radiography, S. 83—95. London 1959.

Weber, H.: Röntgenographische Beckenmessung. Fortschr. Röntgenstr. **29**, 20 (1922).

Wegelius, C.: Untersuchungen über die Möglichkeit einer dreidimensionalen röntgenographischen Abgrenzung innerer Organe des menschlichen Körpers. Akadem. Abhandlung Helsingfors 1934. Ref. Fortschr. Röntgenstr. **51**, 109 (1935).

— A. P. Soila u. E. Sysmetsä: Die Überführung des Röntgenbildes im dreidimensionalen Schwärzungsrelief. IX. Int. Kongr. Radiol. München 1959. Vortrag 676.

Weigel, L. A.: An X-ray stereoscope. N.Y. med. J. **74** (1901).

Weinsberg, S. A., J. S. Watson, R. Gramiak, and G. H. Ramsej: Stereo X Ray Motion Picture. J. Soc. Motion Picture Television Engrs **62**, 377—393 (1954).

— — and G. H. Ramsej: X-ray motion picture tecniques employed in medical diagnosis and research. J. Soc. Motion Picture Television Engrs **59**, 300—307 (1952).

Weischer: Ein Beitrag zur Lokalisation der Fremdkörper nach Leoy-Dorn. Zbl. Chir. **1915**, 477.

Weiser, W.: Der Bildwandler. Röntgen-Bl. **3**, 204 (1950).

Weiskotten, W. O.: Stereoroentgenography of the mastoids. Radiology **15**, 130 (1930).

Weiss, E. H.: Die Röntgenstereoskopie. Nature (Lond.) **56** (1928).

Weisser, D.: Röntgenstereoskopische Messungen der Weichteildicken in der Medianebene des Gesichtes an 20 jungen Männern. Diss. Erlangen 1939 (1940).

Weissig, B.: Vergleichende Untersuchungen über das Raumsehvermögen mit dem Raumsehprüfgerät nach Koch und dem Zeiss-Stereoskop mit den Prüftafeln nach Pulfrich. Luftfahrtmed. **6**, 166—173 (1942).

Wenckebach u. Brauer: Über Stereoröntgenaufnahmen, Sekt. inn. Med. 1909. Ref. Fortschr. Röntgenstr. **14** (1910).

Wenckebach, K. F.: Die Bedeutung des Röntgenverfahrens, insbesondere der stereo. Röntgenographie für die Diagnostik innerer Krankheiten. Ref. Fortschr. Röntgenstr. **12**, 425 (1909).

— Stereoskopische Röntgenaufnahmen, Sekt. inn. Med. Ref. Fortschr. Röntgenstr. **14**, 276 (1910).

— Röntgenstereographie bei der Diagnose der inneren Krankheiten. Arch. Roentg. Ray **13** (1908).

— Das stereoskopische Röntgenverfahren als Hilfsmittel in der Anatomie. Z. angew. Anat. **1** (1914).

Wendt, H.: Die Stereoskopie und Stereogrammetrie in der Röntgentechnik. Techn. Mitt. Röntgenbetr. Hamburg Heft; 1929.

Weski, O.: Die röntgenologischen Lagebestimmungen von Fremdkörpern. Stuttgart: Ferdinand Enke 1915.

— Praktische Erfahrungen mit der Fürstenauschen Lokalisationsmethode von Geschossen. Münch. med. Wschr. **1915**, 244. Ref. Berl. klin. Wschr. **1916**, 321.

Westergaard, B.: Stereoscopic measurement of distances in the female pelvis and of the foetal skull (Becken und Fetuskopf). Acta radiol. (Stockh.) **20**, 33 (1939).

— Røntgenstereoskopiske Baekumaalinger. København: Ejar Munksgaard 1940.

Wheatstone, Ch.: Beiträge zur Physiologie der Gesichtswahrnehmung. I. Teil. Über einige bemerkenswerte und bisher nicht beobachtete Erscheinungen beim beidäugigen Sehen. In: Ostwalds Klassiker Nr 168, herausg. v. M. von Rohr, S. 3—37. Leipzig: W. Engelmann 1908.

Wictorin, L., and E. Sigmark: Photogrammetric analysis of extra-oral "identical" roentgenograms. Svenska Landmäteritidskrift H. 3 (1960).

Wierig, A.: Der Wert der räumlichen Vorstellung für die Röntgendiagnose der Lungenerkrankungen. Beitr. Klin. Tuberk. **63** (1926).

Wieser, W. V.: Geometrische und physikalische Grundlagen der stereoskopischen Aufnahme und Durchleuchtung. In: Kompendium der Röntgen-Aufnahme und Röntgen-Durchleuchtung von Fr. Dessauer u. B. Wiesner, Leipzig: Otto Nemnich 1915.

Wiesner, B.: Beitrag zur Technik der stereoskopischen Röntgenaufnahme. Physikal.-med. Mh. Nr 9 (1904).

— Die stereoskopische Aufnahme der LWS u. des Kreuzbeins. Münch. med. Wschr. Nr. 52, 2332 (1904).

Williams, A. C.: Perception of sublimal visual stimuli. J. Psychol. **6**, 187 (1938).

Winkelmann, J. E.: Central and peripheral fusion. Arch. Ophthal. **50**, 179—183 (1953).

Wise, R. E.: Stereoscopic sport filming. Surg. Clin. N. Amer. **40**, 805—810 (1960).

Witmann, J.: Die Invertierbarkeit wirklicher Objekte. Arch. Physiol. (Schweiz) **39**, 69 (1920).

Wundt, W.: Beiträge zur Theorie der Sinneswahrnehmung. Leipzig: C. F. Winter 1862.

— Grundsätze der physiologischen Psychologie, 6. Aufl. Leipzig: W. Engelmann 1908.

Zambelli, E., e A. M. Fontana: Applicazioni... (Anwendung der röntgenstereographischen Methodik der Bronchographie). G. Accad. Med. Torino **116**, 50 (1953).

Zeemann, W. P. C.: Biologisches zum Horopterproblem. Ophthalmologica (Basel) **118**, 254 (1949).

Ziedses, des Plantes, B. G.: Cerebrale Stereoangiographie. Acta radiol. (Stockh.) **34**, 411 (1950).

Zimmerli, E.: Eine einfache Herstellung stereoskopischer Thoraxbilder. Z. Tuberk. **65**, 401.

ZIMMERLI, E.: u. M. D. BASLE: Einfacher Weg zur Herstellung stereoskopischer Thoraxfilme. Tubercle 13 (7) (1932).

ZIMMERMANN, P.: Über die Abhängigkeit des Tiefeneindrucks von der Deutlichkeit der Konturen. Z. Psychol. 78, 273—316 (1917).

ZÖLLNER, H.: Die Entwicklung der Photoobjektive nach 1946 in Jena. Jenaer Jahrbuch, S. 59. 1951.

— Einige spezielle Probleme der Röntgenschirmbildobjektive. Jenaer Jahrbuch, 1. Teil. 1955.

ZÖLLNER, H.: Entwicklung und Stand der Röntgenschirmbildoptik. VEB Carl Zeiss Jena Nachrichten, H. 1, Juni 1958. Jena: VEB Gustav Fischer.

— Radiologia diagnostica. Int. Z. Röntgendiagnostik 1, H. 3 (Aug./Sept. 1960).

— Spiegel oder Linsenobjektiv. Jenaer Jahrbuch 1 (1960).

— Radiologica diagnostica. Int. Z. Röntgendiagnostik 2, H. 2 (1961).

— Ultralichtstarke Objektive und die Grenzen ihrer Anwendung. Optik 18, H. 12 (1961).

VI. Bevorzugte Darstellung einzelner Körperschichten

Von

Fr. E. Stieve

Der im Inhaltsverzeichnis an dieser Stelle vorgesehene Beitrag wurde aus technischen Gründen an den Schluß des Bandes gesetzt, s. S. 716 ff.

VII. Darstellung von Bewegungsvorgängen

1. Polygraphie

Von

H. Gremmel

Mit 10 Abbildungen

Bei der Polygraphie werden verschiedene Bewegungsphasen eines Organs auf dem gleichen Röntgenfilm dargestellt. Je nach Anzahl der gefertigten Aufnahmen spricht man von Diplo-, Triplogramm usw. Das Polygramm ist eine Schattensummation. Unter Kernschatten wird der Bezirk verstanden, in dem sich alle Einzelschatten gerade noch decken. Die Randkontur des Polygramms ist ebenfalls nur das Ergebnis einer Schattensummation und nicht die Abbildung einzelner Bewegungen (BERNSTEIN).

BACHEM und GÜNTHER gelten allgemein als diejenigen, die das Verfahren 1910 zum ersten Male entwickelten. KÄSTLE, RIEDER und ROSENTHAL hatten bereits 1909 versucht, ein sich bewegendes Organ durch aufeinanderfolgende Röntgenmomentaufnahmen während des einmaligen Bewegungsablaufes zu erfassen. Sie nannten die Methode „Bio-Röntgenographie" und wandten sie bei Untersuchungen der Herzsilhouettenänderung unter Ein- und Ausatmung sowie zum Studium der Magenperistaltik an.

Als Ersatz für die früher kostspielige und umständliche Kinematographie wurde ein anderer Weg gesucht, Bewegungsvorgänge zu fotografieren. Vorstufe der Polygraphie ist die damals oft angewandte Methode, mehrere Bilder einer kinematographischen Serie aufeinanderzulegen bzw. übereinanderzupassen. Die so entstandenen Summationsfiguren ließen auch feine Unterschiede zwischen den Bewegungsabläufen erkennen. Jedoch waren die durch Übereinanderlegen gewonnenen Zeichnungen nicht absolut genau. Als präziseres Verfahren stellten schließlich LEVY-DORN und SILBERBERG 1912 die Summation mehrerer Bewegungsphasen auf einer einzigen Röntgenplatte heraus. Sie erläuterten die Polygraphie anhand des Magenperistaltikablaufes, betonten aber, daß auch andere Organe mit Eigenbewegung auf diese Weise untersucht werden könnten.

a) Polygraphie des Magens

LEVY-DORN und SILBERBERG hielten die Polygraphie besonders geeignet für das Studium der Magenperistaltik. Auch BERNSTEIN wies 1929 auf die dokumentarische Bedeutung der Polygraphie für Symptome hin, die bei der Magendurchleuchtung leicht übersehen würden.

Bei der Herstellung von Magen-Polygrammen werden wirkungsvolle Peristaltikabbildungen nur dann erzielt, wenn es gelingt, bei jeder Belichtung eine andere Phase der Magenbewegung zu fixieren. Polygramme des Magens wurden von LEVY-DORN und SILBERBERG durch mehrfache Exposition eines Röntgenfilms in Abständen von 3 bis 5 sec gewonnen. Durchschnittlich fertigten sie drei Aufnahmen innerhalb von höchstens 10 sec an, weil der Patient während dieser Zeit den Atem anhalten muß. BERNSTEIN wählte ebenfalls einen zeitlichen Abstand von 3—5 sec zwischen den Einzelaufnahmen einer Atempause. Je nach Peristaltikablauf ist dieser Abstand jedoch kürzer oder länger zu nehmen.

Die Belichtungszeit (mAs-Produkt) verkürzt sich bei nicht reduzierter Spannung für Diplogramme z. B. um etwa die Hälfte und für Triplogramme auf ein Drittel der sonst üblichen Werte. Dabei entsteht im Kernschattenbereich normaler Kontrast. Die Randkonturen sind unterbelichtet.

TAMIYA und NOSAKI nahmen bei ihren Versuchen an Katzen drei Belichtungen eines Röntgenfilms im Abstand von 15—20 sec vor und erreichten dabei drei Phasen peristaltischer Wellen.

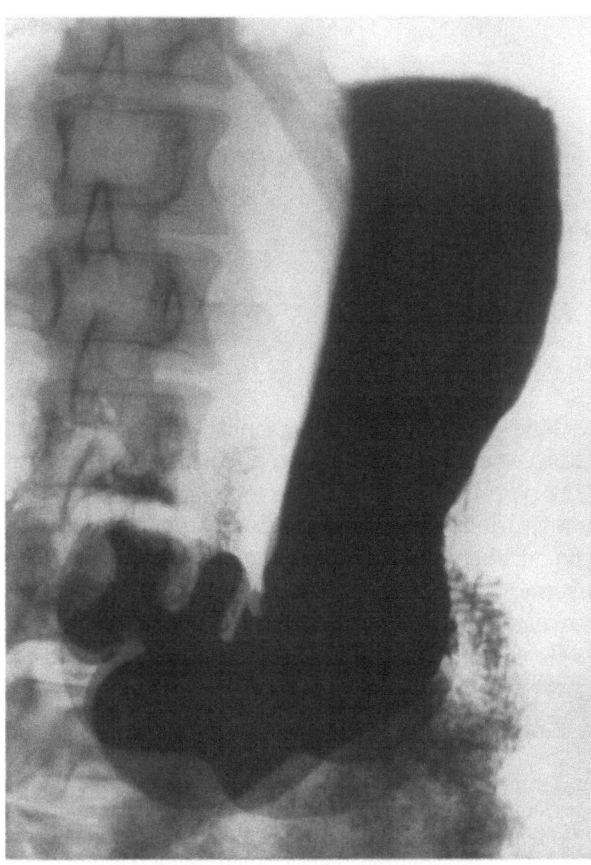

Abb. 1. Polygramm eines normalen Magens beim stehenden Patienten. Tief durchgreifende Peristaltik im Antrum. Oberhalb des Angulus sind keine Wellen zu erkennen

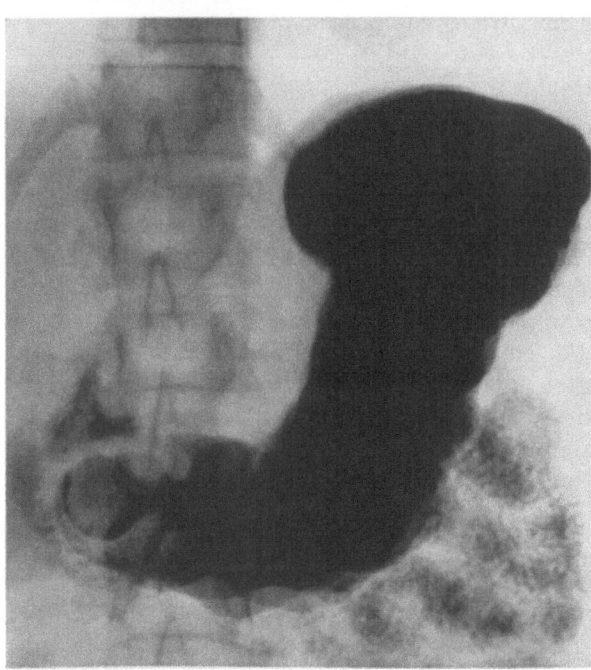

Abb. 2. Polygramm eines normalen Magens beim liegenden Patienten. An der gesamten Magenkontur finden sich peristaltische Wellen

Die Kenntnis der Periodendauer bei der Magenperistaltik ist für die Anwendung der Polygraphie von besonderer Bedeutung. Zu beachten ist auch die Relation zwischen Wellenlänge und Amplitude (Henze).

Mit der Dauer des Peristaltikablaufes beschäftigte sich die Monographie von Weltz, Wendt und Brokschmidt. Verfasser errechneten für eine peristaltische Welle 16—36 sec, mit einem deutlichen Maximum bei 20—22 sec.

Henze hielt die gleichzeitige Abbildung mehrerer Peristaltikwellen mit großen Amplituden, eine Darstellung der peristaltischen Bewegungen an der ganzen Magensilhouette sowie eine randständige Einstellung des krankheitsverdächtigen Gebietes für erstrebenswert, da z. B. durch Prominenz tonusschwacher Magenwandteile durchlaufende Peristaltik vorgetäuscht werden könnte.

Die Röntgenaufnahmen werden in der Regel am stehenden Patienten durchgeführt, um eine durchgreifende Magenperistaltik zu erzielen. Hierbei ist jedoch zu beachten, daß die Peristaltik beim stehenden Patienten erst etwa von Korpusmitte ab sichtbar wird und wegen des höheren Druckes am Magenpol ihre Amplitude nach caudal bei verringerter Wellenlänge vergrößert (Abb. 1). Beim liegenden Patienten bewirkt der gleichmäßige Organinnendruck eine sichtbare, wenn auch flache Peristaltik am ganzen Magen einschließlich der Fornixgegend (Abb. 2).

Mit der Belichtung ist am besten dann zu beginnen, wenn der größte oder kleinste peristaltische Anschlag das zu beurteilende Gebiet erreicht hat. Bei Polygrammen der Pylorusgegend empfahl Henze eine Exposition unmittelbar nach Entleerung des Antrums und kürzere Belichtungsabstände (3—6 sec), damit nur eine Peristaltikwelle abgebildet ist. Vor allem wies er auf die Freiprojektion der Antrumgegend vom Wirbelsäulenschatten hin.

Zu den Störungen des Peristaltikablaufes, die polygraphisch dargestellt werden können, gehört das Fraenkelsche Riegelsymptom, das auch als „Magenblockierung" bezeichnet wird (LILJA). Nach FRAENKEL (1926) kommt das Riegelsymptom beim Ulcus durch eine segmental begrenzte, funktionelle Schädigung der Quermuskulatur des Magens zustande, lange bevor das Ulcus als Nische imponiert. Auf dem Polygramm wird deutlich ein peristaltikfreier Bezirk sichtbar (Abb. 3). Oft ist oralwärts des Riegels vermehrte Peristaltik zu beobachten (Abb. 4). Es muß jedoch hervorgehoben werden, daß derartige Peristaltikstörungen nicht allein bei einem Magenulcus in Erscheinung treten.

BERNSTEIN betonte, daß Polygramme zu Täuschungen führen können, z. B. durch Ruhen der Peristaltik sowie Bewegen oder Atmen des Patienten während der Aufnahmen. Auf veratmeten Polygrammen greifen die peristaltischen Wellenberge und -täler nicht ineinander, sondern verlaufen zueinander parallel.

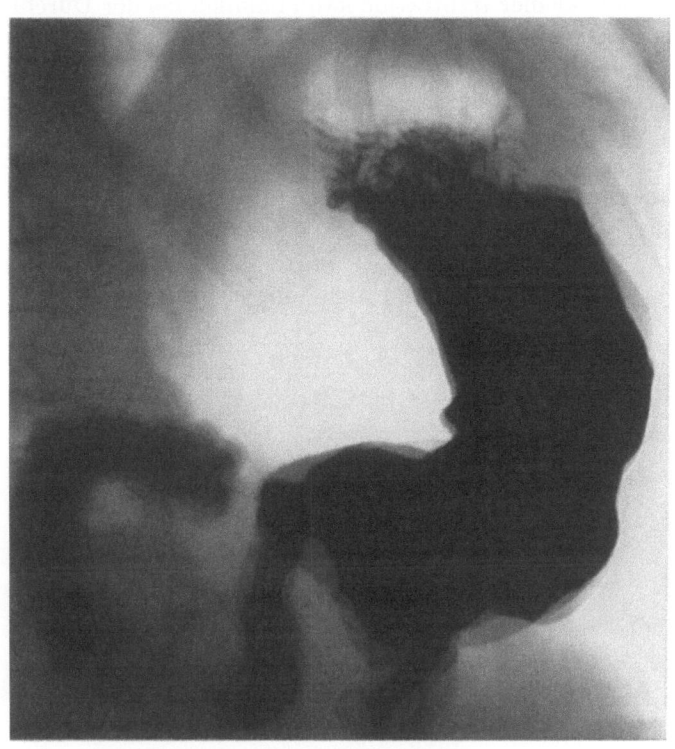

Abb. 3. Polygramm bei Ulcus ventriculi. Aufgehobene Peristaltik in der Ulcusgegend

TAMIYA und NOSAKI benutzten 1933 und 1934 das Verfahren der Aufnahme mehrerer Bewegungsphasen am Magen zum Studium der Möglichkeit einer Frühdiagnose des Carcinoms. Sie nannten ihre Methode 1934 „Polisographie". Auch hierbei wurden mehrere Aufnahmen (meistens drei) auf einen Röntgenfilm gebracht.

Die am Katzenmagen künstlich erzeugten Tumoren machten sich bei einer Ausdehnung von mehr als 0,7 cm im Triplogramm durch Wandstarre im betroffenen Abschnitt bemerkbar. Bei pylorusnahen Prozessen genügte schon eine Ausdehnung von 0,5 cm. Hatte der tumoröse Zerstörungsprozeß die Muscularis erreicht, so zeigte sich auch an der gegenüberliegenden Kurvatur in gleicher Höhe eine Peristaltikhemmung, die als „sekundär-spastische Randstarre" bezeichnet wurde. Diese sekundäre Randstarre hatte in der Pylorusgegend nicht selten eine schneckenförmige Einziehung zur Folge, ähnlich der präpylorischen schneckenförmigen Einrollung bei hochsitzendem Ulcus ventriculi. Bei zirkulären Prozessen beobachteten TAMIYA und NOSAKI am distalen Ende der Randstarre eine plötzlich und verstärkt eintretende Hyperperistaltik. Verwachsungen des Magens mit Dünn- oder Dickdarm verursachten an den entsprechenden Stellen ebenfalls eine Randstarre, die aber bei Adhäsionen zwischen Magen und Duodenum nicht vorhanden war. Hierbei zeigte sich die Peristaltik lediglich herabgesetzt.

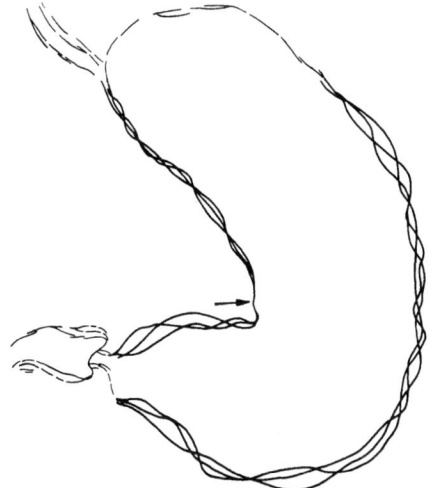

Abb. 4. Riegelsymptom bei flachem Ulcus ventriculi. Ober- und unterhalb des Riegels besteht Peristaltik

Zum Ausschluß eines Carcinoms am Magen empfahl HENZE 1955 erneut die Polygraphie, nachdem in den Jahren vorher zur Funktionsdiagnostik des Magens mehr die Flächenkymographie herangezogen worden war (SCHILLING; STUMPF; WELTZ, WENDT und BROKSCHMIDT).

Henze hielt die Polygraphie für besonders geeignet, beginnende carcinomatöse Veränderungen in der Fornix-Kardia-Gegend aufzudecken. Eine Peristaltikunterbrechung infolge kleiner Infiltration kann nämlich bei der Durchleuchtung leicht übersehen werden. Es ist wichtig, die Aufnahmen am liegenden Patienten (schräge oder horizontale Lage) anzufertigen. Bei guter randständiger Einstellung lassen sich selbst Peristaltikstörungen ermitteln, die durch kleinere medulläre oder polypöse Schleimhautneubildungen verursacht werden.

Henze wies außerdem auf die Antrumfixation als frühes Carcinomzeichen (Magenscirrhus!) hin. Dabei sistieren die Peristaltikwellen oft auffälligerweise an einer konstanten Grenze.

Eine carcinombedingte Starre der gesamten Magenwand kommt auf Polygrammen besonders deutlich zur Darstellung (Abb. 5).

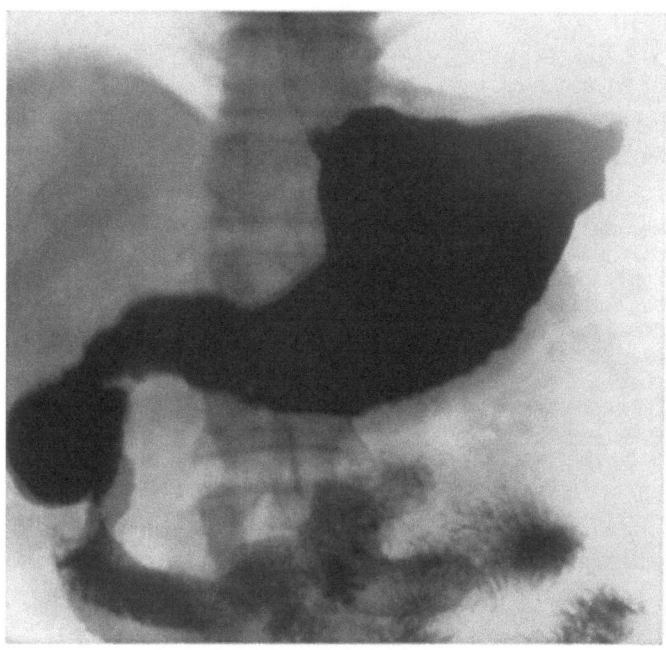

Abb. 5. Polygramm bei Magencarcinom (Scirrhus). Keine Peristaltik

Nitschke unterstrich den Wert polygraphischer Erfassung von Veränderungen im Oesophagus-Kardia-Bereich, desgleichen für die Differenzierung der Vorgänge beim spastisch enggestellten Antrum, wodurch ein infiltrierendes Carcinom auszuschließen sei.

Bei Beurteilung eines Magenpolygramms ist zu berücksichtigen, daß Magenoperationen, Vagotomien und sogar einfache Laparotomien die Form der peristaltischen Wellen ändern können. Eine umschriebene oder totale Starre der Magenwand kommt außer bei tumorösen Wandinfiltrationen noch bei Verätzungen, Magenlues und Linitis plastica vor.

b) Veratmungsbronchogramm

Das Prinzip der Veratmungspolygraphie besteht darin, daß nicht die einzelnen Phasen der Organeigenbewegung registriert werden, sondern daß Aufnahmen bei Ein- und Ausatmung Lageveränderungen des betreffenden Organs aufzeichnen.

Liebschner und Vieten empfahlen 1952 das polygraphische Veratmungsbronchogramm zur Erfassung pathologischer Bifurkationsbewegungen. Stiller erwähnte 1952 die Möglichkeit, Winkeländerungen einzelner Bronchien auf einem Veratmungsbronchogramm auszumessen. 1953 wies Vieten auf die Bedeutung des Veratmungsbronchogramms für die Tumordiagnostik, insbesondere für die des Bronchialcarcinoms, hin.

Bei der Veratmungsbronchographie wird nach Kontrastmitteldarstellung des Tracheo-bronchialsystems ein Film zweimal, und zwar in möglichst tiefer Inspiration und forcierter Exspiration belichtet. Entfernt man zwischen beiden Expositionen den Katheter

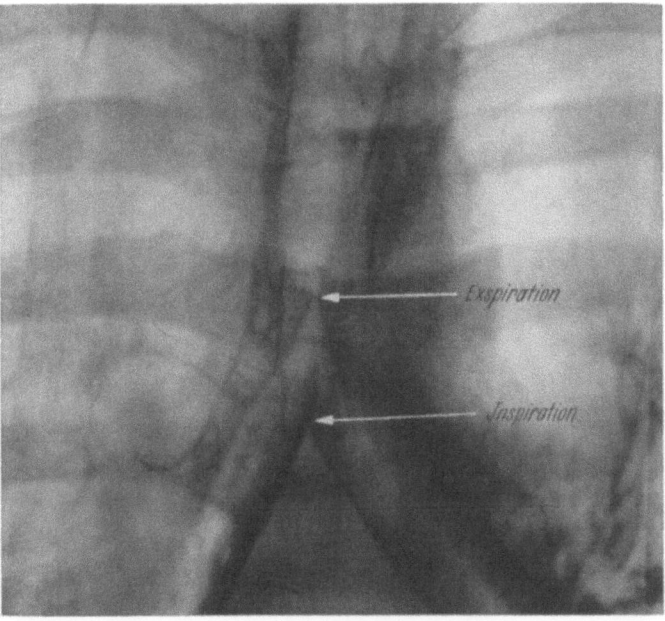

Abb. 6. Veratmungsbronchogramm. Unbehinderte respiratorische Bifurkationsbewegung nur in longitudinaler Richtung

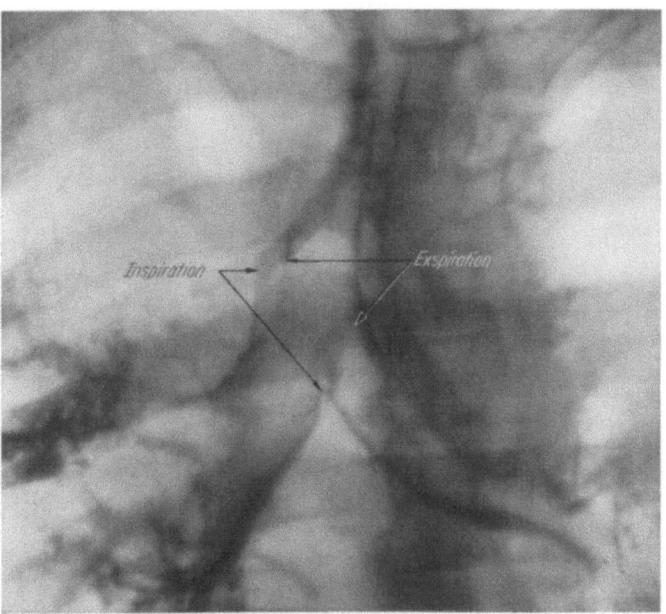

Abb. 7. Veratmungsbronchogramm. Respiratorische Bifurkationsverschiebung in seitlicher Richtung bei Carcinom des rechten Oberlappenbronchus

ganz aus der Trachea, so ist die Erstaufnahme durch den liegenden Katheter gekennzeichnet. Bei der zweiten Aufnahme ist dann die Richtung einer eventuellen Verschiebung besser zu beobachten. Mit welcher Atemphase die Untersuchung beginnt, ist an sich gleichgültig. Der Einfachheit halber wählt man möglichst stets die gleiche Reihenfolge.

Bei Bronchographie in intratrachealer Narkose ist im Moment der künstlichen Beatmung die Inspirations- und beim Loslassen des Beatmungsballons die Exspirationsaufnahme anzufertigen. Voraussetzung ist, daß die Atemexkursionen nicht durch Verschwartungen oder sonstige Behinderung der Zwerchfellbeweglichkeit eingeschränkt sind und dadurch falsch beurteilt werden.

Somit erscheint die Veratmungspolygraphie als einfaches Verfahren, das bei jeder Bronchographie vorgenommen werden kann.

Die Veratmungsbronchographie eignet sich vor allem zur Feststellung der Mediastinalverschieblichkeit. Nach v. Pannewitz sollen bereits beim Gesunden Unterschiede

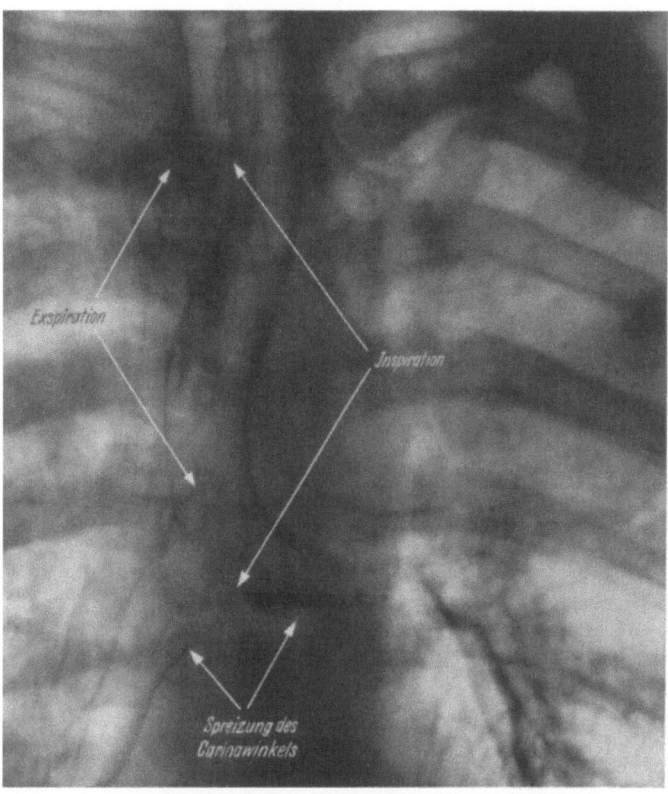

Abb. 8. Veratmungsbronchogramm. Spreizung des Carinawinkels bei Carcinom des linken Oberlappenbronchus. Die respiratorische Bifurkationsverschiebung ist erhalten. Das Carcinom war operabel

in der Verschieblichkeit („Festigkeit") des Mediastinums bestehen und bei der Einatmung leichte Verschiebungen nach rechts, bei der Ausatmung nach links oder auch nur Rückkehr zur Ruhestellung eintreten. Abgesehen von dieser physiologischen Variationsbreite sind bei ungestörter Atmung Seitenbewegungen des Mediastinums nicht feststellbar (Stutz und Vieten). Das Mediastinum wird lediglich bei Seitenlagerung des Patienten um etwa 2—3 cm verschoben.

Maurath arbeitete eine Methode aus, um die Verschieblichkeit des Mediastinums objektiv nachzuweisen: Nach Verschluß eines Hauptbronchus durch einen aufblasbaren Ballon wurde ein einziger Film in Ein- und Ausatmung belichtet. Bei uneingeschränkter Beweglichkeit des Mediastinums trat eine Verlagerung zur blockierten Seite ein. Während der Exspiration kehrte es in seine Ausgangsstellung zurück (Mediastinalpendeln).

Bei der Beurteilung derartiger Phänomene ist zu berücksichtigen, daß das Mediastinum geringe Druckdifferenzen ausgleichen kann. Eine seitliche Verschiebung wird polygraphisch an der kontrastmittelgefüllten Trachea am besten beobachtet. Allerdings findet sich selbst bei unbehinderter Atmung die Luftröhre nicht genau in der Medianebene, sondern verläuft von oben links nach unten rechts; diese Richtung ändert sich bei der Respiration normalerweise nicht. Lediglich die Carina bewegt sich in apicocaudaler Richtung. Die Verschiebung der Carina bei In- und Exspiration beträgt etwa 2 cm.

Im normalen Polygramm erscheint die Bifurkation doppelt mit senkrecht übereinanderliegenden Bifurkationswinkeln (Abb. 6).

Die dabei auftretende Winkelvergrößerung macht beim Gesunden nicht mehr als 7^0 aus (BRÜCKNER) und ist von der Ausgiebigkeit der Zwerchfellbewegung bei der Atmung abhängig.

Zu seitlicher Carinaverschiebung kommt es, wenn im Thorax Druckdifferenzen auftreten. Das Mediastinum wird dann nach der Seite des geringeren Druckes verlagert. Vor allem bei Bronchusstenosen, z. B. beim Bronchialcarcinom, beobachtet man eine Bifurkationsverschiebung zur kranken Seite (Abb. 7), falls es sich nicht um eine Ventilstenose mit exspiratorischem Verschluß handelt. Die Doppelkonturierung des Tracheobronchialsystems ist im Polygramm um so ausgeprägter, je höhergradig die Stenose ist und je zentraler sie sitzt, weil dabei der inspiratorische Sog zur Seite der Stenose hin zunimmt. Auch bei Parenchymschäden der Lunge, einseitigem Pneumothorax und Pleuraschwarten findet man eine Bifurkationsverschiebung zur kranken Seite (STEINMANN). Bei Thorakoplastik (DAHM 1934) oder Kyphoskoliose sieht man eine Verlagerung zur eingeengten Seite (ZDANSKY). Ist jedoch eine Zwerchfellseite paradox beweglich, so kann die Bifurkation zur gesunden Seite hin ausweichen.

Die Beweglichkeit des Mediastinums ist nur dann frei, wenn weder Verschwartungen der mediastinalen Pleura noch Einmauerung durch Drüsenmetastasen oder Tumormassen vorliegen. Mitunter wird die Methode der Veratmungsbronchographie zur Beurteilung der Operabilität eines Bronchialcarcinoms herangezogen (LIEBSCHNER und VIETEN; HOFFMANN, LAUX und STENGEL). Die oft als pathognomonisch für Lymphknotenmetastasen bezeichnete Spreizung des Carinawinkels kann jedoch auch durch Verziehung eines Hauptbronchus, etwa bei einer Oberlappenatelektase, zustande kommen (Abb. 8). Hingegen sprechen Abrundungen des Carinawinkels eher für mediastinale Lymphknotenvergrößerungen.

c) Bewegungspyelogramm

Da Nieren und Harnleiter in ihrer Organeigenbewegung polygraphisch nicht zu erfassen sind — eine Kontraktionsphase des Nierenbeckens erfolgt z. B. nur alle 10 sec oder in noch größeren Abständen — ist man darauf angewiesen, sekundäre Bewegungsmöglichkeiten zu wählen.

ALFERMANN prägte den Begriff des Bewegungspyelogramms und unterteilte es in

1. Veratmungspyelogramm,
2. Verschiebungspyelogramm und
3. orthostatisches Pyelogramm.

HILGENFELDT empfahl 1936 zur Ausnutzung der respiratorischen Nierenverschieblichkeit die Anfertigung von zwei Aufnahmen auf einem Röntgenfilm, ohne daß die Lagerung des Patienten oder die Röhreneinstellung geändert werden. BREUER unterstrich 1937 den Wert dieser Methode vor allem beim paranephritischen Absceß und bei zweifelhafter Zugehörigkeit von Fremdkörperschatten zur Niere. Ähnlich hob HESS 1939 den diagnostischen Wert der Veratmungspyelographie hervor.

Bei der Anfertigung von Veratmungspyelogrammen sind besondere Maßnahmen nicht notwendig. Das retrograde Pyelogramm ist besser geeignet als das intravenöse. Eine Ureterenkompression ist nicht angebracht.

Der Röntgenfilm wird zweimal belichtet, und zwar nach tiefer In- und Exspiration. Die Lage des Patienten oder die Einstellung der Röntgenröhre darf dabei nicht verändert werden. Insbesondere ist darauf zu achten, daß der Patient Bauchatmung und nicht Thoraxatmung durchführt, da das Veratmungspyelogramm sonst nicht brauchbar ist. Durch orientierende Durchleuchtung sollte zunächst festgestellt werden, ob das Zwerchfell beweglich ist. Bei Fixierung des Zwerchfells fehlt die Atemverschieblichkeit der Nieren (HESS).

Mangelsdorff griff 1952 noch einmal das Thema der Veratmungspyelographie nach Hilgenfeldt auf und fertigte diesbezügliche Polygramme nach der Methode von Savino an. Dabei muß der Patient während der Belichtung mehrmals ein- und ausatmen. Bei gut beweglicher Niere wird so der Nierenschatten verwischt. Ist dagegen die Niere fixiert, wird sie scharf abgebildet.

Die gesunde Niere verschiebt sich bei tiefem Ein- und Ausatmen um etwa 1—2 Wirbelhöhen. Hilgenfeldt stellte eine respiratorische Nierenverschieblichkeit von 1,5—5 cm fest. Bei Frauen ist diese Verschieblichkeit größer als bei Männern. In etwa 90% der Fälle fand Hilgenfeldt auf

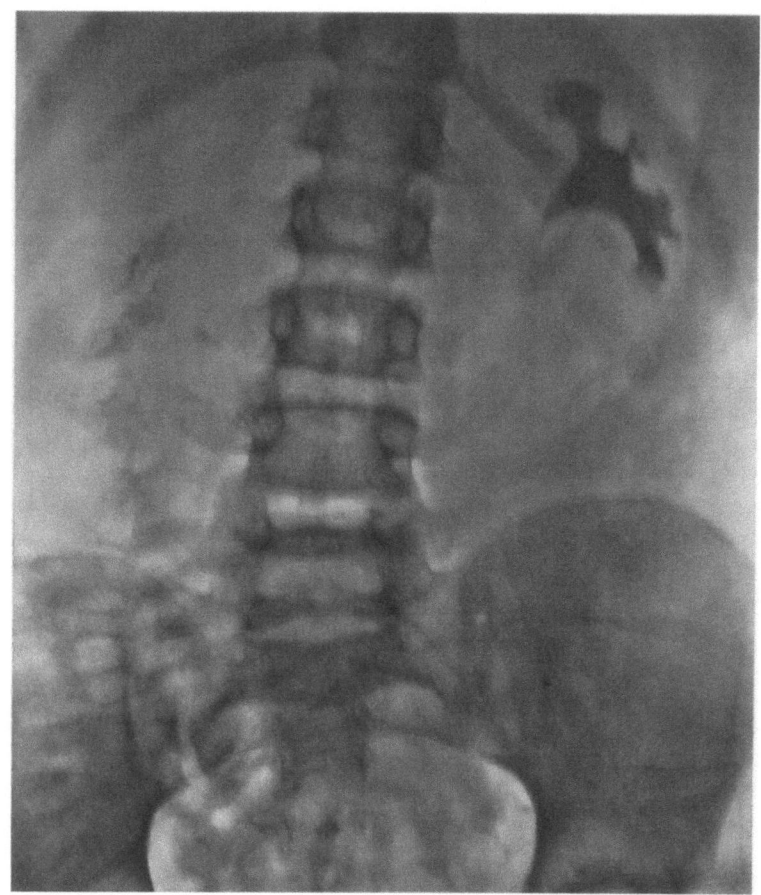

Abb. 9. Intravenöses Veratmungspyelogramm. Paranephritischer Absceß links. Die linke Niere ist vollständig fixiert. Das linke Nierenbecken ist dadurch kontrastdicht dargestellt

der linken Seite eine um $^1/_3$—$^1/_5$ kleinere Atemamplitude als auf der rechten. Das Ausmaß der Nierenverschieblichkeit hängt natürlich davon ab, ob die Nieren normale Lage haben. Bei Ptosis einer oder beider Nieren ist die Verschieblichkeit herabgesetzt oder sie fehlt.

Bei der ausgesprochenen Ren mobilis können im Veratmungspyelogramm die stärkere Anlagerung der ptotischen Niere an den Psoasrand und ihre Kippstellung, die sie beim Tiefertreten einnimmt, beobachtet werden.

Unbeweglichkeit der Niere oder des Nierenbeckens ist ein frühzeitig auftretendes Symptom paranephritischer Entzündungsprozesse (Abb. 9). Der Nierengleitweg ist nämlich abhängig vom Zustand des prärenalen Fasciengewebes. Schon eine geringe Spannungsvermehrung, z. B. durch ein Ödem, genügt zur Kürzung des Atemweges. Völliger oder nahezu vollständiger Nierenstillstand wird bei eitriger Einschmelzung der Fettkapsel beobachtet. Störungen des Nierengleitens werden auch durch chronisch verlaufende Nierenerkrankungen hervorgerufen. Sogar ein hochsitzender appendicitischer Absceß oder eine Pankreatitis können eine Behinderung des Gleitweges bedingen.

Präoperativ kann die polygraphische Nierenuntersuchung auf den Eingriff erschwerende, ausgedehnte und derbe Verschwielungen hinweisen. Hervorgehoben werden muß jedoch, daß eine einseitige Nierenfixation für eine bestimmte Erkrankung nicht pathognomonisch ist, sondern nur als Symptom im Rahmen der übrigen klinischen und röntgenologischen Diagnostik des Harntraktes gewertet werden kann (HILGENFELDT).

Weitere diagnostische Hilfe bietet die Polygraphie bei Nieren- und Uretersteinen (KNUTH). HESS benutzte das Veratmungspyelogramm u. a. zur Unterscheidung gegenüber Gallensteinen. Gallensteine verschieben sich bei Veratmung gegenüber dem rechten Nierenschatten, Nierensteine aber nicht.

Der Lokalisation von Konkrementen, Fremdkörpern usw. dient besser noch die als Sonderform polygraphischer Darstellung anzusehende Röhren- (Focus-) Verschiebung bei unbewegtem Filmobjekt und mehrfacher (im allgemeinen doppelter) Belichtung eines Films. Gegebenenfalls ist ein Polygramm mit Röhrenverschiebung bei liegendem Ureterenkatheter anzufertigen. Wird der Film dabei aus zwei verschiedenen Brennfleckstellungen, etwa 5 cm rechts und 5 cm links der Medianlinie, belichtet, ist eine Steinzugehörigkeit zum Ureter meist eindeutig erkennbar (Abb. 10).

Bei der Differentialdiagnose von Bauchtumoren soll das Verschiebungspyelogramm mitunter eine bessere Hilfe als das Veratmungspyelogramm sein.

Das Verschiebungspyelogramm wurde 1930 von SCHEELE beschrieben und von ALFERMANN 1950 der Polygraphie zugänglich gemacht. Diese Untersuchungssmethode kommt jedoch nur bei tastbaren Bauchtumoren in Frage. Vor und nach manueller Verschiebung der Geschwulst wird der Film belichtet. Es können aber auch drei Aufnahmen angefertigt werden, die letzte unter Verschiebung des Tumors zur entgegengesetzten Seite. Bei einer extrarenalen, mit der Niere nicht in Verbindung stehenden

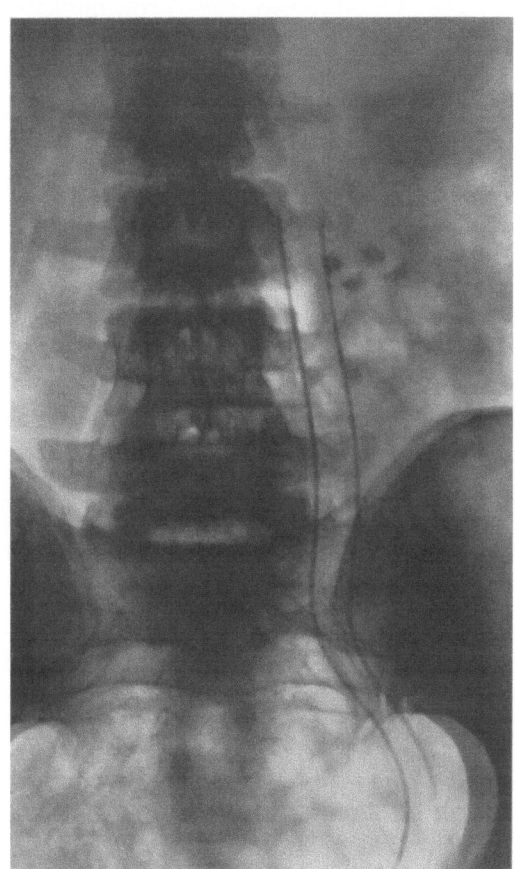

Abb. 10. Nierenleeraufnahme mit Röhrenverschiebung bei Harnleiterstein links in Höhe des 4. LWK. Der Stein liegt dem Katheter konstant an. Darüber verkalkte Mesenterialdrüsen

Geschwulst wird die Lage des kontrastmittelgefüllten Nierenbeckens bei Verschiebung des Tumors keine Änderung erfahren. Gehört die Geschwulst ganz oder teilweise der Niere an, wird sich bei Verschiebung die Lage des dargestellten Nierenbeckens entsprechend ändern.

Nicht besonders geeignet zur polygraphischen Erfassung der Nierenverschieblichkeit ist ein Lagewechsel des Patienten, z. B. von liegender in sitzende Haltung. Ein derartiges orthostatisches Polygramm birgt so viele Unsicherheitsfaktoren in sich, daß eine klare Deutung kaum möglich ist.

d) Veratmungsoesophagogramm

Zum Studium der Mediastinalbewegungen wurde von SCHOENHEINZ 1954 das Veratmungsoesophagogramm angewandt.

Am liegenden Patienten erfolgen nach Befestigung einer Bleimarkierung neben dem Brustbein Belichtungen des gleichen Films in Ein- und Ausatmung, nachdem der Patient einen Schluck Kontrastmittel genommen hat.

Auf Grund dieser Methode läßt sich eine Seitwärtsverschiebung des Oesophagus und damit ein Mediastinalwandern feststellen. Da sich die Speiseröhre mitunter nur an umschriebenen Stellen zur Seite bewegt, ist eine vorausgehende Durchleuchtung angebracht, um die Bleimarkierung entsprechend vorzunehmen.

Die Indikationen des Veratmungsoesophagogramms entsprechen denen des Veratmungsbronchogramms. Nach Fleischner sollte bei jeder unklaren Lungenaffektion eine Speiseröhrendarstellung unter keinen Umständen versäumt werden.

Der Vorteil des Veratmungsoesophagogramms liegt in der Einfachheit und Schnelligkeit seiner Durchführung. Der diagnostische Wert erscheint jedoch begrenzter als der des häufiger angewandten Oesophaguskymogramms (Strnad).

Literatur

Alfermann, F.: Die Anwendung des Bewegungspyelogramms zur Differentialdiagnostik von Bauchtumoren. Bruns' Beitr. klin. Chir. 180, 199—210 (1950).

Bachem, C., u. H. Günther: Bariumsulfat als schattengebendes Kontrastmittel. Z. Röntgenk. u. Radiumforsch. 12, 369—376 (1910).

Bernstein, A.: Das Studium der normalen und pathologischen Röntgenperistaltik des Magens mit Hilfe der Polygraphie. Zugleich ein Beitrag zur Frage des Ulkusriegels. Fortschr. Röntgenstr. 39, 598—608 (1929).

Bowen, J. A., and E. L. Shiflett: Intravenous urography in the upright position. Radiology 36, 672—677 (1941).

Breuer, F.: Zur Bedeutung des Veratmungspyelogramms für die Erkennung paranephritischer Abszesse. Zbl. Chir. 64, 683—686 (1937).

Brückner, H.: Die Auswirkung des Bronchialcarcinoms auf die Atembeweglichkeit des Tracheobronchialbaumes, des Zwerchfelles und des Brustkorbes. Fortschr. Röntgenstr. 80, 439—453 (1954).

Brum, B. I.: Zur Frage über die röntgenologische Frühdiagnose des Lungenkrebses. Vestn. Rentgenol. 24, 329—341 (1940).

Carstens, M.: Ein Beitrag zur Klinik der gutartigen Bronchialtumoren — ein Fall von Bronchuscylindrom. Fortschr. Röntgenstr. 71, 230—237 (1949).

Dahm, M.: Über Zwerchfell- und Mittelfellbewegung bei Lungenkrebs. Klin. Wschr. 1934, 17—20.

— Zur Frage der Geschwülste der oberen Lungenfurche. Fortschr. Röntgenstr. 58, 536—546 (1938).

Eisler, F.: Neueste Fortschritte der röntgenologischen Steindiagnose. Referat 5. Tagg. der Dtsch. Ges. für Urologie, 29. 9.—1. 10. 1921, Wien. Dtsch. med. Wschr. 1921, 1380.

— Röntgenologische Fortschritte im Bereich der Harnorgane durch vorwiegende und systematische Anwendung des Durchleuchtungsverfahrens. Fortschr. Röntgenstr. 29, 1—20 (1922).

Fleischner, F. G.: The esophagus and mediastinal lymphadenopathy in bronchial carcinoma. Radiology 58, 48—56 (1952).

Fraenkel, A.: Praktisch-diagnostische Ergebnisse aus dem Studium der Röntgenperistaltik des Magens. Fortschr. Röntgenstr. 34, 1—22 (1926).

— Die Röntgenkinographie des Magens und ihr Kritiker. Erwiderung auf den Aufsatz Martin Haudeks (S. 505). Fortschr. Röntgenstr. 35, 650—662 (1927).

Gandini, D., G. Juliani et E. Testa: Étude radiologique des mouvements respiratoires bronchiques; recherches experimentales sur leurs facteurs neuro-musculaires. Bronches 7, 500—538 (1957).

Henze, E.: Verbesserte Polygramme des Magens und ihr Wert für die Tumordiagnostik. Z. ges. inn. Med. 10, 368—375 (1955).

Hess, E.: Respiration pyelography as an aid in diagnosis. J. Urol. (Baltimore) 42, 381—384 (1939).

Hilgenfeldt, O.: Das Veratmungspyelogramm. Langenbecks Arch. klin. Chir. 186, 104—107 (1936).

— Das Veratmungspyelogramm. Dtsch. Z. Chir. 247, 411—460 (1936).

— Weitere Erfahrungen mit dem Veratmungspyelogramm bei der Diagnose des paranephritischen Abszesses. Zbl. Chir. 65, 1538—1543 (1938).

Hoffmann, R., H. Laux u. C. Stengel: Bronchoskopische und bronchographische Zeichen der Inoperabilität beim Bronchialcarcinom. Chirurg 25, 349—352 (1954).

Holden, W. S., and G. M. Ardran: Observations on the movements of the trachea and main bronchi in man. J. Fac. Radiol. (Lond.) 8, 267—275 (1957).

Kästle, C., H. Rieder u. J. Rosenthal: Über kinematographisch aufgenommene Röntgenogramme (Bio-Röntgenographie) der inneren Organe des Menschen. Münch. med. Wschr. 1909, 280—282.

KNUTH, D.: Die seitliche Röntgenaufnahme in der Nierensteindiagnostik und ihre Fehlerquellen. Röntgenprax. **11**, 679—689 (1939).

LEVY-DORN, M.: Polygramme mit erkennbarer Aufeinanderfolge der einzelnen Bewegungsphasen. Berl. klin. Wschr. **1912**, 1323.

—, u. M. SILBERBERG: Polygramme, eine neue Art Röntgenbilder zur Darstellung von Bewegungsvorgängen. Berl. klin. Wschr. **1912**, 549—552.

LIEBSCHNER, K.: Läßt die Röntgenuntersuchung eine Beurteilung der Operabilität bei Bronchialcarcinomen zu? Chirurg **23**, 52—56 (1952).

—, u. H. VIETEN: Das Veratmungsbronchogramm, eine Möglichkeit zur Erfassung pathologischer Bifurkationsbewegungen. Fortschr. Röntgenstr. **76**, 443—451 (1952).

LILJA, B.: Gastric block. A disturbance of gastric motive function. Acta radiol. (Stockh.) **39**, 353—367 (1953).

MANGELSDORFF, B.: Die Veratmungspyelographie und ihre Verwertbarkeit in der urologischen Diagnostik. Fortschr. Röntgenstr. **77**, 434 bis 444 (1952).

MAURATH, J.: Eine Methode, die Verschieblichkeit des Mediastinums objektiv nachzuweisen. Fortschr. Röntgenstr. **74**, 416 (1951).

MIDDLEMASS, I. B. D.: Deformity of the oesophagus in bronchogenic carcinoma. J. Fac. Radiol. (Lond.) **5**, 121—125 (1953).

NITSCHKE, D.: Die Polygraphie des Magens und Oesophagus. Röntgen- u. Lab.-Prax. **10**, 75—78 (1957).

OBERDALHOFF, H., H. VIETEN u. H. KARCHER: Klinische Röntgendiagnostik chirurgischer Erkrankungen. Erster Band: Darstellungsmethoden — Innere Organe. Berlin-Göttingen-Heidelberg: Springer 1959.

PANNEWITZ, G. V.: Beweglichkeit und Kontrastdarstellung des Mediastinums. Fortschr. Röntgenstr. **52**, 481—491 (1935).

SAVINO, F. M.: A pyelographic test for renal fixity during respiration. Brit. J. Urol. **19**, 29—31 (1947).

SCHEELE, K.: Die Radiographie der oberen Harnwege als diagnostisches Mittel bei Tumoren des Bauches. Ergebn. med. Strahlenforsch. **4**, 41—96 (1930).

SCHILLING, K.: Über die Kymographie des Magens. Fortschr. Röntgenstr. **50**, 30—36 (1934).

SCHINZ, H. R., W. E. BAENSCH, E. FRIEDL u. E. UEHLINGER: Lehrbuch der Röntgendiagnostik. Bd. IV: Innere Organe, Teil II. Stuttgart: Georg Thieme 1952.

SCHNEIDER, E.: Fortschritte in der chirurgischen Indikationsstellung der Lungentuberkulose durch die Mediastinographie. Langenbecks Arch. klin. Chir. **184**, 459—476 (1936).

SCHOENHEINZ, W. D.: Das Veratmungsösophagogramm, ein Hilfsmittel zum Nachweis der Bronchostenose. Fortschr. Röntgenstr. **80**, 453—457 (1954).

SKARBY, H. G.: Beiträge zur Diagnostik der Paranephritiden mit besonderer Berücksichtigung des Röntgenverfahrens. Acta radiol. (Stockh.) Suppl. **62** (1946).

SOTGIU, G.: Zur Röntgenologie der funktionellen Magenstörungen. In R. BOLLER, Der Magen und seine Krankheiten, S. 276—279. Wien u. Innsbruck: Urban & Schwarzenberg 1954.

STEINMANN, E. P.: Über die klinische Bedeutung der respiratorischen Bifurkationsbewegungen bei Lungenerkrankungen. Schweiz. med. Wschr. **1949**, 1126—1130.

— Die Patho-Physiologie des Bronchialbaumes. Eine Studie unter besonderer Berücksichtigung der endoskopischen Aspekte. Fortschr. Hals-Nas.-Ohrenheilk. **3**, 40—279 (1956).

STILLER, H.: Die Bronchographie mit besonderer Berücksichtigung ihrer Anwendung in der Thoraxchirurgie. Ergebn. Chir. Orthop. **37**, 93—223 (1952).

STRNAD, F.: Zur Frage der Mitbeteiligung des Mediastinums beim Bronchialcarcinom. (Versuch der Erkennung einer Mitbeteiligung des kontrastgefüllten Ösophagus mit Hilfe der Kymographie). Fortschr. Röntgenstr. **80**, 427—438 (1954).

STUMPF, P.: Zur Kymographie des Magens. Fortschr. Röntgenstr. **50**, 37—42 (1934).

STUTZ, E., u. H. VIETEN: Die Bronchographie. Stuttgart: Georg Thieme 1955.

TAMIYA, CH., u. SCH. NOSAKI: Röntgenologisch-histologische Studien über die Bedeutung der „Polygraphie" bei pathologischen Vorgängen des Magens. Zugleich ein Beitrag zur Kenntnis des Magengeschwürs mit dem „Riegelsymptom" (Fränkel). Fortschr. Röntgenstr. **47**, 672—683 (1933).

— Röntgenologisch-experimentelle Studien über die Bedeutung der „Polisographie" bei pathologischen Vorgängen am Magen, mit besonderer Rücksicht auf die Frühdiagnose des Magencarcinoms. Fortschr. Röntgenstr. **50**, 264—280 (1934).

TESCHENDORF, W.: Lehrbuch der röntgenologischen Differentialdiagnostik, 3. Auf. Bd. II: Erkrankungen der Bauchorgane. Stuttgart: Georg Thieme 1954.

— Lehrbuch der röntgenologischen Differentialdiagnostik, 4. verb. Aufl. Bd. I: Erkrankungen der Brustorgane. Stuttgart: Georg Thieme 1958.

VARNOVICKIJ, G. I.: Die diagnostische Bedeutung der Atmungsverschieblichkeit des Mediastinums bei Bronchialkrebs. Klin. Med. (Moskau) **80**, H. 10, 58—61 (1952).

VIETEN, H.: Die gezielte Bronchographie mit wasserlöslichen Kontrastmitteln. Fortschr. Röntgenstr. **72**, 270—281 (1950).

— Erfahrungen bei der Bronchographie mit wasserlöslichen Kontrastmitteln. Röntgenblätter **4**, 80—109 (1951).

— Das Veratmungsbronchogramm als Hilfsmittel für die Beurteilung der Operabilität beim Bronchialkarzinom. Arch. Ohr.-, Nas.- u. Kehlk.-Heilk. **161** (Kongr.ber.) 261—263 (1952).

Vieten, H.: Probleme der bronchographischen Tumordiagnostik. Chirurg **24**, 101—105 (1953).

Weltz, G. A., H. J. Wendt u. W. Brokschmidt: Die Periodendauer der Magenperistaltik. Fortschr. Röntgenstr. **69**, 1—19 (1944).

Wydler, A.: Über die diagnostische Bedeutung der Pylorusverschiebung in verschiedenen Körperlagen. Dtsch. Z. Chir. **133**, 329—343 (1915).

Zdansky, E.: Mediastinalwandern bei Skoliose der Wirbelsäule. Fortschr. Röntgenstr. **37**, 897—899 (1928).

2. Flächenkymographie

Von

R. Haubrich und K. Heckmann

Mit 25 Abbildungen in 36 Einzeldarstellungen

a) Das Prinzip der Flächenkymographie

Während die ersten röntgenkymographischen Verfahren (Sabat 1911; Gött u. Rosenthal 1912) die Herzrandbewegung dadurch zu erfassen suchten, daß eine photographische Schicht durch einen einzigen, horizontal in einer Bleiabdeckung angebrachten

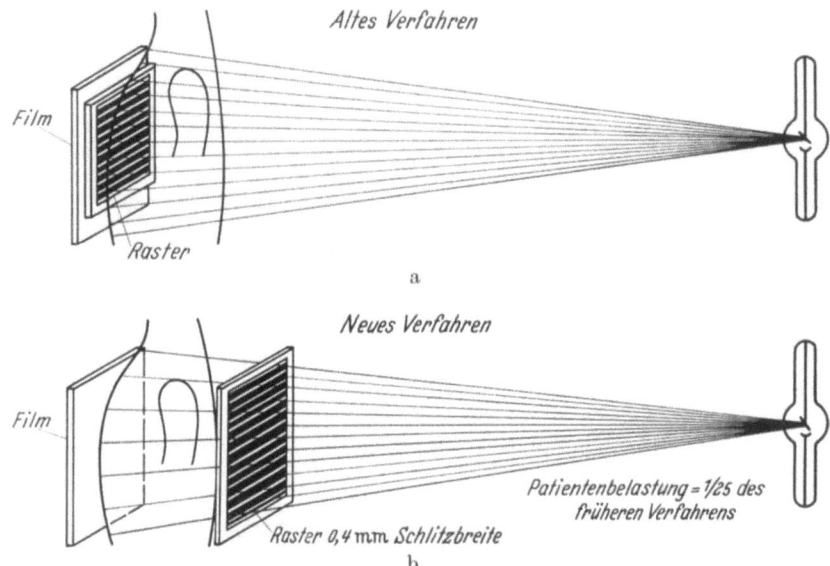

Abb. 1a u. b. Schema der Flächenkymographie nach Stumpf

Schlitz belichtet wurde und gleichzeitig der Film eine große Ablaufbewegung in vertikaler Richtung ausführte, haben andere Autoren später die Zahl der Schlitze erhöht und gleichzeitig die Ablaufstrecke entsprechend verkürzt (s. später „Andere kymographische Verfahren", Abschnitt c). Pl. Stumpf hat die Schlitzzahl maximal erhöht, so daß die streifenartige Belichtung des bewegten Films den Herzrand in treppen- bzw. stufenartige Absätze unterteilt *(Stufenkymogramm)*. Bleibt der Röntgenfilm unbeweglich und wird statt dessen der Vielschlitzraster von oben nach unten verschoben, so resultiert ein Flächenkymogramm.

Das Prinzip der Flächenkymographie (Stumpf) besteht also darin, daß eine photographische Schicht durch einen zwischen Objekt und Röntgenfilm (oder zwischen Röntgenröhre und Objekt) angebrachten Vielschlitzraster belichtet wird, der während der Strahlenexposition um eine dem Schlitzabstand entsprechende Strecke gleichmäßig bewegt wird (Abb. 1a). Dadurch wird erreicht, daß alle unbewegten Objektteile wie bei einer Momentexposition ohne Raster scharf abgebildet werden und die bewegten Objektteile in dieses Bild mit ihren Rändern Bewegungskurven schreiben. Die heute gebräuchlichen Ausführungen des Flächenkymographen (Abb. 2) haben eine Schlitzbreite von 1,0—1,2 mm und einen Schlitz- oder Rasterabstand von 6 mm und 12 mm; die Ablaufzeit kann zwischen 1 und 300 sec variiert werden. Für das Flächenkymogramm eines Herzens mit normaler Frequenz sind z. B. ein Schlitzabstand von 12 mm und eine Ablaufzeit von 2,5—3 sec zweckmäßig, für ein Magenkymogramm 6 mm Schlitzabstand und 60 sec Ablauf. Die Bewegungskurven der Herzränder sind bei dieser Technik für mehrere Herzaktionen auf 12 mm zusammengedrängt und daher relativ klein. Wird die Ablaufzeit verkürzt, so werden die Kurven stärker auseinandergezogen, so daß z. B. bei einer Herzfrequenz von 60/min und einer Ablaufzeit von 1 sec jede Rasterbreite nur eine einzige Herzaktionskurve einschließt. Diese Kurve setzt sich aus den Bewegungen aller während des Rasterablaufs in den kontinuierlich verschobenen Schlitz projizierten Randpunkte zusammen, wird also eigentlich nicht vom gleichen Objektpunkt geschrieben, wie es für die Einschlitzkymographie gegeben ist (die pulsatorische Verschiebung jedes

Punktes der Herzoberfläche durch Achsenverlagerung und Rotation des Herzens bleibt hier allerdings unberücksichtigt). Für die Praxis spielt es jedoch keine Rolle, daß sich während der Rasterbewegung der Darstellungsort um einige Millimeter verlagert, weil sich innerhalb dieser Distanz die Bewegungen nicht wesentlich verlagern (STUMPF). Durch die Rasterbewegungen wird bewirkt, daß die einzelnen Objektanteile, also z. B. die einzelnen Abschnitte des Herz- und Gefäßrandes, nur in demjenigen Augenblick zur Abbildung gelangen, in dem sich ein Schlitz an ihnen vorbeibewegt. Die räumliche Verschiebung des Schlitzes wird in eine zeitliche Verschiebung der Objektbewegung um-

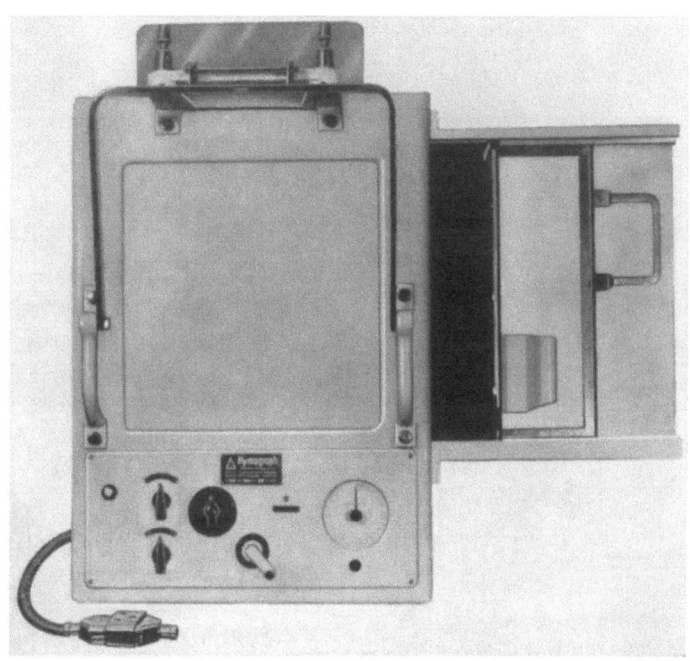

Abb. 2. Quadrat-Flächen-Kymograph nach STUMPF-JANUS

gewandelt. Alle Punkte gleichen Abstandes von der Anfangs- bzw. Endstellung des parallelgestellten Schlitzes sind daher im Flächenkymogramm synchron, wodurch auch ihre synchronoptische Zuordnung gewährleistet ist. Allerdings erschweren Kleinheit und zeitlichräumliche Begrenzung der Bewegungskurven ihre Detailerkennbarkeit, Synchronisierung und so auch ihre Interpretation (STUMPF; HECKMANN; VIETEN; HAUBRICH; THURN).

Im *Stufenkymogramm* wird nicht der Raster, sondern der Röntgenfilm um den Schlitzabstand verschoben. So werden stufenweise von zahlreichen, der Schlitzanzahl entsprechenden Punkten des Objektrandes Bewegungskurven registriert. Das gilt strenggenommen nur für diejenigen Randpunkte, deren Bewegung genau in Schlitzrichtung erfolgt. Verläuft die Bewegung schräg zur Schlitzrichtung, dann setzt sich auch die Bewegungskurve zeitlich nacheinander aus räumlich verschiedenen Objektpunkten zusammen. Die Kurvengenauigkeit bzw. -ungenauigkeit ist im Prinzip gleich groß wie beim Flächenkymogramm, aber praktisch zu vernachlässigen. Der Nachteil des Stufenkymogramms liegt vielmehr darin, daß die unbewegten Objektanteile auf dem bewegten Film verwischt werden und die Form des bewegten Objektanteils stufenartig unterteilt, d. h. aber entstellt wird (Abb. 3). Für den klinischen Gebrauch ist daher heute die Stufenkymographie fast überall aufgegeben.

Flächenkymogramme (und Stufenkymogramm) können nur diejenige Bewegung wiedergeben, die gleiche Richtung wie die Rasterschlitze haben bzw. senkrecht oder annähernd senkrecht zum Rasterablauf vor sich gehen; von einer dreidimensionalen Bewegung werden nur zwei Dimensionen erfaßt. Wo die Bewegung nicht senkrecht oder schräg zum Rasterablauf erfolgt, sondern in gleicher Richtung, bleibt sie sogar kymographisch stumm. Ziel der röntgenkymographischen Technik muß es sein, Stellung und Ablauf des Rasters so zu variieren, daß eine richtungs- und amplitudengerechte Bewegungsdarstellung erzielt wird. Da sich dies in vollem Umfang immer nur für einige wenige Objektpunkte erreichen läßt, kann die kymographische Randkurve eines bewegten Objektes nicht von Verzerrungen freigehalten werden. Die bis in die jüngste Zeit hinein gebräuchlichen Ausführungen des Flächenkymographen genügten für den klinischen Gebrauch dieser Forderung dadurch, daß sich der Raster mit waagrechter, schräger und senkrechter Schlitzstellung gebrauchen ließ, so daß sich für das sagittale Herzkymogramm z. B. eine waagrechte, für das seitliche Herzkymogramm eine beliebig schräge und für das Zwerchfellkymogramm eine senkrechte Schlitzstellung eingebürgert hat. Das neueste Modell des Flächenkymographen verzichtet auf die am leichtesten zu entbehrende schräge Schlitzstellung, erlaubt aber dafür, den auf ein Format von 40×40 cm vergrößerten Raster wahlweise auf waagrechte oder

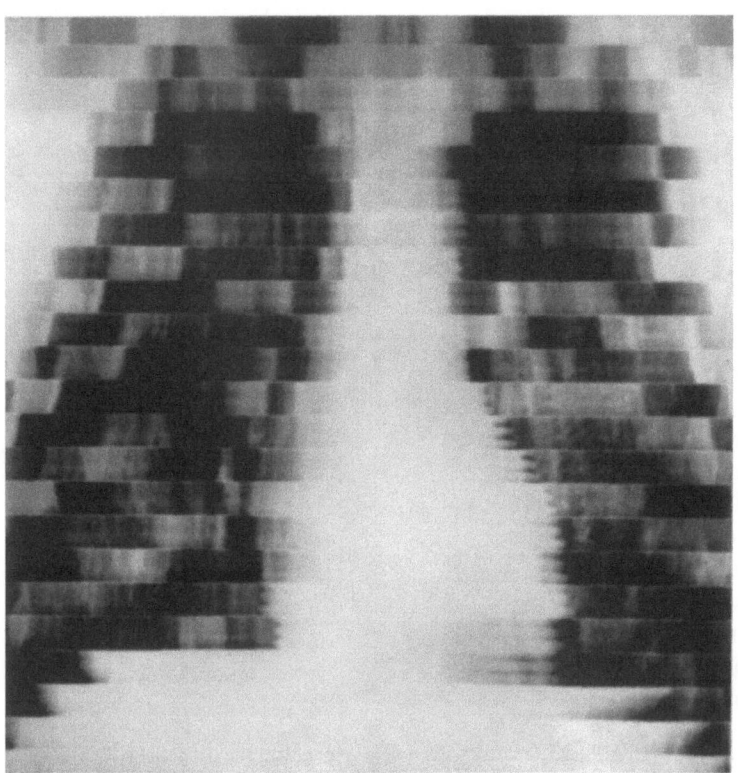

Abb. 3. Normales Stufenkymogramm

senkrechte Schlitzanordnung umzustellen und beide Möglichkeiten durch einen stets diagonal von oben außen nach unten innen gerichteten Rasterablauf mit der gleichen Mechanik zu realisieren. Dieser sog. Quadrat-Flächen-Kymograph bietet wie die alten Geräte auch die Möglichkeit, unter Leuchtschirmkontrolle Objekteinstellung und Zeitpunkt der Bewegungsaufnahme zu bestimmen, ganz ähnlich, wie es für die sog. Zielkymographie mit kleinem Bildformat bereits seit längerer Zeit innerhalb der Thorax- oder Abdomendurchleuchtung vielenorts gebräuchlich geworden ist. Über Einzelheiten der Apparatur unterrichtet die Beschreibung von Gellinek und Bischoff in Band I/2 dieses Handbuches.

Von Stumpf wurde ein Verfahren angegeben, aus Flächenkymogrammen den ursprünglichen Bewegungsvorgang zurückzugewinnen *(Kymoskopie)*. Mittels einer Zusatzzylinderlinse werden die Kymogrammstreifen auseinandergezogen, um ein ununterbrochenes Bild zu erhalten. Das Kymogramm ist mit einem Schlitzraster bedeckt, das verschoben wird, dadurch kommt die aufgenommene Bewegung zum Vorschein.

Um die Strahlenbelastung des Kranken herabzusetzen, wurde neuerdings die sog. *Distanzkymographie* inauguriert (Stumpf u. Grasser). Bei diesem Verfahren wird der zur Flächenkymographie notwendige, gleitende Raster so angeordnet, daß die Röntgenstrahlen zuerst den Raster, dann den Patienten und dann den Film treffen. Um gute Bilder zu erhalten, ist es notwendig, daß der Raster im fokusfernen Drittel dicht vor dem Patienten angebracht wird (vgl. Abb. 1b). Es hat sich gezeigt, daß dann keine merklichen Unterschiede in Schärfe und Kontrastgebung bestehen, verglichen mit den nach dem früheren Verfahren hergestellten Aufnahmen. Die Strahlenbelastung des Kranken beträgt nur noch etwa 4 % der Belastung nach dem früheren Verfahren, Schlitzabstand von 12 mm und Schlitzbreite von 0,4 mm vorausgesetzt. Damit kommt die

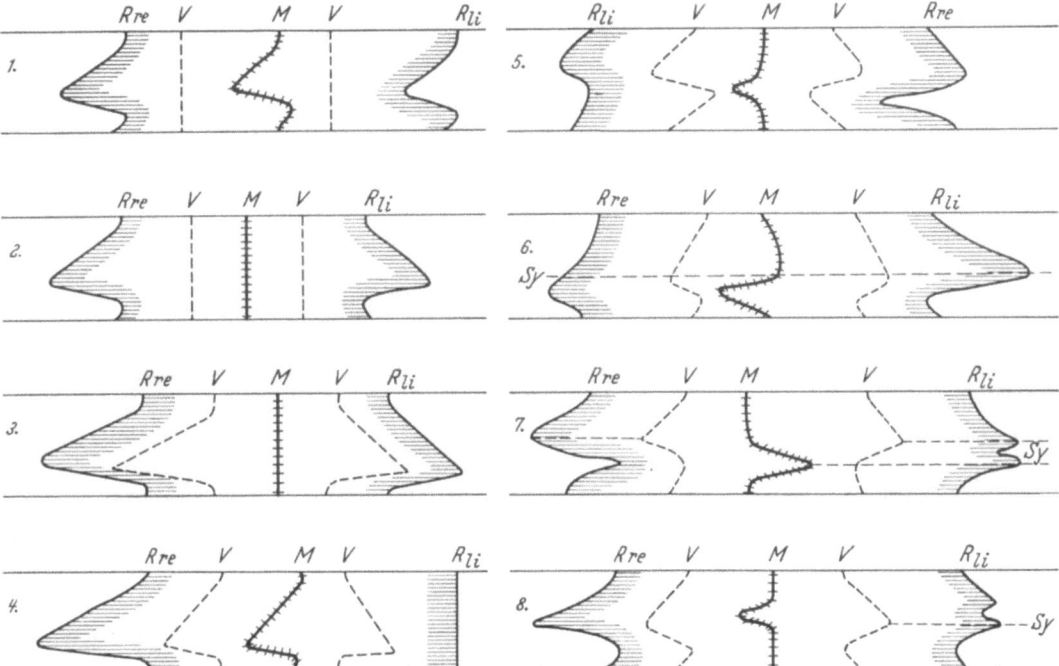

Abb. 4. Schematische Darstellung der Interferenz der Bewegungskurven. M Bewegung des Massenmittelpunktes. V Kurve der Volumänderung. R Resultierende tatsächliche Randbewegung, entstanden durch Interferenz der Kurven M und V. Sy Beginn der Austreibungszeit. 1 Reine Lageverschiebung ohne Pulsation. Die Randkurven R verlaufen parallel mit der Kurve M. 2 Rotationsbewegung. Die Rotationsachse verläuft durch den Massenmittelpunkt. Dieser sowie die Kurve V weisen keine Bewegung auf. „Pseudopulsation." 3 Reine Pulsation, die Kurve V und R verlaufen parallel. 4 Hemmung der Bewegung des linken Herzrandes. Dadurch verursachte Verschiebung des Massenmittelpunktes nach rechts. Amplitude der Kurve $M = V$. R rechts $= 2V$. 5 Systolisches Rechtspendeln. Die Amplituden der Kurve V sind größer als die der Kurve M. Die Amplituden der rechten Kurve R werden gegenüber V verkleinert, die der linken vergrößert. 6 Systolisches Rechtspendeln. Hier überwiegt die Kurve M. Lateralbewegung rechts in der Systole. 7 Systolisches Linkspendeln. Die Linksverschiebung setzt mit einer Verspätung ein, die Kurve R weist daher am linken Rand eine Aufspaltung, am rechten nur eine Knickung auf. Die Inzisur links fällt in die Systole. 8 Aufspaltung links infolge von Rechtspendeln. Rechts summieren sich die Kurven M und V. Die Inzisur links fällt in die Diastole

Kymogrammaufnahme bezüglich der Strahlenbelastung etwa einer gewöhnlichen Thorax-Standardaufnahme gleich. Die technische Ausgestaltung der Distanzkymographie sieht ein Stativ vor, in welchem der Raster mit Verschiebemechanismus verstellbar angebracht ist. Dieses Stativ wird bei Kymo-Aufnahmen in den Strahlengang unmittelbar vor den Patienten gebracht. Die elektrische Schaltung und die Verbindung mit dem Röntgenapparat erfolgen in der bisherigen Form ähnlich wie bei der Bucky-Blende.

Der methodische Wert der Flächenkymographie wird nicht dadurch geschmälert, daß sich die einzelnen Randkurven im Grunde aus der Bewegung verschiedener Objektpunkte zusammensetzen. Sofern das in seiner Bewegung untersuchte Objekt im Vergleich zum Schlitzabstand relativ groß ist — und das trifft für praktisch alle in der Röntgenkymographie üblicherweise untersuchten Objekte zu —, kann die Einzelkurve als Abbild einer reellen Randbewegung gelten (Kontinuitätskymogramm, Janker). Die Summe aller Einzelkurven macht einen kontinuierlichen „Bewegungsraum" aus, d. h. eine zweidimensionale Wiedergabe (Bewegungsfläche) der dreidimensionalen Organbewegung, und ist in dieser Sicht abbildungsgetreu. Die Einzelkurve ist dabei allerdings das Ergebnis mehrerer Bewegungsfaktoren, von denen z. B. am Herzen außer pulsatorischen Volumenschwankungen auch Rotation, Pendelung, Muskelkontraktion und Achsenverlagerung als Sekundärbewegungen eine große Rolle spielen (Heckmann). Hier wie bei den kymographisch festgehaltenen Bewegungen anderer Organe (Zwerchfell, Magen-Darm, Nierenhohlsystem) handelt es sich bei der Randzacke im Flächenkymogramm also um eine Interferenzkurve, deren Einzelfaktoren manchmal leicht, oft schwer oder gar nicht zu analysieren sind (Abb. 4). Das ist auch der Grund, weshalb bei der Bewegungsanalyse der Röntgenkymogramme besser nicht von systolischer und diastolischer Randbewegung eines Hohlorgans gesprochen wird, sondern von Medial- und Lateralbewegung (am Herzrand) und von Aufwärts- und Abwärtsbewegung (am Zwerchfellbogen). Die Übertragung des „Bewegungsraums in der Bildfläche" auf die reelle Größe des Organvolumens ist natürlich nicht oder nur in kaum brauchbarer Annäherung möglich.

Seit die Flächenkymographie 1928 von Stumpf inauguriert wurde, ist sie unter unwesentlichen Variationen der technischen Durchführung für die Registrierung von Bewegungen fast aller Organe klinisch und wissenschaftlich gebraucht worden. Von allen seinerzeit von den besten Kennern in der „Röntgenkymographischen Bewegungslehre innerer Organe" dargestellten Verwendungsarten hat in der klinischen Praxis die kymographische Untersuchung des Herzens und der großen Gefäße den ersten Rang behalten; auch für die Untersuchung der Atmung (Zwerchfell, Rippen und Mittelfell) ist die Flächenkymographie nicht entbehrlich. Im Rahmen der Thoraxdiagnostik hat außerdem das Oesophaguskymogramm zunehmende Bedeutung erlangt. Alle anderen Anwendungsbereiche haben sich in der klinischen Praxis nicht durchgesetzt, selbst wenn einzelne Untersucher mit der Kymographie des Magens, des Urogenitaltrakts u. a. hervorragende theoretische und klinische Ergebnisse erzielen konnten.

b) Normales Flächenkymogramm
(und Grundsätze für die Auswertung pathologischer Kymogramme)
α) Herzkymogramm

Im normalen Flächenkymogramm des Herzens (Abb. 5) weisen die einzelnen Abschnitte des Herz-Gefäßbandschattens verschiedenartige Randzacken auf. Im Kammerabschnitt des linken Herzrandes entspricht eine Einzelzacke der von oben nach unten zu lesenden Bewegungskurve einer Diastole und einer Systole zusammen. Die Randzacke am Aortenbogen ist kleiner, und ihre Spitze liegt zeitlich — am Abstand zu den Rasterstreifen gemessen — zwischen den Spitzen der Kammerzacken. Hier entspricht die steile, fast waagrecht verlaufende Lateralbewegung zeitlich der systolischen Medialbewegung der Kammerwand. Am rechten Herzrand stellen sich oben kleine Zacken in doppelter Anzahl dar, während unten ähnliche Bewegungskurven wie auf der Gegenseite verzeichnet sind. In der Basis des Herzschattens finden sich horizontale Aufhellungsstreifen, die in die systolische Incisur der Kammerrandzacken auslaufen. Schließlich zeigen die im Hilus und neben dem Herzrand sichtbaren Lungengefäße eine herzsynchrone Mitbewegung. Für die Analyse aller dieser Einzelbeobachtungen ist ein Schema zweckmäßig, das für die Interpretation folgende Gesichtspunkte berücksichtigt: 1. die Größe der Bewegungszacken (Bewegungsraum); 2. die Form der Einzelzacken; 3. Zahl und zeitlichen Ablauf der Randzacken (Zuordnung zu bestimmten Herzhöhlen bzw. Gefäßbandanteilen und Herzphasen); 4. Dichteänderungen im Herzschatten; 5. periphere Gefäßpulsationen.

Im Beispiel der Abb. 5 werden die Bewegungszacken am linken Herzrand caudalwärts größer, was als Regel gelten kann und von Stumpf als Bewegungstyp I bezeichnet

worden ist. Durch die Verbindung aller Zackenspitzen sowie aller Zackenfußpunkte
des Kammerrandes ist zwischen diesen beiden Bewegungslinien der „kymographische
Bewegungsraum" festgelegt. Er wird oft durch ein Herzpendeln zu groß oder zu klein
erscheinen, entspricht im Beispiel der Abb. 5 jedoch weitgehend der wahren pulsatorischen Volumenschwankung des Herzens, da hier auch am rechten Herzrand die Pulsationsbewegung voll überwiegt.

Aus der *Exkursionsbreite* der Randbewegung kann nicht unmittelbar auf die Größe
des Schlagvolumens geschlossen werden. Das gleiche Schlagvolumen bedingt beim
kleinen Herzen eine große, beim erweiterten Herzen eine kleine Randbewegung. So
kann beim steilgestellten Herzen
(Abb. 6) die ventrikuläre Randbewegung größer als normal
sein, ohne daß eine größere
Volumenleistung gegeben ist.
Umgekehrt braucht beim stark
dilatierten Herzen (Abb. 7) die
kleine Randbewegung keine Einschränkung des Schlagvolumens
zu bedeuten. In beiden Beispielen
ist die Zackengröße an der Aorta
normal und annähernd gleich
groß, was nach später noch zu
besprechenden Gesichtspunkten
normale Volumenleistung wahrscheinlich macht. Wo ein stark
erweitertes Herz bei normaler
Exkursionsbreite des Ventrikelrandes auch eine größere Aorten-
amplitude aufweist, ist sicher
das Schlagvolumen erhöht; wo
es eine kleinere Aortenbewegung
zeigt, darf man bei gleicher
Exkursion des Kammerrandes
eine verringerte Volumenleistung
bzw. Restbluterhöhung annehmen. Die Beurteilung der Bewegungsamplitude am Ventrikelrand
muß also stets die Größe der Gefäß-
bewegung berücksichtigen. Dazu

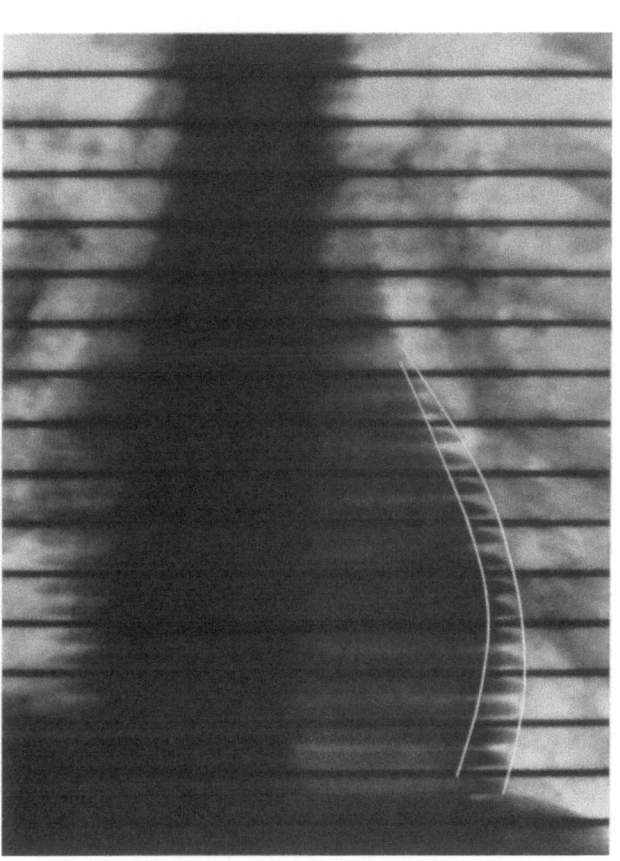

Abb. 5. Normales Flächenkymogramm des Herzens
(Bewegungsraum vom Typ I nach STUMPF)

kommt, daß die Pendelbewegung des Herzens (geringer auch die anderen Sekundärbewegungen) die Amplitude der Randpulsation oft erheblich verändert (HECKMANN).
So muß ein systolisches Rechtspendeln den Bewegungsraum am linken Herzrand vergrößern, ein systolisches Linkspendeln ihn verkleinern. Diastolisches Rechtspendeln
— etwa bei vermehrter Volumenarbeit der linken Kammer mit Verlagerung des Septum
interventriculare in der Diastole nach rechts — kann am rechten Herzrand eine große
Amplitude des rechten Herzens vortäuschen (HECKMANN; THURN). Umgekehrt
kann die Randbewegung verkleinert werden oder aufgehoben sein, ohne daß die
Volumenarbeit verringert wäre — etwa beim systolischen Linkspendeln des Septum
interventriculare infolge perikardialer Konkretion am linken Herzrand (HAUBRICH u.
THURN).

Wenn die Bewegungszacken nur im unteren Abschnitt des linken Kammerrandes
verkleinert sind, kann ein sog. Bewegungstyp II vorliegen (STUMPF; REINDELL). Er ist
nicht sicher pathologisch, auch wenn er nach Belastung erhalten bleibt. Die Annahme,

daß dann stets eine apikale oder supraapikale Kontraktionsschwäche vorliegt und das systolische Restblut vermehrt sei, ist umstritten (Reindell; Thurn). Nur wenn außer der Verkleinerung der Amplitude hier auch eine stärkere Deformierung oder zeitliche Versetzung (Paradoxie) der Bewegungskurve zu finden ist, kann eine umschriebene Muskelschädigung angenommen werden. Das gilt für die Amplitudenverkleinerung an höheren Abschnitten des linken Kammerrandes dann nicht, wenn sich ober- und unterhalb eines in der Bewegung gedämpften oder sogar stummen Randbezirks eindeutig ventrikuläre Bewegungen nachweisen lassen (Abb. 8). Eine solche stumme Zone an umschriebener, mittlerer Stelle des Kammerrandes spricht immer für eine umschriebene Muskelschädigung, leitet also zu den Infarktzeichen über. Wo eine stumme Zone am Übergang vom Kammer- zum Vorhofrand auftritt, kann sie durch Interferenz entstanden sein, hat also nichts mit einer Muskelschädigung zu tun (Haubrich). Betrifft die stumme Zone das randständig gewordene Herzohr bei Mitralfehlern, kann sie ein Vorhofflimmern anzeigen (Ludwig); das gleiche Symptom ist auch bei Panzerherzen beobachtet werden. Die starke Verkleinerung oder sogar Aufhebung des Bewegungsraums über größere Randabschnitte hinweg oder sogar an beiden Herzrändern ist diagnostisch wichtiger, weil sie bei dilatierten Herzen für eine erhebliche muskuläre Kontraktionsinsuffizienz oder einen Perikarderguß bzw. -konstriktion spricht. Meist sind im letzten Fall an einzelnen Stellen des Herzrandes noch kleinste Bewegungsreste erkennbar (Abb. 9), oder aber Kymogramme in anderen Aufnahmerichtungen ergeben an der Herzhinterwand noch ausgiebige Bewegungen.

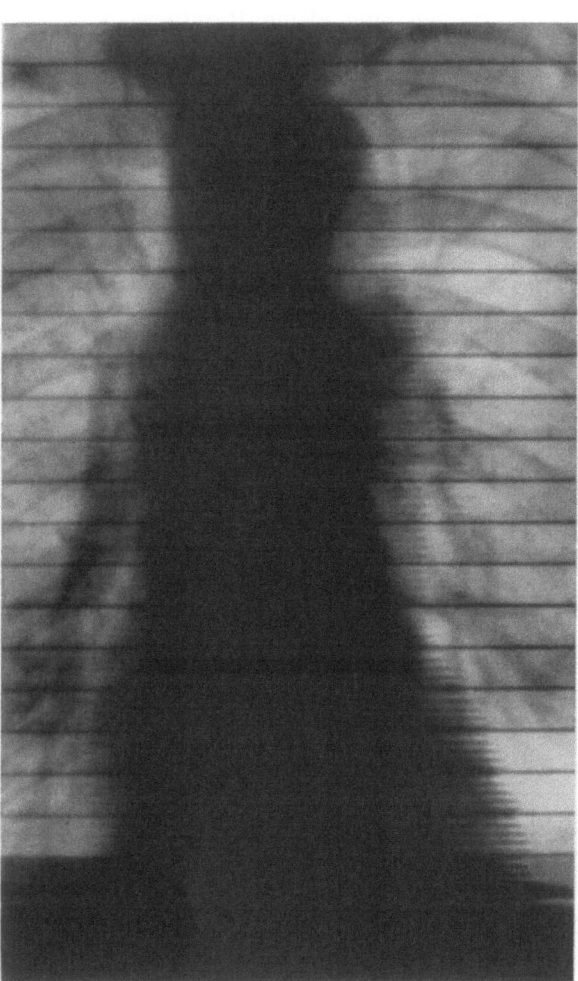

Abb. 6. Große Kammerrandamplitude bei steilgestelltem Herzen

Die Bewegungsgröße am rechten Herzrand ist stärker variabel und infolge von Sekundärbewegungen oder Überlagerung der Vorhof- durch die Kammerbewegung schlechter beurteilbar. Sie spielt daher für die Interpretation des Kymogramms nur insofern eine Rolle, als an ihr — unter Berücksichtigung eventuell zeitlicher Verschiebung der Randzacken — das Ausmaß der Pendel- und Rotationsbewegung abgelesen und so der reelle Bewegungsraum des linken Herzrandes sicherer beurteilt werden kann.

Wichtiger ist die Bewegungsgröße am Rand der großen Gefäße, die in ihren pulsatorischen Eigenbewegungen nur durch die rhythmischen Volumenschwankungen bestimmt werden. Auf die Bedeutung der Aortenrandamplitude ist schon hingewiesen. Sie ist verkleinert, z. B. beim Perikarderguß (Abb. 9), bei der Mitralstenose (Abb. 11) und beim Vorhofseptumdefekt. Sie ist vergrößert bei der Aortensinsuffizienz, beim offenen Ductus arteriosus, der Fallotschen Tetralogie und dem Pseudotruncus arteriosus, umschrieben auch bei der Isthmusstenose der Aorta (THURN). Am Pulmonalissegment des linken Herzrandes werden verstärkte Pulsationen bei der Pulmonalinsuffizienz beobachtet. Am Hauptstamm der Pulmonalarterie wie auch an den großen Ästen sprechen vergrößerte pulsatorische Eigenbewegungen für einen vermehrten Lungendurchfluß (Links-Rechts-Shunt), was also z. B. für den Septumdefekt, offenen Ductus arteriosus und die Transposition der großen Gefäße gilt (Abb. 10). Derartige Eigenbewegungen (Distensionen) dürfen nur dann angenommen werden, wenn sich an beiden Rändern des fraglichen Gefäßes gleichzeitig entgegengesetzte Ausschläge erkennen lassen, also in Kammersystole Auswärts-

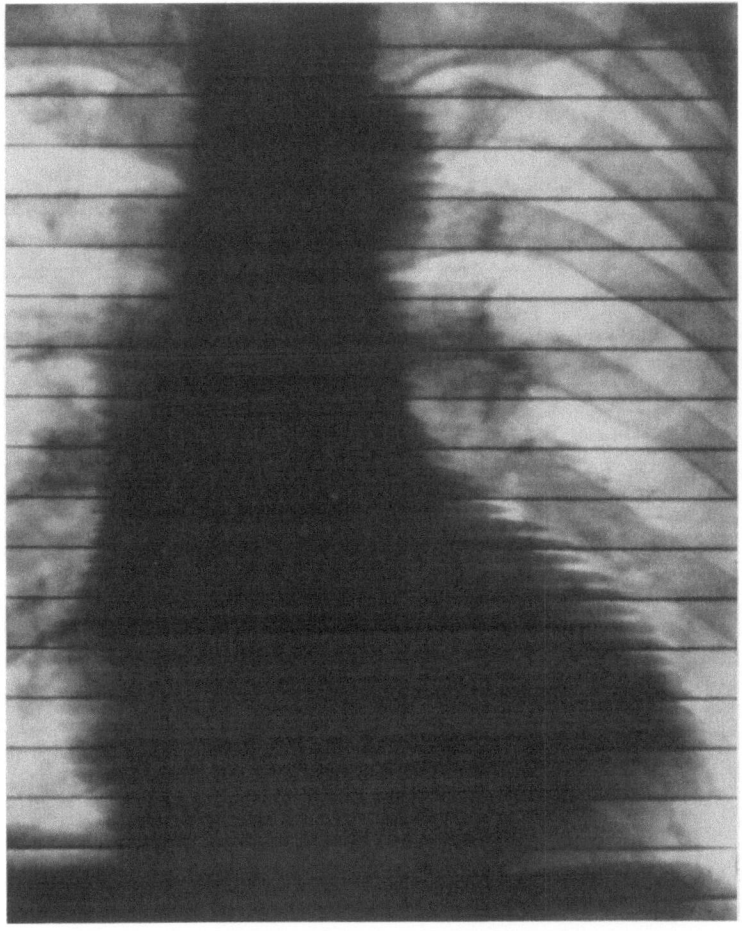

Abb. 7. Leicht vergrößerte Kammerbewegung kranial, kleine Randbewegung caudal

und in Diastole Einwärtsbewegungen. Dann können sie als echte pulsatorische Volumenschwankungen angesehen und von der normalen Mitbewegung (Lokomotion) der herzrandnahen Lungengefäße abgegrenzt werden, wie sie auf jedem Normalkymogramm erkennbar sind (etwa in Abb. 5 an den Hilusgefäßen oder an der Unterlappenarterie rechts).

Die *zeitliche Analyse* der Randzacken im Kymogramm basiert auf der Bestimmung des Austreibungsbeginns der linken Kammer, kenntlich am steilen Anstieg der Lateralbewegung des Aortenbogens; die Laufzeit der Pulswelle kann dabei vernachlässigt werden. Überall da, wo die Kammerrandbewegung gegenläufig zur Aortenrandbewegung verläuft, ihre laterale Zackenspitze in der Diastole also dem medialen Fußpunkt der Aortenzacke zeitlich voll entspricht, ist die Koordination der Herzaktion normal.

Am rechten Herzrand kann die gleiche Kammerbewegung allein vorliegen, oder es kann nur der caudale Randabschnitt eindeutig ventrikuläre Bewegung zeigen und der kraniale Abschnitt eine versetzte Bewegungskurve in Form von Vorhofszacken aufweisen (Fetzer). Häufig resultieren hier Doppelzacken durch die Pulsation des randständigen rechten Vorhofs mit Interpolation mitgeteilter Kammeraktionen. Dabei sind die Randzacken entweder gleich groß, so daß sie gegen links verdoppelt scheinen, oder die Kammerbewegung ist mit größeren Zacken zwischen die kleinen Bewegungsausschläge des Vorhofs eingeschaltet. Man spricht hier von einer Vorhofs-Mischbewegung, wie sie in ähnlicher Form auch in der Herzbucht vorkommt. Sie ist immer Ausdruck einer Überlagerung der Vorhofsbewegung durch die Kammerbewegung oder einer Überlagerung durch Herzpendeln. Reine Vorhofspulsationen am rechten Herzrand ohne Interpolation oder Interferenz kommen nur bei echter Vorhofsvergrößerung vor (Tricuspidalvitien).

Am linken Herzrand sind in normalen Fällen innerhalb der Taille in einem kurzen Rasterausschnitt oft gleichfalls kleine Vorhofsmischbewegungen erkennbar; sie werden nach kranial von der Randbewegung des Pulmonalissegments, nach caudal von der Kammerbewegung abgelöst. Dadurch sind die Herzränder topographisch gut zu unterteilen (vgl. Abb. 5—7), was einen großen Vorzug der Flächenkymographie bedeutet und bei pathologischen Herzkonfigurationen wichtig werden kann. So sind im Kymogramm des Mitralfehlers der Abb. 11 links innerhalb der ausgefüllten Herzbucht deutlich zweierlei Typen der Randbewegungen zu unterscheiden. Der obere entspricht dem Pulmonalisbogen, der untere dem vergrößerten Herzohr, dessen Randbewegung sich nach Form und Zeit deutlich von den Zacken des ohne Incisur anschließenden Randes der linken Kammer absetzt. Am rechten Herzrand lagern sich die beiden Vorhöfe übereinander und kreuzen sich mit ihren Rändern. Obwohl beide die gleiche doppelzackige Randbewegung auf-

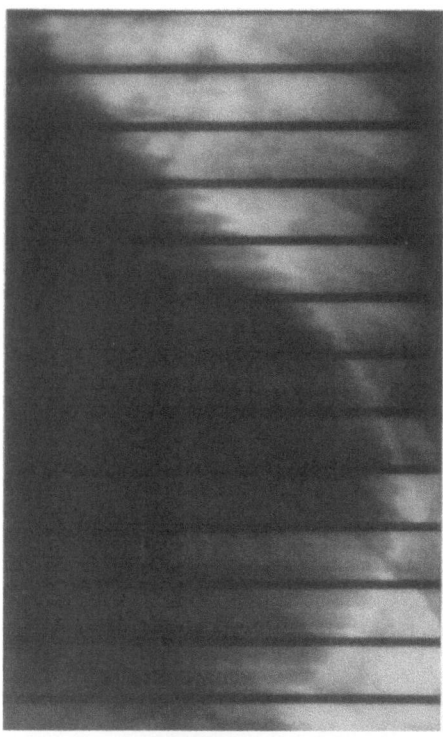

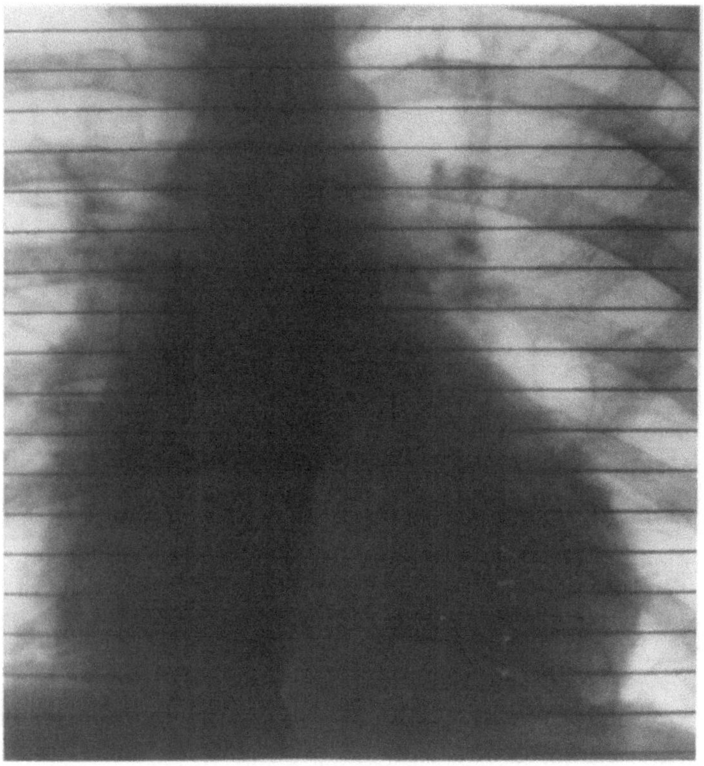

Abb. 8. Stumme Zone am Ventrikelrand (derbe Myokardschwiele)

Abb. 9. Stark gedämpfte Randbewegung an der linken Kammer und Aorta (Perikarditis und Myopathie)

weisen, lassen sie sich gut voneinander abgrenzen, so daß hier der vergrößerte linke Vorhof augenfällig vom rechten bis zum linken Herzkontur fast plastisch dargestellt wird.

Wo innerhalb des Randanteils einer Herzhöhle an umschriebener Stelle nicht nur eine Verkleinerung der Amplitude oder stumme Zone, sondern eine Umkehrung der Bewegungskurve kymographisch sichtbar wird, spricht man von einer *Bewegungsparadoxie*. Sie ist charakteristisch für eine umschriebene Wandschwäche, in deren Bereich sich bei der systolischen Kontraktion der Umgebung der Herzrand eng umgrenzt ausstülpt, und insofern fast pathognomonisch für den Herzinfarkt. Ein Beispiel ist in Abb. 12a wiedergegeben.

Die *Form* der einzelnen Randzacken ist außerordentlich variabel. Ihre Analyse hat zu berücksichtigen, daß an ihrer Entstehung mehrere qualitativ und quantitativ verschiedene Faktoren beteiligt sind. Seit STUMPF ist ein unendlicher Fleiß darauf verwandt worden, verbindliche Kriterien für die Forminterpretation zu erarbeiten. Es

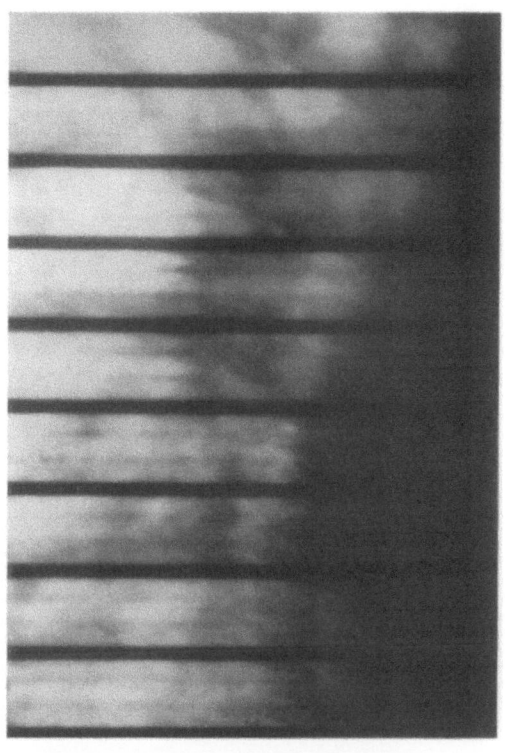

Abb. 10. Pulsatorische Eigenbewegung bei vermehrtem Lungendurchflußvolumen

kann heute — gerade auch durch die Ergebnisse der Elektrokymographie und Phasenanalyse — als sicher gelten, daß sehr wenige Deformierungen der Randzacken den Rang eines krankhaften Symptoms haben. Dazu gehört die Schleuderform der linken oberen Herzrandzacken, also eine deutliche zeitliche Verkürzung der Lateral- und Medialbewegung bei großer Amplitude, eine „schnellende"Bewegung (Aorteninsuffizienz). Eine Abschrägung der Medialbewegung kann eine verlängerte systolische Entleerung anzeigen, so am Rand der

Abb. 11. Kymogramm bei Mitralvitium, linker Vorhof an beiden Herzrändern gut abgrenzbar

linken Kammer bei Aortenstenose oder rechts bei isolierter Pulmonalstenose. Eine
sichere pathologische Kurvenform im Kammerbereich ist das „laterale diastolische
Plateau", das in Verbindung mit einem medialen Plateau am Aortenrand bei der
Perikardkonstriktion vorzukommen pflegt (Abb. 12b) und die erschwerte diastolische
Kammerfüllung anzeigt. Dieses Symptom muß jedoch am ganzen Herzrand oder größeren
Randabschnitten zu finden sein, wenn es diagnostisch beweisend sein soll. Umschriebene
Randpartien mit einem lateralen Plateau kommen über der Herzspitze auch beim
bradykarden Sportherzen vor (Restblut, Reindell) und bei Pneumothorax; es kann
aber auch allein durch Linkspendeln bedingt sein. Ein systolisches Medialplateau umgekehrt ist an der Herzspitze nicht pathologisch; an größeren Randabschnitten wird es
gelegentlich bei der Akkretion des Perikards gefunden (Heckmann; Haubrich u. Thurn).

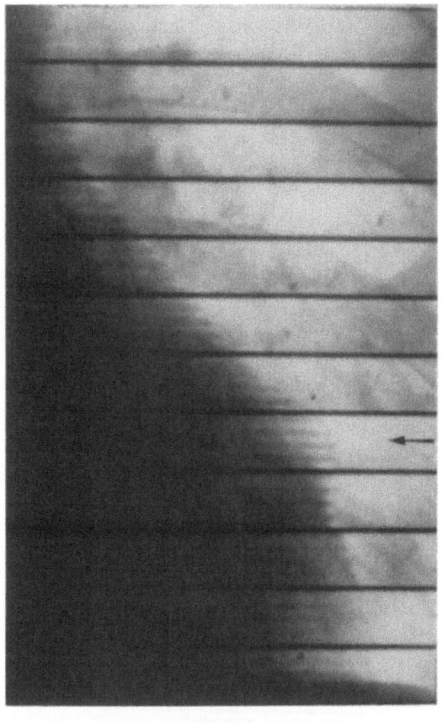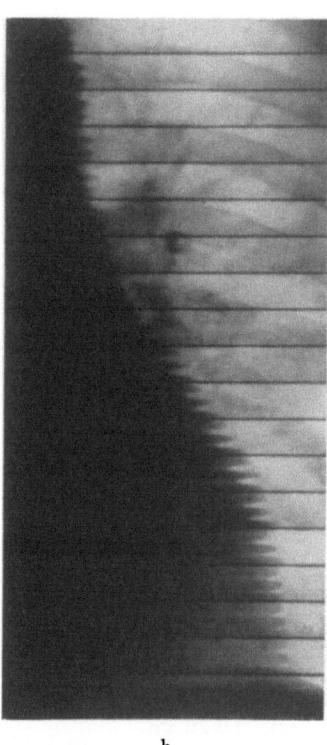

a   b

Abb. 12a u. b. a Bewegungsparadoxie bei kleinem Herzwandaneurysma. b Diastolisches Lateralplateau
der Kammerbewegung bei Perikardkonstriktion

Doppelzacken im Kammergebiet kommen bei Perikardergüssen vor (Heckmann).
Doppelzacken am Vorhofsrand sind uncharakteristisch. Grundsätzlich ist festzustellen,
daß die Formanalyse der Vorhofsbewegungen im Flächenkymogramm brauchbare Resultate nicht ergibt (Haubrich; Heckmann; Thurn). Das gilt insbesondere für die Randbewegung des linken Vorhofs bei Mitralfehlern. Am rechten Vorhof liegen die Verhältnisse nur wenig günstiger. Die Überlagerung durch die Ventrikelbewegung macht
in den meisten Fällen genauere Aussagen allein auf Grund des Kymogramms unmöglich.
   Schließlich sei kurz auf die *Dichteänderungen* eingegangen, die sich innerhalb der
Herzhöhlen und an den großen Lungengefäßen im Kymogramm erkennen lassen und
Ausdruck der rhythmischen Volumenschwankungen sind. In Ventrikelsystole werden im
Kammerbereich des Kymogramms weniger Strahlen absorbiert, so daß Aufhellungsstreifen entstehen; in den Vorhöfen und großen arteriellen Gefäßen entstehen hier umgekehrt Verschattungsbänder. Die alternierenden Dichteänderungen korrespondieren
mit den Randbewegungen (vgl. Abb. 5). Oft gehen die systolischen Aufhellungsstreifen

in der linken Kammer so sanft in den systolischen Fußpunkt der Ventrikelzacken über, daß dieser schlecht abzugrenzen und die Randamplitude daher nur annähernd zu bestimmen ist. Bedeutung haben diese Dichteänderungen innerhalb des Herzschattens vor allem für die zeitliche Zuordnung von zeitlich versetzten Randabschnitten korrespondierender Rasterhöhe. An den großen Gefäßen lassen sie die Eigenbewegungen in Fällen von pathologisch vermehrtem Durchflußvolumen leichter abgrenzen. Im übrigen ist es gelegentlich möglich, dem Herzrand dicht angelagerte Gebilde dadurch als extrakardial zu entlarven (Cysten), daß in ihnen die im Herzschatten deutlichen Dichteänderungen fehlen (THURN).

β) Zwerchfellkymogramm (Atmungskymogramm)

Zur Bewegungsanalyse der Atmung kann das Röntgenkymogramm erfolgreich herangezogen werden (STUMPF; H. H. WEBER; WELTZ; DAHM). Es wird zweckmäßig mit senkrechter Schlitzstellung und waagrechtem Rasterablauf angefertigt, weil hiermit die respiratorische Auf- und Abwärtsbewegung des Zwerchfells und die Senkung und Hebung der Rippen lesbarer registriert werden als mit der für die Herzuntersuchung üblichen waagerechten Schlitzstellung. Da es sich bei der normalen Atmung jedoch nicht nur um eine Vertikal-

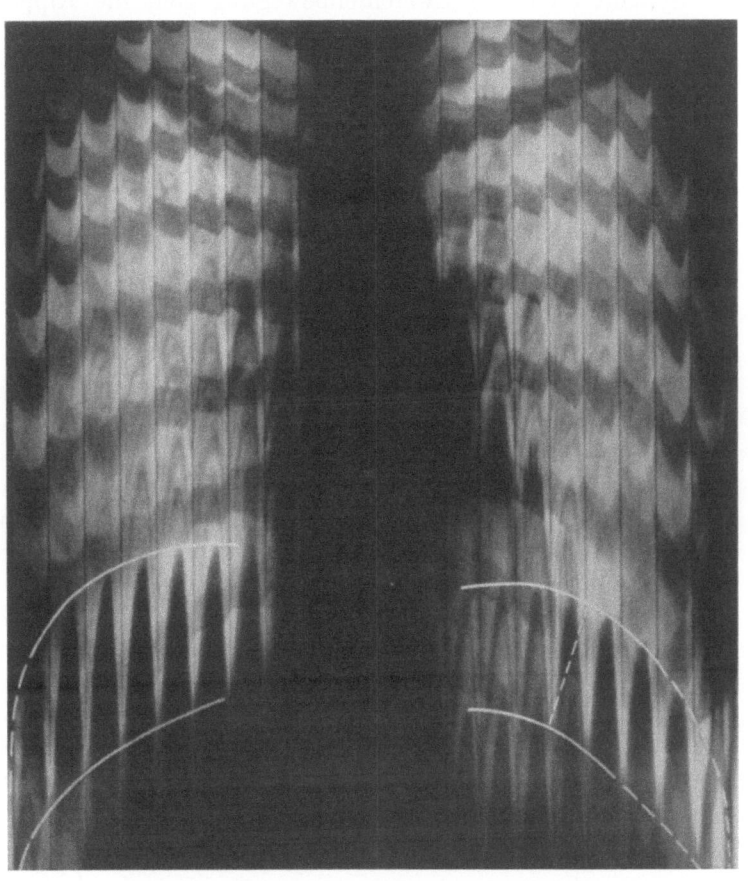

Abb. 13. Normales Atmungskymogramm, sagittal

bewegung von Zwerchfell und Rippen handelt, sondern auch eine diaphragmale Medialbewegung und costale Lateralbewegung gleichzeitig gegeben ist, kann notfalls die ganze Atembewegung auch mit waagrechter Schlitzrichtung und senkrechtem Bewegungsablauf erfaßt werden, vor allem wenn es auf einen Seitenvergleich bei gröberen Bewegungsabweichungen ankommt.

Das normale Atmungskymogramm zeichnet bei horizontaler Kurvenrichtung die Respirationsbewegung des Zwerchfells, der Rippen und des Mittelfells als aufrecht stehende Bewegungskurven auf. Es wird gewonnen, indem man von tiefer Inspirationsstellung aus in der Expositionszeit von 3—5 sec je eine tiefe Expiration und Inspiration hintereinander ausführen läßt (Abb. 13). Am Zwerchfell markiert dann die Verbindungslinie der Zackenspitzen die exspiratorische Endstellung, die Verbindung der unteren Umkehrpunkte die inspiratorische Endstellung; zwischen beiden Linien ist der diaphragmale Bewegungsraum erfaßt. Die Exkursionsbreite des Zwerchfells läßt sich so leicht festhalten und unter Berücksichtigung der Projektionsvergrößerung an dem senkrecht zu den bogigen Begrenzungslinien gemessenen Abstand für alle Bogenabschnitte exakt berechnen. Sie beträgt an der Kuppe bei ruhiger Atmung 2 cm, bei forcierter Atmung bis 8 cm. Die Bewegungskurve wird in Richtung des Rasterablaufs gelesen, verläuft in unserem Beispiel der Abb. 13 also üblicherweise vom linken zum rechten Bildrand. Dabei zeigt sich in Übereinstimmung mit der Atmungsphysiologie, daß die Exspirationsbewegung zum Schluß verlangsamt wird, während die Inspirationsbewegung bei im ganzen kontinuierlichem Ablauf nur anfangs geringfügig verzögert sein kann. Dementsprechend hat die Bewegungszacke des Zwerchfellbogens die Form eines asymmetrisch leicht abgestumpften Kegels.

Synchron mit der Zwerchfellbewegung geht die Rippenbewegung in gegenläufiger Richtung. Ihre Exkursionsbreite ist geringer, aber gleichfalls im Kymogramm eindeutig bestimmbar. Für die klinische Praxis kommt es hier allerdings nicht auf absolute Werte an, sondern nur auf die zeitliche Zuordnung zur Zwerchfellbewegung und die Seitensymmetrie von Richtung und Ausmaß der Bewegung. Als drittes schließlich registriert das Atmungskymogramm die respiratorische Verschiebung des Mittelfells bzw. Herz-Gefäßbandschattens, die sich trotz Überlagerung durch die Pulsationsbewegung leicht an allen nicht senkrechten Abschnitten des Mittelschattens erkennen läßt. Da die Mediastinalverschiebung schon beim gesunden Individuum stark schwankt, werden hier klinisch nur stärkere Verschiebungen im Sinne des Mediastinalwanderns wichtig.

Auf dem sagittalen Zwerchfellkymogramm drückt sich die Bewegung der dorsalen Zwerchfellabschnitte nicht aus. Zu ihrer Beurteilung ist das frontale bzw. seitliche Atmungskymogramm erforderlich. Hier wird die große Exkursionsdifferenz der lumbalen Zwerchfellabschnitte zu den sternalen Partien sofort augenfällig, während die zur komplexen Atembewegung gehörige Anhebung der vorderen Rippen weniger deutlich sein kann (Abb. 14). Gleichzeitig wird auf gut durchgezeichnetem Kymogramm die respiratorische Mitbewegung der Lungengefäße des Unterlappens sichtbar, die im Regelfall rein diaphragmal bestimmt ist.

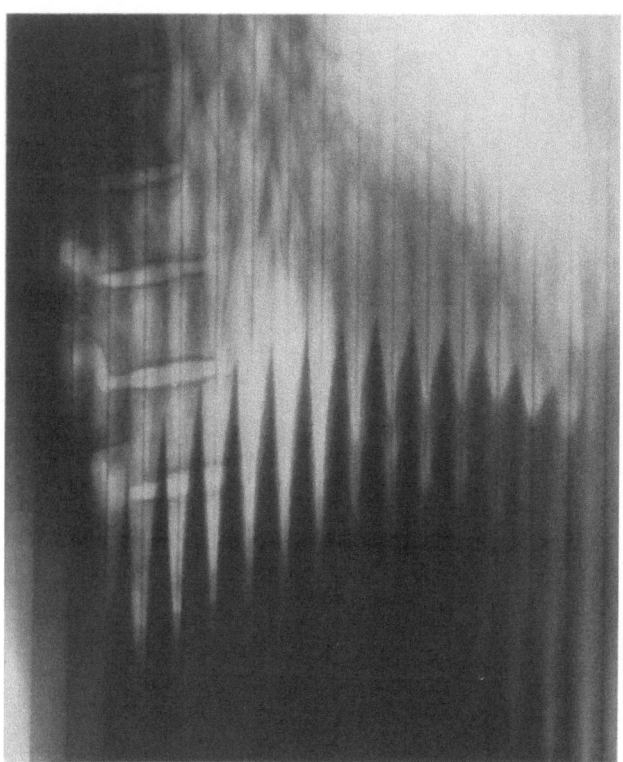

Abb. 14. Normales Atmungskymogramm, frontal

Das ist auch für die Analyse des „normalen", im sagittalen Strahlengang gewonnenen Atmungskymogramms wichtig. Abb. 13 zeigt sehr deutlich, wie sich die Bewegungskurven der Lungengefäße in gleicher Richtung, gleichem Ablauf und nach oben langsam verkleinert über die Bewegungszacken des Zwerchfells zu wölben scheinen. Von der Weth hat so die diaphragmale Belüftung des Unterlappens bis in die Lungenspitzen hinein nachgewiesen. Im Bereich des mittleren Lungenfeldes werden die Mitbewegungen dieser Lungengefäße überlagert von den Bewegungskurven der Oberlappengefäße, die umgekehrt gerichtet sind und parallel synchron mit der Rippenbewegung verlaufen, bis dann die Lungenzeichnung der Spitzenpartien einen ausschließlich costalen Bewegungstyp aufweisen. Klinisch spielen diese Phänomene eine gewisse Rolle bei der Lokalisation kavernöser Prozesse bzw. bei der Indikationsstellung zur therapeutischen Phrenicusausschaltung.

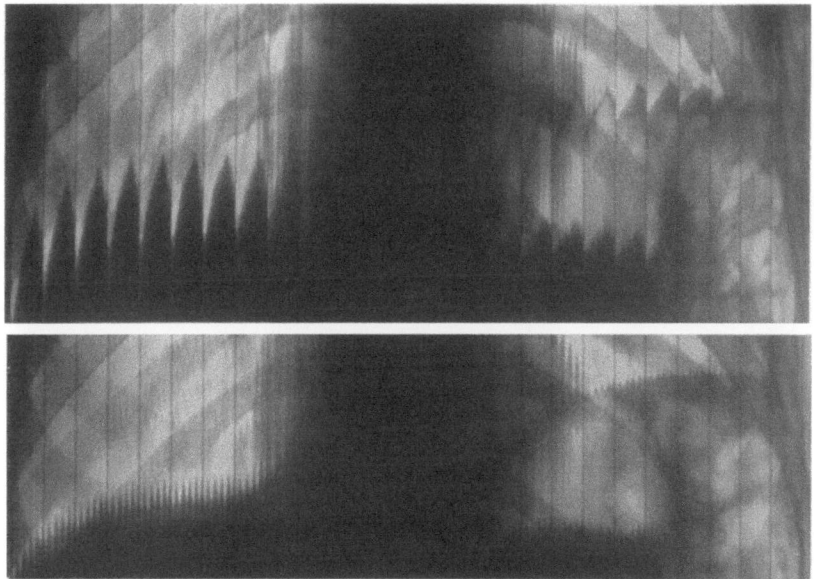

Abb. 15. Bewegungsstörung links lateral durch basale Schwarte (oben), keine Lähmungszeichen im Schnupfkymogramm (unten)

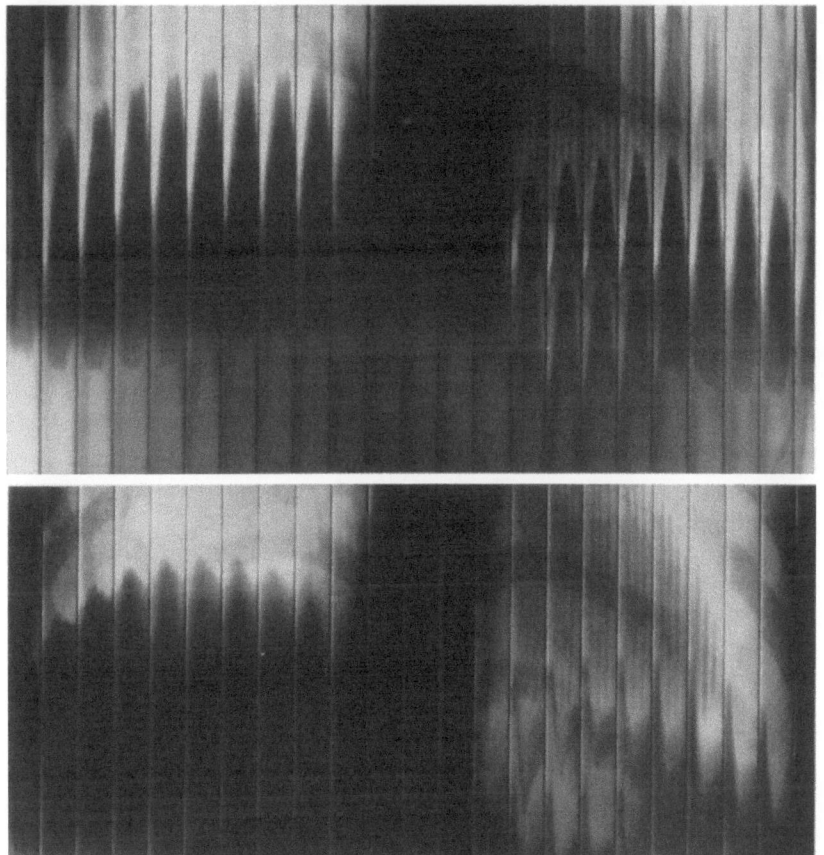

Abb. 16. Einseitige exspiratorische Zackendoppelung (oben) und Pseudoparadoxie (unten) bei Psychopathin

Für die röntgenologische Funktionsprüfung des Zwerchfells reicht das Kymogramm bei normaler oder forcierter Atmung nicht aus, ebensowenig wie der Leuchtschirmbefund. Hier finden spezielle *Atmungsprüfungen* ihren Platz, unter denen der

25*

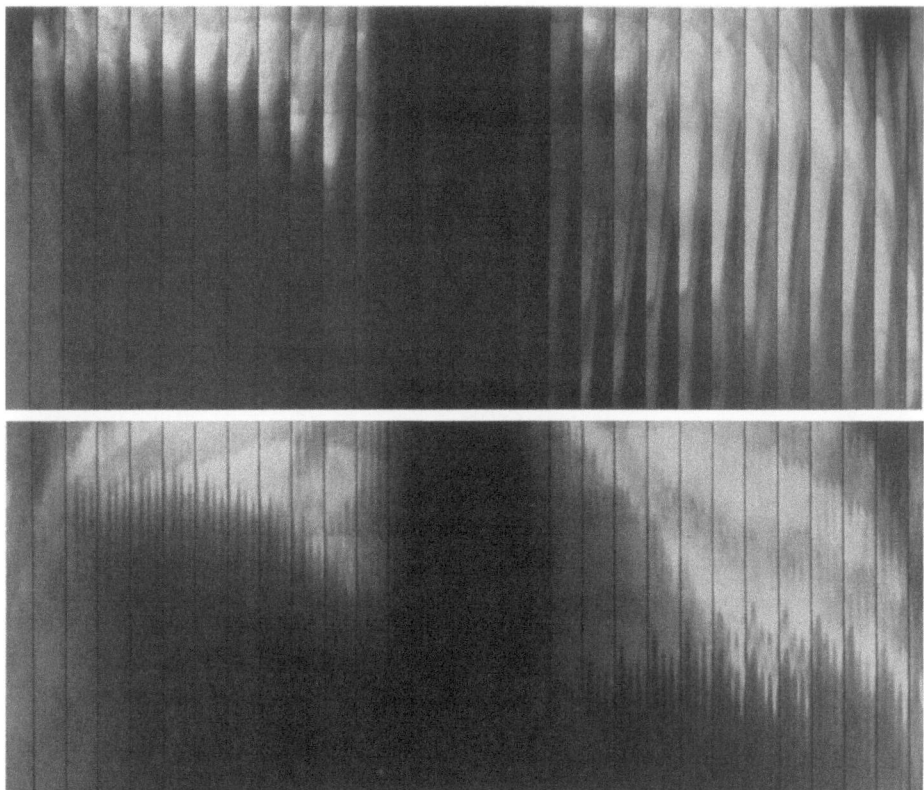

Abb. 17. Verkleinerte und pseudoparadoxe Bewegung rechts im Atmungskymogramm (oben), paradoxe
Bewegung im Schnupfkymogramm (unten) bei echter Zwerchfell-Lähmung rechts

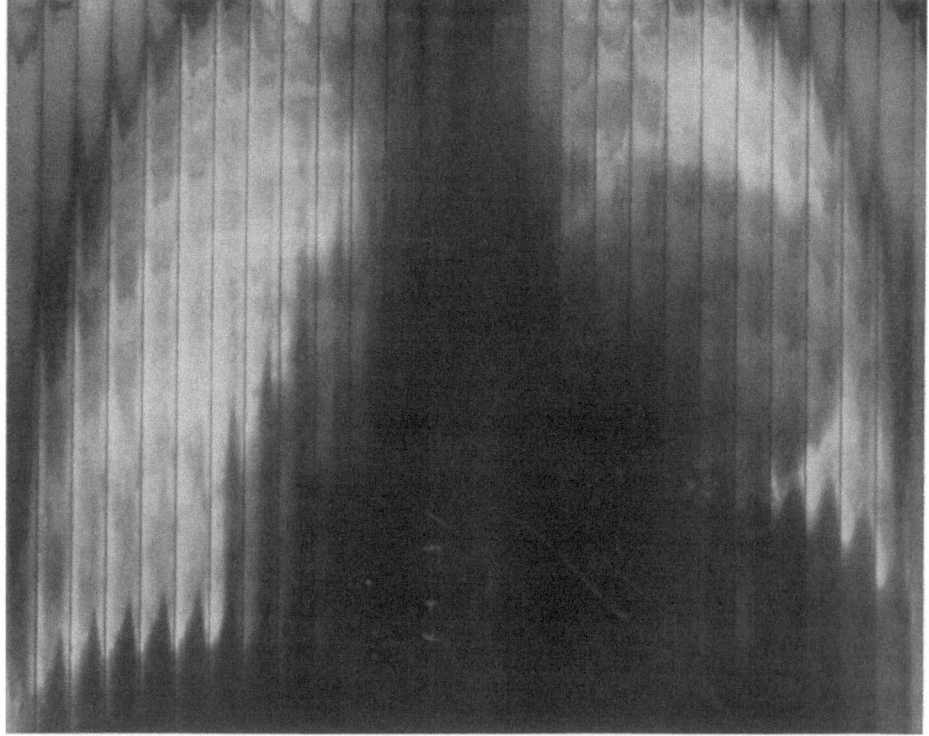

Abb. 18. Mediastinalwandern bei Lungentumor, s. Text

kymographisch fixierte Hitzenbergersche Schnupfversuch die wichtigste Rolle spielt. Man läßt hierbei während der Expositionszeit mehrere kurze Inspirationsbewegungen bei geschlossenem Mund durch die Nase mehrmals in gleicher Weise ruckartig hintereinander ausführen. Diese Schnupfbewegungen erscheinen auf dem Kymogramm in Form kleiner, dicht nebeneinander stehender Bewegungszacken. Sie sind natürlich zu klein und enggestellt, als daß ihre Form noch beurteilt werden könnte, lassen sich aber im Seitenvergleich der Zwerchfellhälften nach Amplitude, Anzahl und zeitlicher Zuordnung gut erfassen. Das ist wichtig für die röntgenographische Fixierung paradoxer und pseudoparadoxer Bewegungen eines Hemidiaphragmas, wie sie Kennzeichen der neurogenen oder muskulären Paralyse und Parese sind (Waagebalkenphänomen).

Die Leistungsfähigkeit der genannten kymographischen Untersuchungsmethoden sei an einigen Beispielen demonstriert und ihre Auswertung kurz erläutert. Abb. 15 gibt im oberen Bildteil eine Bewegungsstörung der linken Zwerchfellhälfte durch eine basale Schwarte bei normaler Atmung wieder. Die Amplitude der Zwerchfellbewegung ist links verkleinert und nach lateral auf ein Minimum reduziert. Eine hemidiaphragmale oder circumscript laterale Lähmung, wie sie bei hochgradiger Atrophie durch lange bestehende Schwarte vorkommt, fehlt hier aber noch, da im Schnupfkymogramm (unterer Bildteil) alle Zacken der Bewegungskurve in gleicher Anzahl und gleichem Schlitzabstand vorhanden sind, eine zeitliche Versetzung (Pseudoparadoxie, Parese) oder gar gegensinnige Richtung (Paradoxie, Paralyse) also noch nicht stattgefunden hat. In ähnlicher Form lassen sich im Seitenkymogramm pleuritische Bewegungseinschränkungen des lumbalen Zwerchfellabschnitts erfassen. Funktionelle Bewegungsstörungen im Sinne einer einseitigen exspiratorischen Zwischenbewegung abwechselnd mit einseitiger diaphragmaler Bewegungs-Pseudoparadoxie bei einer Psychopathie zeigen die kymographischen Zwerchfellausschnitte der Abb. 16. Eine echte muskuläre Zwerchfellähmung bei Peritonitis gibt Abb. 17 wieder, wo im normalen Atmungskymogramm (oberer Bildteil) nur die Verkleinerung der Amplitude und eine in den lateralen Partien auch zeitlich versetzte, pseudoparadoxe Bewegung erscheint, während im Schnupfkymogramm (unterer Bildteil) eine echte Bewegungsparadoxie rechts zu Tage tritt. Alle Zackenspitzen rechts stimmen zeitlich mit den unteren Umkehrpunkten der diaphragmalen Bewegungskurven links überein. In prinzipiell gleicher Weise, jedoch weniger augenfällig drückt sich eine Bewegungsparadoxie natürlich auch im Atmungs- oder Schnupfkymogramm bei waagrechter Schlitzstellung aus. Als letztes Beispiel gibt Abb. 18 ein Mediastinalwandern zur kranken Seite bei einem großen Lungentumor mit Bronchostenose wieder. Die exspiratorisch nach oben gerichteten Bewegungszacken des rechten Herzrandes zeigen in der zeitlichen Koordination zur Zwerchfellbewegung, daß sich Herz und Mediastinum exspiratorisch nach rechts, inspiratorisch zur kranken Gegenseite hin bewegen.

γ) Kymographie der Verdauungsorgane

Mittels der Flächenkymographie hat Dahm 1941 die Bewegungsvorgänge beim normalen und krankhaften *Schluckakt* eingehend untersucht. Die Schluckbewegungen im hinteren Anteil der Mundhöhle und oberen Anteil des Pharynx lassen sich mit senkrechter Schlitzstellung, die im Hypopharynx mit waagrechter Schlitzstellung am besten erfassen (Abb. 19). Die Ablaufzeit beträgt 3 sec. Im Kymogramm stellen sich die Aufwärtsbewegung der Zunge und die Beförderung des Speisebreies (Kontrastmittel) über den Zungenrücken zum Zungenrand gut dar. Die Anhebung der Zunge ist in der Mitte am ausgiebigsten und hält über die Dauer des Einzelschlucks an, auch wenn der Mundboden bereits wieder erschlafft ist; im Bereich des weichen Gaumens, an der Schlundenge senkt sich der Zungenrücken jedoch sogleich wieder (× in Abb. 19a). Die Zungenhebung ist auch bei umgekehrter Schlitzstellung erkennbar, doch ist hier die Hebung des Gaumensegels über das Niveau des harten Gaumens augenfälliger (Abb. 19b). Gleichzeitig wird in beiden Techniken die Rückwärtsbewegung des Zungengrundes gegen die Hinterwand des Rachens erkennbar. Die Bewegung des Zungenbeins drückt sich im Kymogramm gleichfalls gut aus. Die Tätigkeit der Schlundschnürer kann nur indirekt dadurch erschlossen werden, daß die Kontrastausschnitte an der Vorderwand des Hypo-

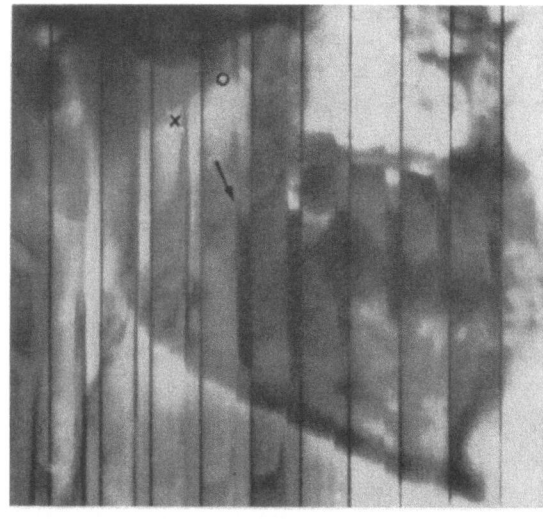
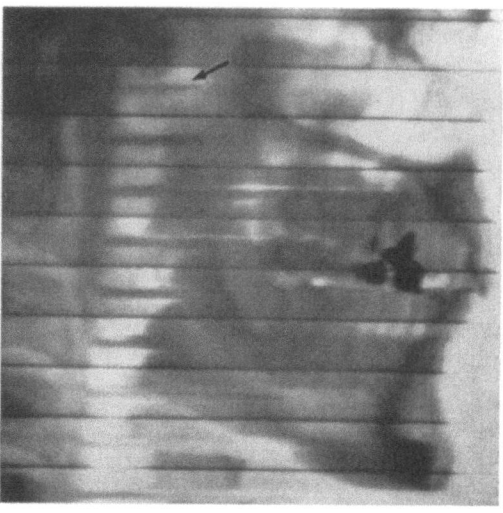

a

b

Abb. 19a u. b. Schluckkymogramm in verschiedener Rasterstellung, normal (× Hebung des Zungengrundes, ↑ Hebung des Gaumensegels; nach Dahm)

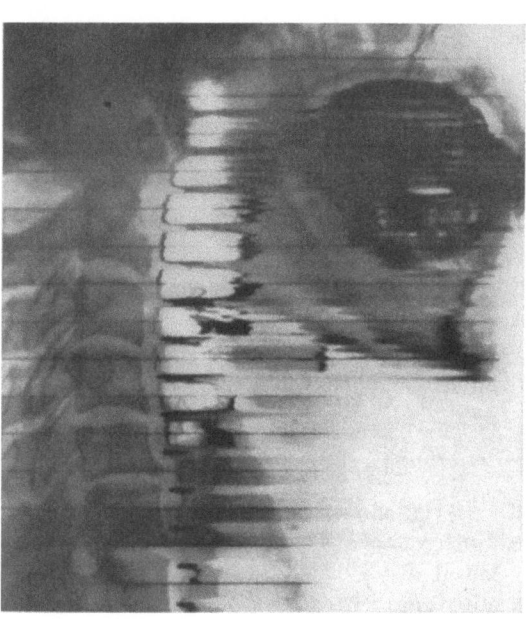
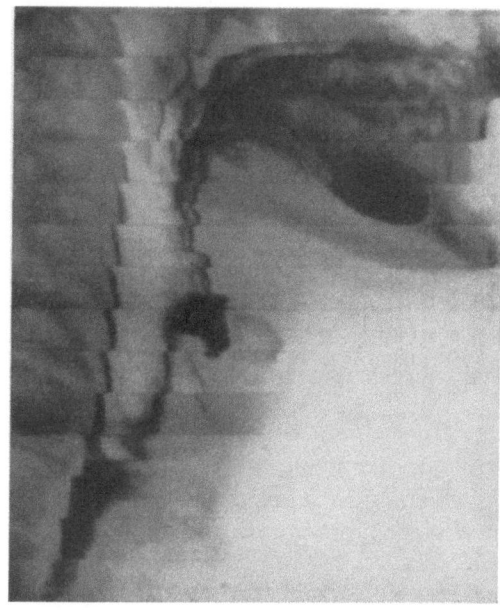

a

b

Abb. 20a u. b. Hilfsbewegungen beim Schluckakt eines Psychopathen (links). Schluckstörung bei Myasthenie (rechts; nach Dahm)

pharynx eingedellt, die einzelnen Kontrastmittel-Schattenstreifen an der Hinterwand bogenförmig begrenzt werden und der Hypopharynx selbst nach jedem Einzelschluck luftleer wird; eine echte Peristaltik fehlt (Dahm). Die Bewegung des Kehldeckels ist von der des Zungenbeins und Mundbodens abhängig, kann jedoch auf dem Höhepunkt des Schluckaktes kymographisch nicht erfaßt werden, weil die Epiglottis im luftleer gewordenen kontrahierten Pharynx keinen Kontrast abgibt. Die Dauer des reflektorischen Schluckaktes ließ sich im Kymogramm mit einem Mittelwert von 1,1—1,5 sec bestimmen.

Für die Analyse der Schluckstörungen und -lähmungen kann das Kymogramm recht wertvoll sein. So hat DAHM gezeigt, daß Epiglottistumoren sich an starker Bewegungsbehinderung der Mundbodenmuskeln bzw. des Zungenbeins erkennen lassen, Tumoren der hinteren Pharynxwand jedoch keine Bewegungsausfälle zeigen. Bei der Schluckstörung durch Grenzdivertikel erfolgt die Entleerung des Divertikels passiv, indem die Trachea gegen die Wirbelsäule nach oben hinten gezogen und das Divertikel gehoben

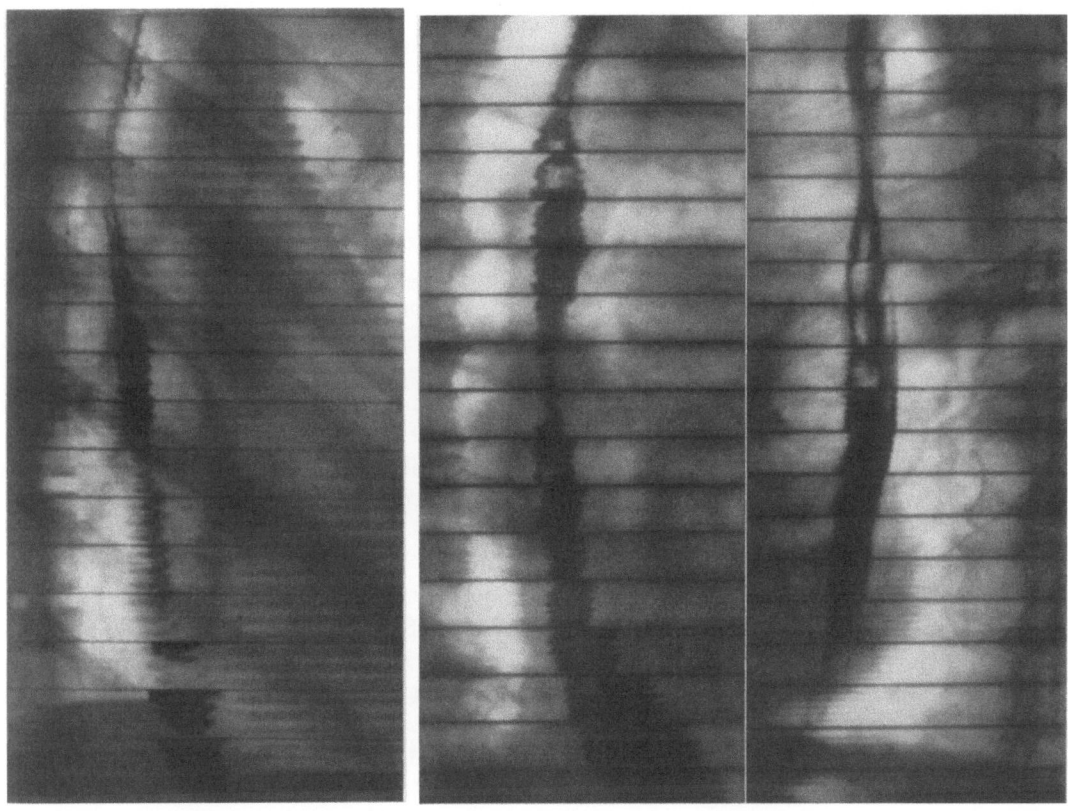

Abb. 21   Abb. 22

Abb. 21. Oesophaguskymogramm, normal. In Bifurkationshöhe pulsatorische Mitbewegung, darunter peristaltische Pendelbewegung, ganz unten Tonusschwankungen

Abb. 22. Oesophaguskymogramme bei Oesophaguscarcinom (links) und Bronchialcarcinom (rechts), s. Text

und zusammengedrückt wird. Desgleichen lassen sich im Schluckkymogramm die Funktionsstörungen durch Zungenbeinerkrankungen, Bandverknöcherungen und Schleimhautalterationen durch die Sklerodermie erfassen. Periphere Schlucklähmungen können ebenfalls im Kymogramm gut erkannt werden, allerdings nicht bei einseitiger Schädigung, weil im üblichen Seitenkymogramm stets beide Seiten aufeinander projiziert werden. Bei der postdiphtherischen Schlinglähmung fehlen die Einengung des Schlundes und die Bewegungen des Gaumensegels. Bei den zentral bedingten Schlucklähmungen wird die Auswertung des Kymogramms häufig durch die überlagernden Hilfsbewegungen von Kopf und Unterkiefer erschwert. Derartige Hilfsbewegungen lassen sich auch bei Psychopathen finden (Abb. 20a) und bei der Pseudobulbärparalyse. Besonders eindrucksvolle Befunde liefert das Kymogramm bei der Myasthenie, wo alle Schluckmuskeln beteiligt sind. Ohne unterstützende Bewegungen des Unterkiefers ist der Schluckakt in allen Abschnitten schwer gestört, so daß der Kontrastbrei in Mundhöhle und Schlundbereich hängenbleibt und nur wenig in die Speiseröhre gelangt (Abb. 20b).

Auch die nach Abschluß der „buccopharyngealen" Phase des Schluckens einsetzenden Eigenbewegungen der *Speiseröhre* können flächenkymographisch gut dargestellt werden (Dahm). Da der Kontrastmittelbrei in der Speiseröhre eine Abwärtsbewegung und eine peristaltische Verformung erleidet und gleichzeitig noch pulsatorisch mitbewegt wird, zeigt die Speiseröhrenwand kymographisch eine Mischbewegung (Abb. 21). Meist stellen sich die Bewegungsausschnitte des Kontrastmittels in den einzelnen Kymogrammstreifen rundlich, kuppelartig oder elliptisch dar, wobei der Rand eine feine pulsatorische Zähnelung aufweist. Tonusschwankungen der Speiseröhrenwand und mechanisches Abwärtsgleiten drücken sich in Breitendifferenzen der Kontrastmittelausschnitte, peristaltische Verschiebungen in Vor- oder Rückwärtsverlagerungen der ganzen Kontrastsäule oder in Wellenbewegungen aus, seltener auch in zirkulären Schnürungen. In Übereinstimmung mit den Angaben des älteren physiologischen Schrifttums läßt sich kymographisch feststellen, daß für die Weiterbeförderung der Ingesta neben dem buccopharnygealen Spritzvorgang der Tonus der Speiseröhre wesentlich ist, während Peristaltik und abschnittsweise Gesamtkontraktion nur Reservekräfte sind. Die pulsatorische Begleitbewegung an der Speiseröhrenwand wird auf Sagittalkymogrammen oft nur schwach abgebildet, bei schräger oder frontaler Strahlenrichtung jedoch sehr lebhaft. Sie ist eine reine Pendelbewegung, so daß sich die kleinen Pulsationszacken am Kontrastmittelausschnitt gegenseitig zu verzahnen scheinen. Maßgeblich für ihre kymographische Registrierung ist die topographische Beziehung des einzelnen Speiseröhrenabschnitts zum pulsierenden Organ, so daß man die Pulsation der großen Arterien gut von den doppelt gezackten Impressionen der Vorhöfe und den Schleuderformen der Kammerbewegung unterscheiden kann. Im unteren thorakalen Abschnitt der Speiseröhre macht sich des öfteren eine Mitbewegung durch die Aorta descendens, die ventrikuläre Herzbasis oder die respiratorische Zwerchfellbewegung geltend. Wo der intrathorakale Druck seitendifferent ist wie z. B. beim Pneumothorax, stellen sich auch respiratorische Seitwärtsbewegungen dar.

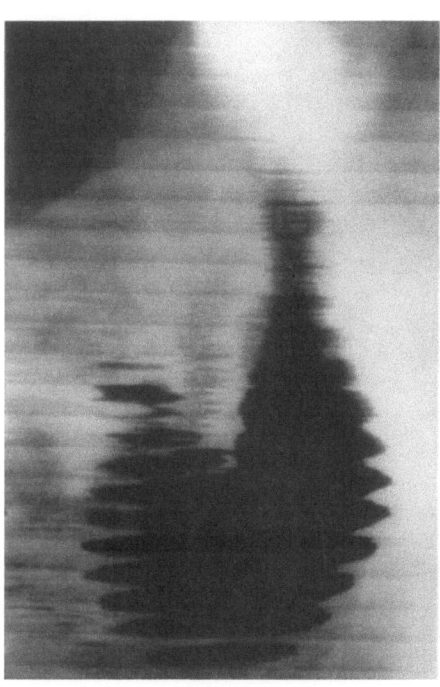

Abb. 23.
Normales Magenkymogramm, nach Sielaff

Erkrankungen der Speiseröhrenwandung sind vielfach kymographisch untersucht worden. So hat Dahm die sog. Kräuselung der Konturen bei Adhäsivprozessen analysiert und bei idiopathischen Oesophagusdilatationen das Fehlen von Peristaltik und ihren Ersatz durch Sekundärbewegungen beschrieben. Auffälligerweise ist die Peristaltik oberhalb einer Tumorstenose oft herabgesetzt. Wo eine prästenotische Dilatation noch nicht ausgesprochen ist, kann jedoch die peristaltische Pendelung normal bleiben wie im Beispiel der Abb. 22, links. Hier fehlen im Bereich der Tumorstenose Tonusschwankungen und Pendelung, so daß nur die pulsatorische Mitbewegung verzeichnet ist. Ober- und unterhalb des Tumors zeigt die Kontrastsäule sowohl eine Tonus- bzw. zirkuläre Weiteänderung als auch eine peristaltische Pendelung.

Auf einen kymographisch auffälligen Befund, der in der Diagnostik der Bronchialcarcinome Bedeutung gewonnen hat, haben Strnad u. Mitarb. hingewiesen. Danach ist die pulsatorische Mitbewegung (im Kymogramm im ersten schrägen Durchmesser) an der Speiseröhre herabgesetzt oder an umschriebener Stelle ganz aufgehoben, wenn ein maligner intrathorakaler Prozeß vorliegt. Insbesondere beim Bronchialcarcinom soll dieser Befund eine mediastinale Metastasierung anzeigen. Die Überprüfung durch

CASPER und KRAUS hat zwar eine
merkliche Fehlerbreite dieses Symptoms ergeben, doch bleibt der diagnostische Wert dieser Methode bestehen. Die Dämpfung der Pulsation
an der Oesophaguswand ist nicht
eindeutig von einer metastatisch-tu-
morösen Mediastinalinfiltration bestimmt. Interpretationsfehler sind
schon dadurch möglich, daß an der
Aortenimpression und in Bifurkationshöhe auch beim Gesunden die
pulsatorische Zähnelung im Kymogramm stark gedämpft sein kann.
Erklärungsversuche für das am
Beispiel der Abb. 22 rechts wiedergegebene Phänomen sind bislang
hypothetisch, doch ist das letzte
Wort über diese klinisch erfolgver-
sprechende Untersuchungsmethode
noch nicht gesprochen.

Um die Flächenkymographie
des *Magens* haben sich vor allem
STUMPF und WELTZ verdient gemacht. Wenn sie sich trotz großer
theoretischer und praktischer Grundlagen-
forschungen jedoch in der klinischen Praxis
nur vereinzelt durchgesetzt hat, so sind dafür
mehrere Gründe maßgebend. Vor allem
ist die Bewegung des Magens der direkten
Leuchtschirmbetrachtung viel besser zugänglich als die raschere Herz- und die langsamere Darmbewegung, so daß kein Bedürfnis zur flächenkymographischen Fixierung
des optischen Eindrucks besteht. Zum an-
dern scheint die Methode durch die erforderlich lange Expositionszeit von 1 min oder
mehr mit entsprechend hoher Strahlenbelastung für den Patienten beschwert. Zur
Technik der Magenkymographie — sinngemäß gilt dies auch für das Darmkymo-
gramm — sei nur vermerkt, daß die Anfertigung des Kymogramms in den normalen
Gang der Kontrastmitteluntersuchung des
Magens eingeschoben wird. Bewegungsbil-
der des prall aufgefüllten Magens sind
die Regel. Die Exposition beträgt 60 sec,
muß aber individuell variiert werden
können. Die Schlitzrichtung ist meist
horizontal. Der Gebrauch von flachen
Zielkassetten in kleinem Format und in
einem zu jedem Durchleuchtungsgerät passenden Rahmen erleichtert die kymographische
Ergänzung der Routineuntersuchung neuerdings erheblich.

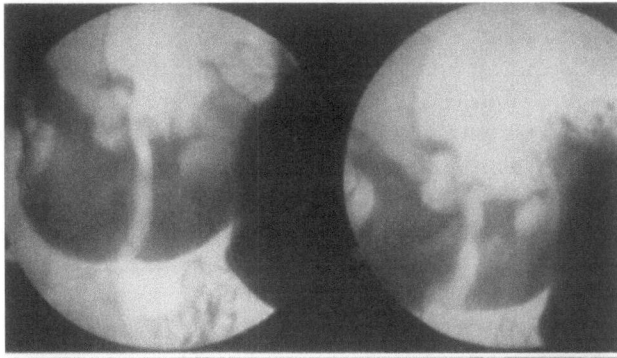

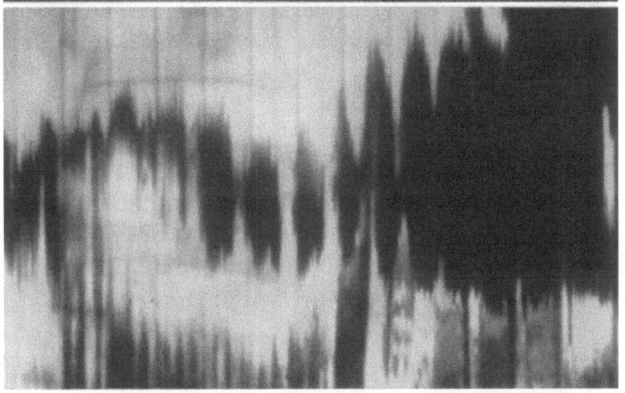

a

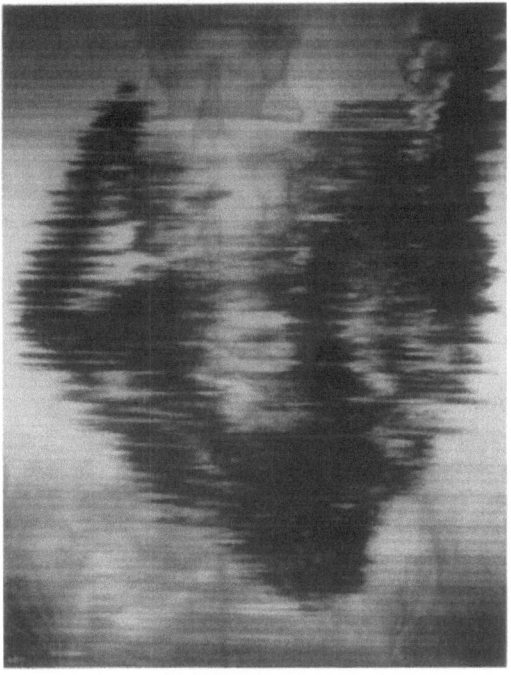

b

Abb. 24a u. b. a Kymogramm bei Magencarcinom,
nach SIELAFF. b Dyskinesie des Dünndarms, nach
SIELAFF

Im Magenkymogramm (Abb. 23) drücken sich die peristaltischen Bewegungen praktisch allein aus; Tonusschwankungen sind zu langsam. Die Randzacken geben den Bewegungsraum im ganzen zweidimensional wieder. Die Frequenz der Randbewegung hängt von der Periodendauer der Peristaltik ab, die Amplitude nimmt pyloruswärts zu. Der Übertritt in das Duodenum kann sich gut lesbar darstellen. Nach Stumpf betragen die kymographisch gemessene Bewegungsbreite je nach Magenabschnitt 5—20 mm, die Frequenz 2,2—3,8/min, die Geschwindigkeit 25 cm/min im Mittel. Für das Kymogramm des Duodenum allein kann man den Raster schneller ablaufen lassen (15 sec) und eine schräge Aufnahmerichtung anwenden.

Die kymographischen Befunde bei krankhaften Veränderungen sind nach Stumpf: bei der Gastritis verminderte Faltenelastizität und passivgleichmäßige Faltenmitbewegung statt plastischer Verformung; beim Ulcus konstante Nischenfüllung mit passiver Verschiebung, Beschleunigung und Unregelmäßigkeiten der Peristaltik im ganzen; beim Carcinom lokale und allgemeine Bewegungsstörungen (Diskordanz, Retroperistaltik). In neuerer Zeit hat Sielaff wieder über klinisch brauchbare Ergebnisse mit modifizierter Technik (Distanzkymographie, Kymo-Zielkassette) berichtet und betont, daß die Diagnostik intramuraler Malignome kymographisch gefördert werde. Ein Beispiel gibt Abb. 24a wieder.

Funktionsstörungen des Darms können gleichfalls im Kymogramm erfaßt werden, wie Pannhorst und später Naumann in grundlegenden Studien dargestellt haben. Neuerdings hat Sielaff Beispiele für die atonische und hypertonische Dyskinesie des Dünndarms veröffentlicht, von denen ein Fall in Abb. 24b wiedergegeben ist.

δ) Urokymographie

Mit der Röntgenkymographie der Bewegungsvorgänge an Nierenbecken und Harnleiter hat sich eine Reihe von Untersuchern beschäftigt; die wichtigsten Zusammenfassungen stammen von Sack, Pfeifer und Grégoir. Das Kymogramm bei retrograder Füllung (Sack) ergibt sehr kontrastreiche Bilder, wird aber von Pfeifer für die Bewegungsanalyse als unphysiologisch abgelehnt. Pfeifer hat 12 min nach intravenöser Injektion von 30 cm³ Perabrodil durchaus brauchbare Kymogramme bei 12 mm Schlitzabstand, senkrechtem Rasterablauf und 20 sec Ablaufzeit gewonnen. Im normalen Urokymogramm (Abb. 25a) stellen sich am Nierenbecken Systole, Diastole und die Ruhephase dar. Die Bewegungen der Kelche und des Harnleiters sind von denen des Nierenbeckens abhängig, doch haben die Kelche noch unabhängige Eigenbewegungen.

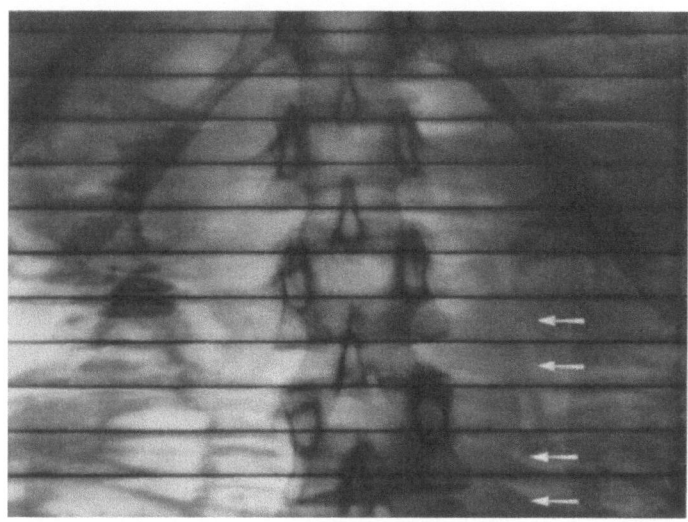

Abb. 25a u. b. a Normales Urokymogramm, nach Pfeifer. b Akinesie des linken Nierenbeckens und Hypoperistaltik des linken Harnleiters bei Nierenbeckenstein links (verstärkte Kontraktion rechts), nach Pfeifer

Jede Systole des Nierenbeckens setzt den Ablauf einer „Harnspindel" im Ureter in Marsch, deren durchschnittliche Geschwindigkeit 2—3 cm/sec beträgt. Die Nierenbeckenkontraktionen erfolgen rechts und links zwar zu verschiedenen Zeiten, doch sind die Bewegungsphasen beiderseits im normalen Fall stets von gleicher Dauer. Die systolische Bewegungsamplitude ist einige Millimeter groß. Gleichzeitig mit der Kontraktion wird das Nierenbecken auch zur Nierenpforte hin verschoben. Die Kelche können in dieser Systole gleichfalls enggestellt werden, sind bei Frauen jedoch oft dann auch weit wie in Abb. 25a (PFEIFER).

Als Beispiel für die im Kymogramm erfaßbaren Bewegungsstörungen bei Nierenerkrankungen wird Abb. 25b mit völliger Akinesie des linken Nierenbeckens, Hypoperistaltik des linken Harnleiters und verstärkter systolischer Kontraktion des gesunden rechten Nierenbeckens bei Nierenbeckenstein links wiedergegeben.

Natürlich kann das Kymogramm nicht alle Bewegungsvorgänge am Harnsystem erfassen. Spasmen an umschriebener Stelle und lokalisierte Sphincteren bleiben kymographisch ausdruckslos, und subtile Bewegungsvorgänge am Nierenbecken sind auch ohne Atemverschiebung wegen der Phasenüberlagerung undifferenzierbar (PFEIFER). Für die theoretische und z. T. auch für die klinische Analyse der Dyskinesien und verschiedenen Atonieformen scheint die Urokymographie jedoch aussichtsreiche Wege eröffnet zu haben.

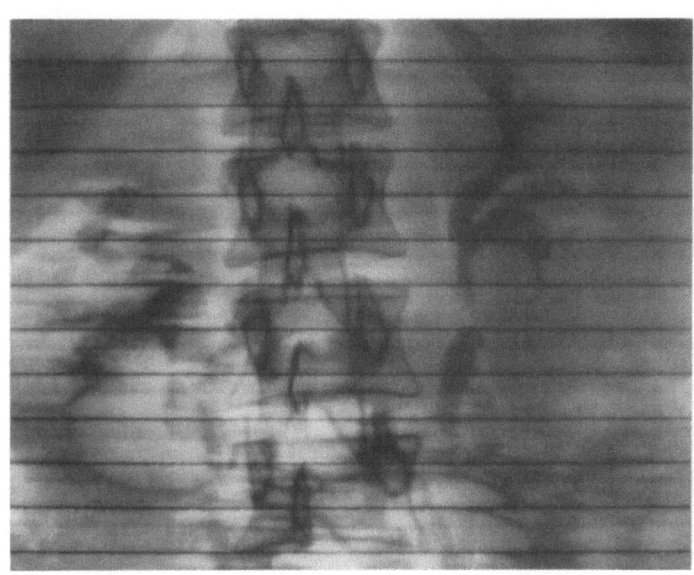

Abb. 25b.

Auch zur Bewegungsanalyse der Harnblase ist das Flächenkymogramm herangezogen worden (LISCHI u. MALVENTI), und Bewegungsstörungen durch maligne Infiltrationen der Blasenwand hat DELL'ADAMI kymographisch analysiert; dabei muß je nach Tumorsitz eine horizontale oder vertikale Rasterstellung verwandt werden.

3. Andere kymographische Verfahren

Von

K. Heckmann und R. Haubrich

Mit 11 Abbildungen in 17 Einzeldarstellungen

a) Ein- und Mehrschlitzkymographie

Die ersten kymographischen Verfahren arbeiteten mit einem oder wenigen Schlitzen. Man hatte damit den erheblichen Vorteil stark auseinandergezogener Kurven. Dagegen fehlte die Übersicht über das ganze Organ. Die Möglichkeit, Pendelbewegungen und Pulsationsvorgänge zu trennen, war hier besonders gering. Die Abb. 1 gibt eine Übersicht der gebräuchlichsten Methoden. Die Schlitzanordnung in a ist das einfachste Verfahren, das von den Begründern der Kymographie, B. SABAT (1911) und GÖTT u. ROSENTHAL (1912), angewendet wurde. Es werden durch den rasch über eine große Strecke ablaufenden Film zwei in gleicher Höhe liegende Randpunkte des Herzens registriert. SCHERF und ZDANSKY modifizierten die Methode etwas (1929), in dem sie mit zwei Schlitzen für den rechten und linken Herzrand arbeiteten. Beide Schlitze konnten gegeneinander nach oben und unten verschoben und so die günstigsten Stellen des Herzrandes eingestellt werden (Abb. 1b). READ (1929) führte zwei übereinander angeordnete Schlitze ein, die 4 cm voneinander entfernt waren und die Herzbewegung über dem Zwerchfell und am

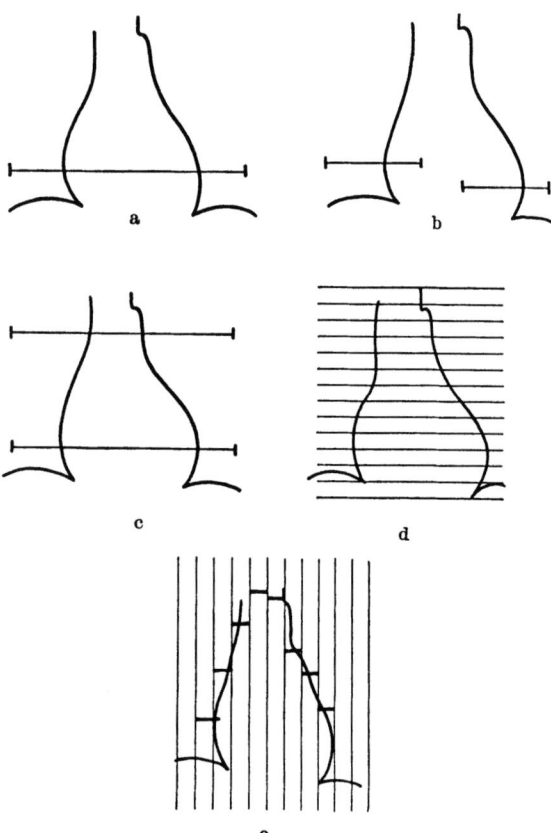

Abb. 1 a—e. Verschiedene kymographische Verfahren:
a nach Sabat, Gött u. Rosenthal; b nach Scherf
u. Zdansky; c nach Read; d nach Stumpf;
e nach Cignolini

Gefäßstiel aufzeichneten. Die Ablaufstrecke war dabei jedoch bereits auf den Schlitzabstand begrenzt (Abb. 1c). Später haben L. Delherm, P. Thoyer-Rozat und H. Fischgold die Anzahl der Schlitze auf fünf vermehrt. Damit wurden Herzspitze, Herzbasis, linkes Herzohr und Gefäßband an zwei Stellen eingestellt und aufgezeichnet (1934). Pl. Stumpf ging in der Vermehrung der Schlitze noch weiter und bis an die Grenze des Möglichen in der Flächenkymographie (Abb. 1d). Er verwendet so zahlreiche Schlitze, daß alle Herzabschnitte registriert werden. Eine weitere Vermehrung der Anzahl der Schlitze ist nicht mehr möglich, da man sonst nicht mehr eine ganze Herzphase aufzeichnen kann, ohne sie so stark zusammenzudrängen, daß sie nicht mehr zu analysieren ist.

Damit sind wir bei dem Dilemma der Film-Kymographie angelangt. Entweder wird auf die Übersicht über die Gesamtbewegung des Herzens verzichtet wie bei der Kymographie mit einem oder mehreren Schlitzen, oder die Randkurven werden so zusammengedrängt, daß eine genaue Analyse nicht mehr möglich ist. Um hier Abhilfe zu schaffen wurde von Heckmann ein Verfahren angegeben, bei dem *gezielte Aufnahmen* von beliebig vielen Punkten der Herzoberfläche mit beliebiger Auseinanderziehung der Kurven gemacht werden können. Dabei wird auf einem kleinen Leuchtschirm der Herzrand mittels eines Fadenkreuzes eingestellt, und zwar so, daß der Kymogrammschlitz senkrecht zum Herzrand steht. Eine Bleiplatte mit einem 6 cm breiten Schlitz befindet sich neben dem Leuchtschirm (Abb. 2). Nach Einstellung des Herzrandes auf die Mitte des Leuchtschirms und Drehen desselben, so daß der Schlitz senkrecht auf dem Rand steht, wird die Bleiplatte vor den Leuchtschirm geschoben. Hinter dem Schlitz in der Bleiplatte wird durch einen automatisch eingeschalteten Elektromotor der Film vorbeigezogen, wobei gleichzeitig der Aufnahmestrom geschaltet wird. Der Vorgang ähnelt einer gezielten Aufnahme der Magendarmdiagnostik.

Natürlich hat auch dieses Verfahren nicht die Möglichkeiten der Elektrokymographie. Es wurde daher praktisch nicht angewendet.

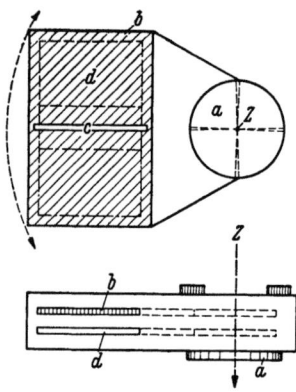

Abb. 2. Vorrichtung zur Aufnahme gezielter Kymogramme.
a Leuchtschirm; *b* Bleischirm;
c Rasterschlitz; *d* Film

b) Polykymographie

Ein anderer Weg wurde von P. Cignolini eingeschlagen. Dieses interessante Verfahren beruht darauf, daß eine hinreichende Anzahl von *kurzen Schlitzen* mittels Durchleuchtung auf die interessierenden Punkte des Herzrandes eingestellt wird. Die Schlitze dürfen sich nicht vertikal übereinander befinden. Der Film bewegt sich bei der Aufnahme des Kymogramms mit großer Geschwindigkeit hinter dem Schlitzraster auf einer langen Strecke vorbei. Es entstehen so an allen Stellen, an denen die Schlitze angebracht sind, nebeneinander liegende *Langstrecken-Kymogramme* (Abb. 3).

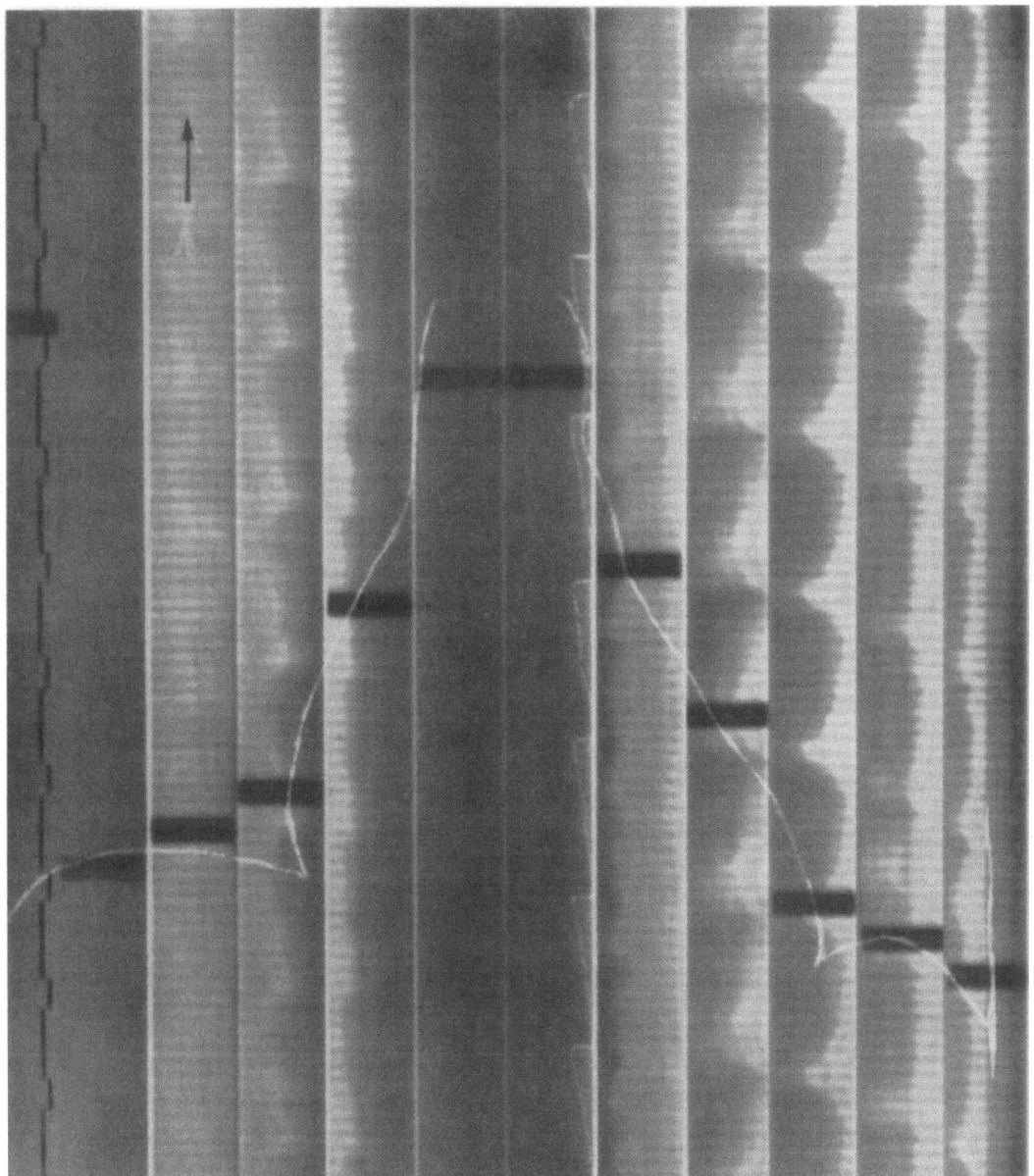

Abb. 3. Langstreckenkymogramm CIGNOLINIs

1950 hat CIGNOLINI das Verfahren verbessert, indem er auf den gleichen Film, der die Langstreckenkymogramme enthielt, ein *Flächenkymogramm* aufnahm, um die Übersicht über die Herzform und die groben Pulsationsbewegungen zu erhalten. Er erfand dazu den „*Polykymographen*". Dieser enthält vier Schächte. Im Schacht 3 befindet sich der Leuchtschirm, der durch waagrechte und senkrechte Linien in *Segmente* eingeteilt ist (Abb. 4), diesen entspricht ein Schlitz im analytischen Raster (Abb. 5). Vor dem Leuchtschirm sind im Schacht 4 die „*Schilder*" untergebracht (Abb. 4). Das sind Messingplatten, die die Aufgabe haben, während des später angefertigten Flächenkymogramms die Röntgenstrahlen von den Teilen des Films fernzuhalten, die dann die Langstreckenkymogramme enthalten. Ein Assistent stellt auf dem analytischen Raster die Schlitzöffnungen auf den entsprechenden Segmenten ein. Es wird nun der analytische Raster in Schacht 1, der Film in Schacht 2 eingesetzt. Der Film fällt während der Belichtung mit großer Geschwindigkeit, es entstehen so Langstreckenkymogramme. Jede dieser Kurven ist um 50 mm nach oben verschoben, um ein Überdecken der beiden Aufnahmen zu vermeiden; die unten an den Schildern angebrachten Zeiger, die als Röntgenschatten erscheinen, geben die Stelle der Ableitung der Langstreckenkymogramme auf dem Flächenkymogramm an. Mit Hilfe eines „Kompasses" kann man auf den Langstreckenkymogrammen identische Zeitpunkte festlegen. Die Abb. 6a zeigt den Polykymographen mit den in die Schächte eingeschobenen Rahmen, Abb. 6b die Aufnahme eines Herzgesunden. Es können Aufnahmen mit bewegtem Raster oder mit bewegtem Film gemacht werden, je nachdem welche Schächte für die einzelnen Elemente verwendet werden. Das Verfahren bietet zweifellos die Möglichkeit, von mehreren Stellen detailreiche Kurven aufzuzeichnen, es zeigt aber auch, so geistvoll es ist, die letzten Endes unüberwindlichen Schwierigkeiten, denen die Filmkymographie gegenübersteht, Schwierigkeiten, die in der Elektrokymographie überhaupt nicht auftreten. Von der erheblichen Umständlichkeit des Verfahrens abgesehen, haften ihm folgende Eigentümlichkeiten an: 1. fehlt eine befriedigende Synchronisierung der Kurven mit der Herzaktion, 2. sind nur wenige Punkte gleichzeitig abzuleiten, z. B. lassen sich untereinander gelegene Zonen (Aorta, linkes Herzohr, A. pulmonalis) häufig nicht gleichzeitig ableiten, 3. ist die Stellung der Schlitze auf den Herzrand sehr variabel und nur ausnahmsweise senkrecht; 4. ist die Kurvenhöhe so gering, daß kleinere Randbewegungen nicht zum Ausdruck kommen, was sich besonders bei der Analyse der Vorhöfe bemerkbar macht. Trotzdem hat das Verfahren in Italien, wie Cignolini berichtet, weite Verbreitung gefunden, und eine Reihe von Autoren hat sehr weitgehende Befunde in der Diagnostik der Herz- und Gefäßkrankheiten vorgelegt: Torsoli, Mele und Corsi (Pisa); Actis Dato und Angelone; A. M. Dogliotti und Actis Dato; Magri und Zambelli (Turin); G. G. Palmieri u. Mitarb. (Bologna); Bottero, Pistolesi und Coceani; Bonomini und Fracasso (Padua); C. Bianchi (Parma); Antognetti und Bandiera (Genua); A. Purchetti (Palermo).

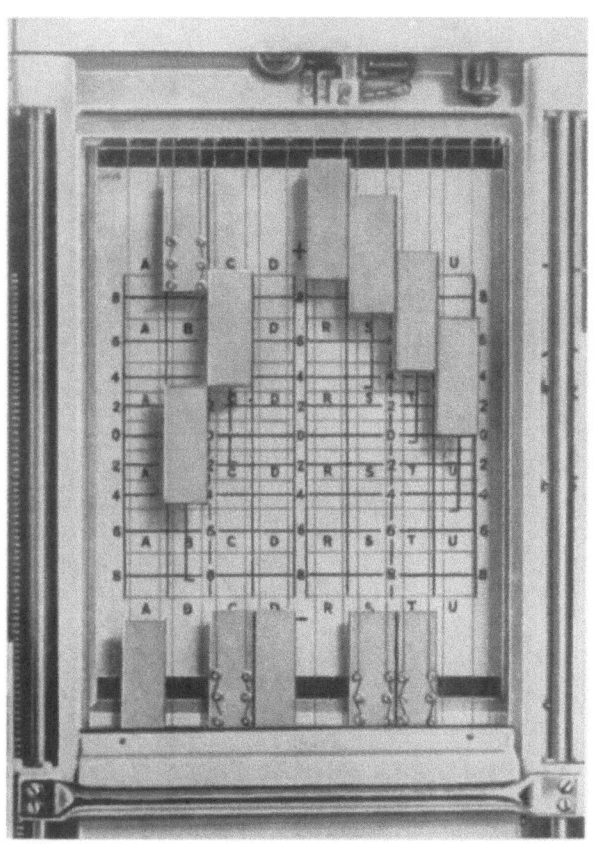

Abb. 4. Rahmen für den Leuchtschirm und die „Schilder" im Polykymographen

c) Analyse der Randbewegungen von Langstreckenkymogrammen

Abb. 7 zeigt eine Randkurve im Bereich der linken Kammer, wie sie von zahlreichen Autoren beschrieben worden ist (Delherm, Cottenot, Heim de Balsac, Westermark

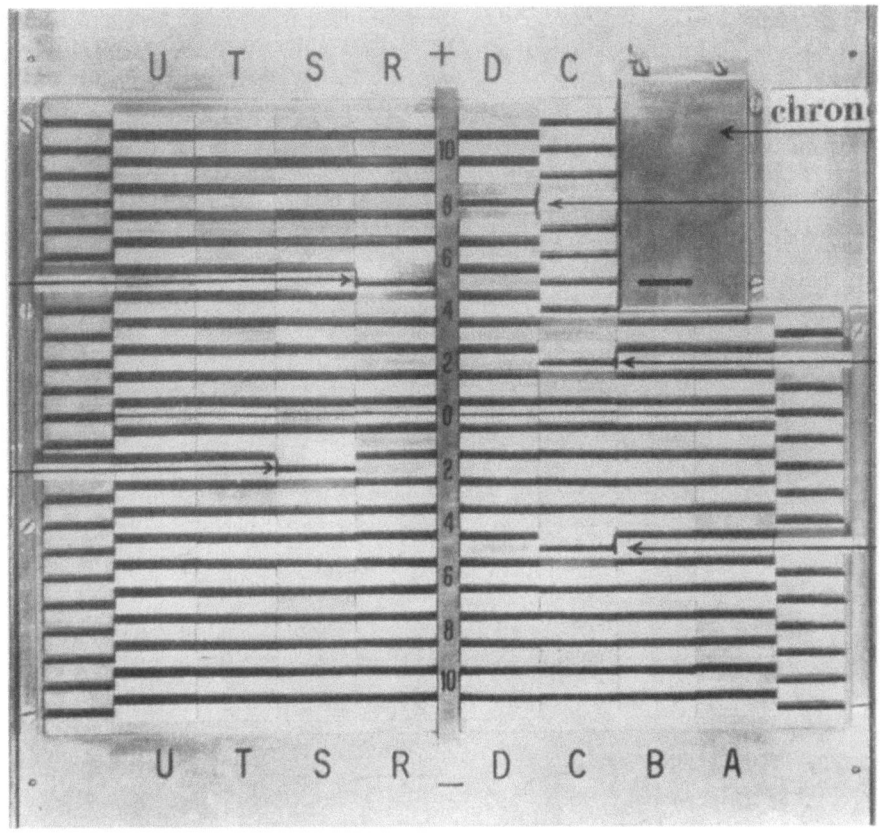

Abb. 5. Analytischer Raster des Polykymographen

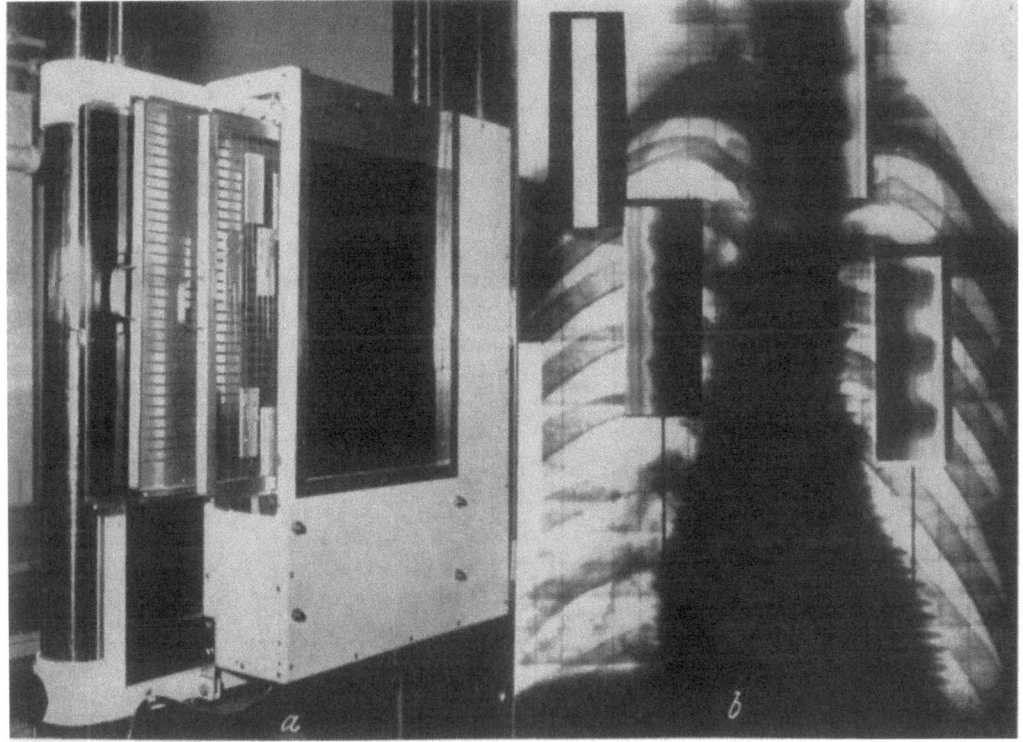

Abb. 6. a der Polykymograph CIGNOLINIs, b Poly- und Flächenkymogramm

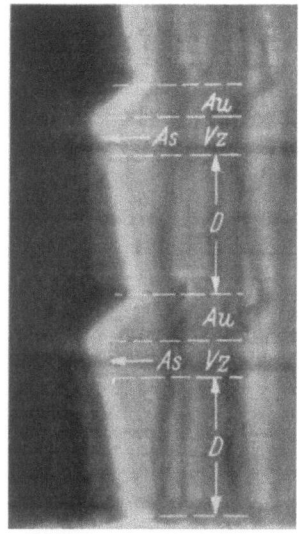

Abb. 7. Einschlitzkymogramm. *Au* Austreibungszeit; *Vz* Verharrungszeit (Isom. Phase); *AS* Aortenklappenschlußzacke; *D* Diastole

und besonders eingehend von ZDANSKY und ELLINGER). Die ursprüngliche Auffassung, daß die Randbewegung im Bereich der linken Kammer, den *Volumenkurven* STRAUBs in der Hauptsache entspreche, trifft, wie sich bald zeigte, in zahlreichen Fällen nicht zu. Schon frühzeitig wurde von BREDNOW und SCHARE gezeigt, daß in der Systole nach lateral, in der Diastole nach medial gerichtete Bewegungen auftreten können. Das ganze Ausmaß der Variabilität der Randbewegungen hat aber erst die Elektrokymographie erkennen lassen. Sie hat dann aber auch die Möglichkeit gebracht, mittels der Phasenanalyse diese Bewegungsvorgänge zu verstehen. Ein großer Teil der früher geschilderten Kurven ist ohne diese Erkenntnisse und vor allem ohne die Möglichkeit der Synchronisierung gedeutet worden, sie besitzen daher unseres Erachtens nur noch historisches Interesse. Dies gilt jedenfalls für jene Kurvendeutungen, die nicht mittels der gleichzeitig geschriebenen Aorten- oder Pulmonaliskurve eine Festlegung des Beginnes der Austreibungsperiode der Ventrikel ermöglichen, wie dies etwa bei der analytischen Kymographie CIGNOLINIs der Fall ist. Die Abb. 8 gibt die Kurve eines „Normalfalles" der linken Kammer, beider Vorhöfe und der Aorta nebeneinander wieder (nach CIGNOLINI).

In der Ventrikelkurve entspricht dem Schluß der Semilunarklappen und dem Beginn der Diastole die Periode e, a der Relaxationsphase. Die in diesen Abschnitt fallende Mikrowelle *i* wird als *elastische Vibration* aufgefaßt, weil sie bei Modellversuchen an Gummimodellen ebenfalls sichtbar sein soll. Die Ähnlichkeit ist jedoch nur eine unvollkommene. Auch die Möglichkeit der Entstehung derselben durch den „capillaren Coronarpuls" wird erörtert. Sie entspricht der SKS-Zacke im Elektrokymogramm. Dieses bietet die Möglichkeit, die Gesamtbewegung im Ventrikelbereich durch die Abtastung vieler Punkte der Kammeroberfläche und durch die Phasenanalyse zu übersehen und sie als *Umformungsbewegung* zu erkennen. *a* Entspricht der Öffnung der Atrioventrikularklappen. Es erfolgt ein rascher Anstieg bis *r* und ein langsamerer Anstieg bis *c*. In diesem Punkt beginnt die Anspannungszeit (*c—u*). Dies entspricht der ps-Senkung des Elektrokymogramms. Die folgende s-Welle wird (CIGNOLINI) als elastische Mikrowelle bezeichnet. Dagegen sprechen allerdings elektrokymographische Befunde, welche zeigen, daß das Herz in dieser Phase eine Linksverschiebung und Querstellung erfährt.

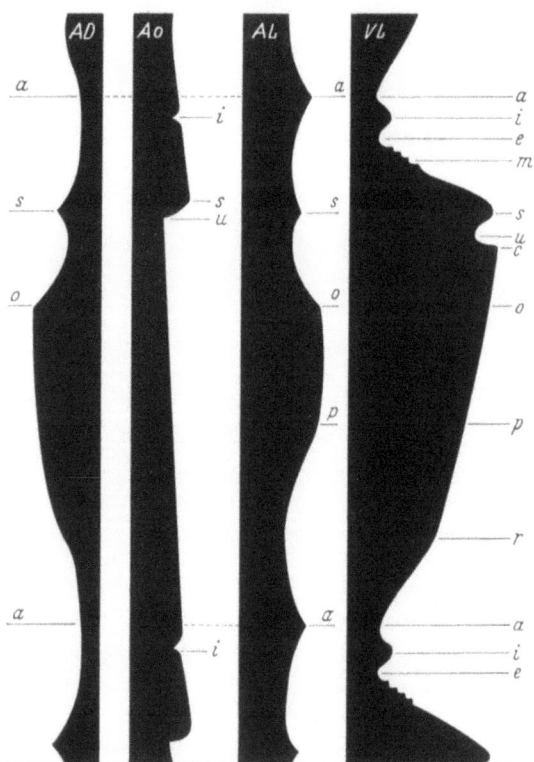

Abb. 8. Schema der Langstreckenkymogramme nach CIGNOLINI. *AD* Rechter Vorhof; *Ao* Aorta; *AL* linker Vorhof; *VL* liner Ventrikel

Dabei wird diese Welle oft sehr groß, so daß sie über das Niveau am Ende der Diastole erheblich hinausgeht. Außerdem kann sie weit in die Systole hineinreichen und den

systolischen Abstieg in den caudalen Abschnitten verzögern. Das alles läßt sich mit der
Auffassung eines elastischen Phänomens nicht in Einklang bringen. Der folgende systolische Ablauf von *s* nach *e* entspricht der systolischen Kontraktion.

Die *Vorhofs-Kurve* zeigt von *a—r* die Volumenabnahme infolge der Einströmung in
die Kammer, von *r—p* füllen sich mit zunehmender Verlangsamung der Einströmung
in die Kammern auch die Vorhöfe zunächst rasch, später von *p—o* langsam auf. In *o*
beginnt die *Vorhofssystole*, die bis *s* anhält, darauf folgt ein bogenförmiger Verlauf während der Systole der Kammern, der in *a* (Öffnung der Atrioventrikularklappen) beendet
ist. Der Vergleich mit elektrokymographischen Kurven zeigt, daß die letzteren wesentlich detailreicher sind und sich in allen Fällen leicht registrieren lassen. Sie haben die
große Variabilität der Vorhofskurven ergeben, die oft von diesem Schema erheblich
abweichen. Im Bereich des *rechten Vorhofs* wird die Bewegung beherrscht durch den
Kurvenanstieg von *a—o*, der durch die diastolische Volumenzunahme der rechten Kammer
verursacht ist.

Die Kurve der *großen Gefäße* zeigt einen mit der Semilunarklappenöffnung (*u*) beginnenden steilen Anstieg. Er endet auffallend früh bei (*s*). Infolgedessen ist die Incisur (*i*)
weit entfernt. Häufig sehen wir in den wiedergegebenen Langstreckenkymogrammen
keine oder kaum noch erkennbare Bewegung, das ist
nicht verwunderlich, wenn man bedenkt, daß die Kurven
zeitlich auseinandergezogen sind, ohne daß eine gleichgroße oder größere Zunahme der Amplitude bewirkt
wird, wie das in den Elektrokymogrammen der Fall ist.
Bei letzteren ist ein solcher scheinbarer Bewegungs-
stillstand praktisch kaum je zu beobachten. Der Unterschied im Detailreichtum der Kurven beider Verfahren
ist daher ohne weiteres verständlich.

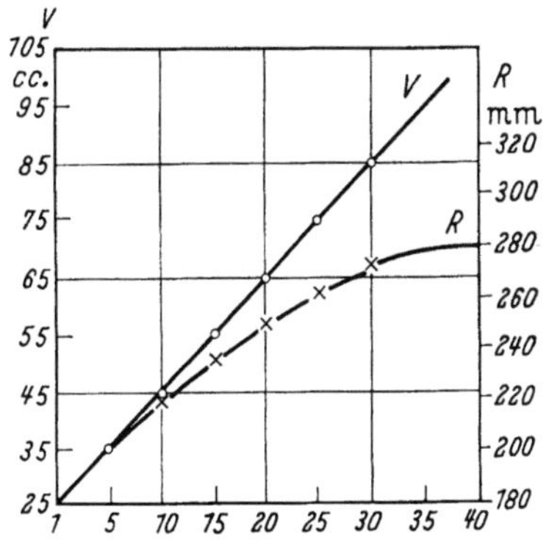

In diesem Zusammenhang möchten wir auf einen
Gesichtspunkt aufmerksam machen, den CIGNOLINI
bereits angegeben hat. Bei Zunahme des *Volumens*
einer Kugel nimmt der *Radius* derselben nicht im gleichen Maße zu. Die Abb. 9 zeigt, daß bei linearer Zunahme des Volumens *V* der Radius entsprechend der

Abb. 9. Verhalten des Radius (*R*) und
des Volumens (*V*) einer Kugel, wenn
V linear zunimmt (nach CIGNOLINI)

Linie *R* zunimmt. Das bedeutet, daß, wenn wir diese Verhältnisse auf die Ventrikel
übertragen, die Lateralbewegung des Randes zunächst rasch, später um so langsamer
erfolgt, je mehr die Ventrikelfüllung zunimmt. Der „rapid inflow" am Beginn der
Diastole ist demnach *zum Teil* durch dieses Phänomen vorgetäuscht (im Kapitel
„Elektrokymographie" wird darauf näher eingegangen werden). Bei Zunahme der Herzfrequenz geht infolge der geringeren Kammerfüllung ein Teil des flachen Verlaufs der
Strecke *R* verloren, bei Zunahme der Restblutmenge fehlt dagegen der steile Anfangsteil der Strecke *R*.

Schließlich sei zur Synchronisierung der Kurven noch folgendes ausgeführt: Die
Kurven können untereinander ohne weiteres synchronisiert werden. Man braucht dazu
nur gleiche Strecken vom Nullpunkt (Beginn der Kurve) aufzutragen und erhält so
identische Zeitpunkte. Die Synchronisierung mit der Herzaktion bleibt jedoch notwendigerweise unzulänglich. Man kann lediglich den steilen Kurvenanstieg (*u*) an der Aorta
oder der A. pulmonalis heranziehen. Wenn man die — übrigens nicht konstante —
Pulswellenlaufzeit abzieht, erhält man den Zeitpunkt der *Öffnung der Semilunarklappen*.
Der Beginn der Systole ist nicht erkennbar. Wie besonders die Elektrokymographie
ergeben hat, ist die Dauer vom Beginn der Systole (Q-Zacke des EKG) bis zum Beginn
der Austreibungszeit an den großen Gefäßen variabel und auch für beide Gefäße verschieden. Beim Schenkelblock ist die Differenz besonders groß. Man hat aber auch
sonst aus diesem Asynchronismus Schlüsse auf die Kreislaufdynamik gezogen. Das ist
hier also nicht möglich.

d) Angiokymographie und Stufenarteriographie

Die Flächenkymographie wurde bisher bei Kontrastdarstellungen der peripheren Gefäße nur vereinzelt und meist nur im Tierversuch angewandt. Die Untersuchungen waren im wesentlichen auf besondere Fragestellungen abgestellt wie zeitliche Analyse des Kontrastdurchflusses und Kaliberschwankungen. Zur kymographischen Darstellung der Angiogramme wurden die handelsüblichen, zur Herz- und Magenkymographie entwickelten Kymographen benutzt. (Böhme 1935; De Carvalho, De Sousa u. Vidal 1948, 1949; Zehnder 1946, 1948; De Sousa 1951). Das größte Filmformat der bisherigen Kymographen betrug 30 × 40 cm bzw. 35,6 × 35,6 cm. Über einen klinischen Einsatz der Kymographie, etwa bei der Aortographie und der Extremitätenarteriographie liegen bisher noch keine Erfahrungen vor. Die ersten Versuche in dieser Richtung sind erst in jüngster Zeit erfolgt.

Güntert und Zimmer haben 1957 in einer grundlegenden Studie über ihre experimentellen Untersuchungen am Strömungsmodell berichtet und eine Formel zur kymographischen Messung der Strömungsgeschwindigkeit bekanntgegeben. Sie haben bei ihren

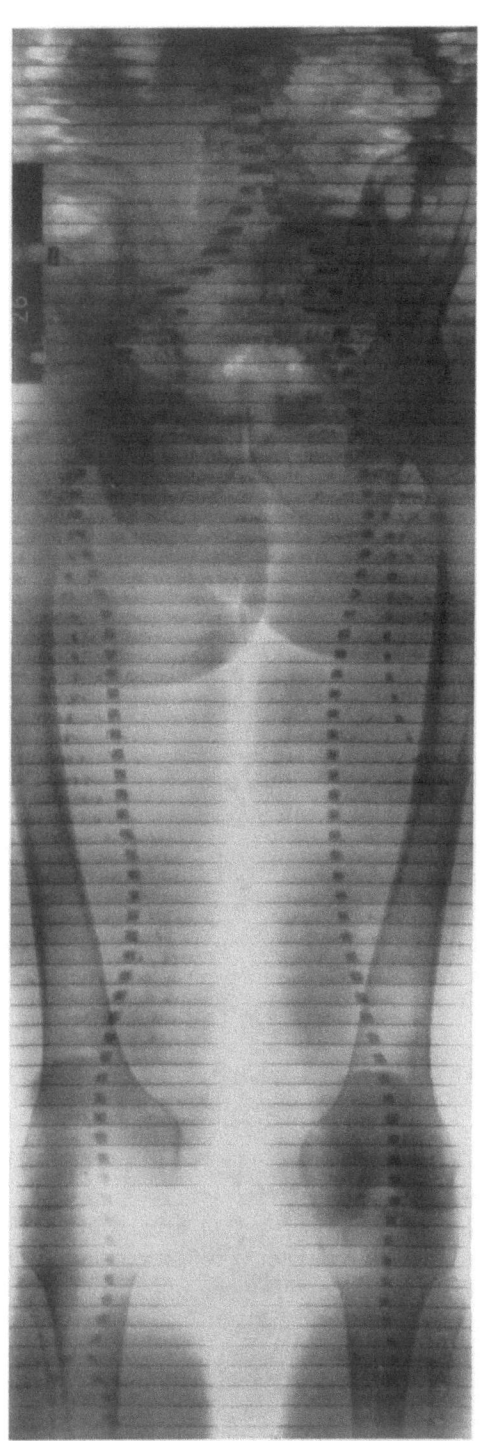

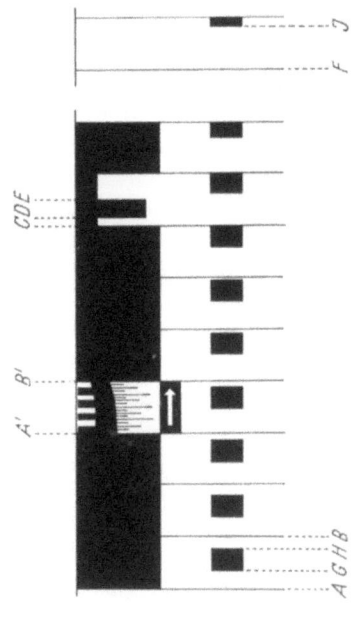

a   b

Abb. 10a u. b. Angiokymogramm, a der unteren Extremitäten, b Schema. *A'—B'* Zeitmarke; *F* Basislinie (Zeitmarke Null); *J* Kontrastmittelgrenze peripher; *CD* Abstand Basislinie—Zeitmarke; *DE* Zeitmarke; *AG* Basislinie—Kontrastmittelgrenze zentral; *GH* Dauer der Kontrastfüllung zentral; *B* Ende des Rasterablaufes

Modellversuchen als erste einen Kymographen im Format 20 × 90 cm benützt. BÜCHNER hat 1958 über einen Angiokymographen im Format 30 × 90 cm berichtet und Aufnahmen gezeigt, auf denen ein Arteriogramm der Aorta und beider Beine zugleich bis zu den Unterschenkeln auf einem Film dargestellt war. Es wird bei diesen Angiokymogrammen relativ wenig Kontrastmittel benötigt. Mit einer einmaligen Injektion von 20—30 cm³ 76 %igen Urografins gelingt die Darstellung des großen Gefäßgebietes bei einer Belichtung von 12—16 sec. Abb. 10 zeigt ein Angiokymogramm der Aorta und beider Beine. Der Angiokymograph arbeitet wie die üblichen Kymographen. Er hat einen 12 mm-Raster bei 12 mm fest eingestelltem Ablaufweg. Der Raster ist so ausgelegt, daß er selbst für den Belichtungsausgleich zwischen Becken und Unterschenkel sorgt. Ebenfalls neu für die Kymographie ist eine eingebaute Zeitschreibung, welche während der Belichtung automatisch die Belichtungszeit in Form einer aufbelichteten Zeitskala auf dem Film festhält.

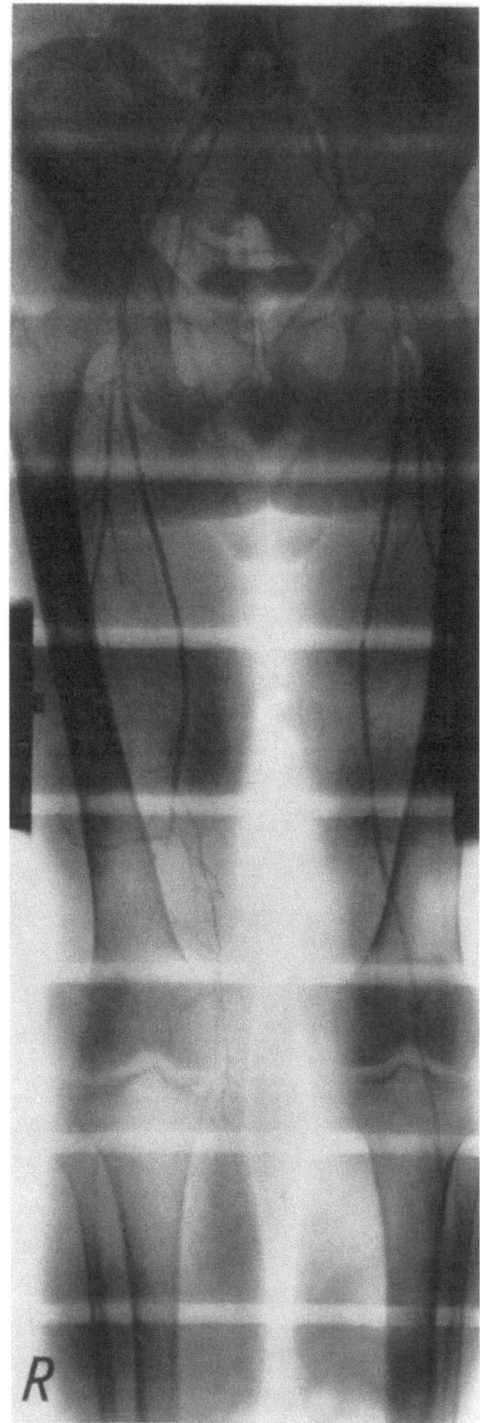

Um den Zeitpunkt festzustellen, an dem das Kontrastmittel einen bestimmten Punkt des Gefäßes erreicht, bestimmt man den Abstand der entsprechenden Basislinie (Trennlinie zweier Rasterfelder) zur Spitze der Kontrastsäule im Gefäß und kann dann an der aufbelichteten Zeitskala feststellen, wie lange das Kontrastmittel vom Belichtungsbeginn ab brauchte, um diesen Punkt zu erreichen. Wenn Injektionsbeginn und Belichtungsbeginn zusammenfallen, entspricht die Zeit dem Abstand der Basislinie vom Beginn der Kontrastsäule. Hat die Injektion später begonnen, so ist die vorausgehende Zeit abzuziehen. Dazu wird gleichzeitig mit dem Injektionsbeginn eine Zeitmarke ausgelöst. Man kann so an allen Gefäßabschnitten den Beginn, die Dauer und das Ende der Kontrastfüllung feststellen und die Strömungsgeschwindigkeit (cm/sec) bestimmen.

Dazu wurde eine Formel angegeben (GÜNTERT und ZIMMER):

$$V_{KM} = \frac{n\,r}{(n-m)\cdot T} \cdot \frac{s}{s'}$$

V_{KM} = Strömungsgeschwindigkeit cm³/sec,

m = Distanz der beiden Basislinien (Trennlinie zweier Rasterfelder), A—F,

n = Distanz der beiden Kontrastmittelgrenzen, G—J,

r = Breite eines Rasterfeldes = 1,2 cm, A—B,

T = Belichtungszeit,

s = wahre Länge der Gefäßstrecke,

s' = Filmlänge der Gefäßstrecke.

Abb. 11. Stufenarteriographie

Bei der Angiokymographie stehen die funktionelle Beurteilung der Aufnahme und ihre zeitliche Analyse ganz im Vordergrund. Man kann wohl trotz der kymographisch bedingten Lücken in der Gefäßfüllung einen Gefäßverschluß nicht übersehen, aber kleinere, umschriebene Wandveränderungen können der Beobachtung dabei doch entgehen.

Eine kombinierte morphologische und funktionelle Beurteilung — ebenfalls auf einer einzigen Aufnahme — erlaubt die aus der Angiokymographie entwickelte Stufenarteriographie (Büchner 1958). Sie stellt eine Mischung zwischen Kymogramm und normaler Langzeitaufnahme dar.

Die Stufenarteriogramme werden mittels des Angiokymographen 30/90 unter Austausch des normalen Kymo-Rasters gegen den Schwärzungsstufen-Raster angefertigt. Es ist dies ein teildurchlässiger Raster, bestehend aus 9 einzelnen Rasterteilen von je 10 cm Breite. Sie lassen einen schmalen Schlitz zwischen sich, wodurch beim Ablauf des Rasters um 12 mm alle 10 cm ein 12 mm breiter Querstreifen stärkerer Schwärzung entsteht. Jedes Rasterteil setzt sich zusammen aus dem eigentlichen teildurchlässigen Raster und aus einem Streustrahlenzusatz, einem fokussierten Feinrasterteil. Die Rasterteile haben einen verschiedenen Kupfergleichwert und bewirken hierdurch den Belichtungsausgleich zwischen Becken und Unterschenkel.

Das Stufenarteriogramm zeigt ein ununterbrochenes Röntgenbild und eine ununterbrochene Gefäßfüllung des ganzen mit dem Format 30/90 erfaßten Gefäßgebietes. Es entspricht dem Summationsbild mehrerer Einzelaufnahmen einer Aufnahmenserie und unterscheidet sich von einem normalen Röntgenbild nur durch die 12 mm breiten Streifen stärkerer Schwärzung. Sie gehen im Gegensatz zu einem normalen Flächenkymogramm ohne Unterbrechung durch Trennlinien unmittelbar in das Röntgenbild normaler Schwärzung über. Die Abb. 11 zeigt ein Stufenarteriogramm. Innerhalb der Schwärzungsstufe des Gesamtbildes zeigt auch die Kontrastanfärbung der Gefäße eine Schwärzungsstufe. Diese Stufung im Gefäßkontrast ermöglicht durch ihr zeitlich verschobenes Auftreten von Meßstelle zu Meßstelle (alle 10 cm) ein zeitliches Analysieren des Stufenarteriogramms genau so wie bei einem Angiokymogramm. Auch bei der Stufenarteriographie wird die Ablaufzeit automatisch aufbelichtet.

Zu erwähnen wäre hier noch die *Angiokardiokymographie* (M. Sossai 1959), bei der Kontrastfüllungen des Herzens und der großen Gefäße kymographisch untersucht wurden.

4. Indirekte und direkte Densographie

Von

K. Heckmann und R. Haubrich

Mit 4 Abbildungen

Die Densographie hat den Zweck, die Randbewegungen und Dichteänderungen, welche im Flächenkymogramm so klein sind, daß sie oft nicht mehr analysiert werden können, *zu vergrößern*, sie räumlich auseinanderzuziehen, so daß auch kleinere Details erkennbar werden.

Das Verfahren wurde von Pl. Stumpf angegeben. Die Abb. 1 zeigt die Einrichtung des dazu nötigen Apparates. Es wird dazu der Film, der das Kymogramm enthält, auf einen Wagen gelegt, der auf Rollen durch einen Motorantrieb verschoben wird. Eine Belichtungslampe wirft einen Lichtstrahl durch den Film auf eine *Photozelle*, welche unter dem Film angebracht ist. Durch die Verschiebung desselben entstehen in der Zelle Lichtschwankungen, welche Stromschwankungen erzeugen, die mittels eines Lichthebels und eines Spiegelgalvanometers auf einem photographischen Papier eine Kurve aufzeichnen. Dieses liegt neben dem Film auf der Transportvorrichtung.

Man kann dabei mit einem punktförmigen Lichtstrahl arbeiten, der am Fußpunkt der Randkurve diese abtastet. Man erhält so Dichteänderungen, die im wesentlichen

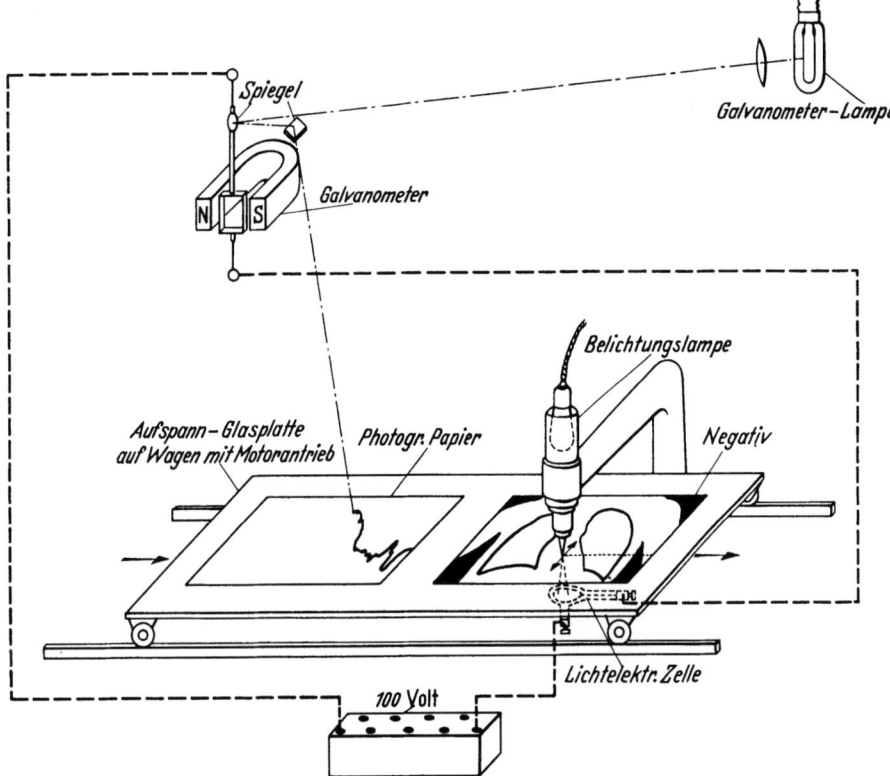

Abb. 1. Schema des Densographen (nach STUMPF)

der Randkurve parallel gehen. Oder aber man verwendet ein schmales Lichtband, dessen Breite etwa der Höhe der Randzacken entspricht (Amplitudenverfahren).

Es ist dabei am zweckmäßigsten, ein Stufenkymogramm zu verwenden, das mit stillstehendem Raster und bewegtem Film aufgenommen wurde, weil dabei die Randzacken unmittelbar untereinander stehen. Bei Verwendung des meist üblichen Flächenkymogramms (Aufnahme bei stillstehendem Film mit ablaufendem Raster) muß noch eine seitliche Verschiebung des Filmträgers eingeführt werden, um den schrägen Verlauf des Herzrandes auszugleichen. Die dazu nötige Vorrichtung ist ebenfalls von STUMPF angegeben worden.

Die Stumpfsche Densographie wird auch als *indirekte Densographie* bezeichnet, weil zunächst die Herzbewegung auf dem Film fixiert wird und von diesem die Kurven abgeleitet werden. Im Gegensatz zum Flächenkymogramm ist ein Rückschluß aus der Kurvenhöhe auf die Amplitude der Herzpulsation

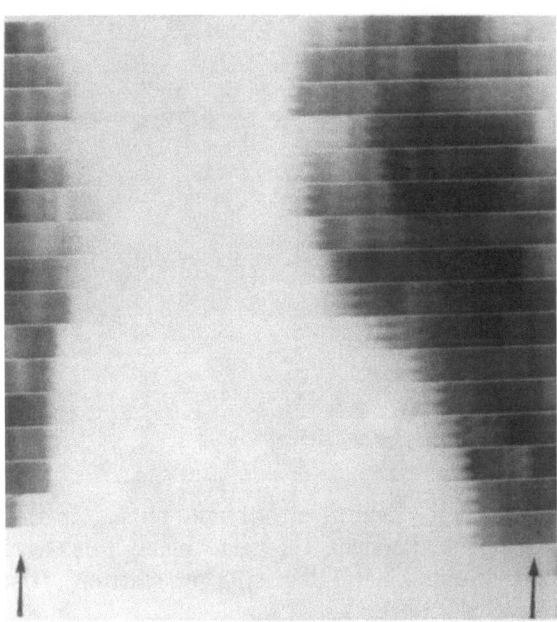

Abb. 2. Stufenkymogramm

nicht möglich. Man muß sich ferner darüber klar sein, daß Herzrandbewegungen, welche infolge der Randunschärfe auf dem Film nicht zum Ausdruck kommen, auch durch die Densographie nicht hervorgerufen werden können. Es muß auch noch darauf aufmerksam gemacht werden, daß die Flächenkymographen der heutigen Bauart *niemals* einen völlig *gleichmäßigen Rasterablauf* aufweisen. Geringe Differenzen in der Ablaufgeschwindigkeit lassen sich nicht völlig beseitigen. Sie sind oft an helleren und dunkleren horizontalen Streifen auf dem Film erkennbar. Diese Dichteänderungen müssen natürlich in den Densogrammen verstärkt zum Ausdruck kommen und die Kurven verändern.

Die Abb. 2 zeigt ein *Stufenkymogramm* eines Normalfalles und die Abb. 3 die Auswertung desselben im Densogramm (nach STUMPF). Zeitlich identische Kurvenpunkte liegen auf den gleichen Senkrechten. Die unterste Kurve stammt von der Aorta, darüber Kurven der linken Kammer. Am rechten Herzrand Bewegung des rechten Vorhofes.

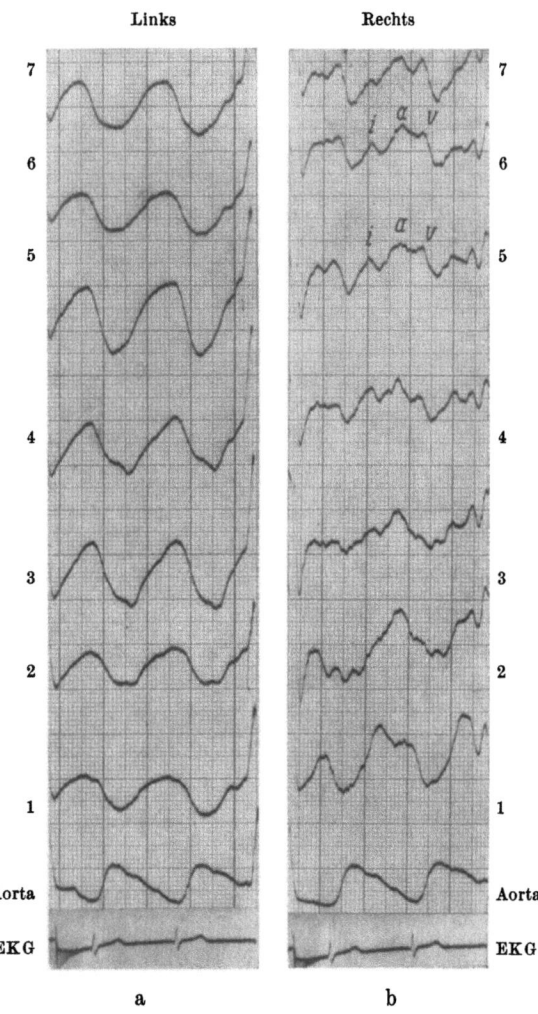

Abb. 3. Densographische Auswertung des Kymogramms der Abb. 2

Eine Synchronisierung der Kurven mit der Herzaktion ist natürlich auch hier nicht möglich. Lediglich der *steile Kurvenanstieg an der Aorta* gibt einen Hinweis auf den *Beginn der Austreibung der linken Kammer,* wenn man die Pulswellenlaufzeit bis zum Aortenbogen abzieht. Sie ist bekanntlich bei verschiedenen Individuen verschieden.

Die *direkte Densographie* vermeidet den Umweg über den Film, sie ermöglicht aber keine gezielte Abtastung des Herzens, sondern wird als „Röntgensonde" an eine beliebige Stelle des ganzen Herzens angelegt. Sie beruht darauf, daß ein Strahlenbündel (St) das Herz (Abb. 4) durchsetzt und in eine Perzeptionskammer (K) fällt. Die Pulsation des Herzens bewirkt Absorptionsänderungen der in die Kammer fallenden Strahlung, die in Kurvenform aufgezeichnet werden.

Solche Vorrichtungen wurden von CHAMBERLAIN (1926); JAKOBI, JANKER und SCHMITZ; SCHMITZ und SCHÄFER (1931); v. KALOCSAY (1936); HJELMARE (1946) sowie von MARCHAL angegeben. Die meisten Autoren verwendeten als Perzeptionsvorrichtung eine *Ionisationskammer (Ionographie),* v. KALOCSAY einen Fluorescenzschirm mit *Photozelle,* HJELMARE einen *Geigerzähler.* Die Perzeptionskammer steuert einen elektrischen Strom, welcher einem Verstärker und dann einer Registriervorrichtung (Oscillograph, Spiegelgalvanometer) zugeleitet wird.

Verwendet wurden sowohl lochförmig eingeblendete sowie schlitzförmige Strahlenbündel. Es ist klar, daß bei diesem Verfahren die bei der Pulsation erfolgenden *Lageänderungen des Herzens* auf die Kurven ebenso Einfluß haben wie die Pulsation desselben. Der Anteil beider Vorgänge ist nicht zu übersehen. Ferner durchsetzt das Strahlenbündel in der Regel *mehrere Herzhöhlen* (z. B. linker Vorhof und rechte Kammer).

Immerhin konnte man die Methode in der Physiologie dazu verwenden, die „zeitlichen Beziehungen der Tätigkeitsäußerungen des Herzens" festzustellen (SCHÄFER).

Die *Synchronisierung der erhaltenen Kurven mit der Herzaktion* ist bei der direkten Densographie ohne weiteres möglich. Man braucht dazu nur über einen zweiten oder dritten Kanal des Registriergerätes das gleichzeitig aufgenommene Elektrokardiogramm oder den Herzschall zu schreiben. Bei der indirekten Densographie, die ja auf dem Filmkymogramm beruht, ist dieses Problem in einer praktisch verwendbaren Form noch nicht gelöst. Ein Versuch in dieser Richtung wurde von BREDNOW und SCHAARE unternommen. Sie gingen so vor, daß sie *gleichzeitig* mit der Aufnahme des Stufen- oder Flächenkymogramms *ein EKG schrieben.* Der Beginn und das Ende des Rasterablaufes löste einen elektrischen Impuls aus, welcher eine Marke auf den Registrierstreifen des EKG bewirkte. Der zwischen den Marken gelegene Abschnitt des EKG entsprach der Zeit der Aufnahme des Kymogramms. Er mußte durch Vergrößern oder Verkleinern genau auf die Größe des Abstandes zweier Rasterstreifen oder auf die Länge des Densogramms gebracht werden. Dies läßt sich unter anderem dadurch erreichen, daß man das Kymogramm und das EKG auf eine gemeinsame Fläche projiziert und die Vergrößerung des EKG so einstellt, das die beiden Stellen zur Deckung gebracht werden können. Das Verfahren ist recht umständlich, so daß es keine praktische Bedeutung erlangt hat.

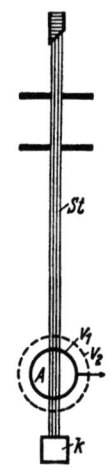

Abb. 4. Direkte Densographie. Der eingeblendete Strahlenkegel (*St*) durchsetzt das schattengebende Organ (*A*) und fällt in die Perzeptionskammer (*K*)

5. Die Elektrokymographie
Von
K. Heckmann und R. Haubrich
Mit 39 Abbildungen in 82 Einzeldarstellungen

a) Vorgeschichte

Die ersten Kurven mit diesem Verfahren wurden 1936 von HECKMANN veröffentlicht. Die Apparatur arbeitete mit den damals bekannten Photozellen, die in einem Behälter vor dem Leuchtschirm angebracht wurden. Nach einer durch den zweiten Weltkrieg verursachten Unterbrechung wurde das Verfahren an verschiedenen Stellen aufgenommen. In den USA waren es G. C. HENNY und B. R. BOONE; E. W. CHAMBERLAIN; A. LUISADA und F. G. FLEISCHNER, in Frankreich M. MARCHAL; C. LIAN und G. MINOT, welche die Apparatur weiter entwickelten. So wurde der inzwischen erfundene Multiplier an Stelle der Photozellen eingeführt. Durch die verbesserte Filtertechnik konnte die Störschwingung der Röntgenapparate völlig ausgeschaltet werden. Man ging dazu über die Perzeptionskammer (Multiplier mit davor angebrachtem kleinen Fluorescenzschirm) unter Durchleuchtungskontrolle zwischen den Leuchtschirm und den Untersuchten einzuschieben. Dieses Verfahren ist handlicher, es hat aber mitunter Nachteile, so ist es z. B. dann nicht mehr möglich größere Abschnitte der Lungenfelder einzustellen.

1952 wurde von HECKMANN die *Phasenanalyse* eingeführt. Erst in der folgenden Zeit hat sich das Verfahren auch bei uns durchzusetzen vermocht (HAUBRICH; GADERMANN; MOLL; BLUMBERGER; THURN; LISSNER u. a.).

Die ursprünglich für die Methode verwendeten verschiedenen Synonyma sollten u. E. nicht mehr verwendet werden. Es waren folgende: Aktinokardiographie (HECKMANN), Fluorokardiographie (LUISADA), Cinedensigraphie (MARCHAL).

Die eingebürgerte Abkürzung ist Eky (vereinzelt wird Ekyg. verwendet).

b) Die Apparatur

α) Einrichtung des Elektrokymographen

Es werden durch die Bewegungen eines schattendichten Organes gegenüber seiner weniger schattendichten Umgebung im Röntgenstrahlenkegel Intensitätsänderungen bewirkt, die in Stromschwankungen umgesetzt und in Kurvenform aufgezeichnet werden. Die Umwandlung der Intensitätsänderungen in Stromschwankungen erfolgt in der Perzeptionskammer.

Es können *Randpunkte* dieser Organe eingestellt werden oder man kann auf einen im Inneren des Organes gelegenen Punkt einstellen, von dem *Dichteänderungen* bei der Pulsation abgeleitet werden. Die Methode der Abnahme der Helligkeitsänderungen direkt vom Leuchtschirm wird unseres Wissens nicht mehr angewendet. Als Perzeptionskammer, die zwischen Leuchtschirm und Patient eingeschoben wird, verwendeten Karpati und Eberle eine Ionisationskammer. Besser und allgemein angewendet ist es dagegen als Perzeptionskammer einen Multiplier (Sekundärelektronenvervielfacher) und einen davor angebrachten kleinen Fluorescenzschirm zu verwenden. Dieses Verfahren wird auch bei dem Heckmannschen Elektrokymographen angewendet.

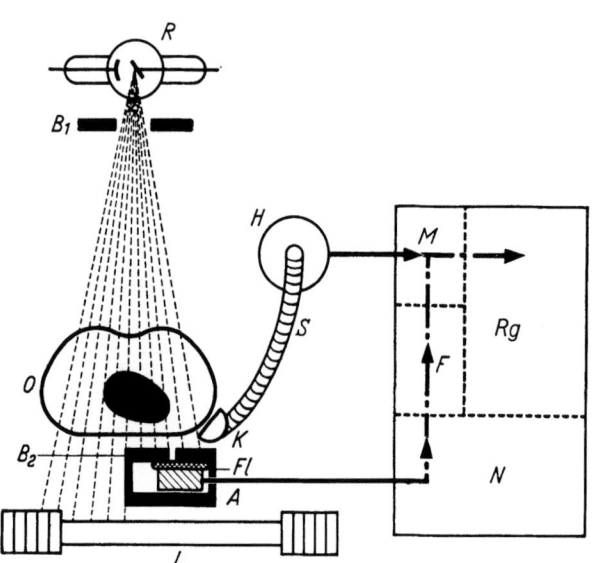

Abb. 1. Schema der Apparatur. *R* Röntgenröhre; *B₁* Blende an der Röntgenröhre; *O* Organismus; *A* Aufnahmegerät; *B₂* Blende mit Schlitz vor der Photozelle; *Fl* Fluorescenzschirm des Aufnahmegeräts; *L* Leuchtschirm; *N* Netzgerät; *F* Filter; *M* Mischgerät (zur Beimischung des Herztones zur Photokurve); *Rg* Registriergerät; *K* Kapsel zur Aufnahme des Herzschalles; *S* Zuleitungsschlauch; *H* Mikrophon

Die Apparatur ist in Abb. 1 schematisch gezeigt. Das Röntgenbild des untersuchten Organes *O* erscheint auf dem Leuchtschirm *L*. Die Perzeptionskammer *A* befindet sich zwischen dem Untersuchten und dem Leuchtschirm. Die einfallende Strahlung wird durch die Blende B_2, die einen Schlitz aufweist, eingegrenzt. Maße der Schlitzöffnung sind 8×20 mm. Der Multiplier befindet sich in einer strahlenundurchlässigen Kapsel. Hinter dem Schlitz ist ein Fluorescenzschirm *Fl* von hoher Leuchtdichte angebracht. Es wird eine Cawo-Spezialfolie verwendet. Der Schlitz wird senkrecht auf den Rand des pulsierenden Organes eingestellt. Die Pulsationen rufen Helligkeitsänderungen auf dem Schirm hervor, die der Multiplier aufnimmt und dem Netzgerät *N* zuleitet. Es wird der Multiplier 1 P 21 verwendet. Die Verstärkung durch den Multiplier ist so groß, daß sie nicht voll ausgenutzt zu werden braucht. Sie wird begrenzt lediglich durch den bei kleinen Helligkeitsänderungen auftretenden Dunkelstrom („Rauschen").

Verschiedentlich wird angegeben, daß die verschiedenen Abschnitte des Multipliers eine *verschiedene Empfindlichkeit* aufweisen und daß dadurch ein Fehler entstehen könnte. Es ist daher empfohlen worden vor den Fluorescenzschirm ein Opalglas zu setzen, um eine gleichmäßige Verteilung des Lichtes auf die Multiplierfläche zu erreichen. Wir haben dazu eingehende Versuche angestellt. Es wurde die Lage des Herzrandes zur Multiplierfläche wiederholt geändert und die dann geschriebenen Kurven verglichen. Da wir einen Unterschied nicht feststellen konnten, glauben wir auf die Anwendung des Opalglases verzichten zu können.

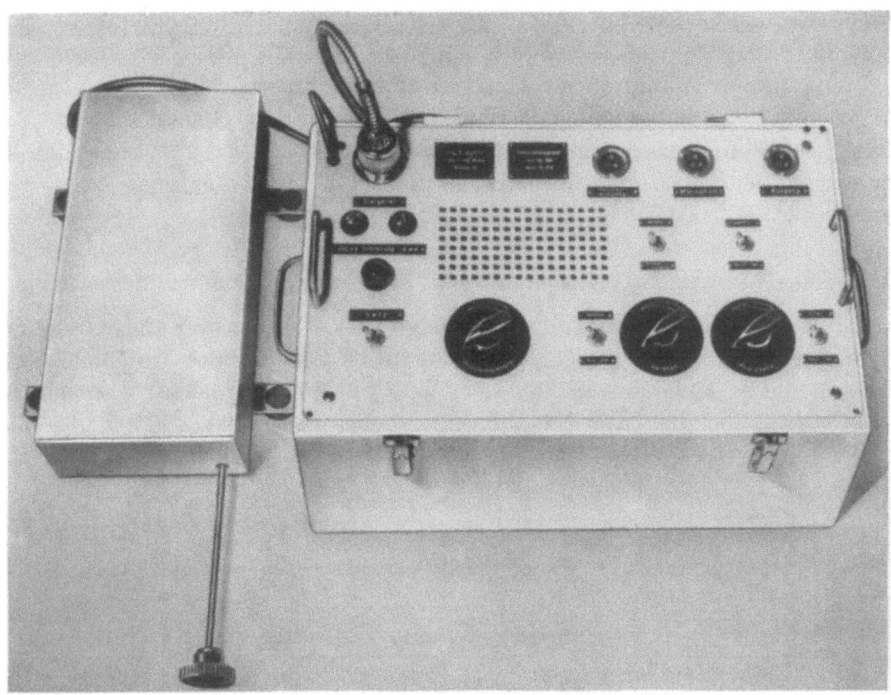

Abb. 2. Abbildung des gebräuchlichen Elektrokymographen (links der Behälter des Multipliers mit der Zielvorrichtung)

Zur gleichzeitigen Schreibung des *Herzschalles* dient das Tauchspulenmikrophon H. Die Aufnahme desselben erfolgt mittels der strahlendurchlässigen Kapsel K, die durch einen elastischen Gurt über dem Herzen befestigt wird. Da die Kapsel keinen nennenswerten Schatten gibt, wird die Ableitung des Elektrokymogramms nicht gestört.

Gleichzeitig wird das EKG in Abl. II aufgenommen. Die exakte Festlegung der Herzphasen ist damit in allen Fällen gesichert.

Als Registriergerät kann man alle im Handel befindlichen EKG-Geräte mit zwei und mehreren Kanälen verwenden. Wir arbeiten mit dem optischen Hellige-Dreikurvenschreiber und dem Cardirex-Siemens (Dreikurvenschreiber).

Die Abb. 2 gibt die von uns benützte Apparatur wieder, die von der Firma A. Knott-München hergestellt wird. Rechts ist das Netzgerät sichtbar, links das Zielgerät, welches den Multiplier enthält. Es wird mit Hilfe von vier Saugnäpfen an der Patientenseite des Leuchtschirms befestigt.

Das *Zielgerät* ist von HECKMANN angegeben worden. Es dient zur genauen Einstellung der Kammer auf den Rand des untersuchten Organes. Die Größe und Strahlenundurchlässigkeit des Multipliers macht eine direkte Einstellung desselben auf den Herzrand sehr unsicher und in vielen Fällen unmöglich. Eine

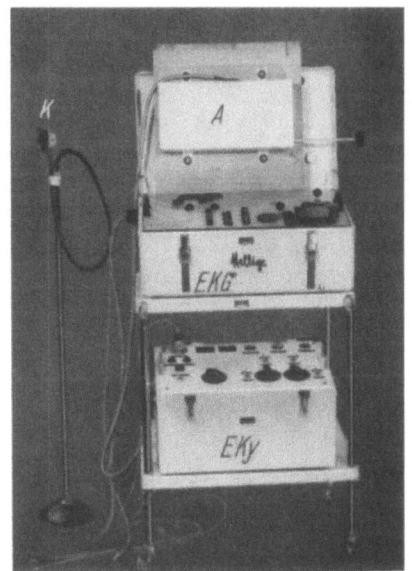

Abb. 3. Aggregat für die Aufnahme des Elektrokymogramms. *A* Zielvorrichtung, EKG-Dreifachschreiber, Eky Elektrokymogramm-Netzgerät, links das Herztonmikrophon mit der Tonabnahmekapsel *K*

exakte Aufzeichnung der Randbewegung kann nur erwartet werden, wenn 1. der Schlitz senkrecht auf dem Rand steht und 2. dieser nicht über den Schlitzrand hinausschwingt.

Bei Geräten die diese oder eine andere Vorrichtung, welche eine präzise Justierung ermöglichen, nicht besitzen, ist die Gefahr einer Entstellung der Kurven sehr groß.

Abb. 3 gibt das zur Aufnahme des Elektrokymogramms erforderliche Aggregat wieder:
A ist das Zielgerät, das am Leuchtschirm befestigt wird, darunter sieht man das Registriergerät (Hellige-Dreikurvenschreiber), unten das Netzgerät (*EKY*), links das Herztonmikrophon mit Schlauch und Aufnahmekapsel (*K*). Das Aggregat steht auf einem
fahrbaren Tisch.

β) Die Anwendung des Zielgerätes und die Technik der Kurvenschreibung

Die Abb. 4 zeigt die Einrichtung des Zielgerätes. Es enthält die runde Scheibe *a*,
auf der ein Bleirahmen befestigt ist, dessen Form der Öffnung des Multipliers entspricht.
Der Schatten dieses Rahmens ist auf dem Leuchtschirm sichtbar. Auf der Scheibe *b*
ist die Bleikapsel, die den Multiplier enthält, befestigt. Durch Drehen des Knopfes *c*

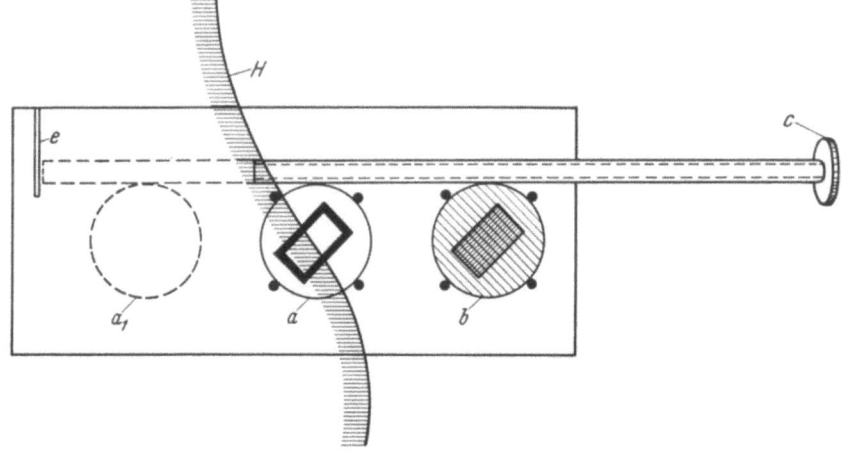

Abb. 4. Schema der Zielvorrichtung. *a* Scheibe mit Bleirahmen, der auf dem Leuchtschirm sichtbar ist und
zum Anvisieren des Herzrandes dient; *b* Träger der Perzeptionskammer; *c* Drehknopf, der die Scheiben *a* und *b*
gemeinsam dreht und bis zum Anschlag *e* eingeschoben werden kann, dadurch rückt *a* nach *a₁* und *b* nach *a*
(Aufnahmestellung); H Herzrand

werden beide Scheiben gemeinsam über ein Schneckengewinde gedreht. Durch Verschiebung des Leuchtschirmes und Drehen des Knopfes wird der Bleirahmen *a* senkrecht
auf den Herzrand eingestellt, so daß der Herzschatten die Hälfte der Rahmeninnenfläche
bedeckt. Dann wird der Knopf bis zum Anschlag *e* in die Visiervorrichtung hinein-
geschoben, die Scheibe *a* gelangt dadurch nach *a₁* und der Multiplier nimmt genau die
Stelle ein die vorher der Visierrahmen innehatte.

Die Aufnahme des Elektrokymogramms erfolgt bei Atemstillstand am stehenden
oder liegenden Kranken.

γ) Gebräuchliche Abgriffspunkte (Ableitungen) und ihre Bezeichnung

Die von uns meist verwendeten Ableitungen sind in Abb. 5 angegeben.

Am linken Herzrand verwenden wir die kleinen Buchstaben des deutschen, am
rechten Herzrand die des griechischen Alphabets zur Bezeichnung der Randpunkte.
Davor können die großen Buchstaben *A*, *B* und *C* gesetzt werden, um die Strahlenrichtung festzulegen, und zwar bedeutet *A* Ableitung in sagittaler Richtung, *B* in rechter
vorderer Schrägstellung, *C* in linker vorderer Schrägstellung. In den schrägen Durchmessern bezeichnen die kleinen Buchstaben die gleichen Organabschnitte wie im sagittalen Durchmesser. Es bedeuten also z. B. *C e* Ableitung des linken Vorhofs in linker
vorderer Schrägstellung, *B f* den Stamm der A. pulmonalis in rechter vorderer Schräg-

stellung, $C\,g_1$ die Aorta ascendens, $C\,g_2$ Aortenbogen im zweiten schrägen Durchmesser, $C\,g_3$ ist eine Aorteneinstellung im gleichen Durchmesser weiter peripher, also an der Aorta descendens.

Diese Nomenklatur erübrigt eine mühsame Beschreibung und legt die Ableitungen eindeutig fest. Die in der Literatur oft vorhandenen Unklarheiten lassen sich so am einfachsten vermeiden. Man sollte daher eine allgemein festgelegte Benennung der Ableitungsstellen in allen Fällen anwenden.

Man wird natürlich nicht in allen Fällen sämtliche Ableitungen benötigen, in gewissen Fällen wird man auch andere heranziehen, die atypisch sind. Es ist also nötig in jedem Fall zu individualisieren.

Die Abb. 6 gibt einen elektrokymographischen Status wieder, wie er von uns im Regelfall aufgenommen wird. Im ganzen dürften etwa acht Ableitungen genügen. Unseres Erachtens sollte auf die Ableitung eines Pulmonalisastes (rechter Hilus) in keinem Fall verzichtet werden.

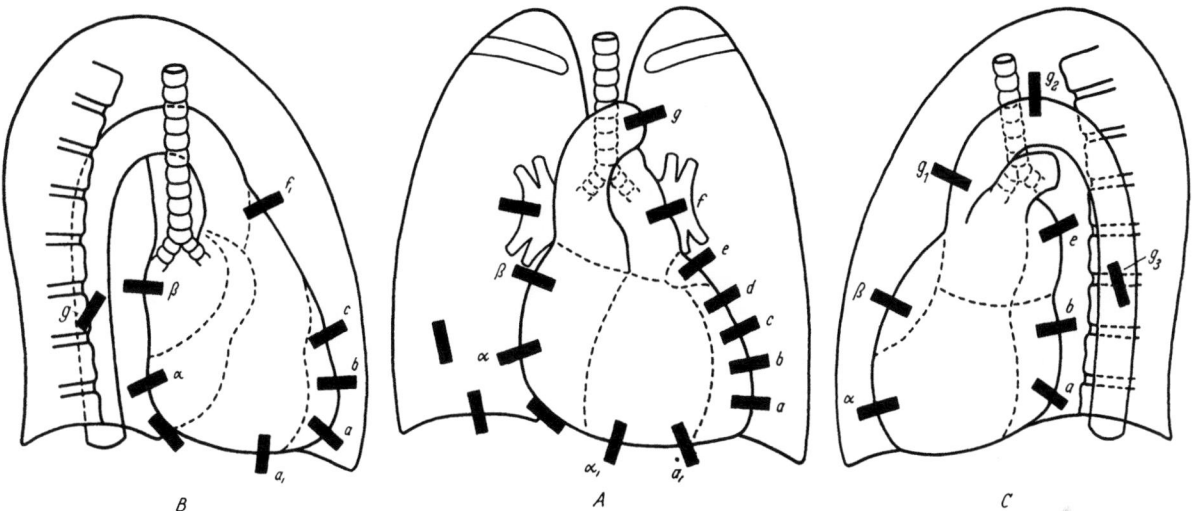

Abb. 5. Gebräuchliche Abgriffspunkte. A Bei dorso-ventralem Strahlengang; B in rechter vorderer Schrägstellung; C in linker vorderer Schrägstellung

An der Unterfläche des Herzens (Zwerchfell) können die Ableitungen Aa_1 und α_1 geschrieben werden. Da der Herzrand hier außer bei großer oder künstlich aufgeblähter Magenblase nicht sichtbar ist, werden dabei von der Perzeptionskammer Dichteänderungen aufgenommen. Es handelt sich also um direkte *Densogramme*.

Solche Densogramme hat F. G. GILLICK von zahlreichen Stellen des Herzschattens geschrieben. R. ALTMANN hat im ersten schrägen Durchmesser senkrecht auf die Ventilebene des Herzens, die Atrioventrikulargrenze eingestellt. Man erhält dann die von LAURELL und BÖHME beschriebene in der Systole auf die Herzspitze gerichtete Bewegung des Atrioventrikulartrichters (,,innere Pulsation'').

RING u. Mitarb., FLEISCHNER u.a. haben mit *mehreren Photozellen* gearbeitet, die gleichzeitig verschiedene Stellen der Herzoberfläche ableiten. Da auch bei Verwendung einer Photozelle auf Grund der Synchronisierungskurven (EKG usw.) alle Kurven synoptisch zusammengefaßt werden können, ist ein Vorteil wohl nur bei Arrhythmien zu erwarten. Dem steht die Schwierigkeit gegenüber mehrere Photozellen gleichzeitig (ohne Zielvorrichtung) auf den Herzrand einzustellen.

δ) Synchronisierung der elektrokymographischen Kurven und der Herzaktion

Um die zeitliche Einordnung der Pulsationskurve herzustellen, kommen folgende gleichzeitig abgenommenen Kurven in Betracht: EKG, Herzschall, Carotispuls, Herzspitzenstoß, Venenpuls sowie mit dem Herzkatheter aufgenommene Kurven.

Am meisten verwendet werden das EKG und der Herzschall. Wir verwenden jetzt nur noch diese Kurven. Es wurde für den Fall, daß nur ein Kanal des Registriergerätes zur Verfügung steht, der Herzschall durch eine Potentiometerschaltung der Photokurve beigemischt. Bei Verwendung der Carotiskurve muß die Pulswellenlaufzeit vom Anfangsteil der Aorta zur Carotis abgezogen werden. Sie beträgt 0,01 bis 0,03 sec (nach Boone, Ellinger und Gillick). Der Nachteil dieses Verfahrens liegt

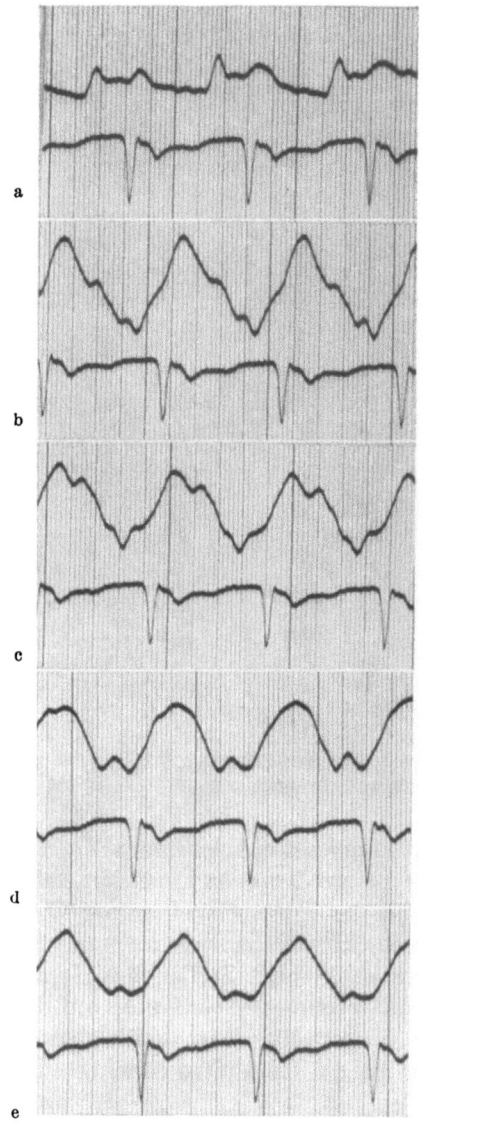

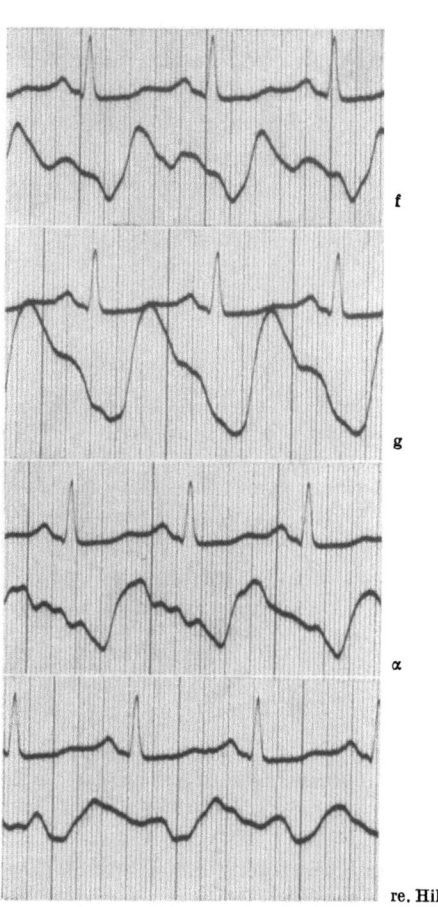

re. Hilus

Abb. 6. Elektrokymographischer Status, obere Kurve EKG, untere Kurve Eky. Die Ableitungsstellen sind angegeben: a—d linker Ventrikel; e linkes Herzohr; f A. pulmonalis; g Aorta; α rechter Herzrand (rechter Vorhof)

weniger an der Variabilität des Wertes (infolge verschiedener Weglänge und Pulswellengeschwindigkeit) als darin, daß der Beginn der Anspannungszeit nicht erkennbar wird.

Die *Herztonschreibung* hat sich dagegen als ausreichend erwiesen die Herzphasen festzulegen. Die Verspätung durch die Luftleitung bleibt unter 0,007 sec und kann daher vernachlässigt werden. In seltenen Fällen können Geräusche die Herztöne so überlagern, daß Synchronisierungsschwierigkeiten auftreten.

Wenn gleichzeitig das EKG aufgenommen wurde, haben wir dagegen niemals Unklarheiten in der Synchronisierung beobachtet.

Die Abb. 7 gibt die Beziehung der Kurven nach Holzmann wieder. Der Beginn der Systole entspricht der Q-Zacke des EKG. Die Hauptschwingung des ersten Tones erfolgt 0,05—0,06 sec später. Oft wird der Beginn der Systole gleich dem Gipfel der R-Zacke gesetzt, um die Verspätung der Eky-Kurve, welche auf den physikalischen Eigenschaften des Gerätes beruht (0,03 sec) auszugleichen. Wenn es auf eine genaue zeitliche Auswertung der Kurven ankommt, ist das natürlich unzulässig. Das Ende der Systole entspricht dem Ende der T-Welle des EKG und dem Beginn des zweiten Herztones. HOLZMANN macht darauf aufmerksam, daß beide nicht in allen Fällen zusammenfallen, er empfiehlt daher nur vom Ende der Austreibungszeit bzw. der kreislaufwirksamen Systole zu sprechen.

ε) Eichung der Kurven

Man muß sich darüber klar sein, daß die *Amplitude* der elektrokymographischen Kurven keine Rückschlüsse auf die *Schlagweite* des Herzens erlaubt (MORGAN). Dies gilt jedenfalls für die jetzt gebräuchlichen Apparate. Es beruht darauf, daß die Höhe der Kurven abhängt von dem Helligkeitsverhältnis des Herzschattens zum umgebenden Lungenfeld. Je größer dieser Kontrast um so größer ist die Amplitude der Kurven.

Von MORGAN und STURM wurden zuerst Versuche unternommen eine Eichung (Kalibration) durchzuführen. Es wurde mittels einer Feder der Kammer, welche den Multiplier enthält, eine ruckartige Bewegung erteilt, welche diese in Richtung auf den Herzrand bewegt. Dies bewirkt eine scheinbare Lateralverschiebung desselben. Wenn sie 1 cm beträgt, so wird ein Ausschlag der Kurve erzielt, der einer Bewegung des Herzrandes um 1 cm entspricht. Von LISSNER wurde die gleiche Methode verwendet. Später wurde mit kleineren Verschiebungen (z. B. 2 mm) gearbeitet. EICH u. Mitarb. verbesserten diese Apparatur, in dem sie unter anderem die Streustrahlung durch einen vorgeschalteten Raster beseitigten.

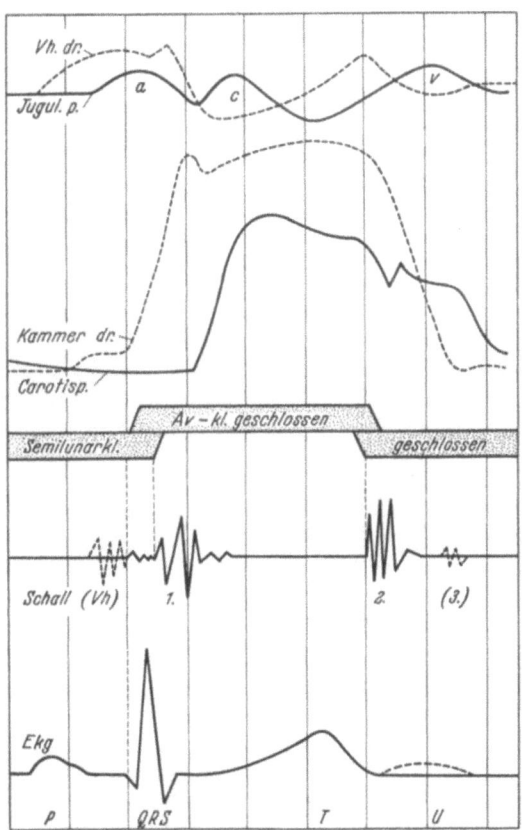

Abb. 7. Synchronisierung von Herzschall, EKG, Druckkurve der rechten Kammer und des rechten Vorhofes, Carotispuls und Venenpuls. (Nach HOLZMANN, Klinische Elektrokardiographie)

Die praktische Bedeutung der Kurveneichung erscheint uns vorläufig noch gering, da sämtliche Kurven verschiedene Eichwerte ergeben. Um vergleichbare Kurven zu erhalten, müßte man auf ein konstantes Verhältnis der Schlagweite des Herzrandes zur Amplitude der Kurven umrechnen, was praktisch zu zeitraubend wäre.

Von HECKMANN wird statt dessen ein einfacheres Verfahren empfohlen, um *amplitudengetreue Kurven* zu erhalten: es wird vorher ein Flächenkymogramm aufgenommen. An den Abgriffspunkten des Herzrandes wird die Breite des „Bewegungsraumes" gemessen. Dieser Wert wird mit dem gewünschten Vergrößerungsfaktor — beispielsweise mit 3 — multipliziert und die Werte für jede Elektrokymogrammkurve notiert. Man dreht dann den Regler des Apparates soweit auf bis die gewünschte Kurvenhöhe am Lichtzeiger des Gerätes erreicht wird.

ζ) Physikalische Eigenschaften des Elektrokymographen

Im Netzgerät wird die vom Multiplier benötigte Spannung von etwa 1000 V transformatorisch erzeugt, gleichgerichtet, gesiebt und durch Glimmstabilisatoren konstant gehalten. An der Anode des Multipliers ergibt sich eine Gesamtverstärkung von 500000. Der Außenwiderstand beträgt 2 MΩ. Das Filter ist ein als Tiefpaß Pi-Filter geschalteter 4-Pol. Seine Frequenz beträgt 10 und 15 Hz (umschaltbar).

Die Phasenlaufzeit desselben ist negativ. Im Bereich 1—15 Hz beträgt das Zurückbleiben 0,03 sec. Genauere Angaben über die physikalischen Eigenschaften des Gerätes bei Heckmann, „Elektrokymographie", Springer 1959.

c) Die Phasenanalyse

Sie wurde 1952 eingeführt und vereinigt synoptisch sämtliche Kurven des elektrokymographischen Status zur *vergrößerten Darstellung des Gesamtbewegungsvorganges*. Zahlreiche Kurven wurden erst durch dieses Verfahren verständlich.

Das Wesen der Methode besteht darin, daß die Amplituden der elektrokymographischen Kurven auf die Herzfigur aufgetragen werden. Als Herzskizze kann man eine Leuchtschirmskizze oder das Orthodiagramm verwenden.

Man beginnt an allen Kurven zum gleichen Zeitpunkt mit der

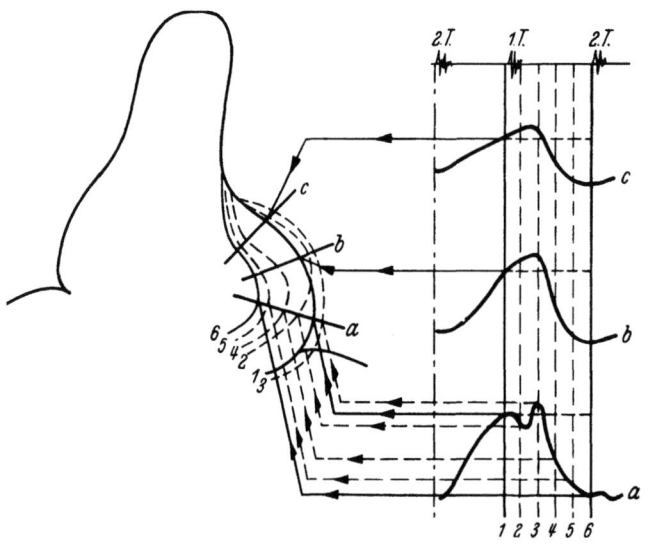

Abb. 8. Schema der Phasenanalyse (Systole): Übertragung der Amplituden auf die Herzoberfläche in 3 Ableitungen. Verbindung der erhaltenen Punkte zu den Isophasen

Analyse (Abb. 8). Wenn z. B. die Systole analysiert werden soll, geht man vom Beginn des ersten Herztones oder von der R-Zacke des EKG aus. Die Kurvenhöhe in diesem Zeitpunkt ist der Nullwert, der mit der Herzfigur übereinstimmt. Der folgende Wert kann 0,05 sec später

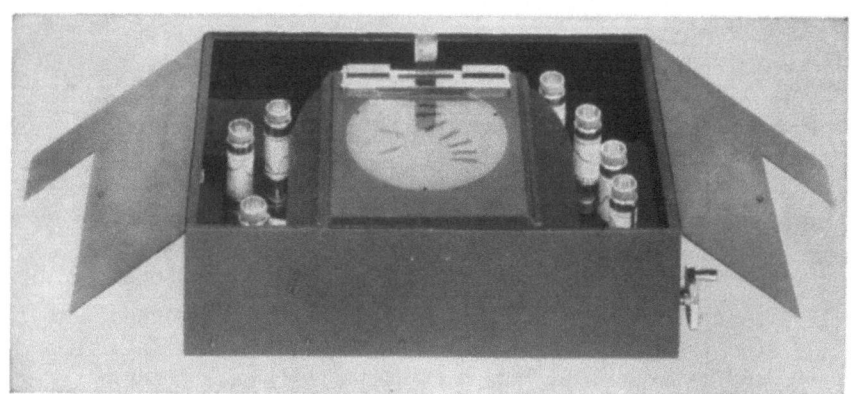

Abb. 9. Phasenanalysator (geöffnet). Auf die Mattscheibe in der Mitte wird die Herzskizze gelegt. Die Elektrokymogramm-Kurven werden auf die Rollen zu beiden Seiten der Mattscheibe gesteckt. Auf dieser sind die Schlitze sichtbar, in die die Kurven projiziert werden. Drehung der Kurbel rechts außen bewirkt eine Drehung sämtlicher Rollen. Dabei verschieben sich die Kurvenpunkte in den Schlitzen

abgenommen werden. Wir nehmen in diesem Zeitpunkt die Höhe sämtlicher Kurven über dem Nullwert mit dem Zirkel ab. Auf der Herzfigur sind an den Stellen, an denen elektrokymographische Kurven abgeleitet wurden, senkrechte Linien eingezeichnet (a, b und c in Abb. 8). Auf diese Linien werden die Amplituden aufgetragen und die erhaltenen Punkte miteinander verbunden (gestrichelte Linie 2). Sie wird als erste *Isophase* bezeichnet, da sie die gleiche Phase der Herzaktion darstellt. Die nächste

Isophase (Linie 3) wird wieder 0,05 sec später abgenommen. In der Abb. 8 sind 6 Isophasen aufgezeichnet, die letzte fällt bereits mit dem Beginn des zweiten Herztones zusammen, sie entspricht dem Ende der Systole.

Es wird also durch diese Methode nicht nur eine zeitliche, sondern auch eine räumliche Auseinanderziehung (Vergrößerung) des Bewegungsvorganges bewirkt, so daß wir unmittelbar sehen können wie die einzelnen Bewegungsvorgänge sich in den Kurven auswirken.

Die Kurven können mit Hilfe eines Zirkels übertragen werden. Man kann dazu auch den von Heckmann angegebenen *Phasenanalysator* benützen (Abb. 9)[1]. Zu beiden

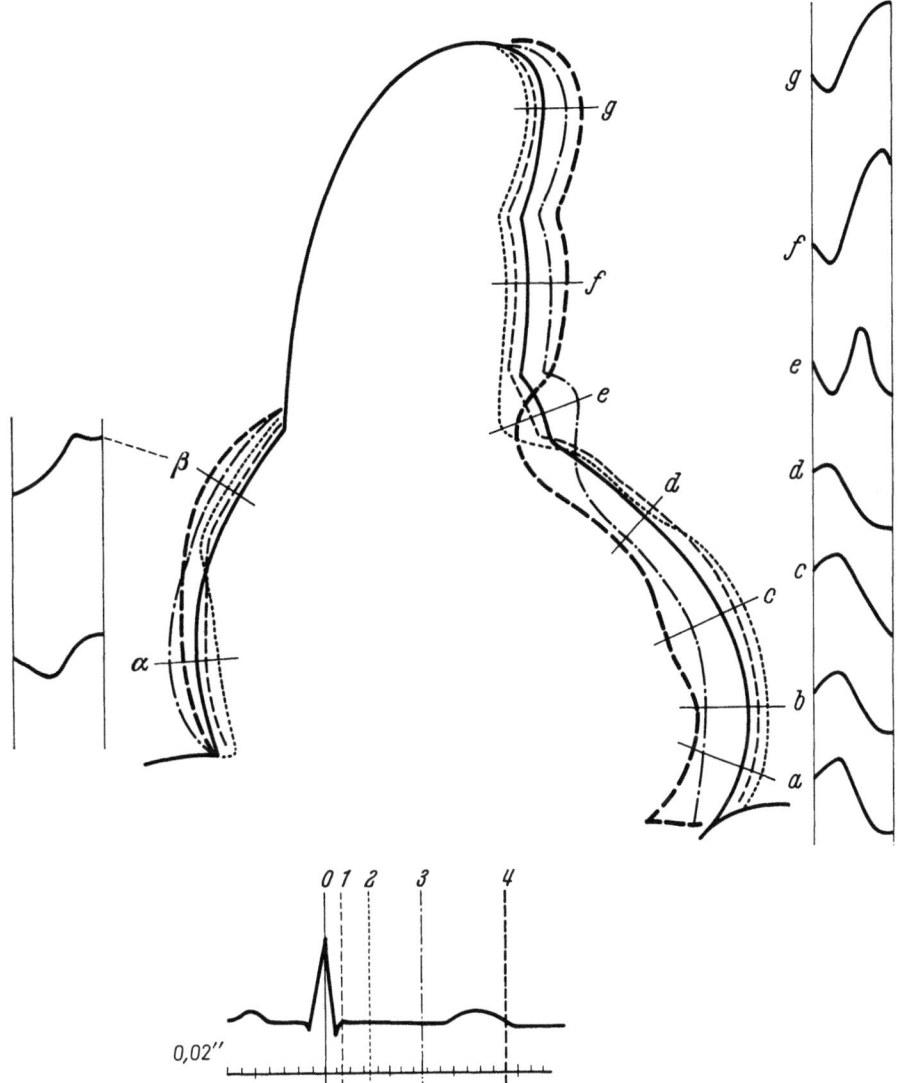

Abb. 10. Phasenanalyse in der Systole. Zu beiden Seiten sind die entsprechenden Elektrokymogramm-Kurven in der Systole angegeben. Unten sind in Beziehung zum EKG die Zeitpunkte der Isophasen markiert

Seiten sind die Rollen sichtbar, auf die die elektrokymographischen Kurven aufgesteckt werden. Auf die runde Mattscheibe in der Mitte wird die Herzskizze, welche auf durchsichtiges Papier gezeichnet ist, befestigt. Durch ein Spiegelsystem werden die Kurven in die auf der Mattscheibe sichtbaren Schlitze projiziert. Soll die Systole analysiert werden, so werden die Rolle gedreht bis die R-Zacke des EKG in den Schlitzen erscheint. Dann werden die Rollen auf oder abwärts verschoben bis die Kurven sich mit dem Herzrand decken. Wenn man dann die Kurbel rechts an der Außenseite des Gerätes dreht,

---

[1] Dieses Gerät wird von der Firma Optotechnik, Hersching (Oberbayern) hergestellt.

so verschieben sich die Kurvenschnittpunkte senkrecht zur Herzfigur. Verbindet man diese Punkte miteinander so erhält man die Isophasen zu jedem gewünschten Zeitpunkt.

Die Abb. 10 stellt eine Phasenanalyse der *Systole* beim Herzgesunden, die Abb. 11 der *Diastole* dar. Am Fuß derselben ist an der Herzstromkurve markiert, zu welchen Zeitpunkten die Isophasen abgenommen wurden.

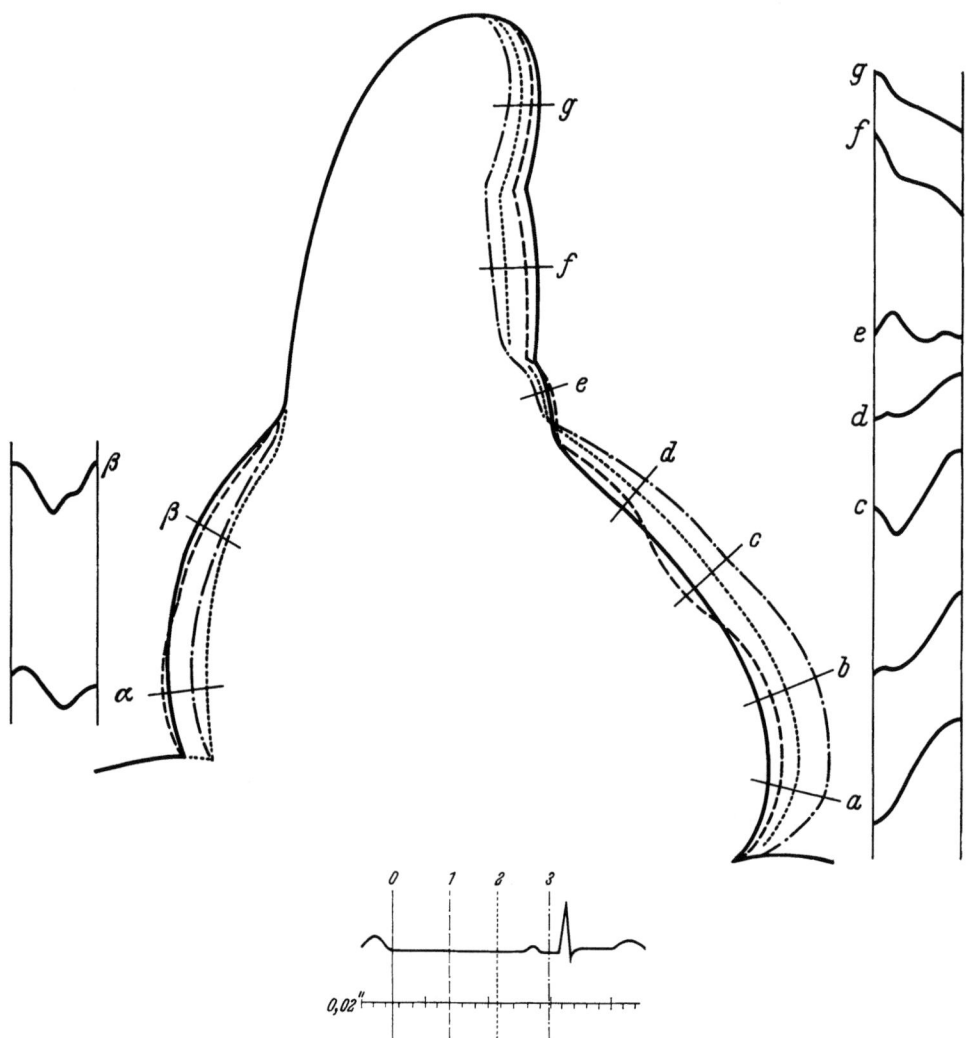

Abb. 11. Phasenanalyse in der Diastole (wie in Abb. 10)

Die Phasenanalysen erfolgten in sagittaler Richtung, sie können natürlich ebenso in beliebigen schrägen Durchmessern vorgenommen werden.

Von Heckmann wurde die *horizontale Phasenanalyse* eingeführt. Dabei wurden unter *Drehung* des Untersuchten elektrokymographische Kurven in den verschiedenen Durchmessern *in gleicher Höhe über dem Zwerchfell* geschrieben.

Die Abb. 12 (Systole) gibt die Strahlenrichtungen als Tangenten des Herzrandes an: An den Berührungspunkten des Herzquerschnittes werden senkrecht zu diesen Tangenten die Amplituden der Kurven aufgetragen. Die erhaltenen Punkte werden zu den Isophasen verbunden, sie geben die vergrößerte *Herzbewegung im Querschnitt* wieder. Die ausgezogene Linie entspricht dem Herzrand am Beginn der Systole, die gestrichelte am Ende der Anspannungszeit, die Linie mit den Querstrichen am Ende der Systole.

Man sieht, daß das Herz zunächst eine *Dorsalrotation* ausführt und im weiteren Verlauf der Systole die Herz- achse unter Volumenabnah- me wieder nach ventral ro- tiert.

d) Die Pulsation der Ventrikel

α) Komponenten der Randbewegung

Die Druckkurve der Ven- trikel (Abb. 13), rechte Kam- mer nach O. BAYER und H. WOLTER) läßt drei Phasen erkennen: I. Die Umfor- mungszeit bis zum Atrioven- trikularklappenschluß *(1)* entspricht der Erregungs- ausbreitung und der Umfor- mung der Ventrikel (nach HOLLDACK), dabei wird die Ovalform derselben einer Kugelform angenähert (nach W. R. HESS). II. Ist die Druckanstiegszeit bis zur Se- milunarklappenöffnung *(2)*.

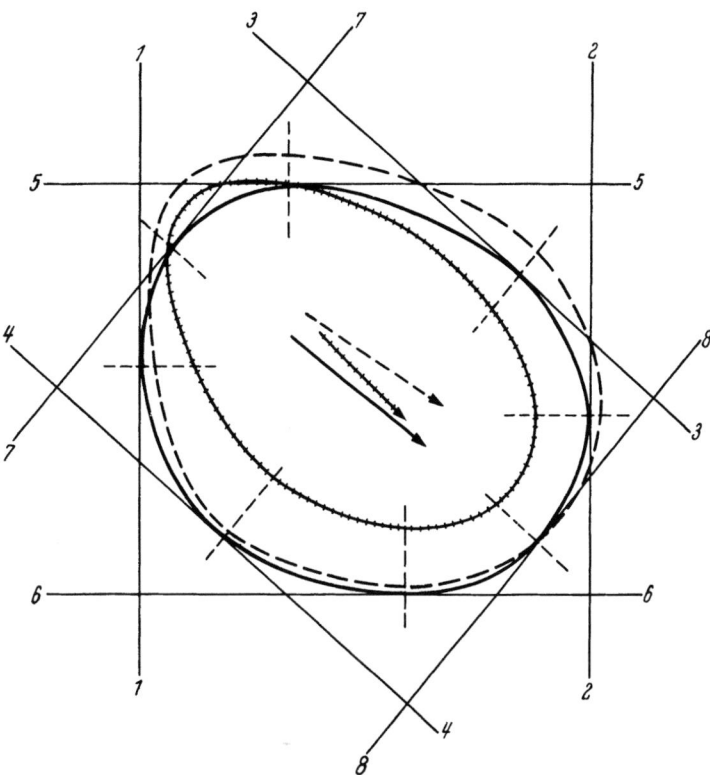

Abb. 12. Horizontale Phasenanalyse. Die Amplituden der Kurven sind senkrecht auf die Tangenten 1—8 aufgetragen. Die dadurch erhaltenen Punkte sind zu Isophasen verbunden

III. Die Austreibungszeit bis zum Semilunarklappen- schluß *(3)*. IV. Relaxation. V. Diastolische Füllung, beginnend mit der Atrioventrikularklappenöffnung *(4)*. Die Kurve der Randbewegung stimmt in der Regel nicht mit den Straubschen Volumkurven überein. Sie wird durch die Umformung der Kammern und die Lokomotionsbewegung des Herzens abgeändert. Daraus geht hervor, daß das Vorgehen der meisten Autoren, an nur einer Stelle des linken oder rechten Ventrikels abzuleiten, nicht zum Verständnis des Bewegungsvor- ganges führen kann. Es erscheint uns auch überflüssig zahlreiche „Zacken" und „Senkungen" zu beschreiben.

Wir müssen vielmehr mehrere Punkte der Kammern ableiten und diese durch die Phasenanalyse zusammen- fassen, um über Umformungs-, Lokomotions- und Pul- sationsbewegungen Aufschluß zu bekommen.

β) Die Lokomotionsbewegung des Herzens und die intraventrikuläre Pulsation

Wir unterscheiden *latentes* und *manifestes Herz- pendeln.* Von ersterem sprechen wir, wenn die Ver- schiebung des Massenmittelpunktes kleiner ist als die Schlagweite der reinen Herzpulsation, von letzterem im umgekehrten Fall.

Die Abb. 14 zeigt die gewöhnliche Form des Herz- pendelns beim Herzgesunden. In der Protosystole erfolgt

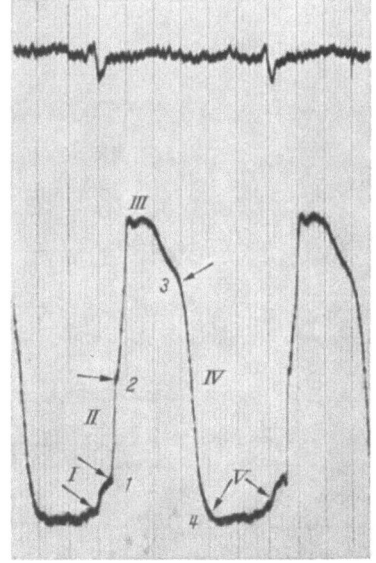

Abb. 13. Druckkurve der Ventrikel (rechte Kammer nach O. BAYER und H. WOLTER). *I* Umformungszeit; *II* Druckanstiegszeit; *III* Austrei- bungszeit; *IV* isometrische Erschlaf- fung; *V* diastolische Füllungszeit. *1* Atrioventrikularklappenschluß; *2* Semilunarklappenöffnung; *3* Semilu- narklappenschluß; *4* Atrioventrikular- öffnung

eine Verschiebung nach links, gleichzeitig rotiert die Längsachse nach hinten. In der Protodiastole bewegt sich der Massenmittelpunkt entgegengesetzt (nach rechts). In den schraffierten Zonen erfolgen daher paradoxe Bewegungen.

Diesen Vorgängen liegt die *intraventrikuläre Pulsation* zugrunde (HECKMANN). Bei der Blutpassage des Herzens können wir vier Phasen unterscheiden: 1. Einströmung aus

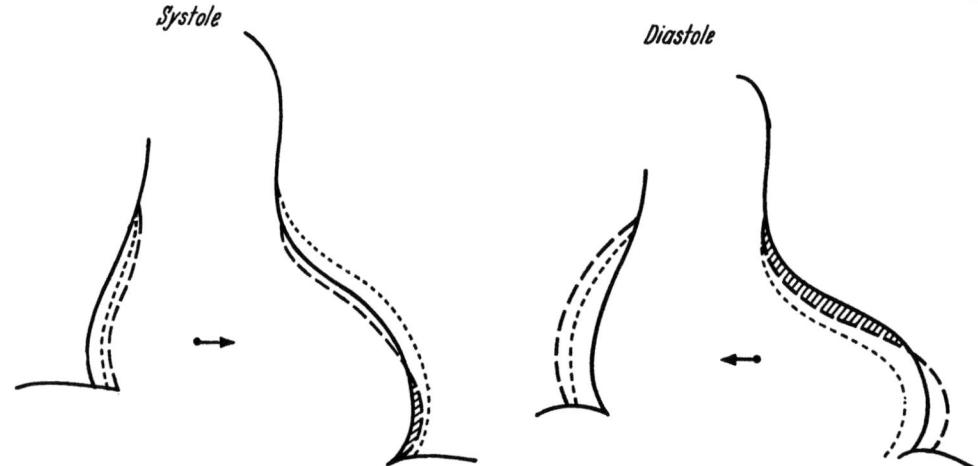

Abb. 14. Häufigste Form des latenten Herzpendelns: In der Proto-Systole verschiebt sich der Massenmittelpunkt nach links, in der Proto-Diastole nach rechts, durch die intraventrikuläre Pulsation verursacht

den Vorhöfen in die Einflußbahn der Ventrikel, 2. Verlagerung der Blutmasse aus dieser in die Ausflußbahn, 3. Austreibung in die großen Gefäße, 4. Zurückpendeln des Restblutes in die Einflußbahn. In der Diastole kommt es zu einer raschen Auffüllung der Einflußbahn, während die Ausflußbahn zunächst eine Volumverminderung erfährt.

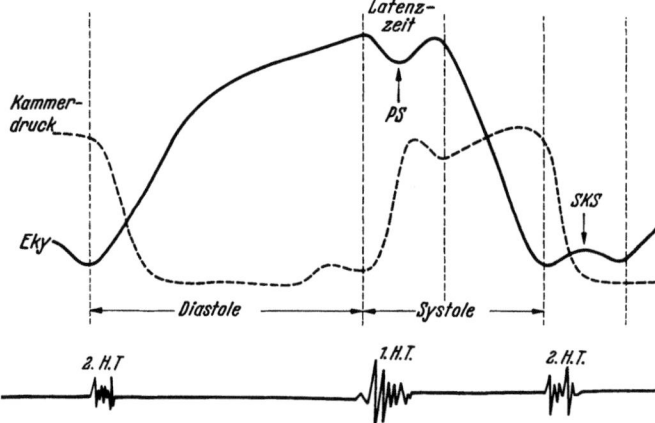

Abb. 15. Kurve der Kammer (caudal) zusammen mit der Druckkurve der Ventrikel und dem Herzschall aufgezeichnet

Diese intraventrikuläre Blutumwälzung wurde von A. PUFF in Zeitlupenaufnahmen im Tierversuch nachgewiesen.

In pathologischen Fällen treten stärkere (manifeste) Lokomotionsbewegungen auf, die für die Diagnose der vorliegenden Herzerkrankung von Bedeutung sind.

γ) Kurvenform in der Systole

Die Abb. 15 gibt schematisch eine durchschnittliche Kurve der linken Kammer und ihre Beziehung zum Kammerdruck wieder. Die Systole beginnt mit der Q-Zacke des EKG, die Hauptschwingung des ersten Tones tritt 0,05—0,06 sec später auf (entsprechend der Umformungszeit).

Der Steilabstieg der Kurve erfolgt jedoch in der Mehrzahl der Fälle später. Dieser Kurvenabschnitt bis zum Steilabstieg wird als *Latenzzeit* bezeichnet. Dauer desselben 0,04—0,16 sec. Die Latenzzeit hat nichts zu tun mit der elektroisometrischen oder elektropressorischen Latenz, die der Umformungszeit entspricht.

Der Kurvenverlauf in der Latenzzeit ist variabel, die Kurve kann absinkend verlaufen und mit einem Knick in den Steilabstieg übergehen. Sie kann aber auch ansteigen, d. h. den diastolischen Anstieg fortsetzen, sie kann diesen an Steilheit sogar übertreffen.

In vielen Fällen sieht man in diesem Kurvenabschnitt die *ps-Senkung* (protosystolische Senkung). Wahrscheinlich entsteht sie durch die *Umformung* der Ventrikel (HECKMANN; GADERMANN; KENNER u. ALTH). Der zweite Kurvengipfel (nach der ps-Senkung) ist dann auf die Verlagerung des Blutes aus der Einflußbahn in die Ausflußbahn zurückzuführen. Andere nehmen an, daß sie durch die Öffnung der Semilunarklappen (CIGNOLINI) oder durch die Kontraktion der Papillarmuskeln entstünde. Damit ist jedoch der zweite Kurvengipfel nicht zu erklären.

Die lange Dauer der Latenzzeit (mitunter bis zur Mitte der Systole) zeigt am deutlichsten die fehlende Übereinstimmung mit der Volumenkurve.

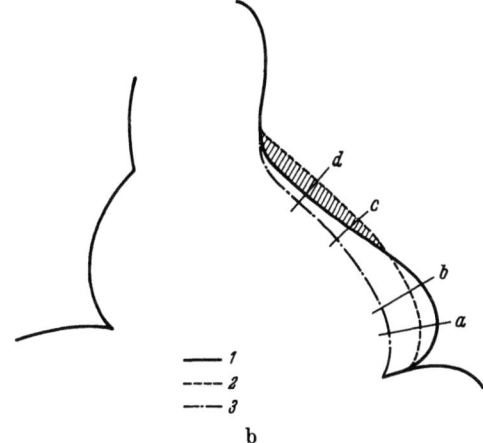

Abb. 16a u. b. Umformung der linken Kammer in der Protosystole. Caudal (in Abl. *a* und *b* zentripetale Bewegung des Randes, in *c* und *d* (kranial) zentrifugale Bewegung

An diese schließt sich der *Steilabstieg* der Kurve an, der bis zum Ende der Systole (Beginn des zweiten Herztones) anhält und durchschnittlich 0,20 sec dauert.

Die Vielfältigkeit der Ventrikelkurven läßt sich auf drei Grundtypen zurückführen, die 1952 von HECKMANN beschrieben wurden.

1. Reine Umformungsbewegung. In den caudalen Abschnitten des linken Herzrandes (a und b) erfolgt bereits in der Anspannungszeit eine Medialbewegung (Abb. 16a).

Die ps-Senkung erscheint nur als Stufe des Kurvenabstiegs. In den kranialen Ventrikel-
abschnitten (c und d) erfolgt eine Auswärtsbewegung im Anfang der Systole (der
diastolische Kurvenanstieg wird fortgesetzt).
Die Phasenanalyse läßt den Übergang
von der Ovoid- zur Kugelform erkennen
(Abb. 16b). Die Umformung wird auch
im Beginn der Austreibungszeit noch fortgesetzt.

2. Typ A der Ventrikelkontraktion. Die
Abb. 17 zeigt diese Form der Herzpulsation.
Dabei kommt es durch die intraventriku-
läre Pulsation in der Protosystole zu einer
Auswärtsbewegung der caudalen Herzabschnitte
(a und b). Die Lateralbewegung dauert

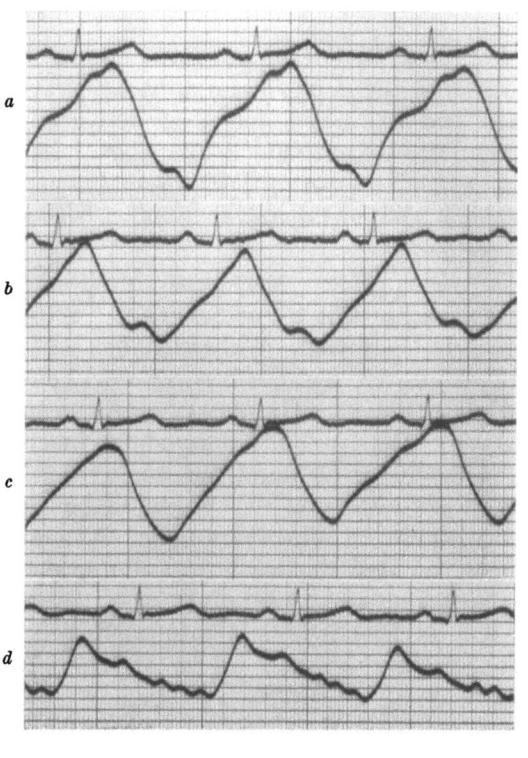

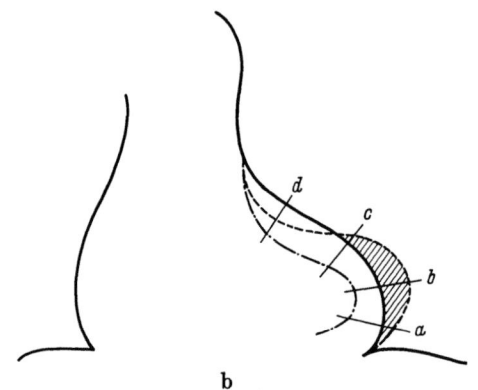

a   b

Abb. 17a u. b. Typ A. Paradoxe Bewegung der Herzspitze infolge der intraventrikulären Pulsation. Kranial
(Abl. *c*) erfolgt die Zentripetalbewegung früher als caudal (Abl. *a* und *b*)

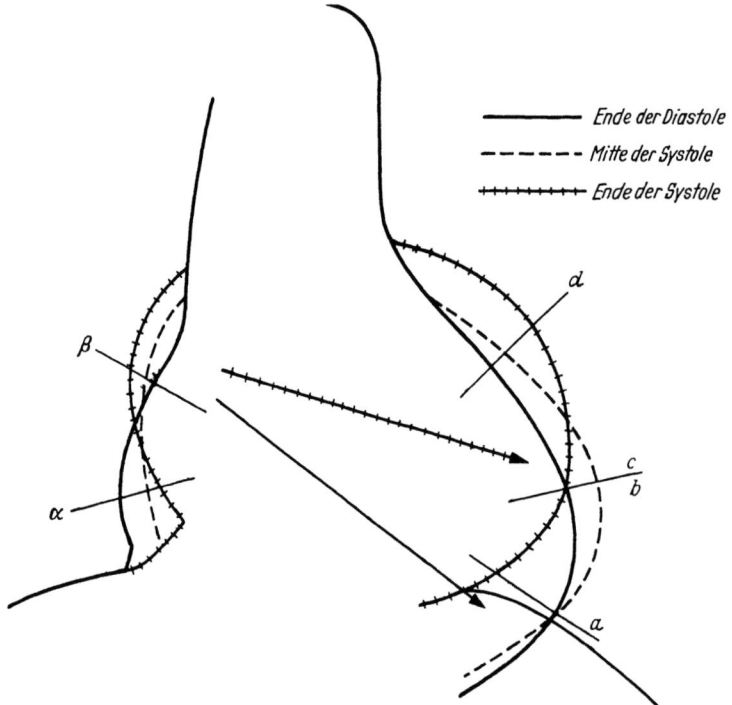

Abb. 18. Typ B. Kranialrotation der Herzachse (Phasenanalyse)

hier länger als kranial. Diese Bewegungsform findet sich häufig und zwar bei *mittlerem Zwerchfellstand*.

3. Typ B der Ventrikelkontraktion. Diese Form findet sich beim „hängenden Herzen" und *Zwerchfelltiefstand*. Dabei kommt es, wie Abb. 18 erkennen läßt, zu einer Kranialrotation der Herzachse und einer Abhebung des Herzens vom Zwerchfell *(„Kranialpendeln")*. Die entsprechenden Kurven (Abb. 19) lassen erkennen daß in den mittleren und *kranialen Abschnitten* des linken Ventrikelrandes das Ausmaß der systolischen Lateralbewegung hinsichtlich Dauer und Amplitude *größer ist* als caudal und weit über die bei der reinen Umformungsbewegung beobachtete Lateralbewegung hinausgeht (Auffüllung der Ausflußbahn).

In anderen Fällen kommt es nur zur Kranialrotation der Herzachse so daß sich nur die *caudalen Herzabschnitte gewissermaßen aufrichten*. Wir beobachten dann etwa in Abl. b und c die paradoxe systolische Lateralbewegung.

Wenn WILLIAM HARVEY davon sprach, daß das Herz in der Systole „sese erigere", hatte er wohl eine derartige Bewegungsform im Auge.

4. Pulsationsform bei Zwerchfellhochstand. Dabei ist das Herz tief in das Diaphragma eingesenkt. Die Abb. 20 zeigt den dabei auftretenden Bewegungstyp. Das Herz drückt sich *in der Systole tiefer in das Zwerchfellbett ein*, die Herzachse rotiert nach caudal. An der Unterfläche desselben erhält man im Densogramm oder in der eventuell aufgeblähten Magenblase systolisch eine Schattenzunahme.

5. Entstehung der Pulsationsformen. Die verschiedenen Bewegungstypen sind die Ursache dafür, daß in der Systole oft langdauernde Lateralbewegungen, in der Diastole Medialbewegungen auftreten. Sie müssen ohne Zurückführung auf die gesamte Herzbewegung mittels der Phasenanalyse unverständlich bleiben.

Auch das Zustandekommen dieser verschiedenen Bewegungsvorgänge läßt sich einheitlich verständlich machen. In der Diastole erschlaffen die Kammern und geben den *Zug und Druckkräften der Umgebung* nach. In der *Systole erfolgt eine Verhärtung* der Kammern und eine Streckung der großen Gefäße. Das Herz kehrt daher in seine Lage entgegen den Umgebungseinflüssen wieder zurück. Dabei hebt sich das infolge Zwerchfelltiefstand hängende Herz, das bei Zwerchfellhochstand emporgedrängte, bohrt sich stärker in das Diaphragma ein.

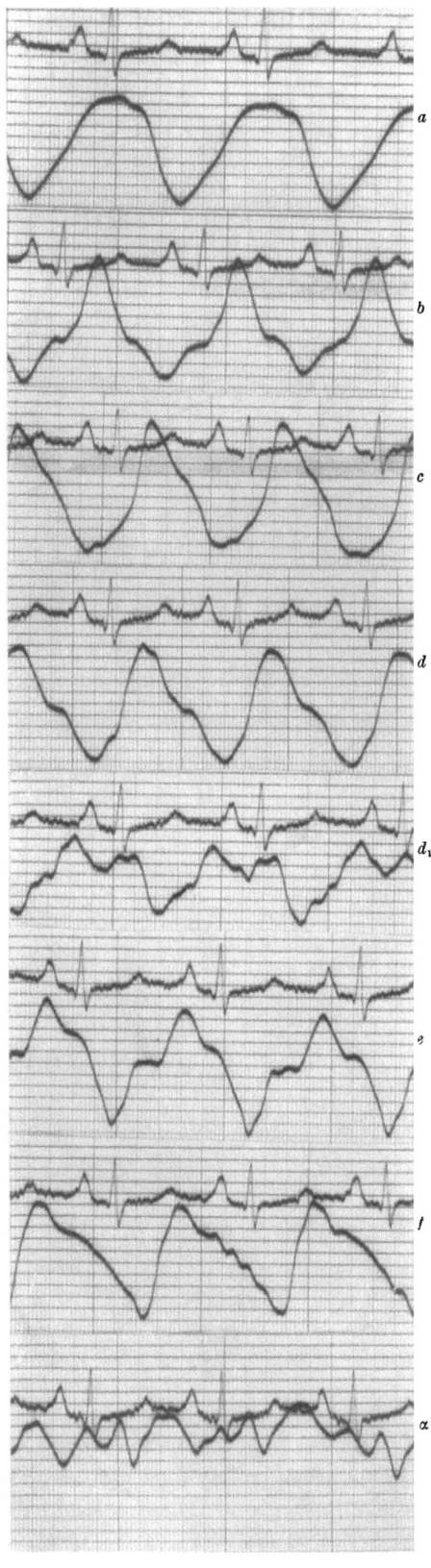

Abb. 19. Typ B. Dauer und Amplitude der Lateralbewegung ist kranial größer als caudal. Sie beginnt caudal früher

Je nach der Lage des Herzens im Thorax kommen verschiedene Komponenten der intraventrikulären Pulsation zum Ausdruck: beim Typ A sieht man besonders die Verlagerung des Blutes aus der Einflußbahn in den Bereich der Herzspitze, beim Typ B wird dagegen die Auffüllung der Ausflußbahn erkennbar.

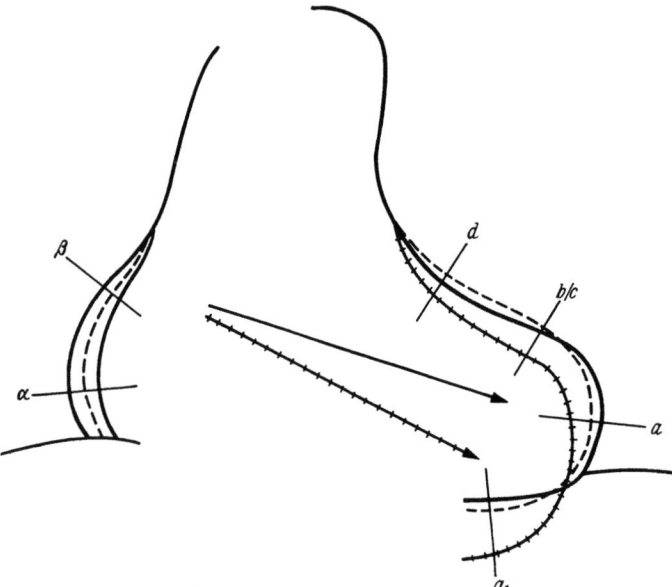

Abb. 20. Herzbewegung bei Zwerchfellhochstand. Das Herz drückt sich in der Systole in das Zwerchfell ein

Das Aufhören dieser Pendelbewegungen ist ein häufiges Zeichen nachlassender Kontraktionskraft der Ventrikel, *ausgesprochenes Pendeln spricht für ein leistungsfähiges Myokard.* In pathologischen Fällen treten andere Lokomotionsbewegungen auf.

6. Pulsation in den schrägen Durchmessern und an der Hinterwand. Die *große Amplitude* der Herzpulsation an der Hinterwand (punctum maxime pulsans) ist seit langem bekannt. Zdansky hatte darauf hingewiesen, daß in der Systole

hier eine Auswärtsbewegung erfolgt. Dies ist die Folge einer kugeligen Umformung des Herzens in der Systole, die durch die Verlagerung des Blutes in die Ausflußbahn beider Ventrikel bewirkt wird.

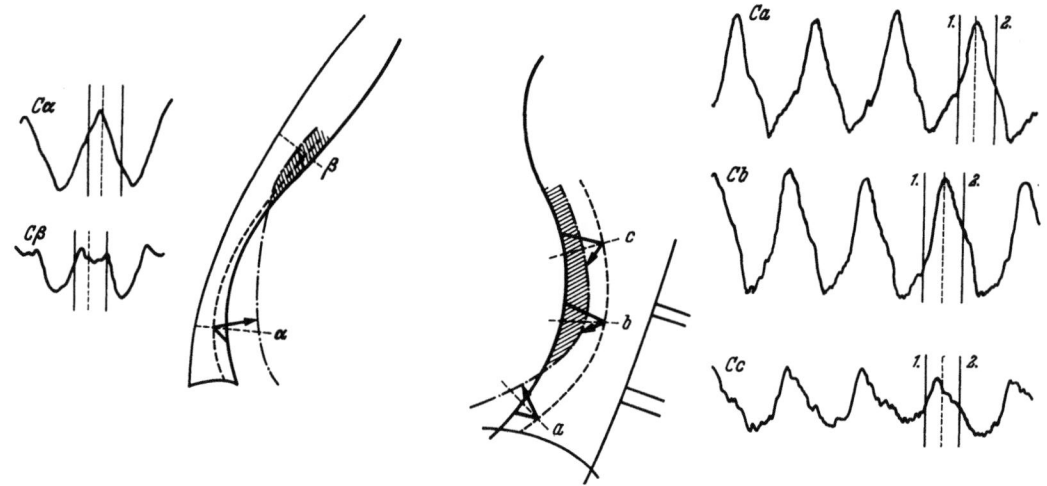

Abb. 21. Phasenanalyse im transversalen Durchmesser, rechts die zugehörigen Kurven der Hinterwand des Herzens, links Kurven des rechten Herzrandes

Die Abb. 21 zeigt die Kurven und die dazu gehörige Phasenanalyse im transversalen Durchmesser. Das Herz hebt sich in der Systole vom Zwerchfell ab und nähert sich der Kugelform, in der Diastole sinkt es breit auf das Zwerchfell zurück. Dadurch kommt es zu einer *pendelförmigen Bewegung an der Hinterwand,* d. h. zu einer Auswärtsbewegung in der ersten Hälfte der Systole.

7. Die rechte Kammer. Die Kurven gleichen denen der linken Kammer (Aufnahme in linker vorderer Schrägstellung). Von Luisada und Fleischner wird angegeben, daß der rechte Ventrikel sich 0,025—0,03 sec früher zu kontrahieren beginne als der linke. Das müßte selbstverständlich in den intrakardialen Druckkurven zum Ausdruck kommen; das ist jedoch (nach einer persönlichen Mitteilung Bühlmanns) *nicht* der Fall. Wir möchten daher annehmen, daß es sich dabei um eine durch Lokomotionsbewegungen bedingte Täuschung handelt. Das Herz führt in der Protosystole eine Totalverschiebung nach links aus, welche den Beginn der Medialbewegung des linken Herzrandes *auslöschen* kann, so daß diese scheinbar etwas verspätet erfolgt.

8. Der Arbeitsversuch. Nach Arbeitsbelastung (25 Kniebeugen bei einem herzgesunden jungen Mann) nimmt die Latenzzeit (R-Zacke im EKG bis zum Beginn der Medialbewegung) sowie die Tiefe der ps-Senkung zu. Das besagt, daß infolge der kräftigeren Herzaktion die protosystolische *Umformung* des Herzens zugenommen hat.

δ) Kurvenformen in der Diastole

1. Alternieren der Ein- und Ausflußbahn. In vielen Fällen erfolgt ein sofort einsetzender Kurvenanstieg. Häufig kommt es jedoch zunächst zur *protodiastolischen (pd)-Welle* (SKS-Zacke). Sie findet sich meist in den kranialen Abschnitten der linken Kammer und dauert durchschnittlich 0,15 sec, überdauert demnach die isometrische Relaxationsphase (0,08 sec nach Wiggers u. a.). Da sie nicht am ganzen linken Rand sichtbar ist, kann sie einer Lageänderung des Herzens infolge des Rückstoßes von den großen Gefäßen her ihre Entstehung nicht verdanken. Wir nehmen an,

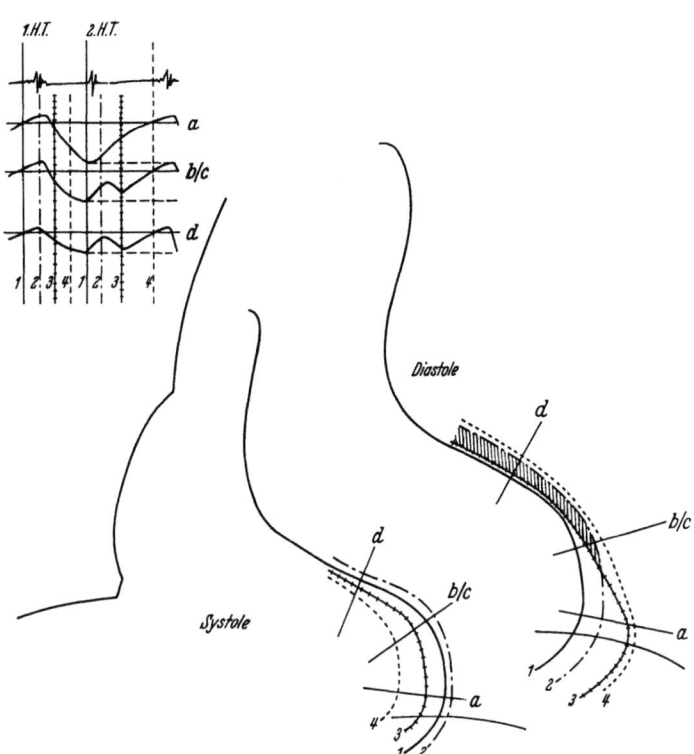

Abb. 22. Entstehung der protodiastolischen Zacke

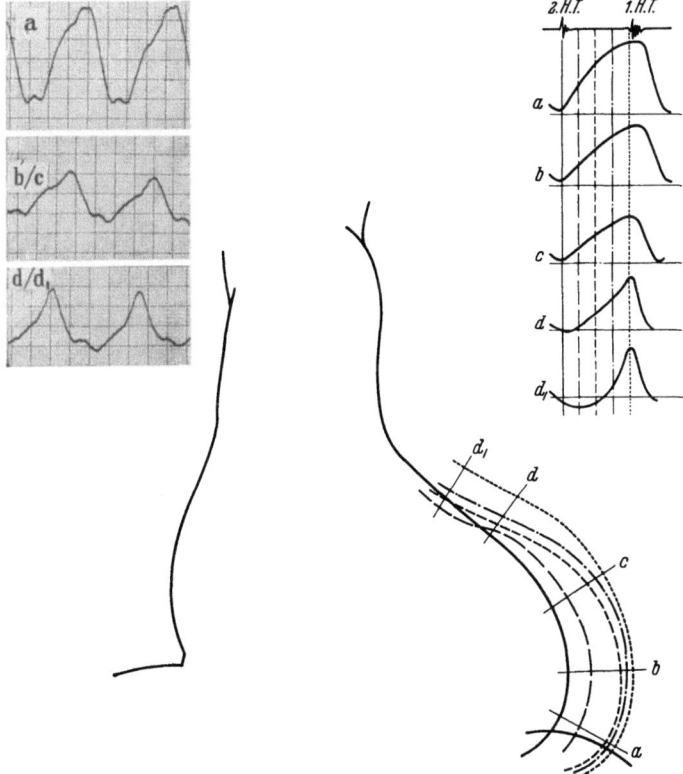

Abb. 23. Elektrokymographische Kurven und Phasenanalysen der linken Kammer in der Diastole. Raschere Auffüllung der Einflußbahn

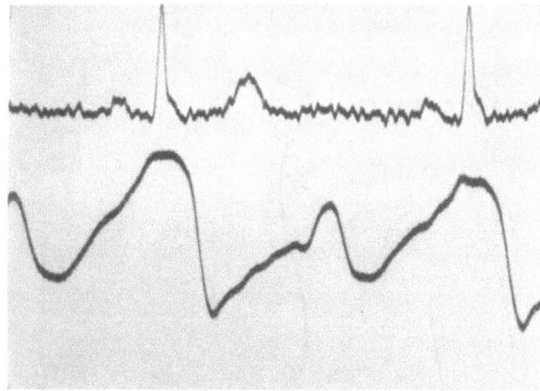

Abb. 24. Kurve des Conus pulmonalis nahe der Pulmonalklappe

daß im Bereich der Ausflußbahn beider Ventrikel noch im Beginn der Diastole eine Volumabnahme erfolgt. Sie führt dazu, daß wenigstens in den kranialen Abschnitten des linken Ventrikels nach anfänglichem kurzem Anstieg eine vorübergehende Kurvensenkung erfolgt, so daß eine Welle am Fußpunkt des diastolischen Anstiegs resultiert (Abb. 22).

Die Abb. 23 zeigt den Verlauf der Kurven und die Phasenanalyse während der ganzen Diastole. In den caudalen Abschnitten erfolgt ein anfangs rascher, später langsamer Verlauf des Kurvenanstiegs. Das umgekehrte Verhalten zeigen die kranialen Abschnitte. Man ersieht daraus das unterschiedliche Verhalten der *Ein- und Ausflußbahn.* Nur an der ersteren können wir von dem „rapid inflow" Starlings sprechen. Die pd-Welle fehlt hier häufig. Die Diastole endet mit dem Beginn des zweiten Herztones.

2. Pulsation des Infundibulums. Die Abb. 24 gibt die gewöhnlich zu beobachtende Kurvenform wieder. Es erfolgt sofort nach der Hauptschwingung des ersten Tones eine steile Abwärtsbewegung der Kurve, die bereits in der frühen Systole zum Stillstand kommt. Daran schließt sich eine bis in die Protodiastole dauernde, schwach ansteigende oder auch wellig-horizontale Strecke. Nach der Öffnung der Atrioventrikularklappen tritt ein scharfer diastolischer Abstieg ein. Das entspricht dem Einsinken der kranialen Ventrikelabschnitte. *Diese Kurven müssen, um verständlich zu sein, im Zusammenhang mit der Gesamtbewegung betrachtet werden.* Mitunter wird man darüber in Zweifel sein, ob dieser Bewegungsvorgang tatsächlich dem Infundibulum — also den klappennahen Abschnitten des Conus pulmonalis — oder den kranialen Partien der linken Kammer entspricht. In pathologischen Fällen erhält man charakteristische Veränderungen dieser Kurve: systolische Auswärtsbewegung infolge Vorwölbung dieser Herzabschnitte.

3. Der protodiastolische Kollaps der kranialen Abschnitte der linken Kammer (Heckmann). Die Elektrokymogrammkurven zeigen in vielen Fällen das Verhalten der Abb. 25. In den kranialen Abschnitten (Abl. c und d) lassen sie einen diphasischen Verlauf erkennen. Die *Diastole beginnt* hier mit einer tiefen und langdauernden *Negativität,* dann erst erfolgt der diastolische Anstieg, der in den caudalen Abschnitten sofort einsetzt (Abl. a und b). Die Phasenanalyse ergibt ein eigenartiges Bild (Abb. 26). *Die kranialen Abschnitte* des linken Ventrikelrandes *sinken in* der schraffierten Zone *im Beginn der Diastole ein* und füllen sich erst im weiteren Verlauf der Diastole auf. Hier handelt es sich um einen besonders starken Kollaps, der Ausströmungsbahn.

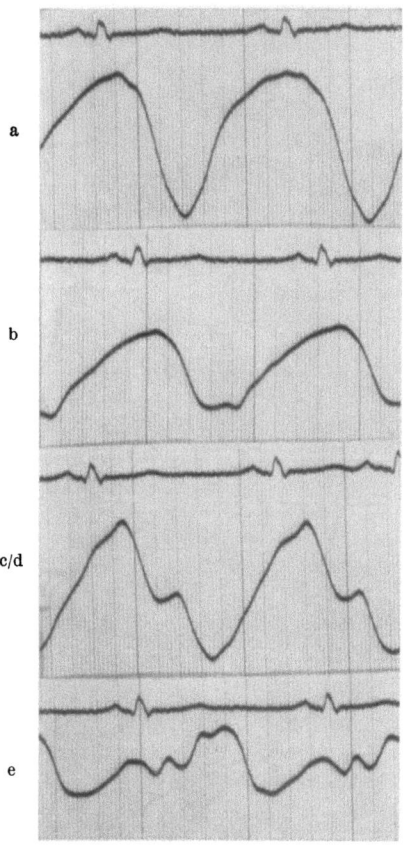

a

b

c/d

e

Abb. 25. Tiefe Negativität in der ersten Hälfte der Diastole in Abl. *c/d* (Kollaps der Ausflußbahn des linken Ventrikels)

4. Untersuchung in Rückenlage. Dabei tritt eine starke Änderung der Kurvenform auf. Es werden im ganzen Ventrikelgebiet „*Kuppelformen*" beobachtet. Es kommt z.T. infolge der verstärkten Kammerfüllung zu einem raschen Anstieg im Beginn der Diastole, der später nachläßt, so daß Plateaus beobachtet werden können.

Ferner ändert sich die Lokomotionsbewegung des Herzens. *In der Protodiastole* erfolgt bei der Untersuchung *im Stehen* eine *Rechtsverschiebung* des Herzens in toto. In *Rückenlage* verschiebt sich das Herz in dieser Phase *nach links* und *rotiert nach dorsal*. Entsprechend den früher dargelegten Anschauungen über die Ursachen des Herzpendelns sinkt das Herz bei der diastolischen Erschlaffung stärker nach links

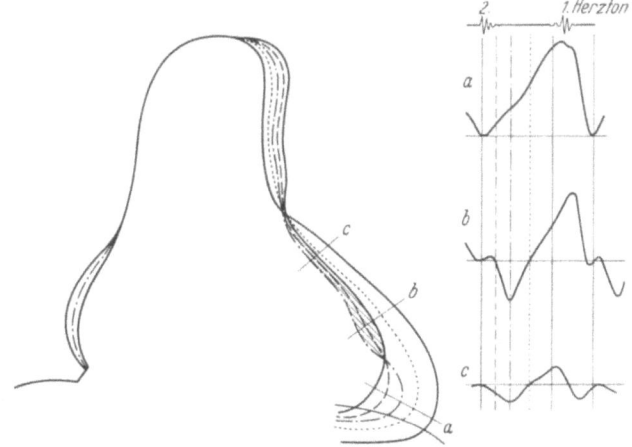

Abb. 26. Phasenanalyse bei diastolischem Kollaps der kranialen Ventrikelabschnitte

und hinten. Da das Herz bereits in der Diastole quergestellt ist, fällt die im Stehen erfolgende protosystolische Querstellung aus, damit verkürzt sich die Latenzzeit auf die Dauer der Anspannungszeit.

e) Die Pulsation der Vorhöfe
α) Die Ableitungspunkte

Für den *linken Vorhof* verwenden wir: 1. Die Gegend des linken Herzohres bei sagittalem Strahlengang (Abl. *A e*). 2. Einstellung auf den Herzrand in gleicher Höhe bei Drehung um etwa 10^0 in die linke vordere Schrägstellung (*C e*). 3. Die Hinterwand des linken Vorhofs bei transversalem Strahlengang. 4. Die rechte vordere Schrägstellung am rechten Rand (*B β*).

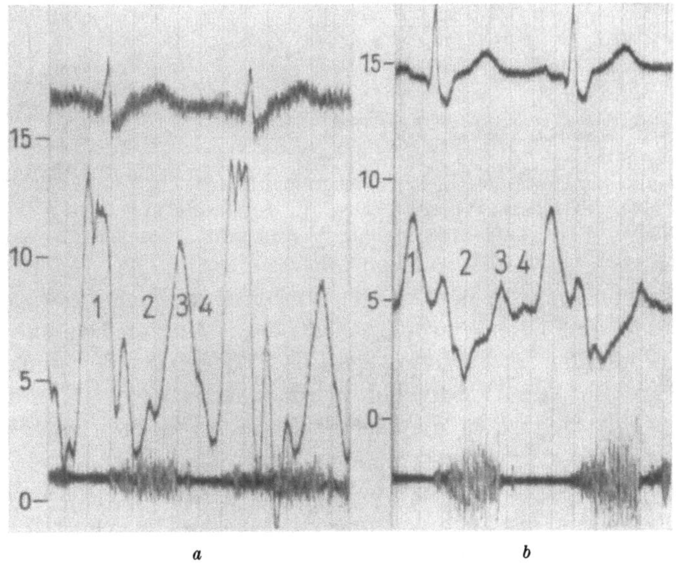

Für den *rechten Vorhof* werden folgende Einstellungen angewendet: 1. Rechter Herzrand bei sagittalem Strahlengang oberhalb des Zwerchfells (Abl. *A α*). 2. Rechte Herzkontur etwa $1^1/_2$ Querfinger höher als α (Abl. *A β*). 3. Die Einstellungen auf den Herzrand bei Drehungen um 10^0 in die rechte vordere Schrägstellung (*B α*).

β) Die Dynamik der Vorhöfe

Die Abb. 27 gibt die Druckkurven beider Vorhöfe nach

Abb. 27. Druckkurve des linken (*a*) und rechten Vorhofes (*b*) nach O. BAYER und H. WOLTER. *1* Vorhofkontraktionswelle; *2* negative ventrikelsystolische Welle; *3* systolisch-diastolische Welle; *4* frühdiastolischer Druckabfall

O. BAYER und H. WOLTER wieder wie sie mit dem Herzkatheter gewonnen wurden. Es bestand ein kleiner Vorhofseptumdefekt, der auf den Druckablauf in den Vorhöfen keinen Einfluß hatte. Am linken Vorhof (Abb. 27a) ist der präsystolische Druckanstieg (1)

größer als im rechten Vorhof (Abb. 27b), da die stärkere Muskulatur der linken Kammer einen größeren Widerstand bietet. Auch der protodiastolische Gipfel (3) ist links wegen des höheren Elastizitätsmoduls des linken Atriums größer als rechts.

Von LUISADA wurden die elektrokymographischen Kurven mit den Druckkurven verglichen. Wir unterscheiden eine *aktive* und eine *passive Phase* der Vorhofstätigkeit (Abb. 28). Erstere (*A*) beginnt mit der Vorhofssystole und endet mit dem Beginn der Ventrikelsystole. Sie reicht vom Beginn der P-Welle im EKG bis zum Beginn der Hauptschwingung des 1. Herztones. Sie ist dadurch charakterisiert, daß die Druckkurve ansteigt, während die Volumen- (Eky-) Kurve absinkt. Letztere kann infolge der Massenträgheit des Blutes eine geringe Verspätung zeigen, verläuft sonst aber *gegensinnig zur Druckkurve*. Es besteht also eine Analogie dieses Kurvenabschnittes zu den Ventrikelkurven.

Das gegenteilige Verhalten zeigt der passive Kurvenabschnitt (*P*), der zeitlich der Systole und Diastole der Kammern bis zur Präsystole entspricht. Hier verlaufen *Druck- und elektrokymographische Kurven parallel*, das heißt mit sinkendem Druck im Vorhof in der ersten Hälfte der Systole bewegt sich der Vorhofsrand einwärts, mit steigendem Druck auswärts.

Von dieser Grundform der Vorhofskurve beobachtet man häufig Abweichungen, so daß eine große Variabilität der Kurven entsteht (Abb. 29). Es liegt dies daran, daß noch andere Faktoren einen Einfluß auf den Kurvenverlauf gewinnen, vor allem die Lokomotionsbewegungen des Herzens. Auch das *Druckmilieu des Thoraxraumes* hat Einfluß auf die Randbewegung der Vorhöfe. Häufig beobachtet man, daß die *Herzohren* sich

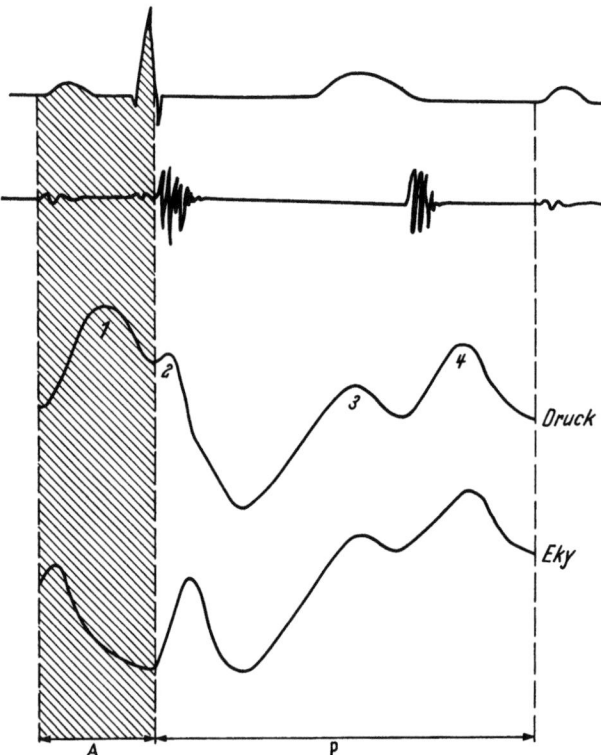

Abb. 28. Druck- und Elektrokymogramm-Kurven der Vorhöfe. *A* Aktive; *P* passive Phase. In *A* (schraffiert) verlaufen beide Kurven gegensinnig, in Abschnitt *P* parallel

gegensinnig zu den übrigen Vorhofswandungen bewegen, da die Vorhöfe gewissermaßen wie eine Membranpumpe arbeiten. In der Diastole drücken die sich vergrößernden Ventrikel die Vorhöfe gegen das Widerlager der umgebenden Lungen bzw. des Mediastinums, das Vorhofsblut wird dadurch in die Kammern getrieben, ein Teil desselben weicht jedoch in die Herzohren aus, diese wirken gewissermaßen als Puffer und vergrößern sich in dieser Phase.

Die elektrokymographischen Kurven der Vorhöfe werden ferner beeinflußt durch die Tätigkeit der angrenzenden Herzabschnitte (Ventrikel einerseits, große Gefäße andererseits) und bekommen in wechselnden Graden deren Merkmale aufgedrückt (*Mischkurven*). Alle diese Momente bewirken die große Variabilität der Vorhofskurven und zwingen dazu, an möglichst vielen Stellen abzuleiten, um so den Grundtyp der Vorhofsaktion darzustellen.

γ) Kurvenformen

Die Abb. 30 zeigt diesen Grundtyp der Vorhofstätigkeit und die Bezeichnung der einzelnen Kurvenabschnitte nach HECKMANN. Die Vorhofssystole bewirkt die „*prä-*

systolische Senkung". Darauf folgt mit der isometrischen Anspannung und dem Atrioventrikularklappenschluß der *„erste systolische Anstieg"*. Die anschließende *„systolische Senkung"* ist der Ausdruck der mit der Stempelbewegung der Atrioventrikularebene in Richtung auf die Herzspitze (LAURELL, BÖHME) erfolgenden Drucksenkung. Dann steigt die Kurve zum *„zweiten systolischen Anstieg"* entsprechend der wieder eintretenden Blutfüllung des Vorhofes. Die Einströmung hält in der Relaxationsphase an: *„protodiastolischer Gipfel"*. Mit der Atrioventrikularklappenöffnung erfolgt die *„diastolische Senkung"*, an die sich ein neuer Anstieg bis zur folgenden Präsystole anschließen kann.

Eine andere Nomenklatur wurde von BOOTH u. Mitarb. (1953) angegeben (Abb. 31). Die am häufigsten vorkommenden Kurvenpunkte werden mit großen, die selteneren mit kleinen Buchstaben markiert. A und a entsprechen der Vorhofsperiode. S und s der Systole der Ventrikel, D und d der Diastole. Die „Idealkurve" hat folgende Merkmale: Der Vorhofssystole entspricht die Strecke A_1—A_2. A_1 liegt 0,07—0,12 sec nach dem Gipfel der P-Zacke des EKG. Während der Vorhofsperiode (1—2) erfolgt von A_1 ab ein Kurvenabstieg bis A_2, der durchschnittlich 0,09 sec (0,06 bis 0,12 sec) dauert; DEUTSCH u. Mitarb. geben 0,05—0,08 sec an. A_2 soll manchmal dem ersten Herzton 0,01—0,02 sec vorausgehen, meist fällt es mit seiner Initialschwingung genau zusammen. Die *Druck-*

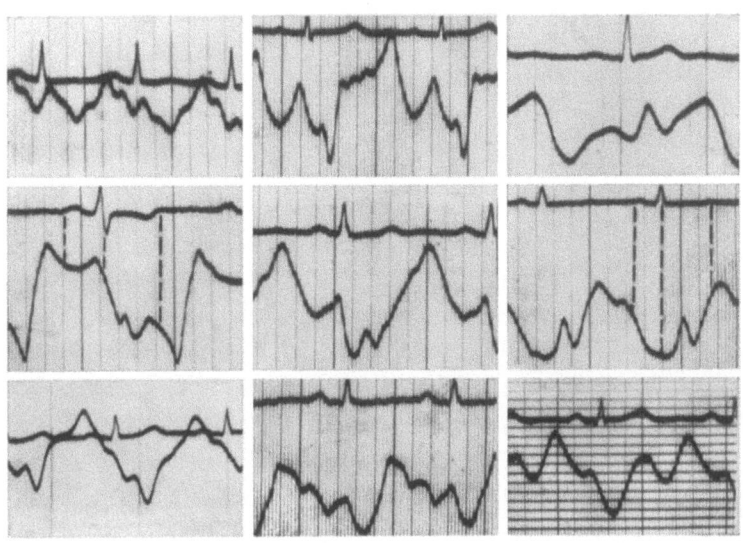

a

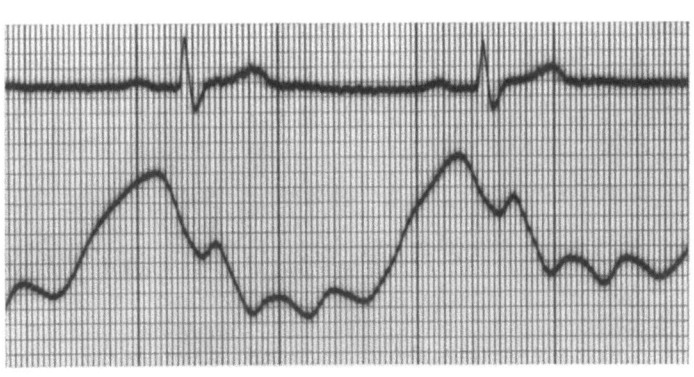

b

Abb. 29a u. b. Vorhofkurven

kurve des rechten Vorhofes zeigt einen Anstieg zur a-Welle, der gleichzeitig mit dem Gipfel der P-Zacke des EKG einsetzt. Der Beginn des Druckanstiegs im rechten Vorhof soll dem Beginn der präsystolischen Einwärtsbewegung im Elektrokymogramm um durchschnittlich 0,04 sec vorausgehen, was mit der Massenträgheit des Blutes erklärt wird (RUHDE). Die Dauer der a-Welle der Druckkurve ist durchschnittlich 0,14 sec. Nach WIGGERS beträgt die Systole des Vorhofs im Durchschnitt 0,11 sec.

A_2 entspricht dem Ende der Vorhofskontraktion und damit dem Ende der a-Welle der Druckkurve, eventuell fällt es geringfügig früher (0,01—0,02 sec).

Der Kurvenabfall von A_1 nach A_2 fehlt bei Vorhofflimmern (LUISADA, FLEISCHNER, RAPPAPORT). Von mehreren Autoren (ENGSTRÖM; MEDNIK; DEUTSCH u. Mitarb.; ANDERSSON) wird angegeben, daß die Kontraktion des rechten Vorhofs früher beginne als die des linken.

Es folgt ein steiler Kurvenanstieg, der mitunter einen leichten Knick (s_1) aufweist, er fällt zusammen mit der zweiten Schwingung des ersten Herztones. Der Kurvengipfel

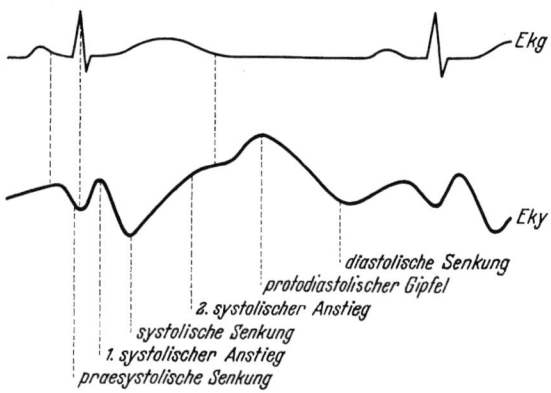

Abb. 30. Vorhofkurve (Nomenklatur nach Heckmann)

wird in S_2 erreicht. Er liegt 0,05—0,07 sec später (Deutsch u. Mitarb. u. a.) und 0,12 sec im Durchschnitt nach der Q-Zacke des EKG, sowie 0,02—0,03 sec nach der Öffnung der Pulmonalklappen, welche sich in der Pulmonalarteriendruckkurve markiert (Ruhde). Es handelt sich um die konstanteste Randbewegung der Vorhöfe, die allerdings gelegentlich nur als Stufe in der absteigenden Kurve auftritt. Sie fällt mit der isometrischen Phase zusammen. Der Kurvenanstieg wird verursacht durch den *Schluß der Atrioventrikularklappen* und die gleichzeitig erfolgende Aufstauung des in den

Vorhof einströmenden Blutes; möglicherweise strömt dabei auch etwas Blut in den Vorhof zurück, auch eine Vorwölbung der Klappen kann dabei eine Rolle spielen (Luisada;

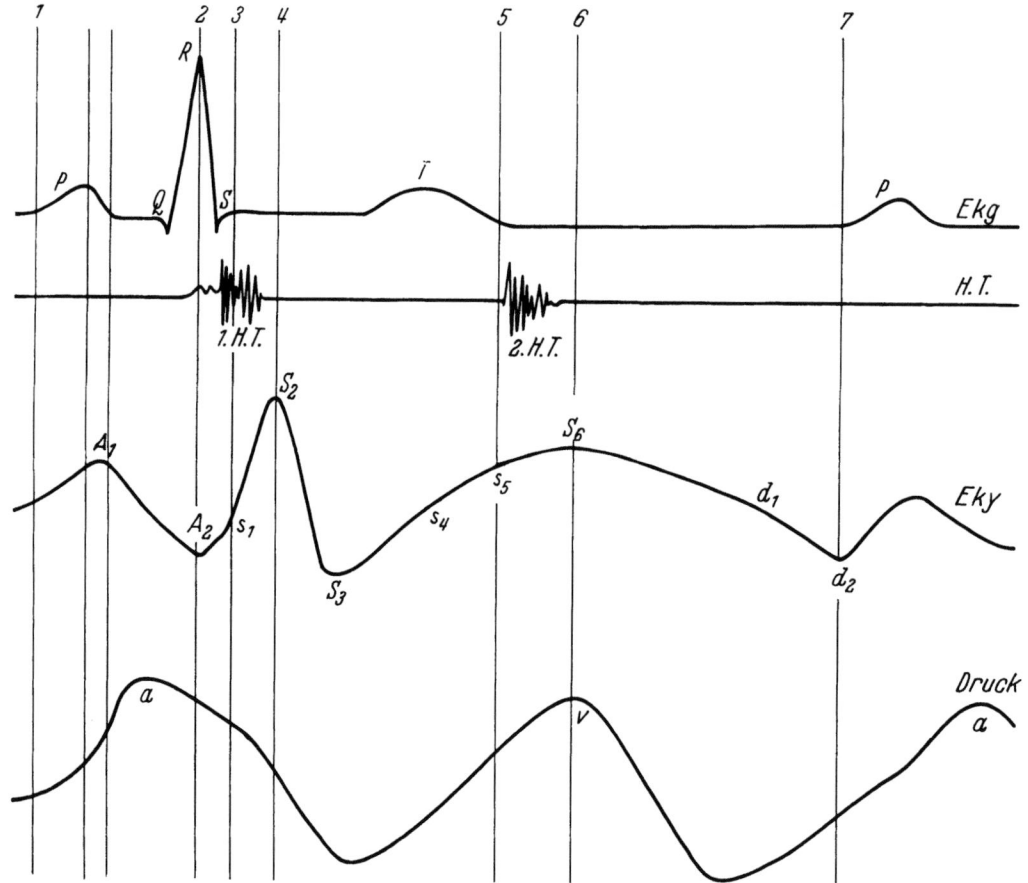

Abb. 31. Vorhofkurve (Nomenklatur nach Booth)

Engström u.a.), Die Strecke A_2—s_1 entspricht dem Intervall zwischen dem Ende der Vorhofskontraktion und dem Beginn der Ventrikelkontraktion.

Der Steilabfall S_2—S_3, der nunmehr eintritt, ist verursacht durch die rasche *Verschiebung der Atrioventrikularebene* in Richtung auf die Herzspitze. Er dauert 0,05—0,08 sec.

In S_3 beginnt der *Blutzustrom* zu den Vorhöfe die bei geschlossenen Atrioventrikularklappen spitzenwärts gerichtete Bewegung derselben zu überwiegen, es erfolgt daher gleichzeitig mit dem einsetzenden Druckanstieg im Vorhof eine Auswärtsbewegung der Wand. s_5 fällt, wenn es sich markiert, mit dem Beginn der Aortenkomponente des zweiten Herztones zusammen. Es entspricht also dem Ende der T-Welle im EKG. Es zeigt das *Ende der Systole* an und dürfte durch den Rückstoß des Blutes in den großen Gefäßen im Moment des Semilunarklappenschlusses hervorgerufen sein (BOONE; HEYER und BOONE).

S_6 fällt zusammen mit der *Öffnung der Atrioventrikularklappen*. Gleichzeitig fällt der Druck im rechten Vorhof ab (v-Welle der Druckkurve). Wenn Verzögerungen der v-Welle im Jugularisphlebogramm gefunden wurden (BOOTH u. a.), so besagt dies dagegen nichts, da eine Verspätung des Jugularispulses gegenüber dem Druck im rechten Atrium erwartet werden muß. Die Strecke s_5—S_6 entspricht also der Relaxationsphase; Dauer 0,06—0,09 sec. LUISADA und FLEISCHNER fanden, daß die Entleerung des rechten Vorhofes durchschnittlich 0,02 sec früher als die des linken einsetzt.

Zwischen S_6 und d_2 erfolgt eine Volumenabnahme der Vorhöfe infolge der *Einströmung des Blutes in die Ventrikel*. Wenn dabei die Knickbildung d_1 auftritt, soll sie dem Ende der „rapid filling" der Kammern entsprechen. DOCK u. Mitarb. finden sie gleichzeitig mit einem 3. Herzton und vertreten daher diese Ansicht. Nach d_2 beginnt bereits die nächste Vorhofskontraktion. Die Druckwelle zeigt einen Abfall, der gleichzeitig mit S_6 beginnt. Er hört jedoch mitunter früher auf als die Volumabnahme der Vorhöfe, weil dann die Zuströmung den Blutabfluß überwiegt. Wenn trotzdem dann eine Volumenabnahme im Elektrokymogramm zu beobachten ist, so ist diese meines Erachtens mit dem Andrücken der Vorhöfe gegen ihre Umgebung und die dadurch bedingte Auspressung des Blutes in die Kammern zu erklären.

Die Angaben der einzelnen Autoren über die zeitliche Dauer des Vorhofscyclus differieren etwas, wie aus der Tabelle 1 hervorgeht.

Die Variabilität der Kurven wurde von zahlreichen Autoren untersucht (HAUBRICH; MOLL u. TUMMELEY; TAHAN u. OOSTHUISEN; LISSNER u. a.). Der häufige, präsystolische Kurvenanstieg am linken Herzohr wurde bereits erwähnt. Mitunter kommt es zu einer Verschmelzung des ersten und

Tabelle 1. *Vorhofscyclus nach den Angaben verschiedener Autoren*

Autor	Ableitungsstelle	Vorhofskontraktion		Isometrische Kontraktion		Rasche Austreibung		Öffnung der Atrioventrikularklappen sec
		Beginn sec	Dauer sec	Beginn sec	Dauer sec	Beginn sec	Dauer sec	
BOOTH u. Mitarb.	re. Vorhof	0,08—0,15 nach der P-Zacke	—	—	—	0,10—0,12 nach der Q-Zacke	—	—
DEUTSCH u. Mitarb.	Vorhöfe	0,06—0,14 vor dem 1. H.T.	0,05—0,08	0,01—0,03 vor dem 1. H.T.	0,05—0,07	—	0,05—0,08	0,05—0,10 nach dem 2. H.T.
PER ÖDMANN	re. Vorhof	0,08—0,15 nach dem Beginn der P-Zacke	0,04—0,10	0,04—0,10 nach der Q-Zacke	0,05—0,10	0,14—0,16 nach der Q-Zacke	0,03—0,10	0,06—0,10 nach dem T-Ende
HECKMANN	Vorhöfe	0,07—0,12 nach der P-Zacke (Beginn)	0,06—0,12 (durchschn. 0,09)	gleichzeitig mit der ersten Schwingung des 1. H.T.	0,05—0,08	durchschn. 0,12 nach der Q-Zacke	0,05—0,08	0,06—0,09 nach dem Ende der T-Zacke

zweiten systolischen Kurvenanstiegs unter Verschwinden der systolischen Senkung. Die typische *Dreiwellen-Kurve* geht also in eine *Zweiwellen-Kurve* über (Moll und Tummeley). Nicht selten kommt es zu *Plateau-* oder *Kegel-Kurven*. Hier erfolgt der Kurvenanstieg in der zweiten Hälfte der Systole und dauert bis zur Atrioventrikularklappenöffnung. Dadurch wird die Unterscheidung von den bei Mitralstenose und Insuffizienz entstehenden Kurven gut durchführbar, da bei diesen der Kurvenanstieg sofort nach dem Beginn der Systole eintritt. Schließlich werden, wie bereits erwähnt, Kurven mit Ventrikel- und solche mit Gefäßeinfluß beobachtet.

Bei Untersuchungen *im Stehen und in Rückenlage* treten Veränderungen der Vorhofskurven auf (Andersson). Im Stehen sollen die Ventrikelkomponenten mehr hervortreten, während die Entleerungs- und Füllungsphasen der Vorhöfe weniger deutlich würden. Die Entleerungsphase in der Diastole der Ventrikel wird tiefer als die präsystolische Welle. In *Rückenlage* ist die *Amplitude der präsystolischen Senkung vergrößert*, die diastolische Entleerung weniger tief. Es dürfte aber gerade bei diesen Untersuchungen schwierig sein, den Einfluß der Lokomotionsbewegungen auszuschließen, da diese, wie wir S. 425 gesehen haben, sich beim Übergang vom Stehen zur Rückenlage wesentlich ändern.

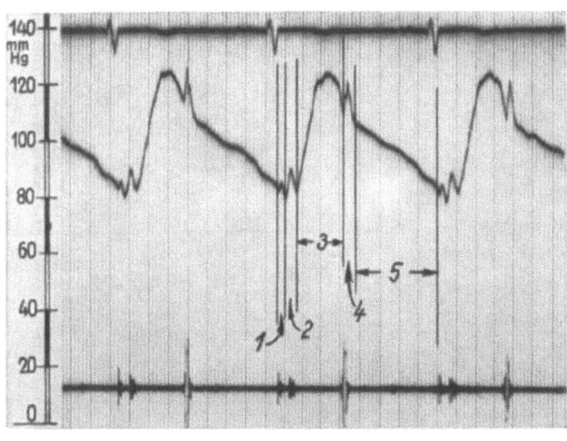

a

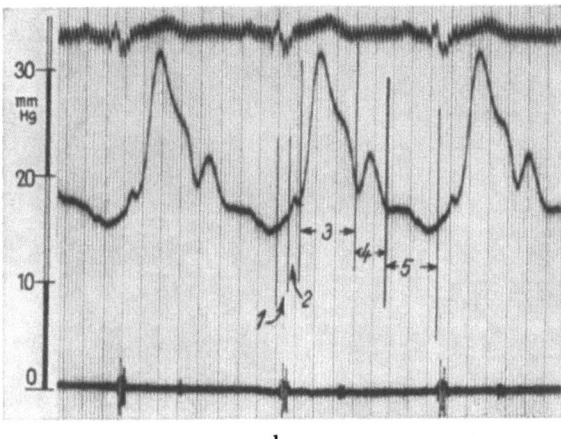

b

Abb. 32 a u. b. Druckkurve der Aorta (a) und der A. pulmonalis (b) nach O. Bayer und H. Wolter. *1* Erste Vorwelle; *2* zweite Vorwelle; *3* Hauptwelle (Austreibungsphase); *4* Nachwelle (Semilunarklappenschluß); *5* Zwischenstück (diastolischer Druckabfall)

f) Die Pulsation der großen Gefäße

α) Druckkurven

Die Abb. 32 (nach O. Bayer und H. Wolter) gibt den Druckablauf in den großen Gefäßen wieder, wie er mit dem Herzkatheter registriert wird. *1* ist die erste Vorwelle, welche mit der Umformungszeit zusammenfällt. Sie kommt in den elektrokymographischen Kurven nicht zum Ausdruck, da sie keine Volumenänderung zur Folge hat. *2* entspricht der zweiten Vorwelle. Es kommt im Augenblick des isometrischen Druckanstiegs zu einer Vorwölbung der Semilunarklappen. *3* ist die Hauptwelle der Austreibungsphase. Sie beginnt mit der Klappenöffnung und endet mit dem Semilunarklappenschluß, an den sich die Incisur und die sog. Nachwelle (*4*) anschließt. Das Zwischenstück (*5*) ist die Periode des allmählichen diastolischen Druckabfalles.

β) Beziehung der Druck- und Elektrokymogramm-Kurven

Hier sind einige grundsätzliche Erwägungen zu erörtern. Die *Lokomotionsbewegungen* spielen auch an den Gefäßen eine wichtige Rolle. Wir können nur dann einen Aufschluß über den Druckablauf erwarten, wenn die Lokomotion mit der Volumenkurve parallel geht (HECKMANN; KENNER u. ALTH). Das ist nur an bestimmten Punkten der Fall, auf die wir uns zunächst bei der Ableitung beschränken. Besteht dieser Parallelismus, so stimmen die Elektrokymogramm-Kurven mit den Druckkurven, wie sie der Herzkatheter liefert, überein; oft ist das aber nicht der Fall. Viele Autoren haben dies nicht berücksichtigt und infolgedessen Kurven erhalten, die zu Täuschungen Anlaß geben können.

Ein Beispiel dafür ist die Pulsation der *Aorta ascendens*. Hier haben wir es mit einer Mischkurve zu tun, deren Elemente sich nicht trennen lassen. Bereits WELTZ hat in flächenkymographischen Arbeiten dargelegt, daß die Bewegung der Aorta ascendens eine Mischung aus dem „Ventrikelfaktor" und dem „Aortenfaktor" darstellt. Der erstere kommt durch die Aufrichtung der linken Kammer zustande, welche schon in der Anspannungszeit einsetzt und der Aorta ascendens einen Ruck nach rechts erteilt; der letztere ist die eigentliche Pulsation. Die Randbewegung entsteht hier also durch Interferenz zweier ganz verschiedener Impulse.

Im Gegensatz dazu ist die Bewegung des linken Randes des *Arcus aortae* entstanden durch die Summation der pulsatorischen Volumenänderung und der Lageänderung des Aortenrohres, wie ebenfalls schon von WELTZ gezeigt wurde. Hier kann man also elektrokymographische Kurven ableiten und erhält Randbewegungen, welche den Druckkurven entsprechen.

Wir unterscheiden an der Aorta eine *exzentrische und longitudinale Pulsation* (HECKMANN). Die systolische Volumenzunahme führt einmal zu einer Breitenzunahme, ferner zu einer Verlängerung des Aortenrohres, wobei sich die Aorta streckt und ihr Krümmungsradius zunimmt (Gartenschlauchphänomen). Über das Verhältnis der beiden Pulsationsformen zueinander erhält man Aufschluß, wenn man eine Füllung des Oesophagus mit Kontrastpaste vornimmt und ein Flächenkymogramm ausführt. Mit der *Elastizitätsabnahme* im Laufe des Lebens wird die exzentrische Pulsation immer geringer. Da die Windkesselfunktion aber aufrechterhalten werden muß (WEZLER u. BÖGER; BROEMSER) muß die *longitudinale Pulsation zunehmen*. Dabei kann es zunächst zu einer Vergrößerung der Schlagweite am Arcus kommen. Die longitudinale Pulsation ist jedoch stärker *gedämpft*, so daß Eigentümlichkeiten der Pulsation verlorengehen. Damit dürfte zusammenhängen, daß die Incisur im höheren Alter in der Regel fehlt.

Hier müssen einige *geometrische* Überlegungen angestellt werden. Die Randbewegung entspricht der Zu- und Abnahme des Gefäßradius, wenn Lokomotionsbewegungen ausgeschaltet werden. Bei linear ansteigendem Volumen nimmt der Radius nicht entsprechend zu, sondern verläuft in Form einer weniger ansteigenden flachen Kurve (CIGNOLINI). Das Zurückbleiben ist jedoch so gering, daß eine merkbare Kurvenänderung nicht eintritt.

Ferner verlaufen Druck- und Randpuls nur dann proportional, wenn der *Elastizitätsmodul* der Gefäßwand während der Druckänderung *konstant* bleibt (TH. KENNER). Das dürfte in dem hier interessierenden Bereich weitgehend der Fall sein.

γ) Ableitungspunkte der Aorta

Wir bevorzugen die Einstellung des Aortenknopfes im sagittalen Durchmesser (Abl. Ag). Die von anderen häufig angewendete Einstellung des rechten Randes der Aorta ascendens ($C g_1$) wenden wir selten an, weniger wegen der Beimischung von Venenpulsation — die sich in den schrägen Durchmessern vermeiden läßt — als wegen der oben erwähnten unkontrollierbaren Beimischung der Lokomotionsbewegung (Abb. 5, S. 411).

Dagegen kann man die Aorta descendens als Densogramm in beiden schrägen Durchmessern ableiten ($B g$ und $C g_3$). Die Pulsationen sind hier sehr gering, so daß es oft zu Überlagerungen mit Lungengefäßpulsation oder zum Auftreten von „Rauschen" des Multipliers kommt.

Schließlich verwenden wir die Ableitung des Aortenbogens im transversalen oder zweiten schrägen Durchmesser (Cg_2). Dabei wird der Schlitz des Multipliers senkrecht auf den oberen Rand des Aortenbogens eingestellt.

δ) Kurvenform an der Aorta

Die Abb. 33 gibt die Form der Aortenkurve bei Ableitung vom Aortenbogen (Ag) wieder. Sie ähnelt den mit dem Herzkatheter erhaltenen Kurven (Abb. 32) wie sie von SALANS; BAYER und WOLTER u. a. erhalten wurden, sowie den Druckkurven, die WIGGERS mit der blutigen Druckmessung der Aorta gefunden hat. Naturgemäß sind sie stärker gedämpft. Abb. 34a ist eine typische Kurve bei Einstellung auf den oberen Rand des Aortenbogens bei transversalen Strahlengang (Cg_2). Abb. 34b ist eine Kurve der Aorta ascendens (Cg_1). Diese beiden Kurven zeigen starke Abweichung von den Druckkurven infolge Beimischung der Lokomotionsbewegung.

In der *isometrischen Phase* erfolgt in der Regel eine Fortsetzung des diastolischen Absinkens der Kurve. Mitunter findet man in diesem Kurvenabschnitt eine sofort nach der R-Zacke des EKG auftretende, niedrige Welle (isometrische Welle oder „Fußzacke"). Sie ist unseres Erachtens mit der zu Beginn der Systole erfolgenden *Aufrichtung der Ventrikel* zu erklären. Auch die Vorwölbung der Klappenebene dürfte dabei eine Rolle spielen.

Diese Welle ist an der Aorta wesentlich flacher als an der A. pulmonalis. Der Kurvenabschnitt kann auch horizontal oder leicht ansteigend verlaufen und mit einem Knick in den folgenden Kurvenabschnitt übergehen.

Eine Vorhofswelle haben wir an der Aorta nicht beobachtet, an der A. pulmonalis ist sie flach und inkonstant.

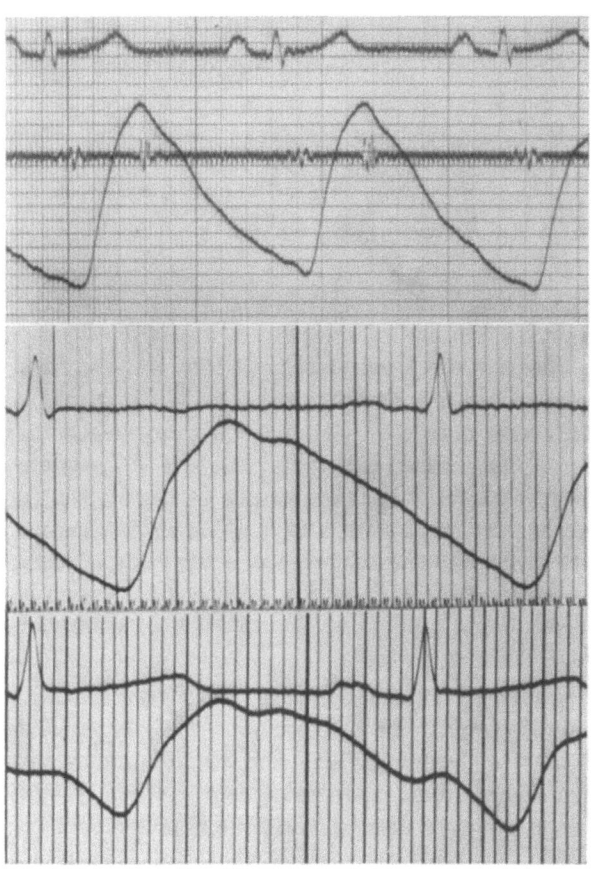

Abb. 33. Aortenkurve (obere Kurve mit Papierablaufgeschwindigkeit 40 mm/sec, untere mit 100 mm/sec

Die isometrische Dauer verkürzt sich bei Untersuchung in Rückenlage infolge der zunehmenden Ventrikelfüllung.

Es folgt der *steile Kurvenanstieg* der „*schnellen Austreibung*" (rapid ejection). Diese Phase beginnt 0,08—0,16 sec nach der Q-Zacke des EKG. ANGEBRAND und MOLL weisen darauf hin, daß diese Werte sich mit wechselnder Herzfrequenz wenig ändern, es kommen allerdings auch beim Herzgesunden darüber und darunter liegende Werte vor; Dauer dieser Periode 0,12—0,18 sec.

Darauf folgt die „*verlangsamte Austreibung*" (reduced ejection); Dauer 0,05—0,11 sec. In dieser Periode kann die Kurve noch leicht ansteigen oder kuppelförmig zur Incisur verlaufen. Die elastische Wandspannung der Aorta hat in dieser Phase annähernd das Maximum erreicht. Der Zustrom des Blutes aus der linken Kammer und der Abstrom des Blutes in die Peripherie halten sich dabei die Waage. Ist der Widerstand in der

Peripherie herabgesetzt *(Hyperthyreose)*, so verläuft dieser Kurvenabschnitt abfallend, und die Incisur tritt tiefer.

Mit dem Beginn des zweiten Herztones und dem Ende der T-Zacke erfolgt der Abfall der Kurve zur *Incisur*, darauf tritt ein neuer Kurvenanstieg zum *dicroten Gipfel* ein. Er ist an der Aorta in der Regel flach und entspricht dem Rückstoß des Blutes bei Aufprall auf die Aortenklappen. Die Zeit von der Aortenkomponente des zweiten Herztons bis zur Incisur beträgt 0,04 bis 0,06 sec. Sie ist verursacht durch die Pulswellenlaufzeit bis zum Arcus und die Eky-Verspätung.

In der folgenden *Diastole* erfolgt ein kontinuierlicher Kurvenabstieg, dessen Dauer (0,14—0,50 sec) von der Herzfrequenz abhängt.

Der Abstieg erfolgt in der Regel anfangs rascher, später langsam. Er weist häufig eine oder mehrere flache Wellen auf, die auf *Eigenschwingungen* der Aorta zu beziehen sind.

ε) Bewegung des Pulmonalisstammes

Der Anfangsteil der A. pulmonalis führt in der Systole eine *herzspitzenwärts gerichtete Bewegung* aus, da die Pulmonalklappen im Bereich des Anulus fibrosus gelegen sind und dessen Stempelbewegung in Richtung auf die Herzspitze mitmachen (HAYCRAFT; GILLMANN u. a.). Gleichzeitig führt die Klappenebene eine *Rotationsbewegung* in der Systole entgegen dem Uhrzeigersinn aus (HECKMANN). Unter pathologischen Verhältnissen erfolgt eine starke Zunahme dieser Bewegungen, die von JANKER als ,,Pulmonaliswedeln'' bezeichnet werden.

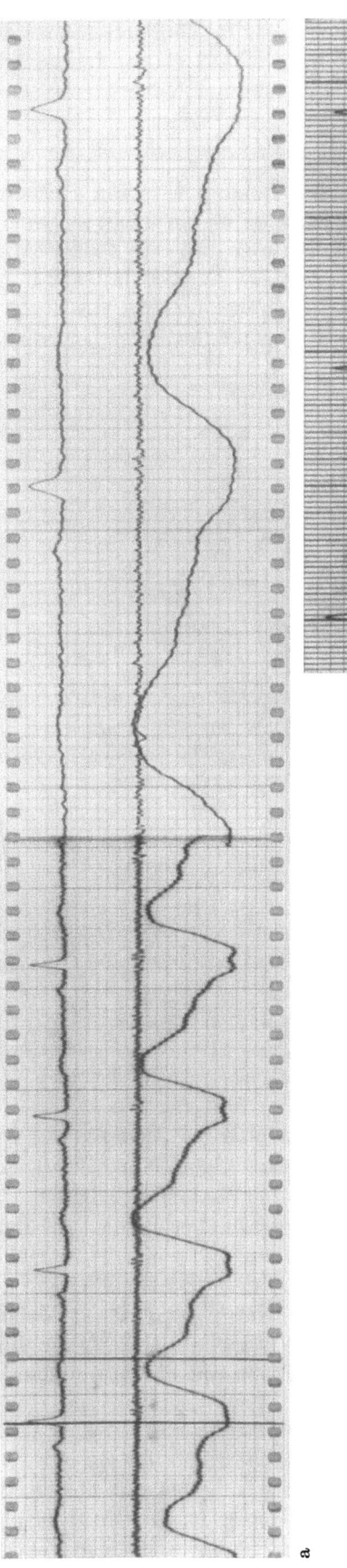

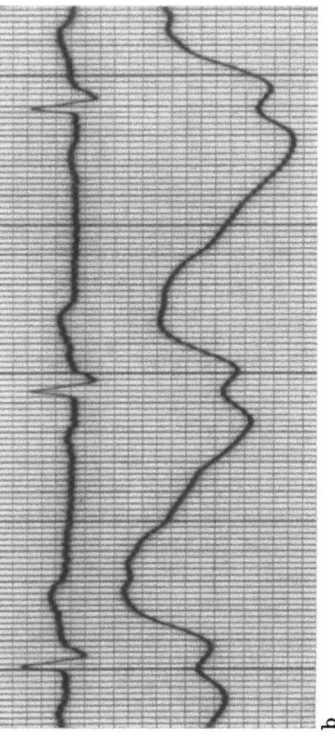

Abb. 34a u. b. a Kurve der Aorta bei transversalem Strahlengang $C\,g_2$ (oberer Aortenrand). b Kurve der Aorta ascendens (rechter Rand in linker vorderer Schrägstellung, $C\,g_1$). Der Steilanstieg beginnt vorzeitig (,,Ventrikelfaktor'')

Die Lokomotionsbewegungen des Pulmonalisstammes sind in der Systole nach lateral gerichtet, verlaufen also parallel zur Pulsationsbewegung, was in der Übereinstimmung der Druck- und Elektrokymogramm-Kurven zum Ausdruck kommt.

ζ) Ableitungspunkte an der A. pulmonalis

Der zentrale Puls dieses Gefäßes wird am *Pulmonalisbogen* bei sagittalem Strahlengang abgeleitet (*Af*). Besser ist es bei leichter Drehung in die rechte vordere Schrägstellung abzuleiten (*Bf*), um eine stärkere Beimischung der Pulsation des linken Hilus zu vermeiden. Wir gehen dabei so vor, daß auf den Pulmonalisbogen eingestellt und dann der Patient ohne Höhenverschiebung des Zielgerätes um etwa 10⁰ gedreht wird. Es ist dabei oft zweckmäßig in Klappennähe (proximal), in der Mitte des Gefäßstammes und weiter distal je eine Ableitung zu schreiben.

Die *Pulmonalisäste* werden im Hilusgebiet abgeleitet. Dabei ist der *rechte Hilus* vorzuziehen, weil dem linken Hilus die Pulsation der zentralen A. pulmonalis stark aufgedrückt ist. Der rechte Hilus wird in Höhe der Vorhof-Cava-Grenze mit leicht schräggestelltem Multiplier abgeleitet.

Der *periphere Pulmonalispuls* wird in der Lungenperipherie als Densogramm abgeleitet. Herznahe Gebiete sind zu vermeiden. Wir bevorzugen das rechte Unterfeld.

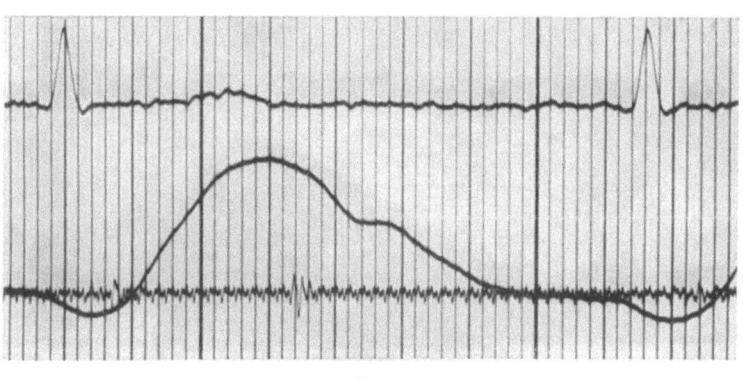

a

b

Abb. 35 a u. b. Kurve der A. pulmonalis (*Af*). Ablaufgeschwindigkeit des Registrierstreifens in a 40 mm/sec, in b 100 mm/sec

η) Kurvenform am Stamm der A. pulmonalis

Die Abb. 35 stellt eine derartige Kurve dar. Es finden sich die Eigentümlichkeiten der Aortenkurve wieder. Unterschiede sind folgende: 1. Der Kurvengipfel ist stärker abgerundet, da die rasche Austreibung früher aufhört. In der Phase der verlangsamten Austreibung hält der Zustrom dem Abstrom in die Peripherie die Waage, deren Widerstand geringer ist als im großen Kreislauf. 2. Der Kurvenabfall zur Incisur ist steiler, diese sitzt tiefer, entsprechend dem niedrigeren diastolischen Gefäßdruck. 3. Die Kurve ist detailreicher (weniger gedämpft) als die Aortenkurve.

In der *isometrischen Kontraktionsphase* (1—2) beobachtet man meist eine flache Welle (isometrische Welle oder „Fußzacke"). Sie wird durch die sich anspannende rechte Kammer und deren Stoßwirkung auf die A. pulmonalis, wahrscheinlich auch durch die Vorwölbung der Pulmonalklappen verursacht.

Es folgt der steile Kurvenanstieg der „*raschen Austreibung*"; er setzt 0,08—0,14 sec nach der Q-Zacke des EKG ein (darüber und darunter gelegene Werte kommen, allerdings selten, vor), sein Beginn fällt zusammen mit der zweiten Komponente des ersten Herztones (Luisada; Dack u. Paley). Nach Rudhe erfolgt er gleichzeitig mit den niederfrequenten Schwingungen, welche der zweiten Komponente des ersten Herztones folgen.

Der Druckanstieg in der A. pulmonalis soll 0,01—0,02 sec früher erfolgen. Die Verzögerung im Elektrokymogramm kann wohl mit der Massenträgheit und Viscosität des Blutes erklärt werden: durchschnittliche Dauer dieser Phase 0,14 sec.

Der Kurvenanstieg weist in manchen Fällen anfangs einen etwas weniger steilen Gradienten auf, welcher mitunter mit einem Knick in den Steilanstieg übergeht (Dauer des ersteren 0,03—0,04 sec vom Fußpunkt ab). Man darf wohl annehmen, daß der anfängliche, weniger steile Verlauf der Kurve durch die herzspitzenwärts gerichtete Verschiebung der Pulmonalklappe verursacht wird (RUHDE). Der Steilanstieg der Kurve dauert dann noch etwa 0,06—0,12 sec.

Durchschnittlich 0,08 sec vor dem Ende der Systole geht der Steilanstieg in den gerundeten *Kurvengipfel* über („verlangsamte Austreibung").

Der folgende Kurvenabfall fällt bereits in die Diastole *(Relaxationsphase)*, sein Beginn fällt zusammen mit der zweiten Komponente des zweiten Herztones (die dem Pulmonalklappenschluß entspricht) und dauert 0,03—0,05 sec. Danach erfolgt neuerdings ein Anstieg zum dikroten Gipfel. Die davor gelegene Incisur ist wesentlich ausgeprägter als an der Aorta. Sie war in allen unseren Kurven vorhanden. Der dikrote Gipfel wird übereinstimmend mit dem Rückfall des Blutes auf die geschlossenen Pulmonalklappen erklärt.

Der anschließende abfallende Kurvenabschnitt ist mitunter ebenso wie an der Aorta durch flache Wellen überlagert, die als Schwingungen des Gefäßrohres anzusehen sind, auch dann, wenn sie in die Präsystole fallen. Von einigen Autoren werden die letzteren auf Überlagerungen durch den linken Vorhof bezogen.

Die Dauer dieser Periode entspricht der der Aorta. Die Unterteilung der Systole nach HOLLDACK und BLUMBERGER kann für beide großen Gefäße vorgenommen werden (HECKMANN). Die Verspätung der elektrokymographischen Kurve (0,03 sec) muß dabei berücksichtigt werden.

ϑ) Kurvenform der Pulmonalisäste

Untersuchungen darüber wurden angestellt von LUISADA; SALANS, KATZ u. Mitarb.; DACK u. PALEY; FLEISCHNER; ROMANO; KARPATI sowie HECKMANN.

Die Abb. 36 gibt zwei Elektrokymogramm-Kurven des *rechten Hilus* (Einstellung auf das „Pulmonaliskomma") wieder. Die Strecke bis zum Beginn des Kurvenanstiegs ist um die Laufzeit der Pulswelle gegenüber der Kurve des Pulmonalissegmentes verspätet. Die *flache Welle* vor Beginn des Hauptanstiegs, die mitunter zu beobachten ist, wird von KARPATI auf Vorhofeinflüsse bezogen. Der Anstieg beginnt ziemlich scharf und setzt durchschnittlich 0,14 sec nach Beginn des 1. Herztones ein *(Hauptwelle)*. Er erfolgt oft geradlinig, mitunter flacht sich die Kurve zum Gipfel ab oder zeigt eine S-förmige Schwingung. Der *Anstieg* dauert im Durchschnitt 0,22 sec. Der Gipfel ist gelegentlich leicht abgerundet, meist spitz. Aufspaltungen des Gipfels wurden von uns nicht beobachtet, sind aber von anderen beschrieben. Sie sind wahrscheinlich methodisch bedingt („Rauschen" des Multipliers). Die *Incisur* ist meist erkennbar, sie sitzt hoch am absteigenden Schenkel der Hauptwelle, der mitunter von kleinen Wellen überlagert ist, bei denen KARPATI an sog. stehende Wellen (Reflexwellen) denkt.

Der *Gipfel* liegt 0,10—0,12 sec nach dem Beginn des zweiten Herztones. Seine Lage ist, wie von HECKMANN angegeben wurde, für die Differentialdiagnose pulmonale Hypertension oder Vermehrung des Schlagvolumens der rechten Kammer einerseits und Pulmonalstenose andererseits von Bedeutung. Im ersteren Fall wird der Gipfel wesentlich früher, im letzteren Fall später erreicht.

Die Abb. 37 gibt eine Kurve der *Lungenperipherie* wieder (nach KARPATI). Die Verspätung des Fußpunktes gegenüber dem Pulmonalisbogen ist größer als am Hilus. Die Wellen vor dem Hauptanstieg werden auf die Vorhoftätigkeit bezogen. Sie sind in den peripheren Druckkurven („pC"-Druckkurven) ebenfalls enthalten. Der *Hauptanstieg* wird durch die arterielle Pulswelle verursacht. Auf der Höhe derselben finden sich *zwei Gipfel*. Nach KARPATI ist der erste arteriellen Ursprungs, der zweite durch den Druckanstieg im linken Vorhof verursacht. Auch von v. BOGAERT werden an den peripheren Druckkurven zwei Gipfel beschrieben. Nach SALANS, KATZ u. a. sollen die Densogramme den Druckkurven ähnlicher sein als die Randbewegungen. Diese weisen gegenüber den Druckkurven eine Verspätung von 0,02—0,03 sec auf. Das wird von SHIPLEY auf die Trägheit und Viscosität des Blutes zurückgeführt. Nach unserer Meinung bestehen hier noch weitgehende Unklarheiten und das Bedürfnis nach weiteren Untersuchungen.

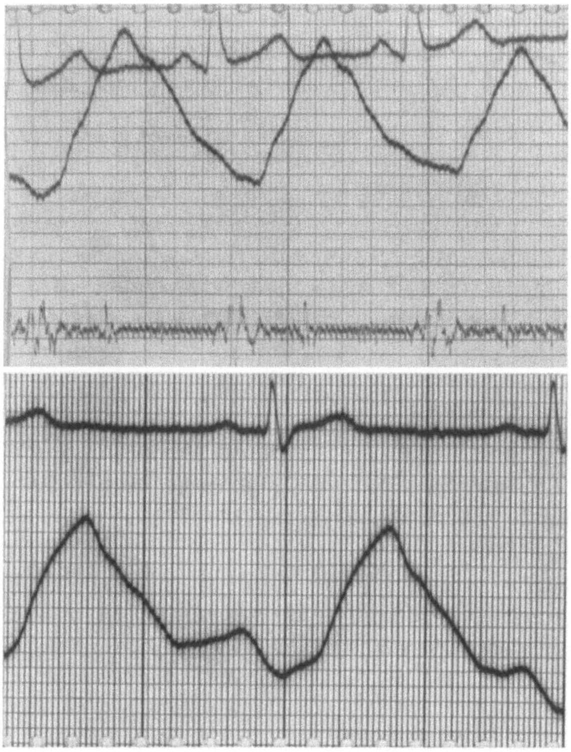

Dies gilt auch von dem Versuch MARCHALs u. a. den *Blutdruck in der Lungenperipherie* mittels der Elektrokymographie zu messen. Man ging dabei so vor, daß man einen Valsalva-Versuch ausführen ließ und dabei den Luftdruck registrierte. Gleichzeitig wurde im Elektrokymogramm beobachtet, wenn eine plötzliche Verkleinerung der Amplitude der Pulsation auftrat. Man nahm an, daß in diesem Augenblick der Druck in den Gefäßen und im Bronchialbaum gleich sei.

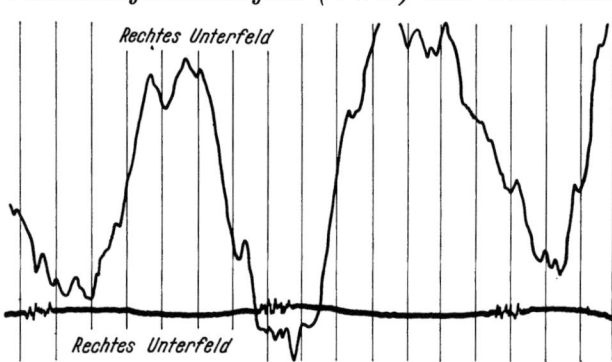

Abb. 36. Kurven des rechten Pulmonalastes (Hilus)

Durch die Drucksteigerung wird aber auch eine Drosselung der Cava superior und ungenügende Blutversorgung der rechten Kammer erreicht, so daß eine Fehlerquelle entsteht. Trotzdem scheint uns diese Methode ausbaufähig zu sein.

Anders dagegen verhält es sich mit der gut fundierten Methode der *Bestimmung der Pulswellengeschwindigkeit (PWG)* oder Pulswellenlaufzeit (PWL) an der A. pulmonalis (BOONE, CHAMBERLAIN, GILLICK, HENNY u. OPPENHEIMER). Es werden dabei die *Fußpunkte der „großen Pulswelle"* an drei Kurven (Pulmonalisbogen, rechter Hilus und rechte Lungenbasis) miteinander verglichen. Die Zeit vom Beginn des 1. Herztones oder von der R-Zacke des EKG bis zum Beginn des Steilanstiegs wird bestimmt. Wenn die Länge des zurückgelegten Weges bekannt ist, kann die PWG angegeben werden. Sie beträgt etwa 2 m/sec.

Abb. 37. Pulsationskurve der Lungenperipherie (rechtes Unterfeld). Verdoppelung des Kurvengipfels

Solche Messungen haben FLEISCHNER, ROMANO und LUISADA, sowie SIEDECK, WENGER und GMACHL ausgeführt.

KARPATI gibt bei jüngeren Herzgesunden zwischen dem Stamm der A. pulmonalis und dem rechten Hilus als obere Grenze Werte von 170—180 cm/sec, als untere Grenze

100 cm/sec an. Erhöhung findet sich nach seinen Angaben bei pulmonaler Hypertension, Mitralfehlern, Asthma bronchiale und Lungenemphysem. Erniedrigte Werte werden bei Pulmonalstenose beobachtet.

g) Die Berechnung hämodynamischer Größen des kleinen Kreislaufes aus elektrokymographischen Pulsmessungen

Methoden zur Berechnung hämodynamischer Größen, insbesondere des Schlagvolumens, aus unblutig registrierten Pulskurven werden am Systemkreislauf allgemein angewandt und sind in ihrem Wert unbestreitbar. Pulskurven der A. pulmonalis und peripherer Lungengefäße sind elektrokymographisch leicht registrierbar. Es liegt daher die Frage nahe, ob diese Pulse für hämodynamische Berechnungen am kleinen Kreislauf verwendet werden können. Alle Berechnungen hämodynamischer Größen aus der Form von Druckpulsen beruhen darauf, daß an vereinfachten Modellen des Arteriensystemes berechnete Pulse mit den registrierten Pulsen verglichen werden. Auf Grund der Berechnungen am Modell, dessen Eigenschaften bekannt sind, ist es daher möglich, aus der Form der registrierten Pulse Rückschlüsse auf die Eigenschaften des Arteriensystems zu ziehen. Je differenzierter das zum Vergleich bzw. zur Berechnung herangezogene Modell ist, desto genauere Aussagen lassen sich über hämodynamische Größen machen. Erst in letzter Zeit ist es R. RONNIGER gelungen, den elastischen Schlauch als genauestes Modell des Arteriensystems für praktisch durchführbare Berechnungen zugänglich zu machen. Mit Hilfe dieses Modelles wurde der Versuch unternommen, aus

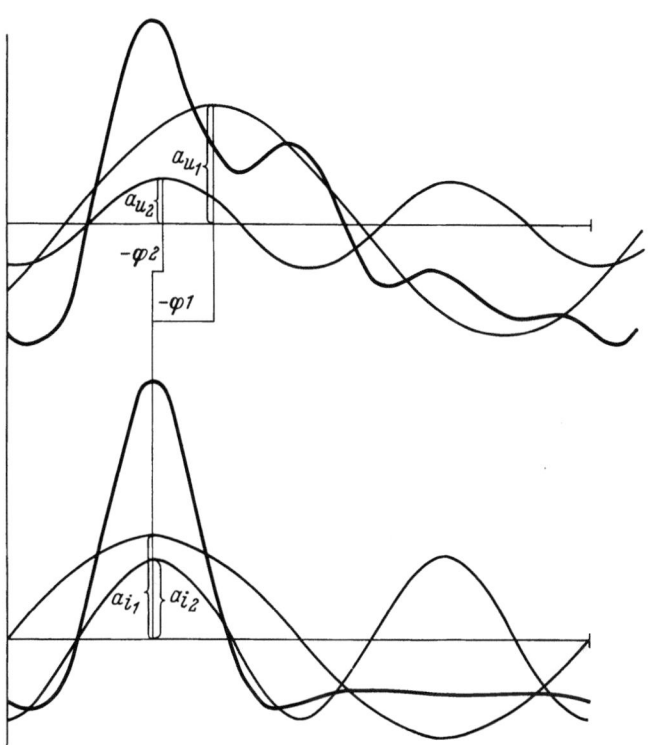

Abb. 38. Druckpuls (oben) und Strömungspuls (unten). Von den harmonischen Komponenten der Pulse sind die erste und zweite eingezeichnet. Die Beziehung der beiden Pulse wird durch die Quotienten der Amplituden a und die zeitliche Differenz φ der harmonischen Komponenten bestimmt

elektrokymographischen Pulskurven der A. pulmonalis hämodynamische Größen des kleinen Kreislaufes zu berechnen (TH. KENNER).

Für Berechnungen liegen folgende Meßgrößen vor: a) die dem Druckpuls weitgehend proportionale elektrokymographische Pulskurve der A. pulmonalis, b) an peripheren Lungengefäßen registrierte elektrokymographische Pulse, die meist stärker verzerrt erscheinen, c) der Gefäßquerschnitt der A. pulmonalis, eventuell aus Tabellen. d) Aus a und b kann die Pulswellengeschwindigkeit berechnet werden. Ferner wurde angenommen, daß die Blutströmung an der zentralen Registrierstelle der Pulse während der Diastole Null ist. Die mathematische Erfassung der Druckpulsform und des in der Systole als dreieckförmig angenommenen Strömungsimpulses erfolgt durch Zerlegung der Pulse in ihre harmonischen Sinuskomponenten (Fourieranalyse, s. Abb. 38). Jede dieser harmonischen Schwingungen, die die einfache, doppelte, dreifache usw. Frequenz des Pulses haben, ist durch die maximale Amplitude a und durch die zeitliche Lage dieses Maximums völlig charakterisiert. Die Beziehung zwischen den jeweiligen Harmonischen zweier Pulse kann daher durch das Verhältnis der Amplituden und die zeitliche Differenz der zwei Maxima eindeutig beschrieben werden. Da Sinusschwingungen Winkelfunktionen sind, ist es am einfachsten, die zeitliche Differenz zweier Harmonischer, die die gleiche Frequenz haben, in Graden auszudrücken. Hierbei ist jeweils eine volle Periode gleich 360°. Die zeitliche Differenz kann daher als Verschiebungswinkel bezeichnet werden. Pulse setzen sich immer aus mehreren Harmonischen zusammen. Will man z. B. die Beziehung zwischen einem Druckpuls und der gleichzeitig stattfindenden Strömungspulsation darstellen, muß man für mehrere Harmonische die Quotienten der Amplituden und die Verschiebungswinkel berechnen. Zeichnet man diese Quotienten um den jeweils dazugehörigen Verschiebungswinkel gedreht, in ein Koordinatensystem ein, so bekommt man für jede Harmonische einen Punkt (s. Abb. 39). Die Verbindungslinie dieser Punkte wird als Ortskurve bezeichnet und bestimmt eindeutig die Beziehung der beiden Pulsationen. Da vor allem die Gestalt dieser Ortskurven charakteristisch ist, ist die Kenntnis der absoluten Größe der Amplituden (Druck und Strömung) zur Berechnung nicht notwendig. Analoge Ortskurven können modellmäßig berechnet werden. So können die Gefäßeigenschaften, wie bereits erwähnt, durch Vergleich der gemessenen mit modellmäßig berechneten Pulsen (auf dem Umwege über die Ortskurven, die eindeutigere Vergleichsmöglichkeiten bieten) bestimmt werden. Selbstverständlich wird bei der praktischen Anwendung dieser umständliche Vergleich mathematisch umgangen. Aus der Beziehung zwischen Druckpuls (Eky) und der angenommenen Strömungspulsation können die elastischen Eigenschaften des Gefäßschlauches direkt berechnet werden. Der periphere Widerstand, dessen Größe für Berechnungen des Druckes wesentlich ist, kann nur annähernd geschätzt werden. Die berechneten Widerstandswerte stimmen jedoch größenordnungsmäßig mit den von anderen Autoren blutig gemessenen Werten überein. Prinzipiell ist es daher auch möglich, falls das Schlagvolumen bekannt ist (durch Messung am großen Kreislauf), die Blutdruckhöhe in der A. pulmonalis annähernd zu berechnen. Die Annahmen, daß der elektrokymographische Puls der A. pulmonalis dem Druckpuls proportional ist und daß die systolische Strömungspulsation näherungsweise dreieckförmig dargestellt werden kann, treffen im allgemeinen zu. Im Einzelfall sind jedoch Abweichungen zu berücksichtigen, die die Ergebnisse verfälschen können. Trotzdem erscheinen die vorläufig damit erhaltenen Ergebnisse verwertbar, so daß eine weitere Überprüfung der Methode gerechtfertigt ist.

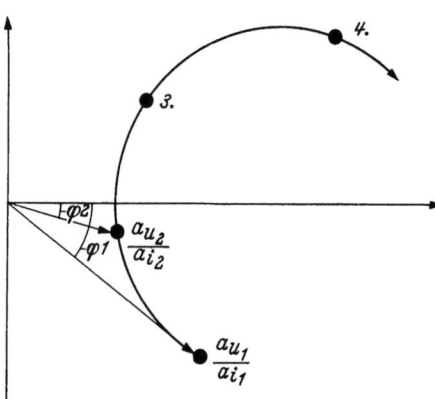

Abb. 39. Konstruktion der Ortskurve, die die Beziehung zwischen Druck und Strömung am Gefäßeingang (daher auch als Eingangswiderstand bezeichnet) darstellt. Die Quotienten der Amplituden jeder Harmonischen (a_u/b_i) werden um die in Winkelgraden ausgedrückte zeitliche Differenz φ gedreht, in ein Koordinatensystem eingetragen. Die Konstruktion ist für die zwei ersten Harmonischen durchgeführt; die Punkte für die 3. und 4. Harmonische wurden zusätzlich eingezeichnet, um die charakteristische Kreisform der Ortskurve anzudeuten

Literatur

Actis Dato e Angelone: Commissurotomia per stenosi mitralica. Cardiol. prat. (Firenze) 5, 1 (1954).

Alessandri, N., G. Dusaillant e A. Lepe: Experencia clinica en Electrokymografia. 1. Congr. Mondial Cardiol. com. 166. Vol. 1. Paris: Baillière & Cie. 1950.

Altmann, R.: Über den Nachweis der systolischen Ventrikelverschiebung am menschlichen Herzen. Fortschr. Röntgenstr. 82, 776 (1955).

Andersson, T.: Electrokymographic examinations in mitral valve disease. Acta radiol. (Stockh.), Suppl. 106 (1953).

ANGEBRAND, W.: Diss. Erlangen 1956.

ANTOGNETTI, P. F., e G. BANDIERA: Roentgenchimografia cardiaca analitica. Arch. Maragliano 8, 1219 (1953).

BAYER, O., u. H. WOLTER: Atlas intracardialer Druckkurven. Stuttgart: Georg Thieme 1959.

BIANCHI: Zit. nach CIGNOLINI 1958.

BÖHME, W.: Zur Frage des Rückstromes des Blutes zum Herzen. Zbl. inn. Med. 56, 708 (1935).

BOGAERT, V.: Zit. nach A. KARPATI.

BONOMINI, B., e FRASCASSO: Chimografia nelle anomalie congenite aortiche. Atti Soc. med.-chir. Padova 25 (1957).

BOONE, B. R.: Application of the electrokymograph to the study of cardiovascular physiology. Abstr. of Communications. XVII. Int. Physiol. Congr. 6. Oxford 1947.

—, W. E. CHAMBERLAIN, F. G. GILLICK, G. C. HENNY and M. J. OPPENHEIMER: Interpreting of the electrokymogram of heart and great vessels motion. Amer. Heart J. 34, 560 (1947).

—, F. G. ELLINGER and F. G. GILLICK: Electrokymography of the heart and great vessels. Principles and application. Ann. intern. Med. 31, 1030 (1949).

—, E. F. RANDAK, F. G. ELLINGER and M. J. OPPENHEIMER: Electrokymographic studies of ventricular isometric relaxation phase of the cardiac cycle in man. J. appl. Physiol. 1, 534 (1949).

BOOTH, E., K. WILLIS, T. J. REEVES and T. R. HARRISON: The right auricular electrokymogram of normal subjects. Circulation 7, 916 (1953).

BOTTERO, A., e G. F. PISTOLESI: Coceani: Larka cardiovasale. Cardiol. prat. (Firenze) 7, 2 (1956).

BREDNOW, W., u. U. SCHARE: Kymographische Untersuchungen des normalen Herzens. Z. klin. Med. 125, H. 5 (1934).

BÜCHNER, H.: Neue Möglichkeiten der Kymographie. Technik und klin. Anwendung. Vortr. auf der Tagg. der Bayr. Röntgenver. Garmisch-Partenkirchen, Mai 1958a.

— Ein neues, einfaches Verfahren zur Arteriographie der Extremitätengefäße. Vortr. auf der Tagg. der Bayer. Chirurgenver. München, Juli 1958b.

— Magen-Kymokassette und Kymo-Zeitschreiber. Zwei neue technische Entwicklungen. Röntgen- u. Lab.-Prax. 11, 152 (1958c).

BÜHLMANN, A.: Direkte Blutdruckmessung beim Menschen. Berlin-Göttingen-Heidelberg: Springer 1958.

CARVALHO, L. DE, A. DE SOUSA et C. VIDAL: La vitesse de la circulation pulmonaire. Presse méd. 1948, 676.

CASPER, H., u. R. KRAUS: Zur Frage des Wertes der Oesophaguskymographie. Fortschr. Röntgenstr. 90, 62 (1959).

CHAMBERLAIN, W. E.: Roentgen-Electrokymography. Acta radiol. (Stockh.) 28, 847 (1947).

—, and W. D. DOCK: Cinematogr. Roentgen-Ray studies. Arch. intern. Med. 40, 521 (1927).

CIGNOLINI, P.: Nuovo metodo di chimografia. Nota preventiva di tecnica. Riv. radiol. fis. med. 6, 561—584 (1931).

— Trattato di roentgenchimografia cardiaca e regmofragia. Capelli Ed. Bologna 1934.

— Die Kymographie mit unterbrochenem Schlitz. Fortschr. Röntgenstr. 49, 3 (1934).

— Semeiotica del cuore e dei grandi vasi coua roentgenchimografia. Universo Ed. Roma 1955.

— La sindrome roentgenchimografica. Gazz. sanit. (Milano) Nr 1 (1957).

— Polykymograph. Elettroiatria Genua.

— Zusammenfassendes über die Anwendung der analytischen Röntgenkymographie. Fortschr. Roentgenstr. 88, 328—346 (1958).

DACK, S., and D. H. PALEY: Electrokymographic studies of the isometric relaxation phase. Zit. nach HEYER u. BOONE.

DAHM, M.: Schluckstörungen und Schlucklähmungen, Fortschr. Röntgenstr. 64 167, 241, 309 (1941).

— Die Bewegungen der Speiseröhre. In STUMPF-WEBER-WELTZ, S. 397. Leipzig 1936.

DELHERM, P.: Zit. nach CIGNOLINI 1958.

DELHERM, P., u. a.: Les batiments du cœur. Bull. Acad. Méd., Paris (1932).

— THOYER-ROZAT, CODET et H. FISCHGOLD: Note sur une nouvelle méthode d'inscription radiographique des battements du cœur et des vaisseaux. Bull. Acad. Méd. (Paris) 108, 971 bis 974 (1932).

— u. Mitarb.: La radiokymographie. Apercus cliniques dans les affections cardiovasculaires. Paris méd. (1933).

DELL'ADAMI, G., e G. HUBER: La chimocistografia ascendente nello studio delle neoplasie vesicali. Arch. ital. Urol. 24, 362 (1950).

DEUTSCH, E., E. GMACHL, H. SIEDEK u. R. WENGER: Die Elektrokymographie. Z. Kreisl.-Forsch. 40, 129 (1951). — Wien. klin. Wschr. 1951, 129, 432.

DOGLIOTTI, A. M., et ACTIS DATO: La chirurgie des vices mitraux. Geygi Ed. Bale 1956.

DUSSAILLANT, G., N. ALESSANDRIET A. LEPE: Applications cliniques de la méthode électrokymographique. Acta cardiol. (Brux.) 7, 474 (1952).

GADERMANN, E.: Elektrokymographische Untersuchungen über das Verhalten der Herzpulsation bei Mitralvitien. 20. Kongr. Kreislaufforsch. 20, 137 (1954).

GILLMANN, H.: Darstellung von Untersuchungen über die Komponenten der Herzsilhouette. Cardiologia (Basel) 25, 89 (1954).

GÖTT, P., u. J. ROSENTHAL: Röntgenkymographie. Münch. med. Wschr. 1912 I.

GOTTHARDT, P. P.: Kymodensographische Untersuchungen des Herzens. Fortschr. Röntgenstr. 39, 1.

GRASSER, H.: Distanzkymographie. Röntgenblätter 11, 360—363 (1958).

GRÉGOIR, J.: L'urokymographie. Paris 1953.

GÜNTERT, W., u. E. A. ZIMMER: Grundlagen für die Messung der Strömungsgeschwindigkeit des Blutes mittels einer röntgenkymographischen Meßmethode. Basel u. New York: S. Karger 1957.

HAUBRICH, R.: Der heutige Stand der Elektrokymographie. Ergebn. inn. Med. Kinderheilk. 6, 639—694 (1955a).
— Der heutige Stand der Elektrokymographie. Erg. inn. Med. Kinderheilk., N.F. 6, 640 (1955b).
— Zwerchfellpathologie im Röntgenbild. Berlin-Göttingen-Heidelberg: Springer 1956.
—, u. P. THURN: Zur Röntgensymptomatologie der Pericardverschwielung. Fortschr. Röntgenstr. 73, 288 (1950).
HAYCRAFT, J. B.: The movement of the heart within the chest cavity and the cardiogram. J. Physiol. (Lond.) 12, 438 (1891).
HECKMANN, K.: Über ein Pericardphänomen. Klin. Wschr. 1935a, Nr 40, 1422—1425.
— Herzkymographie. Münch. med. Wschr. 1935b, Nr 27, 1079.
— Aktionsformen der Ventrikel. Klin. Wschr. 1935c, Nr 20, 700—703.
— Verfahren zur Untersuchung der Pulsation des Herzens. Klin. Wschr. 1936a, Nr 1, 13—16.
— Doppelgipfligkeit der Randzacken im Flächenkymogramm. Klin. Wschr. 1936b, Nr 18, 644—646.
— Aktinocardiographie. Klin. Wschr. 1936c, Nr 21, 757—758.
— Graphische Darstellung der Helligkeitsänderungen des Leuchtschirmbildes des Herzens (Aktinocardiogramm) bei Mitralfehlern. Klin. Wschr. 1936d, 928.
— Pulsationsbewegung im Pulmonalisgebiet. Klin. Wschr. 1937a, Nr 21, 733.
— Perikarderguß. Münch. med. Wschr. 1937b, Nr 2, 60.
— Methoden zur Untersuchung der Herzpulsation. Ergebn. inn. Med. Nr 52, 545—610 (1937c).
— Lageänderungen des Herzens. Röntgen-Fortschr. Nr 4, 319—333 (1937d).
— Grundlagen der Kymographie des Herzens. Röntgen-Fortschr. 60, 158—163 (1939).
— Myocardschädigung im Kymogramm. Wien. Z. inn. Med. 10, 424—437 (1946).
— Herzbeutelobliteration. Röntgenpraxis H. 6, 7, 313—329 (1948a).
— Massenmittelpunkt bei der Herzpulsation. Röntgenpraxis H. 3, 168—176 (1948b).
— Pericarderkrankungen. Vortr. im Ärztl. Ver. München 1949.
— Mitbewegung des Herzens durch die Pulsation der Aorta. Röntgen-Fortschr. 74, 591 (1951a).
— Geschichte der Elektrokymographie. Fortsch. Röntgenstr. 75, 473 (1951b).
— Elektrokymographie. Z. Kreisl.-Forsch. 40, 449 (1951c).
— Die Untersuchung der Herzpulsation mittels der Elektrokymographie und Phasenanalyse. Z. Kreisl.-Forsch. 41, 2 (1952a).
— Elektrokymographie (Aktinocardiographie) und Phasenanalyse des Herzens. Fortschr. Röntgenstr. 76, 60 (1952b).
— Was ist Elektrokymographie? Röntgenblätter 2, 61 (1953).
— Elektrokymographie. Berlin-Göttingen-Heidelberg: Springer 1959a.

HECKMANN, K.: Die intraventrikulare Pulsation. Teil I. Fortschr. Röntgenstr. 93, 419—429 (1960a).
— Die intraventrikuläre Pulsation. Teil II. Fortschr. Röntgenstr. 93, 585—593 (1960b).
—, u. R. HAUBRICH: Der Vorhof-Septum-Defekt im EKG. Fortschr. Röntgenstr. 91, 172 (1959).
HEIM DE BALSAC, R.: Arch. Mal. Cœur 38, 170 (1945).
HENNY, G. C.: Electrokymograph: Apparatus for recording cardiovascular phenomena utilizing the roentgenoscope. Abstracts of communications XVII. Int. Physiol. Congr. Page 5, Oxford, July 1947.
— Elektrokymography. In Medical edited by J. GLASSER, p. 924—929. Chicago: Year-Book Publ. Inc. 1950.
—, and B. R. BOONE: Electrokymograph for recording heart motion utilizing the roentgenoscope. Amer. J. Roentgenol. 54, 217 (1945).
— — and W. E. CHAMBERLAIN: The elektrokymograph: An apparatus for recording motion. (For example, that of the heart border shadow.) Fed. Proc. 2, 44 (1946).
— — — Electrokymograph for recording heart motion, improved type. Amer. J. Roentgenol. 57, 409 (1947).
HEYER, H. E., and B. R. BOONE: The present status of elektrokymography. Amer. Heart J. 44, 458 (1952).
HJELMARE, G.: Registration of movements of the heart with Geiger-Müller counters and synchronous electrocardiography. Acta radiol. (Stockh.) 27, 334 (1946).
HOLLDACK, K., u. T. D. GERTH: Über die zeitliche Verschiedenheit der Aktion des rechten und linken Ventrikels, untersucht mit der Herzschallregistrierung. Dtsch. Arch. klin. Med. 199, 2 (1952).
HOLZMANN, M.: Klinische Elektrocardiographie. Stuttgart: Georg Thieme 1954.
JAKOBI, J., R. JANKER u. W. SCHMITZ: Untersuchungen mit dem gleichzeitig aufgenommenen Elektrocardiogramm, Röntgenkinematogramm und -ionogramm. Klin. Wschr. 1931, 1294.
— Kombination röntgenkinematographischer, ionometrischer und elektrokardiographischer Untersuchungen. Dtsch. Arch. klin. Med. 142, 493 (1932).
JANKER, R.: Zit. nach VIETEN.
KALOCSAY, P. V.: Verfahren zur fortlaufenden Aufnahme der Herztätigkeit mittels Röntgenstrahlen an beliebig gewählten Einzelstellen des Herzens. Z. ges. exp. Med. 89, 626 (1933).
KARPATI, A.: Über das röntgenmorphologische und röntgenkinetische Bild der Stamm- und Lungengefäße. Med. Mschr. 12, 784 (1957).
— Experimentelle Untersuchungen in einer ionographischen Versuchsanordnung und dem neuzeitlichen Stand der Elektrokymographie. (In Vorbereitung.)
—, u. H. EBERLE: Das elektrokymographische Kurvenbild der A. pulmon. Med. Wschr. 7, 7 (1953).

KENNER, Th.: Über die elektrokymographische Pulskurve der Arteria pulmonalis. Arch. Kreisl.-Forsch. **29**, 268—290 (1959).

—, u. G. ALTH: Zur Beurteilung elektrokymographischer Kurven. Z. Kreisl.-Forsch. **47**, 15 (1958).

LANDOWNE, M.: Proc. first conf. on electrokymography, May 1950, Bethesda. Publ. Health Serv. Publication No 59.

LAURELL, H.: Röntgenologische Herzstudien. Upsala Läk.-Fören. Förh. **34**, 495 (1928).

LEWIS jr., J. L., and L. L. TERRY: Electrokymography. An appraisal of its present clinical status. Ann. intern. Med. **32**, 36 (1950).

LINDNER, A., u. R. RONNIGER: Zur Darstellung der Beziehungen zwischen zentralen und peripheren Pulsen als Ortskurven. Arch. Kreisl.-Forsch. **22**, 72—80 (1955).

LISCHI, G., u. M. MALVENTI: L'indagine roentgenchimografia della vesica in condizioni fisiologichi. Arch. ital. Urol. **23**, 333 (1949).

LUDWIG, H.: Zit. nach THURN, Röntgenpraxis **8**, 731 (1936).

LUISADA, A. A.: Cuore **32**, 125 (1948).

— Atrial phenomena. Proc. first conference of Electrokymography. Fed. sec. Agency **1950** a, 53.

— Pulsations of the pulmonary vessels. Proc. of the first conference of electrokymography. Fed. Sec. Agency **1950** b, 65.

—, and F. G. FLEISCHNER: Temporal relation between contraction of right and left side of the normal human heart. Proc. Soc. exp. Biol. (N.Y.) **66**, 436 (1947).

— — Fluorocardiography. I. (Electrokymography). Amer. J. Med. **6**, 756 (1949).

— — Fluorocardiography. II. Amer. J. Med. **37**, 648 (1949.

— — and M. B. RAPPAPORT: Fluorocardiography (Elektrokymography), Technical aspects. Amer Heart J. **35**, 336 (1948).

— F. J. ROMANO and J. M. TORRE: Isometric relaxation period of the left ventricle in normal subjects and in patients with mitral stenosis. Proc. Soc. exp. Biol. (N.Y.) **69**, 23 (1948).

MAGRI e ZAMBELLI: La stenosi aortica congenita. Minerva med. (Torino) **1953**.

MARCHAL, M.: De l'enregistrement des phénomènes radiologiques invisibles et en particulier des pulsations des artérioles pulmonaires. Cinédensigraphie. C. R. Acad. Sci. (Paris) **222**, 973 (1946).

— Nouvelle application practique de la cinédensigraphie. Résumé, J. Radiol. Electrol. **31**, 486 (1951).

McKINNON, J.R., and B.FRIEDMAN: Electrokymographic studies of the left atrium in normal and diseased hearts. Circulation **2**, 572 (1950).

MOLL, A.: Elektrokymographie und ihre Bedeutung für die Herzdiagnostik. Ärztl. Prax. **7**, 16 (1955).

— Der Beitrag der Elektrokymographie zur Erkennung und Beurteilung der Herzkrankheiten. Med. Klin. **1955**, 1365.

— u. G. TUMMELEY: Das Vorhofelektrokymogramm bei Herzgesunden und bei Kranken mit Mitralfehlern. Arch. Kreisl.-Forsch. **26**, 217 (1957).

MORGAN, R. H.: Electrokymography. Amer. J. med. Sci. **218**, 587 (1949).

— A photoelectric timing mechanism for the automatic control of roentgenographic exposure. Amer. J. Roentgenol. **48**, 220—228 (1942).

—, and R. E. STURM: The quantitative Electrokymography. Circulation **4**, 604 (1951).

NAUMANN, W.: Funktionelle Dünndarmdiagnostik im Röntgenbild. Stuttgart: Thieme 1948.

NOBLE, F. M.: Proc. first conference on electrokymography. May 1950. Bethesda. P. H. Serv. Publication No 59.

PALMIERI, G. G.: Diastole latente. Bull. Soc. med. Bologna Fasc. 2 (1953).

PANNHORST, W.: Zbl. exp. Med. **102**, 617 (1938). Zit. nach SIELAFF.

PFEIFER, W.: Grundlagen der funktionellen urologischen Röntgendiagnostik. Stuttgart: Thieme 1949.

PUFF, A.: Der funktionelle Bau der Herzkammern. Stuttgart: Georg Thieme 1960.

READ, J. M.: Complete heart block: Röntgenkymographic Study. Arch. intern. Med. **45**, 59—71 (1930).

REINDELL, H.: Diagnostik der Kreislauffrühschäden. Stuttgart: Thieme 1949.

RING, G. C., M. BALABAN and M. J. OPPENHEIMER: Measurements of heart output by electrokymography. Amer. J. Physiol. **157**, 343 (1949).

RONNINGER, R.: Über eine Methode zur übersichtlichen Darstellung hämodynamischer Zusammenhänge. Arch. Kreisl.-Forsch. **21**, 127 bis 160 (1954).

— Zur Theorie der physikalischen Schlagvolumenbestimmung. Arch. Kreisl.-Forsch. **22**, 332—373 (1955).

SABAT, B.: Über ein Verfahren der röntgenographischen Darstellung der Bewegungen des Zwerchfells, des Herzens, der Aorta usw. Lwoski Tygodnik Lek. **6**, Nr 28 (1911).

— Zur Geschichte der Röntgenkymographie und Ausarbeitung der Modifikation der Methode. Fortschr. Röntgenstr. **50**, H. 3 (1934).

SACK, G. M.: Kymographische Untersuchung des uropoetischen Systems. In STUMPF-WEBER-WELTZ, S. 476. Leipzig: Thieme 1936.

SALANS, A. H., L. N. KATZ, G. R. GRAHAM, A. GORDON, E. I. ELISBERG and L. GERBER: A study of the central and peripheral arterial pressure pulse in man. Correlation with simultaniously recorded electrokymograms. Circulation **4**, 510—521 (1951).

—, J. A. SCHACK and L. N. KATZ: Correlation of simultaneously recorded electrokymograms and pressure pulses of human heart and great vessels. A preliminary report. Circulation **2**, 900 (1950). — Amer. Heart J. **35**, 529 (1948).

SCHERF, D., u. L. ZDANSKY: Röntgenkymographische Schreibung von echtem Herzalternans beim Menschen. Fortschr. Röntgenstr. **40**, 60 (1929).

SCHMITZ, W.: Zur Technik der Elektrokardiographie. Dtsch. Arch. exp. klin. Med. **172**, 483—492 (1931).

Schmitz, W., u. H. Schäfer: Die zeitlichen Beziehungen der Tätigkeitäußerungen des Herzens. Kreisl.-Forsch. 27, 513, 550 (1935). — Z. ges. Z. exp. Med. 96, 257 (1935). — Fortschr. Röntgenstr. 45, 475 (1932).

Segers, M.: Nouvelles méthodes d'exploration de l'activité cardiaque: l'électrokymographie et la rhéocardiographie. Brux.-med. 32, 15(1952).

—, R. Pannier, R. van Loo et C. van Beylen: Répercussion à distance de l'activité auriculaire dans les traces électrokymographiques. Acta cardiol. (Brux.) 7, 399 (1952).

Shipley, R. E., D. E. Gregg and E. F. Schroeder: An experimental study of flow pattern in various periph. arteries. Amer. J. Physiol. 138, 718 (1942/43).

Siedeck, H., R. Wenger u. E. Gmachi: Elektrokymographische Untersuchungen am kleinen Kreislauf. Verh. dtsch. Ges. Kreisl.-Forsch. 17, 170—174 (1951).

Sielaff, H. J.: Gastro-intestinale Funktionsdiagnostik mit der Kymo-Kassette. Fortschr. Röntgenstr. 88, 414 (1958).

Sousa, A. de: Angioquimographia. Ensaio do sua aplicao ao estudo da hemodinamica. Lisboa: Livrario Portogalia 1951.

—, R. de Carvalho u. C. Vidal: Die Röntgenkymographie bei der Untersuchung des Lungenkreislaufs. Radiol. clin. (Basel) 18, 18 (1949).

Strnad, F.: Zur Frage der Mitbeteiligung des Mediastinums beim Bronchialcarcinom, Fortschr. Röntgenstr. 80, 427 (1954).

Stumpf, Pl.: Densographie. Fortschr. Röntgenstr. 36. H. 3; 49, 240 (1934).

— Kymographische Röntgendiagnostik zur Beurteilung des Herzens. Stuttgart: Thieme 1951.

—, u. H. Grasser: Ausschaltung unnötiger Strahlenbelastung bei Kymogrammen und anderen Aufnahmen. Fortschr. Röntgenstr., Beih. zu 88, 31 (1957).

—, H. H. Weber u. G. A. Weltz: Röntgenkymographische Bewegungslehre innerer Organe. Leipzig: Thieme 1936.

Sussmann, M. L.: A physiologic approach to cardiovascular roentgenology. Minn. Med. 39, 1041 (1947).

— S. Dack and D. H. Paley: Some clinical applications of electrokymography. The findings in myocardial infarction and heart block. Radiology 53, 500 (1959).

Tahan, R. J., and S. F. Oosthuisen: S. Afr. med. J. 27, 1005 (1953).

Teschendorf, W.: Lehrbuch der röntgenologischen Differentialdiagnose, 2. u. 3. Aufl. Stuttgart: Georg Thieme 1952.

Thurn, P.: Diagnose und Differentialdiagnose der Herzerkrankungen im Röntgenbild. In W. Teschendorf, Lehrbuch der röntgenologischen Differentialdiagnostik, 4. Aufl., Bd. I. Stuttgart: Thieme 1957.

Torsoli, A., M. Mele e Corsi: Su alcune modificazioni farmaco-dinamiche dei tracciati RKA. Radiol. pratica 4, 3 (1954).

Tummeley, G.: Diss. Erlangen 1956.

Vieten, H.: Die röntgendiagnostischen Darstellungs- und Untersuchungsmethoden. In Handbuch der Thoraxchirurgie, Bd. I, S. 463. Berlin-Göttingen-Heidelberg: Springer 1957.

Weitz, W.: Studien zur Herzphysiologie und -pathologie auf Grund kardiographischer Untersuchungen. Erg. inn. Med. Kinderheilk. 22, 402 (1922).

Weltz, G. A.: Die Bewegungen des sagittalen Herz- und Aortenbildes bei der Atmung. Fortschr. Röntgenstr. 50, 153—161 (1934).

— Die pulsatorischen Bewegungen der Brustaorta. Fortschr. Röntgenstr. 51, 152—169 (1935).

— Magenphysiologie für Röntgenzwecke. Leipzig: Thieme 1940.

Wenger, R.: Die Elektrokymographie als Methode der Diagnostik. Wien. Z. inn. Med. 33, 1 (1952).

Westermark, N.: Study of the cardiac movements. Acta radiol. (Stockh.) 22, 393 (1941).

Weth, G. v. d.: Krankhafte Veränderungen der Atmungsmechanismen. In Stumpf-Weber-Weltz, S. 350. Leipzig: Thieme 1936.

Wezler, K.: Abhängigkeit der Arterienelastizität vom Alter und dem Zustand der Wandmuskulatur (Untersuchungen am Lebenden). Z. Kreisl.-Forsch. 27, 721 (1935).

—, u. A. Böger: Die Dynamik des arteriellen Systems. Der arterielle Blutdruck und seine Komponenten. Ergebn. Physiol. 41, 292—606 (1938).

— — Die Feststellung und Beurteilung der Elastizität zentraler und peripherer Arterien am Lebenden. Naunyn-Schmiedeberg's Arch. exp. Path. Pharmak. 180, 381, 401 (1936).

Wiggers, C. J.: The physiology of the mammalian auricle. I. Auricular myogram and auricular systole. Amer. J. Physiol. 40, 218 (1916).

— Studies of the constructive phase of the cardiac cycle. Amer. J. Physiol. 56, 415, 439 (1921).

— The pressure pulses in the cardiovascular system. London-New York-Toronto: Longmans, Green & Co. 1928.

— Spezielle hämodynamische Gesichtspunkte exper. Herzklappenfehler. Verh. Dtsch. Ges. Kreislaufforsch., 20. Tagg. Darmstadt: Dr. Dietrich Steinkopff 1954.

Willis, K., E. E. Edleman, J. Acker, E. Poulos and H. E. Heyer: Variations in the duration of the phase of the cardiac cycle in normal hearts as studied by the electrokymograph. Amer. Heart J. 40, 485b (1950).

Zdansky, E.: Röntgenkymographische Untersuchungen am Herzen. Ref. Int. Radiol. Kongr., Zürich, Juli 1934.

—, u. E. Ellinger: Analyse der kymographischen Kurven des rechten und linken Herzrandes. Fortschr. Röntgenstr. 47, 668 (1933).

— — Röntgenkymographische Untersuchungen am Herzen. Fortschr. Röntgenstr. 49, H. 3 (1934).

Zehnder, M.: Die Vasokymographie als Versuch zur Darstellung des Gefäßdurchflusses. Schweiz. med. Wschr. 29 (1946).

— Vasokymogramm und Gefäßdurchfluß. Helv. chir. Acta 65 (1948).

6. Serienaufnahmen mit schneller Bildfolge

Von

G. Fredzell und G. A. Magni

Mit 65 Abbildungen

Wenn schnell ablaufende, ortsveränderliche Vorgänge registriert werden sollen, sind Methoden, wie Kymographie und Polygraphie, nicht geeignet. Bei Untersuchungen dieser Art wird Kontrastmittel injiziert, wie zur Darstellung der Gefäße, oder per os eingegeben, wie beim Studium des Oesophagus und des Schluckaktes. Auch rein mechanische Vorgänge, wie die Bewegung eines Gliedes oder Organs, sind mit dem „Schnellserienverfahren" gut zu erfassen. Im allgemeinen verlaufen diese Vorgänge nicht periodisch, sondern nur einmalig mit zeitabhängiger Geschwindigkeit.

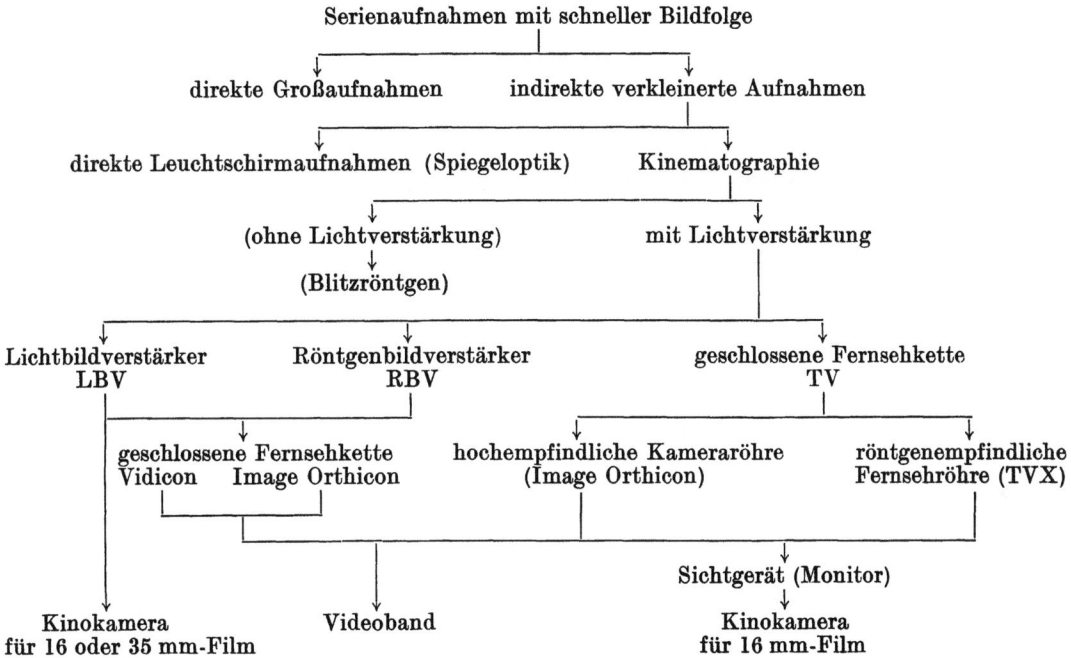

Abb. 1. Einteilung und Terminologie der Schnellserientechnik

Zum Begriff „Schnellserienverfahren" gehören also völlig verschiedene Untersuchungsarten und -methoden mit großen Unterschieden in Bildfrequenz, Bildzahl und Untersuchungsdauer, sowie auch mit abweichenden Forderungen hinsichtlich der Bildformate und der Einstellmöglichkeiten der Projektionsrichtung. Es ist darum ganz natürlich, daß die für das jeweilige Verfahren eingesetzte Apparatur nicht einheitlich sein kann.

Obwohl für das Schnellserienverfahren eine bestimmte Definition der unteren Grenze der Bildfrequenz aufgestellt worden ist, und zwar ein Bild/sec (Greitz), werden der Vollständigkeit halber auch Kassettenwechsler hier beschrieben, die nicht immer diese Bildfrequenz erreichen.

Für das Schnellserienverfahren gibt es zwei Methoden: *Serien direkter Großaufnahmen*, die wie gewöhnliche Röntgenbilder aufgenommen werden, und *Serien indirekter, verkleinerter Aufnahmen*, die unter Verwendung eines Leuchtschirmes in Verbindung mit lichtstarken Optiken hergestellt werden. Zur indirekten Methode gehört auch die Kinematographie ohne oder mit elektronischer Bildverstärkung verschiedener Art (Abb. 1).

a) Technische und klinische Gesichtspunkte

α) Physikalische Grundlagen

Erforderliche Bildfrequenzbereiche — Programmwahl. Die höchste Bildfrequenz beim Schnellserienverfahren kommt bei der Kardio-Angiographie vor. Nachdem die wissenschaftliche Pionierarbeit abgeschlossen war, zeigte es sich, daß eine Bildfrequenz von maximal zwölf Bildern/sec (Kjellberg et al.; Wegelius u. Lind) ein geeigneter Kompromiß zwischen den klinischen Forderungen und den technischen Möglichkeiten des Direktverfahrens ist. Eine Bildfrequenz von zwölf Bildern/sec ist nur bei Kindern erforderlich, bei Erwachsenen sind sechs Bilder/sec ausreichend (Arvidsson).

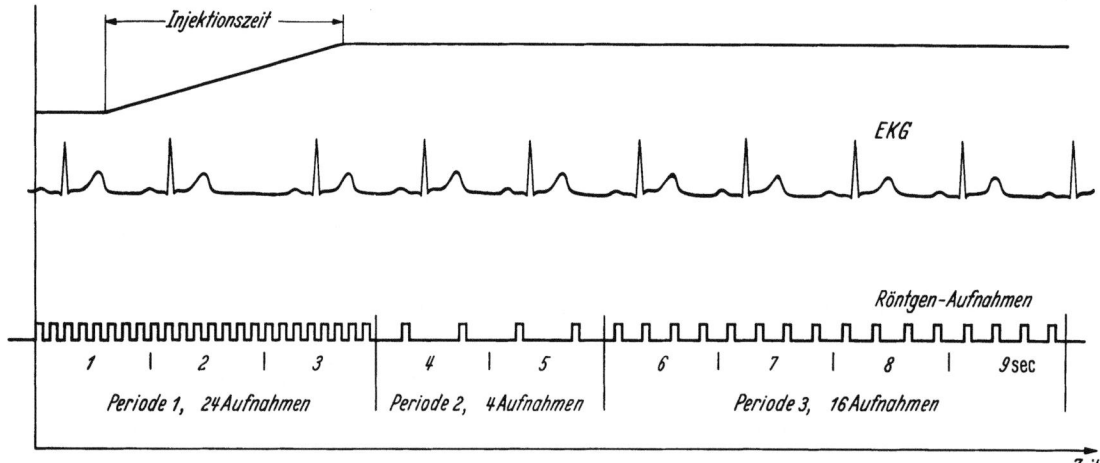

Abb. 2. Gleichzeitige Registrierung von EKG und Röntgenaufnahmen während der Kardioangiographie. Während der ersten 3 sec wird eine Bildfrequenz von acht Bildern/sec verwendet, um den Durchgang des Kontrastmittels durch den rechten Vorhof und die Herzkammer genau verfolgen zu können. Während der nächsten 2 sec wird eine niedrigere Frequenz (zwei Bilder/sec) während des kleinen Kreislaufes verwendet. Während der letzten 5 sec wird, um das Zurücklaufen zur linken Herzseite beobachten zu können, eine etwas höhere Frequenz (vier Bilder/sec) verwendet. Die obere Kurve zeigt den Injektionsvorgang

Die verbleibende Forderung nach noch höheren Bildfrequenzen bei wissenschaftlichen Studien von Strömungs- und Füllungsvorgängen und bei gewissen klinischen Untersuchungen sowie für den medizinischen Unterricht wird durch das indirekte, kinematographische Verfahren erfüllt. Hier stellt man bewußt, um die Dynamik darzustellen, kleinere Forderungen an die Detailinformation des Einzelbildes relativ geringer Schärfe.

Eine zweckmäßige selektive Kontrastmitteleinspritzung zur Gewährleistung einer ausreichenden Füllung der Gefäße sowie genügend kurzer Aufnahmezeiten sind Voraussetzungen zur Ausnützung dieser hohen Bildfrequenzen. Die höchste Bildfrequenz wird meistens nur innerhalb eines Teiles der Untersuchung benötigt, während zu anderen Zeitabschnitten eine vielleicht niedrigere Frequenz die gewünschte Information geben kann. Bei dem selektiven Verfahren ist es oft möglich, mit ausreichend großer Genauigkeit die während verschiedener Zeitbereiche der Untersuchung benötigten Bildfrequenzen im voraus zu bestimmen und den erforderlichen Zeitbereich der Höchstfrequenz zu vermindern. Auf diese Weise können Patientendosis und Filmkosten verringert werden. Durch eine geeignete Programmwahl ist es möglich, die Gesamtzahl der Bilder ganz erheblich herabzusetzen (Abb. 2).

Bei cerebralen Angiographien sind die Forderungen an die Bildfrequenz kleiner (zwei Bilder/sec); bei arterio-venösen Aneurysmen ist doch eine Bildfrequenz von höchstens sechs Bildern/sec wünschenswert (Greitz). Diese Bildfrequenz wird nur während der arteriellen Phase benötigt, wogegen während der capillaren und venösen Phase eine bedeutend niedrigere Bildfrequenz gewählt werden kann.

Tabelle 1

Quelle	Patient	Untersuchung	Aufnahmedaten	Hautdosis pro Aufnahme	Hautdosis pro Untersuchung	Gonadendosis pro Untersuchung Männer	Gonadendosis pro Untersuchung Frauen	Bemerkung
ARVIDSSON	Erwachsene	Zweiebenen-Kardioangiographie	F: 100 kV, 12 mAs L: 110 kV, 16 mAs 42 Paar-Aufnahmen		40 r			
GRAEVE	20 Jahre, schlank	Zweiebenen-Kardioangiographie	F: 120 kV, 2,5 mAs L: 120 kV, 5 mAs 40 Paar-Aufnahmen		F: 2,7 r L: 7,6 r			
BURGEMEISTER u. PORTSMANN	5 Jahre, Kind	Zweiebenen-Kardioangiographie	F: 130 kV, 1 mAs L: 130 kV, 1 mAs 35 Paar-Aufnahmen		6 r			
LARSSON	Erwachsene	Zweiebenen-Kardioangiographie	F: 110 kV, 10 mAs L: 110 kV, 10 mAs 30 Paar-Aufnahmen	0,25 r	15 r	10 mr	20 mr	
LARSSON	Kinder, 5—13 Jahre	Zweiebenen-Kardioangiographie + Katheterisierung	32—44 Paar-Aufnahmen + Durchleuchtung 100 kV, 1—3 mA 16—48 min			8—44 mr	16—63 mr	5 Knaben 3 Mädchen Katheterisierung + Angiographie
LARSSON	Erwachsene	Einebenen-Cavographie	F: 90—100 kV 100 mAs 9—12 Aufnahmen			350—1450 mr		3 Männer
LARSSON	Erwachsene	Einebenen-Splenoportographie	F: 100—110 kV 50—63 mAs 25—30 Aufnahmen			75—98 mr		2 Männer
LARSSON	Erwachsene	Einebenen-Beinarteriographie	F: 60—90 kV 40—80 mAs 12—17 Aufnahmen			1—2 r		4 Männer; Direktbestrahlung d. Testis unvermeidlich
LARSSON	Erwachsene	Einebenen-Arteriographie, Unterschenkel	F: 60—90 kV 40—60 mAs			65—85 mr		2 Männer
GREITZ	Erwachsene	Einebenen-Cerebralangiographie	L: 80 kV, 16 mAs	<1 r				
JACOBSON et al.	Erwachsene	Einebenen-Cerebralangiographie	L: 75—85 kV 30—40 mAs	1 r				
KEATS et al.	Phantom	A. P. Thorax	100 kV, 3 mAs 30 Aufnahmen	90 mr	2,7 r	1 mr	3 mr	

Bei abdominaler und peripherer Angiographie kommt eine maximale Bildfrequenz von zwei bis drei Bildern/sec in Frage.

Patientendosis und Strahlenschutz. Bei dem Schnellserienverfahren ist die Gesamtzahl der Aufnahmen oft sehr groß; deshalb sind der Strahlenschutz für das Personal und die Patientendosis von großer Bedeutung. Auch in Kliniken, in denen die Häufigkeit der Anwendung von Schnellserien gering ist, muß den Dosisverhältnissen größte Aufmerksamkeit geschenkt werden. Eine geeignete Ausrüstung soll angewandt und alle Maßnahmen ergriffen werden, um eine möglichst kleine Bestrahlung von Patient und Personal zu gewährleisten, z. B. durch weitgehende Einblendung der Aufnahmefelder und durch Benutzung von Zusatzfiltern. Das Dosisproblem muß bei der Wahl der Untersuchungstechnik und -methode in Betracht gezogen werden. *Provisorische und damit primitive Anordnungen sind verwerflich.*

Die Patientendosis ist natürlich von der Untersuchungsart abhängig und schwankt in weiten Grenzen. Mehrere Messungen der Haut- und Gonadendosis wurden durchgeführt. In Tabelle 1 sind einige der in der Literatur angegebenen Messungen zusammengestellt, die sich auf die direkte Methode beziehen.

Nur wenige Dosismessungen bei Serien indirekter, verkleinerter Aufnahmen sind in der Literatur angegeben (1962). Bei Spiegeloptikkameras gilt nach Vieten, daß die erforderliche Filmdosis 3—5mal so groß sein muß wie beim Direktverfahren; nach Wegelius und Lind ist sie 4—8mal so groß. Franke und Schuon geben die erforderlichen Dosen für eine Schwärzung S = 1 bei verschiedenen Aufnahmespannungen an. Bei Direktaufnahmen mit 90 kV, feinzeichnender Folie und empfindlichem Film ist die nötige Dosis *hinter den Patienten* 1,4 mr und für Schirmbildaufnahmen mit moderner Spiegeloptik und normal empfindlichem Durchleuchtungsschirm unter Verwendung von Agfa-Fluorapidfilm 12 mr.

Bei Kinematographie mit Bildverstärker gibt Ardran eine *Hautdosis* von 12 mr je Aufnahme bei Verwendung von 35 mm-Film an, wobei eine direkte Großaufnahme unter denselben Bedingungen 0,24 r fordert. Lenz gibt für den Philips 5″-Bildverstärker mit Arriflex 35 mm-Kamera und Gevapanfilm 33 (20° DIN) bei Dünndarm-Kinoaufnahmen mit 16 Bildern/sec, 80—90 kV und 8 mA bei einem FHA von 40 cm eine Hautdosis von 17—22 r/min an, was etwa 20 mr/Einzelbild bedeutet.

Feddema gibt für den Philips 5″-Bildverstärker und 35 mm-Kino *pro Einzelbild* folgende *Hautdosis* an: Pharynx 7 mr, Duodenum 8 mr, Harnblase 30 mr.

Tristan gibt für ähnliche Apparatur mit 15 Bildern/sec, Kodak Cineflure Film, 3 mm Aluminium-Zusatzfilter und 5 : 1-Raster Hautdosen pro Minute zwischen 6,5 r für laterale obere Oesophagus- und 26,5 r für frontale Becken-Kinoaufnahmen, was mit den Dosisangaben von Feddema gut übereinstimmt.

Nach Garthwaite erfordert das Marconi-System für Kinematographie mit Fernseh-Spezialortikonbildröhre und 16 mm-Film ASA 24 (DIN 15) Ilford PAN F eine Eintrittsdosis (an der Röhrenseite des Patienten) von 2 mr sec.

Versucht man aus den bereits genannten Angaben einen Vergleich zwischen den verschiedenen Schnellserienverfahren aufzustellen, so ergibt sich folgendes approximatives Dosisverhältnis: Schirmbild 3—8, Großaufnahme 1, Kino mit Lichtverstärkung 0,02 bis 0,05.

Schott hat Messungen der Eintrittsdosis pro Aufnahme als Funktion der Schwärzung bei verschiedenen Aufnahmeverfahren durchgeführt (Abb. 3). Seine Ergebnisse stimmen mit den obenerwähnten Daten gut überein.

Die Kinotechnik mit Lichtverstärkung bedingt eine große Gesamtzahl von Bildern. Außerdem ist die Röntgenröhre im allgemeinen während der ganzen Untersuchung eingeschaltet, was eine Erhöhung der Dosis bedeutet.

Die für die Schwärzung 1 an der Röhrenseite des Patienten erforderliche Eingangsdosis („Filmdosis") geht aus Tabelle 2 hervor.

Tabelle 2. *Dosis hinter dem Patienten*

	Einzelbild	Bildfrequenz 16 Bilder/sec	Bildfrequenz 24 Bilder/sec	Bildfrequenz 48 Bilder/sec
Direktaufnahme . . .	1,0 mr			
Kino mit Lichtverstärkung (180° Hellsektor)	0,02—0,05 mr	40—100 mr/min	60—150 mr/min	120—300 mr/min

Beispiel: Angiographieuntersuchung mit 10 sec Gesamtzeit.
Dosis hinter dem Patienten:
1. *Direkte Methode* und Gesamtzahl von 20 Bildern = 20 mr.
2. *Schirmbildverfahren* und Gesamtzahl von 20 Bildern = 120 mr.
3. *Kino mit Lichtverstärkung* und 24 Bilder/sec = 10—25 mr (240 Einzelbilder).

Wie bereits gesagt, ist die Strahlengefahr für das Personal bei dem Schnellserienverfahren verhältnismäßig groß. Bei nicht ausreichenden Schutzmaßnahmen und ungeeigneter Methode kann das Personal auf die am meisten ausgesetzten Körperteile große Dosen erhalten. OSBORN gibt z. B. an, daß er bei cerebraler Angiographie mit Direktpunktion an den Händen des Anaesthesisten Dosen von 7 r gemessen hat. Wenn aber geeignete Maßnahmen ergriffen sind, erhält eine Person, laut Angaben von LARSSON, bei einer Kardio-Angiographieuntersuchung in zwei Ebenen mit insgesamt 100 Aufnahmen bei einem Abstand von 1 m eine Dosis von nur etwa 10 mr auf die am meisten ausgesetzten Körperteile.

Grundsätzlich soll sich das Personal nicht im Untersuchungsraum aufhalten. Schnellserienapparate und erforderliche Hilfsmittel, wie Injektionsvorrichtungen, sollen ferngesteuert werden. Die Schutzräume sollen ausreichend groß sein, damit für Personal und Apparate genug Platz vorhanden ist. Spezielle Schutzmaßnahmen können auch in einfacher Weise, ohne die Arbeit zu erschweren, ergriffen werden, z. B. bei cerebraler Angiographie mit manueller Injektion und geeigneter Methode, mit Zusatzschlauch zwischen Spritze und Kanüle (LINDGREN), und einem guten Strahlenschutz kann die Personaldosis vermindert werden (Abb. 4).

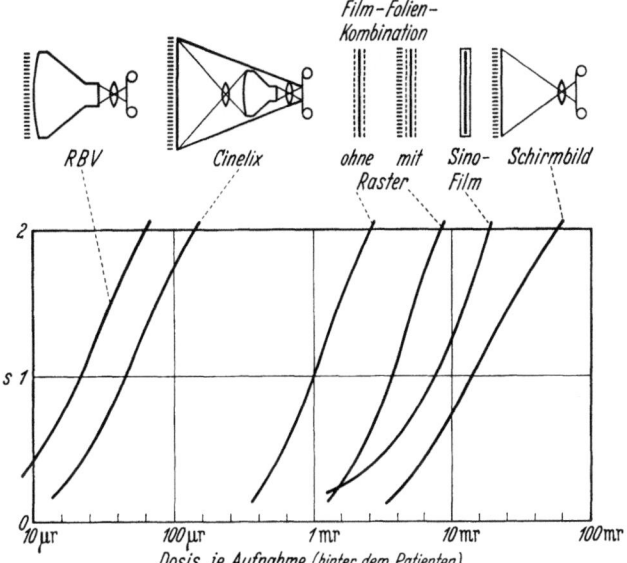

Abb. 3. Empfindlichkeit verschiedener Aufnahmesysteme (nach SCHOTT). Bei Röntgenbildverstärker, Cinelix und Film-Folienkombination 20 cm, bei Sino-Film 12 cm und bei Schirmbild 10 cm Wasserphantom am Eingang des Systems

Kontrast- und Schärfeforderungen. Bei Schnellserienaufnahmen sind die Qualitätsbedingungen — Schärfe und Kontrast — schwieriger einzuhalten als bei Normalaufnahmen. Kompromisse verschiedener Art müssen zu Hilfe genommen und die angewandten Methoden und Hilfsmittel der Untersuchungsart angepaßt werden. Bei Strömungs- und Füllungsuntersuchungen gilt es ja nicht nur, die Bewegung der Organe, sondern auch die noch schnellere Fortbewegung des Kontrastmittels innerhalb oder im Verhältnis zu diesen Organen zu erfassen. Nach DOTTER kommen in der Aorta Strömungsgeschwindigkeiten von 50—100 cm/sec vor, was eine Verschiebung der Kontrastmittelgrenze bis 1 mm/msec bedeutet. GIDLUND hat in der A. femoralis eine Geschwindigkeit von 28 cm/sec gemessen. Die Aufnahmezeiten sind aus diesem Grunde ein entscheidender Faktor für die Bildschärfe. Um die kürzeste Aufnahmezeit zu erhalten,

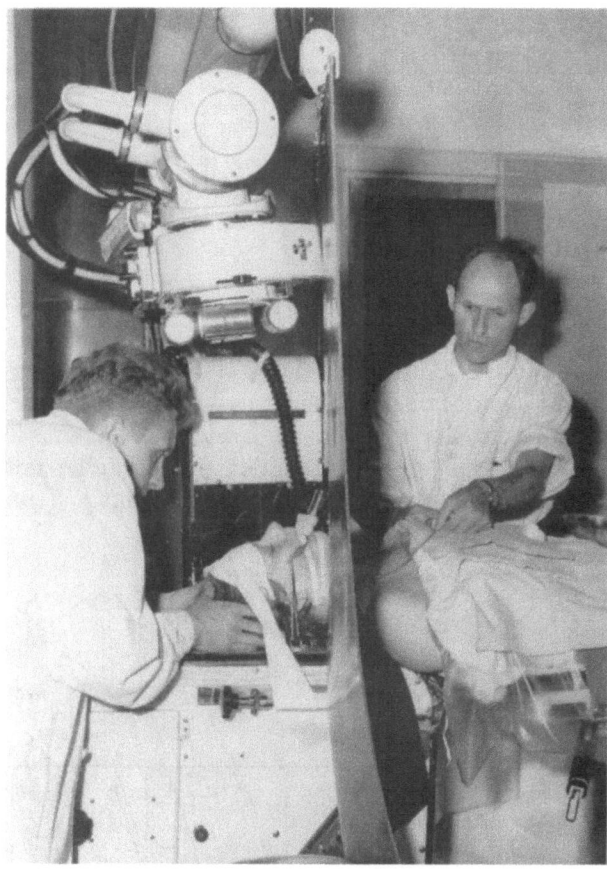

Abb. 4. Deckenaufgehängter Strahlenschutz bei cerebraler Angiographie mit dem Mimer-Gerät der Firma Elema-Schönander AB., Schweden

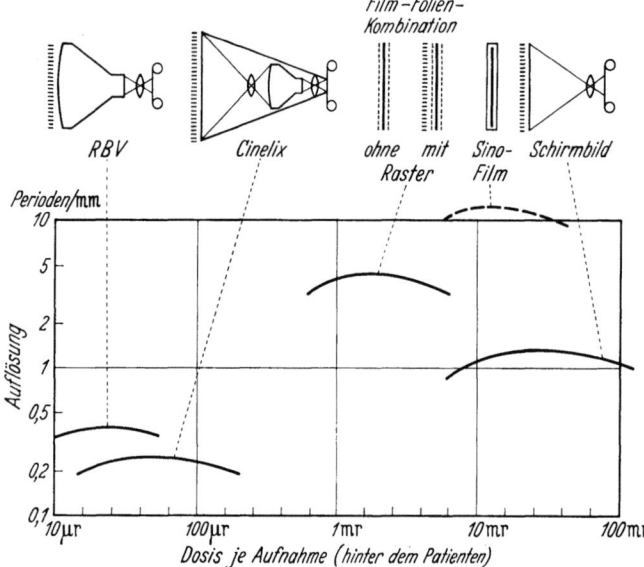

Abb. 5. Auflösung verschiedener Aufnahmesysteme gemessen mit 50 μ. Bleistrichtest zwischen Wasserphantom und Eingang des Systems (nach Schott). Vergl. Abb. 3

sind hochverstärkende Folien, hochbelastbare Brennflecke und verhältnismäßig kleine Focus-Filmabstände anzuwenden, auch wenn der Objekt-Filmabstand bei mehreren Untersuchungen aus natürlichen Gründen ziemlich groß sein muß. Die geometrischen Verhältnisse müssen bei Absolutmessungen in Betracht gezogen werden.

Wenn die Aufnahmezeit kein ausschlaggebender Faktor ist, sollen normal- oder sogar feinzeichnende Folien und Feinfocus verwendet werden, um möglichst kleine Gefäße abbilden zu können, z. B. bei cerebralen Angiographien. Die für Schnellserienaufnahmen anzuwendenden Aufnahmebedingungen sind also für Herz und Schädel verschieden.

Bei den meisten Füllungsuntersuchungen der Gefäße wird eine organische Jodverbindung als kontrastgebende Komponente verwendet. Den maximalen Kontrast erhält man bei einer Röntgenröhrenspannung, die der Absorptionskonstante des Jods entspricht. Dies bedeutet in der Praxis eine Bremsstrahlung, die bei ungefähr 60—70 kV Gleichspannung erregt wird. In vielen Fällen ist man gezwungen, wesentlich höhere Spannungen zu verwenden, um die Bewegungsunschärfe klein zu halten, was nicht nur den Jodkontrast verschlechtert, sondern auch eine erhöhte Streustrahlung verursacht. Die Hochvolttechnik bei Angiographien ist also kein Selbstzweck, sondern bei dem Kompromiß zwischen Schärfe und Kontrast dann und wann eine Notwendigkeit. Es ist daher wichtig, die bestrahlte Fläche durch genaue Primäreinblendung soweit wie möglich zu begrenzen und Film und Entwickler auf maximalen Kontrast abzustimmen.

Bei der indirekten Methode sind bereits die physikalischen und apparativen Voraussetzungen im Verhältnis zu der direkten Methode grundsätzlich verschieden. Die notwendigerweise verlängerten Aufnahmezeiten beim Schirmbildverfahren bringen eine größere Bewegungsunschärfe mit sich, was z. B. bei Kardioangiographie eine Einschränkung der Verwendbarkeit bedeutet.

Bei Bildverstärkerkino- und Fernsehkinoeinrichtungen kommen weitere Glieder in die Bildübertragung, die das Auflösungsvermögen bei gleichem Kontrast zusätzlich verschlechtern. Die Fernsehmethode bietet jedoch die Möglichkeit einer elektronischen Kontrastverstärkung, die das geringere Auflösungsvermögen teilweise kompensieren kann.

Abb. 5 zeigt einen Vergleich des Auflösungsvermögens bei verschiedenen Bildmethoden.

Das Verhältnis zwischen Kontrast und Auflösungsvermögen wird oft durch die Kontrastübertragungsfunktion (KÜF) oder Modulationsübertragungsfunktion (MÜF) charakterisiert. Diese KÜF wird als Intensitätskontrast hinter einem Raster — bezogen auf den maximal erzielbaren Kontrast — als Funktion der Rasterkonstante (Linien pro Zentimeter) definiert (ROSENHAUER und ROSENBRUCH). Auch solche Systeme, welche nicht nur eine reine Lichtoptik enthalten, können durch die KÜF gekennzeichnet werden (Abb. 6).

Bildgröße. Schnellseriengeräte sind mit wenigen Ausnahmen für nur eine Bildgröße konstruiert. Bei der Wahl des Gerätes muß also Untersuchungsart und Untersuchungsfrequenz für die verschiedenen Organe bestimmend sein, wenn nicht die

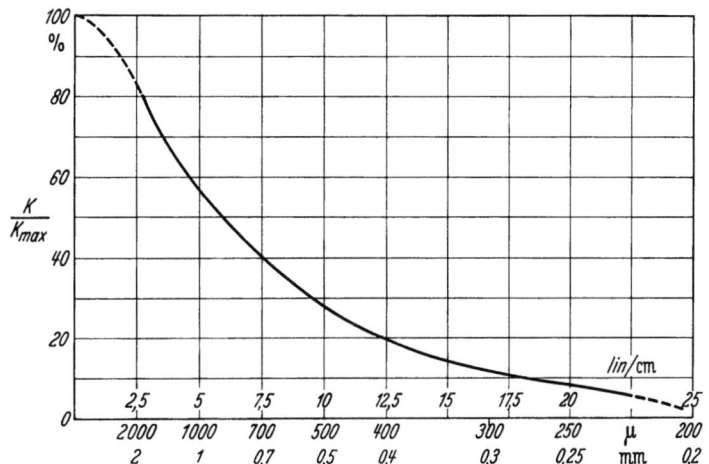

Abb. 6. Kontrastübertragungsfunktion (KÜF) einer Odelca 70 IV U mit Siemens-Super-Astral-Schirm, Typ N (d. h. mittlerer Helligkeit). Der Quotient K/K_{max}, d. h. der Intensitätskontrast hinter einem Raster bestimmter Linienbreite, bezogen auf den maximal erzielbaren Kontrast, ist als Funktion der Rasterkonstanten (in Lin/cm bzw. in μ und mm) aufgetragen (nach SCHUON)

betriebswirtschaftliche Seite (Filmkosten) beobachtet werden muß. Es ist ferner darauf zu achten, daß das Objekt in das Aufnahmefeld gebracht werden kann. Bei cerebralen Untersuchungen darf z. B. die Schulterpartie des Patienten eine korrekte Einstellung des Schädels nicht verhindern. Bei Zweiebenen-Kardioangiographien müssen filmnahe Objekteinstellungen in beiden Ebenen möglich sein.

Tabelle 3

Cerebrale Angiographie	24 × 30 cm (24 × 24 cm)
Angiographie bei Erwachsenen, lateral	35 × 35 cm; 30 × 30 cm (24 × 30 cm)
Kardioangiographie bei Erwachsenen, frontal	35 × 35 cm; 30 × 35 cm
Kardioangiographie bei Kindern, lateral	30 × 30 cm; 24 × 30 cm
Kardioangiographie bei Kindern, frontal	30 × 35 cm; 24 × 30 cm
Abdominale Angiographie	35 × 35 cm; 30 × 35 cm; 30 × 40 cm
Extremitätenangiographie	30 × 80 cm; 35 × 105 cm; 20 × 96 cm

Wie aus Tabelle 3 hervorgeht, wendet man bei Schnellserienuntersuchungen gewisse Formate an, die größer als bei Routineuntersuchungen sind, z. B. bei Beinarteriographien. Um die Fortbewegung des Kontrastmittels von der Bifurkation der Aorta durch beide Beine bis zu den Füßen Bild für Bild verfolgen zu können, sind sehr große Bildformate nötig. Es muß ein vergrößerter Focus-Filmabstand benutzt werden; die Anpassung der unterschiedlichen Absorptionsverhältnisse geschieht durch keilförmige Filter, Verlauffolien (Folien mit abgestufter Verstärkung), rotierende Primärblenden und/oder durch schräge Strahlenrichtung (Abb. 7).

Eine Extremitätenangiographie kann auch durch schrittweise Bewegung entweder des Patienten oder der Röhren-Filmwechsler-kombination bei normaler Filmgröße vor-genommen werden (Abb. 8). Bei diesen schrittweisen Aufnahmen der verschiedenen Teile des Objektes können die unterschied-lichen Absorptionsverhältnisse des Objektes durch verschiedene Aufnahmedaten (kV) berücksichtigt werden.

Auch die für die Kardio-Angiographie angegebenen Bildformate sind größer als die für normale Herzaufnahmen erforderlichen, da oft nicht nur die zentralen Gefäße, son-dern auch deren weitere Umgebung sichtbar gemacht werden soll.

β) Spezifische Eigenschaften der Röntgenapparate und -röhren

Röhrenbelastung. Das Schnellserienver-fahren erfordert eine höhere Röhrenbelast-barkeit als die Mehrzahl anderer Unter-suchungsmethoden. Oft vereint sich die hohe Momentanbelastung mit einer relativ großen Gesamtbelastung der Serien, wobei in einigen Fällen eine Vorbelastung durch vorhergegan-genen langzeitigen Durchleuchtungsbetrieb

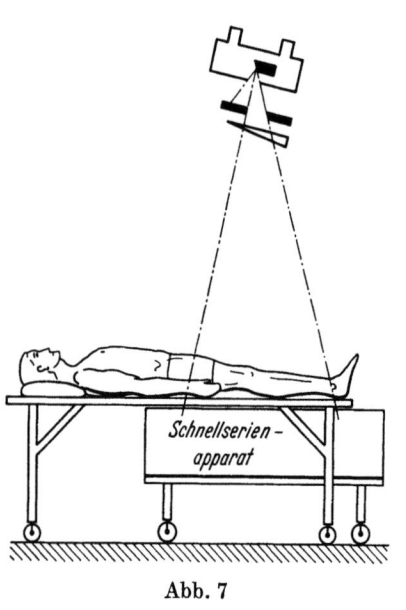

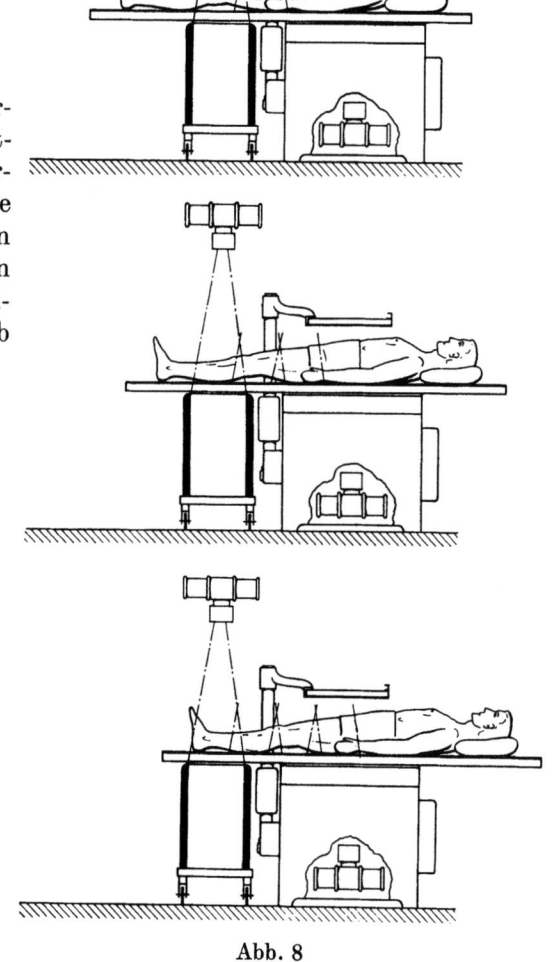

Abb. 7   Abb. 8

Abb. 7. Benutzung des Ferseneffekts der Röntgenröhre um den Absorptionsunterschied auszugleichen. Der Ausgleichseffekt wird durch Anwendung eines Keiles erhöht

Abb. 8. Stufenweise Verschiebung des Patienten während einer Beinarteriographie. In Anfangsposition kann man mit einer der Bildfrequenzen von 1, 2 oder 3 Bildern/sec eine voreingestellte Anzahl von Filmen aufnehmen. Dann folgt die erste Bewegung, danach eine neue wählbare Anzahl von Filmen einer festen Bildfrequenz von zwei Bildern in 3 sec, danach die zweite Bewegung usw.

hinzukommt. Die Entwicklung der Röntgenröhre zur heutigen Hochleistungsröhre wurde vom Schnellserienverfahren sehr beeinflußt.

Oft ist es gerade die Belastbarkeit der Röhre, die die Gesamtanzahl der Bilder sowie die Bildfrequenz begrenzt. Ausführliche Berechnungsmethoden für die zulässige Belastung bei verschiedenen Röhrentypen, Foci und Exponierungsprogrammen wurden unter anderem von WITTWER, FENNER und HALLOCK beschrieben. Die Röhrenfabrikanten haben außerdem verschiedene Diagramme und Tabellen zum praktischen Gebrauch ausgearbeitet. Gewisse Unterschiede können bei den Röhrenfabrikaten wahrgenommen werden, da verschiedene Sicherheitsfaktoren bei der Berechnung zugrunde gelegt wurden. Die Unterschiede sind jedoch nicht so groß, daß sie die Exponierungsverhältnisse wesentlich verändern.

Die Belastbarkeit der Röhre ist eine Funktion der zugeführten Anodenenergie, die in kWs gemessen werden kann. Die bildgebende Röntgenintensität ist dagegen direkt proportional zur Elektrizitätsmenge, z. B. in mAs gemessen. Nach BIERMANN und BOLDINGH ist die Intensität im Bereich 50—100 kV proportional zu der 5. Potenz der Spannung, d. h.:

$$kV^5 \cdot mAs = konstant. \tag{1}$$

Nach FENNER gilt

$$n = \frac{A}{kV \cdot mAs \cdot K}. \tag{2}$$

n = Gesamtanzahl der Bilder einer Serie,
A = Gesamtenergie einer Serie, z. B. in kWs,
K = Apparatefaktor (4-Ventil, 6-Ventil).

Aus den Gleichungen (1) und (2) ergibt sich:

$$n = \frac{kV^4 \cdot A}{K \cdot konst.}. \tag{3}$$

Die zugelassene Bildanzahl einer Serie ist also proportional zur 4. Potenz des kV-Wertes und nimmt sehr rasch zu. Sind z. B.

bei 80 kV 10 Bilder zugelassen, so werden
bei 100 kV 24 Bilder und
bei 120 kV 35 Bilder möglich.

Im Spannungsbereich 100—150 kV kann die Gleichung (1) annäherungsweise als

$$kV^4 \cdot mAs = konstant \tag{4}$$

geschrieben werden. Die Gleichung (3) ändert sich dann in

$$n = \frac{kV^3 \cdot A}{K \cdot konst.}.$$

Tabelle 4. *Beispiel von höchstzugelassenen Aufnahmedaten bei Schnellserienbetrieb*

	Aufnahmedaten							
	Maximale Bildfrequenz	Gesamt-bildzahl	4-Ventil-Apparat			6-Ventil-Apparat			Focus kW
			kV	mA	sec	kV	mA	sec	
Kardioangiographie, Erwachsener, frontal .	6	30	130	175	0,04	100	350	0,04	50
Kardioangiographie, Erwachsener, lateral .	6	30	150	150	0,04	115	300	0,04	50
Kardioangiographie, Kind, frontal	12	40	110	250	0,01	100	500	3 ms	50
Kardioangiographie, Kind, lateral	12	40	110	250	0,01	100	500	3 ms	50
Aortographie, Erwachsener, frontal	3	15	125	175	0,1	95	350	0,1	50
Cerebrale Angiographie, Erwachsener, frontal	3	10	110	150	0,1	90	250	0,08	30
Cerebrale Angiographie, Erwachsener, lateral	4	20	95	150	0,1	80	250	0,08	30

Die in der Tabelle 4 angegebenen Aufnahmedaten dürften bei direkten Großaufnahmen unter Anwendung von geeigneten Verstärkerfolien, Streustrahlenblenden und Zusatzprimärfiltern sowie normalem Focus-Filmabstand (90 cm) auch für den stärksten Patienten ausreichen.

Schaltfrequenz und Aufnahmezeit. Wie schon gesagt (Physikalische Grundlagen), ist bei einigen Schnellserienuntersuchungen nach der direkten Methode eine höchste Schaltfrequenz von zwölf Bildern/sec (Kardioangiographie bei Kindern) erforderlich. Beim Kinoverfahren werden jedoch noch höhere Bildfrequenzen, und zwar 16—50 Bilder/sec und bei Ultra-Rapidaufnahmen sogar bis 200 Bilder/sec verwendet. Dabei werden die Bilder normalerweise während einer einzigen, ununterbrochenen Aufnahme oder Durchleuchtung aufgenommen. Unter solchen Verhältnissen entstehen bei dem Kinoverfahren bezüglich der Aufnahmeschütze und der Zeitschalter der Röntgenapparate keine Komplikationen.

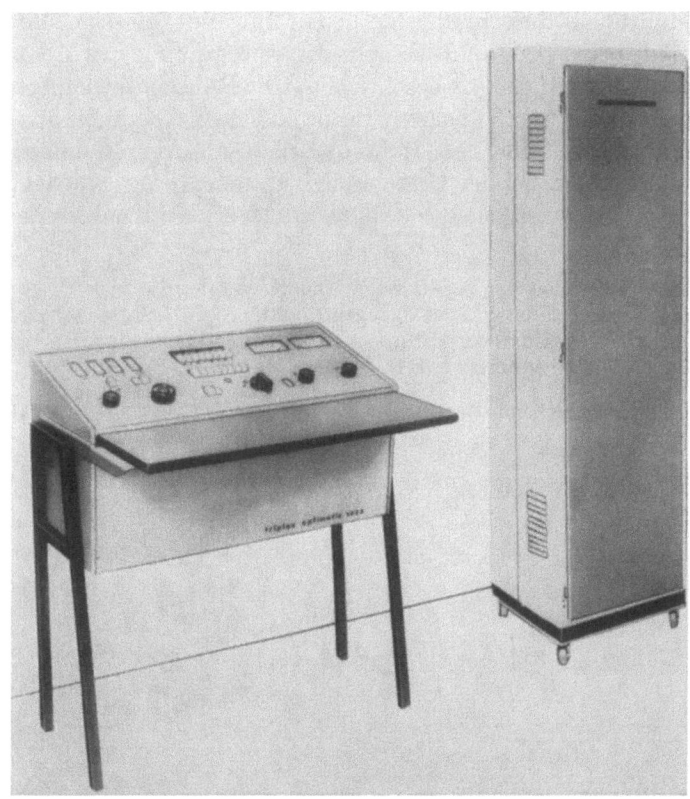

Abb. 9. Drehstrom-Röntgenapparat „Triplex Optimatic" der Firma Elema-Schönander AB., Schweden. Der Apparat ist mit einem primärseitigen elektronischen Kontaktor mit sechs Stromtoren (Thyratron-Röhren) ausgerüstet

Bei den heutigen Röntgenapparaten sind die Forderungen des Schnellserienverfahrens soweit berücksichtigt, daß sie meistens Frequenzen bis zu acht Aufnahmen/sec zulassen, was etwa der maximalen Leistung eines elektromechanischen Schutzes entspricht. Bei höheren Schaltfrequenzen werden im allgemeinen elektronische Schaltsysteme angewandt. Bei Direktaufnahmen und (Zweiebenenbetrieb) soll eine Leistung von 100—150 kVA mit einer Frequenz von zwölf Aufnahmen/sec bei Aufnahmezeiten bis 1 msec (Dotter et al.) geschaltet werden, um die Bewegungsunschärfe zu eliminieren. Bei Bildverstärker-Kinematographie ist die erforderliche Leistung zwar geringer (2—50 kVA), die Schaltfrequenz aber höher.

Die hohen Aufnahmefrequenzen können entweder im Primär- oder Sekundärkreis des Hochspannungsgenerators geschaltet werden. Abb. 9 zeigt ein Beispiel eines Röntgenapparates mit einem primärseitigen elektronischen Kontaktor (Magni),

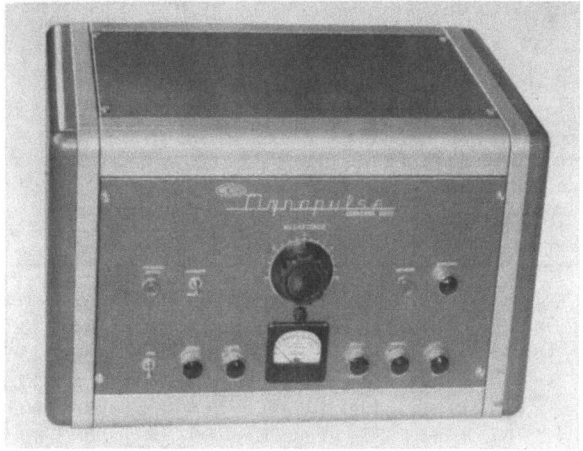

Abb. 10. Schaltzusatz für gittergesteuerte Ventilröhren der Firma Machlett Laboratories, Inc., Conn., USA. Der Zusatz hat einen Aufnahmezeitwähler für 1—5 msec

und Abb. 10 stellt einen sekundärseitigen Schaltzusatz mit gittergesteuerter Ventilröhre (Rogers) dar. Als Schaltelemente im Sekundärkreis werden auch Röntgenröhren mit einem eingebauten Gitter verwendet (BISCHOFF, ROGERS). Diese Spezialröhren sind hauptsächlich für das Kinoverfahren gebaut worden, sie sind nicht für die größten Leistungen geeignet.

Bei Angaben von Aufnahmezeiten unter 10 msec ist eine gewisse Begriffsunklarheit vorhanden. Einige Hersteller geben für Vierventilapparate Aufnahmezeiten von 10 msec (50 Hz) bei Einschaltung einer Halbwelle an, während die entsprechende elektrische Einschaltzeit bei Drehstrom im allgemeinen mit 3 msec angegeben wird, obwohl in beiden Fällen die Nutzstrahlenzeit etwa 3 msec beträgt (BENNER und GRIM).

γ) Spezifische Eigenschaften der Geräte und Zusatzvorrichtungen

Primär- und Streustrahlenblenden. Beim Schnellserienverfahren werden an genaue Primäreinblendung und effektive Streustrahlenausfilterung große Ansprüche gestellt, um höchste Qualität der einzelnen Bilder zu erhalten. Hauptzweck der Primär-Einblendung ist es, die Volumendosis des Patienten soweit wie möglich zu vermindern. Beim Zweiebenenbetrieb muß außerdem jede Primärblende die Direktstrahlung vom Film der anderen Ebene fernhalten.

Normalerweise möchte man den Abstand zwischen Objekt und Filmebene so klein wie möglich halten. Beim Zweiebenenbetrieb muß man jedoch für die Divergenz der beiden Strahlen einen gewissen Mindestabstand einhalten, um die direkte Strahlung auf die entgegengesetzte Ebene zu vermeiden (Abb. 11).

Bei Serien indirekter, verkleinerter Aufnahmen kommt beim Auftreffen ungeschwächter Strahlung eine Überstrahlung durch die ganz hellen Teile des Leuchtschirms und somit eine Verschlechterung des Gesamtkontrastes zustande. Es ist deshalb zur Vermeidung einer solchen Überstrahlung manchmal notwendig, eine Primäreinblendungsvorrichtung zu schaffen, die mit den Konturen des Objektes übereinstimmt.

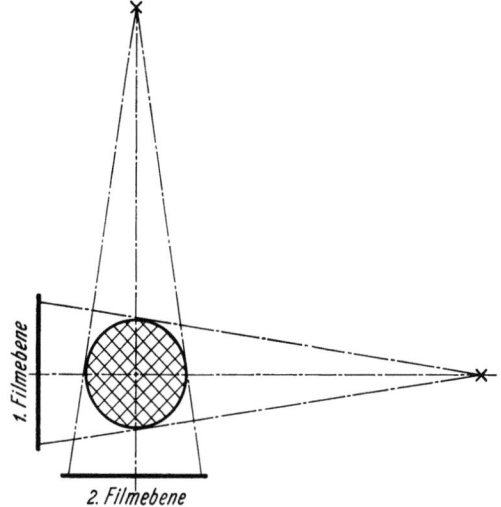

Abb. 11. Objektlagerung bei Zweiebenenbetrieb

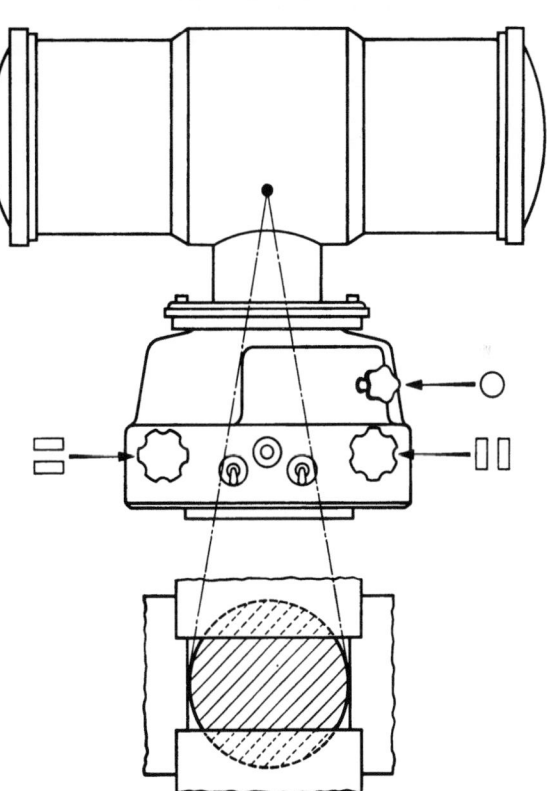

Abb. 12. Prinzip einer Doppelschlitzblende für rechtwinklige und kreisförmige Felder

Eine solche Primäreinblendung kann z. B. auf folgende Weise herbeigeführt werden: Entweder mit Hilfe einer Doppelschlitzblende für rechtwinklige Felder kombiniert mit einer Irisblende für kreisförmige Felder (Abb. 12) oder mit einer direkt auf dem Leuchtschirm angeordneten Bleigummiabdeckung oder mit festen Primärtubussen, die geeignete Öffnungen haben. Die jetzt allgemein angewendete Mehrebenen-(Primär)Blende mit optischer Feldmarkierung erfüllt alle Voraussetzungen für eine gute Einblendung des Aufnahmefeldes. Ihre konsequente Anwendung erfordert aber einen hohen Grad von Selbstdisziplin.

Aber auch bei guter Primäreinblendung sind die Streustrahlen vor allem bei Zwei-ebenenbetrieb ein schwerwiegendes Problem. Beim Einebenenbetrieb liegen die Ver-hältnisse wie bei Normalaufnahmen; die Sekundärblende soll entsprechend dem Objekt und der Röhrenspannung gewählt werden. Oft ist jedoch die Aufnahmezeit zu kurz, um bewegliche Streustrahlenblenden anzuwenden. Es ist deshalb von Bedeutung, daß

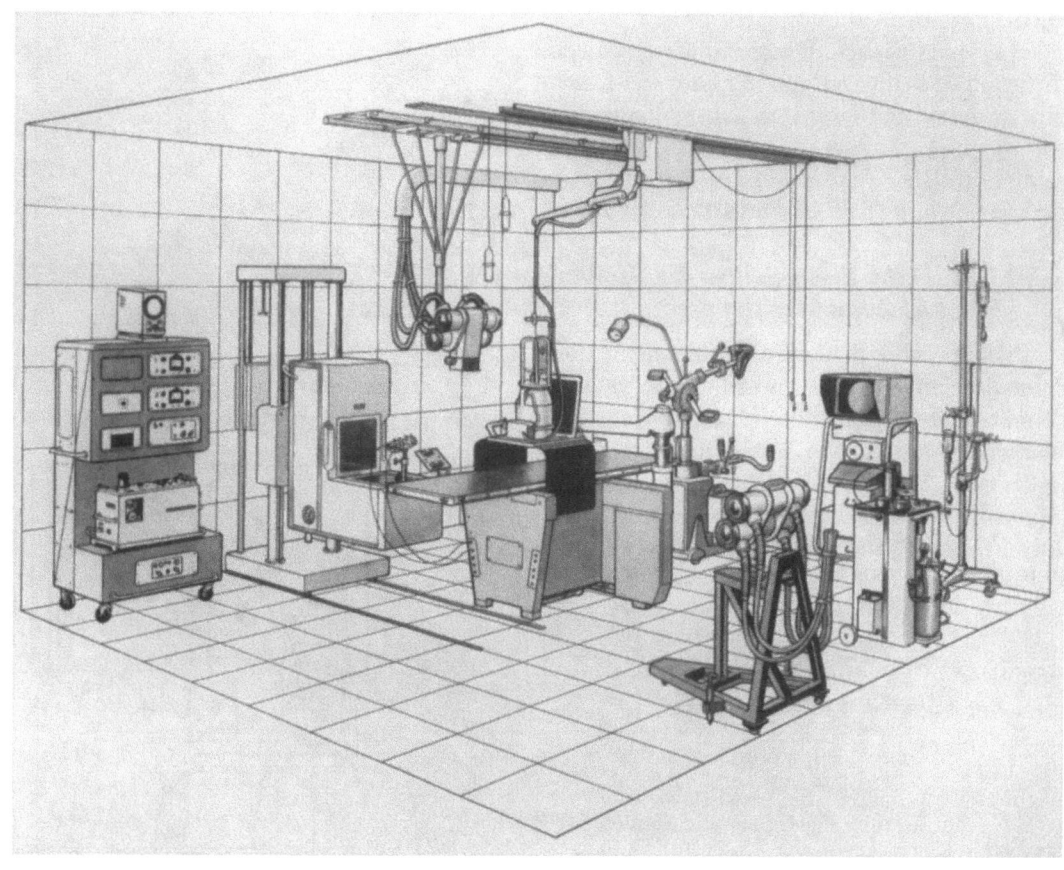

a

Abb. 13. Ausrüstung eines Kardioangiographie-Untersuchungsraums. Die Planzeichnung bezieht sich auf die Perspektivskizze. Raumgröße etwa 6 × 5,5 m. *1* Röntgenapparat; *2* Meß- und Registriereinrichtung; *3* Kathe-terisierungstisch mit beweglicher Patientenscheibe; *4* Rollfilmwechsler für Zweiebenenbetrieb; *6a* Stereoröhre für die sagittale Strahlenrichtung; *6b* Stereoröhre für die laterale Strahlenrichtung; *7* Injektionsspritze; *8* Ergometer-Fahrrad; *9* Sichtgerät für die Beobachtung des Durchleuchtungsbildes

die festen Raster so dimensioniert sind, daß die Blendenlinien die Betrachtung des Bildes nicht erschweren. Bei Zweiebenenbetrieb kommen spezielle Raster (vgl. Bd. I, Kapitel Ledin u. Wasser) zur Anwendung, bei denen man sogar von der feinen Linienzeichnung absehen muß, um eine genügende Streustrahlenabsorption zu erhalten. Ein Zusatzfilter von etwa 1,0 mm Eisen oder 0,1—0,2 mm Zinnfolie zwischen Objekt und Streustrahlen-blende kann in einigen Fällen die Bildqualität erhöhen.

Untersuchungstische. Folgende allgemeine Gesichtspunkte können für den Unter-suchungstisch unter anderem aufgestellt werden:

1. Möglichkeit für Durchleuchtungskontrolle entweder mit Hilfe einer beweglichen Patientenlagerungsplatte oder durch Auswechselbarkeit zwischen Filmwechsler und Bild-verstärker.

2. Möglichkeit für mehrere Personen an beide Seiten des Patienten herankommen zu können.

3. Möglichkeit zur bequemen Punktion und Einspritzung des Kontrastmittels in jeder Lage des Patienten.

4. Möglichkeit zur Anbringung erforderlicher Zusatzapparate.

5. Wirksamer Strahlenschutz für Patient und Personal.

Bei der Kardio-Angiographie wird z. B. gefordert, daß der Patient nach Einführung des Katheters unter Durchleuchtungskontrolle sofort ohne Umlagerung zum Schnellseriengerät gebracht wird. Dies wird z. B. mit einer Geräteaufstellung gemäß Abb. 13

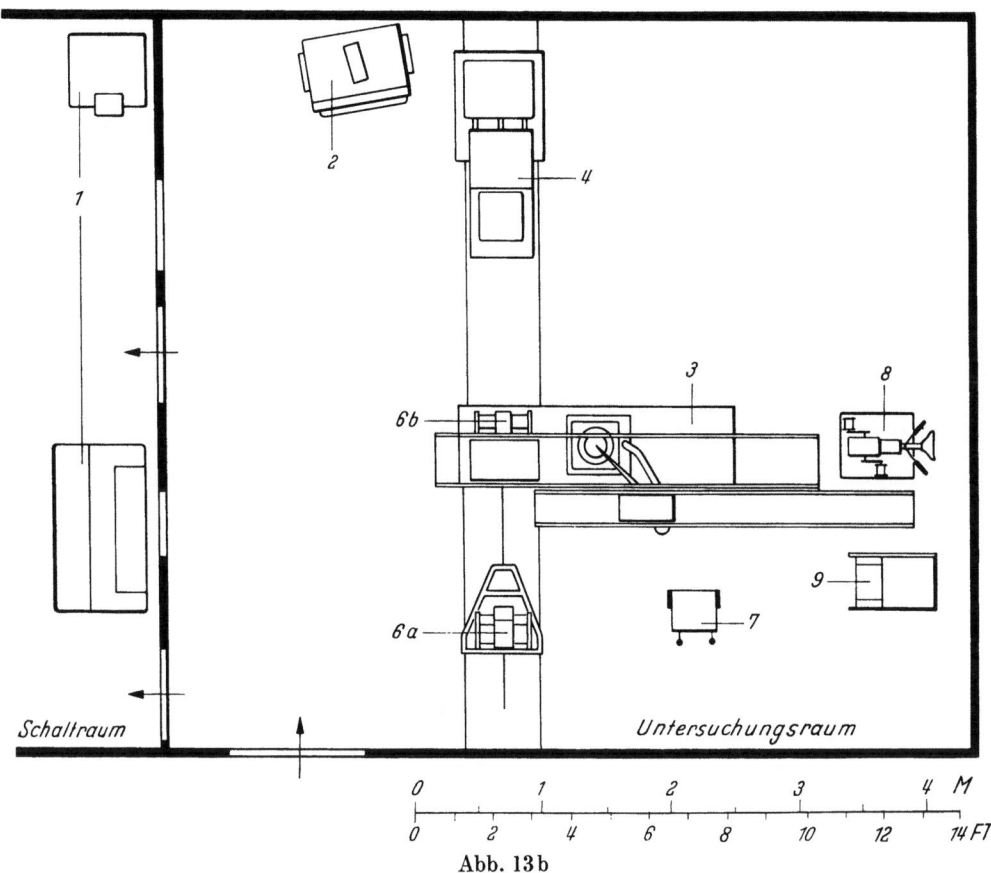

Abb. 13 b

erreicht, wobei die Verschiebung entweder mit einer separaten, beweglichen Patientenplatte oberhalb des Durchleuchtungstisches (Abb. 14) oder durch Anwendung eines für diesen Zweck konstruierten Tisches vorgenommen wird (Abb. 15). Einige Schnellseriengeräte sind so groß und so wenig beweglich, daß sie nur zusammen mit speziellen Untersuchungsgeräten angewendet werden können (Abb. 16).

Im Hinblick auf den großen Platzbedarf und den ungehinderten Einsatz von Schnellserieneinrichtungen ist es zweckmäßig, besondere Spezialräume einzurichten (Abb. 17).

Meß- und Registriereinrichtungen. Im Zusammenhang mit dem Schnellserienverfahren wird oft eine Zeitregistrierung der einzelnen Aufnahmen der Serie durchgeführt. Auf diese Weise erhält man einen dokumentarischen Beleg für den Zeitabstand zwischen den einzelnen Bildern der Serie. Bei gleichzeitiger Registrierung eines anderen Vorganges, z. B. des Elektrokardiogramms, kann jedes einzelne Bild zu den verschiedenen Phasen der Herzaktion in Beziehung gebracht werden. Eine Bestimmung der Strömungsgeschwindigkeit des Kontrastmittels in den verschiedenen Gefäßen ist dann auch möglich. Weitere Informationen zum Studium des Einflusses des Injektionsmittels auf den Kreislauf erhält man durch gemeinsame Registrierung von Anfang und Ende der Injektion.

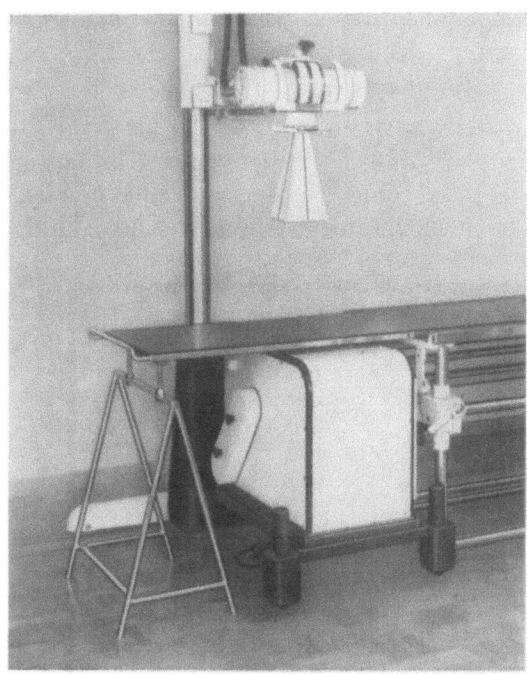

Abb. 14. Katheterisierungstisch mit beweglicher Patientenscheibe. Nach beendeter Katheterisierung wird der Patient ohne Umlagerung zum Filmwechsler transportiert

Die Aufnahmen können auf einfache Art registriert werden, indem eine geeignete Teilspannung der Primärwicklung des Hochspannungstransformators verwendet wird. Diese Spannung schließt man an ein Registrierinstrument, z. B. einen Elektrokardiographen, an. Gleichzeitig mit der Kontrolle der Zeitabstände zwischen jeder einzelnen Aufnahme erhält man somit auch eine Kontrolle der Aufnahmezeit (vgl. Abb. 2).

δ) Verschiedene Möglichkeiten des Schnellserienbetriebes

Unter Einebenenbetrieb versteht man eine Untersuchungsmethode, bei der zu gleicher Zeit nur eine Projektionsrichtung, d. h. in der Hauptsache nur eine Strahlenrichtung, vorhanden ist. Zweiebenenbetrieb bedeutet, daß zwei (meistens rechtwinklig zueinander angeordnete) Strahlenrichtungen verwendet werden, wobei diese gleichzeitig oder beinahe gleichzeitig in Betrieb sind. Umfaßt eine Untersuchung zuerst Aufnahmen mit lateraler Strahlenrichtung und

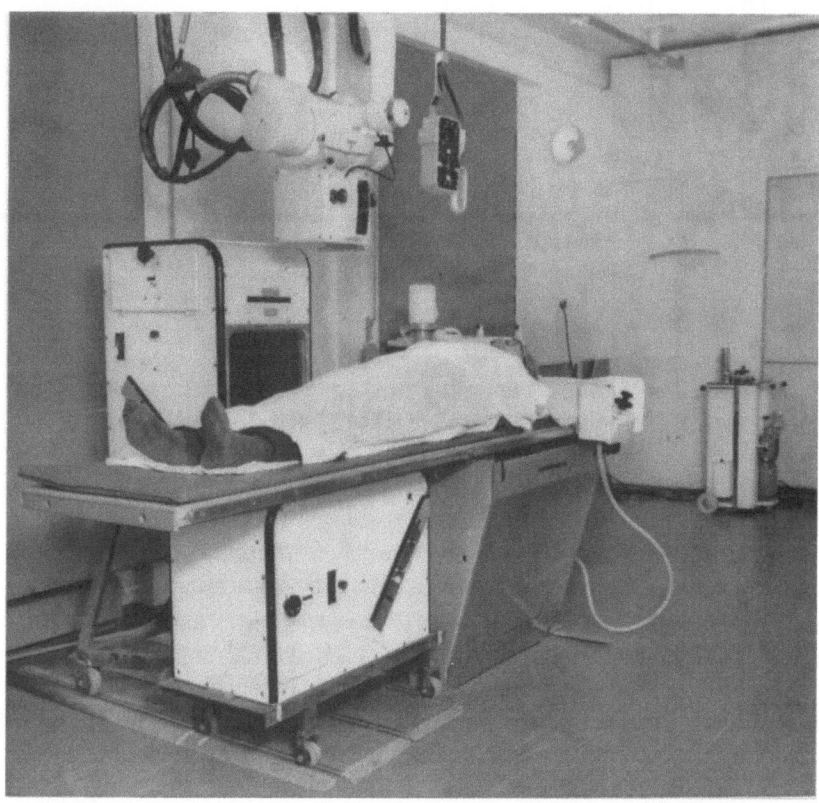

Abb. 15. Katheterisierungstisch „Koordinat" der Firma Elema-Schönander AB., Schweden. Die Abbildung zeigt eine Aufstellung für Beinangiographie. Bei Kardioangiographie wird der Patient von Anfang an mit dem Kopf nach links gelagert

danach Aufnahmen mit sagittaler Strahlenrichtung (d. h. zwei Kontrastmittelinjektionen), wird diese Untersuchung als eine zweimalige Einebenenuntersuchung angesehen. Stereountersuchungen sind Einebenenuntersuchungen, wenn sie nicht simultan in zwei Ebenen durchgeführt werden.

Einebenenbetrieb, Stereobetrieb. Die meisten Schnellserienuntersuchungen sind Einebenenuntersuchungen, die hauptsächlich bei fester Lage von Filmebene und Patient und mit fester Strahlenrichtung durchgeführt werden. In vielen Fällen kann eine zweite Strahlenrichtung nicht benutzt werden, weil die verschiedenen Organe bei dieser Strahlenrichtung einander überlagern würden. Dies gilt z. B. für die laterale Strahlenrichtung bei Nierenuntersuchungen.

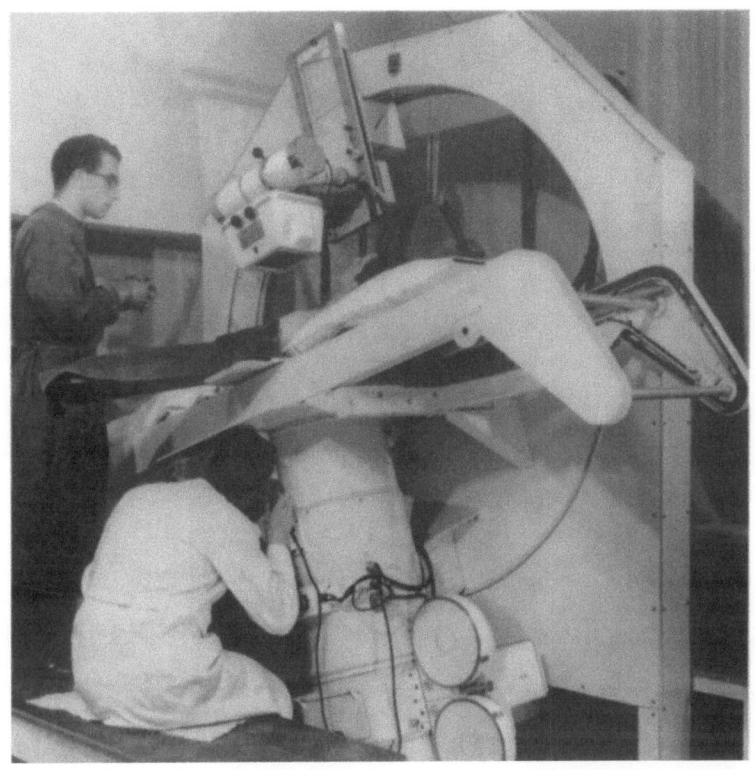

Abb. 16. Ringgerät der Firma N. V. Philips, Niederlande. Für die laterale Strahlenrichtung ist ein Bildverstärker mit 35 mm-Kinokamera vorhanden und für die sagittale Strahlenrichtung ein AOT-Blattfilmwechsler der Firma Elema-Schönander AB., Schweden

Um die Information bei Einebenenbetrieb jedoch zu erweitern, werden einige Methoden angewandt, bei denen sich die Strahlenrichtung während der Untersuchung ändert. Hier ist die in mehreren Ländern übliche Stereotechnik, z. B. bei Lungenuntersuchungen, zu erwähnen. Diese Technik wurde auch bei Angiographieuntersuchungen durchgeführt. CHAMBERLAIN et al. wenden z. B. zwei Rollfilmwechsler an, von denen jeder mit einer Röntgenröhre in einem Kreis montiert ist. Die Röhren werden zwischen jeder Aufnahme und jedem Bildwechsel motorisch ein Stückchen fortbewegt, um einen Stereoeffekt zu erzielen. WESTERKAMP benutzt eine Filmkamera und eine Röntgenröhre, die miteinander fest verbunden sind, und läßt die Einrichtung über dem Patienten pendeln. LINDGREN und SJÖGREN pendeln den Patienten und arbeiten mit festem Filmwechsler und fester Röhre.

Die erwähnten Stereomethoden sind für Untersuchungen, bei denen die Forderung nach sehr hoher Bildfrequenz gestellt wird, in ihrer Anwendung begrenzt. Um einen guten Stereoeffekt zu erhalten, darf sich die Kontrastmittelfüllung bei den einzelnen Bildern eines Stereo-Bildpaares nicht sehr unterscheiden.

Lindblom und Fernström haben deshalb eine Technik eingeführt, die auf einer speziellen Stereohaube mit zwei Röntgenröhren basiert. Die Röhren sind so angeordnet, daß ein übertriebener Stereoabstand zwischen den beiden Brennflecken erzielt wird (Abb. 18). Diese Stereo-Röhrenkombination wurde für den Betrieb mit hoher Bildfrequenz entwickelt und muß an zwei Röntgenapparaten oder an einem Spezialapparat betrieben werden (Fredzell und Magni).

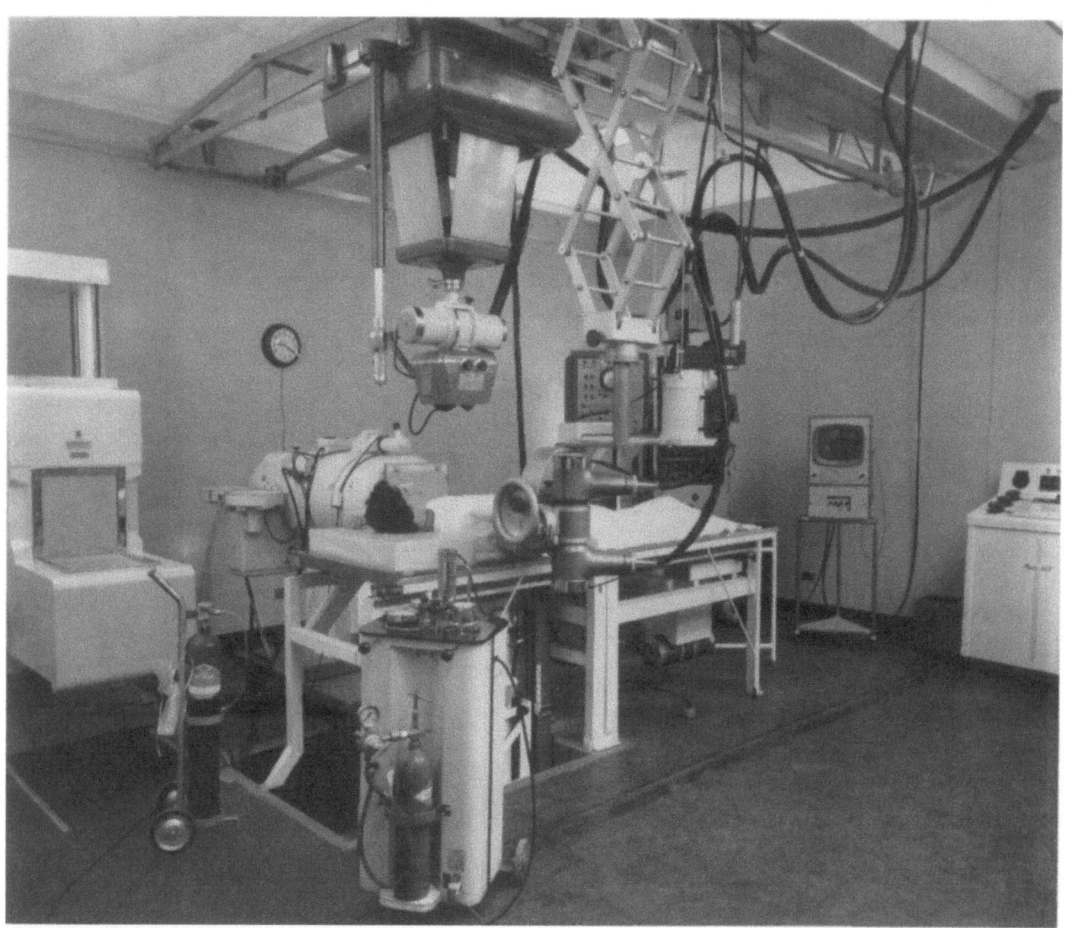

Abb. 17. Zweiebenen-Kardioangiographieausrüstung bei Stanford University School of Medicine, Palo Alto, Calif. Die Ausrüstung besteht unter anderem aus: Tisch mit beweglicher Patientenplatte; Zweiebenen-Rollfilmwechsler; vertikaler Bildverstärker, unter der Tischplatte montiert. Die zum Bildverstärker gehörende 35 mm-Filmkamera befindet sich in einem Loch im Boden. Horizontaler Bildverstärker mit 35 mm-Filmkamera; 5″-Bildverstärker mit Fernsehkamera, während Katheterisierungen und für physiologische Studien angewendet; deckenaufgehängte Röhre für die vertikale Strahlenrichtung; deckenaufgehängte Röhre für die horizontale Strahlenrichtung; Fernsehsichtgerät; Mehrkanal-Registrierausrüstung

Die Bilder einer Stereo-Schnellserie lassen sich auch einzeln betrachten und bieten als solche gegenüber den Bildern einer Normalserie Vorteile. Die einzelnen Bilder zeigen nämlich wegen ihrer verschiedenen Projektionsrichtung kleine Verschiedenheiten, die zur besseren Information über die Randverhältnisse des Objektes dienen. Teile des Objektes, die in einer Strahlenrichtung durch Überlagerungseffekte verdeckt sind, können in der anderen Richtung frei projiziert werden. Bei Anwendung eines übertriebenen Stereowinkels (= Winkel zwischen den beiden Zentralstrahlen) kann dieses Phänomen besser beobachtet werden.

Um einen guten Stereoeffekt zu erhalten, müssen die Einzelbilder ungefähr dieselbe Schwärzung haben. Läßt man aber den Stereoeffekt außer acht, so kann man mit der

Stereoausrüstung Bilder mit unterschiedlichem Charakter herstellen. Die Aufnahmedaten der beiden Stereorichtungen können so verschieden gewählt werden, daß die Weichteile des Objektes auf dem einen Bild richtig belichtet werden, während die dichteren Teile auf dem anderen Bild die richtige Schwärzung bekommen.

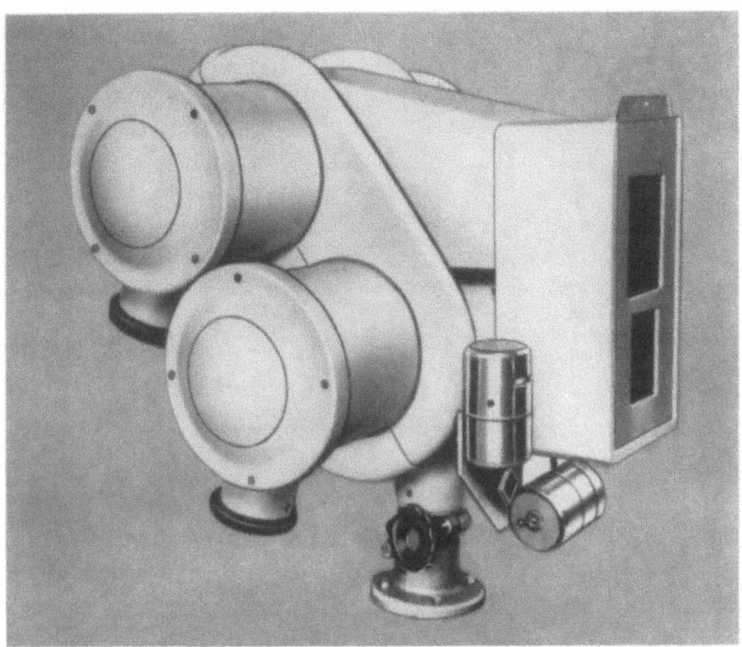

Abb. 18. Zweiröhrenhaube in Stereomontage mit gemeinsamer Primärblende und Lichtkreuz für Markierung des Strahlenbündels

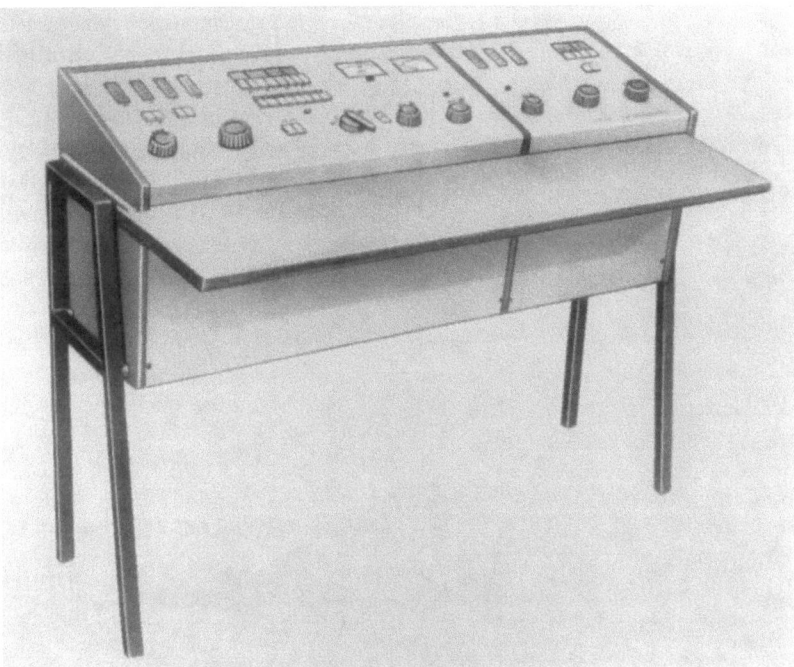

Abb. 19. Spezialröntgenapparat „Triplex Angiomatic" der Firma Elema-Schönander AB., Schweden. Der Apparat hat zwei Elektronkonlaktoren und zwei Hochspannungsgeneratoren und kann für Simultan-, Wechsel- und Stereobetrieb verwendet werden. Für jede Ebene können verschiedene Daten für Zeit, Röhrenstrom und Röntgenspannung eingestellt werden

Zweiebenenbetrieb. Beim Zweiebenenbetrieb können entweder die Aufnahmen gleichzeitig (simultan) in beiden Ebenen oder wechselweise geschaltet werden.

Simultanbetrieb bedeutet, daß für die beiden Bildebenen genau dieselbe Zeit und deshalb auch dieselbe physiologische Phase vorhanden ist. Es ist also möglich, einen einzigen leistungsfähigen Röntgenapparat mit zwei parallelgeschalteten Röntgenröhren anzuwenden. Die beiden Röhren erhalten dann genau dieselbe Spannung und die gleichen Aufnahmezeiten. Dichteunterschiede in den beiden Strahlenrichtungen müssen durch verschiedene mA-Werte und Focus-Filmabstände kompensiert werden. Nachteile des Simultanbetriebes sind die große Netzbelastung und eine erhöhte Sekundärstrahlung, die vor allem in der focusnahen Randgegend störend wirkt. (Auf die Notwendigkeit einer exakten Primäreinblendung sowie der Anwendung guter Raster wird hingewiesen.)

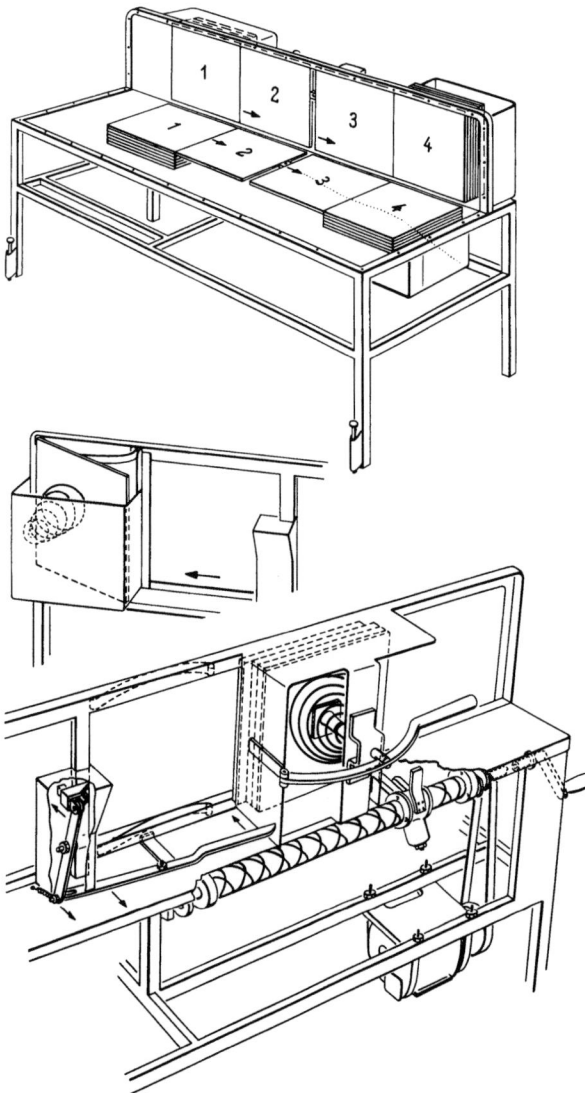

Wechselbetrieb bedeutet, daß die Aufnahmen in beiden Ebenen zu verschiedenen Zeitpunkten erfolgen und dadurch ein Unterschied in der physiologischen Phase gegeben ist. Eine Zweiebenen-Untersuchung kann deshalb mit einem verkleinerten Zeitabstand zwischen den einzelnen Aufnahmen lateral/frontal durchgeführt werden.

Grundsätzlich sind zwei Röntgenapparate erforderlich, was eine freie Wahl der gewünschten Aufnahmedaten in beiden Ebenen ermöglicht. Die Netzbelastung sowie die Einwirkung auf die Bildqualität wird günstiger.

Angiographische Zweiebenenuntersuchungen sind meist schwer zu wiederholen und werden außerdem mit großem Aufwand gemacht. Es ist deshalb von besonderer Bedeutung, daß das verwendete Gerät zuverlässig arbeitet und zur Vermeidung von Irrtümern einfach zu bedienen ist.

Abb. 20. Zweiebenenwechsler für 2×10 Standardkassetten 30×40 cm. Der Kassettentransport wird mit Hilfe einer Schraube ohne Ende durchgeführt

Abb. 19 zeigt einen Spezialröntgenapparat für Zweiebenen- und Stereobetrieb.

Zweiebenenbetrieb kommt besonders bei Kardio-Angiographien zur Anwendung, um wiederholte Kontrastmittelinjektionen zu vermeiden. Bei cerebralen Angiographien ist dagegen die injizierte Kontrastmittelmenge klein; mit den modernen wenig toxischen Kontrastmitteln kann die Injektion wiederholt und die notwendigen zwei Strahlenrichtungen lassen sich durch zwei getrennte Einebenenuntersuchungen erreichen. Die Bildqualität wird hierdurch verbessert.

b) Serien direkter Großaufnahmen

α) Einführung

Versuche, mit der Zeit veränderliche Vorgänge röntgenographisch zu studieren, wurden schon in den Kindertagen der Röntgenologie (McIntyre 1898) gemacht. Eine klinisch anwendbare Technik kam jedoch erst viel später zustande. Forderungen nach einer verhältnismäßig kurzen Aufnahmezeit und hoher Bildfrequenz, die bei Schnellserien notwendig sind, konnten von den Röntgenröhren, Apparaten und Filmen nicht eher als zu Anfang der dreißiger Jahre erfüllt werden. Zu diesem Zeitpunkt fing man auch an, sich mit dem Schnellserienbetrieb ernsthaft zu beschäftigen. Im Zusammenhang mit angiographischen Untersuchungen wurde es notwendig, Geräte zu schaffen, mit denen es möglich ist, die Kontrastmittelfüllung eines Gefäßes zu verfolgen (Moniz, Pereira Caldas, Castellanos et al.). Alle diese und andere Forscher benutzten eigene Konstruktionen von manuellen Kassettenwechslern, die jedoch nicht käuflich zu erwerben waren. Erst mehrere Jahre später erwachte das Interesse der Industrie für solche Spezialapparate.

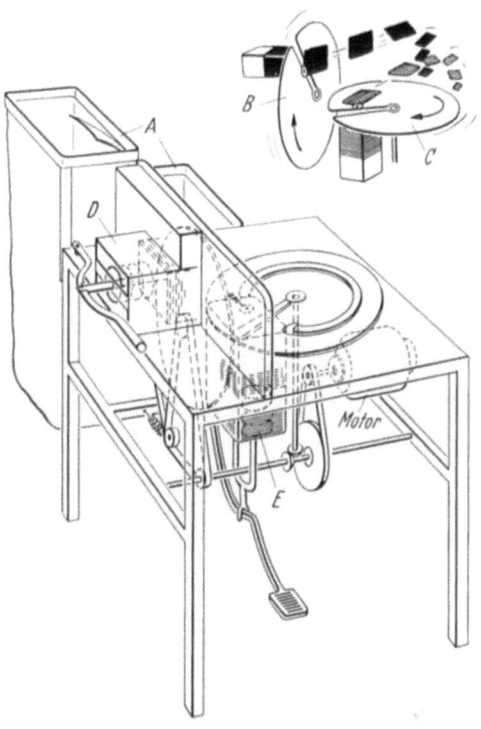

Zu Anfang und Mitte der vierziger Jahre wurde das erste Modell eines von Sanchez-Perez konstruierten Kassettenwechslers gezeigt, der später industriell hergestellt wurde. Gleichzeitig beschreiben Sussmann, Steinberg und Grishman sowie Salén und Wiklund Einebenen-Kassettenwechsler. Axén und Lind entwickelten einen Zweiebenenwechsler mit 30 × 40 cm Standardkassetten (Abb. 20). Leichte Spezialkassetten, Größe 18 × 24 cm, wurden später von Lind, Wegelius et al. in einem speziell gebauten Zweiebenen-Kassettenwechsler angewendet (Abb. 21). Mit diesem Wechsler konnte eine Bildfrequenz bis zu 15 Bildern/sec erreicht werden. Axén wendete bei einer späteren Konstruktion für Filmgrößen 30 × 40 cm Rahmen anstelle von Kassetten an und erreichte damit eine Bildfrequenz von sechs Bildern/sec. Dieser Wechsler war ein Übergang zu dem jetzigen Blattfilmwechsler (Sjögren, Fredzell, Olsson), Typ AOT, der später ausführlich beschrieben wird.

Abb. 21. Zweiebenenwechsler für Spezialkassetten 18 × 24 cm (nach Lind, Wegelius et al.). Die Kassetten werden mit Hilfe zwei rotierender Scheiben B und C aus den Vorratsmagazinen E und D in die zwei sackförmigen Empfänger A eingeschleudert

Parallel mit der Entwicklung des Blattfilmwechslers fand eine entsprechende Entwicklung auf dem Rollfilmgebiet statt, und zwar mit einer Technik, die bereits in der Photographie angewendet wurde.

Scott baute 1948 eine Fairchild-Flugkamera für 9½″ Rollfilm für röntgenologische Zwecke um. Später wurde diese Kamera von Dotter, Steinberg und Temple in einen speziellen Rollfilmwechsler weiterentwickelt, der eine maximale Bildfrequenz von zwei Bildern/sec hatte. Dieser Rollfilmwechsler wurde von Fairchild-Camera und Instrument Corporation hergestellt und ziemlich weit in Amerika verbreitet (Abb. 22).

Basierend auf dem von Gidlund entworfenen Rollfilmwechsler wird von Elema-Schönander AB., Schweden, ein Zweiebenenwechsler für 30 cm-Rollfilm, vor allem für Kardio-Angiographie geeignet, hergestellt, der eine maximale Bildfrequenz von zwölf Bildern/sec erlaubt.

Janker konstruierte einen Einebenenrollfilmwechsler mit einer maximalen Bildfrequenz von drei Bildern/sec, der von den Siemens-Reiniger-Werken (Deutschland) hergestellt wurde.

In dem folgenden Kapitel werden einige von den jetzt in größeren Serien hergestellten Apparaten für Schnellserienbetrieb näher beschrieben. Die verschiedenen Apparate können in Kassetten-, Blatt- und Rollfilmwechsler eingeteilt werden. Abhängig von der zu bewegenden Masse zeigen die drei Typen verschiedene charakteristische Eigenschaften. In einem Kassettenwechsler ist die Masse groß. Die Kassetten sind verhältnismäßig platzfordernd, weshalb Bildfrequenz und Bildzahl ziemlich gering sind. Ein Vorteil ist, daß Standardfilm verwendet werden kann, so daß die Normalverarbeitung der Filme gewährleistet ist.

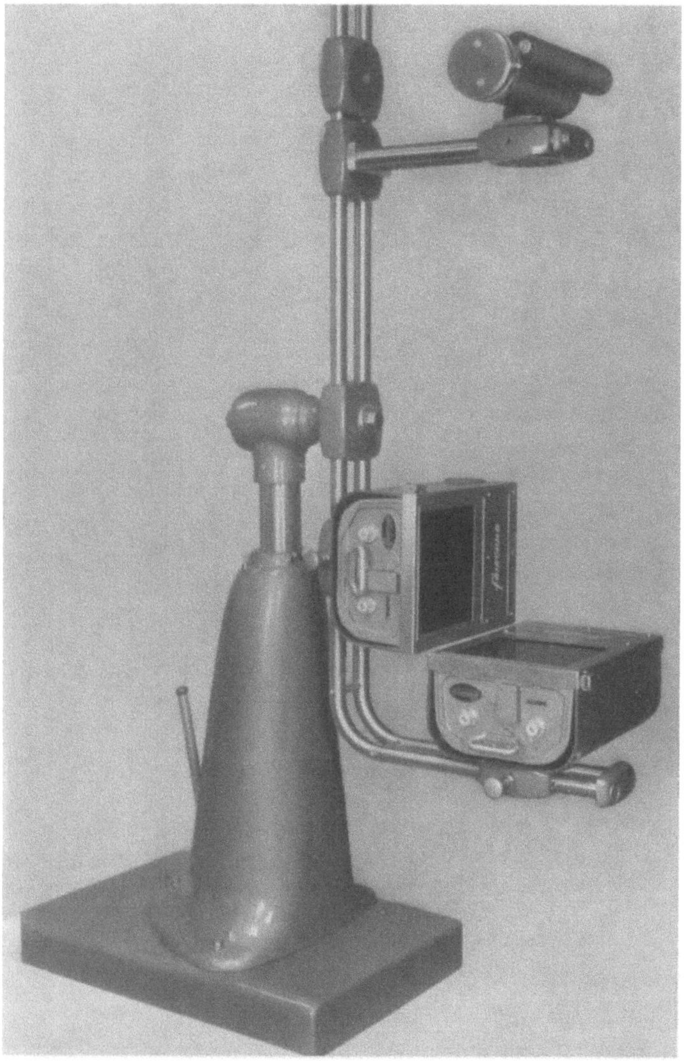

Der Blattfilmwechsler ähnelt in dieser Hinsicht dem Kassettenwechsler. Die Massenverhältnisse sind jedoch weitaus günstiger, so daß ausreichend große Bildfrequenz und Bildzahl gewählt werden können, um bei geeigneter Programmwahl praktisch die meisten Untersuchungen durchführen zu können. Für besonders hohe Bildfrequenzen ist der Rollfilmwechsler zweckmäßiger. Bei der Verarbeitung der Filme muß aber ein Spezialverfahren angewendet werden. Einige Entwicklungsmaschinen für Blattfilm können jedoch auch Rollfilm verarbeiten.

Abb. 22. Zwei 9$^1/_2$''-Rollfilmwechsler der Firma Fairchild Camera and Instrument Corp., N.Y., USA, für Zweiebenenbetrieb montiert

β) Jetzige Gerätetypen und deren Programmwähler

Kassettenwechsler, Prinzip und Aufbau. Die Kassettenwechsler sind nach zwei Prinzipien aufgebaut. Entweder werden die Kassetten auf- oder nebeneinander gestapelt, wobei zwischen jeder Kassette eine Strahlenschutzschicht, z. B. in der Kassette eingebaut, vorhanden sein muß; oder die Kassetten sind auf einer rotierenden Scheibe bzw. einer Trommel befestigt, so daß sie nacheinander aus ihrer Strahlenschutzlage durch Drehung der Vorrichtung ins Aufnahmefeld gebracht werden können. Die letztere Methode gestattet nur verhältnismäßig wenige Kassetten, die jedoch auf einer Seite lang sein können. 20 × 96 cm große Kassetten werden z. B. bei Geräten für Extremitätenangiographien benutzt.

Mehrere Lösungen und Konstruktionen solcher Apparate sind auf dem Markt vorhanden, meistens jedoch nur für manuellen Betrieb und ohne Möglichkeit einer automatischen Programmwahl. Ein Beispiel für solche manuellen Kassettenwechsler ist die bei cerebraler Angiographie benutzte Vorrichtung mit nur einigen Kassetten (Abb. 23). Ein ähnliches Gerät ist auch die von Pässler angegebene Einrichtung mit Kassetten-Einschubblech zur Anwendung an einem normalen Flachblendentisch.

Eine weiter verbreitete Konstruktion stellen die von Bonte u. Marcq sowie von Wentzlik und Vieten eingeführten Kassettenwechsler dar, bei denen die Kassetten an den Seitenflächen eines Prismas befestigt werden. Die Kassettentrommel dieser Geräte ist entweder von Hand oder motorisch drehbar (Abb. 24).

Ein Beispiel für das Stapelprinzip ist der von der Fa. Smit Röntgen in Zusammenarbeit mit van Ronnen entwickelte halbautomatische Kassettenwechsler, der „Aorto-Arteriograph" (Abb. 25). Dieser Kassettenwechsler besteht hauptsächlich aus einem Tisch mit beweglicher Tischplatte und einem Kassettenbehälter nach dem Hebesystem. Das Kassettenformat ist 35,5 × 71 cm (14 × 28"). Der Kassettenbehälter kann zehn dieser Kassetten aufnehmen. Durch Betätigen eines Schiebers wird die Kassette aus dem Vorratsbehälter in Aufnahmeposition gebracht. Das Betätigen des Schiebers wird manuell von einer hinter einem Bleischirm stehenden Person ausgeführt. Die maximale Aufnahmefrequenz nach Einarbeitung beträgt ein Bild/sec. Während der Untersuchung erfolgt eine Längsverschiebung des Patienten von maximal 70 cm, wobei der Verschiebungszeitpunkt im voraus festgelegt wird (z. B. nach der 2. oder 3. Aufnahme). Auch die Zeitpunkte für die einzelnen Aufnahmen können am Programmwähler voreingestellt werden.

Der von Sanchez-Perez konstruierte Kassettenwechsler (Abb. 26) hat in der jetzigen (1962) Ausführung eine Kapazität von zwölf Kassetten, entweder 11 × 14" (28 × 35 cm)

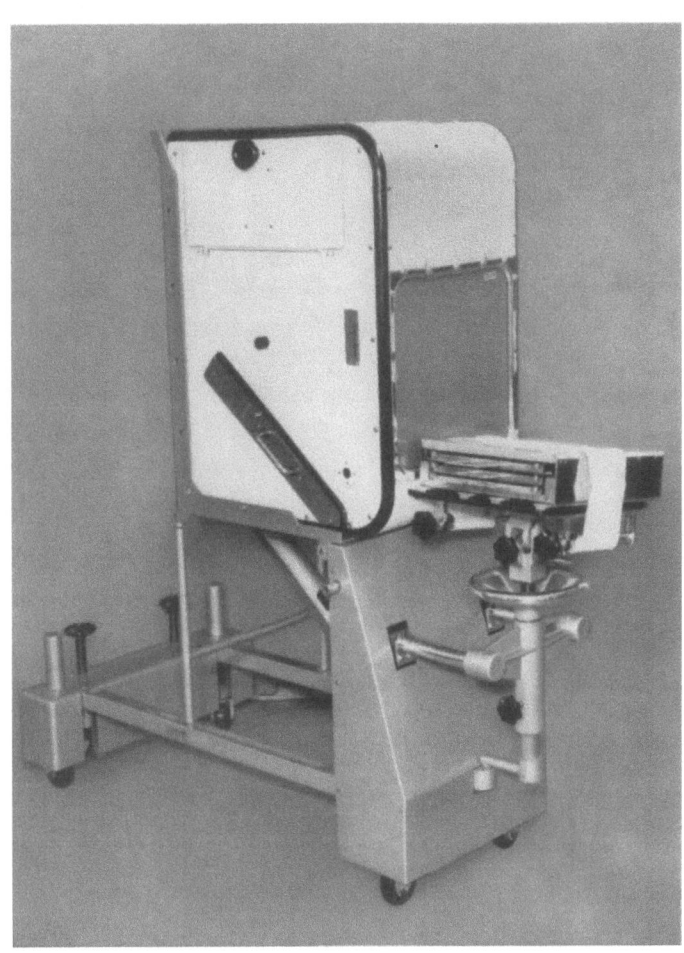

Abb. 23. Manueller Kassettenwechsler für die frontale Strahlenrichtung, AOT-Blattfilmwechsler für die laterale Strahlenrichtung, auf einem gemeinsamen Gerät montiert

oder 10 × 12" (24 × 30 cm). Spezialkassetten mit Bleischutzeinlagen werden automatisch vom Aufnahmefeld zu einem Auffangbehälter transportiert. Der Wechsler ist nicht nur für horizontale, sondern auch für vertikale Strahlenrichtung anwendbar. Zwei Einheiten können zu einem Zweiebenenwechsler kombiniert werden. Der Zeitabstand zwischen zwei Aufnahmen kann von 0,5—2,0 sec gewählt werden. Der Kassettentransport kann nach jeder beliebigen Aufnahme mit Hilfe eines Fußschalters unterbrochen werden. Auf Grund der verhältnismäßig niedrigen Aufnahmefrequenz ist ein besonderer Programmwähler nicht vorgesehen.

Blattfilmwechsler, Prinzip und Aufbau. Hier wird der Filmwechsler Typ AOT der Fa. Elema-Schönander AB., Stockholm, Schweden beschrieben. Diese Filmwechsler sind als Ein- und Zweiebeneneinrichtungen für drei Filmgrößen vorhanden: AOT 14 × 14" (35,6 × 35,6 cm), AOT 24 × 30 cm, AOT 10 × 12".

Der Zweiebenenfilmwechsler besteht aus zwei Wechslern für gleiche oder verschiedene Filmgrößen, z. B. Lateralebene 24 × 30 cm, Frontalebene 35,6 × 35,6 cm.

Das Prinzip des Filmwechslers geht aus Abb. 27 hervor. Zwei voneinander unabhängige Filmmagazine, eines auf jeder Seite der Aufnahmeposition des Films, sind vorhanden. Das Filmvorratsmagazin (Abb. 28) enthält 30 Fächer und kann in der Dunkelkammer entweder ganz, d. h. mit 30 Blattfilmen, oder auch nur teilweise in der jeweils gewünschten Reihenfolge geladen werden.

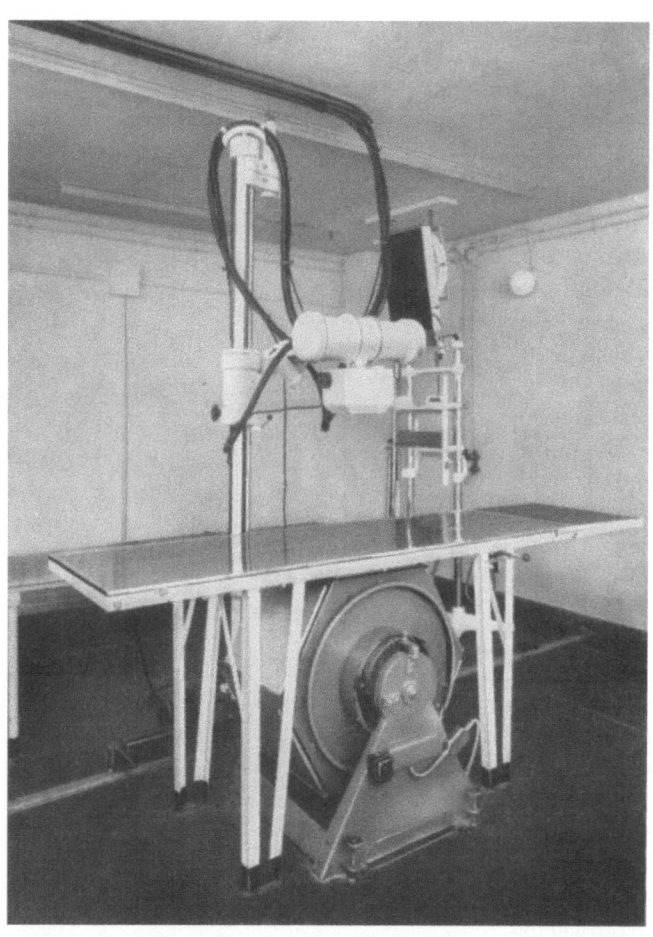

Abb. 24. Vollautomatisiertes Kassettenwechselgerät für sechs Großaufnahmen mit wählbarer Frequenz bis maximal ein Bild/sec (nach Vieten)

Programmwähler. Für die Antriebsmotorgeschwindigkeit gibt es zwei Typen von Steuerorganen. Mit Hilfe des sog. *Geschwindigkeitswählers* (Abb. 29) kann eine der sechs Geschwindigkeiten: $1^{1}/_{2}$, 2, 3, 4, 5 oder 6 Bilder/sec gewählt werden. Die einmal eingestellte Geschwindigkeit ändert sich während der Untersuchung nicht. Das Aufnahmeprogramm muß durch ungleichmäßige Ladung des Vorratmagazins eingestellt werden, indem eines oder mehrere Fächer für solche Zeitphasen ausgelassen werden, für die eine geringere Bildfrequenz genügt.

In Verbindung mit einem automatischen *Programmwähler* (Abb. 30) ist die Veränderung der Motorgeschwindigkeit der primäre Einstellfaktor. Die Untersuchung kann in drei Zeitbereiche von wählbarer Dauer (0...10 sec) unterteilt werden, wobei sich für jeden Zeitbereich verschiedenen Bildfrequenzen zwischen $^{1}/_{5}$ und 6 Bildern/sec voreinstellen lassen. Zwischen dem zweiten und dritten Bereich kann eine Pause von 0—10 sec eingelegt werden.

Der Blattfilmwechsler mit oder ohne Programmwähler läßt sich auch für Einzelbetrieb anwenden, d. h. für mit der Hand zum beliebigen Zeitpunkt auszulösende Einzelaufnahmen. Man kann somit Testaufnahmen vor der Serienuntersuchung machen. Dank der Licht- und Strahlenundurchlässigkeit des Vorrats- und Auffangmagazins können diese Testaufnahmen ohne Beeinträchtigung der übrigen unbelichteten Filme zur Entwicklung gebracht werden. Es ist auch möglich, zwei kurze Untersuchungen hintereinander durchzuführen, ohne daß das Magazin neu gefüllt werden muß.

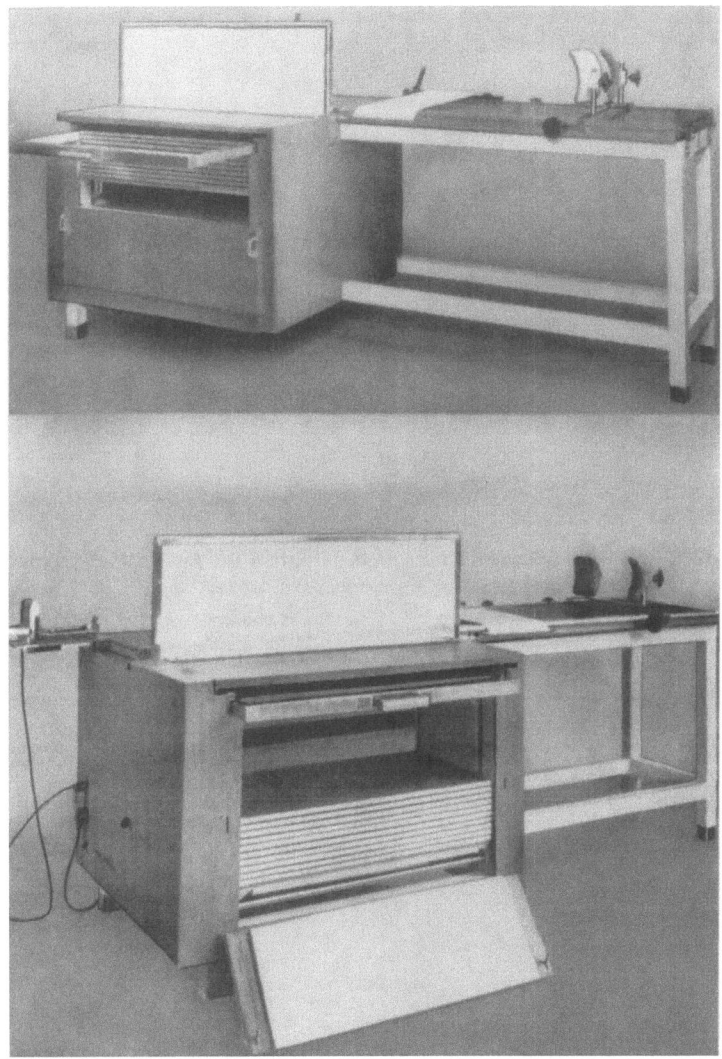

Abb. 25. „Aorto-Arteriograph" der Firma Smit Röntgen, Niederlande. Die obere Abbildung zeigt den Kassettenwechsler vor den Aufnahmen; die untere Abbildung nach Beendigung der Kassettenwechslung

Aufnahmedauer und Bildfrequenz. Für die Exposition des einzelnen Bildes steht ein Drittel der Transportperiode zur Verfügung, d. h. der Hellsektor beträgt 120⁰. Eine theoretische Aufnahmezeit von $^1/_{18}$ sec bei sechs Bildern/sec und von $^1/_3$ sec bei einem Bild/sec steht also zur Verfügung. Da die Aufnahmen vom Filmwechsler ausgelöst werden, müssen die Einphasungszeiten, die bei primärseitig arbeitenden Synchronzeitschaltern vorhanden sind und bis zu einer Periode der Netzfrequenz betragen können, von den obengenannten theoretischen Aufnahmezeiten abgezogen werden.

Die maximal zulässigen Aufnahmezeiten sind in Tabelle 5 errechnet.

Modelle. Der AOT-Filmwechsler wurde für die cerebrale Angiographie entwickelt. Es wurden von Anfang an spezielle Gesichtspunkte bezüglich der Anwendung des Filmwechslers für Schädeluntersuchungen in Betracht gezogen. Dies gilt vor allem für

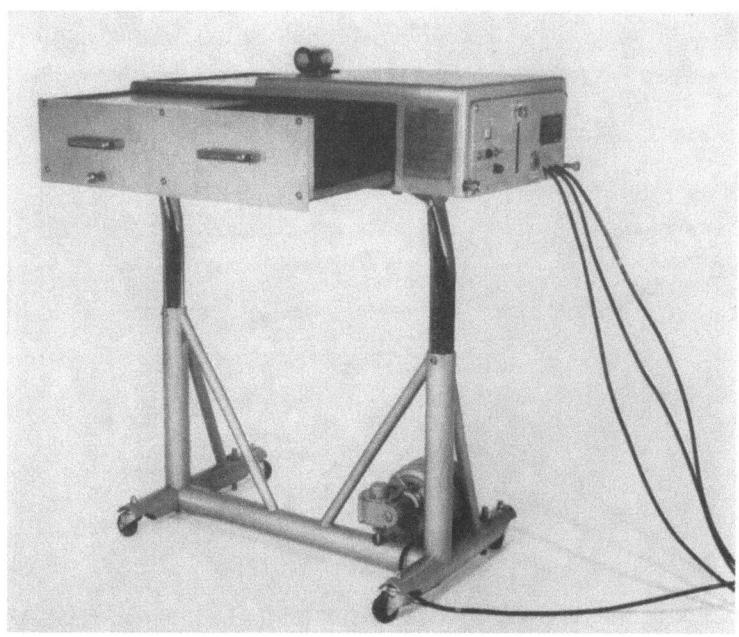

Abb. 26. Sauchez-Perez Universal Automatic Seriograph der Firma The Automatic Seriograph Corp. (Maryland) USA. Das Vorratsmagazin ist links

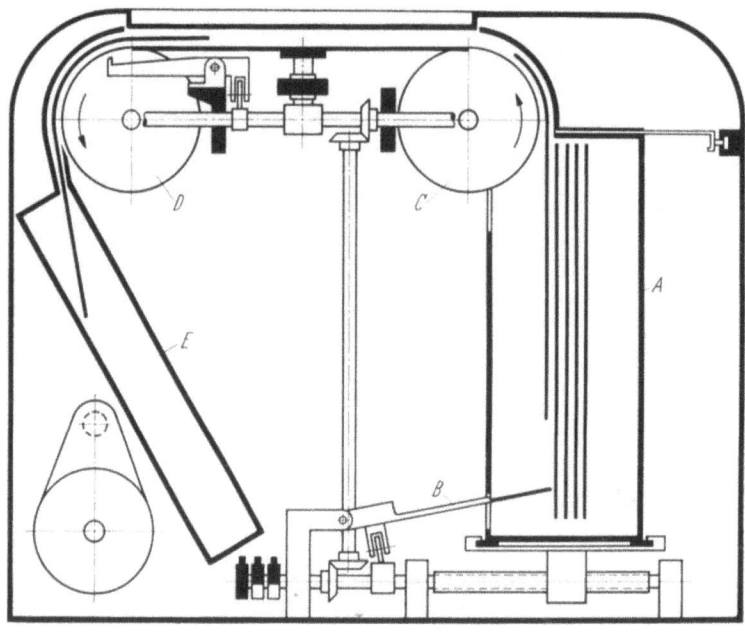

Abb. 27. Prinzip des AOT-Filmwechslers. Rechts sieht man das Vorratsmagazin *A*, aus welchem gerade durch den Filmstoßhebel *B* und die rechten Transportrollen *C* ein Film in Aufnahmeposition zwischen die Verstärkerfolien gebracht wird. Gleichzeitig wird der schon belichtete Film durch die linken Rollen *D* ins Empfangsmagazin *E* transportiert. Nach Beendigung des Filmtransportes werden die Verstärkerfolien unter großem Druck an den Film angepresst, und eine neue Aufnahme findet statt

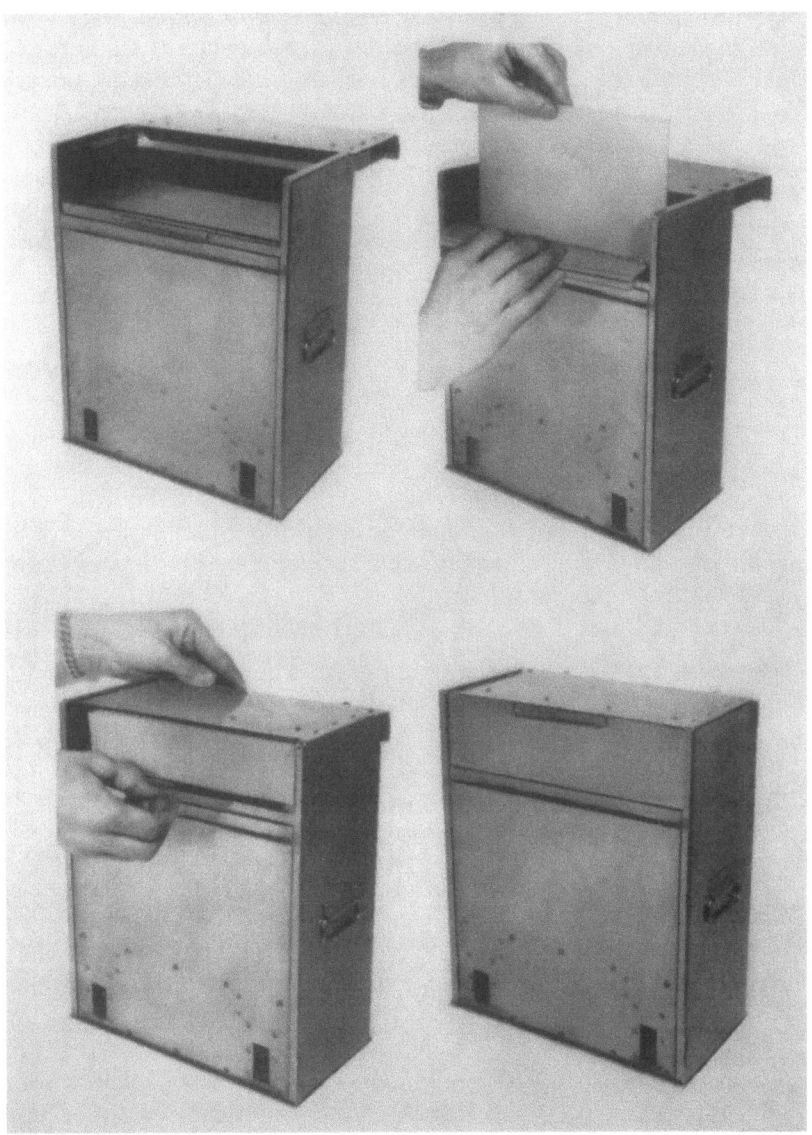

Abb. 28. Ladung des Filmvorratsmagazins des AOT-Wechslers. *1* Öffnen des Deckels und der Seitenwand; *2* Einlegung der Filme in die Filmfächer; *3* und *4* Schließen von Deckel und Seitenwand

Beim Schließen des Deckels des Filmvorratsmagazins schließen sich auch die zwei am Boden des Magazins befindlichen Öffnungen. Das Magazin wird somit lichtdicht und kann bei Tageslicht in den Filmwechsler eingesetzt werden. Bei Vorbereitung des Filmwechslerbetriebs öffnet sich das Magazin, so daß die beiden Filmausstoßhebel durch die Öffnungen greifen können. Genau vor Filmfach Nr. 1 ist die Vorbereitung zu Ende und der Antriebsmotor wird ausgeschaltet. Der Serienbetrieb kann erst dann beginnen, wenn verschiedene Blockierungen aufgehoben sind, nämlich wenn der Deckel des Empfangsmagazins geöffnet, die Tür für die Einführung des Vorratsmagazins geschlossen und der Röntgenapparat betriebsbereit sind. In der Betriebsphase stoßen die Ausstoßhebel das Filmblatt aus dem Magazin, und es wird von zwei gummiüberzogenen Filmtransportrollen in die Aufnahmeposition zwischen den Verstärkerfolien gebracht. Im Moment der vollständigen Filmanpressung wird die Aufnahme vom Filmwechsler ausgelöst. Zwei Anpreßrollen drücken in der richtigen Phase des Transportcyclus das Filmblatt gegen zwei weitere Filmtransportrollen, die es nach Schluß der Anpreßphase in die Auffangkassette transportieren. Nach Beendigung der Serie wird der Antriebsmotor automatisch ausgeschaltet. Das Empfangsmagazin wird durch Eindrücken eines Blockierungsknopfes für den Deckel geschlossen, um lichtdicht aus dem Filmwechsler herausgenommen werden zu können. Es wird dann in die Dunkelkammer gebracht. Das Filmblatt selbst bildet einen Teil der Aufnahmeblockierung. Aufnahmen können nicht stattfinden, wenn sich kein Film im Aufnahmefeld befindet.

kleinstmögliche Abstände zwischen Filmrand und Seitenwand des Geräts, um die Lagerung des Patienten in optimaler Weise vornehmen zu können. Der Wechsler ist so klein, daß er die Punktion und andere Vorbereitungen für die Untersuchung nicht stört. Er kann als Lateral- und Frontalwechsler sowie für alle schrägen Zwischenpositionen angewendet werden.

Tabelle 5

Frequenz Bilder/sec	Maximal zulässige Aufnahmezeit sec
6	0,04
5	0,05
4	0,06
3	0,09
2	0,14
1½	0,20
1	0,30

Wenn zwei Einheiten als Zweiebenenwechsler installiert sind, geschieht die genaue Synchronisierung mittels einer mechanischen oder elektrischen Kupplungswelle zwischen den beiden zueinander senkrechten Filmebenen (Abb. 31). Eine Zeitverzögerung zwischen den beiden Aufnahmerichtungen kann eingestellt werden. Jede einzelne Aufnahme in der Frontalrichtung kann z. B. mitten zwischen zwei aufeinanderfolgenden Aufnahmen in der Lateralrichtung stattfinden. Ein solcher Wechselbetrieb kommt zustande, wenn die Kupplungswelle um eine halbe Umdrehung verstellt wird. Man darf natürlich nicht vergessen, daß Installationen dieser Art entweder einen Röntgenapparat für jede Röhre oder einen Spezialapparat enthalten müssen. Zwei Röhren parallel an einem einzigen Apparat können nur bei exakter Synchronisierung benutzt werden (Simultanbetrieb).

Sonderausführungen. Wickbom benutzt den AOT-Blattfilmwechsler bei Aorto-Arteriographie und peripherer Beinarteriographie mit einem Spezialtisch, der mit einer stufenweisen, automatischen Verschiebung der Tischplatte versehen ist. Mit einer solchen Anordnung für $14'' \times 14''$ cm-Film und drei Verschiebungen (vier Aufnahmefelder) kann man einen Gesamtbereich von 105 cm erfassen. Der Filmwechsler wird von einem speziellen Programmwähler gesteuert. Das Prinzip geht aus Abb. 8 (vgl. S. 450) hervor.

Lindgren und Sjögren wenden den AOT-Blattfilmwechsler, vor allem bei abdominalen Angiographien, mit einer Patientenwiege an (Abb. 32).

Die während der Wiegephasen aufgenommenen Bilder weisen Stereoeffekt auf. Durch die Bewegungen des Patienten sind auch die vorher in Kapitel δ) beschriebenen Verhältnisse bezüglich der Freiprojektion vorhanden.

Betriebsmaßnahmen. Die Betriebssicherheit aller Filmwechsler, die ungeschützte Blattfilme verwenden, ist von den Eigenschaften des Filmmaterials abhängig. Der Film wird während des Transportes mechanischen Beanspruchungen ausgesetzt, welche unter anderem von der Steife und der Oberfläche des Films beeinflußt werden. Einige Filme haben eine allzu weiche Filmbasis und eignen sich deshalb nicht zur Verwendung im Blattfilmwechsler. Direkt aus der Packung genommene Filme können eine im Verhältnis zu der Umgebung unterschiedliche Feuchtigkeit

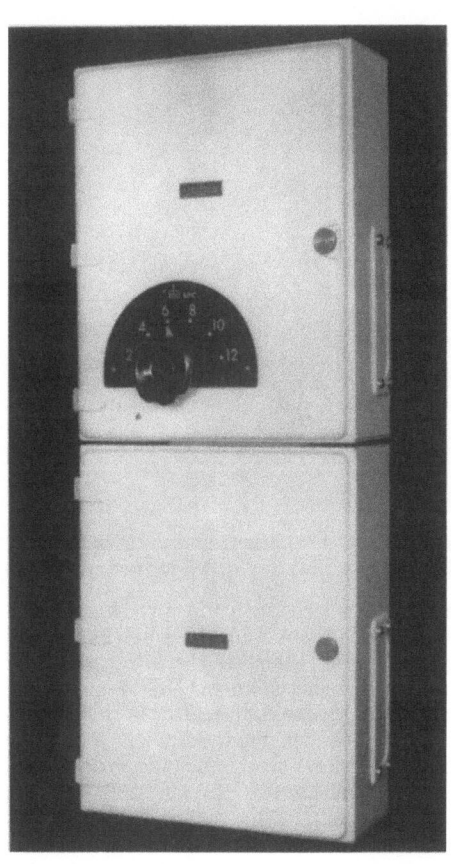

Abb. 29.
Geschwindigkeitswähler des AOT-Wechslers

der Oberfläche aufweisen. Um einen einwandfreien Betrieb solcher Filme zu gewährleisten, ist es empfehlenswert, die Filme vor der Ladung einige Stunden in einer Vorrichtung, wie in Abb. 33, trocknen zu lassen. Mehrere Fabrikanten stellen jetzt Filme her, die eine glatte und antistatische Oberfläche haben und darum für Filmwechselbetrieb speziell geeignet sind.

Rollfilmwechsler, Prinzip und Aufbau. Die von der Elema-Schönander hergestellten Rollfilmwechsler basieren auf dem von GIDLUND angegebenen Prinzip. Die Arbeitsweise des Rollfilmwechslers geht aus Abb. 34 hervor. In den Filmwechslern werden 30 cm breite, unperforierte Rollfilme mit einer maximalen Länge von 25 m verwendet. Zur Zeit (1962) werden zwei Filmwechslertypen hergestellt, und zwar ein *Zweiebenenmodell* mit einer

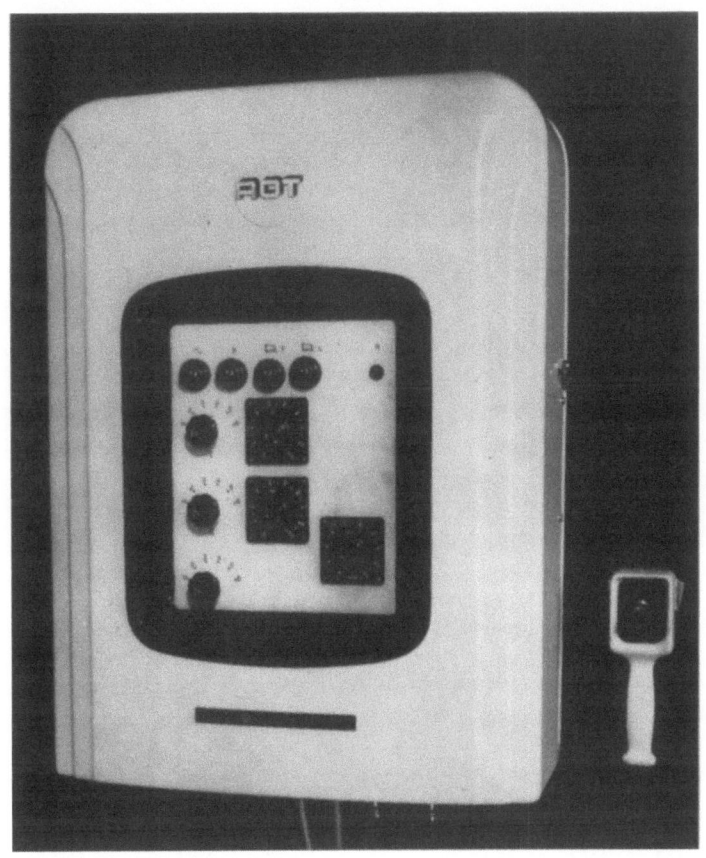

Abb. 30. Programmwähler des AOT-Wechslers. Links befinden sich die Geschwindigkeitswähler; rechts die Einstellungsknöpfe der Dauer der drei Zeitbereiche

(vertikalen) Bildebene von 30 × 30 cm und einer (horizontalen) Bildebene von 30 × 35 cm und ein *Einebenenmodell* für zwei Bildgrößen, 30 × 40 cm und 30 × 80 cm.

Von dem Biplan-Modell gibt es zwei Ausführungen, die sich nur durch verschiedene maximale Aufnahmefrequenzen — acht bzw. zwölf Bilder/sec — unterscheiden.

Zweiebenenmodell. Der Wechsler (Abb. 35) ist mit einem Motor für zwei Geschwindigkeiten ausgerüstet, die einer Aufnahmefrequenz von 12 und 6 bzw. 8 und 4 Bildern/sec entsprechen. Die übrigen Frequenzen von zwei Bildern/sec bis zu einem Bild in 10 sec erhält man durch Einschalten und sofortiges Abbremsen des Motors. Das Abbremsen geschieht durch eine Magnetbremse, die nach dem Filmtransport anspringt.

Bei den größten Geschwindigkeiten, d. h. wenn der Motor kontinuierlich läuft, beträgt die Filmtransportzeit die Hälfte der Zeit für eine volle Umdrehung des Transportrades C (Abb. 34). Bei zwölf Bildern/sec ist die Transportzeit also für 35 cm Filmlänge $^1/_{24}$ sec, d. h. der Film hat während dieser Zeit eine Mittelgeschwindigkeit von 8,4 m/sec oder 30 km/Std. Bei den großen Beschleunigungen bzw. Abbremsungen, die während eines

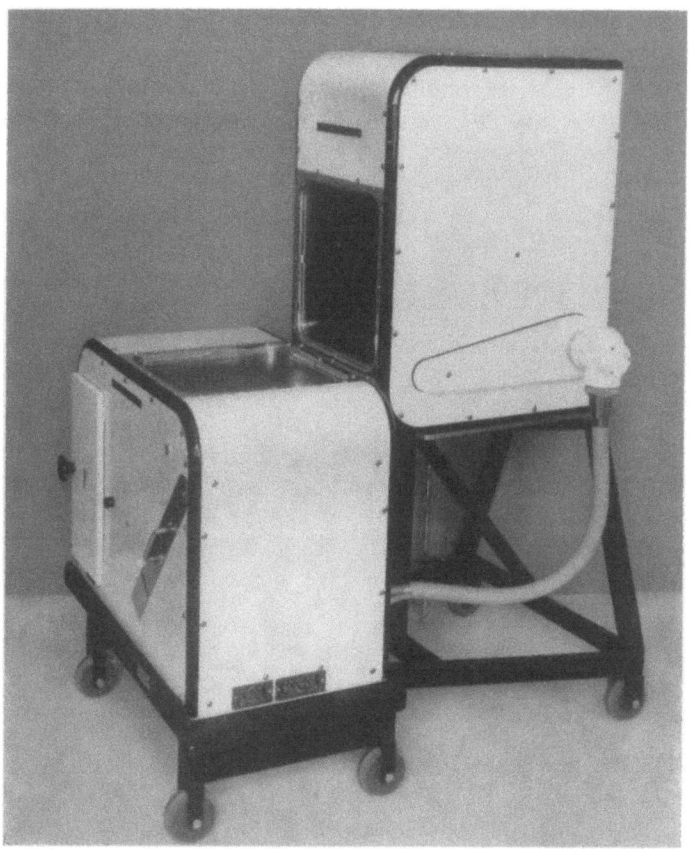

Abb. 31. Zwei AOT-Wechsler mit mechanischer Kupplungswelle für exakte Synchronisierung bei Simultan-
oder Wechselbetrieb

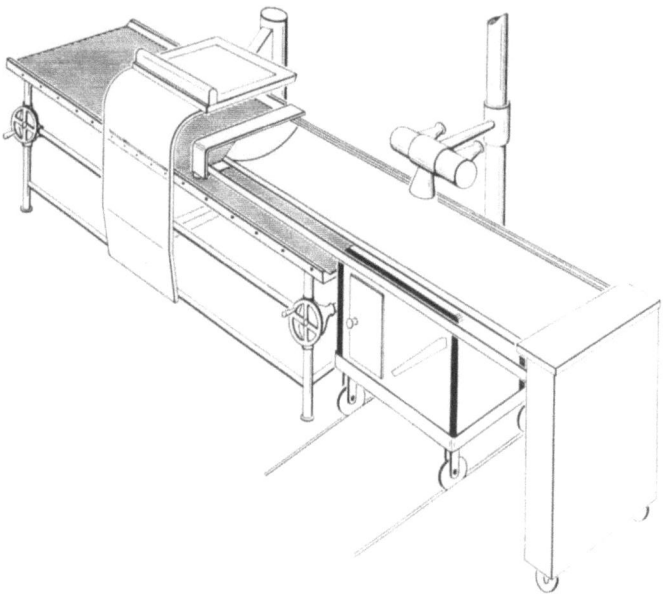

Abb. 32. Patientenwiege und AOT-Filmwechsler. Nach einer wählbaren Zeit, während welcher eine beliebige
Bildfrequenz eingestellt werden kann, beginnt der Patient sich um seine Längsachse zu drehen (5, 10 oder 15°),
bleibt stehen, und die Aufnahme wird ausgelöst. Der Patient dreht sich dann im gleichen Winkel in der entgegengesetzten Richtung; die nächste Aufnahme wird ausgelöst usw. Eine Bildfrequenz von einem Bild in
2 sec wird angewendet

Bruchteils der Transportzeit stattfinden, ist es notwendig, daß die beschleunigte Film-masse gering ist. Ausreichend große Schleifen müssen deshalb zwischen Vorratsspule und Verstärkungsfolien vorhanden sein, so daß die kräftigen Beschleunigungen und Ab-bremsungen den Film mechanisch nicht zu viel beanspruchen und Filmdefekte vermieden werden.

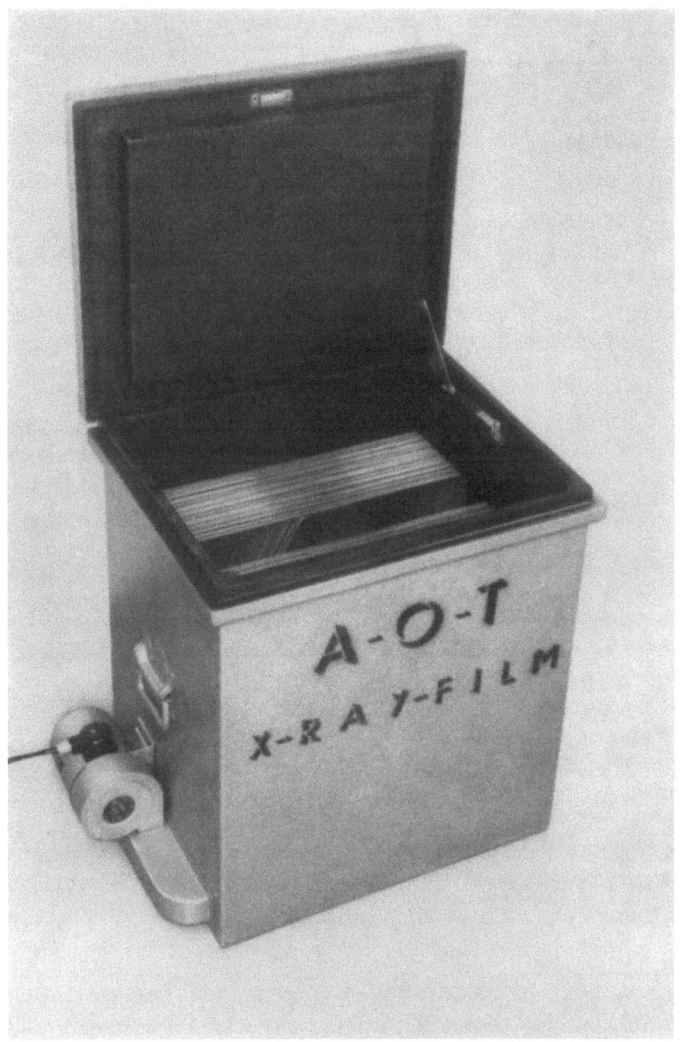

Abb. 33. Vorrichtung zum Vortrocknen von Röntgenfilmen

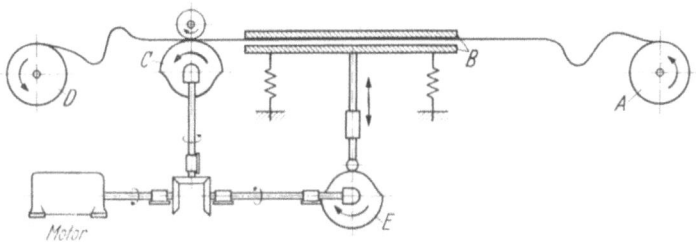

Abb. 34. Prinzip des Rollfilmverfahrens. Von der Vorratsspule A wird der Film durch die Verstärkungs-schirme B und über den Transportmechanismus C der Aufnahmespule D zugeführt. Ein mit dem Transport-mechanismus synchronisierter Exzenter E bewirkt, daß die Verstärkungsschirme während der Phase, in der der Film bewegt wird, voneinander getrennt werden. Nach Beendigung des Filmtransportes werden die Verstärkungsschirme unter großem Druck an den Film angepreßt, und eine neue Aufnahme findet statt

Wenn eine lichtempfindliche Emulsion vor der Belichtung großem, spezifischem Druck ausgesetzt wird, kann eine Desensibilisierung entstehen (FAELENS und DE SURET). Die desensibilisierten Flächen werden nach der Belichtung und Entwicklung als weiße (unterbelichtete) Flecken sichtbar. Mechanische Beanspruchungen nach der Belichtung verursachen im allgemeinen schwarze Flecken. Verschiedene Filmfabrikate zeigen Variationen der Druckempfindlichkeit. Im allgemeinen gilt jedoch: je empfindlicher der Film ist, desto mehr wird er von mechanischen Beanspruchungen beeinflußt.

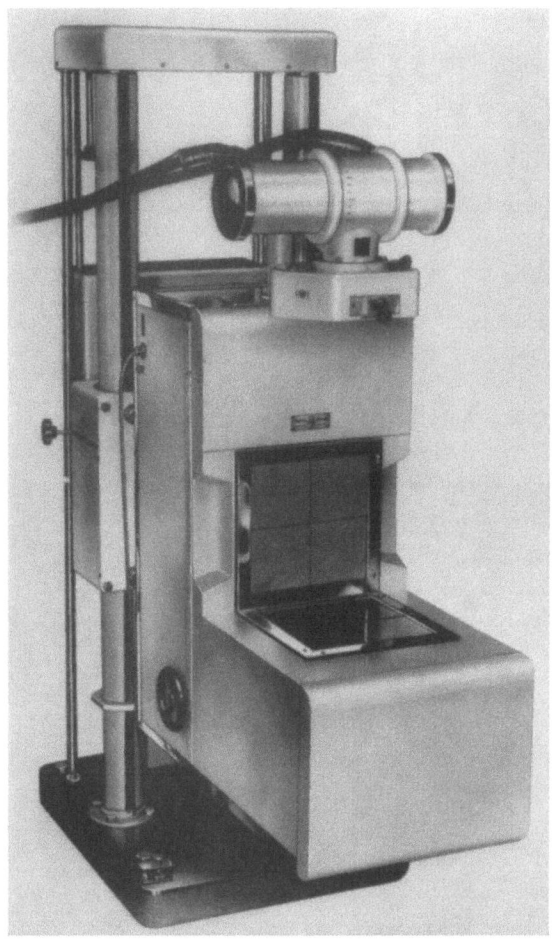 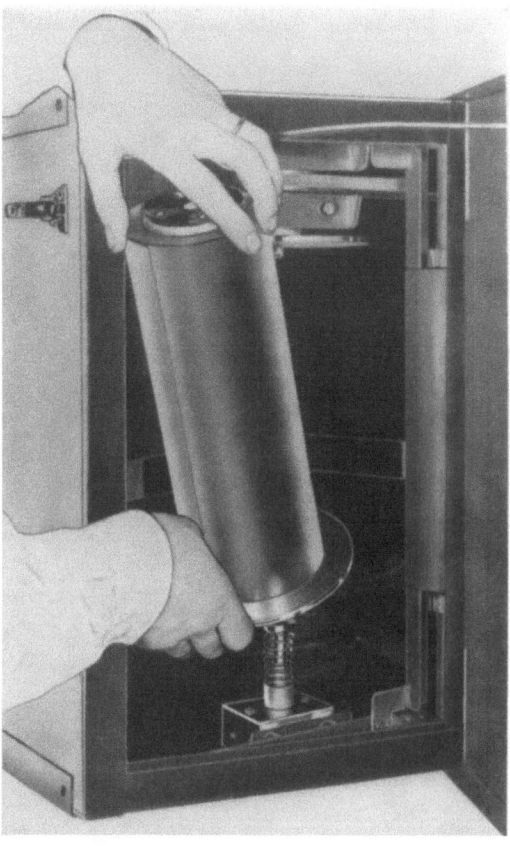

Abb. 35   Abb. 36

Abb. 35. Rollfilmwechsler, Zweiebenenmodell der Firma Elema-Schönander AB., Schweden. Der Wechsler ist in zwei Ausführungen vorhanden, entweder mit oder ohne angebaute Röntgenröhre

Abb. 36. Einsetzung einer Filmspule bei dem Elema-Schönander Zweiebenen-Rollfilmwechsler

Der Zweiebenenwechsler muß im Dunkeln ge- und entladen werden. Er arbeitet mit offenen Filmspulen, wie aus Abb. 36 hervorgeht. Zum Filmtransport im Hellen dienen spezielle Filmbehälter (Abb. 37).

Für die Toleranzen des verwendeten Films werden folgende Abmessungen angegeben: maximale Länge 25 m, Breite 300 mm $\pm$ 2 mm. Dicke 0,20—0+0,04 mm. Pappkern: Länge 300 m — 1+5 mm. Innendurchmesser des Pappkerns 77 mm + 0—1 mm. Der Film darf nicht mit Schutzstreifen, Klebestreifen, Papier usw. versehen sein, um die Folien nicht zu beschädigen.

Der Filmwechsler ist mit hochverstärkenden Folien ausgerüstet, um ausreichend kurze Belichtungszeiten zu erreichen (s. Tabelle 4).

Einebenenmodell mit Zweiformatbetrieb. Die Bauelemente dieses Filmwechslers (Abb. 38) sind dieselben, wie die für das vorher beschriebene Zweiebenenmodell. Jeder Filmtransport führt den Film 40 cm weiter. Man kann entweder nach jedem Filmtransport eine Aufnahme machen, wobei die Bildfläche 30 × 40 cm beträgt (das halbe

Aufnahmefeld des Filmwechslers muß dabei abgedeckt sein), oder man bewegt den Film zwei Stufen zwischen jeder Aufnahme und erhält eine 30 × 80 cm-Bildfläche. Bei 30 × 40 cm gestattet das Einebenenmodell eine maximale Aufnahmefrequenz von drei Bildern/sec und bei 30 × 80 cm 1,5 Bilder/sec.

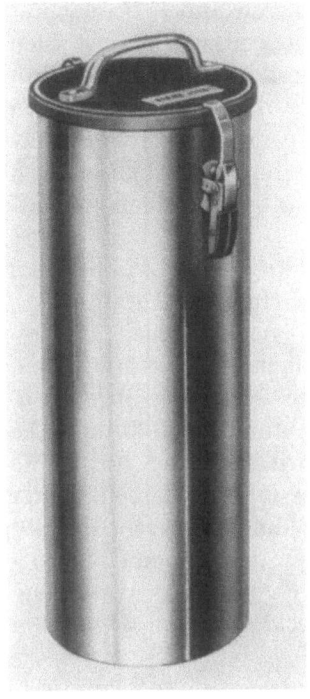 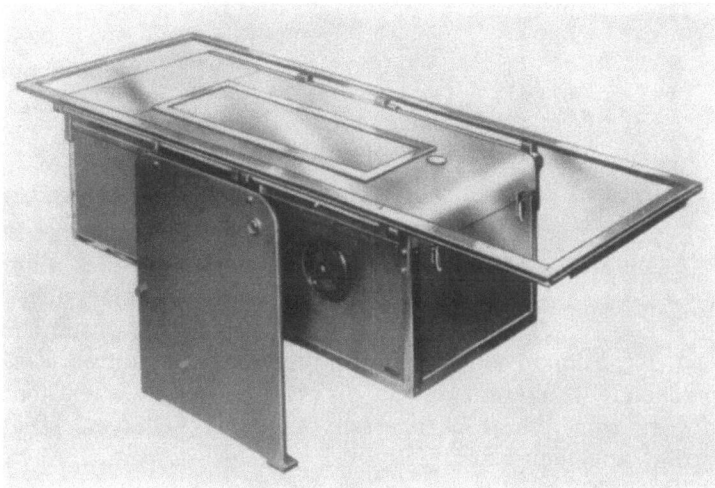

Abb. 37   Abb. 38

Abb. 37. Filmbehälter für Rollfilm

Abb. 38. Einebenenmodell mit Zweiformatbetrieb als Umlegegerät für stehende und liegende Patienten. Die Patientscheibe ist aus Plexiglas und hat eine Längsverschiebung

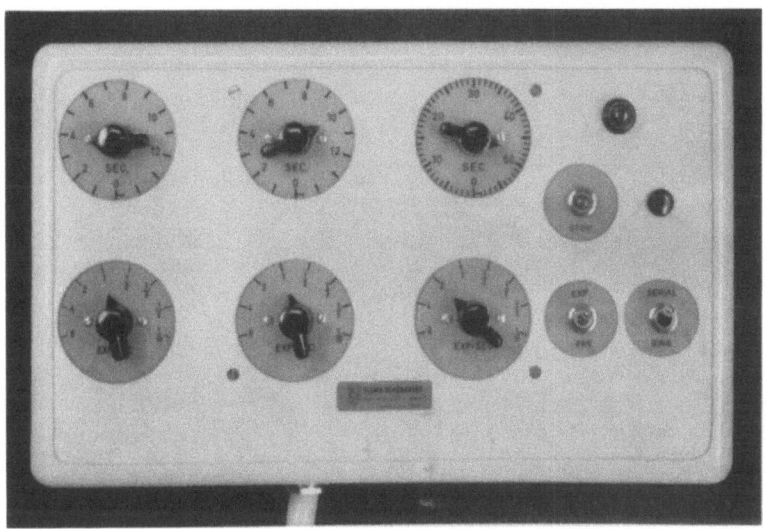

Abb. 39. Programmwähler des Zweiebenen-Rollfilmwechslers. Oben befinden sich die drei Zeitwähler 0—15, 0—15 und 0—60 sec. Unten sind die Geschwindigkeitswähler (hier für maximal 8 und 4 Bilder/sec. Können gegen 12 und 6 ausgetauscht werden). Rechts andere für den Betrieb notwendige Schaltorgane

Programmwähler. Die Aufnahmefrequenz des Filmwechslers kann durch Verwendung des Programmwählers (Abb. 39) weitgehend variiert werden. Der Ablauf kann in drei Zeitbereiche aufgeteilt werden. Während jedes Zeitbereiches kann die gewünschte Bildfrequenz durch Wähler eingestellt werden. Wenn eine Periode zu Ende ist, wird die nächste Periode automatisch eingeschaltet. Der Ablauf der Vorgänge kann von außen beobachtet werden. Frequenz und Periodendauer können auch während des Betriebs umgestellt werden. Der Programmwähler enthält außer dem oben erwähnten Frequenz- und Zeitbereichwähler andere Schaltorgane, wie z. B. Stoppschalter, Einzelbildschalter. Der Einebenenwechsler hat außerdem einen Formatwähler.

Aufnahmedauer und Bildfrequenz. Wie bei dem AOT-Wechsler beträgt der Hellwinkel 120°.

Tabelle 6 zeigt die bei verschiedenen Bildfrequenzen zulässigen, maximalen Aufnahmezeiten, die Einphasungszeit 0,02 sec ist bereits abgezogen.

Verarbeitung und Betrachtung des Rollfilms. Die Handhabung des Films wird nach der Aufnahme durch Spezialvorrichtungen in der Dunkelkammer erleichtert. Auf die Entwicklungstrommel (Abb. 40) wird der Film in einer Spirale aufgespult und durch Einsenken der Trommel in entsprechende Tanks entwickelt, fixiert und gewässert. Nach abgeschlossener Wässerung wird er zum Filmtrockengestell (Abb. 41) gebracht. Die Trockenzeit für 25 m Film beträgt ungefähr 1 Std.

Zur Filmbetrachtung werden zwei Spulen an den Filmbetrachtungsschrank montiert. Der Film wird mit Hilfe von Kurbeln hin- und herbewegt (Abb. 42). Ein tragbarer Halter aus Plexiglas vereinfacht die Betrachtung der Rollfilme, z. B. im Operationssaal (Abb. 43).

Tabelle 6

Zweiebenenwechsler		Einebenenwechsler	
Frequenz Bilder/sec	maximal zulässige Aufnahmezeit sec	Format 30 × 40 cm sec	Format 30 × 80 cm sec
12	0,01		
8	0,02		
6	0,04		
4	0,06		
3	0,09	0,1	—
2	0,3		
$1^1/_2$		0,4	0,1
1	0,8	0,7	0,4
$^1/_2$	1,8	1,7	1,4
$^1/_3$		2,7	2,4
$^1/_5$		4,7	4,4
$^1/_{10}$		9,7	9,4

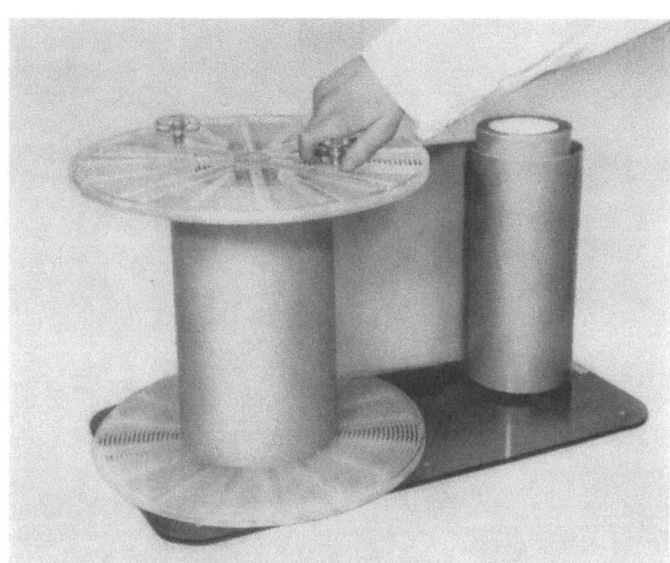

Abb. 40. Spuleinrichtung mit Trommel

c) Serien indirekter verkleinerter Aufnahmen

α) Einführung

Schon im Abschnitt b) (vgl. S. 460) wurden die ersten Versuche, mit der Zeit veränderliche Bewegungsabläufe röntgenologisch zu studieren, beschrieben. Der Wunsch, die erscheinenden Röntgenbilder in Serien indirekter verkleinerter Aufnahmen zu transferieren tauchte bald auf. Die gewöhnliche Kinematographie war ja zu Anfang des Jahrhunderts soweit entwickelt, daß es natürlich war zu versuchen, die Erscheinungen auf dem Durchleuchtungsschirm photographisch zu registrieren. Die Helligkeit des Schirms, die Empfindlichkeit der Filme und die Güte der angewendeten Optiken sowie die Leistungsfähigkeit der Röntgenapparate und der Röhren waren aber nicht ausreichend, um diagnostisch verwertbare Bilder zu bekommen. Es dauerte bis in die dreißiger Jahre, bis diese Hilfsmittel soweit entwickelt waren, daß die ersten anatomischen Bewegungen röntgenologisch registriert werden konnten (JANKER, JARRE).

SUSSMAN et al. berichteten 1941 über Versuche mit indirekt aufgenommenen Schnellserien unter Verwendung von indirekten verkleinerten Aufnahmen. Die Ergebnisse waren jedoch nicht zufriedenstellend.

Im Jahre 1931 gelang es dem Hamburger Astronomen B. SCHMIDT, eine verbesserte sphärische Hohlspiegelkamera herzustellen. Er legte hiermit den Grund für die Technik der Spiegeloptik. Diese Spiegeloptik wurde von CHRISTENSEN und HELM den Röntgenzwecken angepaßt. Sie bauten eine Röntgen-Spiegeloptikkamera, die mit einer Schmidtschen Korrekturplatte ausgerüstet war und für Schirmbilduntersuchungen angewendet wurde. Diese Kamera wurde später mit einer 16 mm-Kinokamera ausgerüstet, mit der verhältnismäßig gute diagnostische und wissenschaftlich interessante Ergebnisse erzielt wurden. Außer der hohen Lichtstärke trug ein sehr großer Hellsektor, der durch eine kurze Transportzeit erzielt wurde, dazu bei, eine Abblendung des Lichtbündels während des Filmtransportes unnötig zu machen.

Während der Jahre 1940—1941 fand in verschiedenen Ländern eine Weiterentwicklung des Schmidtschen Spiegelsystems statt. Unter anderem veröffentlichten BOUWERS in den Niederlanden und MAKSUTOV in der UdSSR ein System mit einer konzentrischen sphärischen Linse zwischen Bild und Hohlspiegel anstelle der Schmidtschen asphärischen Platte. Dieses System wurde später von BOUWERS weiter verbessert und wird als Optik in der Odelca-Kamera angewendet. Für Schnellserienbetrieb wurde die Odelca-Kamera, die zuerst nur für Einzelbilder vorgesehen war, mit einer sog. Rapidixkassette

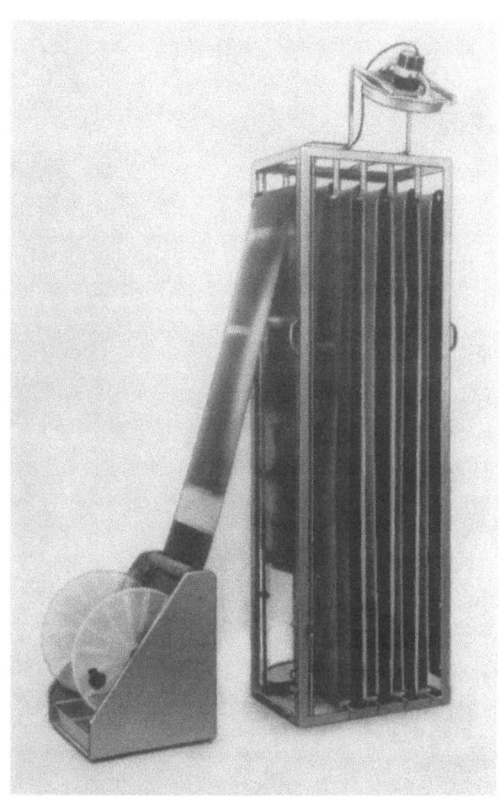

Abb. 41. Filmtrockengestell mit Abspulvorrichtung. Links die Abspulvorrichtung mit Trommel

versehen, die eine Bildfrequenz bis zu sechs Bildern/sec gestattet. Unabhängig von dieser Kassette konstruierte GÜNTERT eine eigene Odelca-Schnellkassette.

Die erforderliche Eintrittsdosis und die erreichbare Auflösung sind in Abb. 3 und 5 wiedergegeben (vgl. S. 447—448).

Im Jahre 1941 bestätigte CHAMBERLAIN die Begrenzung der indirekten Methode ohne Verstärkung. Die Lichtstärke des Schirms bei Durchleuchtung von Abdomen liegt zwischen 10^{-4} bis 10^{-3} Millilambert (entsprechend 10^{-3} bis 10^{-2} Apostilb). Eine tausendfache Lichtverstärkung ist wünschenswert, um den Lichtpegel des Schirms für kinematographische Zwecke ausreichend hoch zu bringen.

COLTMAN konstruierte 1948 bei Westinghouse (USA) den ersten elektronischen Röntgenbildverstärker, mit dem er eine 500fache Verstärkung erreichte. 1952 brachten TEWES und TOL bei Philips (Niederlande) einen ähnlichen elektronischen Bildverstärker heraus, der eine Verstärkung von etwa 1000 hatte. Durch Einführung der Bildverstärkung ist das indirekte Verfahren einen großen Schritt vorwärts gekommen. Die Schirmgröße der beiden Bildverstärker war 5″ (12,5 cm), was natürlich eine Beschränkung in der Anwendbarkeit für Schnellserienbetrieb brachte. Bei späteren Konstruktionen war es möglich, die Bildfläche zu vergrößern, und jetzt hat man freie Wahl zwischen 5, 6, 7, 8 9 und 10″ Bildverstärkerröhren.

Außer der auf dem Coltmanschen Prinzip basierten Bildverstärkermethode gibt es andere Einrichtungen für eine Lichtverstärkung des Röntgenbildes, die entweder zusätzlich zu der Bildverstärkerröhre angewendet werden oder selbständig eine ausreichende Leistungsfähigkeit besitzen, um das gleiche Ergebnis zu garantieren. Bei der „Cinelix" (BOUWERS) wird z. B. das Durchleuchtungsbild unter Anwendung einer Spiegeloptik direkt auf den Primärschirm eines Lichtbildverstärkers verkleinert, was ein großes

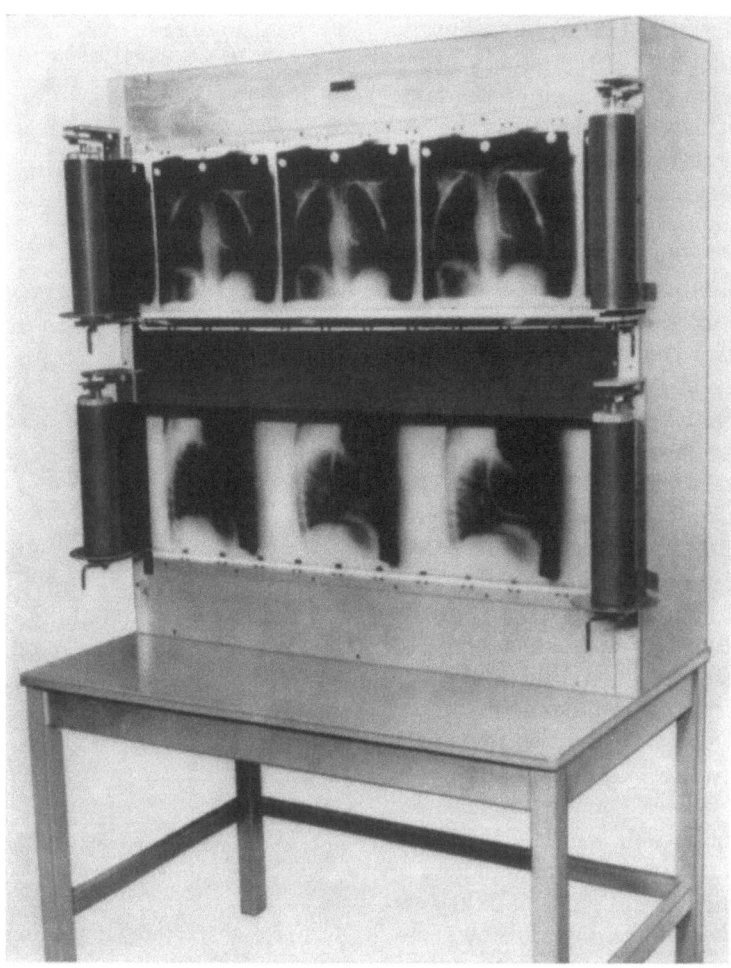

Abb. 42. Filmbetrachtungsschrank mit Filmspulen

Primärfeld bei kleinem Bildverstärkerschirm ermöglicht. Denselben Vorteil bietet eine von MARCONI angewendete Konstruktion, bei welcher der Lichtbildverstärker gegen eine Spezial-Orticon-Röhre, die Teil einer geschlossenen Fernsehkette ist, ausgetauscht ist.

β) Spiegeloptikkameras

Die von BOUWERS erfundene konzentrische Spiegeloptik kann mit einer geeigneten Spezialkassette für Schnellserien kombiniert werden. Die Spiegeloptik ist ausreichend lichtstark, um bei Frequenzen bis zu sechs Bildern/sec diagnostisch auswertbare Bilder ohne Verwendung von unzulässig hoher Röntgendosis zu erhalten.

Abb. 44 zeigt das Prinzip der „Odelca"-Spiegeloptikkamera, die von der Firma „De Oude Delft" (Niederlande) hergestellt wird. Die Optik enthält rotationssymmetrische optische Elemente, deren Herstellung verhältnismäßig einfach ist.

Die Bildfläche des konzentrischen Spiegelobjektivs ist sphärisch; der Film muß also bei der Aufnahme gegen eine gewölbte Andruckplatte gedrückt werden. Um insbesondere bei Rollfilmen zu vermeiden, daß beim Andrücken Falten oder Blasen im Film auftreten, ist die Bildebene torisch gewölbt und der Leuchtschirm hat eine zylindrische Form.

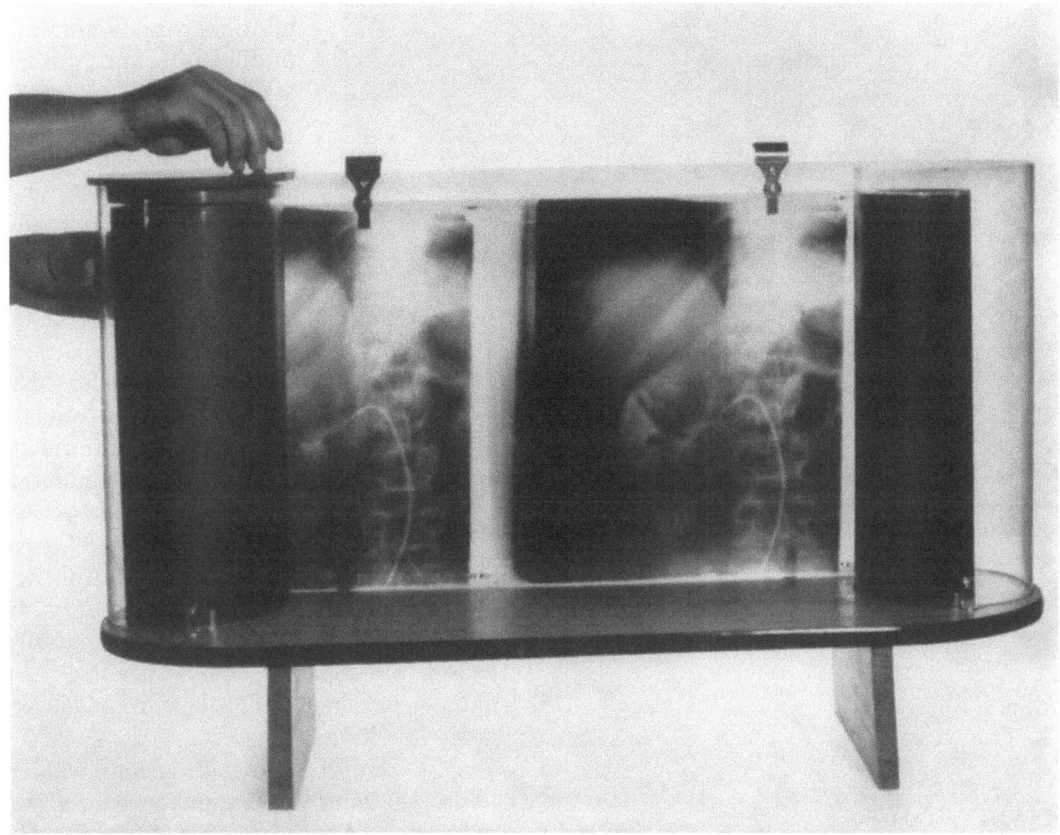

Abb. 43. Betrachtungseinrichtung für Rollfilm (nach BORGSTRÖM-MÅRTENSSON). Die Einrichtung ist aus Plexiglas hergestellt

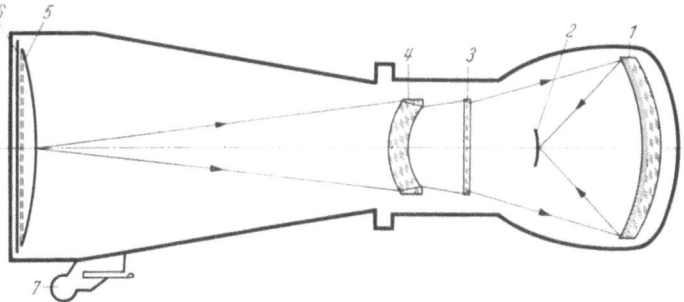

Abb. 44. Der Strahlengang in der „Odelca"-Kamera. *1* Sphärischer Hohlspiegel; *2* Bildebene; *3* Kegellinse; *4* Meniscuslinse; *5* Leuchtschirm; *6* Feinraster; *7* Patientenkarten

Alle in der Kamera verwendeten Spiegel sind hochreflektierend, oberflächenmetallisiert, und die Refraktionselemente sind für Wellenlängen, die mit dem vom Leuchtschirm abgegebenen Licht übereinstimmen, vergütet, so daß die Reflektionsverluste weitestgehend herabgesetzt sind.

Um die Dosis möglichst klein zu halten und die gewünschte Filmschwärzung bei den zur Verfügung stehenden kurzen Aufnahmezeiten (maximal 0,06 sec bei einer Aufnahmefrequenz von sechs Bildern/sec) zu bekommen, sind die „Odelca"-Kameras für Schnell-

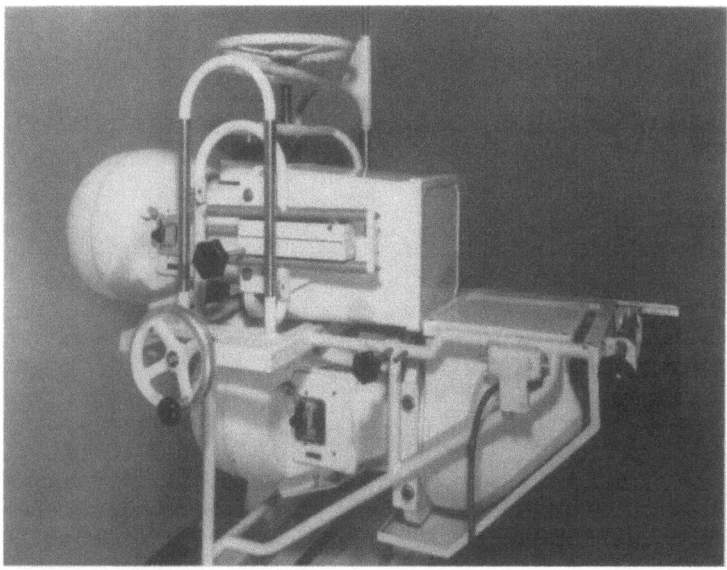

Abb. 45. Zweiebenenanlage mit zwei Schädel-Odelca-Kameras. Eine gerade Kamera wird für die Lateralaufnahmen angewendet und eine Winkelkamera für die a.-p.-Aufnahmen. Die Lateralkamera kann vertikal verstellt werden, um Zentrierung des Objektes zur Mitte des Leuchtschirmes zu erhalten

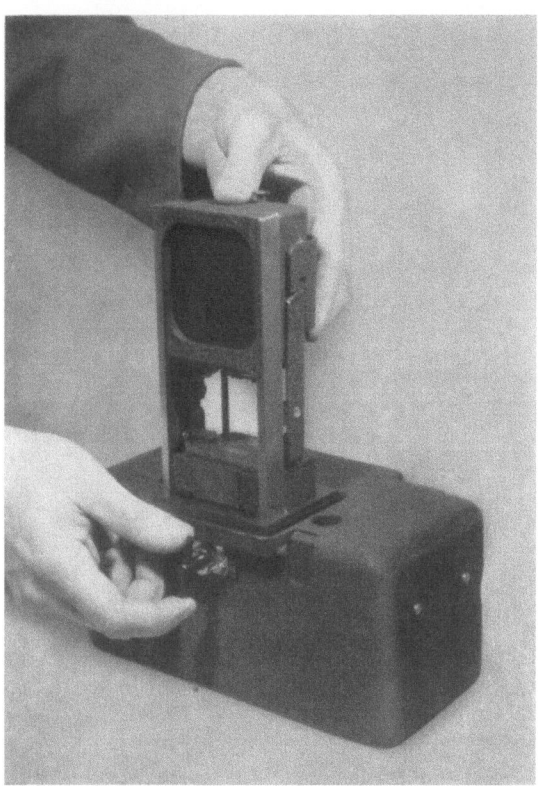

Abb. 46. Außenansicht der Rapidix-Kassette. An der oberen Seite ist der Rollfilmbehälter für 3 m Rollfilm, welcher die zwei Filmspulen enthält, ersichtlich

serienaufnahmen mit sehr lichtstarken Leuchtschirmen ausgerüstet. Empfehlenswert ist auch die Verwendung von Schirmbildfilmen mit hoher Empfindlichkeit und großem γ-Wert.

Außer der Kamera mit 40 × 40 cm-Leuchtschirm gibt es eine 70 mm „Odelca" mit einer Leuchtschirmgröße von 27 × 27 cm, entweder in gerader oder abgewinkelter Ausführung.

Zwei „Odelca"-Kameras, die eine mit geradem Tubus und die andere mit abgewinkeltem Tubus, können zur Erzielung von Zweiebenenaufnahmen kombiniert werden (Abb. 45).

Die „Odelca"-Rapidix-Kassette (Abb. 46) ist für 70 mm breiten und 3 m langen Film gebaut, auf dem man eine Serie von 40 Aufnahmen bei einer Bildgröße von 63 × 63 mm herstellen kann.

Mit Hilfe eines Programmwählers (Abb. 47) kann vor Beginn der Aufnahmeserie das Programm der Aufnahmefrequenzen eingestellt werden. Die 40 Bilder werden hierbei in acht Gruppen eingeteilt; in jeder dieser Gruppen kann die Aufnahmefrequenz zwischen 1—6 Bildern/sec eingestellt werden.

In Abb. 48 ist die Konstruktion der Rapidix-Kassette näher erläutert.

Eine Neuentwicklung ist die für die „Odelca" 100 mm-Kameras, Verkleinerungsmaßstab 1:4,4, hergestellte Schnellserienkassette, der sog. schnelle Rollen-Separator (Abb. 49). Diese Kassette arbeitet mit 100 × 100 mm-Blattfilmen und ist ebenfalls mit einem Programmwähler ausgerüstet.

Für die „Odelca"-Kameras sind geeignete Spezialstative konstruiert worden, womit man sie in jede erforderliche Lage zum Patienten bringen kann. Die Abb. 45 und 50 zeigen Beispiele dafür.

Für die Verarbeitung der Schirmbildfilme gibt es Entwicklungseinheiten, die auch in Dunkelkammern mit beschränktem Raum verwendet werden können (Abb. 51).

Für die Auswertung der Schnellserienaufnahmen sind, sowohl für das 70×70 mm- als auch für das 100×100 mm-Filmformat, Betrachtungsgeräte verfügbar, mit denen man mit oder ohne Lupe die Aufnahmen betrachten kann.

γ) Kinematographie

Allgemeine Gesichtspunkte

Durch die Fortschritte auf dem Lichtverstärkungsgebiet kommen nun (1962) in der Medizin keine direkten kinematographischen Aufnahmen des Leuchtschirms mehr vor, sondern diese werden nunmehr durch Kombination mit einer Lichtverstärkereinrichtung und Kinokamera entweder für 16 oder 35 mm-Film ausgeführt.

Es gibt drei Konstruktionsprinzipien:

1. Kinematographie mit Röntgenbildverstärker, wobei der Sekundärschirm einer Bildverstärkerröhre photographiert wird.

2. Kinematographie mit Lichtbildverstärker, wobei das Bild eines Durchleuchtungsschirms mit geeigneter Optik (Spiegeloptik) auf den Primärschirm einer Bildverstärkerröhre projiziert wird. Die Kinokamera photographiert den Sekundärschirm dieser Röhre.

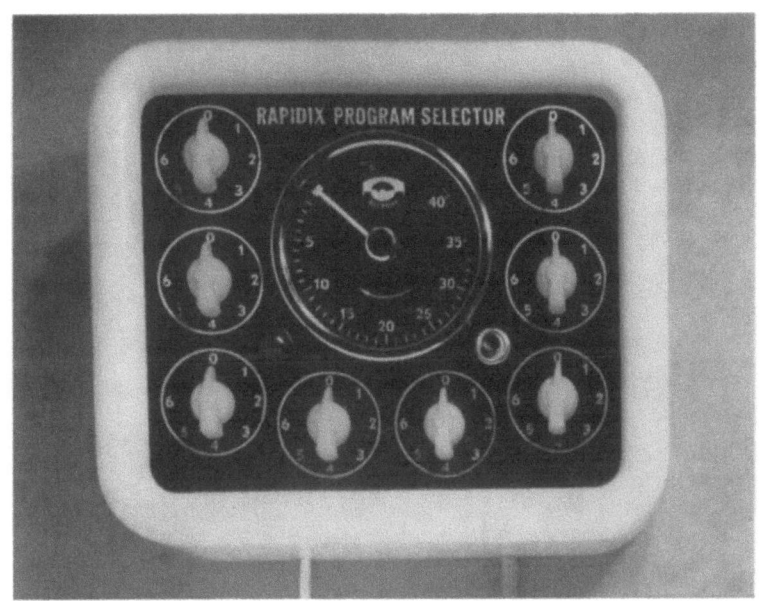

Abb. 47. Programmwähler. Jede Gruppe von fünf Filmen kann mittels eines dazugehörenden Knopfes auf eine Frequenz zwischen 1—6 Bilder/sec eingestellt werden. In der Mitte befindet sich ein Zeiger, mit dem die Anzahl der unbelichteten Bilder angezeigt wird. Der Programmwähler enthält einen Motor, welcher eine Kontakttrommel mit einer Geschwindigkeit von einer Umdrehung/sec dreht. Diese Kontakttrommel hat sechs Kontaktgruppen für 1, 2, 3, 4, 5 und 6 Bilder/sec. Die verschiedenen acht Gruppen werden durch spezielle Kontakteinrichtungen nacheinander eingeschaltet

3. Kinematographie mit geschlossener Fernsehkette (closed circuit television), bei der das Bild in einer Fernsehelektronik verstärkt wird. Die Bildserien werden entweder von einem Sichtgerät mit der Kinokamera photographiert oder auf einem magnetischen Bildband magaziniert.

Bei der Wahl einer Schnellserien-Kinoausrüstung mit Lichtverstärkung darf man nicht vergessen, daß es nicht nur ein wirtschaftliches Problem ist, sondern daß die verschiedenen Apparate völlig unterschiedliche Eigenschaften haben. In einigen Fällen können Abmessungen und Gewicht begründend sein, in anderen Fällen sind Verstärkungsfaktor und Auflösungsvermögen ausschlaggebend. Bei allen Methoden ist die Güte des einzelnen Bestandteils für das Ergebnis maßgebend. Die ganze Einrichtung muß als eine Einheit beurteilt werden, und optimale Verhältnisse sind nur vorhanden, wenn die maßgeblichen Komponente richtig aufeinander abgestimmt sind: von den Röntgenquanten bis zum Kinofilm.

Im folgenden sind einige maßgebende Faktoren zusammengestellt:

Röntgenstrahlung: Dosisleistung (Quantenzahl), Röntgenröhrenspannung, Focusgröße, Intensitätsstabilisierung, Aufnahmezeit, Sekundärstrahlung, Focus-Primärbildabstand und Focus-Objektabstand.

Bildverstärker: Absorptionsfaktor, Primärbildgröße, Sekundärbildgröße, Verstärkungsfaktor, Detailerkennbarkeit (Auflösungsvermögen), Kontrastübertragung.

Optik (Tandemobjektive): Öffnungsverhältnis (Lichtstärke), Vignettierung (Randverdunklung), Transmissionsverluste, sphärische Aberration (Bildverzerrung), Detailerkennbarkeit (Auflösungsvermögen), Kontrastübertragung.

Kamera: Hellwinkel, Filmbreite, Bildfrequenz, Synchronisierung von Bild und Röntgenstrahlung, Filmtransport (Bildstabilität).

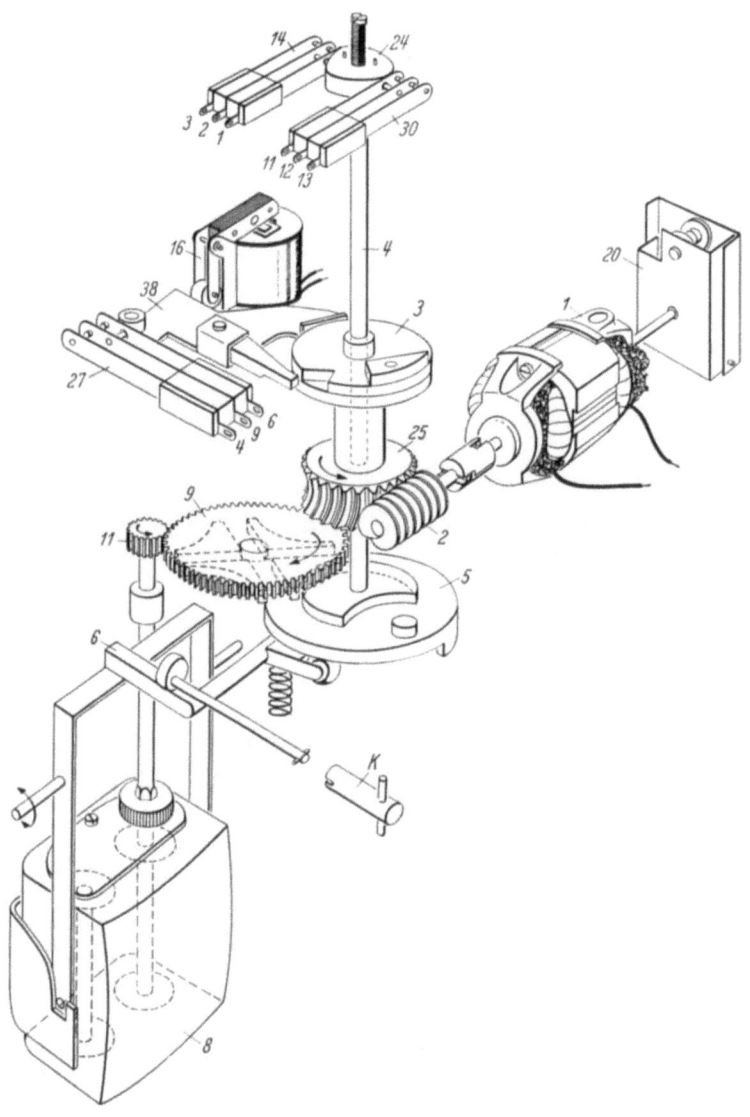

Abb. 48. Prinzip und Funktion der Rapidix-Kassette. Das durch den Programmwähler gesteuerte Relais *16* schaltet die Kontakte *27* des Wechselstrommotors *1* ein. Das Relais wird nun vom Programmwähler kurzzeitig eingeschaltet. Durch die Kupplung *3* und den Hebel *38* ist der Motorbetrieb während einer ganzen Umdrehung der Welle *4* sichergestellt. Über das Schneckengetriebe *2* und *25* drehen sich die Scheiben *24* und *5* durch die Kupplung *3*. Die krumme Scheibe *5* steuert den federbelasteten Hebel *6* der Filmdruckplatte *8*. In offener Lage dieser Druckplatte wird die Filmspule über das Malteserkreuz *9* und das Zahnrad *11* getrieben. Nach Transport einer Bildteilung geht die Druckplatte in geschlossener Lage zurück. Durch das Zurückgehen des Hebels *38* wird der Motor ausgeschaltet. Um die Motorumdrehungszahl konstant zu halten, ist an der Motorwelle ein Fliehkraftregler (*20*) angebracht. Oben an der Welle *4* befinden sich die Steuerkontakte *14* und *30* des Röntgenapparates. Bei Ladung wird die Druckplatte mittels des Schlüssels *K* geöffnet. Notwendigerweise sind die Abstände der einzelnen Bilder am Anfang und am Ende des Bildstreifens verschieden, da keine Rücksicht auf den variablen Filmspulendurchmesser genommen ist

Film: Empfindlichkeit, Detailerkennbarkeit (Auflösungsvermögen), γ-Wert (Kontrastverstärkung), Entwicklung und Handhabung, Betrachtung.

Bei der Kinematographie mit Bildverstärkern und unter Verwendung von hochempfindlichen Filmen (s. Tabellen 7 und 8) kommt es vor, daß die für die Filmschwärzung erforderliche Röntgenstrahlung so gering ist, daß die statistischen Schwankungen der Quanten auf der Bildfläche als „Geräusch" und auf dem Film als erhöhte Körnigkeit des einzelnen Bildes erkennbar werden. Um diese Körnigkeit zu vermeiden und dadurch gute Bildqualität zu erreichen, ist es ratsam, die Optik nicht zu lichtstark zu wählen und nicht zu empfindliche

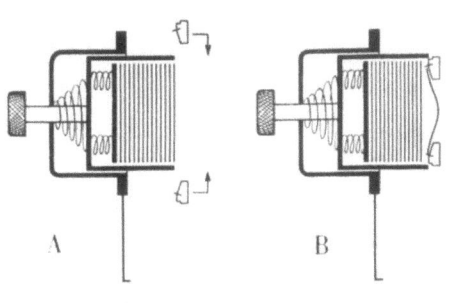

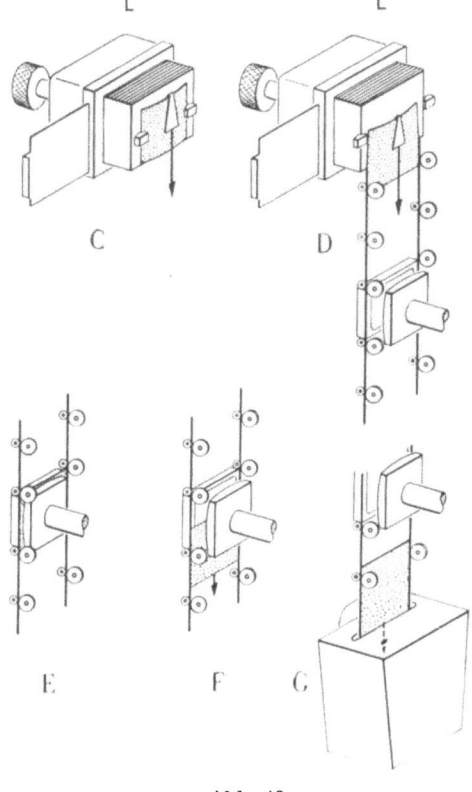

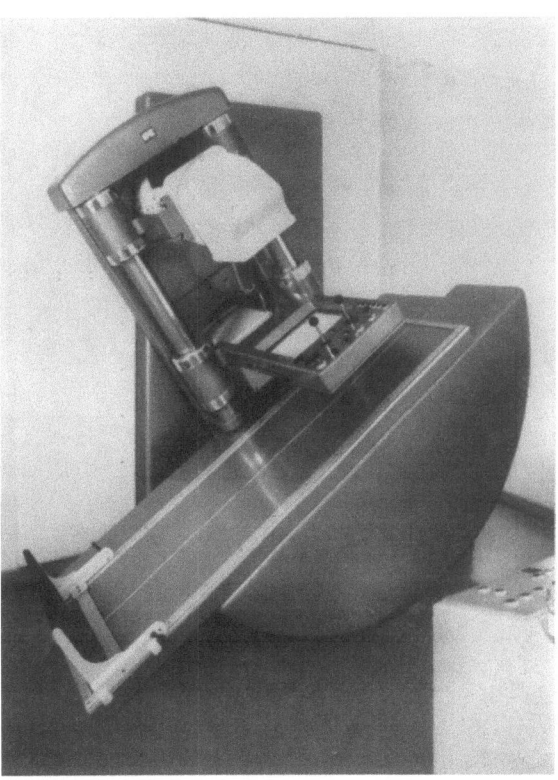

Abb. 49   Abb. 50

Abb. 49. Prinzip und Funktion der Rollen-Separator-Kassette RRS 100 für 100×100 mm-Einzelblattfilme. Im abnehmbaren Vorratsmagazin (A) ist Platz für 50 Einzelblattfilme. Bei Beginn der Serie wird der erste Film von zwei Seiten aufgebauscht (B), so daß der Film sich von dem Stapel trennt. Ein Haken greift den aufgebauschten Film und schiebt ihn in eine Führung mit Rollen (C—D). Die rotierenden Rollen transportieren den Film zu dem untenstehenden Andruckmechanismus. Sobald der Film vor das Andruckfenster gelangt ist (E), drückt die Platte den Film an, und die Aufnahme erfolgt selbsttätig. Danach schiebt sich die Andruckplatte nach hinten, und der Film wird von dem nächstfolgenden Rollensatz ergriffen und in den Auffangbehälter eingeschlossen (F—G)

Abb. 50. Umlegetisch mit einer geraden und einer abgewinkelten Odelca-Kamera

Filme zu verwenden. Nur in Fällen, in denen das Dosisproblem ausschlaggebend ist, soll die Kinoeinrichtung auf maximale Empfindlichkeit abgestimmt werden.

Durch Einführung eines Graukeils zwischen Sekundärschirm und Filmebene kontrolliert man auf einfache Weise, ob die statistischen Schwankungen eine erhöhte Körnigkeit des Einzelbildes verursachen. Die durch den Graukeil erhaltene Verminderung der Filmbelichtung wird durch

Erhöhung der Röntgenstrahlung (mA-Wert) kompensiert. Wenn keine zusätzliche Körnigkeit des Einzelbildes wahrnehmbar ist, reicht die anfangs verwendete Strahlenmenge aus (Abb. 52).

Man darf nicht vergessen, daß der Röntgenbildverstärker keine elektronische Kontrastverstärkung bietet, sondern einen γ-Wert von ungefähr 0,5 hat. In Wirklichkeit entsteht also eine Kontrastverminderung, weshalb die Verwendung von Filmen mit großem γ-Wert zu empfehlen ist, wenigstens wenn sie ohne Umkopieren vorgeführt werden sollen.

Die bei verschiedenen Dosen erreichbare Detailerkennbarkeit bei Kinoeinrichtungen und Direktaufnahmen geht aus Abb. 5 (vgl. S. 448) hervor. Der große Unterschied des

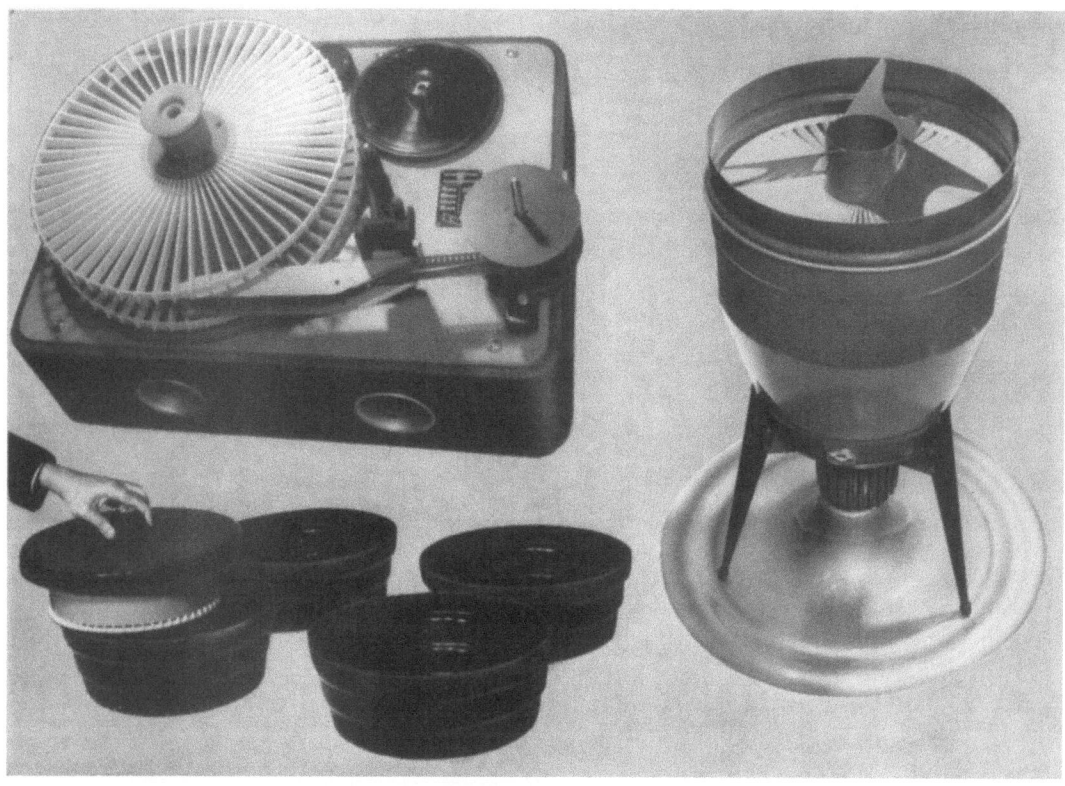

Abb. 51. „Hansen" Entwicklungseinheit der Firma N. V. Optische Industrie „De Oude Delft", Niederlande. Mit dieser Einheit kann 35, 45, 60 und 70 mm-Rollfilm verarbeitet werden. Die Einheit besteht aus Aufspulgerät, Entwicklungsschalen und Trockenvorrichtung

Auflösungsvermögens ist hier deutlich zu sehen. Wenn das Kinoverfahren nicht wesentlich verbessert werden kann, wird es auch in Zukunft für die Auswertung des Einzelbildes von relativ geringer Bedeutung sein. Der Zweck der Röntgenkinotechnik ist es, dynamische Vorgänge verfolgen und studieren zu können, d. h. eine Ergänzung der Durchleuchtung.

Obwohl der Bildverstärker eine große Verstärkung hat, müssen lichtstarke Objektive angewendet werden, um diese Verstärkung nicht wieder allzusehr herabzusetzen. Das Bild des Bildverstärkers wird meistens unter Anwendung einer Kollimatorlinse und eines Objektivs (Tandemobjektiv) auf den Film übertragen (Abb. 53). Bei einem solchen System mit einem großen Öffnungsverhältnis und kleiner Brennweite spielt die Vignettierung eine bedeutende Rolle für die Bildqualität. Die Vignettierung oder Randverdunkelung entsteht dadurch, daß Teile des Bildes, die in einem Abstand von der optischen Achse liegen, zwar als Parallelstrahlung von der Kollimatorlinse ausgehen, jedoch in einem gewissen Winkel zu dieser Achse. Wenn der Abstand zwischen den Linsen groß ist, treffen nicht alle Strahlen das Objektiv, was eine Randverdunkelung des Bildes zur Folge hat. Bei nicht sorgfältiger Wahl der Linsen, d.h. ungenügend großen Brennweiten, können die Lichtverluste groß werden. Bei Filmen mit hohen γ-Werten, die für die Kontrasterhöhung wünschenswert sind, kann die Vignettierung einen so störenden Einfluß haben, daß die periphere Bildfläche unterbelichtet wird.

Bei Apparaten mit pulsierender Hochspannung muß die Bildfrequenz immer in einem bestimmten Verhältnis zur Netzfrequenz stehen, und die Kamera soll synchron betrieben werden. Anderenfalls ist eine konstante Gleichspannung an der Röntgenröhre eine Voraussetzung für gleichmäßige Schwärzung.

Tabelle 7. *Übersicht über einige für die Bildverstärker-Kinematographie geeignete 35 mm-Filme und deren Eigenschaften.* γ = Steilheit; Bf = Belichtungsfaktor. (Nach SRW)

Fabrikat	Bezeichnung	γ etwa	Bf. etwa	Filmart und Filmeigenschaften
Agfa	Fluorapid	2,8	1	*Schirmbild-Negativfilm* hoher Empfindlichkeit und steiler Gradation, jedoch nur mittlere Auflösung, nur zur sofortigen Vorführung geeignet
	Isopan-Ultra (Typ 25)	1,4	1,3	*Negativfilm* guter Empfindlichkeit und mittlerer Gradation, zur sofortigen Vorführung und für nachträgliches Umkopieren geeignet
	Isopan-Rekord	1,7	0,4	*Negativfilm* sehr hoher Empfindlichkeit und mittlerer Gradation, zur sofortigen Vorführung und für nachfolgendes Umkopieren geeignet
	Agepe	3	16	*Negativfilm* sehr geringer Empfindlichkeit, aber hoher Feinkörnigkeit (Auflösung), nur zur sofortigen Vorführung geeignet
Gevaert	Gevapan 36	1,5	0,7	*Negativfilm* hoher Empfindlichkeit und mittlerer Gradation, zur sofortigen Vorführung und für nachfolgendes Umkopieren geeignet
	Scopix-G (IS)	2,8	0,7	Schirmbild-*Negativfilm*, hoher Empfindlichkeit und steiler Gradation, jedoch nur mittlerer Auflösung, nur zur sofortigen Vorführung geeignet
Kodak	Tri-X	1,5	0,5	*Negativfilm* sehr hoher Empfindlichkeit und mittlerer Gradation, für nachfolgendes Umkopieren und zur sofortigen Vorführung geeignet
	Cineflure	2,2	0,7	Schirmbild-*Negativfilm* hoher Empfindlichkeit und steiler Gradation, jedoch nur mittlerer Auflösung, geeignet zur sofortigen Vorführung
	Plus-X	1,4	5	*Negativfilm* guter Feinkörnigkeit, aber geringer Empfindlichkeit, zur sofortigen Vorführung und für nachträgliches Umkopieren geeignet (nur für hohe Bildauflösung erfordernde Spezialprobleme bei geringer Bildfrequenz und kurzer Seriendauer zulässig)
Perutz	Perkine-N 27	2	1	*Negativfilm* hoher Empfindlichkeit und steiler Gradation, für sofortige Vorführung geeignet
Ferran.	X 3 V	3	1,5	*Negativfilm* guter Empfindlichkeit und steiler Gradation, nur zur sofortigen Vorführung geeignet

Die Hochspannung ist entweder während der ganzen Drehzeit eingeschaltet oder wird mit der Bildfrequenz der Kamera synchron geschaltet.

Bei Kinoaufnahmen des Fernsehschirms müssen auch Maßnahmen zur Synchronisierung des Bildwechsels vorgenommen werden. Bei einer Bildwechselfrequenz von 25 Bildern/sec mit Zeilensprung wird bei einer Filmbildfrequenz von 25 Bildern/sec nur die Hälfte der Linienanzahl des Fernsehschirms abgebildet. Um sämtliche Linien und damit die volle Information zu erhalten, beträgt die Höchstfrequenz 12,5 Bilder/sec.

Der Hellsektor einer Kinokamera beträgt im allgemeinen 160—180°. Nur bei einigen speziellgebauten Kameras kommen größere Hellsektoren (bis zu 270°) vor. Bei kontinuierlich eingeschalteter Hochspannung wird die Aufnahmezeit des Einzelbildes vom Hellsektor bestimmt. Bei 180° und 16 Bildern/sec ist die Aufnahmezeit etwa 0,03 sec und bei 24 Bildern/sec 0,02 sec.

Der von den Herstellern angegebene Helligkeitsverstärkungsfaktor einer Bildverstärkerröhre ist, bei gleichen Bedingungen, das Verhältnis zwischen der Leuchtdichte eines normalempfindlichen Durchleuchtungsschirms und der des Sekundärschirms der Bildverstärkerröhre. Da keine genormten Durchleuchtungsschirme vorhanden sind und der Bildverstärker-Primärschirm spannungsabhängig ist, ist der Verstärkungsfaktor keine eindeutige Gütezahl. Die Helligkeitsverstärkung besteht aus einer elektronischen Verstärkung und einer durch die Flächenverminderung erhaltenen Lichtkonzentration.

Tabelle 8. *Übersicht über einige für die Bildverstärker-Kinematographie geeignete 16 mm-Filme und deren Eigenschaften.* γ = Steilheit; Bf = Belichtungsfaktor. (Nach SRW)

Fabrikat	Bezeichnung	γ etwa	Bf. etwa	Filmart und Filmeigenschaften
Agfa	Isopan-Ultra	1,4	0,7	Siehe Angabe beim entsprechenden 35 mm-Film
	Agepe	3,5	8	Siehe Angabe beim entsprechenden 35 mm-Film
	Isopan FF	3	6	Ähnlich Agepe-Film
	ISS-U 19	1,4	6	*Umkehrfilm* geringer Empfindlichkeit (19° DIN), aber guter Feinkörnigkeit; nur bei geringer Bildfrequenz und kurzer Seriendauer zulässig
Gevaert	Gevapan 36	1,5	0,3	Siehe Angabe beim entsprechenden 35 mm-Film
	Gevapan 36 Reversal	1,3	0,6	*Umkehrfilm* hoher Empfindlichkeit und mittlerer Auflösung
	Gevapan 30	1,4	0,6	*Negativfilm* hoher Empfindlichkeit, mittlerer Gradation und mittlerer Auflösung, zur sofortigen Vorführung und für nachfolgendes Umkopieren geeignet
Kodak	Plus X	1,4	2,2	Siehe Angabe beim entsprechenden 35 mm-Film
	Cineflure	3	0,3	Siehe Angabe beim entsprechenden 35 mm-Film
Ilford	HP 3	1,3	0,4	*Negativfilm* hoher Empfindlichkeit und mittlerer Gradation, zur sofortigen Vorführung und für nachfolgendes Umkopieren geeignet
Perutz	Perkine-N 17	1,2	2	*Negativfilm* guter Feinkörnigkeit und mittlerer Gradation, jedoch nur geringer Empfindlichkeit, geeignet für nachfolgendes Umkopieren
	Perkine-N 21	1,7	1,4	*Negativfilm* guter Feinkörnigkeit und mittlerer Gradation, jedoch nur mittlerer Empfindlichkeit, geeignet zur sofortigen Vorführung und für nachfolgendes Umkopieren
	Perkine-N 27	2,2	0,4	*Negativfilm* hoher Empfindlichkeit und steiler Gradation, geeignet zur sofortigen Vorführung

Bildverstärkerröhren mit kleinem Sekundärschirm haben darum größere Verstärkung. Die Größe des Sekundärschirms und dessen Lage in der Bildverstärkerröhre sind von ausschlaggebender Bedeutung für die Wahl der Optik, die das Bild auf den Kinofilm übertragen soll. Die Lage des Sekundärschirms bestimmt nämlich die kleinste Brennweite der Kollimatorlinse und beeinflußt somit das Öffnungsverhältnis.

Zur Frage der Wahl der Filmbreite, 16 oder 35 mm, muß beachtet werden, daß die Bildfläche bei 35 mm-Film etwa viermal größer ist als bei 16 mm-Film (maximale Bildgröße 7,5 ×10,3 bzw. 16 ×22 mm), wodurch die Detailerkennbarkeit verbessert wird. Es ist jedoch einfacher, lichtstarke Objektive für 16 mm-Film herzustellen, und die ganze Einrichtung wird auch bei 16 mm-Film leichter, billiger und kleiner. Außerdem ist die Vorführung eines 35 mm-Films, besonders im großen Kreis, teurer und schwieriger, was oft zur Folge hat, daß die originalaufgenommenen 35 mm-Filme in 16 mm-Filme umkopiert werden (Abb. 54 und 55). Im kleinen Kreis werden sog. Schneidetische verwendet. Diese erfüllen die Forderungen für Geschwindigkeitsreglung, Hin- und Zurückfahren und Einzelbetrachtung, die für eine Auswertung der Filme notwendig sind.

Die Verarbeitung der Röntgenkinofilme geschieht in der gleichen Weise wie bei normalen Kinofilmen. Es muß besonders darauf geachtet werden, daß die Filmfläche

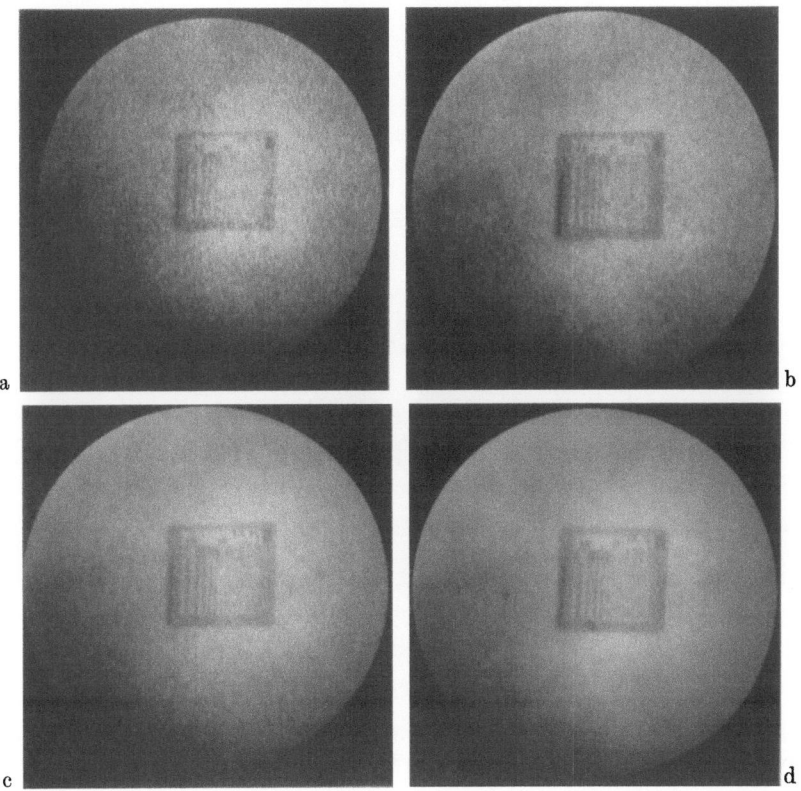

Abb. 52a—d. Röntgenogramm eines $50\,\mu$ Bleimusters bei verschiedenen Röntgendosen. Die Abbildungen sind vom Standbild eines Fernsehsichtgerätes durch Anwendung verschiedener Aufnahmezeiten und entsprechender Blenden aufgenommen. b entspricht dem Eindruck des Auges bei einer Filmvorführung mit 25 Einzelbildern pro Sekunde. Die maximale Auflösung des Bildsystems entspricht ungefähr 0,8 Per/mm. Nur bei a und b überwiegt das Quantenrauschen. a Röntgendosis = 0,8 μr. b Röntgendosis = 4,0 μr. c Röntgendosis = 20 μr. d Röntgendosis = 100 μr

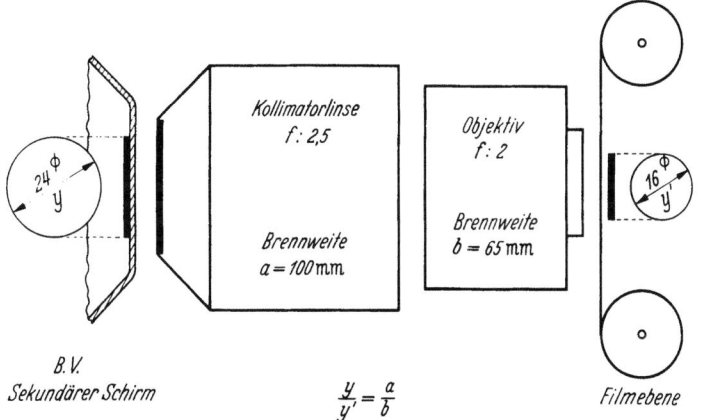

Abb. 53. Übertragung des Sekundärschirmbildes des Bildverstärkers auf einen 35 mm-Kinofilm

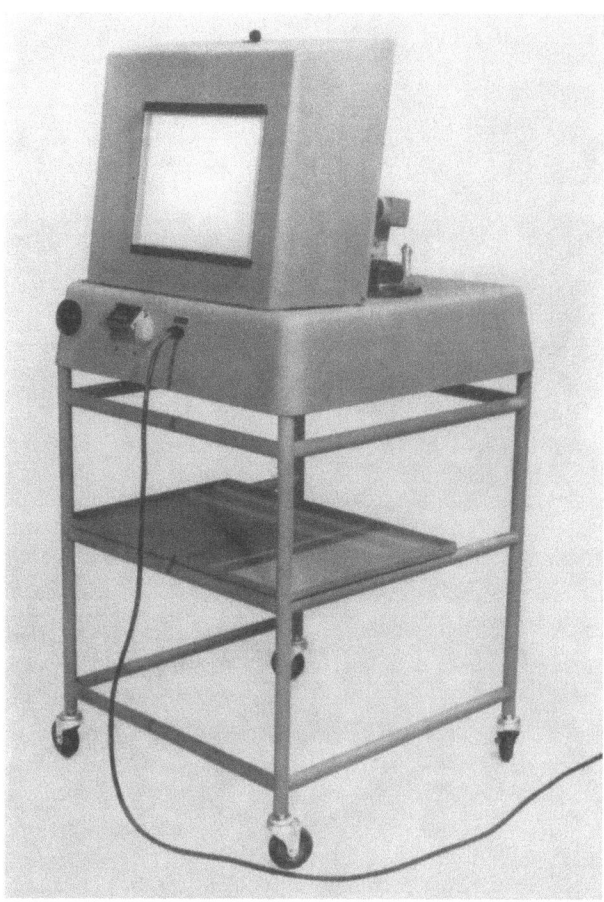

Abb. 54. Transportabler Projektionstisch für 35 mm-Kinofilm der Firma Tage Arnø, Danmark. Ausgleich der Bildwanderung durch achtseitig rotierendes Prisma. Kont. Bildfrequenzregelung 0—50 B/sec

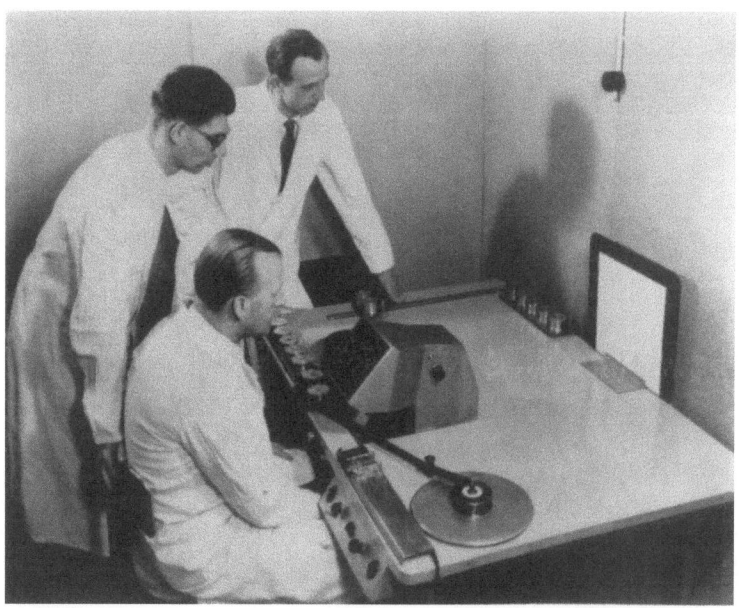

Abb. 55. Bearbeitungs- und Projektionstisch der Firma N. V. Philips, Niederlande. Ausgleich der Bildwanderung durch Anwendung von Malteserkreuz. Kont. Bildfrequenzregelung 0—25 B/sec

nicht beschädigt wird. Auch sehr kleine Flecke werden beim Projizieren sichtbar. Da die Filme verhältnismäßig kurz sind, werden manchmal einfache Filmrahmen für die Entwicklung benutzt. Für 16 mm-Filme können auch die vorhandenen Entwicklungsgeräte für Amateure verwendet werden. Eine Entwicklungseinheit für 16, 35 und 70 mm-Film mit Längen bis zu 30 m wurde von HANSEN konstruiert (Abb. 56). Bei Großbetrieb werden halb- und vollautomatische Entwicklungsmaschinen, wie z. B. Spray Processall, eingesetzt (Abb. 56).

Tabelle 9

Filmbreite	Anzahl Bilder pro Meter Film	Filmlänge pro Minute 16 Bilder/sec	Filmlänge pro Minute 24 Bilder/sec
16 mm	130	8 m	12 m
35 mm	50	20 m	30 m

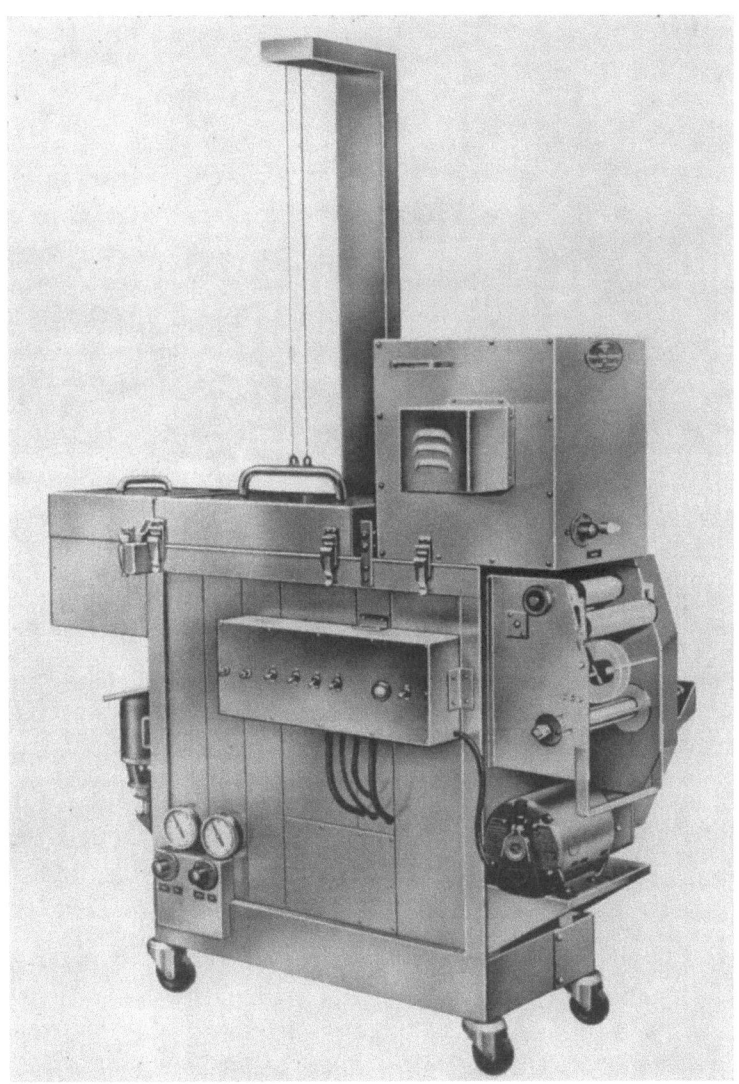

Abb. 56. Entwicklungsautomat Spray Processal der Firma Oscar Fisher Co., Inc., N.Y., USA. Zwei verschiedene Modelle: G6 für 3×35 mm oder 2×70 mm oder 1×6″ (150 mm) Rollfilm. G12 für 4×35 mm oder 3×70 mm oder 1×12″ (300 mm) Rollfilm

Kinoeinrichtungen mit Röntgenbildverstärker

Die Entwicklung der Röntgenbildverstärkerröhren wurde während der letzten Jahre intensiviert. Durch Einführung größerer Primärschirme als die anfänglichen mit 5″ Durchmesser wurden die medizinischen Anwendungsmöglichkeiten erhöht. Auch wenn

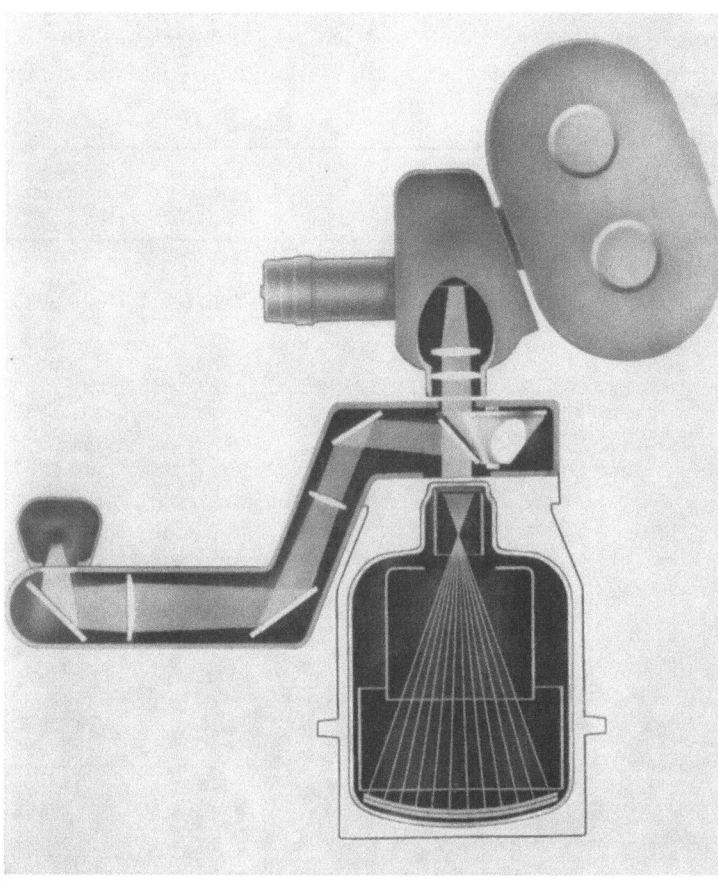

Abb. 57

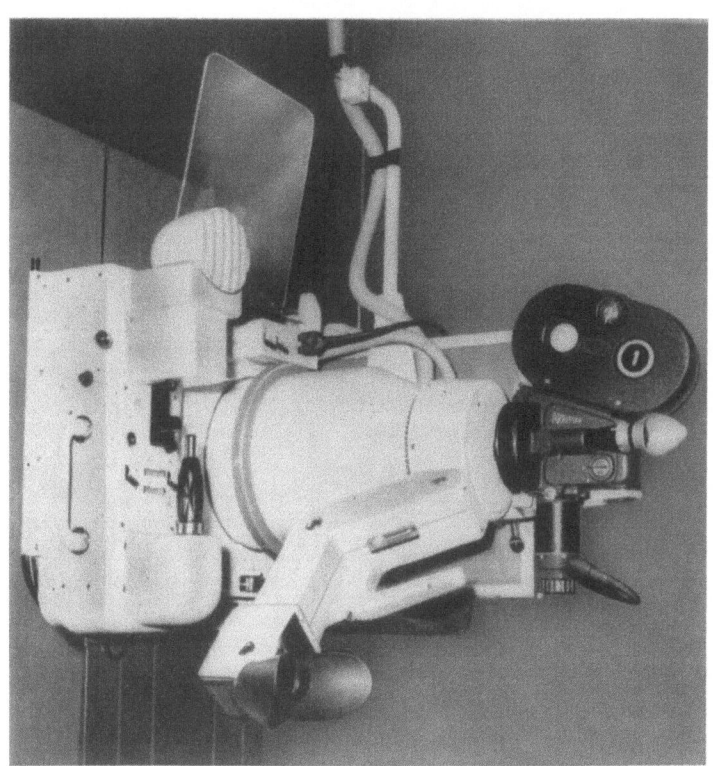

Abb. 58

die Röntgenbildverstärkerröhren, um die Durchleuchtung zu erleichtern, schon lange angewendet wurden, führte jedoch die einfache Anbringung einer Kinokamera dazu, daß dieses Verstärkungsprinzip auch bei Kinematographie üblich wurde.

Der Aufbau einer Kinoeinrichtung mit Röntgenbildverstärker geht aus Abb. 57 hervor.

Ein Teil des Lichtes des Sekundärschirms (z. B. 10 %) wird von einem sog. Lichtverteiler in die Betrachtungsoptik geleitet, um zu ermöglichen, den Verlauf während der Aufnahme zu kontrollieren. Die Kamera kann auch eine Einblicksmöglichkeit haben. Da das Bild nur während der Zeit des Dunkelsektors der Kamera sichtbar ist, muß die Röntgenstrahlung kontinuierlich eingeschaltet sein. Wenn nur durchleuchtet wird, ist der Lichtverteiler durch einen totalreflektierenden Spiegel ersetzt.

Um die mittlere Schwärzung des Films während der Aufnahme konstant zu halten, können zusätzliche Belichtungs- oder Strahlenmesser (Ionisa-

Abb. 57. Aufbau einer Kinoeinrichtung mit Röntgenbildverstärker. In der Mitte ist der Lichtverteiler mit den zwei Spiegeln (10 bzw. 100 % reflektierend), die manuell oder automatisch eingeschaltet werden können

Abb. 58. 7″-Röntgenbildverstärker der Firma Siemens-Reiniger-Werke AG, Deutschland. Die Kamera kann gegen eine Fernsehkamera ausgetauscht werden

tionskammer) angewendet werden. Ein Instrument zeigt die Schwärzungsvariationen an, und der Röntgenröhrenstrom oder die Hochspannung wird bei Bedarf manuell oder automatisch nachreguliert.

Röntgenbildverstärker, die mit Kinoeinrichtungen ausgerüstet werden können, wurden jetzt von mehreren Herstellern auf den Markt gebracht. Abb. 58 zeigt den von den Siemens-Reiniger-Werken hergestellten 7″-Röntgenbildverstärker, der mit einer 16 oder 35 mm-Arriflex-Kamera ausgerüstet werden kann. Diese Kameras werden auch bei dem 9″-Röntgenbildverstärker der Firma Philips angewendet (Abb. 59).

Kinoeinrichtungen mit Lichtbildverstärker

Ein Vorteil des Lichtbildverstärkerprinzips ist, daß die Größe des Durchleuchtungsschirms keinen Einfluß auf die Abmessungen der Bildverstärkerröhre hat (Abb. 60).

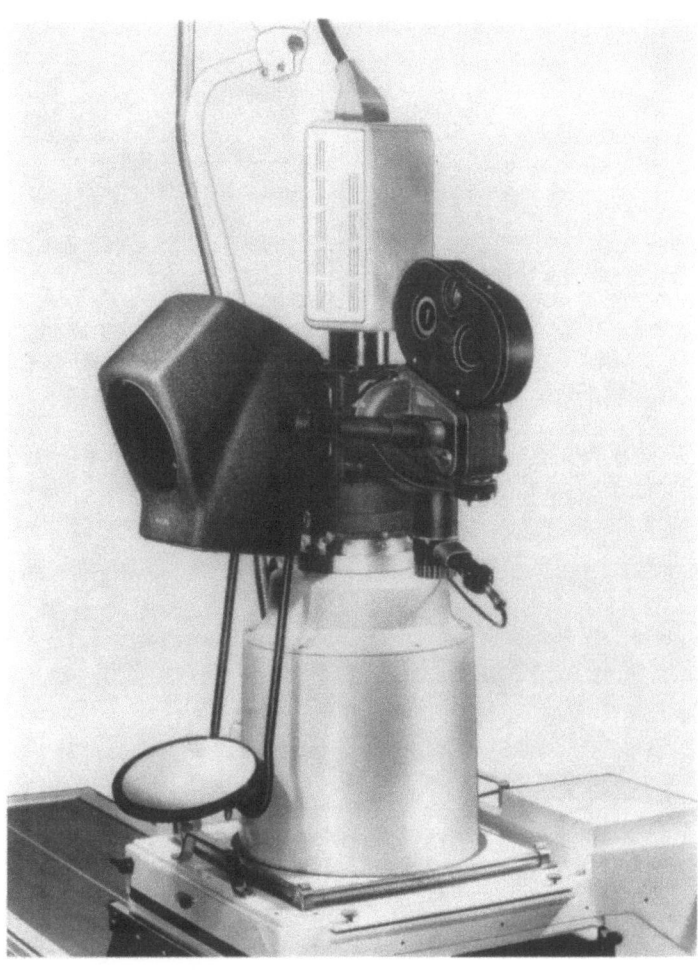

Abb. 59. 9″-Röntgenbildverstärker der Firma N. V. Philips, Niederlande. Ein komplizierter Lichtverteiler ermöglicht den festen Anbau einer Arriflex-Kinokamera (rechts), Vidicon-Fernsehkamera (oben) und Betrachtungsoptik

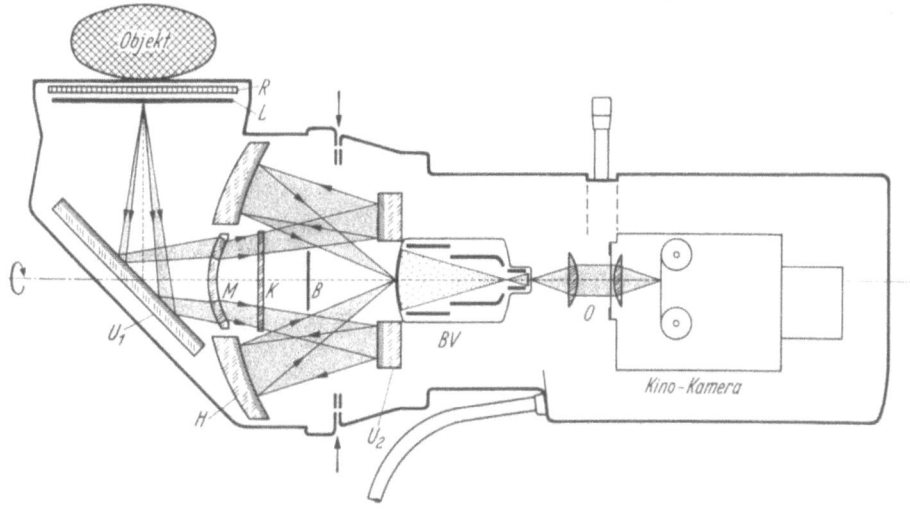

Abb. 60. Die durch das Objekt kommenden Röntgenstrahlen treffen den Leuchtschirm einer modifizierten Odelca-Winkelkamera, die mit einem Schirm, der einen Durchmesser von 32 cm hat, ausgerüstet ist. Eine lichtstarke Optik (Öffnungsverhältnis 1:0,75) überträgt das Bild des Sekundärschirms auf den 35 mm-Film. Die benutzte Kamera hat einen Hellsektor von 270° und erlaubt Bildfrequenzen bis zu 50 Bildern/sec

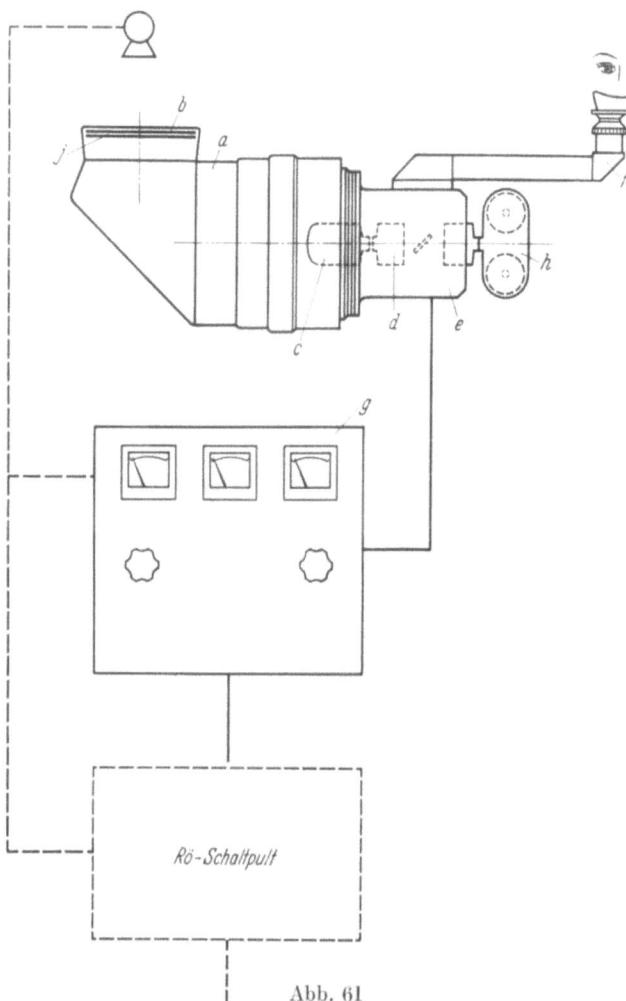

Abb. 61

Der Aufbau des Cinelix-Systems mit Kamera und Einblickmöglichkeit geht aus Abb. 61 und die Außenansicht der Cinelixeinheit aus Abb. 62 hervor. Die spezialgebaute 35 mm-Kamera (Abb. 63) kann auch für andere Zwecke verwendet werden.

Kinoeinrichtungen mit geschlossener Fernsehkette

Über die ersten Versuche der Fernsehübertragung von Röntgenbildern wurde schon 1915 von Dauvillier berichtet. Bei dem damaligen Stand der Technik der Bildauflösung war es nicht möglich, brauchbare Konstruktionen herzustellen. Mit dem großen Fortschritt auf dem Fernsehgebiet, der in den letzten Jahren erfolgte, wurden die technischen Voraussetzungen geschaffen, die Fernsehtechnik in der medizinischen Röntgendiagnostik für Betrachtung sowie für Aufnahmen anzuwenden (Janker, Morgan u. Sturm, Noix). Vorteile der Fernsehübertragung sind die kleine Dosisleistung, die freie Placierung der Sichtgeräte, die Kontrastverstärkung und die Möglichkeit zur Magazinierung der Röntgenbilder zur späteren Betrachtung (Video-Band, Speicherröhren). Nachteile sind die vorher erwähnte Einschränkung bei der Wahl der Bildfrequenz und das niedrige Auflösungsvermögen.

Die einfachste Art, das Röntgenbild auf den Fernsehschirm zu übertragen, ist, den Durchleuchtungsschirm mit Hilfe einer Fernsehkamera abzu-

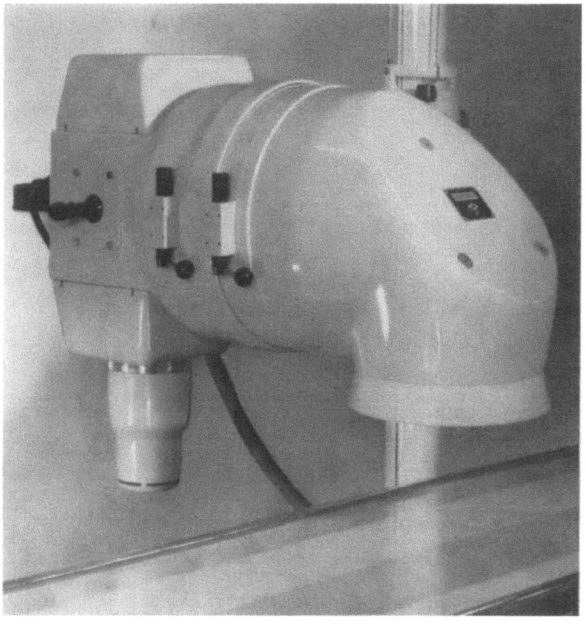

Abb. 62

Abb. 61. Aufbau des Cinelix-Systems. *a* Cinelix-Einheit; *b* Feinraster; *c* Lichtbildverstärkerröhre; *d* „Rayxar"-Objektiv f/0,75; *e* Verbindungseinheit; *f* Einblickeinrichtung; *g* Bedienungskasten; *h* 35 mm-Kinokamera

Abb. 62. Außenansicht der Cinelix-Einheit. Länge ~1360 mm, Breite ~520 mm, Höhe ~620 mm, Gewicht ~125 kg

bilden. Leider zeigte es sich, daß auch bei Anwendung bester Optik und empfindlichster Fernsehkameras (Ortikonröhre) die Helligkeit des Schirms zu niedrig ist, um bei normalen Durchleuchtungsdaten ein gutes Bild zu erhalten. Eine Verbesserung der Ortikonröhre ist eine Voraussetzung für eine ausreichende Verstärkung. HAY berichtete über eine solche verbesserte Ortikonröhre, deren Photokathode sphärisch ist, um die Anpassung einer Spiegeloptik zu ermöglichen. Die Firma „Marconi", Instruments Ltd., England, stellt eine Röntgen-Fernseheinrichtung mit einer solchen Röhre her. Abb. 64 zeigt das Prinzip und den Aufbau dieses Systems.

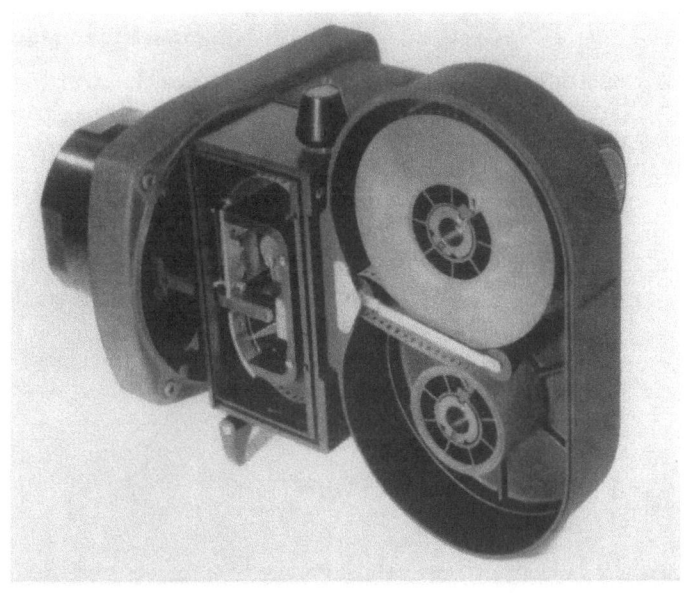

Abb. 63. 35 mm-Kinokamera der Firma N. V. Optische Industrie „De Oude Delft", Niederlande. Hellwinkel 270°, maximale Filmlänge 60 m, maximales Öffnungsverhältnis der Optik f/0,75, Bildfrequenz 1—50 B/sec

Anstatt die Lichtverstärkung ausschließlich in den Fernsehteil zu verlegen, kann man einen Röntgenbildverstärker anwenden, was natürlich eine gewisse Beschränkung der Schirmgröße

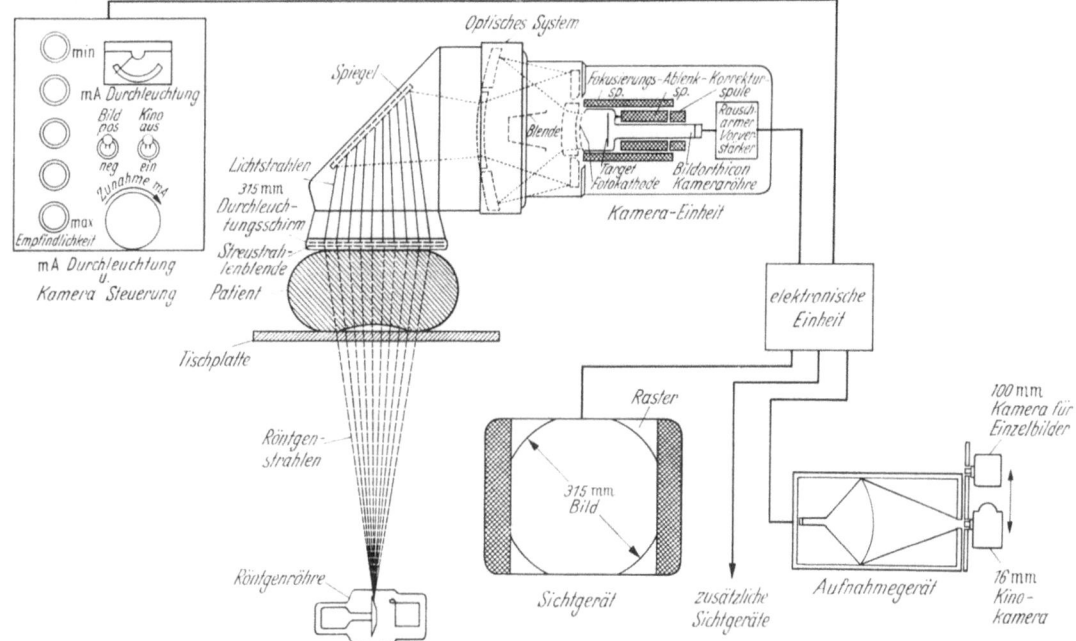

Abb. 64. Prinzip der Röntgen-Fernseheinrichtung Typ OE 1280 der Firma „Marconi Instruments Ltd", England (vgl. Abb. 60). Rechts das Kinokamerasichtgerät

bedeuten kann. Das Prinzip geht aus Abb. 57 hervor, mit dem Unterschied, daß die Kinokamera gegen eine Fernsehkamera ausgetauscht ist. Oft wird bei diesem System die leichtere und billigere Vidiconkamera gewählt.

Eine dritte Möglichkeit, das Röntgenbild zu verstärken, bietet eine für Röntgenstrahlung empfindliche Fernsehkameraröhre, die sog. Bleioxydvidicon. Dieses System wurde von Jacobs zur X-ikon-Röhre der Firma General Electric weiterentwickelt. Hodges und Moseley berichteten über die ersten Erfahrungen mit diesem sog. TVX-System.

Blitzröntgen-Kinematographie

Für ballistische und industrielle Zwecke wurden bereits 1938 (Steenbeck) Spezial-Röntgenröhren für Blitzaufnahmen gebaut. Slack und Ehrke (1941) konstruierten eine Röntgenröhre mit Kaltkathode, die bei Aufnahmezeiten von 1—5 μ sec Ströme bis zu

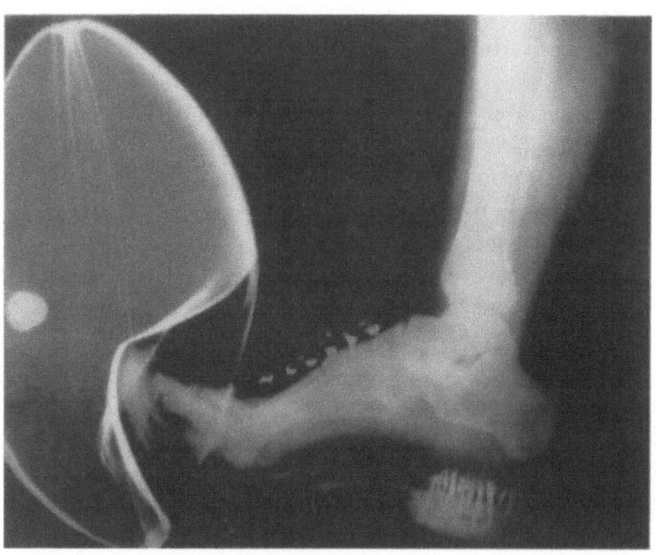

Abb. 65. Blitzröntgenaufnahme eines Fußballanstoßes

1000—2000 A zuließ. Mit diesen Röhren wurden Schnellserienaufnahmen gemacht. Spätere Konstruktionen ermöglichten Kinoaufnahmen mit 200—400 Bildern/sec, die auch bei sehr schnellen Verläufen scharfe Bilder ergeben (Abb. 65). Von einer medizinischen Anwendung dieser Technik wurde nichts berichtet.

Literatur

Abrams, H. L.: An approach to biplane cine-angiocardiography. 1. Background and objectives. 2. Equipment and procedure. Radiology 72, 735—750 (1959).

Ardran, G. M.: The dose to operator and patient in x-ray diagnostic procedures. Brit. J. Radiol. 29, 266—269 (1956).

Arvidsson, H.: Angiocardiographic observations in mitral disease. Acta radiol. (Stockh.), Suppl. 158, 14, 18 (1958).

Axén, O., and J. Lind: Table for routine angiography. Synchroneous serial roentgenography in two planes at right angles. J. Amer. med. Ass. 143, 540 (1950).

Banks, G. B.: Television pick-up tubes for x-ray screen intensification. Brit. J. Radiol. 31, 619—625 (1958).

Benner, S., u. S. Grim: Vortrag, IX. I.C.R., München 1959.

Biermann, A., and W. Hondius Boldingh: The relation between tension and exposure times in radiography. Acta radiol. (Stockh.) 35, 22—26 (1951).

Bischoff, K.: Moderne Einrichtungen für die Röntgenkinematographie. Fortschr. Röntgenstr. 76, 389—392 (1952).

Bonte, G., et F. Marcq: Clichés multiples en artériographie. Lille-Chirurgical 28, Juillet-Aout 1950.

Bouwers, A.: Niederl., Pat. 102016, Juli 7 (1941).
— Achievements in optics, p. 8—16. New York and Amsterdam: Elsevier Publ. Co. 1946.

Burgemeister, G., u. W. Porstmann: Direkte Angiokardiographie (AKG) und retrograde Aortographie (AOG) mit dem Elema-Gerät bei angeborenen Herzfehlern. Fortschr. Röntgenstr. 88, 145 (1958).

Castellanos, A., R. Pereira y A. Garcia Lopez: La angiocardiografia en el niño. Propaqandista (Habana), 39—41, 110—111 (1938).

Chamberlain, W. E.: Fluoroscopies and fluoroscopy. Radiology 38, 383—413 (1942).
— H. M. Stauffer and A. W. Blackstone: A biplane stereoscopic angiographic unit. Amer. J. Roentgenol. 66, 821 (1951).

CHRISTENSEN, H., u. C. H. HELM: Persönliche Mitteilung, Copenhagen 1952.

COLTMAN, J. W.: Fluoroscopic image brightening by electronic means. Radiology 51, 359—367 (1948).

DAUVILLIER, A.: Anwendung der Grundlagen des Fernsehens in der Röntgenologie; der „Radiophat". Fortschr. Röntgenstr. 40, 638—654 (1929).

DOTTER, C. T.: Motion in cardiovascular radiography. Circulation Dec., 1034—1042 (1955).

— I. STEINBERG and H. T. TEMPLE: Automatic roentgen-ray roll-film magazine for angiocardiography and cerebral arteriography. Amer. J. Roentgenol. 63, 355—358 (1949).

EGAS MONIZ: L'évaluation de la technique de l'angiographie cérébrale. Progr. méd. (Paris) 46, 1777 (1934).

FAELENS, P., et P. DE SURET: Influence d'une pression glissante sur la formation de l'image latente par une post-exposition. Colloque sur la sensibilité des cristaux et des émulsions photographiques. Editions de la „Revue d'optique théorique et instrumentale", Paris, Sept. 1951, p. 77—86.

FEDDEMA, J.: Medizinische Betrachtungen über den Bildverstärker. Philips techn. Rdsch. 14, 98—102 (1955).

FENNER, E.: Röhrenfragen bei Serien-Röntgenkinoaufnahmen. Röntgen-Bl. 5, 193—206 (1954).

FRANKE, H., u. H. SCHUON: Zur optischen und sensitometrischen Gütekennzeichnung von Schirmbildeinheiten. Fortschr. Röntgenstr. 90, 392—400 (1959).

FREDZELL, G., J. LIND, E. OHLSSON and C. WEGELIUS: Direct serial roentgenography in two planes simultaneously at 0.08 second intervals. Physiological aspect of roentgen diagnosis, the apparatus and its applications to angiocardiography. Amer. J. Roentgenol. 63, 548 (1950).

—, u. G. A. MAGNI: Neues Verfahren zur Röntgen-Stereo-Angiographie. Medizinalmarkt 7, 185—186 (1959).

GARTHWAITE, E.: Persönliche Mitteilung 1960.

GIDLUND, Å.: New apparatus for direct cineroentgenography. Acta radiol. (Stockh.) 32, 81 (1949).

— Development of apparatus and methods for roentgenstudies in haemodynamics. Acta radiol. (Stockh.), Suppl., 130 (1956).

GRAEVE, K.: Zur Technik der Angiokardiographie. Fortschr. Röntgenstr. 85, 754—758 (1956).

GREITZ, T.: A radiologic study of the brain circulation by rapid serial angiography of the carotid artery. Acta radiol. (Stockh.), Suppl. 140, 5, 12 (1956).

GÜNTERT, W.: Funktionelle Röntgendiagnostik mit einem neuartigen Universalschirm-Seriengerät. Schweiz. Z. Tuberk. 9, 4 (1952).

HAY, G. A.: Quantitative aspects of television techniques in diagnostic radiology. Brit. J. Radiol. 31, 611—618 (1958).

HALLOCK, A. C.: Calculation of cinefluorographic and angiographic exposure duration from a full-wave rating chart. Cathode Press 18, No 2, 32—39 (1961).

HODGES, P. C., and R. D. MOSELEY: Cinefluorography employing split-image television type image amplifiers. Radiology 73, 548—556 (1959).

JACOBS, J. E., and H. BERGER: Large-area photoconductive pick-up-tube performance. Electr. Engng 75, 158—161 (1956).

JACOBSON, L. E., J. J. SCHWARTZMANN and S. HEISER: Monitoring of a diagnostic x-ray department. Radiology 58, 568 (1952).

JANKER, R.: Zur Röntgenkinematographie. Fortschr. Röntgenstr. 44, 658—668 (1931).

— Die Röntgenkinematographie. Stuttgart u. Berlin: Kolhammer 1939.

— Die Röntgenuntersuchung in einer und zwei Ebenen mittels Serien-Rollfilm-Kassetten für schnelle Bildfolge. Röntgen-Bl. 6, 247 (1952).

— Die praktische Verwendbarkeit des Bildverstärkers bei Röntgendurchleuchtungen und Röntgenaufnahmen. Röntgen-Bl. 7, 273—282 (1954).

JARRE, H. A.: Roentgen cinematography. In: The science of radiology, p. 198—209. Springfield, Ill.: CH. C. THOMAS, 1933.

KEATS, T. E., G. S. LODWICK and G. F. KOENIG: Some aspects of cine- and high speed serial angiographic techniques. Amer. J. Roentgenol. 83, 1067—1077 (1960).

KJELLBERG, S. R., E. MANNHEIMER, U. RUDHE and B. JONSSON: Diagnosis of congenital heart disease. Chicago: Year Book Publishers, Inc. 1955.

LARSSON, L. E.: Radiation doses to patients and personnel in modern roentgen diagnostic work. Acta radiol. (Stockh.) 46, 680 (1956).

— Radiation doses to the gonads of patients in Swedish roentgen diagnostics. Acta radiol. (Stockh.), Suppl. 157 (1958).

LENZ, H.: Die Peristaltik des Dünndarms im Röntgen-Kinobild. Fortschr. Röntgenstr. 91, 287—298 (1959).

LINDBLOM, K., u. I. FERNSTRÖM: Persönliche Mitteilung 1961.

LINDGREN, E.: Radiologic examination of the brain and spinal cord. Acta radiol. (Stockh.), Suppl. 151 (1957).

—, u. S. E. SJÖGREN: Persönliche Mitteilung 1961.

MAGNI, G. A.: Technical problems in rapid serial radiography. Acta radiol. (Stockh.), Suppl. 116, 638—648 (1954).

MAKSUTOV, D. D.: J. Opt. Soc. Amer. 34, 270 (1944).

MCINTYRE, J.: X-ray records for cinematograph. Arch. Clin. Skiagraphy 1, 37—41 (1897).

MORGAN, R. H., and R. E. STURM: Roentgenray motion pictures by means of screen intensification. Amer. J. Roentgenol. 70, 136—140 (1953).

Noix, M.: Radiocinématographie sur amplificateur de billance. Bilan des travaux réalisés. Conditions de vulgarisation et avenir. J. Radiol. Électrol. 38, 447—448 (1957).

Osborn, S. B.: Radiation doses received by diagnostic x-ray workers. Protection in diagnostic radiology. Brit. J. Radiol. 28, 650—654 (1955).

Pässler, H. W.: Die Technik der Arteriographie. Fortschr. Röntgenstr., Erg.-Bd. 67, 35 (1952).

Pereira Caldas, J.: Arteriographies en série avec l'appareil radio-carrousel. J. Radiol. Électrol. 18, 34 (1934).

Rogers, T. H.: An electronic switching system for ultra-short rapidly repeated exposures in angiocardiography. Cathode Press 14, No 1 (1957).

Rosenhauer, K., u. K. J. Rosenbruch: Zur Charakterisierung der Leistungsfähigkeit photographischer Objektive. Z. Instrumentenk. 65, 5, 83—90 (1957).

Sanchez-Perez, J. M.: Cranial seriography and its utility in neurologic radiology for cerebral angiography. Surgery 13, 661 (1943).

Salén, E. F., and Th. Wiklund: Angiocardiography in coarctation of the aorta. Acta radiol. (Stockh.) 30, 299—315 (1948).

Schott, O.: Bildqualität und Strahlendosisprobleme in der Röntgendiagnostik. Röntgen-Bl. 2, 1—8 (1961).

Scott, W. G., and S. Moore: Rapid automatic serialization of x-ray exposures by the radiograph, utilizing roll film $9\frac{1}{2}''$ wide. Radiology 53, 846 (1946).

Siemens - Reiniger - Werke: Vertriebsmitteilung 6102, 17 (1961).

Sjögren, S. E., and G. Fredzell: Apparatus for serial angiography. Acta radiol. (Stockh.) 40, 361—368 (1953).

Slack, C. M., and L. F. Ehrke: Radiography at high speed. Electr. Engng 60, 432—436 (1941).

Steenbeck, M.: Über ein Verfahren zur Ergänzung intensiver Röntgenlichtblitze. In: Wissenschaftliche Veröffentlichungen aus den Siemens-Werken, Bd. 17, S. 363—380. Berlin: Springer 1938.

Sussmann, M. L., M. F. Steinberg and A. Grishman: A multiple exposure technique in contrast visualization of the cardiac chambers and great vessels. Amer. J. Roentgenol. 46, 745—747 (1941).

— — — Rapid film changer for use in contrast angiocardiography. Radiology 38, 232 (1942).

Teves, M. C., and T. Tol: Electronic intensification of fluoroscopic images. Philips Tech. Rev. 14, 37—47 (1952/53).

Tristan, T. A., and R. S. Quick: Radiation dose in image intensifier cinefluorography. In: Evaluation of equipment films and processing for cinefluorography, p. 131—138. Springfield, Ill.: Ch. C. Thomas 1959.

Vieten, K. H.: Leuchtschirmphotographie im Mittelformat bei der cerebralen Angiographie. Röntgen-Bl. 6, 167—182 (1955).

— Cerebral serial angiography on 70 mm film size. Acta radiol. (Stockh.) 46, fasc. 1—2 (1956).

Wegelius, C., and J. Lind: The role of exposure rate in angiography. Acta radiol. (Stockh.) 39, 177 (1953a).

— — Modern trends in diagnostic radiology. In: Diagnostic evaluation of the heart dynamics by angiocardiography, p. 90. London: Butterworth & Co. 1953b.

Wentzlik, G.: Beitrag zur Technik der Extremitätenarteriographie mit Serienangiogrammen. Röntgen-Bl. 4, 6 (1951).

Westerkamp, H., E. Gohrbrandt u. J. Metzner: Röntgen-Kinematographie und Stereoskopie in Berlin seit 1950. Zbl. Chir. 78, 481— (1953).

Wickbom, I.: Persönliche Mitteilung 1961.

Wittwer, H.: Die Berechnung schneller Aufnahmeserien: ein neuartiges Röntgenröhren-Belastungsnomogramm für die Serienaufnahmetechnik. Röntgen-Bl. hev., 353—363 (1957).

Young, B. R., R. B. Funch and J. W. Mac-Moran: Ultra-short (millisecond) timing and rapid filmchanger in pediatric radiography. Evaluation of dynapulse and impulse timing. J. Amer. med. Ass. Dis. Children 95, 300—304 (1958).

VIII. Pseudofokale und bivisuelle Aufnahmetechnik

Von

K. Heckmann

Mit 17 Abbildungen in 32 Einzeldarstellungen

Die üblichen Röntgenaufnahmen stellen ein Summationsbild unendlich vieler Schichten dar. Sie enthalten zahlreiche Details, die alle von einem Focus her von der Strahlung durchsetzt werden. Die Einfallsrichtung der Strahlung für alle Objektabschnitte ist nur

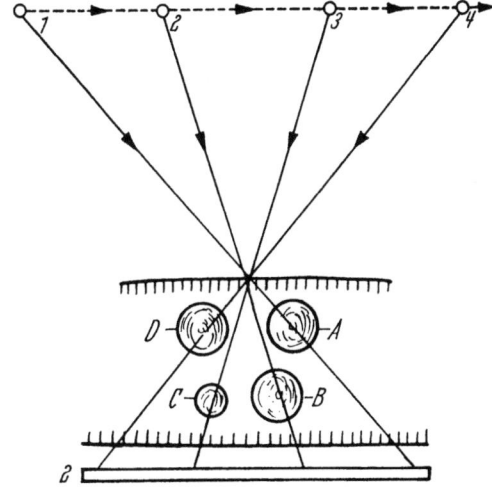

Abb. 1. Auseinanderprojektion mehrerer Herde bei Verschiebung der Einfallsrichtung der Strahlung während der Exposition

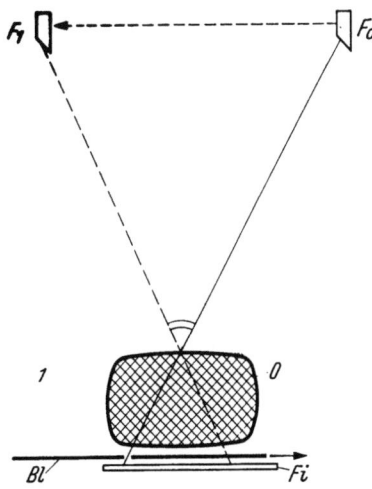

Abb. 2. Während der Exposition verschiebt sich die Röntgenröhre von F_0 nach F_1, gleichzeitig wird die Schlitzblende Bl in der Pfeilrichtung verschoben

infolge der Strahlendivergenz etwas verschieden. Dieser Unterschied wird um so kleiner, je weiter der Focus entfernt ist. Die optimale Einfallsrichtung für die meisten Objektdetails ist jedoch verschieden, daraus geht hervor, daß nur eine Minderheit derselben optimal abgebildet werden kann. Man nimmt dies entweder in Kauf oder behilft sich mit zahlreichen Zusatzaufnahmen, um wenigstens die wichtigeren Details herauszuholen. Es wird uns kaum noch bewußt, daß unsere gesamte Aufnahmetechnik auf diesem Kompromiß beruht. Es gibt Fälle, bei denen eine Lösung überhaupt nicht möglich ist. Abb. 1 zeigt grob schematisch vier Herde, die sich auf einem Summationsbild überdecken, gleichgültig welche Einstellung gewählt wird. Ebensowenig können sie gleichzeitig auf einer Schichtaufnahme dargestellt werden.

Der hier geschilderten Technik liegt der Gedanke zugrunde, die *verschiedenen Objektabschnitte mit verschiedener Einfallsrichtung auf einem Film abzubilden.* Wenn beispielsweise die Einfallsrichtung von 1 über 2 und 3 kontinuierlich in die Richtung 4 übergeht, so werden alle 4 Herde nebeneinander auf dem Film abgebildet werden. Das Wandern des Zentralstrahles wurde in folgender Weise erreicht (Abb. 2): Zwischen Objekt und Filmkassette wurde eine Bleiplatte angebracht, welche durch einen (senkrecht zur Bewegungsrichtung angebrachten) Schlitz die Strahlung auf den Film fallen läßt. Während der Exposition bewegt sich die Röntgenröhre so, daß der Focus von F_0 nach F_1 wandert, gleichzeitig verschiebt sich die geschlitzte Bleiplatte in der Pfeilrichtung. Am Ende der Exposition entspricht die Strahlenrichtung der unterbrochenen Linie. Man kann dies dadurch bewirken, daß Röhre und Bleiplatte auf einem Hebel befestigt sind, dessen Drehpunkt D mit der Oberfläche des Objektes zusammenfällt.

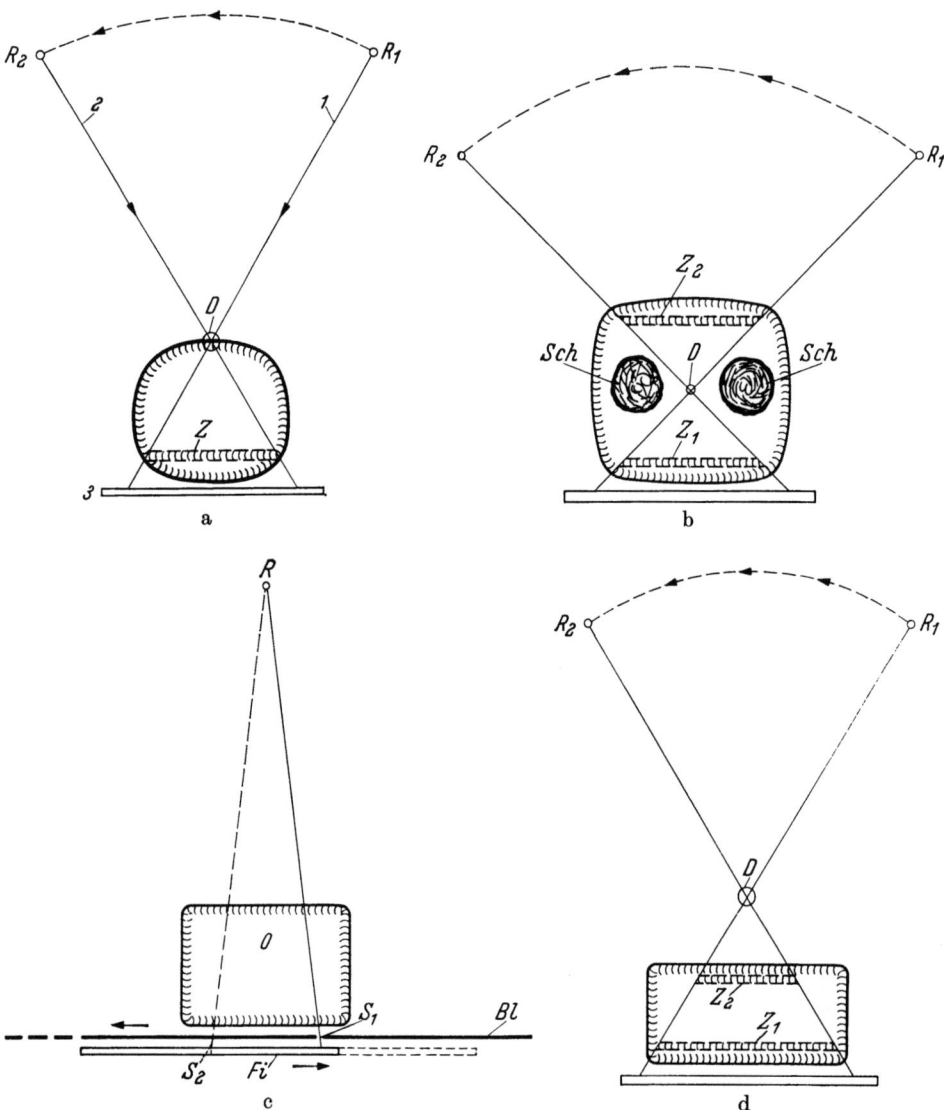

Abb. 3a—d. Verschiedene Anwendungsformen. a Drehpunkt in der röhrennahen Seite des Objektes. Eliminierung derselben. b Drehpunkt zentral. Eliminierung der Störschatten *Sch*. c Die Schlitzblende verschiebt sich nach links, die Kassette nach rechts. Es resultiert eine Vergrößerung des Bildes. d Drehpunkt zwischen Röhre und Objekt. Die Zone Z_2 wird vergrößert. e Drehpunkt hinter der Kassette: die Zone Z_2 wird verkleinert. f Während der Schlitz von *Sch*$_1$ nach *Sch*$_2$ über das Objekt wandert, verschiebt sich die Röntgenröhre von R_1 nach R_2. g Abbildung der gesamten Wirbelsäule mit veränderlicher Einfallsrichtung der Strahlen. h Die Röntgenröhre, die Schlitzblende und die Kassette umkreisen das Objekt. Dabei wird der Objektumfang auf die Filmebene projiziert. Der gleiche Effekt wird erzielt, wenn das Objekt gedreht wird und nur die Kassette sich seitwärts verschiebt

Man kann mit diesem Verfahren zahlreiche Effekte erzielen, je nachdem man die Bewegung 1. der Röntgenröhre, 2. der Schlitzblende, 3. der Filmkassette, 4. des Objektes variiert. Beispiele dafür gibt die Abb. 3 wieder. Abb. 3a ergibt eine Abbildung der Objektzone Z, wir erhalten dann eine *Eliminierung der filmfernen Objektteile* ähnlich wie bei der Kontaktaufnahme. In Abb. 4a ist eine seitliche Aufnahme eines Skeletschädels, in Abb. 4b das gleiche Objekt mit dieser Technik wiedergegeben. Man sieht, daß nur die filmnahe Seite des Schädels zur Abbildung kommt.

In Abb. 3b werden die *störenden Schatten Sch eliminiert*, indem man den Drehpunkt *D* in die Mitte des Objektes legt. Abb. 5 zeigt eine Aufnahme des Gesichtsschädels nach diesem Prinzip. Die Schatten der Pyramiden fallen weg, die Nebenhöhlen der Nase sind gut dargestellt. Sie werden gewissermaßen radiär vom Zentrum des Schädels aus betrachtet.

Abb. 3c bewirkt eine *Vergrößerung* in einer Richtung des Raumes. Sie wird dadurch bewirkt, daß Kassette und Schlitz eine gleichweite, aber gegensinnige Verschiebung erfahren. Abb. 6 gibt einen Ausschnitt einer Handaufnahme wieder, bei der die Breite der Fingerknochen verdoppelt ist. Vergröße-rungen lassen sich auch auf andere Weise erzielen, z. B. ist in Abb. 3d die Zone Z_2 vergrößert. Es lassen sich, wie nicht näher ausgeführt werden soll, filmferne Objektab-schnitte vergrößern und verkleinern (Abb. 3e).

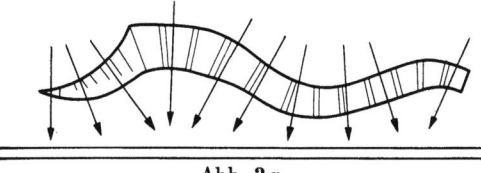

Abb. 3g

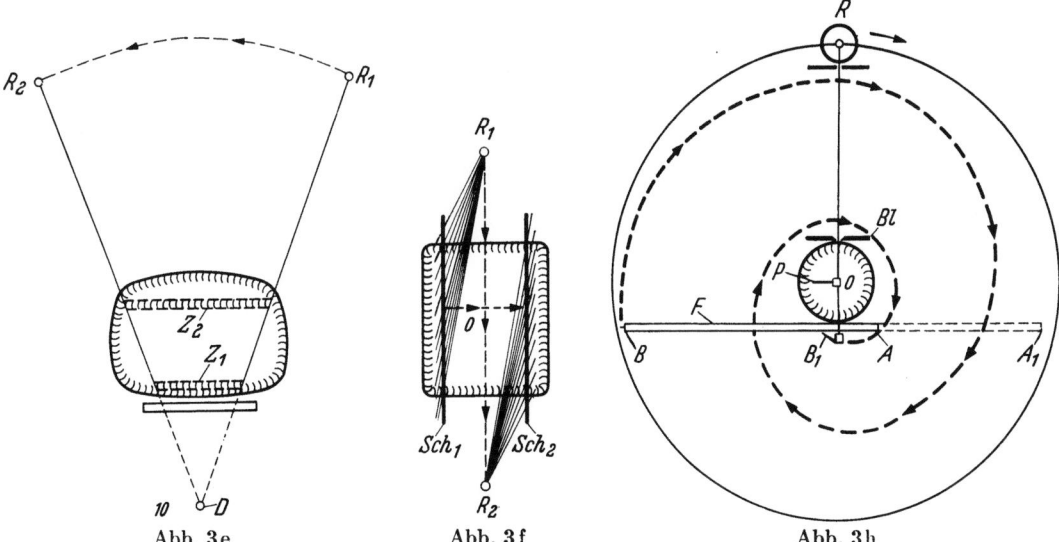

Abb. 3e   Abb. 3f   Abb. 3h

Im Schema der Abb. 3f ist angenommen, daß die Röntgenröhre sich parallel zur Schlitzrichtung verschiebt, während der Schlitz während der Exposition über das Objekt hinwegwandert. Man kann so bewirken, daß die eine Objekthälfte mit *schräg von oben*, die andere mit *schräg von unten* einfallender Strahlung aufgenommen wird.

Die Abb. 3g gibt die Einfallsrichtungen der Röntgenstrahlen wieder, welche eine ideale *Abbildung der Wirbelkörper* bewirken würde. Sie berücksichtigt die verschiedene Neigung der Wirbelkörper zur Abbildungsebene. Die Kassette steht dabei still. Während der Exposition laufen die Röhre und der Schlitz mit variabler Geschwindigkeit über das Objekt hinweg.

Eine besonders interessante Modifikation ist die der Abb. 3h. Hier wird der *ganze Umfang eines runden oder ovalen Objektes auf die Filmebene* gebracht. Man hat zwei Möglichkeiten. In der Abbildung beschreibt die Röntgenröhre (*R*) einen Kreis um das Objekt. Die Kassette wird ihr gegenüber um das Objekt herumgewickelt und zwar so, daß die Kante *B* des Films *F* die (gestrichelte) Spirale nach B_1 beschreibt. Röntgenröhre, Filmkassette und Blenden *Bl* sind auf einer gemeinsamen Achse angebracht, die sich um den Mittelpunkt des Objektes dreht. Die zweite Möglichkeit ist technisch einfacher: Hier wird das *Objekt* um 360⁰ *gedreht, Röntgenröhre und Blenden sind fixiert. Die Kassette* wird gleichzeitig um den Abstand des Objektumfanges *verschoben*. Der Effekt ist der

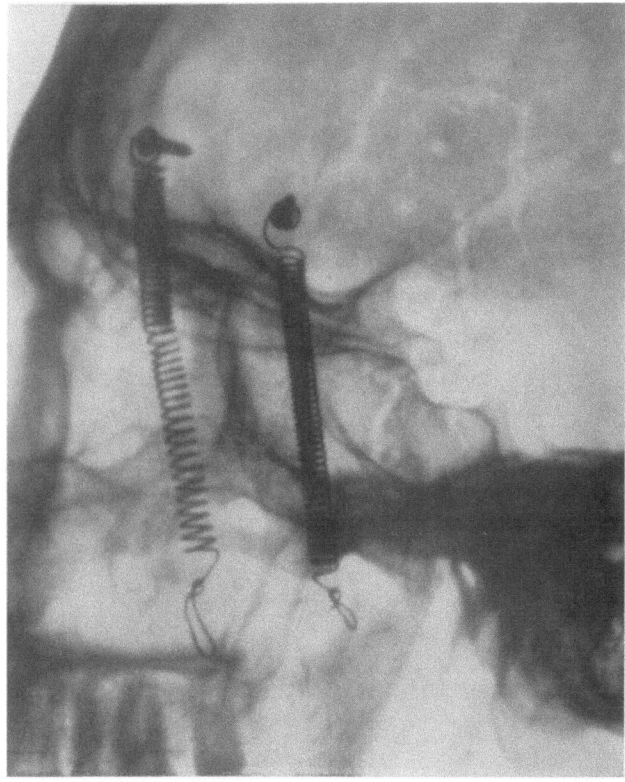

a

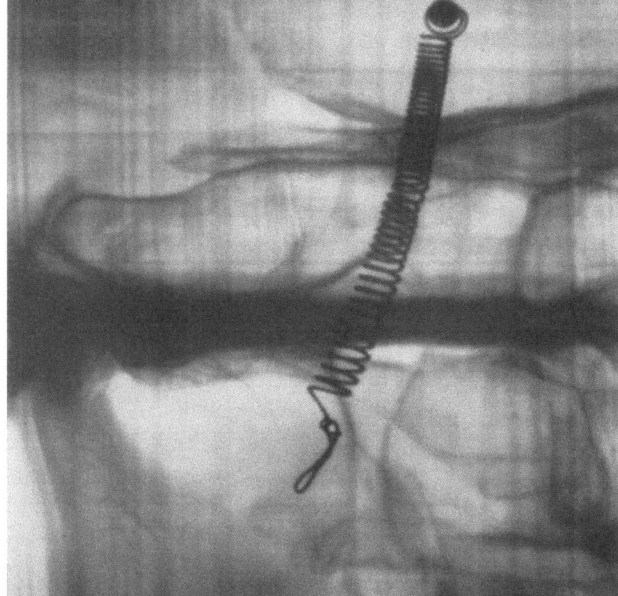

b

gleiche wie bei der ersten Ausführungsform. Die Abb. 7 zeigt eine Aufnahme des Skeletschädels mit diesem Verfahren. Man sieht panoramaartig den ganzen Schädelumfang. Links im Bild ist der Gesichtsschädel scharf abgebildet, in der Mitte sind die beiden auseinanderlaufenden Pyramiden sichtbar. Rechts im Bild ist der Gesichtsschädel nochmals, aber unscharf zu erkennen, da er sich filmfern befindet, dagegen sieht man jetzt, da das Hinterhaupt filmnah ist, die Lambdanaht.

Alle diese Verfahren wurden von mir 1939 angegeben und an Modellaufnahmen erläutert („Die Röntgenperspektive und ihre Umwandlung durch eine neue Aufnahmetechnik", Fortschr. Röntgenstr. Bd. 60, S. 2. Die Abbildungen sind dieser Arbeit entnommen).

Im Jahre 1949, also 10 Jahre später, wurde die Modifikation der Abb. 3h (Abrollung des Objektumfanges) durch Y. V. PAATERO wiederentdeckt, und zwar (nach einer persönlichen Mitteilung) ohne Kenntnis meiner vorausgehenden Veröffentlichung[1]. Der Autor, der Zahnarzt ist, verwendete das Verfahren, das er Pantomographie nannte, um Aufnahmen sämtlicher Zähne auf einen Film zu machen. Die Abb. 8 zeigt, daß er bereits zu sehr schönen Aufnahmen gelangte. Er gab ferner eine Abwandlung derselben

Abb. 4a u. b. a Aufnahme eines Skeletschädels. b Der gleiche Ausschnitt des Schädels nach dem Verfahren der Abb. 3a: Eliminierung der filmfernen Seite

---

[1] Es ist nicht zutreffend, wenn gesagt wurde, daß die ersten Aufnahmen mittels Drehung des Objektes bei unbewegtem Schlitz und feststehender Röhre von PAATERO ausgeführt wurden, da diese Technik bereits in der erwähnten Veröffentlichung aus dem Jahre 1939 geschildert wurde und die Abb. 7 in dieser Weise gewonnen wurde.

zur Erzielung stereoskopischer
Bilder an und beschäftigte sich
mit den Bedingungen, welche zur
Abbildung tieferer Schichten führen. Das wird erreicht, wenn der
Film mit geringerer linearer Geschwindigkeit abläuft als die Oberfläche des Objektes. PAATERO
arbeitete mit kreisförmig gekrümmten Filmhaltern. Dabei ergibt sich die Schichttiefe aus der
Abb. 9. *Oh* stellt den kreisrunden
Objekthalter, *Fh* den ebenfalls
runden Filmhalter dar. Beide rotieren in der Pfeilrichtung mit
gleicher Winkelgeschwindigkeit.
Ein eng eingeblendetes Strahlenbündel fällt durch die beiden
Achsen (O_1 und O_2). Die auf den
Kreisen 1—4 gelegenen Punkte
haben auf den korrespondierenden
Kreisen die gleiche lineare Geschwindigkeit sowohl am Objekt-
wie am Filmhalter. Jeder Punkt
eines Kreises des Objekthalters behält beim Durchgang durch das
Strahlenbündel seine Lage
zum entsprechenden Punkt
des gleichen Kreises des
Filmhalters bei. Dagegen
haben alle anderen Kreise
eine andere lineare Ge-
schwindigkeit, sie werden
also verwischt. Wenn eine
kreisförmig gekrümmte Kassette auf den Filmhalter
gesetzt wird, so entsteht
auf dieser ein Bild der entsprechenden Schicht, wenn
in der angegebenen Weise
gedreht wird. Die Schichttiefe kann somit gewählt
werden. Durch Änderung
des Krümmungsradius des
Filmes können auch nicht
konzentrische kreisförmige
oder auch ebene Flächen
aus dem Objekt herausgeholt
werden.

J. DUHAMEL hat diese
Methode mathematisch ana-
lysiert. Er gab eine Formel
zur Bestimmung der Dicke

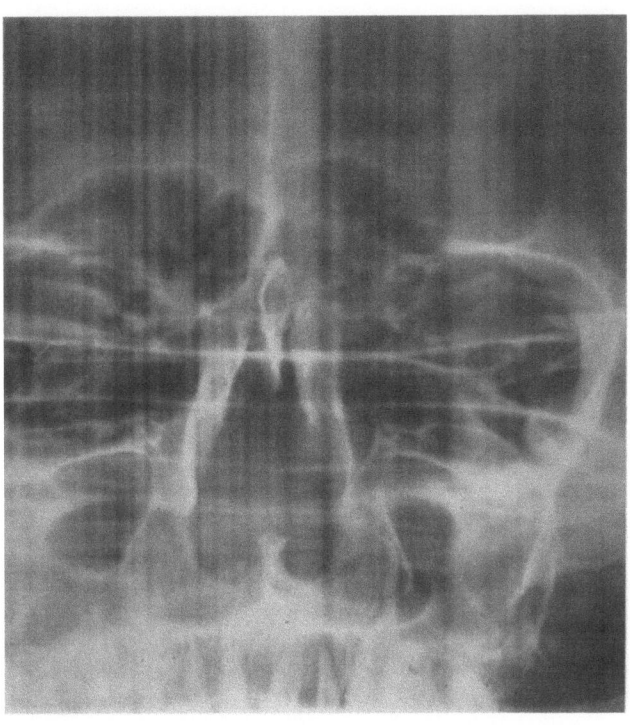

Abb. 5. Abbildung des Gesichtsschädels nach Schema 3b.
Eliminierung der Pyramiden. Radiäre Durchstrahlung des
Gesichtsschädels zur Darstellung der Nebenhöhlen der Nase

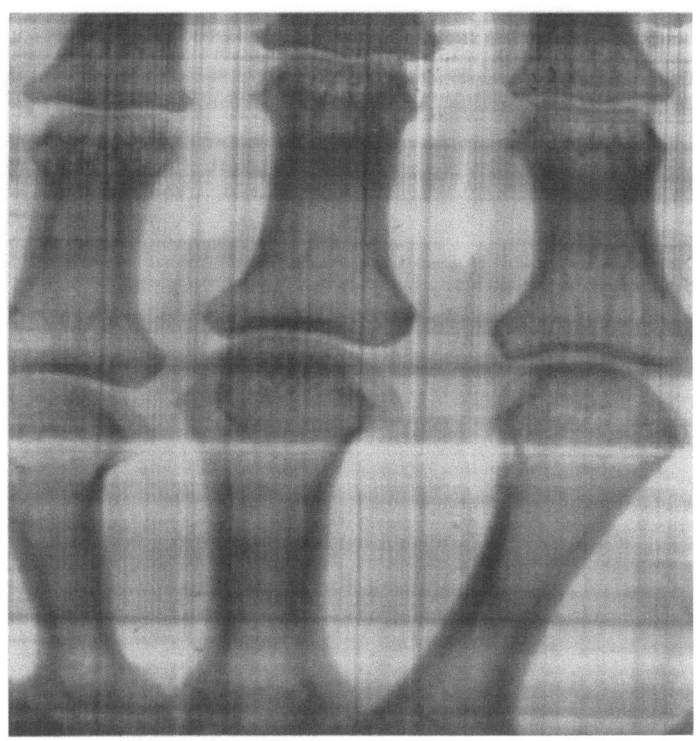

Abb. 6. Vergrößerung eines Ausschnittes einer Handaufnahme
(nach Abb. 3c)

32*

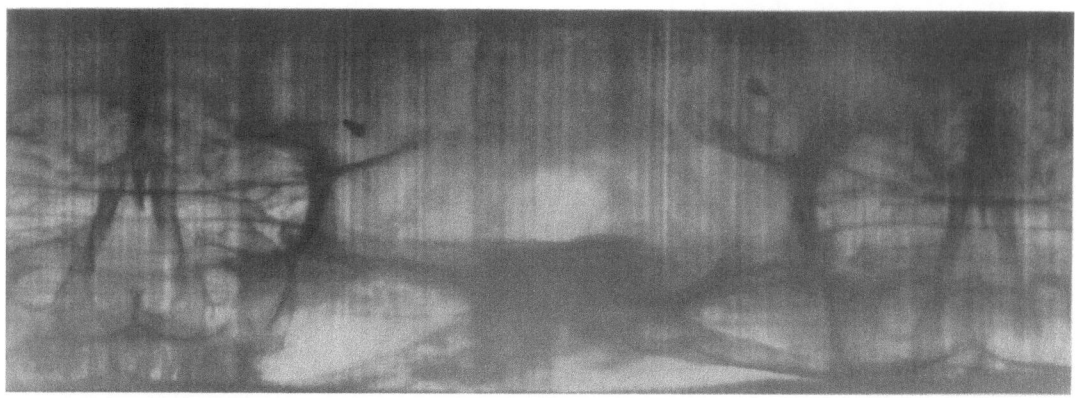

Abb. 7. Panoramaartige Aufnahme des Umfanges eines Skeletschädels. Technik modifiziert nach Abb. 3h: Drehung des Objektes, seitliche Verschiebung der Kassette, Röhre und Schlitzblende stillstehend

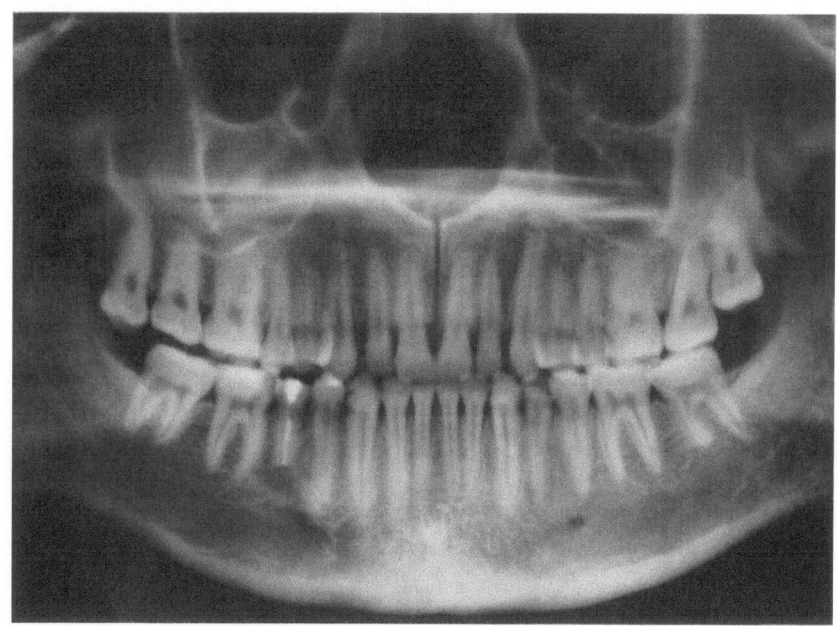

Abb. 8. Zahnstatus auf einem Film mit optimaler Darstellung sämtlicher Zähne, der Kieferhöhlen und des Unterkiefers. (Aufnahme von Paatero)

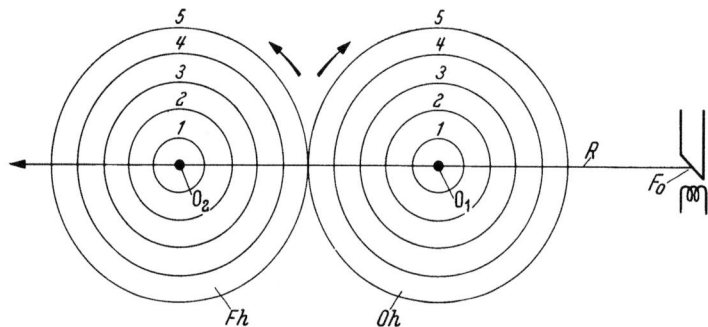

Abb. 9. Schema der Abbildung verschiedener Schichttiefen bei verschiedenem Abstand des Filmes vom Drehpunkt. (Nach Paatero). Oh Objekthalter, Fh Filmhalter

der scharf abgebildeten Schicht an:

$$d = 2 \cdot \frac{R'\,\delta - 4\,R'\,(R'-R)\ \mathrm{tg}\,\alpha}{\delta - 2\,[R'-a-(R-R')]\ \mathrm{tg}\,\alpha};$$

dabei ist

d = Dicke der scharf abgebildeten Schicht,

R = Radius der abzubildenden
Schicht,

R' = Radius des Films,

α = Hälfte des Öffnungswinkels des verwendeten
Röntgenstrahlenbündels,

a = Focus–Film–Abstand,

δ = Maß für die Schärfe
(z. B. = 1).

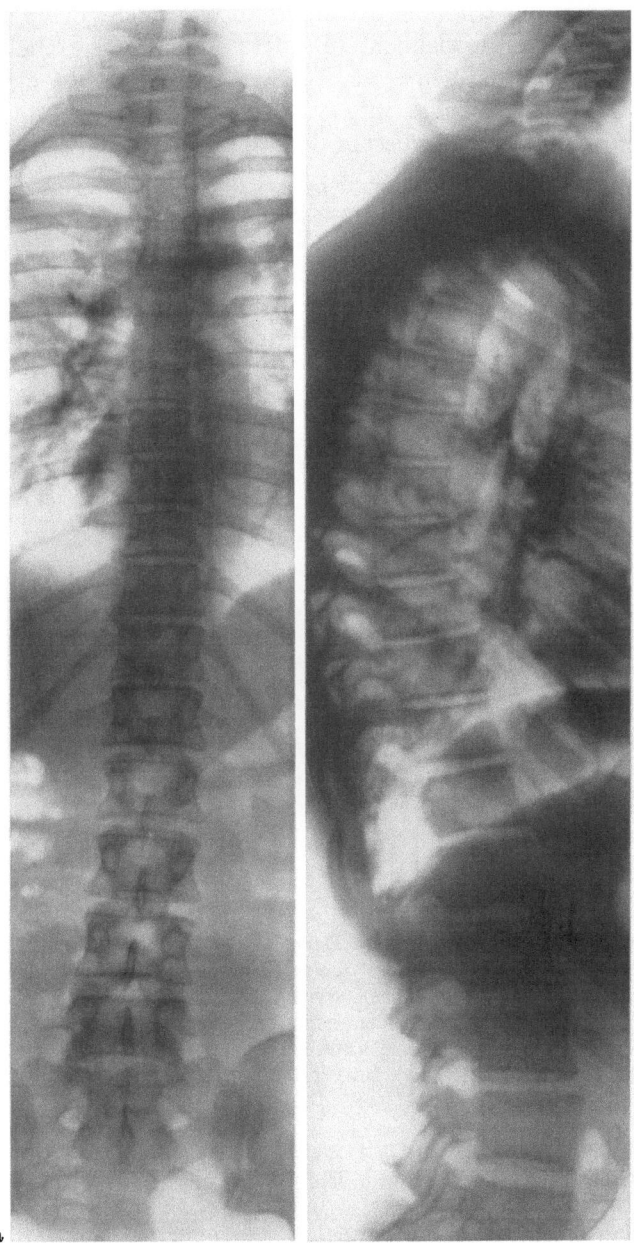

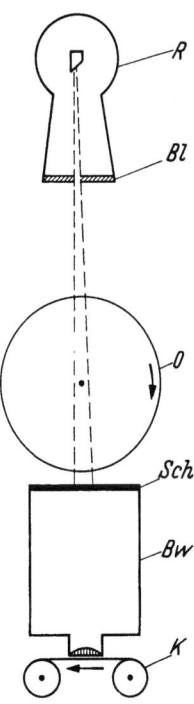

Abb. 10. Aufnahme der gesamten Wirbelsäule mit Hilfe der
während der Exposition über die ganze Länge der Wirbelsäule
hinweglaufenden Röntgenröhre und Schlitzblende. (Aufnahme
von W. Teschendorf)

Abb. 11. Rotationstomographie mittels
des Bildverstärkers. *R* Röntgenröhre,
Bl Blende mit vertikalem Schlitz, *O* Objekt
auf einer Drehscheibe, *BW* Bildwandler,
K Rollfilmkamera

Der Gedanke, ähnlich wie in der gewöhnlichen Photographie, durch einen bewegten
Schlitz zu belichten, ist fast so alt wie die Anwendung der Röntgenstrahlen. O. Pasche
(1903), Albers-Schöbnerg (1906), Haenisch, Gött und Rosenthal (1911), sowie
Millwee (1937) arbeiteten mit Spaltblenden. Das Prinzip ihres Verfahrens war jedoch
ein anderes. Sie beabsichtigten entweder eine Beseitigung der Streustrahlung oder eine
orthoröntgenographische Abbildung oder die Aufzeichnung von Pulsationsvorgängen.
Daher arbeiteten sie nicht mit einer während der Aufnahme geänderten Einfallsrichtung
der Strahlen, bzw. einer Objektbewegung; die „Röntgenperspektive" wurde nicht geändert. Dies gilt auch von späteren Autoren (Gill 1944, Malvoisin 1951, Schaltenbrand

1953, Johanson 1956). Eine Änderung der Einfallsrichtung haben jedoch Vieten (1940) und Vuorinen (1957, Segmentographie) verwirklicht. Der letztere hat eine grundlegende theoretische Analyse des Verfahrens und seiner sämtlichen Modifikationen gegeben. Zu erwähnen ist hier noch die „Rotatographie" (Takahasi), die darauf beruht, daß bei fester Röhre und horizontalem Schlitz hinter diesem der Film senkrecht bewegt wird. Das Objekt wird dabei gedreht und dadurch in Kurven aufgelöst.

1957 hat W. Teschendorf *Ganzaufnahmen der Wirbelsäule* gemacht, indem er Röhre und Schlitzblende bei stillstehender Kassette über die Länge der Wirbelsäule ablaufen ließ. Schlitzbreite 1 mm, 105—125 KV, 60 mA, Expositionsdauer 9—12 sec. Man muß während des Ablaufes des Schlitzes, wenn dieser mit konstanter Geschwindigkeit erfolgt, die Belichtungsbedingungen variieren und den einzelnen Abschnitten der Wirbelsäule anpassen. Die Abb. 10 zeigt, daß sehr gute Resultate erhalten wurden.

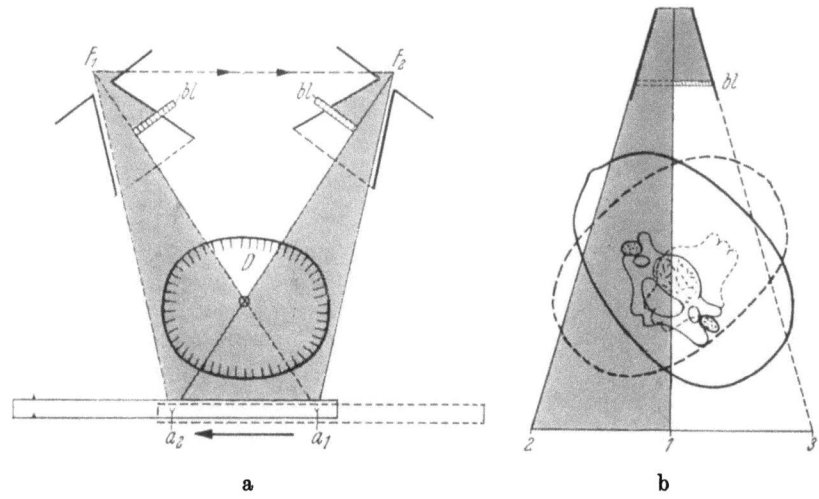

a   b

Abb. 12a u. b. Zwei Modifikationen der bivisuellen Aufnahmetechnik. a Exposition in Stellung F_1 und F_2, jeweils eine Bildhälfte wird durch die Halbierungsblende *bl* abgeblendet. Beide Zentralstrahlen gehen durch den Drehpunkt *D*. Die Kassette wird durch ein Schichtgerät verschoben. Der Blendenrand trifft bei beiden Belichtungen die gleiche Stelle des Films (a_1 und a_2). b Zwischen beiden Expositionen (dabei Abdeckung je einer Bildhälfte) wird das Objekt gedreht (in dem Beispiel der Halswirbelsäule um 45°). Kontrolle im Leuchtschirmbild (dabei wird der Blendenrand auf die Mitte des Wirbels gerichtet)

Die genannten Aufnahmedaten zeigen bereits, daß mit großen Strahlenmengen gearbeitet werden muß. Die Strahlenbelastung des Untersuchten kann niedrig gehalten werden, wenn man, worauf ich bereits in meiner ersten Veröffentlichung hingewiesen habe, eine zweite röhrenseitige Schlitzblende anbringt, welche den Kranken schützt, so daß er nur die Strahlenmenge einer gewöhnlichen Aufnahme erhält. Man kann auch auf die Schlitzblende zwischen Objekt und Kassette verzichten und nur mit der röhrennahen Blende arbeiten. Zu berücksichtigen ist, daß die Dosis im Gebiet der Drehachse steil ansteigt (bis zum 20fachen der Oberflächendosis, Vuorinen, Viehweger). An welcher Stelle des Strahlenkegels die Einblendung erfolgt, ist für den Effekt gleichgültig. Dagegen erfordert diese Technik eine außerordentlich hoch belastbare Apparatur. Daran scheiterte zunächst ihre allgemeine Anwendung. Ich beschränkte mich damals (1939) auf Skeletaufnahmen. Jetzt können wir jedoch den *Bildverstärker* einsetzen und damit diese Schwierigkeit beseitigen.

Eine Apparatur für diese Aufnahmetechnik, die man als *Rotationstomographie* bezeichnen kann, müßte etwa der Abb. 11 entsprechen. Vor der Röntgenröhre ist die Blende *Bl* angebracht, die durch einen vertikalen Schlitz die Strahlung austreten läßt; diese fällt durch das Objekt *O* auf die radiosensible Schicht *Sch* des Bildwandlers *BW*. Die Aufnahme entsteht auf der Rollfilmkamera K. Dazu wird das Objekt *O*, das auf einem Drehschemel sitzt oder auf einer Drehscheibe steht, mittels eines Elektromotors gedreht. Diese Drehbewegung ist mit dem Ablauf des Rollfilms durch Wellen- oder Kettenübertragung zu koppeln, und zwar so, daß ein verschiedenes Verhältnis der Ablaufgeschwindigkeit zur Drehgeschwindigkeit des Objektes wahlweise eingestellt werden kann. H. BÜCHNER, der sich ebenfalls mit diesem Problem befaßt hat, macht, nach einer persönlichen Mitteilung, darauf aufmerksam, daß man verschieden geformte Schichtebenen erzielen kann, wenn man die Ablaufgeschwindigkeit der Kamera während der Exposition ändert, da man damit die Schichttiefe ändert.

Man kann nicht nur kreisförmige Schichten von beliebiger Tiefe, sondern auch beliebige anders geformte Schichten aus dem Objekt herausholen. Es ist dabei zu beachten, daß

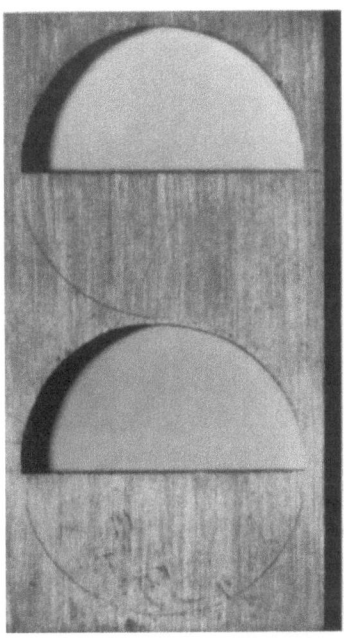

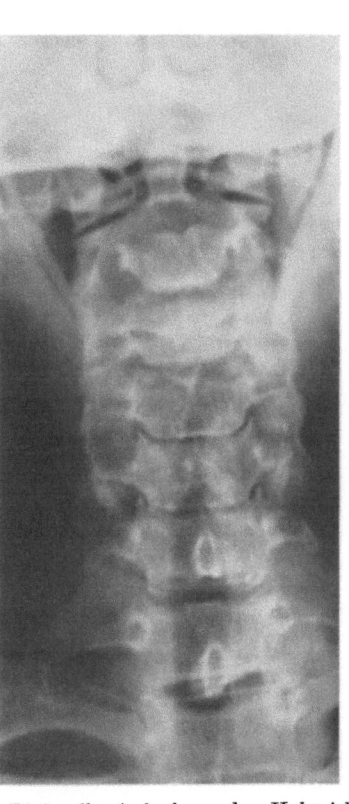

Abb. 13. Messingplättchen, das in einen Schlitz im Conus der Röntgenhaube gesteckt wird und die eine Bildhälfte abblendet

Abb. 14. Bivisuelle Aufnahme der Halswirbelsäule unter Eliminierung des Unterkieferschattens

bei geänderter Ablaufgeschwindigkeit des Filmes auch die Belichtungsintensität der Röntgenröhre oder der Verstärkungsfaktor des Bildwandlers geändert werden kann.

Es ergeben sich zahlreiche physikalische Probleme, die ich z. T. bereits erwähnt habe. Von besonderer Bedeutung ist der Einfluß der Schlitzbreite auf die Entstehung der Bilder. Je schmäler der Schlitz wird, um so geringer wird die Verwischung, schließlich erhält man bei fast unendlich schmalem Schlitz ein reines Summationsbild. Bei zunehmender Schlitzbreite nimmt die Verwischung zu, bis schließlich auch die Schichtebene verwischt wird. Es gibt also eine optimale Schlitzbreite, die aus der Formel DUHAMELs errechnet werden kann.

Der Gedanke, verschiedene Objektabschnitte mit verschiedener Einfallsrichtung der Strahlung auf einer Aufnahme abzubilden, liegt auch der von mir 1957 angegebenen „bivisuellen Aufnahme" zugrunde. Diese wird dabei mit denkbar einfachen Mitteln und ohne stärkere Belastung der Apparatur durchgeführt. (Die folgenden Abbildungen stammen aus meinen damaligen Veröffentlichungen in den „Fortschr. Röntgenstr.") Die Abb. 12a und b gibt das Prinzip des Verfahrens wieder. Es wird dabei (Abb. 12a) das Objekt vom Focus F_1 und F_2 zweimal belichtet. Zwischen beiden Expositionen wird

die Röntgenröhre verschoben. Durch die an der Röhrenhaube angebrachte Halbierungs-
blende *bl* wird jedesmal eine Bildhälfte abgeblendet. Erstere wird zwischen den beiden
Expositionen umgesteckt, so daß nacheinander beide Bildhälften aufgenommen werden.
Gleichzeitig muß die Filmkassette so verschoben werden, daß beide Halbbilder sich

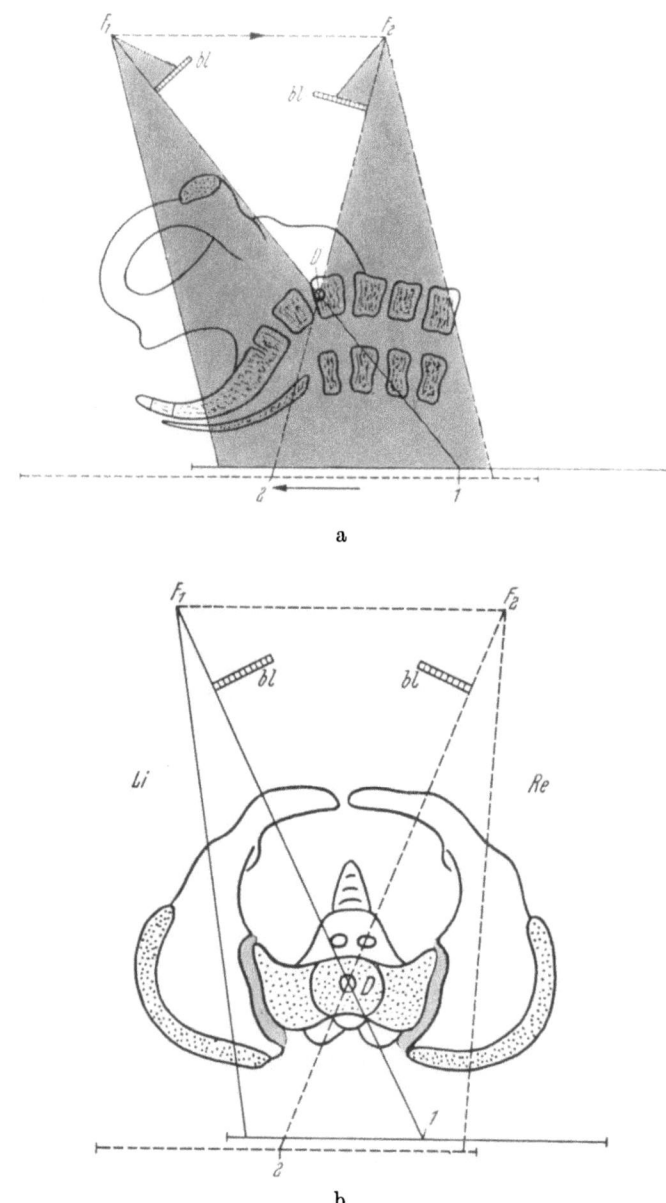

Abb. 15a—f. Verschiedene Möglichkeiten der bivisuellen Technik. a Aufnahme der Lendenwirbelsäule und
des Kreuzbeins (s. Abb. 16). b Kreuzbein mit den orthograd getroffenen Articulationes sacro-iliacae. c Darstellung
des Systems der Siebbeinzellen (s. Abb. 17). d Beide Hili unter Eliminierung des Mittelschattens.
e Sternumaufnahme. f Darstellung beider Pyramiden

exakt aneinanderfügen. Dies geschieht mittels eines der üblichen Schichtgeräte. Der
Zentralstrahl beider Aufnahmen dreht sich dabei um den Punkt *D*. Der Blendenrand
ist infolge der focusnahen Anbringung nicht sichtbar. Die Modifikation der Abb. 12b
ist einfacher, da sie auf das Schichtgerät verzichtet und *durchleuchtungsgezielte* Aufnahmen ermöglicht. Hier bleiben Röhre und Kassette unbeweglich stehen, es wird
zwischen beiden Expositionen das *Objekt* um den gleichen Winkel zur Sagittalebene

gedreht und gleichzeitig die Halbierungsblende *bl* umgesteckt. In dem Beispiel der Abbildung wird auf diese Weise die Halswirbelsäule unter Drehung um 45⁰ zur Darstellung der Intervertebrallöcher aufgenommen. Eine der verwendeten Halbierungsblenden ist in Abb. 13 wiedergegeben. Es ist ein 2 mm dickes Messingplättchen, das die in der Abbildung sichtbaren Öffnungen aufweist. Es wird in den Conus, der sich zwischen Röhrenhaube und Blendenkasten befindet, eingeschoben.

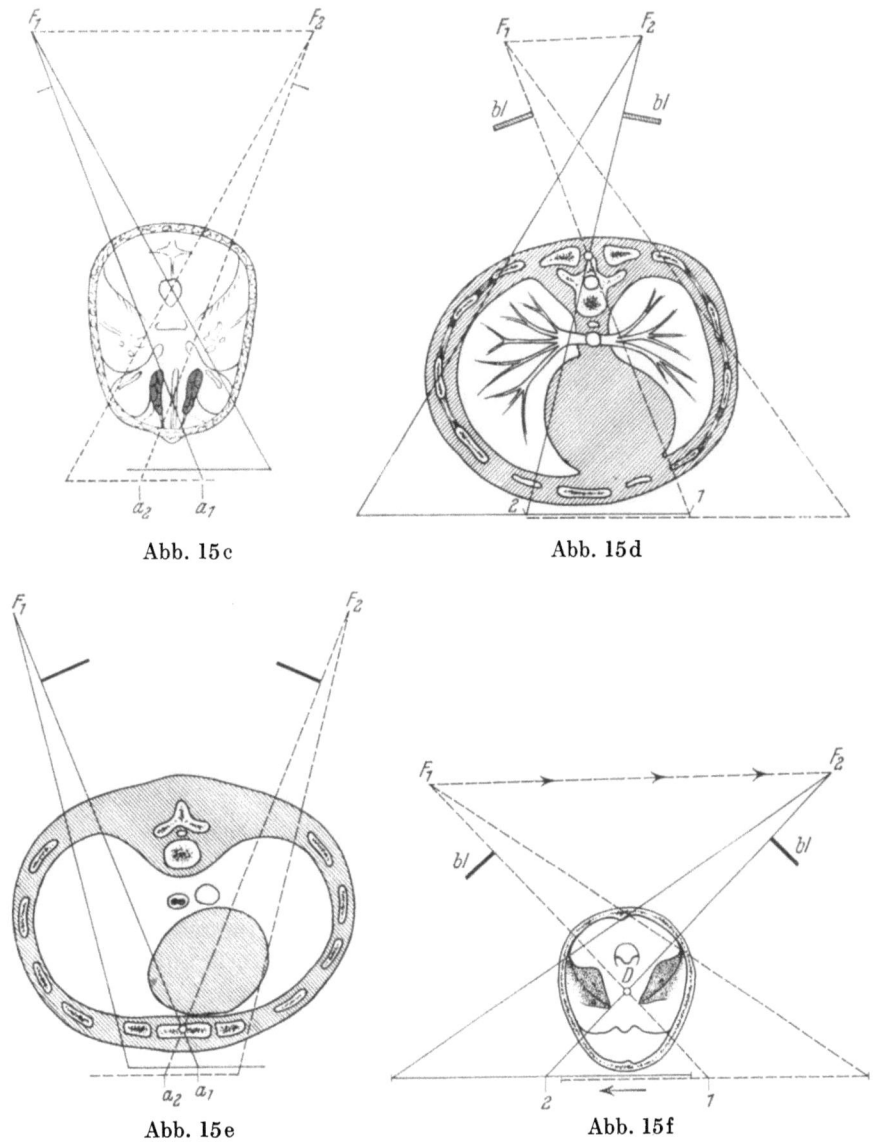

Abb. 15c   Abb. 15d

Abb. 15e   Abb. 15f

Das Verfahren soll an einigen wenigen Beispielen erläutert werden. Abb. 14 gibt eine a.p.-Aufnahme der *Halswirbelsäule* wieder. Man geht dabei so vor, daß man eine gezielte Aufnahme der oberen Halswirbel bei geöffnetem Mund macht. Die untere Hälfte des Bildes ist abgedeckt. Dann läßt man den Mund schließen und steckt die Halbierungsblende so in den Conus der Haube, daß jetzt die untere Hälfte der Halswirbelsäule abgebildet wird. Röntgenröhre und Kassette bleiben zwischen beiden Aufnahmen fixiert. Der störende Schatten des Unterkiefers ist eliminiert, da er sich auf beiden Teilbildern im abgeblendeten Bereich befindet. Diese Technik hat gegenüber der bekannten Methode OTTONELLOs den Vorteil, daß der Unterkieferschatten nicht nur verwischt, sondern völlig eliminiert wird. Ferner werden die dabei häufig auftretenden

Verwackelungen vermieden. Man muß allerdings für eine gute Fixierung des Halses sorgen[1].

Die Abb. 15 zeigt einige weitere Beispiele: in a ist die Einfallsrichtung der Strahlung beider Halbbilder sowie die Kassettenverschiebung bei der Sagittalaufnahme der *Lendenwirbelsäule und des Kreuzbeins* angegeben. Der Drehpunkt entspricht dem 4. Lumbalwirbel. Das untere Halbbild wird mit einem Winkel von 25° nach kranial geneigter Strahlung, das obere mit etwa 5° nach caudal geneigter Richtung gemacht. Die Winkel sind bei verschiedenen Personen etwas verschieden, sie werden nach der Seitenaufnahme festgelegt. Die Abb. 16 zeigt, daß sämtliche Wirbel und das Kreuzbein optimal getroffen sind.

In Abb. 15 b ist die Einstellung zur Abbildung der *Articulationes sacro-iliacae* angegeben.

Von Vorteil ist auch die Abbildung der Brustwirbelsäule (a. p.) mit zwei Halbierungsaufnahmen ohne jede Verschiebung unter verschiedener Belichtungseinstellung der oberen und unteren Hälfte (mit oder ohne Verwendung einer Ausgleichsfolie).

Die Aufnahme der Halswirbelsäule unter Abbildung der *Foramina intervertebralia* ist bereits erwähnt worden (Abb. 12 b), in ähnlicher Weise können die kleinen Wirbelgelenke etwa an der Lendenwirbelsäule abgebildet werden.

Abb. 15 c gibt die Einstellungstechnik für die Darstellung des gesamten *Systems der Siebbeinzellen* wieder. Die Einfallsrichtung beider Halbbilder ist gegenüber der Medianebene um einen Winkel von 10—15° gedreht. Man kann zur Herstellung dieser Aufnahmen beide oben geschilderten Modifikationen des Verfahrens verwenden. Einfacher ist die unter Drehung des Objektes bei fixierter Röntgenröhre und Kassette. Die Abb. 17 zeigt, daß damit sehr schöne Bilder erhalten werden.

Abb. 15 d gibt die Anwendung des Verfahrens zur Abbildung *beider Hili* unter Ausschaltung des Herz- und Wirbelsäulenschattens, Abb. 15 e die des *Sternums*, Abb. 15 f die der *Pyramiden* wieder. Natürlich sind noch zahlreiche andere Abbildungen möglich, so die Darstellung der Warzenfortsatzzellen, der Trachea usw. Ich möchte mich aber mit den angeführten Beispielen begnügen.

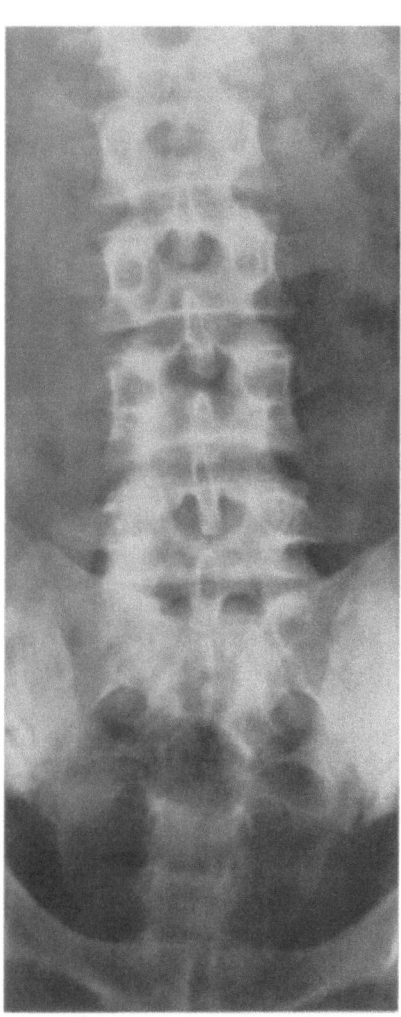

Abb. 16. Lendenwirbelsäule und Kreuzbein. Dieses und sämtliche Wirbelkörper sind senkrecht zu ihrer Längsachse getroffen und optimal abgebildet (s. besonders den 5. Lumbalwirbel, dessen Schlußplatten senkrecht zum Film stehen)

---

[1] In diesem Zusammenhang ist ein vor kurzem von Gersh und Vincent vorgeschlagenes Verfahren zu nennen, das darin besteht, die obersten zwei oder drei Halswirbel peroral unter Verwendung eines schmalen Tubus (Ohrtubus) aufzunehmen, dann wird der Mund geschlossen, und es erfolgt eine zweite Belichtung ohne Tubus bei auf den oberen Schildknorpelrand gerichtetem Zentralstrahl. Damit werden die übrigen Wirbel abgebildet. Die Ähnlichkeit mit dem oben geschilderten Verfahren ist eklatant. Es ist dabei unerheblich, ob die Einblendung bei der ersten Aufnahme durch den schmalen Tubus oder durch die von mir angegebene Halbblende erfolgt. Dagegen erheben sich schwere Bedenken gegen die Verschiebung der Röntgenröhre nach der ersten Belichtung. Damit erfolgt selbstverständlich eine Verschiebung des Abbildungsortes der unteren Halswirbel auf dem Film gegenüber den oberen Wirbeln, so daß diese sich nicht mehr, wie man dies von einer exakten Aufnahmetechnik verlangen muß, aneinanderfügen, sondern teilweise überdecken. Wie ich mich überzeugen konnte, werden dadurch mitunter Blockwirbel vorgetäuscht.

Das Verfahren der bi-
visuellen Aufnahmen hat
natürlich nicht die Mög-
lichkeiten der Schlitzaufnahmen. Es ist dafür
aber mit einfachen Mit-
teln durchzuführen. Man
kann sagen, daß alles,
was diese Technik zur
Abbildung bringt, auch
mit zwei Aufnahmen
der üblichen Technik er-
reicht werden kann. Es
bieten sich demgegen-
über folgende Vorteile:
1. Es wird nur ein Film
verwendet, 2. überflüssige
Bildabschnitte fallen weg,
3. beide Seiten sind un-
mittelbar nebeneinander
dargestellt, 4. die Abbildung beider Seiten ist
völlig symmetrisch, was
bekanntlich in der Pra-
xis bei Schrägaufnahmen
sehr oft nicht der Fall
ist.

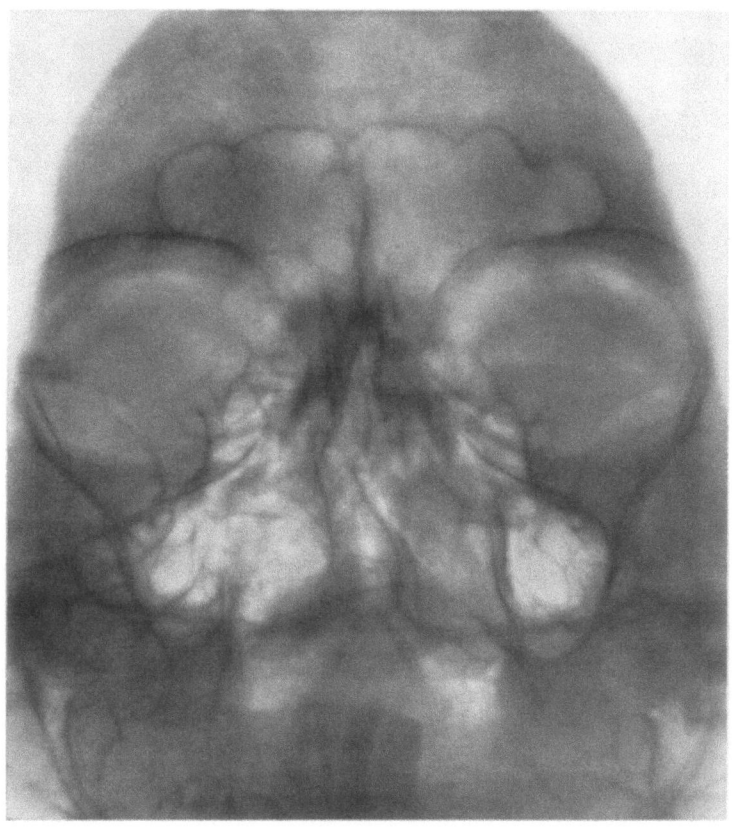

Abb. 17. Abbildung des ganzen Systems der Siebbeinzellen

Literatur

ALBERS-SCHÖNBERG, H. E.: Röntgentechnik, 6. Aufl., Bd. 1. Leipzig: Georg Thieme 1941.

DUHAMEL, J.: Les procédés de radiographie en coupe non rigoureux. Sci. Industr. phot. 25, 129—139 (1954).

— Une forme nouvelle de phototomographie. La photopantomographie de Y. V. PAATERO. Sci. Industr. phot. 25, 353—355 (1954).

GERSH u. VINCENT: Med. Radiogr. Photogr. Nr 1 (1957).

GILL, G.A.: Roentg. method f. the measurement of bone length. J. Bone Jt. Surg. 26, 767 (1944).

HECKMANN, K.: Die Röntgenperspektive und ihre Umwandlung durch eine neue Aufnahme-Technik. Fortschr. Röntgenstr. 60, 145—157 (1939).

— Die bivisuelle Röntgenaufnahme. Fortschr. Röntgenstr. 87, 64—75 (1957).

— Darstellung der Siebbeinzellen. Fortschr. Röntgenstr. 87, 765—769 (1957).

— Die Pseudofokalaufnahme. Fortschr. Röntgenstr. 91, 502—506 (1959).

JOHANSON, C. E.: Radiology in obstetrics. Acta obstet. gynec. scand. 35, 181 (1956).

MALUOISIN, J.: Présentation d'un nouvel appareil à la fois del'orthoradiographie. J. Radiol. Électrol. 32, 66 (1951).

MILLWEE, R. H.: Slit scanography. Radiology 28, 483 (1937).

PAATERO, Y.V.: Pantomography of the temporo-mandibular Joint. Suom. Hammaslääk. Toim. Suppl. 1, 48 und 186 (1952).

— Pantomographische Röntgenphotographie. Fortschr. Kieferorthop. 13, 115—117 (1952).

— Pantomography in theory and use. Acta radiol. (Stockh.) 41, 321—335 (1954).

— The principles of the construction and function of the stereo-pantomograph. Acta radiol. 43, 113—119 (1955).

— Die Anwendung der Pantomographie. Fortschr. Röntgenstr. 82, 525—528 (1955).

— Pantomography of flat lagers. Acta odont. scand. 16, Nr I, 89—98 (1958).

PASCHE, O.: Über eine neue Blendenvorrichtung. Fortschr. Röntgenstr. 6, 210 (1903).

SCHALTENBRAND, G.: Orthoroentgenography. Amer. J. Roentgenol. 70, 114 (1953).

TAKAHASI, S.: Rotation Radiogr., Maruzen, Tokyo 1957.

TESCHENDORF, W.: Doppelschlitzaufnahme des Wirbels. Röntgenblätter 10, 21—27 (1957).

VIEHWEGER, C.: Die Röntgenuntersuchung mit bewegter Röhre. Fortschr. Röntgenstr. 90, 744—766 (1959).

VIETEN, H.: Verfahren zur Herstellung von Körperschichtaufnahmen. Fortschr. Röntgenstr. 62, 322 (1940).

VUORINEN, P.: The roentgenographic slit methods. Acta radiol. (Stockh.) Suppl. 177, (1959).

IX. Farbige Röntgenbilder

Von

W. Bergerhoff[1]

Mit 4 Abbildungen

1. Bisherige Verfahren

Der Gedanke, zur Verbesserung der Erkennung von Einzelheiten farbige Röntgenbilder an Stelle der schwarz-weißen zu machen, ist keineswegs neu. Schon lange vor der Erfindung des Farbfilmes für die Photographie wurden Erfindungen zur Herstellung farbiger Röntgenbilder patentiert. Vom 16. 9. 1925 datiert ein solches Patent von L. DANIN. Das Verfahren besteht darin, die bekannten, Silbersalze enthaltenden und in üblicher Weise zu belichtenden oder bereits belichteten, entwickelten und fixierten Unterlagen mit einer Lösung zu tränken, die eine *lichtempfindliche Komponente* und verschiedene *Farbstoffe* als Sensibilisatoren enthält. Danach wird die vorbehandelte Unterlage dem Licht ausgesetzt, sodann im Dunkeln ausgewaschen, wodurch die ursprünglich schwarz-weißen Töne in verschiedenen Farben gemäß der Dichte oder sonstigen Beschaffenheit der Objekte erscheinen. Geeignete Chemikalien sind alkoholische oder wäßrige Lösungen von Ferri-Ammoniumcitrat und Ferri-Cyankali, Eosin und Trypaflavin.

Der Prozeß ist zugegeben einigermaßen umständlich und wohl auch nirgends für eine routinemäßige Anwendung eingeführt worden.

Am 26. 8. 1926 erhielt F. SIMON ein Patent auf ein Verfahren zur photographischen Aufnahme mit Röntgenstrahlen unter Umsetzung der Härteunterschiede von Strahlen in sichtbare Farbtöne im Aufnahmematerial. Im photographischen Aufnahmematerial ist zwischen empfindlicher Schicht und Aufnahmeobjekt ein Raster eingeschaltet, dessen Bestandteile aus durchsichtigem Material mit verschiedenem Extinktionskoeffizient für Röntgenstrahlen bestehen und gleichzeitig im sichtbaren Gebiet verschiedene Farben aufweisen, d. h. die Röntgenplatte wird mit drei Sorten Stärkekörnern belegt, von denen die ersten mit einem Bleisalz, die zweiten mit einem Kupfersalz und die dritten mit einem Aluminiumsalz getränkt und so z. B. grün, blau und rot angefärbt sind. Die Platte wird nach der Entwicklung an Stellen, wo sie von verschieden harter Strahlung getroffen ist, verschiedene *sichtbare Farbtöne* zeigen. Es handelt sich hier um die Erzielung eines farbigen Bildes durch „*additive Farbmischung*", wie sie ganz ähnlich auch damals in der Farbenphotographie angewandt wurde. Ein farbiges Röntgenbild dieser Art würde heute den Ansprüchen an Schärfe der Abbildung sicherlich nicht mehr genügen können.

W. SCHMITZ erhielt am 24. 5. 1939 ein Patent unter der Bezeichnung „Verfahren zur farbigen Röntgenphotographie", wobei eine Aufteilung in zwei oder mehrere Teilgebiete des Röntgenspektrums durch zwei oder mehrere Röntgenaufnahmen des gleichen Objekts mit *verschiedener Strahlenhärte* erfolgt. Die einzelnen Aufnahmen werden in verschiedener Färbung hergestellt und in bekannter Weise zur Deckung gebracht. Die Nuancierung der Farben entsteht dabei durch „*subtraktive Farbmischung*". Müssen die Teilbilder durch eine einzige Belichtung erzeugt werden, ist zwischen den photographischen Schichten eine Filterschicht nötig, welche die Strahlung zweckentsprechend schwächt. Der

[1] Aus dem Max-Planck-Institut für Hirnforschung, Abteilung für Tumorforschung und experimentelle Pathologie, Köln-Lindenthal (Prof. Dr. W. TÖNNIS) und aus der Neurochirurgischen Universitätsklinik Köln-Lindenthal, Lindenburg (Prof. Dr. W. TÖNNIS).

Energieverlust kann durch geeignete Verstärkerfolien ausgeglichen werden. 1938 hielt A. VALLEBONA einen Vortrag: „Applicazione della fotografia a colori alla roentgenografia". Der Titel des Vortrages deutete schon an, daß es sich nur um die Anwendung des eben erst erfundenen Farbfilmes für röntgendiagnostische Zwecke handeln sollte. Er wies darauf hin, daß wir im gewöhnlichen Röntgenbild nur unzählige Graustufen zwischen Schwarz und Weiß wahrnehmen, und daß der Ersatz eines solchen Schwarz-Weiß-Bildes durch ein vielfarbiges die Möglichkeit der Differenzierung der Detailschatten verbessern könnte, besonders wenn es gelingen würde, geeignete Emulsionen mit besonderen photographischen Eigenschaften herzustellen. Entsprechende Versuche wurden auf Agfa-Color-Film mit und ohne Verstärkerfolien gemacht. VALLEBONAs Schüler G. SANQUIRICO kündigte 1952 weitere Versuche in dieser Richtung an, doch ist eine Veröffentlichung bisher nicht erfolgt.

Von dem Japaner S. TAKAHASHI stammt 1951 ein Verfahren zur Herstellung farbiger Röntgenbilder auf einem Mehrfachschichten-Farbfilm (Fujicolor). Dabei wird dieser Film zunächst mit einer Zn S/Cd S—Ag (Mischungsverhältnis 1:4)-Verstärkerfolie, die orangerot leuchtet, bei 150 kV und dann mit einer blaugrün leuchtenden Zn S/Cd S—Ag (Mischungsverhältnis 4:1)-Folie bei 37 kV belichtet. Dichte Schatten wechseln Farbe und Farbtiefe, und zwar mit zunehmender Schattentiefe von Rot zu Rotblau über Blaugrün zu tiefem Blau. Auf dem Röntgenbild einer Lunge bildete sich eine Kaverne hellrot ab. Tuberkulöse Herde zeigten hellblaue und Kalkherde tiefblaue Färbung.

Auch v. ZIFFER-TESCHENBRUCK (1951) empfiehlt Teilbilder, die mit verschiedener Strahlenhärte erzeugt werden.

Am bekanntesten wurden die Versuche zur Herstellung farbiger Röntgenbilder ebenfalls 1951 von G. E. DONOVAN „Radiography in colour" und mit G. JONES „Colour in radiography". Die Experimente erweckten viel Interesse, obgleich an ihre Übertragung in die tägliche röntgenologische Praxis nicht zu denken war.

DONOVAN hatte im Frühjahr 1949 vor der Medical Society of Ireland farbige Röntgenbilder auf der Projektionswand und als *Farbdrucke* auf Papier gezeigt. Für die Projektion verwandte er drei transparente Positive von Röntgenbildern, z. B. des Kopfes, die mit 30, 45 und 90 kV gemacht waren. Die drei Bilder wurden dann durch Filter von roter, grüner und blauer Farbe übereinanderprojiziert und lieferten so nach dem Prinzip der „*additiven Farbmischung*" ein farbiges Röntgenbild.

Ein ähnlicher Effekt kann durch Benutzung eines „*Chromoskopes*" erzielt werden. Die drei Teilbilder werden mit rotem, grünen und blauem Licht durchstrahlt und mit einem Spiegelsystem übereinanderprojiziert. Die Herstellung *farbiger Papierbilder* erfolgte nach dem Prinzip der „*subtraktiven Farbmischung*", welche die Grundlage der modernen Farbfilmtechnik bildet.

Die drei Teilbilder werden also wie die Farbabzüge in der Farbenphotographie behandelt und nach den Regeln des Drei-Farben-Druckes auf Papier übertragen.

Zur Vereinfachung des Verfahrens empfahl DONOVAN, nur zwei Teilbilder in blauer und gelber Farbe zu machen. Die Verbesserung der Detailerkennbarkeit im Farbenbild kommt vor allem der Darstellung der Weichteilstrukturen zugute.

A. DOWDY und L. BONANN versuchten 1953 durch „simulated colour roentgenography" die technischen Schwierigkeiten des Verfahrens von DONOVAN zu umgehen, nachdem E. PIRKEY, J. PARKER und F. SHOOK 1951 in einem Aufsatz „Colour as a teaching aid for diagnostic roentgenology" die von der Eastman-Kodak-Company ausgearbeitete „*Flexichrome*"-Methode zum Ausmalen schwarz-weißer Negative in ganz beliebigen Farben empfohlen hatten.

Das Verfahren der nachträglichen Einfärbung einer Kopie des Originalbildes auf Spezialfilm mit Flexichromefarben ist sehr umständlich, auch kostspielig, bietet aber alle Möglichkeiten, für Lehrzwecke anatomische Einzelheiten, z. B. im Urogramm, Cholecystogramm usw. durch auffällige, kräftige Farben im Röntgenbild besonders deutlich zu machen. BONANN und DOWDY konnten das Verfahren 1958 durch Benutzung des modernen *Log-Etronic*-Gerätes bei der Herstellung der notwendigen Kontaktkopien von den Originalfilmen schon vereinfachen.

Natürlich hat das Flexichrome-Verfahren mit der Erzeugung eines echten farbigen Röntgenbildes nichts zu tun. Diesem Bestreben galten 1955 die Versuche von A. Bryce zur „Experimental colour radiography" im *direkten Verfahren* auf Pakolor-Papier.

Die Belichtung dieses Aufnahmematerials mit Röntgenstrahlen ergibt ein blaufarbenes Bild, da alle drei Emulsionsschichten des Papiers von der Strahlung gleichmäßig durchdrungen werden. Die Anwendung blau fluorescierender Verstärkerfolien ändert die Bildfarbe beträchtlich. Mit einer Folie an der Rückseite des Papiers wird das Bild purpurfarben und zeigt natürlich die Faserstruktur des Papiers. Benutzt man nur eine Folie in Kontakt mit der Vorderseite des Schichtträgers, so variiert die Bildfarbe je nach der Belichtungsintensität von Gelb bis Braun durch Kombination des Röntgenbildes in jeder Emulsionsschicht mit dem gelben Bild, das durch das Fluoreszenzlicht der Verstärkerfolie in der obersten Emulsionsschicht erzeugt wird.

Setzt man nun ein solches Bild während der Entwicklung farbigem Licht aus, so resultiert ein zweifarbiges echtes Röntgenbild. Das fertige Papierbild zeigt in den Teilen stärkster Strahleneinwirkung braune Töne, an unbelichteten Stellen blaue Töne und wechselnd dichte grüne und braune Töne an Stellen mittlerer Belichtungsintensität. Die Herstellung eines solchen Farbenbildes beansprucht gut 65 Minuten. Die geringe Empfindlichkeit des Pakolor-Papiers erfordert recht lange Belichtungszeiten; deshalb beschränkten sich die Versuche auf Abbildungen eines stufenförmigen Aluminiumkeiles.

Ein 1957 zum Patent angemeldetes Verfahren zur Erzeugung mehrfarbiger Röntgen- und Lichtbilder auf handelsüblichem Filmmaterial von Leiber und Kankelwitz ähnelt in etwa dem Verfahren von Danin. So wird z. B. ein gewöhnliches Röntgenbild mit einer Kaliumferricyanid-Kaliumbromidlösung rebromiert, das wiedergebildete Silberbromid durch Farbentwickler, der gleichzeitig die gewünschte Komponente enthält, chromogen entwickelt, z. B. zunächst durchweg zu Gelb, dann wieder rebromiert, partiell fixiert und das Restbromsilber z. B. zu Purpur oder Blau entwickelt. Es sind auch noch andere Prozeduren möglich. Rakow, Krug, Eichhorn und Kankelwitz berichteten 1961 auf dem Deutschen Röntgenkongreß über ihre praktischen Erfahrungen.

In einem neuen Bericht referierten Angerstein, Krug und Rakow mit zahlreichen Hinweisen auf Patente 1964 über die verschiedenen Verfahren zur Erzeugung farbiger Röntgenbilder. Nach dem Verfahren von Angus (1959) erfolgt die Anfärbung entweder in einem Farbentwickler oder durch Färben des bereits fixierten Filmes in einer Anilin-Farblösung. Später wird dann eine Kopie auf einen einschichtigen panchromatischen Film gebracht. Der Kontrast der Kopie hängt von der Wahl der Farbe des Ausgangsfilmes und der Kompensationsfilter der Kopierlampe ab. Andere Verfahren zur Herstellung farbiger Röntgenbilder, die von speziellen Farbfilmen ausgehen, sind von Buckaloo und Cohn (1956), Blum (1958) und Clark und Uznanski (1959) veröffentlicht worden.

Auf die Möglichkeit einer Kontraststeuerung photographischer Bilder durch nachträgliche Buntentwicklung haben Kankelwitz, Krug und Lau (1960) aufmerksam gemacht. Bei dem Verfahren von Kankelwitz und Leiber erscheint das fertige Farbbild in den ursprünglich hellen Bereichen blau, in den dunklen grün mit dazwischenliegenden Farbübergängen. Die Herstellung eines solchen Buntbildes beansprucht für Härten, Wässern, Bromieren, Farbentwickeln und Fixieren einen Zeitaufwand von mindestens 2 Std.

Möglichkeiten und Grenzen der Röntgenfarbphotographie waren Gegenstand einer experimentellen Studie von Schober und Munker (1963). Analog der schon früher beschriebenen Teilbildtechnik wurden von aus Blechen geschichteten Metalltreppen oder in Bohrungen einer Plexiglastreppe eingefüllten Substanzen in Pulverform Teilbilder bei 35 kV und 125 kV Röhrenspannung angefertigt. Die Filmschwärzungen wurden irgendwie in Farbe umgesetzt und zwar in Rot und Grün. Die beiden einfarbigen Teilbilder wurden übereinander gelegt und ergaben so in subtraktiver Farbmischung das fertige Röntgenfarbbild. Die erzielten Farbunterschiede im Röntgenbild waren zwischen den Metallen Fe, Cu, Al, Pb recht gering und lagen etwa an der Schwelle der subjektiven Erkennbarkeit. Das Metall Zinn (Sn) unterschied sich von den anderen Metallen durch eine grünere Farbe im Röntgenbild. Das ist eine Folge der günstigen K-Kante des Zinns bei 0,45 Å, die zwischen den effektiven Wellenlängen für die beiden Teilbilder von 0,35 und 0,7 Å liegt. Auch zwischen Calciumphosphat und Wasser besteht ein deutlicher Unterschied. Das ist wichtig für die Verwendung farbiger Röntgenbilder in der medizinischen Diagnostik. Die Unterscheidbarkeit verschiedener Substanzen des aufgenommenen Objektes auf Grund der Farbe im Röntgenbild war nur in Einzelfällen deutlich.

BONANN hat sich 1958 in dem Aufsatz „Direct color roentgenography. The theory and facts of color roentgenography" kritisch mit den bisherigen Ergebnissen der Einwirkung von Röntgenstrahlen auf Chemikalien auseinandergesetzt. Nach seiner Überzeugung muß bei der direkten farbigen Röntgenphotographie der Rohfilm schon die *Farbkuppler* enthalten. Die direkte Farben-Röntgenographie wird zweifellos verwirklicht werden, da wir jetzt Farbenphotographie, Farben-Kinofilm und neuerdings auch Farben-Fernsehen haben.

Schließlich sind noch die Versuche von GERSHON-COHEN und FISHER von 1958 zu nennen. Es handelt sich dabei um die Übertragung eines gewöhnlichen schwarz-weißen Röntgenbildes mit einer *Farben-Fernsehapparatur* auf ein farbiges Röntgenbild. Die veröffentlichten Farbenbilder haben ein so grobes Korn, daß sie vorläufig noch nicht den gewohnten diagnostischen Anforderungen in bezug auf Schärfe der Abbildung zu genügen scheinen. Zudem beschränken die enormen Kosten der Apparatur diese Versuche auf wenige Forschungslaboratorien.

2. Die eigene Theorie des farbigen Röntgenbildes

Beim farbigen Röntgenbild kommen *Gesetze des Sehens* zur Auswirkung, die im wesentlichen vom „inneren Auge" des Betrachters gegeben sind. Das ganze Problem verschiebt sich deshalb von der mathematisch-physikalischen auf die psychologische Ebene; denn zwischen physikalischen Bedingungen der Bildentstehung und *subjektivem Bildeindruck* besteht ein Verhältnis wie etwa zwischen den Farbenlehren von NEWTON und GOETHE, und zwar so, daß die letzte den Vorrang erhält.

Nach Ausführungen des Psychologen W. EHRENSTEIN warten Wahrnehmungsprozesse, die im Menschengeist angelegt sind, nur auf einen äußeren Anstoß, um abzulaufen. Sie sind in der Struktur des wahrnehmenden Ichs präformiert und ihrer wahren Natur nach autonom.

Der bedeutendste Vorzug der farbigen Photographie vor der schwarz-weißen ist der wesentlich gesteigerte Tiefeneindruck und die damit verbundene Erleichterung der *Detailerkennbarkeit.*

Farbige Photographien wirken im allgemeinen entschieden plastischer als die schwarzweißen. Der Tiefeneindruck wird durch den subjektiven Farbensinn stark beinflußt. Für die Erkennung von Einzelheiten im Bild ist ihr „*Kontrast*" allein maßgeblich.

Das gewöhnliche Röntgenbild stellt insofern einen Sonderfall dar, als es lediglich aus *Grautönen* besteht. Die gegensinnige Beeinflussung auch grauer Farben durch Kontrastwirkung läßt sich eindrucksvoll durch einen Versuch nach SEWIG anschaulich machen (Abb. 1). Die kleinen, rechteckigen Infelder der Abbildung sind alle aus dem gleichen grauen Kartonblatt geschnitten. Man sieht nun, wie sich die Helligkeit des *Infeldes* mit zunehmender Schwärzung des *Umfeldes* deutlich ändert. Dasselbe Stückchen Karton würde im grünen Umfeld rötlich aussehen, im gelben Umfeld bläulich und umgekehrt, da Rot—Grün, Blau—Gelb *Gegenfarben* sind.

Farben kommen dann am besten zur Geltung, wenn sie von reinem Schwarz umgeben sind. Das macht man sich bewußt in der Drucktechnik und bei der Projektion von farbigen Bildern zunutze. Mit zunehmender Helligkeit nimmt die scheinbare Verschwärzlichung der Farben zu. Die größte Farbsättigung wird bei schwarzem Umfeld erreicht.

Im nächsten Beispiel (Abb. 2) nach W. Metzger ist um den Kreisring das Streben nach innerer Gleichartigkeit stärker als die Einflüsse der Umgebung. Wenn aber der Zusammenhang des Kreises durch eine feine Trennlinie, die ihn in zwei Hälften teilt, gestört wird, so ist der *Kontrast* nun mit einem Male sehr deutlich, obgleich die Umgebung völlig unverändert geblieben ist.

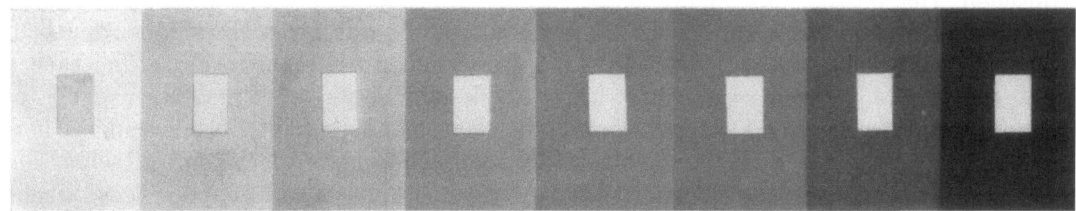

Abb. 1. Das kleine rechteckige Infeld (aus grauem Karton) ändert seine Eigenfarbe unter dem Einfluß des Umfeldes. Je dunkler das Umfeld ist, um so mehr verändert sich das ursprüngliche Grau in einen weißen Farbton. Echte Kontrastwirkung. (Nach Sewig)

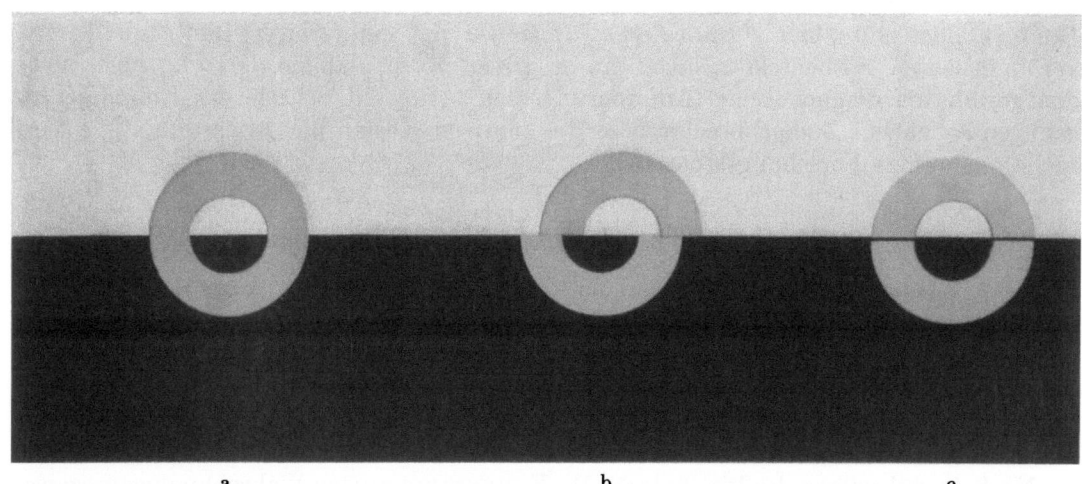

a   b   c

Abb. 2a—c. Ringe. Kontrast unter verschiedenen Gestaltsbedingungen. Der Ring a ist ziemlich gleichmäßig grau; nur manchmal sieht er oben eine Spur dunkler aus als unten. Bei b sind die beiden Hälften deutlich verschieden hell, und bei c ist der Unterschied noch stärker. Tatsächlich sind alle 3 Ringe ganz gleichmäßig gefärbt (grauer Karton). Die Helligkeitsunterschiede beruhen auf Kontrast. (Nach W. Metzger)

Farbige Kontraste lassen sich im Röntgenbild auf mancherlei Weise erzielen, wie oben bereits dargestellt wurde.

Durch Addition von zinnoberrotem, gelbgrünem und ultramarinblauem Licht entsteht weißes Licht. Zwei farbige Lichter addiert, ergeben eine *hellere Lichtfarbe*. Bringt man andererseits in den Strahlengang von weißem Licht nacheinander ein Gelbfilter, ein Purpurfilter und ein Blau-Grünfilter, so wird alles Licht von den Filtern absorbiert, es entsteht Schwarz durch *Subtraktion*. Je zwei Farbfilter kombiniert, ergeben naturgemäß eine *dunklere* Farbe.

Nach Titchener gibt es 660 wahrnehmbare Übergänge vom hellsten Weiß bis zum tiefsten Schwarz, nach Weissenborn jedoch im ganzen Farbenkreis 3545 unterscheidbare Übergangsfarben neben den vier *Urfarben* Rot, Gelb, Grün und Blau, also mehr als fünfmal so viel wie in der Grauskala. Einfarbige Röntgenbilder lassen sich leicht durch direkte Einwirkung von Röntgenstrahlen auf *gefärbte Emulsionen*, die nach Ausbleichen des Silberbildes ein Farbenbild darstellen, z. B. mit Duxochromfolien oder durch nachträgliche Einfärbung des ausgebleichten Bildes, erzeugen.

Solche Bilder kann man gegen anders *gefärbte transparente Folien* betrachten und die aus beiden Farben resultierenden Farbmischungen studieren.

Die Auswahl der subjektiv ansprechendsten *Farbkombinationen* erfolgte durch unbeeinflußte Versuchspersonen übereinstimmend zugunsten der Kombination Blaugrün-Gelb und Purpur-Gelb. Diese Auswahl entspricht der Erfahrung, daß beim Tagessehen *Gelbgrün* (555 mμ) als hellste Lichtfarbe empfunden wird.

Hier ist der Hinweis nötig, daß COURCOUX und GIBSON schon 1926 die Betrachtung von Röntgenbildern der Lungen im Schaukasten gegen *farbige Folien* empfahlen. Die besten Resultate ergaben grünes und gelbes Betrachtungslicht. Grün eignet sich besonders für helle oder graue Bildanteile, Gelb ist für die Betrachtung von sehr kontrastreichen Bildern mit großem Umfang von reinem Weiß zu tiefem Schwarz geeignet. Das Studieren von Einzelheiten ist besonders mit kleinen farbigen Betrachtungsfeldern zu empfehlen (vgl. S. 516ff.).

Wegen der mannigfachen technischen Schwierigkeiten aller bisher veröffentlichten Verfahren zur Herstellung mehrfarbiger Röntgenbilder wurde für die eigenen Versuche ein neuer Weg begangen.

Von vornherein war klar, daß die farbigen Bilder, besonders natürlich bewegter Objekte, wie der Brust- und Bauchorgane, mit einer *einzigen Belichtung* gemacht werden müssen. Diese Bedingung enthält die Forderung, mindestens *zwei verschiedene Farbemulsionen* auf den Schichtträger zu bringen, der seinerseits mit einer *dritten Farbe* eingefärbt werden kann. Außerdem darf die Dunkelkammerarbeit nicht wesentlich schwieriger oder umfangreicher als bei der Verarbeitung schwarz-weißer Röntgenbilder werden, und schließlich muß der Farbfilm annähernd die gleiche Empfindlichkeit und Zeichnungsschärfe haben wie der gewöhnliche Röntgenfilm.

Mit den technischen Erfahrungen der Farbenphotographie auf *Mehrfachschichtenmaterial* waren diese Forderungen nicht zu erfüllen, wie die Versuche von VALLEBONA, BRYCE u. a. gezeigt haben.

Die theoretische Forderung eines *doppelseitig begossenen Farbfilmes* mit verschiedener Intensität der Farberzeugung in den beiden Emuslionen schien auf Grund der oben erwähnten Gegebenheiten der Wahrnehmungspsychologie aussichtsreich. Vorversuche bestätigten, daß man ohne gesonderte Einwirkung von einzelnen Wellenlängenbereichen der Röntgenstrahlung auf bestimmte Emulsionen eine Verbesserung der Detailerkennbarkeit erhält, wenn man für die Aufnahmen ein Zwei- oder Mehrschichtenmaterial verwendet und in den einzelnen Schichten *verschiedenfarbige Bilder* mit sich *nicht deckender Gradation* erzeugt.

Besonders vorteilhaft sind Emulsionen mit sich *überschneidenden Gradationskurven*. Weiterhin ist es möglich, bei Verwendung verschiedenartiger Verstärkerfolien als Vorder- bzw. Rückfolien bei Emulsionen mit an sich gleicher Empfindlichkeit und gleicher Farbgradation ebenfalls einen Farbgang zu erzielen (BERGERHOFF, MILLER und EICHLER).

3. Ergebnisse

Bei dem geschilderten Verfahren wirkt die Röntgenstrahlung *gleichzeitig* auf die beiden Emulsionsschichten ein. Die Farben der entwickelten Teilbilder stehen dann in keiner Beziehung zu bestimmten Wellenlängenbereichen. Die an den Kombinationen verschiedenfarbiger Röntgenbilder festzustellenden Vorzüge gegenüber den gewöhnlichen Schwarz-Weiß-Aufnahmen sind insbesondere darin zu erblicken, daß an der *Farbdichte* die *Objektdicke* des durchstrahlten Körpergewebes, ebenso auch an der Färbung selbst abgeschätzt werden kann.

Es ergab sich außerdem, daß es für die *Detailerkennbarkeit* besonders günstig ist, wenn in der Farbaufnahme das entwickelte Silberbild erhalten bleibt. Neben dem Vorteil der *Kontraststeigerung* ist dadurch gleichzeitig eine Vereinfachung der Dunkelkammerarbeit verbunden, da der Ausbleichvorgang entfällt.

Die im neuen Röntgen-Farbfilm verwendeten Emulsionen enthalten *diffusionsfeste Farbstoffkomponenten*. Versuchsfilme wurden in mehrjähriger Versuchsarbeit von der „*Agfa*" Leverkusen zur Verfügung gestellt (Abb. 3 und 4).

Die Aufnahmetechnik zur Herstellung farbiger Röntgenbilder mit dem Agfa-Röntgen-Color-Film unterscheidet sich von der üblichen Schwarz-Weiß-Technik nur in der Anwendung eines *Spezialentwicklers*. Der Farbfilm kann mit allen handelsüblichen Verstärkerfolien, aber auch ohne Folien, belichtet werden.

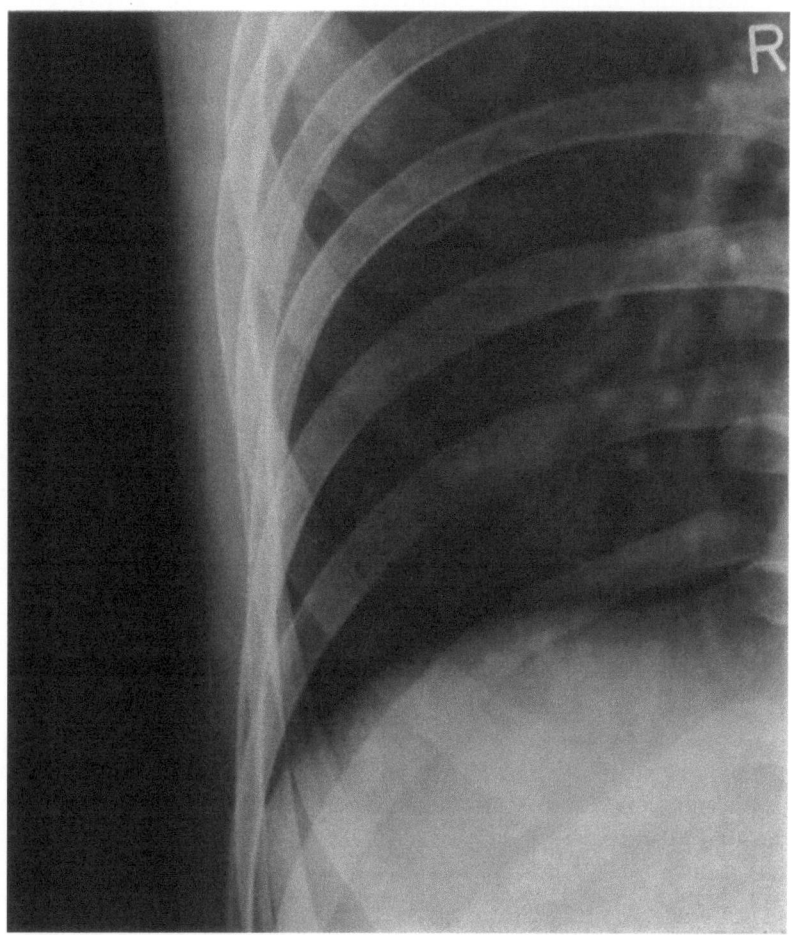

Abb. 3. Farbiges Röntgenbild des Thorax

Über die Versuchsfilme hat W. Eichler auf der Internationalen Konferenz für wissenschaftliche Photographie in Köln 1956 in einem Vortrag „Chromogen entwickelnde Photomaterialien für Röntgen- und Gammastrahlen" berichtet.

4. Diagnostische Möglichkeiten

Das hauptsächliche Anwendungsgebiet der neuen Röntgen-Farbfilme ist die Darstellung der *Weichteile* des Körpers und die Differenzierung ihrer Gewebe.

Die beiden Emulsionen der Filme liefern als *Grundfarben* Blaugrün und Purpur. Infolge der sich überschneidenden Gradationskurven der Emulsionen entstehen nach der Entwicklung der Filme im Spezialentwickler alle möglichen *Mischfarben* zwischen den Grundfarben, je nach Dichte und Dicke des durchstrahlten Körpergewebes. Bei üblicher Aufnahmetechnik ist die Differenzierung der Weichteilschatten durch die Farbenunterschiede meist besser als auf dem schwarz-weißen Film. Kommt es nur auf die Darstellung von Weichteilen an, z. B. bei der *Encephalographie* oder *Mammographie*, dann können die Aufnahmen mit dem Farbfilm sehr gut mit *Hartstrahltechnik* gemacht werden, was mit dem gewöhnlichen schwarz-weißen Film nicht möglich ist. Bei höheratomigen Substanzen sinkt der *Strahlenkontrast* mit der Röhrenspannung erheblich schneller als bei niederatomigen, d. h. Knochen wird bei höherer Spannung erheblich

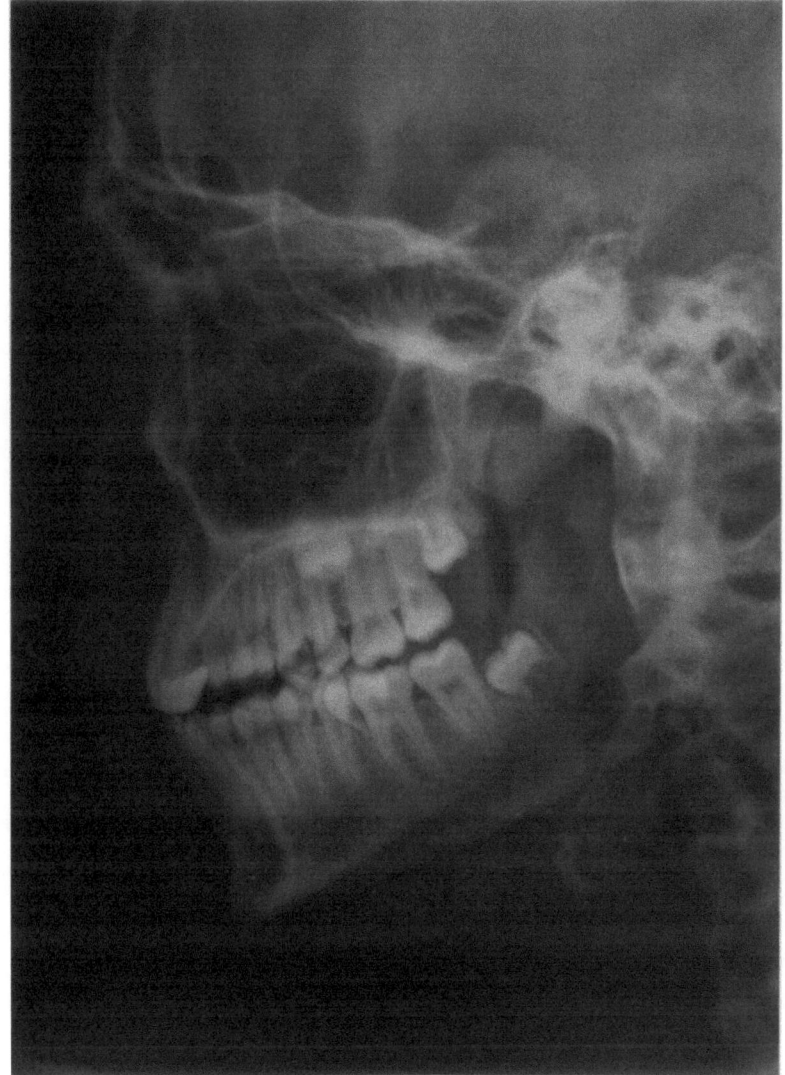

Abb. 4. Farbiges Röntgenbild des Gesichtsschädels seitlich

mehr strahlendurchlässig als vergleichsweise Wasser, bzw. Weichteilgewebe, der Kontrast seiner Abbildung nimmt ab, aber die Kontrastminderung innerhalb der niederatomigen Weichteile ist nur gering (G. SPIEGLER). Die Möglichkeit, mit dem Farbfilm Weichteilaufnahmen bei hoher Röhrenspannung zu machen, bedeutet eine beträchtliche Herabsetzung der *Strahlenbelastung*, besonders bei *Serienaufnahmen*.

5. Die Betrachtung farbiger Röntgenbilder

Das farbige Röntgenbild unterscheidet sich physikalisch und vor allem wahrnehmungs-psychologisch wesentlich vom gewöhnlichen Schwarz-Weiß-Bild.

Die *Bildbetrachtung* stellt deshalb ganz bestimmte Anforderungen. Die Betrachtung des fertigen Röntgen-Farbbildes muß in einem Schaukasten mit *stufenförmig* veränderlicher *Infeld-Umfeld-Beleuchtung* erfolgen. Der Schaukasten soll möglichst in einem *Dunkelraum* stehen. Selbstverständlich muß das Bildformat sorgfältig durch verstellbare Jalousien *eingeblendet* werden. Die Betrachtung der farbigen Bilder gegen ein Zimmerfenster oder eine grelle Leuchtfläche ist wegen der Zartheit der Farbbilder und der Abhängigkeit der Farbmischungen von der Farbe des Betrachtungslichtes sinnlos.

Am schönsten wird die Farbwirkung bei Betrachtung der Bilder gegen *transparente Gelbfolien* verschiedener Dichte im Schaukasten.

Aus dem Gesagten ergibt sich, daß die gewöhnlichen handelsüblichen Filmbetrachttungskästen für die Betrachtung farbiger Röntgenbilder unzureichend sind.

Das Prinzip eines brauchbaren *Filmbetrachtungskastens* habe ich 1948 in einem Aufsatz über den Einfluß der Beleuchtung auf die Erschließung des gesamten Bildumfanges von Röntgenaufnahmen beschrieben[1].

Im täglichen Leben sind wir an die Betrachtung von „*Aufsichtsbildern*" gewöhnt. Durch sehr helle Beleuchtung kann man aus gewöhnlichen Photographien oder gedruckten Abbildungen nicht mehr erkennbare Einzelheiten herausholen (H. Franke). Röntgenaufnahmen aber sind „*Durchsichtsbilder*", deren Detailerkennbarkeit von der Beleuchtung abhängt. W. Ehrenstein und H. Lossen konnten nachweisen, daß die Detailerkennbarkeit im Röntgenbild gegebenen Falles bei schwacher Beleuchtung viel besser sein kann als bei heller Beleuchtung, und zwar durch echten Kontrast. Auch H. Schober hat der Infeld-Umfeld-Beleuchtung des Durchsichtsbildes in seinen Arbeiten alle Aufmerksamkeit gewidmet.

Literatur

Angerstein, W., W. Krug u. A. Rakow: Eine Methode zur Erzeugung farbiger Röntgenbilder. Fortschr. Röntgenstr. 100, 257—263 (1964).

Angus, W. M.: IX. Int. Congr. Radiol., Teil II, S. 1502. A practical method of producing high quality variable scale radiographs using selectively chromatized emulsions. Stuttgart: Georg Thieme; München u. Berlin: Urban & Schwarzenberg 1961.

Bergerhoff, W.: Der Einfluß der Beleuchtung auf die Erschließung des gesamten Bildumfanges von Röntgenaufnahmen. Röntgenpraxis 17, 244—251 (1948).

— Über einige bei der Betrachtung von Röntgenbildern wirksame Gesetze des Sehens. Röntgenblätter 2, 237—248 (1949).

— Farbige Röntgenbilder, S. 196. I. Internat. Kongr. Med. Photographie und Kinematographie, Düsseldorf 1960. Stuttgart: Georg Thieme 1962.

— A. Miller u. W. Eichler: Verfahren zur Herstellung von Röntgenaufnahmen. DBP a. Kl. 57b Gr. 1208 16. 3. 1953.

Blum, J. M.: Nouvelle émulsion changible au rayonnement invisible. Sci. et ind. phot. (Paris) 29, 211—218 (1958).

Bonann, L. J.: Direct color roentgenography. Amer. J. Roentgenol. 79, 333—341 (1958).

Bryce, A.: Experimental colour radiography. Brit. J. Radiol. 28, 552—553 (1955).

Buckaloo, G. W., and D. V. Cohn: Color autoradiography. Science 123, 333 (1956).

Clark, G. L., and R. U. Uznanski: X-ray dosimetry and contact microradiography with colorfilm. Science 130, 390 (1959).

Courcoux et Gibson: Rev. Tuberc. (Paris), 677 (1926). Ref. Fortschr. Röntgenstr. 35, 1081 (1927).

Danin, L.: Röntgenbild und Verfahren zu seiner Herstellung. DRP Nr 437507. 16. 10. 1925.

Donovan, G. E.: Radiography in colour. Lancet 1951 I, No 6659, 832—833.

—, and G. Jones: Colour in radiography. Proc. roy. Soc. Med. 44, 816 (1951).

Dowdy, A. H., and L. J. Bonann: Simulated colour roentgenography. Amer. J. Roentgenol. 70, 581—584 (1953).

Eichler, W.: Chromogen entwickelnde Photomaterialien für Röntgen- und Gammastrahlen. Wissenschaftliche Photographie. Darmstadt: Dr. O. Helwich 1958.

Ehrenstein, W.: Probleme der ganzheitspsychologischen Wahrnehmungslehre, 2. Aufl. Leipzig: Johann Ambrosius Barth 1947.

—, u. H. Lossen: Das Röntgenbild als Wahrnehmungsgegenstand. Röntgenblätter 5, 21—25, 62—76 (1952).

Fisher, F. J., and J. Gershon-Cohen: Television techniques for „contrastenhancement" and colour translation of roentgenogramms. Amer. J. Roentgenol. 79, 342 (1958).

---

[1] Schaukästen mit variabler Infeld-Umfeld-Beleuchtung liefert die Fa. Koch & Sterzel KG. Essen.

FISHER, F. J., and J. GERSHON-COHEN: Contrast enhancement with television techniques, gallbladder lesions. Radiology 70, 390—391 (1958).

FRANKE, H.: Die Verwendung des Röntgenpapiers für Aufnahmen. Fortschr. Röntgenstr. 46, 301—313 (1932).

GOETHE, J. W. v.: Sämtliche Werke Bd. 34 u. 35. Zur Farbenlehre. Stuttgart: Cotta-Verlag.

KANKELWITZ, B., W. KRUG u. E. LAU: Kontraststeuerung photographischer Bilder durch Buntentwicklung. Mber. dtsch. Akad. Wiss. Berlin 2, 718—719 (1960).

LEIBER, B., u. B. KANKELWITZ: Verfahren zur Erzeugung mehrfarbiger Röntgen- und Lichtbilder auf handelsüblichem Filmmaterial. DBPA. Kl. 57 b 1076490. 22. 6. 57.

METZGER, W.: Gesetze des Sehens, 2. Aufl. Frankfurt a. Main: W. Kramer 1953.

PIRKEY, E. H., J. E. PARKER and F. W. SHOOK: Colour as a teaching aid for diagnostic roentgenology. Radiology 57, 81—82 (1951).

RAKOW, A., W. KRUG, H. J. EICHHORN u. B. KANKELWITZ: Mehrfarbige Röntgenbilder. Fortschr. Röntgenstr. 95, Beiheft, 54 (1961).

SANQUIRICO, G.: La radiografia a colori. Radiologia 8, 119—129 (1952).

SCHMITZ, W.: Verfahren zur farbigen Röntgenphotographie. DRP 24. 5. 1939.

SCHOBER, H., u. C. KLETT: Phantomuntersuchungen über den Einfluß der Betrachtungsmethodik auf die Erkennbarkeit von Details in der Röntgenaufnahme. Röntgenblätter 5, 51—62 (1952).

SCHOBER, H., u. H. MUNKER: Möglichkeiten und Grenzen der Röntgenfarbphotographie. Röntgen-Bl. 16, 321—328 (1963).

SEWIG, R.: Handbuch der Lichttechnik. Bd. I u. II. Berlin: Springer 1938.

SIMON, F.: Verfahren zur photographischen Aufnahme von Röntgenstrahlen unter Umsetzung der Härteunterschiede der Strahlen in sichtbare Töne und Aufnahmematerial. DRP Nr 442807 26. 8. 1926.

SPIEGLER, G.: Physikalische Grundlagen der Röntgendiagnostik. Stuttgart: Georg Thieme 1957.

TAKAHASHI, S.: Chromoroentgenography. (Color roentgenography.) A method of taking the coloured roentgenogram on the multi-layer-color-film. Tôhoku J. exp. Med. 56, 43—45 (1952).

TITCHENER, E. B.: A textbook of psychology. New York 1909.

VALLEBONA, A.: Applicazione della fotografia a colori alla roentgenografia. Congr. sanit. d. Osp. civ. Genova 1938.

WEISSENBORN, F.: Die Lage der Qualitäten im Farbenkreis und ihre Komplementärverhältnisse nach der Schwellenmethode untersucht. Neue psychol. Studien 2 (1926).

ZIFFER-TESCHENBRUCK, M. v.: Das farbige Röntgenbild. (Farbröntgen.) Wien. med. Wschr. 1951, 977—978.

C. Kontrastmitteldarstellung

I. Chemie, Pharmakologie und Toxikologie der gebräuchlichen Kontrastmittel

Von

G. Hecht und Chr. Gloxhuber

Mit 17 Abbildungen

Das nachfolgende Kapitel über die chemischen, toxikologischen und pharmakologischen Eigenschaften der Kontrastmittel soll dem Röntgenologen einen Einblick in die Wirkungsweise und das Verhalten der Präparate im tierischen und menschlichen Organismus geben.

Die Wirkung eines Röntgenkontrastmittels besteht in einer möglichst ausgeprägten Röntgenstrahlenabsorption, die dadurch erreicht wird, daß man in die Verbindungen möglichst viele röntgenstrahlenabsorbierende Atome einbaut. In allen Fällen handelt es sich dabei um Jod, wenn man vom Barium im Bariumsulfat absieht. Aus dem prozentualen Jodgehalt einer Verbindung läßt sich die erzielbare Schattendichte ablesen. Mit der schattengebenden Wirkung einer Verbindung auf das engste verknüpft ist die Frage nach dem Ort, an dem die Verbindung diese Wirkung zeigen soll, d.h. das Präparat muß an diesen Ort appliziert werden können bzw. es muß vom Körper nach oraler Gabe oder intravasaler Applikation an diesem Punkt ausgeschieden und angereichert werden. Ein Röntgenkontrastmittel soll nur dem einen Zweck dienen, ein Organ oder einen Hohlraum röntgenologisch zur Darstellung zu bringen. Zu diesem Zweck muß es in hinreichend großer Menge gegeben werden können, mit anderen Worten, es muß eine gute allgemeine Verträglichkeit besitzen und darf zu keinen lokalen Reizungen Anlaß geben. Man erwartet außerdem, daß ein Kontrastmittel, selbt wenn es in hohen Dosen gegeben wird, keine anderen pharmakologischen Wirkungen besitzt. Nach Erfüllen seines Zweckes soll das Präparat vom Organismus wieder vollständig ausgeschieden werden, damit nicht die Gefahr von Spätschädigungen besteht. Die wichtigsten Anforderungen an ein Röntgenkontrastmittel sind deshalb folgende:

1. Hohe Strahlenabsorption.

2. Erreichbarkeit des Ortes, an dem der Röntgenschatten erzielt werden soll.

3. Bestmögliche allgemeine und lokale Verträglichkeit und pharmakologische Indifferenz.

4. Restlose Ausscheidung des Präparates.

Unter diesen Gesichtspunkten soll in der nachfolgenden Zusammenfassung eine Darstellung aller zur Zeit gebräuchlichen Kontrastmittel gegeben werden, wozu nur tierexperimentelle und klinisch pharmakologische Arbeiten herangezogen wurden. Die älteren Kontrastmittel, ihre chemischen, toxikologischen und pharmakologischen Eigenschaften wurden bereits von Hecht eingehend beschrieben, worauf gelegentlich hingewiesen wird[1].

---

[1] In einer vor kurzem erschienenen Arbeit gibt Hoppe (1963) eine Einführung über Wesen, Eigenschaften und Anwendung von Kontrastmitteln in der Röntgenologie. (Über Kontrastmittel, wie sie in der Tschechoslowakei Verwendung finden, vgl. Svoboda 1964.)

1. Kontrastmittel für die Urographie

a) Allgemeine Anforderungen

Zur röntgenologischen Darstellung der ableitenden Harnwege kommen zwei verschieden Verfahren zur Anwendung:

1. die Urographie nach gewöhnlicherweise intravasaler Applikation des Kontrastmittels, welches über die Niere in die ableitenden Harnwege ausgeschieden wird,

2. die retrograde Füllung der ableitenden Harnwege.

Die für diese Zwecke verwendeten Präparate sind in den meisten Fällen die gleichen, nur die angewandten Konzentrationen sind verschieden (etwa 50—70%ige Lösungen für die intravenöse Urographie, etwa 20—30%ige Lösungen für die retrograde Füllung). Von einem Kontrastmittel, das sich für die Urographie eignen soll, ist zu fordern, daß es nach intravenöser Applikation schnell durch die Niere in Konzentrationen ausgeschieden wird, die eine ausreichende Strahlenabsorption gewährleisten. Nach OLIVET ist dazu erforderlich, daß der Harn eine solche Menge an Kontrastmittel enthält, daß etwa 2% Jod in ihm enthalten sind. Da bei der Urographie stets hohe Dosen des Präparates (etwa 10 g und mehr) gegeben werden müssen, ist eine der wichtigsten Forderungen an die Kontrastmittel, daß sie eine äußerst geringe Toxicität besitzen, um allgemeine Schädigungen zu vermeiden. Bei den angewandten hohen Dosen und hohen Konzentrationen ergibt sich für die Brauchbarkeit ferner die Notwendigkeit einer guten lokalen Verträglichkeit. Eine solche ist wichtig im Hinblick auf die injizierten Venen und auf das Epithel des Nierenbeckens, Harnleiters usw. (vgl. Einleitung Punkt 3).

b) Gemeinsame chemische Eigenschaften

Einige allgemeine chemische Gesichtspunkte über den Aufbau der Röntgenkontrastmittel für die Urographie verdienen kurz zusammengefaßt zu werden. Wie schon erwähnt, handelt es sich bei allen Präparaten um jodhaltige Verbindungen. Die verwendeten Mittel enthalten 2-, neuerdings meist 3-Atome Jod im Molekül, wodurch sich ein Jodgehalt von 50—60% ergibt. Das Jod ist in diesen Kontrastmitteln stets an einen aromatischen Ring gebunden, aus dem im Körper nur Spuren abgespalten werden können. (Der festen chemischen Bindung des Jods am aromatischen Ring wird große Wichtigkeit beigemessen im Hinblick auf die Toxicität der Verbindungen, eine Störung des Jodstoffwechsels und allgemeiner Überempfindlichkeitsreaktionen.) Als zweite chemische Gruppierung findet sich in allen Präparaten eine Carboxylgruppe, mit deren Hilfe sich wasserlösliche Verbindungen herstellen lassen. Schließlich weisen die Präparate meist auch Amino- oder Hydroxylgruppen auf. Diesen Gruppen kommt jedoch wahrscheinlich keine physiologische Bedeutung zu. Ihr Vorhandensein erleichtert aber die Jodierung des aromatischen Ringes.

c) Chemische, toxikologische und pharmakologische Eigenschaften der Präparate für die Urographie

In einer umfangreichen Literatur werden Versuche mitgeteilt, die zum Auffinden neuer Verbindungen angestellt wurden (sie fanden in dieser Zusammenfassung keine Berücksichtigung), aber nur relativ wenige Substanzen fanden im Laufe der Zeit Eingang in die Klinik und finden heute breitere Anwendung. Eine Zusammenstellung dieser Verbindungen gibt die nachfolgende Tabelle 1.

Aus ihr ist ersichtlich, daß diese 6 Grundkörper in zahlreichen Handelspräparaten verschiedenster Bezeichnungen enthalten sind. Die Beschreibung der chemischen, toxikologischen und pharmakologischen Eigenschaften der Kontrastmittel für die Urographie kann sich deshalb auf diese chemischen Grundsubstanzen beschränken[1].

---

[1] Um in den folgenden Abschnitten über Präparate für die Urographie und Cholecystographie die langen chemischen Bezeichnungen für die Wirkstoffe zu vermeiden, wurden ihnen fortlaufende Zahlen beigegeben, die das Lesen erleichtern sollen.

Tabelle 1. *Präparate für die Urographie*

Präparat Nr.	Einführungsjahr	Chemische Bezeichnung des Wirkstoffes	Genericname	Handelspräparate
I	1931	3,5-Dijod-4-Pyridon-N-essigsäure Diäthanolaminsalz von I	Iodopyracet	Diodone-Injection Brit. Pharmacopoe, Jodopyracet-Injection U.S. Pharmacopoe, Per-Abrodil, Umbradil, Xumbradil, Diodrast, Arteriodone, Diotrast, Iopracyl, Neomethiodal, Neoskiodan, Nesylan, Nosylan, Oparenol, Per-Radiographol, Perurdil, Pyelombrine, Pyelosil, Pyelumbrin, Uriodone, Urograf, Vasidone, Viskiosol
		Methylglucaminsalz von I Morpholinsalz von I Gemisch des Diäthanolamin- und Diäthylaminsalzes von I		Per-Abrodil M, Hydrombrine Joduron Diodon D, Falitrast U
II	1932	n-Methyl-3,5-dijodpyridon-2,6-dicarbonsäure Di-Na-Salz von II	Iodomethamate	Jodoxyl-Injection Brit. Pharmacopoe, Uroselectan B, Neo-Iopax Uropac, Pyelectan, Uridognost, Urumbrin
III	1933	o-Jodhippursäure Na-Salz von III		Hippuran
IV	1950	2,4,6-Trijod-3-acetylamino-benzoesäure Na-Salz von IV	Acetrizoate	Tri-Abrodil, Urokon, Vesamin, Diaginol, Triognost, Triurol, Triopac
		Gemisch des Na- und Methyl-glucaminsalzes von IV		Opacoron
V	1954	2,4,6-Trijod-3,5-Diacetylamino-benzoesäure Gemisch des Na- und Methyl-glucaminsalzes von V	Diatrizoate	Urografin, Hypaque, Renografin, Retrografin
Va	unbekannt	N-Methyl-3,5-diacetylamino-2,4,6-trijodbenzoesäure	Metrizoate	Isopaque, Isopaqueamin
VI	1955	2,4,6-Trijod-3,5-dipropionyl-aminobenzoesäure Na-Salz von VI	Diprotrizoate	Miokon
VIa	1962	5-Acetylamino-2,4,6-trijod-isophthalsäuremethylamid-(3)	Iothalamat	Conray

α) 3,5-Dijod-4-pyridon-N-essigsäure (I)

Physikalische und chemische Eigenschaften. Der einer Vielzahl von Röntgen-Kontrastmitteln zugrunde liegende Wirkstoff besitzt ein Molekulargewicht von 405 und weist einen

Jodgehalt von 63% auf. I gelangt in Form verschiedener Salze zur Anwendung. Die Schmelzpunkte dieser Verbindungen sind in der nachstehenden Tabelle zusammengefaßt:

Verbindung	Fp °C
Freie Säure	246
Diäthanolaminsalz	155—156
Morpholinsalz	145
Methylglucaminsalz	162—163

Die freie Säure kristallisiert in farblosen Blättchen. Vom Diäthanolaminsalz lassen sich bei Raumtemperatur 44%ige (G/Vol.) Lösungen herstellen. Eine 50%ige Lösung (G/Vol.) ist übersättigt. Das Diäthylaminsalz löst sich bei Zimmertemperatur bis zu 59,8% (G/Vol.). Vom Methylglucaminsalz können sogar 100 g in 100 ml Lösung enthalten sein.

Allgemeine und lokale Verträglichkeit. Über die Giftigkeit von I liegen zahlreiche Untersuchungen vor. Eine Zusammenstellung der mitgeteilten Werte gibt Tabelle 2.

Tabelle 2. *Giftigkeit von Dijod-pyridon-N-essigsäure (I)*

Tierart	Applikationsweise	Konzentration der applizierten Lösung	Injektions-dauer	LD_{50} in g/kg	Autor
		Na-Salz von I			
Ratte	intravenös		5	5,6	LANGECKER, HARWART u. JUNKMANN (1954)
Ratte	intravenös		—	6,0	v. LICHTENBERG
		Diäthanolaminsalz von I			
Maus	intravenös	50% (G/Vol.)	—	4,23	PAGE, SOMERS u. FIELDING
Maus	intravenös	70% (G/Vol.)	—	6,4 ± 0,3	HOPPE, LARSEN u. COULSTON
Ratte	intravenös	50% (G/Vol.)	5	5,4	LANGECKER, HARWART u. JUNKMANN
Ratte	intravenös	35% (G/Vol.)	—	6,0 ± 0,4	HOPPE, LARSEN u. COULSTON
Ratte	intravenös	70% (G/Vol.)	—	6,0 ± 0,3	HOPPE, LARSEN u. COULSTON
Ratte	intravenös	—	—	8,0—9,0	NESBIT (zit. nach WINZER, LANGECKER u. JUNKMANN)
Kaninchen	intravenös	35% (G/Vol.)	2	3,5 verträglich	WINSBURY-WHITE
Kaninchen	intracisternal	—	—	0,013 ± 3,7	HOPPE
		Morpholinsalz von I			
Ratte	intravenös	—	—	6,8—7,0 maximal verträglich	BÄTZNER
		Methylglucaminsalz von I			
Ratte	intravenös	80% (G/Vol.)	5	5,9	LANGECKER, HARWART u. JUNKMANN (1954)
		Diäthylaminsalz von I			
Maus	intravenös	50% (G/Vol.)	—	1,17	PAGE, SOMERS u. FIELDING

Die Vergiftungssymptome, die nach intravenöser Gabe dieser Verbindung wie auch nach Injektion anderer Präparate für die Urographie zu beobachten sind, sind einander ähnlich und bestehen in Konvulsionen, die verschieden lange Zeit andauern können (HOPPE).

Nach hohen Dosen erscheinen sie sofort oder bald nach der Injektion. Ferner werden Erbrechen (mit Ausnahme der Nagetiere) und Abgang von Harn und Kot beobachtet. Mit den oben beschriebenen Vergiftungssymptomen vergesellschaftet tritt häufig ein Zusammenbruch der Capillarstrombahn in der Lunge ein. Die Folge ist eine Transsudation in die Lunge mit Bildung von blutigem Schaum, der aus der Nase hervorquillt. Bei Tieren, die letale Dosen erhalten haben, tritt der Tod meist bereits innerhalb von 3 Std ein.

Broman u. Olsson, später mit einer modifizierten Technik auch Hoppe, untersuchten das Verhalten der Blutliquorschranke nach Applikation verschieden konzentrierter Lösungen in die A. carotis com. und den Gehirnkreislauf. Es ergab sich, daß durch eine Konzentration von 70% die Barriere zwischen Blut und Liquor durchbrochen wird, während 35%ige Lösungen keine gröberen Schädigungen im Tierversuch erkennen lassen (Abb. 17).

Nach Schwandt ist I als Per-Abrodil gespritzt beim Menschen im Liquor nicht nachweisbar, wenn eine Angiographie mit 20 ml einer 45%igen Lösung als Kontrastmittel durchgeführt wird.

Beim Studium der lokalen Verträglichkeit zeigte sich in Versuchen von Hoppe, Larsen u. Coulston, daß eine 35%ige Lösung 10mal in einer Dosis von 1 ml in 5 min in eine Kaninchen-Ohrrandvene injiziert werden kann, ohne daß gröbere Gefäßschädigungen auftreten. Die Injektion einer 70%igen Lösung führt jedoch zu Stase und teilweisem Verschluß des Gefäßes.

Bei der Prüfung der Reizwirkung von I auf die Arterienintima spritzten Contiades, Ungar u. Naulleau das Präparat in Form von 35%igem Per-Abrodil in die A. femoralis. Es wurden einige ml injiziert und dort ¼ Std belassen. Nach dieser Behandlung konnten histologisch an den behandelten Gefäßen keine Schädigungen festgestellt werden.

In Untersuchungen über die verträglichen Konzentrationen von I in den Nierenarterien fanden Idbohrn u. Berg beim Kaninchen, daß 17,5%ige Lösungen von Umbradil bzw. Umbradil forte Nierenschädigungen mit Exsudation und Degeneration der Tubuli verursachen. Inwieweit beim Zustandekommen dieser Schädigungen das in diesen Präparaten ebenfalls enthaltene Diäthanolamin bzw. Äthanolamin eine Bedeutung hat, geht aus diesen Untersuchungen nicht hervor.

Aus den untersuchten Präparaten wird im Organismus kein Jod abgespalten, wie Billion u. Schlungbaum feststellten. Nach Gabe eines radioaktiven Präparates läßt sich über der Schilddrüse keine vermehrte Aktivität nachweisen.

Pharmakologische Wirkungen. In den obigen Untersuchungen wurde eine leichte vasoconstrictorische Eigenschaft des Präparates beobachtet (Contiades, Ungar u. Naulleau). Nach Page, Somers u. Fielding wirken bei der Katze hingegen sowohl das Diäthanolaminsalz wie auch das Diäthylaminsalz blutdrucksenkend und gefäßerweiternd. Cotrim untersuchte I als 70%iges Per-Abrodil am Hund auf seine Blutdruck- und Atemwirkung. Es zeigten sich Störungen bei schneller intravenöser Injektion oder zu großer verabreichter Menge. Die beobachteten Reaktionen bestanden in Atemstillstand, Blutdrucksenkung und EKG-Veränderungen bis zum Herzblock. Als Ursache dafür führt der Untersucher den hohen osmotischen Druck der gespritzten Lösung an, der 46,7 Atm. betrug.

Ähnliche Versuche wurden auch von Zsebök, Gergely u. Gergely mit Hunden angestellt, denen I in Form von 70%igem Joduron gespritzt wurde. Bei den Versuchstieren wurden Blutdruck und Atemtätigkeit registriert. Die Applikation erfolgte in die Vena jugularis. Das Ergebnis einer solchen Injektion ist in der nachfolgenden Abb. 1 wiedergegeben, aus der eine Störung der Atemtätigkeit und ein Blutdruckabfall ersichtlich ist.

Zur Klärung dieser Reaktionen wurde in gleicher Weise und Menge physiologische NaCl-Lösung, eine 8,5%ige NaCl-Lösung bzw. eine 28%ige Dextroselösung injiziert. Es zeigte sich mit physiologischer NaCl-Lösung keine besondere Wirkung, mit den beiden anderen Lösungen Reaktionen, die den oben beschriebenen ähnlich waren. Aus den Beobachtungen wurde geschlossen, daß Blutdruckabfall und Apnoe nicht substanzspezifisch sind, sondern lediglich von der gegebenen Lösungsmenge und Konzentration abhängen.

Plasmabindung und Verteilung im Organismus. Nach JUNKMANN (1959) beträgt die Plasmaadsorption von I bei 20 mg % 39% in vitro. Das Verteilungsvolumen ist bei der Ratte 35%.

Nach intravenöser Injektion von 0,5 g/kg wird bei Katzen noch 3 Std nach Gabe des Präparates ein Teil in der Skeletmuskulatur gefunden (6 bzw. 12% der Dosis). Im Magen-Darmkanal finden sich auch beachtliche Mengen: 7,1 bzw. 6,2% der Dosis (McCHESNEY u. HOPPE 1957) (Tabelle 9).

Mit der Verteilung des Präparates beim Menschen befassen sich Untersuchungen von

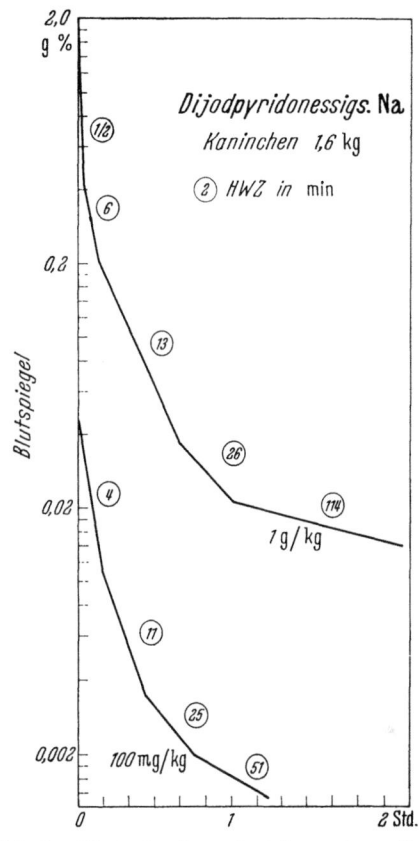

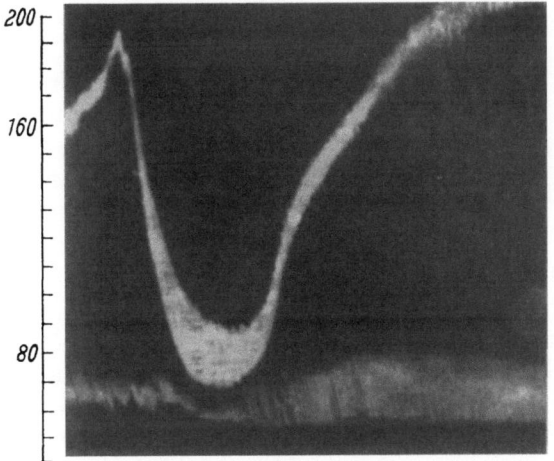

Abb. 1. Atmungs- und Blutdruckkurve nach Verabreichung von 3 cm³/kg 70%igem Joduron (I) (Nach ZSEBÖK, GERGELY u. GERGELY)

Abb. 2. Blutspiegel nach intravenöser Gabe von 0,1 bzw. 1,0 g/kg 3,5-Dijod-4-pyridon-N-essigsäure beim Kaninchen (JUNKMANN 1959)

BILLION u. SCHLUNGBAUM. Diese Versuche wurden mit radioaktiv-markierten Präparaten vorgenommen. Die Verfasser glauben, aus ihren Ergebnissen schließen zu können, daß man zwei verschiedene Anteile voneinander unterscheiden kann, von denen der eine ein Verteilungsvolumen von 7,51 l, der andere von 40,35 l nach Gabe von 200—400 mg Per-Abrodil besitzt. Bei Gabe von 2250 mg betrugen sie 2,85 bzw. 16,83 l.

Blutspiegel. Das Verhalten des Blutspiegels nach intravenöser Gabe von 1,0 bzw. 0,1 g/kg Körpergewicht wurde von JUNKMANN (1959) bei Kaninchen untersucht. Zwei erhaltene Blutspiegelkurven sind in der Abb. 2 dargestellt.

Aus ihr ist ersichtlich, daß der Blutspiegel innerhalb kurzer Zeit stark absinkt. 50 bis 60 min nach Gabe des Präparates beträgt er nur noch 1% des theoretischen Anfangswertes. Das Absinken des Blutspiegels erfolgt, wie in dieser Abbildung eingetragen, mit verschiedenen Halbwertszeiten. Diese werden mit zunehmender Beobachtungsdauer größer.

Nach BILLION u. SCHLUNGBAUM erfolgt der Abfall des Serumspiegels beim Menschen in einer Art und Weise, daß sich zwei verschiedene Halbwertszeiten errechnen lassen (6 bzw. 90 min nach Injektion von 200—400 mg Per-Abrodil).

Ausscheidungsverlauf. Die Ausscheidung von I ist nach Junkmann (1959) innerhalb von 3 Std bei Ratten nach Dosen bis zu 500 mg/kg ziemlich unabhängig von der verabreichten Menge. Es werden in dieser Zeit etwa 90% eliminiert. Nach Gaben von 1000—5000 mg/kg zeigt sich eine geringe Depression.

Ein biphasisches Verhalten zeigt die Harnausscheidung beim Menschen nach Billion u. Schlungbaum. Die erste Komponente zeigt sich jedoch nicht sehr deutlich, die Halbwertzeit der zweiten beträgt 44,5 min nach Injektion von 200—400 mg Per-Abrodil.

Die Ausscheidung des Diäthylaminsalzes von I im Harn soll nach intravenöser Gabe bei Katzen nach Page, Somers u. Fielding langsamer vonstatten gehen als die des Diäthanolaminsalzes. Nach Black, Powell u. Kemp bestehen beim Menschen keine Unterschiede. (Über ältere Untersuchungen vgl. Hecht.)

Mechanismus der Nierenausscheidung. I hat sich in seinem Ausscheidungsmechanismus durch die Niere als eine außerordentlich interessante Substanz insofern erwiesen, als es vorzugsweise durch die Nierentubuli zur Ausscheidung gelangt. Auf diesen interessanten Befund haben zuerst Elsom, Bott u. Shiels, ferner Elsom, Bott u. Walker sowie Landis, Elsom, Bott u. Shiels hingewiesen. Diese Autoren teilten mit, daß der Diodrast/Kreatinin-Clearance-Quotient bei Kaninchen, Hunden und auch beim Menschen beträchtlich über 1 liegt und daß das Clearance-Verhältnis herabgedrückt wird, wenn die Plasmakonzentration erhöht wird. Eingehende Untersuchungen von Smith am Menschen haben später ergeben, daß die Clearance unabhängig vom Plasmaspiegel bis zu einer Diodrastkonzentration entsprechend von 5—6 mg% Jod ist. Bei höheren Spiegeln kommt man zu einem Punkt, an dem die maximale tubuläre Ausscheidung erreicht ist, welche auch bei höheren Plasmaspiegeln nicht mehr überschritten werden kann. Bei niederen Plasmaspiegeln entspricht die Clearance annäherungsweise dem gesamten Nierenplasmafluß. Diese Untersuchungen wurden von Hecht eingehend zusammenfassend referiert. Neuere Ergebnisse mit I zur Frage der Nierenausscheidung liegen von Findley u. White vor, die das Präparat Versuchspersonen subcutan verabreichten, wobei ein hinreichend langanhaltender Blutspiegel erzeugt wird, der für Clearance-Untersuchungen ausreicht. Sie fanden in einigen Versuchen Clearance-Werte von 250—450 ml je min für I, im Vergleich zu 65—100 ml/min für Inulin. Billion u. Schlungbaum stellten Clearance-Versuche beim Menschen mit radioaktiv-markiertem I an. Die Ergebnisse dieser Versuche im Vergleich mit der p-Aminohippursäure Clearance sind in Tabelle 3 zusammengestellt und den von Davies u. Shock für verschiedene Altersklassen mittleren durchschnittlichen normalen Werten der Diodrast-Clearance gegenübergestellt.

Tabelle 3. *Clearance-Werte nach Dauertropfinfusion von PAH und radioaktivem Per-Abrodil (I).* *Vergleichswerte der Diodrast-I-Clearance nach* Davies u. Shock *(nach* Billion u. Schlungbaum*)*

Nr.	Alter Jahre	PAH cm³/min	Per-Abrodil cm³/min	Diodrast cm³/min	Nr.	Alter Jahre	PAH cm³/min	Per-Abrodil cm³/min	Diodrast cm³/min
1	74	259	314	(354)	5	50	516	875	(500)
2	65	335	460	(422)	6	35	463	625	(649)
3	77	221	266	(354)	7	55	277	313	(500)
4	52	422	509	(500)	8	47	—	34	—

Neuerdings stellten Willenbrink u. Kimbel wieder Clearance-Versuche mit einem radioaktiven Präparat bei Kaninchen an. Sie fanden in einem gewissen Gegensatz zu Smith, daß bei dieser Tierart die Clearance bei Plasmakonzentrationen zwischen 1 und 1000 mg% konstant bleibt. Durch gleichzeitige Gabe der die Tubulussekretion kompetitiv hemmenden p-Aminohippursäure konnte die Sekretion gedrosselt werden. Über die Ausscheidung von I beim Seepferdchen, das keinen Glomerulus besitzt, liegen Untersuchungen derselben Autoren vor. Tieren wurden 5—10 mg einer radioaktiv-markierten Substanz intraperitoneal gespritzt und 24 Std später das Aquariumwasser auf ausgeschiedenes I untersucht. Es fanden sich 16,2% der verabreichten Menge darin wieder, die in dieser Zeit durch die Tubuli ausgeschieden worden waren. Bei der Untersuchung des Tierkörpers ergab sich, daß die Leber nach dieser Zeit noch 2%, der Darm 2%, die Niere 1,7%, die Galle 1% und das Blut 1% enthielt. Im restlichen Tierkörper waren noch 58% des verabreichten Präparates vorhanden.

β) N-Methyl-3,5-dijodpyridon-2,6-dicarbonsäure (II)

Physikalische und chemische Eigenschaften. Das Präparat besitzt ein Molekulargewicht von 447 und weist einen Jodgehalt von 55% auf. Es schmilzt bei 174°C unter Zersetzung. Das Di-Natriumsalz wird als Röntgenkontrastmittel verwendet, da es leicht wasserlöslich ist (DORN). 100 g Substanz lassen sich in 100 ml Wasser lösen. Es ist unlöslich in Chloroform und Äther. Ein Teil löst sich in 100 Teilen 95%igem Alkohol.

Allgemeine und lokale Verträglichkeit. Über die Giftigkeit des Präparates liegt eine Reihe von Untersuchungsergebnissen vor, die in Tabelle 4 zusammengefaßt sind.

Tabelle 4. *Giftigkeit von N-Methyldijodpyridon-dicarbonsäure (II)*

Tierart	Applikationsweise	LD$_{50}$ in g/kg	Autor
Maus	intravenös	4,5 ± 0,3	HOPPE, LARSEN u. COULSTON
Ratte	intravenös	9,6	JUNKMANN (1959)
Ratte	intravenös	7,2 ± 0,5	HOPPE, LARSEN u. COULSTON
Ratte	intravenös	9,0	WELLAUER u. DEL BUONO
Ratte	intravenös	8,0 verträglich	v. LICHTENBERG (Na-Salz)
Ratte	intravenös	8,0—9,0	NESBIT (Na-Salz) (zit. nach WINZER, LANGECKER u. JUNKMANN)
Ratte	intravenös	9,0	LANGECKER, HARWART u. JUNKMANN (Na-Salz)
Kaninchen	intravenös	4,0 verträglich	v. LICHTENBERG (Na-Salz)
Kaninchen	intracysternal	0,012 ± 0,0026	HOPPE
Hund	intravenös	5,0 verträglich	GARDNER, HEATHCOATE
Hund	intravenös	6,25 tödlich	GARDNER, HEATHCOATE

Die in den Tierexperimenten beobachteten Vergiftungssymptome sind denen von I sehr ähnlich.

Wie aus der Zusammenfassung der Toxicitätsdaten ersichtlich ist, besitzt das Präparat eine verhältnismäßig geringe Giftigkeit bei intravenöser Applikation. Es ist deshalb erstaunlich, daß sich bei intracysternaler Gabe schon sehr kleine Dosen beim Kaninchen als letal erwiesen. Infolge der großen Giftigkeit im Liquorraum kommt dem Verhalten der Blutliquorschranke bei intravenöser Gabe des Präparates eine große Bedeutung zu (ähnliches gilt auch bei den später zu besprechenden anderen Präparaten für die Urographie). Die Zerstörung der Blutliquorschranke führt zu schweren Nebenwirkungen, die besonders in der Klinik bei der cerebralen Angiographie gefürchtet sind. Im Tierexperiment bestehen diese in den gleichen Symptomen, wie sie oben schon bei der Beschreibung des Vergiftungsbildes mitgeteilt wurden. HOPPE hat an Kaninchen studiert, welche Konzentration die Blutliquorschranke bei Injektion in die A. carotis com. zerstört und gefunden, daß dies bereits bei 50% der Fall ist. Die Untersuchungen wurden mit einer

Methodik durchgeführt, die der von Broman u. Olsson (1948) angegebenen ähnlich ist (Abb. 17).

Die Gefäßreizwirkung des Präparates, die eine erhebliche praktische Bedeutung besitzt, wurde von Hoppe an Kaninchen untersucht. Den Versuchstieren wurde 10 Tage lang täglich 1 ml einer Lösung in eine Ohrrandvene injiziert und das Verhalten des Gefäßes beobachtet. Es zeigte sich, daß bei Applikation einer 75%igen Lösung nach einiger Zeit Blutstase und schließlich Occlusion des Gefäßes eintreten. Bei Verwendung einer 50%igen Lösung sind solche Veränderungen weniger ausgeprägt.

Pharmakologische Wirkungen. Cotrim hat II in Form von 75%igem Uroselectan B bei Hunden auf seine Wirkung auf Blutdruck und Atmung untersucht. Es ergab sich bei schneller Injektion oder Applikation sehr großer Mengen ein Blutdruckabfall mit Veränderungen im Elektrokardiogramm bis zum Herzblock und Atemstillstand. Diese Wirkung wird aber nicht dem Präparat als solchem zur Last gelegt, sondern vielmehr dem hohen osmotischen Druck der Lösung, der beim oben angegebenen Präparat 175 Atm. beträgt (über einige ältere Untersuchungen vgl. Hecht).

Plasmabindung und Verteilung des Präparates im Organismus. Nach Untersuchungen von Junkmann (1959) beträgt die Adsorption an Plasmaeiweiß in vitro bei 20 mg% 34%. Das Verteilungsvolumen ist bei der Ratte 49%. Nach McChesney u. Hoppe (1957) (vgl. Tabelle 9) wird das Präparat bei der Katze nach intravenöser Gabe von 0,5 g/kg in keinem Organ in größerer Menge gespeichert.

Harnausscheidung. In den zuletzt zitierten Untersuchungen (McChesney u. Hoppe 1957) wurde ferner gefunden, daß innerhalb von 3 Std etwa 80% des Mittels im Harn ausgeschieden werden. In Clearance-Versuchen fand Junkmann (1959), daß beim Menschen das Verhältnis zwischen II-Clearance und Inulin-Clearance bei einer Blutkonzentration von 1 mg% 1,2 beträgt. Die Ausscheidungsgeschwindigkeit ist nur sehr wenig von der verabreichten Gesamtmenge abhängig.

γ) Ortho-Jodhippursäure (III)

$$\text{—CO—NH—CH}_2\text{—COOH}$$
$$\text{J}$$

Physikalische und chemische Eigenschaften. Die Verbindung besitzt ein Molekulargewicht von 304 und weist einen Jodgehalt von 41,5% auf.

Allgemeine Verträglichkeit. Über die Giftigkeit des Präparates liegen Untersuchungen von Swick vor, wonach Kaninchen bei intravenöser Verabreichung 2,0—2,5 g/kg vertragen. Nach Langecker, Harwart und Junkmann (1953) zeigt sich bei intravenöser Verabreichung an Ratten eine LD_{50} von 5,0 g/kg, nach Hoppe, Larsen u. Coulston eine LD_{50} von 4,0 ± 0,2 g/kg. Dieselben Autoren geben an, daß die LD_{50} bei Mäusen nach intravenöser Applikation 3,8 ± 0,1 g/kg beträgt.

Ausscheidungsmechanismus. Smith fand, daß das Verhältnis der Hippuran- zur Kreatinin-Clearance bei Kaninchen, Hund und Mensch größer ist als 1 und die Clearance sich verringert, wenn der Blutspiegel ansteigt.

Von Blaufox, Orvis und Owen wurden Untersuchungen über die Verteilung und Ausscheidung von radioaktiv markiertem Hippuran an ein- bzw. doppelseitig nephrektomierten Hunden angestellt. Es zeigte sich, daß das Präparat bei Entfernung einer Niere noch nicht in der Galle ausgeschieden wird, eine Gallensekretion wurde erst nach doppelseitiger Nephrektomie beobachtet. Innerhalb von 24 Std wurden dann 60% auf diesem Wege ausgeschieden. Eine Eiweißbildung des Präparates konnte nicht festgestellt werden. 15% der im Blut befindlichen Radioaktivität hafteten an den Erythrocyten.

δ) 2,4,6-Trijod-3-acetylaminobenzoesäure (IV)

COOH

J ⟋ J

—NH—CO—CH₃

J

Physikalische und chemische Eigenschaften. Das Präparat besitzt ein Molekulargewicht von 554. Der Schmelzpunkt der Verbindung liegt bei 278—283 °C (LANGECKER, HARWART u. JUNKMANN 1953). Sie weist einen Jodgehalt von 68,4% auf und bildet farblose, nadelförmige Kristalle. Von der freien Säure lösen sich bei 25 °C 128 mg % in Wasser, bei Zimmertemperatur 3,3% in Äthylalkohol, 34 mg % in Äther und 52 mg % in Benzol. Sehr gut wasserlöslich ist das Natriumsalz. Eine bei 25° C gesättigte Lösung enthält 74,6 g IV in 100 ml. Eine 9,5%ige (G/Vol.) Lösung des Natriumsalzes ist nach NEUDERT isoton.

Lokale Verträglichkeit. Im Rahmen der Entwicklung und Auswahl von IV aus einer größeren Anzahl von Verbindungen wurde von WALLINGFORD, DECKER u. KRUTY eine homologe Reihe untersucht, deren Glieder sich durch verschiedene Acylreste voneinander unterscheiden. Es ist interessant, daß gerade die Acetylverbindung die geringste Giftigkeit aufweist und die Propionyl- wie auch die Formylverbin-

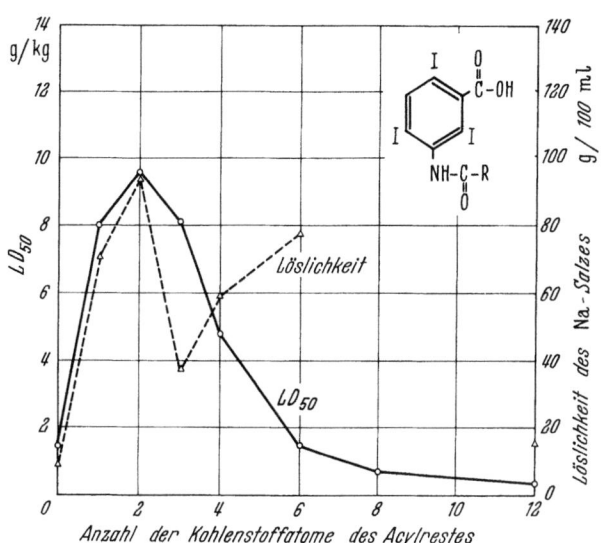

Abb. 3. Abhängigkeit der Giftigkeit von der Länge des Acylrestes (WALLINGFORD, DECKER u. KRUTY 1952)

dung giftiger sind. Es ist ferner bemerkenswert, daß die Giftigkeit der Verbindungen mit zunehmender Länge des Acylrestes ansteigt, wie aus Abb. 3 ersichtlich ist.

Über die Giftigkeit von IV bei verschiedenen Versuchstieren liegen Untersuchungen von einer Reihe von Autoren vor, die in der nachfolgenden Tabelle 5 zusammengefaßt sind.

Die Vergiftungserscheinungen, die mit diesem Präparat zur Beobachtung gelangen, haben eine große Ähnlichkeit mit den schon bei anderen Substanzen für die Urographie beschriebenen Symptomen. Bei Hunden bestanden sie in Versuchen von LANGECKER, HARWART u. JUNKMANN (1953) nach subletalen Dosen in Gähnen und Erbrechen.

Von COULSTON u. HOPPE wurden Affen dreimal mit intravenösen Gaben von 0,5 bzw. 1,0 oder 2,0 g/kg mit einem zweitägigen Intervall zwischen den Applikationen behandelt. Kein Tier zeigte einen Gewichtsverlust oder starb. Nach jeder Injektion war bei den Tieren eine angespannte Körperhaltung zu beobachten. Sie schienen Schmerzen zu haben und schrien oft auf. Eines der Versuchstiere, das 2,0 g/kg erhalten hatte, zeigte tonische Krämpfe und etwa 30 min lang Herzarrhythmien und Dyspnoe. Bei mehreren Versuchstieren waren bei der nachfolgenden histologischen Untersuchung der Nieren Zylinder in den Tubuli zu finden. Mit den kleineren Dosen waren die Symptome weniger ausgeprägt.

Pharmakologische Wirkungen. Von LANGECKER, HARWART u. JUNKMANN (1953) wurde beschrieben, daß 0,1—0,4 g/kg bei der Katze den Blutdruck für etwa 1 min senken, während die Atmung unbeeinflußt bleibt. Nach 1 g/kg betrug die Senkung 40 mm Hg, 4,0 g/kg führten unter Blutdrucksenkung zum Tode. In Versuchen am Froschherzen nach STRAUB läßt sich eine Wirkung erst bei einer Konzentration von 10^{-2} nachweisen.

Am Kaninchendünndarm ist eine solche von 5×10^{-3} wirkungslos, 10^{-2} bewirkt einen Tonusanstieg. Am Meerschweinchendünndarm führt eine Konzentration von 5×10^{-3} zu einem schwachen, 10^{-2} zu einem starken Tonusanstieg. Eine ähnliche Reaktion wurde auch am Meerschweinchenuterus festgestellt.

Nach SOBIN, FRASHER, JACOBSON u. VAN EECKHOVEN besitzt IV beim Kaninchen eine gefäßschädigende Wirkung in einer Dosis, die der menschlichen äquivalent ist. Diese Beobachtungen wurden an den Skleragefäßen angestellt. Es zeigten sich Gefäßkontraktionen und Erythrocytenzusammenballungen.

In Untersuchungen über die Venenverträglichkeit injizierten HOPPE, LARSEN u. COULSTON Kaninchen eine 30%ige Lösung in einer Dosis von 1 ml innerhalb von 5 sec

Tabelle 5. *Giftigkeit von Trijod-acetylaminobenzoesäure (IV)*

Tierart	Applikationsweise	Injektionsdauer	LD_{50} in g/kg	Autor
Maus	intravenös		$9,1 \pm 0,7$	HOPPE, LARSEN u. COULSTON
Maus	intravenös		9,56	WALLINGFORD, DECKER u. KRUTY (1952)
Maus	per os		20,0 überlebend	DAVIS, KEE-CHANG HUANG u. PIRKEY
Ratte	intravenös	5	11,6	LANGECKER, HARWART u. JUNKMANN (1953)
Ratte	intravenös		$7,0 \pm 0,7$	HOPPE, LARSEN u. COULSTON
Ratte	intravenös		8,0—9,0	NESBIT (zit. nach WINZER, LANGECKER u. JUNKMANN)
Ratte	per os		20,0 überlebend	DAVIS, KEE-CHANG HUANG u. PIRKEY
Kaninchen	intravenös		$5,2 \pm 0,6$	HOPPE, LARSEN u. COULSTON
Kaninchen	intravenös		4,0 verträglich	LANGECKER, HARWART u. JUNKMANN (1953)
Kaninchen	intracysternal		$0,0079 \pm 0,0014$	HOPPE
Katze	intravenös		etwa 5,6	HOPPE, LARSEN u. COULSTON
Hund	intravenös		etwa 6,3	HOPPE, LARSEN u. COULSTON
Hund	intravenös		4,0 überlebend	LANGECKER, HARWART u. JUNKMANN (1953)
Hund	per os		2,1 überlebend	DAVIS, KEE-CHANG HUANG u. PIRKEY
Hund	intravenös		5,0 2 von 3 Tieren tot	PORPORIS, ELLIOTT, FISCHER u. MUELLER
Mensch	per os		35 g verträglich	DAVIS, KEE-CHANG HUANG u. PIRKEY

in eine Ohrrandvene. Diese Behandlung konnte zehnmal wiederholt werden, ohne daß sich ein Unterschied zur Kontrolle mit physiologischer Kochsalzlösung zeigte.

LANGECKER, HARWART u. JUNKMANN (1953) berichten über Versuche, in denen das Natriumsalz von IV als 40%ige Lösung Ratten, Kaninchen und Hunden in einer Dosis von 0,1 bzw. 0,5 ml intramuskulär gespritzt wurde. Diese Behandlung erwies sich als schmerzlos. Die intracutane Injektion von 0,1 ml dieser Lösung wurde am Kaninchenohr bzw. der Meerschweinchenbauchhaut reizlos vertragen. Das Präparat reizt in der gleichen Konzentration nicht, wenn 1 Tropfen der Lösung ins Kaninchenauge eingeträufelt wird.

Bei intracysternaler Applikation erwies sich IV in Versuchen von HOPPE als eine sehr stark toxische Verbindung. Auf Grund dieser hohen Wirksamkeit kommt der Blutliquorschranke eine sehr große Bedeutung zu. Er fand, daß eine 50%ige Lösung des Präparates bei Applikation in die A. carotis communis bereits zu einer ausgeprägten Schädigung führt, eine 30%ige Lösung hingegen verhält sich weniger toxisch. Die Untersuchungen wurden ebenfalls mit einer modifizierten *Broman-Olssonschen* Technik durchgeführt (Injektion von 25 ml mit einer Geschwindigkeit von 1 ml/2 sec, Abb. 17).

Plasmabindung und Verteilung im Organismus. Nach JUNKMANN (1959) beträgt das Verteilungsvolumen bei der Ratte 43%. Die Plasmaeiweißadsorption liegt bei 20 mg % Gehalt in vitro bei 88%. Über die Verteilung von IV im Organismus geben Untersuchungen von McCHESNEY u. HOPPE (1957) Aufschluß, die dieses Präparat vergleichend mit I, II und V untersuchten (s. Tabelle 9). Aus den Ergebnissen ist ersichtlich, daß 3 Std nach Applikation sich bei Katzen noch bemerkenswerte Mengen in Leber,

Magen und Darmkanal sowie im Muskel befinden. Untersuchungen von Porporis, Elliott, Fischer u. Mueller an Hunden führten zu ähnlichen Ergebnissen.

Ausscheidungsverlauf. Über die Ausscheidung des Präparates nach verschiedenen Applikationsweisen bei einer Reihe von Versuchstieren und auch beim Menschen gibt die nachfolgende Tabelle 6 von Langecker, Harwart u. Junkmann (1953) Auskunft.

Als wichtigstes Resultat ist aus dieser Zusammenstellung ersichtlich, daß IV vom Menschen nach intravenöser Gabe bereits innerhalb von 7 Std bis 80% und mehr ausgeschieden wird. Wie aus den Tierversuchen hervorgeht, werden kleine Mengen des Präparates beim Kaninchen auch mit der Galle ausgeschieden.

Porporis, Elliott, Fischer u. Mueller stellten Versuche mit markiertem IV an und fanden, daß bei Hunden innerhalb von 5 Std 65% der applizierten Dosis durch den Harn ausgeschieden sind. Das Präparat wurde in diesen Versuchen intravenös gegeben.

In Untersuchungen an Katzen fanden McChesney u. Hoppe (1957) (nach intravenöser Gabe von 0,5 g/kg), daß 3 Std nach Applikation des Präparates bereits 48—72% im Harn ausgeschieden sind.

Das Präparat wird auch in geringem Ausmaß nach peroraler Applikation resorbiert, wie Langecker, Harwart u. Junkmann (1953) bei Ratten und Kaninchen gefunden haben (vgl. Tabelle 6).

Nach Davis, Kee-Chang Huang u. Pirkey scheiden Hunde nach oraler Applikation eine Menge von 0,06—0,25% der Dosis im Harn aus. Innerhalb von

Tabelle 6. *Harn- und Gallenausscheidung von 2,4,6-Trijod-3-acetylaminobenzoesäure bei Ratte, Kaninchen, Hund und beim Menschen* (nach Langecker, Harwart u. Junkmann 1953)

Versuchs-Objekt	Dosis g/kg	Verabreichungsart	Zeit nach Injektion Stunden	Prozent der Eingabe in	
				Harn	Galle
Ratte	1,0	intravenös	6	43,6	—
			24	51,0	—
Ratte	1,0	subcutan	6	56,5	—
Ratte	1,0	per os	24	6,0	—
Kaninchen	1,0	intravenös	6	83,0	—
Kaninchen	1,0	intravenös	24	92,4	1,7
Kaninchen	4,0	intravenös	18	90,3	—
Kaninchen	2,0	intravenös	1/6	7,8	—
Kaninchen	1,0	per os	24	6,2	0,16
Hund	4,0	intravenös	4	50,0	—
			20	73,0	—
Hund	175 mg	intratracheal	6	14,8	—
			24	18,6	—
Mensch	5,57 g	intravenös	11	93,5	—
Mensch			7	104,0	—
Mensch			7	80,0	—

24 Std wurden bei Versuchspersonen nach oralen Gaben von 35 g 0,78—2,8% im Harn wiedergefunden.

Untersuchungen über den Ausscheidungsmechanismus. Von einer Reihe von Autoren wurden mit dieser Verbindung Clearance-Untersuchungen durchgeführt. So berichtet Junkmann (1959), daß das Verhältnis der Substanz-IV-Clearance zur Inulin-Clearance 1,02 beim Hund bei einer Blutkonzentration von 11—52 mg% beträgt. Nach Langecker, Harwart u. Junkmann ist das Verhältnis der Kreatinin zur IV-Clearance bei einem Blutspiegel von 1,7—2,6 mg% 1,16—0,53 (Hund). Mit sinkendem Blutspiegel war in den Versuchen eine Zunahme der Clearance von IV zu beobachten. Legt man der Berechnung die Ultra-Filtrat-Konzentrationen von IV und Kreatinin zugrunde, so ist der Unterschied noch ausgeprägter, da IV zu 40—50% an Eiweiß gebunden wird, während bei Kreatinin die Bindung nur 5% beträgt (der angegebene Wert der Eiweißbindung unterscheidet sich von dem Junkmanns. Die Ursache dafür dürfte in den verschiedenen untersuchten Konzentrationen zu suchen sein). Diese Versuche sprechen für eine Teilnahme der Tubuli an der Nierenausscheidung des Präparates, was auch der Annahme von Neuhaus, Christmann u. Lewis entsprechen würde. Diese Autoren geben an, daß bis zu einer Blutkonzentration von 30 mg% eine kleine Menge von IV zusätzlich tubulär sezerniert wird. Bei Blutspiegeln, die der klinischen Anwendung entsprechen (100 bis 300 mg%), wird IV fast vollständig über die Glomeruli ausgeschieden (etwa 2% über den Tubulusapparat). Zu einem ähnlichen Ergebnis kamen auch Porporis, Elliott,

Fischer u. Mueller, die feststellten, daß hohe Dosen eine Herabsetzung der p-Aminohippursäure-Clearance bewirken. Im Gegensatz dazu wird die Inulin-Clearance durch intravenöse Gabe von IV nicht beeinflußt, wie Tabelle 7 zeigt.

Tabelle 7. *Einfluß von 2,4,6-Trijod-3,5-diacetylaminobenzoesäure (als Urokon) auf die p-Aminohippursäure- und Inulin-Clearance (nach Porporis, Elliott, Fischer u. Mueller)*

Hund Nr. Datum	Urokon injiziert g/kg	Vor der Injektion		Unmittelbar nach der Injektion		24 Std nach der Injektion	
		PAH ml/min	Inulin ml/min	PAH ml/min	Inulin ml/min	PAH ml/min	Inulin ml/min
52 H 9. 9. 52	5,0	115	28	28	29	111	30
57 H 16. 9. 52	5,0	192	46	26	25	Tot nach 2 Std	
56 H 18. 9. 52	5,0	138	45	32	22	Tot nach 6 Std	
60 H 30. 9. 52	2,5	129	38	37	28	116	31
52 H 2. 10. 52	2,5	133	44	49	41	133	33
60 H 9. 10. 52	2,5	128	36	42	33	—	—
52 H 19. 3. 53	0,25	121	34	88	32	—	—
61 H 18. 4. 53	0,25	169	65	109	57	—	—

Die Clearance von IV ist ähnlich der des Inulin, auch bei Blutkonzentrationen, die denen klinisch angewandter Dosen entsprechen. Es wurde gezeigt, daß bei Hunden etwa 0,15 mg/min/kg durch die Tubuli ausgeschieden werden können. Eine Depression der p-Aminohippursäure-Clearance durch IV stellten auch Mc-Chesney u. Hoppe (1957) nach 2,5 g/kg in Übereinstimmung mit Porporis, Elliot, Fischer u. Mueller fest.

ε) *2,4,6-Trijod-3,5-diacetylaminobenzoesäure (V)*

Physikalische und chemische Eigenschaften. Das Präparat besitzt ein Molekulargewicht von 613,8 und weist einen Jodgehalt von 62,1% auf. Die Verbindung zersetzt sich ab 260° C. Als freie Säure ist sie nach Langecker, Harwart u. Junkmann (1954) wenig löslich in Wasser (100 mg %), bei 25° C lösen sich in Äthylalkohol 700 mg % und 2,4% (G/Vol.) in Methanol. Es ist in Benzol, Chloroform und Äther unlöslich. Das Natriumsalz kristallisiert in farblosen, rhombischen Nadeln und besitzt einen Fp von 261—262° C (Zersetzung). In 100 ml einer bei 20° C gesättigten Lösung sind 60 g enthalten. Das Methylglucaminsalz von V kristallisiert ebenfalls in farblosen, rhombischen Nadeln. Der Fp dieses Salzes liegt bei 189—193° C. Die Löslichkeit des Methylglucaminsalzes von V ist noch größer als die des Natriumsalzes. 100 ml einer gesättigten Lösung enthalten bei 20° C 89 g. Im Äquivalentpunkt besitzt das Natriumsalz einen p_H von 7,3, das Methylglucaminsalz einen von 6. Der pK-Wert von V ist 3,4. Eine Lösung, die in 1 ml 0,1 g Na-Salz von V und 0,66 g Methylglucaminsalz von V enthält (Urografin 76%), weist bei 37° C eine Viscosität von 8,95 cP auf.

Allgemeine und lokale Verträglichkeit. Über die Toxicität der Verbindung sind von verschiedenen Untersuchern Ergebnisse veröffentlicht worden. Eine Zusammenstellung der mitgeteilten Zahlenwerte gibt Tabelle 8.

Die mit V beobachteten Vergiftungssymptome entsprechen den schon früher beschriebenen. V ist für die Myelographie nicht geeignet. Nach Hoppe treten Konvulsionen bei Gabe von toxischen Dosen dieses Präparates auf. Der Tod wird durch einen Zusammenbruch des Lungenkreislaufes mit Herzversagen verursacht. Langecker, Harwart u. Junkmann (1954) beobachteten bei Hunden nach 3,6 g/kg Erbrechen.

Tabelle 8. *Giftigkeit von Trijod-diacetylaminobenzoesäure (V)*

Tierart	Applikationsweise	Konzentration der applizierten Lösung	Injektionsdauer	LD$_{50}$ in g/kg	Autor
Maus	intravenös			14,0 $\pm$ 0,9	HOPPE
Maus	per os			> 20,0	DAVIS, KEE-CHANG HUANG u. PIRKEY
Ratte	intravenös			14,7 *	LANGECKER, HARWART u. JUNKMANN (1954)
Ratte	intravenös			11,4 $\pm$ 0,7	HOPPE
Ratte	per os			> 20,0	DAVIS, KEE-CHANG HUANG u. PIRKEY
Kaninchen	intravenös	40 % (G/Vol.)	14'	> 4,0	LANGECKER, HARWART u. JUNKMANN (1954)
Kaninchen	intravenös			12,2 $\pm$ 0,6	HOPPE
Kaninchen	intracysternal			0,0084 $\pm$ 0,0022	HOPPE
Hund	intravenös		rasch	1,0 verträglich	LANGECKER, HARWART u. JUNKMANN (1954)
Hund	intravenös		20'	2,0 verträglich	LANGECKER, HARWART u. JUNKMANN (1954)
Hund	intravenös		28'	3,0 Symptome	LANGECKER, HARWART u. JUNKMANN (1954)
Hund	intravenös			etwa 13,2	HOPPE
Hund	per os			2,3 überlebend	DAVIS, KEE-CHANG HUANG u. PIRKEY
Katze	intravenös			etwa 11,3	HOPPE

* Als Na- bzw. Methylglucaminsalz.

Es besteht nach WINZER, LANGECKER u. JUNKMANN ein Zusammenhang zwischen Atemhemmung in in-vitro-Versuchen und der Toxicität der Kontrastmittel. Je ausgeprägter die Atemhemmung, um so größer ist die Giftigkeit des Präparates.

Einige Autoren berichten über Versuche mit wiederholter Applikation von V. HOPPE, LARSEN u. COULSTON hatten Ratten fünfmal Dosen von 0,5—2,0 g/kg intravenös gespritzt und beobachteten, daß diese Behandlung ohne sichtbaren Schaden vertragen wurde. Fünfmal 4,0 g/kg hingegen führten zu Wachstumshemmung und zum Tode eines Versuchstieres der Gruppe (Tubulus-Schaden). COULSTON u. HOPPE teilten Ergebnisse von Untersuchungen an 3 Gruppen von Affen, die Dosen zu je 0,5, 1,0 bzw. 2,0 g/kg erhalten hatten, mit. Zwischen den einzelnen Injektionen lag ein zweitägiges Intervall. Sie beobachteten bei den Tieren keinen Gewichtsverlust. Die Gruppe, die 2,0 g/kg erhielt, zeigte nach jeder Injektion vorübergehende Beschwerden. Die histologische Untersuchung der Nieren dieser Versuchstiere ergab keinen krankhaften Befund.

Wie aus der Zusammenstellung der Toxicitätsdaten zu ersehen ist, besitzt V bei intracysternaler Applikation im Tierversuch eine hohe Toxicität. Es ist deshalb verständlich, daß auch bei diesem Präparat dem Verhalten der Blutliquorschranke nach Injektion in die A. carotis communis eine große Bedeutung zukommt. HOPPE fand in seinen Untersuchungen mit Kaninchen, daß die Applikation des 50 %igen Präparates die Blutliquorschranke fast unzerstört läßt und nur geringe Nebenwirkungen verursacht. Kochsalzlösungen, die konzentrierter als 4,5 % sind, führen ebenfalls zu einer merklichen Schädigung der Blutliquorschranke (Abb. 17).

Studien über die lokale Verträglichkeit von V liegen von SOBIN, FRASHER, JACOBSON u. VAN EECKHOVEN vor, die angeben, daß auch dieses Präparat bereits in Dosen, die den klinisch angewandten äquivalent sind, an den Skleragefäßen zu Kontraktionen führt und Erythrocytenzusammenballungen verursacht. In einem gewissen Gegensatz dazu geht aus den Untersuchungen von HOPPE hervor, daß das Präparat doch recht gut von der Gefäßintima vertragen wird. Er injizierte Kaninchen in Ohrrandvenen zehnmal 1 ml einer 50 %igen Lösung innerhalb von jeweils 5 sec und fand, daß die Behandlung nicht schlechter vertragen wird, als die Injektion einer physiologischen Kochsalzlösung. Weitere Versuchsresultate mit V, die auf eine gute lokale Verträglichkeit hinweisen, werden von

Langecker, Harwart u. Junkmann (1954) mitgeteilt. Ratten, Hunde und Kaninchen erhielten intramuskuläre Injektionen von 0,1 bzw. 0,5 ml einer 40%igen Lösung des Gemisches des Natrium- und Methylglucaminsalzes. Die Behandlung wurde von den Versuchstieren gut vertragen. Die gleiche Lösung führte intracutan in einer Dosis von 0,1 ml bei Kaninchen und Meerschweinchen ebenfalls zu keinen Reaktionen. Die Verabreichung eines Tropfens dieser 40%igen Lösung in den Bindehautsack eines Kaninchenauges wurde reizlos vertragen. Eine 2,5%ige Lösung des Natriumsalzes von V in physiologischer Kochsalzlösung verursacht keine Hämolyse.

Nach Untersuchungen von Fichtner und Weiss reizt eine 76%ige Lösung von V im Kniegelenk bei der Ratte weniger als eine 50%ige Glucoselösung.

In Versuchen mit Kaninchen haben Berg, Idbohrn u. Wendeberg die Verträglichkeit von V durch retrograde Injektion in die Aorta studiert und ihre besondere Aufmerksamkeit dem Verhalten der Niere zugewandt. Es ergab sich, daß die Injektion von V als Urografin 76% und Hypaque 90% zu keinen Schädigungen unter den angewandten Versuchsbedingungen führt, während solche mit Umbradil (I), Triurol (IV) und Miokon (VI) mit wesentlich kleineren Konzentrationen feststellbar waren (vgl. Idbohrn u. Berg).

In einem gewissen Gegensatz zu diesen Beobachtungen stehen die Resultate von Mullady, Wakim, Hunt und Kincaid die Untersuchungen über die Verträglichkeit von 50%igem Diatrizoate-Natrium (Hypaque) an Hunden durch Applikation in eine Arteria renalis anstellten (8—17 kg schwere Tiere erhielten 10 ml/Tier in die linke Arterie verabreicht). Es ergab sich, daß die behandelte Niere im Vergleich zur unbehandelten eine signifikant geringere Kreatinin- und PAH-Clearance aufwies. Die Schädigung war am ausgeprägtesten in den ersten 4 Tagen nach der Applikation; dann folgte eine langsame Besserung im Laufe der folgenden Wochen. Andere pathologische Befunde wurden nicht erhoben.

Die Frage der Jodabspaltung im Organismus wurde von Kimbel u. Börner mit einem radioaktivmarkierten Präparat studiert. Es ergab sich, daß nach Gabe von V in der Schilddrüse keine Jodvermehrung feststellbar ist und somit angenommen werden darf, daß Jod nicht aus V abgespalten wird.

Pharmakologische Wirkungen. Mit dem Präparat konnten keine übereinstimmenden Wirkungen auf den Blutdruck, Herzschlag und Atmung usw. bei Katzen und Hunden bis zu einer Dosis von 2,0 g/kg, wie Versuche von Hoppe, Larsen u. Coulston ergeben haben, erzielt werden. Nach 4,0 g/kg wurde eine Blutdrucksteigerung beim Hund festgestellt, bei Katzen wurden Steigerungen und Senkungen registriert. Langecker, Harwart u. Junkmann (1954) berichten, daß ab Dosen von 250 mg/kg eine Blutdrucksenkung bei der Katze in Pernocton-Narkose auftritt. Bei 0,5—1,0 g/kg beträgt diese etwa 1 min lang etwa 40 mm Hg. Die Atmung bleibt dabei unbeeinflußt. Am Froschherzen nach Straub zeigt sich keine Wirkung bis zu einer Konzentration von 10^{-2}, am Kaninchen- und Meerschweinchendarm waren Konzentrationen bis zu 10^{-2} ohne Wirkung. Beim Menschen wird 3 Std nach 10 g ein gewisser diuretischer Effekt beobachtet.

Resorption. Bei der Urographie wird das Präparat unter Umgehung eines Resorptionsvorganges direkt in die Blutbahn gespritzt. In Versuchen mit oraler Gabe wurde bei Ratten eine schlechte Resorption beobachtet (Langecker, Harwart u. Junkmann (1954), eine gute findet nach subcutaner Applikation statt.

Verteilung im Körper. Nach erfolgter Aufnahme von V durch den Körper wird ein geringer Teil des Präparates an Erythrocyten (∼5—10%), ein etwas größerer an Blutserumeiweißkörper gebunden (∼20—30%). Das übrige liegt als ungebundenes Präparat vor und kann als Ultrafiltrat abgepreßt werden (um 70%). Diese Ergebnisse wurden von Langecker, Harwart u. Junkmann in in-vitro-Versuchen mit Hundeblut erhalten. Versuche mit Menschenblut führten zu ähnlichen Resultaten.

Über die Verteilung von V im Organismus berichtet Junkmann (1959), daß das Verteilungsvolumen beim Hund 40%, bei der Ratte 36% beträgt. Nach Langecker, Har-

WART u. JUNKMANN beträgt das Verteilungsvolumen nach 50 min 39,3% des Körpergewichtes (nach intravenöser Injektion von 0,1 g/kg beim nierenlosen Hund). Nach Versuchen von KIMBEL u. BÖRNER (1955) mit radioaktiv markiertem V finden sich in den inneren Organen von Ratten 45 min nach Gabe des Präparates 15—18%, 20—30% dürften in Muskeln, Haut und Skelet enthalten sein. Maximal 12% fanden sich im Darminhalt; nach 24 Std sind nur noch in diesem nennenswerte Mengen vorhanden. Weitere Untersuchungen über die Verteilung von V wurden von McCHESNEY u. HOPPE (1957) mit Katzen angestellt. Das Resultat dieser Versuche ist in Tabelle 9 zusammengestellt.

Tabelle 9. *Gewebeverteilung und Ausscheidung von verschiedenen Nierenkontrastmitteln bei der Katze nach 0,5 g/kg intravenös. Angaben in Prozent der Dosis* (nach McCHESNEY u. HOPPE 1957)

Verabreichte Verbindung	Zeit nach der Verabreichung in Stunden	Untersuchungsmaterial												
		A. Urin	B. Niere	C. Leber und Galle	D. Verdauungstrakt	E. Milz	F. Lunge	G. Herz	H. Muskel*	I. Plasma+	J. Erythrocyten+	K. Summe A—J	L. Anderes Untersuchungsmaterial	M. Summe A—L
Natr. Diatrizoate V	0,5	45,6	2,5	5,7	3,2	0,05	0,8	0,2	8,3	11,4	0,7	78,4		
Natr. Diatrizoate V	0,5	37,6	2,1	5,7	4,2	0,10	0,6	0,2	9,0	10,6	0,4	70,5	1,6‡	72,1
Natr. Diatrizoate V	1	40,5	2,3	6,9	3,4	0,0	0,6	0,10	16,5	9,1	0,2	79,6	3,9§	83,5
Natr. Diatrizoate V	1	52,5	3,8	3,5	4,7	0,10	0,5	0,10	6,7	6,2	0,4	78,5	7,0π	85,5
Natr. Diatrizoate V	3	85,8	0,7	3,9	3,5	0,04	0,2	0,06	0	1,8	0,1	96,1		
Natr. Diatrizoate V	3	79,2	0,8	5,1	3,5	0,02	0,15	0,03	2,6	2,2	0,1	93,8		
Natr. Acetrizoate IV	3	48,4	1,7	7,9	3,9	0,06	0,4	0,16	13,5	7,2	0,4	83,6		
Natr. Acetrizoate IV	3	72,0	1,3	2,3	6,7	0,07	0,3	0,08	4,0	3,8	0,4	90,9		
Iodopyracet I	3	72,0	1,6	2,1	7,1	0,01	0,10	0,04	6,0	2,0	0,6	91,6		
Iodopyracet I	3	60,8	2,1	5,3	6,2	0,03	0,3	0,10	12,5	3,5	0,5	91,3		
Na-Iodomethamate II	3	80,0	1,8	1,3	2,2	0,03	0,3	0,08	2,4	2,9	0,1	91,1		
Na-Iodomethamate II	3	83,4	1,4	1,2	1,8	0,04	0,4	0,07	3,0	3,1	0,1	94,5		
Na-Diatrizoate V	5	91,0	0,3	2,1	1,3	0,01	0,07	0,01	0	1,3	0,1	95,0		
Na-Diatrizoate V	5	93,0	0,5	2,3	1,5	0,01	0,07	0,02	1,2	1,2	0,04	99,8		

* Das Gesamtgewicht der Skeletmuskulatur wurde zu 45% des Körpergewichtes bestimmt.
+ Das Blutvolumen wurde zu 75 ml/kg Körpergewicht bestimmt. Die Plasma/Zellen-Verteilung durch Bestimmung des Hämatokritwertes.
‡ Trächtiges Tier. Diese Menge war im Uterus enthalten.
§ Haut 0,4% (das Gesamtgewicht der Haut wurde zu 14% des Körpergewichtes ermittelt), Knochen 2,8% (das Gesamtgewicht wurde zu 13% des Körpergewichtes bestimmt), Pankreas 0,7%.
π Haut 0,7%, Knochen 5,6%, Pankreas 0,7%.

Aus dieser Darstellung ist ersichtlich, daß etwa 30—60 min nach der Injektion von den im Körper verbliebenen Kontrastmitteln die größten Mengen in Muskeln und Plasma wiedergefunden werden, kleinere Mengen in Leber, Niere und Magen-Darmkanal. Es wurde errechnet, daß sich der größte Teil in der extracellulären Flüssigkeit befindet.

Das Präparat vermag durch die haftende Placenta hindurchzutreten, wie Untersuchungen von LEINZINGER (1957) ergeben haben.

Blutspiegel. Von praktischer Bedeutung ist das Verhalten des Blutspiegels nach intravenöser Applikation des Präparates, weil die Höhe des Blutspiegels mit der ausgeschiedenen Menge unmittelbar parallel geht. Über den Abfall des Blutspiegels beim Menschen liegen Untersuchungen von SCHLUNGBAUM u. BILLION vor, die mit radioaktivmarkiertem V arbeiteten. Nach ihren Untersuchungen zeigt der Blutspiegelabfall einen biphasischen Verlauf. Das Abklingen geht zuerst mit einer Halbwertszeit von 6 min vonstatten, nach etwa 30 min beträgt die Halbwertszeit 115 min. Die Versuchspersonen erhielten in diesen Untersuchungen 400 bzw. 2400 mg der Verbindung. KIMBEL u. BÖRNER (1955) stellten Versuche mit einem markierten Präparat bei Ratten an. Aus den erhaltenen Werten ist ersichtlich, daß V bereits innerhalb von 3 Std rasch im Blut abnimmt und nach 24 Std praktisch nicht mehr nachweisbar ist. Zu einem ähnlichen Ergebnis kommt auch Junkmann (1959), der das Abklingen des Blutspiegels bei Kaninchen nach 0,1 und 1,0 g/kg studierte. Das Ergebnis eines solchen Versuches ist in der nachfolgenden Abb. 4 wiedergegeben. Aus dieser ist ersichtlich, daß der nach 1,0 g/kg theoretisch mögliche Blutspiegel von 2% in weniger als 1 min auf 0,6% abgefallen ist. Das weitere Absinken des Blutspiegels erfolgt nach verschiedenen Halbwertszeiten, die in Abb. 4 eingetragen sind. Nach Junkmanns Ansicht lassen sich fünf verschiedene Ausscheidungsphasen in diesem Versuch erkennen.

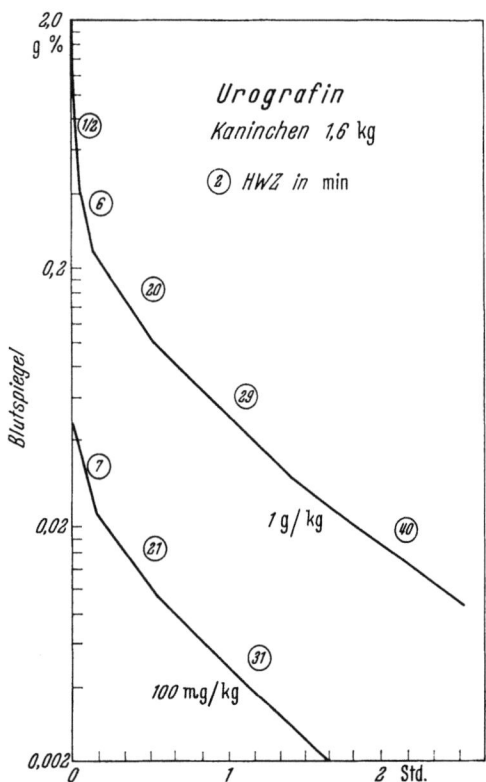

Abb. 4. Blutspiegel nach intravenöser Gabe von 0,1 bzw. 1,0 g/kg Trijod-diacetylaminobenzoesäure (V) beim Kaninchen (nach Junkmann 1959)

Ausscheidung. Die uns in der Literatur bekanntgewordenen Angaben über die Nierenausscheidung von V sind in Tabelle 10 zusammengestellt.

Aus dieser Zusammenfassung ist ersichtlich, daß nach intravenöser Applikation ein großer Teil der Dosis schon nach 1 Std in der Niere ausgeschieden und nach 24 Std die Nierenausscheidung im wesentlichen beendet ist. Beim Menschen wird bereits 1 Std nach Gabe von 10 g im Harn eine Jodkonzentration von 1,5—5,9% erreicht (Langecker, Harwart u. Junkmann, 1954). Nach Junkmann (1959) ist die Ausscheidungsgeschwindigkeit von V durch die Niere dosisunabhängig.

Wie aus Tabelle 9 hervorgeht, liegen von McChesney u. Hoppe (1957) Untersuchungen unter gleichen Bedingungen vor, die einen Vergleich verschiedener Präparate für die Urographie hinsichtlich der Ausscheidung gestatten. Es zeigt sich, daß V schneller ausgeschieden wird als IV und I, jedoch nicht schneller als II.

Für die Elimination des Präparates aus dem Körper hat auch die Ausscheidung mit dem Kot eine gewisse Bedeutung. Darauf weist der relativ hohe Gehalt im Darminhalt bei der Katze hin (vgl. Tabelle 9). Die mittlere Ausscheidung betrug nach 72 Std Beobachtungszeit 2,1% der Dosis beim Hund (nach intravenöser Gabe von 1 g/kg) (McChesney u. Hoppe 1957).

In Untersuchungen von Kimbel u. Börner (1955) an Ratten wurden bei einem Tier nach 3 Std etwa 10% im Darminhalt wiedergefunden. Bei den Untersuchungen, die mit einem markierten Präparat durchgeführt wurden, fanden sich auch Aktivitäten in der Wand des Magens sowie Dünn- und Dickdarmes. Die beiden letzteren Organe waren die einzigen, in denen sich nach 24 Std noch eine Radioaktivität feststellen ließ.

Nach Untersuchungen von Schlungbaum u. Billion beträgt die Ausscheidung im Stuhl des Menschen innerhalb von 48 Std nach intravenöser Gabe des Präparates etwa 1—2% der Dosis. Sehr kleine Mengen werden im Speichel des Menschen, etwas mehr im Duodenal- und Magensaft ausgeschieden (Kimbel u. Börner 1955). Langecker, Harwart u. Junkmann (1954) beobachteten eine geringe Gallenausscheidung des Präparates beim Kaninchen.

Aus diesen Angaben kann man entnehmen, daß nach wenigen Tagen kein Rückstand von V im Organismus verbleibt. Das gilt sicher auch im Gegensatz zu dem Eindruck, den man aus den Angaben von LANGECKER, HARWART u. JUNKMANN (1954) (vgl. Tabelle 10) gewinnt, für den Menschen.

Von Interesse ist die Frage, ob das Präparat in unveränderter oder chemisch abgewandelter Form vom Körper ausgeschieden wird. Zur Klärung wurden von MCCHESNEY u. HOPPE (1957) Versuche an Hunden durchgeführt, bei denen es gelang, das chemisch unveränderte Produkt aus dem Harn zu isolieren und zu identifizieren. Auch der Mensch scheidet V in unveränderter Form aus (LANGECKER, HARWART, KOLB, KRAMER 1964). Die Verfasser weisen darauf hin, daß die Ausscheidung eines Röntgenkontrastmittels durch die Niere im Harn einen Eiweißbefund vortäuschen kann, da nach Ansäuern des Harns ein weißer Niederschlag von dem ausgefällten Kontrastmittel gebildet wird.

Ausscheidungsmechanismus in der Niere. Der Ausscheidungsmechanismus von V durch die Niere wurde von verschiedenen Untersuchern in Clearance-Versuchen studiert. LANGECKER, HARWART u. JUNKMANN (1954) untersuchten vergleichend V mit Inulin an nichtnarkotisierten Hunden. Es ergab sich, daß nur bei Blutspiegeln von 1 mg % die Clearance des Präparates größer ist als die des Inulin, so daß man für diesen Bereich

Tabelle 10. *Ausscheidung von Trijod-diacetylaminobenzoesäure (V) im Harn*

Versuchs-objekt	Verabreichungs-art	Dosis	% der Eingabe nach									Autor
			45 min	1	3	4	5	6	8	24	48 Std	
Ratte	intravenös	1,0 g/kg				100						LANGECKER, HARWART u. JUNKMANN (1954)
Ratte	subcutan	1,0 g/kg		8,35		5,13			58,18	66,6		LANGECKER, HARWART u. JUNKMANN (1954)
Ratte	per os	1,0 g/kg			0,7			2,1				LANGECKER, HARWART u. JUNKMANN (1954)
Ratte	intravenös	0,5 ml Urografin 12 %ig	50									KIMBEL u. BÖRNER (1955)
Kaninchen	intravenös	1,0 g/kg		52,7	70,3			91,0				LANGECKER, HARWART u. JUNKMANN (1954)
Hund	intravenös	unbekannt				80—90						HOPPE, LARSEN u. COULSTON
Hunde	intravenös	1,0 g/kg				80,2				91,7	93,7	McCHESNEY u. HOPPE (1957)
Hund	per os	unbekannt								0,06—0,25		DAVIS, KEE-CHANG HUANG u. PIRKEY (1957)
Katze	intravenös	unbekannt				80—90						HOPPE, LARSEN u. COULSTON
Katze	intravenös	0,5 g/kg		40,5—52,5	79,2—85,8		91—93		51,2—71,8			CHESNEY u. HOPPE (1957)
Mensch	intravenös	0,16 g/kg		17,5—35,9		43,5—59,5			54,3—77,1			LANGECKER, HARWART u. JUNKMANN (1954)
Mensch	intravenös	400 mg			59					90,2		SCHLUNGBAUM u. BILLION
Mensch	intravenös	2400 mg			59					90,2		SCHLUNGBAUM u. BILLION
Mensch	intravenös	unbekannt		23—54						61	61,5	KIMBEL u. BÖRNER (1955)

annehmen darf, daß V sicher auch tubulär sezerniert wird. Bei Blutkonzentrationen, wie sie nach klinischer Verabreichung des Präparates auftreten, spielt das jedoch praktisch keine Rolle, hier wird fast alles glomerulär filtriert. Ähnliche Ergebnisse teilt auch Junk-mann (1959) mit, nach dem das Verhältnis der V-Clearance zu Inulin-Clearance 1,15 beim Hund bei einer Blutkonzentration von 1—4 mg % betragen soll. Nach McChesney u. Hoppe (1957) verringert eine Dosis von 5 g/kg nur wenig die Nieren-Clearance der p-Aminohippursäure sowie die des Inulins. Daß die Ausscheidung von V in den angewandten Dosen vorzugsweise durch die Glomeruli erfolgt, konnte durch Willenbrink u. Kimbel bestätigt werden, die Versuche an Seepferdchen durchführten. Sie stellten fest, daß dieses Tier, das eine glomeruluslose Niere besitzt, V viel schlechter ausscheidet als I. Diese Autoren konnten bei Kaninchen ferner feststellen, daß p-Aminohippursäuregaben keine Drosselung der Ausscheidungsgeschwindigkeit von V verursachen, was zu erwarten gewesen wäre, wenn das Präparat tubulär ausgeschieden werden würde.

V wurde verschiedentlich auch zur Nierenfunktionsdiagnostik herangezogen. Es bleibt abzuwarten, welche praktische Bedeutung solche Untersuchungen bekommen werden.

ζ) 2,4,6-Trijod-3,5-dipropionylaminobenzoesäure (VI)

$$CH_3—CH_2—CO—NH—\underset{J}{\overset{COOH}{\underset{\displaystyle J}{\overset{\displaystyle J}{\bigcirc}}}}—NH—CO—CH_2—CH_3$$

Physikalische und chemische Eigenschaften. Die Verbindung besitzt ein Molekulargewicht von 641 und weist einen Jodgehalt von 59 % auf.

Toxikologische und pharmakologische Untersuchungen. In der zugänglichen Literatur konnten keine Angaben gefunden werden.

η) 5-Acetylamino-2,4,6-trijodisophthalsäure-methylamid-(3) (VIa)

$$CH_3—CO—NH—\underset{J}{\overset{COOH}{\underset{\displaystyle J}{\overset{\displaystyle J}{\bigcirc}}}} CO—NH—CH_3$$

Physikalische und chemische Eigenschaften. Das Molekulargewicht der Verbindung ist 614, ihr Jodgehalt 62 %. Eine wäßrige Lösung des Na-Salzes mit einem Jodgehalt von 480 mg/ml weist bei 37,5° C eine Viscosität von 8,4 cP auf. Das pH dieser Lösung liegt bei 7,3. Die Lösungen von VIa sind, wie solche anderer jodhaltiger Kontrastmittel, lichtempfindlich.

Verträglichkeit und pharmakologische Eigenschaften. Bei Untersuchungen über die Toxicität von VIa mit intravenöser Applikation an Ratten wurde bei Verwendung einer 60%igen Lösung des Methylglucaminsalzes eine DL_{50} von ~20,0 g/kg, bei Verwendung einer 80%igen Lösung des Na-Salzes eine DL_{50} von 11,6 g/kg gefunden, bei Verabreichung einer 50%igen Lösung des Na-Salzes eine DL_{50} von ~17,0 g/kg. Bei Mäusen wurden auch je nach Konzentration und Art des verabreichten Salzes verschiedene Werte für die Toxicität angegeben (bei Applikation einer 50%igen Lösung des Na-Salzes ~19,0 g/kg nach Verabreichung des Methylglucaminsalzes 60%ig 18 g/kg). Als Vergiftungssymptome wurden Tränenfluß, vermehrte Harnausscheidung, Dyspnoe, unkoordinierte Muskelbewegungen beobachtet, bei sehr hohen Dosen auch Krämpfe; Todeseintritt nach Gabe letaler Dosen 15 min nach der Applikation (Kodama et al.). Dosen von 5—15 g/kg des Na-Salzes (50%ig) wurden von Hunden gut vertragen. Auch bei Autopsien waren pathologische Befunde nicht festzustellen. Die zehnmalige intravenöse Gabe von 0,5—6 g/kg/die wurde von Hunden und Ratten gut vertragen. Untersuchungen an Hunden ergaben, daß VIa nicht zu Störungen der Blut-Liquorschranke führt. Nach intracerebraler Applikation erwies sich VIa als besser verträglich als Diatrizoate (Maus DL_{50} 145—200 mg/kg bei Gabe einer 50%igen Lösung des Na-Salzes). Bei intrazisternaler Verabreichung an Kaninchen wurde bei Gabe des 50%igen Na-Salzes eine DL_{50} von 25 mg/kg gefunden, bei Applikation einer 60%igen Methylglucaminsalz-Lösung eine DL_{50} von 75 mg/kg.

Bei Prüfung auf lokale Reizwirkung an der Kaninchen-Ohrvene zeigte sich eine gute Verträglichkeit. In Untersuchungen an Hunden wurde eine gute Gefäßverträglichkeit bei Angiographien festgestellt (MAURER u. VAHLENSIECK). Nach Applikation von Dosen, die größer als 1,0 ml/kg (80%ige Lösung des Na-Salzes) waren, wurden bei narkotisierten Hunden Störungen des Kreislaufs beobachtet.

Ausscheidung. In Versuchen an Hunden wurde gefunden, daß VIa sehr schnell durch die Niere ausgeschieden wird. Innerhalb von 20 min fanden sich 24,4%, innerhalb 24 Std 93,9% der verabreichten Menge im Harn (Mitteilung der Med. Wiss. Abt. Bykgulden, Lomberg, GmbH, Konstanz).

ϑ) Nicht jodhaltige Kontrastmittel für die Urographie

Außer Jod und Barium als röntgenschattengebende Elemente kommen auf Grund ihrer Atomnummer eine Reihe von Schwermetallen für dieses Anwendungsgebiet in Frage. Mit Ausnahme von Thorium fand bis jetzt jedoch kein Schwermetall Eingang in die Röntgenologie und auch Thorium, das als *Thorotrast* an sich vorzügliche Eigenschaften hinsichtlich der Verträglichkeit bei der Applikation und des Röntgenschattens besitzt, ist auf Grund seiner irreversiblen Ablagerung im Körper nach Injektion und der sich daraus ergebenden Gefahren wieder verlassen worden. (Das im Thorotrast enthaltene ThO_2 ist auch im Umbrathor enthalten, das zur oralen, rectalen und urethralen Applikation bestimmt ist.) Bekanntlich ist Thorium ein radioaktives Element, das unter Umständen zur Auslösung eines Strahlenkrebses führen kann (vgl. z.B. JAKOB u. SCHOSTOK).

Die Entwicklung organischer Komplexe mit Schwermetallen hat zur Herstellung einer Reihe von Substanzen geführt, die möglicherweise als Röntgenkontrastmittel in Frage kommen könnten. Diese Verbindungen enthalten meist Blei, seltener Thorium als röntgenschattengebendes Element und zeichnen sich dadurch aus, daß sie gut wasserlösliche Salze bilden. Die Komplexbildungskonstante verschiedener Verbindungen ist groß, so daß erwartet werden konnte, das aus ihnen im Körper keine nennenswerten Mengen an Schwermetallen abgespalten werden und die Verbindungen somit wenig toxisch sind. Andererseits bestand die Hoffnung, daß sie vollständig durch die Niere ausgeschieden werden können.

Das am eingehendsten untersuchte Präparat ist das *Bleisalz der Äthylendiamintetraessigsäure* (EDTA) mit der nachstehenden chemischen Formel:

$$NaOOC—H_2C \diagdown \atop CH_2 \diagup N—CH_2—CH_2—N \diagup \atop CH_2 \diagdown CH_2—COONa$$

COO —— Pb —— OOC

Einige weitere Untersuchungen befassen sich mit dem analogen Thoriumsalz.

Über die Toxicität des Blei-EDTA liegen verschiedene Untersuchungen vor, aus denen hervorgeht, daß die Verbindung zwar relativ wenig giftig ist, aber doch toxischer als die meisten der obigen Kontrastmittel für die Urographie. Nach SHAPIRO u. PAPA beträgt die LD_{50} für Kaninchen und Meerschweinchen bei intravenöser Applikation 0,8 g/kg, nach CLARK u. TOMICH bei Mäusen 3,5—4,5 g/kg. Die Vergiftungssymptome bestehen nach SHAPIRO u. PAPA beim Meerschweinchen und Kaninchen in einer erhöhten Reizbarkeit, in Krämpfen und einem Versagen der Atmung. Tiere, die kleinere Dosen erhalten hatten, bekamen eine Hämaturie und zeigten histologisch nachweisbare Leber- und Nieren-schäden. Bei oraler Applikation werden nach Sapeika (1954) von Ratten (150—200 g) 2 ml einer 50%igen Lösung überlebt, von Katzen nach Shapiro u. Papa 1,0 g/kg. Bei oraler Applikation beobachtet man beim Menschen infolge Bleisulfidbildung über mehrere Tage schwarzgefärbten Stuhl.

Das Präparat führt nach Tierversuchen nicht zu Bleiablagerungen (Clark u. Tomich). Es wurden Leber, Niere, Milz, Darm, Femur und Blut untersucht.

Versuche von Shapiro u. Papa an Kaninchen, Katzen und Meerschweinchen nach parenteraler Applikation ergaben, daß die Nierenausscheidung des Präparates in 24 bis 48 Std 70—90% beträgt. Nach Rubin u. di Chiro erscheinen im Harn etwa 85% inner-halb von 2 Tagen nach einer intravenösen Gabe von 10 mg/kg beim Kaninchen. Auch nach oraler Gabe wird im Harn eine nachweisbare Menge wiedergefunden (Shapiro u. Papa).

Die klinische Untersuchung des Präparates als Röntgenkontrastmittel wurde von Shapiro u. Papa sowie Clark u. Tomich abgelehnt, da sich eine Dissoziation des Prä-parates nicht restlos verhindern läßt und das Präparat im Vergleich zu anderen Kontrast-mitteln eine zu große Giftigkeit aufweist. Sapeika (1955) hat solche Versuche durch-geführt, wobei 18 ml einer 50%igen Lösung intravenös verabreicht wurden. Er erhielt nach 3—27 min Pyelogramme. Eine praktische Bedeutung hat das Blei-EDTA als Rönt-genkontrastmittel jedoch nicht erlangt.

Thorium-EDTA wurde von Hauschild u. Dentzer auf seine Ausscheidung durch die Niere untersucht, wobei sich ergab, daß nach intraperitonealer Gabe von 0,2—0,4 g/kg bei der Maus Niere und Blase röntgenologisch sichtbar werden. Rubin u. di Chiro haben Cadmium-, Zink-, Kobalt-, Kupfer-, Nickel-, Wismut-, Barium- und Caesium-Komplexe auf ihre Brauchbarkeit als Röntgenkontrastmittel geprüft, aber keine Verbindung als geeignet befunden.

2. Kontrastmittel für die Cholecystographie

a) Beziehungen zwischen chemischer Konstitution und Gallengängigkeit

Der menschliche und tierische Organismus entledigt sich der meisten wasserlöslichen Stoffwechselprodukte durch die Niere. Eine Nachbildung solcher Verbindungen stellen die Nierenkontrastmittel dar. Ihre allgemeinen chemischen Eigenschaften wurden oben bereits kurz beschrieben. Eine Anzahl anderer Verbindungen wird durch die Leber in der Galle ausgeschieden. Substanzen, die als Röntgenkontrastmittel für die Aus-scheidungs-Cholecystographie dienen sollen, müssen deshalb mit diesen Verbindungen gemeinsame Züge aufweisen, um vom Körper über diesen Weg ausgeschieden zu werden und zu einer Darstellung der Gallengänge und Gallenblase zu führen. Bei der Austestung zahlreicher Verbindungen haben sich einige charakteristische chemische Gruppierungen herausfinden lassen, die in einem Gallenkontrastmittel unerläßlich sind. Ein bestimmtes Bauprinzip besitzt ferner eine Bedeutung dafür, ob eine Substanz nach oraler Applikation resorbiert werden kann oder intravenös gespritzt werden muß.

Die oben bei den Kontrastmitteln für die Urographie beschriebenen charakteristischen Gruppen, nämlich:

1. ein aromatisches Ringsystem mit 2- oder 3-Jodatomen (A),
2. das Vorhandensein einer Carboxylgruppe und
3. das Vorhandensein einer Amino- oder Hydroxylgruppe am aromatischen Ring (Z), finden sich auch bei den Gallenkontrastmitteln wieder (Archer, Hoppe, Lewis u. Has-kell).

Bei den letzteren ist ferner noch das Vorhandensein eines lipophilen Restes (Y) not-wendig, der über ein Zwischenglied (X) in den meisten Fällen an den aromatischen Ring (A) geknüpft ist. Eine Zusammenstellung dieser chemischen Bauelemente eines Gallen-kontrastmittels gibt Abb. 5 nach Archer, Hoppe, Lewis u. Haskell wieder.

Die Länge des lipophilen Restes ist von großer Bedeutung. Man konnte feststellen, daß ein sehr langer lipophiler Rest eine Verbindung in die Galle dirigiert. Solche Substanzen werden jedoch schwer aus dem Magen-Darmkanal resorbiert. Ist der Rest sehr klein, so verhält sich die Verbindung so, als wäre der lipophile Rest überhaupt nicht vorhanden und die Verbindung wird ausschließlich durch den Harn ausgeschieden. Besteht der lipophile Rest aus 5—8 C-Atomen, werden die Verbindungen in Harn und Galle gleichzeitig ausgeschieden. Verbindungen dieser Art können auch aus dem Magen-Darmkanal resorbiert werden. Über eine pharmakologische Bedeutung des Zwischengliedes (X) wissen wir bis jetzt nichts.

Diese Zusammenhänge wurden zunächst empirisch gefunden und können, soweit sie die Resorption angehen, bis heute nicht weiter erklärt werden. Nach Untersuchungen von GLOXHUBER (nicht veröffentlichte Versuche) scheint der lipophile Rest bei Substanzen, die in die Galle ausgeschieden werden, deshalb eine Bedeutung zu haben, weil die Leber dasjenige Organ darstellt, das ausgeprägt polar-apolargebaute Verbindungen im Gegensatz zur Niere bevorzugt auszuscheiden vermag.

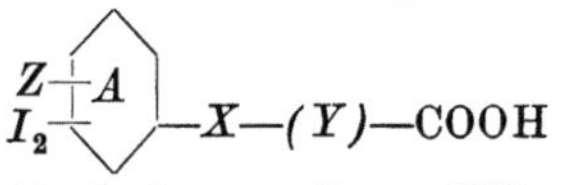

$$\substack{Z \\ I_2} A \!\!-\!\! X \!-\! (Y) \!-\! COOH$$

Es bedeuten: $Z = -NH_2$ oder $-OH$; $X = -CH_2-$, $-S-$, $-SO_2NH-$, $-CO NH-$, $-CH=CH-$; $Y =$ lipophile Gruppe; $A =$ aromatischer Ring; $I_2 = 2$ bzw. 3 Atome Jod

Abb. 5. Chemische Bauelemente eines Gallenkontrastmittels (nach ARCHER, HOPPE, LEWIS u. HASKELL)

b) Experimentelle Prüfung von Substanzen auf ihre Gallengängigkeit

Zur Testung der Gallengängigkeit einer Verbindung kann man sich zwei verschiedener Verfahren bedienen.

1. Man legt bei Versuchstieren in Narkose eine Gallenfistel an und bestimmt in der Leber-Galle chemisch die ausgeschiedene Verbindung. (Am einfachsten nimmt man dazu eine Jodbestimmung vor, wie sie von LANGECKER 1959 beschrieben wurde).

2. Man fertigt zu verschiedenen Zeitpunkten nach Applikation des zu untersuchenden Präparates bei den Versuchstieren Röntgenaufnahmen der Gallenblasengegend an (JONES, GROHOWSKI, ROBERTSON, RAMSEY, SCHILLING u. STRAIN; HOPPE u. ARCHER) und gewinnt aus den erhaltenen Bildern einen Eindruck über Gallenfähigkeit des untersuchten Präparates.

Die bessere Brauchbarkeit der einen oder anderen Methodik und insbesondere die Frage, welches Versuchstier in seinem Ausscheidungsverhalten dem Menschen am nächsten kommt, wird in verschiedenen Arbeiten diskutiert (EPSTEIN, NATELSON u. KRAMER; HOPPE u. ARCHER). Man geht wohl nicht fehl, anzunehmen, daß keine Versuchsanordnung und kein Versuchstier absolut zuverlässige Vergleiche gibt.

c) Chemische, toxikologische und pharmakologische Eigenschaften der Präparate für die Cholecystographie

In Tabelle 11 sind die wichtigsten Präparate zusammengestellt, die zur Zeit praktische Bedeutung haben (früher benutzte Präparate vgl. HECHT).

Aus ihr geht hervor, daß in verschiedenen Handelspräparaten derselbe Wirkstoff enthalten ist. Ein Teil dieser Präparate wird peroral appliziert, einige andere können intravenös gegeben werden.

α) α-Phenyl-β-(3,5-Dijod-4-hydroxyphenyl)propionsäure (VII)

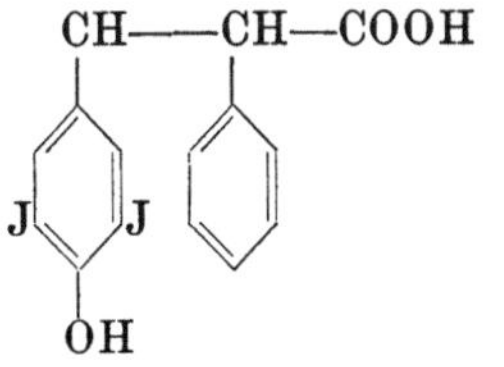

Physikalische und chemische Eigenschaften. Das Molekulargewicht ist 494. Der Jodgehalt beträgt 52%. Die Verbindung mit der obigen chemischen Struktur bildet weiße,

Tabelle 11. *Präparate für die Cholecystographie*

Präparat Nr.	Einführungsjahr	Chemische Bezeichnung des Wirkstoffes	Generic-name	Handelspräparate
VII	1941	α-Phenyl-β-(3,5-Dijod-4-hydroxy-phenyl)-propionsäure	Jodalphionic acid	Biliognost, Biliselectan, Bilitest, Bilombrine, Cholotrast, Dikol, Pheniodol, Greatrast, Isocolefanine, Neobilopac, Perfectochol, Priodax, Iodobil, Bilopsyl, Sombrabil
VIII	1944	2-(4-Hydroxy-3,5-dijodbenzyl)-cyclohexan-carbonsäure-(1)		Monophen
IX	1952	α-Äthyl-β-(2,4,6-Trijod-3-amino-phenyl)-propionsäure	Jodopanoic acid, Jopanoic acid	Telepaque
X	1953	α-Äthyl-β-(2,4,6-Trijod-3-hydroxyphenyl)-propionsäure	Iophenoxic acid, Ethyltriiodalphionic acid, Triiodoethionic acid, Iophenoic acid	Teridax Trilombrine
XI	1953	Adipinsäure-di-(3-carboxy-2,4,6-Trijodanilid)	Jodipamide Sodium Adipiodone	Biligrafin, Endografin, Cholografin, Radioselectan biliare
XII	1954	α-Äthyl-β-(2,4,6-Trijod-3-amino-phenyl)-acrylsäure		Trijodan
XIII	1956	α-(2,4,6-Trijodphenoxy)-buttersäure	Phenobutiodilium	Baygnostil, Vesipaque
XIV	1958	β-(3-Dimethylamino-methylen-amino-2,4,6-triiodphenyl)-propionsäure	Ipodate	Biloptin (es gab früher ein Präparat gleichen Namens anderer chemischer Struktur), Orografin
XV	1958	3-(3-Butyrylamino-2,4,6-trijod-phenyl)-2-äthylacrylsäure	Bunamiodyl	Orabilix, Orabilex
XVI	1961	N-(3-Amino-2,4,6-trijodbenzoyl)-N-phenyl-β-aminopropionsäure		Osbil
XVII	1964	Diglycolsäure-di-3-carboxy-2,4,6-trijod-anilid	Ioglycamid	Bilivistan

geruchlose Kristalle, die einen Fp von 158—159° C besitzen. Ihr Natriumsalz ist gut wasserlöslich (Junkmann 1941). Die freie Säure ist unlöslich in Wasser, löslich in Alkohol und Äther, sehr wenig löslich in Benzol und Chloroform. Sie ist luftstabil (USP XV).

Verträglichkeit. Über die Giftigkeit der Verbindung liegt eine Reihe von Untersuchungen vor, die in Tabelle 12 zusammengefaßt ist.

Danach ist dieses Präparat bei intravenöser Applikation zwar hinsichtlich der Toxicität ein Fortschritt gegenüber seinen Vorläufern, jedoch ist es erheblich giftiger als die oben beschriebenen Kontrastmittel für die Urographie. Als charakteristische Vergiftungssymptome werden nach intravenöser Applikation des Präparates Krämpfe, Dyspnoe und Lungenödeme beobachtet. Nach subcutaner und peroraler Verabfolgung entwickeln sich Spasmen und Paresen der Extremitäten. Unter zunehmender Schwäche tritt ohne sonstige Symptome der Tod ein (Junkmann 1941). Das Kontrastmittel zeichnet sich gegenüber Tetrajodphenolphthalein dadurch aus, daß es keine abführende Wirkung besitzt.

Die Frage der Jodabspaltung durch Körperfermente wird von Oeff, Frommhold, Pezold u. Schuchter sowie von Oeser u. Billion diskutiert. Diese Untersucher fanden keine Jodanreicherung in der Schilddrüse nach Gabe eines radioaktiven Präparates und

Tabelle 12. *Giftigkeit von α-Phenyl-β-(dijod-hydroxyphenyl) propionsäure (VII)*

Tierart	Applikationsweise	Konzentration der applizierten Lösung	Injektionsdauer min	LD$_{50}$ in g/kg	Autor
Maus.......	intravenös	—	—	$0,4 \pm 0,02$	HOPPE u. ARCHER
Maus.......	per os	—	—	4,0	LIGHT, TORNABEN, DEWS, LANG, FANELLI u. NORTON
Maus......	per os	—	—	2,95	SHAPIRO (1953)
Maus......	per os	—	—	$3,8 \pm 0,3$	HOPPE u. ARCHER
Maus......	per os	—	—	2,95	MARGOLIN, STEPHENS, SPOERLEIN, MAKOVSKY u. BELLOFF
Maus......	intraperitoneal	—	—	0,72	SHAPIRO (1953)
Maus......	intraperitoneal	—	—	0,64	MARGOLIN, STEPHENS SPOERLEIN, MAKOVSKY u. BELLOFF
Ratte	intravenös	10%	5	0,39	JUNKMANN (1941)
Ratte	per os	10%	—	1,1	JUNKMANN (1941)
Ratte	subcutan	10%	—	0,54	JUNKMANN (1941)
Ratte	intraperitoneal	—	—	0,51	MARGOLIN, STEPHENS, SPOERLEIN, MAKOVSKY u. BELLOFF
Ratte	intraperitoneal	—	—	0,65	SHAPIRO (1953)
Meerschweinchen	intraperitoneal	—	—	0,8	SHAPIRO (1953)
Meerschweinchen	intraperitoneal	—	—	0,93	MARGOLIN, STEPHENS, SPOERLEIN, MAKOVSKY u. BELLOFF
Kaninchen . . .	per os	—	—	1,0—2,0 o. B.	JUNKMANN (1941)

schlossen daraus, daß Jod nicht aus der Verbindung abgespalten wird. Das Präparat als solches reichert sich auch nicht in der Schilddrüse an. Nach JUNKMANN (1941) findet sich im Harn von Versuchstieren nach Gabe des Mittels kein anorganisches Jod; im Gegensatz dazu wollen FREE, PAGE u. WOOLLETT geringe Mengen im Harn von Ratten gefunden haben.

Eiweißbindung und Verteilung im Körper. Nach erfolgter Resorption wird die Verbindung im Blut an Serumeiweiß gebunden. Diese Bindung beträgt in vitro bei 20 mg % 99,7 % (JUNKMANN 1959). Bei Hund, Kaninchen und Ratten ist sie größer als 90 % (HARWART, KIMBEL u. LANGECKER). In Bestätigung dieser Angaben teilen BANG u. GEORG mit, daß beim Menschen der größte Teil an Serumeiweiß gebunden ist, 14 % sind noch ultrafiltrierbar. Das Präparat wird vorzugsweise an Albumin gebunden, wie papierelektrophoretische Untersuchungen ergeben haben. Diese Bindung des Präparates an Eiweißkörper ist konzentrationsabhängig und entspricht bei niederen Konzentrationen einer Freundlichschen Adsorptionsisotherme. Bei höheren Konzentrationen werden Abweichungen beobachtet. Bei den in der Praxis angewandten Mengen ergeben sich Blutkonzentrationen, bei denen das Präparat zumeist an Eiweiß gebunden ist (OEFF).

Das Verteilungsvolumen des Präparates beträgt bei der Ratte 34 % (JUNKMANN 1959). Nach BILLION werden nach peroraler und intravenöser Gabe des Präparates etwa 40 % im Gewebe zeitweilig gespeichert.

Blutspiegel. Der Plasmaspiegel zeigt nach intravenöser Gabe von 1 mg/kg bzw. 3,0 g per os beim Menschen zunächst einen raschen Abfall, später sinkt er langsamer ab, so daß 4 Tage nach Gabe des Präparates noch Reste nachzuweisen sind (BANG u. GEORG). Der Abfall der Blutkonzentration verläuft nach FROMMHOLD (1952) und OEFF, FROMMHOLD, PEZOLD u. SCHUCHTER nach intravenöser Gabe entsprechend einer e-Funktion. Die Halbwertszeit betrug im Blut bei einer gesunden Versuchsperson 9,7 Std. BILLION und BILLION, FROMMHOLD, OEFF u. SCHÜTZ teilen demgegenüber mit, daß die Ausscheidung mit verschiedenen Halbwertszeiten vonstatten gehe. Es lassen sich nach ihrer Ansicht drei verschieden schnell ausgeschiedene Komponenten beim Menschen nachweisen. Die nachfolgende Abb. 6 zeigt den Serumspiegel nach intravenöser Applikation von 20 ml einer 10 %igen Lösung.

Ausscheidung des Präparates durch Leber und Niere. Eine größere Anzahl von Untersuchungen beschäftigt sich mit der Ausscheidung des Präparates durch Leber und Niere. JUNKMANN (1959) berichtet, daß beim Kaninchen nach intravenöser Verabreichung von 0,1 g/kg in der Galle etwa 13%, im Harn etwa 47% nach 3 Std wiedergefunden werden. Dieser Befund wird durch Untersuchungen von FROMMHOLD (1953b) bestätigt, der fand, daß nach Verabreichung des Präparates 20—40% der Gabe mit den Faeces ausgeschieden werden, 60—80% erscheinen im Harn. Über die Ausscheidungsgeschwindigkeit beim

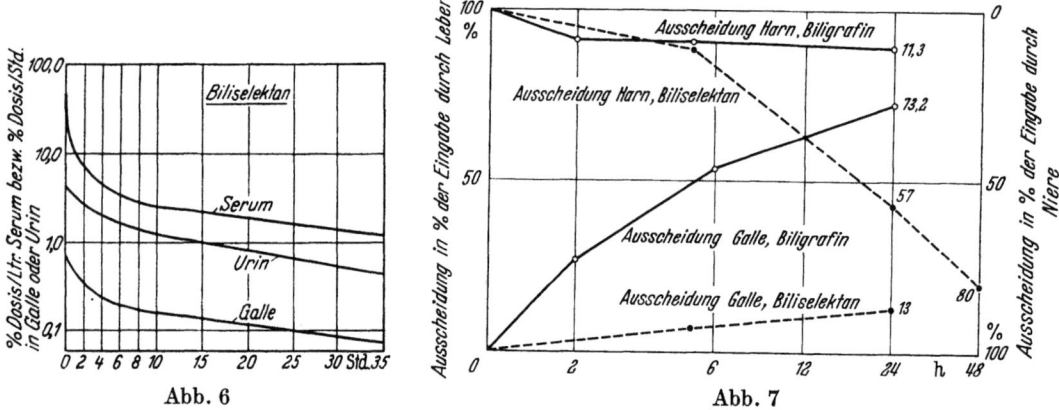

Abb. 6

Abb. 7

Abb. 6. Serumspiegel und Ausscheidung von Biliselektan VII in Galle und Harn (nach BILLION, FROMMHOLD, OEFF u. SCHÜTZ)

Abb. 7. Ausscheidungsverhältnisse von Biliselektan VII (1,0 g/kg per os) und Biligrafin XI (0,72 g/kg intravenös) beim Kaninchen (nach FROMMHOLD 1953b)

Kaninchen mit Gallenfistel nach 1 g/kg Biliselektan per os gibt Abb. 7 Auskunft, in der das Verhalten von Biligrafin (XI) gegenübergestellt ist. Es geht aus ihr hervor, daß die Hauptmenge von VII mit dem Harn ausgeschieden wird. In der Abb. 8 sind die in der Leber-Galle erreichten Konzentrationen an Kontrastmittel und Jod dargestellt. In einer anderen Arbeit teilt JUNKMANN (1941) Versuche mit, in denen bei Kaninchen nach 0,25, 0,5 bzw. 1,0 g/kg per os gefunden wurde, daß innerhalb der ersten 24 Std mehr als 50% des Präparates im Harn ausgeschieden werden. Demgegenüber betrug die Ausscheidung von Tetrajodphenolphthalein im 48 Std-Harn nur 3—4%. Nach 1,0 g/kg per os schieden zwei Kaninchen 28 bzw. 34 mg Jod/kg in der Galle innerhalb von 5 Std aus, nach der gleichen Dosis Tetrajodphenolphthalein nur 8 mg Jod/kg.

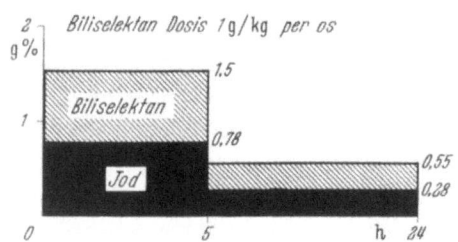

Abb. 8. Konzentration von Biliselektan VII bzw. Jod in der Galle nach oraler Gabe von 1,0 g/kg beim Kaninchen (nach FROMMHOLD 1953b)

Bei der Ratte liegen die Verhältnisse anders. Nach intravenöser Gabe von 0,1 g/kg wurde nach 3 Std der größte Teil in der Galle wiedergefunden (JUNKMANN 1959). FREE, PAGE u. WOOLLETT teilten mit, daß nach oraler bzw. parenteraler Gabe des Präparates bei Ratten 38—53% in den Faeces und 20—33% im Harn innerhalb von 3 Tagen ausgeschieden wurden. Über die Ausscheidungsgeschwindigkeit bei Mäusen liegen Untersuchungen vor, in denen Dosen von 50 bzw. 100 mg/kg Jod als VII oral appliziert wurden (LIGHT, TORNABEN, DEWS, LANG, FANELLI u. NORTON). Der Nachweis wurde durch chemische Analysen vorgenommen. Es ergab sich, daß 3 Std nach Applikation die höchste Menge Jod in der Gallenblase ist.

In einer anderen Versuchsanordnung wurden Mäusen Dosen von 25—200 mg Jod (als VII) verabreicht und nach 3 Std eine Untersuchung der Gallenblase vorgenommen. Es konnte gezeigt werden, daß zu diesem Zeitpunkt eine lineare Abhängigkeit zwischen der verabreichten Dosis und der ausgeschiedenen Menge Jod besteht.

Eine Katze, die VII intraduodenal erhalten hatte, schied 36% in der Galle und 9% im Harn innerhalb von 6 Std aus. Nach intravenöser Gabe war die Ausscheidung durch den Harn vermehrt, die Ausscheidung durch die Galle reduziert (FREE, PAGE u. WOOLLETT).

Beim Gallenfistel-Hund werden nach intravenöser Gabe etwa 50% in der Galle und 33—39% im Harn ausgeschieden (CRISMER). HARWART, KIMBEL u. LANGECKER fanden in Untersuchungen am Choledochusfistel-Hund nach oraler oder intravenöser Gabe von 0,1 g/kg (als Natriumsalz), daß zwar die Ausscheidung nach oraler Gabe langsamer vonstatten geht als nach intravenöser Gabe, aber die gesamt ausgeschiedene Menge etwa gleich groß ist. Beim Fisteltier ist die Ausscheidung durch den Harn nach 24 Std beendet. Ein normales Tier scheidet wegen der Rückresorption aus dem Darm 3 Tage lang Substanz aus. Im Harn wurden nach peroraler Gabe etwa 25% der Dosis ausgeschieden. Die Ausscheidungsgeschwindigkeit in die Galle ist beim Hund größer als die in den Harn. Nach

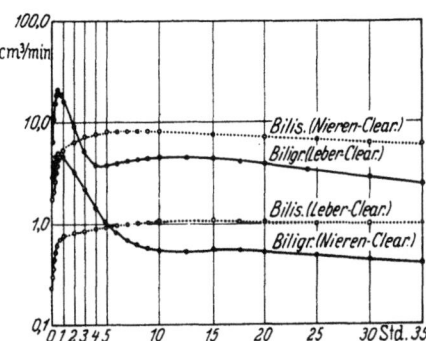

Abb. 9. Verhalten der Leber- und Nieren-Clearance von Biliselektan (VII) und Biligrafin (XI) in Abhängigkeit von der Zeit nach der Injektion (nach BILLION, FROMMHOLD, OEFF u. SCHÜTZ)

1 Std waren 32%, nach 2 Std 50% und nach 4 Std 75% der in die Galle auszuscheidenden Menge dort nachweisbar. Die Ausscheidung durch den Kot ist beim normalen Tier Schwankungen unterworfen (40—60%). Beim Fisteltier wurden nach intravenöser Gabe nur geringe Mengen des Präparates im Kot wiedergefunden (2,3%).

Nach BILLION wird die Substanz vom Menschen nach intravenöser und oraler Applikation zum großen Teil in der Niere ausgeschieden. Nach Injektion eines J^{131}-markierten Präparates erschienen im Harn etwa 44%, im Stuhl wurden 10% wiedergefunden. Bei Gallenfistelträgern wurden im Harn 60%, mit der Galle 5% ausgeschieden. BANG u. GEORG bestätigten dieses Ausscheidungsverhalten. Sie fanden nach 3 g per os 64—72% im Harn wieder, nach 0,5 g intravenös sogar 80%. Im Kot wurden nur 2—7% wiedergefunden. Bei gesunden Versuchspersonen wurde nach intravenöser Gabe eines markierten Präparates im 48 Std-Harn 62,4 ± 12,5% ausgeschieden (FROMMHOLD 1952). Die Nierenausscheidung des Mittels verläuft nach einer e-Funktion. Nach Gaben von 3 g schieden Versuchspersonen in Untersuchungen von JUNKMANN (1941) innerhalb von 72 Std 60,2 bzw. 82,8% der verabreichten Menge im Harn aus. In der obigen Abb. 6 von BILLION, FROMMHOLD, OEFF u. SCHÜTZ sind außer dem Serumspiegel auch die in Harn und Galle ausgeschiedenen Mengen eingetragen. Nach intravenöser Gabe von 20 ml einer 10%igen VII-Lösung wurden im Harn in 48 Std 47,8% ausgeschieden, in der Galle 3,2%. Die Ausscheidung in die Galle beginnt mit einer Geschwindigkeit von 1% der Dosis/Std. Im Stuhl wurden in 48 Std 6—10,5% wiedergefunden. CRISMER fand beim Menschen nach 3 g per os 80% im Harn und den Rest im Kot innerhalb von 5 Tagen wieder.

Faßt man die zuletzt mitgeteilten Beobachtungen zusammen, so kommt man zu dem Ergebnis, daß VII keineswegs ausschließlich in der Galle ausgeschieden wird, sondern je nach Versuchsobjekt mehr im Harn bzw. mehr in der Galle erscheint. Kaninchen und Mensch scheiden VII bevorzugt im Harn aus, Ratte, Katze und Hund hingegen in der Galle.

Nach LANGECKER und ERTEL besteht das im Harn ausgeschiedene Produkt beim Hund zur Hälfte aus unverändertem Präparat, zur anderen Hälfte aus Glucuronid, wenn das Präparat per os oder intravenös gegeben wird. In der Galle werden $^2/_3$ unverändertes Präparat wiedergefunden. Der Rest ist Glucuronid. (Von einer Gesamtausscheidung von etwa 52% bestanden 35,2% in unverändertem Präparat und 17,6% waren Glucuronid.) Die verabreichte Dosis betrug in diesen Versuchen 0,1 g/kg. Das Glucuronid scheidet für den enterohepatischen Kreislauf aus, den das Präparat sonst zum Teil durchläuft (vgl. FROMMHOLD 1953 b).

Ausscheidungsmechanismus. In Untersuchungen der Leber- und Nieren-Clearance beim Menschen fand Billion, daß die Niere 19,2 ml/min, die Leber 0,850 ml/min Plasma nach Einstellen des Gleichgewichtes vom Präparat befreien. In Abb. 9 von Billion, Frommhold, Oeff u. Schütz ist diese Abhängigkeit der Clearance-Werte von der Zeit dargestellt. Die Beobachtungen wurden in diesen Versuchen über 35 Std ausgedehnt. Sie wurden mit einem radioaktiven Präparat durchgeführt (25—50 μC J^{131}/g VII). Die verabreichte Dosis betrug 20 ml einer 10%igen Lösung. Es ist aus Abb. 9 ersichtlich, daß die Leber- und Nieren-Clearance bis zu einem Maximalwert ansteigt und dann konstant bleibt. Das Biligrafin (XI) verhält sich demgegenüber anders. Auf Grund seines Ausscheidungsverhaltens wurde VII von Oeser u. Billion u.a. auf seine Verwendbarkeit für Leber- und Nierendiagnostik untersucht.

β) 2-(4-Hydroxy-3,5-dijodbenzyl)cyclohexancarbonsäure (VIII)

Physikalische und chemische Eigenschaften. Das Molekulargewicht der Verbindung ist 484, der Jodgehalt 52%.

Verträglichkeit. Das Präparat besitzt bei intravenöser Verabreichung an Ratten eine LD_{50} von 0,39 g/kg, bei Katzen ist sie bei gleicher Applikationsweise größer als 0,2 g/kg. Oral ist die LD_{50} größer als 1,8 g/kg [Langecker, Harwart u. Junkmann (1953) u. Winzer, Langecker u. Junkmann].

γ) α-Äthyl-β-(2, 4, 6-trijod-3-aminophenyl)propionsäure (IX)

Physikalische und chemische Eigenschaften. Die Verbindung besitzt ein Molekulargewicht von 571 und weist einen Jodgehalt von 65% auf. Der Fp liegt bei 152—158° C. Die Verbindung kristallisiert in cremefarbenen Nadeln, die unlöslich in Wasser sind. Die Löslichkeit in 95%igem Alkohol beträgt ein Teil IX in 25 Teilen Lösungsmittel. Das Präparat ist ferner löslich in Aceton und verdünnten Alkalien.

Allgemeine und lokale Verträglichkeit. Über die Giftigkeit der Verbindung liegen verschiedene Untersuchungen vor, die in Tabelle 13 zusammengestellt sind.

Tabelle 13. *Giftigkeit von α-Äthyl-β-(trijod-aminophenyl)-propionsäure (IX)*

Tierart	Applikationsweise	LD_{50} in g/kg	Autor
Maus	intravenös	0,32	Hoppe u. Archer
Maus	per os	5,12	Shapiro (1953)
Maus	per os	15,8	Hoppe u. Archer
Maus	per os	3,87 als freie Säure	Winzer, Langecker u. Junkmann
Maus	per os	2,45 als Na-Salz	Winzer, Langecker u. Junkmann
Ratte	intravenös	0,39	Langecker, Harwart u. Junkmann (1953)
Ratte	per os	4,0	Langecker, Harwart u. Junkmann (1953)

Die Verfütterung von 3 Dosen à 1,0 g/kg mit dreitägigen Intervallen zwischen den Gaben wurden vom Hund vertragen. Es trat keine Leber- und Nierenschädigung auf.

Auch bei der histologischen Untersuchung anderer Organe dieser Versuchstiere wurden Schädigungen nicht festgestellt (Hoppe u. Archer).

Verteilung im Organismus; Blutspiegel. Nach Junkmann (1959) wird das Präparat bei einer Konzentration von 20 mg% in vitro zu 98% an Plasmaeiweiß gebunden. Das Verteilungsvolumen beträgt bei der Ratte 28%. Nach oraler Gabe findet sich das Präparat nur in der Leber in nennenswerter Menge (McChesney u. Hoppe 1954). Nach intravenöser Applikation läßt es sich auch in anderen Geweben nachweisen.

Nach Perlman, Kosinski u. Sutter erreicht der Blutspiegel beim Menschen 10 Std nach oraler Gabe sein Maximum und fällt dann langsam ab.

Ausscheidung durch Leber und Niere. Bei Verabreichung des Präparates an Ratten werden nach 0,1 g/kg intravenös etwa 50% in der Galle wiedergefunden. Es konnte keine Ausscheidung in den Harn festgestellt werden (Junkmann 1959). Beim Kaninchen erscheinen nach intravenöser Gabe von 0,1 g/kg in 3 Std etwa 47% in der Galle und weniger als 5% im Harn. Hunde scheiden nach 300 mg/kg per os in 1 Woche etwa 10% der verabreichten Menge in Harn und Stuhl aus (Perlman, Kosinski u. Sutter). Von Katzen wird die Verbindung nach oraler Gabe gut resorbiert und findet sich in der Galle angereichert wieder (McChesney u. Hoppe 1954). Nach Gabe von 0,1 g/kg per os fand sich ein geringer Rückstand im Darm. 18 Std nach Applikation enthielten Leber, Galle und Darminhalt zusammen 75% der Dosis. Die Ausscheidung des Präparates durch den Harn betrug in 24 Std 8%. Nach der obigen Dosis wurden bei zwei Versuchstieren nach 96 Std 2,8 bzw. 17,8%, bei je einem Versuchstier im Harn und in den Faeces 96,3 bzw. 70,9% wiedergefunden. Versuchspersonen schieden nach 2 g innerhalb von etwa 5 Tagen 10—14% im Harn und 63—82% mit dem Kot aus. Die Ausscheidung der Substanz durch den Harn war in Versuchen von Schröder u. Rooney nach 3 Tagen beendet. In den Faeces fanden sich auch zu späteren Zeitpunkten noch geringe Mengen wieder. McChesney u. Hoppe (1954) geben an, daß die Ausscheidung durch den Harn beim Menschen mit 36% größer ist als bei der Katze. Nach 5 Tagen werden nur noch Spuren ausgeschieden. Die Substanzausscheidung beträgt jeden Tag etwa die Hälfte des Vortages.

Als Ausscheidungsprodukt wurde in Katzen-, Hunde- und Menschengalle ein Glucuronid gefunden (McChesney u. Hoppe 1954). In dieser Form findet es sich auch in geringer Menge im Harn. In einem weiteren Versuch verabreichten dieselben Autoren (McChesney u. Hoppe 1956) das Glucuronid Katzen per os und intravenös (Dosis entsprechend 0,1 g/kg IX). Die Ausscheidung des Mittels im Harn betrug in diesem Versuch 11—12%, die Ausscheidung in den Faeces 85% in 96 Std unabhängig von Art und Form der Applikation (bei intravenöser Gabe etwas mehr im Harn, nach per os etwas mehr im Kot). Das per os verabreichte Glucuronid ergab keinen Röntgenschatten in der Gallenblase, im Gegensatz zur intravenösen Verabreichung des Präparates. Offensichtlich wird dies Glucuronid sehr mangelhaft resorbiert.

δ) α-Äthyl-β-(2,4,6-trijod-3-hydroxyphenyl)propionsäure (X)

Physikalische und chemische Eigenschaften. Das Präparat hat ein Molekulargewicht von 572 bei einem Jodgehalt von 67%. Der Fp liegt bei 143—144° C. Es stellt ein kristallines, weißes, geruchloses Pulver dar, das in Wasser unlöslich, in Methanol, Äthanol und Chloroform löslich ist. Die Verbindung löst sich auch in Alkalicarbonat- und Hydroxydlösungen.

Verträglichkeit. Über die Giftigkeit von X liegen Untersuchungen verschiedener Autoren vor. Die Ergebnisse sind in Tabelle 14 zusammengestellt.

In anderen toxikologischen Untersuchungen wurde Mäusen fünfmal wöchentlich 5 Wochen lang 300 bzw. 500 oder 900 mg/kg oral verabreicht (Margolin, Stephens, Spoerlein, Makovsky u. Belloff). 300 mg/kg wurden von allen 15 Versuchstieren vertragen. Von der Gruppe, die 500 mg/kg erhalten hatte, starben 3 von 15 und von der Gruppe, denen 900 mg/kg gegeben worden war, 8 von 15. Bei der letzteren Tiergruppe war außerdem ein leichter Rückgang des Körpergewichtes feststellbar. In histologischen Untersuchungen, die bei diesen Tieren angestellt wurden, konnten keine Schädigungen festgestellt werden. Eine gute Verträglichkeit wurde auch in einem 12 Wochen dauernden Versuch mit oralen Gaben bei Ratten festgestellt. Ein Versuch an Hunden über 12 Wochen mit 5 Gaben pro Woche und Tagesdosen von 450 mg/kg zeigte ebenfalls, daß das Präparat gut verträglich ist. Verschiedene Labortests, die bei den letzteren Versuchstieren vorgenommen wurden, ergaben normale Befunde.

Tabelle 14. *Giftigkeit von α-Äthyl-β-(trijod-hydroxyphenyl)propion-säure (X)*

Tierart	Applikationsweise	LD_{50} in g/kg	Autor
Maus.	per os	1,85	Shapiro (1953)
Maus.	intraperitoneal	0,44	Shapiro (1953)
Ratte	intravenös	0,65	Junkmann (1959)
Ratte	per os	> 5,6	Junkmann (1959)
Ratte	per os	2,0	Shapiro (1953)
Ratte	intraperitoneal	0,64	Shapiro (1953)
Meerschweinchen	intraperitoneal	0,57	Shapiro (1953)
Hund	intravenös	0,45[1]	Shapiro (1953)

[1] Nach der Hälfte dieser Dosis keine Wirkung auf Blutdruck und Atmung.

Eiweißbindung und Blutspiegel. Das Präparat wird bei einer Konzentration von 20 mg % nach in vitro-Versuchen zu 100 % an Serumeiweiß gebunden (Junkmann 1959). Das Verteilungsvolumen beträgt bei der Ratte 28 %.

Der Blutspiegel steigt beim Menschen nach diagnostischen Dosen rasch an und erreicht nach 6—8 Std 21—34,2 mg % (Perlman, Kosinski u. Sutter). Beim Menschen wurden 98 Tage nach Gabe des Präparates noch erhöhte Werte von gebundenem Jod im Plasma nachgewiesen. Ein Autor (zit. nach Bell) erwartet sogar, daß der Blutspiegel 33 Jahre lang erhöht sein kann.

Diaplacentarer Durchtritt der Substanz bei Schwangeren. Nach Untersuchungen von Hall und Vander Laan und Shapiro (1961) durchdringt das Präparat die Placenta und kann im kindlichen Organismus nachgewiesen werden.

Ausscheidung durch Leber und Niere. In Versuchen an Ratten nach intravenösen Gaben von 0,1 g/kg wurde gefunden, daß 3 Std nach Applikation des Präparates 68 % in der Galle und etwa 10 % im Harn ausgeschieden sind. In analogen Versuchen an Kaninchen (Junkmann 1959) fanden sich nach intravenösen Gaben von 0,1 g/kg in 3 Std 14 % in der Galle und etwa 47 % im Harn.

Vom Hund werden nach Gabe von 150 mg/kg per os bis zum 23. Tag 25 % in Harn und Stuhl ausgeschieden. Das nicht ausgeschiedene Mittel wird in Muskel und Fettgewebe und vor allem in Leber und Haut gespeichert (Perlman, Kosinski u. Sutter). Nach Margolin, Stephens, Spoerlein, Makovsky u. Belloff geben Dosen von 100—150 mg/kg beim Hund 8—10 Std nach der Applikation gute Gallenblasenfüllungen.

Die endgültige Ausscheidung erfolgt bei Mensch und Tier durch die Niere, geringe Mengen verlassen den Körper durch den Darm (Shapiro 1953). In der Galle des Menschen, sowie bei Hund und Katze wurde ein schwer resorbierbares Glucuronid nachgewiesen, das für eine fehlende Rückresorption verantwortlich sein soll (Junkmann 1959). Dieser Befund steht jedoch nicht in Einklang mit Angaben von Shapiro (1953). Nach Hall, Vander Laan und Jolla soll die Verbindung bis zu 30 (!) Jahre im Körper nachweisbar sein.

ε) Adipinsäure-di-(3-carboxy-2,4,6-trijodanilid) (XI)

Physikalische und chemische Eigenschaften. Das Präparat besitzt ein Molekulargewicht von 1140 und weist einen Jodgehalt von 66,9% auf. Es bildet farb-, geruch- und geschmacklose Kristalle, die bei 289—290° C unter Zersetzung schmelzen. XI ist in Wasser und Benzol praktisch unlöslich. In Äthylalkohol lösen sich 0,3%, in Methanol 0,8%, in Aceton 0,2% und in Äther 0,1% bei Zimmertemperatur. Das neutrale Natriumsalz ist in kaltem Wasser bis zu etwa 40% löslich. Es fällt bei längerem Erhitzen mehr oder weniger wieder aus. Der pK-Wert ist 3,5. Eine 14,6%ige Lösung ist isoton (LANGECKER, HARWART u. JUNKMANN 1953).

Über das UV-Absorptionsspektrum der Verbindung liegen Untersuchungen von NEUDERT u. RÖPKE vor, die sich auch mit der Capillaraktivität und den kolloiden Eigenschaften befaßten. Sie fanden, daß XI eine Oberflächenspannungserniedrigung verursacht und „Polysäuren" zu bilden vermag, die ein Molekulargewicht von etwa 18000 besitzen.

Allgemeine und lokale Verträglichkeit. In Toxicitätsuntersuchungen fanden LANGECKER, HARWART u. JUNKMANN (1953) bei Ratten nach intravenöser Verabreichung eine LD_{50} von 3,4 g/kg. Tiere, die 1,0 g/kg erhalten hatten, zeigten nach 2, 5 und 9 Tagen bei histologischen Untersuchungen der Lebern und Nieren normale Befunde. Kaninchen vertrugen bis zu 2,0 g/kg intravenös (als 25%ige Lösung gegeben). 4,0 g/kg führten unter Muskelzittern und Lähmungen in wenigen Minuten zum Tode. Nach JUNKMANN (1959) läßt sich bei Ratten die orale Giftigkeit nicht bestimmen, da extrem hohe Dosen vertragen werden. CLERC gibt für die LD_{50} bei Ratten bei intramuskulärer Injektion 4,8 g je Kilogramm an.

Die lokale Verträglichkeit war in den zuletzt beschriebenen Versuchen eine gute. Diese Beobachtungen fanden in Untersuchungen von LANGECKER, HARWART u. JUNKMANN (1953) eine Bestätigung, die Ratten 0,1, Kaninchen und Hunden 0,5 ml einer 20%igen Lösung intramuskulär verabfolgten. 0,1 ml der gleichen Lösung führten am Kaninchenohr, intracutan injiziert, ebensowenig zu einer Reizung wie bei Injektion in die Meerschweinchenbauchhaut. Ein Tropfen dieser Lösung in den Kaninchenbindehautsack eingeträufelt, wird störungslos vertragen. Über die Venenverträglichkeit liegen Untersuchungen von PAHL vor, nach dem eine 20%ige Lösung beim Menschen keine Störungen verursacht. Paravenöse Infiltrate bewirken nur geringes Brennen, ohne sonstige lokale Reaktionen.

Eine 10%ige Lösung in physiologischer NaCl-Lösung bewirkt in 4 Std Hämolyse, eine 2,5%ige Lösung bleibt ohne Einfluß auf die Erythrocyten (LANGECKER, HARWART u. JUNKMANN 1953). Eine 1%ige Lösung beeinflußt die osmotische Resistenz von Kaninchenerythrocyten nicht (vgl. auch FIALA u. SVOBODA).

Nach DUDECK u. SVOBODA wird aus XI selbst bei einer Röntgenbestrahlung mit 10000 r kein Jod in Freiheit gesetzt. BILLION und KIMBEL, BÖRNER u. HEISE kamen in ihren Untersuchungen zu dem Ergebnis, daß nach Gabe des Präparates keine Jodanreicherung in der Schilddrüse zu beobachten ist. Die Gabe von XI (0,5 ml Radioselektan biliaire) führt jedoch nach Rattenversuchen von SCHÜSSLER beim Radio-Jodtest mit 4 μC trägerfreiem Jod[131] intraperitoneal zu einer Störung der Jodaufnahme der Schilddrüse. Er beobachtete, daß etwa 47% der applizierten Dosis weniger aufgenommen werden als bei unbehandelten Tieren. 3 Tage nach Gabe des Röntgenkontrastmittels ist die Störung am ausgeprägtesten. ROGERS und ROBBINS konnten nach Verabreichung von XI bei euthyroiden Personen eine Zunahme des Protein-gebundenen Jods im Serum und eine Abnahme der J^{131}-Aufnahme der Schilddrüse noch 3 Monate nach der Applikation feststellen.

Pharmakologische Wirkungen. Das Präparat besitzt nach Langecker, Harwart u. Junkmann (1953) eine choleretische Wirkung. Bei Ratten bewirkten 200 mg/kg intravenös eine Steigerung des Gallenflusses bis zu maximal 200%. Bei Hunden wurde nach Dosen von 57 mg/kg eine Steigerung von 200 bzw. 500% beobachtet. Eine solche Wirkung des Präparates wird auch von Frommhold (1953b) bestätigt. Bei der Katze senken Dosen, die größer als 500 mg/kg sind, den Blutdruck. Dosen von 2,0 g/kg führen unter Blutdrucksenkung und Atemlähmung zum Tode des Versuchstieres.

Resorption und Verteilung im Organismus. Nach peroraler Gabe wird XI von der Ratte und vom Kaninchen schlecht resorbiert (Langecker, Harwart u. Junkmann 1953). Eine gute Resorption erfolgt aus dem subcutanen Bindegewebe, der Gallenblase und dem Uterus. Kimbel, Börner u. Heise (1953) nahmen zur Frage der Rückresorption

Tabelle 15. *Verteilung von radioaktiv markiertem Biligrafin (XI) im Organismus der Ratte* (nach Kimbel, Börner und Heise 1953)

Untersuchungsmaterial	Prozentualer Anteil der Eingabe von markiertem Biligrafin (XI) nach										
	30 min	1 Std	1 Std	2 Std	2 Std	3 Std	3 Std	5 Std	5 Std	7 Std	7 Std
Magen-Darm	1,7	2,65	2,39	2,46	6,05	1,91	5,78	1,56	3,38	2,11	5,27
Leber	4,76	3,03	2,44	1,89	1,16	0,59	0,78	0,65	0,21	0,27	0,17
Niere	2,61	0,77	0,79	0,56	0,39	0,24	0,27	0,16	0,10	0,03	0,05
Lunge	1,12	0,6	0,41	0,16	0,36	0,04	0,17	0,29	0,01	0,06	0,13
Herz	—	—	—	—	—	—	—	—	—	—	—
Fett	—	—	—	—	—	—	—	—	—	—	—
Mageninhalt	—	—	—	1,28	—	0,47	0,28	0,46	1,24	0,22	0,04
Darminhalt.	2,58	—	8,52	7,19	15,75	49,4	80,2	18,6	15,5	13,5	31,4
Harn	—	16,3	—	—	—	—	—	—	—	0,41	0,1
Prozent wiedergefundene Gesamtaktivität . . .	12,77	23,35	14,55	13,54	23,71	52,65	87,47	21,72	20,44	16,60	37,16

des Präparates aus dem Magen-Darmkanal Stellung und kamen zu dem Ergebnis, daß XI daraus nicht resorbiert wird. Dieser Befund wurde von Frommhold (1953b) bestätigt. Ein kleiner Anteil, etwa $^1/_6$, wird jedoch nach intravenöser Applikation in den Darm der Ratte sezerniert (Kimbel, Heinkel u. Börner 1956). In Rattenversuchen fanden Kimbel, Börner u. Heise, daß nach 5 bzw. 7 Std nur Magen- und Darmwand sowie der Darminhalt noch geringe Mengen des verabreichten markierten Präparates enthielten.

XI wird nach Untersuchungen von Kimbel, Börner u. Heise (1953) stark an Serumeiweißkörper gebunden, vor allem an Albumine und α-Globuline. Nach in-vitro-Versuchen von Junkmann (1959) beträgt die Plasmabindung bei 20 mg% 99,6%. In Elektrophoreseversuchen fanden Billion, Frommhold, Oeff u. Schütz, daß das gesamte Jod mit dem Eiweiß wandert, wodurch die obigen Resultate bestätigt werden. In Untersuchungen von Langecker, Harwart u. Junkmann (1953) an Hunden und Versuchspersonen kam diese feste Bindung auch zum Ausdruck. Bei Hunden mit verschieden hohen Blutspiegeln waren nur 12,5—19,2% ultrafiltrierbar. Beim Menschen lagen die Werte zwischen 7,8 und 22%. (In den Erythrocyten fanden sich beim Hund 0,9—24,1% des Blutspiegels, beim Menschen 7,9 bzw. 10,5%.) Die ausgeprägte Eiweißbindung hat eine Bedeutung für den Ausscheidungsweg. Gallengängige Verbindungen zeigen ganz allgemein eine starke Adsorption.

Das Verteilungsvolumen beträgt bei der Ratte 33%, beim Hund 34% (Junkmann 1959). In einer Untersuchung über die Verteilung bei nierenlosen Hunden fanden Langecker, Harwart u. Junkmann (1953) nach intravenöser Verabreichung des Präparates (97,5 mg/kg) Verteilungsvolumina, die zwischen 18,8 und 38,8% des Körpergewichtes lagen. Geringe Mengen (0,75—2,05 mg%) wurden auch im Liquor cerebrospinalis nachgewiesen.

Das Präparat wird wenig im Körper gespeichert, wie Untersuchungen von KIMBEL, BÖRNER u. HEISE (1953) ergeben haben. 7 Std nach der Applikation waren in den untersuchten Organen und Geweben außer dem Darm nur noch Bruchteile eines Prozentes nachweisbar. Tabelle 15 gibt einen Auszug der erhaltenen Resultate wieder.

Blutspiegel. Über den Blutspiegel nach intravenöser Applikation von 20 ml einer 20%igen Lösung beim Menschen geben Untersuchungen von BILLION, FROMMHOLD, OEFF u. SCHÜTZ Auskunft, deren Resultate in Abb. 10 graphisch dargestellt sind.

Aus ihren Ergebnissen ziehen die Autoren den Schluß, daß sich die Ausscheidung aus drei Komponenten zusammensetzt, die nach verschiedenen Halbwertszeiten ausgeschieden werden. In einer anderen Untersuchung verfolgte LAJOS (1956a) speziell in den beiden ersten Stunden die Eliminierung von XI aus dem Blut nach intravenöser Gabe bei Versuchspersonen (6,0 g als Dosis) und Kaninchen (0,25 g/kg). Man ersieht aus den erhaltenen Werten, daß bereits 60 min nach Gabe des Präparates in beiden Fällen der Blutspiegel erheblich abgefallen ist (s. Abb. 11).

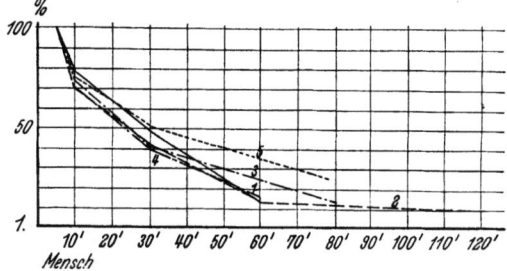

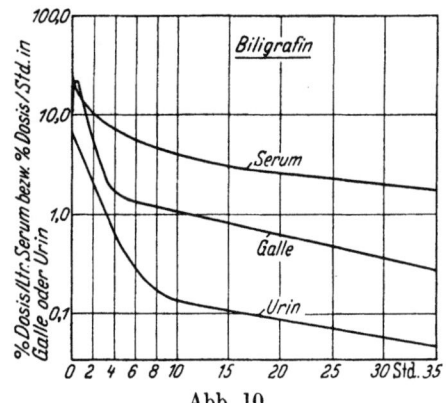

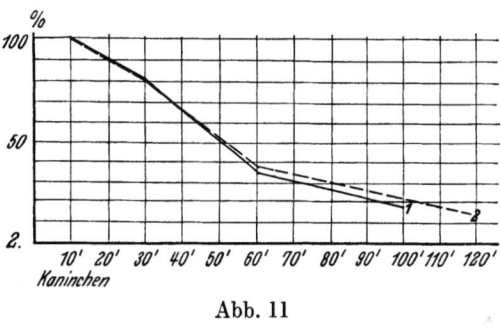

Abb. 10

Abb. 11

Abb. 10. Serum und Ausscheidung von Biligrafin (XI) in Galle und Harn (nach BILLION, FROMMHOLD, OEFF u. SCHÜTZ)

Abb. 11. Die Elimination des Jods aus dem Blut nach intravenöser Applikation von Biligrafin (XI) (LAJOS 1956a)

An diese Untersuchungen angeschlossene Dialyseversuche ergaben Beziehungen zwischen gebundenem, freiem und gesamtem XI-Jod im Blut beim Menschen und Kaninchen. Die erhaltenen Resultate stehen nicht in Einklang mit der ausgesprochen starken Bindung an Serumeiweißkörper, über die oben berichtet wurde.

Mit der Jodausscheidung aus dem Blut (als Indicator für XI) befassen sich auch Untersuchungen von LEUPOLD u. HEUCK. Nach den Resultaten dieser Autoren sollen 60 min nach intravenöser Gabe des Präparates noch etwa 50% bei in Flüssigkeitsgleichgewicht befindlichen Versuchspersonen im Blut vorhanden sein. Während des Durstens ist die vorhandene Menge etwas größer. Nach Mitteilung derselben Autoren besteht ein linearer Zusammenhang zwischen den XI-Jodwerten des Serums und dem Körpergewicht beim Menschen 5 min nach Injektion von 20 ml 30%igem(!) Biligrafin. Über den Blutspiegel bei Patienten berichten ferner WITZGALL u. TREBBIN nach intravenöser Verabreichung von 20 ml einer 20%igen Lösung von XI als Biligrafin. Wie aus den Resultaten, die in Tabelle 16 wiedergegeben sind, ersichtlich ist, besteht ein Zusammenhang zwischen der Eliminationshalbwertszeit und der Gesamtausscheidung in Prozent der Dosis im 24 Std-Harn.

Ausscheidung durch Leber und Niere. In Untersuchungen über die Ausscheidung von XI fand JUNKMANN (1959), daß Ratten, die 0,1 g/kg intravenös erhalten hatten, 87% in 3 Std in der Galle ausgeschieden haben und weniger als 10% im Harn. KIMBEL, BÖRNER

u. Heise (1953) berichten über die Harnausscheidung eines radioaktiv-markierten Präparates bei der Ratte. Nach 1 Std betrug sie 16,3%. Die von Langecker, Harwart u. Junkmann (1953) gefundenen Ausscheidungswerte sind in Tabelle 17 zusammengestellt.

Kaninchen schieden in Versuchen von Junkmann (1959) nach intravenösen Gaben von 0,1 g/kg in 3 Std 50% in der Galle und im Harn weniger als 10% aus. Beim Kaninchen (Frommhold 1953b) mit abgebundenem Ductus cysticus wurde in der Galle eine Konzentration von 3,1% Biligrafin = 2% Jod nach intravenöser Gabe von 0,72 g/kg 2 Std p. i. gefunden, wie Abb. 12 zeigt.

Tabelle 16. *Blutspiegel nach intravenöser Verabreichung von 20 ml 20%iger Biligrafin-Lösung (XI)* (nach Witzgall u. Trebbin)

Patient Nr.	Ausscheidung im Harn während 24 Std p. i. in % der appl. Dosis	J-Blutspiegel in mg % p. i.					Eliminationshalbwertszeit in Std
		$^1/_2$ Std	1 Std	2 Std	4 Std	8 Std	
18	4,1	19,1	13,9	9,3	6,6	3,2	3.50
2	5,6	19,2	15,5	12,0	8,2	4,7	4.10
19	6,4	17,7		13,8	11,4	7,2	6.15
11	8,3	18,3	15,7	10,8	7,4	3,0	3.15
7	12,0	21,2	17,6	13,0	10,1	6,2	5.45
31	14,9	25,5		16,3	14,2	10,4	8.30
33	17,7	19,6	17,5	16,0	15,0	13,3	20.30
24	20,8	26,1	21,8	19,3	18,3	15,9	26.30
26	29,4	22,8	19,2	16,5	15,3	12,5	16.00
23	30,5	21,9	20,2	17,6	16,9	13,8	19.00

Eine sehr hohe Konzentration wird jedoch schon innerhalb 15 min nach intravenöser Applikation erreicht und beträgt, wie aus Abb. 13 ersichtlich ist, 21%. Über das Verhältnis der Ausscheidung durch Leber und Niere beim Kaninchen gibt auch Abb. 7 im Vergleich zu VII Auskunft. Aus ihr ist zu entnehmen, daß die Ausscheidung von XI sich umgekehrt wie die von VII verhält. Es wurden in der Galle in 24 Std 73,2%, im Harn hingegen nur 11,3% wiedergefunden. In Tabelle 17 teilen Langecker, Harwart u. Junkmann (1953) Versuche mit, aus denen auch ein gutes Ausscheidungsvermögen in die Galle beim Kaninchen ersichtlich ist. Beim Kaninchen konnten Jodkonzentrationen in der Galle bis 21% nachgewiesen werden.

Tabelle 17. *Harn- und Gallenausscheidung von Adipinsäure-di(carboxy-trijodanilid) (XI) bei Ratte, Kaninchen und Hund* (nach Langecker, Harwart u. Junkmann 1953)

Versuchsobjekt	Dosis g/kg	Verabreichungsart	Zeit nach Injektion Stunden	Prozent der Eingabe in	
				Harn	Galle
Ratte . .	0,41	intravenös	24	29,2	—
Ratte . .	1,0	subcutan	24	57,2	—
Ratte . .	1,0	per os	24	1,0	—
Kaninchen	0,72	intravenös (2 Tiere)	2	—9,1	26,4—46,0
Kaninchen			6	—9,6	53,2—76,0
Kaninchen			24	11,3—29,0	73,2—88,0
Kaninchen	0,72	per os	24	1,1—1,1	1,0—1,2
Kaninchen	0,1 (in toto)	intrauterin	24	69,5	im Uterus: 1,0
Kaninchen	0,1 (in toto)	intrauterin	24	36,5	10,6
Hund . .	0,057	intravenös	2	2,1—8,9	8,7—14,7
			6	2,5—11,7	14,0—24,4
Hund . .	28 mg in die Gallenblase bei abgebundenem Duct. cysticus		2	1,0	5,2
			4	2,9	17,0
			20	9,8	51,4

Vom Ausscheidungsprodukt in die Galle gelang es Junkmann (1959) 70% in Form der unveränderten Verbindung zu isolieren und zu identifizieren.

In Tabelle 17 sind auch Ausscheidungswerte von einem Hund aufgeführt. Auch dieses Tier schied XI vorzugsweise in der Galle aus. Die Jodkonzentration erreichte 6%. In Untersuchungen von Clerc schieden Hunde innerhalb von 2 Std nach intravenöser Gabe von 0,25 g/kg 8,9% in der Galle aus, nach intramuskulärer Gabe der gleichen Dosis 6,3% und nach intramuskulärer Gabe unter Hinzufügung von Hyaluronidase 11,4% der Gabe.

6 Std nach Verabfolgung von XI hatten sich die Ausscheidungswerte einander angeglichen, unabhängig von der Applikationsweise. Sie lagen zwischen 23,1 und 26,1%. In der Niere liegt das Ausscheidungsmaximum nach intravenöser Gabe nach 1 Std, nach intramuskulärer Applikation findet bis 4 Std eine Zunahme der Ausscheidung statt. Die gesamte im Harn nach intravenöser Gabe ausgeschiedene Menge betrug 30,5%. Der Harn/Galle-Quotient war nach intravenöser Applikation 1,2, nach intramuskulärer 0,4 bzw. 0,2. Wahrscheinlich besteht eine Abhängigkeit vom Blutspiegel. Nach McLaren, Baylin, Walker u. Hubbard wird markiertes XI beim lebergeschädigten Hund anders ausgeschieden als beim gesunden Tier, sodaß aus der Ausscheidung ein Schluß auf die Leberfunktion möglich ist.

BILLION, FROMMHOLD, OEFF u. SCHÜTZ geben Resultate von Personen mit Gallengangs-drainage bekannt, die 20 ml einer 20%igen Lösung intravenös erhalten hatten. Sie beobachteten, daß im Harn in 48 Std 13,8% ausgeschieden wurden, in der Galle 51,2%.

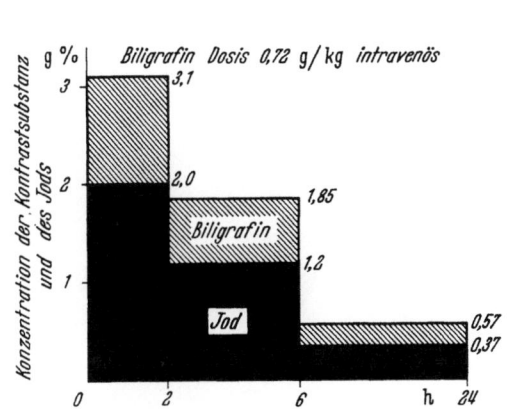

Abb. 12. Konzentration von Biligrafin (XI) bzw. Jod in der Lebergalle beim Kaninchen nach intravenöser Applikation von 0,72 g/kg Biligrafin XI (nach FROMMHOLD 1953b)

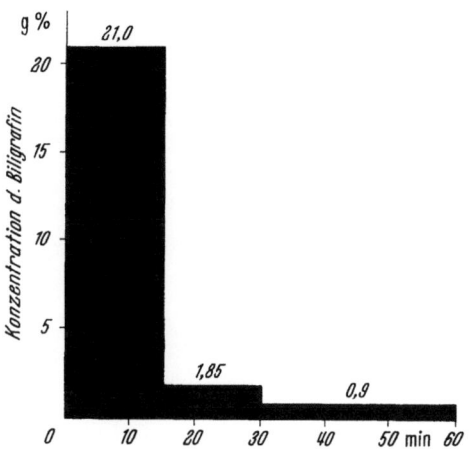

Abb. 13. Konzentration des Biligrafin (XI) in der Lebergalle (Ductus hepaticus) während der ersten Stunde nach intravenöser Injektion (Kaninchen, Dosis 0,1 g/kg intravenös) (FROMMHOLD 1953b)

Mit dem Kot wurden bei gleicher Beobachtungszeit in anderen Versuchen (BILLION) 70% ausgeschieden, im Harn 10%. Die Ausscheidung in die Galle setzt bald nach der Injektion ein und weist zunächst eine Ausscheidungsgeschwindigkeit von 10% der Dosis/Std auf (BILLION, FROMMHOLD, OEFF u. SCHÜTZ). Bei einem Gallenfistelträger beobachteten sie eine Ausscheidung von 35% in die Galle und 15% im Harn. Nach KIMBEL, BÖRNER u. HEISE (1953) wird XI bei höheren Blutspiegeln annähernd gleichmäßig über die Leber und Niere ausgeschieden, da unter diesen Umständen der nicht am Plasmaeiweiß gebundene Anteil erhöht ist.

Bei Patienten wurde nach intravenöser Gallenblasendarstellung mit 20 ml 20%igem Biligrafin im 24 Std-Harn im Mittel 7,6% der verabreichten Verbindung wiedergefunden (LANGECKER, HARWART u. JUNKMANN 1953). Bei einem Teil der Patienten lag $^1/_5$ des Ausscheidungsproduktes als freie Aminoverbindung vor. Nach LANGECKER, HARWART, KOLB und KRAMER wird XI im Stoffwechsel nicht verändert.

Ergebnisse über die Ausscheidung beim Menschen liegen auch von FROMMHOLD (1953a) vor. Er fand nach Gabe von 8 g bei cholecystektomierten Patienten mit T-Drainage die in der nachfolgenden Zusammenfassung angegebenen Werte im Blut.

Zeit	Blutspiegel mg-%	Konzentration in der Galle mg-%	Gesamtausscheidung Galle %	Gesamtausscheidung Harn %
nach 40 min	60	1000		
nach 8 Std	30	500		
nach 24 Std	20	230	59,8	19

Untersuchungen von Kimbel, Börner u. Heise (1953) ergaben mit einem radioaktiv markierten Präparat eine Ausscheidung von 6,75 % der Dosis im Harn innerhalb von 48 Std.

Die nachfolgende Abb. 14 von Ott u. Ott vermittelt die aus Blutspiegel und Harnausscheidung indirekt errechnete Gallenausscheidung beim Menschen nach 20 ml Biligrafin. Es ergab sich eine schnelle Ausscheidung in die Galle in den ersten Stunden bei einem entsprechenden Abfall des Blutspiegels.

Nach 20 ml 20%igem Biligrafin bestimmten Witzgall u. Trebbin XI in Harn und Kot. Die Resultate zeigt die Abb. 15, aus der ersichtlich ist, daß der größte Anteil des Präparates mit dem Kot den Körper des Menschen verläßt. Die Ausscheidung durch den Harn war in diesen Versuchen etwa 8 %.

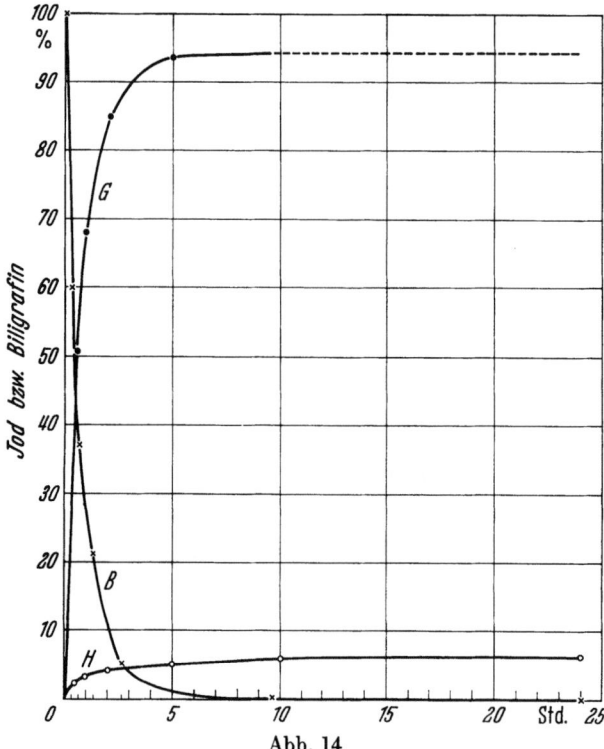

Faßt man die berichteten zahlreichen Untersuchungen über die Ausscheidung von XI zusammen, so kommt man zu dem Ergebnis, daß das Präparat von Ratte, Kaninchen und Mensch zum größten Teil mit

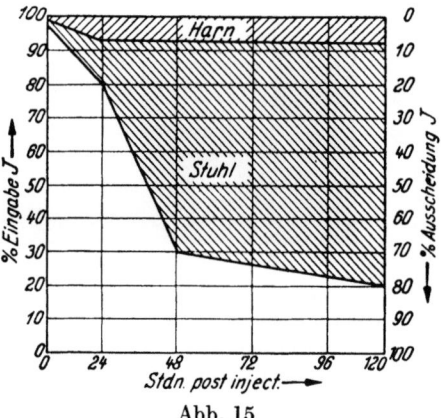

Abb. 14.
Abb. 15.

Abb. 14. Blutspiegel, Harnausscheidung und errechnete Gallenausscheidung von XI nach 20 ml Biligrafin intravenös beim Menschen (Ott u. Ott)

Abb. 15. Biligrafin-Gesamtausscheidung in Harn und Stuhl in % der intravenösen Gabe beim Menschen (nach Witzgall u. Trebbin)

der Galle durch die Leber ausgeschieden wird. Der Hund scheidet XI ebenfalls vorzugsweise durch die Galle aus. Der Unterschied zwischen Harn- und Gallenausscheidung der Substanz ist bei dieser Tierart nicht so ausgeprägt wie bei Ratte, Kaninchen und Mensch. Wie Versuche an Ratten und Kaninchen ergeben haben, wird das Präparat nach oraler Gabe nur sehr wenig resorbiert (etwa 1 % der Dosis), wodurch sich erklärt, daß das durch die Galle in den Darm gelangte Mittel zum allergrößten Teil mit dem Kot den Organismus verläßt.

Auf Grund seines Ausscheidungsverhaltens wie auch seiner geringen Giftigkeit eignet sich das Präparat im Gegensatz zu anderen für die Cholecystographie mit intravenöser Applikation.

Ausscheidungsmechanismus. Nach Langecker, Harwart u. Junkmann (1953) beträgt bei Plasmaspiegeln von 10 mg % die Gallen-Clearance das 7—16fache der Nieren-Clearance. Bei höheren Blutspiegelwerten erfolgt eine gleichmäßige Ausscheidung durch Leber und Niere.

Über das Verhalten der Clearance beim Menschen geben Untersuchungen von Billion sowie Billion, Frommhold, Oeff u. Schütz Aufschluß. Die Versuchspersonen erhielten

20 ml einer 20%igen Lösung (Biligrafin) injiziert. Aus der obigen Abb. 9 geht hervor, daß die Leber- und Nieren-Clearance zunächst steil ansteigt, um sich später auf einen konstanten Wert einzustellen. Wie aus der Abbildung ersichtlich ist, unterscheidet sich XI in dieser Hinsicht von VII. Etwa von der 5. Std an beträgt die Leber-Clearance ungefähr 5 ml/min, die Nieren-Clearance ungefähr 0,8 ml/min.

Die Ausscheidung von Biligrafin in der Galle wird durch Gabe von Decholin verzögert (LAJOS 1956a). Es resultieren länger andauernde Blutspiegel und eine schlechtere Gallenblasendarstellung.

Liegt eine gestörte Leberfunktion vor, so wird nach WITZGALL u. TREBBIN der größte Teil der verabreichten Verbindung durch die Niere eliminiert. Eine gestörte Leberfunktion darf angenommen werden, wenn mehr als 15% der Gabe im Harn erscheinen. Falls eine solche Nierenausscheidung stattfindet, wird das Präparat nach LAJOS (1956a) tubulär sezerniert. Nach LÖRINC u. DÉAK sowie LAJOS (1956a) eignet sich XI in Form von Biligrafin auf Grund seines besonderen Ausscheidungsverhaltens zur Prüfung der Konzentrationsfähigkeit der Gallenblase bzw. für Leberfunktionsproben gut.

ζ) α-Äthyl-β-(2,4,6-Trijod-3-aminophenyl)acrylsäure (XII)

$$CH = C - COOH$$

Physikalische und chemische Eigenschaften. Die Substanz besitzt ein Molekulargewicht von 566 und weist einen Jodgehalt von 66,8% auf.

Verträglichkeit und Verteilung im Körper. Nach Untersuchungen von JUNKMANN (1959) besitzt das Präparat bei intravenöser Verabreichung an Ratten eine LD_{50} von 0,38 g/kg, bei oraler Gabe 3,3 g/kg. Die Adsorption an Plasma betrug in in-vitro-Versuchen bei 20 mg% 99,9%. Das Verteilungsvolumen ist bei der Ratte 35%. Weitere Untersuchungsresultate wurden uns nicht bekannt.

η) α-(2,4,6-Trijodphenoxy)buttersäure (XIII)

$$C_2H_5 - CH - COOH$$

Physikalische und chemische Eigenschaften. Die Substanz besitzt ein Molekulargewicht von 555 und weist einen Jodgehalt von 68,2% auf. Der Fp der Verbindung liegt bei 124—125° C.

Verträglichkeit. Über die Giftigkeit von XIII berichten LEHMANN, JOUAN u. COTTET daß Mäuse oral größere Dosen als 5,0 g/kg vertragen und bei intravenöser Verabreichung die LD_{50} bei 0,206 ± 0,0073 g/kg liegt. Kaninchen überleben orale Gaben von 2,5 g/kg ohne auffällige Symptome. Katzen erbrechen nach solchen Dosen (HECHT u. GLOXHUBER, nicht veröffentlichte Versuche).

ϑ) β-(3-Dimethylamino-methylenamino-2,4,6-trijodphenyl)-propionsäure (XIV)

Physikalische und chemische Eigenschaften. Nach der obigen chemischen Formel besitzt die Verbindung ein Molekulargewicht von 597,9 und weist einen Jodgehalt von 63,7% auf. Sie bildet farb-, geruch- und geschmacklose Kristalle. Der Fp liegt bei 168—169° C. Die freie Säure ist wasserunlöslich, leicht löslich in Methanol, Äthanol, Chloroform und Aceton. Sie löst sich unter Salzbildung in verdünnter Schwefelsäure und in Alkali. Das Natriumsalz ist sehr leicht wasserlöslich. Solche Lösungen besitzen beim Äquivalentpunkt einen p_H-Wert von 8,9. Eine 26,5%ige Natriumsalzlösung (G/Vol.) ist isoton (Harwart, Kimbel, Langecker, Willenbrink 1959).

Allgemeine und lokale Verträglichkeit. Nach weiteren Untersuchungen derselben Autoren beträgt die LD_{50} für Ratten bei intravenöser Applikation 0,41 g/kg, nach oraler Gabe 3,2 g/kg. Bei wiederholten Gaben wurden von Ratten fünfmal 0,05 g/kg bei intravenöser und zwölfmal 0,2 g/kg nach oraler Gabe störungslos vertragen. Hunde vertrugen zehnmal 0,2 g/kg per os ohne Reaktion.

Die intramuskuläre Injektion von 0,5 ml einer 10%igen Lösung des Natriumsalzes führt bei Hunden und Kaninchen nicht zu Reizwirkungen. Die intracutane Applikation der gleichen Lösung am Kaninchenohr und in die Meerschweinchenbauchhaut hingegen ergibt mit einer Dosis von 0,1 ml entzündliche Reaktionen. Das Einträufeln dieser Lösung in das Kaninchenauge führt zu Schmerzreaktionen und entzündlichen Veränderungen. Eine 1,25%ige Lösung wird in der zuletzt erwähnten Versuchsanordnung toleriert.

Pharmakologische Wirkungen. Im Tierversuch zeigt das Präparat Nebenwirkungen auf den Blutdruck der Katze. 0,05 g/kg intravenös führten zu einer Senkung des Blutdruckes um 42 mm Hg. Die Erholung war unvollständig. Die Atmung wurde nach dieser Dosis unregelmäßig. Eine Konzentration von 10^{-4} wirkt am Kaninchenohr gefäßerweiternd.

Resorption und Ausscheidung. Das Präparat wird nach oraler und intraduodenaler Applikation gut resorbiert. Bei einer Konzentration von 20 mg% wird es 100%ig an Plasmaeiweiß gebunden. Bei Ratten fanden sich nach intraduodenaler Applikation von 0,1 g/kg in 4 Std bis zu 81% der Gabe in der Galle wieder (Versuch mit einer radioaktiv markierten Verbindung). Im Harn wurden nur geringe Mengen ausgeschieden (maximal 5,7%). Beim Kaninchen liegen die Verhältnisse nach intraduodenaler Applikation etwas anders. Die Gallenausscheidung der Substanz steht hier nicht so sehr im Vordergrund wie bei der Ratte. Die Ausscheidung über beide Wege ist etwa gleich. Die höchste Konzentration in der Galle nach 0,1 g/kg intraduodenal lag 2 Std nach Applikation des Präparates und erreichte 0,28% XIV. Der Hund scheidet XIV vorzugsweise durch die Galle aus. Das Verhältnis Harn- zur Gallenausscheidung lag nach Dosen von 0,1 g/kg beim Gallenfistelhund zwischen 0,05 und 0,14. Nach 0,1 g/kg wurde nach 4 Std in der Galle eine Konzentration von 1% Jod erreicht. Bei Versuchspersonen wurde gefunden, daß nach 3 g per os 30—60% der Verbindung in 24 Std im Harn ausgeschieden werden. Das Präparat wird im Harn zum größten Teil in chemisch veränderter Form ausgeschieden. Einzelheiten darüber sind noch nicht bekannt.

ι) 3-(3-Butyrylamino-2,4,6-trijodphenyl)-2-äthylacrylsäure (XV)

Physikalische und chemische Eigenschaften. Die Verbindung ist ein weißes, geruchloses Pulver mit einem Molekulargewicht von 661 und einem Jodgehalt von 57%. Der Fp der Substanz liegt bei 220—230° C (Zers.). Sie ist etwas in Wasser und Alkohol löslich.

Verträglichkeit. Über die Giftigkeit der Verbindung berichten Meszaros u. Rich. Sie teilen mit, daß die LD_{50} bei Mäusen nach intravenöser Applikation 0,57 g/kg ist. Bei

Ratten ist sie nach oraler Gabe 2,2 g/kg (GALEN). Derselbe Autor berichtet, daß Kaninchen nach intravenöser Injektion von 0,2 g/kg keine Vergiftungssymptome zeigen und Katzen nach peroralen Gaben von 0,2 g/kg ohne krankhaften Befund bleiben. Wiederholte orale Verabreichungen bis zu einer Gesamtmenge von 1,5 g/kg wurden vom Hund störungslos vertragen.

LEVENSTEIN, WOLVEN und URDANG fanden bei der Bestimmung der akuten Toxicität bei Ratten nach oraler Applikation eine DL_{50} von 2,75 g/kg. Wiederholte orale Gaben (3 Wochen täglich) von 100 mg/kg wurden reaktionslos vertragen. 750 mg/kg führten zu einer verringerten Körpergewichtszunahme. Bei oraler Verabreichung an Hunde (100, 1000 und 1500 mg/kg) starb ein Tier der höchsten Dosierungsgruppe, die übrigen überlebten und zeigten weder in Funktionstesten der Leber und Niere Störungen noch wurden bei der histologischen Untersuchung der Organe pathologische Veränderungen festgestellt.

ϰ) N-(3-Amino-2,4,6-trijodbenzoyl)-N-phenyl-β-aminopropionsäure (XVI)

$$\text{J-Ring(J, J, NH}_2\text{)}-CO-N(-C_6H_5)-CH_2-CH_2-COOH$$

Physikalische und chemische Eigenschaften. Die farblose, bis schwach gelb gefärbte kristalline Verbindung besitzt ein Molekulargewicht von 662,03 und weist einen Jodgehalt von 57,51% auf. Sie ist in Aceton, Dioxan, Dimethylformamid und Monoäthylglykoläther löslich, schwerlöslich in kaltem Äthanol, Äthyläther, Benzol und Toluol. Das Natriumsalz ist leicht löslich in Wasser. Es weist einen intensiv bitteren Geschmack auf.

Allgemeine und lokale Verträglichkeit. Nach Untersuchungen von LINDNER, STORMANN, OBENDORF u. KILCHES besitzt die Verbindung als Säure bei Mäusen nach oraler Applikation eine LD_{50} von 2,87 g/kg, als Na-Salz von 1,73 g/kg. Bei intravenöser Applikation wurde eine LD_{50} von 0,48 g/kg gefunden. Kaninchen vertrugen 0,1 g/kg intravenös reaktionslos. In Fütterungsversuchen an männlichen und weiblichen Ratten, die über 13 Wochen ausgedehnt wurden, konnten Unverträglichkeitserscheinungen nicht beobachtet werden, obwohl dem Futter bis zu 0,5% Wirkstoff beigemengt worden war. Die Verträglichkeit von oralen Dosen bis zu 3 g war bei Menschen im allgemeinen gut.

Die intramuskuläre Injektion von 0,1 ml einer 20%igen Lösung wird von Ratten störungslos vertragen. Die Instillation von 0,03 ml einer 2,5%igen Lösung in das Kaninchenauge blieb ohne Reaktionen, höhere Konzentrationen führten zu vorübergehender Rötung und Tränensekretion.

Resorption, Verteilung im Organismus und Ausscheidung. Versuche an Ratten haben ergeben, daß das Präparat nach intraduodenaler Applikation gut resorbiert wird. Es wird vorzugsweise in der Galle ausgeschieden. Nach oraler Verabfolgung von 0,1 g/kg liegt der höchste Ausscheidungswert nach 2 Std, während nach intravenöser Applikation derselben Dosis das Maximum der Ausscheidung in der Galle schon in die erste Stunde fällt. Innerhalb von 6 Std wurden nach intravenöser Gabe von 0,1 g/kg 69%, nach oraler Gabe 36,5—51,3% in der Galle ausgeschieden. Untersuchungen an Katzen ergaben ebenfalls eine gute Resorbierbarkeit nach oraler Gabe und schnelle Ausscheidung mit der Galle.

In Untersuchungen am Menschen wurde eine gute Resorption aus dem Magen-Darmkanal festgestellt. Die Untersuchung des Blutes von Personen, die das Präparat erhalten hatten, ergab, daß das Kontrastmittel vollständig an Plasmaeiweißkörper gebunden wird. Der höchste beobachtete Blutspiegel lag 3—6 Std nach der Gabe des Präparates. Bei Versuchspersonen konnte ein hoher Serum-Jodgehalt bis zu 3 Monaten nach der Einnahme der Substanz nachgewiesen werden. Die orale Aufnahme von XVI führt in den darauffolgenden Tagen zur Harnausscheidung der Substanz oder eines Metaboliten, die beim Ansäuern ausfallen und eine Proteinurie vortäuschen können (Freund, Greiling, Dihlmann).

λ) Diglycolsäure-di-(3-carboxy-2,4,6-trijod-anilid) (XVII)

$$J \underset{J}{\overset{J}{\diagdown}} NH—CO—CH_2—O—CH_2—CO—NH \underset{J}{\overset{J}{\diagup}} J$$

COONa   COONa

Physikalische und chemische Eigenschaften. Das Molekulargewicht der Verbindung als freie Säure beträgt 1127,72. Sie weist einen Jodgehalt von 67,5 % auf. Löslichkeit bei 25° C in dest. Wasser 0,024 % (Harn der nach Cholecystographie mit XVII angesäuert wird, zeigt deshalb eine mehr oder minder starke Trübung). Löslichkeit des Na-Salzes 20,5 Gew.-%. Eine 11,1 Gew.-% Lösung ist isoton (Langecker, Harwart, Kolb u. Kramer 1964).

Allgemeine und lokale Verträglichkeit. In Giftigkeitsuntersuchungen wurde für XVII mit intravenöser Applikation bei Ratten eine DL_{50} von 6,0 g/kg, bei Mäusen von 5,3 g/kg gefunden, bei Hunden beträgt sie 5,5 g/kg. Tödliche Dosen führen bei Hunden zu Krämpfen. Eine zehnmalige intravenöse Applikation blieb bei Ratten (1,2 g/kg/Tag) und Hunden (0,5 g/kg/Tag) ohne pathologische Reaktionen.

Von Kaninchen und Hunden wurden intramuskuläre und subcutane Injektionen lokal reizlos vertragen (0,5 ml einer 50 %igen Lösung). 1 ml dieser Lösung konnte bei Hunden zehnmal intravenös injiziert werden, ohne daß Gefäßschädigungen auftraten (Langecker, Harwart, Kolb u. Kramer 1964).

Pharmakologische Wirkungen. Die Substanz wirkt bei Ratten und Hunden choleretisch. Die blutdrucksenkende Grenzdosis beträgt bei Katzen 100 mg/kg, bei Hunden 500 mg/kg (Kramer).

Eiweißbindung, Schicksal im Organismus und Ausscheidung. XVII wird in einer Konzentration von 20 mg% bei Ratte, Hund und Maus zu 94—96% an Plasma-Eiweiß gebunden. Aus der Verbindung wird im Organismus nur ein sehr geringer Anteil an Jod abgespalten ($\sim 1 \text{°/}_{00}$). Die Verbindung wird unverändert ausgeschieden (Langecker, Harwart, Kolb u. Kramer 1964).

Von Ratten wird das Produkt innerhalb von 3 Std zu 80% der verabreichten Dosis in der Galle ausgeschieden. Die Halbwertszeit beträgt im Blut 10 min. Im Harn von zwei Versuchspersonen, die radioaktiv markiertes XVII intravenös erhalten hatten, wurden innerhalb 24 Std 10 bzw. 14% an Radioaktivität wiedergefunden, im Stuhl innerhalb 48 Std 75% der Eingabe (Kramer). Die Halbwertszeit im Blut beträgt beim Menschen 120 min. Eine Speicherung der Substanz in der Schilddrüse konnte bei den Versuchspersonen nicht festgestellt werden (Langecker, Harwart, Kolb u. Kramer 1964).

Eine Übersicht über die Pharmakologie der Gallenkontrastmittel und die Ergebnisse, die beim Studium ihres Schicksals im Organismus bei Tier und Mensch gewonnen wurden, macht vor allem klar, daß diese Mittel keineswegs ausschließlich aus der Blutbahn in die Galle ausgeschieden werden. Häufig wird von Anfang an eine erhebliche Beteiligung der Niere an der Ausscheidung festgestellt. In vielen anderen Fällen spielt eine Rückresorption der anfänglich über die Galle eliminierten Anteile und deren Harnausscheidung eine wichtige Rolle für ihre endgültige Beseitigung aus dem Organismus.

Die Mehrzahl der Mittel wird in der praktischen Diagnostik in oralen Gaben verwendet. Dabei muß die nicht unerhebliche Resorptionszeit in Kauf genommen werden. Diese Mittel sind gewöhnlich auch als Alkalisalze wasserlöslich, aber ihre Toxicität bei intravenöser Gabe steht einer solchen Anwendung hinderlich im Wege. Von den erwähnten

Präparaten sind nur Biligrafin (XI) und Bilivistan (XVII) intravenös wesentlich weniger toxisch als die übrigen und eignen sich daher zur praktischen Anwendung intravenöser Applikation. Die so erzielten sehr hohen Blutspiegelwerte führen zu entsprechend hohen Gehalten in der Galle, so daß fast regelmäßig bereits die primäre Galle in den Ductus hepaticus Verästelungen einen Röntgenschatten erzeugt. Andererseits sind diese Mittel für die orale Cholecystographie auf Grund ihrer sehr schlechten Resorbierbarkeit ungeeignet.

3. Kontrastmittel zur Darstellung des Magen-Darmkanals

Zur Darstellung des Magen-Darmkanals wurde vor etwa 50 Jahren das Bariumsulfat als Kontrastmittel eingeführt. Dieses Präparat hat seither seine Brauchbarkeit erwiesen und findet auch heute noch uneingeschränkt Verwendung. Über die pharmakologischen Gesichtspunkte dazu vgl. HECHT. Unseres Wissens sind keine neueren pharmakologischen Daten inzwischen hinzugekommen.

In der letzten Zeit wurden einige Nierenkontrastmittel auf ihre Eignung zur Darstellung des Magen-Darmkanals untersucht, da diese nur zu einem geringen Ausmaß vom Magen-Darmkanal aus resorbiert werden. Es handelt sich bei diesen Präparaten um Gastrografin, das eine aromatisierte Lösung von 3,5-Diacetylamino-2,4,6-trijodbenzoesäure darstellt (wurde auch als Hypaque geprüft), ferner um 3-Acetylamino-2,4,6-trijodbenzoesäure als Urokon. Beide Präparate erwiesen sich als brauchbar zur Darstellung kleiner Läsionen. Wahrscheinlich besitzen sie jedoch infolge ihres hohen osmotischen Druckes, da sie in konzentrierten Lösungen angewandt werden müssen, eine salinische Abführwirkung.

4. Kontrastmittel für die Bronchographie

Für die Bronchographie werden Präparate diskutiert, die sich dadurch voneinander unterscheiden, daß sie wasserlösliche bzw. wasserunlösliche Kontrastmittel enthalten. In der Zusammenstellung Tabelle 18 sind die wichtigsten aufgeführt. Den ersten beiden

Tabelle 18. *Kontrastmittel für die Bronchographie*

Enthaltene Komponenten	Handelsbezeichnung
Präparate mit einer Öl-Grundlage	
Jodiertes Mohnöl (40 % Jod)	Jodipin, Lipiodol, Oleum iodisatum, Iodatol, Iodolein, Iodombrine, Neohydriol-viscous, Skiadin-viscous, Skiagenin
Lipiodol (40 % Jod) mit Sulfanilamid 32 % in Öl (Gew./Vol.)	Visciodol
Suspension von 3,5-Dijod-4-Pyridon-N-essigsäure-n-Propylester in Erdnußöl	Dionosil Oily
Präparate mit einer wäßrigen Grundlage	
3,5-Dijod-4-Pyridon-N-essigsäure-n-Propylester mit Carboxymethylcellulose	Dionosil
3,5-Dijod-4-Pyridon-N-essigsäure-n-Propylester mit Carboxymethylcellulose, Glucose, Tween und Oxybenzoesäure	Propyliodon
Diäthanolaminsalz der 3,5-Dijod-4-Pyridon-N-essigsäure und Na-Celluloseglykolsäureäther	Joduron B
Methylglucaminsalz der 3,5-Dijod-4-Pyridon-N-essigsäure und Na-Carboxymethylcellulose	Per-Abrodil BR
Na-Salz der 3-Acetylamino-2,4,6-Trijodbenzoesäure + Carboxymethylcellulose	Bronchoselektan
3,5-Dijod-4-pyridon-N-essigsäure-1,2-propylenglykolester	Broncho-Abrodil

Präparaten dieser Zusammenstellung liegen jodierte Öle zugrunde. Präparate dieser Art werden heute für die Praxis abgelehnt, obwohl sie eine gute lokale Verträglichkeit auszeichnet. Das in ihnen enthaltene jodierte Mohnöl vermag der Körper wahrscheinlich nicht durch Fermente zu spalten und falls das Präparat nach der Bronchographie nicht wieder entfernt wird, bleibt es in der Lunge liegen. Die Folge davon ist die Anregung von Bindegewebsneubildungen im Lungengewebe, die auf angrenzende Bezirke übergreift und zu ausgeprägten pathologischen Veränderungen führen kann. Diese bestehen in fortschreitender Induration und Schrumpfung des Gewebes. Man könnte sich vorstellen, daß aus jodierten Ölen eventuell Jod abgespalten wird, da dieses in der vorliegenden aliphatischen Bindung nicht so fest fixiert ist, wie in den früher beschriebenen aromatischen Kontrastmitteln.

Eine gewisse Sonderstellung nimmt das im Dionosil-Oily enthaltene Erdnußöl ein, denn es könnte sein, daß dieses Produkt vielleicht durch Lipasen des Körpers abgebaut wird, wodurch dann Bruchstücke entstehen, die weniger körperfremd sind als die aus jodierten Ölen eventuell entstehenden jodierten Fettsäuren. Ob solche Vorgänge eine praktische Bedeutung haben, wurde bis jetzt unseres Wissens experimentell nicht geprüft.

Die auf wäßriger Grundlage aufgebauten Präparate enthalten 3,5-Dijod-4-pyridon-N-Essigsäure bzw. 3-Acetylamino-2,4,6-trijodbenzoesäure als schattengebendes Molekül. Auf eine Beschreibung dieser Verbindungen kann an dieser Stelle verzichtet werden, da sie auch als Nierenkontrastmittel Verwendung finden und als solche bereits eingehend abgehandelt wurden. Der einigen Präparaten zugrunde liegende 3,5-Dijod-4-pyridon-N-essigsäure-n-propylester kann durch Körperfermente gespalten werden (Tomich, Basil u. Davis) und bildet dann einerseits die beschriebene 3,5-Dijod-4-pyridon-N-essigsäure und andererseits n-Propylalkohol, die beide leicht aus dem Lungengewebe resorbiert und vom Körper eliminiert werden können. Wäßrige Kontrastmittelsuspensionen besitzen im Gegensatz zu den in Wasser gelösten Kontrastmitteln keine lokale Reizwirkung. Diese kommt durch den hohen osmotischen Druck zustande, den diese Kontrastmittel besitzen. In Versuchen von Heuck u. Dontenwill an Meerschweinchen führte die lokale Wirkung zu Emphysem und Exsudation in die Alveolen. Nach Vieten können die Kontrastmittelsuspensionen ihrerseits Nachteile mit sich bringen, worauf in diesem Zusammenhang nicht näher eingegangen werden soll.

Von Kontrastmitteln für die Bronchographie werden bestimmte Eigenschaften gefordert, damit sie einerseits einen guten Wandbelag bilden und andererseits nicht unmittelbar vom Applikationsort abfließen. (Über die in diesem Zusammenhang auftretenden physikalischen Fragen vgl. Scholtan, S. 567).

Um optimale Eigenschaften bei den jodierten Ölen zu erreichen, wurden diesen deshalb zum Teil Sulfonamide beigemengt. Dionosil-Oily ist vom Hersteller bereits auf eine geeignete Viscosität eingestellt. Die auf wäßriger Grundlage mit 3,5-Dijod-4-Pyridon-N-essigsäure, 3-Acetylamino-2,4,6-trijodbenzoesäure bzw. 3,5-Dijod-4-pyridon-N-essigsäure-n-Propylester aufgebauten Präparate müssen einen Viscositätsträger enthalten, weil sie ohne diesen zu dünnflüssig wären. Als solcher wird meist Carboxymethylcellulose verwendet. Dieses Präparat ist ein hochmolekularer Körper, der aus dem Lungengewebe weder resorbiert werden kann, noch durch Fermente abgebaut wird. Man strebt stets an, das in den Bronchialraum eingespritzte Kontrastmittel möglichst vollständig zu entfernen. Falls ein Teil eines carboxymethylcellulosehaltigen Präparates in die Lungenalveolen gelangt, kann es von dort aus nicht mehr vom Körper ausgestoßen werden, weil kein Flimmerepithel vorhanden ist, das diesen Transport bewerkstelligen könnte. Von einem Präparat, das Carboxymethylcellulose enthält und das in die Lunge gelangt ist, wird zwar das Kontrastmittel mehr oder weniger schnell (wasserlösliche Präparate rasch, Ester entsprechend der Spaltungsgeschwindigkeit langsamer) vom Lungengewebe resorbiert. Die Carboxymethylcellulose bleibt jedoch zurück und kann zu pathologischen Veränderungen Anlaß geben, wie sie von verschiedenen Autoren (loc. cit.) beschrieben wurden. Diese Veränderungen bestehen in granulomatösen Bindegewebsneubildungen, die jedoch klinisch keine größere Bedeutung haben sollen (Vieten). Im Rahmen der

Diskussion um die Verwendbarkeit der Carboxymethylcellulose wurden von verschiedenen Untersuchern auch Tierversuche durchgeführt. Eine Zusammenfassung der Berichte, die für und wider die Carboxymethylcellulose sprechen, ist in der Arbeit von HEUCK u. DONTENWILL zu finden. Man kann sagen, daß auch die Tierexperimente hinsichtlich der Brauchbarkeit der Carboxymethylcellulose keine Klärung brachten. Vielleicht wird die Frage einer wirklichen Schädigung durch dieses Präparat sich erst nach Jahren konkret beantworten lassen. Aus diesen Gründen wird man ein Präparat bevorzugen, das carboxymethylcellulosefrei ist, wie Broncho-Abrodil, das sich zur Zeit in klinischer Erprobung befindet. Das dem Präparat zugrunde liegende schattengebende Molekül weist im Gegensatz zu anderen Präparaten eine gewisse Wasserlöslichkeit auf, die einen langsamen Abtransport aus dem Lungengewebe ohne Spaltung des Moleküls ermöglicht. Auf Grund seiner physikalisch-chemischen Eigenschaften ist es nicht erforderlich, den daraus hergestellten Suspensionen Carboxymethylcellulose zuzusetzen, da diese Suspensionen ohnedies eine hinreichende Viscosität besitzen. Das Präparat zeichnet sich außerdem durch eine gute allgemeine und lokale Verträglichkeit aus. Es steht den oben beschriebenen Suspensionen darin in keiner Weise nach. Die LD_{50} beträgt bei Ratten nach intraperitonealer Applikation 10,0 g/kg. Die Reizwirkung des Präparates auf die Bronchialschleimhaut und das Lungengewebe wurde an Ratten geprüft, denen 0,1 ml/Tier einer 50%igen Suspension intratracheal verabreicht wurden. Es zeigten sich keine pathologischen Veränderungen. Zum Studium der Resorption und Ausscheidung des Präparates aus der Lunge wurde Ratten eine 12,5%ige Suspension in einer Dosis von 0,1 ml intratracheal appliziert und die Lungen einschließlich des Bronchialbaumes zu verschiedenen Zeiten nach Gabe des Präparates auf Gehalt an Jod untersucht. Es ergab sich, daß nach 24 Std darin Jod nicht mehr nachweisbar ist (DISTELMAIER, GLOXHUBER, GREMMEL, HECHT, SCHOLTAN, VIETEN u. WILLMANN).

5. Kontrastmittel für die Hysterosalpingographie

Für dieses Anwendungsgebiet stehen die in der nachfolgenden Tabelle 19 aufgeführten Präparate zur Verfügung.

Auch hier mußten die auf öliger Basis aufgebauten Präparate zugunsten der wasserlöslichen das Feld räumen (FOCHEM), obwohl sie eine gute Verträglichkeit aufweisen. Die

Tabelle 19. *Präparate für die Hysterosalpingographie*

Enthaltene Komponenten	Handelsbezeichnung
Jodiertes Mohnöl	Jodipin
Halogeniertes Erdnußöl mit 27% Jod und 7,5% Chlor	Iodochloral
Äthylester von jodierten Fettsäuren aus Mohnöl mit 37% Jod	Ethiodol
Diäthanolaminsalz der 3,5-Dijod-4-pyridon-N-essigsäure mit Carboxymethylcellulose und Percain	Joduron S
Methylglucaminsalz der 3,5-Dijod-4-Pyridon-N-essigsäure mit Carboxymethylcellulose und Procain	Per-Abrodil HS
Bis-methylglucaminsalz des Adipinsäure-bis-(3-carboxy-2,4,6-trijodanilids)	Endografin
Na-Salz der 2,4,6-Trijod-3-acetylaminobenzoesäure mit Polyvinylpyrrolidon	Salpix

Resorption von Ölen ist in den Tuben usw. ebenso unzureichend wie in der Lunge. Die wäßrigen Kontrastmittel auf der anderen Seite besitzen die gleichen, unerwünschten Nebenwirkungen wie bei der Bronchographie, nämlich: durch die hohen Konzentrationen verursachen sie auch hier einen osmotischen Reiz. Für die Carboxymethylcellulose gilt das bei der Besprechung der Kontrastmittel für die Bronchographie Ausgeführte. Auch in der Gebärmutter und in den Tuben verursacht sie die Bildung von Fremdkörpergranulomen (BERGMAN et al.). Über das Viscositätsverhalten von Kontrastmitteln für die Hysterosalpingeographie vgl. SCHOLTAN.

6. Kontrastmittel für die Myelographie

Für die besonderen Zwecke des Neurologen und Neurochirurgen hat man schon seit langem versucht, Kontrastmittel in den Liquor cerebrospinalis einzuführen, um Teile des zentralen Nervensystems sichtbar zu machen. Ein lange bekanntes Verfahren für diesen Zweck ist die Verwendung von Luft, Sauerstoff oder anderen Gasen, die gewissermaßen einen negativen Kontrast verursachen und den Schwereverhältnissen entsprechend zur Hirnoberfläche und den Ventrikeln vordringen (über die dabei auftauchenden Verträglichkeitsprobleme vgl. Hecht). Die eigentlich positiven Kontrastmittel, die für diese Indikation in Frage kommen, sind in Tabelle 20 zusammengestellt. Es mag auffallen, daß darunter eine Anzahl von wasserlöslichen Kontrastmitteln nicht vertreten ist, die bei Verabreichung in die Blutbahn in großen Dosen verträglich sind, wie z.B. zum Zwecke der Angiokardiographie. Viele dieser Mittel führen bei Verabreichung in den Liquorraum schon nach kleinsten Dosen zu schwersten Schädigungen. Es ist nicht möglich, ohne genaue Prüfung solche Mittel für diesen Verwendungszweck heranzuziehen.

Für die Anwendung der jodierten Öle für die Myelographie gilt das gleiche wie bei der Bronchographie. Dazu kommt eine schlechte Benetzungsfähigkeit der Präparate. In einer großen Anzahl von Fällen führten ölige Präparate zu bedenklichen Nebenwirkungen in Form von Ölgranulomen,

Tabelle 20. *Präparate für die Myelographie*

Enthaltene Komponenten	Präparat-Bezeichnung
Jodiertes Mohnöl	Jodipin
Jodiertes Mohnöl mit 40, 28 bzw. 10% Jod	Lipiodol
Gemisch von isomeren Jodphenylundecylsäureäthylestern	Pantopaque[1] (Iophendylate)
Jodmethansulfosaures Natrium	Abrodil, Skiodan, Methiodal-Sodium
	Luft oder O_2
	Ethiodan, Myodil, Pantopaque

[1] Ein ähnliches Präparat als wäßrige Emulsion ist unter dem Namen Mulsopaque für die Cholangiographie im Handel.

Schmerzreaktionen usw. Jodiertes Mohnöl soll außerdem bei Verwendung zur Myelographie, aber auch nach Bronchographie bzw. Hysterosalpingographie zu einem jahrelang anhaltenden hohen Serum-Jodspiegel Anlaß geben (Bell). Das in der Zusammenstellung aufgeführte Präparat Pantopaque ist eine Mischung von isomeren Jodphenylundecylsäureäthylestern mit einem spezifischen Gewicht von 1,25 bei 20° C und einem Jodgehalt von 30%. Es hat eine ölige Konsistenz, ist farblos bis schwach gelblich. An der Luft tritt ein Nachdunkeln ein. Das Präparat ist sehr wenig wasserlöslich; es zeigt Löslichkeit in Benzol, Alkohol, Chloroform und Äther. Auch dieses Präparat erwies sich als nicht völlig frei von Nebenwirkungen (Koberg).

Von den wasserlöslichen organischen Jodverbindungen hat sich als Kontrastmittel für die Myelographie nur das jodmethansulfosaure Natrium bewährt. Das Präparat wird in 20%iger Lösung durch Lumbalpunktion eingeführt. Zur Verminderung der osmotischen Reizerscheinungen ist eine vorherige Lumbalanaesthesie erforderlich.

Anfänglich wurde das Präparat für die Urographie verwendet, ist aber auf diesem Gebiet durch die neuen Mittel überholt. Es besitzt ein Molekulargewicht von 221 und weist einen Jodgehalt von 68% auf. Nach Hoppe, Larsen u. Coulston ist die LD_{50} des Präparates bei intravenöser Gabe bei der Maus $3,9 \pm 0,3$ g/kg und bei der Ratte $4,8 \pm 0,4$ g/kg. Nach Frey u. Zwerg verursacht Abrodil im Tierversuch in 40%igen Lösungen keine Gefäßschäden. Es wird als 20%ige Lösung angewandt.

7. Kontrastmittel für die Arteriographie und Venographie

Zur Darstellung der Arterien und Venen eignen sich alle Kontrastmittel, die für die Urographie eingesetzt werden, da diese meist intravenös angewandt werden und man von ihnen Eigenschaften fordern muß, die auch bei der Darstellung der Arterien und Venen von größter Wichtigkeit sind. Als solche sind vor allem zu nennen: gute Gefäßwandverträglichkeit, Reaktionslosigkeit im Falle einer paravasalen Injektion und schließlich geringe Giftigkeit und restlose Ausscheidung. Da diese Forderungen von den Kontrastmitteln für die Urographie, wie bereits beschrieben, in hohem Maße erfüllt werden finden Präparate wie Joduron, Per-Abrodil M, Urografin, Tri-Abrodil u. a. zur Gefäßdarstellung Verwendung. Zur Frage der Verträglichkeit der verschiedenen Kontrastmittel bei paravasaler Injektion wurden von HASSE, LINKER, DEMBOWSKI u. REES Versuche mit Meerschweinchen angestellt, in denen sie beobachteten, daß verschiedene Kontrastmittel etwa $1^1/_2$—2 Std an der Injektionsstelle nachweisbar sind. Urografin konnte weniger lang lokal festgestellt werden. Durch Gabe von Hyaluronidaes konnte die Resorption beschleunigt werden. Nennenswerte lokale Reaktionen wurden nach den Injektionen nicht festgestellt. HOPPE berichtet von Untersuchungen über die Gefäßreizwirkung von verschiedenen Präparaten bei Kaninchen. Das Resultat dieser Versuche ist in Abb. 16 wiedergegeben. Aus der Zusammenstellung ist ersichtlich, daß Natrium Diatrizoate am günstigsten abschnitt und sich praktisch in 50%iger Konzentration in seiner Reizwirkung nicht von physiologischer Kochsalzlösung, die zur Kontrolle gespritzt wurde, unterschied.

Zur experimentellen Erfassung der Nebenreaktionen bei der arteriellen Angiographie führten MOE u. CRAVER Versuche an Hunden durch. Die untersuchten Präparate wurden mit Hilfe eines Katheters in die Aorta in die Nähe der Coronarabgangs-

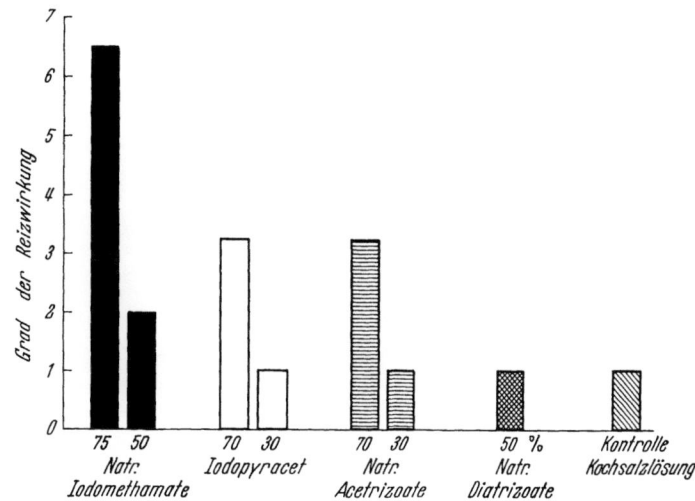

Abb. 16. Grad der Reizwirkung nach 10 Injektionen von 1,0 ml der Kontrastmittel in die Ohrrandvene beim Kaninchen (HOPPE)

stellen gespritzt und bei den Versuchstieren Elektrokardiogramm und Blutdruck registriert. Die verabreichte Dosis betrug jeweils 10 ml. Zwischen den einzelnen Gaben lagen Intervalle von $1/_2$ Std. Es wurde Cardiografin (Methylglucaminsalzlösung von V), Neo-Iopax, Urocon, Hypaque, Diodrast und Miokon untersucht. Die Autoren fanden Veränderungen im Elektrokardiogramm von kurzer Dauer und länger andauernde Bradykardie und Hypotension. Die Blutdruckveränderungen waren nach Hypaque am wenigsten ausgeprägt. In einer anderen Versuchsreihe wurden die Präparate in eine Mesenterialarterie in einer Dosis von 0,1 ml injiziert und das Verhalten des Darmes registriert. Es wurde einerseits eine darmrelaxierende Wirkung beobachtet, bei einem anderen Versuchstier ausgeprägte Spasmen. Mit Cardiografin, Hypaque und Miokon wurden die geringsten Effekte festgestellt. Thorotrast, das ebenfalls untersucht wurde, ließ Reaktionen nicht erkennen.

Einige Besonderheiten gelten für die Anwendung der verschiedenen Kontrastmittel bei der cerebralen Angiographie, weil alle beschriebenen Kontrastmittel nach Einbringen in den Liquorraum des Gehirns außerordentlich heftige Wirkungen hervorrufen können. Es wurde schon berichtet, daß diese Präparate in Dosen von nur wenigen mg/kg bei dieser Applikationsweise Krämpfe auslösen. Das Verhalten der Blutliquorschranke ist folglich bei der cerebralen Angiographie von ausschlaggebender Bedeutung. Es ist eine Reihe von Versuchen gemacht worden, Zusammenhänge zwischen Nebenwirkungen und dem Verhalten der Blutliquorschranke zu finden. HOPPE hat in Tierversuchen verschiedene Präparate in einem Trypanblautest miteinander verglichen und gefunden, daß bei Injektion hoher Dosen eine Schädigung der Blutliquorschranke statthat. Diese ist am geringsten ausgeprägt bei Natrium Diatrizoate, wie die Abb. 17 zeigt.

Schmidt (1955, 1956a u. b) berichtet, daß von verschiedenen Untersuchern bei der experimentellen cerebralen Angiographie Schädigungen des Endothels, Embolien und Angiospasmen gesehen wurden, von anderen Untersuchern hingegen wurden keine Gefäßverengungen festgestellt. Er untersuchte bei Kaninchen das Verhalten der Ohrarterien nach Injektion von Per-Abrodil M 45% und 80%, Joduron 30%, Urografin 40% und 76% und Thorotrast und konnte keine Angiospasmen feststellen. Nach Schädigung des Gehirns durch künstlich erzeugte Mikroembolien treten Kreislaufstörungen ein, die nach cerebraler Angiographie ursächlich mit den beobachteten Nebenwirkungen in Zusammenhang gebracht werden können. Schmidt sieht den Grund für diese Nebenwirkungen vor allem in einer hohen Viscosität der verabreichten konzentrierten Präparate.

Ein gewisses Interesse beanspruchen darf die Darstellung der Gefäße mit Gasen. Dieses Verfahren geht auf Oppenheimer, Durant, Stauffer, Stewart III, Lynch u. Barrera zurück, die Gasinjektionen erstmalig anwandten, Strukturen im Herzen und Gefäße darzustellen. Die Anwendung von Luft erwies sich dabei als sehr gefährlich. 7,5 ml/kg intravenös injiziert erwiesen sich beim Hund je nach der Lage des Tieres als eben noch verträglich oder tödlich. Die Anwendung von Kohlensäure hingegen zeigte sich als brauchbar, da dieses Gas viel besser serumlöslich ist als Luft. In Versuchen an Hunden konnten CO_2-Injektionen sogar am selben Tier in Abständen von 15 min wiederholt werden, ohne daß den Tieren ein größerer Schaden zugefügt wurde. Sauerstoff erwies sich ebenso wie Luft als unbrauchbar. Nach Grosse-Brockhoff, Koch, Loogen, Rotthoff, Vieten u. Willmann werden von Hunden intravenöse Gaben von 7 ml/kg CO_2, die in die Vena brachialis oder jugularis injiziert werden, stets vertragen. Diese Dosis wird auch bei Gabe durch den Herzkatheter überlebt. Nach solchen Gaben beobachteten die Autoren bei Hunden eine kurze apnoeische Phase oder für 20 min eine verlangsamte Atmung. Das Elektrokardiogramm war ohne krankhaften Befund, ein kurzer Blutdruckanstieg war feststellbar.

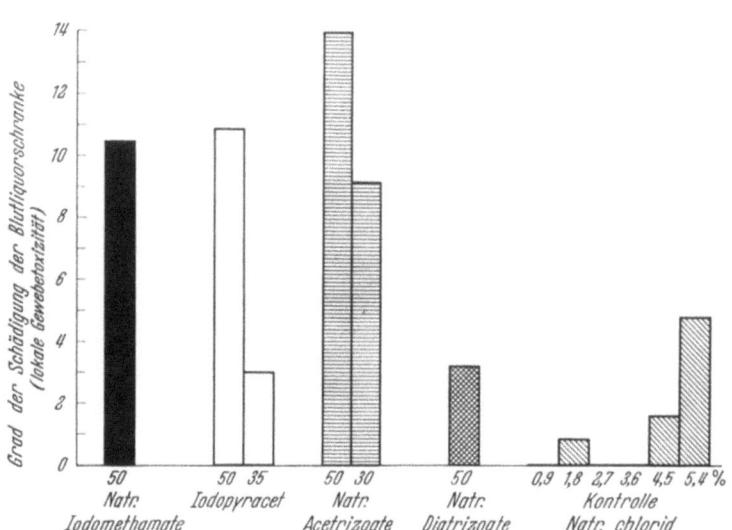

Abb. 17. Grad der Schädigung der Blutliquorschranke beim Kaninchen bei der cerebralen Angiographie nach McChesney u. Hoppe 1957)

Höffken, Junghans u. Zylka weisen auf die physikalische Löslichkeit der Gase hin, die 54,1 ml CO_2 in 100 ml Blut beträgt, im Gegensatz zu nur 2,3 ml mit O_2 und stellten fest, daß Ratten von ungefähr 150 g Körpergewicht 5 ml CO_2 in 9 sec injiziert vertragen. Ein 4,05 kg schweres Kaninchen vertrug 20 ml bei einer Injektionszeit von 10 sec. Einem 17 kg schweren Hund konnten 100 ml CO_2 in schneller Injektion verabreicht werden. Außerdem wurde das Verhalten der Herzfrequenz, des arteriellen Blutdrucks und des Elektrokardiogramms nach Gabe von CO_2 geprüft.

Beim Menschen wurden, wie Grosse-Brockhoff, Koch, Loogen, Rotthoff, Vieten u. Willmann berichten, bereits bis zu 200 ml CO_2 intravenös verabreicht und vertragen. Dieses Darstellungsverfahren besitzt vor allem eine Bedeutung bei Patienten, die gegenüber Jod überempfindlich sind.

Literatur

ARCHER, S., J. O. HOPPE, T. R. LEWIS and M. U. HASKELL: The preparation of some iodinated phenyl- and pyridylalkanoic acids. J. Amer. pharm. Ass. **40**, 143—150 (1951).

BÄTZNER, K.: Die Arteriographie der Gliedmaßen mit Joduron. Langenbecks Arch. klin. Chir. **263**, 14—23 (1949/50).

BANG, H. O., and J. GEORG: The elimination of pheniodol in normal subjects. Acta pharmacol. (Kbh.) **7**, 321—330 (1951).

BELL, G. O.: Protein bound Jodine. J. Amer. med. Ass. **182**, 102 (1962).

BERG, N. O., H. IDBOHRN and B. WENDEBERG: Investigation of the tolerance of the rabbit's kidney to newer contrast media in renal angiography. Acta radiol. (Stockh.) **50**, 285—292 (1958).

BERGMAN, F., G. GORTON, O. NORMAN and S. SJÖSTEDT: Foreign body granulomas following hysterosalpingography with a contrast medium containing carboxymethylcellulose. Acta radiol. (Stockh.) **43**, 17—29 (1955).

BILLION, H.: Vergleichende Untersuchungen mit radioaktivem Biliselektan und Biligrafin. Dtsch. med. J. **5**, 214—217 (1954).

—, W. FROMMHOLD, K. OEFF u. W. SCHÜTZ: Untersuchung der Verteilung und Ausscheidung von radioaktivem Biliselectan und Biligrafin beim Menschen. Ärztl. Wschr. **10**, 574—577 (1955).

—, u. W. SCHLUNGBAUM: Über die Verteilung von radioaktivem Per-Abrodil M im menschlichen Organismus und seine Anwendung in der Nieren-Clearance. Klin. Wschr. **33**, 1089—1093 (1955).

BLACK, D. A. K., J. F. POWELL and F. H. KEMP: Clearance of the diethylamine and diethanolamine salts of 3:5 diiodo-4-pyridone-N-acetic acid. J. Pharmacol. exp. Ther. **71**, 315—316 (1941).

BLAUFOX, M. D., A. L. ORVIS and CH. A. OWEN jr.: Compartment analysis of radiorenogram and distribution of Hippuran J[131] in dogs. Amer. J. Physiol. **204**, 1059—1064 (1963).

BROMAN, T., and O. OLSSON: The tolerance of cerebral blood vessels to a contrast medium of the diodrast group. Acta radiol. (Stockh.) **30**, 326—342 (1948).

— — Experimental study of contrast media for cerebral angiography with reference to possible injurious effects on the cerebral blood vessels. Acta Radiol. (Stockh.) **31**, 321—334 (1949).

CLARK, B. J., and E. G. TOMICH: Pharmacological studies on lead E. D. T. A. Brit. med. J. **1955 II** 831—832.

CLERC, E.: Die Ausscheidung von Biligrafin beim Hund nach verschiedenen Arten parenteraler Darreichung durch Niere und Leber. Ärztl. Wschr. **10**, 1156—1159 (1955).

CONTIADES, X. J., G. UNGAR et J. NAULLEAU: Recherches expérimentales sur l'action vasculaire des produits de contraste utilisés en artériographie; application à l'interprétation et la prévision des accidents de l'artériographic. Presse méd. **43**, 1630—1634 (1935).

COTRIM, E. S.: Die Wirkung einiger Kontrastmittel auf Herz, Blutdruck und Atmung. Die Gefahren der Überdosierung. Sonderbände zur Strahlentherapie **32**, 94 (1955).

— Die Wirkung einiger Kontrastmittel auf Herz, Blutdruck und Atmung. Die Gefahren der Überdosierung. Chem. Zbl. **6**, 6518 (1957).

COULSTON, F., and J. O. HOPPE: The pathologist and toxicologist in the evaluation of the safety and methods of development of radiodiagnostic compounds. Ann. N.Y. Acad. Sci. **78**, 740—755 (1959).

CRISMER, R.: Contribution a l'étude pharmacodynamique de l'acide β-(Oxy-4-diiodo-3,5-Phényl)-α-Propionique. Arch. int. Pharmacodyn. **72**, 138—160 (1946).

DAVIES, D. F., and N. W. SHOCK: The variability of measurement of inulin and diodrast tests of kidney function. J. clin. Invest. **29**, 491—495 (1950).

DAVIS, L. A., KEE-CHANG HUANG and E. L. PIRKEY: Water-soluble, nonabsorbable radiopaque mediums in gastrointestinal examination. J. Amer. med. Ass. **160**, 373—375 (1956).

DISTELMAIER, A., CHR. GLOXHUBER, H. GREMMEL, G. HECHT, W. SCHOLTAN, H. VIETEN u. K. H. WILLMANN: Ein neues Kontrastmittel für die Bronchographie: Broncho-Abrodil. Fortschr. Röntgenstr. **95**, 155—165 (1961).

DORN, H.: Röntgenkontrastmittel. Pharmazie **12**, 315—322, 415—431, 499—514 (1957).

DUDECK, J., u. M. SVOBODA: Über den Einfluß der Röntgenstrahlen auf Biligrafin. Fortschr. Röntgenstr. **87**, 474—476 (1957).

ELSOM, K. A., P. A. BOTT and E. H. SHIELS: On the excretion of skiodan, diodrast and hippuran by the dog. Amer. J. Physiol. **115**, 548—555 (1936).

— — and A. M. WALKER: The simultaneous measurement of renal blood flow and the excretion of hippuran and phenol red by the kidney. Amer. J. Physiol. **118**, 739—742 (1937).

EPSTEIN, B. S., S. NATELSON and B. KRAMER: A new series of radiopaque compounds. Amer. J. Roentgenol. **56**, 201—207 (1946).

FIALA, J., u. M. SVOBODA: Der Einfluß von Biligrafin auf die osmotische Resistenz und Hämolyse roter Blutkörperchen. Fortschr. Röntgenstr. **87**, 471—475 (1957).

FICHTNER, H. J., u. J. W. WEISS: Zur Frage der Gelenkschädigung durch Kontrastmittel. Bruns' Beitr. klin. Chir. **207**, 164—171 (1963).

FINDLEY, TH., and H. L. WHITE: Measurement of diodrast and inulin clearances in man after subcutaneous administration. Proc. Soc. exp. Biol. (N.Y.) **45**, 623—625 (1940).

FOCHEM, K.: Zur Kontrastmittelfrage bei der Hysterosalpingographie. Fortschr. Röntgenstr. **87**, 342—343 (1957).

Free, A. A., J. E. Page and E. A. Woollett: Absorption and excretion of pheniodol. Brit. Med. J. 1951 II, 158.

Freund, V., H. Greiling u. W. Dihlmann: Pseudoproteinurie nach Einnahme von Gallenkontrastmitteln. Dtsch. med. Wschr. 88, 1198—1200 (1963).

Frey, S., u. H. G. Zwerg: Die röntgenologische Darstellung der Gefäße am lebenden Tier und Menschen (Vasographie). Dtsch. Z. Chir. 232, 173—186 (1931).

Frommhold, W.: Ergebnisse bei der Anwendung von etikettiertem Biliselektan. Fortschr. Röntgenstr. 77, 18/19 (1952).

— Entwicklung und Fortschritte der Cholecystographie und Cholangiographie. Berl. Gesundheitsbl. 4, 517—521 (1953a).

— Ein neuartiges Kontrastmittel für die intravenöse Cholecystographie. Fortschr. Röntgenstr. 79, 283—291 (1953b).

Galen, M. T.: Evaluation of a new cholecystographic medium. J. Kans. med. Soc. 60, 118—120 (1959).

Gardner, R. A., and R. St. A. Heathcoate: An experimental investigation of uroselektan B. Brit. J. Radiol. 5, 836—849 (1932).

Grosse-Brockhoff, F., D. Koch, F. Loogen, G. Rotthoff, H. Vieten u. K. H. Willmann: Kohlendioxyd als Kontrastmittel für die Röntgendarstellung des Herzens und der Gefäße. Fortschr. Röntgenstr. 86, 285—291 (1957).

Hall, R. R., and W. P. Vander Laan: Placental transmission of "Teridax" new cause of elevates PBJ. Clin. Res. 9, 71 (1961).

— — and L. Jolla: Effects of iophenoxic acid on tests of thyroid function. J. Amer. med. Ass. 177, 648—649 (1961).

Harwart, A., K. H. Kimbel u. H. Langecker: Die Beurteilung von Resorption und Ausscheidung der Gallekontrastmittel. Naunyn-Schmiedeberg's Arch. exp. Path. Pharmak. 230, 367—373 (1957).

— — — u. J. Willenbrink: β(3-Dimethyl-amino-methylenamino-2,4,6-trijodphenyl)propionsäure als Gallenkontrastmittel. Naunyn-Schmiedeberg's Arch. exp. Path. Pharmak. 237, 186—193 (1959).

Hasse, H. M., G. Linker, U. Dembowski u. P. Rees: Klinische und experimentelle Untersuchungen mit neuen Kontrastmitteln in der Angiographie. Fortschr. Röntgenstr. 85, 187—193 (1956).

Hauschild, F., u. G. Dentzer: Die Röntgenkontrastwirkung von Thorium-äthylen-diamintetraessigsaurem Natrium. Naturwissenschaften 42, 538—539 (1955).

Hecht, G.: Röntgenkontrastmittel. In Heffters Handbuch der experimentellen Pharmakologie, Erg.-Werk, Bd. 8. Berlin: Springer 1939.

Heuck, F., u. W. Dontenwill: Untersuchungen der Lunge nach Bronchographie im Tierversuch. Z. ges. exp. Med. 127, 121—132 (1956).

Höffken, W., R. Junghans u. W. Zylka: Die Grundlagen der Pneumoradiographie des rechten Herzens mit Kohlendioxyd. Fortschr. Röntgenstr. 86, 292—301 (1957).

Hoppe, J. O.: Some pharmacological aspects of radiopaque compounds. Ann. N.Y. Acad. Sci. 78, 727—739 (1959).

— — and S. Archer: Observations on a series of aryl trijodoalkanoic acid derivates with particular reference to a new cholecystographic medium, telepaque. Amer. J. Roentgenol. 69, 630—637 (1953).

— A. A. Larsen and F. Coulston: Observations on the toxicity of a new urographic contrast medium sodium 3,5-diacet-amido-2,4,6-triiodbenzoate (hypaque sodium) and related compounds. J. Pharmacol. exp. Ther. 116, 394—403 (1956).

— X-ray contrast media. Medicinal Chemistry, 6, 290—349 (1963).

Idbohrn, H., and N. Berg: On the tolerance of the rabbit's kidney to contrast media in renal angiography. Acta radiol. (Stockh.) 42, 121—140 (1954).

Jakob, H., u. P. Schostok: Früh- und Spätfolgen nach Thorotrast-Anwendung. Langenbecks Arch. klin. Chir. 285, 341—352 (1957).

Jones, G. E., A. L. Grohowski, H. D. Robertson, G. H. Ramsey, J. A. Schilling and W. H. Strain: Jodinated organic compounds as contrast media for radiographic diagnosis. IX. Experimental studies on visualisation of the biliary tract. Radiology 51, 225—236 (1948).

Junkmann, K.: Perorale Cholecystographie mit Biliselectan. Klin. Wschr. 20, 125—128 (1941).

— Zur Pharmakologie von Röntgenkontrastmitteln. Vortrag Berlin 1959.

Kimbel, K. H., u. W. Börner: Über den Verbleib von J131-markiertem Urografin im Körper. Naunyn-Schmiederberg's Arch. exp. Path. Pharmak. 226, 262—268 (1955).

— — u. E. Heise: Untersuchungen mit radioaktivem Biligrafin. Fortschr. Röntgenstr. 83, 1—9 (1953).

— K. Heinkel, W. Börner: Die Ausscheidung des Na-Salzes des Adipinsäure-bis-[2,4,6-Trijod-3-Carboxyanilid] bei der Ratte. Arzneimittel-Forsch. 6, 225—227 (1956).

Koberg, H.: Zur Notwendigkeit der lumbalen Myelographie mit wasserlöslichem Kontrastmittel. Fortschr. Röntgenstr. 82, 236—243 (1955).

Kodama, J. K., W. B. Butler, Th. W. Tusing and F. P. Hallett: Iothalamate: A new intramuskulär radiopaque medium with unusual pharmacotoxic inertness. Exp. and Molecular Path., Suppl. 2, 65—80 (1963).

Kramer, M.: Zur Pharmakologie von Kontrastmitteln für die intravenöse Cholangiographie. Arzneimittel-Forsch. 14, 451—453 (1964).

Lajos, I.: Die Rolle der Eiweißbindung in der Ausscheidung von Biligrafin. Fortschr. Röntgenstr. 85, 292—298 (1956a).

— Die Wirkung von Gallensäuren auf die Biligrafin-Plasma-Clearance. Fortschr. Röntgenstr. 85, 299—302 (1956b).

LANDIS, E. M., K. A. ELSOM, P. A. BOTT and E. H. SHIELS: Simoultaneous plasma clearances of the creatinine and certain organic compounds of iodine in relation to human kidney function. J. clin. Invest. **15**, 397—409 (1936).

LANGECKER, H.: Die Verbrennung von Körperflüssigkeiten in Sauerstoffatmosphäre und ihre Anwendung zur Jodbestimmung in kontrastmittelhaltigen Flüssigkeiten. Klin. Wschr. **37**, 471—472 (1959).

— u. CH. ERTEL: Das Schicksal der β(4-Hydroxy-3,5-dijodphenyl) α-phenyl-propionsäure im Organismus des Hundes. Naunyn-Schmiedeberg's Arch. exp. Path. Pharmak. **230**, 374—377 (1957).

—, A. HARWART u. K. JUNKMANN: 2,4,6-Trijod-3-acetaminobenzoesäure-Abkömmlinge als Kontrastmittel. Naunyn-Schmiedeberg's Arch. exp. Path. Pharmak. **220**, 195—206 (1953).

— — — 3,5-Diacetylamino-2,4,6-trijodbenzoesäure als Röntgenkontrastmittel. Naunyn-Schmiedeberg's Arch. exp. Path. Pharmak. **222**, 584—590 (1954).

— —, K. H. KOLB u. M. KRAMER: Diglycolsäuredi-(3-carboxy-2.4.6-trijodanilid) (Joglycamid), ein Kontrastmittel für die intravenöse Cholangiographie. Naunyn-Schmiedebergs Arch. exp. Path. Pharmak. **247**, 493—508 (1964).

LEHMANN, R., F. JOUAN et J. COTTET: Étude radiologique d'un nouvel opacifiant biliaire: l'acide α-(triiodo 2-4-6 phénoxy) butyrique ou 4114 TH. Presse méd. **62**, 123—124 (1954).

LEINZINGER, E.: Erstmaliger Nachweis eines diaplacentaren Übertrittes von Kontrastmittel aus der haftenden Placenta in den mütterlichen Kreislauf. Zbl. Gynäk. **79**, 1269—1274 (1957).

— Diaplacentarer Übertritt von Urografin. Geburtsh. u. Frauenheilk. **18**, 1042—1048 (1958).

LEUPOLD, F., u. F. HEUCK: Untersuchungen über die Ausscheidung des Gallenkontrastmittels Biligrafin bei Gesunden und Kranken. Fortschr. Röntgenstr. **87**, 443—450 (1957).

LEVENSTEIN, J., A. WOLVEN and A. URDANG: Pharmacology of Bunamiodyl. J. pharm. Sci. **50**, 957—959 (1961).

LICHTENBERG, A. v.: Grundlagen und Fortschritte der Ausscheidungsurographie. Langenbecks Arch. klin. Chir. **171**, 3—28 (1932).

LIGHT, A. E., J. A. TORNABEN, P. B. DEWS, E. H. LANG, R. V. FANELLI and ST. NORTON: Excretion of iodinated compounds administered to mice. J. Amer. pharm. Ass. **43**, 495—500 (1954).

LINDNER, I., H. STORMANN, W. OBENDORF u. R. KILCHES: N-(3-Amino-2,4,6-trijodbenzoyl)-N-phenyl-β-amino-propionsäure. Arzneimittel-Forsch. **11**, 384—390 (1961).

LÖRINC, P., u. J. DEÁK: Ist das Biligrafin zur Untersuchung der Konzentrationsfähigkeit der Gallenblase geeignet? Fortschr. Röntgenstr. **85**, 207—211 (1956).

MARGOLIN, S., I. R. STEPHENS, M. T. SPOERLEIN, A. MAKOVSKY and G. B. BELLOFF: Experimental oral cholecystography with a new contrast medium, teridax (triiodoethionic acid). J. Amer. pharm. Ass. **42**, 476—481 (1953).

MAURER, H. J., u. W. VAHLENSIECK: Zur Frage der Schädigung durch Röntgenkontrastmittel bei der renalen Angiographie. Arzneimittel-Forsch. **14**, 298—300 (1964).

McCHESNEY, E. W., and J. O. HOPPE: Observations on the metabolism of jodopanoic acid. Arch. int. Pharmacodyn. **99**, 127—140 (1954).

— — Observations on the absorption and excretion of the glucuronide of jodopanoic acid by the cat. Arch. int. Pharmacodyn. **105**, 306—312 (1956).

— — Studies of the tissue distribution and excretion of sodium diatrizoate in laboratory animals. Amer. J. Roentgenol. **78**, 137—144 (1957).

McLAREN, J. R., G. J. BAYLIN, L. C. WALKER and J. H. HUBBARD: Jodine-131 labeled cholografin studies in dogs with normal and abnormal liver physiology. Proc. Soc. exp. Biol. (N.Y.) **97**, 321—323 (1958).

MESZAROS, W. T., and F. M. RICH: Cholecystography with bunamiodyl. J. Amer. med. Ass. **172**, 80/1884—83/1887 (1960).

Mitt. der Med. Wiss. Abt. Byk-Gulden, Lomberg, GmbH, Konstanz: Pharmakologische und toxikologische Grundlagen eines neuen trijodierten injizierbaren Kontrastmittels. Arzneimittel-Forsch. **14**, 291—292 (1964).

MOE, R. A., and B. N. CRAVER: The evaluation of physiological responses to intraarterial administrations of various contrast media. Ann. N.Y. Acad. Sci. **78**, 894—903 (1959).

MULLADY, TH. F., K. J. WAKIM, J. C. HUNT and O. W. KINCAID: Effects of diatrizoate sodium on kidney function in dogs. J. Amer. med. Ass. **184**, 716—718 (1963).

NEUDERT, W., u. H. RÖPKE: Über das physikalisch-chemische Verhalten des Dinatriumsalzes des Adipinsäure-bis-[2,4,6-trijod-3-carboxy-anilids] und anderer Trijodbenzolderivate. Chem. Ber. **87**, 659—667 (1954).

NEUHAUS, D. R., A. A. CHRISTMANN and H. B. LEWIS: Biochemical studies on urokon (sodium 2,4,6-triiodo-3-acetylaminobenzoate), a new pyelographic medium. J. Lab. clin. Med. **35**, 43—49 (1950).

OEFF, K.: Papierelektrophoretische Untersuchungen der Bindung von radioaktivem Biliselectan an Serumalbumin. Naunyn-Schmiedeberg's Arch. exp. Path. Pharmak. **222**, 523—528 (1954).

—, W. FROMMHOLD, F. A. PEZOLD u. A. SCHUCHTER: Zum Problem einer Funktionsprüfung der Leber mit radioaktivem Biliselektan. Klin. Wschr. **31**, 123—126 (1953).

OESER, H., u. H. BILLION: Untersuchungen mit etikettiertem Biliselektan. Fortschr. Röntgenstr. **74**, 197—203 (1951).

OLIVET, DR. J.: Abrodilausscheidung bei gesunden und kranken Nieren. Klin. Wschr. **10**, 1760—1761 (1931 II).

Oppenheimer, M. J., T. M. Durant, H. M. Stauffer, G. H. Stewart III, P. R. Lynch and Frank Barrera: In vivo visualization of intracardiac structures with gaseous carbon dioxide. Amer. J. Physiol. **186**, 325—334 (1956).

Ott, P., u. W. Ott: Röntgenologische Nachweise der Ausscheidung jodhaltiger Kontrastmittel verbunden mit quantitativen Jodbestimmungen. Fortschr. Röntgenstr. **84**, 447—451 (1956).

Page, J. E., G. F. Somers and M. E. Fielding: The pharmacology of the diethylamine salt of 3:5-diiodo-4-pyridone-N-acetic acid. Quart. J. Pharm. **21**, 283—291 (1948).

Pahl, R.: Schnelle und erweiterte Gallenwegsdiagnostik mit dem neuen intravenös applizierbaren Kontrastmittel „Biligrafin". Dtsch. med. Wschr. **79**, 363—370 (1954).

Perlman, P. L., R. E. Kosinski and D. Sutter: Studies on the absorption and excretion of a new cholecystographic agent, teridax ®. J. Amer. pharm. Ass. **44**, 69—74 (1955).

Porporis, A. A., G. V. Elliott, G. L. Fischer and C. B. Mueller: The mechanism of urokon excretion. Amer. J. Roentgenol. **72**, 995—1003, (1954).

Rogers, W. R., and L. Robbin: Jodipamide (Cholografin) administration. Its effects on the thyroid uptake of J^{131} and the serum precipitable iodine in euthyroid persons. New Engl. J. Med. **253**, 424—425 (1955).

Rubin, M., and G. di Chiro: Chelates as possible contrast media. Ann. N.Y. Acad. Sci. **78**, 764—778 (1959).

Sapeika, N.: Lead EDTA complex, a watersoluble contrast medium. S. Afr. med. J. **1954**, 759—762.

— Radiographic use of lead E.D.T.A. in man. Brit. med. J. **1955 II**, 167—169.

Schlungbaum, W., u. H. Billion: Untersuchungen der Verteilung von radioaktivem Urografin im menschlichen Organismus. Klin. Wschr. **34**, 633—635 (1956).

Schmidt, H. W.: The behavior of the pial vessels during and after the intracarotid injection of roentgencontrast media. Acta radiol. (Stockh.) **44**, 100—108 (1955).

— Reaktion der Pia-Gefäße auf Röntgen-Kontrastmittel bei geschädigtem Gehirnkreislauf. Dtsch. Z. Nervenheilk. **174**, 167—172 (1956a).

— Experimentelle Untersuchungen zur Frage der Gefäßspasmen in den extrakraniellen Carotisanteilen bei der cerebralen Angiographie. Dtsch. Z. Nervenheilk. **174**, 173—176 (1956b).

Schröder, J. Sp., and D. Rooney: Excretion of 3-(3-amino-2,4,6-triiodophenyl)-2-ethyl-propanoic acid (telepaque) by man (20411). Proc. Soc. exp. Biol. (N.Y.) **83**, 544—546 (1953).

Schüssler, R.: Röntgenkontrastmittel und Radiojodtest der Schilddrüse. Fortsch. Röntgenstr. **88**, 579—584 (1958).

Schwandt, K.: Permeabilität der Blut-Liquorschranke bei jodhaltigen Kontrastmitteln. Dtsch. Apoth.-Ztg **95**, 103 (1955).

Shapiro, R.: A preliminary report on teridax, a new cholecystographic medium. Radiology **60**, 687—690 (1953).

— Effect of maternal ingestion of iophenoxic acid on serum-protein-bound iodine of progeny. New Engl. J. Med. **264**, 378—381 (1961).

—, and D. Papa: Heavy-metal chelates and cesium salts for contrast radiography. Ann. N.Y. Acad. Sci. **78**, 756—763 (1959).

Smith, H. W.: The kidney. New York: Oxford University Press 1951.

Sobin, S. S., W. G. Frasher, G. Jacobson and F. A. van Eeckhoven: Nature of adverse reactions to radiopaque agents. J. Amer. Med. Ass. **170**, 126/1546 (1959).

Svoboda, M.: Kontrastnilátky při vyšetřováni rentgenem. Praha 1964. Vydala SPOFA, sdruženi podniku pro zdravotnickou vyrobu.

Swick, M.: Excretion urography with particular reference to a newly developed compound: sodium-ortho-iodohippurate. J. Amer. Med. Ass. **101**, 1853—1857 (1933).

Tomich, E. G., B. Basil and B. Davis: The properties of n-propyl 3:5-di-iodo-4-pyridone-N-acetate (propyliodone). Brit. J. Pharmacol. **8**, 166—170 (1953).

Vieten, H.: Kontrastmittel für die Bronchographie. Thoraxchirurgie **4**, 348—354 (1956).

Wallingford, V. H.: The development of organic iodine compounds as X-ray contrast media. J. Amer. pharm. Ass. **42**, 721—728 (1953).

— General aspects of contrast media research. Ann. N.Y. Acad. Sci. **78**, 707—719 (1959).

—, H. G. Decker and M. Kruty: X-ray contrast media. I. Jodinated acylaminobenzoic acids. J. Amer. chem. Soc. **74**, 4365—4368 (1952 III).

Wellauer, J., u. M. Del Buono: Erfahrungen mit dem neuen trijodierten Kontrastmittel Triopac bei der intravenösen Urographie. Schweiz. med. Wschr. **86**, 811—814 (1956).

Willenbrink, J., u. K. H. Kimbel: Über den Ausscheidungsmechanismus von Harnkontrastmitteln. Naunyn-Schmiedeberg's Arch. exp. Path. Pharmak. **236**, 16—18 (1959).

Winsbury-White, H. P. Brit. J. Urol. **4**, 328—339 (1932).

Winzer, K., H. Langecker u. K. Junkmann: Zur Frage der Verträglichkeit von Nieren- und Gallekontrastmitteln. Ärztl. Wschr. **9**, 950—952 (1954).

Witzgall, H., u. U. Trebbin: Biligrafinausscheidung im Harn als Chromodiagnosticum für die Leberfunktion. Ärztl. Wschr. **10**, 178—181 (1955).

Wohlleben, T.: Beitrag zur Vasographie. Dtsch. Z. Chir. **235**, 607—618 (1932).

Zsebök, Z., R. Gergely u. M. Gergely: Experimentelle Untersuchungen bei der Angiographie. Fortschr. Röntgenstr. **81**, 9—15 (1954).

II. Physikalisch-chemische Eigenschaften
von Röntgenkontrastmittelsuspensionen

Von

W. Scholtan

Mit 12 Abbildungen

Kontrastmittelsuspensionen werden in der Röntgendiagnostik vor allem für die Bronchographie und für die Untersuchung des Magen-Darmkanales verwendet. Voraussetzung für die Brauchbarkeit eines Präparates ist, daß es eine Reihe von Anforderungen erfüllt, wie vollkommene Ungiftigkeit, mechanische Unschädlichkeit usw. An dieser Stelle sollen nur die physikalisch-chemischen Eigenschaften behandelt werden, die eine Suspension haben muß, um gute Röntgenaufnahmen des Bronchialbaumes und des Magen-Darmtraktes zu geben.

An ein für die Magen-Darmdiagnostik verwendbares Kontrastmittel werden unter anderem folgende Anforderungen gestellt: Das Präparat soll mit Wasser angerührt eine gut trinkbare, kontinuierlich fließende Suspension ergeben, die etwa die Viscosität eines Öles oder von Sahne besitzt. Die Suspension soll sich bei dieser Konsistenz auf der Schleimhaut gut verteilen, in die Vertiefungen des Reliefs eindringen und ein gewisses Haftvermögen an der Schleimhaut besitzen. Eine dünne Kontrastmittelschicht soll genügend viel Röntgenstrahlen absorbieren.

Analoge Anforderungen werden an ein Bronchographiemittel gestellt. Eine für die Bronchographie geeignete Suspension soll gut zu instillieren sein und beim Herabfließen an der Bronchialschleimhaut einen dünnen Kontrastmittelbelag bilden. Für die Untersuchung soll nur eine kleine Suspensionsmenge benötigt werden.

Die Erfüllung dieser Bedingungen ist weitgehend von der Art und Zusammensetzung der Präparate abhängig. Diese bestimmen die Eigenschaften der Suspension und die Brauchbarkeit des Präparates. Vor allem sind es die *rheologischen Eigenschaften* der Suspension, die für die Eignung des Präparates von besonderer Wichtigkeit sind.

1. Einfluß von Art und Zusammensetzung der Bariumsulfatpräparate auf ihre Eignung als Kontrastmittel

a) Beständigkeit der Suspension und Teilchengröße

Voraussetzung für ein als Röntgenkontrastmittel geeignetes Bariumsulfatpräparat ist, daß es mit Wasser eine beständige Suspension ergibt. In einer gut fließenden Bariumsulfatsuspension, wie sie für die Röntgenuntersuchungen verwendet wird, dürfen daher die Bariumsulfatteilchen auch bei längerem Stehen nicht merklich sedimentieren und dadurch zur Ausbildung eines Flüssigkeitsrandes und zur Trennung von suspendiertem Stoff und Suspensionsmittel führen. Da die Sedimentationsgeschwindigkeit der Teilchen nach dem Stokesschen Gesetz mit dem Quadrat der Teilchengröße wächst, so schreibt das Deutsche Arzneimittelbuch (DAB) für das als Röntgenkontrastmittel verwendete Bariumsulfat ein bestimmtes Sedimentationsverhalten vor. Folgende Bedingung muß erfüllt sein:

Werden 5 g feingesiebtes Bariumsulfat in einen mit Teilung versehenen Glasstopfenzylinder von 50 cm³ Inhalt, dessen Gradeinteilung 14 cm lang ist, nach Hinzufügen von Wasser bis zum Teilstrich 50 cm³ 1 min lang geschüttelt und sodann der Ruhe überlassen, so darf die Bariumsulfataufschwemmung innerhalb einer Viertelstunde nicht unter den Teilstrich 15 cm³ herabsinken.

Diese Bestimmung besagt, daß die Bariumsulfatteilchen bei der Sedimentation in Wasser bei einer Fallzeit von 15 min höchstens einen Fallweg von $x = 14 - 14 \cdot \frac{15}{50} =$ 9,8 cm zurückgelegt haben dürfen. Auf Grund dieser Bedingung errechnet sich nach dem Stokesschen Gesetz für die maximale Teilchengröße, die in einer Bariumsulfatsuspension vorhanden sein darf, ein Wert von 7,6 μ. Diese Bestimmungsmethode unterscheidet allerdings nicht zwischen den in einer Suspension vorliegenden Einzelteilchen (Primärteilchen) und den Zusammenlagerungen von Einzelteilchen (Sekundärteilchen). Tatsächlich sind die Einzelteilchen der diese Bedingung erfüllenden Präparate meist wesentlich kleiner. Sie besitzen in den jetzt handelsüblichen Präparaten meist eine Korngröße von 1—3 μ.

Zur Beurteilung von Bariumsulfatpräparaten ist häufig das Sedimentationsverhalten der verdünnten Suspension untersucht worden. Diese Untersuchungen sagen jedoch nur etwas über die Größe der Einzelteilchen und die Größe der Zusammenlagerungen aus, die bei dieser Konzentration in der Suspension vorhanden sind. Rückschlüsse auf die Beständigkeit der konzentrierten Suspension und auf die Güte der Suspension können daraus jedoch nur bedingt gezogen werden. Vogt und König haben gezeigt, daß es auch möglich ist, mit einem relativ grobkörnigen Bariumsulfatpräparat (Bariumsulfat-Feuerbach), das den Bedingungen des DAB nicht mehr genügt, eine beständige Suspension herzustellen. Eine 70%ige Suspension von „Bariumsulfat-Feuerbach" zeigte auch im Verlauf von 1 Std nur eine geringe Sedimentation. Die mit diesem Präparat bei der Magenuntersuchung erhaltenen Röntgenbilder zeigen eine reichhaltige Zeichnung der Schleimhautfalten. Zu einem entsprechenden Ergebnis ist bereits früher Reindell gekommen. Das von ihm untersuchte „Laktobaryt" hatte eine Teilchengröße von 1—10 μ und ergab genauso gute Aufnahmen wie ein sehr feinkörniges Präparat. Nachteilig wirkt sich jedoch bei Präparaten dieser Art aus, daß die mit ihnen angesetzten dünnflüssigen Suspensionen (z. B. für die Irrigoskopie) schnell sedimentieren und kurz vor Gebrauch aufgeschüttelt werden müssen. Um Komplikationen zu vermeiden, ist es daher in jedem Falle zweckmäßiger, als Röntgenkontrastmittel ein möglichst feinkörniges Bariumsulfat zu verwenden.

Wichtig für die Beständigkeit einer Suspension ist außer der Teilchengröße ihr Gehalt an makromolekularen Stoffen. Als Zusatzstoffe für Bariumsulfatpräparate verwendet man z. B. Pektin, Traganth, Nestargel, Agar-Agar und vor allem Carboxymethylcellulose. Diese Stoffe erhöhen bei der Auflösung in Wasser die Viscosität der Lösung und bewirken dadurch eine Sedimentationsverlangsamung und eine Erhöhung der Sedimentationsbeständigkeit. Diese Wirkung beruht allerdings nicht nur auf der Viscositätserhöhung der Lösung, sondern auch auf ihrer Eigenschaft als Schutzkolloid. Die makromolekularen Stoffe ergeben nämlich mit Wasser eine kolloide Lösung. Die in dieser Lösung vorhandenen Makromoleküle umhüllen die suspendierten Bariumsulfatteilchen und verhindern dadurch, daß sich die einzelnen Teilchen der Suspension zu Aggregaten zusammenlagern, die infolge ihres größeren Teilchengewichtes wesentlich schneller als die Einzelteilchen sedimentieren. Die makromolekularen Stoffe vermögen also die Beständigkeit und die Homogenität der Suspension zu verbessern. Sie üben ferner einen günstigen Einfluß auf das Fließverhalten und das Haftvermögen der Suspension aus (vgl. Abschnitt 1 c).

b) Konzentration der Suspension und Strahlenabsorption

Eine für die Magen-Darmdiagnostik als Röntgenkontrastmittel geeignete Suspension soll in trinkbarer Form vorliegen und eine sahnige bzw. ölige Beschaffenheit besitzen. Von den einzelnen Präparaten sind dazu recht unterschiedliche Mengen notwendig. In der folgenden Tabelle 1 sind die Wassermengen aufgeführt, die man zu 10 g eines

Präparates zugeben muß, um eine eben flüssige, brauchbare Suspension zu erhalten. Die Tabelle enthält ferner den Bariumsulfatgehalt der Suspension, wie er sich unter Berücksichtigung des Bariumsulfatgehaltes der Präparate (bestimmt als Glührückstand) und der Wassermenge errechnet.

Tabelle 1. *Bariumsulfatgehalt von Handelspräparaten und von tropfbaren Suspensionen dieser Präparate*

Handelsname	Hersteller-Firma	$BaSO_4$-Gehalt des Präparates in %	Zur Verflüssigung von 10 g notwendige Wasser-Menge in cm^3	Feststoff-gehalt der Suspension in %	$BaSO_4$-Gehalt der Suspension in %
Bariumsulfat reinst für Röntgen	Merck	100	15,0	40	40
Bariumsulfat	Bayer	100	15,0	40	40
Neobar.	Merck	92,9	8,0	55,6	51,5
Micropaque.	Damancy (England)	90	6,1	62,2	56
Unibaryt C	Röhm u. Haas	92,3	4,6	68,6	63,6

Die Tabelle 1 zeigt, daß eine eben flüssige, tropfbare Suspension von reinem Bariumsulfat 40% dieses Stoffes enthält, eine Unibaryt-Suspension dagegen 63,6%, d. h. also etwas mehr als die 1$^1/_2$fache Menge. Da der Kontrast von der Konzentration der kontrastgebenden Substanz, also von der Bariumsulfatkonzentration abhängt, muß die Absorptionskraft einer Unibaryt-Suspension für Röntgenstrahlen ebenfalls um das 1$^1/_2$fache größer sein als die einer reinen Bariumsulfat-Suspension.

Eine gute Strahlenabsorption ist vor allem bei der Darstellung des Schleimhautreliefs wichtig. Während bei der Vollfüllung des Magens die hintereinanderliegenden Bariumsulfatteilchen auch bei verdünnten Suspensionen einen kräftigen Röntgenschatten geben, kann sich bei der Reliefdarstellung nur eine dünne Kontrastmittelschicht an die Magenwand und in die Schleimhautfalten anheften. Damit trotz der geringen Schichtdicke ein möglichst kontrastreicher Röntgenschatten entsteht, muß die Bariumsulfatkonzentration der Suspension möglichst groß sein.

Besonders wichtig ist die Strahlenabsorption der Aufnahmen vor allem für die Röntgendiagnostik des Dickdarmes und für die Röntgenuntersuchung des Magenfeinreliefs (FRIK). Erwünscht ist dafür eine beständige, möglichst dünnflüssige Suspension, die trotz ihrer Dünnflüssigkeit eine möglichst hohe Konzentration an Bariumsulfat enthält und dadurch die notwendige Kontraststärke besitzt. Relativ dünnflüssige, hochkonzentrierte Bariumsulfatsuspensionen lassen sich vor allem mit einigen Handelspräparaten (z. B. Unibaryt C), nicht dagegen mit reinem Bariumsulfat herstellen (vgl. Konzentrationsabhängigkeit der Viscosität, Abschnitt 4).

c) Haft- und Filmbildungsvermögen der Suspension

Ein gutes Röntgenkontrastmittel soll Feinheiten der Schleimhautstruktur erkennen lassen. Dazu muß es einen dünnen, homogenen Belag auf der Schleimhaut zu bilden vermögen. Es muß also ein gewisses Haft- und Filmbildungsvermögen besitzen.

Verschiedentlich ist versucht worden, das Haftvermögen der Suspension experimentell zu bestimmen. REINDELL charakterisierte das Haftvermögen der Suspension durch die Menge an Bariumsulfat, die an einem Streifen Fließpapier nach dem Eintauchen in eine Bariumsulfatsuspension und nach dem Abtropfen zurückbleibt.

LETTERS und GAUL charakterisieren das Haft- und Filmbildungsvermögen der Suspension durch die Art des Filmes, der sich an den Glaswänden von Reagenzgläsern bildet, wenn man 20 g von verschieden konzentrierten Bariumsulfatsuspensionen 20mal darin geschüttelt hat. Eine etwas modifizierte Untersuchungsmethodik verwendet ADAM. Der sich bildende Kontrastmittelbelag kann je nach dem Präparat dicht, homogen und glatt oder ungleichmäßig, fleckig, grießig und blasig sein.

Das Filmbildungsvermögen erweist sich ferner abhängig von der Bariumsulfatkonzentration der Suspension. Für jedes Kontrastmittel besteht ein mehr oder weniger breites Konzentrationsgebiet, in dem die Suspension ein optimales Filmbildungsvermögen besitzt. Bemerkenswert ist, daß auch reine Bariumsulfatsuspensionen trotz des Fehlens eines kolloiden Bindemittels im Konzentrationsbereich von 30—50% einen dichten, wenn auch spröden Film zu bilden vermögen.

Ein Vorteil dieser Beurteilungsmethode besteht darin, daß außer der Haftfähigkeit auch das Filmbildungsvermögen und die Art und Beschaffenheit des gebildeten Kontrastmittelbelages erfaßt wird. Nach den Untersuchungen von ADAM soll zwischen dem in Modellversuchen ermittelten Filmbildungsvermögen und dem am Hundemagen auf Grund von Röntgenreliefbildern gefundenen Kontrastmittelbelag weitgehende Parallelität bestehen. Man muß aber wohl zugeben, daß durch diese Modellversuche das Haft- und Filmbildungsvermögen an der Schleimhaut nur unvollständig erfaßt und beschrieben werden kann. Dafür sind letzten Endes allein Röntgenuntersuchungen beim Menschen entscheidend und beweiskräftig.

Ein gutes Filmbildungsvermögen einer Suspension hat folgende physikalisch-chemischen Eigenschaften der Suspension zur Voraussetzung: Um einen homogenen Kontrastmittelbelag zu erzielen, darf die Suspension nicht grobflockig, sondern muß möglichst homogen sein. Die Suspension soll daher beim Ansetzen nicht zur Klumpenbildung neigen und sich ohne Schaum- und Blasenbildung anrühren lassen. Bei der mikroskopischen Betrachtung erkennt man in homogenen Suspensionen vorwiegend als Einzelteilchen vorliegende Bariumsulfatteilchen, während Zusammenlagerungen zu größeren Aggregaten weniger häufig vorkommen. Die Tendenz zur Zusammenlagerung wird durch ein hohes Zetapotential (vgl. Abschnitt 1d) der Einzelteilchen und durch Viscositätssteigerung der Suspensionslösung herabgemindert. Um homogene Suspensionen zu erzielen, setzt man daher den Bariumsulfatpräparaten makromolekulare Stoffe zu, die sich beim Suspendieren der Substanz in Wasser kolloid lösen und die Viscosität des Wassers erhöhen. Sie wirken ferner als Schutzkolloid für die suspendierten Bariumsulfatteilchen und verhindern die Bildung von Agglomeraten.

Die Teilchengröße spielt für das Haft- und Filmbildungsvermögen und die Güte der Reliefdarstellung keine ausschlaggebende Rolle, wenn sie eine gewisse maximale Größe nicht überschreitet.

Bei einem Vergleich der mit verschiedenen Kontrastmitteln hergestellten Röntgenaufnahmen des Schweinedarms fand REINDELL, daß die besten Aufnahmen mit Suspensionen sehr unterschiedlicher Teilchengröße erhalten wurden. Während das eine Kontrastmittel nur Teilchen nicht größer als $1,5\,\mu$ enthielt, besaßen die Teilchen des anderen Kontrastmittels eine Größe von $1—10\,\mu$. Dieser Befund wird durch die Untersuchungen von VOGT und KÖNIG bestätigt. Diese Autoren haben gefunden, daß es möglich ist, mit einem grobkörnigen Bariumsulfatpräparat (Bariumsulfat-Feuerbach), das den Bedingungen des DAB nicht mehr genügt, bei der Magenuntersuchung Röntgenbilder mit reichhaltiger Zeichnung der Schleimhautfalten zu bekommen. Um einwandfreie Reliefdarstellungen zu erzielen, sind also nicht unbedingt Kontrastmittel mit den kleinsten Korngrößen notwendig.

Zur Verbesserung der Haftfähigkeit setzen manche Firmen ihren Präparaten kleine Beimengungen von Netzmitteln zu. Diese setzen die Oberflächenspannung der Suspension herab, vermindern die Viscosität und sollen die Haftfähigkeit verbessern. Ein solches Präparat stellt z. B. das von KRÄMER entwickelte „Optatrast" dar, das als Netzmittel ein Fettalkoholsulfat enthält.

Als Vorteil gegenüber anderen Präparaten, die kein Netzmittel enthalten, findet KRÄMER, daß das Kontrastmittel selbst bei größtem Sekretgehalt des Magens einen guten Schleimhautbelag ergibt und daß es weitaus besser in Engen eindringt und in den passierten Engen einen Beschlag zurückläßt; ein Vorteil, der zur Darstellung von Stenosen und Tumoren besonders wichtig ist.

Den entscheidenden Einfluß auf das Haft- und Filmbildungsvermögen besitzen zweifellos die Viscosität und das Fließverhalten der Suspension. Viele der genannten Eigenschaften der Suspension wie Teilchengröße, Gehalt an makromolekularen Stoffen und Netzmittelgehalt bestimmen die Viscosität und damit auch das Fließverhalten der Suspension. Der Zusammenhang zwischen der Viscosität und dem Fließverhalten und der Einfluß, den beide Größen für den Kontrastmittelbelag besitzen, sollen eingehend in Abschnitt 6 behandelt werden.

d) Einfluß der Zusammensetzung der Präparate auf die Viscosität der Suspension

Die Viscosität von Suspensionen wird vor allem von folgenden Faktoren bestimmt:

1. von der Temperatur,
2. von der Konzentration des suspendierten Stoffes,
3. von der Teilchengröße und der Teilchenform des suspendierten Stoffes,
4. von der Art und Konzentration der Zusatzstoffe,
5. vom Zetapotential der Teilchen.

Den entscheidenden Einfluß auf die Viscosität von Bariumsulfatsuspensionen besitzt vor allem die Konzentration an Bariumsulfat. Die Abb. 8 zeigt, daß die Viscosität der Suspension bei Konzentrationserhöhung außerordentlich stark ansteigt. Eine geringe Verdünnung der Suspension hat entsprechend einen starken Viscositätsabfall zur Folge.

Einen wichtigen Einfluß auf die Viscosität üben auch die wasserlöslichen hochmolekularen Zusatzstoffe aus (Pektin, Traganth, Nestargel, Carboxymethylcellulose usw.). Diese Stoffe bewirken bereits in geringer Konzentration eine erhebliche Viscositätserhöhung der Lösungen und in entsprechender Weise auch der Bariumsulfatsuspensionen. Die Viscositätssteigerung des Röntgenbreis durch hochmolekulare Zusatzstoffe ist vor allem für die Oesophagusuntersuchung vorgeschlagen worden (GÜNTHER und SCHMID). GÜNTHER setzt zu diesem Zweck einer Bariumsulfatsuspension 2,5 % Carboxymethylcellulose zu.

Als weitere Zusatzstoffe werden den Präparaten mitunter auch Netzmittel zugesetzt. Da diese der Ausbildung von Strukturen in der Suspension entgegenwirken, setzen sie die Viscosität der Suspension mehr oder weniger herab.

Die Viscosität der Suspension wird ferner durch die Größe der Bariumsulfatteilchen bestimmt. Bei gleicher Bariumsulfatkonzentration ist die Viscosität einer Suspension um so größer, je geringer die Teilchengröße ist.

Das Viscositätsverhalten der Suspension wird schließlich durch einen meist weniger beachteten Faktor beeinflußt und zwar von dem Potential, das die Bariumsulfatteilchen gegenüber dem Suspensionsmittel annehmen. Man bezeichnet dieses Potential als Zetapotential. Man kann z. B. beobachten, daß Suspensionen trotz gleicher Teilchengröße und gleicher Konzentration unterschiedliche Viscosität besitzen. Andererseits können auch Suspensionen mit unterschiedlicher Korngröße das gleiche Viscositätsverhalten zeigen (ADAM). Die Ursache dafür ist im unterschiedlichen Zetapotential der Bariumsulfatteilchen zu suchen. Das Zetapotential wird durch die bevorzugte Adsorption verschiedener Ionen durch die Oberfläche der Bariumsulfatteilchen bestimmt. Anorganische Ionen, hochmolekulare Zusatzstoffe, aber auch spurenweise anwesende Begleitstoffe beeinflussen daher das Zetapotential.

In Suspensionen, die Teilchen mit hohem Zetapotential enthalten, stoßen sich die Teilchen gegenseitig ab. Sie zeigen daher eine geringe Tendenz, sich zusammenzulagern und liegen bevorzugt als Einzelteilchen vor. Da sich in Suspensionen dieser Art weniger leicht eine Struktur ausbilden kann, so besitzen diese Suspensionen nur eine geringe Viscosität. In Suspensionen, die Teilchen mit geringem Zetapotential enthalten, neigen dagegen die Teilchen dazu, sich zusammenzulagern. Sie bilden gewisse Strukturen aus und sind daher dickflüssig. Experimentell ist der Einfluß des Zetapotentials auf die Viscosität von Suspensionen unter anderen von ANDERSON und MURRAY untersucht worden. Einen

Hinweis dafür, daß auch bei Bariumsulfatsuspensionen das Zetapotential für das Viscositätsverhalten der Suspension von Bedeutung ist, ergeben die Untersuchungen von Adam. Er fand, daß verschiedene Sorten Bariumsulfat (reinst) trotz der gleichen Korngröße und der gleichen Konzentration außerordentlich unterschiedliche Konsistenz besaßen. Ein Präparat ergab eine relativ dünnflüssige Suspension, ein zweites Präparat jedoch eine nicht mehr fließfähige, dicke Paste.

Der Temperatureinfluß auf die Viscosität der Suspension ist bei den verschiedenen Röntgenkontrastmitteln sehr unterschiedlich. Je nach der Zusammensetzung der Suspension kann die Viscosität mit steigender Temperatur zunehmen, abnehmen oder unverändert bleiben (vgl. Abschnitt 5).

2. Theoretisches über Fließ- und Viscositätskurven

Physikalisch wird die Viscosität η einer Flüssigkeit folgendermaßen definiert: Werden parallele Schichten einer Flüssigkeit unter dem Einfluß einer parallelverschiebenden Kraft aneinander vorbeibewegt, so stellt sich ein konstantes Geschwindigkeitsgefälle dv/dx ein. Die Abhängigkeit dieses Geschwindigkeitsgefälles von der wirksamen Schubspannung wird vom Newtonschen Reibungsgesetz beschrieben:

$$\tau = \eta \cdot D.$$

In dieser Gleichung bedeuten:

$D = dv/dx =$ Geschwindigkeitsgefälle D; Dimension sec^{-1};

$dv =$ relative Geschwindigkeit benachbarter Flüssigkeitsschichten;

$dx =$ Abstand benachbarter Flüssigkeitsschichten;

$\tau\ \ =$ Schubspannung; Dimension dyn/cm². Die Schubspannung ist gleich der Kraft, mit der zwei benachbarte Flüssigkeitsschichten nebeneinander verschoben werden, dividiert durch ihre Fläche;

$\eta\ \ =$ Viscosität, gemessen in Poise gleich 100 Centipoise (cP); Dimension Dyn · sec/cm².

Bei normalen Flüssigkeiten sind Geschwindigkeitsgefälle und bewegende Kraft stets einander proportional. Trägt man die Schubspannung in Abhängigkeit vom Geschwindigkeitsgefälle auf, so erhält man eine gerade Linie, die durch den Nullpunkt des Koordinatensystems geht und eine stets konstante Steigung besitzt. Der reziproke Wert der Steigungskonstanten dieser Geraden, der Quotient τ/D, ist gleich der Viscosität, die in diesem Falle eine Konstante und unabhängig von der Schubspannung und dem Geschwindigkeitsgefälle ist.

Im Gegensatz zu den rein viscosen „Newtonschen" Flüssigkeiten besitzen Suspensionen und Lösungen hochmolekularer Stoffe eine mehr oder weniger ausgeprägte Strukturviscosität. Für diese Systeme kann nicht mehr in einfacher Weise ein konstanter Viscositätswert angegeben werden. Ihre Viscosität ist nämlich nicht nur von der Temperatur, sondern auch von der Schubspannung bzw. vom Geschwindigkeitsgefälle und damit vom jeweiligen Fließzustand der Lösung abhängig. Für strukturviscose Flüssigkeiten und Suspensionen nimmt das Newtonsche Reibungsgesetz folgende Form an:

$$\tau = \eta\,(D) \cdot D.$$

In diesem Falle ist nicht nur die Schubspannung, sondern auch die Viscosität eine Funktion vom Geschwindigkeitsgefälle. Das Fließverhalten von Lösungen und Suspensionen kann nun dadurch charakterisiert werden, daß man Schubspannung und Geschwindigkeitsgefälle in der fließenden Lösung mittels eines speziellen Meßgerätes bestimmt. Die graphische Darstellung der Abhängigkeit beider Größen voneinander ergibt die Fließkurve (vgl. Abb. 1 und 4).

Auch bei strukturviscosen Lösungen und Suspensionen ist es möglich, Viscositätswerte für die Präparate anzugeben. In Anlehnung an die Newtonschen Flüssigkeiten kann als Viscosität der von Punkt zu Punkt der Fließkurve veränderliche Quotient τ/D

definiert werden. Man bezeichnet diesen variablen Quotienten auch als Viscosität η. Die Viscosität ist bei strukturviscosen Lösungen keine Konstante mehr, sondern vom Geschwindigkeitsgefälle bzw. von der Schubspannung abhängig. Die Abhängigkeit beider Größen voneinander wird graphisch durch die Viscositätskurve dargestellt (vgl. Abb. 2 und 5).

Häufig ist es üblich, die Viscosität der Röntgenkontrastmittel durch Angabe eines einzigen Viscositätswertes zu charakterisieren, der z. B. im Viscosimeter nach HÖPPLER ermittelt worden ist.

Die Messung eines Viscositätswertes ist jedoch nur bei Newtonschen Flüssigkeiten und bei Lösungen mit wenig ausgeprägter Strukturviscosität sinnvoll. Bei strukturviscosen Lösungen und Suspensionen kann die Angabe eines einzigen Viscositätswertes nur zur ungefähren Charakterisierung verwandt werden. Ihr Fließverhalten kann damit jedoch nicht erfaßt werden.

Zur exakten Charakterisierung der Viscosität und des Fließverhaltens der Röntgenkontrastmittel reicht eine einzige Viscositätsangabe nicht aus. Dazu ist nur die Fließkurve geeignet.

Bei strukturviscosen Lösungen ist die Viscosität nicht von der Zeit abhängig. Die bei zunehmendem Geschwindigkeitsgefälle ermittelte Fließkurve ist bei diesen Lösungen vollständig mit der Kurve identisch, die man bei abnehmendem Geschwindigkeitsgefälle erhält. Demgegenüber zeigen thixotrope Lösungen im Viscositätsverhalten eine weitere Besonderheit. Bei thixotropen Lösungen verändert sich die Viscosität mit der Zeit, selbst wenn das Geschwindigkeitsgefälle konstant gehalten wird. Durch anhaltendes Rühren und Schütteln solcher Lösungen wird die Viscosität also erniedrigt. Die Abnahme der Viscosität mit der Zeit wird dadurch bedingt, daß die in einer thixotropen Lösung vorhandene Struktur zerstört wird. Läßt man eine thixotrope Lösung ruhig stehen, so bildet sich die Struktur in der Lösung wieder zurück, und die Viscosität steigt erneut an. Die dazu notwendige Zeit kann zwischen einigen Sekunden bis mehreren Tagen schwanken. Bei einer thixotropen Lösung deckt sich die bei steigendem Geschwindigkeitsgefälle aufgenommene Fließkurve nicht mit der Fließkurve, die bei abnehmendem Geschwindigkeitsgefälle erhalten wird. Eine Hysteresisschleife wird dabei erhalten. Die Fläche dieser Schleife ist (bei gegebener Änderungsgeschwindigkeit von D) ein Maß für die Größe der Thixotropie (vgl. Abb. 3).

3. Fließ- und Viscositätskurven von Röntgenkontrastmittelsuspensionen

Die Fließ- und Viscositätskurven von Bronchographiemittelsuspensionen sind in der Abb. 1 und 2 wiedergegeben. In diesen Abbildungen sind außer den Röntgenkontrastmittelsuspensionen auch Lösungen von Röntgenkontrastmitteln mit aufgeführt.

Wie die Abb. 1 zeigt, erhält man beim Auftragen des Geschwindigkeitsgefälles gegen die Schubspannung eine konkav zum Geschwindigkeitsgefälle geneigte Kurve. Das Geschwindigkeitsgefälle ist der Schubspannung nicht mehr unmittelbar proportional. Alle Präparate zeigen also nicht-Newtonsches Verhalten. Die aus den Kurven berechnete Viscosität der Lösungen (vgl. Abb. 2) ist keine Konstante mehr, sondern nimmt mit zunehmendem Geschwindigkeitsgefälle ab. Am geringsten ist diese Abhängigkeit vom Geschwindigkeitsgefälle beim „Per Abrodil HS", am stärksten ist sie beim „Broncho-Abrodil" ausgeprägt. Je nach der Fließgeschwindigkeit der Suspension kann sich die Viscosität beim „Broncho-Abrodil" z. B. von 100 bis auf 10 000 cP verändern. Für die praktische Anwendung der Suspension bedeutet dies, daß diese bei großer Fließgeschwindigkeit sehr dünnflüssig ist, während ihre Viscosität bei kleiner Fließgeschwindigkeit auf sehr große Werte ansteigt.

Beim „Per Abrodil Br" ist die Abhängigkeit der Viscosität von der Fließgeschwindigkeit zwar weniger stark ausgeprägt, doch kann sich die Viscosität auch dieser Suspension bei unterschiedlicher Fließgeschwindigkeit von 1000 cP bis auf 10 000 cP ändern.

Eine Besonderheit im Viscositätsverhalten weist das „Broncho-Abrodil" auf. Es besitzt eine Fließgrenze. Praktisch bedeutet dies, daß die Suspension erst bei Anwendung einer bestimmten Mindestschubspannung von $\tau_0 = 120$ dyn/cm² zu fließen beginnt. Wie

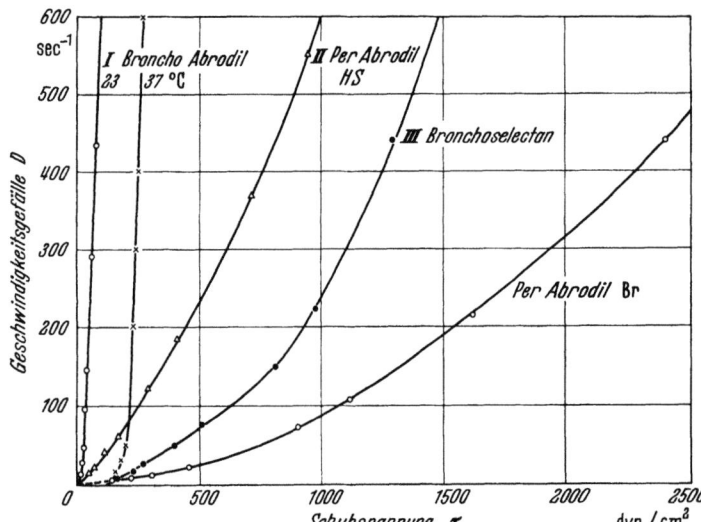

Abb. 1. Fließkurve von Bronchographiemitteln bei 37°. Beziehung zwischen der Schubspannung und dem Geschwindigkeitsgefälle

die Abb. 2 zeigt, läßt sich die Abhängigkeit der Viscosität vom Geschwindigkeitsgefälle bei doppeltlogarithmischer Darstellung durch eine gerade Linie wiedergegeben. Diese Gerade gehorcht der Gleichung

$$\log \eta = \log \eta_0 - n \cdot \log D$$

bzw.

$$\eta = \eta_0 \cdot D^{-n}.$$

Bei den untersuchten Röntgenkontrastmitteln kann die aus der Fließkurve berechnete Viscositätskurve durch zwei Konstanten η_0 und n charakterisiert werden.

Die Größe η_0 gibt dabei die Viscosität des Röntgenkontrastmittels an, wenn das Geschwindigkeitsgefälle 1 sec⁻¹ beträgt. n ist die Steigungskonstante der Viscositätsgeraden. n ist ein Maß für die Zunahme der Viscosität bei Abnahme des Geschwindigkeitsgefälles. Wenn η in cP angegeben wird, so erhält man für die Kennzahlen η_0 und n der wichtigsten Röntgenkontrastmittel die in der folgenden Tabelle 2 zusammengestellten Werte.

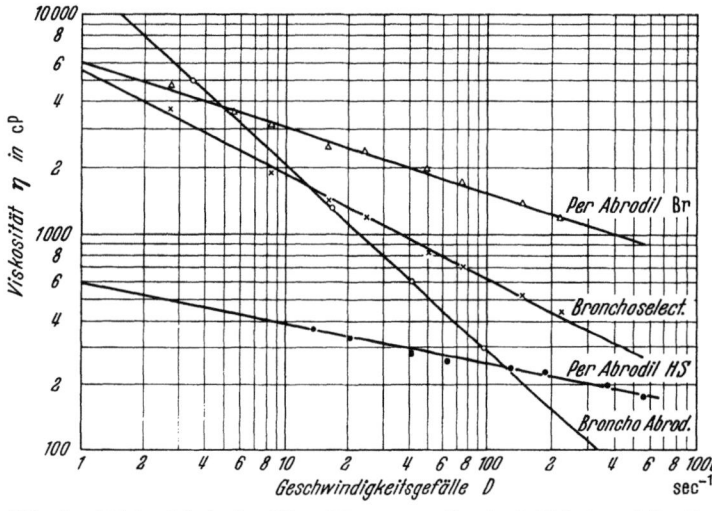

Abb. 2. Abhängigkeit der Viscosität η vom Geschwindigkeitsgefälle D für Bronchographiemittel bei 37° C

Unter den Bronchographiemitteln zeigen häufig die mit Carboxymethylcellulose (CMC) als Viscositätsträger hergestellten Präparate thixotropes Verhalten. Je nach dem zur Herstellung verwandten CMC-Typ ist die Thixotropie bei ihnen mehr oder weniger ausgeprägt. Als Beispiel eines solchen thixotropen Röntgenkontrastmittels ist in Abb. 3 die Fließkurve vom „Propyliodon" wiedergegeben. Da sich in einer thixotropen CMC-haltigen Lösung gelartige Bereiche ausbilden,

Tabelle 2. *Kennzahlen η_0 und n von Röntgen-kontrastmitteln*

Name	$\eta_0 \cdot 10^{-3}$ in cP	n
Per Abrodil HS	0,60	—0,193
Per Abrodil Br	6,09	—0,304
Bronchoselektan . . .	5,07	—0,488
Broncho-Abrodil . . .	14,60	—0,863

so fließt eine solche Lösung nicht glatt ab. Beim Herabfließen an einer flachen Wand und ebenso an der Bronchialschleimhaut bilden sich Flüssigkeitsbereiche von ungleicher Struktur und Dicke aus. Für die Bronchographie sind nicht-thixotrope Präparate erwünscht. Stark thixotrope Lösungen können bei der Instillation Schwierigkeiten bereiten.

Die Flieẞ- und Viscositätskurven einer Reihe von Bariumsulfatsuspensionen sind in Abb. 4 und 5 wiedergegeben.

Bemerkenswert ist, daẞ die Bariumsulfatsuspensionen trotz gleicher Menge an Festsubstanz auẞerordentlich unterschiedliche Viscositäten besitzen. Während eine 50%ige „Neobar"-Suspension mäẞig viscos ist, ergibt „Unibaryt" in dieser Konzentration eine dünnflüssige Suspension. Bedingt wird dieses unterschiedliche Viscositätsverhalten vor allem durch den unterschiedlichen Gehalt und durch die Art der makromolekularen Zusatzstoffe, ferner durch die Teilchengröẞe und das Zetapotential der Barium-

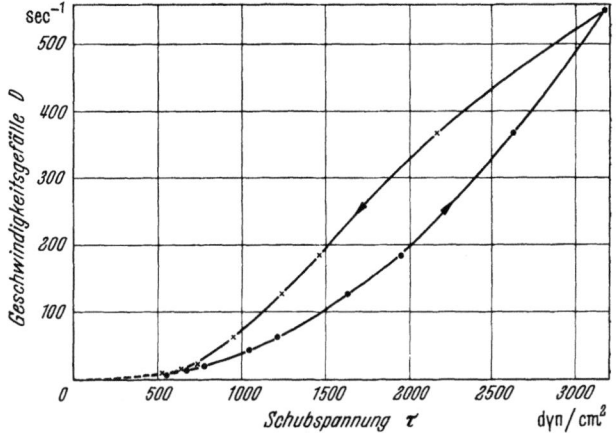

Abb. 3. Flieẞkurve eines thixotropen Bronchographiemittels bei 37° C (Propyliodon)

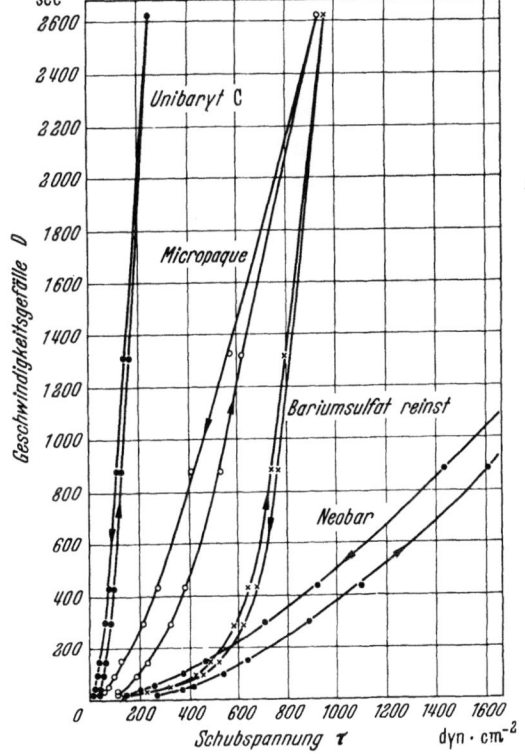

Abb. 4. Flieẞkurven von 50%igen Suspensionen verschiedener Bariumsulfatpräparate bei 25° C

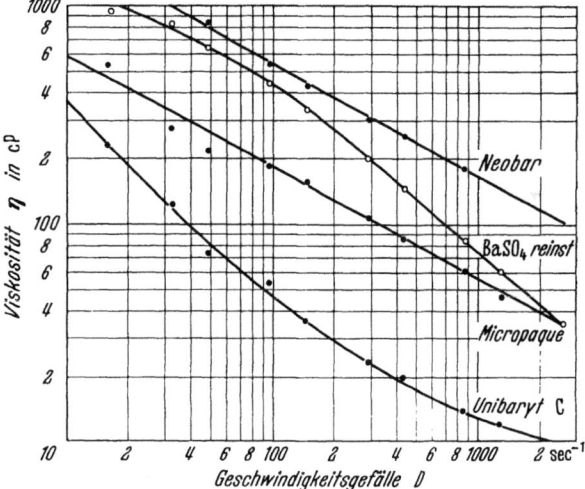

Abb. 5. Abhängigkeit der Viscosität η vom Geschwindigkeitsgefälle D für 50%ige Suspensionen verschiedener Bariumsulfatpräparate bei 25° C

sulfatteilchen und schlieẞlich durch den etwas unterschiedlichen Bariumsulfatgehalt der Präparate.

Die Viscosität der Bariumsulfatsuspension ist ebenso wie die der Bronchographiemittelsuspensionen vom Geschwindigkeitsgefälle abhängig. Alle Bariumsulfatsuspensionen sind also strukturviscos. Die Viscosität verringert sich z. B. beim „Unibaryt" von 370 cP auf 13 cP, wenn das Geschwindigkeitsgefälle von $D = 10$ auf $D = 1000\,\mathrm{sec^{-1}}$ gesteigert wird.

Die Abhängigkeit der Viscosität vom Geschwindigkeitsgefälle läẞt sich nur bei einigen Bariumsulfatsuspensionen („Neobar", „Mikropaque") annähernd durch gerade Linien darstellen. Eine Charakterisierung des Viscositätsverhaltens der Suspensionen durch Kennzahlen ist daher nur für diese Stoffe möglich; nicht dagegen für „Unibaryt" und für reines Bariumsulfat. Die Viscositätskurven dieser Präparate sind stark gekrümmt. Um die Viscosität auch dieser Stoffe miteinander vergleichen zu können, kann man die bei einem bestimmten Geschwindigkeitsgefälle (z. B. $D = 10 \text{ sec}^{-1}$) ermittelten Viscositätswerte angeben.

Die Fließkurven der Abb. 4 lassen erkennen, daß alle Bariumsulfatpräparate nicht nur strukturviscos sind, sondern auch mehr oder weniger thixotrop: Wenn das Geschwindigkeitsgefälle zunächst erhöht und anschließend verringert wird, stimmen die bei einem bestimmten Geschwindigkeitsgefälle ermittelten Viscositätswerte nicht mehr überein. Einige Präparate, z. B. „Unibaryt", sind nur wenig thixotrop, andere Präparate („Neobar", „Mikropaque") zeigen dagegen ein stärker ausgeprägtes thixotropes Verhalten. Während geringe Thixotropie bei den meisten Suspensionen vorhanden und für die Anwendung der Suspensionen ohne Einfluß ist, kann ein stark ausgeprägtes thixotropes Verhalten ungleichmäßiges Fließen der Suspension bedingen und damit für die Röntgenuntersuchung störend sein.

Einen großen Einfluß auf das Fließverhalten der Suspension besitzt ferner die Fließgrenze. Bei allen handelsüblichen Bariumsulfatpräparaten existiert eine solche Fließgrenze.

Die Größe der Fließgrenze τ_0, bei der die Suspensionen zu fließen beginnen, ist ebenso wie die Viscosität der Suspensionen sehr unterschiedlich. Sie ist von der Art des Präparates und von seiner Konzentration abhängig. Bei gut fließenden Suspensionen soll die Fließgrenze möglichst klein sein, wie z. B. beim „Unibaryt".

Reine Bariumsulfatsuspensionen besitzen eine recht hohe Fließgrenze. Da sich ferner ihre Viscosität bei Beanspruchung, d. h. also bei Erhöhung des Geschwindigkeitsgefälles, sehr stark verringert, so ergeben sich daraus recht ungünstige Fließeigenschaften.

Eine aus reinem Bariumsulfat hergestellte Suspension fließt nach Adam trotz ihrer äußeren sahnigen Beschaffenheit nicht kontinuierlich aus einem Glas aus, sondern plumpst etwa wie dicke Milch in scholligen Batzen heraus. Nach den Untersuchungen von Adam kann als Folge davon beobachtet werden, daß sich die Suspension sowohl auf der Haut der Hand wie auf der inneren Fläche des Hundemagens ungleich verteilt. Sie erzeugt einen Kontrastmittelbelag, der nicht oder nur ungenügend in das Oberflächenrelief eindringt und bei einem Modellversuch an der Haut der Hand keine Reliefzeichnung im Röntgenbild ergibt.

4. Konzentrationsabhängigkeit der Viscosität von Bariumsulfatsuspensionen

Fließ- und Viscositätskurven von Suspensionen mit unterschiedlichem Bariumsulfatgehalt sind in Abb. 6 und 7 dargestellt. Für die Anwendung der Suspension ist es wichtig, daß eine Konzentrationsänderung der Suspension nicht nur die Viscosität, sondern auch die Fließgrenze der Suspension verändert. In Abb. 8 ist die Konzentrationsabhängigkeit der Viscosität für verschiedene Bariumsulfatpräparate wiedergegeben. Die Viscositätswerte dieser Abbildung wurden aus den Viscositätskurven bei einem Geschwindigkeitsgefälle von $D = 10 \text{ sec}^{-1}$ ermittelt (für „Unibaryt" z. B. aus Abb. 7).

Die Abb. 8 läßt erkennen, daß die Viscosität $\eta_{D=10}$ der Suspension mit steigendem Bariumsulfatgehalt außerordentlich stark zunimmt. Eine relativ kleine Veränderung des Bariumsulfatgehaltes bewirkt bereits eine sehr große Viscositätsänderung der Suspension. Die einzelnen Präparate zeigen eine unterschiedliche Konzentrations-Viscositätsbeziehung. Eine 50%ige Suspension von reinem Bariumsulfat besitzt eine Viscosität von $\eta_{D=10} = 1270$ cP, eine „Unibaryt"-Suspension hat dagegen bei der gleichen Konzentration nur eine Viscosität von 350 cP. Von „Unibaryt" ist es daher möglich, konzentrierte Suspensionen herzustellen, die noch immer relativ dünnflüssig sind. Dagegen

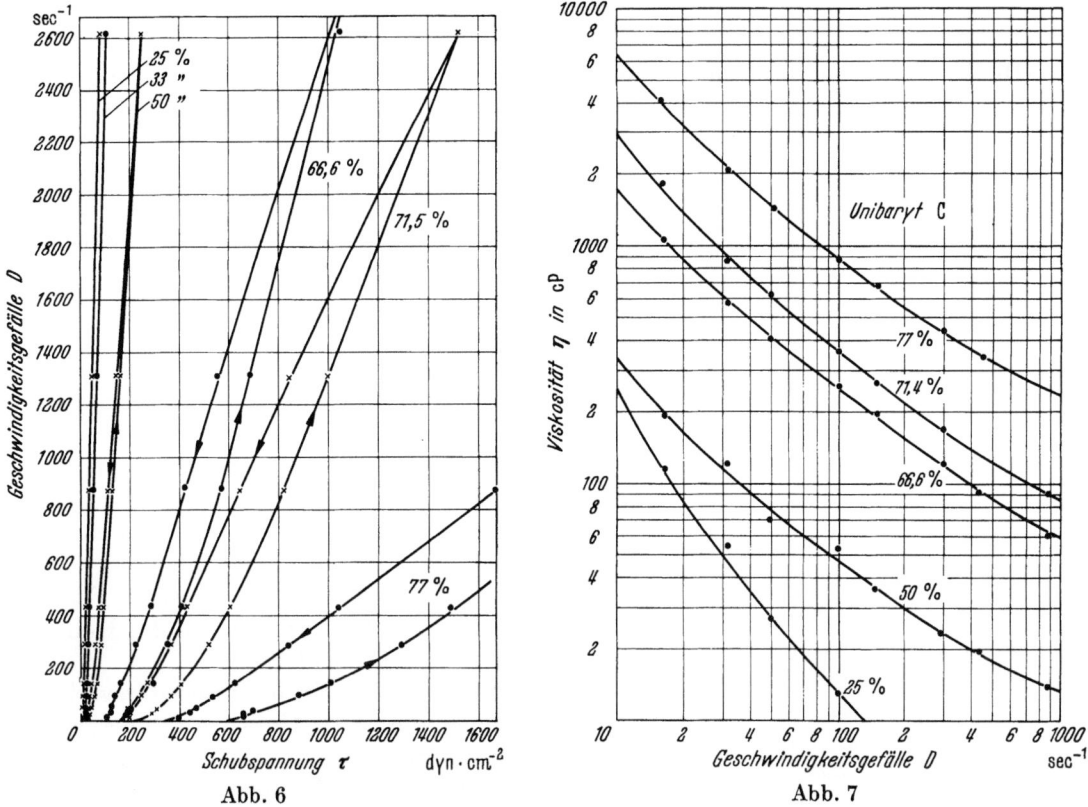

Abb. 6   Abb. 7

Abb. 6. Fließkurven von verschieden konzentrierten Unibaryt C-Suspensionen bei 25°C

Abb. 7. Abhängigkeit der Viscosität η vom Geschwindigkeitsgefälle D für verschieden konzentrierte Unibaryt C-Suspensionen bei 25°C

lassen sich hochkonzentrierte Suspensionen von reinem Bariumsulfat in noch gut fließfähiger Form nicht mehr herstellen.

Von praktischem Interesse ist die Konzentrationsabhängigkeit der Viscosität für die Anwendung der Bariumsulfatpräparate in der Klinik. Von den Herstellerfirmen wird zwar für die einzelnen Verwendungszwecke ein gewisser Bariumsulfatgehalt vorgeschlagen. Die endgültige Konzentration bleibt jedoch dem Ermessen des Arztes überlassen. Für die verschiedenen Gebiete der Röntgendiagnostik werden jeweils Bariumsulfatsuspensionen mit unterschiedlicher Viscosität und unterschiedlichem Bariumsulfatgehalt verwendet.

Für die Oesophagusdiagnostik muß die verwendete Bariumsulfatsuspension pastenartige Konsistenz besitzen.

Für die Magen-Darmdiagnostik ist eine Bariumsulfatsuspension mit sahne- oder ölartiger Konsistenz erwünscht. Diese Beschaffenheit erreicht man z. B. mit einer 60 bis 70%igen „Unibaryt"-Suspension (vgl. Abb. 7).

Für die Dickdarmdiagnostik verwendet man dünnflüssige Bariumsulfatsuspensionen mit einem „Unibaryt"-Gehalt von etwa 30% (vgl. Abb. 7).

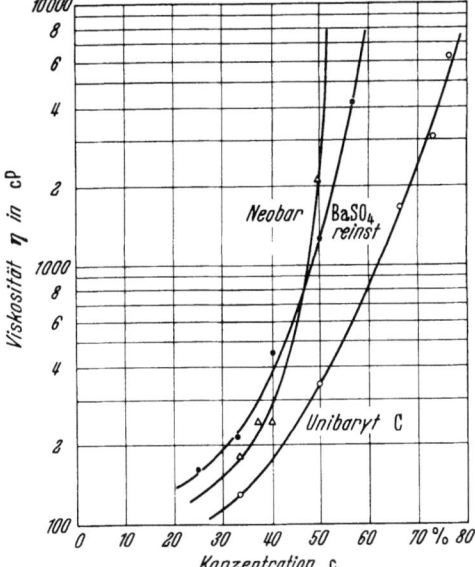

Abb. 8. Konzentrationsabhängigkeit der Viscosität verschiedener Bariumsulfatpräparate bei 25°C

5. Temperaturabhängigkeit der Viscosität

Die Viscosität der Bronchographiemittel ist, wie die der Flüssigkeiten und Lösungen, stark von der Temperatur abhängig. Mit steigender Temperatur nimmt die Viscosität im allgemeinen stark ab (Ausnahme „Broncho-Abrodil") (vgl. Abb. 9).

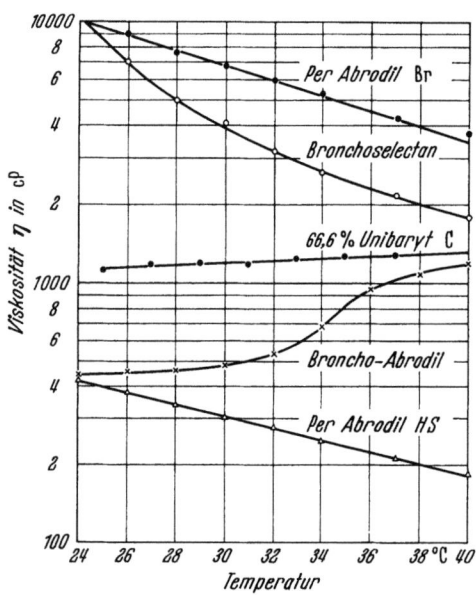

Abb. 9. Temperaturabhängigkeit der Viscosität η bei einem Geschwindigkeitsgefälle von 6,8 sec^{-1} für verschiedene Bronchographiemittel und für Unibaryt C

Der Verlauf der Temperaturabhängigkeit der Viscosität folgt beim „Per Abrodil Br" und beim „Per Abrodil HS" der empirischen Beziehung

$$\log \eta = a + b \cdot t$$

(a, b = Konstanten; t = Temperatur in ^{0}C)

Eine Besonderheit im Viscositätsverhalten zeigt „Broncho-Abrodil". Die Viscosität dieses Mittels nimmt mit steigender Temperatur zu und nicht ab. Die Temperaturabhängigkeit der Viscosität bedingt, daß die Suspension bei Zimmertemperatur besonders dünnflüssig ist und mit zunehmender Erwärmung im Körper dickflüssiger wird. Dieses günstige Fließverhalten erleichtert die Instillation des Kontrastmittels in den Bronchialbaum.

Eine Besonderheit im Viscositätsverhalten zeigt auch die mit „Unibaryt C" hergestellte Bariumsulfatsuspension. Die 66,6%ige Suspension besitzt fast unabhängig von der Temperatur zwischen 24 und 40^{0} bei einem Geschwindigkeitsgefälle von $D = 6,8$ sec^{-1} eine Viscosität von etwa 1200 cP.

6. Einfluß der Viscosität der Suspension auf die Instillation und auf das Fließverhalten an der Schleimhaut

Das Fließverhalten von Flüssigkeiten, Lösungen und Suspensionen wird durch ihre Viscosität oder Zähigkeit bestimmt. Durch die Viscosität ist die Geschwindigkeit festgelegt, mit der ein Röntgenkontrastmittel an der Schleimhaut herabfließt. Sie bestimmt ferner, ob die gesamte Lösungsmenge abfließt oder ob eine Schicht von bestimmter Dicke an der Schleimhaut haften bleibt. Die Güte der Schattengebung und die Zeitdauer, in der Aufnahmen möglich sind, werden damit weitgehend von der Viscosität des Mittels bestimmt. Ferner wird durch die Viscosität des Röntgenkontrastmittels bei der Bronchographie auch der Druck bestimmt, der zur Instillation einer bestimmten Lösungsmenge aufgewandt werden muß.

Da das Verhalten der Röntgenkontrastmittel bei der Anwendung durch ihre Viscosität bestimmt wird, diese aber vom Geschwindigkeitsgefälle abhängig ist, so ist es von Interesse, die im Augenblick der Anwendung tatsächlich vorliegende Viscosität zu kennen.

Die Größe der Viscosität, die ein Bronchographiemittel im Augenblick der Instillation besitzt, ist bei strukturviscosen Lösungen von der Fließgeschwindigkeit und damit vom angewandten Druck abhängig.

Wie unterschiedlich sich selbst Präparate verhalten können, die bei einem bestimmten Geschwindigkeitsgefälle die gleiche Viscosität besitzen, sei am folgenden Beispiel demonstriert: Werden z. B. 20 cm^3 „Per Abrodil Br" von 37^0 C mittels einer Rekord-Spritze (Kolbenradius $r = 1,05$ cm) durch einen Métras-Katheter von 2 mm Durchmesser ($R = 0,1$ cm) und 60 cm Länge in 60 sec mit einer Strömungsgeschwindigkeit von $Q = 0,333$ cm^3/sec instilliert, so tritt dabei ein Geschwindigkeitsgefälle von $D = 4\,Q/\pi\,R^3 = 425$ sec^{-1} auf. Die maximale Schubspannung für dieses Geschwindigkeitsgefälle ergibt sich aus der Fließkurve der Abb. 1 zu 3710 dyn/cm^2. Dieser Schubspannung entspricht ein Druck von $\Delta p = \dfrac{\tau \cdot 2l}{R} = 2900$ g/cm². Unter den angegebenen Bedingungen ist dann eine Kraft von 10 kg zur Instillation des Mittels aufzuwenden. Die dabei auftretende scheinbare Viscosität beträgt etwa 1400 cP. Da die Lösung bei der angegebenen Fließgeschwindigkeit eine recht große Viscosität besitzt, so ist zur Instillation ein ganz erheblicher Kraftaufwand notwendig.

Im Gegensatz dazu lassen sich 20 cm³ „Broncho-Abrodil" selbst bei Zimmertemperatur (23°) unter den gleichen Versuchsbedingungen (Métras-Katheter von 2 mm Durchmesser und 60 cm Länge) bereits in 10,8 sec instillieren. Das dabei auftretende Geschwindigkeitsgefälle beträgt 2360 sec⁻¹. Die maximale Schubspannung ergibt sich aus der Fließkurve der Abb. 1 zu 258 dyn/cm². Dies entspricht einem Druck von 316 g/cm² bzw. einer Kraft von 1,1 kg. Die scheinbare Viscosität η' der Suspension, die vor allem von den wandnahen Flüssigkeitsschichten bestimmt wird, beträgt unter diesen Bedingungen nur etwa 11 cP. Ein Vorteil der Suspension dieser Art besteht darin, daß die Suspension bei der angegebenen Fließgeschwindigkeit eine sehr geringe Viscosität besitzt, so daß die Suspension leicht und ohne Kraftanstrengung instilliert werden kann.

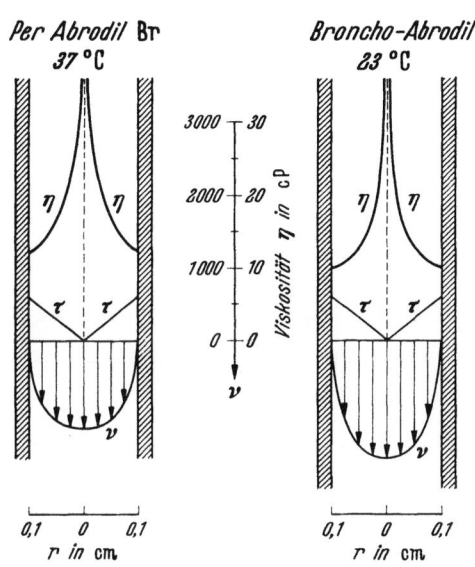

Abb. 10. Verlauf der Viscosität η, der Schubspannung τ und der Strömungsgeschwindigkeit v in Abhängigkeit vom Radius des Métras-Katheters für zwei Bronchographiemittel

	Per Abrodil Br	Broncho-Abrodil
Q in cm³ sec⁻¹	0,333	1,85
D in sec⁻¹	425	2360
τ_{max} in dyn · cm² . . .	2360	258
p in g · cm⁻²	2960	316
K in kg	10,0	1,1
η' in cP	~1400	11

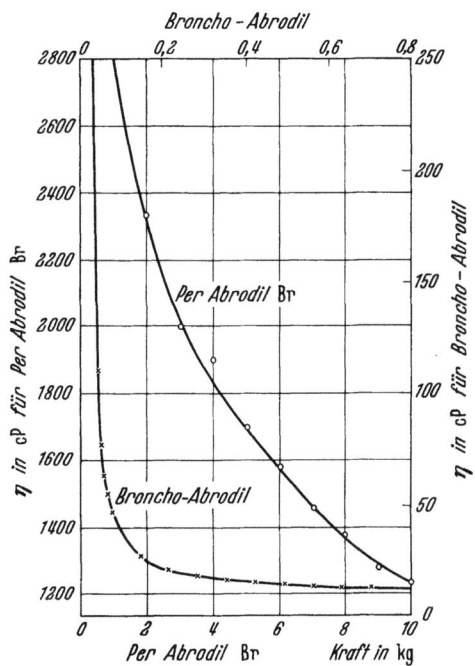

Abb. 11. Abhängigkeit der scheinbaren Viscosität η' von der bei der Instillation ausgeübten Kraft für zwei Bronchographiemittel

In Abb. 10 ist der Verlauf der Viscosität η, der Schubspannung τ, des Geschwindigkeitsgefälles D und der Geschwindigkeit v in Abhängigkeit vom Radius des Métras-Katheters für die beiden Bronchographiemittel graphisch dargestellt.

Wird die Instillation der Bronchographiemittel bei anderen Drucken vorgenommen, so verändert sich dadurch außer der Schubspannung auch die Strömungsgeschwindigkeit und damit auch die scheinbare Viscosität. Die Abhängigkeit der Viscosität (der der Katheterwand benachbarten Flüssigkeitsschichten) von der ausgeübten Kraft ist für die beiden Bronchographiemittel „Per Abrodil Br" und „Broncho-Abrodil" in der folgenden Abb. 11 wiedergegeben.

Wie aus der Abbildung ersichtlich, bewirkt eine Verkleinerung des Druckes einen Anstieg der Viscosität, während Drucksteigerung einen Abfall der Viscosität zur Folge hat. Beim „Broncho-Abrodil" hat eine Druckerhöhung einen sehr schnellen Viscositätsabfall zur Folge.

Das Fließverhalten von Röntgenkontrastmittel an der Bronchialschleimhaut kann modellmäßig mit dem Fließverhalten an einer senkrechten Wand verglichen werden. Dieses ist in Abb. 12 für Präparate mit und ohne Fließgrenze („Per Abrodil Br" und „Broncho-Abrodil") bei 37° graphisch dargestellt. Nimmt man an, daß die Schichtdicke der Präparate nach der Instillation auf dem oberen Teil der Bronchialschleimhaut zunächst 3 mm betragen würde und daß die Kontrastmittelschicht unter der Wirkung der Schwerkraft nach unten fließen würde, so kann man die an dieser Schicht angreifende Schubspannung berechnen. Für eine glatte Wand ergibt sich die Schubspannung aus dem Produkt aus Schichtdicke d und dem spezifischen Gewicht ϱ der Lösung. Es gilt: $\tau = d \cdot \varrho$. Die Schubspannung an der Wand ist der Schichtdicke also unmittelbar proportional und an der Oberfläche der Lösung gleich Null. Ihr Verlauf ist in Abb. 12 graphisch dargestellt.

Für die maximal an der Wand herrschende Schubspannung errechnen sich bei einer Schichtdicke von 0,3 cm und einem spezifischen Gewicht von 1,225 g/cm³ = 1,225 × 981 dyn/cm³ (für die Bronchographiemittel) bzw. von 1,77 · 981 dyn/cm³ für eine 66,6 %ige Bariumsulfatsuspension die Werte 360 bzw. 520 dyn/cm³.

Aus dem Verlauf der Schubspannung können nun unter Benutzung der Fließkurven der Abb. 1 und 6 die entsprechenden Viscositätswerte berechnet werden. Aus Abb. 12 ist ersichtlich, daß die Viscosität in den verschiedenen Schichten der Suspension bzw. Lösung unterschiedlich groß ist, und zwar nimmt sie zur Suspensionsoberfläche zu. Für die gesamte Schicht läßt sich eine scheinbare oder effektive Viscosität angeben. Nimmt

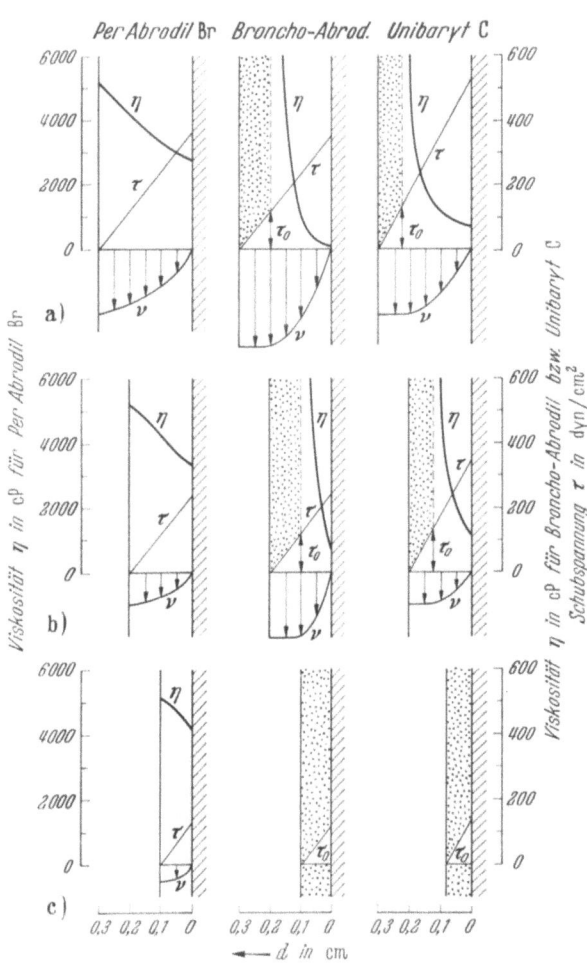

Abb. 12. Verlauf der Viscosität η, der Schubspannung τ und der Strömungsgeschwindigkeit v in einer fließenden Suspensionsschicht verschiedener Röntgenkontrastmittel

die Schichtdicke der Suspensionsschicht beim Herablaufen an der Bronchialschleimhaut ab, so erhöht sich gleichzeitig infolge der Abnahme der angreifenden Schubspannung die scheinbare Viscosität der Lösungsschicht. Beim „Per Abrodil Br" ist diese Viscositätssteigerung nur relativ gering. Sie vermag daher nicht zu verhindern, daß die Lösungsschicht laufend dünner wird und die Lösung vollständig von der Wand abfließt. (An der Bronchialschleimhaut wird wahrscheinlich auch in diesem Falle ein dünner Flüssigkeitsfilm haften bleiben, der durch Adsorptionskräfte festgehalten wird.) Da das gelöste Röntgenkontrastmittel ferner schnell resorbiert wird, so steht nach der Instillation des Röntgenkontrastmittels nur wenig Zeit für die Röntgenaufnahme zur Verfügung.

Ein wesentlich anderes Fließverhalten zeigt das „Broncho-Abrodil". In der Suspensionsschicht dieses Kontrastmittels (vgl. Abb. 12) ist die Viscosität an der Wand (Bronchialschleimhaut) sehr gering und steigt zur Suspensionsoberfläche stark an. An der äußeren Begrenzung der fließenden Suspensionsschicht bildet sich eine Schicht aus, in der kein Geschwindigkeitsgefälle mehr vorhanden ist, weil in diesem Bereich die Schubspannung unterhalb der Fließgrenze liegt. Die äußere Suspensionsschicht verhält sich daher wie ein nicht mehr fließender Film. Es ist daher nicht möglich, für diese Schicht noch Viscositätswerte anzugeben.

Die gesamte äußere Schicht besitzt eine konstante Strömungsgeschwindigkeit v. Dagegen nimmt die Strömungsgeschwindigkeit in den zu der Wand näherliegenden Schichten ab und ist an der Wand gleich Null (vgl. Abb. 12).

Beim Herabfließen der Suspension an der Bronchialschleimhaut verringert sich die Schichtdicke der Suspension. Dadurch verringert sich auch die angreifende Schubspannung, während die scheinbare Viscosität der Suspensionsschicht größer wird. Die Abb. 12b gibt den Verlauf von Schubspannung und Viscosität in einer 2 mm dicken Suspensionsschicht wieder.

Bemerkenswert ist, daß bei einer bestimmten Schichtdicke das Abfließen der Suspension zum Stillstand kommt; wenn nämlich die Schichtdicke d den Wert τ_0/ϱ erreicht. Bei einer Suspension mit einer Fließgrenze von 120 dyn/cm² und einem spezifischen Gewicht von 1,225 beträgt diese Schichtdicke $d = 0,1$ cm (vgl. Abb. 12c). Die gesamte Suspensionsschicht bildet dann einen nicht mehr fließenden Film, der selbst an einer senkrechten Wand infolge seiner fehlenden Fließfähigkeit haftet. Auf der Bronchialschleimhaut sind die Voraussetzungen dafür noch wesentlich günstiger.

Die Fließgrenze der Suspension hat ferner zur Folge, daß die Suspension in sehr feine Capillarräume nicht einfließen kann. In der Tat ist das Abfließen der Suspension in die Alveolen trotz ihrer Dünnflüssigkeit bisher auch nicht beobachtet worden.

Das Fließverhalten einer Bariumsulfatsuspension (66,6% „Unibaryt C") an der Magen-Darmschleimhaut entspricht etwa dem des „Broncho-Abrodil". Zum Unterschied dazu beträgt die an der Wand (Magen-Darmschleimhaut) herrschende Viscosität bei einer Schichtdicke von 3 mm etwa 70 cP und ist damit wesentlich größer als beim „Broncho-Abrodil". Entsprechend erhöht ist auch die scheinbare Viscosität der Suspensionsschicht und bewirkt dadurch eine geringere Ablaufgeschwindigkeit. Die bei der Bariumsulfatsuspension vorhandene Fließgrenze hat zur Folge, daß bei einer Schichtdicke von 0,8 mm das Abfließen der Suspension zum Stillstand kommt.

Durch die Größe der Fließgrenze und der Viscosität der Suspension wird also die Haftfähigkeit der Suspension bestimmt. Sie bewirkt, daß die Schleimhaut sich mit einem dünnen, festhaftenden Belag des Kontrastmittels überziehen läßt. Eine zu hohe Fließgrenze und zu große Viscosität der Suspension kann sich allerdings auch nachteilig auswirken. Sie erzeugt einen zu dicken Kontrastmittelbelag, der es nicht gestattet, Feinheiten der Schleimhaut noch darzustellen. Eine Bestätigung dafür liefern die von Reindell am Schweinedarm durchgeführten Modelluntersuchungen. Er fand, daß eine zu große Haftfähigkeit der Suspension zu einem Überdecken der Falten durch das Kontrastmittel und damit zu einer schlechten Schleimhautdarstellung auf der Röntgenaufnahme führt.

Die vorstehenden Betrachtungen gehen von der Annahme aus, daß die Haftfähigkeit ausschließlich von rheologischen Eigenschaften des Kontrastmittels bestimmt wird. Diese Betrachtung bedarf einer Einschränkung und Ergänzung. Die Haftfähigkeit einer Suspension wird nämlich außer von den rheologischen Eigenschaften auch von der Adsorptionsfähigkeit der Schleimhaut für das Kontrastmittel bestimmt. Bei pathologischen Zuständen der Schleimhaut kann ihre Adsorptionsfähigkeit erheblich verändert sein. Eine endgültige Beurteilung einer Röntgenkontrastmittelsuspension kann daher nur durch Röntgenuntersuchungen beim Menschen erfolgen.

Die Bestimmung der physikalisch-chemischen Eigenschaften der Suspension, vor allem der rheologischen Eigenschaften, kann aber über die Eignung eines Präparates als Kontrastmittel bereits wichtige Aufschlüsse ergeben.

Literatur

Adam, A.: Kontrastmittel und Innenwanddarstellung des Verdauungstraktus. Fortschr. Röntgenstr. 45, 385—396 (1932).

Anderson, P. F., and P. Murray: Zeta potentials in relation to rheological properties of oxide slips. J. Amer. Ceram. Soc. 42, 70—74 (1959).

Frik, W.: Röntgenuntersuchungen des Magenfeinreliefs. 2. Mitt. Fortschr. Röntgenstr. 88, 546—557 (1958).

—, u. A. Zeidner: Röntgenuntersuchungen des Magenfeinreliefs. 1. Mitt. Fortschr. Röntgenstr. 79 (1953).

Günther, O.: Ösophagus-Vergleichsuntersuchungen zwischen Lactobaryt und einem neuen Kontrastmittel „S 4". Dtsch. Gesundh.-Wesen 13, 1491—1493 (1958).

Krämer, W.: Verwendung von Netzmitteln in der Magendiagnostik. Fortschr. Röntgenstr. 84, 740—743 (1956).

Letters, K., u. M. Gaul: Neue Untersuchungen zur Charakterisierung von Röntgenkontrastmittel für Magen und Darm. Röntgenpraxis 74, 229—234 (1951).

Neuschul, P., u. H. Siegwart: Bariumsulfat-Röntgenkontrastmittel und ihre physikalisch-chemische Beurteilung. Klin. Wschr. 15, 1604—1607 (1936).

Reindell, H.: Vergleichende Untersuchungen an Magen-Darmkontrastmitteln. Fortschr. Röntgenstr. 56, 653—662 (1937).

Schmid, F.: Ösophaguskontrastdarstellung mit quellsubstanzhaltiger Bariumsulfataufschwemmung. Kinderärztl. Prax. 25, 232—234 (1957).

Vogt, A., u. R. König: Bariumsulfat-Feuerbach, ein neues Kontrastmittel für die Röntgenuntersuchung des Magen-Darmkanals. Fortschr. Röntgenstr. 71, 845—847 (1949).

Zimmer, E. A.: Radiology of the small intestine. I. Studies on contrast media for the x-ray examination of the gastrointestinal tract. Brit. J. Radiol. 24, 245—251 (1951).

III. Die Kontrastmittel im klinischen Gebrauch

Von

Olle Olsson

Mit 2 Abbildungen

Im folgenden soll eine kurze Übersicht über gewisse klinische Gesichtspunkte bei der Anwendung von Kontrastmitteln zur Untersuchung von verschiedenen Organen und Organsystemen gegeben werden. Dabei wird vorausgesetzt, daß bei der Darstellung der Röntgendiagnostik der verschiedenen Organe und der speziellen Untersuchungsmethoden eine eingehende Besprechung der Kontrastmittel von klinischen Gesichtspunkten aus erfolgt.

1. Kontrastmitteluntersuchung verschiedener Organe

a) Verdauungsorgane

Zur Untersuchung des Verdauungstraktes haben verschiedene Verfasser ihre Meinung über das ideale Kontrastmittel ausgesprochen. Folgende Forderungen z. B. sind angegeben: Das Kontrastmittel darf im Verdauungstrakt oder unter Umständen außerhalb desselben nicht toxisch sein. Es soll vom Verdauungstrakt nicht resorbiert werden, die normale Physiologie des Darmes nicht beeinträchtigen, soll wasserlöslich sein, rasch und vollständig aus dem Magen-Darm-Trakt entfernt werden, muß resorbierbar sein, wenn es in die Pleura- oder Peritonealhöhle gelangt und muß auch bei langer Lagerung stabil bleiben (SHAPIRO u. JACOBSON 1959). Bariumsulfat, das bis heute am meisten angewandte Kontrastmittel, erfüllt nur wenige dieser Forderungen, obschon es seit einem halben Jahrhundert in ununterbrochenem Gebrauch steht. Es kann als reines Bariumsulfat der Pharmakopoe oder, mit verschiedenen Zusätzen zur Stabilisierung, als Suspension angewendet werden. Einige Kontrastmittel (Micropaque usw.) enthalten Bariumsulfat in besonders fein verteilter Form.

Die Stabilität der Suspension wechselt entsprechend den im Magen vorliegenden unterschiedlichen pH-Werten. Über die Qualität der verschiedenen Präparate muß sich der Untersucher durch Erfahrung selbst eine Meinung bilden.

Bariumsulfat zeigt gewisse Nachteile. Ein wesentlicher liegt darin, daß das Präparat eine Obstipation verursachen oder eine vorliegende Obstipationstendenz verstärken kann. Durch Eintrocknen des Bariumsulfates kann es zur Bildung von Fäkalomen kommen. Diese verursachen ihrerseits eine Obstipation und manchmal sogar Decubitusulcera in der Darmschleimhaut. Deshalb muß, besonders bei bettlägerigen Patienten, immer darauf geachtet werden, daß eine durch Kontrastmittel bedingte Obstipation mit Laxantien und Einläufen behandelt wird. Ulcuspatienten zeigen häufig eine Tendenz zur Obstipation. Der zuweisende Arzt muß deshalb die Verschlimmerung einer Obstipation, die im Zusammenhang mit einer Magenuntersuchung auftreten kann, beachten. Barium kann ferner in Colondivertikeln zurückgehalten werden und dort infektiöse Prozesse unterhalten und verschlimmern. Bei strikturierenden Veränderungen im Colon, beispielsweise durch ein Carcinom, darf beim rectalen Kontrastmitteleinlauf keine größere Menge von Kontrastmittel über das Hindernis hinaus eingeführt werden. Wird diese Tatsache nicht beachtet, so kann es durch Eintrocknen des Barium zur Bildung von Fäkalomen kommen, die die eingeengte Partie des Darmes nicht passieren können. Da Bariumsulfat unlöslich ist, darf es nie zur Untersuchung von Organen oder Strukturen, die keine Selbstdrainage haben, z. B. Fisteln angewendet werden. Von besonderer Wichtigkeit ist es, daß bei Kindern, insbesondere beim Vorliegen einer Oesophagusatresie, nie Bariumkontrastmittel, sondern wasserlösliche Kontrastmittel verwendet werden.

Wegen des hohen Absorptionsvermögens des Bariumsulfats muß bei Organen mit großem Volumen eine günstige Kontrastmittelverdünnung und Hartstrahltechnik angewandt werden. Im besonderen ist in diesem Zusammenhang die Möglichkeit einer Kombination von Bariumsulfat und Gas, die sog. Doppelkontrastmethode zu beachten.

Die Temperatur des verabreichten Kontrastmittels spielt eine gewisse Rolle, da gekühlte Kontrastmittelsuspensionen eine hohe Passagegeschwindigkeit haben.

Zur Stabilisierung der Suspension beigefügte Eiweißverbindungen können in gewissen Fällen aufquellen und im Magen zur Bildung von Fremdkörpern führen.

Die Anwendung von wasserlöslichen Kontrastmitteln hat im Laufe der letzten Jahre mehr und mehr zugenommen (CANADA 1955; DAVIS, HUANG u. PIRKEY 1956; SHAPIRO u. JACOBSON 1959 u. a.). Es handelt sich hierbei um gewisse trijodierte Kontrastmittel, die nur in einem ganz geringen Grad oder überhaupt nicht vom Darm resorbiert werden. LILIENFELD (1959) hat an Hand einer Serie von 25 Fällen unter anderem gezeigt, daß „Gastrografin" nach oraler Applikation ungefähr zu einem Fünftel nach 24 Std im Urin ausgeschieden wird. LILIENFELD u. ROSS (1960) wiesen ferner eine wechselnde Resorption bei verschiedenen pathologischen Darmveränderungen nach. Auf Grund dieser Untersuchungen ist die Resorption von Gastrografin in Fällen von Magencarcinom vermindert, bei Patienten mit Verschlußikterus, Darmfisteln und nach Strahlentherapie des Abdomens erhöht. Diese Kontrastmittel haben einen ausgesprochen bitteren Geschmack und können deshalb vom Patienten nur mit Schwierigkeiten geschluckt werden. Zur peroralen Anwendung stehen deshalb Kontrastmittel, bestehend aus einer 76%igen Lösung von Natrium und Methyl-Glucamin-Diatrizoaten, mit einem Geschmackskorrigens zur Verfügung.

Die Passage des Kontrastmittels durch den Magen-Darmtrakt erfolgt rasch. Dabei kommt es im Dünndarm zu einer ziemlichen Verdünnung des Kontrastmittels.

Kontrastmittel von diesem Typ sind besonders für solche Untersuchungen des Verdauungstraktes empfehlenswert, bei denen die Anwendung von Bariumsulfat kontraindiziert ist. Vor allem gilt dies bei Kindern mit Oesophagobronchialfistel oder bei entsprechendem Verdacht, bei Fistelbildungen, Perforationen, bei gewissen Formen von Schluckbeschwerden mit Aspiration in die Bronchien, besonderen Fällen von Darmstenosierung, postoperativen Hindernissen im proximalen Teil des Magen-Darmtraktes usw. Der Gebrauch von wasserlöslichem Kontrastmittel empfiehlt sich auch zur retrograden Colonuntersuchung, insbesondere bei Fisteln zwischen Colon und Harnblase, und postoperativ nach einer Operation am Colon. Eine gewisse Schwierigkeit für eine verbreitete Anwendung dieser Kontrastmittel liegt in ihren hohen Kosten.

b) Harnwege

Die Kontrastmittel zur Untersuchung der Harnwege werden im Abschnitt über die Gefäßuntersuchungen eingehender behandelt.

Für die Urographie werden heute fast ausschließlich trijodierte Kontrastmittel gebraucht. Ihre Toxicität ist niedrig und sie werden in kurzer Zeit zu 100% durch die Nieren ausgeschieden. Die Ausscheidungsverhältnisse werden durch Unterschiede in den Kontrastmittelmolekülen beeinflußt. Der Untersucher kann auf Grund seiner Erfahrung zwischen den verschiedenen Kontrastmitteln auswählen. Überempfindlichkeitsreaktionen kommen vor, sie werden in einem besonderen Abschnitt behandelt. Die Toleranz der Nieren für Kontrastmittel ist groß. Manche Untersucher nehmen bei der Durchführung einer Urographie keine Rücksicht auf den Zustand des Nierenparenchyms. Eindeutige Fälle, bei denen tödliche Nierenschäden nach Anwendung der neuen Kontrastmittel zur Urographie eingetreten sind, scheinen in der Literatur bis heute nicht beschrieben worden zu sein. Trotzdem ist Vorsicht notwendig. Kontrastmittel zur Urographie sind toxisch und können bei Fällen mit Niereninsuffizienz der ausschlaggebende Faktor sein, der die Nierenfunktion aus der Kompensation in die Dekompensation führt. Besondere Vorsicht ist bei Fällen von Myelom am Platze. Da bei diesen Patienten oft eine Urographie durchgeführt wird, sind Nierenschäden hier häufig. Die Kontrastmittelinjektion kann dann eine akute oder langsam zunehmende Anurie hervorrufen (HOLMAN 1939; BARTELS, BRUN, GAMMELTOFT u. GJØRUP 1954; KILLMAN, GJØRUP u. THAYSEN 1957; PERILLIE u. CONN 1958), die durch eine plötzliche Ausfällung in den Nierentubuli bedingt sein soll.

Bei der Pyelographie und Urethrocystographie soll ein wasserlösliches Kontrastmittel angewendet werden. Von verschiedenen Seiten wird der Gebrauch von Bariumkontrastmitteln zur Urethrocystographie empfohlen. Zu diesem Zwecke wurde auch ein spezielles steriles Kontrastmittel, ,,Steripaque", entwickelt. Da Bariumsulfat unlöslich ist, ein Reflux aus der Blase in die Ureteren und das Nierenbecken vorliegen und eine Ausfällung des Barium in der Blase eintreten kann, muß vor der Anwendung von Kontrastmitteln dieses Typs gewarnt werden. Hochviscöse wasserlösliche Kontrastmittel zur Urethrocystographie können zu fehlerhafter Beurteilung, speziell im Gebiet des Ostium internum führen. Das Kontrastmittel schließt sich nämlich beim Einfließen aus der Urethra in die Blase nicht dem Blasenboden an, sondern behält unverändert seine Form.

Auch zur Vesiculographie soll ein wasserlösliches Kontrastmittel benützt werden.

c) Zentralnervensystem

Zur Ventriculographie und Encephalographie wird als Kontrastmittel hauptsächlich Gas angewendet. Ein günstiges Kontrastmittel ist hierbei steriler Sauerstoff. Einzelne Autoren empfehlen Ölkontrast, speziell zur Darstellung des Aquäduktes und des 4. Ventrikels. Wir selbst haben nie eine Indikation zur Anwendung von Ölkontrast gefunden. Über Kontrastmittel zur Angiographie ist im Abschnitt der Gefäßuntersuchungen Näheres zu finden.

Für die Myelographie kann ebenfalls Gas verwendet werden, doch muß dann gleichzeitig die Schichtdarstellung und Hartstrahltechnik herangezogen werden. Zur lumbalen Myelographie sind wasserlösliche Kontrastmittel den öligen in jeder Hinsicht vorzuziehen, besonders da letztere nicht resorbiert werden und arachnoiditische Veränderungen hervorrufen können. Seit den Originalarbeiten von ARNELL u. LIDSTRÖM (1931) sind monojodierte Kontrastmittel (,,Abrodil", ,,Kontrast U") zur lumbalen Myelographie unter Einhaltung gewisser Vorsichtsmaßnahmen mit gutem Erfolg zur Anwendung gekommen. Die Röntgendiagnostik der Discushernien wurde durch diese Methode in einem hohen Maße verfeinert. In diesem Zusammenhang muß jedoch betont werden, daß dijodierte und trijodierte Kontrastmittel wegen ihrer stark toxischen Wirkung auf das Nervengewebe nicht zu diesem Zwecke benützt werden können. Es wäre selbstverständlich von großem Nutzen, wenn wasserlösliche Kontrastmittel auch über die Lumbalregion hinaus zur Darstellung des gesamten Subarachnoidalraumes gefahrlos angewendet werden könnten. Vor kurzem haben FUNKQUIST u. OBEL (1960) sich mit dieser Frage befaßt, indem sie bei Hunden den gesamten Spinalkanal mit einer Mischung von ,,Xylocain" und ,,Kontrast U" untersuchten, ohne dabei eine Reaktion zu erhalten.

Von verschiedenen Autoren wird zur Myelographie Jodöl gebraucht. Die Anwendung von ,,Lipiodol", ,,Jodipin" (iodiertes Mohnöl) usw. scheint beinahe vollständig verlassen zu sein. An ihre Stelle ist ,,Pantopaque", eine Mischung von Ethylestern der Jodphenyl- und -ecylsäure, getreten, das in einer Menge von 1 cm³ pro Jahr aus dem Subarachnoidalraum resorbiert wird. Da es dort so lange liegen bleibt, kann es zur Bildung von arachnoiditischen Veränderungen führen. Aus diesem Grunde muß das Kontrastmittel am Schluß der Untersuchung entfernt werden, was selten vollständig gelingt. Ein weiterer Nachteil besteht darin, daß das Kontrastöl die Tendenz hat, sich in große Tropfen aufzuspalten. Um diesen Nachteil entgegenzuwirken, empfehlen Tainter u. Grayson (1959) die Anwendung der sog. Großvolumenmyelographie, bei der bis zu 60 cm³ Kontrastmittel in den Spinalkanal eingeführt werden, das nach der Untersuchung wieder entfernt wird. Eine mehr ansprechende Methode wurde von Bleasel (1961) angegeben, der das Kontrastmittel „Myodil" mit Liquor des Patienten mischt (6 cm³ Kontrastmittel und 14 cm³ Liquor) und es so schüttelt, daß es zur Bildung einer feinen Emulsion kommt, die dann zur Myelographie injiziert wird. Diese Methode ist mit einem gewissen Infektionsrisiko verbunden. In der Diagnostik der vasculären Mißbildungen im Spinalkanal, wie arteriovenöses Aneurysma, sind die positiven Kontrastmittel dem Gas überlegen. Das gleiche gilt für die Diagnose von Abrissen des Plexus brachialis [s. Literaturübersicht bei Lester (1961)].

d) Gallenblase

Seit der erstmaligen Beschreibung der Cholecystographie sind ständig verschiedene Kontrastmittel für die perorale Cholecystographie zur Anwendung gekommen. Der Grund dafür liegt darin, daß für die enterale Methode eine gute und rasche Resorption des Kontrastmittels ohne stärkere Reizwirkung auf Magen und Darm gefordert werden muß. Eine große Auswahl von Gallenkontrastmitteln ist heute erhältlich, doch zeigen die meisten eine gewisse Trägheit der Resorption und eine Reizung der Darmschleimhaut, die sich gewöhnlich als Diarrhoe manifestiert. Einen interessanten Beitrag zu dieser Frage leistete Peterhoff (1956) durch Anwendung des Natriumsalzes der Iopansäure, das unter der Bezeichnung „Natriumbilijodon" (Leo) im Handel erhältlich ist. Dieses Natriumsalz reagiert mit der Salzsäure des Magens, wobei es zur Präcipitatbildung durch die amorphe Form der Iopansäure kommt. Dieses amorphe Salz wird leichter als die kristalline Form der Säure resorbiert. Die Kontrastmittelreste im Darm sind geringer als bei Anwendung der Iopansäure. Bezüglich der Kontrastmittelreste im Darm bei Anwendung der Iopansäure und ihres Natriumsalzes sei auf die Arbeit von Andrén u. Theander (1960) hingewiesen. Die Autoren kommen zur Schlußfolgerung, daß die Kontrastmittelreste auf der Bildung von anderen Salzen der Iopansäure mit geringerer Löslichkeit infolge Reaktion mit Trinkwasser von unterschiedlichem Härtegrad beruhen.

Die Iopansäure kann bei der Cholecystographie zur Bildung von Präcipitaten in der Gallenblase führen (Theander 1955, 1959). Sie vermag ferner einen Niederschlag auf Konkrementen hervorzurufen (Salzman u. Warden 1958; Salzman, Watkins u. Rundles 1958). Präcipitate konnten nur in pathologisch veränderten Gallenblasen nachgewiesen werden. Das Phänomen ist reversibel und reproduzierbar. Es hat insofern diagnostische Bedeutung, als es in einer nichtgefüllten Gallenblase oder den Gallenwegen nichtröntgendichte Konkremente zur Darstellung bringen kann. Überempfindlichkeitsreaktionen kommen bei der parenteralen Anwendung des Kontrastmittels vor, sind aber meistens gering.

Bei der Cholecystographie wird oft eine Entleerungsprobe der Gallenblase durchgeführt. Zu diesem Zwecke kann „Cholecystokinin" angewendet werden. Da die Herstellung dieses Präparates in reiner Form schwierig ist, können gefährliche Überempfindlichkeitsreaktionen vorkommen. Brodén (1958) betont jedoch, daß bei geringer Dosierung des Cholecystokinin (2—3 mg) und bei einer Injektionszeit von 20—30 sec solche Reaktionen nur leicht und selten sind. In einer ausführlichen Arbeit zeigen Torsoli, Ramorino, Colagrande u. Demaio (1961), daß das Cholecystokinin die Fettmahlzeit nicht vollständig ersetzen kann.

Nicht nur die Entleerung, sondern auch die Erweiterung der Gallenblase hat in den letzten Jahren an Interesse gewonnen (Gunnarson 1961). Eine solche Erweiterung kommt durch Cholerese bei der Kontrastmittelinjektion für die Cholegraphie zustande (s. weiter unten). In diesem Zusammenhang kann auch die Feststellung von Andrén u. Theander (1961) erwähnt werden, daß die Größe der Gallenblase bei Anwendung verschiedener Kontrastmittel wechseln kann.

Cholegraphie. Die Methoden der Kontrastfüllung der Gallenblase und Gallenwege sollen — in Analogie zur Urographie, der entsprechenden Untersuchung der Harnwege — aus röntgendiagnostischen und etymologischen Gesichtspunkten Cholegraphie genannt werden.

Die gute Resorption des Natriumsalzes der Iopansäure brachte GUNNARSON (1959) auf den Gedanken, dieses Natriumsalz zur peroralen Cholegraphie anzuwenden. Das Kontrastmittel wurde zur Schonung der Magenschleimhaut als 50%ige Lösung in Gelatinekapseln verabreicht. Das dabei erzielte günstige Resultat ist auch von SALTZMAN u. VIRTAMA (1959) bestätigt worden. Die üblichste Form der Darstellung der Gallenwege ist jedoch die parenterale Zuführung des Kontrastmittels. Die intravenöse Injektion des Kontrastmittels kann zu gewissen Reaktionen führen. In einer klinischen Untersuchung zeigten SALTZMAN u. SUNDSTRÖM (1960), daß die intravenöse Injektion von Kontrastmittel zur Cholegraphie zu einem Blutdruckabfall führt. In einer ausführlichen Untersuchung mit bedeutend mehr Kreislauf-Parametern, doch ohne Angabe der Anzahl der Fälle, konnten MAURER, PUPPE u. VÖLKER (1961) keine Kreislaufwirkung nach Injektion eines trijodierten Gallenblasenkontrastmittels nachweisen. Bei der Durchsicht der bekannten Typen von Reaktionen kommt SALTZMAN (1959) zu dem Schluß, daß Nebenwirkungen in Form von Urticaria, Ödem und gewissen Reaktionen der Luftwege häufig sind, und zwar häufiger bei Anwendung von Biligrafin forte als bei einfachem Biligrafin. Eine genaue Durchsicht sämtlicher beschriebenen Todesfälle nach intravenöser Cholegraphie (22 Fälle) von FROMMHOLD u. BRABAND (1960) zeigt eine Letalitätsquote von 0,00027% für die „echten Sofortreaktionen". Die Verfasser kommen zu folgender Schlußfolgerung: „Aus dem Vergleich mit den von E. PENDERGRASS ermittelten Letalitätsquoten für die Urographie ergibt sich kein Anhalt für eine häufig behauptete besondere Gefährlichkeit dieses Kontrastmittels", d.h. Biligrafin.

Das Glucaminsalz des Tetrajodophthalsäuremorpholid soll als Cholegraphiemittel vielversprechend sein. Eine experimentelle Untersuchung dieses Kontrastmittels wurde von EDLUND u. ZETTERGREN (1961) durchgeführt. Versuche zur Blockierung der Nierenausscheidung des Cholegraphiekontrastmittels durch PAH sind von EDLING u. HELANDER (1958) beschrieben worden. Sie geben an, dadurch bessere Cholegraphieresultate erhalten zu haben.

Cholangiographie. Diese meist intraoperativ, aber auch postoperativ angewandte Methode stellt keine wesentlichen Kontrastmittelprobleme. Von uns wird dafür gewöhnliches wasserlösliches Kontrastmittel benützt. Die Probleme sind hierbei röntgenanatomischer und technischer Art.

e) Lungen

Zur Bronchographie sind verschiedene Typen von iodierten Ölkontrastmitteln angewendet worden. Ihr Nachteil besteht in der Retention des Kontrastmittels in den Lungen. Schon 1953 wies FISCHER nach, daß eine Retention von Jodöl von mehr als 90 Tagen regelmäßig zur Bildung von Fremdkörpergranulomen in der Lunge führt. Aus diesem Grunde sind resorbierbare Kontrastmittel zu erhalten mit Viscositätsträgern, z.B. Carboxymethylcellulose, die aber nach WERTHEMANN u. VISCHER (1951) bei der Ratte zu Fremdkörpergranulomen führt. „Dionosil Oily" enthält als Bestandteil Arachisöl. BJÖRK u. LODIN (1957) konnten im Tierexperiment nachweisen, daß nach Bronchographie mit diesem Kontrastmittel Fremdkörperreaktionen in der Lunge entstehen, die sie auf das Arachisöl zurückführen. BJÖRK u. LODIN (1955) zeigten zudem, daß das Risiko von Fremdkörpergranulomen parallel mit der Verminderung des Molekulargewichtes des angewendeten Kolloids abnimmt.

Ein Nachteil der wasserlöslichen Kontrastmittel beruht auf ihrer starken Hypertonie gegenüber der Bronchialschleimhaut. Deshalb ist man anstelle der wasserlöslichen Kontrastmittel zur Anwendung von sog. wäßrigen Kontrastsuspensionen übergegangen.

Es sind dies keine echten Lösungen, die deshalb keine Hypertoniewirkung auf die Bronchialschleimhaut haben. Sie enthalten als kontrastgebende Substanz den Propylester der 3,5-Dijod-4-Pyridon-N-Essigsäure. Dieser Propylester steht chemisch in naher Verwandtschaft zum „Perabrodil"-„Diodrast". Der Ester hat jedoch eine sehr geringe Wasserlöslichkeit, was dazu führt, daß man bei Blutisotonie die gleiche Kontrastdichte wie mit „Diodrast" erhält. Die Resorption geschieht allerdings langsam. Kleinere Kontrastmittelreste können in einer pathologisch veränderten Lunge liegenbleiben.

„Broncho-Abrodil" (Bayer) hat eine Mittelstellung zwischen wasserlöslichen und wäßrigen Kontrastmitteln. Es hat eine geringe Löslichkeit, wodurch eine Hypertonie umgangen werden kann, doch ist die Löslichkeit trotzdem für eine gute Resorption ausreichend.

f) Weibliche Genitalorgane

Zur Hysterosalpingographie sind Jodöle verwendet worden, die sich jedoch der Uterus-Schleimhaut nicht genügend anschließen und dadurch kleinere Krypten und Veränderungen der Schleimhaut nicht darstellen können. Ferner werden sie bei der Passage durch die Tuben in die freie Bauchhöhle nicht resorbiert. Aus diesem Grunde sind sie durch wasserlösliche Kontrastmittel mit oder ohne Viscositätsmittel ersetzt worden. Das wasserlösliche Kontrastmittel schließt sich der Schleimhaut gut an und wird nach Austritt in die freie Bauchhöhle rasch resorbiert. Zur Erhöhung der Viscosität sind Viscositätsträger angewendet worden. Dabei hat es sich gezeigt, daß Carboxymethylcellulose Fremdkörperreaktionen im Uterus hervorrufen kann (BERGMAN, GORTON, NORMAN u. SJÖSTEDT 1955). Aus diesem Grunde haben BERGMAN, NORMAN u. SJÖSTEDT (1956) das „Periodal H viscös" (Pharmacia) eingeführt, das als Viscositätsträger 30% Dextran (Macrodex) enthält.

g) Gelenke

Die Kontrastmittel zur Arthrographie bereiten keine Toleranzprobleme. Die besten trijodierten Kontrastmittel verursachen nur äußerst geringe oder überhaupt keine Reaktionen.

h) Bindegewebssystem

Zur Darstellung der Nieren und des Pankreas im Retroperitonealraum oder beispielsweise zur Untersuchung des perivesicalen Raumes in Kombination mit Cystographie der Harnblase sowie für eine Anzahl anderer Untersuchungen kann Kontrastmittel ins Bindegewebe eingespritzt werden. Beim Gebrauch von positiven wasserlöslichen Kontrastmitteln muß eines ausgewählt werden, das vom Bindegewebe gut vertragen wird. Häufiger kommt jedoch Gas zur Anwendung und zwar ein im Blut leicht lösliches, am besten Kohlendioxyd, das sehr rasch resorbiert wird. Am ungünstigsten ist Helium, das eine sehr geringe Löslichkeit im Blut hat, aber gleichwohl von verschiedenen Seiten vorgeschlagen wird. Die Gefahr einer Gasembolie ist bei im Blut wenig löslichen Gasen groß. Beim Gebrauch von gasförmigen Kontrastmitteln sind die Kontrastverhältnisse für die Anwendung der Hartstrahltechnik günstig.

i) Reticuloendotheliales System

Zur Darstellung vor allem der Leber und Milz ist die Injektion von Kontrastmitteln in die Blutbahn angegeben worden, die im RES abgelagert werden. Dafür wurde als erstes ein Sol des Thoriumdioxyd benützt (RADT 1929). Der Gebrauch von Thorium als Hepatographiekontrastmittel und als Kontrastmittel überhaupt mußte jedoch fallengelassen werden, da es während seiner Ablagerungszeit besonders in der Leber celluläre Schäden und maligne Metaplasie hervorrufen kann. Gewisse Schwermetalle können ähnlich dem Arsenik durch Bindung an synthetisches Ditiol, synthetisiertes BAL, aus dem Organismus ausgeschieden werden. NORDENSTRÖM-BLOMQVIST (1950) konnte jedoch zeigen, daß BAL keine solche Wirkung auf die Ausscheidung von Thorium hat.

Zur Erzielung einer vorübergehenden Kontrastdarstellung der Leber sind ebenfalls Versuche mit einem Sol von Jodölen (OSELLADORE u. LENARDUZZI 1937) oder Trijodstearate (DEGKWITZ; BECKERMANN u. POPKEN 1938) angestellt worden. OLLE OLSSON (1941) zeigte jedoch, daß diese Methodik nicht ungefährlich ist und deshalb nicht routinemäßig angewendet werden kann.

OLLE OLSSON u. EKMAN (1949) erzeugten experimentell durch perorale Zufuhr von bromiertem Fett eine Hepatosplenographie. Diese Versuche konnten jedoch nicht auf den Menschen übertragen werden.

k) Lymphgefäßsystem

Zur Untersuchung des Lymphgefäßsystems werden wasserlösliche und ölige Kontrastmittel angewendet. Bei der Injektion von wasserlöslichen Kontrastmitteln kann das Lymphgefäßsystem bis zur Höhe der Ileosacralgelenke dargestellt werden. Wasserlösliche Kontrastmittel haben den Nachteil, daß sie schon ungefähr 10 min nach Injektionsbeginn durch die Lymphgefäßwand in das umgebende Gewebe austreten. Um dieses Phänomen zu umgehen, kommt heute in vermehrtem Maße öliges Kontrastmittel zur Anwendung. Dieses bleibt während längerer Zeit in den Lymphknoten liegen, was selbstverständlich ein Nachteil ist, gleichzeitig aber auch ein Vorteil sein kann, wenn es gilt, den therapeutischen Effekt der Strahlentherapie oder Chemotherapie auf die pathologisch veränderten Lymphknoten festzustellen. Da bei Anwendung von öligen Kontrastmitteln die Lymphknoten der Supraclaviculärregion und der Ductus thoracicus dargestellt werden können, ist es klar, daß diese Jodölkontrastmittel auch ins Blutgefäßsystem übertreten. Ablagerungen von Kontrastmitteltropfen im Interstitium der Lungen mit leichter parenchymatöser Reaktion (aber keine schweren Komplikationen), sind beschrieben worden. Erfahrungen in unserer Abteilung (FUCHS 1962) haben gezeigt, daß schwere Komplikationen auftreten können. Darum dürfen ölige Kontrastmittel für die Lymphographie nur in begrenzten Mengen und bei guter Indikation gebraucht werden.

l) Blutgefäßsystem

Die Untersuchungen des Gefäßsystems, die Angiographie, stellt die größten Anforderungen an die Kontrastmittelchemie. Die explosionsartige Entwicklung der Angiographiemethoden hat unter anderem ihre Ursache in den Fortschritten der Kontrastmittelchemie. Die allgemeine Toleranz des Organismus für diese Kontrastmittel und die lokale Toleranz der Organe, die selektiv untersucht werden, wie z. B. Gehirn, Nieren, Darm, sind von entscheidender Bedeutung. Die Kontrastmittelchemie hat uns von den monojodierten über die dijodierten zu den trijodierten Kontrastmitteln geführt. Das erste trijodierte Kontrastmittel „Urokon" kann als Meilenstein in der Kontrastmittelchemie angesehen werden. Heute ist es jedoch durch andere trijodierte Kontrastmittel mit bedeutend größerer Verträglichkeit im Organismus ersetzt worden. Die allgemeine Toleranz für diese Kontrastmittel ist außerordentlich hoch, was dazu führt, daß sie in hoher Konzentration und großen Mengen angewendet werden können. Die LD_{50} für 3,5-Diacetoamid und 2,4,6-Trijodbenzoat („Hypaque") wurde von BERNSTEIN, PALMER, AABERG u. DAVIS (1961) bei Hunden studiert. Dabei konnten sie zeigen, daß die LD_{50} nach rascher Injektion von Kontrastmittel bei Hunden 3 cm³ pro Kilogramm Körpergewicht, die LD_{100} 5 cm³ pro Kilogramm Körpergewicht beträgt. Diese Verfasser wiesen ferner nach, daß elektrokardiographische Veränderungen der Herzaktion, Ischämie, Systemhypotension, Lungenhämorrhagie und Ödem ein konstantes Postinjektionssyndrom bei sehr hohen Kontrastmitteldosen sind. In diesem Zusammenhang haben KÅGSTRÖM, LINDGREN u. TÖRNELL (1958) gezeigt, daß die Injektion von Natriumacetrizoat bei der Katze einen leichten Blutdruckabfall und eine kräftige Erhöhung des Blutdurchflusses durch den Sinus sagittalis superior hervorruft, während Natriumdiacetrizoat keinen solchen Effekt hat.

Ein Kontrastmittel von Natriumdiprotrizoate und Diatrizoate wurde von BERNSTEIN, EVANS, AVANT u. TYBERG (1961) auf Allgemeinreaktionen untersucht. Als LD$_{50}$ wurde der doppelte Wert von „Hypaque" gefunden.

Jeder, der angiographische Untersuchungen durchführt, sieht ab und zu, wenn Blut in das Kontrastmittel eingesaugt wird, Aggregation von Blutkörperchen. CHAPLIN u. CARLSSON (1961) haben das Phänomen in vitro studiert und gefunden, daß mit hochkonzentrierten Kontrastmitteln Hämolyse mit Schrumpfung der roten Blutkörperchen eintreten kann. Nach READ (1959) kann nach intravenöser Injektion von hypertonen Lösungen, einschließlich Kontrastmittel, ein diffuses Sludge-Phänomen der Erythrocyten auftreten. GELIN u. INGELMAN (1961) zeigten, daß niedrigmolekulares Dextran einer Erythrocytenaggregation vorbeugt oder eine solche auflöst. BERNSTEIN u. EVANS (1960) haben Tiere vor der Injektion von großen Dosen von hochkonzentriertem wasserlöslichem Kontrastmittel mit niedrigmolekularem Dextran vorbehandelt und dabei eindeutig einen günstigen Effekt hinsichtlich Mortalität und Toxizität nach rascher Injektion von Natriumdiacetrizoat gesehen. Diese Verfasser weisen darauf hin, daß eine Prämedikation mit niedrigmolekularem Dextran bei Patienten, die angiographisch untersucht werden, von großer prophylaktischer Bedeutung sein kann. Dies gilt speziell für solche Fälle, bei denen große und hochkonzentrierte Dosen benötigt werden.

Die Elimination und Verteilung von im Blut injiziertem Kontrastmittel ist von SCHLUNGBAUM (1962) untersucht. Die Proteinbindung der Kontrastmittel ist in Dialysenuntersuchungen von LASSER u. Mitarb. (1962) behandelt worden. Diese Bindung scheint wichtig zu sein für den Ausscheidungsort des Kontrastmittels und für seine Toxizität.

Der wesentlichste Faktor bei der Anwendung von Kontrastmitteln zur Angiographie ist jedoch die lokale Gewebsreaktion. Durch den lokalen toxischen Effekt der Kontrastmittel können zwei verschiedene und streng voneinander getrennte Gewebsgrenzen, die normalerweise für eine vollständig selektive Passage in beiden Richtungen offen sind, verändert werden. Durch diesen toxischen Effekt wird die Gewebsschranke aufgebrochen oder vollständig blockiert. Dadurch kann der Organismus in akute Gefahr gebracht werden. Die eine der beiden Gewebsgrenzen ist die Blut-Liquorschranke, bei deren Zusammenbruch das Kontrastmittel schwere toxische Veränderungen im Gehirn hervorrufen kann. Die andere wird durch die Nieren gebildet, in denen die Nephronen durch die toxische Wirkung der Kontrastmittel geschädigt werden können, wobei es zur Blockade der Ausscheidung kommt. Diese kann vollständig sein. Die Ausscheidung der toxischen Produkte durch andere Organe, wie gastrointestinale Schleimhaut und Leber, ist dann nicht genügend.

Diese toxischen Wirkungen sind von großer Wichtigkeit und müssen im einzelnen eingehend besprochen werden.

α) Blut-Liquorschranke

Originalexperimente über die Einwirkung der dijodierten Kontrastmittel auf die Blut-Liquorschranke wurden von BROMAN u. OLLE OLSSON (1948, 1949, 1950) durchgeführt. 1956 wiederholten sie diese mit trijodierten Kontrastmitteln. Zu diesem Zwecke arbeiteten sie eine physiologisch gut ausgebaute Methode für diese speziellen Untersuchungen um. Die Resultate der Experimente können folgendermaßen zusammengefaßt werden:

1. Wasserlösliche Kontrastmittel sind imstande, die Blut-Liquorschranke zu zerstören.

2. Wenn die pathologischen Veränderungen gering sind, sind sie reversibel.

3. Die Wirkung auf die Blut-Liquorschranke wird direkt durch die Kontrastmittel hervorgerufen und ist nicht in hohem Grade vom osmotischen Druck der Lösungen abhängig.

4. Kontrastmittel mit ähnlicher chemischer Zusammensetzung, aber von verschiedenen Firmen hergestellt, können in ihrem toxischen Effekt einen geringgradigen Unterschied

zeigen. Diese Tatsache beruht auf der Beimischung von kleinen Unreinheiten während der Fabrikation der Kontrastmittel.

5. Der toxische Effekt steht in direkter Beziehung zur Konzentration und Dauer der Anwendung des Kontrastmittels.

Diese Ergebnisse sind von zahlreichen Autoren bestätigt worden. Die gleiche experimentelle Anordnung ist auch zur pharmako-dynamischen Prüfung verschiedener Kontrastmittel angewendet worden. HOPPE aus dem Stirling Winthrop Research Institute (1959) benützte sie zur Prüfung von verschiedenen Kontrastmitteln. JEPPSSON (1962) hat zeigen können, daß die Wirkung des Kontraststoffes auf die Blut-Liquorschranke durch Hypothermie verhindert wird, was durch eine Verminderung der Reaktionsgeschwindigkeit verursacht ist.

ZINNER u. GOTTLOB (1959) verwendeten die histologische Methode der Silberimprägnation der Gefäßendothelien zum Nachweis von morphologischen Veränderungen in den Gefäßen. Bei diesen Untersuchungen von drei verschiedenen Kontrastmitteln, einem dijodierten und zwei trijodierten, zeigte „Urografin" die geringste Gewebstoxizität.

Alle diese Experimente über die Blut-Liquorschranke sind an Kaninchen ausgeführt worden. Es hat sich gezeigt, daß das Kaninchengehirn für eine anatomische und physiologische Prüfung der Kollateralzirkulation sehr geeignet ist. Das erfordert aber die höchstmögliche Zuverlässigkeit einer experimentellen Anordnung. Zu diesem Zweck haben JEPPSSON u. OLIN (1960) eine eingehende Studie durchgeführt. Sie waren in der Lage, grundlegende anatomische und physiologische Prinzipien für eine perfekte experimentelle Anordnung auszuarbeiten.

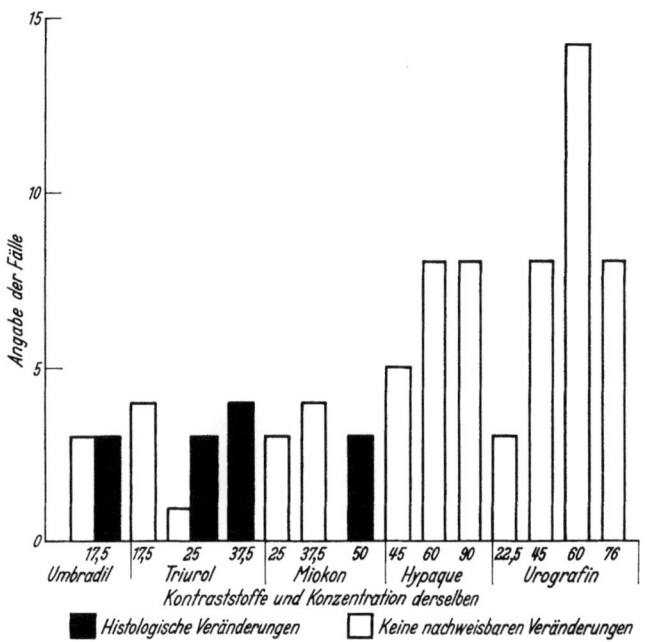

Abb. 1. Aus OLLE OLSSON: IXth Int. Congress of Radiology 1959 nach BERG, IDBOHRN & WENDEBERG (1958)

Das Nervengewebe des Rückenmarks ist gegenüber der toxischen Wirkung der dijodierten und trijodierten Kontrastmittel außerordentlich empfindlich. Dies wurde von HOL u. SKJERVEN (1954) eindeutig in einer Arbeit über die Schädigung des Rückenmarks bei experimenteller, abdomineller Aortographie nachgewiesen.

β) Nierenparenchym

Bei der renalen Angiographie steht man einer besonderen Situation gegenüber. Hier dient das zu untersuchende Organ gleichzeitig auch zur Ausscheidung des Kontrastmittels. Um einer Schädigung der Nieren vorzubeugen, mußte eine experimentelle Anordnung geschaffen werden, die es ermöglicht, die Wirkung von verschiedenen Arten und Konzentrationen von Kontrastmitteln auf das Nierenparenchym zu prüfen. Eine solche zuverlässige und leicht reproduzierbare Anordnung wurde von IDBOHRN u. BERG (1954) geschaffen. Diese Autoren zeigten, daß es mit Hilfe histologischer Methoden möglich ist, die maximale Kontrastmittelkonzentration genau zu bestimmen, die dem Nierenparenchym noch keinen Schaden zufügt. Für dijodierte Kontrastmittel ist in der Nierenarterie eine maximale Konzentration von 10—17,5% erlaubt. Trijodierte Kontrastmittel zeigen eine hohe Gewebstoleranz, doch ändern sich die Werte je nach der Art des Kontrastmittels. Für Verbindungen wie „Urografin" und „Hypaque" konnten keine oberen Grenzwerte gefunden werden (BERG, IDBOHRN u. WENDEBERG 1958) (Abb. 1).

Physiologische Methoden zur Untersuchung von toxischen Wirkungen sind oft genauer und ausführlicher als histologische. Deshalb wurden die oben genannten anatomischen Untersuchungen durch eine Reihe von physiologischen Prüfungen ergänzt (IDBOHRN

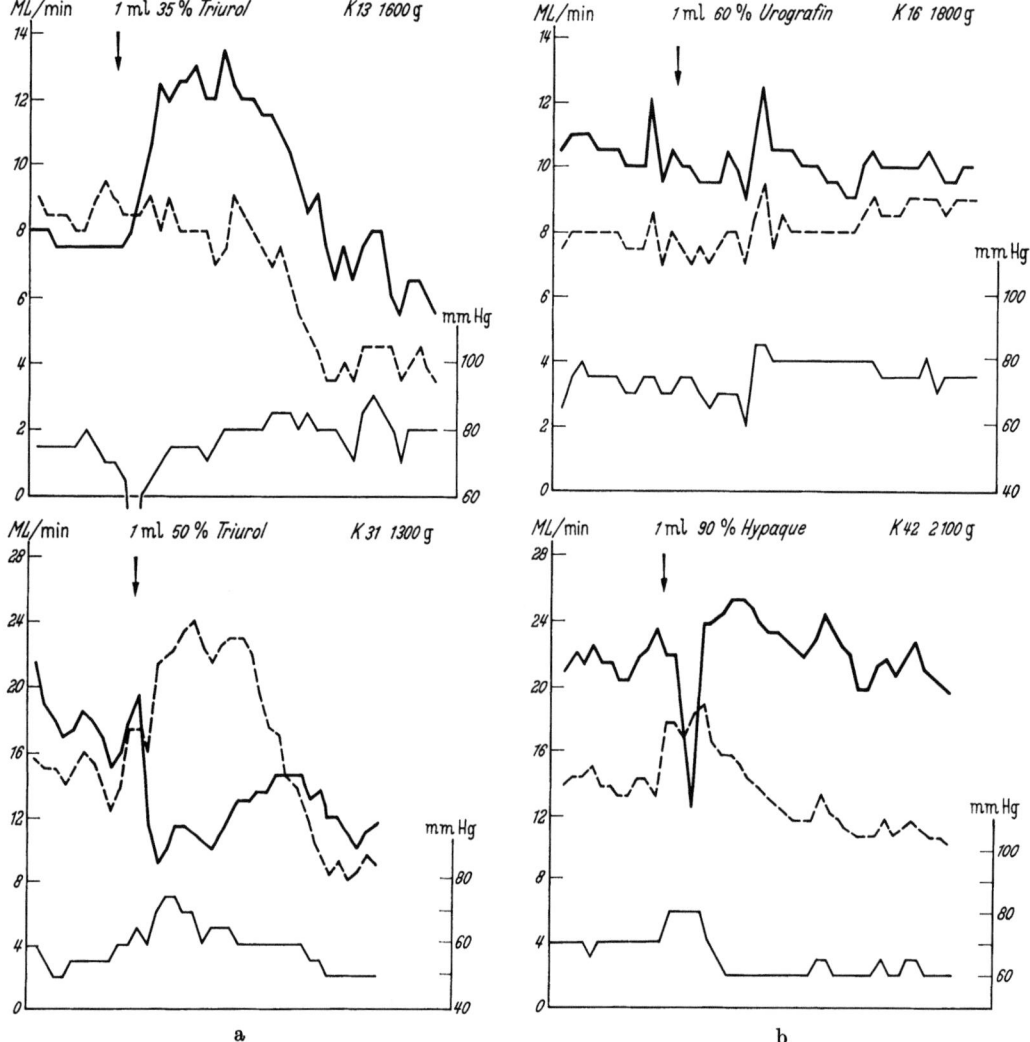

Abb. 2. Aus OLLE OLSSON: IXth Int. Congress of Radiology 1959, nach IDBOHRN & NORGREN. Blutdurchströmung der Niere vor und nach: a Injektion von 1 ml 35% Triurol, Injektion von 1 ml 50% Triurol; b Injektion von 1 ml 60% Urografin, Injektion von 1 ml 90% Hypaque

u. NORGREN) (Abb. 2). Um physiologische Veränderungen in der Niere zu prüfen, wurde als Testwert die Größe der Nierendurchblutung gewählt. Durch diese Experimente konnte nachgewiesen werden, daß die besten trijodierten Kontrastmittel keinen nachteiligen Effekt auf so wichtige physiologische Funktionen wie die Nierendurchblutung haben.

γ) Selektive Untersuchungen

Meiner Meinung nach sollten praktisch alle angiographischen Untersuchungen selektiv durchgeführt werden. Nur die selektive Technik kann den vollen Wert der Angiographie zur Geltung bringen. Es ist von großer Wichtigkeit, daß benachbarte Gefäße nicht mit

Kontrastmittel gefüllt werden und so durch Überprojektion auf die zu untersuchenden Gefäße eine eindeutige Beurteilung erschweren. Bei der Carotisangiographie ist es beispielsweise wichtig, daß je nach der Fragestellung das Kontrastmittel selektiv in die A. carotis interna oder A. carotis externa injiziert wird. Die Kontrastmittelinjektion in die A. carotis communis ist technisch nicht einwandfrei. Das gleiche gilt auch für die Angiokardiographie, bei der das Kontrastmittel mit Hilfe eines Katheters an die Stelle herangebracht wird, von der aus die pathologischen Veränderungen am besten dargestellt werden können. Auch in der Nierenangiographie ist die selektive Technik gegenüber der aortalen vorzuziehen, da nur so die Füllung der Mesenterialgefäße vermieden werden kann.

Die Anwendung der selektiven Technik birgt jedoch die Gefahr von Reaktionen in sich. EDLING, HELANDER, PERSSON u. ÅSHEIM (1959) zeigten, daß Nierenschädigungen nach selektiver renaler Angiographie größer sind als nach aortaler. Bei ihren Untersuchungen verwendeten sie jedoch ein Kontrastmittel, das sich auf Grund der Untersuchungen an unserem Institut als das für die Angiographie am wenigsten geeignete erwiesen hat. Zudem benützten sie weit größere Kontrastmittelmengen als dies im klinischen Gebrauch normalerweise der Fall ist. Mit einer interessanten Modifikation der Radioisotopenclearance haben BODFORSS, MUTH u. OLIN (1964) gezeigt, daß mit richtiger Kathetergröße und -lage und mit einem guten Kontrastmittel die Toleranz auch bei selektiver Untersuchung sehr groß ist. Die Gefahr von unerwünschten Reaktionen bei selektiver Nierenangiographie soll aber keineswegs unterschätzt werden. Eine genaue Kenntnis aller pharmakologischen und technischen Einzelheiten ist unumgänglich. Eine unsorgfältig durchgeführte Katheterisierung kann beispielsweise zu Spasmen der Nierenarterie und ihrer Äste führen.

GRAYSON, MARGULIS, HEINBECKER u. SALTZSTEIN (1961) zeigten experimentell am Hund, daß „Renografin" ein gutes, „Miokon" ein schlechtes Kontrastmittel zur Angiographie der A. mesenterica ist. Das bedeutet, daß sich die Toleranz des Darmes prinzipiell wie die der Nieren verhält.

2. Zwischenfälle und Gefahren

Der Gebrauch von Kontrastmitteln schließt gefährliche Risiken in sich. Diese sind je nach dem zu untersuchenden Organ, dem Allgemeinzustand des Patienten und der angewendeten Technik verschieden. Forschung und klinische Erfahrung haben die Ursachen mancher dieser Gefahren aufgedeckt und auch Methoden zu deren Eliminierung oder Verminderung entwickelt.

a) Allgemeine Systemreaktionen

Die allgemeinen Systemreaktionen sind unvollständig erforscht. Wirksame Maßnahmen zu deren Verhinderung sind deshalb bis heute nicht genügend bekannt. Lokale Reaktionen sind andererseits gut bekannt und vorbeugende Maßnahmen sind ausgearbeitet, jedoch leider noch nicht an allen Stellen in routinemäßigem klinischen Gebrauch.

Die meisten Röntgenologen mit großer Erfahrung in der Anwendung von wasserlöslichen Kontrastmitteln sind schon dem Problem einer unvorhergesehenen, schweren Systemreaktion eines Patienten gegenübergestanden. Um dauernden Schaden zu verhindern, erfordern solche akuten Zustände eine rasche und wirksame Therapie. In einer großangelegten Übersicht über die Reaktionen bei der Urographie in den USA während der Jahre 1945—1956 berechneten PENDERGRASS, TONDREAU, PENDERGRASS, RITCHIE, HILDRETH u. ASKOVITZ (1958) die Häufigkeitsrate der Todesfälle als 8,6 auf eine Million Untersuchungen. Diese tödlichen Zwischenfälle traten in der Regel nach einer Dosierung von 200 mg/kg Körpergewicht auf, was einer tödlichen Dosis von 3000—14 000 mg/kg Körpergewicht beim Tier entspricht.

McAfee u. Willson (1956) bearbeiteten die Häufigkeit der schweren Komplikationen und Todesfälle bei 13 207 abdominalen Aortographien, einschließlich 12 832 translumbalen Untersuchungen. Die Häufigkeit der schweren Komplikationen und Todesfälle betrug dabei 1,02%, die der Todesfälle allein 0,28%.

Nesbit (1959) stellte die Reaktionen bei 144 000 Injektionen von neueren Kontrastmitteln, wie „Hypaque", „Miokon" und „Renografin" zusammen. Er fand dabei 301 Fälle mit schweren Reaktionen, 165 allergische Reaktionen, 136 Fälle von Schock und einen Todesfall. Wie schon von Hoppe (1959) nachgewiesen werden konnte, ist die Kurve der normalen Häufigkeitsverteilung eine Asymptote. Aus diesem Grunde kann ein zufälliger Todesfall bei einem Patienten am extremen Ende der Kurve eintreten. Bei sorgfältiger Auswahl der Patienten und durch das Vorhandensein rasch anwendbarer Schutzmaßnahmen kann die Häufigkeit der schweren und tödlichen Komplikationen herabgesetzt werden. Dazu gehört, daß der Untersuchungsraum mit einer Notfallausrüstung versehen ist, die die notwendigen Instrumente zur Offenhaltung der oberen Luftwege, künstliche Atmung und Medikamente zur Stimulation des Blutdrucks, Schockverhinderung und Schockbekämpfung enthält. Jeder Röntgenologe soll außerdem die Technik künstlicher Atmung und präkordialer Herzmassage beherrschen.

Sensibilitätsteste vor der Untersuchung haben sich nicht als zuverlässig erwiesen (Alyea u. Haines 1947). Dies gilt besonders für die intradermalen und conjunctivalen Teste, die ja keineswegs dem Mechanismus der intravenösen Applikation entsprechen und deshalb unlogisch sind. Ein intravenöser Test mit 1—2 cm³ Kontrastmittel ist eine Art Provokationstest und deshalb der einzige Empfindlichkeitstest, der vertretbar ist. Doch auch der ist unzuverlässig. In der schon erwähnten Übersicht haben Pendergrass et al. gezeigt, daß in 26 von 61 Todesfällen ein negativer intravenöser Test vorlag. Dreimal traten die Todesfälle allein auf Grund des intravenösen Testes ein.

Erfahrungsgemäß kann eine Spätreaktion sowohl nach einer Testdosis als auch nach einer Untersuchungsdosis auftreten. In manchen Fällen kann der Patient eine schwere Reaktion auf die Testdosis zeigen, die Untersuchungsdosis aber gut ertragen.

Manche Autoren verwenden Antihistaminica zur Vermeidung oder Verminderung der Reaktionen. Crepea, Allanson u. DeLambre (1949) prämedizierten die Patienten mit Antihistaminica. Olle Olsson (1951) injizierte Antihistaminica zusammen mit dem Kontrastmittel. Obschon die gewonnenen Erfahrungen unvollständig sind, haben diese Autoren zusammen mit anderen die Auffassung, daß die Zahl der Reaktionen auf diese Weise vermindert, die Reaktionen selbst aber nicht vollständig vermieden werden können. Nesbit (1959) prüft zur Zeit die klinische Anwendung dieser Methoden an Hand einer breit angelegten Übersicht.

Die von Arner (1960) versuchte serologische Desensibilisierung der Patienten kann — seiner Meinung nach — in ausgewählten Fällen von Nutzen sein.

b) Lokale Reaktionen

In der Weltliteratur sind zahlreiche Fälle von Nierenversagen oder Paraplegie nach Aortographie und renaler Angiographie beschrieben. Olle Olsson (1955) stellte eine Literaturübersicht bezüglich lokaler Kontrastmittelreaktionen zusammen. Die genaue Analyse dieser Fälle zeigt, daß die lokalen Reaktionen dann entstehen, wenn zu große Mengen oder zu hohe Konzentrationen von Kontrastmitteln bei ungezielter Untersuchungstechnik angewendet werden. Wie schon erwähnt, können große Mengen und hohe Konzentrationen von Kontrastmittel die Nieren und das Rückenmark schädigen. Bei Anwendung einer ungezielten Untersuchungstechnik kann das Kontrastmittel in ein falsches Gefäß oder Organ injiziert werden. Es ist möglich, daß bei der Aortographie der Katheter oder die Nadel ungewollt in eine der Nierenarterien gelangt. Dabei wird eine große Menge von Kontrastmittel, die ursprünglich dazu bestimmt war, in einem großen Gefäß verdünnt zu werden, unverdünnt in die Nierenarterie oder einer ihrer Äste eingespritzt, was zu einem irreversiblen Nierenschaden führen kann. Bei direkter Injektion des Kontrastmittels in eine Lumbalarterie besteht die Möglichkeit einer Schädigung des Rückenmarks. Ähnliches gilt für die Anwendung der Aortographie in Fällen von Obliteration des distalen Teils der abdominalen Aorta. Bei Injektion des Kontrastmittels durch Direktpunktion in deren proximalen Abschnitt gelangt dieses in alle Arterien, die proximal der Obliteration ihren Ursprung haben, z. B. Nieren- und Lumbalarterien. Dabei erhalten die von diesen Arterien versorgten Organe eine unerwartet hohe Dosis Kontrastmittel.

Gewisse Kontrastmittel können bei der peripheren Angiographie zu Gefäßspasmen führen. Die trijodierten Kontrastmittel rufen keinen Spasmus hervor; sondern einige von ihnen verursachen im Gegenteil eine mehr oder weniger ausgeprägte Vasodilatation.

3. Sedimentierung und Schichtung der Kontrastmittel

Kontrastmittel haben ein anderes spezifisches Gewicht als die Körperflüssigkeiten, mit denen sie gemischt werden. Diese Tatsache beeinflußt die Untersuchungstechnik und die Beurteilung der Untersuchungsresultate in einem hohen Grad. Gasförmige Kontrastmittel gelangen in einem Hohlraum über den nicht gasförmigen Teil. Ist der Inhalt des Hohlraumes flüssig, so entsteht ein Flüssigkeitsspiegel gegenüber Gas, der bei der Untersuchung mit horizontaler Strahlenrichtung waagerecht verläuft. Die Untersuchung mit horizontaler Strahlenrichtung eines Patienten in entsprechend günstiger Lage ist deshalb wichtig, wenn in einem Hohlraum Flüssigkeit nachgewiesen werden soll. Die Form der Spiegelbildung kann ebenfalls diagnostische Bedeutung haben. Beispielsweise kann eine proteinreiche Flüssigkeit mit Gas kleine Blasen bilden. Überhaupt wird die Mischung von Flüssigkeit und Gas vor allem durch den Viscositätsgrad der Flüssigkeit bestimmt. Kontrastmittel von höherem spezifischen Gewicht schichten sich in einem Hohlraum unter die Körperflüssigkeit. Dies ist beispielsweise im Magen beim Bariumsulfat der Fall. Im Hinblick auf diese Tatsache ist die Untersuchungstechnik des Magens so ausgearbeitet, daß durch Untersuchung des Patienten im Stehen, durch Lagerung in Bauch- und Rückenlage jeder Abschnitt der Magenwand mit dem Kontrastmittel in Berührung gebracht wird. Diese Tatsache muß bei der Beurteilung von Untersuchungsbefunden verschiedener Art, z. B. bei der Darstellung von Ulcerationen beachtet werden. Dies hat auch, wie von SANDMARK (1963) gezeigt wurde, Bedeutung für den röntgendiagnostischen Nachweis einer Hernie im Hiatus oesophagi.

Lösliche schwere Kontrastmittel können z. B. in Blut und Urin geschichtet sein. (Dieses Phänomen soll in solchen Fällen als Schichtung und nicht als Sedimentierung bezeichnet werden.) Es kommt z. B. bei der Angiographie vor, wo vor allem bei langsamer Strömungsgeschwindigkeit eine Schichtung eintritt. Dies ist besonders bei der Beurteilung sowohl von arteriellen als auch venösen Angiogrammen von großer Bedeutung. Die grundlegenden Ursachen dieses Phänomens sind von KJELLBERG (1943) im Modellversuch dargelegt worden. Er weist dabei darauf hin, daß die geringe Tendenz der wasserlöslichen Kontrastmittel, sich mit Blut zu mischen, vor allem durch das hohe spezifische Gewicht und die Viscosität hervorgerufen wird. Eine geringere Rolle spielen Oberflächenspannung und Diffusion.

Im besonderen haben auch die Strömungseigenschaften des Kontrastmittels und vor allem die Formveränderung des Kontrastbolus diagnostische Bedeutung.

In den Harnwegen kommt es sowohl bei der Urographie als auch Pyelographie häufig zu einer Schichtung zwischen Urin und Kontrastmittel. Dieses Phänomen wurde zuerst von LAURELL (1924) und später eingehender von RIBBING (1933) bei der Pyelographie und von ETTINGER (1943) bei der Urographie untersucht. Es hat für die Füllung der verschiedenen Abschnitte der Harnwege große Bedeutung. So kommt es bei der Untersuchung in Rückenlage durch die Schichtung vor allem zur Kontrastmittelfüllung der am meisten dorsal gelegenen, d. h. kranialen Calyces, während die ventral gelegenen, d. h. caudalen Calyces unvollständig gefüllt sein können. Der ventral gelegene Confluensteil des Nierenbeckens kann, besonders wenn eine Dilatation vorliegt, in Rückenlage eine ungenügende Kontrastmittelfüllung zeigen. Wird jedoch der Patient in Bauchlage gebracht, so füllt der spezifisch schwerere Kontrasturin den ventral gelegenen Confluensteil aus. Diese Tatsache ist noch in manchen anderen Abschnitten der ableitenden Harnwege von Bedeutung.

Auch bei der Cholecystographie und Cholegraphie ist dieses Phänomen wichtig. Bei einer Cholegraphie kann in der Gallenblase oft eine nicht homogene Mischung von frischer Kontrastgalle und älterer konzentrierter Nativgalle festgestellt werden.

Jede Untersuchungstechnik muß deshalb so geartet sein, daß durch richtige Lagerung des Patienten auf die Schichtungs- und Sedimentierungsvorgänge Rücksicht genommen wird und aus diesen der größtmögliche Vorteil gewonnen werden kann.

Das Vorhandensein des Schichtungs- und Sedimentierungsphänomens muß deshalb bei der Durchführung und Beurteilung aller Kontrastuntersuchungen in Betracht gezogen werden.

4. Zukünftige Kontrastmittel

In Laboratorien der ganzen Welt geht eine kontinuierliche Arbeit zur Herstellung sicherer, billiger, biologisch inaktiver und absorptionskräftiger Kontrastmittel vor sich. Bis heute sind alle Kontrastmittel zur parenteralen Anwendung wasserlöslich. Die Erfahrungen mit Thorotrast zeigen jedoch, daß kolloidale Kontrastmittel große Vorteile bieten. Wie schon erwähnt, ist jedoch Thorotrast vollständig außer Gebrauch gekommen. Zur vorübergehenden Darstellung der Leber und Milz sind von OSELLADORE u. LENARDUZZI sowie DEGKWITZ Versuche zur Herstellung feiner Emulsionen von Jodkontrast unternommen worden. Besonders die Versuche über die parenterale Zufuhr von Fett zu Ernährungszwecken haben eine Weiterentwicklung von uniformen und stabilen Fettkolloiden, die der Zirkulation zugeführt werden können, gebracht. Bis heute konnten jedoch noch keine Kontrastmittel von diesem Typ hergestellt werden, die eine gefahrlose klinische Anwendung erlauben würden. Ein anderer Weg, der geprüft wird, ist die Anwendung von Metallchelaten. Es sind dies wasserlösliche Kontrastmittel mit schweren Metallatomen als kontrastgebendem Element. Die Metalle sind in nichtionisierter Form so fest gebunden, ein „Klauegriff" (Chele, griechisch = Klaue), daß sie ihre sonst stark toxische Wirkung nicht entwickeln können. SAPEIKA (1954) war der erste, der ein Chelat als Kontrastmittel verwendete und zwar das Pb-äthylen-diaminotetra-acetat (B-EDTA). Dieses Präparat wurde 1956 auch von MIGLIORINI u. TODDEI sowie SHAPIRO benützt. 1959 untersuchten NALBANDIAN, RICE u. NICKEL Disodium-bismuth-diethyelene-triaminepentaacetate (BiDTPA) im Experiment. Bis heute sind die Chelate noch nicht in größerem Gebrauch, doch finden sich hier vollständig neue Möglichkeiten zur Entwicklung von Kontrastmitteln.

Literatur

ALYEA, E. P., and C. E. HAINES: Intradermal test for sensitivity to iodopyracet injection, or „Diodrast". J. Amer. med. Ass. **135**, 25 (1947).

ANDRÉN, L., and G. THEANDER: Residual contrast medium in the bowel in cholecystography with iopanoic acid and certain related substances. Acta radiol. (Stockh.) **53**, 371—376 (1960).

— — Relationship between „eccentric contractions" of the gallbladder and the post-cholecystectomy syndrome. Acta radiol. (Stockh.) **55**, 409—412 (1961).

ARNELL, S., and F. LIDSTRÖM: Myelography with skiodan (Abrodil). Acta radiol. (Stockh.) **12**, 287—288 (1931).

ARNER, B.: Treatment of hypersensitiveness to iodized roentgen contrast media. Acta allerg. (Kbh.) **15**, 432—441 (1960).

BARTELS, E. D., G. C. BRUN, A. GAMMELTOFT and P. A. GJØRUP: Acute anuria following intravenous pyelography in patient with myelomatosis. Acta med. scand. **150**, 297—302 (1954).

BECKERMAN, F., u. C. POPKEN: Kontrastdarstellung der Leber und Milz im Röntgenbild mit Jodsolen. Fortschr. Röntgenstr. **58**, 519—535 (1938).

BERG, N. O., H. IDBOHRN and B. WENDEBERG: Investigation of the tolerance of the rabbit's kidney to newer contrast media in renal angiography. Acta radiol. (Stockh.) **50**, 285—292 (1958).

BERGMAN, F., G. GORTON, O. NORMAN and S. SJÖSTEDT: Foreign body granulomas following hysterosalpingography with a contrast medium containing carboxymethyl cellulose. Acta radiol. (Stockh.) **43**, 17—29 (1955).

— O. NORMAN and S. SJÖSTEDT: Perjodal H. Viscous, a water-soluble contrast medium containing dextran. Acta radiol. (Stockh.) **46**, 587—594 (1956).

BERNSTEIN, E. F., and R. L. EVANS: Low-molecular-weight dextran. J. Amer. med. Ass. **174**, 1417—1422 (1960).

— — R. F. AVANT and J. V. TYBERG: Experimental studies of ditriokon toxicity. Amer. J. Roentgenol. **86**, 1138—1145 (1961).

— J. D. PALMER, T. A. AABERG and R. L. DAVIS: Studies of the toxicity of Hypaque-90 per cent, following rapid intravenous injection. Radiology **76**, 88—95 (1961).

BJÖRK, L., and H. LODIN: The reaction of the rabbit lung on bronchography with viscous contrast media. Acta Soc. Med. upsalien. **60**, 61—67 (1955).

— — Pulmonary changes following bronchography with Dionosil Oily (animal experiments). Acta radiol. (Stockh.) **47**, 177—180 (1957).

BLEASEL, K.: Nerve root radiography. Brit. J. Radiol. **34**, 596—601 (1961).

BODFORSS, B., T. MUTH and T. OLIN: A method for continuous analysis of radioactive substances in blood. To be published in J. Lab. clin. Med. 1965.

— — — Renal function judged with radioactive diodrast after selective renal angiography in dogs. Acta radiol. (Stockh.) **2**, 449—459 (1964).

— — — Renal function tests with radioactive diodrast in dogs. Acta radiol. (Stockh.) **2**, 433—446 (1964).

BRODÉN, B.: Experiments with cholecystokinin in cholecystography. Acta radiol. (Stockh.) **49**, 25—30 (1958).

BROMAN, T., B. FORSSMAN and OLLE OLSSON: Further experimental investigations of injuries from contrast media in cerebral angiography. Acta radiol. (Stockh.) **34**, 135—143 (1950).

— and OLLE OLSSON: The tolerance of cerebral blood-vessels to a contrast medium of the diodrast group. Acta radiol. (Stockh.) **30**, 326—342 (1948).

— — Experimental study of contrast media for cerebral angiography with reference to possible injurious effects on the cerebral blood vessels. Acta radiol. (Stockh.) **31**, 321—334 (1949).

— — Technique for the pharmaco-dynamic investigation of contrast media for cerebral angiography. Acta radiol. (Stockh.) **45**, 96—100 (1956).

CANADA, W. J.: Use of Urokon (sodium-3-acetylamino-2-3,6-triiodobenzoate) in roentgen study of the gastro-intestinal tract. Radiology **64**, 867—873 (1955).

CHAPLIN JR., H., and E. CARLSSON: Changes in human red blood cells during in vitro exposure

to several roentgenologic contrast media. Amer. J. Roentgenol. **86**, 1127—1137 (1961).

CREPEA, S. B., J. C. ALLANSON and L. DE LAMBRE: Failure of antihistaminic drugs to inhibit diodrast reactions. N. Y. St. J. Med. **49**, 2556—2558 (1949).

DAVIS, L. A., KEE-CHANG HUANG and E. L. PIRKEY: Water-soluble, non-absorbable radiopaque mediums in gastro-intestinal examination. J. Amer. med. Ass. **160**, 373—375 (1956).

DEGKWITZ, R.: Kolloidgestaltung und gezielte intravenöse Injektion. Fortschr. Röntgenstr. **58**, 472 (1938).

DOYLE, F. H.: Cystography in bladder tumours. A technique using „Steripaque" and carbon dioxide. Brit. J. Radiol. **34**, 205—215 (1961).

EDLING, N. P. G., and C. G. HELANDER: Cholegraphy with depression of the renal excretion of the contrast medium. Acta radiol. (Stockh.) **49**, 187—192 (1958).

— — F. PERSSON and A. ÅSHEIM: Renal function after selective renal angiography. Acta radiol. (Stockh.) **51**, 161—169 (1959).

EDLUND, Y., and L. ZETTERGREN: Toxicity of the methylglucamine salt of tetra-iodophthalic acid morpholide. Acta radiol. (Stockh.) **55**, 413—416 (1961).

ETTINGER, A.: Layer formation in pyelography. Amer. J. Roentgenol. **49**, 783—794 (1943).

FISCHER, F. K.: The bronchial tree: technic of bronchography. In H. C. SCHINZ et coll., Roentgen diagnostics, vol. 3, p. 2023, 1st Amer. edit. London: William Heinemann 1953.

FROMMHOLD, W., u. H. BRABAND: Zwischenfälle bei Gallenblasenuntersuchungen mit Biligrafin und ihre Behandlung. Fortschr. Röntgenstr. **92**, 47—59 (1960).

FUCHS, W. A.: Complications in lymphography with oily contrast media. Acta radiol. (Stockh.) **57**, 427—432 (1962).

FUNKQUIST, B., and N. OBEL: Tonic muscle spasms and blood pressure changes following the subarachnoid injection of contrast media. Acta radiol. (Stockh.) **53**, 337—352 (1960).

GELIN, L.-E., and B. INGELMAN: Rheomacrodex — a new dextran solution for rheological treatment of impaired capillary flow. Acta chir. scand. **122**, 294—302 (1961).

GRAYSON, T., A. R. MARGULIS, P. HEINBECKER and S. L. SALTZSTEIN: Effects of intra-arterial injection of Miokon, Hypaque, and Renografin in the small intestine of the dog. Radiology **77**, 776—782 (1961).

GUNNARSON, E.: Oral cholegraphy. Acta radiol. (Stockh.) **52**, 289—296 (1959).

— Investigation of the distension capacity of the human gallbladder. Acta radiol. (Stockh.) **56**, 161—169 (1961).

HOL, R., and O. SKJERVEN: Spinal cord damage in abdominal aortography. Acta radiol. (Stockh.) **42**, 276—284 (1954).

HOLDEN, W. S., and R. H. COWDELL: Late results of bronchography using dionosil oily. Acta radiol. (Stockh.) **49**, 105—112 (1958).

Holman, R. L.: Complete anuria due to blockage of renal tubules by protein casts in a case of multiple myeloma. Arch. Path. 27, 748—752 (1939).

Hoppe, J. O.: Some pharmacological aspects of radiopaque compounds. Ann. N. Y. Acad. Sci. 78, 727—739 (1959).

Huger, W. E., G. Margolis and K. S. Grimson: Protective effect of intra-aortic injection of procaine against renal injuries produced in experimental aortography. Surgery 43, 52—62 (1958).

Idbohrn, H., and N. Berg: On the tolerance of the rabbit's kidney to contrast media in renal angiography. Acta radiol. (Stockh.) 42, 121—140 (1954).

—, and A. Norgren: Siehe Olle Olsson, IXth Int. Congr. Radiology. Stuttgart: Georg Thieme 1959, u. München u. Berlin: Urban & Schwarzenberg 1961.

Jeppson, P. G.: Studies on the blood-brain barrier in hypothermia. Acta neurol. scand. Suppl. 160, vol. 38 (1962).

—, and T. Olin: Cerebral angiography in the rabbit, N. F. Avd. 2, Bd. 56., Nr. 14. Lund: Lunds Univ. Årsskr. 1960.

Kågström, E., P. Lindgren and G. Törnell: Circulatory disturbances during cerebral angiography. Acta radiol. (Stockh.) 54, 3—16 (1960).

Kenan, P. B., G. T. Tindall, G. Margolis and R. S. Wood: The prevention of experimental contrast medium injury to the nervous system. J. Neurosurg. 15, 92—95 (1958).

Killman, S., S. Gjørup and J. H. Thaysen: Fatal acute renal failure following intravenous pyelography in patient with multiple myeloma. Acta med. scand. 158, 43—46 (1957).

Kjellberg, S. R.: Die Mischungs- und Strömungsverhältnisse von wasserlöslichen Kontrastmitteln bei Gefäß- und Herzuntersuchungen. Acta radiol. (Stockh.) 24, 433—454 (1943).

— N. O. Ericsson and U. Rudhe: The lower urinary tract in childhood. Stockholm: Almqvist & Wiksell 1957.

Lasser, E. C., R. S. Farr, T. Fujimagari, and W. N. Tripp: The significance of protein binding of contrast media in roentgen diagnosis. Amer. J. Roentgenol. 87, 338—360 (1962).

Laurell, H.: On the differential-diagnosis: pyelophrosis or retroperitoneal tumour. Acta radiol. (Stockh.) 3, 226—227 (1924).

Lester, J.: Pantopaque myelography in avulsion of the brachial plexus. Acta radiol. (Stockh.) 55, 186—192 (1961).

Lilienfeld, R. M.: Absorption of Urokon from the G. I. tract. Acta radiol. (Stockh.) 51, 251—256 (1959).

—, and C. A. Ross: Observations on the absorption of Urokon from the pathologic gastrointestinal tract. Amer. J. Roentgenol. 83, 931—932 (1960).

Málek, P., J. Kolc u. F. Žák: Zur Frage der Beschädigung der Lymphknoten durch Kontrastmittel bei der Lymphographie. Fortschr. Röntgenstr. 91, 46—59 (1959).

Maurer, H.-J., H. Puppe u. R. Völker: Untersuchungen zur Kreislaufbelastung durch trijodierte Gallenkontrastmittel. Fortschr. Röntgenstr. 95, 821—823 (1961).

McAfee, J. G., and J. K. V. Willson: A review of the complications of translumbar aortography. Amer. J. Roentgenol. 75, 956—970 (1956).

Migliorini, M., e I. Toddei: Sull'uso dell' E.D.T.A. di Pb come di contrasto in radiologia. Atti Accad. Fisiocr. Siena., Sez. med.-fis. 3, 279—284 (1956).

Nalbandian, R. M., W. T. Rice and W. O. Nickel: A new category of contrast media: water-soluble radiopaque polyvalent chelates. Ann. N. Y. Acad. Sci. 78, 779—792 (1959).

Nesbit, R. M.: Experience with the avoidance of allergic reactions to pyelographic media by the use of antihistamine drugs. Ann. N. Y. Acad. Sci. 78, 852—860 (1959).

Nordenström-Blomqvist, B. E. W.: An attempt of excreting injected thorotrast in rabbits by 2,3-dimercaptopropanol (BAL). Acta radiol. (Stockh.) 34, 533—545 (1950).

Olsson, Olle: On hepatosplenography with „jodsol". Acta radiol. (Stockh.) 22, 749—761 (1941).

— Antihistaminic drugs for inhibiting untoward reactions to injections of contrast medium. Acta radiol. (Stockh.) 35, 65—70 (1951).

— Renal angiography. Xe congr. de la soc. internat. d'urologie. Athènes 1955, 298—330.

— Renal angiography in the pre-diagnostic phase. IX. Internat. Congress of radiology 1959, vol. I, p. 348—354. Stuttgart: Georg Thieme, u. München u. Berlin: Urban & Schwarzenberg 1961.

—, and B. Ekman: Oral hepatography. Acta radiol. (Stockh.) 31, 33—36 (1949).

Oselladore, G., e G. Lenarduzzi: Esperimenti di epatosplenografia e linfografia eseguiti con fini emulsioni di esteri jodati de acidi grassi. Atti Soc. med.-chir. Padova (1937).

Pendergrass, H. P., R. L. Tondreau, E. P. Pendergrass, D. J. Ritchie, E. A. Hildreth and S. I. Askovitz: Reactions associated with intravenous urography: Histological and statistical review. Radiology 71, 1—12 (1958).

Perillie, P. E., and H. O. Conn: Acute renal failure after intravenous pyelography in plasma cell myeloma. J. Amer. med. Ass. 167, 2186—2189 (1958).

Peterhoff, R.: Cholecystography with the sodium salt of iopanoic acid. Acta radiol. (Stockh.) 46, 719—722 (1956).

Radt, P.: Eine Methode zur röntgenologischen Kontrastdarstellung von Milz und Leber. Klin. Wschr. 8, 2128—2129 (1929).

Read, R. C.: Cause of death in cardioangiography. J. thorac. cardiovasc. Surg. 38, 685—695 (1959).

Ribbing, S.: Une source d'erreurs négligée dans l'interprétation des pyélographies. Acta radiol. (Stockh.) 14, 545—557 (1933).

SALTZMAN, G.-F.: Preliminary experiences with peroral cholegraphy. Acta radiol. (Stockh.) 52, 282—288 (1959).

— Solu-Biloptin (SH 550) as a contrast medium for peroral cholegraphy. Acta radiol. (Stockh.) 54, 417—425 (1960).

—, and K.-A. SUNDSTRÖM: The influence of different contrast media for cholegraphy on blood pressure and pulse rate. Acta radiol. (Stockh.) 54, 353—364 (1960).

SALZMAN, E., and M. R. WARDEN: Telepaque opacification of radiolucent biliary calculi. The „rim sign". Radiology 71, 85—89 (1958).

— D. H. WATKINS and W. R. RUNDLES: Opacification of radiolucent biliary calculi. J. Amer. med. Ass. 167, 1741—1743 (1958).

SANDMARK, S.: Hiatal iucompetence. Acta radiol. (Stockh.) Suppl. 219 (1963).

SAPEIKA, N.: Lead EDTA complex; water-soluble contrast medium. S. Afr. med. J. 28, 759—762, 953—956 (1954).

SCHLUNGBAUM, W.: Verteilung, Ausscheidung und Resorption nierengängiger, mit J^{131} markierter Röntgenkontrastmittel. Fortschr. Röntgenstr. 96, 795—806 (1962).

SHAPIRO, R.: Chelation in contrast roentgenography with special reference to Pb Disodium EDTA. Amer. J. Roentgenol. 76, 161—167 (1956).

—, and H. G. JACOBSON: Oral 76 per cent sodium and methylglucamine diatrizoate, a new contrast medium for the gastrointestinal tract. Ann. N.Y. Acad. Sci. 78, 966—986 (1959).

TAINTER, E. G., and C. E. GRAYSON: Large-volume myelography. Ann. N.Y. Acad. Sci. 78, 956—965 (1959).

THEANDER, G.: Precipitation of contrast medium in the gallbladder. Acta radiol. (Stockh.) 44, 467—470 (1955).

— Contrast medium precipitate in the human gallbladder. Acta radiol. (Stockh.) 52, 297—307 (1959).

TORSOLI, A., M. L. RAMORINO, C. COLAGRANDE and G. DEMAIO: Experiments with cholecystokinin. Acta radiol. (Stockh.) 55, 193—206 (1961).

VIRTAMA, P.: Oral cholegraphy with bilijodonnatrium capsules. Acta radiol. (Stockh.) 52, 308—314 (1959).

WALLINGFORD, V. H.: General aspects of contrast media research. Ann. N.Y. Acad. Sci. 78, 707—719 (1959).

WERTHEMANN, A., u. W. VISCHER: Zur Frage der Lungenveränderungen nach Bronchographien mit carboxymethylcellulosehaltigen Kontrastmitteln. Schweiz. med. Wschr. 81, 1077—1080 (1951).

WRIGHT, F. W.: Intravenous hydrocortisone in the treatment of a severe urographic reaction. Brit. J. Radiol. 32, 343—344 (1959).

ZINNER, G., u. R. GOTTLOB: Die gefäßschädigende Wirkung verschiedener Röntgenkontrastmittel, vergleichende Untersuchungen. Fortschr. Röntgenstr. 91, 507—512 (1959).

D. Röntgenreihenuntersuchungen mit dem Schirmbildverfahren

Von

C. Wegelius

Mit 13 Abbildungen

1. Einleitung: Definition, Charakteristika

Die Einführung von Röntgenreihenuntersuchungen Ende der dreißiger Jahre diente in erster Linie den Lungenfachärzten im Kampf gegen die Lungentuberkulose. Dieser Kampf wurde technisch ermöglicht durch Anwendung des Schirmbildverfahrens, das vorher wohl bekannt gewesen, aber bis dahin noch nicht in größerem Umfang angewandt worden war. Während der verhältnismäßig kurzen Periode von etwa 2 Jahrzehnten hat dieses Verfahren eine rasch fortschreitende Entwicklung, sowohl hinsichtlich seiner qualitativen Ausbeute, als auch der Verwendungsmöglichkeiten durchgemacht. Seine Möglichkeiten erstrecken sich nun außer auf Reihenuntersuchungen auch auf weite Gebiete der klinischen Röntgendiagnostik.

Das Schirmbildverfahren wird nachstehend gemäß international festgelegter Terminologie als *Radio-Photographie* = RP bezeichnet (III. Internat. Schirmbildkongreß 1958). Hierdurch soll ein in der Anwendung bequemer Ausdruck geschaffen werden, als auch eine verbesserte internationale sprachliche Koordination auf diesem Gebiet der bisher so bunten Menge uneinheitlicher Bezeichnungen wie „Abreugraphie", „Mass Miniature Radiography", „Photofluorography", „Radio-Photographie" (RP als Abkürzung), „Schermografia", „Schirmbild" usw. geschaffen werden.

Die RP ist ein Verfahren zur Fertigung von Röntgenbildern, deren Format mehr oder weniger stark verkleinert ist gegenüber konventionellen Röntgenbildern, die durch direkte (bzw. folienverstärkte) Einwirkung der Röntgenstrahlen auf den Film entstehen. Das verkleinerte Bild erhält man *indirekt* durch optische Photographie des Durchleuchtungsbildes auf einem fluorescierenden Schirm mit einer Kameraoptik. Die hierbei geltenden speziellen physikalisch-optischen Bedingungen sowie ihre Auswirkung auf die qualitativen Eigenschaften des RP-Bildes werden von BOUWERS in Band I dieses Handbuches analysiert und dargestellt; darauf wird in den entsprechenden Abschnitten hingewiesen werden. Die Ausführungen in diesem Kapitel betreffen hauptsächlich die Anwendung des RP-Verfahrens bei Reihenuntersuchungen, durch die es seine große Bedeutung als objektiv dokumentierende röntgendiagnostische Methode beim Kataster im Gesundheitsdienst erlangt hat. Die erfolgreiche Nutzung dieses neuen Verfahrens hierbei wird vornehmlich durch folgende Faktoren bewirkt:

α) Die Möglichkeit einer systematischen Erfassung der ganzen Bevölkerung oder bestimmter Bevölkerungsgruppen durch transportable Geräte, die an beliebigen Stellen aufgestellt werden oder in Omnibussen montiert die zu Untersuchenden aufsuchen, so daß diese nicht, wie bei klinisch konventionellen Röntgenuntersuchungen, in das Krankenhaus oder Röntgeninstitut kommen müssen.

β) Solche Untersuchungen können von besonders ausgebildetem technischen Personal durchgeführt werden, wobei die schwerer zu mobilisierende und kostspieligere ärztliche Fachkraft im gleichen Maße entlastet wird.

γ) Die mehr oder weniger durchgeführte Standardisierung von Geräten, Filmformat, Einstellung der zu Untersuchenden usw. vereinfacht die Arbeit und erzielt dadurch eine entsprechende Rationalisierung mit erhöhter quantitativer Ausbeute.

δ) Die Möglichkeiten automatisierter Belichtung und entsprechender Filmentwicklung erlauben ihrerseits qualitativ gleichmäßige und erstklassige Bildresultate.

ε) Die Möglichkeit mehr oder weniger schneller Serienaufnahmen können zur Erfassung und diagnostischen Auswertung wichtiger dynamischer Vorgänge dienen.

ζ) Die Vereinfachung der Auswertung und Archivierung infolge des Kleinformates trägt zur größeren Leistungsfähigkeit sowohl in der diagnostischen Arbeit als auch in den verschiedenen damit verbundenen archivierungstechnischen Phasen bei.

η) Die bedeutend geringeren Betriebskosten gegenüber der konventionellen Direkt-aufnahme im Großformat erlauben eine Anwendung dieses Untersuchungsverfahrens in viel größerem Umfang im Rahmen der zur Verfügung stehenden finanziellen Mittel.

Während die Punkte α) und β) sich ausschließlich auf die für Reihenuntersuchungen typischen Verhältnisse beziehen, können die unter γ)—η) genannten Vorteile auch für die allgemeine klinische Röntgendiagnostik wirksam werden. Hierfür ist natürlich eine qualitative Gleichwertigkeit bezüglich des Informationswertes mit Großformatbildern entscheidend. Für einige Zwecke ist dies schon zufriedenstellend erreicht und auf anderen Gebieten scheint die Entwicklung günstig zu sein.

2. Rückschau

Die Methode, durch Photographie des Durchleuchtungsschirmes RP-Bilder herzustellen, ist fast ebenso alt wie das konventionelle Röntgenverfahren. Die ersten Versuche, in Form einer prinzipiellen Mitteilung von BLEYER (1897), publiziert, fanden schon ein halbes Jahr nach RÖNTGENs bahnbrechender Entdeckung statt, weitere folgten 1896 von MCINTYRE sowie von BATELLI und GARBASSO. Es dauerte jedoch bis zur Mitte der dreißiger Jahre, bevor diese Methode soweit entwickelt worden war, daß sie in der Praxis angewandt werden konnte. Hiervon wird in dem einleitend zitierten Kapitel von BOUWERS (Bd. I) Näheres berichtet. Bis dahin waren die Schwierigkeiten, ein befriedigendes Resultat mit RP zu erzielen, unüberwindlich gewesen. Der Grund hierfür waren eine Anzahl von Mängeln in der Kette von Faktoren, welche die Voraussetzung für den Erfolg des Verfahrens sind. Zu diesen gehörte in erster Linie eine unzureichende primäre Leistungsfähigkeit des Apparates, eine zu lichtschwache Optik in der Kamera und eine zu geringe Filmempfindlichkeit. Parallel der allmählichen Verbesserung dieser Faktoren konnte man die Belichtungszeiten zufriedenstellend verkürzen, ohne die diagnostische Auswertbarkeit zu gefährden. Gleichzeitig wurde mit Vergrößerung des Aufnahmeabstandes und der Verkleinerung des Brennfleckes der Röntgenröhren eine wesentliche Verbesserung der Bild-Detailerkennbarkeit erzielt. JANKER kommt der Verdienst einer zielbewußten Nutzung dieser Fortschritte in sinnvoller Kombination für die Entwicklung der RP zu. Er präsentierte 1935 als erster die RP-Anwendung in der medizinischen Praxis mit diagnostisch befriedigender Bildqualität. Dabei verwandte er die Größen 24 ×36 mm und 9 ×12 cm. Die Weiterentwicklung der RP-Optik zum heutigen qualitativ hohen Stande ist vor allem BOUWERS zu verdanken, der im Jahre 1950 die RP-Spiegelkamera (Odelca) einführte.

DE ABREU in Brasilien gebührt die Ehre, erstmalig das RP-Verfahren für Reihenuntersuchungen verwandt zu haben. Seine erste Veröffentlichung über ein erfolgreich durchgeführtes Kataster der Lungentuberkulose erschien 1936. Im gleichen Jahr publizierte KOGA einen entsprechenden Bericht über RP-Lungen-Reihenuntersuchungen in Japan (zitiert nach KOGA 1958). Gleichzeitig wurde die Methode auch in der Sowjetunion eingeführt (zitiert nach GRUZDEV und PRUZJANSKIJ 1958). Danach folgt eine fast lawinenartig schnelle Verbreitung der RP in einer Anzahl von Ländern. Wenn die Tuberkulosebekämpfung dabei im Vordergrund steht, so werden die Befunde anderer sichtbarer thorakaler Veränderungen auch nicht außer acht gelassen. In diesem Zusammenhang können nur einige Pioniere auf dem Gebiet in chronologischer Reifenfolge ihrer Publikationen genannt werden: In Deutschland treffen wir Böhme (1938), (Holfelder (1938), Griesbach sowie Franke (1939). In den Nordischen Ländern stoßen wir auf Holm und Winge (1939, zitiert nach Winge 1956), in Dänemark, in Schweden Törnell (1940), in Finnland Wegelius 1940 und Soinio 1941 (zitiert nach Wegelius 1948). Aus Frankreich wird Ronneaux (1939) genannt, Fournié und Frézouls (1939), aus England Dudley (1941). In USA erscheinen Potter (1938), Lindberg (1939), Potter, Douglas und Birkelo sowie Hirsch und auch Hilleboe und Morgan 1940 (zitiert nach Hilleboe und Morgan 1945). Die ersten großen Reihenuntersuchungen in Südafrika wurden 1939 von Dormer und Collender durchgeführt.

Der zweite Weltkrieg hemmte die Weiterentwicklung der RP in den vom Kriege betroffenen Staaten, wo die Gesundheitskontrolle aus erklärlichen Gründen vorzugsweise das Militär betraf. Gleich nach Kriegsende fing man wieder mit großer Energie an, sich um die technischen Verbesserungen der RP zu bemühen. Neben einer allgemeinen Volksgesundheitskontrolle wurde die RP z. B. bei Gesundheitskontrollen von Flüchtlingen und anderen, durch den Krieg gesundheitlich besonders gefährdeten Menschengruppen eingesetzt. Anfangs wurde hauptsächlich das RP-Filmformat 35 mm angewandt. Ende der vierziger Jahre ging man weitgehend zum Format 70 mm über, das nun in den meisten Ländern als Standardformat eingeführt worden ist und wegen seines bedeutend höheren Informationswertes von der Weltgesundheitsorganisation seit 1959 als Minimalgröße empfohlen wird. In den letzten Jahren ist ein noch größeres Format von 100 mm in Form von Einzelbildern anstelle der bisher üblichen Rollfilme eingeführt worden, das noch weitere qualitative Vorteile zeigt. Unter weitere Verbesserungen in der Entwicklung der RP fällt auch die Einführung von Seitenaufnahmen als Routine bei Thorax-Reihenuntersuchungen außer den konventionellen Frontalbildern, zum Zwecke vermehrter diagnostischer Sicherheit (Wegelius in Schweden 1952); ein weiterer Fortschritt ist die Hartstrahltechnik. Die kontinuierliche Verbesserung der Bildqualität hat dazu geführt, daß die RP jetzt selbst für die endgültige Diagnostik ausreicht. In früheren Stadien hatte sie wegen ihrer geringeren Qualität mehr den Charakter eines Siebungsverfahrens, bei dem die pathologischen Fälle einer Nachkontrolle mit konventionellen Großaufnahmen unterzogen wurden. Dieser Fortschritt bedeutet selbstverständlich eine erhebliche arbeitsmäßige und finanzielle Einsparung. Zum Schluß sei bei der Entwicklung des RP-Verfahrens noch erwähnt, daß es möglich ist, die RP bei Spezialuntersuchungen verschiedener Art wie Serien-Röntgenographie beim Studium dynamischer Vorgänge, Schichtdarstellung usw. einzusetzen. Hierauf wird in entsprechenden Spezialabschnitten dieses Handbuches näher eingegangen. RP-Einzelbilder als Ersatz für konventionelle Röntgenbilder im Großformat in der klinischen Diagnostik werden in Abschnitt 15 dieses Kapitels berührt.

Das RP-Verfahren ist nach der kurzen Zeit von gut zwei Jahrzehnten zu einem zahlenmäßig ins Gewicht fallenden Anteil aller Röntgenuntersuchungen geworden. Zur Zeit dieser Niederschrift (Anfang der sechziger Jahre) wird — wenn man nur die Reihenuntersuchungen berücksichtigt — mit einer jährlichen RP-Aufnahmemenge gerechnet, die sich in der Größenordnung von hundert Millionen bewegt. Verglichen mit den entsprechenden Zahlen für konventionelle Röntgenaufnahmen im Großformat, rechtfertigt dieses Zahlenverhältnis, das noch zu weiteren Verschiebungen zugunsten der RP tendiert, eine größere Aufmerksamkeit seitens der medizinisch-radiologischen Organisationen gegenüber der RP.

In den frühen Entwicklungsstadien ist die RP weitgehend von Lungenfachärzten im Kampf gegen die Tuberkulose angewandt worden; ihnen gebührt die Anerkennung, das Verfahren in der Praxis eingeführt zu haben. Beim jetzigen Stand der Kenntnisse in bezug auf die Gefahren ionisierender Strahlung und beim Bedarf qualifizierter radiophysikalischer Fachleute — um bei der fortgeschrittenen Technik bestmögliche Arbeitsresultate zu erlangen — sollte die RP nun als wichtiger Teil der medizinischen Röntgendiagnostik anerkannt und eingegliedert werden. Diese Auffassung stützt sich sowohl auf eine reichhaltige eigene Forschung und Fachliteratur auf dem RP-Gebiete, als auch auf internationale Meinungsäußerungen bei drei Weltkongressen, die 1951, 1956 und 1958 speziell der RP gewidmet waren.

3. Jetzige Apparaturen

RP-Bilder können prinzipiell mit jedem Röntgendiagnostikapparat, der mit einem Durchleuchtungsschirm und einer Anordnung zur Auslösung der Belichtung versehen ist, gemacht werden. Bei Arbeit im Dunkeln ist nur eine optische Kamera notwendig, um das auf dem fluorescierenden Schirm erscheinende Durchleuchtungsbild zu photographieren. Bei Arbeit im Licht muß darüber hinaus noch ein lichtundurchlässiger Tubus zwischen der Kamera-Optik und dem Leuchtschirm angebracht werden. Bezüglich einer näheren Analyse der optischen Elemente und anderer physikalischer Grundfaktoren der Apparatur, welche für jede RP-Bildentstehung gemeinsame Voraussetzung sind, wird auf das Kapitel von BOUWERS in Bd. I verwiesen. Die folgende Darstellung begrenzt sich auf die Modifikationen, die für die RP-Apparatur entwickelt worden sind, um die speziellen technischen Forderungen zu meistern, die bei der praktischen Durchführung von Reihenuntersuchungen entstehen. Frühere Entwicklungsphasen, die der Röntgenapparatur innerhalb der gesamten Radiologie gemeinsam sind, werden hierbei übergangen, der Schwerpunkt dagegen auf die jetzigen Konstruktionen verlegt, soweit sie eine breitere Anwendung gefunden haben. Obgleich man bei Reihen-RP in der Praxis nur ein Untersuchungsobjekt hat — die Thoraxorgane und hier vornehmlich die Lungen — und somit eine weitgehend rationalisierende Standardisierung erwarten dürfte, gibt es auf diesem Gebiet sehr viele praktische Lösungen. Die große Unterschiedlichkeit in den vorhandenen Apparatekonstruktionen, auf die unten näher eingegangen wird, beruht im wesentlichen auf den recht divergierenden Einstellungen, die man hierfür verschiedenerorts sowohl zu der praktischen Ausführung von Reihen-RP als auch zu der diagnostischen Zielsetzung hat. Bei ersterem gelten vorzugsweise Überlegungen bezüglich Transportabilität und Montage. RP-Untersuchungen werden meistens „beweglich" durchgeführt, indem das Patientenmaterial draußen in „Feldarbeit" aufgesucht wird. Dies geschieht auf zwei prinzipiell verschiedene Arten. Entweder ist die Apparatur in einem Bus fest montiert, entsprechend einem beweglichen Röntgenlaboratorium, oder aber die Apparatur wird in demontiertem Zustand von Ort zu Ort transportiert und vorübergehend in geeigneten Räumen aufmontiert. Beide Methoden fordern ganz verschiedene technische Ausführungen. Die diagnostische Zielsetzung kann ihrerseits auch weitgehend variieren, angefangen von den technisch einfachsten Standardverfahren mit Lungenfrontalaufnahmen bis zu erweiterten Leistungsforderungen mit u. a. Seitenaufnahmen und Verwendung von Hochvolttechnik. Auch ein unterschiedliches Beachten von Strahlenschutzmomenten bedingt, wie unten näher erwähnt wird, verschiedene konstruktive Faktoren.

Der Röntgenapparat. Auf Grund verschiedener, voneinander unabhängiger Ursachen — dem Streben nach möglichst geringem Gewicht zwecks besserer Transportfähigkeit, weiter dem Streben nach geringstem Energiebedarf bei Feldarbeit mit unterschiedlicher Stromversorgung und auch aus ökonomischen Gründen wegen niedrigerer Kosten — hat man sich in der Praxis meist mit Apparaten begnügt, deren Leistung den Erfordernissen eben entspricht. Für Lungenaufnahmen in sagittaler Projektion wurden dabei recht kleine Leistungen als ausreichend angesehen. Die bei Spiegeloptik meist verwandten Apparaturen arbeiten mit etwa 30—50 mA und 60—80 kV. Bei einem Berlichtungsbedarf von 10—20 mAs für Personen von durchschnittlicher Größe entspricht dies Belichtungszeiten von etwa 0,5—2,0 sec für Lungenfrontalaufnahmen. Eine so geringe Leistung wird verständlich bei Berücksichtigung der oben angeführten Gründe, wirkt sich aber durch die langen Belichtungszeiten ungünstig auf die Bildqualität aus. Janker hob diesen Umstand schon 1941 mit Schärfe hervor:

„Wenn für gewöhnliche Lungenaufnahmen Stromstärken von 1000—2000 mA und Belichtungszeiten von einigen wenigen hundertstel Sekunden gefordert werden, dann bedeutet es eine Verschlechterung der erzielbaren Güte des Leuchtschirmbildes, wenn man hierfür nur kleine Apparate mit geringen Stromstärken und langen Belichtungszeiten verwenden will. Die besten Leuchtschirmbilder erzielt man zweifellos bei ganz kurzen Belichtungszeiten und großer Intensität. Man wird also bei der Wahl des Röntgenapparates und der Röntgenröhre gut tun, die leistungsfähigsten Erzeugnisse vorzuziehen, zumal die Intensität, die für ein Leuchtschirmbild notwendig ist, größer ist als die für eine gewöhnliche Röntgenaufnahme."

Aber erst in den allerletzten Jahren sind stärkere RP-Aggregate in Standardausfertigung auf den Markt gekommen. Teils konnte man nach Einführung der Selen-Gleichrichter von den früher hauptsächlich verwandten Halbwellenapparaten auf 4-Ventilapparate übergehen, teils konnte man die Spannung auf 100—150 kV erhöhen. Gleichzeitig begann die Einführung von Drehanoden — Röhren mit kleinerem Brennfleck anstelle der gewöhn-

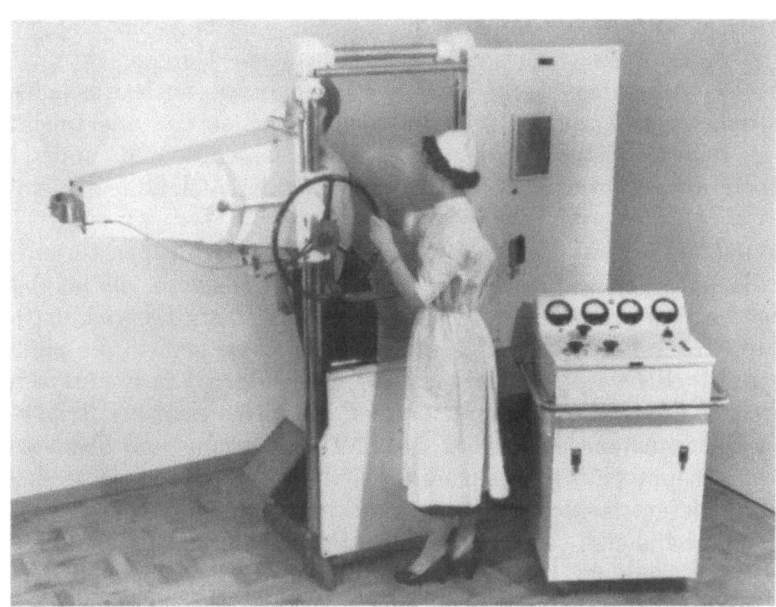

Abb. 1. Schirmbild (RP)-Apparat für Reihenuntersuchungen vom Standardtyp in den 40er Jahren. Die kleine Kamera mit Linsenoptik und 35 mm Bildformat befindet sich links am Ende des Tubus. Patient freistehend. Das Personal kann während der Belichtung mittels der Bleischutzscheibe rechts geschützt werden. Dahinter befindet sich die Röntgenröhre mit den Kabeln zum getrennt stehenden Vierventilapparat

lichen Festanoden — Röhren mit größerem Focus und niedrigerer Belastbarkeit. Derartige qualitativ bessere RP-Apparate gibt es zwar erst in einer verschwindenden Minorität, meist werden immer noch unterdimensionierte Apparaturen der beschriebenen Art verwandt. Seitdem die technische Entwicklung auch innerhalb der RP die praktische Nutzung von Grundsätzen ermöglicht, die in der übrigen Röntgendiagnostik schon viel früher galten, gehen wir nun auch auf dem Gebiet der RP einer fortschreitenden Verbesserung entgegen. Außer den verkürzten Belichtungszeiten und den übrigen, die Bildqualität fördernden Faktoren ermöglicht eine solche Entwicklung auch RP-Bilder in Seitenprojektion usw. All diese Faktoren führen zu einer erweiterten diagnostischen Zielsetzung. Diese Entwicklung sollte daher noch weiter zielbewußt gefördert werden, da sie eine Grundvoraussetzung ist, um die RP qualitativ mehr als bisher der konventionellen Röntgendiagnostik im Großbildformat gleichzusetzen.

Die Entwicklung der Röntgenapparaturen etwa während der letzten 10—12 Jahre bis zum jetzigen Stand erkennt man beim Vergleich der Abb. 1—3. Durch die Einführung der „Eintank"-Konstruktionen, in denen die Röntgenröhre und der Hochspannungstransformator mit dem oder den Ventilen zu einer Einheit zusammengebaut sind, konnten die Kabelleitungen ganz wegfallen. Hierdurch entgeht man nicht nur dem früher so häufigen Kabelbruch, der bisher zu den häufigsten Ursachen von Betriebs-

unterbrechungen gehörte; auch die Anzahl der Apparatureinheiten konnte vermindert werden, ebenso wie das Gesamtgewicht, was für die Transportabilität von
Bedeutung ist. Jetzt beschränkt sich der
moderne RP-Röntgenapparat auf diesen
Eintank und ein Schaltpult, das ebenfalls erheblich vereinfacht werden konnte.
In einer der modernsten Ausführungen
(Abb. 4a und b) gleicht es einem Kasten
von weniger als 20 kg Gewicht und
kann leicht an der Kabinenwand ange-
hakt werden.

Die Schalt-, Regel- und Meßeinrichtun-
gen sind beim RP-Apparat meist sehr

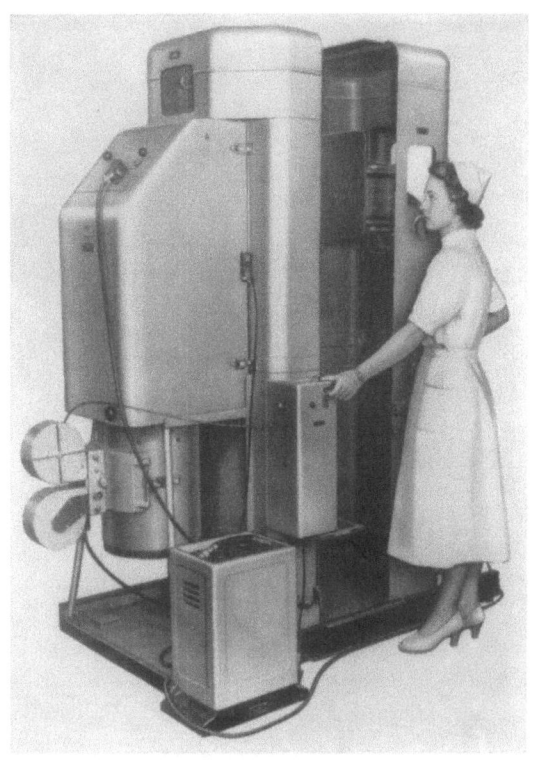

Abb. 2a u. b. Apparat vom Anfang der 50er Jahre
mit Spiegeloptik vom System Schmidt-Helm, gewinkeltem Tubus und 70 mm Rollfilm. „Monoblock"
mit Röntgenröhre und Hochspannungsventil zusammengebaut, ohne Kabel, nur Schaltteil freistehend.
Der Patient ist während der Belichtung in einer
allseitig schützenden Strahlenschutzkabine. Seine
Höheneinstellung wird mittels eines durch Aufzug-
mechanismus verstellbaren Podestes vorgenommen

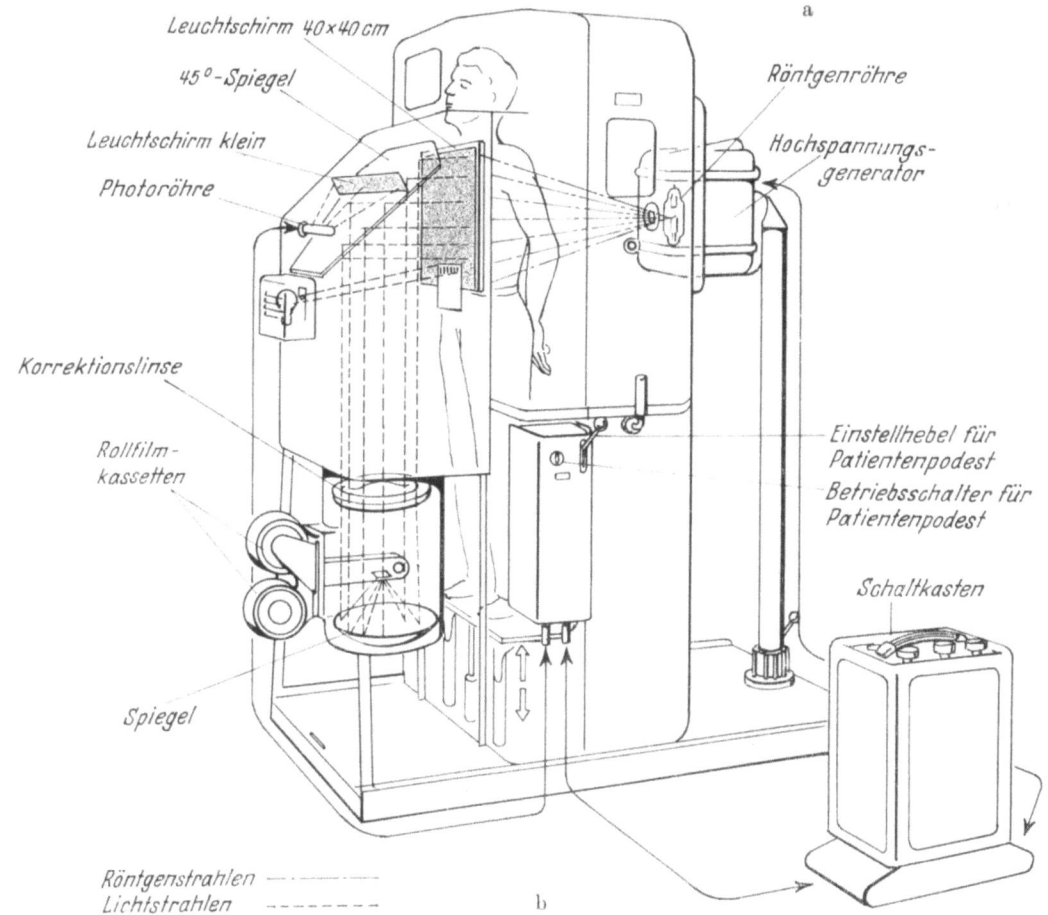

Leuchtschirm 40×40 cm
45°-Spiegel
Leuchtschirm klein
Photoröhre
Korrektionslinse
Rollfilm-
kassetten
Spiegel
Röntgenröhre
Hochspannungs-
generator
Einstellhebel für
Patientenpodest
Betriebsschalter für
Patientenpodest
Schaltkasten
Röntgenstrahlen ————
Lichtstrahlen - - - - - -

a

b

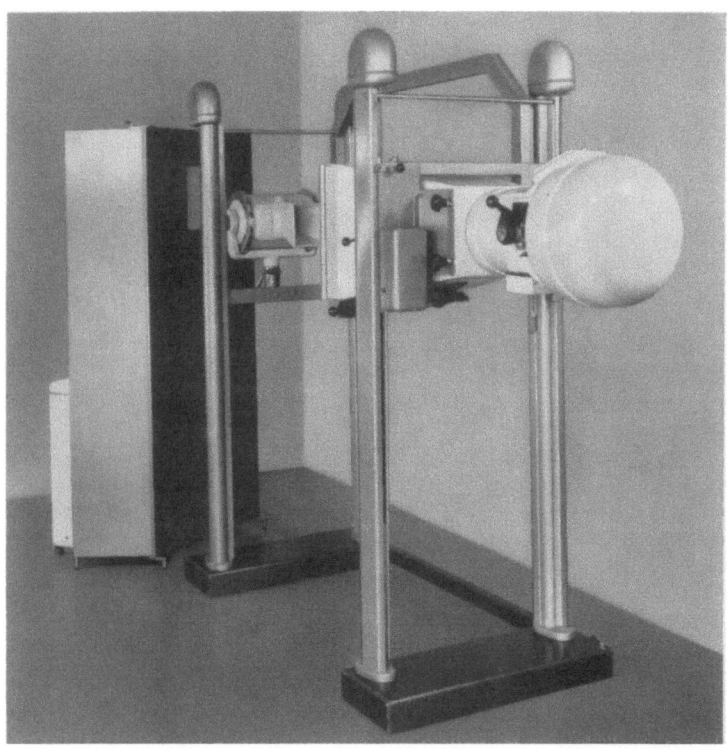

Abb. 3. Stativ mit Spiegeloptik vom System Odelca (BOUWERS). Patient freistehend. Personal durch separaten Bleischild geschützt. Höheneinstellung durch vertikale Beweglichkeit von Tubus und Röntgenröhre

vereinfacht, da die Belichtungsvariabilität infolge der Gleichartigkeit der Objekte sehr gering ist. Es handelt sich ja stets um Lungenaufnahmen, bei denen nur der Thoraxdurchmesser entsprechend dem Habitus der zu Untersuchenden variiert. So begnügt man sich meist mit nur wenigen, wählbaren, vorher festgelegten Spannungseinstellungen, während die Stromstärke (mA) konstant bleibt. Meßinstrumente für diese Faktoren wurden daher überflüssig. — Die Belichtungszeiten werden entweder an einer (mechanischen) Schaltuhr frei eingestellt, wie bei kleineren, gewöhnlichen Diagnostik-Apparaten oder von einem automatisch arbeitenden Belichtungsmesser bestimmt. Letzterer wird näher im Abschnitt 7 (Aufnahmetechnik) beschrieben.

Die Apparatur sollte außerdem eine Primärblende und einen Sekundärraster enthalten, um den bildverschlechternden Einfluß der Streustrahlung zu verringern. Dies ist selbstverständlich bei der RP ebenso wichtig wie bei der allgemeinen Röntgenphotographie, wird aber häufig bei der RP-Apparatur außer acht gelassen; sie kann wie oben erwähnt, aus verschiedenen Gründen von beklagenswerter Primitivität sein. — Die am meisten angewandten Primärblenden sind feste, sog. Lochblenden, die das Röntgenstrahlen-

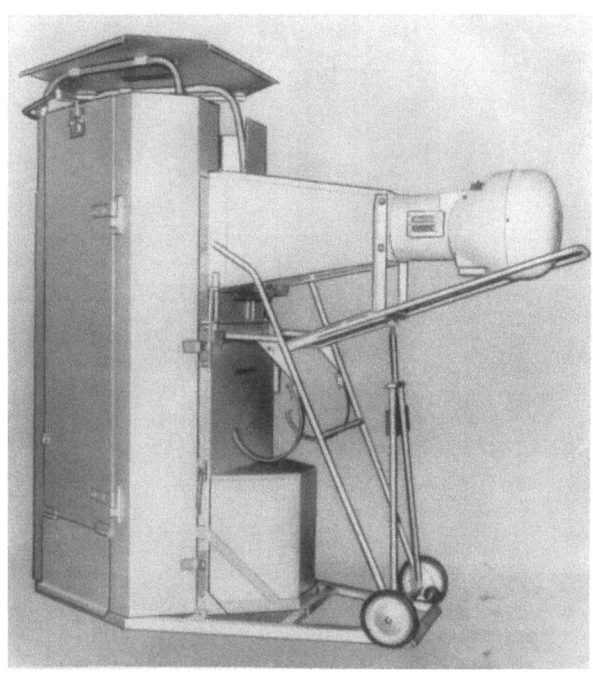

Abb. 4a

Abb. 4a u. b. Apparat vom Anfang der 60er Jahre. Spiegeloptik Odelca für 70 mm Rollfilm oder 100 mm Einzelfilm. Die V-förmige Kabine kann entweder zur strahlenschützenden Einschließung des Patienten gemäß System in Abb. 2 verwandt werden oder als separater Schutzschirm gemäß System in Abb. 3. 1. Basisrahmen. 2. Gehäuse für Motor zum Hebepodest. 3. Kamerastütze und Transportwagen für die Kamera. 4. und 5. Hintere Kabinenwände. 6. Strahlenschutz. 7., 8. Stützboden. 9.—12. Seitenwände für die Kabine. 13., 14. Schwenktür. 15. Schwenktürkupplung. 16. Deckplatte, bleigeschützt wie die Kabinenwände

bündel auf die Leuchtschirmfläche beschränken. Letztere wird dann immer ganz aus-
geleuchtet. Das kann berechtigt sein bei Lungen-RP eines homogenen Materials erwachsener Personen und bei ausschließlich Frontalbildern, wobei dann das Strahlenbündel
und die Bildfläche mehr oder weniger vollständig ausgenutzt werden. Bei verschiedenartigen kleineren Objekten, bei denen die Bildfläche nicht vollständig ausgenutzt wird,

wie bei Lungen-RP in Seitenprojektion und vor allem bei Jugendlichen
und Kindern, ist eine genauere Ausblendung mit einer verschieden einstellbaren Leuchtvisierblende (Colli-
mator) vorzuziehen — auch mit
Rücksicht auf eine reduzierte Strahlendosis (vgl. Abschnitt 8).

Die Anwendung eines Sekundär-
rasters bei der RP (von H. Franke
eingeführt) gehört ebenso wie bei der
übrigen Röntgenphotographie auch
hier zu einer sachgemäßen Aufnahmetechnik. Dies wird aber nicht
immer berücksichtigt, besonders bei
den häufig verwendeten allzu leis-
tungsschwachen Apparattypen, welche die dafür erforderliche etwas
größere Leistung nicht aufbringen. —
Da man bei der RP meist mit einem
festen Abstand arbeitet, sind sog.
gerichtete Raster am günstigsten.
Bei Hochvolt-Technik sind — wie
in der allgemeinen Röntgendiagnostik — entsprechende Spezialraster angebracht.

Zum Schluß noch ein Wort über
die elektrische Stromversorgung der
RP-Apparatur. Der Energiebedarf
für RP-Lungenbilder ist, wie bekannt, nicht sehr groß; er liegt zwischen 25—50 Amp. bei 110—220 V
Netzspannung und 1 m Focus-
Schirmabstand (s. Mindestforderun-
gen für optimale Bildqualität in Abschnitt 11). Damit übersteigt er
jedoch die üblichen Leistungen des
allgemeinen Lichtstromnetzes, so daß
die RP-Apparate im allgemeinen an
Leitungen mit etwas größerem Quer-

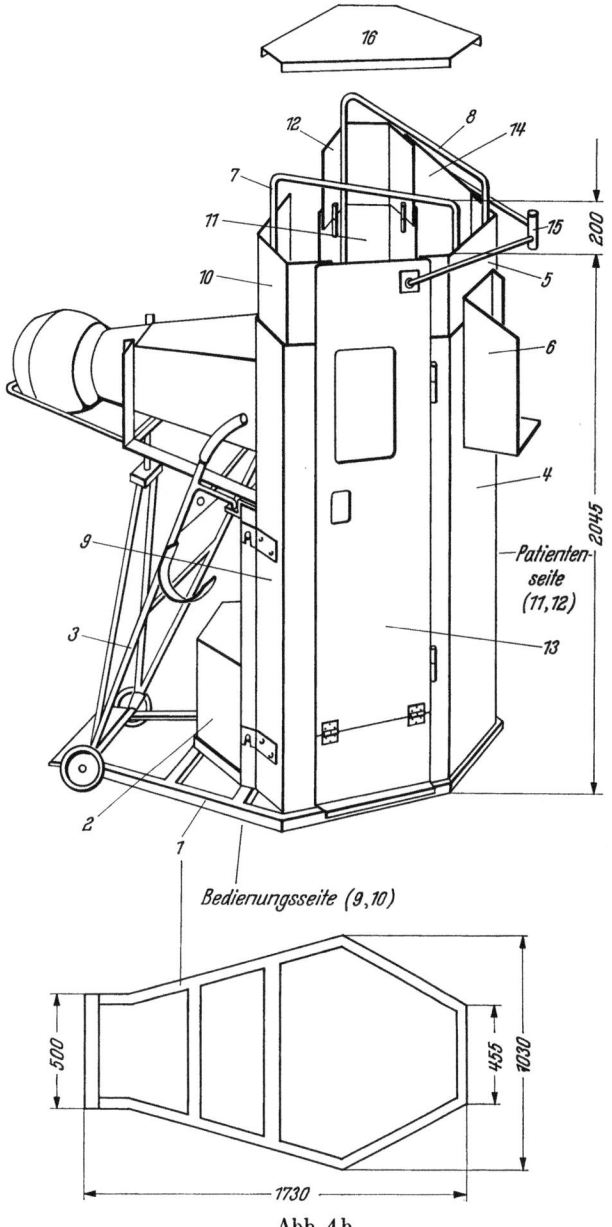

Abb. 4b

schnitt angeschlossen werden müssen, sofern die Orte, wo die RP-Reihenuntersuchung
stattfinden, überhaupt über elektrischen Strom verfügen. An Orten mit starken
Schwankungen der Netzspannung ist eine entsprechende Korrekturmöglichkeit am
Schalttisch wichtig. Bei allzu schwachen Stromnetzen und vor allem bei fehlendem
elektrischen Anschluß muß die RP-Einheit selbstversorgend ihren Strombedarf decken.
Meistens benutzt man in solchen Fällen einen Motorgenerator, der entweder separat,
mittels Anhänger, oder an den Wagenmotor angeschlossen im transportierenden Fahrzeug
mitgeführt wird. Diesbezüglich sind die ausschlaggebenden Faktoren sehr unterschiedlich

in allen vorkommenden Situationen, in denen RP-Reihenuntersuchungen durchgeführt werden.

Bezüglich der künftigen Entwicklung auf diesem Gebiet erscheint es möglich, daß die neuen Typen von Röntgenapparaten mit Akkumulatoren und mechanischem Umformer statt Ventilen bei verhältnismäßig geringem Gewicht, die z. Zt. für den Markt fertiggestellt werden, sich als wertvoll erweisen können — nicht nur für unabhängige Röntgendiagnostik in Feldarbeit im allgemeinen, sondern auch für eine RP-Anwendung in noch erweiterten Grenzen.

4. Kameratypen und -ausführungen

Im allgemeinen versteht man unter dem Begriff RP-Kamera die komplette Einheit für die Photographie des Leuchtschirmbildes. Sie umschließt folgende Bestandteile von der Röntgen- und Rasterseite ausgehend: Leuchtschirm, Tubus, optisches System, Kassette mit Filmen sowie das Gerät für die Kartenbelichtung. Indem einzelne dieser Grundelemente verschieden ausgeführt werden, erhält man unterschiedliche Kameratypen und Spezialausführungen, die ihrerseits das Anwendungsgebiet des RP-Verfahrens erweitern, wie unten angedeutet wird.

Der *Leuchtschirm* ist in RP-Kameras für Reihenuntersuchungen von Lungen Erwachsener, d. h. bei Standardapparaten, in der Regel quadratisch, etwa 40 × 40 cm groß. Der Schirm kann plan sein, aber es gibt auch gewölbte Typen für gewisse Spiegeloptiken. Für Spezialzwecke mit kleinerem Objekt sowie bei der RP des Kinderthorax und für gewisse klinische Diagnostik wie z. B. cerebrale Angiographien, sind kleinere Formate vorzuziehen (bei der sog. Schädelkamera 26 ×26 cm). Da das RP-Filmformat gleichbleibt, erzielt man hierdurch einen wesentlich geringeren Verkleinerungsfaktor mit entsprechend besserer Detailwiedergabe. — Um den Bedarf an Röntgenleistung zu reduzieren, wodurch ja gleichzeitig die Strahlendosis verringert wird, ist man bestrebt, möglichst lichtstarke Schirme zu benutzen. Die Grenzen für die erreichbare Helligkeit werden durch die Korngröße gesetzt, die nicht allzu grob sein darf, um die Bildqualität nicht zu beeinträchtigen. Eine wesentliche Leistungs- und Dosiseinsparung kann auch erzielt werden durch eine genaue Anpassung des Lichtbereiches des Schirmes und der spektralen Empfindlichkeit des benutzten Filmes. Der häufigste Farbton der RP-Schirme ist grüngelb; es werden aber auch blaue Schirme benutzt.

Der *Tubus* zwischen Schirm und dem optischen System, der die Aufgabe hat, von außen kommendes Licht auszuschließen, ist gewöhnlich gerade. Da die Kamera als ganzes dadurch recht lang wird und manchmal zuviel Platz einnimmt, finden auch um 90° abgewinkelte Tubusse Anwendung mit einem in 45° stehenden Spiegel für die Ablenkung der Lichtstrahlen (s. Abb. 2). — Bei Arbeit in einem verdunkelten Raum ist der Tubus entbehrlich und der Schirm kann dann auch für Durchleuchtungskontrollen gezielter Aufnahmen Verwendung finden, wie aus Abb. 11 ersichtlich ist.

Das *optische System*, das das Kernstück und von größter Bedeutung für das RP-Verfahren ist, hat Bouwers in Bd. I näher beschrieben und analysiert. Hier soll nur auf das Vorhandensein von zwei Haupttypen hingewiesen werden, Linsenoptik und Spiegeloptik, wobei die Einführung der letzteren durch Bouwers (s. Abschnitt 2, Rückschau) durch ihre größere Lichtstärke eine beachtliche Verringerung sowohl der erforderlichen Röntgenleistung als auch der resultierenden Strahlendosis bewirkt hat. Diese Entwicklung hat weiterhin gleichzeitig zu einer für die Bildqualität wertvollen vermehrten Detailwiedergabe durch ein verbessertes optisches Auflösungsvermögen geführt. — In der letzten Zeit sind auch auf dem Gebiete der Linsenoptik Verbesserungen mitgeteilt worden.

Die *Kassette* ist ein vom Film (s. u.) abhängiger Teil in der RP-Kamera. Da man bekanntlich zwei ganz verschiedene Filmtypen verwendet, Rollfilm und Blattfilm (auch Single-Film genannt), sind auch zwei entsprechende Kassettenmodelle entwickelt worden. So gibt es Einzelkassetten für ein Bild — hauptsächlich für den Gebrauch bei Probeaufnahmen und bei einer geringen Zahl von Aufnahmen —, außerdem Kassettenmagazine für Rollfilme von verschiedenen Längen, bis zu 450 Aufnahmen, sowie für Einzelfilme bis zu 50 Stück bei Betrieb in größerem Ausmaß. Letztere kommen vor allem bei Reihen-RP in Frage, wo man einen Zeitverlust durch Kassettenwechsel vermeiden will. — Der Filmtransport geschieht vom Vorratbehälter für unbelichteten Film über den Ort der Belichtung im optischen System zum Sammelbehälter, entweder manuell oder maschinell mit sog. Motorkassetten. Diese wurden sowohl für Rollfilme als auch für Blattfilme entwickelt. Es gibt besondere Sicherheitsvorrichtungen, u. a. als optische Signale, die das Vorhandensein eines unbelichteten Films und seine richtige Lage im Belichtungsmoment garantieren. Bezüglich dieser Einzelheiten und Spezialausführungen, z. B. mit Schnellbetrieb für Funktionsdiagnostik (bis zu sechs Aufnahmen pro Sekunde mit sog. Programmwählern), wird ebenfalls auf BOUWERS (Bd. I) verwiesen.

Der *Film* kommt, wie oben erwähnt, als Rollfilm oder als Blattfilm zur Anwendung. Der RP-Film ist einseitig begossen, d. h. im Gegensatz zum konventionellen Röntgenfilm hat er nur einseitig eine photographische Schicht, wie jeder gewöhnliche photographische Film. Das Filmformat tendiert einer Vergrößerung zu. Während man zu Beginn des RP-Verfahrens sich mit 35 mm begnügte (die Bildfläche betrug nur 24 ×24 mm), ist man immer mehr zu sog. Mittelformaten übergegangen, von 70 und 100 mm, gewöhnlich mit quadratischer Bildfläche. Diese größeren Bildformate ermöglichen eine bedeutend bessere Detailwiedergabe (auch hier wird auf BOUWERS verwiesen) und somit eine größere diagnostische Sicherheit. Früher benutzte man einen an den Rändern perforierten Rollfilm, um den Transport in den Kassetten zu ermöglichen. Jetzt geht man immer mehr auf unperforierten Film über, wodurch man eine größere Bildfläche gewinnt. Für Blattfilme gab es kein Perforationsproblem. — Die Korngröße der RP-Filme und damit zusammenhängend ihre Empfindlichkeit sowie das Auflösungsvermögen sind Faktoren von außerordentlicher Bedeutung für das ganze Verfahren. Einerseits strebte man nach möglichst lichtempfindlichen Filmen, um den Leistungsbedarf und die Strahlendosis zu verringern; andererseits stellte die Bildverkleinerung mit Zusammendrängung der von Natur aus größeren Bildelemente auf eine wesentlich kleinere Fläche hohe Forderungen an das Auflösungsvermögen und die Detailwiedergabe des Filmes. Während die Lichtempfindlichkeit usw. von einer gröberen Korngröße profitieren würden, arbeitet diese andererseits den letztgenannten Gesichtspunkten entgegen. In dieser Beziehung wurden Kompromisse notwendig, die jedoch in letzter Zeit optimale Resultate zeigen, als Folge der technischen Fortschritte in der Filmfabrikation. — Es steht noch an, die Forderungen bezüglich der mechanischen Eigenschaften des RP-Filmes zu nennen, die in bezug auf Reißfestigkeit, Biegsamkeit usw. um einiges höher sind als bei gewöhnlichem Röntgenfilm. Das beruht nicht nur auf dem Filmtransport in der Kassette, sondern hängt auch damit zusammen, daß der Film in den auf Spiegeloptik basierten Kameratypen während der Belichtung nicht plan, sondern gebogen liegen muß, um sich der Kameraoptik anzupassen, was mittels eines Druckmechanismus geschieht. Auch beim maschinellen Weitertransport wird der Film einer erheblichen mechanischen Belastung ausgesetzt.

Mit dem *Kartenhalter mit Kartenbeleuchtung* schließt die Beschreibung der einzelnen Teile der RP-Kamera. Die Art des Verfahrens mit verkleinertem Bildformat macht eine konventionelle Beschriftung, wie bei großen Röntgenbildern, unmöglich. Mit Rücksicht auf die große Anzahl von Bilder, um die es sich vor allem bei Reihenuntersuchungen handelt, ist eine korrekte Identifizierung jeder Aufnahme besonders wichtig, um störende oder sogar folgenschwere Verwechslungen zu vermeiden. — Man löst dieses Problem meist durch optisches Mitphotographieren laufender Nummern — oft in Kombination mit Namen und weiteren Personalien der untersuchten Person sowie dem Datum der Untersuchung — von einer sog. RP-Karte, wo diese Daten vorher eingetragen oder aufgestempelt worden sind. Die betreffende Karte kommt in einen Kartenhalter an der Kamera, wobei die betreffenden Daten beleuchtet und so auf den Film mitphotographiert werden, daß sie nicht mit dem RP-Bild zusammenfallen (entweder unten in die Mitte in den unbelichteten Herzschatten oder oben in eine entsprechende Ecke des Bildes). Hierbei gibt es ähnliche automatische

Sicherheitsvorrichtungen in modernen RP-Kameras am Kartenhalter für die Kartenbeleuchtung wie sie in photographischen Kameras vorliegen, um eine Exponierung zu
vermeiden, falls der Film sich nicht in der richtigen Lage befindet.

5. Stative und Kabinen

Stative und Kabinen werden in den verschiedensten Ausführungen hergestellt. Dies
beruht nicht nur darauf, daß unterschiedliche Forderungen bezüglich der Funktionen als
solche vorliegen, d. h. betreffs Einstellung und Aufnahmetechnik, sondern auch darauf,
daß die Berücksichtigung des Strahlenschutzes in den verschiedenen Ländern ganz unterschiedlich beachtet wird.

Bei Reihen-RP von Lungen kann das Stativ mit einer minimalen Forderung in bezug
auf Beweglichkeit gebaut werden, da es sich durchweg nur um Aufnahmen von stehenden
Personen bei horizontalem Strahlengang handelt. Da der einzige variierende Faktor bei
der Einstellung die verschiedenen Patienten-Größen sind, braucht das Stativ nur in
vertikaler Richtung verstellbar zu sein. Das betrifft aber nicht nur die Röntgenröhre,
sondern muß die ganze Einheit von Röhre und Kamera umfassen, die miteinander fixiert
sind, wobei die Röhre auf die Mitte des Schirmes zentriert ist. Hierbei gibt es prinzipiell
zwei einander entgegengesetzte Lösungen, wie aus Abb. 2—4 hervorgeht. Einerseits steht
der zu Untersuchende auf dem Fußboden, wobei Röntgenröhre und Kamera an Stativsäulen vertikal beweglich sind (Abb. 3). Andererseits (Abb. 2 und 4) wird die Einheit
Röhre-Kamera auf einem festen Säulenstativ ausgeführt, oft auf einem gemeinsamen
Unterbau ruhend. Zwischen diesen befindet sich eine Hebe- und Senkplattform, mit deren
Hilfe der stehende Patient in die richtige Höheneinstellung für die Aufnahme gebracht
wird. Die Verstellung des Podestes erfolgt meist elektromotorisch und wird gesteuert
durch Betätigung eines an der Seite unter der Vorderplatte der Kamera aufgestellten
Schalters. Da das Lichtvisier für die Primärabblendung und die Belichtungsauslösung von
der gleichen Stelle aus bedient werden, können von diesem einen Platz aus alle erforderlichen Handgriffe erfolgen.

Für Spezialzwecke, wie für Stereo-RP (vgl. Abschnitt 15) und spezielle RP für die
klinische Diagnostik sowie für gezielte RP-Aufnahmen (z. B. Wegnograph II, Abb. 11a
und b) und Serien-RP bei Funktionsdiagnostik, vor allem bei Angiographien und Angio-
kardiographien, müssen entsprechend bewegliche Stative benutzt werden. Hierbei werden
oft Kameras mit abgewinkeltem Tubus verwendet, die eine leichtere Anwendung auf
Grund des geringeren Raumbedarfes erlauben.

Die verschiedene Formgebung der Kabine ist, wie schon oben angedeutet, abhängig
von unterschiedlichen Forderungen bezüglich Funktion und Strahlenschutz. Falls der
RP-Apparat in einem richtigen Röntgenlaboratorium aufgestellt ist, was sowohl an
Lungenfürsorgestellen als auch bei klinischer Diagnostik der Fall ist, braucht man keine
besondere strahlenschützende Kabine, besonders da der Apparat von einem getrennten
Schalttisch aus bedient wird mit zweckentsprechendem Strahlenschutz für das Personal.
Anders verhält es sich bei beweglichen Anlagen, wenn die Apparatur an den verschie-
densten Stellen aufgestellt werden muß. Die Anwendung der dann erforderlichen besonderen Schutzvorrichtungen ist in den frühen Stadien von Reihen-RP oft vernachlässigt worden, gehört jetzt aber in den meisten Ländern zur Arbeitsvorschrift (vgl.
Abschnitt 9).

Der Strahlenschutz, der durch eine Kabine oder eine andere entsprechende Einrichtung
erstrebt wird, betrifft teils das Bedienungspersonal, teils auch die Patienten, die bei
Reihen-RP oft beim Apparat Schlange stehen, bis sie an der Reihe sind, untersucht zu
werden. Besonders das Personal, das während langer Zeiten tagtäglich viele hunderte
von Belichtungen auszuführen haben kann, wird einer erheblichen Belastung durch Streustrahlung ausgesetzt. — Für dieses Strahlenschutzproblem gibt es zwei verschiedene
Lösungen:

α) Der Patient befindet sich während der Aufnahme in einer mehr oder weniger vollständig geschlossenen, strahlenschützenden Kabine mit Bleiwänden um die entstehende Streustrahlung zu absorbieren (für transportable RP-Geräte erstmalig von GRIESBACH eingeführt). Hierdurch werden das Personal und die übrigen Patienten vor Strahlen geschützt.

β) Der Patient steht ohne Kabine mehr oder weniger frei im Raum zwischen Röhre und Kamera, während das Personal, vor allem derjenige, der den Apparat bedient, durch separate feste oder bewegliche Bleischilder usw. geschützt wird. Bei dieser Art beschränkt sich der Schutz nur auf diejenigen, die hinter einem solchen Bleischild usw. stehen.

Die verschiedenen Systeme werden einerseits in Abb. 1—2, andererseits in Abb. 3 gezeigt. Beide Einrichtungen haben ihre Vor- und Nachteile. In Ländern mit hohen formellen Forderungen bezüglich Strahlenschutz, sowohl Personal wie Patienten betreffend, ist die erste Lösung oft das einzige System für RP-Feldarbeit, das die Strahlenschutzbehörden akzeptieren. In vielen anderen Ländern zieht man bei weitem die zweite Lösung vor. Dies wird nicht nur damit begründet, daß das Stativ und der Apparat dabei bequemer erreichbar sind und der Patient leichter den Einstellungsanweisungen des Arztes (bzw. Technikers oder Röntgenschwester) Folge leisten kann, oder auch von diesem Hilfeleistungen erhält, die z. B. bei Untersuchungen von Kindern, alten Menschen und Kranken notwendig werden können. Weiter hebt man auch das psychische Unbehagen des Eingeschlossenseins in einer engen Kabine hervor. Dieser letzte Gesichtspunkt spielt eine große Rolle besonders bei Reihenuntersuchungen der Bevölkerung der Entwicklungsländer und bei psychiatrischen Patienten. Eine Konstruktion, die je nach Bedarf wählbar umgestellt werden könnte von einem der beiden Systeme zum anderen, mit Kabine oder nur mit Schutzwand, könnte anscheinend eine günstige praktische Lösung des hier behandelten Strahlenschutzproblems sein. Diese Konstruktion, die nach Richtlinien von RP-Sachverständigen bei der Weltgesundheitsorganisation ausgearbeitet worden ist, wird als Prinziplösung in Abb. 4a und b mit näherer Beschreibung im Bildtext wiedergegeben.

6. Transport- und Montageprobleme bei Reihen-RP

Die ständigen Transporte der Apparatur von Ort zu Ort bei Reihen-Untersuchungen stellen besondere technische Forderungen, die bei festmontierten Röntgenanlagen nicht beachtet zu werden brauchen. Das erste Problem gilt dem natürlichen Bestreben, zwecks besserer Transportabilität möglichst leichte und wenige Apparateteile zu verwenden, wie schon anfangs gesagt wurde. Dort wurde auch die Gefahr erwähnt, daß deswegen mitunter zu schwache Apparateinheiten gewählt würden, die qualitativ unzureichende Arbeitsergebnisse bedingen. Seitdem es heute bedeutend leistungsfähigere Röntgenapparate in komprimierter Ausführung als Eintankapparate (Monoblock) ohne Kabel und mit Trockengleichrichter gibt, ist das Gewichtproblem für die RP-Geräte unwesentlicher geworden und darf darum nicht die Wahl genügend leistungsfähiger Apparatetypen beeinflussen.

Der Transport und die Untersuchungen erfolgen auf zwei prinzipiell unterschiedliche Arten, von denen jede ihre Vor- und Nachteile hat. Einerseits kann ein RP-Gerät festmontiert sein, und zwar in einem Omnibus oder bei entsprechenden geographischen Verhältnissen auch in einem Eisenbahnwagen, Boot usw. Die Patienten werden dann in diesem Fahrzeug untersucht. Andererseits gibt es zusammensetzbare RP-Apparate, die in kleinere Autos oder auf andere Transportmittel verfrachtet werden und erst in einem zweckmäßigen Raum wie Schulen, Kasernen usw. (mitunter auch im Freien) vorübergehend zusammengebaut werden. Das erste Verfahren ist in Abb. 5 im Hinblick auf das Transportmittel und dessen Einrichtung demonstriert. Abb. 6 zeigt Verhältnisse, wie sie bei Reihen-Untersuchungen im Freien vorkommen können unter Anwendung zusammensetzbarer Ausrüstung.

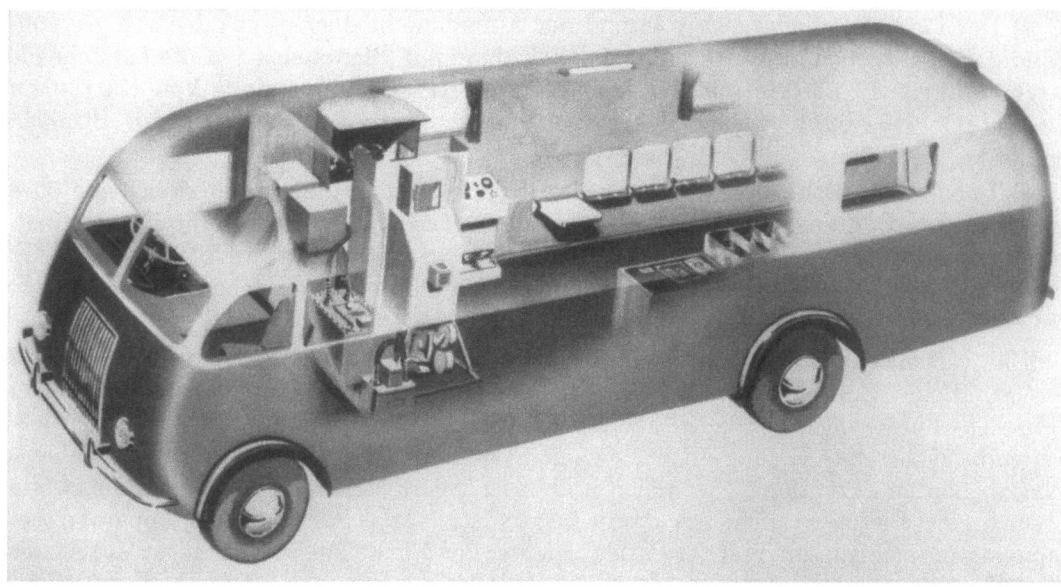

Abb. 5. Schirmbildbus mit fest eingebautem Apparat sowie Raum für etwa 10 Personen zwecks Aus- und Anziehen in Zusammenhang mit der Untersuchung

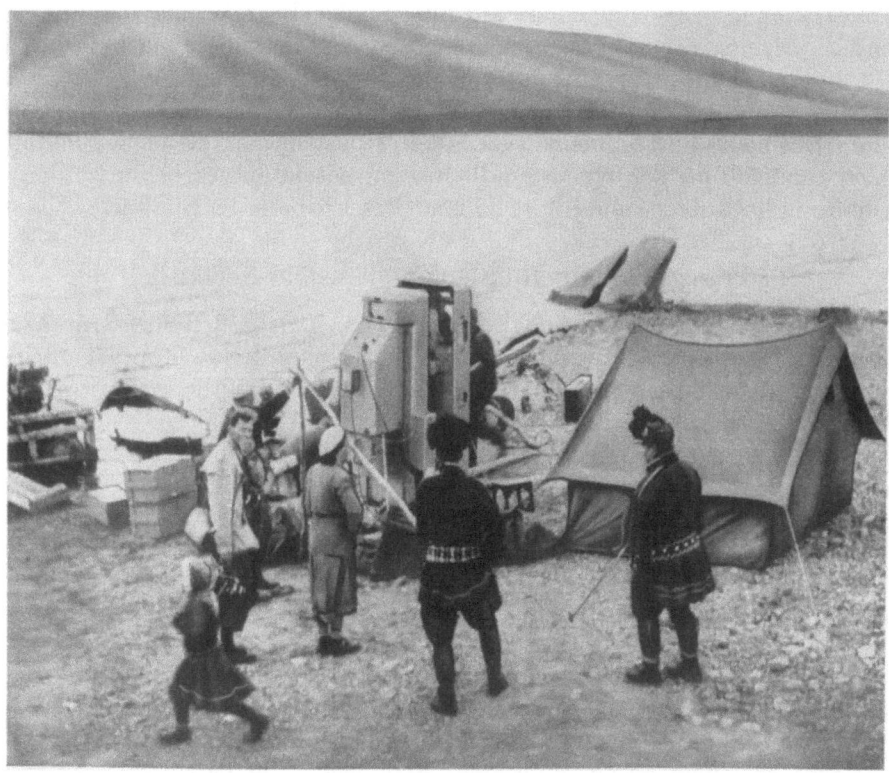

Abb. 6. Die „Beweglichkeit des Schirmbildverfahrens" dargestellt an Hand von Photos einer RP-Untersuchung bei Mitternachtssonne in lappländischer Berglandschaft, wohin die Apparatausrüstung mit Helikopter verfrachtet wurde

Die Vorzüge eines größeren Omnibus mit festmontiertem Gerät liegen in der unmittelbaren Betriebsbereitschaft der Anlage und der Umkleidemöglichkeit für den Patienten, unabhängig von Witterungsverhältnissen. Nachteile dieser großen Einheiten, die in der Anschaffung sehr teuer sind, sind der relativ langsame Arbeitsablauf in dem verhältnismäßig engen Raum sowie beschränkte Beweglichkeit, besonders bei schlechten Wegverhältnissen. Die Vorteile der zusammensetzbaren Apparate in kleinen, billigen Transporteinheiten liegen sowohl in ihrer leichteren Verfrachtung sowie darin, daß das Arbeitstempo bei Tätigkeit unter geräumigeren Verhältnissen um ein Mehrfaches rascher ist. Gleichzeitig werden aber auch besondere Forderungen an die Apparatekonstruktion gestellt, um sie leicht und schnell in bequem tragbare Einheiten zerlegen zu können bzw. für den Gebrauch zusammenzusetzen. Des weiteren müssen die für mechanische Einwirkungen recht empfindlichen Teile, wie Röntgenröhre und besonders die Kamera, die bei Stößen leicht ihre Abbildungsschärfe verliert, beim Transport gut geschützt werden. Der Zeitverlust bei der Montage und Demontage kann bedeutend werden, ebenso wie die Schwierigkeit, geeignete Lokale zu finden.

Reihenuntersuchungen unter erschwerten äußeren Verhältnissen, wie in den Tropen und in arktischen Regionen, beeinflussen natürlich das Transportproblem entsprechend und verlangen besondere Einrichtungen. Dabei müssen die Apparate auch widerstandsfähig gegen besondere Einwirkungen, wie Staub und Feuchtigkeit, Wärme und Kälte, sein. Die Schwierigkeiten, welche die beiden letztgenannten Faktoren bei der Filmentwicklung bewirken, sind wohlbekannt. Wenn in Zukunft ein Polaroid-System mit Trockenentwicklung eingeführt werden könnte, würden diese Probleme möglicherweise leichter zu lösen sein. Auch eine qualitativ befriedigende Ausnützung leichterer, akkumulatorgespeister oder impulsbetriebener Röntgenapparate würde wahrscheinlich sowohl den Transport als auch die allgemeine Anwendung der Reihen-RP erheblich fördern können.

7. Aufnahmetechnik

Bei der Reihen-RP von Lungen arbeitet man insofern unter günstigen Verhältnissen, als Objekte mit recht einheitlicher Struktur abgebildet werden sollen, was eine erhebliche Standardisierung bezüglich der Aufnahmetechnik ermöglicht. Begnügt man sich mit Frontalaufnahmen, was bis jetzt üblich ist, so wird die jeweils notwendige Strahlenhärte nur durch Unterschiede im Sagittaldurchmesser des Brustkorbes und durch eventuelle Besonderheiten bezüglich der Weichteile, wie Korpulenz und Mammaschatten, beeinflußt. Da der Focus-Schirmabstand feststeht und kV sowie mA bei den gewöhnlichen kleineren Standardapparaten nicht wesentlich verändert werden, beschränkt sich das Belichtungsproblem auf die Wahl zwischen den verschiedenen Schaltzeiten, welche die Apparatur erlaubt.

Die Belichtungszeiten wurden bei älteren Apparaten manuell an einer Schaltuhr eingestellt und zwar nach subjektiver Abschätzung der erforderlichen Werte. In der Praxis war es aber schwierig, auf diese Art eine für die Bildqualität optimale gleichmäßige Schwärzung aller RP-Bilder zu erhalten. Darum hat die Einführung einer Belichtungsautomatik (erstmalig von FRANKE) in Form des sog. Phototimer einen großen technischen Fortschritt in dieser Beziehung bedeutet; sie gehört nunmehr zur Standardausrüstung moderner RP-Geräte. — Die RP-Phototimer arbeiten mittels einer Photozelleneinheit nach dem gleichen Prinzip wie die entsprechenden Geräte bei der Belichtungsautomatik in der konventionellen Röntgenographie. Die Photozelle ist auf das Innere des Kameratubus gerichtet und umfaßt dort ein begrenztes Feld. Mit einem einstellbaren Schwärzungsregler wird die Belichtungszeit einer beliebigen Film-Schwärzung angepaßt. Ein Schaltkasten mit Verstärker ermöglicht in Verbindung mit dem Röntgenschalttisch das automatische Abschalten der Belichtung. Um größere Sicherheit bei der Arbeit zu gewährleisten, kann das Gerät noch mit einem akustischen und optischen Warnsignal gegen eine falsche Einstellung des Zeitschalters im Schaltpult versehen werden. Die Belichtungsautomatik ist bei Standardausführungen für sagittale Lungenaufnahmen Erwachsener vorgesehen, wobei ja der größte Teil der Bildfläche vom photographierten Objekt beschattet wird.

Bei RP-Seitenaufnahmen von Lungen sind die Belichtungsbedingungen etwas komplizierter. Diese zusätzlichen Seitenbilder ermöglichen eine größere diagnostische Sicherheit. Aus verschiedenen Gründen wird diese Methode aber noch nicht in allen Ländern angewandt, teils weil man ihren Wert noch nicht anerkennt, teils wegen allzu schwacher RP-Apparate für den hierbei erhöhten Leistungsbedarf. — Bei RP-Seitenbildern von Lungen wird der Objektschatten kleiner als bei Frontalprojektionen. Wenn dabei die Bildfläche nicht im ganzen beschattet ist, wird die Photozelle von ungeschwächtem Randlicht beeinflußt und gibt einen unverhältnismäßig hohen Ausschlag. In solchen Fällen ist eine möglichst enge Primärabblendung der Röntgenstrahlenbündel äußerst wichtig, was am besten durch eine einstellbare Lichtvisierblende geschieht, wie oben in Absatz 3 angegeben. Die gleichen Verhältnisse liegen bei der RP anderer Objekte vor, die kleiner als die Bildfläche sind, z. B. Kinder und manche klinische Diagnostik. Außer der Bedeutung einer korrekten Abblendung in bezug auf Aufnahmetechnik und Bildqualität ist selbstverständlich auch der strahlenreduzierende Effekt einer richtigen Abblendung als Faktor ersten Ranges anzusehen.

Bei den Aufnahmeproblemen sei weiter auch die verbesserte Ausgangslage genannt, die durch die Einführung der Hochvolttechnik bei der RP geschaffen wurde. Hierdurch konnten nicht nur die Belichtungszeiten erheblich verkürzt und damit die Bewegungsunschärfe verringert werden; auch die bekannten anderen diagnostisch bereichernden Eigenschaften dieser Methode konnten bei der Reihen-RP ausgenutzt werden. Wegen technischer Gesichtspunkte sind, wie in der konventionellen Röntgenologie, gewisse Spezialforderungen aufgetreten, wie der Bedarf besonderer, den Bedingungen angepaßter Raster, Filme und anderem Zubehör.

8. Entwickeln und sonstige Dunkelkammerprobleme

Die Dunkelkammerarbeit unterscheidet sich beim RP-Verfahren in vieler Hinsicht von jener bei der konventionellen Röntgenographie im Großformat. Um eine gute Qualität zu erzielen, müssen viele Faktoren berücksichtigt werden. Diese beruhen einerseits auf den andersartigen physikalischen Eigenschaften des Films. Andererseits haben Reihen-Untersuchungen einen mehr oder weniger ambulanten Charakter, ohne Zugang zu einer komplett ausgerüsteten permanenten Dunkelkammer, was besondere Forderungen an die technische Ausführung der in Frage kommenden Arbeitsvorgänge stellt. — Die gewonnenen Erfahrungen zeigen, daß diesem Gebiet manche schwache Punkte anhaften, welche auf verschiedene Weise die optimal erreichbare Bildqualität gefährden können und somit das Vertrauen auf das Verfahren als Ganzes aufs Spiel setzen. Da die Bildelemente im verkleinerten RP-Bild auf eine entsprechend kleinere Fläche zusammengedrängt sind als auf dem großen Bild, so wirkt sich auch jeder Fehler ungünstiger auf die Sicherheit der Auswertung aus.

Die physikalischen Eigenschaften von RP-Filmen werden vorwiegend durch den Umstand bestimmt, daß sie nicht von den Röntgenstrahlen direkt belichtet werden, sondern vom optischen Licht des Leuchtschirmes. Darum sind sie, gleich einem gewöhnlichen photographischen Film nur auf einer Seite mit der empfindlichen Schicht versehen. Diese muß ihrerseits etwas dicker sein als bei gewöhnlichen Röntgenfilmen, um den gleichen Schwärzungseffekt wie ein doppelseitig begossener Film zu erzielen. Hierdurch werden die Einwirkungszeiten verlängert, sowohl für die Entwicklerflüssigkeit wie vor allem für das Fixierbad; auch die Verhältnisse bezüglich Wässern und Trocknen ändern sich in gewissem Maße. — Außerdem werden, um eine größtmögliche Lichtempfindlichkeit zu erzielen, sehr oft Filmsorten verwandt, die bei absoluter Dunkelheit entwickelt werden müssen, was manche Unbequemlichkeiten mit sich bringt und die manuelle Arbeit erschwert. Zur Zeit benutzt man meistens bei Reihen-Untersuchungen Rollfilme in mehr oder weniger langen Streifen, bei denen das Wechseln von einem Tank zum anderen sowie deren Wässern und Trocknen viel unbequemer ist als bei Blattfilmen im Großformat.

Um dieser technischen Schwierigkeiten bei der RP-Dunkelkammerarbeit besser Herr zu werden, sind verschiedene Verfahren und mechanische Konstruktionen entwickelt worden. Bei der RP in kleinem Ausmaß kann der RP-Film natürlich manuell in Entwicklungsrahmen — in verschiedenen Ausführungen für Roll- und Einzelblattfilm — aufgehängt, in gewöhnlichen Tanks entwickelt sowie gewässert und getrocknet werden. Dies gilt auch für separate Probefilme, die in Einzelkassetten zur Kontrolle der Aufnahmebedingungen vor Beginn größerer Reihen-RP-Serien gemacht werden. Bei den großen Mengen Bildmaterial, das bei routinemäßiger Ausführung von Reihen-RP zusammenkommt — die Tagesproduktion mit einem Apparat liegt bei mehreren hundert Aufnahmen —, ist die manuelle Entwicklung unbefriedigend, da sie allzu mühselig und zeitraubend ist. Hier benutzt man daher die bekannten maschinellen Verfahren, welche für die RP in verschiedenen Ausführungen zur Verfügung stehen. Abb. 7a—c mit Bildtext zeigt eine solche komplette Apparatur, mit der man alle Arbeitsphasen vom Entwickeln und Fixieren bis zum Wässern und Trocknen erledigen kann, bei teilweiser Automatisierung einzelner Arbeitsvorgänge bei Rollfilm. Für Einzelblattfilme gibt es entsprechende kleine, halbautomatische Entwicklungsgeräte. Falls man Zugang zu einem modernen, ganzautomatischen großen Entwicklungsapparat hat, kann dieser auch für den Entwicklungsvorgang bei der RP benutzt werden, sofern er für das in Frage kommende Bildformat geeignet ist und die speziellen Zeiten, besonders für das Fixieren und Trocknen eingestellt werden können. Da diese Faktoren für RP von denen bei gewöhnlichen Großfilmen bedeutend abweichen (s. unten), muß diesem Umstand bei Parallelbetrieb mit den beiden Verfahren in einer einzigen Entwicklungsmaschine besondere Aufmerksamkeit gewidmet werden.

Bezüglich der Wahl des Entwicklers gilt, ebenso wie bei Großaufnahmen, daß die Spezialprodukte der Filmfirmen oft bessere Resultate für den entsprechenden Film geben als die Standardlösungen. Ebenso ist es zweckmäßig, sich an die erprobten Behandlungszeiten zu halten, um optimale Resultate zu erzielen. Wie bekannt, ist man in letzter Zeit immer mehr zu einer intensivierten Entwicklung bei bedeutend höheren Temperaturen übergegangen, als es noch vor einigen Jahren der Fall war und hat damit eine erhebliche Herabsetzung der Dosis erzielt. Eine allzu starke Erhöhung der Entwicklungstemperatur kann jedoch die Bildqualität beeinträchtigen, so daß ein optimaler Kompromiß erstrebenswert ist.

Nach dem Entwicklungsvorgang ist es zweckmäßig, ein Unterbrecherbad (Essigsäure- oder Kaliumbisulfitlösung) einige Sekunden zu benutzen. Dadurch wird die Einwirkung des auf dem Film zurückgebliebenen Entwicklers beendet.

Die erforderliche Dauer der Fixierung ist, wie bereits erwähnt, bei RP-Film ungefähr doppelt so lang wie bei gewöhnlichem Röntgenfilm. Um eine gute Haltbarkeit der Filme zu erzielen, ist es durchaus wichtig, sowohl ein einwandfreies Fixierbad zu benutzen, als auch hinreichend lange zu fixieren.

Beim Wässern, das ebenfalls wichtig für die Haltbarkeit der Filme ist, ist Spülen mit fließendem Wasser vorzuziehen. Die Temperatur des Spülwassers spielt eine große Rolle. So erfordert Wässern in kaltem Wasser zwischen 5—12^0 etwa 40 min, während man bei einer Spülwassertemperatur von 30^0 mit 10 min Wässern zurechtkommt.

Um eine einheitliche Trocknung zu erleichtern und die Trocknungszeit abzukürzen, sollte der Film nach dem Spülvorgang kurze Zeit in eine Netzmittellösung getaucht werden, damit das Wasser vom Film abtropft.

Die Trockendauer ist von folgenden Faktoren abhängig:

Härtegrad, der im Fixierbad erzielt wird,

Wässerungsdauer,

wasserabsorbierenden Eigenschaften,

Gelatine in der Schicht,

Temperatur und Feuchtigkeitsgrad der Umgebung.

Wenn diese Faktoren dem Trockenprozeß möglichst günstig angepaßt werden — durch optimalen Härtegrad der Fixierung, optimale Einschränkung des Wässerns sowie gute

Lüftungsverhältnisse während der Trocknung —, so können mehrere sonst unangenehme Störungen während dieses Arbeitsvorganges vermieden werden.

Die Trockendauer von RP-Filmen ist bei manueller Entwicklung in gewöhnlichen Tanks praktisch die gleiche wie bei Standard-Röntgenfilmen und selbstverständlich davon abhängig, ob Trockenschränke mit zirkulierender Warmluft angewandt werden. Beim Entwickeln in den speziell für RP-Filme hergestellten halbautomatischen Maschinen gemäß Abb. 7c beträgt die Trockendauer für Rollfilme unter den oben beschriebenen optimalen Bedingungen etwa 20 min. Eine weitere Leistungssteigerung der Entwicklung von RP-Filmen ist jedoch zu erwarten in dem Maße, wie die modernen vollautomatischen Entwicklungsmaschinen, die in 7—10 min den ganzen Vorgang einschließlich Trocknen leisten, für die RP-Formate, besonders mit Rücksicht auf Einzelbilder, angepaßt werden können. Ist das der Fall, so wird eine bedeutende Zeit- und Arbeitsersparnis möglich. Jedoch werden auf Grund des oft feldmäßigen Charakters der RP-Arbeit bei Reihenuntersuchungen wenigstens teilweise die beweglicheren, weniger komplizierten früheren Verfahren auch weiterhin zur Anwendung kommen.

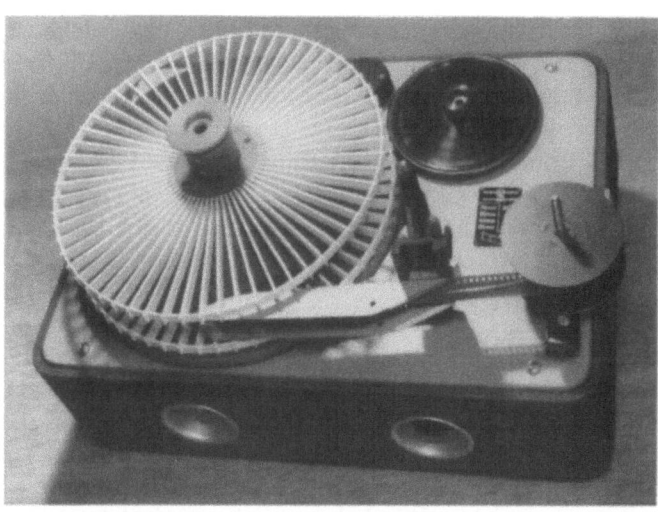

a

Abb. 7a—c. Apparatur für mechanisierte Entwicklung; System Hansen. a Das Aggregat von oben gesehen. Links das Entwicklungsrad, das Rollfilme von verschiedenen Formaten und Längen spiralenförmig aufrollt mit einem so abgepaßten Abstand zwischen den Filmwindungen, daß eine allseitige Berührung des Filmes mit der Entwicklungsflüssigkeit und ein schnelles Trocknen gewährleistet werden. Das Entwicklungsrad ruht auf einem motorisch betätigten Aufspulgerät. — Entwickeln, Fixierung und Wässern geschehen in wahlfreien Tanks, wobei nur das Rad transportiert wird. b Trockenvorrichtung mit eingebautem elektrischen Ventilator, wo der noch immer von Hand unberührte Film mit Warmluft rasch getrocknet wird. Durch mechanisierte Drehung des Rades wird ein gleichmäßiges Trocknen erzielt. c Nach dem Trocknen wird der Film durch das gleiche Aufspulgerät wie in a auf eine gewöhnliche Spule aufgespult

Besondere Bedeutung hat eine wirksame Beseitigung aller technischen Fehlerquellen schon vor dem Entwickeln der Filme und der sonstigen Dunkelkammerarbeit bei der Reihen-RP. Es handelt sich ja meist um „Feldarbeit", bei der die Patienten nicht, wie bei klinischen Untersuchungen, solange zur Verfügung stehen, bis das Bild entwickelt, kontrolliert und als ausreichend akzeptiert worden ist bzw. anderenfalls nochmals geröntgt werden kann, bis das Resultat technisch befriedigt. Das Entwickeln der Filme bei der Reihen-RP geschieht oft zu einem späteren Zeitpunkt, bestenfalls am gleichen Abend; aber bis dahin haben die Untersuchten sich meist wieder vom Ort, wohin sie zur Aufnahme bestellt wurden, entfernt. Sie wieder heranzubekommen ist mühselig und teuer, abgesehen vom Filmverlust durch den technischen Fehler. Auch aus diesem Grunde muß ein Reihen-RP-Bild schon bei der ersten Aufnahme und photographischen Verarbeitung zufriedenstellend ausfallen.

9. Strahlenbelastung

Infolge des in letzter Zeit aktualisierten Interesses für die Gefahren bei ionisierender Strahlung, besonders im Hinblick auf eventuelle genetische Spätschäden, ist die Strahlenbelastung der Patienten bei Reihen-RP Gegenstand besonderer Aufmerksamkeit geworden. Da es sich hierbei um eine verhältnismäßig sehr große Zahl untersuchter Indi-

viduen handelt, macht die Gesamtgröße der
verabreichten Strahlendosis, bezogen auf das
ganze Volk, einen erheblichen Teil der ge-
schätzten Zusatzbelastung durch medizinische
Tätigkeit zu der natürlichen Strahlung aus.
In Diskussionen über dieses Thema konnte
andererseits nachgewiesen werden, daß die berechnete, theoretische Gefahr einer schädlichen
Strahleneinwirkung bei Reihenuntersuchungen
für das einzelne Individuum von einer verschwindend kleinen Größenordnung ist und in
der Praxis um ein Vielfaches durch die hierbei
gewonnenen medizinischen Vorteile, sowohl
für den Untersuchten selbst wie vom allgemeinen Gesichtspunkt der Volksgesundheit
aus, kompensiert wird. Einerseits ist die
Häufigkeit wiederholter Reihen-RP-Untersu-
chung des einzelnen verhältnismäßig gering.
Nur gelegentlich erfolgt sie häufiger als etwa
einmal jährlich, gewöhnlich aber in Zwischenräumen von mehreren Jahren. Andererseits
ist die Gonadendosis, die vom genetischen
Gesichtspunkt der ausschlaggebende Faktor
ist, bei Reihen-RP von Lungen
minimal. Bei richtiger technischer
Ausführung sind es nur die Brustorgane, welche direkter Strahlung
ausgesetzt werden, wobei die
Gonadendosis sich auf die Fern-
wirkung der auftretenden Streustrahlung beschränkt.

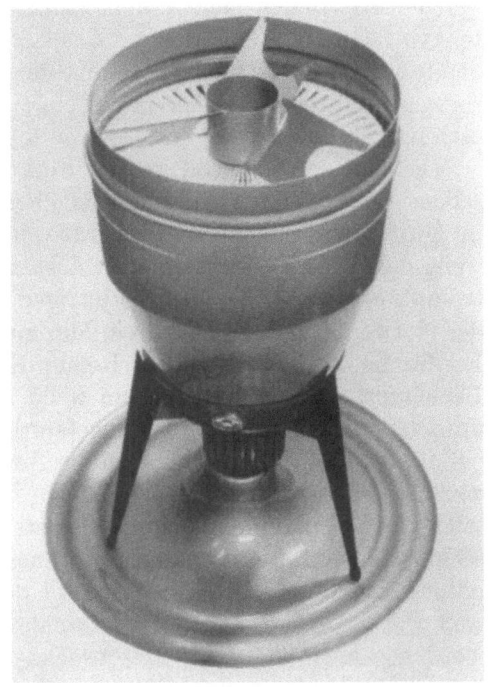

Abb. 7 b

Es lassen sich schwerlich exakte
Zahlenwerte für die Strahlendosis
geben, weder für den unmittelbaren Belichtungsbereich, noch
für die Gonadendosen, die bei
Reihen-RP von Lungen vorkommen. Dazu sind die Variationen
in der Aufnahmetechnik und andere mitwirkende physikalische
Faktoren zu groß bei der Unterschiedlichkeit, mit der die Untersuchungen verschiedenenorts
durchgeführt werden. Dank einer
Anzahl technischer Verbesserungen der RP-Methode in letzter
Zeit, ist es theoretisch möglich, die
Strahlendosis wesentlich zu mindern. Während man vor einigen
Jahren noch mit einer fünf- bis

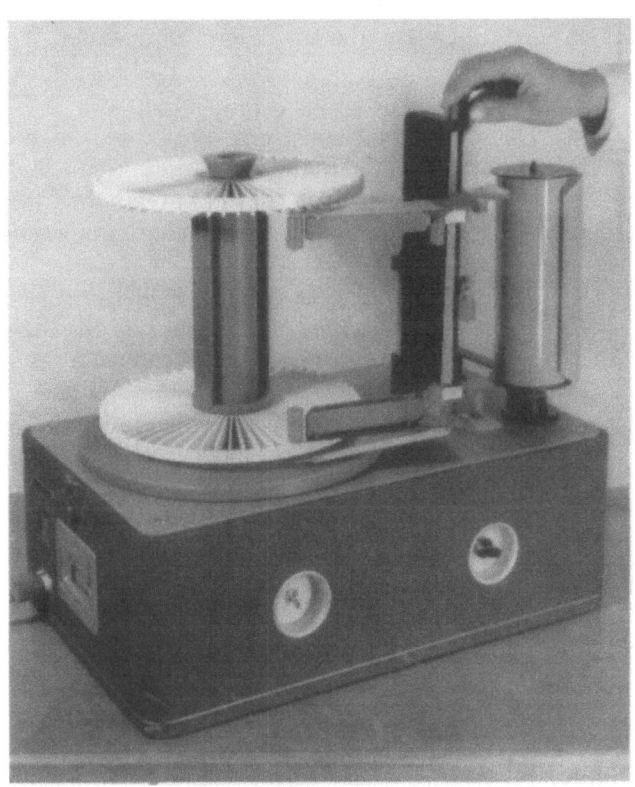

Abb. 7 c

sechsmal größeren Strahlenbelastung bei RP-Aufnahmen des gleichen Organs rechnete als
für die konventionelle, direkte Röntgenaufnahme im Großformat, beträgt dieses Verhältnis
jetzt unter optimalen Bedingungen nur etwa 2:1. Nähere Angaben über die Strahlendosis

bei der RP finden sich in den im Literaturverzeichnis genannten ausführlichen Arbeiten von Gernez-Rieux u. a., Larsson, Lorenz, Lossen und Seelentag. Die Gonadendosis bei einer RP-Lungenaufnahme kann demnach bis auf Bruchteile von einem Milliröntgen reduziert werden bei sachgemäß optimaler Ausnützung aller diesbezüglichen technischen Faktoren.

Die fast erschreckend großen Fluktuationen in der Strahlendosis bei ein und demselben Aufnahmetyp, die bei der RP ebenso wie bei der konventionellen Röntgendiagnostik im Großformat nachgewiesen wurden, haben sich, wie bekannt, bei näherer Untersuchung weitgehend als Resultat einer in dosissparender Hinsicht unbefriedigenden Aufnahmetechnik erwiesen. Bei unserer jetzigen Kenntnis der Strahlengefährdung allgemein und der Notwendigkeit, diese auf ein Minimum zu beschränken, ist es eine selbstverständliche Forderung, daß auch bei der Reihen-RP alle zur Verfügung stehenden Mittel in dieser Beziehung genutzt werden, um nicht die weitere Anwendung der RP-Methode durch unsachgemäße Ausführung zu gefährden. — Gewisse dosissparende Faktoren wurden bereits erwähnt im Anschluß an die Ausführungen über die verschiedenen RP-Apparate, woraus der Einfluß der Unterschiede in den Apparatkonstruktionen hervorging. Später folgt eine zusammenfassende Aufstellung der wichtigsten Gesichtspunkte, sowohl technischer wie betriebsmäßiger Art, nach denen man auch bei der Ausführung der RP-Aufnahme beachtliche Möglichkeiten zu dosissparenden Maßnahmen hat. Hierbei sind soweit wie möglich die auf internationaler Ebene geäußerten Empfehlungen berücksichtigt worden, welche in letzter Zeit zwecks Aufklärungstätigkeit auf diesem Gebiet u. a. von der Weltgesundheitsorganisation und der Internationalen Union gegen die Tuberkulose ausgearbeitet worden sind. — Bei Kenntnis der bisher in großem Ausmaß verwandten RP-Apparate und der Verhältnisse, die oft bei der Feldarbeit herrschen, zeigt schon ein flüchtiger Blick auf die in Frage kommenden Forderungen, daß offensichtlich ernste Mängel auf diesem Gebiet vorliegen, daß also eine wesentlich vertiefte Sachkenntnis und technische Vervollkommnung notwendig ist.

a) Die Primärfiltrierung der Strahlenbündel muß wenigstens 3 mm Aluminium entsprechen, um bei einer Standardspannung von 60—80 kV den hochabsorbenten weichen Strahlenanteil mit seinem geringen Anteil von Nutz-Strahlung für den Bildeffekt zu eliminieren. Die Hochvolttechnik setzt eine entsprechende Erhöhung der Primärfiltrierung voraus.

b) Die Primärabblendung muß möglichst wirksam sein. Bei fester Lochblende muß diese exakt eingestellt sein, damit sie das Strahlenbündel auf das Bildfeld beschränkt. Die Anwendung einer runden Lochblende und eines runden Primärtubus, was leider gelegentlich vorkommt, ist ein Kunstfehler, da das Bildfeld bei der Reihen-RP rechteckig ist. — Eine einstellbare Lichtvisierblende ist die optimale Lösung, wie in Abschnitt 3 angedeutet wurde, nicht nur bezüglich der Einstellung des Patienten im Gerät, sondern auch wegen der Dosisersparnis mit einem kleinstmöglichen Strahlenbündel.

c) Der Focus-Schirmabstand soll wenigstens 80—100 cm betragen; bei kleineren Abständen, wie sie vorkommen, um eine allzu schwache Apparatleistung auszugleichen, erhöht sich der dosissteigernde Streustrahlenanteil proportional der Strahlendivergenz.

d) Die Lichtstärke des Leuchtschirms soll die höchstmögliche sein im Rahmen der Forderungen, die wegen der Bildgüte eingehalten werden müssen (s. Abschnitt 4 und 11).

e) Die Lichtempfindlichkeit des optischen Systems (vgl. Bouwers in Bd. I) ist in bezug auf RP-Dosis-Probleme ein bekannter Faktor von grundlegender Bedeutung. Hier gilt die Regel: Nur das Beste ist gut genug.

f) Für die Filmempfindlichkeit gilt, mit der gleichen Einschränkung wie oben bei Punkt d betreffs Bildgüte, die Forderung nach lichtempfindlichen Filmen mit höchstmöglichem Din-Wert.

g) Bei optimal wirksamer Filmentwicklung kann ebenfalls Dosis eingespart werden (vgl. Abschnitt 8).

Für den Strahlenschutz des Personals sind in verschiedenen Ländern, mehr oder weniger genau festgelegt, Vorschriften betreffs radiologischer Arbeit, oft mit Rücksicht auf eine bestimmte Maximalbelastung während einer festgesetzten Arbeitsperiode herausgekommen, um befriedigende Schutzmaßnahmen und Arbeitsverhältnisse zu garantieren. Alle diese Schutzmaßnahmen sollten theoretisch auch bei der RP-Arbeit, die sich ja in dieser Hinsicht nicht von anderer radiologischer Tätigkeit unterscheidet, befolgt werden. Soweit diese Schutzvorschriften die Arbeit bei der Reihen-RP nicht einbeziehen oder sonst mangelhaft sind, müssen sie selbstverständlich baldigst revidiert werden. Diese Verhältnisse können teilweise dadurch erklärt werden, daß diese Art radiologischer Tätigkeit bisher größtenteils von Organen ausgeführt wurde, die nicht zur eigentlichen Fachröntgenologie gehörten. Jetzt sind sie jedoch Gegenstand gebührender Aufmerksamkeit sowohl von seiten der verantwortungsbewußten Ärzteschaft (s. ABELLO u. LOSSEN) als auch von internationalen Überwachungsorganen wie der Weltgesundheitsorganisation und der Internationalen Union gegen die Tuberkulose geworden.

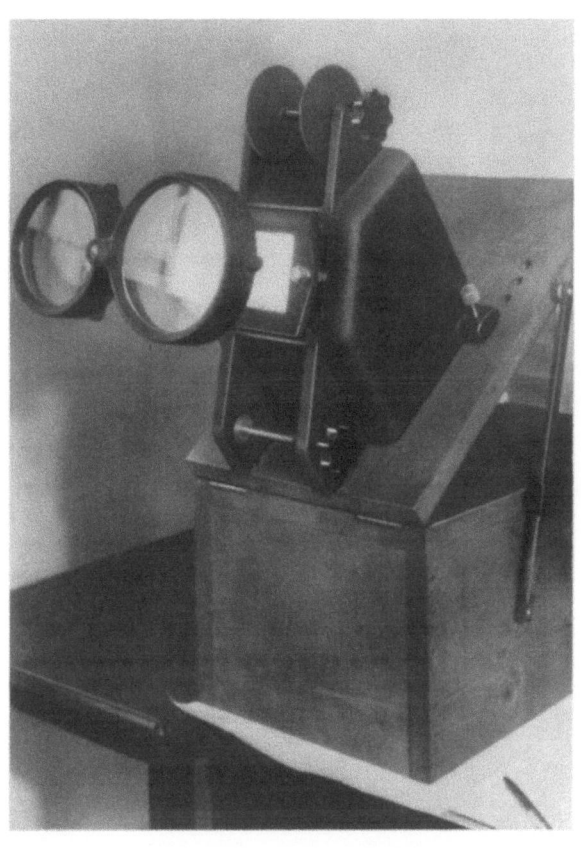

Abb. 8. Apparat für direkte Betrachtung durch austauschbare Lupen mit verschiedener Vergrößerung gegen weißen Hintergrund mit variabler Lichtintensität. Gebräuchlich bei den sog. Mittelformaten von 70 und 100 mm

10. Betrachtung des Bildmaterials

Auf Grund der starken Verkleinerung müssen RP-Bilder beim Betrachten mehr oder weniger vergrößert werden, um eine genaue Auswertung zu ermöglichen. Die Zusammendrängung des informativen Materials ist ohne Vergrößerung beträchtlich: in Mittelformaten von 100 mm RP auf $1/20$, bei 70 mm RP auf $1/44$ und im Kleinformat von 35 mm sogar auf etwa $1/250$ der Bildfläche konventioneller Großaufnahmen. Die Betrachtung mit Hilfe optischer Vergrößerung, sei es durch Lupenbetrachtung, sei es durch Projektion, trägt wesentlich zu einer guten RP-Auswertung bei. So verdient die technische Ausführung der Betrachtungsmöglichkeiten, die große Variationen unter verschiedenen Voraussetzungen aufweist, die gleiche Aufmerksamkeit wie die früher besprochenen Varianten in der RP-Anfertigung.

Die Notwendigkeit einer Vergrößerung ist natürlich bei den einzelnen RP-Formaten verschieden. Die größten RP-Bilder von 100 mm können sogar ohne Vergrößerung ganz gut ausgewertet werden; das ist einer ihrer praktischen Vorteile. Das Kleinformat von 35 mm wird im allgemeinen mit einem Projektionsverfahren betrachtet, das eine sechs- bis achtfache Vergrößerung bewirkt. Beim Mittelformat reicht eine 1,5—3fache Vergrößerung, die durch Lupenbetrachtung gegen einen hellen Hintergrund erzielt wird. Diese Vergrößerungen entsprechen etwa einer Betrachtung bei Postkartengröße. Hierin liegen gewisse optisch-physiologische Vorteile für die Auswertung, da, wie bekannt, gerade dieses Format bei gewöhnlichem Leseabstand sowohl für die Erfassung des Gesamteindruckes als auch der Bildeinzelheiten optimal ist auf Grund der hiermit etwa übereinstimmenden

Grenzen des Scharfsehens der Netzhaut. — Man vergleiche z. B. den günstigen Effekt einer mäßigen Verkleinerung der Bildgröße bei der Betrachtung von Lungenaufnahmen im Großformat mit einer Verkleinerungslinse; das nicht verkleinerte Format ist näm-

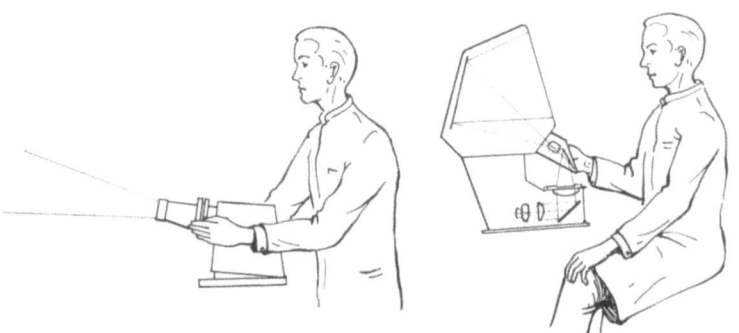

lich für eine physiologisch optimale Betrachtung eigentlich zu groß.

In Abb. 8 ist ein Standardgerät für die direkte Betrachtung von RP-Bildern im Mittelformat mit Linsenvergrößerung gegen einen beleuchteten Hintergrund dargestellt. Abb. 9 zeigt die zwei verschiedenen Prinzipien des Projektionsverfahrens. Während ersteres, das für 35 mm

Abb. 9. Schematische Zeichnung der verschiedenen Projektionsverfahren zum Betrachten von RP-Bildern. Links gewöhnliche Projektion gegen weiße Wand mit durch Abstandveränderung variabler Vergrößerung, meist bei 35 mm Bildformat verwandt. Rechts sog. Rückprojektion auf eine Mattglasscheibe. Näheres siehe Abb. 10

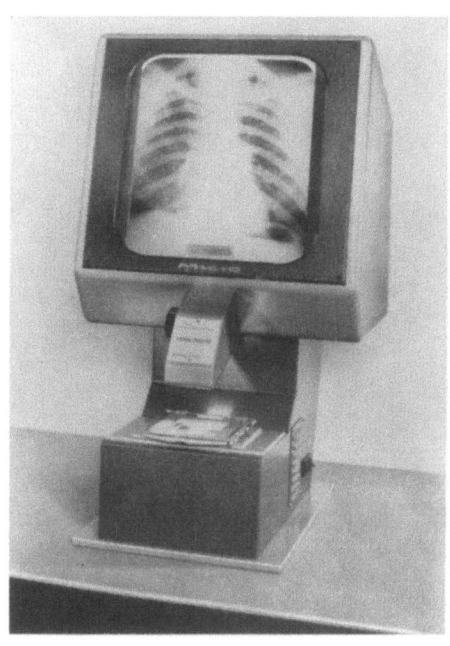
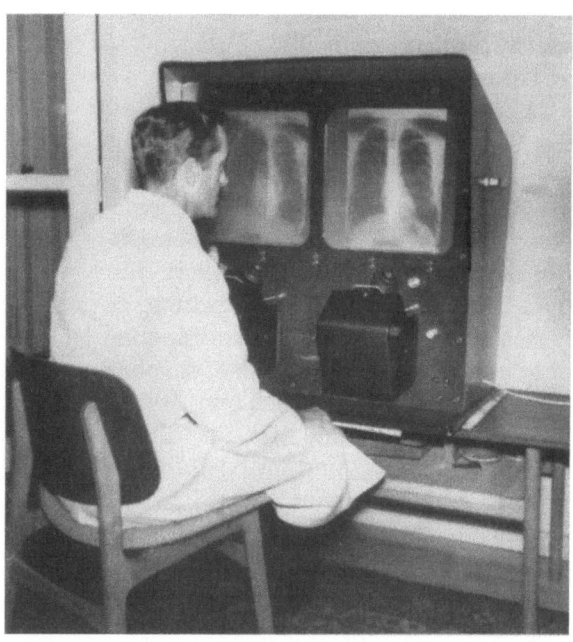

a   b

Abb. 10a u. b. Apparat für direkte Betrachtung mit Rückprojektion (Typ Heliocontrastor), wobei das RP-Bild auf einer Mattscheibe in der gleichen Größe erscheint wie ein gewöhnliches Röntgenbild im Großformat. Bei Zugang zu solchem Apparat in Doppelausführung wie in b können sowohl zwei RP-Bilder gleichzeitig in Vergrößerung verglichen werden als auch ein RP-Bild mit einem gewöhnlichen Röntgenbild in Großformat. Im letzteren Fall dient die erleuchtete Fläche als Lichtschrank. Das Rückprojektionsverfahren hat gegenüber der Betrachtung durch eine Lupe den Vorzug, daß mehrere Personen gleichzeitig das Bildmaterial auswerten können

Kleinformat verwandt wird, erhebliche Verluste in der Detailanalyse mit sich bringt, ermöglicht letzteres mit Rückprojektion vom Mittelformat auf einen opalescierenden Schirm eine sehr gute Detailschärfe. Beim Projektionsverfahren besteht der Vorteil, daß mehrere Beobachter das Bild gleichzeitig betrachten können dank des großen Bildwinkels des Betrachtungsschirmes Abb. 10a. — In manchen Fällen ist es günstig, gleichzeitig zwei vergrößerte Bilder betrachten zu können, z. B. bei der Beurteilung von Aufnahmen eines Patienten zu verschiedenen Zeitpunkten oder von Frontal- und Seitenbildern des gleichen Patienten. Zu diesem Zweck braucht man Betrachtungs- geräte in Doppelausführung. Wenn es sich hierbei um die neue Methode mit Rückprojek- tion gemäß Abb. 10b handelt und ein Betrachtungsgerät für Großaufnahmen zur Verfügung steht, kann man sowohl ein RP-Bild als auch eine konventionelle Großaufnahme im gleichen Format vergleichen. Dabei verwendet man die eine erleuchtete Fläche als ge- wöhnlichen Schaukasten für die direkte Betrachtung der Großaufnahme gleichzeitig bzw. neben der Betrachtung des vergrößerten RP-Bildes.

11. Bildqualität

Die Bildgüte der RP-Bilder ist selbstverständlich von entscheidender Bedeutung für den konkreten Wert der Anwendung des Verfahrens. In der Einleitung wurde bereits angedeutet, daß die früher erheblich geringere Qualität der RP-Bilder im Vergleich zu den konventionellen Großaufnahmen in letzter Zeit technisch so verbessert worden ist, daß keine wesentlichen Unterschiede in der informativen Ausbeute mehr vorliegen — be- sonders bezüglich der Objekte, um die es sich bei der Reihen-RP handelt, nämlich der Brustorgane.

Eine nähere Analyse der Einwirkung optischer Faktoren auf die RP-Darstellung wird von BOUWERS in Bd. I gegeben, gleichzeitig mit einer Darstellung der Informations- theorien und deren praktischer Bedeutung für die RP. — Ich habe oben die Faktoren behandelt, welche die Bildgüte beeinflussen und die in Unterschieden der Apparat- konstruktion und der Arbeitsausführung in ihren verschiedenen Phasen beruhen. Die mannigfachen in Frage kommenden technischen Gesichtspunkte in den verschiedenen Abschnitten werden unten gruppenweise zusammengestellt, u. a. unter Berücksichtigung der Strahlenbelastung, die im Abschnitt 9 behandelt wurden. Wie dort erwähnt wurde, verhalten sich in manchen Fällen die Faktoren, welche die Bildgüte fördern, entgegengesetzt zu denen, durch die eine Dosisverminderung erzielt wird. In diesen Fällen werden Kompromisse notwendig, die verschieden ausfallen, je nachdem, welches dieser Ziele man als vordringlicher ansieht.

a) Auf die Bildgüte einwirkende Faktoren, welche keine erhöhte Strahlendosis zur Folge haben

Focusgröße: möglichst klein, am besten mit Drehanoden-Röhren.

Focus-Schirmabstand: genügend groß, wenigstens 80—100 cm, zur Vermeidung einer allzu großen Strahlendivergenz. Das setzt einen ausreichend leistungsfähigen Röntgen- apparat voraus.

Belichtungszeit: möglichst kurz, nicht über 0,1 sec bei Lungen-Sagittalaufnahmen Erwachsener zur Vermeidung von Bewegungsunschärfe. Setzt ebenfalls einen genügend leistungsfähigen Röntgenapparat und Drehanoden-Röhre voraus.

Primärabblendung: dem Objekt möglichst eng angepaßt, um die bildstörende Streu- strahlung zu verringern; am besten zu erzielen durch einstellbares Lichtvisier.

Optisches System: möglichst scharfzeichnend in allen Bildpartien (s. BOUWERS, B. I).

b) Auf die Bildgüte einwirkende, strahlendosisvermehrende Faktoren, die Kompromisse erfordern

Leuchtschirm: möglichst feinkörnig für die Bildgüte; wird dadurch weniger licht- empfindlich und erhöht die Strahlendosis.

Film: gleiche Kriterien wie für den Leuchtschirm (Kontraste, s. u.).

Entwicklung: Feinkornentwickler am besten für die Bildgüte; forciertes Entwickeln und erhöhte Entwicklungstemperatur schaden der Bildgüte bei gleichzeitiger Dosis- ersparung (Kontrast, s. u.).

Röhrenspannung: Hochvolttechnik erhöht etwas die Gonadendosis, mindert aber die lokale Dosis und die Belichtungszeit (Kontrast, s. u.).

c) Sonstige Faktoren, welche die Bildgüte beeinflussen

Filmformat: Die Bildgüte wird durch größeres Format verbessert (s. Bouwers, Bd. I). Größere Formate erhöhen die Investitions- und Betriebskosten.

Bildkontrast: Resultat von Strahlenhärte, d. h. Spannung und Absorption, sowie Filmeigenschaften und Entwicklung. Es herrscht keine Einigkeit über den optimalen Kontrast für Reihen-RP von Lungen, ebensowenig wie bei Lungengroßaufnahmen; es scheint Ansichtssache zu sein, die noch objektiver Untersuchung bedarf. Eine höhere Spannung ergibt geringeren Kontrast bei besserer Durchdringung und großer Differenzierung innerhalb des Kontrastgebietes. Der Film kann im Hinblick auf gewünschte Kontrasteigenschaften gewählt werden. Der Kontrast kann auch durch das Entwickeln beeinflußt werden. In letzter Zeit werden sehr berechtigt für die Lungen-RP kontrastschwache Entwickler „low contrast developer" propagiert, mit vermehrter Differenzierung der Kontraststufen (Remy).

12. Karthotek und Archivierung

Das bei der Reihen-RP anfallende Bildmaterial wird mit Hilfe von RP-Karten gekennzeichnet. Wie im Abschnitt 4 über die technischen Ausführungen erwähnt wurde, wird ein kleiner Ausschnitt jeder RP-Karte mit den notwendigen Personalien auf das RP-Bild mitphotographiert. Die RP-Karte muß ein dem Kartenhalter und Kameratyp angepaßtes Format haben, sowie genügend steif und haltbar sein, denn sie wird nachher dem Bildmaterial beigefügt, um für weitere Aufzeichnungen benutzt zu werden. Die auf das Bild mitphotographierten Angaben enthalten meist eine laufende Nummer, Name, Datum der Untersuchung, eventuell ergänzt durch Geburtsdatum, Anschrift des Patienten usw. Mehr Angaben haben auf dem begrenzten Raum kaum Platz, der ihnen oben in einer Ecke des RP-Bildes oder unten in der Mitte (Herzschatten) zur Verfügung steht, wo sie keine diagnostisch auswertbare Fläche verdecken. — Der Text muß möglichst deutlich und kontrastreich sein, bei mehreren Angaben am besten in Maschinenschrift, damit man ihn später mühelos auf dem Bild lesen kann. Anderenfalls besteht die Gefahr der Personenverwechslung.

Der übrige Raum auf der RP-Karte wird teils für anamnestische Angaben benutzt, teils für die Beurteilung des jeweiligen Bildes, sowie für eventuelle spätere Notizen. All dies kann beliebig geschrieben werden, da es nicht auf das RP-Bild photographiert und dadurch verkleinert wird. — In letzter Zeit hat man begonnen, die RP-Karte mit verschiedenen Typen von Lochkarten für maschinelle statistische Bearbeitung zu kombinieren. Im Hinblick auf die große Bedeutung von Reihen-RP für einen breitbasigen Volksgesundheitsdienst kann man so wertvolles Ausgangsmaterial für künftige Untersuchungen erhalten.

Das RP-Bildmaterial kann auf verschiedene Art archiviert werden, je nachdem, ob Rollfilm oder Einzelfilm verwandt wird. Im erstgenannten Falle werden Film und Karte getrennt voneinander aufgehoben, im anderen Falle können Bild und zugehörige Karte zusammen aufbewahrt werden, beispielsweise in Fensterumschlägen. Dies hat mehrere Vorzüge: Man greift Karte und Film viel bequemer und schneller mit einem einzigen Griff, als wenn man getrennt nach Karte und Film suchen muß. Einzelfilme haben, da sie nicht in einer Rolle mit mehr oder weniger vielen RP-Bildern anderer Personen verhaftet sind, weiter den Vorteil, daß man sie leicht an eine Krankengeschichte heften oder sie zu Vergleichen oder Konsultationen an anderem Ort usw. ausleihen kann.

Die oben erwähnte Tendenz, das RP-Material nicht nur einmal auf vorhandene Tuberkulosefälle durchzusehen, sondern auch unter anderen klinischen Gesichtspunkten (s. Abschnitt 14 und 15) auszuwerten, wird immer deutlicher. Dadurch wird es oft wünschenswert, über mehrere Bildkopien verfügen zu können. Das RP-Bild einer Person kann gleichzeitig bezüglich Tuberkulose, Kardiologie, Krebskontrolle usw. interessieren. Für solche Fälle hat man verschiedene Verfahren entwickelt, um Kopien herzustellen, mit denen sehr gute Bilder zu verhältnismäßig geringen Kosten erzielt werden. Da Umkehrfilme verwandt werden, hat man den Vorteil, daß die Kopien (gewöhnlich Kontakt-abzüge) gleiches Format und gleiche Schwarz-weiß-Werte wie das Original haben. Im Gegensatz dazu benutzte man früher Positivkopien, die diagnostisch ungewohnt waren. Auch bezüglich des Kopierens hat die RP gegenüber konventionellen Röntgenbildern den Vorteil des kleineren für den Zweck bequemeren Formates und damit viel niedrigerer Kosten.

13. Auswertung des Bildmaterials

Voraussetzung für die wünschenswerte Sicherheit bei der diagnostischen Auswertung der RP-Bilder bei Reihenuntersuchungen ist eine hohe Bildqualität. Unser Streben danach muß unermüdlich bleiben — wie auch in der konventionellen klinischen Röntgen-diagnostik —, um das ganze Verfahren nicht in Mißkredit zu bringen, was leider doch mitunter passiert. In früheren Abschnitten sind die Faktoren angeführt, die auf die Bild-güte Einfluß haben, mit Angabe der verschiedenen Verbesserungsmöglichkeiten.

Abgesehen von der Bildgüte trägt zu einer sicheren Diagnosestellung auch bei, wie die RP-Reihenbilder aufgenommen werden, was sie umfassen und wie die Auswertung er-folgt. So wissen wir, daß eine zusätzliche Seitenaufnahme neben der üblichen Sagittal-projektion die Auswertungssicherheit in der Lungendiagnostik erheblich verbessert. Dieses Verfahren, das als Standard bei Reihen-untersuchungen von WEGELIUS (1952) eingeführt wurde und jetzt auch in einigen anderen Ländern gehandhabt wird (z. B. in Schwe-den seit 1954), verhindert, ebenso wie bei Großaufnahmen, sowohl eine Über- als auch eine Unterdiagnostik. Die Minderung der Überdiagnostik erspart Arbeit und Geld, da die Nach-kontrollen verdächtiger Fälle — hauptsächlich Hilusschatten, aber auch Herz und andere extrapulmonale Regionen — dadurch eingeschränkt werden. Die Gefahr der Unterdiagnostik wird geringer bei Freiprojektion des Retrokardial- und des Mediastinalraumes, die auf den Frontalaufnahmen verdeckt sind. Die Seitenaufnahme beansprucht nur ganz wenig zusätzliche Zeit, da der Patient schon im Gerät steht; nach vorliegenden Berechnungen steigen die Untersuchungskosten pro Person nur um etwa 10—15 % der Gesamtkosten. Das dürfte durchaus als tragbar angesehen werden, im Hinblick auf die verbesserte Aus-nutzung der Methode.

Folgende Punkte betreffen die Vergleichsmöglichkeit mit älterem Bildmaterial der gleichen Person sowohl bei der Reihen-RP als auch bei anderer Röntgendiagnostik. Da das Katasterverfahren den Charakter von einmaligen Untersuchungen gewisser Bevölkerungs-gruppen usw. hat, geschieht dies weitgehend getrennt von sonstiger medizinischer Tätig-keit. Man setzt dabei, leider zu oft, voraus, daß die Auswertung nur an Hand des vorliegenden Materials, ohne Zugang zu Vergleichsmaterial, durchgeführt werden kann. Man kann jedoch bekanntlich viel sicherer zur Aktivität pathologischer Befunde (Fortschreiten, Rückgang usw.) Stellung nehmen, wenn die individuellen Strukturvarianten des Röntgenbildes im zeitlichen Zusammenhang gesehen werden können. Auch hierdurch kann die Über- und Unterdiagnostik bei der Reihen-RP wesentlich verringert werden. Darum scheint die Einführung einer zielstrebigen Ausnutzung von Vergleichsmaterial bei der Auswertung von Reihen-RP begründet. Das setzt eine entsprechende Organisation der Auswer-tungsarbeit voraus und in erster Linie die Ausnutzung früherer RP-Archive und -Bild-material. Die hierbei anfallende Mehrarbeit geschieht unabhängig von der eigentlichen Untersuchung und ohne diese zu beeinträchtigen. Nach unseren Erfahrungen wird die zusätzliche Mühe durch die dadurch gewonnene größere diagnostische Sicherheit vielfach aufgewogen, was der gesamten Tätigkeit zugute kommt. Da eine Tendenz zu ausgedehn-terer Anwendung von Reihen-RP vorhanden ist, wird über jede Person ein kontinuierlich wiederholtes RP-Material vorliegen können, was die oben angeführten Gesichtspunkte noch wichtiger macht.

Der letzte Faktor, der zu nennen wäre, um bei Reihen-RP die diagnostische Sicherheit zu heben, wäre die Auswertung der gleichen Filme von zwei oder mehr Ärzten. Neben verschiedenen klinischen Nachkontrollen haben die großen Serien von Bildmaterial, die man bei diesen Katastern erhält, es möglich gemacht, auf statistischer Grundlage die Bedeutung des „menschlichen Faktors" ("the human error") zu beleuchten. Bahnbrechende Einsätze auf diesem Gebiet wurden vornehmlich von Yerushalmy, Garland, Nielsen und Bauer geliefert. Fehlbeurteilungen bei der Auswertung, welche auf den menschlichen Faktor zurückzuführen sind, zeigen eine erschreckende Häufigkeit (bis auf 30—40%) und verringern die Zuverlässigkeit des Untersuchungsverfahrens und dadurch seine vollwertige Ausnutzung (Tuddenham zeigt eine ähnliche Frequenz der Fehldiagnostik auch bei konventionellen Großaufnahmen, was besagt, daß die Grundursache nicht in der RP-Methode liegt). Fehlauswertungen auf Grund des menschlichen Faktors ergeben sowohl Über- als Unterdiagnostik. Das erstere ist nicht gefährlich für den Patienten, der mit seinem angeblich positivem Befund zur Nachuntersuchung kommt, wobei der Fehler aufgeklärt wird. Hierbei entsteht nur ein unnützer Verlust an Zeit und Geld. Eine Unterdiagnostik, bei der ein mehr oder weniger ernster pathologischer Befund übersehen wurde, kann dagegen für den Patienten schicksalhaft werden. Die therapeutische Hilfe, die er rechtzeitig hätte bekommen können, fällt aus; er wird vielleicht in falscher Sicherheit gewiegt und unterbewertet etwaige Symptome. Im Falle einer ansteckenden Krankheit ist dann auch seine Umgebung weiterhin gefährdet. — Da doppeltes und vielfaches Lesen sich in der Praxis bei Reihen-RP als sehr wertvoll erwiesen hat, um die diagnostische Fehlbeurteilung durch den menschlichen Faktor zu verringern, schiene es motiviert, dies allgemein einzuführen.

Bezüglich der Frage, wieviele Beurteiler wünschenswert sind, um eine optimale oder zumindest einigermaßen sichere Beseitigung der Fehler, die durch den sog. menschlichen Faktor entstehen, zu gewährleisten, gibt es keine bestimmten Regeln. Wie u. a. aus den Arbeiten von Bauer und Nielsen hervorgeht, kommt es nicht so sehr auf die Anzahl der Beurteiler an, sondern auf deren Kenntnisse und Zuverlässigkeit speziell in dieser Arbeit. Man kann kaum verbesserte Resultate erwarten oder verlangen, wenn ein Blinder einem oder mehreren anderen Blinden helfen soll.

Eine ebenfalls wichtige Maßnahme zur Hebung der diagnostischen Sicherheit ist deswegen ein wirksames Training der RP-Auswerter. Es besteht ein nicht geringer optisch-physiologischer Unterschied bei der Auswertung von Bildern in kleinem und in konventionellem Format, so daß selbst große Erfahrungen mit Großaufnahmen nicht ohne weiteres zu Geschick im Lesen von Schirmbildern prädestinieren. Für Übungszwecke und Unterricht ist es nützlich, die Möglichkeit zu haben, Bilder mit bekannten Befunden zu beurteilen, was dem Lehrenden die Gelegenheit gibt, auf Grund konkreter Befunde zu unterrichten und zu korrigieren. Für diesen Zweck hat Nielsen ein interessantes Verfahren ausgearbeitet: er benutzt Phantome („fakes"), die pathologische Veränderungen darstellen sollen. Sie werden am Leuchtschirm angebracht und in eine nichtpathologische Aufnahme hineinprojiziert.

14. Allgemeine Gesichtspunkte für Katasterzwecke

Wie bekannt, ist die Reihen-RP eine weitverbreitete und viel angewandte Methode bei der Entdeckung und im Kampf gegen die Tuberkulose. Die Technik als solche wurde von Röntgenologen ausgearbeitet. Das Verfahren wurde anfangs nur experimentell in der Medizin verwandt. Den Tuberkuloseärzten gehört der Dank, es praktisch weiterentwickelt zu haben. So wurde die Reihen-RP ein souveränes Mittel zur Kontrolle von Tuberkulosevorkommen, mit frühzeitiger Entdeckung, oft schon im noch symptomfreien Stadium. Dadurch wird die Prognose für die einzelnen Fälle verbessert und eine Elimination von unbekannten Ansteckungsherden ermöglicht. Trotz eines gewissen Rückgangs der Morbidität der Lungentuberkulose in den Kulturländern scheint der Kampf gegen diese Krankheit noch lange nicht gewonnen und die Reihen-RP darum noch in weiterer Zukunft erforderlich. In vielen unterentwickelten Ländern, wo dieser Kampf kaum erst begonnen hat, warten große Aufgaben auf den unumgänglich notwendigen Einsatz der Reihen-RP.

Gleichzeitig und unabhängig vom Einsatz der Reihen-RP im Kampf gegen die Tuberkulose hat die besondere Eigenart des Verfahrens, die es ermöglicht, Frühdiagnosen von krankhaften Zuständen an den Thoraxorganen zu stellen, sich auch äußerst wertvoll auf anderen Gebieten gezeigt und dadurch ein breites klinisches Anwendungsgebiet gefunden. Dies betrifft die vom Gesichtspunkt der Volksgesundheit, aber besonders für die betroffene Person wichtigen Krankheiten, wie Lungenkrebs, Sarkoidose, manche Herzfehler, Berufskrankheiten, unspezifische Pneumonien, Pleuritiden, Bronchiektasien und Anomalien. Derartige krankhafte, nicht-tuberkulöse Befunde können nach den bisher gemachten Erfahrungen bei Reihenuntersuchungen sogar die Frequenz von Tuberkulosefällen übersteigen. Ihre Beachtung und Notierung bedeutet keine zusätzliche Belastung oder Mehrkosten bei der Untersuchung. Es handelt sich nur darum, die Auswertung bewußt entsprechend vorzunehmen. Dies erfordert allerdings eine vermehrte und erweiterte Aufmerksamkeit der mit der Diagnostik betrauten Kollegen.

Reihen-RP-Kontrollen mancher nicht-tuberkulöser Krankheiten wie Lungenkrebs, Sarkoidose, Silikose und mancher Herzfehler werden schon vielerorts in großem Umfang und mit guten Resultaten durchgeführt. Die in Frage kommende Diagnostik profitiert sehr von den in letzter Zeit verbesserten technischen Voraussetzungen, wie u. a. zunehmende Bildgüte, die Einführung von Seitenbildern und die Vergleichsmöglichkeit mit früherem Bildmaterial. Dies hat auch größere Forderungen an das diagnostische Können der Schirmbildleser gestellt, eine Tendenz, die anscheinend parallel läuft mit einer Erweiterung des Wirkungskreises der Tuberkuloseärzte zu Lungenfachärzten als einer größeren Einheit und der Errichtung von Lungenfachkliniken („Chest Clinics").

Beim Abwägen des durch die Reihen-RP erzielten medizinischen Nutzens — eine völlig berechtigte Einstellung bei der Beurteilung der Tragbarkeit aller mit der RP verbundenen Investitionen — hat man bisher meist nur den Wert des Verfahrens in bezug auf die Tuberkulosebekämpfung im Auge gehabt. Die oben genannten Gewinnpunkte, die jetzt in immer größerem Ausmaß dem Verfahren durch erweiterte Diagnostik nicht-tuberkulöser Krankheitszustände zugeführt werden, müssen eine entsprechende Berichtigung der oft allzu engen Haltung in bezug auf die allgemeine künftige Organisation von Reihen-RP herbeiführen. Bezeichnend ist die fast degradierende Einstellung, für nicht-tuberkulöse Veränderungen den Begriff „Nebenbefund" zu verwenden, wobei es sich um maligne oder auf andere Weise lebensbedrohliche Zustände handeln kann. Das ist nicht gerechtfertigt im Hinblick auf die Möglichkeiten, die uns das Verfahren in die Hand gibt, um der Menschheit zu helfen. — Ein anderer, bezüglich der Rentabilität falsch beurteilter Faktor sind die sog. negativen bzw. „ohne Befund" registrierten Fälle, die ja die Mehrzahl des Bildmaterials ausmachen. Abgesehen von dem Umstand, daß diese Personen objektiv kontrolliert worden sind, hat ihr Bildmaterial einen latenten dokumentarischen Wert. Erkranken sie in Zukunft und werden erneut untersucht, so kann man auf die früheren Bilder als Vergleichsmaterial zurückgreifen, was eine sicherere Diagnose ermöglicht (näher erörtert in Abschnitt 13). — Auch Gerichtsmediziner können das RP-Material dokumentarisch auswerten. So veröffentlichten SYSIMETSÄ und MELARTIN Fälle, in denen die Identifizierung weitgehend verbrannter Leichen nach Flugkatastrophen anhand der RP-Aufnahmen der Verstorbenen in Seitenprojektion mittels der dort sichtbaren Konfigurationsveränderungen der Brustwirbel gelang.

Hinsichtlich dieser Möglichkeiten der Ausnutzung von Reihen-RP für Katasterzwecke im Volksgesundheitsdienst erweist sich das Verfahren schon jetzt als unübertroffen auf gewissen Gebieten, z.B. der Lungentuberkulose. Die Art und Weise, wie die zur Verfügung stehenden Mittel in der Praxis ausgenutzt werden, dürfte letztlich von ausschlaggebender Bedeutung für das wirkliche Endresultat auf diesem Arbeitsgebiet sein. Bezüglich der praktischen Ausführung einer Reihen-RP als ganzes gibt es selbstverständlich eine Vielfalt von Faktoren, welche die konkrete Ausbeute beeinflussen, die aber in dieser vorwiegend röntgenologischen Darstellung nicht alle berücksichtigt werden konnten. Das betrifft vor allem jene Umstände, die eine möglichst rege Beteiligung bezwecken, wenn es eine katastermäßige Durchsicht der ganzen oder begrenzter Bevölkerungsschichten gilt, d.h. Propaganda, Interesse, bequeme Durchführung und eine angenehme Ausführung sowie weitere Faktoren, die bei der Bevölkerung einen good will gegenüber dem ganzen Unternehmen schaffen. Soweit RP-Untersuchungen nicht obligatorisch sind, was meistens überall außer in einigen wenigen Ländern oder für bestimmte Gruppen wie beim Militär und unter anderen besonderen Voraussetzungen der Fall ist, spielen ein zweckmäßiges Planen und eine effektvolle Ausführung von Reihen-RP draußen in Feldverhältnissen selbstverständlich eine sehr große Rolle für die Erzielung einer optimalen Beteiligungsfrequenz. Letzteres erscheint um so wichtiger, da es sich in der Praxis gezeigt hat, daß die sog. Weigerer — d. h. die Personen, die der angebotenen RP-Gesundheitskontrolle fernbleiben — eine bedeutend höhere Krankheitsfrequenz haben als die freiwilligen Teilnehmer. Da man hierbei in beachtlichem Ausmaß unter anderem auf aktive Lungentuberkulose, Cancer etc. — also sowohl für die Umgebung als auch für den Einzelnen höchst ernsthafte Befunde — stößt, ist es äußerst wichtig, daß die primäre Phase der Reihen-RP ebenso optimal effektiv ausgeführt wird wie die selbstverständliche Forderung auf ein qualitativ möglichst hochklassiges Bildmaterial, und gleichfalls auf eine optimale Auswertung seiner Information.

Bezüglich der bei der Auswertung erhaltenen Informationen wurde in Abschnitt 12 angeführt, daß diese für gewöhnlich auf der RP-Karte vermerkt werden, die dann mit dem Bildmaterial archiviert wird.

Die Ausführung der jetzigen RP-Karten ist in den einzelnen Ländern sehr unterschiedlich. Auf der Vorderseite sind gewöhnlich die auf das RP-Bild zu photographierenden Kennzeichen des Untersuchten wie Nummer, Datum und Namen an bestimmter Stelle zusammengefaßt, wo sie genügend groß und deutlich erscheinen sollen, um auch im verkleinerten Maßstab auf dem Film noch gut lesbar zu sein (vgl. Abschnitt 4 und 12). Dann folgen weitere Personalien und anamnestische Daten. Angaben über frühere RP-Untersuchungen und andere Röntgenaufnahmen des Thorax können für deren Beschaffung zum Vergleich mit dem aktuellen Befund sehr wertvoll sein (vgl. Abschnitte 12 und 13). — Die diagnostischen Befunde werden gewöhnlich auf der Rückseite der RP-Karte vermerkt, oft mit einer kurzen Beschreibung über Lokalisation, Art usw. sowie einer Begründung der Diagnose.

Die Frage der Verwendung eines einheitlichen Kode-Systems für die RP-Befunde ist interessant und vielseitig. Es wäre natürlich wertvoll für Vergleiche bezüglich des Volksgesundheitszustandes auf sowohl nationaler wie internationaler Basis, von den reichen Informationen der RP-Befunde mit gleichartigen Bewertungsgrundlagen ausgehen und laborieren zu können. Ein variierender Faktor, der dieses erschweren kann, ist selbstverständlich die in den verschiedenen Fällen unterschiedliche Zielsetzung der RP-Kataster. Während Reihen-RP früher fast ausschließlich die Entdeckung von Lungentuberkulose zum Ziele hatte, liegen jetzt reich differenzierte Aufgaben vor, wie das Bestreben auch frühe Fälle von Tumoren, Herzfehlern, Berufskrankheiten etc. zu entdecken. Sowohl die anamnestische Fragestellungen auf den RP-Karten wie die Form der Beurteilung der Befunde müssen dabei in entsprechendem Maße variieren. Als ein Beispiel der Kodefizierungseinteilung von RP-Befunden in der bisher gebräuchlichsten Ausführung, als eine Waffe ersterhand zur Entdeckung der Lungentuberkulose, wird nachstehend eine Art der Klassifizierung wiedergegeben, welche versuchsweise 1962 Verwendung fand bei einer für obigen Zweck ausersehenen Forschergruppe innerhalb der Internationalen Tuberkuloseunion und der Weltgesundheitsorganisation. Danach wurden die RP-Befunde nach folgenden Kriterien in neun Gruppen eingeteilt.

0 — Normal.

1 — Röntgenologische extra-pulmonale Abnormitäten (Thoraxwand, kardiovasculäre Befunde, usw.).

2 — Röntgenologische Abnormitäten der Respirationsorgane, die als nichttuberkulös beurteilt werden.

3 — Pulmonale und/oder hiläre Verkalkungen als einziger Befund.

4 — Kleine pleurale Verdichtungen, die als klinisch bedeutungslos beurteilt werden.

5 — Hilusverschattungen, die als ausschließlich glandulär angenommen werden, ohne nachweisbare pulmonale oder pleurale Verdichtungen (gemäß 6—7—8—9 unten).

6 — Pleurale Verdichtungen (mit Ausnahme von 4 oben) einschließlich Exsudate (Hilusverschattung kann vorhanden sein, aber keine pulmonalen Verdichtungen). Pneumothorax oder Hydropneumothorax sollten hier klassifiziert werden.

7 — Pulmonale Verdichtungen, die als ohne klinische Bedeutung beurteilt werden.

8 — Pulmonale Verdichtungen, die der Betrachter als von klinischer Bedeutung beurteilt.

9 — Pulmonale Verdichtungen mit deutlichen Kavernen, die als von klinischer Bedeutung beurteilt werden.

Die praktischen Erfahrungen bei der Anwendung des oben referierten Einteilungssystemes, wo sich nachträglich weitgehende Modifikationen und Differenzierungen als nötig erwiesen, sowie ähnlicher solcher Verfahren, haben aber bei kritischer Analyse gezeigt, daß außerordentliche Schwierigkeiten vorliegen, nur auf der Basis einer primären RP-Diagnose eine gleichartige objektive Beurteilung und entsprechende Resultate zu erzielen. In der gleichen Art wie auch bei anderer Röntgendiagnostik spielen hierbei sowohl subjektive wie andere variable Momente eine allzu große Rolle und die endgültige Diagnostik kann oft nicht befestigt werden, bevor sie in den einzelnen Fällen mit der individuellen klinischen Situation konfrontiert und ihr angepaßt wurde. Das Reihen-RP-Verfahren ist darum in der Hauptsache nicht Schlußziel, sondern sollte als Initialanstoß zu fortgesetzter Untersuchung mit klinischer Nachkontrolle der positiven Befunde betrachtet werden. Man kann daher auch nicht von den primären Reihen-RP-Resultaten erwarten, daß sie ein definitiv objektives Bild des Gesundheitszustandes der Bevölkerung oder von der Häufigkeit bestimmter Krankheiten geben. Andererseits ist es aber von außerordentlicher Bedeutung, daß es dank der Reihen-RP zum ersten Mal möglich geworden ist so wichtige Krankheiten wie Lungentuberkulose, Tumoren, Herzfehler etc. in Katasterform zu entdecken und zu erfassen, und dies häufig in einem noch symptomfreien Stadium, wodurch ein ganz neuer und vielversprechender Aspekt für die Medizin im ganzen gewonnen ist. — Der Umstand, daß die einzelnen RP-Bilder auf Grund ihrer immer mehr verbesserten Informationsqualität jetzt nicht nur dem Sieb- und Entdeckungszweck dienen, sondern für die fortgesetzte klinische Diagnostik in einzelnen Fällen genutzt werden können, ist ein Ausdruck dafür, daß der Wert des RP-Verfahreres viel größer ist als der mit dem man zunächst gerechnet hatte.

15. Klinische Anwendung des RP-Verfahrens

Außer für Katasterzwecke, dem meist angewandten und bekannten Anwendungsgebiet, kann die RP auch bei verschiedenen anderen Gelegenheiten in der klinischen Röntgendiagnostik mit Erfolg die konventionelle Großaufnahme ersetzen. Es handelt sich ja um regelrechte Röntgenaufnahmen mit allen informativen Bildelementen, nur daß ihre Wiedergabe mehr oder weniger verkleinert ist. Die Möglichkeiten zu klinischer Anwendung scheinen darum zahlreich zu sein, soweit die speziellen Vorteile der RP wie Serienaufnahmen, geringe Kosten, eine gewisse Automatik bei der Aufnahme, und einfache Archivierung dabei ausgenutzt werden.

Am bekanntesten ist die Inanspruchnahme der RP für die schnellen Serienaufnahmen, die bei der Funktionsdiagnostik erforderlich sind und sich auf die Darstellung der Dynamik der inneren Organe erstrecken. Hierdurch bereichern physiologische Aspekte neben den konventionellen anatomischen Röntgenaufnahmen unsere Erkenntnis. Da solche Darstellungen der Dynamik jedoch oft recht umfassende Bildserien erfordern, um alle Phasen eines Bewegungsablaufes zu erfassen, die für die Beurteilung wichtig sind, können sowohl die Kosten als auch der Transport zwischen den Aufnahmen der rein massemäßig viel größeren und schwereren Filme bei Großaufnahmen zu belastend werden. Die RP hat hierbei ihre tatsächlichen Vorteile. Ihre erfolgreiche Anwendung, u. a. bei Herzuntersuchungen mit Angiokardiographie und bei cerebraler und anderer Angiographie ist bekannt, ebenso wie bei gewissen Studien, auch ohne Kontrastmittel, der Dynamik innerer Organe. — Es besteht ein fließender Übergang zwischen diesen RP-Serien, die im Mittelformat z. Zt. mit einer Maximalgeschwindigkeit von etwa sechs Bildern je Sekunde arbeiten, und der eigentlichen Röntgenkinematographie in kleinerem Format mit höherer Bildfrequenz und oft elektronischer Bildverstärkung. Bei vielen medizinisch wichtigen Bewegungsabläufen genügt die RP-Bildfrequenz des Mittelformates völlig für eine diagnostisch auswertbare Darstellung. Man hat dabei den Vorteil, daß die einzelnen, etwas größeren RP-Bilder durch bedeutend höhere Bildgüte und größeren Informationsinhalt den Röntgenkinofilmen für eine Reproduktion und Publikation überlegen sind.

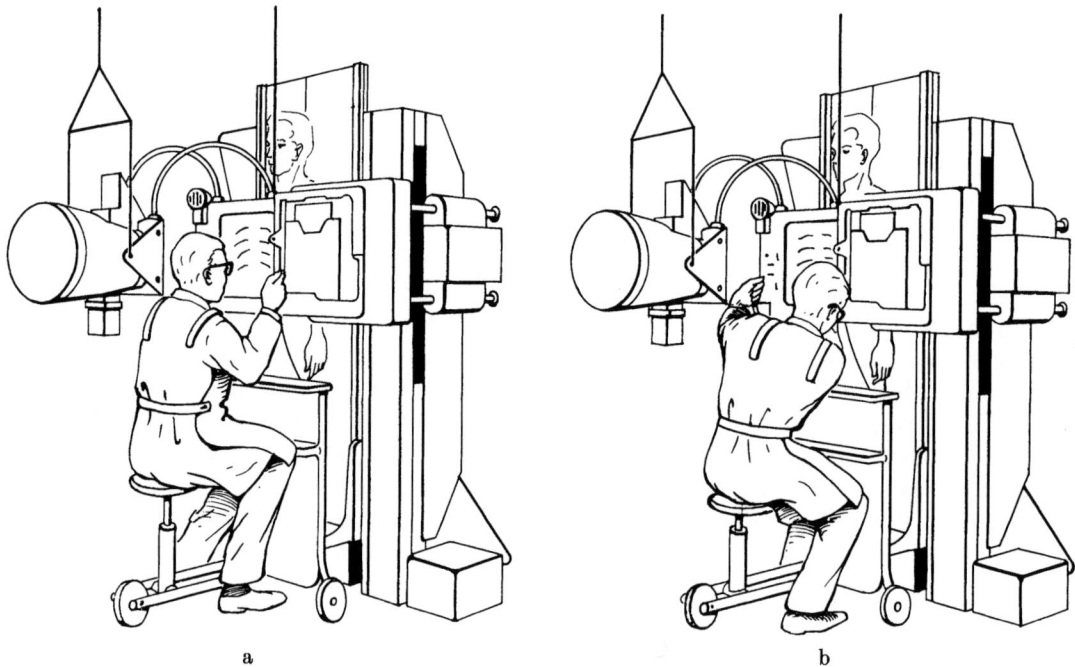

a   b

Abb. 11a u. b. Konstruktionsprinzip des „Wegnographen" und Arbeitsweise bei kombinierter Durchleuchtung mit gezielten RP-Aufnahmen. — Links ist das RP-Gerät an ein Universalstativ mit dessen Durchleuchtungsschirm und Serienbildkassette montiert. Das Fehlen eines Tubus erlaubt dem Untersucher die Durchleuchtung mit dem gleichen Schirm sowie die Einstellung des Patienten wie auf a. Wenn er mit dem Kopf zur Seite geht wie auf b, kann das Bild auf dem Schirm mit der RP-Optik photographiert werden. Während der Durchleuchtung ist der Film durch einen Verschluß vor Exponierung geschützt. Das Verfahren kann bei Rotlicht durchgeführt werden

Andere Anwendungsgebiete mit mehreren Aufnahmen sind Schichtdarstellung und Stereo-Röntgen. Für Stereozwecke ist es nicht nur bei der Belichtung von Vorteil, sondern auch bei der späteren Stereobetrachtung, mit einem kleineren Format zu arbeiten, da die Projektionseinrichtungen dann wirksamer und bequemer sind (s. Köhnle in diesem Band).

Zum Schluß sei noch die Anwendung der RP als Ersatz für Großaufnahmen auch in der klinischen Routinediagnostik von inneren Organen wie Verdauungsapparat, Nieren, Skelet u. ä., erwähnt. Die Forderung nach informativer Gleichwertigkeit mit der Großaufnahme scheint sich immer mehr zu erfüllen. Mit modernen Geräten vom Typ Wegnograph (Abb. 11) können jetzt auch RP-Bilder als gezielte Aufnahmen gemacht werden mit Ausnützung des Leuchtschirmes der Kamera. Eine andere Ausführung für diesen Zweck mit separatem Leuchtschirm stellt der Thoraxograph (Abb. 12) vor.

Die klinische Anwendung der RP gemäß den oben angeführten Richtlinien erfolgt bisher keineswegs allgemein, sondern nur an wenigen Stellen, wo ein individuelles Interesse dafür besteht. Die hierbei gesammelten Erfahrungen im Hinblick auf die Vorzüge des Verfahrens (vor allem bequemere Handhabung, außerdem wesentliche Betriebsverbilligung, bei einem befriedigenden Informationswert bezüglich der meisten in Frage kommenden Aufgaben) sprechen für eine ausgedehntere Anwendung. Die noch bestehenden Vorurteile bezüglich des diagnostischen Wertes der RP hängen dem Verfahren seit früher, als die Bildqualität schlecht und die jetzt erzielten technischen Verbesserungen unbekannt waren, an. Es ist wahrscheinlich nur eine Frage der Zeit, wenn weitere bedeutende Fortschritte in der RP gemacht werden. Diese gelten vor allem ihrer Kombination mit Bildverstärkung und Polaroidentwicklung*, die besonders günstig in Verbindung mit dem verkleinerten Bildformat sind, sowie einer Optik für variable Größe des Primärfeldes (Abb. 13). Damit würde die RP nicht nur eine diagnostische Gleichwertigkeit mit der Großaufnahme erreichen, sondern in wichtigen Punkten gleichzeitig auch bedeutende praktische Vorteile bieten. Ebenso wie die Kleinbild-Kameras in der allgemeinen Photographie die älteren, größeren Formate weitgehend verdrängt haben, ist es denkbar, daß auch in der Röntgendiagnostik eine Tendenz zu den durch die RP erzielten kleineren Bildformaten hinzielt. Dies wäre für die Archivierung sehr vorteilhaft. Dann würden die bisher aus Raummangel in großem Umfang durchgeführten Übertragungen von Röntgen-Großaufnahmen auf Mikrofilm eingespart werden, da der Film primär verkleinert entsteht. Auch die Aufbewahrung und der Schutz (auch gegen ionisierende Strahlung unter Feldverhältnissen) von nicht

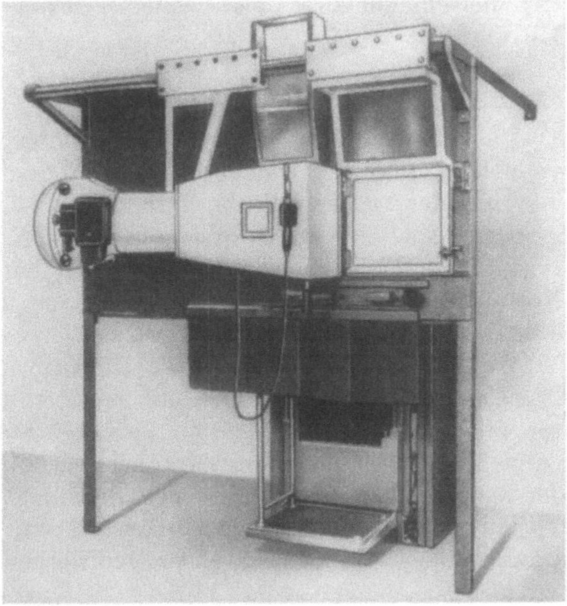

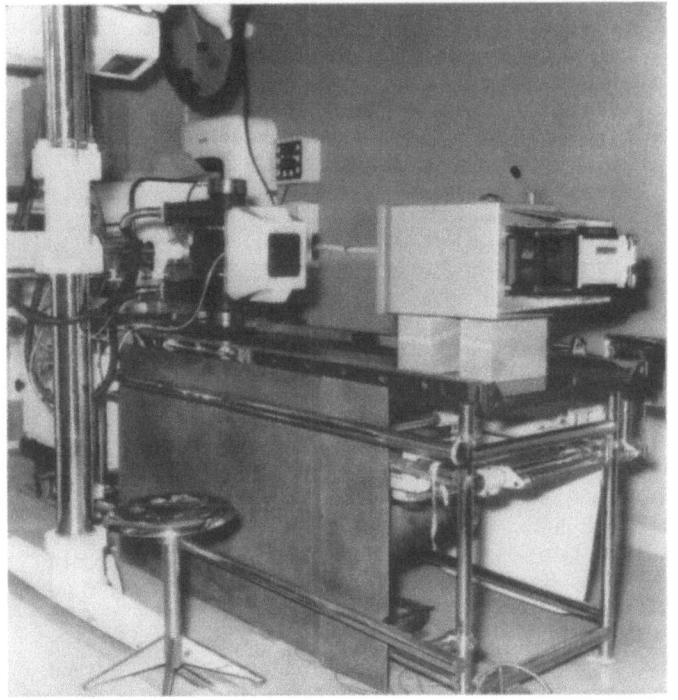

Abb. 12. Thoraxograph. Einrichtung für gezielte Schirmbild-Aufnahmen mit separatem Leuchtschirm und RP-Kamera mit gewinkeltem Tubus, welche horizontal beweglich schnell gegeneinander austauschbar sind

Abb. 13. Apparat für Polaroid-Schirmbild, aufgestellt rechts auf einem klinischen Untersuchungstisch mit Röntgenröhre und Lichtvisier links. Der kleine Polaroid-RP-Kasten mit einem Totalgewicht von nur 18 kg hat röhrenwärts einen Leuchtschirm, der durch einen lichtdichten Tubus mit einer Polaroid-Kamera auf der entgegengesetzten Seite vereint ist. Dadurch können RP-Polaroidbilder mit verschiedener Feldgröße und bei vollem Licht im Arbeitsmoment erzielt werden, mit dem Vorteil schneller Entwicklung ohne Dunkelkammer sowie Dosiseinsparung

---

* Trockenentwicklung in einem Zusatzgerät zur Kasette nach dem Polaroid-Land Verfahren, das ohne Dunkelkammer und ohne Tankentwicklung mit Flüssigkeiten arbeitet, und den Erhalt von fertigen, trockenen Bildern an Ort und Stelle in 10 Sek. ermöglicht.

exponiertem Film wäre viel bequemer bei dem bedeutend geringerem Platzbedarf von RP-Filmen.

16. Schlußfolgerungen

Das Röntgenschirmbild ist für die Röntgendiagnostik in vieler Beziehung eine wertvolle Ergänzung der konventionellen Großaufnahme. Für Katasterzwecke hat es sich in Form der Reihen-RP als Methode der Wahl bei Untersuchungen der Brustorgane gezeigt. Nach einer Anwendungszeit von wenigen Jahrzehnten sind beachtliche Resultate im Volksgesundheitsdienst erzielt, besonders hinsichtlich der Lungentuberkulose. Noch ausgedehntere medizinische Gewinne können bei zielstrebiger Erweiterung der diagnostischen Grenzen erwartet werden.

Weiterhin ist erwiesen, daß die RP auch in der klinischen Diagnostik auf wichtigen Gebieten die Großaufnahmetechnik ersetzen kann. Sowohl spezielle technische Vorzüge wie erhebliche Einsparungen an Betriebskosten machen eine weitere Ausbreitung und vermehrte Anwendung wahrscheinlich. Das kleinere Format scheint, im Gegensatz zu der noch oft vorherrschenden Meinung, nicht von Nachteil, sondern im Gegenteil ein Vorteil zu sein, der, sachgemäß ausgenützt, wesentlich zur Entwicklung der ganzen Röntgendiagnostik im Dienste der Medizin beitragen kann.

Literatur

1. Einleitung: Definition, Charakteristika
2. Rückschau

ABREU, M. DE: Roentgenfotografia. Processo e Aparelho. Tuberculose Pulmonar. Cadastro Social. Radiografia e Radioscopia. Roentgenfotografia Coletiva. Rev. Ass. Paul. Med. 6 (1936).
— Verfahren und Apparatur zur kollektiven Röntgenphotographie (indirekte Röntgenaufnahme). Z. Tuberk. 80, 70 (1938).
— Zwei Jahre kollektive Röntgenphotographie. Fortschr. Röntgenstr. 58, 574 (1938).
— Collective fluorography. Radiology 33, 363 (1939).
— Process and apparatus for roentgen photography. Amer. J. Roentgenol. 41, 662 (1939).
— R. J. ANDERSON, CH. GERNEZ-RIEUX, R. VACCAREZZA, and C. WEGELIUS: Present problems of the radiological diagnosis of chest diseases by mass radiography. Int. Tuberc. Year Book 44 (1954).
BARIÉTY, M., CH. COURY et J.-L. GIMBERT: Radiophotographie et tuberculose. Bulletin final, IIIe Congr. Int. Radiophotographie Méd., Stockholm 1958, p. 279.
BATELLI, u. GARBASSO: Zit. in Rass. Med. (Milano) 32, 223 (1955).
BLEYER, J. M.: An original research on fluoroscopic diagnosis of certain forms of lung, throat, and heart disease, etc. Charlotte M. J., pp. 1—17 (1897, April).
BÖHME, W.: Zur Frage des Großangriffs auf die Tuberkulose mit Hilfe der Schirmbildphotographie. Fortschr. Röntgenstr. 58, Beih., 37—45 (1938).
— Erfahrungen bei den Nachuntersuchungen in der Medizinischen Universitätsklinik Rostock, Röntgenabteilung. Z. Tuberk. 83, 291 (1939).

COELHO, J.: L'emploi de la radiophotographie dans la prophylaxie de la tuberculose au Brésil. Presse méd. 46, 1032 (1938).
DORMER, B. A., and K. G. COLLENDER: Miniature radiography. Lancet 236, 1309 (1939).
DUDLEY, S. F.: Pulmonary tuberculosis in the royal navy and the use of mass-miniature radiography in its control. Proc. roy. Soc. Med. 34, 401 (1941).
FOURNIÉ, C., et J. FRÉZOULS: La Radiophotographie. Rev. Tuberc. (Paris) 5, 795 (1939a).
— — La Radiophotographie, Essais d'application au dépistage de la tuberculose pulmonaire dans la collectivité militaire. J. Radiol. Électrol. 23, 353 (1939b).
FRANKE, H.: Die technischen Mittel der Leuchtschirmphotographie. Dtsch. med. Wschr. 65, 890 (1939).
— Kritik am Schirmbildgerät. Öff. Gesundh.-Dienst 7, 273 (1941).
GRIESBACH, R.: Die Kleinbild-Schirmphotographie. Ihre derzeitige Bedeutung unter den Methoden der Reihenuntersuchungen des Brustkorbs. Z. Tuberk. 82, 81—91 (1939).
— Die Tuberkulosebekämpfung. Stuttgart: Georg Thieme 1948.
— Röntgen-Reihenuntersuchungen des Brustkorbes. Leipzig: Johann Ambrosius Barth 1949.
GRUZDEV, V. I., and S. V. PRUZJANSKIJ: The organization of fluorography in the USSR. Bulletin final, IIIe Congr. Int. Radiophotographie Méd., Stockholm 1958, S. 489.
HILLEBOE, H. E., and R. H. MORGAN: Mass radiography of the chest. Chicago 1945.
HIRSCH, I. S.: Fluorography. Amer. J. Roentgenol. 43, 45 (1940).
— The utility of fluorography. Radiology 36, 1 (1941).

HOLFELDER, H., u. F. BERNER: Stand und Aussichten der Kleinbildphotographie vom Röntgenschirm. Münch. med. Wschr. 85, 1818 (1938).

— — Atlas des Röntgenreihenbildes des Brustraumes. Fortschr. Röntgenstr., Erg.-Bd. 59 (1939).

HOLM, J., and M. HOLM: National examination for tuberculosis. Acta tuberc. scand. 19, 71 (1945).

JANKER, R.: Die indirekte Röntgenaufnahme und ihre Anwendungsmöglichkeiten. Fortschr. Röntgenstr., Beiheft, 52, 59 (1935).

— Die Leuchtschirmphotographie. Ein Bericht über eigene zwölfjährige Erfahrungen. Fortschr. Röntgenstr. 58, 588 (1938).

— Die Photographie des Leuchtschirmbildes (Einzelbild und Röntgenkinematographie). Röntgenpraxis 11, 1271 (1939).

— Die Photographie des Leuchtschirmeinzelbildes als Ersatz für das gewöhnliche Röntgenbild und als Reihenuntersuchungsmethode. Die Röntgentechnik, Bd. 1, S. 640. Leipzig: Georg Thieme 1941.

— Die Photographie des Leuchtschirmbildes. Umschau Wiss. Tech. 60, 275 (1960).

KOGA, Y., and T. TAGUCHI: Diagnostic capacity of photofluorography in Japan. Bulletin final, IIIe Congr. Int. Radiophotographie Méd., Stockholm 1958, p. 483.

LINDBERG, D. O. N.: Suggested modifications of technique for roentgen photography. Amer. J. Roentgenol. 41, 867 (1939).

MCINTYRE, J.: X-rays. Lancet 2, 1303 (1896).

NELSON, A.: The fluorographically disclosed cases of pulmonary tuberculosis and their early prognosis. Acta tuberc. scand. 16 (1946).

POTTER, H. E.: Roentgenography of pulmonary tuberculosis. Minn. Med. 21, 763 (1938).

— Miniature films in chest surveys. Radiology 34, 62 (1940).

— B. H. DOUGLAS, and C. C. BIRKELO: The miniature X-ray chest film. Radiology 34, 283 (1940).

RONNEAUX, G.: La radiophotographie de Manoel de Abreu. Bull. Acad. Méd. (Paris) 121, 136 (1939a).

— La Radiophotographie ou photographie de l'écran radioscopique; ses possibilités économiques. J. belge radiol. 28, 415 (1939b).

SCHINZ, H. R., u. F. KOLLBRUNNER: Die Schirmbildphotographie. Schweiz. med. Wschr. 75, 897 (1945).

TÖRNELL, E.: Massundersökningar med skärmbildsapparat. Svenska Läk.-Tidn. 37, 2053 (1940).

— Skärmbildsfotografering såsom ett led i dispensärarbetet. Nord. Med. 15, 2147 (1942).

WEGELIUS, C.: The advantages of centralised mass-radiography in industrial health. The Proceedings of the Ninth Internat. Congr. on Industrial Medicine, London 1948, p. 842.

— Organization and results in regard to the tuberculosis campaign of mass-surveys. Rapports de XIIe Conf. L'Union Internat. Contre La Tuberculose, Rio de Janeiro 1952, p. 516.

WINGE, K.: Mass photofluorography of the chest in countries with a low tuberculosis morbidity. Rapports de IIe Congr. Internat. de Radiophotographie Médicale, Paris 1956, p. 61.

3. Jetzige Apparaturen
4. Kameratypen und -ausführungen
5. Stative und Kabinen
6. Transport- und Montageprobleme bei Reihen-RP
7. Aufnahmetechnik

ALVES, C., et P. DE OLIVEIRA: Équipment radiophotographique mobile, éléctriquement actionné par le moteur du vehicule qui le transporte. Bulletin final, IIIe Congr. Int. Radiophotographie Méd., Stockholm 1958, p. 545.

BASSI, R.: La scelta dei mezzi tecnici in schermografia — Una nuova stazione schermografica. Atti del 1⁰ Congr. Int. Schermografia, Regionale, Roma 1955, p. 517.

BERNARD, E., J. L. HERRENSCHMIDT et G. BONNAUD: La radiophotographie grand format (10 × 10 cm), son application au radiodiagnostic en pneumophthisiologie. Bulletin final, IIIe Congr. Int. Radiophotographie Méd., Stockholm 1958, p. 79.

BISCHOFF, K.: Der Iontomat, ein neuer Belichtungsautomat für Röntgenaufnahmen. Fortschr. Röntgenstr. 71, 994 (1949).

BOUWERS, A.: Una nuova camera per la radiografia su film di 7 × 7 cm². Atti del 1⁰ Congr. Int. Schermografia, Regionale, Roma 1955, p. 543.

BUCHHEIM, C.: Discussion sur la Communication: "Planning of Mass X-ray Examinations". Bulletin final, IIIe Congr. Int. Radiophotographie Méd., Stockholm 1958, p. 68.

— Die optimale Aufnahmespannung im Photofluorography-Verfahren. Bulletin final, IIIe Congr. Int. Radiophotographie Méd., Stockholm 1958, p. 220.

FOSSATI, F.: Schermografia del torace con alte tensioni e con diversi tipi di generatore delle radiazioni roentgen. Dimostrazione di schermogrammi eseguiti a 100—180 kV. Atti del 1⁰ Congr. Int. Schermografia, Regionale, Roma 1955, p. 513

FRANKE, H.: Der Belichtungsautomat. Fortschr. Röntgenstr., Beiheft 42, 153 (1930).

— Das Schirmbildverfahren und seine technischen Mittel. Dansk radiologisk Selskabs Forhandlinger. Nord. Med. 4, 3823 (1939a).

— Die technischen Mittel der Leuchtschirmphotographie. Dtsch. med. Wschr. 22, 890 (1939b).

— Kritik am Schirmbildgerät. Öff. Gesundh.-Dienst 7, 273 (1941).

— Die automatische Belichtung der Röntgenaufnahme. Z. Röntgen-Technik u. med. Wiss. Photogr. 1, 60 (1948).

— Leistungsbegriff und -messung in der Schirmbildphotographie. Z. angew. Photogr. 3, 85 (1948).

Gilardoni, A.: Nuovi orientamenti nelle unità schermografiche mobili. Atti del 1º Congr. Int. Schermografia, Regionale, Roma 1955, p. 527.

— e A. Taccani: Dépistage Schermografico Nelle Principali Malattie Sociali con Unità di Grande Mobilità utilizzanti Tecnica a Raggi Duri e Generatore a Monoblocco. Bulletin final, IIIe Congr. Int. Radiophotographie Méd., Stockholm 1958, p. 123.

Gilardoni, V.: Nelle unità schermografiche mobili, la vettura deve servire al gabinetto di esame oppure al solo trasporto? Atti del 1º Congr. Int. Schermografia, Regionale, Roma 1955, p. 536.

Martin, H.: Les derniers perfectionnements techniques en radiophotographie et leurs applications. Rapports, IIe Congr. Int. Radiophotographie Méd., p. 153. Paris: Masson & Cie. 1956.

Mattler, M.: Possibilité d'augmenter la luminescence des écrans radioscopiques en les soumettant à un champ électrique. Rapports, IIe Congr. Int. Radiophotographie Méd., Paris: Masson & Cie. 1956 (non publié).

Morais, C.: Dal telescopio di Schmidt all'obiettivo catadiottrico schermografico. Atti del 1º Congr. Int. Schermografia, Regionale, Roma 1955, p. 474.

Morgan, R. H.: Automatic control of exposure in photofluorography. Publ. Hlth Rep. (Wash.) 58, 1533 (1943).

—, and P. C. Hodges: An evaluation of automatic exposure control equipment in photofluorography. Radiology 6, 588 (1945).

Nelson, A.: Improvements in photo-fluorographic technique. Acta radiol. (Stockh.) 35, 221 (1951).

Vallebona, A.: Problemi tecnici della schermografia. Atti del 1º Congr. Int. Schermografia, Regionale, Roma 1955, p. 465.

Wegelius, C.: Organization and results in regard to the tuberculosis campaign of mass-surveys. XIIe Conf. de l'Union Int. contre la Tuberculose, Rio de Janeiro 1952, p. 516.

— Possible improvements of diagnostic accuracy in mass radiography. Standardization of techniques on the national and international level. Bull. int. Un. Tuberc. 26, 100 (1956).

— Recent developments in photofluorography (RP). Book of abstracts. Tenth Int. Congr. of Radiology, Montreal 1962, p. 12.

—, and K.-W. Noschis: Simplified RP-device for surgical and army field use. Sotilaslääket. Aikakausl. (Finland) 4, 1 (1958).

— — and P. Billimoria: The use of single films instead of roll film in photofluorography. Indian J. Radiol. 11, 37 (1957).

— K. W. Noschis, E. Sysimetsä, and E. Koivisto: Combined screening and spot film photofluorography made possible by the Wegnograph II. Bulletin final, IIIe Congr. Int. Radiophotographie Méd., Stockholm 1958, p. 537.

Woldringh, B. M.: Kontrastreiche Lungenschirmbildaufnahmen mit einfachen Vorrich-

tungen und kleinst-möglichen Dosen. Bulletin final, IIIe Congr. Int. Radiophotographie Méd. Stockholm 1958, S. 476.

Zöllner, H.: Ein neues Linsensystem 1:0,85 für Schirmbildaufnahmen im Mittelformat. Bulletin final, IIIe Congr. Int. Radiophotographie Méd., Stockholm 1958, S. 533.

8. Entwickeln und sonstige Dunkelkammerprobleme
9. Strahlenbelastung

Abelló, J.: La protección del personal en el curso de examenes radiofotograficos sistematicos. Rapports, IIe Congr. Int. Radiophotographie Méd., p. 345. Paris: Masson & Cie. 1956.

— Prophylaxie et mesures de protection. Bulletin final, IIIe Congr. Int. Radiophotographie Méd., Stockholm 1958, p. 147.

Abreu, A. de: Enquête sur l'irradiation des populations soumises aux examens radiologiques systématiques. Boll. schermog. 12, 79 (1959).

Abreu, M. de: Radiophotographie en masse, sans aucune restriction. Bulletin final, IIIe Congr. Int. Radiophotographie Méd., Stockholm 1958, p. 163.

Ardran, G. M., and H. E. Crooks: Dose in diagnostic radiology; the effects of changes in kilovoltage and filtration. Brit. J. Radiol. 35, 172 (1962).

Bariéty, M., Ch. Coury et J. L. Gimbert: Comparaison entre les doses de rayonnement. Bulletin final, IIIe Congr. Int. Radiophotographie Méd., Stockholm 1958, p. 218.

— L. F. Vidal, Ch. Coury et J. L. Gimbert: L'exposition aux rayons X au cours des différents examens radiologiques du thorax. Sem. Hôp. Paris 35, 536 (1959).

Bernard, Ét., M. Tubiana et J. Ioannou: A propos des radiations ionisantes en pratique pneumologique. Bull. Acad. nat. Méd. (Paris) 142, 339 (1958).

Buchheim, C.: Dosisherabsetzung beim Schirmbild, erzielt durch photographische Nachverstärkung des Films. Bulletin final, IIIe Congr. Int. Radiophotographie Méd., Stockholm 1958, S. 208.

Buchheim, E., u. H. J. Maurer: Zur Anwendung des Schirmbildverfahrens in der medizinischen Röntgendiagnostik. Fortschr. Röntgestr. 90, 625 (1959).

Chanteur, J., et J. P. Moroni: Note relative à la détermination des doses d'exposition au niveau des opérateurs au cours de certains examens radiologiques per-opératoires. Ann. Radiol. 5, 371 (1962).

Chassagne, D., A. Dutreix, M. Gasiorowski, H. Nahum, R. Perez et M. Tubiana: Doses reçues au niveau des gonades au cours des examens radiologiques pratiqués chez l'enfant. Ann. Radiol. 1, 233 (1958).

Commission de la Radiologie et des Examens Systématiques de l'Union Int. contre la Tuberculose: Recommandations relatives à la protection du personnel et des sujets contre le danger des radiations ionisantes au cours des examens radiophotographiques. Bull. Un. int. Tuberc. **29**, 111 (1959).

EPP, E. R., H. WEISS, and J. S. LAUGHLIN: Measurement of bone marrow and gonadal dose from the chest X-ray examination as a function of field size, field alignment, tube kilovoltage and added filtration. Brit. J. Radiol. **34**, 85 (1961).

GERNEZ-RIEUX, CH., et G. BONTE: Programme d'enquête sur l'irradiation des populations soumises aux examens radiologiques systématiques du thorax. Bull. Un. int. Tuberc. **29**, 103 (1959).

— — M. GERVOIS et E. SPY: Perfectionnements techniques de la radiophotographie en vue de son application médico-sociale. Securité des sujets examinés et du personnel (wird publiziert in Bull. int. Un. Tuberc.).

GILARDONI, A., e A. TACCANI: Dosimetria e proteximetria nelle indagini schermografiche di massa e strumentario relativo. Bulletin final, IIIe Congr. Int. Radiophotographie Méd., Stockholm 1958, p. 213.

GROTH-PETERSEN, E.: The risk of tuberculosis and the hazards of radiation. Reports from the Danish Tuberculosis Index, V.

HEWSON, B., H. GAUFFIN, and C. WEGELIUS: Reduction of the skin dose in photofluorography. Bulletin final, IIIe Congr. Int. Radiophotographie Méd., Stockholm 1958, p. 203.

KEANE, B. E., and G. SPIEGLER: Assessment of dose to the gonads outside diagnostic X-ray beams. Brit. J. Radiol. **34**, 362 (1961).

LARSSON, L.-E.: Radiation doses to patients in Swedish photofluorography. Bulletin final, IIIe Congr. Int. Radiophotographie Méd., Stockholm 1958, p. 197.

LAUGHLIN, J. S., M. L. MEURK, I. PULLMAN, and R. S. SHERMAN: Bone, skin and gonadal doses in routine diagnostic procedures. Amer. J. Roentgenol. **78**, 961 (1957).

LORENZ, W.: Probleme der Strahlenbelastung und -dosierung bei der Schirmbildröntgenologie. B. Meßergebnisse. Bulletin final, IIIe Congr. Int. Radiophotographie Méd., Stockholm 1958, S. 178.

— Strahlenschutz in Klinik und ärztlicher Praxis. Stuttgart: Georg Thieme 1961.

LOSSEN, H.: Probleme der Strahlenbelastung und Strahlendosierung bei der Schirmbildröntgenologie. Bulletin final, IIIe Congr. Int. Radiophotographie Méd., Stockholm 1958, S. 168.

— Wie kann ein genügender Strahlenschutz bei RP durchgeführt werden? Beitr. Klin. Tuberk. **121**, 253 (1959).

— Ausübung der Heilkunde mit radioaktiven Stoffen. Stuttgart: Georg Thieme 1962.

MOHR, H.: Messungen der Gonadendosis bei der radiologischen Thoraxuntersuchung. Bulletin final, IIIe Congr. Int. Radiophotographie Méd., Stockholm 1958, S. 184.

MORGAN, J. M., and R. WIGH: Isointensity patterns of scattered radiation around a mirror optic photofluorographic unit. Amer. J. Roentgenol. **86**, 983 (1961).

NELSON, A.: The report transmitted by United Nations scientific committee on the effects of atomic radiation to the General Assembly in 1958. Bulletin final, IIIe Congr. Int. Radiophotographie Méd., Stockholm 1958, p. 192.

REBOUL, J., G. DELORME, J. TAVERNIER et M. GEINDRE: Doses-gonades résultant de l'utilisation des radiations ionisantes en France. II. Radioscopie. Ann. Radiol. **3**, 89 (1960).

— J. TAVERNIER, G. DELORME, Y. ISTIN et J. SORIN: Doses-gonades résultant de l'utilisation des radiations ionisantes en France. I. Radiodiagnostic (suite). Ann. Radiol. **2**, 571 (1959).

— — Y. ISTIN, et J. SORIN: Doses-gonades résultant de l'utilisation des radiations ionisantes en France. I. Radiodiagnostic. Ann. Radiol. **2**, 179 (1959).

Report of the Ad Hoc Committee of the National Committee on Radiation Protection and Measurement, 6 May 1959: Somatic radiation dose for the general population. Science **131**, 482 (1960).

RITTER, V. W., S. R. WARREN, and E. P. PENDERGRASS: Roentgen doses during diagnostic procedures. Radiology **59**, 238 (1952).

SCHULTE, E.: Internationales Kolloquium über die Vorteile der Durchleuchtung und Schirmbildphotographie in der Bekämpfung der Tuberkulose. Röntgen-Bl. **14**, 365 (1961).

SEELENTAG, W.: Zur Frage der genetischen Belastung der Bevölkerung durch die Anwendung ionisierender Strahlen in der Medizin. I. Teil: Statistische Unterlagen. Strahlentherapie **104**, 182 (1957).

— Die Strahlenbelastung in Röntgendiagnostik und Röntgentherapie. Verh. Dtsch. Ges. für innere Medizin, 66. Kongr. 1960, S. 750.

— Die Strahlenbelastung des Patienten in der Röntgendiagnostik, ihre Höhe, Variabilität und Bedeutung. Dtsch. med. Wschr. **52**, 2513—2523 (1961).

— Der Strahlenschutz in der Röntgendiagnostik. SRW-Nachrichten **14** (1961).

— D. VON ARNIM, E. KLOTZ u. J. NUMBERGER: Zur Frage der genetischen Belastung der Bevölkerung durch die Anwendung ionisierender Strahlen in der Medizin. II. Teil: Messungen über die bei röntgendiagnostischen Untersuchungen an die Gonaden gelangenden Dosen. Strahlentherapie **105**, 169—195 (1958).

—, u. K. FALTENBACHER: Zur Frage der genetischen Belastung der Bevölkerung durch die Anwendung ionisierender Strahlen in der Medizin. III. Teil: Die Strahlenbelastung durch Röntgendiagnostik in großen gemeindlichen Krankenhäusern sowie in Urologischen Kliniken. Strahlentherapie **107**, 337—353 (1958).

— J. NUMBERGER, D. KNORR u. G. KOLBERG: Zur Frage der genetischen Belastung der Bevölkerung durch die Anwendung ionisierender Strahlen in der Medizin. IV. Teil: Die Strahlenbelastung durch die Röntgendiagnostik in Kinderkliniken. Strahlentherapie **107**, 537—555 (1958).

— E. SEELENTAG-LUPP u. E. KLOTZ: Zur Frage der genetischen Belastung der Bevölkerung durch die Anwendung ionisierender Strahlen in der Medizin. V. Teil: Werte und Schwankungsbreiten von Untersuchungsfrequenzen und gemessenen Dosen in zehn großen und kleinen Krankenhäusern und in der freien röntgenologischen Praxis. Strahlentherapie **111**, 435—467 (1960).

Vliet, B. van: On the application of high-voltage in photofluorography of the lungs. Bulletin final, IIIe Congr. Int. Radiophotographie Méd., Stockholm 1958, p. 475.

Wegelius, C.: Recommandations for the protection against radiation hazards at mass chest surveys by RP (= photofluorography, radiophotographie médicale, Schirmbilduntersuchungen, etc.). Rapport au Comité d'Experts de la Tuberculose de l'Organisation Mondiale de la Santé, 12 septembre 1959.

— T. Koch, K.-W. Noschis u. H. Gauffin: Über die Möglichkeiten der Herabsetzung der Strahlendosis bei Schirmbildaufnahmen durch aktivierte Filmentwicklung. Fortschr. Röntgenstr. **90**, 738 (1959).

10. Betrachtung des Bildmaterials
11. Bildqualität

Alves, C., et R. Thomas: Appareil pour la lecture de Radiophotos avec enregistrement en microfilm d'aspects considérés d'intérêt pour l'archives et étude comparatif ultérieur. Bulletin final, IIIe Congr. Int. Radiophotographie Méd., Stockholm 1958, p. 548.

Bariéty, M., S. Bidou et H. Fischgold: Radiophotographie et logetron. Bulletin final, IIIe Congr. Int. Radiophotographie Méd., Stockholm 1958, p. 128.

— Ch. Coury et P. Choubrac: Valeur comparée de la radiophotographie et de la radiographie. Le coefficient subjectif de lecture. Rapports, IIe Congr. Int. Radiophotographie Méd., p.237. Paris: Masson & Cie. 1956.

Bidou, S.: Les formats nécessaires et suffisants pour un dépistage efficace et économique. Bulletin final, IIIe Congr. Int. Radiophotographie Méd., Stockholm 1958, p. 503.

Bley, E.: Zur Verbesserung der Bildqualität von Schirmbildaufnahmen der Lunge. Bulletin final, IIIe Congr. Int. Radiophotographie Méd., Stockholm 1958, S. 470.

Bouwers, A.: Information content of the X-ray image. Bulletin final, IIIe Congr. Int. Radiophotographie Méd., Stockholm 1958, p. 445.

— Information content of X-ray pictures made with the various new techniques. Trans. 9th Int. Congr. Radiol. Munich 1959, vol. II. p. 1466. Stuttgart: Georg Thieme 1960.

— Der Informationsinhalt des Röntgenbildes. Röntgen-Bl. **15**, 81 (1962a).

— Informationsinhalt des Röntgenbildes. Abh. I. Int. Kongr. Photogr. Kinematogr. Stuttgart: Georg Thieme 1962b.

Chantraine, H.: Zur Beurteilung der Güte von Schirmbildaufnahmen. Fortschr. Röntgenstr. **80**, 102 (1954).

Fries, P., u. E. Liese: Die universelle Verwendbarkeit des Schirmbildverfahrens durch Feinstfocus—vergrößerte Schirmbildaufnahmen. Fortschr. Röntgenstr. **83**, 709 (1955).

Gerhardt, F. D.: Lungendiagnostische Erfahrungen mit dem Schirmbildformat 10 × 10. Münch. med. Wschr. **102**, 914 (1960).

Graubner, E.: Notifikationen und Auswertung von Schirmbildaufnahmen von Pneumokoniosen. Bulletin final, IIIe Congr. Int. Radiophotographie Méd., Stockholm 1958, S. 754.

Ingelstam, E., P. Lindberg, and C. Wegelius: Die Korrektur der optischen Unschärfe im Röntgenschirmbild. Fortschr. Röntgenstr. **77**, 730 (1952).

Janker, R.: Die Leistungsfähigkeit der Röntgenschirmbildaufnahmen der Lungen im Vergleich zur Großaufnahme. Berufskrankh. keram. u. Glas-Ind. **10**, 3 (1961).

Kölling, H.-L.: Das Zusammenwirken verschiedener Unschärfefaktoren im Röntgenschirmbild. Bulletin final, IIIe Congr. Int. Radiophotographie Méd., Stockholm 1958, S. 466.

Lauwers, Ph., and C. Wegelius: The need of standards for radiographic film. Boll. schermogr. **9**, 324 (1956).

Lossen, H.: Le choix du meilleur format d'image et de la meilleure qualité de film en radiophotographie. Rapports, IIe Congr. Int. Radiophotographie Méd. Paris: Masson & Cie. 1956 (non publié).

Nelson, A.: Determination of physical factors influencing the quality of the radiographic image. Acta radiol. (Stockh.), Suppl., **76** (1951).

Schober, H.: Die Detailerkennbarkeit im Schirmbildverfahren in Beziehung zu den anderen diagnostischen Methoden in der Radiologie. Bulletin final, IIIe Congr. Int. Radiophotographie Méd., Stockholm 1958, S. 455.

Schulte, E.: Verbesserung der Bildqualität von Lungenschirmbildern im Krankenhaus. Röntgen-Bl. **13**, 87 (1960).

— Int. Koll. über die Vorteile der Durchleuchtung und Schirmbildphotographie in der Bekämpfung der Tuberkulose. Röntgen-Bl. **14**, 365 (1961).

Weiser, M.: Der Helio-Contrastor. Ein Projektionsgerät für Schirmbilder. Röntgen-Bl. **15**, 15 (1962).

Westerkamp, H., H. D. Lessmann u. K. Pudwitz: Aufnahmetechnik und Detailerkennbarkeit in der Schirmbild-Photographie. Bulletin final, IIIe Congr. Int. Radiophotographie Méd., Stockholm 1958, S. 459.

— K. Pudwitz u. H. D. Lessmann: Die praktische Leistungsfähigkeit der 100 mm Odelca. Bulletin final, IIIe Congr. Int. Radiophotographie Méd., Stockholm 1958, S. 524.

12. Kartothek und Archivierung
13. Auswertung des Bildmaterials

Anderson, R. J.: Reading and interpretation of miniature X-ray films. Rapports, IIe Congr. Int. Radiophotographie Méd., p. 207. Paris: Masson & Cie. 1956.

BABOLINI, G.: Observation radiophotographique des bronchopneumopathies de malformation chez les enfants et les adultes. Bulletin final, IIIe Congr. Int. Radiophotographie Méd., Stockholm 1958, S. 403.

BAUER, H. J.: The observer error in multiple interpretation of Photofluorograms (Thesis). Acta tuberc. scand., Suppl., 42 (1958a).

— The observer error in multiple interpretation of photofluorograms. Bulletin final, IIIe Congr. Int. Radiophotographie Méd., Stockholm 1958b, p. 573.

— The value of dual interpretation of photofluorograms. Int. Tuberc. Yearbook 32, 188 (1962).

BRAUER, W., u. W. WITTIG: Erfahrungen mit der Nomenklatur nach STECHER. Fortschr. Röntgenstr. 94, 271—272 (1961).

GARLAND, L. H.: On the reliability of roentgen survey procedures. Amer. J. Roentgenol. 64, 32 (1950).

GRAUBNER, E.: Zum Notifikationssystem der Lungentuberkulose. Bulletin final, IIIe Congr. Int. Radiophotographie Méd., Stockholm 1958a, S. 338.

— Wichtigkeit der Erudition bei der Auswertung der Schirmbildaufnahmen. Bulletin final, IIIe Congr. Int. Radiophotographie Méd., Stockholm 1958b, S. 610.

— Notifikationen und Auswertung von Schirmbildaufnahmen von Pneumokoniosen. Bulletin final, IIIe Congr Int. Radiophotographie Méd., Stockholm 1958c, S. 754.

HORNUNG, S., J. MISIEWICZ et K. OSSOWSKA: Élaboration d'une classification internationale des radiophotographes. Rapports IIe Congr. Int. Radiophotographie Méd., p. 257. Paris: Masson & Cie. 1956.

MARINOV, M., et M. LUPSA: Sur quelques mesures, pouvant contribuer à diminuer les causes d'erreur dués au facteur humain, dans la lecture des images radiophotographiques. Bulletin final, IIIe Congr. Int. Radiophotographie Méd., Stockholm 1958, p. 585.

NIELSEN, H.: Testing and teaching of photofluorogram interpreters. Academic thesis. Copenhagen: Ejnar Munksgaard 1957.

— On the "human factor" in the reading of chest photofluorograms. Bulletin final, IIIe Congr. Int. Radiophotographie Méd., Stockholm 1958, p. 562.

— On the human factor in the reading of chest photofluorograms. Acta tuberc. scand., Suppl. 47, 205 (1959).

—, and K.-W. NOSCHIS: On the teaching in the reading of fluorograms by means of a new phantom. Boll. schermogr. 8, 52 (1955a).

— — Teaching and checking of interpreters of fluorograms with a new phantom imitating lung-infiltrates. Dan. med. Bull. 2, 187 (1955b).

STECHER, W.: Verschiedene Bezeichnungen für gleiche Durchleuchtungs- und Aufnahmepositionen des Rumpfes. Fortschr. Röntgenstr. 90, 499—510 (1959).

TUDDENHAM, WILLIAM J.: Visual Search, Image organization, and reader error in roentgen diagnosis. Radiology 78, 694 (1962).

WEGELIUS, C.: Organization and results in regard to the tuberculosis campaign of Mass-surveys. XIIe Conf. de l'Union Int. contre la Tuberculose, Rio de Janeiro 1952, p. 516.

— The need of controlled interpretation in mass radiography. Boll. schermogr. 8, 45 (1955).

— Possible improvements of diagnostic accuracy in mass radiography, standardization of techniques on the national and international level. Rapports, IIe Congr. Int. Radiophotographie Méd., p. 189. Paris: Masson & Cie. 1956.

YERUSHALMY, J.: The importance of observer error in the interpretation of photofluorograms and the value of multiple readings. Rapports, IIe Congr. Int. Radiophotographie Méd., p. 219. Paris: Masson & Cie. 1956.

— J. T. HARKNESS, J. H. COPS, and B. R. KENNEDY: The role of dual reading in mass radiography. Amer. Rev. Tuberc. 61, 443 (1950).

14. Allgemeine Gesichtspunkte für Katasterzwecke

ABREU, M. DE: Évolution de la radiophotographie en masse. Bulletin final, IIIe Congr. Int. Radiophotographie Méd., Stockholm 1958, p. 41.

ALVES, S. C.: Dépistage radiophotographique des affections médiastinales autres que la tuberculose et le cancer, Rapports, IIe Congr. Int. Radiophotographie Méd., p. 113. Paris: Masson & Cie. 1956.

BABOLINI, G., et P. MARCONI: Les aspects radiophotographiques des cardiopathies congenitales et acquises. Bulletin final, IIIe Congr. Int. Radiophotographie Méd., Stockholm 1958a, p. 631.

— — Le heteropneumoplasie nell'indagine schermografica. Bulletin final, IIIe Congr. Int. Radiophotographie Méd., Stockholm 1958b, p. 699.

— — Surveillance radiophotographique systématique du thorax dans deux grands hôpitaux de vieillards. Bulletin final, IIIe Congr. Int. Radiophotographie Méd., Stockholm 1958c, p. 773.

— — Schermografia clinica polivalente. Napoli: Ed. Arch. Tisiol. 1961.

BAUER, H. J., u. C. WEGELIUS: Einwirkung des Schirmbildverfahrens auf Tuberkulose-Morbidität und Prognose. Beitr. Klin. Tuberk. 117, 100 (1957).

BAUER, H. J.: Mass photofluorographic surveys and their significance in the future control of disease. Int. Tuberc. Yearbook 32, 184 (1962).

BENUREAU, C.: Une campagne de dépistage d'une année à la société nationale des chemins de fer français portant sur 100,000 sujets. Bulletin final, IIIe Congr. Int. Radiophotographie Méd., Stockholm 1958, p. 369.

BERLE, E. J.: The development of lung cancer. A retrospective study based upon photofluorographic records. Bulletin final, IIIe Congr.

Int. Radiophotographie Méd., Stockholm 1958, p. 703.

BERNEBURG, H. J.: Sind ungezielte Röntgen-Reihen-Untersuchungen Verantwortbar? Bulletin final, IIIe Congr. Int. Radiophotographie Méd., Stockholm 1958, S. 320.

BIDOU, S.: La radiophotographie dans les entreprises pour la surveillance des anciens malades. Bulletin final, IIIe Congr. Int. Radiophotographie Méd., Stockholm 1958a, p. 110.

— Á propos de la lecture des radiophotographiques. Bulletin final, IIIe Congr. Int. Radiophotographie Méd., Stockholm 1958b, p. 567.

BIRKELO, C. C., W. E. CHAMBERLAIN, P. S. PHELPS, P. E. SCHOOLS, D. ZACKS, and J. YERUSHALMY: Tuberculosis case finding: A comparison of the effectiveness of various Roentgenographic methods. J. Amer. med. Ass. 133, 359 (1947).

BOUCOT, K. R.: Case-finding of bronchial carcinoma by photofluorography. Rapports, IIe Congr. Int. Radiophotographie Méd., p. 91. Paris: Masson & Cie. 1956.

— The detection of early bronchial cancer. Bulletin final, IIIe Congr. Int. Radiophotographie Méd., Stockholm 1958, p. 689.

BRAUSCH, P., et R. SENAULT: Utilisation de la radiophotographie du format 10 × 10 cm dans les mines de fer de France. Arch. Maladies (Paris) 10, 662 (1960).

CIGNOLINI, P.: Applicazione della schermografia per riflessione in medicina. Atti del 1º Congr. Int. Schermografia, Regionale, Roma 1955, p. 506.

CODES, M. F. J.: Variación en las interpretaciones abreugráficas. Bulletin final, IIIe Congr. Int. Radiophotographie Méd., Stockholm 1958, p. 553.

COLLENDER, K. G.: The application of photofluorographic techniques to large industries. Bulletin final, IIIe Congr. Int. Radiophotographie Méd., Stockholm 1958, p. 738.

FORSSMAN, S.: Experiences from photofluorography in Swedish industries. Bulletin final, IIIe Congr. Int. Radiophotographie Méd., Stockholm 1958, p. 759.

GARLIND, T., and G. LINDGREN: Heart volume determination on microfilm as a screening test on workmen. Bulletin final, IIIe Congr. Int. Radiophotographie Méd., Stockholm 1958, p. 654.

GERNEZ-RIEUX, CH., et M. GERVOIS avec la collaboration de L. CHRISTIAENS, M. MARCHAND, G. BONTE et E. BALGAIRIES: Le dépistage radiophotographique des maladies professionnelles des poumons. Rapports. IIe Congr. Int. Radiophotographie Méd., p. 129. Paris: Masson & Cie. 1956.

—, et M. GERVOIS: Emploi de radiophotographie en médecine préventive et médecine du travail. Bulletin final, IIIe Congr. Int. Radiophotographie Méd., Stockholm 1958, p. 719.

GIOBBI, A., F. CALAMARI e E. MIRADOLI: Possibilità e limiti delle indagini schermografiche per la diagnosi precoce del carcinoma broncogeno.

Bulletin final, IIIe Congr. Int. Radiophotographie Méd., Stockholm 1958, p. 713.

GRAUBNER, E.: Notifikationen und Auswertung von Schirmbildaufnahmen von Pneumokoniosen. Bulletin final, IIIe Congr. Int. Radiophotographie Méd., Stockholm 1958, S. 754.

GRIESBACH, R.: Röntgen-Reihenuntersuchungen und ihre Ergebnisse in Deutschland. Bulletin final, IIIe Congr. Int. Radiophotographie Méd., Stockholm 1958, S. 290.

GRUSDEV, V. I.: The organisation of fluorography in the USSR. Bulletin final, IIIe Congr. Int. Radiophotographie Méd., Stockholm 1958, p. 489.

HAIDER, L.: Die Methodik der Schirmbilduntersuchungen in Oberösterreich und die Auswertung der Ergebnisse. Bulletin final, IIIe Congr. Int. Radiophotographie Méd., Stockholm 1958, p. 72.

HÖST, H.: The contribution of mass chest X-ray examinations (surveys) to the detection of lung cancer. Bulletin final, IIIe Congr. Int. Radiophotographie Méd., Stockholm 1958, p. 707.

JARMAN, F. T.: Fourteen years of mass photofluorography of the chest in Wales. Bulletin final, IIIe Congr. Int. Radiophotographie Méd., Stockholm 1958, p. 298.

KERLEY, P.: Case-finding of cardio-vascular diseases by means of photofluorography. Rapports, IIe Congr. Int. Radiophotographie Méd., p. 83. Paris: Masson & Cie. 1956.

KOGA, Y., and T. TAGUCHI: Diagnostic capacity of photofluorography in Japan. Bulletin final, IIIe Congr. Int. Radiophotographie Méd., Stockholm 1958, p. 483.

KREUSER, F.: Tuberkulose-Jahrbuch 1960, S. 127. Berlin-Göttingen-Heidelberg: Springer 1962.

LARMOLA, E.: Planning of mass X-ray examinations. Bulletin final, IIIe Congr. Int. Radiophotographie Méd., Stockholm 1958, p. 66.

LIEBSCHNER, K.: Sind Röntgen-Reihenuntersuchungen der Bevölkerung zur Früherkennung der Tuberkulose noch erforderlich? Bulletin final, IIIe Congr. Int. Radiophotographie Méd., Stockholm 1958, S. 315.

— H. VIETEN u. K. H. WILLMANN: Röntgenreihenuntersuchungen in der Eisen- und Stahlindustrie 1949—1953. Fortschr. Röntgenstr. 80, 302 (1954).

LUPSA, M., M. MARINOV, G. DINU-GRÎNGURI et R. POPOVICI: La technicisation des examens radiophotographiques. Bulletin final, IIIe Congr. Int. Radiophotographie Méd., Stockholm 1958, p. 588.

MAISANI, A.: Organizzazione generale del dépistage schermografico su scala nazionale. Coordinamento dei mezzi e dei risultati. Rapports, IIe Congr. Int. Radiophotographie Méd., p. 275. Paris: Masson & Cie. 1956.

—, et G. BABOLINI: Problèmes cliniques et sociaux posés par la radiophotographie. Bulletin final, IIIe Congr. Int. Radiophotographie Méd., Stockholm 1958, p. 44.

MARCONI, P.: Diagnostica differenziale schermografica degli aspetti cavitari nella silico-tubercolosi. Bulletin final, IIIe Congr. Int. Radiophotographie Méd., Stockholm 1958, p. 744.

MARINOV, M., M. LUPSA, G. DINU-GRÎNGURI et D. BERNSTEIN: La planification et l'organisation des examens radiophotographiques. Bulletin final, IIIe Congr. Int. Radiophotographie Méd., Stockholm 1958, p. 114.

— S. S. MARINOV et M. LUPSA: Possibilités de transformer l'examen radiophotographique usuel en examen clinico-radiologique morpho-fonctionnel. Bulletin final, IIIe Congr. Int. Radiophotographie Méd., Stockholm 1958, p. 634.

MARRA, A., e M. MARINELLI: Sorveglianza schermografica sistematica dei così detti esiti di pleurite. Bulletin final, IIIe Congr. Int. Radiophotographie Méd., Stockholm 1958, p. 747.

MATHISEN, AK., W. MORRIS, and G. B. WILSON: The value of miniature radiography in the detection of heart disease. Amer. Heart J. **39**, 505 (1950).

MEYER, A.: La place de la radiophotographie dans les affections pulmonaires, entre la radiographie et la radioscopie. Bulletin final, IIIe Congr. Int. Radiophotographie Méd., Stockholm 1958, p. 92.

NASH, F. A.: The theoretical potentialities of serial routine radiography in the control of lung cancer and the study of its natural history. Bulletin final, IIIe Congr. Int. Radiophotographie Méd., Stockholm 1958, p. 306.

NASTA, M., L. DANIELLO, E. P. BARAN et C. ANASTASATU: Rendement du dépistage radiophotographique de la tuberculose apprécié à la lumière de 3, 467, 172 examens pratiqués au cours de 8 ans. Bulletin final, IIIe Congr. Int. Radiophotographie Méd., Stockholm 1958, p. 309.

OTT, A.: La valeur pratique de la radiophotographie systematique pour le dépistage des affections thoraciques non tuberculeuses (wird publiziert in Bull. Int. Un. Tuberc.).

POSNER, E., L. A. McDOWELL, and K. W. CROSS: Mass radiography and cancer of the lung. Brit. med. J. 9, 1213 (1959).

REINECKE, G.: Zehn Jahre Röntgenschirmbilduntersuchungen in der Bundesrepublik Deutschland, Tuberkulose-Bücherei. Stuttgart: Georg Thieme 1959.

REUSCH, G., u. W. BAUER: Der Lungenkrebs aus der Sicht eines Beobachtungskrankenhauses für Erkrankungen der Atmungsorgane. Med. Welt **186**, 297 (1962).

ROSSUM, Y. VAN, et al.: Dépistage systematisé de certaines affections cardiaques par la microphotographie. Bulletin final, IIIe Congr. Int. Radiophotographie Méd., Stockholm 1958, p. 628.

SCHWARTZ, B., and B. BERMAN: Incidence of heart disease in mass x-ray surveys. J. Amer. med. Ass. **149**, 749 (1952).

SEGERS, M., J. ENDLERE et J. s'JONGERS: Dépistage radiologique des affections cardiaques dans les examens de masse. Bulletin final, IIIe Congr. Int. Radiophotographie Méd., Stockholm 1958, p. 625.

SYSIMETSÄ, E., u. E. MELARTIN: Förändringar i Thoracalryggraden, observationer vid ett RP material. Nord. Kongr. för Medicinsk Radiologi, Helsingfors 1964.

VALLEBONA, A.: Esame radiologico abituale e schermografia. Boll. schermogr. 1/2, 101 (1956).

WEGELIUS, C.: A centralised organization for mass radiography. Newcastle Med. J. **24**, 19 (1949).

— Organization and results in regard to the tuberculosis campaign of mass surveys. XIIe Conf. de l'Union Int. contre la Tuberculose, Rio de Janeiro 1952, p. 516.

— Skärmbildsundersökningarna. Nord. Med. **54**, 1822 (1955).

— The future potentialities of mass radiographic surveys. Boll. schermogr. 1/2, 93 (1956).

—, and V. R. HOLZ: Se abren nuevas perspectivas para los examens de masa. Hoja tisiol. (Uruguay) **20**, 120 (1960).

— S. WALLGREN, and S. WIJKSTRÖM: Results of the photofluorographic examinations in Sweden 1946—1957. Bull. int. Un. Tuberc. **11**, 20 (1959).

—, and S. WIJKSTRÖM: Photofluorography in Sweden. Bull. int. Un. Tuberc. **10**, 26 (1958).

WIGH, R., and P. C. SWENSON: Photofluorography for the detection of unsuspected gastric neoplasm. Amer. J. Roentgenol. **69**, 242 (1953).

ZAPATERO, J.: New pathogenic aspects of the pulmonary tuberculosis based on an experience of almost 20 years of mass-radiography. Bulletin final, IIIe Congr. Int. Radiophotographie Méd., Stockholm 1958, p. 423.

15. Klinische Anwendung des RP-Verfahrens

ATTILJ, S.: Le dépistage radiophotographique systématique des affections du squelette. Rapports, IIe Congr. Int. Radiophotographie Méd. Paris: Masson & Cie. 1956.

BABOLINI, G.: Identification au moyen de la radiophotographie des hyperplasies à distance comme signe précoce du mal de Pott. Bulletin final, IIIe Congr. Int. Radiophotographie Méd., Stockholm 1958a, p. 768.

— L'examen radiophotographique dans la prophylaxie active des osteopathies tuberculeuses d'intérêt social. Bulletin final, IIIe Congr. Int. Radiophotographie Méd., Stockholm 1958b, p. 770.

—, et P. MARCONI: Schermografia clinica polivalente Napoli. Ed. Arch. Tisiol. (1961).

— — et E. PROZZO: Radiologie radiophotographique normale du squelette. Bulletin final, IIIe Congr. Int. Radiophotographie Méd., Stockholm 1958, p. 763.

BERNARD, E., G. BONNAUD et J. L. HERRENSCHMIDT: La tomophotographie grand format (10 × 10). Son application en pneumophtisiologie. Bulletin final, IIIe Congr. Int. Radiophotographie Méd., Stockholm 1958, p. 223.

Bîrzu, I., C. Ciobanu, M. Radulescu et L. Goldstein: Microtomographie petit format et grand format dans l'exploration des affections pléuro pulmonaires. Bulletin final, IIIe Congr. Int. Radiophotographie Méd., Stockholm 1958, p. 236.

— — — V. Necula et A. Percek: Aortographie, artériographies, phlébographies (inclusivement splénoportographies) par la radiophotographie format 7 × 7 cm., avec système odelca. Bulletin final, IIIe Congr. Int. Radiophotographie Méd., Stockholm 1958, p. 642.

— V. Necula, A. Percek et M. Simionescu: La microradiophotographie moyenne, format 7 × 7 cm. avec dispositif odelca dans l'exploration de l'appareil urinaire par la méthode de l'urographie intraveineuse. Bulletin final, IIIe Congr. Int. Radiophotographie Méd., Stockholm 1958a, p. 848.

— — — La radiophotographie 7 × 7 cm. avec dispositif Odelca pour l'exploration de l'intestin grêle normal et pathologique. Bulletin final, IIIe Congr. Int. Radiophotographie Méd., Stockholm 1958b, p. 836.

— — — La microradiographie moyenne, format 7 × 7 cm. avec dispositif Odelca dans l'exploration des voies biliaires par la méthode cholesysto-cholangiographie intraveineuse. Bulletin final, IIIe Congr. Int. Radiophotographie Méd., Stockholm 1958c, p. 828.

— — — La microradiophotographie moyenne, format 7 × 7 cm. avec le dispositif Odelca dans l'exploration du tube digestif. Bulletin final, IIIe Congr. Int. Radiophotographie Méd., Stockholm 1958d, p. 820.

—, et M. Radulescu: La microradiophotographie petit format et grand format (Odelca) appliquée à l'étude des sinus paranasaux et du crâne. Bulletin final, IIIe Congr. Int. Radiophotographie Méd., Stockholm 1958, p. 799.

Clarke, O.: The wider use of photofluorography in hospital and clinic work. Bulletin final, IIIe Congr. Int. Radiophotographie Méd., Stockholm 1958, p. 105.

Feindt, H. R.: Photofluorography in routine X-ray diagnosis. Brit. J. Radiol. 27, 459 (1954).

— Das Schirmbildverfahren in der Routine-Röntgen-Diagnostik. Bulletin final, IIIe Congr. Int. Radiophotographie Méd., Stockholm 1958, S. 97.

Garlind, T., and G. Lindgren: Heart volume determination on microfilms as a screening test on workmen. Bulletin final, IIIe Congr. Int. Radiophotographie Méd., Stockholm 1958, p. 654.

Gimes, B.: Die Bedeutung des Odelca-Apparates für die Aufnahme von Röntgenstereogrammen. Magy. Radiol. 12, 244 (1960).

Ginsburg, V. G.: Large scale fluorography of nasal sinuses. Bulletin final, IIIe Congr. Int. Radiophotographie Méd., Stockholm 1958, p. 248.

Janker, R.: Odelca cameras in the daily practice of a radiological clinic. Röntgen-Bl. 15, 8 (1962).

Köhnle, H.: Das Stereoschirmbild. Fortschr. Röntgenstr. 93 (1959). Tagungsheft über die 41. Tagg der Deutschen Röntgengesellschaft.

— Wege und Ziele der Röntgenschirmbildsteroskopie. Röntgen-Bl. 13, 321 (1960).

Koivisto, E., G. Lindblom, L. Pyykönen, and C. Wegelius: Radiographic investigation of facial asymmetry. Brit. J. Radiol. 33, 508 (1960).

Leggat, P. O.: The use of photofluorography in hospital. Rapports, IIe Congr. Int. Radiophotographie Méd., p. 331. Paris: Masson & Cie. 1956.

Lind, J., C. E. Räihä, I. Rune, and C. Wegelius: The importance of photofluorography in heart control of pregnancy. Bulletin final, IIIe Congr. Int. Radiophotographie Méd., Stockholm 1958, p. 664.

Lindgren, G., and S. Odén: Heart volume determination on microfilms. Acta radiol. (Stockh.) 42, 374 (1954).

Maisani, A., and C. Wegelius: Mutual interests of mass radiography and general radiodiagnostics. Boll. schermogr., Regionale 5/6, 309 (1956).

Marconi, P.: Il controllo schermografico dei processi di ossificazione in adolescenti colpiti da tbc dello scheletro. Bulletin final, IIIe Congr. Int. Radiophotographie Méd., Stockholm 1958, p. 777.

Pende, N., et V. Pende: La radiophotographie du crâne. Rapports, IIe Congr. Int. Radiophotographie Méd. Paris: Masson & Cie. 1956.

Perotti, B.: Possibilità di impiego della schermografia per la ricerca di massa della displasia dell'anca. Bulletin final, IIIe Congr. Int. Radiophotographie Méd., Stockholm 1958, p. 784.

Posmogov, A. I.: Les expériences de la tomophotographie. Bulletin final, IIIe Congr. Int. Radiophotographie Méd., Stockholm 1958, p. 245.

Sansone, G.: La schermografia del cranio nell'indagine di massa. Bulletin final, IIIe Congr. Int. Radiophotographie Méd., Stockholm 1958, p. 787.

— F. Ermenegildo, et al.: L'impiego della schermografia di massa nella diagnosi precoce della scoliosi nell'età scolare. Bulletin final, IIIe Congr. Int. Radiophotographie Méd., Stockholm 1958, p. 780.

Schalle, H.: Die Schirmbildphotographie in der Frakturenbehandlung. Bulletin final, IIIe Congr. Int. Radiophotographie Méd., Stockholm 1958, S. 805.

Schultez, E.: Erfahrungen mit der Radiophotographie im Krankenhaus. Radiol. diagn. (Berl.) 1, 421 (1960).

Soila, P., and K. Thomander: 70 mm Photofluorography as a substitute for the routine radiography of the chest. Bulletin final, IIIe Congr. Int. Radiophotographie Méd., Stockholm 1958, p. 596.

Vieten, H.: Erfahrungen mit der Schirmbildphotographie im Mittelformat für die Kontrastmitteldarstellung des Herzens und der großen

Gefäße. Bulletin final, IIIe Congr. Int. Radio-photographie Méd., Stockholm 1958, S. 636.

VUORINEN, P., and P. ANTTILA: The value of erect photofluorography (RP) films on the diagnosis of stomach and duodenal bulb. Boll. schermogr. **13**, 3 (1960).

WEGELIUS, C., E. KOIVISTO, and L. PYYKÖNEN: A method for roentgenologic measurements from spot fluorograms. Amer. J. Roentgenol. **84**, 96 (1960).

— K.-W. NOSCHIS, E. SYSIMETSÄ, and E. KOIVISTO: Combined screening and spot film photofluorography made possible by the Wegnograph II. Bulletin final, IIIe Congr. Int. Radiophotographie Méd., Stockholm 1958, p. 537.

WEGELIUS, C., u. C. E. WESTMAN: Zur Anwendung des Schirmbildverfahrens (RP) in der allgemeinen Röntgendiagnostik, Abhandl. IX Int. Congr. of Radiol., p. 62. Stuttgart: Georg Thieme 1959.

WESTERKAMP, H., u. K. R. PUDWITZ: Gefäßdarstellungen mit der 100 mm-Odelca. Röntgen-Bl. **13**, 289 (1960).

WESTMAN, C. E.: The practical use of photofluorography in routine diagnostic work. Bulletin final, IIIe Congr. Int. Radiophotographie Méd., Stockholm 1958, p. 100.

ZSEBÖK, Z.: Bedeutung der Schirmbildfotografie in der Röntgenuntersuchung des Darmtraktes. Bulletin final, IIIe Congr. Int. Radiophotographie Méd., Stockholm 1958, S. 811.

E. Radiation doses from roentgen-diagnostic procedures

By

Carl Carlsson

With 8 figures

As late as a generation ago certain typical radiation lesions were not uncommon among pioneers in the field of radiology. Radiation induced malignant tumours, leukaemia and aplastic anaemia were responsible for many tragedies in the small corps of radiologists. During the last 40 years precautions against radiation hazards have been recommended, revised and kept up to date with increasing knowledge of the risks of radiation. This together with careful training and propaganda have, broadly speaking, eliminated the risks formerly attending work with roentgen rays and radioactive material.

With the introduction of such enormous sources of radiation as reactors and atomic bombs interest was focused on the radiation to which a given population of the country would be exposed and the risks thereby involved. Geneticists drew attention to the risks of mutation and claimed that even small doses of radiation to all individuals of a population might have an undesirable effect on the entire genetic load. Since then attention has also been directed to other biologic effects such as carcinogenesis and shortening of the duration of life. It is the medical use of ionizing radiation which is responsible for the major part of the exposure of people to such rays from man-made sources, particularly in advanced countries. Measurements of the doses received in association with ionizing radiation for medical purposes have been collected from all parts of the world and published in reports issued by ICRP (the International Commission on Radiological Protection) and ICRU (the International Commission on Radiological Units and Measurements) 1957 and 1961, and UNSCEAR (the United Nations Scientific Committee on the Effects of Atomic Radiation) 1958 and 1962.

This paper is concerned with certain aspects of some of these and other reports, and certain measures capable of reducing the radiation doses.

1. The genetically significant dose

a) Definitions and calculations

According to the UNSCEAR-report 1958, there is, in the case of genetic injury, evidence that the relevant tissue dose is the accumulated dose to the gonads and that the dose-effect relation is linear. In this case it is proper to weigh directly the individual gonad dose instead of the possible potential effect, using the future number of children to be conceived by the irradiated individual as a weighing factor. On this basis the genetically significant dose was defined as: "the dose which, if received by every member of the population, would be expected to produce the same total genetic injury to the population as do the actual doses received by the various individuals".

Evidence has been produced that the genetic effect of the radiation varies linearly with the dose for a given dose rate, but that the effect increases with the dose rate (Russel et al.). The genetic effect also appears to vary with sex and with the state of the cells in the gametes. Our knowledge of the variation of the genetic effect with dose rate, sex and condition of the cells is, however, still too vague to be taken into account in the calculation of the genetically significant dose.

The annual genetically significant dose has been described as follows (UNSCEAR 1958).

$$D = \frac{\sum_j \sum_k (N_{jk}^{(F)} w_{jk}^{(F)} d_{jk}^{(F)} + N_{jk}^{(M)} w_{jk}^{(M)} d_{jk}^{(M)})}{\sum_k (N_k^{(F)} w_k^{(F)} + N_k^{(M)} w_k^{(M)})} \tag{1}$$

where D = (annual) genetically significant dose

N_{jk} = (annual) number of individuals of age-class k, subjected to class j exposure

N_k = total number of individuals of age-class k

w_{jk} = future number of children expected by an exposed individual of age-class k subsequent to a class j exposure

w_k = future number of children expected by an average individual of age-class k

d_{jk} = gonad dose per class j exposure of an individual of age-class k

(F) and (M) denote "female" and "male" respectively.

For the practical work eq. (1) can be simplified to

$$D_j^* = d_j^* \cdot \frac{N_j^*}{N} \cdot \frac{w_j^*}{w} \quad \text{and} \quad D = \sum_j (D_j^{(F)} + D_j^{(M)}) \tag{2}$$

where D_j^* = the contribution from type j exposure to the genetically significant dose
* denotes the sex.

$\dfrac{N_j^*}{N}$ = the relative frequency of class j exposure, i.e. the number of class j exposures per capita, per year

$\dfrac{w_j^*}{w}$ = the relative child-expectancy of the average individual subsequent to class j exposure

In the case where the age-distribution in an exposure class is not known, a yet more simplified assumption must be used

$$D_j^* = \frac{n_j^*}{n} \cdot d_j^* \quad \text{and} \quad D = \sum_j (D_j^{(F)} + D_j^{(M)}) \tag{3}$$

where n = the total number in the population below the "mean age of child-bearing"

n_j^* = the total number class j exposures to individuals below this mean age

In the calculation of the contribution, D_{RD}, to the genetically significant dose by roentgen diagnostic procedures, j in eq. 1, 2 and 3 indicates the different types of roentgen examinations.

b) Genetically significant doses and gonad doses

Table 1 gives the annual genetically significant dose from roentgen examinations in a number of countries. The table also includes the type of examination responsible for the major part of this dose. Roentgen diagnostic methods are continually modified, often as a consequence of the dose measurements. The dose values given therefore apply only to the years for which they have been calculated. Generally speaking, examinations with the gonads entirely or partly within the irradiated field are responsible for the major part of the genetically significant dose. In France, however, the contribution by mass chest examinations (38 mrem), is greater than that by all other types of examinations together (20 mrem). This is due to the very high frequency (570 examinations per 1000 inhabitants per year) and low age of the subjects examined, but particularly because of the use of fluoroscopy instead of fluorography (REBOUL et al.). The doses reported from U.S.A. appear to be somewhat higher than those in Europe, partly because of the large number of private practioners there (LINDELL), and partly because of the wide use of fixed cones for limiting the field of radiation instead of adjustable diaphragms. Two examples of the contribution to the genetically significant dose from different types

Table 1. *Annual genetically significant doses from roentgen examinations and different countries*

Country	mrem				Examinations with the greatest dose contribution	Reference
	male	female	foetus	total		
Argentina (Buenos Aires)	14[1]	23[1]	no data	37[1]	urography (descending pyelography)	PLACER
Denmark	8.7	6.7	6.2	22 ± 4	obstetrical abdomen	HAMMER-JACOBSEN
Western Germany (Hamburg)	8.8	7.7	1.3	18	colon	HOLTHUSEN et al.
Western Germany	8.2	5.5		14	lumbosacral region	SEELENTAG et al.
France	10[2]	10[2]	no data	58	mass fluoroscopy of the chest	REBOUL et al.
Italy (Rome)	22	20	2.5	44 ± 36	digestive tract	BIAGINI et al.
Japan	21	18	0.4	39	stomach	Japan
Netherlands (Leiden)	3.7	2.7	0.4	6.8	urography (descending pyelography)	BEEKMAN and WEBER
Norway	3.9	5.0	1.1	10 ± 3	lumbosacral region, lumbar spine	FLATBY
Sweden	20	9	8.5	38 ± 10	lumbosacral region, lumbar spine	LARSSON
Switzerland	8	10	4	22	urography (i. v. pyelogram)	ZUPPINGER et al.
United Kingdom	5.1	5.3	3.6	14 ± 1	obstetrical abdomen	the Adrian Committee
USA	66	64	7	140 ± 100	skeleton — pelvic region	LAUGHLIN and PULLMAN
USA	23	21	3	47	hips — pelvis	NORWOOD et al.

[1] Only radiography.

[2] Without mass surveys of the chest, which give a genetically significant dose of 38 mrem.

Table 2. *Data on the annual genetically significant dose from roentgen diagnostic exposure* Survey 1955—1957, LARSSON.

Type of examination	$\frac{N_j^*}{N} \times 1000$		d_j^* (mrem)			D_j^* (mrem)			D_j	
	Male	Female	Male adults	Female adults	Foetus[1]	Male	Female	Foetus	mrem	Percentage
Lumbosacral region Lumbar spine	9.1	7.0	940	490	490	6.30	1.36	0.14	7.80	21
Pelvimetry	—	0.6	—	1080	4500	—	0.28	6.40	6.68	18
Urography	5.3	3.8	1240	925	925	3.48	1.77	0.16	5.41	15
Pelvis	4.1	4.2	870	200	200	2.70	0.40	0.03	3.13	8
Abdomen	2.5	2.4	1360	1150	1150	1.78	0.93	0.11	2.82	7
Colon	4.1	5.0	310	1520	1520	0.56	2.03	0.21	2.80	7
Hip	2.6	4.4	1090	260	260	2.19	0.25	0.01	2.45	6
Urethrocystography	1.0	0.2	3700	1940	1940	1.57	0.14	0.02	1.73	5
Femur	1.8	0.9	830	35	35	1.40	0.02	0.01	1.43	4
Obstetrical abdomen	—	0.6	—	265	910	—	0.06	1.20	1.26	3
Sub-total	31	29				20.0	7.2	8.3	35.5	94
Other types of[2] examination	186	188				0.3	1.8	0.2	2.3	6
Total	217	217				20.3	9.0	8.5	37.8	

[1] Except for obstetrical examinations the doses are the same as for female.

[2] Does not include dental radiography.

of examinations are shown in Tables 2 and 3. The tables are based on extensive measurements at different hospitals in Sweden (LARSSON) and in the United Kingdom (the Adrian Committee). Similar compilations from different countries are available in UNSCEAR-reports of 1958 and 1962 and in the report of ICRP and ICRU 1957.

Table 3. *Data on the annual genetically significant dose from diagnostic roentgen exposure.*
Survey 1957—1958, United Kingdom (except Northern Ireland) the Adrian Committee.

Type of examination	$\frac{N_j^*}{N} \times 1000$		d_j^* (mrem)			D_j^* (mrem)			D_j	
	Male	Female	Male adults	Female adults	Foetus	Male	Female	Foetus	mrem	Percentage
A. National health service hospitals										
Obstetrical abdomen	—	1.5	—	367	723	—	1.12	2.27	3.39	26
Pelvis	1.8	2.0								
Lumbosacral region	2.2	2.3	370	392	536	1.72	1.17	0.22	3.11	23
Lumbar spine	3.5	3.1								
Urography (descending pyelography)	2.3	2.0	765	585	843	0.96	0.69	0.09	1.74	13
Retrograde (ascending) pyelography	0.3	0.4								
Hip, upper femur	2.0	2.9	740	102	154	1.33	0.14	0.01	1.48	11
Pelvimetry	—	0.4	—	745	885	—	0.55	0.60	1.15	8
Abdomen.	3.0	3.0	105	183	281	0.22	0.32	0.06	0.60	5
Stomach (barium meal) upper GI.	6.0	4.3	44	333	448	0.11	0.36	0.04	0.51	4
Chest (heart, lung) (excluding mass miniature radiography)	63	61	2.75	5.4	5.5	0.14	0.29	0.05	0.48	4
Sub-total	84	83				4.48	4.64	3.34	12.46	94
Other types of examination	52	40				0.35	0.39	0.04	0.78	6
Total	136	123				4.83	5.03	3.38	13.24	
B. Diagnostic roentgen exposure outside national health service hospitals										
General diagnostic examinations.	22					No data			0.83	
Mass miniature radiography	95		0.09	0.09	0.09	No data			0.01	
Dental radiography	40		0.3	0.3	0.3	No data			0.01	
Total genetically significant dose									14.1	

2. Somatic doses

The doses received by organs of small volume, such as the gonads and the eyes, are readily estimated either by direct measurements (testes) or measurement at a nearby reference point and conversion of the values, for example, with the aid of phantom experiments. Doses received by the ovaries, for example, are often estimated from measurements made in the rectum, the doses measured being corrected for differences in position between the measuring point and the ovaries (DEVIK et al.). For organs or tissues distributed throughout the body (skin, bone marrow) the variation of the dose within the organ studied must also be considered. This gives rise to the question whether the dose should be reported as a mean dose, or a maximum dose or in some other way. This question cannot be answered without detailed knowledge of the dose-effect relations. As for the skin, it is known that the dose must exceed a certain threshold value before it can produce skin erythema and it is not possible to exclude the existence of such threshold doses for every other type of somatic reaction. RUGH 1962 could not determine any threshold level of roentgen irradiation for central nervous system congenital anomalies of the very early mouse embryo. Our knowledge of the somatic dose-effect relations is, however, not yet sufficient to define a somatically significant dose.

a) Bone marrow doses

Knowledge of bone marrow doses is desirable because of the existence of some types of leukaemia that can be produced by radiation. The dose-effect relation for active, blood-forming bone marrow and leukaemia is still unknown. It may be linear, it may have a threshold value, or it may be more complicated. If a linear dose-effect relation is assumed, it is usual to calculate the mean dose (integral dose in active bone marrow, divided by total mass of active marrow). This mean marrow dose may be given either per irradiated individual or per capita for a population. If a threshold value exists for the radiation effect for bone marrow, the per capita-dose will be of no significance, and then the maximum dose may be the most suitable unit to use.

The bone marrow dose is often estimated on the basis of phantom experiments, small ionization chambers being placed at sites of interest in the skeleton of the phantom and the measured exposure dose is converted to absorbed dose. The mean dimension of the marrow space in the spongiosa is 400 μm (ENGSTRÖM et al., ICRU, ROBERTSON and GODWIN).

With this dimension the increase of the absorbed mean dose in a bone marrow space will, because of the contribution of secondary electrons from the bone, be at most 15 % at about 60 keV photons (ICRU). The maximum dose measured in the outer surface of the marrow space will, of course, be much higher. The detector (ionization chamber) used is far too large in relation to the marrow canals. The dose gradient in the bone is therefore underestimated by the ionization chamber with the result that large discrepancies may occur between the measured dose and the true dose for the low photon energies used in diagnostic roentgenology. Knowledge of the distribution of active marrow in the body, which is necessary for calculation of the mean marrow dose, is still vague, besides which the distribution varies considerably with age (particularly in childhood) and with state of health. The distribution of the active bone marrow in adults has been described by ELLIS and UNSCEAR 1958. These values have been compared by ICRU/ICRP (1961). The contributions by different roentgen examinations to the mean marrow dose are given in Table 4. Table 5 (UNSCEAR 1962) gives the mean marrow dose for massfluoroscopy of the chest. Heavy marrow doses in cardiac catheterization have recently been reported by PAPAGNI et al. With a fluoroscopy time of half an hour they report the following doses, the values in brackets corresponding to doses from simultaneous biplane serial radiography (in total 60 exposures). Mean marrow dose: 17—72, (2.6) rad, integral marrow dose: 17—72, (2.6) kg-rad, maximum marrow dose: 70—270, (15) rad.

Table 4. *Mean marrow doses from diagnostic roentgen exposure (excluding mass surveys of the chest)*

Examination	Mean marrow dose (mrem) Report of the UNSCEAR[1] 1958
Head	50
Spine	
Cervical	50
Dorsal	400
Lumbar	400
Lumbosacral region	300
Pelvis	20
Hip, incl. upper femur	30
Arm and hand	2
Thorax (ribs and sternum)	200
Chest (regular)	40
Gall bladder	400
Stomach (barium meal) Upper GI	500
Colon (barium enema) Lower GI	700
Abdomen	50
Urography	200
Retrograde pyelography	100
Urethrocystography	300
Pelvimetry	800
Obstetrical abdomen	100
Hysterosalpingography	100

[1] Radiography only.

Table 5. *Individual and per capita mean marrow doses in some countries arising from mass survey fluoroscopy of the chest*

Country	Number of examinations per 1000 of total population	Mean marrow dose (mrem)		
		Individual	Per capita in total population	Per capita dose if radiography is used instead of fluoroscopy[1]
Austria	25	2000	50	2.5
Belgium	26	380	10	2.6
France	570	1200	680	57
Spain	5	1300	8	0.5
Switzerland	60	230	14	6

[1] Mean marrow dose per examination assumed to be 100 mrem.

b) Radiation doses to other organs

In addition to the gonads and the blood-forming organs, the eyes are regarded as specially sensitive to radiation (ICRP). The largest eye doses in association with roentgen examinations are those to which the subject is exposed on dental radiography (full mouth examination) and encephalography. BJÄRNGARD and HOLLENDER reported eye doses of 8 rad per full mouth examination by dental practioners. BLACKMAN and GREENING reported 21—32 rad for corresponding examinations (they used no added filters). For encephalography the eye dose is 5—20 rad (UNSCEAR 1962). These data are summarized in Table 6, which also includes values for the thyroid, bone and foetus.

Table 6. *Radiation doses to different organs of interest from roentgen diagnostic examinations*

Organ	Examination	Dose (rad)	Reference
Eye	Dental radiography (full mouth)	8.0	BJÄRNGARD and HOLLENDER
	Dental radiography (full mouth)	21—32	BLACKMAN and GREENING
	Encephalography	5—20	UNSCEAR 1962
Bone (maximal dose)	Cardiac catheterization	150—400	UNSCEAR 1962
	Dental radiography (full mouth examination)	65	BJÄRNGARD and HOLLENDER
Thyroidea	Barium swallow and examination of cervical spine	2—10	UNSCEAR 1962
Foetal tissue a) age of embryo < 2 months	Various	the same as the maternal gonads	
b) age of embryo > 7 months	Pelvimetry	1—3[1]	LARSSON
	Obstetrical abdomen	0.4[1]	BEWLEY et al.

[1] Mean dose throughout the foetus.

c) Skin doses

Maximum skin doses received in association with examinations consisting of single exposures can be easily measured (LAUGHLIN et al., LINCOLN and GUPTON, MUTH, SANDERS et al.), but such doses are difficult to measure for examinations with alternating fluoroscopy and exposure of films and changes in the field size and the posture of the patient. For anything like a reliable measurement of the maximum dose in such cases a number of detectors must be placed on the patient, which interferes seriously with the examination. According to PAPE and ZAKOVSKY, in examination of the stomach the maximum skin dose is overestimated by a factor of about 3.5 if it is calculated as the product of the dose rate and duration of fluoroscopy because the point of maximal dose is not continuously covered by the shifting field of irradiation.

The mean and integral skin doses on the other hand, can be measured routinely with good accuracy and without interfering with the examination by the use of large plane parallel ionization chambers inserted between the patient and the adjustable diaphragm of the roentgen tube (ARNAL and PYCHLAU, CARLSSON, ZIELER), but the value of these doses may be doubtful.

The mean skin dose is defined as the integral skin dose (integrated over the total skin area) divided by the total skin area analogously the mean marrow dose $= \dfrac{\text{integral marrow dose}}{\text{marrow weight}}$ and mean dose $= \dfrac{\text{integral dose}}{\text{body weight}}$.

These chambers measure the product of the exposure dose in air and the size of the field. The contribution by back-scatter and transmission should be added to the value obtained. Division of the value measured by the total skin area will give the mean skin dose. Table 7 gives certain skin dose values.

Table 7. *Skin doses*

| Examina-tion | rad | | Reference | r-cm² exposed |
	mean dose	maximal dose		
Thorax	0.04	—	Arnal and Pychlau (fluoroscopy only)	440
	0.04	—	Carlsson	440
	0.02	—	Zieler (fluoroscopy only)	200
	—	11	Pape and Zakovsky (fluoroscopy only)	—
Stomach	0.54	—	Arnal and Pychlau (fluoroscopy only)	6700
	0.27	—	Carlsson	3300
	0.20	—	Zieler (fluoroscopy only)	2500
	—	90	Pape and Zakovsky (fluroscopy only)	—
Colon	0.68	—	Arnal and Pychlau (fluoroscopy only)	8400
	0.40	—	Carlsson	4900
	0.25	—	Zieler (fluoroscopy only)	3000
	—	91	Pape and Zakovsky (fluoroscopy only)	—

Skin doses (mean and maximum doses) from some roentgen diagnostic examinations. In calculation of the mean dose the skin area has been taken as 1.75 m² (Dubois' law).

The maximal skin doses give the values noted for that point on the skin receiving the highest dose on examination with maximum fluoroscopic time and exposure data.

d) Integral absorbed dose

The integral (absorbed) dose is defined as the mass integral of the absorbed dose (D), integrated over an organ, a defined volume, or the entire body. Below an account is given of the integral dose in the entire body ($\sum$), i.e. for the energy absorbed by the body during an exposure.

$$\sum = \int_M D\, dm \tag{4}$$

dm = mass element
M = total mass of body

If the total mass is measured in grams and the absorbed dose in rad, the unit for the integral dose will be gramrad. 1 gramrad = 100 erg = 10^{-5} joule. Integral doses may be measured with the same instrument as that employed for measurement of the mean or integral skin dose but, of course, with a different calibration.

According to the definition (Eq. 4) the integral dose can be measured by detectors placed tightly in a phantom (Mayneord and Clarkson) or simpler from central axis depth dose data if these are measured with (Trout et al.) or extrapolated to (Meredith and Neary) fields large enough to guarantee saturated scatter along the central axis (Happey, Bewley et al., Scarpa). A more common way to calibrate the plane parallel ionization chamber is to calculate the total radiant energy striking the patient from the measured value of the exposure dose free in air (integrated over the field area) and energy absorption coefficients for air.

$$E_f = \frac{W}{(\mu/\varrho)\,\mathrm{en_{air}} \cdot 300 \cdot 0.001293}\ \mathrm{erg}/(\mathrm{cm^2} \cdot r) \tag{5}$$

E_f = the quantity of radiation necessary to give 1 r free in air;
W = the average energy (in eV) necessary to form one ion pair in air;
$(\mu/\varrho)\mathrm{en_{air}}$ = mass energy absorption coefficient for air.

Eq. 5 is valid for monoenergetic radiation. The integral dose can be deduced from Eq. 5 by subtracting the quantity of radiation per roentgen scattered from and transmitted through the patient. CARLSSON has calculated integral doses per cm² and roentgen for a number of roentgen spectra. Calculations from approximate formulas (MAYNEORD, WACHSMANN) and central axis depth dose data without allowance for saturation of scatter will underestimate the integral dose defined as in Eq. 4.

For routine measurement of integral doses it is convenient to register them with an electronic counter (ARNAL and PYCHLAU, MORGAN, ZIELER). CARLSSON registered the integral dose during a roentgen examination by measuring, with the aid of an electrometer and recorder, the voltage across a condenser charged by the ionization current from the transmission chamber. Fig. 1 shows a recording of an examination of the colon. The slope of the curve is proportional to the dose rate and field size. A period of fluoroscopy is recorded as a sloping line, exposures (high dose rate) give vertical lines, while horizontal lines indicate that the tube is switched off. This method gives not only the integral dose but also the distribution of the dose among different steps of the examination. Tables 8 and 9 give examples of integral doses measured by REINSMA and CARLSSON.

Table 8. *Integral doses from roentgen diagnostic examinations*
Philips rotating anode roentgen tube for tension up to 150 kV.
Inherent filter: 2 mm Al equivalent.
Extra filter: 0.2 mm Cu + 1 mm Al (approx. 6 mm Al equivalent).
(REINSMA)

Region examined	No. of patients	Integral dose kg × rad		
		fluoro-scopy	radio-graphy	total
Thorax	33	2.6	—	2.6
Stomach	32	17.1	7.6	24.7
Colon.	10	42.8	16.7	59.5
³/₄ cervical vertebrae	8	1.0	0.9	1.9
³/₄ cervical vertebrae + Thorax	5	1.9	0.7	2.6
Sinus paranasales	4	0.8	0.9	1.7
Bronchography	3	17.2	1.8	19.0
Oesophagus	3	4.1	4.0	8.1
Myelography	2	8.8	2.6	11.4
Gall bladder.	2	1.0	2.0	3.0
Foramen opticum	1	5.7	1.0	6.7
Sella turcica.	1	0.4	1.0	1.4
Oesophagus + Trachea	1	5.7	11.3	17.0
Cholangiography	1	2.5	1.6	4.1
Encephalography	1	8.5	3.0	11.5

Table 9. *Integral doses from roentgen examinations*
(CARLSSON)

Examina-tion	film type	number of patients	Average integral absorbed dose kg × rad		
			fluoro-scopy	radio-graphy	total
Stomach	normal	457	19.2	17.9	37.1
	fast	66	17.4	5.7	23.2
Colon	normal	170	22.5	39.5	62.0
	fast	20	34.0	8.6	42.6

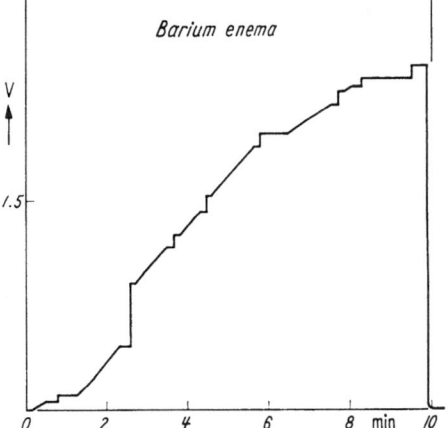

Fig. 1. Record of integral dose in a colon examination. Vertical lines indicate the dose contributions from different roentgenograms while the sloping lines indicate the dose from fluoroscopy

The mean dose, *i.e.* integral dose divided by body weight enables direct comparisons of radiation doses from different sources and is probably of greater value than the integral dose in epidemiological investigations of dose-effect relations.

3. Reduction of radiation doses

Though roentgen examination methods differ from one country to another some general rules for reducing the doses may be given.

α) Reduction of the number of roentgen examinations

By narrowing the ranges of indications for roentgen examination of patients in fertile age and especially of pregnant women, particularly the genetically significant doses and foetal doses could be reduced. In the Netherlands, for example, the indications for obstetric examinations are reduced to a reasonable minimum. Pelvimetry, for example, is not performed at all (BEEKMAN and WEBER).

β) Limitation or avoidance the examination steps requiring large doses

In pelvimetry, for example, projections requiring large doses such as some "inlet views" are not longer used (BEWLEY et al., CLAYTON et al.). The dose can also be reduced considerably by reducing the period of fluoroscopy and using fluorography instead. The large doses received in association with mass chest surveys in France could be reduced by more than a factor of ten (Tables 1 and 5) by the use of fluorography instead of fluoroscopy.

Even with correct fluoroscopy (so-called Schmalfelddurchleuchtungstechnik) the gonad doses may be kept on nearly the same low level as with fluorography (ZUPPINGER).

γ) Screening of the beam so that only the area to be examined is irradiated

This measure only improves the results of the examination by reducing the scatter radiation to the film. For this purpose adjustable diaphragms are, as a rule, far superior to exchangeable radiation protection cones and should be introduced as standard. In order to check that members of the staff do not expose the patients and themselves unnecessarily to radiation, at least one of the edges of diaphragm should be visible in the roentgenogram. While mean doses to extensive organs (skin, bone marrow, entire body) are often approximately proportional to the size of the field, doses to small organs (gonads, eyes) can be reduced considerably if they are not irradiated directly. BJÄRNGARD and HOLLENDER showed, for example, in the investigation of radiation doses received in association with dental examinations that the eye-dose received during a full-mouth examination can be reduced from 8 rad to 0.5 rad, simply by reducing the diameter of the field on the skin (8.0 cm) — which is usually — to 5.0 cm, which diameter is ample.

δ) Use of lead shields

When the gonads are situated in or near the irradiated field a substantial reduction of the dose can often be obtained by protecting them with a shield of lead, for example. By placing a 5 mm thick plate of rubber lead over the testes during urographic examinations LARSSON reported a reduction of the dose to the testes from 1.6 rad to 0.03 rad. Capsules enclosing the testes (HARTUNG, MAGNUSSON, STIEVE) provide a very effective protection independent of the projection of the beam, but their use is troublesome and time-consuming.

BENEŠ et al. used exchangeable lead-plates with two apertures, one centred over each joint (Fig. 2) and thereby reduced the gonad dose by 98 per cent for boys and 90 per cent for girls per roentgen examination of the hip joints of infants. WHITEHEAD and GRIFFITS have devised a device for protecting the gonads from primary radiation. Fig. 3 shows this device attached to a light beam diaphragm. The perspex disc rotates to enable a selection of the required protector. Fig. 4 shows a radiograph with the male protector in use.

ε) Technical accessories

Utilization of the various technical aids available for roentgen examination influences a number of physical variables concerning film quality (the quantity of information) and radiation doses such as the spectral composition of the radiation (varies with kV and

filtration), yield of light in intensifying and fluoroscopic screens, film sensitivity (this includes also the procedure of development), the shape of the grid and the contrast medium used. In the choice of physical variables it is sometimes possible to keep the radiation doses low without decreasing the information obtainable by the examination method. Usually, however, as in the evaluation of indications, it is necessary to weigh the value of increased information against the possible risk of increased radiation doses.

That the radiation doses usually decrease with increasing voltage of the tube and increasing filtration is well known. When the gonads are remote from the primary radiation the gonad doses may increase with tube voltage and filtration owing to increased scattered radiation. In these cases the gonad dose is small and it increases only slightly

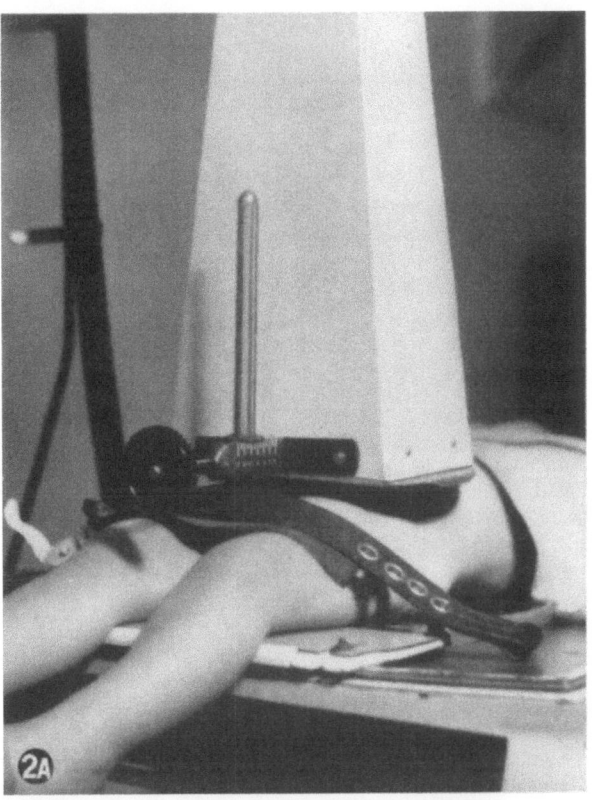

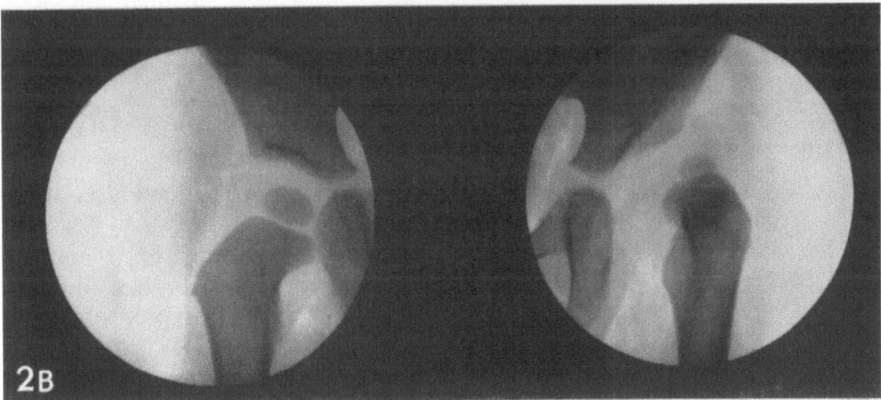

Fig. 2a and b. At the lower end of the cone in Fig. 2a is a plate bearing two apertures. Fig. 2b shows a roentgenogram with this protecting device (BENEŠ et al.)

with the voltage so that the disadvantage of a small increase in this dose may be accepted, especially since other radiation doses are simultaneously substantially decreased. How the maximum skin dose and integral dose decrease with voltage is apparent from Fig. 5, which was measured by the author in a phantom during exposure of a urogram. At 68 kV the skin dose was about 8 times and the integral dose about 3 times greater than at 190 kV. The tube is filtered so that the total (inherent and added) filter is equivalent to 4 mm aluminium. Fig. 5 is measured with constant exposure dose at the site of the cassette. In a similar experiment ARDRAN and CROOKS found the lowest radiation doses at approximately 140 kV owing to the lower sensitivity of the intensifying screens to higher radiation qualities and BÜCKER et al. found no reduction of dose possible above 120 kV.

The radiation dose also varies inversely with filtration. Fig. 6 shows a spectrum of primary radiation (140 kV tube voltage) with 0.6 mm Al inherent filtration (CORMACK and BURKE) and also some spectra calculated by the author with different added filters. Fig. 7 shows how the primary radiation from the previously mentioned spectra appears after passage of 20 cm water (approximate thickness of trunk of adult in antero-posterio direction). The three transmitted spectra without and with added filters 3.4 mm Al and 0.2 mm Cu + 1 mm Al are fairly similar. The two above-mentioned filters absorb mainly low energy photons which do not contribute to the picture but only to the radiation doses in examinations of the trunk, for example. The same calculation performed on a spectrum measured by HETTINGER and STARFELT with an accelerating potential of 75 kV shows that for these roentgen tubes an added filter of 3—4 mm Al or 0.1—0.2 mm Cu + 1 mm Al may be recommended for the voltage range of 70—200 kV.

On that aspect of the patient facing the film are many variables which influence the radiation doses. Large yield of light in the fluoroscopic and intensifying screens enables the use of low exposure data and thereby low doses. In the same way a highly sensitive combination of film and developer can decrease the exposure data.

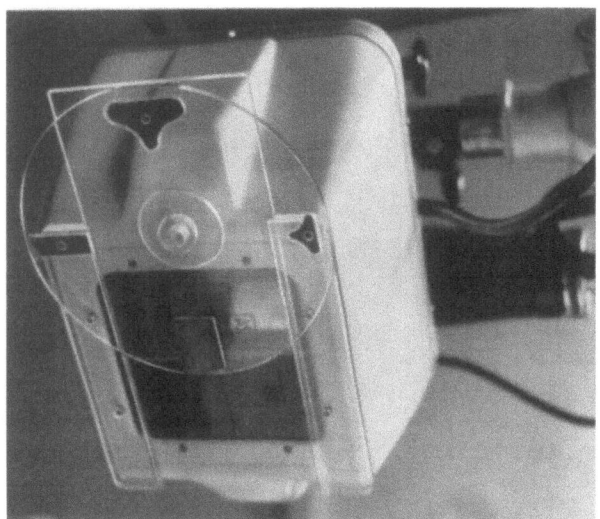

Fig. 3. The "Leicester gonad protector" attached to light beam diaphragm. The perspex disc can rotate so as to provide a selection of the appropriate lead protector (WHITEHEAD and GRIFFITHS)

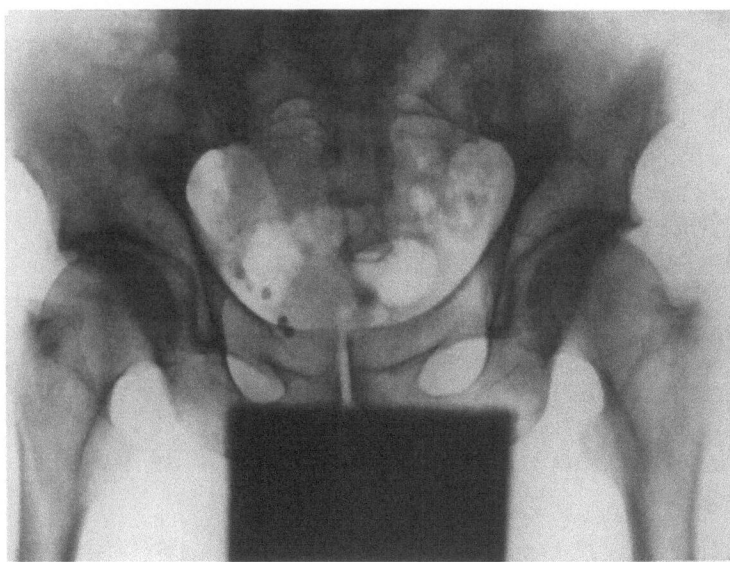

Fig. 4. Radiograph of hips with male protector in use (WHITEHEAD and GRIFFITHS)

Since the secondary grid absorbs also primary radiation, one should not use heavier grids than what is required to give necessary information. From Fig. 8 (BONENKAMP and BOLDINGH) it is evident how the doses free in air increase with heavier grids for constant voltage and density of the film. Fig. 8 also gives the contrast variations of 2 mm aluminium and 1 cm air in water phantoms as function of the exposure dose free in air. According to

Fig. 8 (20 cm water, 2 mm Al), the contrast at 100 kV and a heavy grid is the same as at 60 kV and a light grid while the skin dose is more than 3 times lower for the high voltage. The large load capacity of modern apparatus enables a large focus film distance, which makes considerable reduction of the dose possible.

ζ) Image intensifiers and roentgen television

They are inferior to roentgenography regarding sharpness of details and reproduction of weak contrasts, but such equipments can replace ordinary fluoroscopy. Thus, according

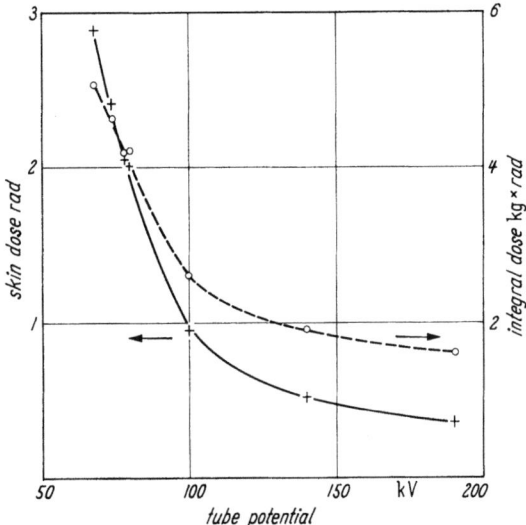

Fig. 5. Variation of skin and integral doses with tube potential, measured with constant cassette dose

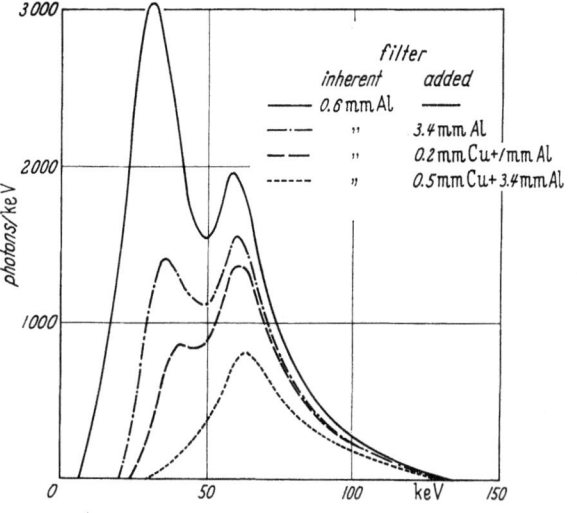

Fig. 6. Spectra of primary radiation with different added filters

to WALLMAN the radiation doses can be reduced by more than the power of ten. The high luminescence and the more convenient presentation of the picture should enable a reduction of the examination time by two thirds and the remaining dose reduction could be ascribed to the fact the sensitivity of that roentgen television allows lower dose rates. It would seem that the use of image intensifiers with image storage would help to reduce the doses. Thus, if it were possible to fix the image in 0.1 sec and then examine it without further irradiation, the doses could be reduced by a factor of 50—100 (MOHR).

Certain measures to reduce the radiation doses impair the quality of the roentgenograms. Screens with a large yield of light often reduce the resolving power, lighter grids imply more scattered radiation on the picture and high voltage technique means in general lower contrast.

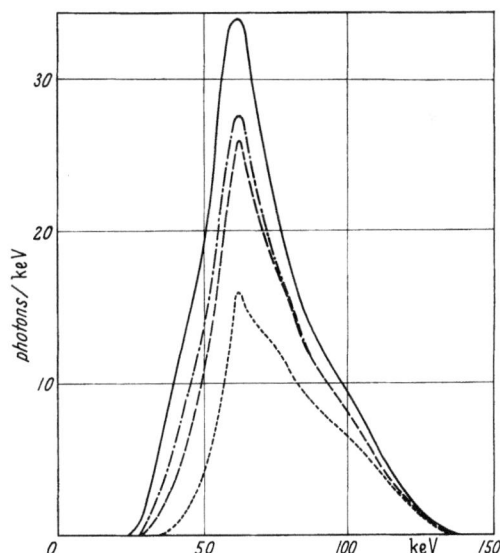

Fig. 7. Transmitted primary radiation for the spectra in Fig. 6 after passage of 20 cm water

Roentgen diagnostic methods are in many respects a compromise between film quality and dose size. With knowledge of the significance of the different physical variables for the radiation doses and the quality of the roentgenograms and the availability of corresponding technical aids it is possible to-day to keep the exposure of the examiner and the patient to an acceptable low level without sacrificing information desired.

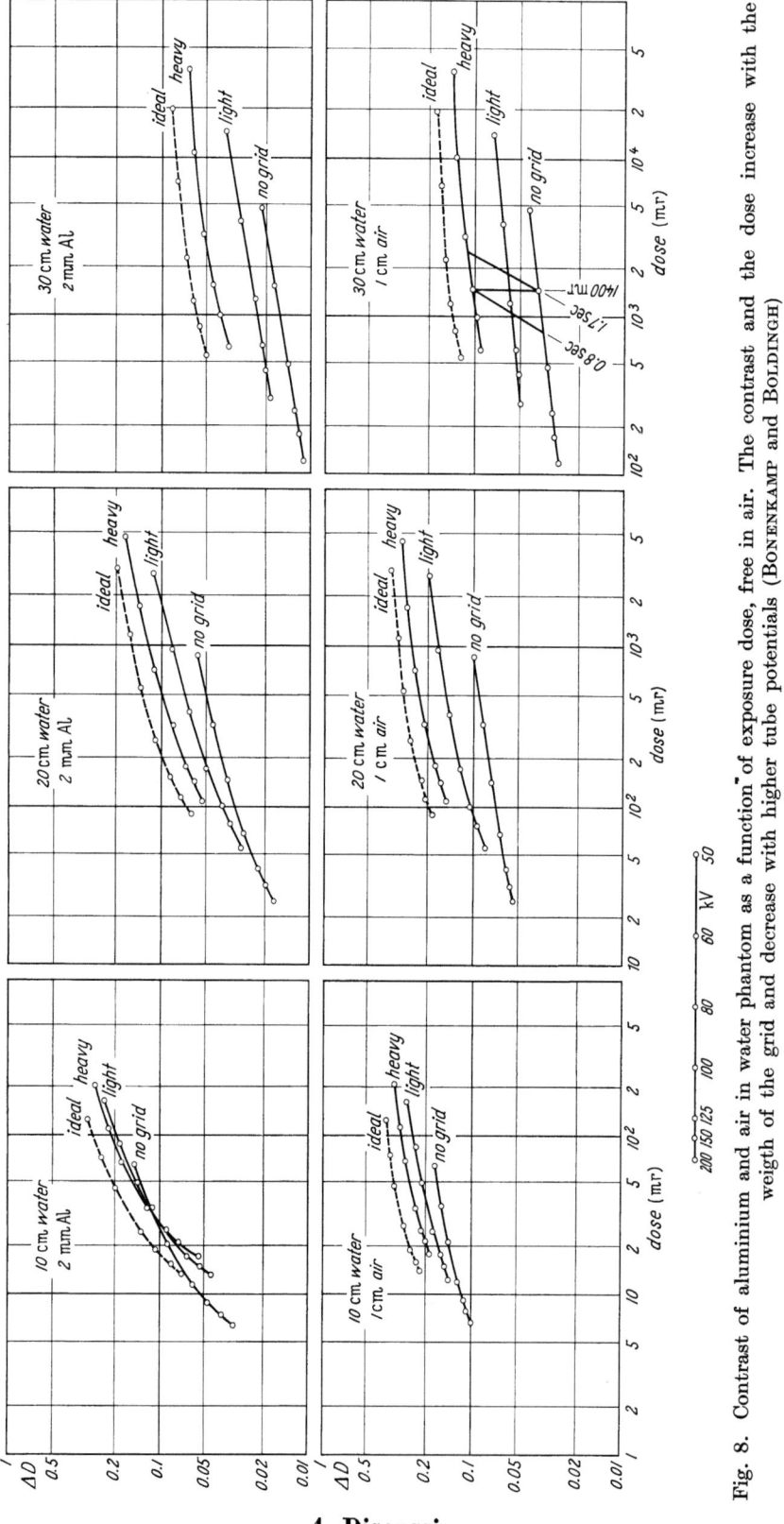

Fig. 8. Contrast of aluminium and air in water phantom as a function of exposure dose, free in air. The contrast and the dose increase with the weigth of the grid and decrease with higher tube potentials (BONENKAMP and BOLDINGH)

4. Discussion

It is difficult to compare the doses received by patients in different countries on the basis of the data given above because of differences in the methods used for measuring these doses. Some authors base their values on phantom experiments only, while others have made comprehensive dose measurements on patients at a number of hospitals and under routine examination conditions. In addition, the reports refer to different periods of time, during which that greater interest in radiation hazards may have resulted in modifications of the methods and thereby influenced the results.

It is easier to compare these dosage data with doses from other radiation sources, such as the natural background activity, radioactive fall-out from atomic bomb experiments and reactors and the maximal radiation doses recommended by ICRP.

That part of the annual genetically significant dose ascribable to roentgen diagnostic examinations is, according to Table 1 20—100 mrem for the countries mentioned, while the individual doses to the genital organs and foetuses, respectively, may be as much as up to 20 rem in association with urethrocystography and pelvimetry, respectively.

The natural background radiation emanates partly from naturally occurring radioactive substances in our surroundings (ground, air) and in the human body and partly from cosmic radiation. The background radiation varies markedly; the cosmic radiation thus increases with height above sea-level and also with degree of latitude, and over certain types of ground material, rocks and other, the radiation is exceptionally strong. Table 10 (UNSCEAR 1958) gives the radiation doses from cosmic radiation (at sea-level), radiation from air-borne radioactivity and ground radiation from ordinary areas and two specially radioactive areas, and Table 11 (LIDÉN) gives, in addition, radiation from internal radiation sources. The natural radiation according to Tables 10 and 11 gives an annual gonad- and bone marrow dose of about 100—300 mrem, i.e. doses of the same size or somewhat higher than the annual genetically significant dose from roentgen-diagnostic examinations. In the evaluation of this comparison, however, it should be remembered that the dose rate in association with roentgen diagnostic examinations is very much greater, so that its biologic effect is presumably also much greater (RUSSEL et al.) and that if the dose-effect relation is not linear, but has a sufficiently low threshold value, the relatively large individual doses used in roentgen-diagnostics might mean much more than background radiation. The radiation doses from global fall-out from nuclear weapons are still, as is apparent from Table 11, lower (less than 10 mrem/year). — In the maximal doses recommended by ICRP doses from both natural background and from medical use of ionizing radiation are not included. For persons working in radiology, the maximum permissible total dose accumulated in the gonads, the blood-forming organs and lenses of the eyes at any age over 18 years shall be governed by the relation.

$$D = 5(N - 18) \tag{6}$$

where D is tissue dose in rems and N is age in years.

For a person who is occupationally exposed at a constant rate from age 18 years the formula implies a maximum annual dose of 5 rem. The genetic dose to a population is the dose which, if it were received by each person from conception to the mean age of childbearing, would result in the same genetic burden to the whole population as do the actual doses received by the individuals. The genetic dose to a population can be

Table 10. *Mean values of doses of external irradiation from various sources of radiation*

Source of radiation	Dose rate, mrad/year	
	Mean value	Extreme values
1. Cosmic rays.	28	20—34
Ordinary regions:		
2. Gamma rays over rocks	73	25—120
3. Gamma rays out of doors.	70	48—160
4. Gamma rays from aerial sources	3	1.4—11
Active regions:		
5. Gamma rays, granitic regions in France	265	180—350
6. Gamma rays, monazite region, Kerala in India	1.270[1]	131—2.814

[1] By subtraction of cosmic ray dose of 28 mrad/year from total.

assessed as the annual genetically significant dose multiplied by the mean age of child-bearing, which may be taken as 30 years. Of the permissible dose of 5 rem to the entire population, not more than 2 rem should be received by persons not working with radiation or special groups. Less than 100 mrem per year is thus recommended for the general population in the country.

Even if the doses contributed by diagnostic radiology are as a rule well below what is permitted for radiologists, the average doses to the population do sometimes achieve the maximum permissible level for people not working with ionizing radiation. That the ICRP does not include the medical use of roentgen rays in their recommendations does

Table 11. *Radiation doses in Sweden for an adult (70 kg), November, 1961.* (LIDÉN)

Radiation source	Dose in millirem per year			
	soft tissues	bone	gonads	lungs
Natural radiation sources				
Internal:				
K^{40}	19	11	19	19
C^{14}	1.2	1.2	1.2	1.2
Ra^{226}	0	40	0	0
Rn^{222} Rn^{220}	0	0	2	100—500
External:				
ground	50—200	35—130	35—130	35—130
air	1—10	1—10	1—10	1—10
cosmic rays . .	25—35	25—35	25—35	25—35
Total natural dose, approximately	100—270	110—230	80—200	180—700
Fall out from nuclear weapons				
Internal:				
^{90}Sr	0	1	0	0
^{137}Cs	1	0.5	1	1
External:				
ground	1—10	1—6	1—6	1—6
Total dose from nuclear weapons, approximately	2—11	3—8	2—7	2—7

not mean that these radiation doses are negligible. On the contrary, these doses are being studied to limit this radiation to a minimum consistent with medical requirements.

Even if the risks of demonstrable radiation injury to occur after exposure to doses within permissible limits are, as a rule, so small that they can hardly be statistically demonstrated, roentgenologists should nevertheless keep the doses as low as possible. Special attention should be given to persons in fertile age and particularly women, since the foetal dose may to-day be the greatest problem. According to RUSSEL and RUSSEL (1952) the most critical period for gross abnormalities in foetus is from the second to the sixth week of human pregnancy. The smallest dose they used in experiments with mice was 25 r and this produced changes, and it is quite possible that even lower doses, i.e., well within the range used in diagnostic radiology, may cause subtle developmental alterations, which if they occurred in human beings might be of great importance. Since, for at least during the earlier part of the most sensitive period, most women are not yet aware that they are pregnant, RUSSEL and RUSSEL suggested that roentgen examinations including the pelvic region should, whenever possible, be restricted to the two weeks following menstruation for women with even the remotest possibility of an early pregnancy. According to RUGH and GRUPP the newly fertilized egg is the most radiosensitive cell in the mouse. Even 5 rads are measurably deleterious and on basis of their studies, the question is raised as to whether any extraneous or avoidable irradiation of the human ovary should be allowed except where life is otherwise endangered. In Denmark therapeutic abortions have been performed on account of roentgen examinations during pregnancy (HAMMER-JACOBSEN 1959).

References

The Adrian Committee: Radiological hazards to patients. Second report of the Adrian Committee, Ministry of Health Department of Health for Scotland. London: H. M. S. O. 1960.

ARDRAN, G. M., and H. E. CROOKS: Gonad radiation dose from diagnostic procedures. Brit. J. Radiol. 30, 295—297 (1957).

— — Observations on the dose from dental X-ray procedures. With a note on radiography of the nasal bones. Brit. J. Radiol. 32, 572—583 (1959).

— — Dose in diagnostic radiology: the effect of changes in kilovoltage and filtration. Brit. J. Radiol. 35, 172—181 (1962).

ARNAL, M.-L., u. H. PYCHLAU: Die Strahlenbelastung des Patienten bei röntgendiagnostischen Untersuchungen. Fortschr. Röntgenstr. 95, 323—335 (1961).

BEEKMAN, Z. M., and J. WEBER: The genetically significant dose from diagnostic radiology to a defined population in the Netherlands. (To be published.)

BENEŠ, V., P. KOŠEK and V. MICHAL: Reduction of gonad dose in the radiography of the hips in infancy. Brit. J. Radiol. 34, 818—819 (1961).

BEWLEY, D. K., A. L. BATCHELOR, J. LOWE, E. NATAADIDJAJA, G. R. NEWBERY and R. OPIE: Integral doses at 200 kV and 8 MeV. Brit. J. Radiol. 32, 36—46 (1959).

— J. W. LAWS and C. J. MYDDLETON: Maternal and foetal radiation dosage during obstetric radiographic examinations. Brit. J. Radiol. 30, 286—290 (1957).

BIAGINI, C., M. BARILLA u. A. MONTANARA: Zur genetischen Strahlenbelastung der Bevölkerung Roms durch die Röntgendiagnostik. Strahlentherapie 113, 100—109 (1960).

BISCHOFF, K.: Die Bedeutung des Röntgenfernsehens für eine Erweiterung des Durchleuchtungseinsatzes in der medizinischen Diagnostik. Fortschr. Röntgenstr. 95, 104—123 (1961).

BJÄRNGARD, B., and L. HOLLENDER: Radiation doses in oral radiography. Odont. Revy 11, 193—206 (1960).

BLACKMAN, S., and J. R. GREENING: Radiation hazards in dental radiography. Brit. dent. J. 102, 167—172 (1957).

BONENKAMP, J. G., and W. HONDIUS BOLDINGH: Quality and choice of potter bucky grids. II: Application of the criterion quality to various types of grids. Acta radiol. (Stockh.) 52, 149—157 (1959).

BREZINA, K., u. G. FUCHS: Zur Strahlenbelastung des Knochenmarkes in der Röntgendiagnostik. Fortschr. Röntgenstr. 95, 98—103 (1961).

BUCHHEIM, C. E., u. H.-J. MAURER: Zur Anwendung des Schirmbildverfahrens in der medizinischen Röntgendiagnostik. Fortschr. Röntgenstr. 90, 625—629 (1959).

BÜCKER, J., G. JÖTTEN u. H.-G. STÖSSEL: Diagnostische und physikalische Untersuchungsergebnisse bei Großformat- und Schirmbildaufnahmen des Thorax mit Spannungen bis zu 200 kV. Fortschr. Röntgenstr. 90, 234—246 (1959).

CARLSSON, C.: Integral absorbed doses from roentgen diagnostic procedures. (To be published.)

— Determination of integral absorbed dose for radiation qualities between 1 mm Al H.V.T. and 4 mm Cu H.V.T. (To be published.)

CLAYTON, C. G., F. T. FARMER and C. K. WARRICK: Radiation doses to the foetal and maternal gonads in obstetric radiography during late pregnancy. Brit. J. Radiol. 30, 291—294 (1957).

CORMACK, D. V., and D. G. BURKE: Spectral distributions of primary and scattered 140kVp x-rays. Radiology 74, 743—752 (1960).

DEVIK, F., J. FLATBY and L. BERTEIG: Determination of the ovary dose in diagnostic roentgen procedures. Acta radiol. (Stockh.) 54, 296—304 (1960).

DREISINGER, F. W., and G. G. GENSINI: A report on the use of grids for fluoroscopy, image intensifiers and cineradiography. Radiology 77, 586—590 (1961).

ELLIS, R. E.: The distribution of active bone marrow in the adult. Phys. in Med. Biol. 5, 255—258 (1961).

ENGSTRÖM, A., R. BJÖRNERSTEDT, R. J. CLEMEDSON and A. NELSON: Bone and radiostrontium. Stockholm: Almqvist and Wiksell 1958.

EPP, E. R., H. WEISS and J. S. LAUGHLIN: Measurement of bone marrow and gonadal dose from the chest x-ray examination as a function of field size, field alignment, tube kilovoltage and added filtration. Brit. J. Radiol. 34, 85—100 (1961).

EPSTEIN, B. S.: An adjustable shielding device for use in diagnostic roentgenology. Radiology 75, 458—459 (1960).

GILDENHORN, H. L., I. REHMAN, L. PAPE and S. BAKER: Standardization of physical factors in radiographic exposures. Radiology 75, 262—267 (1960).

GOLDMAN, S., W. LORENZ u. R. WOLF: Messung zur Integraldosis bei Röntgenuntersuchungen des Thorax und Abdomens Erwachsener im Hinblick auf das Leukämieproblem. Fortschr. Röntgenstr. 93, 269—281 (1960).

HAMMER-JACOBSEN, E.: Therapeutic abortion on account of x-ray examination during pregnancy. Dan. med. Bull. **6**, 113—122 (1959).
— Abortus provocatus på grund af røntgen-undersøgelse i graviditeten. Nord. Med. **63**, 523—524 (1960).
— Gonad-doses in diagnostic radiology. J. belge Radiol. **44**, 253—276 (1961).
— Genetically significant radiation doses in diagnostic radiology. Acta radiol. Suppl. No 222 (1963).
HAPPEY, F.: Volume integration of dosage for x- and γ-radiation. Nature (Lond.) **145**, 668—669 (1940).
HARTUNG, K.: Fragen der Strahlenhygiene bei der Röntgendiagnostik im Kindesalter. Radiologe **2**, 2—4 (1962).
HETTINGER, G., and N. STARFELT: Bremsstrahlung spectra from roentgen tubes. Acta radiol. (Stockh.) **50**, 381—394 (1958).
HOLTHUSEN, H., H.-K. LEETZ u. W. LEPPIN: Die genetische Belastung der Bevölkerung einer Großstadt (Hamburg) durch medizinische Strahlenanwendung. Strahlenschutz H. 21: Schriftenreihe des Bundesministers für Atomkernenergie und Wasserwirtschaft 1961.
ICRP: Recommendations of the International Commission on Radiological Protection. London: Pergamon Press 1959.
— and ICRU: Exposure of man to ionizing radiation arising from medical procedures, an enquire into methods of evaluation. Phys. in Med. Biol. **2**, 107—151 (1957).
— — Exposure of man to ionizing radiation arising from medical procedures with special reference to radiation induced diseases, an enquire into methods of evaluation. Phys. in Med. Biol. **6**, 199—258 (1961).
ICRU: Report of the International Commission on Radiological Units and Measurements (ICRU) 1959. Handbook 78. Washington: National Bureau of Standards 1961.
JAPAN: Research group on the genetically significant dose by the medical use of X-ray in Japan: The genetically significant dose by the X-ray diagnostic examinations in Japan. Nippon Acta Radiol. **21**, 565—616 (1961).
KAPLAN, H. S.: An evaluation of the somatic and genetic hazards of the medical uses of radiation. Amer. J. Roentgenol. **80**, 696—706 (1958).
KNOPP, J., u. J. TRAUTMANN: Zur Frage der Fruchtschädigung durch ionisierende Strahlen. Strahlentherapie **117**, 161—190 (1962).
LARSSON, L.-E.: Radiation doses to the gonads of patients in Swedish roentgen diagnostics. Acta radiol. (Stockh.) Suppl. **157** (1958).
LAUGHLIN, J. S., M. L. MEURK, I. PULLMAN and R. S. SHERMAN: Bone, skin, and gonadal doses in routine diagnostic procedures. Amer. J. Roentgenol. **78**, 961—982 (1957).
—, and I. PULLMAN: Gonadal dose produced by the medical use of x-rays. United Nations document A/AC. 82/G/R. 74 (1957).

LIDÉN, K.: Människan och radioaktiviteten. Anno 331—341, 1961. Malmö: Förlagshuset Norden 1962.
LINCOLN, T. A., and E. D. GUPTON: Radiation doses in diagnostic x-ray procedures. Radiology **71**, 208—215 (1958).
LINDELL, B.: Present-day assessments of radiation hazards. Phys. in Med. Biol. **6**, 173—198 (1961).
—, and R. L. DOBSON: Ionizing radiation and health. World Health Organization, Geneva 1961.
LÖSSL, H.-J.: Über die Strahlenbelastung der Gonaden bei diagnostischer und therapeutischer Anwendung ionisierender Strahlen. Strahlentherapie **103**, 614—619 (1957).
MAGNUSSON, W.: A device for the protection of the testicle in roentgen examinations of adjacent organs and bones. Acta radiol. (Stockh.) **37**, 288—290 (1952).
MAYNEORD, W. V.: Energy absorption. Brit. J. Radiol. **13**, 235—246 (1940).
—, and J. R. CLARKSON: Energy absorption II. Part I — Integral dose when the whole body is irradiated. Brit. J. Radiol. **17**, 151—157 (1944).
MELCHING, H.-J., u. H. DRESEL: Zur Strahlenbelastung bei diagnostischen und therapeutischen Maßnahmen mit energiereichen ionisierenden Strahlen. Fortschr. Röntgenstr. **87**, 553—566 (1957).
MEREDITH, W. J., and G. J. NEARY: The production of isodose curves and the calculation of energy absorption from standard depth dose data. Part I Brit. J. Radiol. **17**, 75—82 (1944). Part II Brit. J. Radiol. **17**, 126—130 (1944).
MEYERS, P. H., and R. W. BARR: Reduction of radiation to the patient during fluoroscopy. A correlative study of the image brightness with the amount of radiation to the patient in roentgen per minute at table top using the Westinghouse image amplifier. Amer. J. Roentgenol. **82**, 1076—1080 (1959).
MOHR, H.: Über die Speicherung von Leuchtschirmbildern. Röntgen-Bl. **13**, 225—233 (1960).
MORGAN, R. H.: The measurement of radiant energy levels in diagnostic roentgenology. Radiology **76**, 867—876 (1961).
MUTH, H.: In B. RAJEWSKY, Wissenschaftliche Grundlagen des Strahlenschutzes. Karlsruhe: G. Braun 1957.
NORWOOD, W. D., J. W. HEALY, E. E. DONALDSON, W. C. ROESCH and C. W. KIRKLIN: The gonadal radiation dose received by the people of a small american city due to the diagnostic use of roentgen rays. Amer. J. Roentgenol. **82**, 1081—1097 (1959).
OSBORN, S. B.: Radiation protection — protection the patient. Radiography **18**, 232—239 (1952).
PAPAGNI, L., u. B. ROSEO: Knochenmarkdosismessungen am Säugling bei therapeutischen und diagnostischen Röntgenstrahlenexpositionen. Fortschr. Röntgenstr. **93**, 281—286 (1960).
— — u. F. BELLINI: Expositionsdosen des Knochenmarks bei einigen modernen röntgenologi-

schen Untersuchungsmethoden des Herzkreislaufapparatus. Fortschr. Röntgenstr. 96, 75—86 (1962).

PAPE, R., u. J. ZAKOVSKY: Die Strahlenbelastung des Untersuchten bei Routinedurchleuchtungen. Fortschr. Röntgenstr. 92, 543—561 (1960).

REBOUL, J., G. DELORME, J. TAVERNIER et M. GEINDRE: Doses gonades résultant de l'utilisation des radiations ionisantes en France. 2. Radioscopie. Ann. Radiol. 3, 89—99 (1960).

— J. TAVERNIER, G. DELORME, Y. ISTIN et J. SORIN: Dose gonades résultant de l'utilisation des radiations ionisantes en France. I. Radiodiagnostic (Suite et fin). Ann. Radiol. 2, 571—584 (1959).

— — Y. ISTIN et J. SORIN: Dose gonades résultant de l'utilisation des radiations ionisantes en France. I. Radiodiagnostic. Ann. Radiol. 2, 179—196 (1959).

REINSMA, I. K.: The evaluation of the integral absorbed dose in diagnostic roentgenology. Medica mundi 5, 41—46 (1959).

— Diagnostiek Dosimeters. J. belge Radiol. 43, 104—111 (1960).

— Dosemeters for x-ray diagnosis. Philips technical library, Eindhoven (the Netherlands) 1962.

ROBERTSON, J. S., and J. T. GODWIN: Calculation of radioactive iodine beta-radiation dose to the bone marrow. Brit. J. Radiol. 27, 241—242 (1954).

RUGH, R.: Low levels of x-irradiation and the early mammalian embryo. Amer. J. Roentgenol. 87, 559—566 (1962).

—, and E. GRUPP: Response of the very early mouse embryo to low levels of ionizing radiations. J. exp. Zool. 141, 571—587 (1959).

— — Effect of low level x-irradiation on the fertilized egg of the mammal. Exp. Cell Res. 25, 302—310 (1961a).

— — Neuropathological effects of lowlevel x-irradiation of the mammalian embryo. Milit. Med. 126, 647—664 (1961b).

RUMMEL, A.: Untersuchungen über die Gonadenbelastung der Frau in der Röntgendiagnostik. Strahlentherapie 112, 124—132 (1960).

RUSSEL, L. B., and W. L. RUSSEL: Radiation hazards to the embryo and fetus. Radiology 58, 369—377 (1952).

— K. F. STELZNER and W. L. RUSSEL: Influence of dose rate on radiation effect on fertility of female mice. Proc. Soc. exp. Biol. (N.Y.) 102, 471—479 (1959).

RUSSEL, W. L., and L. B. RUSSEL: Radiation induced genetic damage in mice. Proceedings of the Second United Nations International Conference on the Peaceful Uses of Atomic Energy. Biological Effects of Radiation, Vol. 22. United Nations, Geneva 1958.

— — and M. B. CUPP: Dependence of mutation frequency on radiation dose rate in female mice. Proc. nat. Acad. Sci. (Wash.) 45, 18—23 (1959).

— — and E. M. KELLY: Dependence of mutation rate on radiation intensity. In Immidiate and

low level effects of ionizing radiations. (A. A. Buzzati-Traverso edit). London: Taylor & Francis Ltd. 1960.

SANDERS, A. P., K. SHARPE, J. B. CAHOON, R. J. REEVES, J. K. ISLEY and G. J. BAYLIN: Radiation dose to the skin in roentgen diagnostic procedures. Optimum kVp and tissue measurement techniques. Amer. J. Roentgenol. 84, 359—368 (1960).

SCARPA, G.: Integral dose and high energy radiation. Brit. J. Radiol. 33, 770—775 (1960).

SCHAER, M., W. MINDER u. A. ZUPPINGER: Die Belastung des Menschen durch ionisierende Strahlen. Praxis 49, 779—785 (1960).

SCHMITZ, W.: Zur Frage der Strahlenbelastung des Patienten bei der Durchleuchtung. Fortschr. Röntgenstr. 95, 86—97 (1961).

SEELENTAG, W.: Zur Messung und Abschätzung von Streustrahlendosen in der Röntgendiagnostik, insbesondere bei Untersuchungen am liegenden Patienten. Fortschr. Röntgenstr. 87, 363—377 (1957a).

— Zur Frage der genetischen Belastung der Bevölkerung durch die Anwendung ionisierender Strahlen in der Medizin. I. Teil. Strahlentherapie 104, 182—196 (1957b).

— D. v. ARNIM, E. KLOTZ u. J. NUMBERGER: Zur Frage der genetischen Belastung der Bevölkerung durch die Anwendung ionisierender Strahlen in der Medizin. II. Teil. Strahlentherapie 105, 169—195 (1958).

— u. K. FALTENBACHER: Zur Frage der genetischen Belastung der Bevölkerung durch die Anwendung ionisierender Strahlen in der Medizin. III. Teil. Strahlentherapie 107, 337—353 (1958).

— J. NUMBERGER, D. KNORR u. G. KOLBERG: Zur Frage der genetischen Belastung der Bevölkerung durch die Anwendung ionisierender Strahlen in der Medizin. IV. Teil: Die Strahlenbelastung durch die Röntgendiagnostik in Kinderkliniken. Strahlentherapie 107, 537—555 (1958).

— E. SEELENTAG-LUPP u. E. KLOTZ: Zur Frage der genetischen Belastung der Bevölkerung durch die Anwendung ionisierender Strahlen in der Medizin. V. Teil. Strahlentherapie 111, 435—467 (1960).

STEVENSON, J. J.: Television techniques with the 5 in., 7 in., 9 in. image intensifiers. Brit. J. Radiol. 34, 273—285 (1961).

STIEVE, F. E.: Untersuchungen über Maßnahmen zur Reduzierung der Strahlenbelastung der männlichen Keimdrüsen bei röntgendiagnostischen Maßnahmen in der Umgebung. Fortschr. Röntgenstr. 90, 373—386 (1959).

TAYLOR, L. S.: Practical suggestions for reducing radiation exposure in diagnostic examinations. Amer. J. Roentgenol. 78, 983—987 (1957).

THURAU, R., u. L. DISTEL: Messungen der Gonadendosis bei röntgendiagnostischen Untersuchungen von Kindern. Fortschr. Röntgenstr. 94, 522—527 (1961).

TROUT, E. D., J. P. KELLEY and G. A. CATHEY: The use of filters to control radiation exposure to the patient in diagnostic roentgenology. Amer. J. Roentgenol. **67**, 946—963 (1952).

UNSCEAR: Report of the United Nations Scientific Committee on the Effects of Atomic Radiation. Suppl. No 17 (A/3838), United Nations, New York 1958. (To be published 1962).

— Report of the United Nations Scientific Committee on the Effects of Atomic Radiation. Suppl. No 16 (A/5216), United Nations, New York 1962.

WACHSMANN, F.: Über den Begriff „Raumdosis". Strahlentherapie **70**, 653—658 (1941).

WALLMAN, H.: Röntgentelevision: tekniska aspekter. Tek. Tidskr. **91**, 1358—1360 (1961).

WEBSTER, E. W., and O. E. MERRILL: Radiation hazards. II. Measurements of gonadal dose in radiographic examinations. New Engl. J. Med. **257**, 811—819 (1957).

WHITEHEAD, G., and J. T. GRIFFITHS: The Leicester gonad protector: A device to afford localised protection from diagnostic x irradiation. Brit. J. Radiol. **34**, 135—136 (1961).

WHITEHOUSE, W. M., C. S. SIMONS and T. N. EVANS: Reduction of radiation hazard in obstetric roentgenography. Amer. J. Roentgenol. **80**, 690—695 (1958).

ZIELER, E.: Erfahrungen mit der simultanen Dosismessung in der Röntgendiagnostik. Röntgen-Bl. **14**, 106—112 (1961).

ZUPPINGER, A.: Der Strahlenschutz des Patienten. Schweiz. med. Wschr. **91**, 1221, 1250, 1390 (1961).

— W. MINDER, R. SARSIN u. M. SCHAER: Die Strahlenbelastung der schweizerischen Bevölkerung durch röntgendiagnostische Maßnahmen. Radiol. clin. (Basel) **30**, 1—27 (1961).

F. Der röntgendiagnostische Befundbericht

Von

F. Strnad

Für die Medizin begann mit der Entdeckung der Röntgenstrahlen eine völlig neue Epoche. Mit der Einordnung der Röntgenstrahlen in das Rüstzeug ärztlicher Diagnostik wurde eine revolutionierende Entwicklung eingeleitet, welche von einer wesentlichen Vertiefung der allgemeinen medizinischen Kenntnisse gefolgt war, und schon bald nach der Entdeckung der Röntgenstrahlen erarbeitete sich die Röntgendiagnostik in zahlreichen Kulturländern der Erde einen gebührenden Platz als ein selbständiges Spezialfach medizinischer Diagnostik und Forschung, wobei nicht verschwiegen werden soll, daß in einzelnen Ländern, unter anderem im Geburtsland RÖNTGENs selbst, diese Entwicklung nur zögernd vor sich ging.

Die heute allgemein anerkannte Bedeutung der Röntgendiagnostik wird in keiner Weise durch die Tatsache geschmälert, daß die Indikation zur Röntgenuntersuchung nicht vom Röntgenologen, sondern vom behandelnden Arzt, d. h. vom Kliniker, gestellt wird. Das Resultat einer röntgenologischen Untersuchung durch den Spezialarzt ist der sog. *Röntgenbefund*, der röntgendiagnostische Befundbericht. Dieser wird entsprechend seiner Wertigkeit in das klinische Gesamtbild eingeordnet. Der Röntgenbefund ist damit gewissermaßen die Antwort des Röntgenologen auf die Fragestellung des einweisenden Arztes. Das Vorgehen beim Einsatz des Röntgendiagnostikers ist völlig unabhängig von der Frage, ob der die Röntgenuntersuchung durchführende Arzt den „Fall" eingewiesen bekommt, oder ob er selbst der einweisende Arzt ist, d. h., daß der Röntgenologe und der einweisende Arzt eine Personalunion bilden (Teilröntgenologie).

Im Laufe der Fortentwicklung der Röntgendiagnostik und der immer wichtiger gewordenen Notwendigkeit des sinnvollen Einbauens der Röntgenologie als eine integrierende klinische Untersuchungsmethode hat sich in allen Kulturstaaten der Erde ein aus der Praxis heraus entstandenes System klinisch-röntgenologischer Zusammenarbeit entwickelt. R. LENK bezeichnet das Jahr 1901 als das Geburtsjahr der klinischen Radiologie und als Wiege derselben die Stadt Wien. Als den Schöpfer nennt er Hofrat HOLZKNECHT mit dessen Erstlingswerk „Röntgenologische Diagnostik der Erkrankungen der Brusteingeweide". Erstmals wurde in engster Zusammenarbeit mit den Klinikern und den pathologischen Anatomen die allgemeine röntgenologische Semiotik erarbeitet, die röntgenologische Symptomatik systematisch zusammengetragen und in ihrer Bedeutung geprüft. Es war auch die Wiener Röntgenologenschule unter HOLZKNECHT, die relativ frühzeitig versucht hat, eine ideale Befunderfassung und Befunddeutung auszuarbeiten und heute noch gültige Verfahrensvorschläge in der Zusammenarbeit mit dem einweisenden Arzt zu machen. Darüber hinaus haben so gut wie alle namhaften Röntgenologen in den Entwicklungsjahren der klinischen Radiologie sich zu diesen Problemen geäußert und entsprechende Forderungen gegenüber den einweisenden Ärzten unterstrichen.

Im Rahmen dieses Kapitels des Handbuches ist es notwendig, einmal das Wesen einer sinnvollen und kollegialen Zusammenarbeit zwischen dem einweisenden Arzt und dem Radiologen etwas breiter zu besprechen, wobei es nicht zu vermeiden sein wird, gewisse, im ersten Moment als selbstverständlich anmutende Dinge aufzuführen, die jedoch in der täglichen Praxis immer wieder zu Mißverständnissen Anlaß geben, da sie in ihrer logischen Selbstverständlichkeit nicht eingehalten bzw. mißverstanden werden. Auch soll versucht werden, an einzelnen Beispielen den röntgenologischen Befundbericht in seiner Wertigkeit und bezüglich der Beweiskraft seiner Aussagen zu prüfen, um damit die Grenzen der Röntgendiagnostik gegenüber dem operierenden Chirurgen und dem pathologischen Anatomen abzustecken.

G. Herrnheiser, ein Schüler Holzknechts, der Begründer der Prager Röntgenologenschule, leitete im Jahre 1930 sein Grundsatzreferat zur Frage der Röntgenuntersuchung im Rahmen des klinischen Untersuchungsganges mit folgenden Sätzen ein: „Die Röntgenuntersuchung fügt sich als eines der vielen Mittel klinischer Diagnostik in den Untersuchungsgang organisch ein. Ihr Ergebnis, der Röntgenbefund, ist nur ein Teilresultat, wenn auch nicht selten das wichtigste und ausschlaggebende. Aus dieser Sachlage folgt logisch der Grundsatz, daß klinische und röntgenologische Erhebungen gemeinsam verarbeitet werden müssen."

Nach Herrnheiser unterscheidet man bei der Einschaltung einer röntgendiagnostischen Handlung in den klinischen Untersuchungsgang drei Phasen.

I. Die Vorbereitung (Ausarbeitung der Fragestellung und des Untersuchungsplanes).

II. Der eigentliche Untersuchungsakt (die Erhebung des Röntgenbefundes).

III. Die Verarbeitung (klinische Verwertung des Röntgenbefundes).

Damit ist grundsätzlich mit der Einweisung eines Patienten an den Fachröntgenologen diesem auferlegt, die Untersuchung nach Art und Umfang zu bestimmen, d. h. den Gang der Untersuchung zu planen, den Befund zu erheben und das Ergebnis für den Fragenden, basierend auf der Fragestellung, als Antwort zu formulieren.

I. Die Vorbereitung

1. Die Fragestellung

Die Einschaltung einer Röntgenuntersuchung in den Untersuchungsgang sollte stets eine aus der klinischen Situation erwachsene Notwendigkeit sein, d. h., die diagnostische Anwendung der Röntgenstrahlen ist dann indiziert, wenn sie als das einzige, das sicherste oder auch das einfachste Mittel erscheint, um einen in einer ganz bestimmten Phase der klinischen Diagnostik stehenden Fall diagnostisch weiter zu klären. Es sind somit klinische Bedürfnisse und eine klinische Indikation, welche den einweisenden Arzt veranlassen, seine Fragestellung zu formulieren und den Röntgenologen zu bitten, die Planung der Untersuchung vorzunehmen. Fragestellung und Planung der Untersuchung sind somit eng miteinander verknüpft, und beide zwingen zur notwendigen klinisch-röntgenologischen Überlegung. Die Fragestellung wird im Interesse der klaglosen Abwicklung der Untersuchung am besten schriftlich fixiert und weitergegeben.

a) Inhalt der Fragestellung

Herrnheiser unterscheidet *Inhalt und Form* der Fragestellung, wobei unter *Inhalt* der *Gegenstand* und das *Ziel* der Frage zu verstehen sind. Der *Gegenstand* bildet das durch die Frage geforderte Untersuchungsobjekt, z. B. ein bestimmtes Organsystem (Verdauungstrakt, uropoetisches System usw.) oder nur einzelne Organe wie z. B. Lunge, Herz, ferner Teile von Organen wie z. B. die Lungenspitze, die Sella turcica, der Wurmfortsatz usw. Das *Ziel* der Fragestellung ist durch die ihr innewohnende diagnostische Tendenz gegeben (Herrnheiser). Die auf das Objekt gerichteten Fragen können verschiedene Ziele auch hinsichtlich Art und Umfang der Untersuchung verfolgen.

Nachfolgend seien einige Beispiele aus der täglich an den Röntgenologen herangetragenen diagnostischen Zielsetzung besprochen.

Auf Grund eines vagen, d. h. nur leise bestehenden Verdachtes sollen ganz allgemein bestimmte Prozesse, welche nicht näher definiert sind, gesucht werden, z. B. am Magen eine bestimmte organische Veränderung bei unklaren Beschwerden im Epigastrium oder eine chronische Entzündung des Wurmfortsatzes bei unklaren Beschwerden im rechten Unterbauch usw.

Bei bestimmtem, klinisch begründetem Verdacht, ist das Ziel der Untersuchung klarer umrissen, z. B. Neoplasma ventriculi, Pankreaskopfneoplasma, Sigmavolvulus, Cholelithiasis, Zwerchfellhernie usw.

In jenen Fällen, in denen schon eine klinische Diagnose feststeht, werden Anfragen hinsichtlich bestimmter anatomischer Veränderungen gestellt, z. B. Verlagerung oder Einengung von Trachea und Oesophagus, bei einer klinisch nachweisbaren Struma oder Verhalten einer Ulcusnische am Magen oder am Duodenum nach entsprechender Behandlung, ferner bestimmte, röntgenologisch faßbare Veränderungen als Zeichen von Abheilungsvorgängen im postoperativen Stadium, Stellungskontrollen der Knochenfragmente, Callusbildung. Zeichen bestehender Demineralisierung wie im Gefolge des Sudeckschen Syndroms usw., ferner Aufsuchen von Sequestern bei bestehender und klinisch erkannter Osteomyelitis.

Hierher gehören auch alle röntgenologischen Kontrolluntersuchungen der Thoraxorgane nach operativen Eingriffen an der Lunge, am Tracheobronchialsystem, am Herzen usw., in denen nach einem Pleuraerguß, nach Verdrängungserscheinungen, Belüftungsstörungen der Lunge usw. gefragt wird. An dieser Stelle sei hervorgehoben, daß man heute gerade im Zuge solcher Kontrolluntersuchungen vom Röntgenologen bisweilen Fragen beantwortet haben will, deren Beantwortung über die Leistungsfähigkeit der Röntgenmethode hinausgeht, und mitunter ergeben sich dann in dieser Phase der klinisch-röntgenologischen Zusammenarbeit unliebsame Auseinandersetzungen mit den behandelnden Klinikern, besonders wenn diese nicht über das entsprechende Wissen hinsichtlich der Leistungsfähigkeit der Röntgenmethode verfügen.

Rein differentialdiagnostische Frageziele sind z. B. unspezifische oder spezifische Knochenentzündung, Coxitis oder Morbus Perthes usw.

Als „prophylaktische Fragestellung" bezeichnet HERRNHEISER u. a. die Anfrage, wenn durch eine bestimmte Organuntersuchung die Erkrankung eines Objektes ausgeschlossen werden soll, z. B. Lungenaufnahme bei klinisch negativem Befund, jedoch bestehenden subfebrilen Temperaturen, ferner eine Abdomenübersichtsaufnahme, vom Chirurgen veranlaßt, bei unklaren Bauchbeschwerden, jedoch fehlendem klinischem Befund. In diese Kategorie gehört auch die von HOLZKNECHT als *Statusuntersuchung* (Röntgenstatus als Teil des klinischen Status) bezeichnete Untersuchung, als Ausdruck einer vorsichtigen Gründlichkeit im Zuge einer systematischen Durchuntersuchung, so z. B. die prinzipielle Thoraxuntersuchung aller in der Klinik liegenden Kranken, ferner die prinzipielle röntgenologische Thoraxuntersuchung aller Fälle im präoperativen Stadium usw.

Gegenstand und *Ziel* einer Frage an den Röntgenologen sind durch die klinischen Überlegungen festgesetzt, wobei die Fragenden über die Leistungsmöglichkeit und damit die Grenzen des Röntgenverfahrens ausreichend im Bilde sein sollten. Entsprechendes klinisches Wissen bei gleichzeitiger Verarbeitung der genauestens erhobenen Anamnese ermöglicht es dem einweisenden Arzt, den Frageinhalt so eng wie möglich zu fassen *(gezielte Fragestellung)*, wobei jedoch die Gefahr nicht aufkommen darf, daß durch eine eventuelle allzu enge Fassung der Frage man am Ziel der Untersuchung vorbeigehen könnte. Die genaue klinische Analyse des Falles wird jedoch einen solchen Folgezustand unmöglich machen.

Wenn sich eine Röntgenuntersuchung im Zuge der planmäßigen Durchuntersuchung eines Kranken als notwendig ergibt, ist sie heute nicht mehr eine Ultima ratio, wenn alle anderen Mittel der Klinik versagt haben, sondern sie wird planmäßig als sicherste, einfachste und schnellste Methode in einem Zeitpunkt eingesetzt, der sich als notwendig und günstig herausgestellt hat. Auf diese Weise wird auch eine zu späte Einschaltung verhindert. Es sollte jedoch keinesfalls, was leider sehr oft geschieht, die Röntgenuntersuchung verfrüht eingeschaltet werden, da dann von seiten des einweisenden Arztes noch keine abschließende und begrenzte Fragestellung möglich ist.

Als nicht verfrüht gilt die Anwendung der Röntgendiagnostik in den Fällen, in denen die klinische Untersuchung umständlicher und für den Kranken keinesfalls schmerzloser erfolgen kann. So ist z. B. bei Verdacht auf eine Knochenfraktur in der heutigen Zeit die Prüfung auf Knochencrepitation vor der notwendigen und in ihrer Verläßlichkeit absolut gültigen Röntgenaufnahme zu unterlassen.

Die blinde Sondierung des Oesophagus und auch die fachmännisch durchgeführte Oesophagoskopie sollten nicht vor einer röntgenologischen Oesophagusuntersuchung stehen: denn ein klärender Röntgenbefund wird in vielen Fällen den den Patienten meist mehr belastenden Eingriff an der Speiseröhre vermeiden lassen.

An zwei Beispielen soll erläutert werden, welche Nachteile sich bei einem zu späten Einsatz der Röntgendiagnostik ergeben. So würde es z. B. als fehlerhaft gelten, wollte man heute bei einem Kranken mit chronischem Husten und bei klinischem Verdacht auf eine Lungentuberkulose oder einen Lungentumor durch ein allzulanges Zuwarten auf den bakteriologischen oder histologischen Sputumbefund die notwendige Röntgenuntersuchung allzuweit hinauszögern. Auch ist die Zeitanwendung, um eine chronische Blutung aus dem Digestionstrakt durch mehrere Tage in ihrer Konstanz nachzuweisen und zu beobachten, nicht mehr zu vertreten, wenn es möglich ist, innerhalb von 2 Tagen im Zuge einer röntgenologischen Magen-Darmpassage Klarheit zu bekommen.

b) Form der Fragestellung

Die Form der Fragestellung, d. h. die sprachliche Weitergabe des Inhaltes, hat ihre besondere Bedeutung, wenn der einweisende Arzt und der röntgenologische Untersucher nicht in Personalunion, sondern zwei getrennte Persönlichkeiten sind. Im ersten Falle stellt sich der Untersucher sozusagen die Frage selbst, im zweiten Falle muß der Inhalt der Frage entsprechend formuliert weitergegeben werden. An dieser Stelle der Patienteneinweisung erfolgen sehr oft schwere Fehler insofern, als der einweisende Arzt der irrigen Meinung ist, es ginge auch ohne besondere Hinweise. Im Interesse einer klaglosen Zusammenarbeit mit dem röntgenologischen Untersucher muß in diesem Stadium des gemeinsamen Vorgehens Einigkeit und Vertrauen herrschen, denn nur so werden fehlerhafte Fragestellungen vermieden. Mit Herrnheiser fordern wir daher von einer formal korrekten Frage, daß folgende Punkte klar herausgestellt sind:

1. Der Gegenstand der Untersuchung,
2. das Ziel der Untersuchung,
3. Angabe der wichtigsten klinischen Daten, durch welche die Fragestellung in kurzer und prägnanter Form motiviert ist.

c) Fehler in der Fragestellung

Fragefehler wirken sich bekanntlich sowohl bei der Aufstellung des Untersuchungsplanes nachteilig aus, ganz besonders jedoch bei der Verwertung des erhobenen Röntgenbefundes im Rahmen des klinischen Bildes. Viele Klagen über Täuschungen durch die Röntgendiagnostik fallen nicht dem Röntgenologen zur Last, sondern dem vom einweisenden Arzt verschuldeten Fragefehler. Gerade in diesem Stadium der Planung des Einsatzes einer röntgendiagnostischen Handlung sollten klinisches Können und Verständnis für die Leistungsfähigkeit der röntgenologischen Methode ineinandergreifen. Im allgemeinen kann man zwei Gruppen von Ursachen der fehlerhaften Fragestellung unterscheiden:

1. Fehler, welche bedingt sind durch den Mangel an röntgenologischem Wissen, und
2. Fehler, die bedingt sind durch Mangel an klinischem Können.

Röntgenologische Unkenntnis des einweisenden Arztes führt meist dazu, daß vom Röntgenologen Befundergebnisse gefordert und erwartet werden, welche auf Grund der momentanen Leistungsfähigkeit der Röntgenmethode nicht gegeben werden können. Es ist verständlich, daß in dieser Hinsicht in der Fortentwicklung der Methode ursprünglich unlösbare Aufgaben (inadäquate Fragestellungen) im Laufe der Zeit durch die technischen Fortschritte lösbar geworden sind.

Noch vor wenigen Jahren wäre eine Frage hinsichtlich der Form einer Pulmonalstenose, d. h. ob eine infundibuläre Stenose vorliegt oder eine direkte valvuläre Stenose, als inadäquat angesehen worden. Heute gelingt diese Entscheidung mit Hilfe der Angiokardiographie unter Anwendung der Technik der schnellen Serienaufnahmen meist ohne weiteres, abgesehen von der Möglichkeit einer Differenzierung dieser beiden Varianten allein schon mittels der Herzsondierung und Druckmessung.

Als weitere Beispiele seien die durch die Röntgenuntersuchung heute erfaßbaren funktionellen Störungen gewisser Organe bzw. Organabschnitte diskutiert. War es vor Jahren noch unlösbar, auf Grund bestimmter sichtbarer Dysfunktionen, z. B. im Bereich der Duodenalschlinge, vertretbare Aussagen zu machen, ist es heute schon in manchem Fall möglich, bestimmte, diese Dysfunktion verursachende, organische Prozesse ursächlich anzusprechen.

In den Lungen verrät uns heute z. B. eine umschriebene Emphysemstelle neben einem Infiltrationsbezirk, aber auch ohne Nachweis eines solchen, eine ganz bestimmte Form einer Belüftungsstörung eines Lappensegmentes oder ganzen Lungenlappens, als Folge eines bronchusstenosierenden Prozesses.

Die Reihe dieser Beispiele könnte beliebig erweitert werden. Diese kurzen Hinweise sollten jedoch nur aufzeigen, daß heute, als Folge der mitunter stürmisch erfolgten Weiterentwicklung der Untersuchungstechnik, insbesondere auf Grund einer laufenden kritischen Kontrolle dieser Befunde mit dem intra operationem gewonnenen Substrat, so manche vor Jahren noch unlösbare Frage, hinsichtlich Gegenstand und Ziel der Untersuchung demnach inadäquate Forderung, heute unter Wahrung strengster Kritik lösbar geworden ist.

Eine durch mangelhaftes klinisches Wissen verursachte fehlerhafte Fragestellung ist meist dadurch verursacht, daß sich die Frage auf ein Objekt bezieht, welches weder Sitz der gesuchten Erkrankung ist noch sonst für die Beurteilung des Falles von Bedeutung sein kann. Diese Fragestellung wird allgemein als *abwegig* bezeichnet.

Als eine zu enge Fragestellung wird jene bezeichnet, welche nur einen Teil des erkrankten Objektes, d. h. Organsystem zum Gegenstand hat, und zwar meistens nur den Teil, in welchem der Prozeß nicht lokalisiert ist. Abwegige und zu enge Fragestellungen sind die Folge eines nicht ausreichenden Wissens bzw. einer nicht richtig oder ungenügend geleiteten klinischen Vorarbeit, wobei jedoch hervorgehoben werden muß, daß es immer wieder Fälle gibt, die in ihrem klinischen Bild derart kompliziert und schwierig sein können, daß auch der geübteste Differentialdiagnostiker den richtigen Sitz der Erkrankung nicht auf den ersten Anhieb findet. Um der Gefahr einer zu eng gefaßten Fragestellung zu entgehen, könnte es mitunter ratsam erscheinen, die Frage primär schon relativ weit zu fassen. Es ergäbe sich dann das Problem, daß der Röntgenologe praktisch seine ganzen ihm zur Verfügung stehenden Methoden zum Einsatz bringt. Ein solches Vorgehen ist jedoch unmöglich aus der Überlegung hinsichtlich des Zeitaufwandes und letztlich des Erfolges. Die Strahlenbelastung der Kranken ist ein weiteres Moment, das ebenso einkalkuliert werden muß wie die Frage der Ökonomie.

An dieser Stelle sei ein kurzes Abschweifen in das Problem der *Strahlenbelastung in der Röntgendiagnostik* gestattet, eine Frage, mit der sich auch der einweisende Arzt bei der Aufstellung einer Untersuchungsforderung, also bei seiner Fragestellung an den Röntgenologen, heute mehr denn je, auseinandersetzen sollte. Besonders beim Jugendlichen sollte dies der Fall sein. Die ersten diesbezüglichen Diskussionen auf internationaler Ebene gehen bekanntlich auf die Jahre nach dem ersten Weltkrieg zurück (2. Internationaler Radiologenkongreß, Stockholm 1928). Eine Forcierung dieser Maßnahmen, insbesondere der Frage des Strahlenschutzes auch der Bevölkerung neben dem Schutz der Einzelperson (Patient und Radiologe), hat sich zwangsläufig im Zeitalter der Atomstrahlengefährdung ergeben. Diese Momente lassen für den Unkundigen das Gefühl aufkommen, als würden die Probleme einer Strahlengefährdung und des daraus sich ergebenden notwendigen Strahlenschutzes erst neueren Datums sein.

Nicht nur der röntgenologische Untersucher, sondern auch der einweisende Arzt müssen sich, heute mehr denn je, Gedanken darüber machen, ob eine röntgenologische Untersuchung wirklich indiziert ist gegenüber der eventuellen Möglichkeit einer rein klinischen Methode, welche auf ungefährlichere Weise bzw. für den Patienten auch weniger beschwerliche Art mitunter das gleiche Resultat liefern könnte. Besonders bei jugendlichen Individuen und bei diagnostischen Eingriffen im Bereich der Fortpflanzungsorgane, wo diese ja bekanntlich einer direkten Strahleneinwirkung ausgesetzt sind, ist es notwendig, daß der einweisende Arzt stets den notwendigen Strahlenschutz berücksichtigt (Gonadenschädigung im Sinne einer eventuellen mutativen Wirkung auf die Fortpflanzungszellen).

In diesem Rahmen soll auch noch kurz eine Situation beleuchtet werden, welche sich immer wieder besonders in den großen Kliniken und in den Unfallkrankenhäusern ergibt. Es ist das Problem der allzu häufigen röntgenologischen Kontrollaufnahmen mit dem Ziele der Feststellung der Frakturstellung und des Fortschreitens bestimmter Abheilungsvorgänge am Skelet. Unserer Meinung nach wird gerade hier der Patient oft einer unnötigen Strahlenbelastung ausgesetzt. (In manchen Kliniken und größeren Krankenhäusern hat es sich leider zu einer Routinemaßnahme entwickelt, daß man bestrebt ist, zur wöchentlichen Chefvisite einen möglichst neuen Röntgenstatus vorzulegen.)

Es bedeutet eine nicht zu verantwortende Belastung für einen vielleicht noch jugendlichen Patienten, der mitunter bis zu 10 Wochen in der Klinik liegt, wenn man ihm wöchentlich eine Statusaufnahme in zwei Ebenen anfertigt, und wenn noch dazu die Fraktur an einer Stelle sitzt, die eine wirksame Abdeckung der Fortpflanzungsorgane unmöglich macht. Hier sollte aus ärztlichem Verantwortungsgefühl nur jede wirklich notwendige Aufnahme gefordert werden.

Ein weiterer, nicht unwesentlicher Gesichtspunkt bei der Forderung einer Röntgenuntersuchung, welche auf Grund der Einweisungsdiagnose bzw. der Fragestellung durch den einweisenden Arzt erfolgt, ist die Frage der *Wirtschaftlichkeit* der Untersuchung. Weder der einweisende Arzt noch der Röntgenologe sollten diesen Gesichtspunkt außer acht lassen, da eine Röntgenuntersuchung meist keine besonders billige ärztliche Verrichtung ist. Es sollte daher stets abgewogen werden, ob eine Röntgenuntersuchung zu diesem Zeitpunkt und in diesem Zusammenhang für den Patienten die günstigste und auch die wirtschaftlichste Methode darstellt. Auf jeden Fall muß man sich gegen eine gedankenlose, mechanische und nach einem Routineschema ablaufende Röntgenuntersuchungsreihe wehren. Immer sollte gegenüber dem Patienten auch der Gedanke der Wirtschaftlichkeit im Vordergrund stehen. Eine gewissenhafte Überlegung von beiden Seiten wird entsprechende Härten für den Kostenträger mit Sicherheit vermeiden lassen.

Über formal fehlerhafte Fragestellungen weiß jeder Röntgenologe viel zu klagen. Zeitraubende Rückfragen und sehr oft unliebsame Diskussionen sind die Folge, wenn der einweisende Arzt nicht versteht, daß ja letzten Endes die Planung der röntgenologischen Untersuchung und damit die Klärung des Krankheitsfalles durch einen Fragefehler gefährdet sind. Häufig fehlen in der Fragestellung die entsprechenden klinischen Daten, welche die Untersuchung motivieren. Auch erlebt man immer wieder, daß hinsichtlich der erforderlichen röntgenologischen Maßnahmen noch ganz krasse Unsicherheit besteht. („Schädeldurchleuchtung", „Photographie der Niere", „Magenphoto".) Derartige Einweisungen sprechen dafür, daß der jeweilige einweisende Arzt sich nicht darüber im klaren ist, daß die Röntgenuntersuchung eigentlich nicht eine rein technische oder photographische Methode bedeutet, sondern eine ärztliche Handlung ist, die von ärztlichen Gesichtspunkten aus indiziert sein muß, und die, wie oben auseinandergesetzt, in einer bestimmten Phase der klinischen Durchuntersuchung eingeschaltet wird.

2. Der röntgenologische Untersuchungsplan

Keine Röntgenuntersuchung ist eine rein automatisch, nach einem starren Schema ablaufende Handlung, sondern sie sollte stets eine individuelle Einzelbehandlung durch den Röntgenarzt sein. Der Röntgenologe muß sich daher vor jeder Untersuchung die notwendige Vorstellung über den am besten geeigneten Weg der röntgenologischen Lösungsmöglichkeit eines vorliegenden Krankheitsfalles machen. Auf Grund der an ihn gerichteten Fragen (Gegenstand und Ziel) muß er den röntgenologischen Untersuchungsplan festlegen.

In manchen Fällen des röntgendiagnostischen Einsatzes hat sich im Laufe der Zeit ein bestimmtes Planschema (Routine-Standardmethoden) ausgebildet, und in diesen Fällen droht die Gefahr, daß der Patient allzu wenig Berührung mit dem Röntgenologen, also mit dem Arzt bekommt, welcher letzten Endes auf Grund der angefertigten Aufnahmen den Röntgenbefund erhebt. Sehr oft hört man von seiten der Kranken die

Klagen, z. B. im Rahmen der Skeletdiagnostik, daß sie „einen Arzt gar nicht zu Gesicht bekommen hätten", und „daß sie lediglich von einer technischen Assistentin oder einer Schwester behandelt worden wären". Ein solches Vorgehen ist nicht angängig, abgesehen davon, daß gerade in der Skeletdiagnostik stets eine ärztliche Inspektion des Kranken durch den Facharzt erfolgen muß. Im Gespräch mit dem Kranken und nach entsprechender Untersuchung ergibt sich dann sehr oft die Möglichkeit der Ergänzung der Anamnese und im Falle eines Unfalles eine genaue Analysemöglichkeit des Unfallvorganges usw. Auf Grund der Beurteilung der vorerst angefertigten Standard-Aufnahmen ergibt sich häufig die Notwendigkeit der Durchführung weiterer Spezialeinstellungen wie z. B. atypische Einstellungen, Schrägaufnahmen, ausgeblendete Aufnahmen oder Vergrößerungsaufnahmen, Einsatz des Schichtverfahrens usw., wodurch erst eine endgültige Klärung herbeigeführt wird.

Wir sehen somit, daß es eigentlich eine reine Routine-Standardtechnik gar nicht geben sollte. *Auch die einfachste röntgendiagnostische Handlung muß durch den Arzt geleitet werden.* Nur so wird es möglich sein, Fehlschlüsse und unzureichende Aufschlüsse zu verhindern.

Das oberste Ziel jeder röntgendiagnostischen Handlung muß sein: 1. möglichste Präzision und Sicherheit der angestrebten Untersuchungsergebnisse und 2. möglichste Einfachheit und Abkürzung des Untersuchungsganges. Hat der einweisende Arzt entschieden, daß die Röntgenuntersuchung nach klinischen Gesichtspunkten zu diesem Zeitpunkt notwendig ist, so ergibt es sich nun, daß der Röntgenologe entscheidet, wie diese gestellte Aufgabe zu lösen ist. Die Entscheidung über die am besten geeignete Methode sowie über Art und Umfang der Untersuchung unterliegt rein röntgenologischen Kriterien und kann damit niemals Gegenstand bzw. Bestandteil der Einweisung sein. (Wäre das anders, so wäre der Röntgenologe einer medizinisch-technischen Assistentin gleichgesetzt, welche nach entsprechenden Angaben Röntgenaufnahmen anfertigt, wobei man aber von ihr keine Befunderhebung und -deutung verlangt und sie lediglich, und das nur in beschränktem Umfang, für die Qualität der Aufnahmen verantwortlich zu machen ist.)

Eine Röntgenuntersuchung kann sich auch nicht darauf beschränken, ein klinisch festgestelltes Krankheitsbild röntgenologisch zu verifizieren, sondern sie hat das Ziel, auch Veränderungen nachzuweisen, die klinisch nicht oder nicht genau erfaßt werden konnten.

Im Vorwort seines Buches „Diagnose und Differentialdiagnose in der Schädelröntgenologie" äußert sich E. G. MAYER zu dieser Forderung wie folgt; „Eine systematische Untersuchung muß — wie gesagt — mit der Überlegung beginnen, welche pathologischen, im einfachen Röntgenbild erkennbaren Veränderungen im vorliegenden Falle bestehen können und wie man diese Veränderungen zur Ansicht bringen kann. Daher beginnt auch das Denken bei der röntgenologischen Untersuchung nicht mit der Betrachtung des angefertigten Röntgenbildes, sondern mit der Überlegung, wie im Einzelfall die Untersuchung am zweckmäßigsten durchzuführen ist. Es ist nicht gut, wenn der Kliniker dem Röntgenologen diesen Teil seiner gedanklichen Arbeit dadurch ersparen will, daß er statt einer röntgenologischen Organuntersuchung Röntgenbilder in einer bestimmten Projektionsrichtung verlangt. Es ist besser, wenn er diesen Teil der Arbeit dem Röntgenologen dadurch erleichtert, daß er dem Ersuchen um eine röntgenologische Organuntersuchung klinische Angaben beifügt, die erkennen lassen, auf welchen Teil des Schädels bei der Untersuchung besonders zu achten ist. Dazu genügt oft schon die Angabe der klinischen (Vermutungs-)Diagnose, denn schließlich ist der Röntgenologe ein Arzt, der bestrebt sein muß, nach medizinischen Gesichtspunkten zu arbeiten und nicht ein mechanisch arbeitender Photograph, der nur an der Qualität der Bilder interessiert ist."

Bei der Ausarbeitung eines röntgenologischen Untersuchungsplanes sind klinisches Wissen und Verständnis notwendig, um den Sinn der Einweisungsfrage voll zu erfassen und um dann eventuell Abänderungen und Erweiterungen des Planes vornehmen zu können.

Wichtig und notwendig für den Röntgenologen ist der Besitz vollkommener röntgentechnischer Kenntnisse, welche durch das beste klinische Können nicht ersetzbar sind. Viele Fehler im röntgenologischen Untersuchungsplan sind auf Unzulänglichkeiten der röntgenologischen Kenntnisse zurückzuführen. Mängel an klinischem Wissen wirken sich nur indirekt aus, und zwar in Form der falschen Fragestellung, aus der dann wiederum ein an sich korrekt ausgearbeiteter röntgenologischer Untersuchungsplan letzten Endes einen Irrweg darstellen muß.

II. Der eigentliche Untersuchungsakt

Bei der Erhebung eines Röntgenbefundes unterscheidet man zwei voneinander getrennte Vorgänge (Herrnheiser):

1. die Beobachtung, d. h. das Apperzipieren, das Erkennen einer röntgenologischen Erscheinung, und

2. die röntgenologische Befunddeutung, d. h. den Rückschluß auf das Substrat des Wahrgenommenen.

1. Die Beobachtung

Beobachtung bedeutet eigentlich Sehen und Erkennen, wobei Sehen gleichbedeutend ist mit Wahrnehmen. Es geht hier um das Wissen, um die Unterscheidung des Normalen vom Zufälligen, mit anderen Worten um das Agnoszieren. Die Ergebnisse der Beobachtung werden bei Abfassung des Röntgenbefundes in Form der Beschreibung (Deskription) zusammengefaßt.

Auf dem Röntgenschirm oder auf der Röntgenaufnahme bedeutet *Beobachtung* das aktive Sehen und Erkennen. Richtiges Sehen ist Grundvoraussetzung und ist völlig unterschiedlich von einem passiven Schauen. Das Erfassen auch kleinster Details, das analysierende Sehen bei konzentrierter Aufmerksamkeit ist die Grundforderung, und das gibt dem Röntgenologen die Möglichkeit, das Normale vom Abnormen zu unterscheiden (agnoszieren). Eine röntgenologische Untersuchung, sei es die Tätigkeit am Durchleuchtungsschirm oder auf dem Film am Schaukasten, bedeutet letztlich ein stetiges Suchen und aktives analysierendes Sehen, wobei sich der versierte Untersucher dadurch auszeichnet, daß er sozusagen im Unterbewußtsein alle ihm zur Verfügung stehenden Technizismen, welche er sich im Laufe seiner Tätigkeit angeeignet und durch die Routineerfahrung erlernt hat, zur Anwendung bringt.

An einigen Beispielen sei dies erörtert:

Der röntgenologische Untersucher am Durchleuchtungsgerät wird meist mühelos imstande sein, durch Anwendung bestimmter Drehungs- und Lagerungsmanöver (Seitenlagerung, Beckenhochlagerung usw.), ferner durch Palpationsmanöver, durch dosierte Kompression, bestimmte Wandveränderungen beispielsweise am Magen optimal im Durchleuchtungsbild zu erkennen und auf entsprechenden Aufnahmen festzuhalten. Bestimmte Veränderungen am knöchernen Skelet werden zum Teil erst durch Einsatz bestimmter Spezialtechniken, eventuell auf Grund der Verwendung bestimmter Tubusse (Wiener Tubus usw.) im ausgeblendeten Feld optimal erkannt.

Schon beim Entwurf des Untersuchungsplanes ist der Röntgenologe in bestimmten Fällen genötigt, gewisse Spezialuntersuchungsmethoden einzukalkulieren, und es ist verständlich, daß sich sehr oft erst im Zuge der planmäßigen Durchführung einer Untersuchung die Notwendigkeit ergibt, vom röntgenologischen Standpunkt her mitunter auch die klinische Gesamtuntersuchung auszuweiten, d. h. auf weitere Organe oder Organsysteme auszudehnen. An einem Beispiel erläutert, bedeutet das:

Die Zeichen der Verlagerung oder der Impression der Duodenalschlinge werden eine Ausweitung der Untersuchung auf das Gallenwegssystem, eventuell auf die rechte Niere und Nebenniere bzw. auf weitere Organe im retroperitonealen Raum notwendig machen, um das dem extraduodenal gelegenen raumbeschränkenden Prozeß entsprechende Substrat zu eruieren.

Es ist verständlich, daß dieses aktive analysierende Suchen sowohl ein erhebliches röntgenologisches Wissen voraussetzt als auch einen geübten röntgenologischen Blick. Beides ist nicht durch theoretisches röntgenologisches Wissen und Können zu ersetzen, aber auch nicht durch klinische Kenntnisse. Die Grundvoraussetzung für beides ist jedoch die klinische Information, d. h. die Kenntnis der klinischen Zusammenhänge auf Grund der Bekanntgabe der klinischen Daten und Befunde sowie der Nennung des Untersuchungszieles durch den einweisenden Arzt. Nur so ist es dem röntgenologischen Untersucher dann möglich, alle seine Fähigkeiten einzusetzen, um auf dem schnellsten und sichersten Wege Aufschluß zu bekommen. Es erfolgt, um mit H. H. BERG zu sprechen, eine wesentliche Steigerung des „Jagdeifers", wenn der Röntgendiagnostiker in voller Kenntnis der klinischen Zusammenhänge und der klinischen Daten die Untersuchung vornimmt.

Die Klassifikation des Gesehenen, das Erkennen als normal, abnorm oder akzidentell, nennen wir agnoszieren. Dem Objekt nicht zugehörende Bildbestandteile, wie z. B. technische Filmfehler, Entwicklungs- oder Fixierbadflecke, Filmdruckstellen, durch Folienläsion bedingte Flecke, ferner Filmkratzer (Vortäuschung von Schädelfissuren!), sind akzidentelle Phänomene und können sehr oft vom Unerfahrenen zum Nachteil des Untersuchten fehlgedeutet werden. Beim Agnoszieren dürfen nur röntgenologische Kriterien maßgebend sein und nicht primär klinische Gesichtspunkte. An zwei Beispielen sei dies erläutert:

Eine Aufhellungslinie im Schädeldach wird nicht automatisch zur Fissur, wenn klinisch ein entsprechendes Trauma angegeben wird, oder wenn sogar ein Hämatom am Schädeldach sich genau mit der Stelle der Aufhellungslinie deckt.

Ein Kontrastmittelfleck im Schleimhautrelief der Magenaufnahme wird nicht automatisch zur Ulcusnische, wenn klinisch begründeter Hinweis auf das Bestehen eines Ulcus ventriculi vorliegt.

Die Entscheidung wird in manchen Fällen erst durch eine Kontrolluntersuchung und eventuell durch das Heranziehen bestehender Vergleichsbilder (z. B. bei Lungenbefunden, bei Magenbefunden usw.), ferner durch den Einsatz von Spezialeinstellungen und Spezialuntersuchungsmethoden zu erbringen sein.

Man sieht immer wieder, daß es besonders die Teilröntgenologen sind, welche diesem Fehler der allzu starken Bewertung der klinischen Symptome unterliegen: denn der in klinischer und röntgenologischer Personalunion arbeitende Untersucher glaubt sehr oft, daß er mangelhafte röntgenologische Kenntnisse durch klinische Versiertheit ersetzen könne. Mit Recht spricht daher HERRNHEISER von einem Circulus vitiosus, wenn man versucht, seine klinischen Befunde durch das Röntgenverfahren kontrollieren zu wollen, dabei aber die Beurteilung der röntgenologischen Phänomene wieder von den klinischen Kriterien abhängig macht.

Das eigentliche röntgendiagnostische Vorgehen, das Erkennen des Normalen und Pathologischen, muß sich auf ein reiches, in der Erfahrung begründetes röntgenologisches Wissen stützen, wobei die Basis dieses Wissens die Kenntnis der normalen Röntgenanatomie und Röntgenphysiologie darstellt.

2. Die röntgenologische Befunddeutung

Das analysierende Suchen und Sehen führen zur *Befunddeutung* durch den Röntgendiagnostiker, d. h. zum Rückschluß, zur Konklusion auf das pathologisch-anatomische bzw. physiologische Substrat der beobachteten Phänomene. Ein Rückschluß ist um so sicherer und genauer, je fundierter das Wissen des Diagnostikers ist, und je größer die Erfahrung auf Grund vielfacher Bestätigungen in Zusammenarbeit mit den Klinikern, den Pathologen und den Chirurgen geworden ist. Das Können des Untersuchers und die jeweilige Leistungsmöglichkeit der angewandten Untersuchungsmethode und -technik sind dafür verantwortlich, ob die röntgenologische Beurteilung an eine ätiologische Diagnose nahe genug herankommt oder nicht. Es wäre absolut abwegig, wollte man in jedem Falle eine Diagnose erzwingen wollen. Vor einer solchen Versuchung wird man bewahrt bleiben, wenn man die Grenzen des rein röntgenologisch Erfaßbaren kennt und daher nicht überschreitet.

Es gibt selbstverständlich Fälle, in denen die röntgenologische Befunddeutung geradezu einer fertigen klinischen Diagnose gleichkommt, z. B. die typische Ulcusnische am Magen oder Bulbus duodeni, eine typische Skeletfraktur, die typischen Gallenblasen-, Nieren- oder Harnleiterkonkremente, die typischen Oesophagus-, Magen- oder Duodenaldivertikel, ferner die typischen Divertikel am Dickdarm und der typische Befund einer Erweiterung der Sella turcica auf Grund eines intrasellaren raumbeschränkenden Prozesses, um nur einige wenige Beispiele aufzuführen.

In anderen Fällen bringt die Befunddeutung dagegen lediglich bestimmte Hinweise auf gewisse anatomische oder funktionelle Zustandsänderungen der Organe. Der Diagnostiker muß sich in diesen Fällen auf Aussagen über Lage und Größe sowie Form der faßbaren Veränderungen beschränken sowie gewisse Funktionsstörungen beschreiben. Es erfolgt eine bestimmte Umschreibung des anatomischen Substrates wie z. B. Hinweise auf Strukturveränderungen, auf graduelle Änderungen der Konturschärfe, ferner Hinweise auf die Dichte eines Schattens usw. Auch auf diesem Wege kann sich sehr oft der Röntgenbefund einer abschließenden Diagnose nähern. Als Beispiel sei angeführt:

Ein raumbeschränkender Prozeß im Magen, der sich im Röntgenbild als ein der Magenwand breitbasig aufsitzender, unscharf konturierter Füllungsdefekt anzeigt und der den Schluß zuläßt, daß hier ein von der Magenwand ausgehender, unregelmäßig höckriger Tumor mit zerklüfteter Oberfläche vorliegt, der die Magenwand auf eine bestimmte Strecke starr infiltriert, erlaubt die Deutung im Sinne der Auswirkung eines malignen Prozesses. Die Beschreibung als Magencarcinom wird sicher in den meisten Fällen stimmen, und damit bedeutet der Röntgenbefund fast die klinische Diagnose. Der Diagnostiker muß aber stets einkalkulieren, daß auch andere Prozesse ein ähnliches Bild erzeugen können, so z. B. die Lymphogranulomatose und nicht zuletzt die Magenlues.

In gleicher Weise wird der Röntgendiagnostiker bei der Beurteilung eines konstant nachweisbaren, scharf konturierten rundlichen Füllungsdefektes im Magenlumen, der mitunter randständig der Magenwand angelagert ist, mit der Feststellung eines benignen Prozesses vorsichtig sein müssen in der Erkenntnis, daß auch ein noch submukös sitzender, bösartiger, raumbeschränkender Prozeß im Anfangsstadium keinerlei Zeichen eines malignen Wachstums aufzeigen muß, da scharf konturierte, rundliche Füllungsdefekte, welche durch Magenpolypen erzeugt sind, bekanntlich ebenfalls nicht der Ausdruck der Benignität sein müssen.

In der Skeletdiagnostik bedeutet z. B. ein destruktiver, osteolytisch sich auswirkender Prozeß, mit oder ohne auffallender periostaler Reaktion, keinesfalls die Feststellung eines Knochensarkoms, denn wir wissen, daß auch die verschiedensten Knochenentzündungen ähnlich im Röntgenbild sich auswirken können. Auch muß in der Skeletdiagnostik ganz besonders die Frage des monostischen, des polyostischen bzw. polytopen Sitzes einer Veränderung in Erwägung gezogen werden.

Nur die Verwertung der als Beispiel angeführten Röntgenbefunde im Rahmen des jeweiligen klinischen Gesamtbildes ist imstande, die klinische Diagnose zu sichern.

In vielen Fällen sind jedoch der röntgenologischen Deutung Grenzen gesetzt. Erst auf Grund weiterer, sehr oft von seiten des Röntgendiagnostikers angeregter klinischer Ergänzungsuntersuchungen wird es ermöglicht, eine abschließende klinische Diagnose zu erreichen, wobei die aus diesem Vorgehen resultierenden klinischen Befunde wiederum sehr oft den erweiterten Einsatz des Röntgendiagnostikers nach sich ziehen. Als Beispiel sei angeführt:

Ein Verdichtungsprozeß von bronchopneumonischem oder pneumonischem Charakter in der Lunge z. B. bedeutet keinesfalls die klinische Diagnose Bronchopneumonie oder Pneumonie. Röntgenologisch ist bekanntlich auch eine Unterscheidung einer spezifischen von einer unspezifischen Entzündung nicht möglich, und zwar auch dann nicht, wenn für den Röntgendiagnostiker dies in Verwertung der ihm in der Einweisung durchgegebenen klinischen Befunde anscheinend sehr leicht möglich wäre. Es sei nur darauf hingewiesen, daß z. B. das Bild konfluierender Verdichtungsherde von bronchopneumonischem Charakter auch der Ausdruck einer bestehenden Pneumonitis im poststenotischen Lappen- oder Segmentareal sein kann, bei klinisch und röntgenologisch noch nicht erfaßbarem, bronchusstenosierendem Prozeß in den Lappen- oder Segmentbronchien. Ferner kann eine Lappenatelektase röntgenologisch ohne weiteres als ein pneumonisches Infiltrat imponieren.

Eine in den basalen Lungenabschnitten nachweisbare, homogene und dichte, lateral ansteigende Verdichtung, welche klinisch mit dem typischen Befund der Schallverkürzung und der abgeschwächten Atemgeräusche einhergeht, kann vom Röntgenologen nicht immer im Sinne des Pleuraergusses oder der sich bereits anbahnenden Verschwartung gedeutet werden. Der Versuch einer eindeutigen Aussage in dieser Hinsicht zieht meist eine Fehlentscheidung des klinischen bzw. des erforderlichen therapeutischen Vorgehens nach sich. Man erlebt immer wieder Fälle, in denen eine solche geschilderte

Veränderung stereotyp als eindeutige „Verschwartung" angesprochen wird, und in Wirklichkeit liegt eine komplette Unterlappenatelektase vor (auf der rechten Seite meist kombiniert mit einer Mittellappenatelektase), im Gefolge eines röntgenologisch und klinisch nicht erkannten bronchusstenosierenden Prozesses im entsprechenden Bronchialgebiet. Die ganz markante Symptomatologie der Überbelüftung der Restlunge wird in Unkenntnis der sich daraus ergebenden Strukturveränderungen an der Lungenzeichnung und an der Hiluskonfiguration übersehen.

Ein in einer Lunge nachweisbarer, etwa bohnengroßer, relativ dichter und scharf konturierter Verdichtungsherd wird sehr oft vom Röntgenologen in völligem Verkennen der Lungenanatomie, d. h. des Läppchenaufbaues der Lungenlappen, als ein „älteres induriertes Infiltrat" angesprochen, während in Wirklichkeit eine relativ frische bronchopneumonische Infiltration, nur auf einen Lobulus beschränkt, vorliegt und damit in den meisten Fällen der Ausdruck eines spezifischen Reinfektionsgeschehens frischeren Datums. Wir sahen in vielen Fällen üble Folgezustände, wenn der einweisende Arzt diese falsche Befunddeutung bei der Beratung des Patienten zugrunde legte.

In diesem Zusammenhang sei noch einmal darauf hingewiesen, daß gerade heute in der Ära der Lungen- und Herzchirurgie im Zuge der postoperativen Lungendiagnostik an den Röntgenologen bei der Deutung von Lungenaufnahmen vielfach Fragen gestellt werden, welche eine Überforderung der röntgenologischen Methode bedeuten. So ist z. B. die reine röntgenologische Entscheidung hinsichtlich einer Ergußbildung, eines abgekapselten oder interlobären Ergusses, einer Teilatelektase, einer beginnenden Verschwartung usw. sehr oft unmöglich, trotzdem die röntgenologische Aussage bestimmte, oft lebensrettende therapeutische Konsequenzen nach sich zieht. Der behandelnde Chirurg ist dann sehr oft geneigt, dem Röntgendiagnostiker mangelhaftes Können zu dokumentieren, wodurch sich in dieser Phase klinisch-röntgenologischer Zusammenarbeit oft Diskrepanzen ergeben, die sich leider nicht gerade zum Vorteil einer kollegialen Zusammenarbeit auswirken. Ein entsprechendes Einfühlungsvermögen und insbesondere eine bestimmte Orientiertheit der einweisenden Ärzte, die ja vielfach Nichtröntgenologen sind, bezüglich der strahlenphysikalischen Voraussetzungen bei der Entstehung einer Lungenaufnahme würde hier wohltuend der Diskussion die Spitze nehmen.

Die röntgenologische Befunddeutung ist „die letzte kritische Anwendung eines völlig paraten röntgenologischen Wissens auf das durch röntgenologisches Können gesichtete Material" (HERRNHEISER). Eine sorgsame Befunddeutung erfordert einen lückenlosen Überblick über alle in Frage kommenden klinischen und pathologisch-anatomischen Möglichkeiten, wobei dem Röntgenologen außerdem klinische Orientiertheit nicht fehlen darf. Es ist jedoch ratsam, klinische Schlußfolgerungen in den Röntgenbefund nicht hineinzuverarbeiten.

Es soll nicht die Aufgabe dieses Kapitels im Handbuch sein, bestimmte Regeln für die Abfassung eines Röntgenbefundes zu geben. Die röntgendiagnostische Nomenklatur ist in den Lehrbüchern zusammengetragen, auch variiert die Ausdrucksweise in den einzelnen Schulen und selbstverständlich in den jeweiligen Ländern. Auf eines sei jedoch hingewiesen, daß im allgemeinen der röntgenologische Befund schriftlich abgefaßt werden sollte, und zwar auch in den Fällen, in denen der Röntgenologe und der einweisende Arzt eine Personalunion bilden. Gerade diese Situation erfordert die Abfassung eines schriftlichen Röntgenbefundes. Im Röntgenbefund sind stets die Ergebnisse der Beobachtung in Form der *Deskription* der sog. „*Einzelheiten*" zusammenzutragen, während die Rückschlüsse d. h. Deutung und damit die Brücke zum klinischen Bild klar vom deskriptiven Teil abgesetzt sein sollen. Als Überschrift dieses zweiten Teiles eines Röntgenbefundes ist es nicht ratsam, ja es ist falsch, das Wort „Röntgendiagnose" zu setzen, sondern schlicht und einfach „Befunddeutung" oder völlig unverbindlich „Zusammenfassung".

Wenn auch eingangs des Kapitels betont wurde, daß Vorschläge zur Frage der schriftlichen Befundabfassung im Rahmen dieses Handbuchartikels nicht gemacht werden sollen, sei es trotzdem gestattet, einige *grundsätzliche Bemerkungen zum deskriptiven Teil des Röntgenbefundes* zu machen. Der Röntgendiagnostiker muß versuchen, sich von den in vielen Fällen alteingelaufenen und aus den Entwicklungsjahren der Röntgendiagnostik her mitgeschleppten, oft blumigen und phantasiereichen Beschreibungen frei zu machen und sich einer, den neueren Erkenntnissen der Röntgenanatomie und Pathologie entsprechenden Nomenklatur zu bedienen. Gegen dieses zu fordernde Prinzip verstoßen leider heute noch die modernsten Lehrbücher der Röntgendiagnostik. Man hat nicht den Eindruck, daß die im Laufe der letzten Jahre erarbeiteten Forschungsergebnisse hinsichtlich des erfaßbaren pathologisch-anatomischen Substrates im Röntgenbild in der Wahl der entsprechenden beschreibenden Ausdrücke ihren Niederschlag gefunden haben.

Am Beispiel der Lunge sei versucht, diesen unserer Meinung nach heute bestehenden kardinalen Mißstand aufzuzeigen. Eine röntgenologische Lungenuntersuchung besteht bekanntlich aus der Anfertigung einer Standard-Thoraxübersichtsaufnahme im postero-anterioren Strahlengang, aus der genauen Durchleuchtung, wobei durch zusätzliche gezielte Aufnahmen im seitlichen Strahlengang, eventuell im entsprechenden schrägen Strahlengang und je nach Notwendigkeit durch die Anfertigung weiterer gezielter Aufnahmen der jeweilige Prozeß in seiner Morphologie analysiert wird. Schichtaufnahmen bestimmter Lungenbezirke, eventuell die Anfertigung einer Hartstrahlübersichtsaufnahme können sich je nach Forderung der Fragestellung anschließen. Bei diesem Vorgehen wird ein bestehender Lungenprozeß im Thoraxraum lokalisiert, d. h. in den jeweiligen Lungenlappen oder in das Lappensegment, im Lungenwurzelgebiet oder im Bereich des Lungenparenchyms röntgendiagnostisch erfaßt.

Im Gegensatz zu diesem Vorgehen erlebt man leider auch heute noch an vielen Instituten, daß lediglich eine Standardübersichtsaufnahme des Thorax sehr oft ohne Durchleuchtung angefertigt wird.

Das Ergebnis dieser beiden differenten Untersuchungsvorgänge äußert sich selbstverständlich im Endergebnis und damit in der Diktion des Röntgenbefundes. Der Besitzer eines alleinigen Planbildes der Thoraxorgane ist gezwungen, sich einer Nomenklatur zu bedienen, die eben aus der Sicht in nur einer Ebene stammt, und ist angewiesen auf Ausdrücke, die aus der alten Nomenklatur zur Genüge bekannt sind (Schattenkomplexe, wolkige Trübungen, streifige Verdichtungszüge, ausgefranste Herzkonturen usw.). Auf der gleichen Ebene liegen die oft sinnstörenden Aussagen über den Hilus, wobei sich die jeweiligen Autoren keinesfalls im klaren darüber sind, welches anatomische Substrat eigentlich den Hilusschatten ausmacht, und in welcher Weise ein Hilus pathologisch verändert sein kann.

Wesentlich bessere und vielseitigere Möglichkeiten besitzt dagegen derjenige, der den Lungenprozeß unter Berücksichtigung des normalen anatomischen Lungenaufbaues analysiert hat. Ihm ist es möglich, wie oben auseinandergesetzt, in Kenntnis der genauen Morphologie einer Lungenveränderung, das zugrunde liegende Substrat sehr oft direkt anzusprechen. Ein Verdichtungsprozeß kann in ganz bestimmte Abschnitte der jeweiligen Lappen lokalisiert werden, unter Umständen in den Lappenmantel oder in das Gebiet des Lappenkernes. Pleurale Formationen sind meist leicht zu trennen von Veränderungen des Lungenparenchyms. Auch ist es heute notwendig, funktionelle Störungen der Lunge frühzeitig zu erfassen, und zwar schon ganz geringe Belüftungsstörungen aufzudecken, die bekanntlich oft ein Frühzeichen eines beginnenden Bronchialneoplasmas sein können.

Diese kurzen Hinweise zur Frage der Befundbeschreibung einer Lungenveränderung sollen genügen, um die Notwendigkeit aufzuzeigen, daß an vielen Stellen heute ein Umdenken wird stattfinden müssen, wenn die Wertigkeit eines Lungenbefundes ausreichen soll, um einen krankhaften Prozeß in der Lunge in seiner Morphologie und Pathogenese zu klären. Man hat den Eindruck, daß wir uns zur Zeit in einem gewissen Übergangsstadium befinden. An vielen Stellen wird nach den modernsten Prinzipien vorgegangen, an sehr vielen Stellen ist es leider heute noch so, daß man an dem alteingelaufenen Prinzip der reinen Bildbetrachtung und -beschreibung festhält. Man kann beobachten, daß es besonders die Teilröntgenologie ist (Lungenfachärzte, Silikose-Spezialisten, Pädiater usw.), welche hinsichtlich ihrer Nomenklatur nicht den Anschluß an die moderne lungenanatomische Betrachtungsweise gefunden haben. Zu stark scheinen die alten Ausdrücke im Schrifttum verankert zu sein, und es ist anscheinend nicht leicht, sich von diesen zu lösen.

Es wird sich nicht vermeiden lassen, ja es wird sich im Sinne der klinisch-röntgeno-logischen Zusammenarbeit sogar wohltuend auswirken, daß in manchen Fällen vom Röntgenologen ein „Anhang" zum Befundbericht an den einweisenden Kollegen angefügt wird. Der Anhang soll Hinweise auf bestimmte klinisch-röntgenologische Zusammen-hänge beinhalten wie auch Vorschläge bezüglich weiterer röntgendiagnostischer und auch klinischer Klärungsmöglichkeiten. Auch gewisse Erfahrungen des Röntgendiagno-stikers bei anderen ähnlich gelagerten Fällen können in diesem Anhang diskutiert werden, doch darf all dies im Anhang angeführte nicht mit dem eigentlichen Röntgenbefund verwoben werden.

Eine besondere Bedeutung kommt der gemeinsamen Bildbesprechung der Röntgeno-logen mit den einweisenden Ärzten zu. Besonders in den Kliniken und größeren Kranken-häusern haben sich diese Besprechungen als unentbehrlich herausgestellt. Diese in den skandinavischen und angloamerikanischen Ländern schon seit vielen Jahren praktizierten „Meetings" sind in den deutschsprachigen Ländern noch nicht allgemein geschätzt, doch bringen diese Besprechungen ja letzten Endes den großen Vorteil des persönlichen Kon-taktes des Röntgenologen mit den einweisenden Ärzten. Es können gegenseitig Informa-tionen ausgetauscht werden, was sich nicht zuletzt im Interesse des Untersuchten aus-wirken muß.

3. Irrtumsmöglichkeiten in der Befunddeutung

Es ist verständlich, daß sich bei einer so diffizilen und auch nicht sehr leicht erlern-baren Methode, wie sie die Röntgendiagnostik heute in einer Zeit ihres stetigen Ausbaues darstellt — wobei mit Hilfe besonderer Spezialtechniken immer neuere Erkenntnisse zu-sammengetragen werden — besonders an den Stellen, an denen nicht immer ausreichend geschulte Kräfte zur Verfügung stehen, bestimmte Beobachtungsfehler und Fehler in der Deutung ergeben. Solche Fehlleistungen werden immer wieder auftreten und sich stets zum Nachteil des Betroffenen auswirken. Regeln zur Vermeidung dieser Fehler kann man in allgemeinen und speziellen röntgendiagnostischen Lehrbüchern finden.

An einem Beispiel sei dies erläutert:

Es ist ein Deutungsfehler, wenn — wie oben schon auseinandergesetzt — das frische, lobuläre Infiltrat, welches scharf konturiert, homogen und dicht, auf Grund seiner gesamten Morphologie und in Kenntnis der Lungenanatomie als ein Lobulusinfiltrat im Lappenmantel angesprochen werden muß, besonders dann, wenn es auch im Schichtbild eindeutig als solches nachgewiesen werden kann, wenn man dieses Infiltrat als ein altes induriertes Infiltrat anspricht und nun auf Grund dieser diagnostischen Festlegung den Empfänger des Befundes irreleitet.

III. Die Verwertung des Röntgenbefundes

Den Einsatz des Röntgendiagnostikers muß man unter dem Aspekt betrachten, daß sozusagen der klinische Untersuchungsgang unterbrochen wurde, und daß der erhobene Röntgenbefund als Summe der Rückschlüsse auf das vermutlich zugrunde liegende Substrat jetzt als Verbindungsstück zum klinischen Untersuchungsgang zurückführt (HERRNHEISER). Die Frage, d. h. der Auftrag an den Röntgenologen entsprang klinischen Bedürfnissen, somit muß der Röntgenbefund, die Antwort an den einweisenden Arzt, klinisch verwertbar gemacht werden.

Klinische Befunddeutung bedeutet gemeinsames Verarbeiten klinischer und röntgeno-logischer Untersuchungsergebnisse, wozu natürlich ein vollkommener Überblick sowohl über die röntgenologischen wie ganz besonders die klinischen Befundergebnisse erforder-lich ist. In dieser Phase zeigt sich derjenige Arzt als besonders versiert, der reiches klinisches Wissen besitzt und ein kritisches Verständnis für die Leistungsmöglichkeit einer fachmännisch durchgeführten Röntgenuntersuchung aufbringt. Das gemeinsame Verarbeiten klinischer und röntgenologischer Ergebnisse kann und darf selbstverständlich nicht bedeuten, daß der Röntgenbefund grundsätzlich dem klinischen Befund unter-geordnet wird. Entscheidend darf nur die Wertigkeit des Röntgenbefundes sein, d. h.

die *Dignität* der röntgenologischen Symptome und der Rückschlüsse auf das entsprechende Substrat.

Die *Dignität* eines Röntgenbefundes ergibt sich aus dem deskriptiven Teil des schriftlich fixierten Befundes, jener Zusammenstellung aller Beobachtungsdetails, die zu dem entsprechenden Rückschluß Veranlassung gegeben haben. Die „Beschreibung" gibt somit dem Befundempfänger die Möglichkeit, die Beweiskraft eines Röntgenbefundes entsprechend abzuwägen und je nach Gebühr in das Gesamtbild einzuordnen.

An einem Beispiel sei dies erläutert:

Ein Röntgenbefund, der lediglich lautet „Ulcus ventriculi" oder „pneumonisches Infiltrat in der rechten Lunge", ist von keiner besonders gültigen Beweiskraft, wenn nicht im deskriptiven Teil Aussagen z. B. über die Schleimhautreliefverhältnisse im Magen, ferner über Lage und Form des Magens, über Peristaltik, Entleerungsgeschwindigkeit usw. vorliegen. Ein Lungenbefund muß detailierte Angaben über die Thoraxform, Luftgehalt der Lungen, Zwerchfellfunktion, über die Verhältnisse im Mediastinum, über die funktionellen Verhältnisse eventuell am Mediastinum beinhalten, auf jeden Fall aber muß von lungenanatomischer Sicht die Lage des Infiltrationsgeschehens in den einzelnen Lappen oder entsprechenden Segmenten genau angegeben sein.

Zur Frage der *Differenziertheit des Röntgenbefundes* ist folgendes zu sagen:

Von jedem Röntgenbefund muß ein gewisses Maß von Differenziertheit gefordert werden. Verwertbarkeit und Dignität dürfen jedoch nicht mit Differenziertheit verwechselt werden. Je differenzierter eine röntgenologische Auslegung hinsichtlich eventueller ätiologischer, pathologisch-anatomischer oder klinischer Fragestellung ist, um so mehr hat der Empfänger des Befundes bei der Verwertung im klinischen Bild vorsichtig zu sein. Wie schon bei der Befunderarbeitung auseinandergesetzt, ist es sehr oft nicht möglich, an die Erkennung des pathologisch-anatomischen Substrates heranzukommen bzw. ätiologische Momente zu erarbeiten oder gar zu klären. In vielen Fällen sind der Deutung ganz bestimmte Grenzen gesetzt.

Befunde wie z. B. typische Silikose, typische Miliartuberkulose der Lunge, luisches Aortenaneurysma sind Befunde, die jeden Fachkollegen zur Vorsicht mahnen werden; denn jeder weiß, daß ein miliares Lungenbild in seiner Pathogenese mit äußerster Vorsicht und oft nur in Verwertung des klinischen Gesamtbildes gedeutet werden darf.

Die anamnestischen Angaben und die klinischen Befunde müssen stets bei der Deutung gewürdigt werden. In vielen Fällen ist eine Beobachtungsserie auf längere Zeit notwendig, um ätiologische Zusammenhänge zu sehen bzw. dann letztlich ursächlich zu eruieren. Jeder Fachkollege weiß, daß es äußerst schwierig ist, z. B. eine miliare tuberkulöse Streuung von einer miliaren Karzinose und auch von einer unspezifischen, kleinknotigen Aussaat grippebronchopneumonischer Infiltrate zu trennen.

Bei der Verwertung des Röntgenbefundes im Rahmen des klinischen Gesamtbildes ist es ferner notwendig, einiges zur Verwertbarkeit des positiven, des negativen und auch des unklaren Befundes zu sagen. Es ist verständlich, daß ein positiver Röntgenbefund, welcher das vom einweisenden Arzt auf Grund genauer klinischer Voruntersuchung vermutete Ergebnis zeigt, relativ leicht in das klinische Gesamtbild eingeordnet, zur Klärung des Falles beiträgt, daß sich die entsprechenden therapeutischen Konsequenzen auswirken, und daß die Heilung oder Besserung der Erkrankung die Gültigkeit dieses röntgenologisch erhobenen Befundes letzten Endes beweisen wird.

Wie ist es nun mit dem negativen Befund? Der einweisende Arzt sieht sich vor der Situation, daß auf eine bestimmte Frage unter Hinweis auf ein klinisch weitgehend gesichertes anatomisches Substrat vom Röntgenologen die Antwort erfolgt, mit der Angabe, daß der Befund negativ sei, daß ein pathologischer Befund nicht erhoben werden konnte. Die Wertigkeit eines negativen Befundes ist sozusagen direkt proportional der Leistungsfähigkeit des röntgenologischen Untersuchers. Dem fachkundigen Untersucher wird man ganz allgemein ein negatives Untersuchungsergebnis bereitwilliger glauben als einem in der Untersuchungstechnik nicht ausreichend erfahrenen. Somit wird dem ersteren fast dieselbe Bedeutung zukommen, wie einem positiven Nachweis einer bestimmten Erkrankung, wobei man außerdem einkalkulieren muß, welche Affektion mit größter Wahrscheinlichkeit durch den negativen Befund als ursächliches Krankheitsereignis ausgeschlossen wurde. In allen Fällen einer ernst zunehmenden klinischen Einweisungsdiagnose (entsprechende Fragestellung an den Röntgenologen) und meistens dann, wenn persönliche Aussprachen zwischen dem einweisenden Arzt und dem Röntgendiagnostiker erfolgt sind, sind es gerade diese Fälle, in welchen in entsprechenden Abständen eine Kontrolluntersuchung erfolgen muß. Erst nach Durchführung einer Kontrolluntersuchung und nach dem Einsatz weiterer klinisch-diagnostischer Maßnahmen wie z. B. nach endoskopischer Untersuchung eventuell mit Vornahme der Probeexcision und der histologischen Untersuchung wird in gewissen Fällen der negative Befund seine Beweiskraft bekommen. In solchen Situationen klinischer und röntgenologischer Zusammenarbeit bewährt sich die kollegiale Aussprache zwischen einweisendem Arzt und Röntgendiagnostiker als ein wertvolles Bindeglied klinischer Zusammenarbeit im Interesse des Kranken.

Ein fraglicher Befund, d. h. ein Röntgenbefund, der eine sichere Entscheidung nicht ermöglicht, ist in jedem Fall auch durch weitere Kontrolluntersuchungen und durch eine klinische Nach- bzw. Ergänzungsuntersuchung letztlich zu sichern und womöglich zu klären.

In manchen Fällen eines negativen oder unklaren röntgenologischen Befundergebnisses kommt dem Röntgendiagnostiker unweigerlich der Gedanke, die Wertigkeit der Einweisungsbefunde, d. h. der Befunde der ärztlichen Voruntersuchung zu überprüfen. Die gleichen Maßstäbe, die sich der Röntgendiagnostiker an dem von ihm erhobenen Befund anlegt, müßte er stets hinsichtlich ihrer Wertigkeit auch an die ihm schriftlich oder mündlich durchgegebenen ärztlichen Voruntersuchungsbefunde anlegen. In so manchem Fall wird er dann feststellen, daß der einweisende Arzt aus einer gewissen Verlegenheit oder aus psychologischen Motiven heraus eine Röntgenuntersuchung eingeleitet hat, ohne mit ganzer Kraft hinter seiner Aussage zu stehen. In einer solchen Situation ist die Beweiskraft eines negativen Befundes dann entsprechen zu werten.

Eine weitere Frage, welche im Rahmen der Diskussion über die Wertigkeit eines Röntgenbefundes angeschnitten werden muß, ist die, inwieweit sich der Empfänger eines positiven Röntgenbefundes mit der sicheren Feststellung eines Untersuchungsergebnisses begnügen darf oder nicht. Gerade hier wird der Kliniker stets mit besonderer Kritik prüfen müssen, ob die klinischen Erscheinungen und die objektiv faßbaren Befunde ihre Erklärung im Röntgenbefund finden oder nicht. An einigen Beispielen sei dies illustriert:

Durch den Nachweis mehrerer Gallenblasenkonkremente anläßlich einer speziellen röntgenologischen Gallenblasenuntersuchung können bestehende unklare Oberbauchbeschwerden unter Umständen erklärt werden. In Wirklichkeit wird aber im Zuge der Duodenaluntersuchung ein großes Duodenaldivertikel nachgewiesen mit allen Zeichen einer Divertikulitis und umschriebenen Duodenitis. Eine zielstrebige Therapie, ausgerichtet auf die Duodenalveränderungen, erbringt Beschwerdefreiheit, trotz der Anwesenheit der Gallenblasenkonkremente.

Anläßlich bestehender Oberbauchbeschwerden, welche für eine Erkrankung des oberen Digestionstraktes sprachen, ergab die röntgenologische Magenuntersuchung bei einem älteren Mann ein typisches Duodenaldivertikel bei sonst negativem Magen- und Duodenalbefund. Bei der 3 Wochen später durchgeführten Kontrolluntersuchung fällt ein kleiner raumbeschränkender Prozeß vom Typ eines malignen Tumors im Magen auf, und es ergab die retrospektive Betrachtung der ersten Aufnahme bereits feststellbare Zeichen für das Vorliegen dieses nun eruierten ursächlichen Magenprozesses.

Bei einer klinisch bestehenden sekundären Anämie ergab die erste röntgenologische Untersuchung einen negativen Magenbefund. Es konnte kein Anhalt für eine Ulceration oder einen tumorösen Prozeß am Magen oder Duodenum aufgefunden werden. Eine vom Kliniker wegen der bestehenden Anämie erbetene Nachuntersuchung wenige Tage später erbrachte nun auf Grund der gezielten Fragestellung hinsichtlich der Verhältnisse in der Pars cardiaca des Magens den Nachweis einer geringfügigen, eben erfaßbaren Randusur der Magenwand bzw. einer Schleimhautpartie. Damit konnte der Prozeß im Sinne eines beginnenden Neoplasmas der Kardia geklärt werden. Der Befund wurde dann endoskopisch bestätigt.

Besonders das letzte Beispiel zeigt uns eindrucksvoll das Wesen und letzten Endes die große Verantwortung, die der Befundempfänger trägt, wenn er einen Röntgenbefund in das klinische Gesamtbild einordnet. An dieser Stelle sei besonders unterstrichen, daß die Verwertung eines Röntgenbefundes rein die Sache des einweisenden Arztes, des Klinikers, bzw. des Empfängers des Röntgenbefundes sein muß, im Falle, daß der röntgenologische Untersucher und der einweisende Arzt zwei getrennte Persönlichkeiten sind. Jeder versierte und in der allgemeinen Medizin ausreichend geschulte Röntgendiagnostiker muß jedoch stets imstande sein, besonders dann, wenn von seiten des einweisenden Arztes ausreichende Angaben über klinische Befunde mitgeteilt wurden, die Wertigkeit seines erhobenen Befundes entsprechend selbst abzuwägen. Dieses Stadium der röntgenologischen Tätigkeit des Fachröntgenologen ist fast gleichzusetzen mit der Situation, daß der Röntgendiagnostiker und der einweisende Arzt in Personalunion sind.

Im Falle der Trennung beider Untersucher ist es bisweilen notwendig und in der klinisch-röntgenologischen Zusammenarbeit von außerordentlicher Wichtigkeit, wenn der Röntgenologe von sich aus den Röntgenbefund durch erklärende Hinweise erweitert, am besten durch mündliche Besprechung mit dem einweisenden Arzt (s. S. 271). Diese Hinweise sollen dazu beitragen, dem Befundempfänger die Verwertung des Befundes zu erleichtern. Besonders wertvoll sind in diesem Zusammenhang Hinweise auf die Leistungsgrenzen der Untersuchungsmethode.

Bei der Beurteilung klinischer Zusammenhänge ist selbstverständlich von seiten des Röntgenologen besondere Zurückhaltung zu wahren. Im Falle, daß eine röntgenologische Befunddeutung mehrere differentialdiagnostische Möglichkeiten zuläßt, müssen diese lückenlos aufgeführt und mit den klinischen Befunden in ihrer Wertigkeit abgewogen werden. Sollte sich auf Grund bestimmter röntgenologischer Zeichen und auf Grund besonderer röntgendiagnostischer Erfahrung eine bestimmte Möglichkeit besonders abzeichnen, haben auch diese Hinweise mit besonderer Reserve zu erfolgen. Stets muß sich der Röntgendiagnostiker der Grenzen seiner Methode bewußt bleiben und alle Überschreitungen seiner in der Methode auferlegten Konsequenzen vermeiden. So ist z. B. jeder Hinweis des Röntgendiagnostikers auf die Operabilität oder Inoperabilität eines Prozesses eine Überschreitung seiner Aufgaben. (Ein ernst zunehmender Röntgenologe wird daher diesbezügliche Aussagen, ja sogar Andeutungen unterlassen.)

Literatur

Baensch, W.: Der Wert der Röntgenologie im Rahmen der Gesamtheilkunde. Dtsch. med. Wschr. 1935, 697—698.

Baumecker, H.: Röntgenbefund und klinische Diagnose. Zbl. Chir. 68, 1476—1485 (1941).

Bayer, L.: Klinische und Röntgendiagnose. Chirurg 10, 623—625 (1938).

Berg, H. H.: Gegenwartsfragen interner Röntgendiagnostik (37. Tagg Dtsch. Röntgenges. München, 16.—19. 10. 1955). Fortschr. Röntgenstr. 84, Beih. 38, 43—47 (1956).

Bertel, G.: Indagine clinica e indagine radiologica. Boll. Ass. med. Triest 24, 463—465 (1933). Ref. Zbl. ges. Radiol. 18, 400 (1934).

Blineau: Quelques réflexions sur l'avenir de la radiologie. Bull. Soc. Elektroradiol. med. France 27, 260—263 (1939). Ref. Zbl. ges. Radiol. 30, 164 (1940).

Breitner, B.: Chirurgische Klinik und Röntgeninstitut. Med. Welt 1939, 495—496.

Case, J. T.: The radiologist as a consultant. Amer. J. Surg., N.S. 9, 344—345 (1930). Ref. Zbl. ges. Radiol. 10, 8 (1931).

Crane, A. W.: Roentgen-rayfindings and the clinical background. Amer. J. Roentgenol. 28, 579—593 (1932). Ref. Zbl. ges. Radiol. 15, 246 (1933).

Dahm, M.: Die Entwicklung der Röntgenologie in den letzten drei Jahrzehnten. Münch. med. Wschr., Sondernummer 1953, 135—138.

Devjatov, N.: Über das gegenseitige Verständnis des behandelnden Arztes und Röntgenologen. Nov. hir. Arh. 16, 456—471 (1928). Ref. Zbl. ges. Radiol. 7, 600 (1930).

Eichler, P.: Fehlerquellen und Irrtümer in der Röntgendiagnostik. Z. ärztl. Fortbild. 35, 1—7 (1938).

Forssell, G.: Die Rolle der Radiologie in der Medizin. Fortschr. Röntgenstr. 57, 1—7 (1938).

Gassul, R.: Analyse der Grenzen und Fehlerquellen in der modernen Röntgendiagnostik (insbesondere der intrathoracalen Erkrankungen). Sborn. Trud. gosudarstv. Inst. Usoverš. Vrac, Lenin, Kazan 4, 467—484 u. dtsch. Zus.fass. 539 (1935). Ref. Zbl. ges. Radiol. 23, 399 (1936).

Glasser, O.: Wilhelm Conrad Röntgen und die Geschichte der Röntgenstrahlen. 2. Aufl. Berlin-Göttingen-Heidelberg: Springer 1959.

HAENISCH, F.: Eigentumsrecht des Röntgenologen an seinen Platten, Gutachten, gerichtliche Entscheidung. Röntgenpraxis 3, 466—478 (1931).

HAFTER, E., u. A. WERNLI-HÄSSIG: Bitten des Internisten an den Radiologen. Schweiz. med. Wschr. 1958, 13—16.

HERRICK, J. F.: The radiologist as a consultant. Radiology 18, 1011—1013 (1932). Ref. Zbl. ges. Radiol. 13, 575 (1931).

HERRNHEISER, G.: Die Röntgenuntersuchung im Rahmen des klinischen Untersuchungsganges. Fortschr. Röntgenstr. 42, 689—703 (1930).

HOHENNER, K.: Über die Bedeutung der Röntgenuntersuchung zum Nachweis von Funktionsstörungen. Med. Welt 1941, 396—399.

HOLZKNECHT, G.: Einstellung zur Röntgenologie, eine Untersuchung über die Einfügung der Röntgenstrahlenanwendung in Praxis, -Forschung und Unterricht. Wien: Springer 1927a. XII. 115 S.
— Über die Grenzen der röntgenolog. Diagnostik. Wien. klin. Wschr. 40, 559—561 (1927b).
— Röntgenstrahlen und Medizin. Wien. med. Wschr. 1930, 922—926.

JONES, W. A.: The teaching of undergraduate radiology at Queens. Canad. med. Ass. J. 70, 302—304 (1954).

KLARE, K.: Anamnese oder Röntgenbild. Münch. med. Wschr. 1933 I, 420—421.

KNOTHE, W.: Die Einschaltung des praktischen Arztes in die Röntgendiagnostik. Dtsch. Ärztebl. 1937 I, 54—55.

KÖHLER, A.: Ärztlicher Röntgenbetrieb um die Jahrhundertwende. Strahlentherapie 60, 283—289 (1937).

KRAUS, R., u. F. STRNAD: Aufgabe und Stellung der Röntgendiagnostik im Rahmen der medizinischen Radiologie. Medizinische 1958, 1977—1981.

LANGENDORFF, H.: Zur Problematik der Strahlengefährdung des Menschen. Med. Klin. 52, 251—254 (1957).

LEHMANN, J. C.: Klinische und Röntgendiagnose. Chirurg 10, 276—279 (1938).

LENK, R.: Allgemeine Pathologie und Röntgendiagnostik. Wien. klin. Wschr. 42, 552—554 (1929).
— Die Grenzen der röntgenologischen Diagnostik. Fortschr. Röntgenstr. 56, 477—486 (1937).

LICHTENAUER, R.: Die Haftpflicht des Arztes wegen unterlassener oder nicht genügender Röntgenaufnahmen. Röntgenpraxis 11, 427—429 (1939).

LÖFFLER, W.: Die Beeinflussung der internen Klinik und der internmedizinischen Praxis durch die Röntgendiagnostik. Radiol. Rdsch. 7, 111—127 (1938).

LOSSEN, H.: Der röntgenologische Befundbericht, röntgenfachärztliches Gutachten. Röntgenpraxis 3, 961—962 (1931).
— Über Technik der Röntgenuntersuchung. Münch. med. Wschr. 1937 II, 1121—1126.

LUDWIG, H.: Über die Bedeutung einer engen Zusammenarbeit zwischen dem Röntgenologen und dem Internisten. Schweiz. med. Wschr. 1943 II, 898—900.

MAIRE, A.: Ce que le radiologiste demande au medicin. Gazz. Hôp. (Paris) 99, 216—217 (1926). Ref. Zbl. ges. Radiol. 1, 336 (1926).
— Ce qu'il faut demander au radiologiste. Clinique (Paris) 21, Nr 59, S. 54 (1926). Ref. Zbl. ges. Radiol. 1, 717 (1926).

MAYER, E. G.: Röntgenstrahlen und ärztliche Ethik. Wien. klin. Wschr. 70, 901—903. Diagnose und Differentialdiagnose in der Schädelröntgenologie. Berlin-Göttingen-Heidelberg: Springer 1959.

DU MESNIL DE ROCHEMONT: Über die Pflege der Strahlenkunde an den deutschen Universitäten. Strahlentherapie 90, 8—18 (1953).

MEYER, HANS: Über den Unterricht in der Röntgenologie in Deutschland. Strahlentherapie 62, 138—142 (1938).

MEYER, HERMANN: Die diagnostische Anwendung der Röntgenstrahlen in der Chirurgie. Chirurg 1, 584—594 (1929).

MÜLLER, W. G.: Grundsätzliches zur Röntgendiagnostik. Z. ärztl. Fortbild. 47, 505—510 (1953).

NONNENBRUCH, W.: Indikationen zur Röntgenuntersuchung vom Standpunkt des Internisten. Fortschr. Röntgenstr. 57, 110—117 (1938).

PALUGYAY, J. v.: Verwertung des Röntgenbefundes. Wien. klin. Wschr. 55, 797—798 (1942).

PAPE, R.: Wie lese ich Röntgenbefunde? Wien. klin. Wschr. 53, 625—627 (1940).

QUERVAIN, F. DE: Bemerkungen zur klinischen Verwertung des Röntgenbildes. Acta radiol. (Stockh.) 15, 409—416 (1934).
— Vierzig Jahre Röntgendiagnostik. Radiol. Rdsch. 7, 95—101 (1938).

RUBINROT, S.: Über röntgenologische Diagnose. Warszw. Czas. lek. 4, 320—324 (1927). Ref. Zbl. ges. Radiol. 4, 541 (1928).

SARASIN, RAYMOND: Position actuelle de la radiologie. Praxis 1956, 841—843. Ref. Zbl. ges. Radiol. 52, 293 (1956/57).

SAUL, W.: Der negative Röntgenbefund. Med. Klin. 25, 981—984 (1929).

SCHOEN, H.: Ergebnisse auf dem Gebiet der Röntgendiagnostik und Strahlentherapie im letzten Jahrzehnt. Medizinische 1956, 19—22.

SCHÖNFELD, A.: Indikation zur Röntgenuntersuchung und -behandlung. Röntgenpraxis 1, 92—96 (1929).

SCHULTEN, H.: Der Arzt. Stuttgart: Georg Thieme 1960.

SIMON, ST.: Vom Wesen und den Zielen der Röntgenologie als Lehrfach. Wien. klin. Wschr. 1940 I, 495—498.

SKINNER, E.: Radiology and the radiologist. Radiology 23, 163—165 (1934). Ref. Zbl. ges. Radiol. 19, 387 (1935).

STAEHELIN, R.: Gedanken eines Klinikers über die Deutung der Röntgenbilder. Radiol. Rdsch. 7, 101—110 (1938).

Stehr, L.: Röntgenbefund und Diagnose. Dtsch. med. Wschr. 62, 1546—1549 (1936).

Strnad, F.: Der Röntgenbefund und dessen Verwertung im Rahmen des klinischen Untersuchungsganges (Auszg. der Tagg der Frankfurter Med. Ges.). Dtsch. med. Wschr. 69, 215 (1942).

Tregubov, S.: Röntgenologe, Arzt und Kranker. Nov. hir. Arh. 17, 273—276 (1929). Ref. Zbl. ges. Radiol. 7, 601 (1930).

Trostler, I. S.: Reports of roentgen findings. Radiology 19, 110—112 (1932). Ref. Zbl. ges. Radiol. 14, 29 (1933).

Uslenghi, J. P.: Der Unterricht in der Radiologie. Clin. med. ital. 17, 404—418 (1937). Ref. Zbl. ges. Radiol. 27, 378 (1938).

Vickers, A. A.: A dissertation on X-ray diagnosis. Brit. J. phys. Med., N. S. 15, 117—119 (1952). Ref. Zbl. ges. Radiol. 38, 210 (1952).

Vonessen, F.: Vorschläge für die Wirtschaftlichkeit in der Röntgendiagnostik. Z. Gesdh.verw. 5, 203—205 (1934).

Webster, J. H. D.: The value of radiology (diagnosis and treatment) as an aid to the general practitioner. Brit. med. J. 1934, No 3844, 460—462. Ref. Zbl. ges. Radiol. 19, 14 (1935).

Weiss, K.: Röntgenkonsilium und Röntgenkontrolluntersuchung. Wien. med. Wschr. 1952, 466—467.

Wieser, W. Frhr. v.: Der Unterricht in der Radiologie. Radiol. Rdsch. 7, 34—42 (1938).

G. Microradiography and roentgen microscopy *

By

A. Engström

With 8 figures

I. Introduction

During the last decades the techniques of roentgen microscopy have been highly developed. The particular advantage of using roentgen rays to obtain enlarged images of microscopic specimens is the fact, that the interaction of roentgen rays with materia can be predicted according to simple, physical laws. Thus an enlarging system utilizing

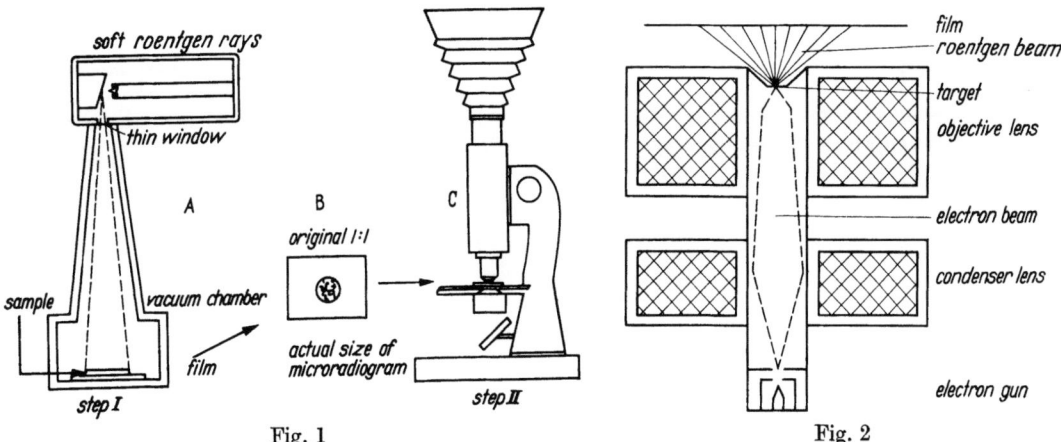

Fig. 1   Fig. 2

Fig. 1. The principle of microradiography. In the microradiographic camera, *A* the sample and film are placed in close contact. The microradiogram, *B* is enlarged in an optical microscope, *C*. In the final microradiogram as reproduced in this communication white areas indicate a higher absorption of roentgen rays than gray and black. All microradiograms, except the microangiograms in Fig. 13, are reproduced in this way

Fig. 2. Principle of the projection roentgen microscope. (From CARLSTRÖM and LUNDBERG 1958)

roentgen rays can be used, not only to obtain structural information, but also to derive information about the chemical composition of the structures imaged. In fact, roentgen microscopy is a method of microchemical analysis. In biology and medicine it is especially in the field of quantitative histo- and cytochemistry that such methods have found wide use. For surveys see ENGSTRÖM (1962) and COSSLETT, ENGSTRÖM and PATTEE (1957).

II. Principles of microradiography and roentgen microscopy

There are various principles for roentgen microscopy which will be reviewed in this communication. The most simple arrangement is to print a roentgen absorption image of a specimen on such a fine grained photographic emulsion that the small roentgen image which is called a microradiogram, can be subsequently enlarged by an optical

* The original research described in this communication has been supported by the following funds: European Office of Air Research and Development Command US Air Force Brussels; through contracts AF 61-(052)-15 and AF (052)-21. National Dental Institute, National Institutes of Health, Grant 700, Bethesda, Md. USA. Swedish Medical Research Council.

system in, for example, a microscope. The method is called microradiography and shown in Fig. 1. The possibilities of this method rely on the availability of extremely fine grained photographic emulsions. Such are now commercially available and the resolution possible in the photographic emulsion is in many cases better than what can be observed by the best resolving optical systems, that is a quarter of a micron.

The other method of obtaining enlarged roentgen images consists in having a very fine focal spot in the roentgen tube and producing an enlarged "shadow

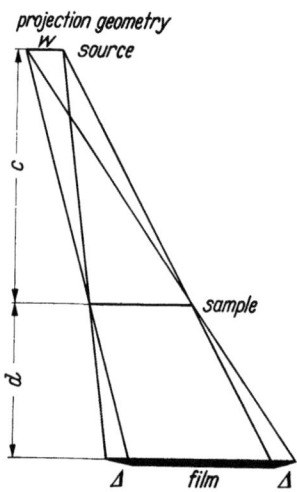

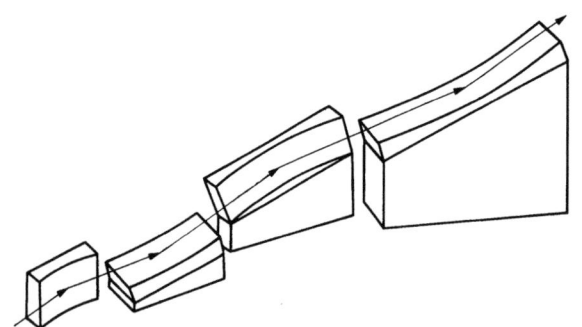

Fig. 3. The roentgen reflection microscope consists of a series of curved surfaces on which the roentgen rays are totally reflected. Two crossed curved surfaces constitute one "lens"

Fig. 4. Geometry of imaging in microradiography. The blurring ist: $\Delta = \dfrac{w \cdot d}{c}$

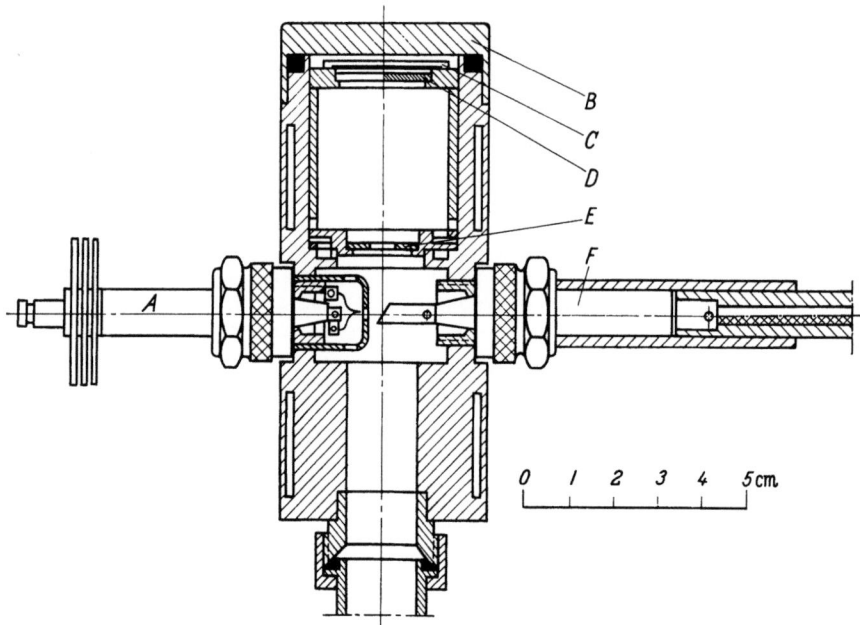

Fig. 5. Midget roentgen tube for microradiography with ultrasoft roentgen rays. A cathode; B removable lid; C photographic film; D specimen; E filter (1000 Å thick aluminum); F anode. (From ENGSTRÖM, LUNDBERG and BERGENDAHL 1957)

image" of the specimen. This method is generally called projection roentgen microscopy and is shown in Fig. 2. It has been possible by means of electromagnetic lenses to produce a focal spot, which is 1 micron or less in diameter. The resolution of this technique is of the same order as the size of the focal spot.

Finally there is a third method of roentgen microscopy based upon total reflection of roentgen rays. When roentgen rays have a grazing incidence of a surface the roentgen rays are totally reflected if the angle is smaller than that of total reflection. By constructing the surfaces after certain curvatures, it is possible to design an enlarging system. Such systems have been built by the research group at Stanford University, California, Fig. 3 shows the principle.

Of the methods generally outlined above, the simple contact microradiography at present seems to give the best resolution, when it is applied to image biological materials. This depends upon the fact that when a microtome section of a few microns in thickness has to be imaged, the absorption of roentgen rays is very small, which means that very soft roentgen rays must be used. The roentgen ray wavelengths used for microscopy of cells and tissues generally are in the region 5 to 50 Å, and the diagram below shows the terminology of roentgen rays. As these soft and ultrasoft rays are easily absorbed by air, the examination usually has to take place in high vacuum. Certain specialized types of roentgen microscopic investigations, for example the study of mineralized tissues (ENGSTRÖM et al. 1957) or the study of the capillary circulation by means of roentgen opaque media (BELLMAN 1954), can be performed with harder roentgen rays in the wavelength region of 1 Å. As such soft roentgen rays

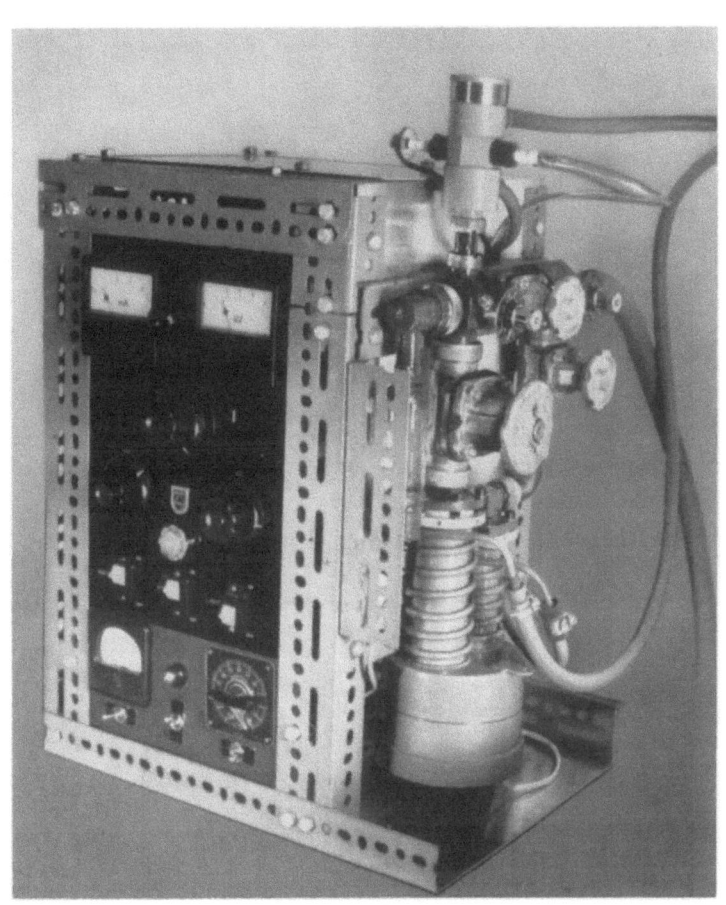

Fig. 6. Photograph of the roentgen tube in Fig. 5 mounted on high vacuum pump and connected with the high voltage set. (From ENGSTRÖM, LUNDBERG and BERGENDAHL 1957)

usually cannot be obtained from commercially available equipment, practically all types of instrumentation for roentgen microscopy have been built in the various laboratories engaged in this type of research. As consequence of the use of the very soft roentgen

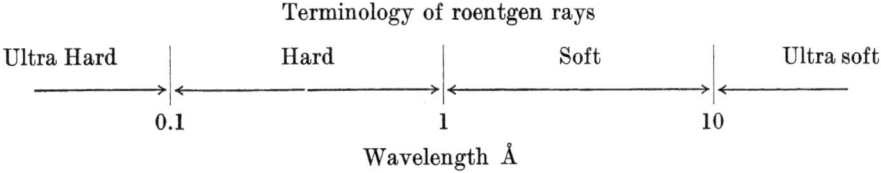

Terminology of roentgen rays

Ultra Hard	Hard	Soft	Ultra soft
0.1	1	10	

Wavelength Å

rays the specimens must be dehydrated. If a thin section of a soft, wet tissue is microradiographed, very little structural information is obtained, as the absorption coefficients of water and dry substance do not differ much from each other.

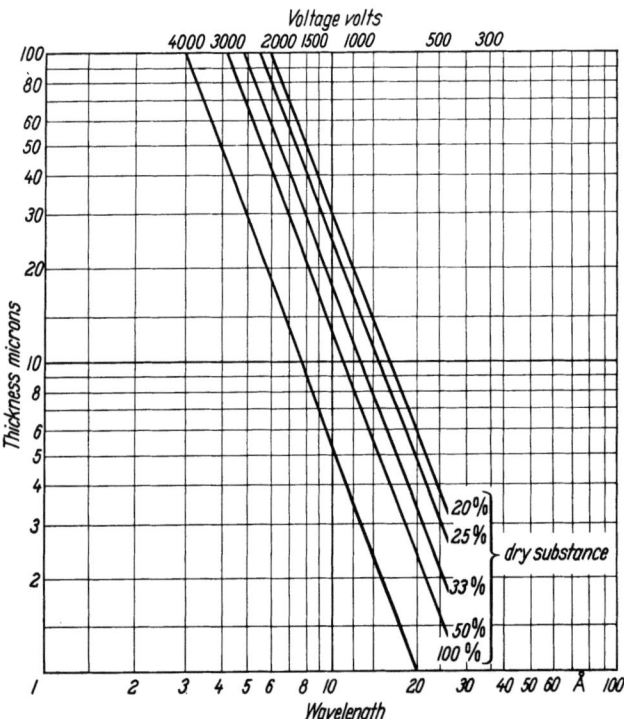

Fig. 7. Suitable voltages for microradiography of section of soft tissues. (From ENGSTRÖM 1957)

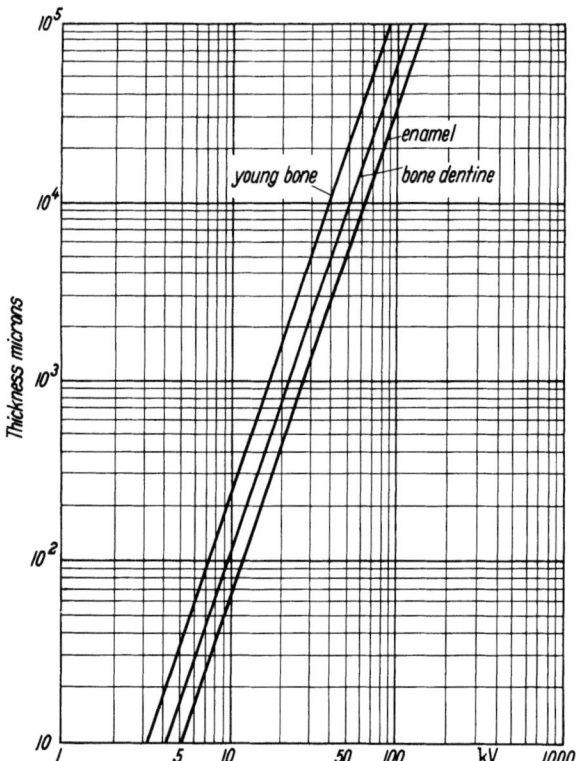

Fig. 8. Suitable voltages for microradiography of thin sections of hard tissues. (From ENGSTRÖM 1957)

1. Contact microradiography

The geometry of imaging with the principle of contact microradiography is apparent from Fig. 4. As the specimen is in close contact with the film, the geometrical blurring offers no problem, it is easy to keep geometrical conditions in such a way that the blurring is kept below 0.1 micron. Thus the resolution in such a system depends upon the granularity and graininess of the fine grained photographic emulsions. Many types of photographic emulsions, for example Eastman Kodak Spectroscopic plates 548 or 649, Kodak Maximum Resolution plates or Gevaert Lipman Emulsion, all are good for such purposes. The best batches of these emulsions have a resolution which is 0.5 micron or better, that is about 2000 lines per millimeter. In fact the technique is only limited by the optical system used to image the roentgen micropictures.

a) Equipment

Several types of instruments have been described for contact microradiography, but in this survey it may be sufficient to outline the construction of a few. A small roentgen tube, shown in Fig. 5, was constructed at the Department for Medical Physics for roentgen microradiography of soft tissues. The tube has a hot filament cathode which gives a focal spot of about 0.3 mm. The roentgen rays penetrate through a thin aluminum window which is about 0.1 micron thick. The sample and film are placed in close contact and the thin aluminum foil prevents light from the filament to reach the photographic emulsion. The whole camera and roentgen tube which are built into one unit, Fig. 6, are evacuated simultaneously as the thin window cannot stand any pressure differences. The tube can be energized with voltages up to 5 kV, and this equipment has proved reliable in operation.

When thin sections of bone specimens and sections of tissues, where the blood capillary system has been filled with roentgen opaque substances, are microradiographed the radiation from an ordinary roentgen ray diffraction unit can be well utilized. Also roentgen tubes giving off grenz rays, for example Machlett AEG 50 can be used with advantage.

b) Proper voltage to be used

When thin sections of soft tissues are microradiographed one should apply a voltage according to thickness of section. Such voltages have been calculated giving

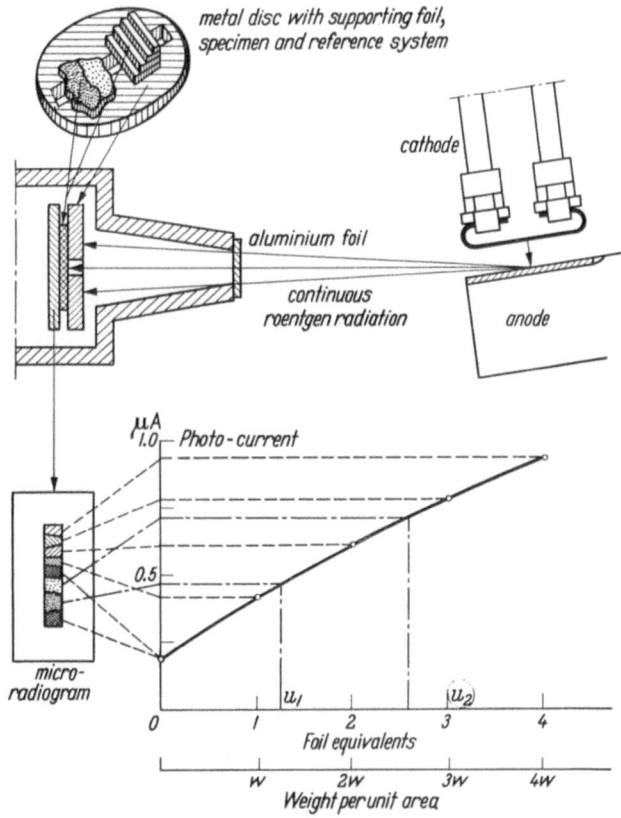

Fig. 9. The principle of quantitative microradiography. (From Lindström 1955)

optimal contrast and Fig. 7 shows diagramatically the choice of proper voltage. For mineralized tissues such as sections of bone, Fig. 8, give guidance when selecting proper voltage.

c) Applications

α) Studies of the distribution of dry substance in histological sections and cells

It was shown 1949 by Engström and Lindström that roentgen microradiograms of soft tissues recorded with roentgen rays which were longer than 8 Å but shorter than 23 Å can be used to show the distribution of dry mass in cells and tissues. In order to assess quantitatively the roentgen absorption in a small specimen the tissue preparation is exposed simultaneously with a small step wedge made up of collodiom foils. By photometry in the enlarged image, as shown in Fig. 9, the absorption capacity of various cell structures can be compared with that of the reference system. In this way it is not necessary to know the characteristic density curve of a photographic emulsion. By this technique it is possible to weigh cells and tissue parts as small as 1 cubic micron. The total amount of weight which can be determined in this way is as small as 10^{-14} grams,

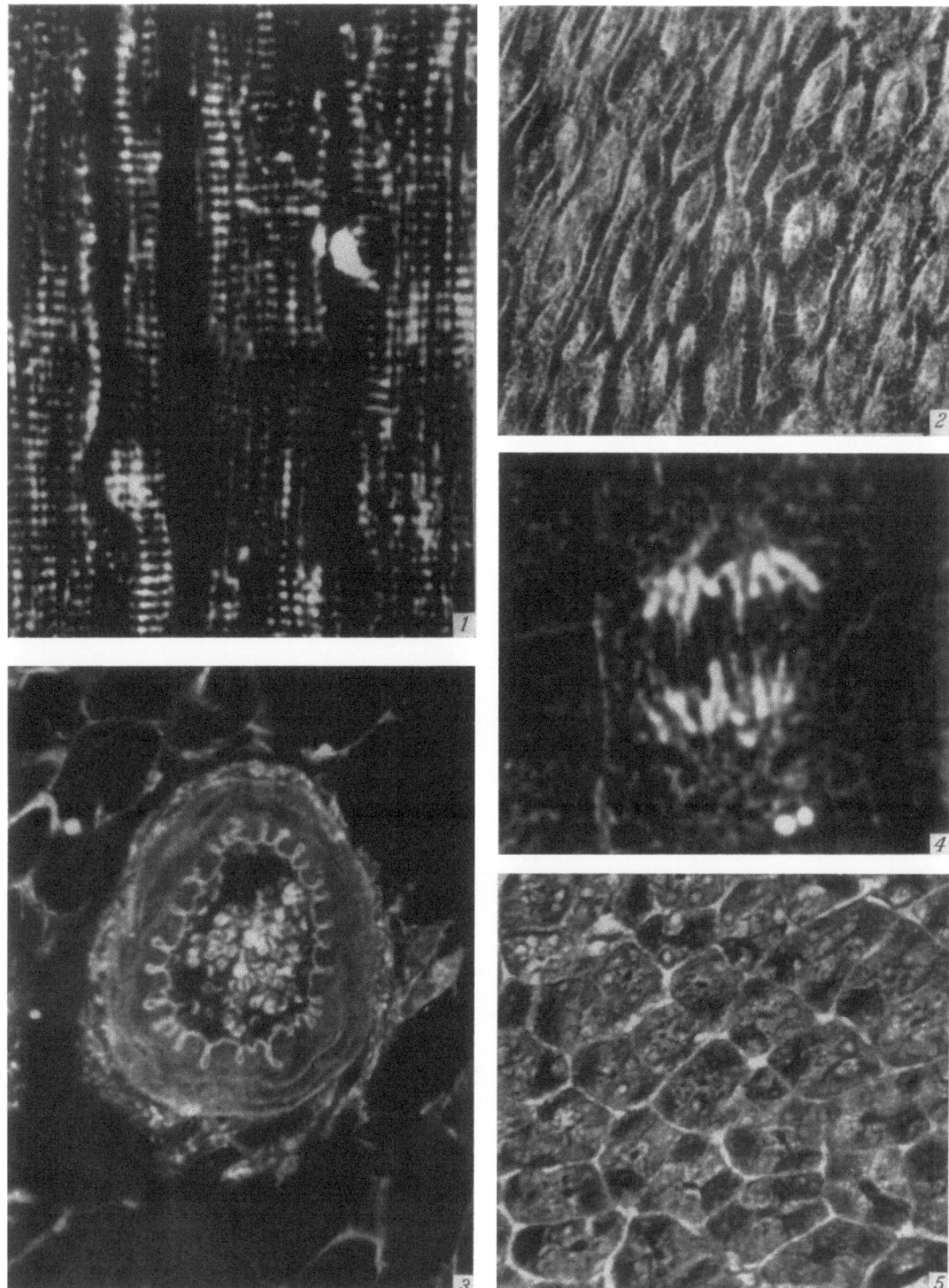

Fig. 10. High resolution microradiograms of soft tissues showing the distribution of dry mass. *1* individual bands in striated muscle. Quantitative evaluation gives the result that the A-bands have about twice as great mass per volume unit as the I-bands; *2* skin, showing the individual tonofibrils, which are 0.5—1 micron in diameter; *3* section of aorta showing high mass in the elastica interna; *4* single dividing cell from the root of Allium Cepa. The individual chromosomes have a high content of dry substance; *5* section of gastric mucosa showing the high mass of the chief cells in comparison with the parietal cells. The latter have about 15 per cent dry substance and the former about 25 per cent as determined by quantitative microradiography

and the analytical error is only a few per cent. For details the reader is referred to the original publications, ENGSTRÖM and LINDSTRÖM (1950), LINDSTRÖM (1955), ENGSTRÖM and LINDSTRÖM (1958). Under certain circumstances it is also possible to determine the amount of water in the tissue (ENGSTRÖM and GLICK 1956), but this requires that the thickness of the biological specimen is known. Fig. 10 shows some high resolution roentgen microradiograms of various cells and tissues. For details the reader is also referred to the comprehensive volume, X-ray Microscopy and Microradiography, edited by COSSLETT, ENGSTRÖM and PATTEE 1957, and to ENGSTRÖM 1962.

β) Microradiography of hard tissues

A great number of studies have been performed regarding the distribution of mineral salts in hard tissues, for survey and references see ENGSTRÖM et al. (1957). Due to the high absorption of the inorganic component, the roentgen ray absorption in for example

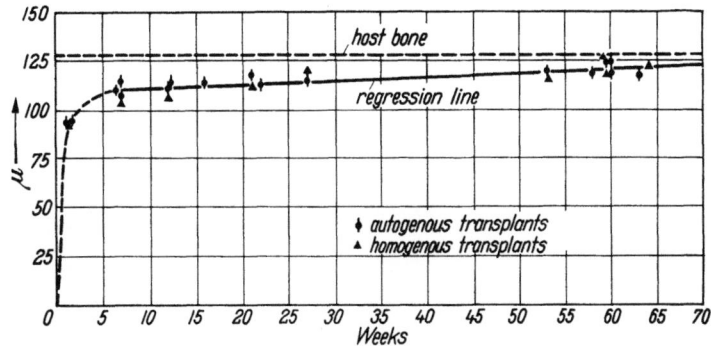

Fig. 11. The mineral content in a tissue is represented by the linear absorption coefficient μ. The increase in mineralization around a transplant, and represented by μ, is plotted against age of tissue (HOLMSTRAND 1957)

a 40 micron thick section of bone recorded with 1.5 Å wavelength is practically entirely due to the mineral salts. Thus in an analysis similar to the one described above (Fig. 9), it is possible to determine the amount of mineral salts per unit area. Of the great number of applications only a few examples can be cited here. In cross sections of compact bone the various Haversian systems show different degree of mineralization, and this pattern of distribution has been correlated with the reactivity of bone towards certain radioactive isotopes. Quantitative microradiography applied to the study of the healing of fractures (NILSONNE 1959) and the healing in of bone transplants (HOLMSTRAND 1957), have shown that the degree of mineralization initially increases rapidly for a particular microscopic structure then procedes relatively slowly. Fig. 11 shows the result of such quantitative microradiographic studies regarding the "taking" of a bone transplant. Also the embryonic bone development has been studied in this way (WALLGREN 1957). Fig. 12a, b and c shows a selection of microradiograms recorded from various types of hard tissues. It may be added here that when CuKα-radiation from an ordinary roentgen diffraction tube is used for this type of experiment, it is preferable to filter the radiation with a nickel filter. By this procedure practically monochromatic radiation can be obtained, which facilitates the calculations greatly. When monochromatic radiation is used, there is no need to have a reference system, as the linear response of the photographic emulsion guarantees that the roentgen ray transmission data can be calculated directly from density measurements.

γ) Microangiography

If a suitable roentgen contrast medium is introduced into the capillary system, microradiography offers the possibility to study the vascular bed. In principle two methods are used. One is to fill the capillary system with a substance, for example colloidal silver iodide or barium sulfate, and then fix the specimen and cut sections

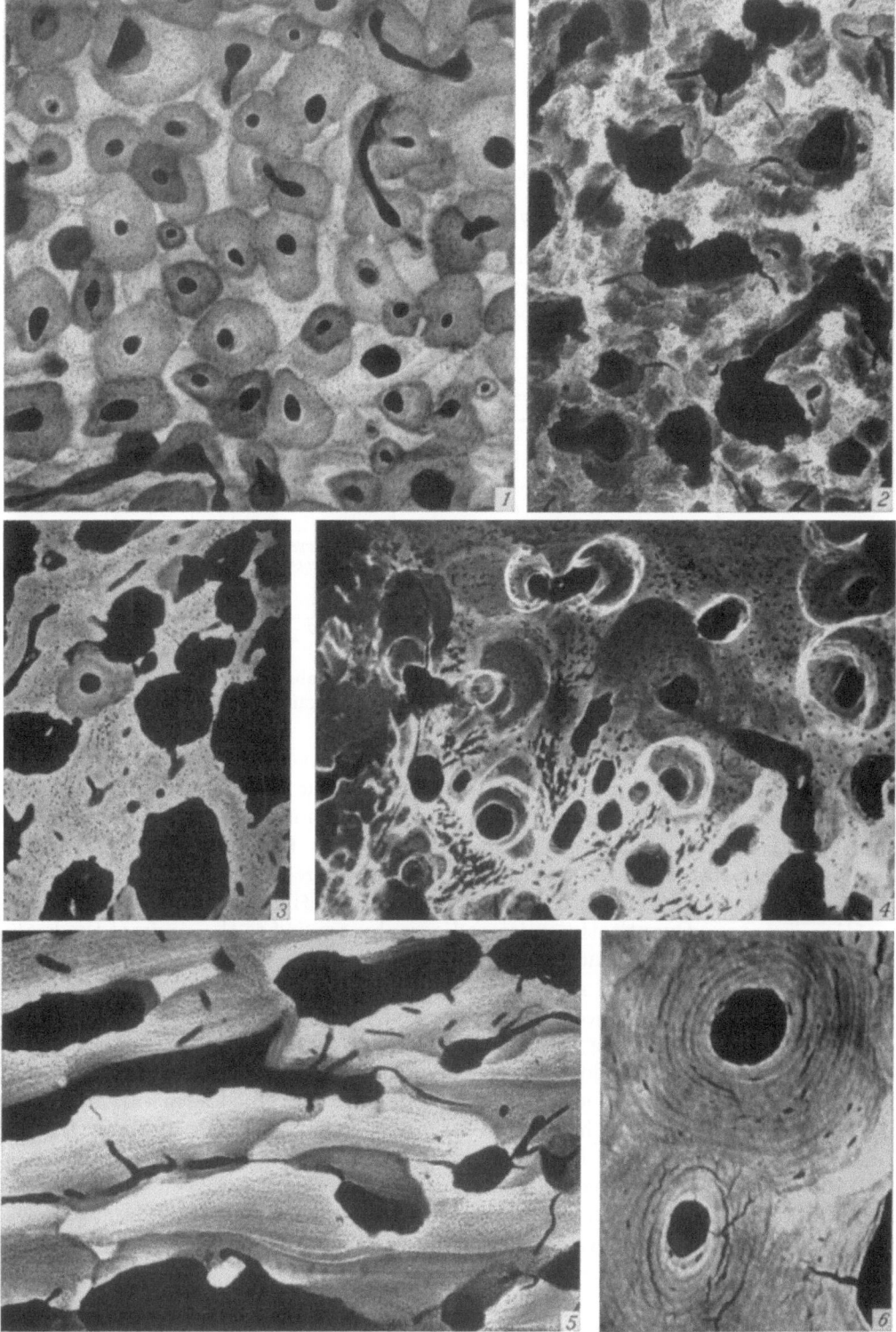

Fig. 12a. Microradiograms of bone tissue showing the distribution of mineral salts. *1* cross section of human femur showing the varying content of mineral salts in different Haversian systems; *2* Paget's disease; *3* osteodysmetamorphosis foetalis; *4* Albers-Schönberg's disease; *5* osteogenesis imperfecta; *6* high resolution microradiogram of an osteon, showing the variation of mineral content between the different lamellae

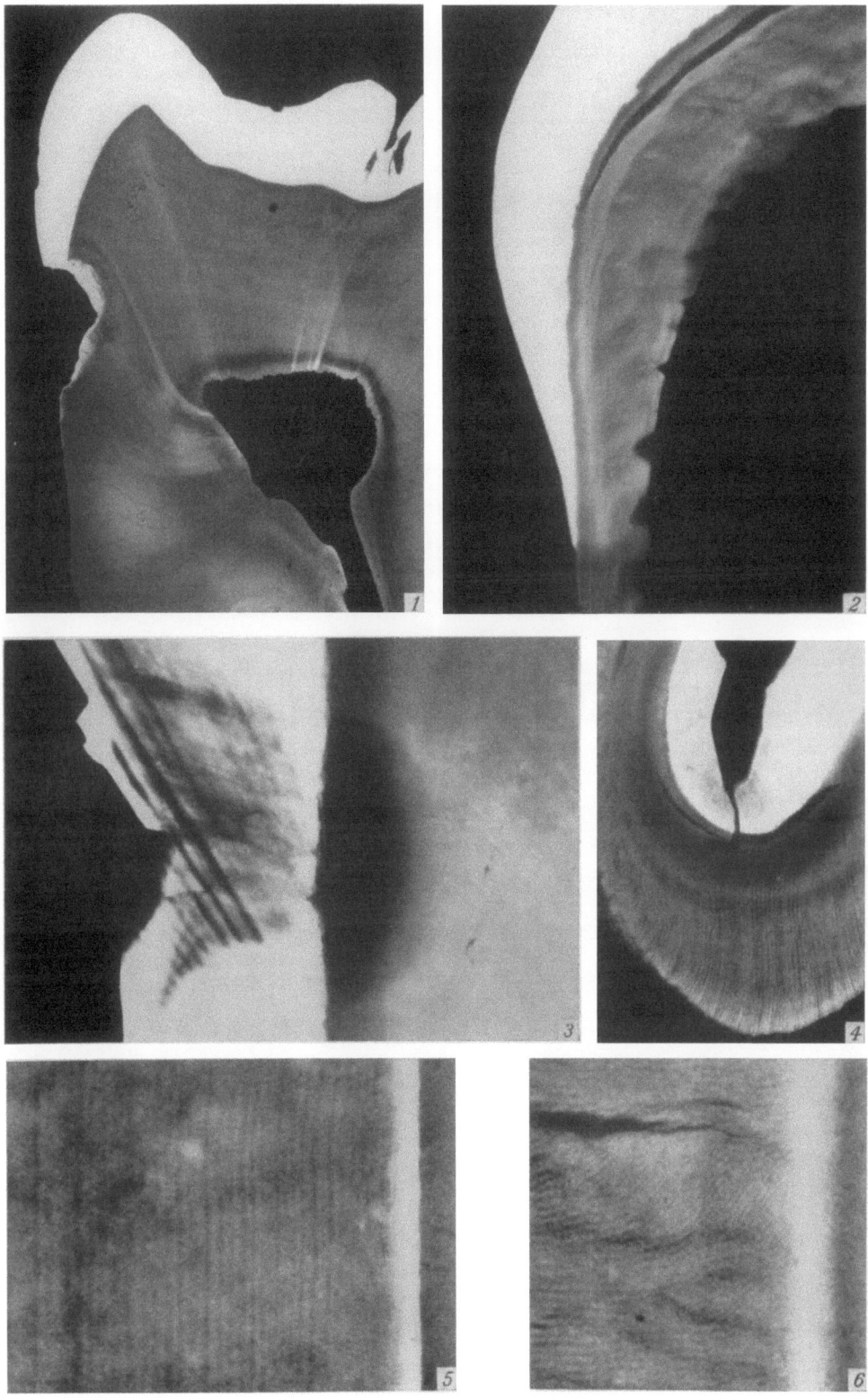

Fig. 12b. Microradiograms of dental tissues showing the distribution of mineral salts. *1* the enamel has a high content of mineral salts. This section was taken from a carious tooth and the reaction around the cavity is characterized by a hypermineralized zone; *2* section of tooth from a case of osteogenesis imperfecta; *3* demasking of the enamel prisms in a carious lesion; *4* dentinal tubules and a carious lesion; *5* and *6* the arrangement of the enamel prisms

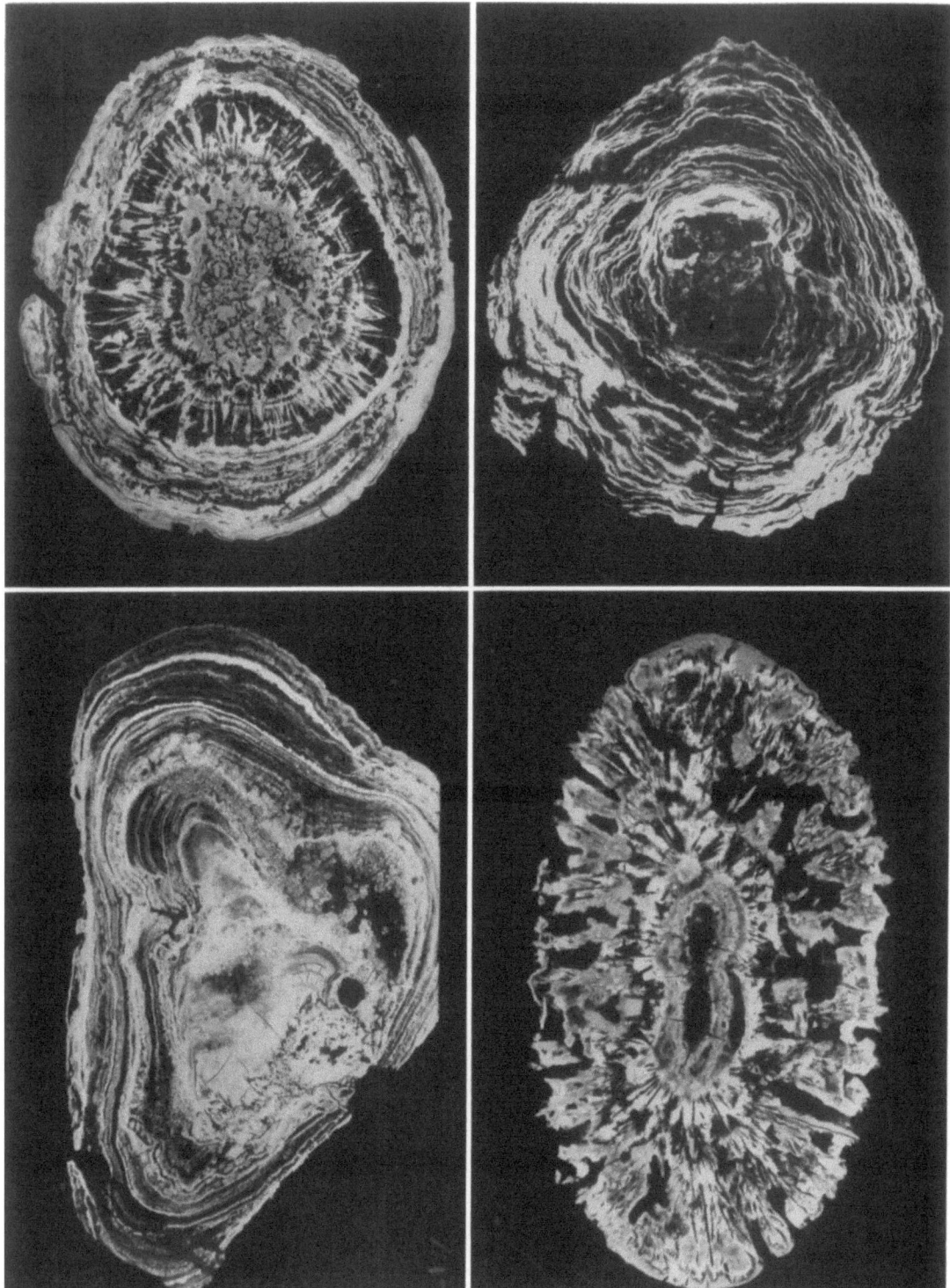

Fig. 12 c. Microradiograms of sections of urinary calculi showing the internal pattern of mineralization
(Lagergren 1957)

which are subsequently microradiographed. Experiments of this type thus give the
appearance of anatomical vascular bed. Roentgen contrast media can be injected
directly into the blood stream of thin organs and tissues, for examples rabbits ears,

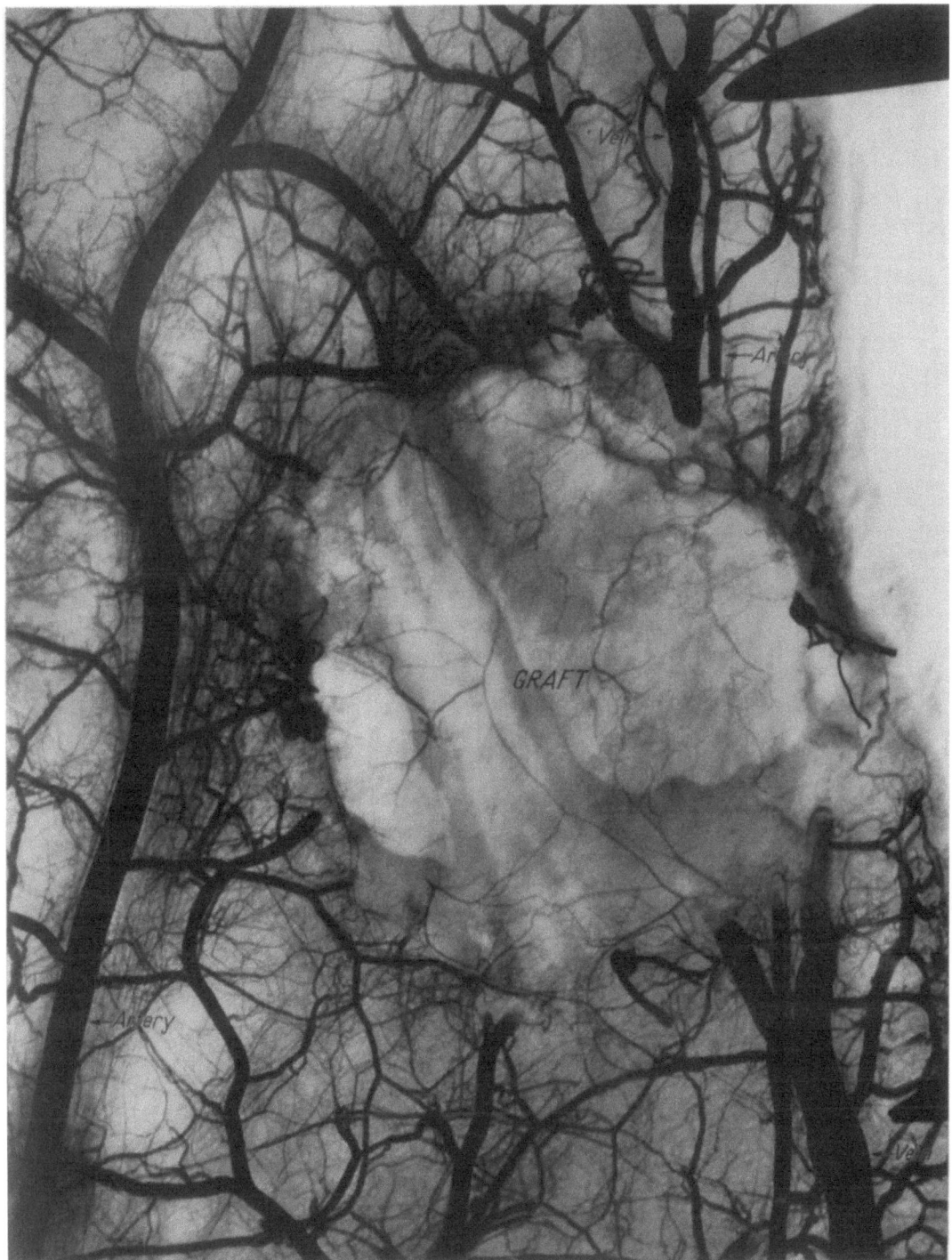

Fig. 13. Microangiogram from a one day old free autogenous full thickness skin graft on the ear of a living rabbit. The blood vessels were injected with Thorotrast and appear black in the picture. A few blood vessels remain in the recipient area. No blood vessels are visible in the graft (BELLMAN).

and the roentgen microradiograms recorded will thus show the actual circulation in the capillary system, Fig. 13. These types of experiments have been extensively performed by BELLMAN and associates in order to study various physical effects on the circulation such as heat, trauma, cold injuries, surgical operations, etc.

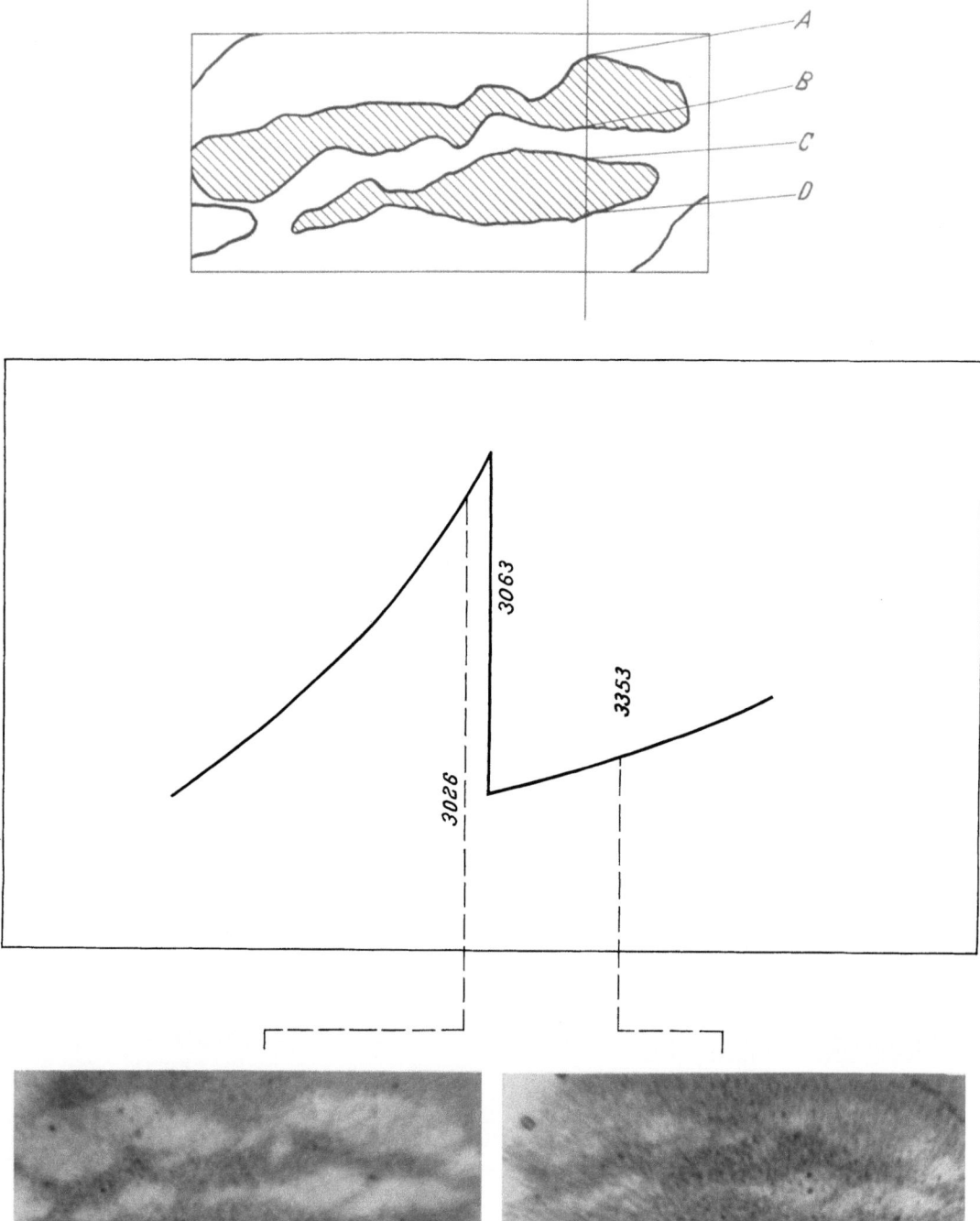

Fig. 14a. Principle of elementary analysis by microradiography. A calcified lesion in the aortic wall, schematically shown at the top, was microradiographed with roentgen rays having wavelengths on either side of the
calcium K-absorption edge as schematically shown. On the short wavelength side the absorption in the
calcified structure is higher than on the long wavelength side as seen in the two corresponding microradiograms
at the bottom. (From Engström 1946)

δ) Elementary analysis by microradiography

In roentgen absorption spectroscopy the characteristic roentgen absorption discontinuities are used (see the section on roentgen spectroscopy, this handbook page 713).
The technique of elementary analysis by microradiography with monochromatic roentgen

rays was developed by ENGSTRÖM (1946). Full details of theory and experiment are given by LINDSTRÖM (1955). With monochromatic roentgen rays of two different wavelengths selected close to and on either side of an absorption edge, two microradiograms are recorded of a microscopic specimen. In Fig. 14a the principle is illustrated. Measurements of the roentgen ray transmission by photometry of corresponding points in the two microradiograms permit the calculation of the amount of element per unit area according to the equations given in the section of roentgen absorption spectroscopy in this handbook, p. 707.

Fig. 15 shows the construction of the roentgen spectrograph constructed by LINDSTRÖM (1955) for quantitative histochemical elementary analysis.

2. Projection roentgen microscopy

a) Principle and equipment

The principle of projection roentgen microscopy was originally suggested by v. ARDENNE 1940 in Germany, but the method has been brought to a practical realization by the British group of workers under

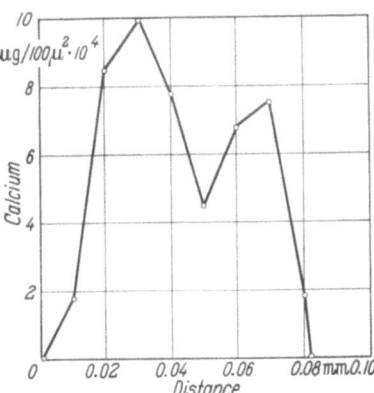

Fig. 14b. The content of calcium per $100\,\mu^2$ as determined along the line $A—B$ in Fig. 14a. See section of roentgen spectroscopy this handbook p. 707 for principle of calculation. (From ENGSTRÖM 1946)

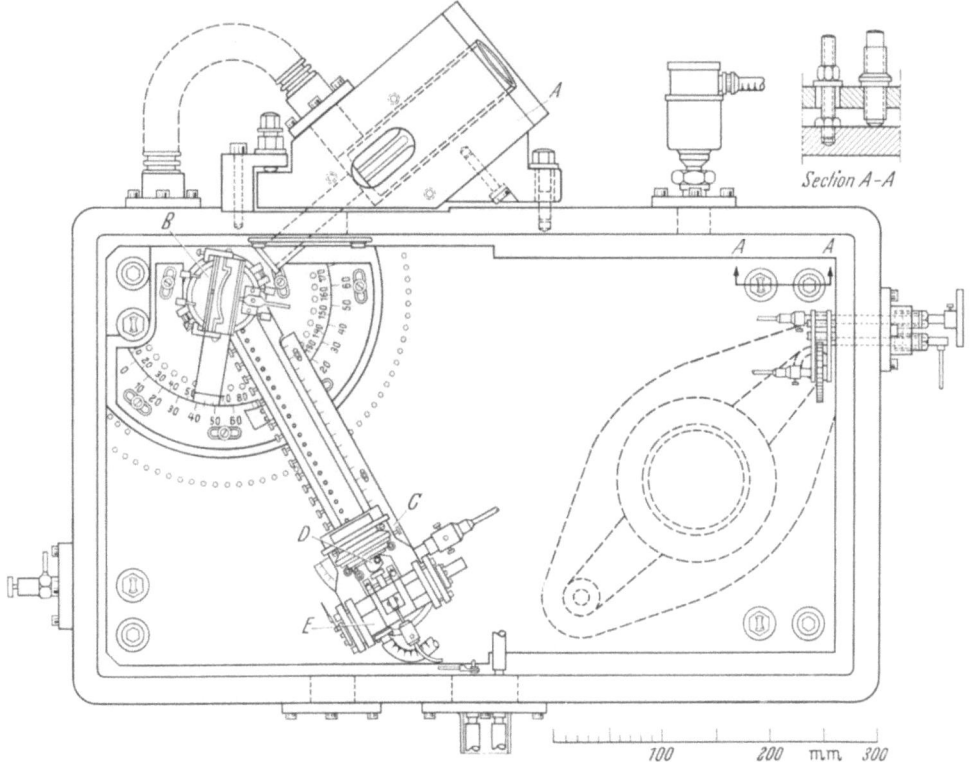

Fig. 15. Roentgen spectrograph for histo- and cytochemical elementary analysis by quantitative microradiography. The roentgen rays from the tube A, enter the vacuum spectrometer and the curved crystal is located at B. The sample and the devices for intensity measurements are at C, D, and E

COSSLETT. Fig. 2 shows the principle of the projection roentgen microscope, where a two lens electromagnetic system is used to focus the electrons from the filament on a target consisting of a very thin foil. The roentgen rays generated at the impact on the thin foil are thus taken out in transmission. Fig. 16 shows the general outline of a COSSLETT type of equipment.

b) Applications

The roentgen projection microscope offers good possibilities to study thick section and also to record stereomicrograms. The greatest use, however, of the point projection roentgen microscope, which is much more complicated in use than the simple contact

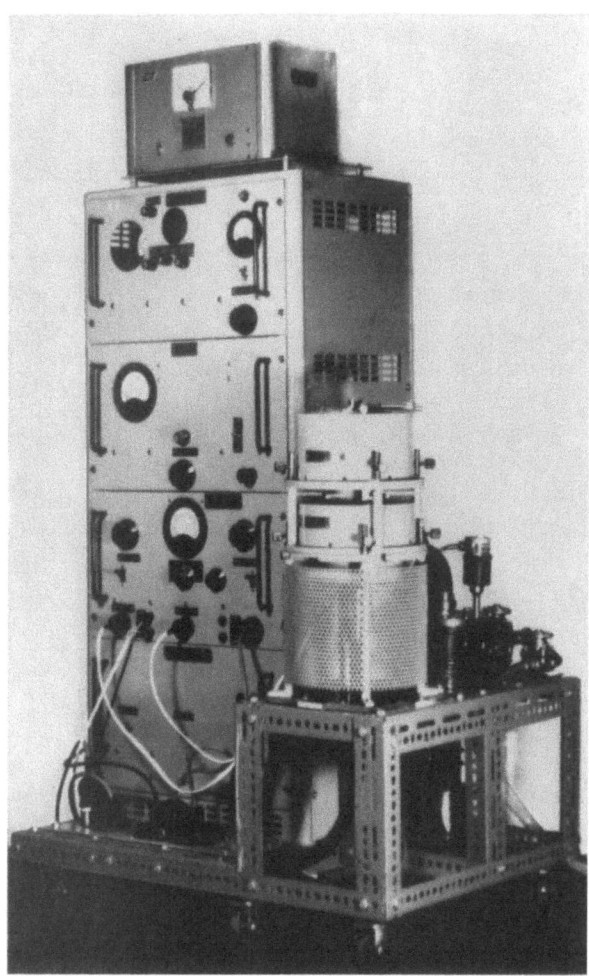

Fig. 16. The point focus roentgen microscope built by COSSLETT and in operation at the Department of Medical Physics, Karolinska Institutet

microradiographic technique, is that it offers good possibilities to perform quantitative direct measurements by absorption emission or scattering. This depends on the very high specific output of roentgen rays from the small focal spot. In fact the brilliance of the point focus is about 1000 times that of an ordinary roentgen tube. The point projection roentgen tube has found good use in roentgen ray microdiffraction studies (CARLSTRÖM and LUNDBERG 1958), and roentgen microemission analysis. For details the reader is again referred to the comprehensive monographs and Fig. 17 shows a recording by COSSLETT and NIXON. A modification of the projection microscope is the scanning microscope (Fig. 18) proposed by PATTEE.

3. Reflection roentgen microscopy

This method is of extremely great interest from a physical point of view, but as no practical biological applications have as yet been made, only the outlines will be given.

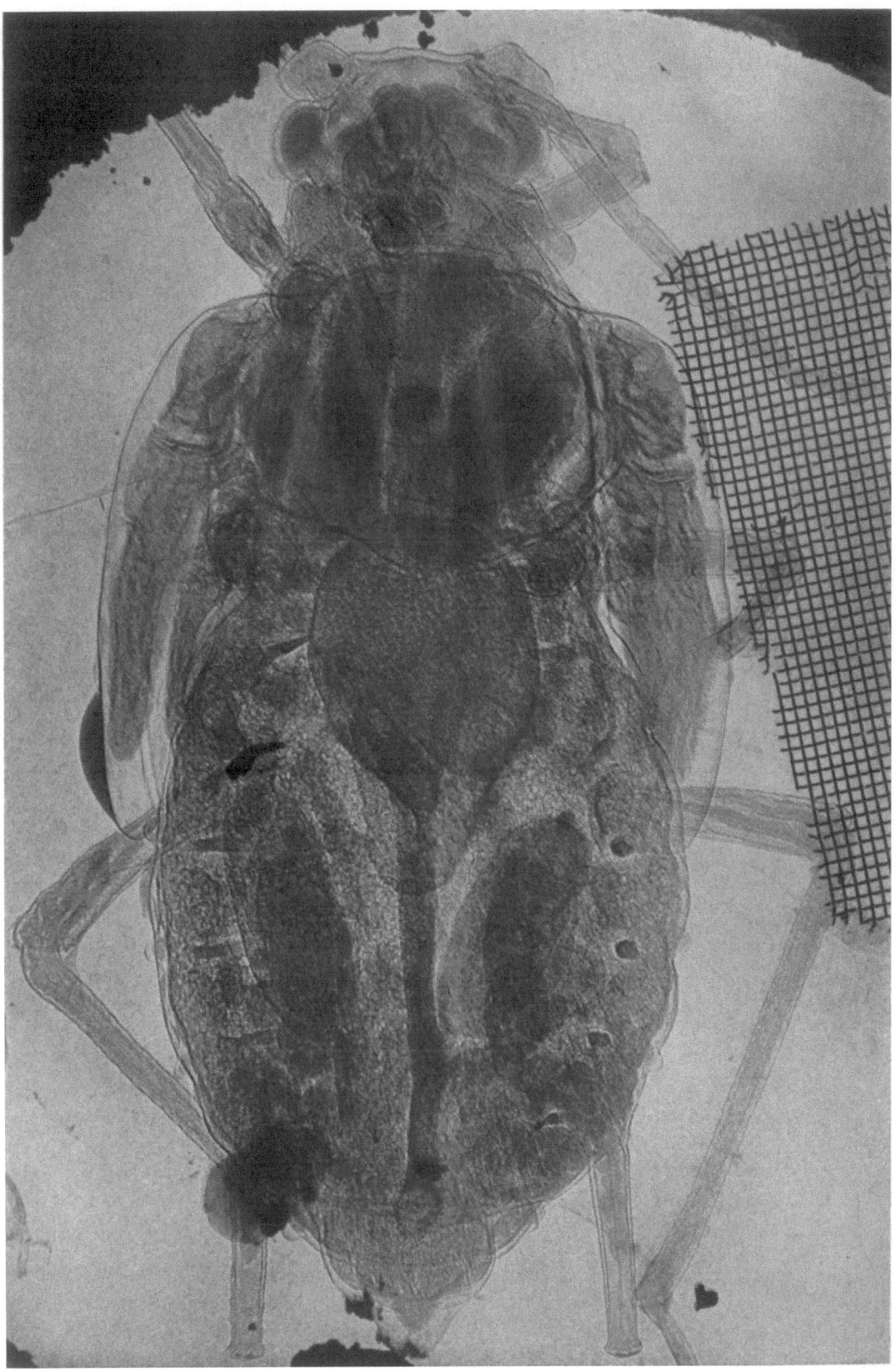

Fig. 17. Projection roentgen microradiogram of an aphid and a silver grid with 3 micron thick bars.
(Courtesy of Dr. V. E. Cosslett)

44*

For surveys see KIRKPATRICK (1957), and HILDEBRAND (1957). When roentgen rays are totally reflected on a curved surface, there will be a focusing effect in one dimension, see Fig. 3. If two surfaces are crossed, there is a possibility to focus the radiation. The roentgen microscope based on this principle and constructed by KIRKPATRICK and PATTEE operates with four curved surfaces, and in modern experiments it has been possible to obtain a resolution of 1 micron.

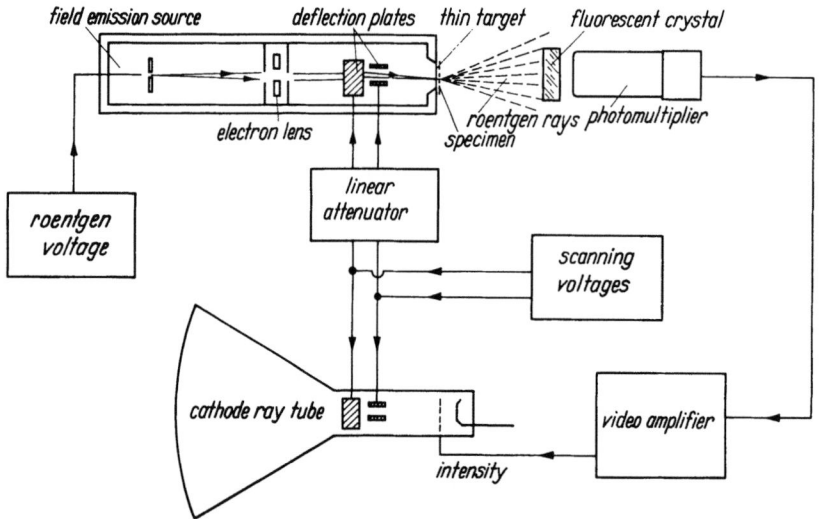

Fig. 18. Point focus roentgen tube used in the scanning roentgen microscope developed by PATTEE. (Courtesy of Dr. H. H. PATTEE)

III. Conclusions

In this short and condensed survey of the methods of roentgen microscopy it has only been possible to give a few general principles. It is safe, however, to state that roentgen microscopic methods have yielded a great number of results of interest in quantitative histo- and cytochemistry. The main advantage of roentgen microscopy is its possibility to obtain quantitative chemical information of the microscopic structures examined. It may also be possible by further refinements of the methods to expand the applications; eventually it may be possible to perform microchemical analyses through the roentgen microscope of submicroscopic particles and structures.

References

ARDENNE, M. v.: Elektronenübermikroskopie. Berlin: Springer 1940.

BELLMAN, S.: Microangiography. Acta radiol. (Stockh.), Suppl. 102 (1953).

CARLSTRÖM, D., and B. LUNDBERG: The projection x-ray microscope for divergent-beam diffraction. J. ultrastruct. Res. 2, 261 (1958).

COSSLETT, V. E., A. ENGSTRÖM and H. H. PATTEE: X-ray microscopy and microradiography. New York: Acad. Press 1957.

— See surveys in: X-ray microscopy and microradiography, edit. by COSSLETT, ENGSTRÖM and PATTEE. New York: Acad. Press 1957.

ENGSTRÖM, A.: Quantitative micro- and histochemical elementary analysis by roentgen absorption spectrography. Acta radiol. (Stockh.) Suppl. 63 (1946).

ENGSTRÖM, A.: Use of soft x-rays in assay of biological material. In: Progress in biophysics and biophysical chemistry, vol. I, chap. 7, edit. by BUTLER and RANDALL. London: Butterworths 1950.

— Contact microradiography. In: X-ray microscopy and microradiography, edit. by COSSLETT ENGSTRÖM and PATTEE. New York: Acad. Press 1957.

— R. BJÖRNERSTEDT, C. J. CLEMEDSON and A. NELSON: Bone and radiostrontium. Stockholm: Almqvist & Wiksell, and New York: John Wiley & Sons Inc. 1958.

—, and D. GLICK: Localization and quantitation of water in biological samples by historadiography. Science 124, 27 (1956).

—, and B. LINDSTRÖM: A method for the determination of the mass of extremely small biological objects. Biochim. biophys. Acta **4**, 351 (1950).

ENGSTRÖM, A., and B. LINDSTRÖM: The weighing of cellular structures by ultrasoft x-rays. In: General cytochemical methods, vol. 1, edit. by DANIELLI. New York: Acad. Press 1958.

— B. LUNDBERG, and G. BERGENDAHL: High resolution microradiography with ultrasoft x-rays. J. ultrastruct. Res. **1**, 147 (1957).

HILDENBRAND, G.: See W. HINK, Experimental investigations on a total reflection x-ray microscope. In: X-ray microscopy and microradiography, edit. by COSSLETT, ENGSTRÖM and PATTEE. New York: Acad. Press 1957.

HOLMSTRAND, K.: Biophysical investigations of bone transplants and bone implants. Acta orthop. scand., Suppl. 26 (1957).

KIRKPATRICK, P., and H. H. PATTEE: See survey articles by these authors. In: X-ray microscopy and microradiography, edit. by COSSLETT, ENGSTRÖM, and PATTEE. New York: Acad. Press 1957.

LAGERGREN, C.: Biophysical investigations of urinary calculi. An x-ray crystallographic and microradiographic study. Acta radiol. (Stockh.) Suppl. 133 (1956).

NILSONNE, U.: Biophysical studies on healing fractures. Acta orthop. scand. Suppl. **37** (1959).

WALLGREN, G.: Biophysical analyses of the formation and structure of human fetal bone. A microradiographic and x-ray crystallographic study. Acta paediat. (Uppsala), Suppl. 113 (1957).

Note radded in proof: Since this manuscript was produced many new results have appeared. Some are found in

ENGSTRÖM, A.: x-ray microanalysis in biology and medicine. Amsterdam: Elsevier Publ. Co. 1962.

PATTEE, H. H., V. E. COSSLETT, and A. ENGSTRÖM: x-ray optics and x-ray microanalysis. New York: Acad. Press 1963

H. Autoradiography *

By

A. Engström

With 14 figures

I. Introduction

The application of radioactive isotopes to the study of the internal metabolism in living organisms has yielded results of great importance. The introduction of the tracer techniques to biochemistry and physiology opened entirely new vistas, resulting in concepts such as the dynamic state of the body constituents. The procedure is generally to introduce a suitably labelled compound, and to follow its metabolic course, that is, degradation, incorporation, excretion etc. by biochemical techniques.

The modern developments in morphology, classified as histo- and cytochemistry, seeks to study the chemistry and metabolism of the morphological units in tissues and cells. For this purpose most chemical microtechniques are not sensitive enough and the investigator has to rely to a large extent on physical or physicochemical procedures such as roentgen microscopy, micro-interferometry, micro-absorptiometry with radiation of various wavelengths, microgasometry and others.

Due to the minute size of the histologically defined samples, a living cell about 10—12 microns in diameter, has a weight of about 10^{-9} g, it is not possible to apply standard electric methods for radioactivity measurements to single cells or small parts of tissues. Autoradiography (many times written radioautography) makes it possible to locate radioactive materials in tissues, cells and even part of cells. The reader is referred to the following books or survey articles which contain extensive lists of references and detailed treatment of the various aspects of autoradiography, FITZGERALD, SIMMEL, WEINSTEIN and MARTIN 1953, BOYD 1955, FITZGERALD 1955, TAYLOR 1956 and PELC 1958.

II. Physical principles of autoradiography

1. General

If a specimen containing radioactive material is placed in contact with a photographic emulsion (Fig. 1), the ionizing radiation will produce a developable photographic image. The number of developed grains in the film depends on several factors such as the number of ionizing particles hitting the film, the physical characteristics of these particles and the characteristics of the photographic emulsion. The ideal case would be that the size and structure of the autoradiographic image should be identical with the structure containing the tracer, but this is impossible as the ionizing radiation is emitted in all directions. Hence there will be some blurring of the image. This blurring depends i.a. on the separation between sample and film, the thickness of specimen, the kind and energy of the emitted particles and the characteristics of the photographic emulsion.

* The original work described in this survey has been supported by the following grants: Grant D 700, National Dental Institute, NIH Bethesda, Md. USA. Contracta AF 61-(052)-15 and 21, European Office of Air Research and Development Command, US Air Force Brussels, Belgium. Swedish Medical Research Council.

There are in principle three types of radiation emitted at the decay of a radioactive substance. Table 1 gives some general properties of particles and radiation with reference to autoradiography.

Table 1. *General characteristics of radiation used in autoradiography*

Unit	Energy (rel)	Penetrability (rel)	Specific ionization	Range in emulsion
α-particle	Moderate	1	10 000	Microns
β-particle	Low-high	100	100	Microns-millimeters
γ-ray	High	1000—10 000	1	No limit

Fig. 2 shows diagrammatically the properties of α- and β-rays listed in Table 1, and it is apparent that the heavy α-particle has a short path thereby producing a heavy ionization. The lighter β-particle (electron) produces less ionization per unit path length and travels a longer distance than the α-particle if both possess equal initial energies. The light β-particle is easily deflected from its course by heavy atoms and therefore its path will be a random one compared to the short straight course of the heavy α-particle. The γ-rays with their high penetrability pass through the emulsion leaving very few developable centers.

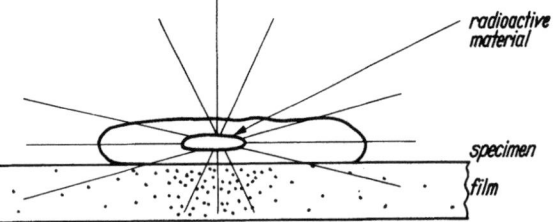

Fig. 1. Principle of autoradiography

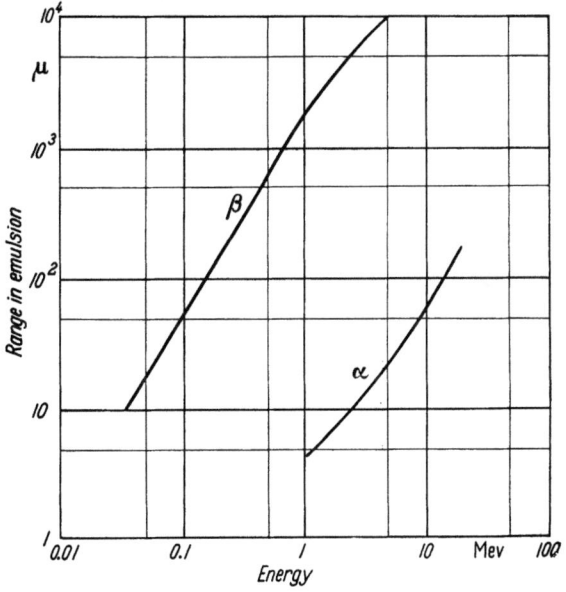

Fig. 2. Range of α- and β-particles in photographic emulsion

As indicated above the possible resolution in autoradiography is better for tracers emitting ionizing particles with low energy than for those with hard. In

Table 2. *Physical properties of some radioisotopes*

Atomic nr	Symbol	Average β-particle MeV energy	Half-life	
1	H³	0.018	12	yr.
6	C¹⁴	0.15	5100	yr.
9	F¹⁸	0.649 (β⁺)	1.87	hr.
15	P³²	1.708	14.30	days
16	S³⁵	0.17	85	days
20	Ca⁴⁵	0.254	163.5	days
26	Fe⁵⁹	0.46	45	days
30	Zn⁶⁵	0.32 (β⁺)	245	days
38	Sr⁹⁰	0.61	27.7	yr.
51	I¹³¹	0.25—0.82	8	days

the following discussion, primarily autoradiography with β-emitting radioisotopes will be dealt with, as the isotopes most suitable for biological work emits β-radiation. The above Table 2 gives the physical data of some radioisotopes used and eventual emission of γ-radiation has not been included in the table.

2. Resolution

Various authors have attempted to calculate the maximum possible resolving power in the autoradiographic technique. DONIACH and PELC (1950), in a thorough investigation, calculated the resolving power as function of the geometrical arrangement. In

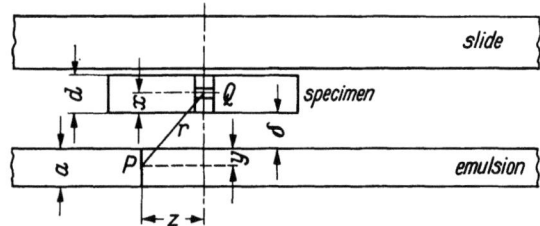

Fig. 3. Resolution in autoradiography (Pelc 1958)

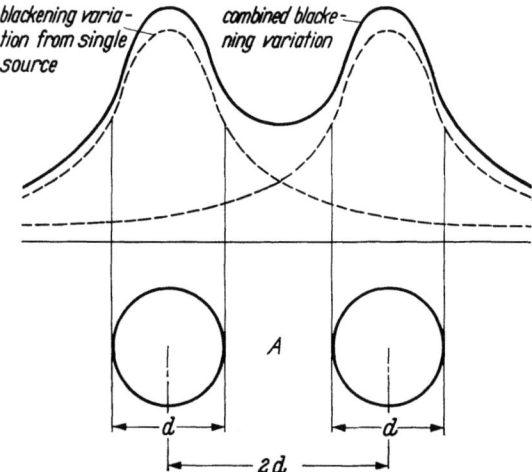

Fig. 4. Resolution in autoradiography according to
Lamerton and Harris (1954)

Table 3. *Resolving power calculated
by* Doniach *and* Pelc (1950)

Thickness of		Gap (Interspace)	Resolving power
Specimen	Emulsion		
5	15	0.1	3
5	15	1.0	9
5	15	3.0	17
2	2	0.1	2
2	2	1.0	5
2	5	0.1	2
2	5	1.0	5.5
2	5	3.0	10.0

All data are in microns.

Table 4. *Resolving power calculated
by* Lamerton *and* Harris (1954)

Thickness		Gap (Interspace)	Resolving Power
Specimen	Emulsion		
2	2	0	2.1
2	2	0.5	3.4
5	5	0	5.1
5	5	0.5	6.4
2	5	0	3.3
2	5	0.5	5.0
5	20	0	9.3
5	20	0.5	20.0

All data are in microns.

Fig. 3 a rod like source of zero diameter of radioactive material is located at Q and assuming a straight forward propagation of the particles the intensity of radiation at any point will be inversely proportional to the square of r. The intensity of radiation at a point P due to an element dQ will be

$$dn = \frac{M}{4 \pi r^2} dr.$$

Doniach and Pelc integrated this equation over the thickness of emulsion and film and obtained curves where the half width was taken as a measure of resolution. Obviously the following factors determine the resolution: the thickness of specimen, distance between source and film (gap or interspace) and the thickness or distance which the particles travel in the emulsion. The last factor has been determined or calculated by several authors, and Fig. 2 indicates that the range in a photographic emulsion even for the β-particles of lowest energy (except those from H³) is well above 50 microns. As the emulsions usually are thinner than this value the total thickness of emulsion will be receiving the ionizing particles.

Some of the data on resolution by Doniach and Pelc (1950) are given in Table 3 and they are in good agreement with the calculations by Lamerton and Harris (1954), who considered the resolving power in the following way: "The resolution of a given autoradiographic technique shall be defined as the distance d, if the images of two uniformly active cylindrical sources of diameter d can just be resolved when the centers are separated by a distance d", see Fig. 4. The data of resolving power according to Lamerton and Harris (1954) are given in Table 4.

3. Amount of isotope necessary to produce an autoradiograph

Obviously there is a minimum quantity of radioactivity per unit of tissue volume which is required to produce an autoradiograph. Pelc (survey 1958) has given a method to calculate this minimum amount and this consideration is necessary in planning animal experiments, that is how much of a radioisotope must the animal be given in order to make it possible to record an autoradiogram of a thin specimen. Pelc l. c. based his calculations on the fact that about 10 developed silver grains per 100 μ^2 of emulsion can be regarded as sufficient for observation. Thus an exposure of $10/\delta$ β-particles (δ is the yield of developed grains per particle hitting the film) should be sufficient. This number of particles shall be obtained from the decay of twice that number of radioactive atoms during the exposure. As exposure times of two half lives of the radioactive isotope results in decay of three quarters of radioactive atoms present, it is not much value to extend the exposure longer as the resulting decay will contribute only little to the density of the autoradiograph. For the long lived

isotopes, naturally, an exposure time of two half lives would be too long and in this case a given time of exposure has to be considered for the calculations. Another complicating factor is that the isotope does not become evenly distributed in the tissue, the rule is rather that local concentrations occur. Taking the various factors into account PELC l. c. has arrived at the following expressions for the minimum concentration C of isotope:

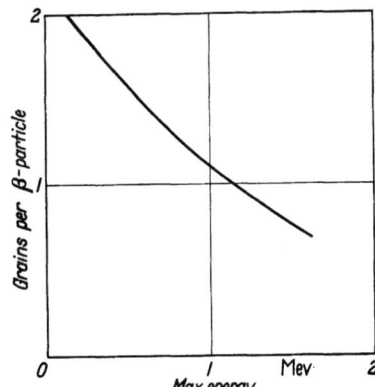

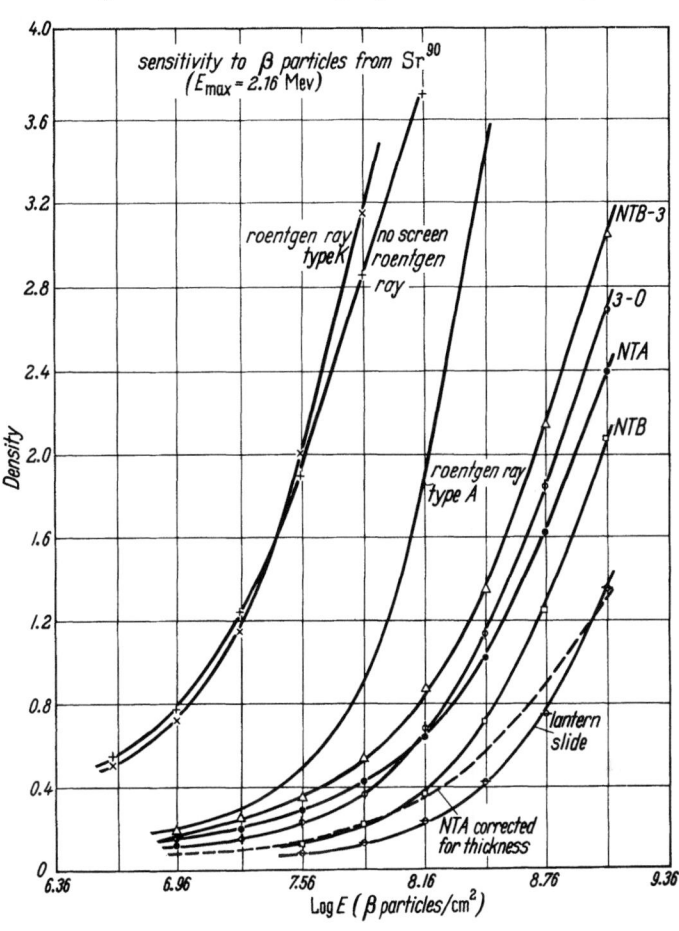

Fig. 5. Grain yield in nuclear track emulsion

Fig. 6. Density response for various types of photographic emulsions (FITZGERALD et al. 1953 from WEBB 1951)

For short life isotopes with the physical half-life H, and assuming $5\,\mu$ thick sections, $C = \dfrac{11 \cdot 5 f}{H \cdot \delta}\,\mu$C per ml, where f is the proportion of labelled to unlabelled tissue and δ the grain yield per β-particle. For long-lived isotopes when the radioactive decay can be neglected during d (days)

$$C = \frac{12 \cdot 5 f}{d \cdot \delta}\,\mu\text{C per ml.}$$

For specimens of varying thickness the values have to be changed accordingly.

For very preliminary calculations the values of δ are about 20 for very fast, coarse grained roentgen films and about 1 for a fine grained stripping film emulsion. As mentioned above the grain yield varies with energy of the ionizing particles. Fig. 5 shows the variation in yield, that is grains per β-particle, as function of the β-energy.

To convert the values in μC per ml obtained from the equations just described into actual quantities of radioisotope, which has to be administered to an animal, a number of considerations has to be made. In general the fate of an isotope in the organ is not known well enough to allow an accurate estimate of suitable amount to be injected. The size of the metabolic pool varies for different compounds, in general it seems best to use a labelled compound, which is as close a precursor to the system under study as possible. Otherwise the isotope will be incorporated to a varying extent into other systems than the one being studied.

4. Photographic emulsions

Depending upon resolution wanted several types of photographic emulsions are used. For gross autoradiography where only a limited resolution is desired, some type of no screen roentgen film is generally used. Somewhat better resolution can be obtained by

Table 5. *Characteristics of photographic emulsions used in autoradiography* (FITZGERALD et al. 1953)

Type	Grain size		Sensitivity	Resolution	Background	Remarks
	Microns	Uniformity				
No screen roentgen	0.5—8.0	Very poor	Highest in non-track autography	Poor	High	Good for gross localization or minimal concentrations
Medium lantern slide	0.5—1.0	Good	Medium	Good	Medium	Good for histo-logic localization of moderate concentrations
NTB			Medium		Low	Best for mounting methods
NTB 3			Very high for β particle tracks		Increases very rapidly	Best for β particle track autography
NTA	About 0.2—0.3	Best	High for α particle tracks	Best	Low, increases with time	Best for α particle track autography
Liquid emulsion Ilford G.5			High for particle tracks		Low, increases rapidly	Very good for track autography
Kodak Ltd. stripping film			Lowest		Low	Best for cytologic localization

employing dental roentgen film, which however does not have the same high radiation sensitivity as ordinary roentgen film, a circumstance which is due to the smaller grain. Special emulsions, for example nuclear track plates, have been developed for autoradio-graphy, and due to the high loading of silver halide these plates are relatively sensitive. Liquid photographic emulsions can be obtained from various manufactures, and such emulsions are suitable for precise localization, especially of discrete cells or micro-organisms, which after labelling can be suspended in the emulsion. A great deal of high resolution radioautography is performed with stripping film. Table 5 which is taken from FITZGERALD et al. 1953, summarizes in a general way the characteristics of some emulsions utilized in autoradiography. Fig. 6 shows in a general way the response of some photographic emulsions when exposed to the β-rays from Sr^{90} in equilibrium with Y^{90}.

III. The autoradiographic technique
1. The apposition technique

When only small or medium magnification is wanted of the autoradiogram, the histological section is placed in direct contact with a roentgen film or an emulsion with somewhat finer grain. In order to diminish the influence of the interspace the film-specimen sandwich, some pressure is applied, and various types of exposure holders have been described (see BOYD 1955). The following technique of gross autoradiography has been applied in order to study i.a. the distribution Sr^{90} in rats at varying time intervals after administration of the radioactive isotope. The isotope containing rats were immediately frozen after being sacrificed and in the frozen state the rat was divided into two halves by a bandsaw. A special exposure holder was constructed consisting of a

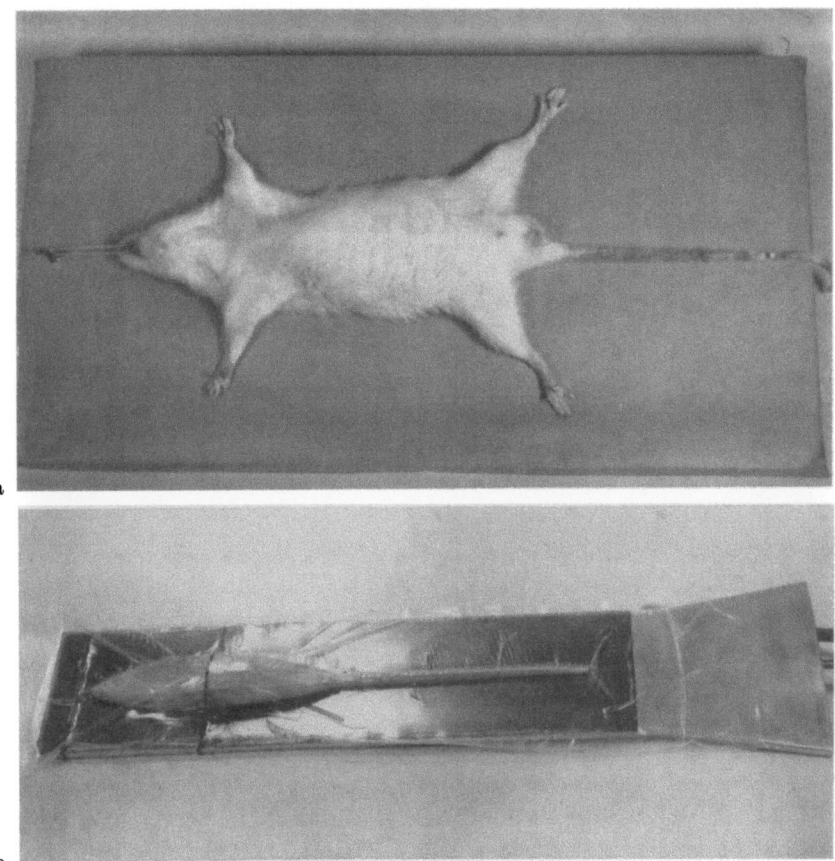

Fig. 7a and b. Principle for autoradiography on macroscale (ENGSTRÖM et al. 1958). a Fixation of the rat on a board before freezing. The board and rat are cut by a saw in the frozen state. b One half of the rat in the pressure casette for autoradiography

metal plate which had longitudinal drillings connected to a tube. A roentgen film was put on the metal holder and the frozen divided rat on top of it. The plate holder with the rat was placed in a plastic bag which fitted tightly to one end of the holder, which was widened and covered with vaseline. The tube at the end of the holder was connected to a vacuum pump and the bag was evacuated through the canals in the metal holder. Due to the atmospheric pressure the hemisectioned rat was uniformly and steadily pressed against the photographic film by the plastic cover. The exposure took place in a refrigerator in a light tight case. Fig. 7 outlines the technical procedure and Fig. 8 gives some results obtained with the technique showing the distribution of Sr^{90} in the mineralized tissues of the rat.

When the apposition technique is applied to a tissue section, the procedure outlined in Fig. 9 is of great use. The section is mounted on a microscope slide and if necessary deparaffinized and covered with a thin layer of parlodion. This latter step may be

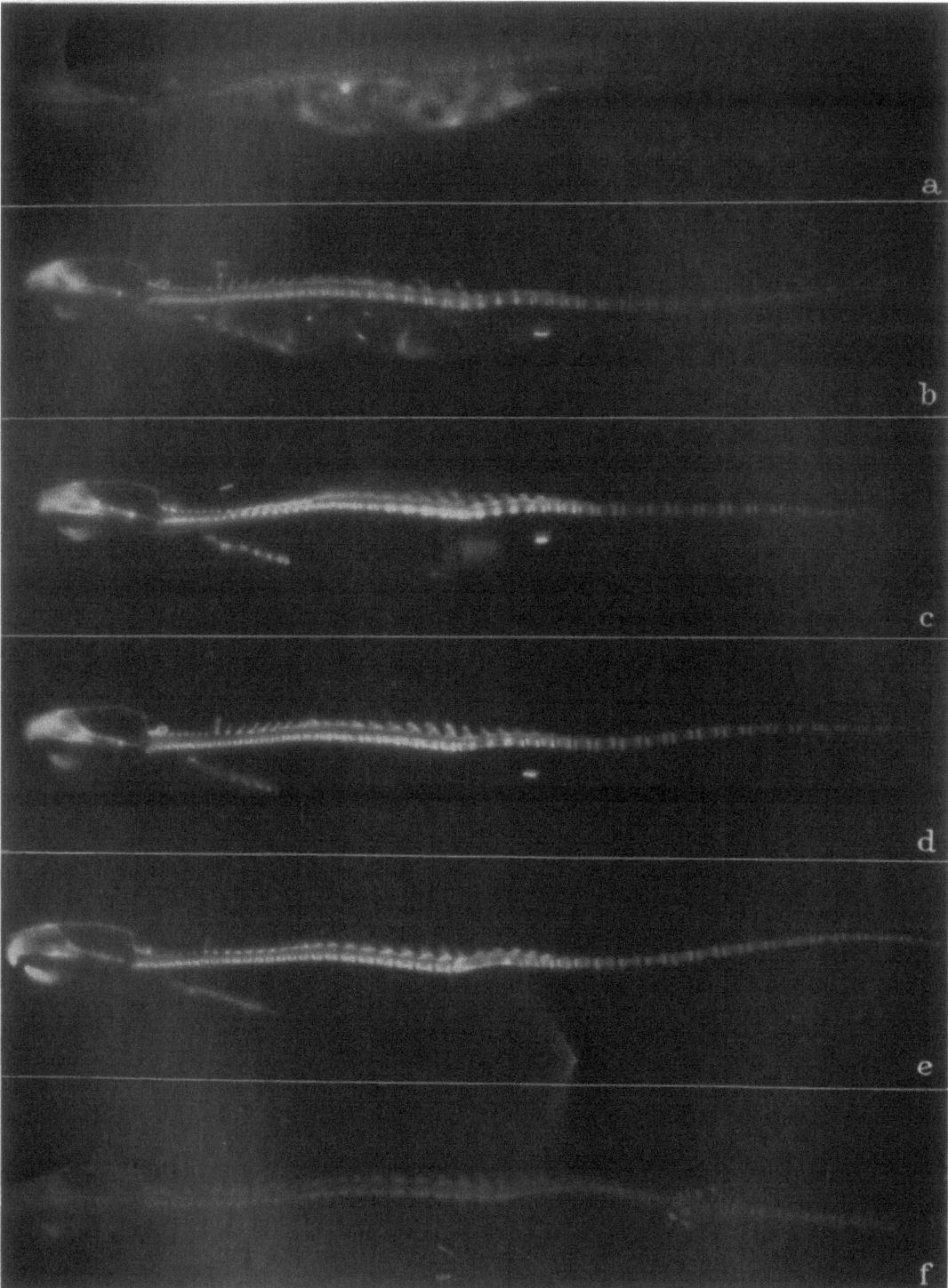

Fig. 8a—f. Distribution of Sr^{90}; rats sacrificed after: a 5 min, b 1 hour, c 6 hours, d 1 day, e 16 days, f 64 days. The animals had been given 10 μc Sr^{90} intraperitoneally

necessary in order to prevent chemical action of certain tissue components on the photographic emulsion. The slide with specimen and the emulsion are pressed together for example with a bankers clips or two plates screwed together.

2. The direct mounting method

Histologic sections of tissues from animals injected with radioisotope can be mounted directly on the photographic emulsion which decreases the interspace, hence the resolution can be improved. Various types of photographic emulsions are used in this type of study, lantern slides, nuclear track emulsions, stripping film and liquid emulsions. The details of the various techniques are found in the following references, FITZGERALD et al. 1953, FITZGERALD 1955 and PELC 1958. Fig. 10 shows how serial sections are floated on water and subsequently applied to the photographic emulsion. The tissue and emulsion remain permanently bonded during the development of the film and staining of the tissue. Fig. 11 and 12 indicate the procedure of mounting, when stripping film or liquid emulsion is used.

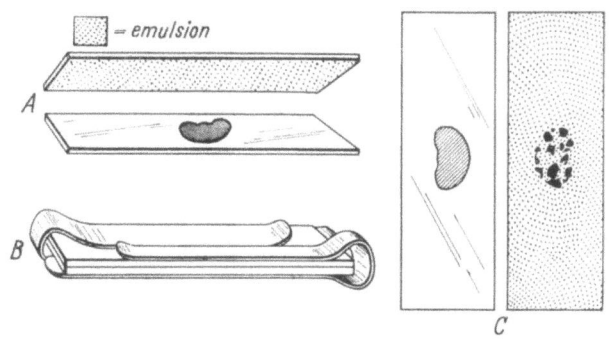

Fig. 9. Steps in autoradiography by apposition method (FITZGERALD et al. 1953)

The advantage of processing film and specimen simultaneously is a better tissue localization of the radioisotope. When the sandwich consisting of stained tissue and developed autoradiogram is inspected in the microscope, a darkening of the photographic emulsion or a track in it can be localized to a particular structure by slightly refocusing the microscope. It is with such techniques, especially in the hands of PELC (1958) that the best resolution — better than 1μ — has been obtained.

3. Quantitative autoradiography

It is obvious that a method of measuring quantitatively the amount of radioisotope incorporated into a cellular structure is of a very great value as in connection with proper biological experimentation it should make it possible to study the kinetics

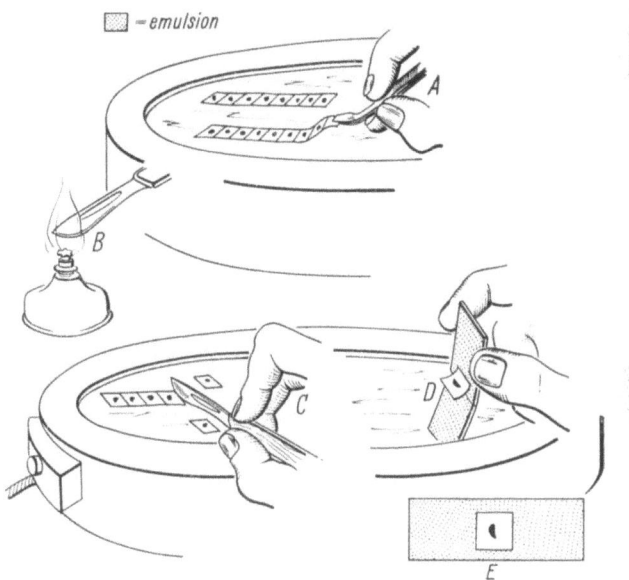

Fig. 10. Cutting serial sections for autoradiography (FITZGERALD et al. 1953)

of certain metabolic processes at the cellular level. For track emulsions each particle hitting the emulsion will produce one track and the content of the decaying radioisotope could in principle be counted by the number of tracks. The grain yield, that is the number of photographic grains per particle, varies with the type of emulsions and energy of particle.

There are several pitfalls in quantitative autoradiography which are difficult to master when the amount of a radioisotope has to be determined from the photographic blackening. When poor or moderately good resolution is desired the blackening of the photographic emulsion can be measured by photometry in a suitable microphotometer for example Zeiss Schnell photometer or in a microspectrometer designed for cytophotometry. For such measurements it is desirable to have a density of the exposed areas in the autoradiogram of about 0.15—0.7 in order to achieve a relatively good photometric accuracy. This means that when using P^{32} and Kodak stripping film in the order of 10^8—10^9 β-particles must hit the emulsion per cm². The lower limit thus cor-

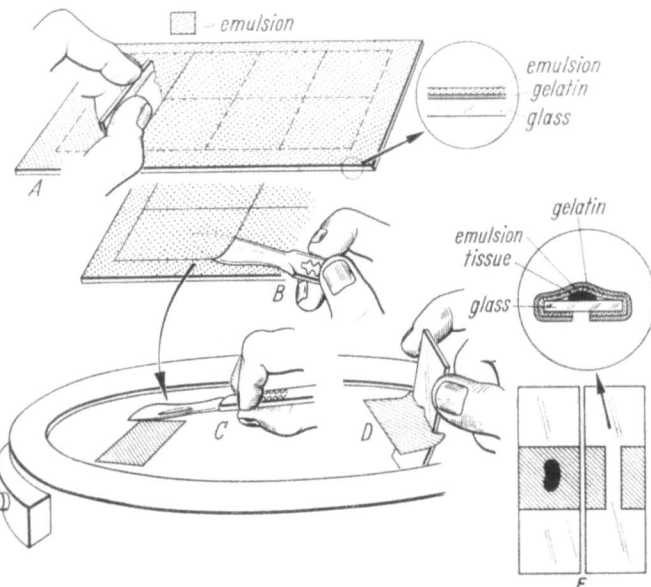

Fig. 11. Stripping film technique (Fitzgerald et al. 1953)

responds to about 100 β-particles per 100 μ^2. In general there is a direct proportionality between number of ionizing particles per unit area and time, that is the exposure, and the density up to a certain value. This straight line relationship varies with type of emulsion, energy of particles, conditions of development etc. Comparisons of the density in various portions of the autoradiograph thus permits the estimation of the activities on a relative scale. Absolute values can be obtained by introducing a radioactive step wedge, with known activity and made up in such a way that the activity of the various steps covers the range of activity in the specimen.

The above mentioned method of measuring the photographic density is less suitable for cytological studies as a heavily exposed autoradiogram obscures the cytological details. In this case it is preferable to have a weaker exposure and to count the grains or tracks corresponding the cytological details under study. About 10—30 grains per cell are easily observed and counted. Grain counting is a tedious procedure and special techniques have been developed, for example the use of a cylindrical lens in the photometer. Also a scanning photometer of the type developed for cytophotometry should find applications to quantitative autoradiography (Fitzgerald and Engström 1953).

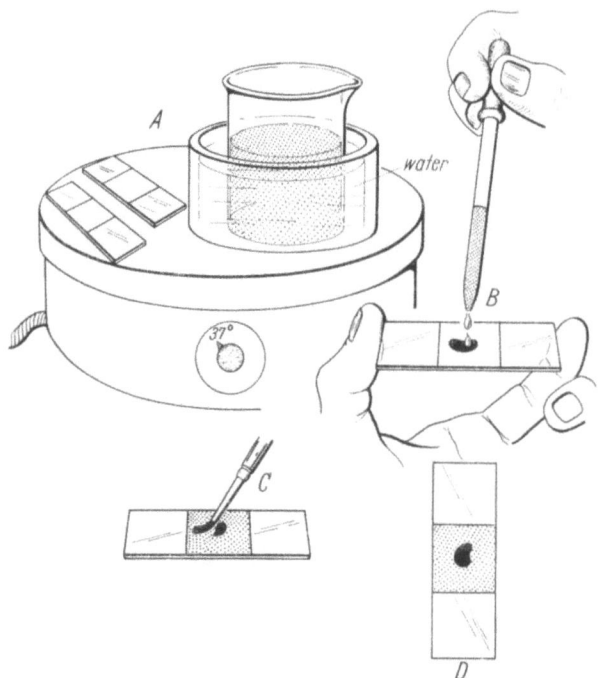

Fig. 12. Liquid emulsion technique (Fitzgerald et al. 1953)

When interpreting the data obtained by photometry or grain counting naturally the grain yield, the radioactive decay, eventual self-absorption etc., all have to be taken into account in order to calculate the amount of tracer incorporated into the specimen. As one half of the radiation is emitted in opposite direction to that of the film the true number of radioactive particles in the specimen will be twice that of measured.

4. Autoradiography after neutron activation

Several attempts have been made to irradiate animal tissues with various types of nuclear particles, protons, deutrons or neutrons in order to transform various elements into radioactive nuclides. By sectioning the tissue after the irradiation and making autoradiographs it is hoped to localize the induced radioactive elements in the tissue or eventually in the cells. Such a procedure would allow the determination of trace elements and also permit the determination and localization of foreign elements introduced into the organism.

Neutron activation has been used to follow the metabolism of B in cells and tissues. The detection is based on the following nuclear reaction:

$$_5B^{10} + _0n^1 \rightarrow [_5B^{11}] \rightarrow _3Li^7 + _2\alpha^4 + 2,79\,\text{Mev}.$$

The α-particles emitted by this reaction can easily be detected by autoradiography. A certain background develops due to the reaction

$$_7N^{14} + _0n^1 \rightarrow [_7N^{15}] \rightarrow _1H^1 + _6C^{14}$$

but the proton tracks can be easily distinguished from the α-tracks. The reactions described above are induced by introducing the specimen into the intense flux of the thermal neutrons in the pile. The technique is also used in therapy of brain tumors where B is introduced and activated in situ and the α-particles emitted act as a source of irradiation. Other such reactions have been described.

IV. Applications

It is impossible to describe in this survey even a small fraction of the results of the autoradiographic examinations published in the literature, and only a few examples chosen at random can be given.

The incorporation of various radioisotopes in bone tissues demonstrated by autoradiography has yielded much new information on the mechanism of the microscopic rebuilding of these tissues. In general bone seeking radioisotopes localize themselves to lowly mineralized areas (see section on roentgen microscopy) that is, to growing bone compartments. Such areas are found to a large extent in growing bone, but also in young Haversian systems in adults, due to the processes of remodelling. A great number of the radioisotopes produced in nuclear fission belong to the bone seeking group, and the mineralized tissues are the critical organs of deposition. Thus radioactive nuclides of P, Ca, Sr, Y, Zr, Nb, Pb, Ra and many others remain fixed to the skeleton long time after they have been introduced into the organism. Of particular interest is Sr^{90} as this fission product is abundant in the atomic ash (fall out) following nuclear explosions. It has a long physical half life (28 years) and once incorporated into the skeleton it can be radiation hazard due to internal irradiation for very long time. As indicated in Fig. 13, Sr^{90}, which after some time is in equilibrium with Y^{90}, is deposited in bone in the same way as radiocalcium, forming small sites of relatively high activity, which have been termed "hot spots". The results of the autoradiographic investigations have made it possible to estimate the dose rates due to the internal radiation to various parts of bone tissue and bone marrow.

The metabolism of iodine in the normal and pathologically changed thyroid gland was early explored by autoradiographic techniques. The variation in the follicular iodine uptake in the normal thyroid seems to be small. In the rat thyroid the amount of I^{131} in a follicle is relatively constant when one considers the volume of the follicle, its surface or the numbers of cells in the follicle. The pattern of follicular labelling with

I[131] in thyroid cancer, various types of goiter etc. have all been described. See for example Fitzgerald 1955.

The availability of radioactive sulfur, S[35], has made it possible to study in detail the turn over rates of structures containing sulfated mucopolysaccharides for example in embryos, connective tissues etc. For survey see Dziewiatkowski 1958.

The metabolism of P[32] has been studied in several tissues and refined techniques permitted tracing the isotope to individual chromosomes during mitosis (survey see Pelc 1958).

As an example of the intracellular localization of radioisotopes the work of Mutolo, Giudice and de Miceli (1958) could be mentioned. They studied the metabolism of

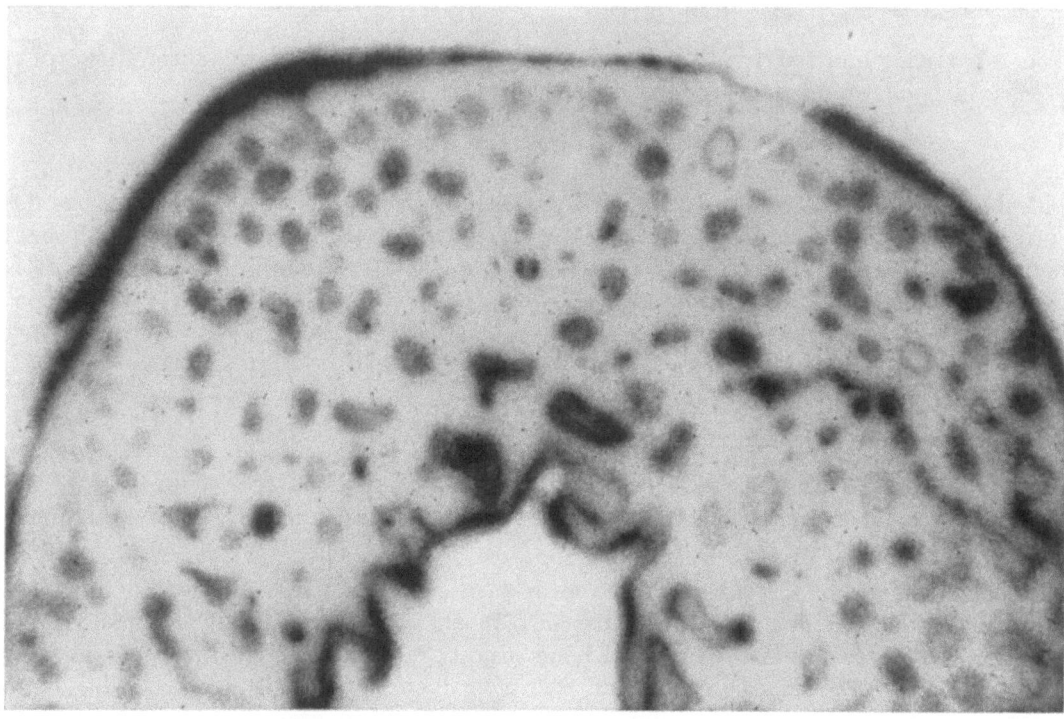

Fig. 13. Autoradiogram of cross section of femur from dog previously given Sr[90]. The radioactivity is concentrated to certain areas, "hot spots"

S[35]-DL-methionine in Ehrlich ascites cells and could show that 15 minutes after the injection of radioisotope only few traces were found. After 30 minutes the radioactivity was found in the cytoplasm and very little in the nucleus. After 180 minutes the nuclei were heavily labelled (Fig. 14).

High resolution autoradiographs have been obtained when localizing tritium labelled compounds. For example it has been possible to obtain autographs of single cilia of ciliates grown on a medium containing tritiated water. By the technique of gas labelling organic compounds can be tritiated and this has opened new possibilities of labelling for example organic drugs and follow their metabolic course and localization in the organism. In such a way the metabolic route of paraaminosalicylic acid has been followed.

V. Concluding remarks

The various techniques of autoradiography have reached a high degree of perfection to-day. It is possible to study the localization and to a certain extent the amount of radioisotopes in cellular structures only parts of microns in size. Autoradiography to-day is one of the most valuable cytochemical techniques, and an extremely large number of publications have appeared. With the development of modern nuclear physics suitable

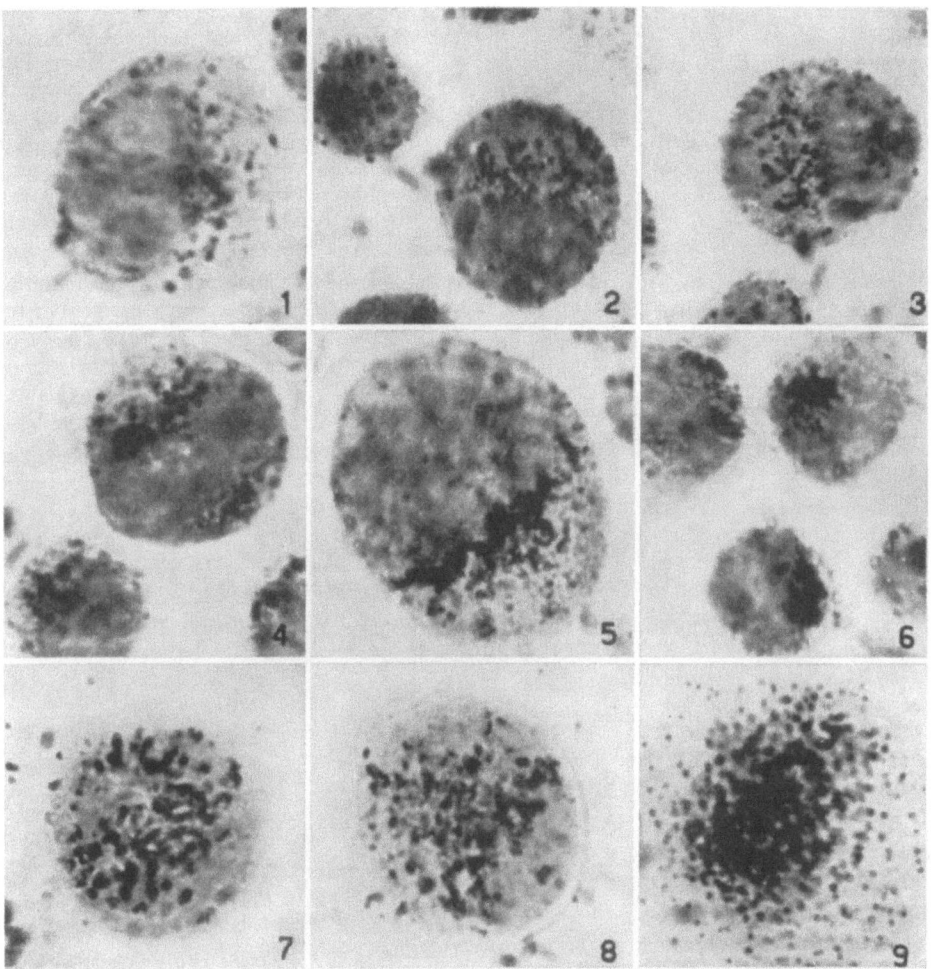

Fig. 14. Ehrlich ascites cells after intravenous injection of 10 μCi of ^{35}S-DL-methionine. Fig. 1, after 15 minutes, Figs. 2—5, after 30 minutes, Figs. 7—9 after 180 minutes (MUTOLO et al., 1958)

radioisotopes are put in the hands of the biologists, and it is expected that the field of autoradiography will be much expanded in the future and through this technique new and valuable aspects of the metabolism at the tissue and cellular level will be achieved.

References

BOYD, G. A.: Autoradiography. New York: Academic Press 1954.

DONIACH, I., and S. R. PELC: Autoradiographic technique. Brit. J. Radiol. **23**, 184 (1950).

DZIWIATKOWSKI, D. D.: Autoradiographic studies with S^{35}-sulfate. Int. Rev. Cytol. **7**, 159 (1958).

EDWARDS, L. C.: Autoradiography by neutron activation: The cellular distribution of boron-10 in the transplanted mouse brain tumor. Int. J. appl. Radiat. **1**, 184 (1956).

ENGSTRÖM, A., R. BJÖRNERSTEDT, C.-J. CLEMEDSON and A. NELSON: Bone and radiostrontium.

Stockholm: Almqvist & Wiksell, and New York: John Wiley & Sons 1958.

FITZGERALD, P. J.: Radioautography — its use in cytology. In: Analytical cytology, edit. by R. MELLORS, chap. VII. New York: McGraw Hill 1955.

— I^{131} concentration and thyroid morphology. The thyroid. Brookhaven Symp. Biol. **7**, 220 (1955).

—, and A. ENGSTRÖM: The use of ultraviolet-microscopy, roentgen-ray-absorption, and radioautographic techniques in the study of neoplastic disease: a discussion of these cyto-physical techniques. Cancer (Philad.) 5, 643 (1952).

Fitzgerald, P. J., E. Simmel, J. Weinstein and C. Martin: Radioautography: theory, technique and applications. Lab. Invest. 2, 181 (1953).

Lamerton, L. F., and E. B. Harris: Resolution and sensitivity considerations in autoradiography. J. phot. Sci. 2, 135 (1954).

Mutolo, V., G. Giudice and A. Di Miceli: Autoradiographic evidence of distribution of S^{35}-methionine in Ehrlich ascites cells. Exp. Cell Res. 15, 434 (1958).

Pelc, S. R.: Autoradiography as a cytochemica method with special reference to C^{14} and S^{35}. In: General cytochemical methods, edit. by J. F. Danielli, p. 279. New York: Academic Press 1958.

Taylor, J. H.: Autoradiography at the cellular level. In: Physical techniques in biological research III, edit by A. Pollister and G. Oster. New York: Academic Press 1956.

Webb, J. M.: The reaction of ionizing particles with the photographic emulsion to produce the latent image. Manual for autoradiographic course. Oak Ridge Institute for Nuclear Studies, Inc., Oak Ridge, Tenn. 1951.

Note added in proof: Since this article was witten new developments in autoradiography have emerged. Especially the combination of autoradiography and electron microscopy has greatly incleased the resolution into the submicroscopic domains.

J. Roentgen spectroscopy *

By

A. Engström

With 14 figures

I. Introduction

The specific character of the spectrum of light emitted by each element when heated or burned has for a long time been used for chemical identification of elements. The optical spectral emission analysis and neutron activation analysis are considered to be the most sensitive methods for trace metal analysis. The analytical methods based on the absorption spectroscopy of light have found use in practically every field of chemical research.

Similar to the application of optical spectroscopy analytical methods based on roentgen ray emission and absorption spectroscopy have been developed. The pioneering work on chemical analysis by roentgen spectroscopy was done by HEVESY (1932), who i. a. identified the new element hafnium. HEVESY's work was founded on the basic physical work of MOSELEY (1913) and SIEGBAHN (1931). Many of the early developments of roentgen spectroscopy took place in German laboratories in the 1930-ties. For a long time these analytical techniques were an academic research tool, but during the recent years the methods have found a wide use mainly due to the availability of suitable instru-

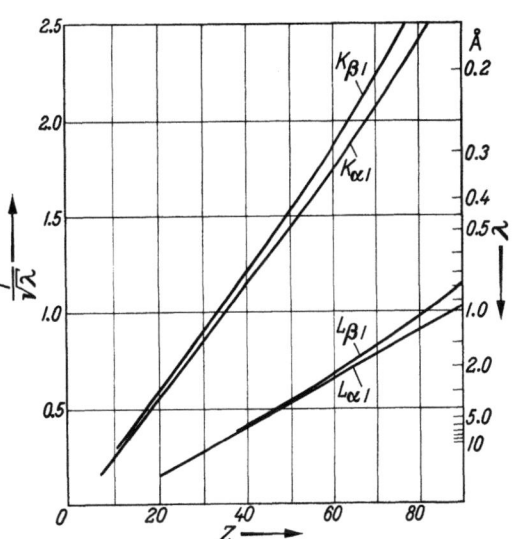

Fig. 1. Relationship between atomic number, Z, and $1/\sqrt{\lambda}$ where λ is the wavelength of the characteristic roentgen rays

mentation. To-day commercial instruments can be obtained which are reliable and simple in operation.

When a substance, for example the anode, in a roentgen tube is bombarded with electrons of sufficient energy, the emission of roentgen rays takes place. The roentgen rays so produced consist of two fractions. One portion consists of a continuous (white) roentgen spectrum, the wavelength characteristics of which are determined by the electron energy. Superimposed on this continuous spectrum there appear roentgen emission lines which are characteristic for the material in the target. The wavelength (λ) of the emission lines varies in a characteristic and systematic way with the atomic number of the elements. According to the classical Moseley-law there is linear relationship between $1/\sqrt{\lambda}$ and the atomic number, Z, as indicated in Fig. 1. The characteristic roentgen emission lines are emitted in groups. For each element there appears a K-series which

* The basic work from our laboratory described in this communication has been supported by the following grants: Grant D 700, National Dental Institute, NIH, Bethesda Md, USA Contracts AF 61-(052)-15 and 21, European Office of Air Research and Development Command, Brussels, Belgium. Swedish Medical Research Council.

contains only a few lines. Elements with medium and higher atomic numbers also emit *L, M* etc. series. The wavelength of the groups is increasing in the order *K, L, M* for each element. Excitation of roentgen rays by electrons such as it is the case in a roentgen tube, is called *primary excitation* and the roentgen rays emitted *primary roentgen rays.*

When a specimen is irradiated with *primary roentgen rays* of sufficiently short wavelength the specimen emits *secondary* roentgen rays which only consist of the characteristic spectra and a small addition of scattered primary roentgen rays. Thus in secondary excitation (fluorescence) no continuous spectrum is generated. The exciting primary radiation must have an energy which is higher than the absorption energy for the particular group of emission lines. The relation between absorption and emission of roentgen rays is schematically presented in Fig. 2.

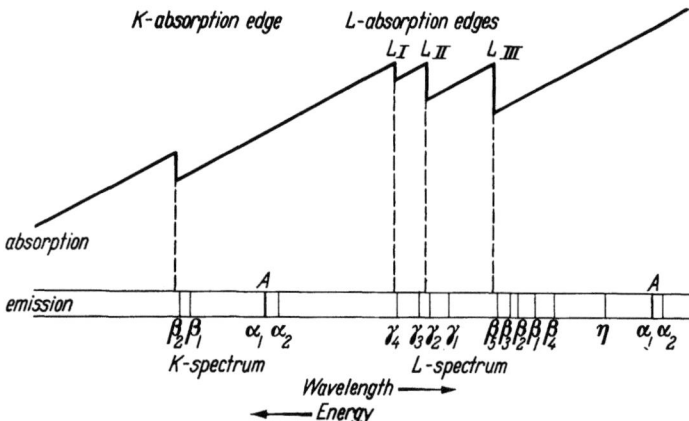

Fig. 2. Relation between the wavelengths of absorption and emission of roentgen rays

As indicated in Fig. 2 there appear in the roentgen absorption spectrum of an element sharp discontinuities called absorption edges or absorption discontinuities. Related to the *K*-emission lines there appears one *K*-absorption edge. The *L*-absorption discontinuity consists of 3 edges, each one corresponding to a certain group of *L*-emission lines. The *M*-absorption discontinuities consist of 5 edges.

Secondary excitation of a particular group of emission lines can only take place, when the exciting radiation (primary roentgen rays) have a wavelength which is shorter than the corresponding edge, that is the energy of the exciting radiation must be higher than the energy for the edge. The relation between wavelength in Ångström units (Å) and energy (V) in kilovolts (kV) is

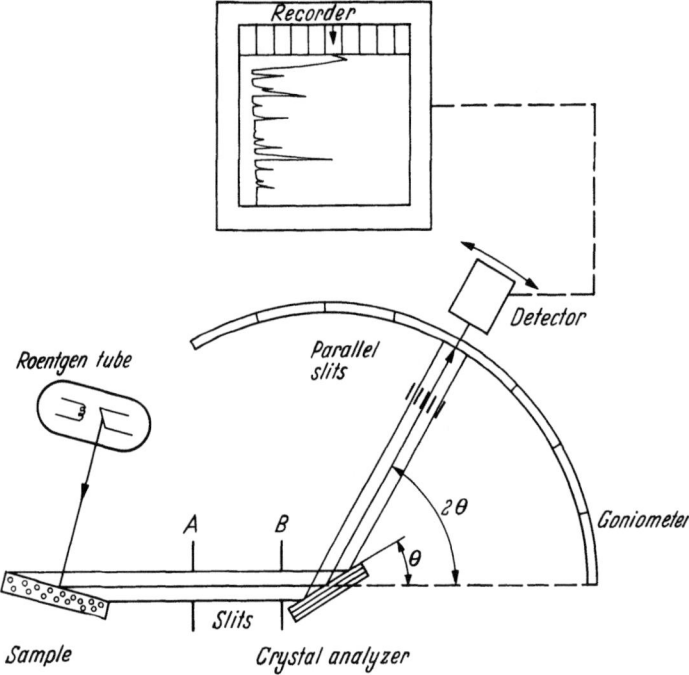

Fig. 3. Principle of roentgen fluorescence analysis

$$\lambda = \frac{12.35}{V} \quad \text{(Duane-Hunt)}.$$

General information of roentgen spectroscopy is given by Clark (1954), Cosslett, Engström and Pattee (1957), Glocker (1957), Siegbahn (1931), Sproull (1946) and the numerous publications by W. Parrish and associates from North American Philips Laboratories, Irvington on Hudson, New York.

II. Roentgen emission spectroscopy

1. Techniques and instrumentation

Modern chemical analysis by roentgen emission spectroscopy is performed by secondary excitation and special, high-powered roentgen tubes with a short target to window distance have been developed. The sensitivity of the roentgen spectrochemical analysis

Table 1. *Wavelengths of roentgen ray emission lines for some elements*

Element	K-absorption edge	K_{β_1}	K_{α_1}	L_{III} absorption edge	L_{γ_1}	L_{β_1}	L_{α_1}
13 Al	7.951	7.981	8.338				
24 Cr	2.070	2.085	2.290	20.7		21.32	21.71
29 Cu	1.381	1.392	1.540	13.29		13.08	13.36
40 Zr	0.688	0.701	0.786	5.58	5.38	5.84	6.07
60 Nd	0.285	0.294	0.332	1.995	1.878	2.166	2.370
74 W	0.178	0.184	0.209	1.215	1.098	1.282	1.476
92 U	0.107	0.111	0.126	0.722	0.615	0.720	0.911

depends among several factors on the strength of the primary source and the sensitivity of the radiation detector system. The general arrangement for roentgen emission analysis is schematically shown in Fig. 3. The specimen is irradiated with primary roentgen rays of high intensity. The secondary (fluorescent) radiation originating from the elements in the specimen is collimated and spectrally resolved by a crystal which is slowly turned in order to satisfy the Bragg-reflection conditions for a certain wavelength range. The spectrally separated diffraction lines are either recorded on a stationary photographic film or measured by an electric detector e.g. Geiger-Müller counter, proportional counter or scintillation detector. The detector is moved with twice the angular speed of the crystal.

Table 2. *Reflecting planes of some crystals used in roentgen spectroscopy*

Crystal	Reflecting plane used (hkl)	Lattice spacing d in Å	Reflection angle 2 Θ for Cu K_α radiation	Relative intensity
LiF	200	2.014	45.1⁰	High
SiO_2 (quartz)	1011	3.343	26.7	High
NaCl	200	2.820	31.7	High
SiO_2 (quartz)	10$\bar{1}$1	4.255	20.9	Med.
SiO_2 (quartz)	20$\bar{2}$3	1.375	68.2	Low
Si	111	3.135	28.5	High
Mica	002	9.96	8.9	Low

The components of the roentgen spectrometer have been chosen according to the wavelength of the characteristic lines. Table 1 gives the wavelengths for some K- and L-emission and also of some absorption edges. If the emitted roentgen lines have wavelengths below 2—2.5 Å, the analysis can be performed at atmospheric air pressure.

Table 3. *Main analytical regions for roentgen spectroscopy according to* (PARRISH)

Wavelength region (Å)	Lowest exciting voltages (KV)	Elements	Spectra (α-lines)	Path	Lattice spacing of analyzer Reflection = 2 Θ	Detector
9—2.3	1.4—6.5	13 Al—24 Cr 34 Se—61 Pm 69 Tu—92 U	K L M	Helium, or vacuum with thin windows	d = 4.3 Å reflects Al K_α at 150⁰	Proper counter with thin window; scint. counter below 4Å
2.2—0.3	6.5—44	25 Mn—60 Nd 62 Sm—92 U	K L	Air	d = 1.5 Å reflects Ba K_α at 15⁰	Scintillation counter; prop. and Geiger counter above 1 Å
0.3—0.1	45—116	61 Pm—92 U	K	Air	d = 1.5 Å reflects U K_α at 4.9⁰	Scintillation counter

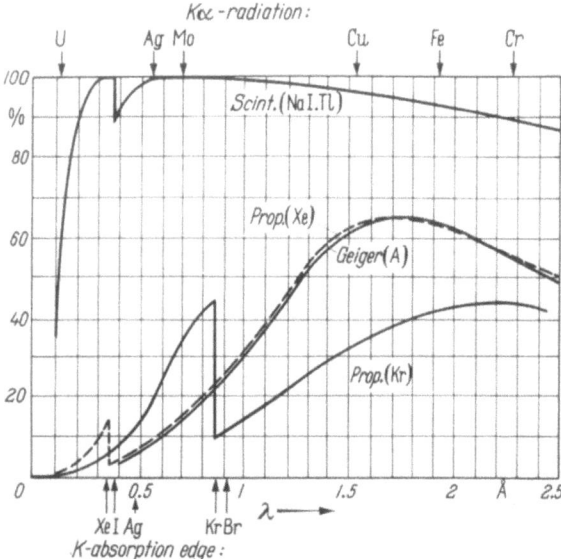

Fig. 4. Efficiency of various detectors utilized in roentgen spectroscopy. (From PARRISH and KOHLER 1956)

However, soft lines, for example the Al K_α-line which has the wavelength 8.34 Å, are heavily absorbed in air and the whole spectrometer has either to be evacuated or flushed with hydrogen or helium in order to reduce the air absorption.

Various types of crystals are used to separate the emission lines and Table 2 shows the lattice planes of some commonly used crystal planes. Reflection of a particular roentgen line takes place at conditions given by the well known Bragg-equation:

$$n \cdot \lambda = 2d \sin \theta$$

where λ is the wavelength of roentgen rays, d the grating constant of the crystal and θ the glancing angle. Table 3 summarizes the major analytical regions.

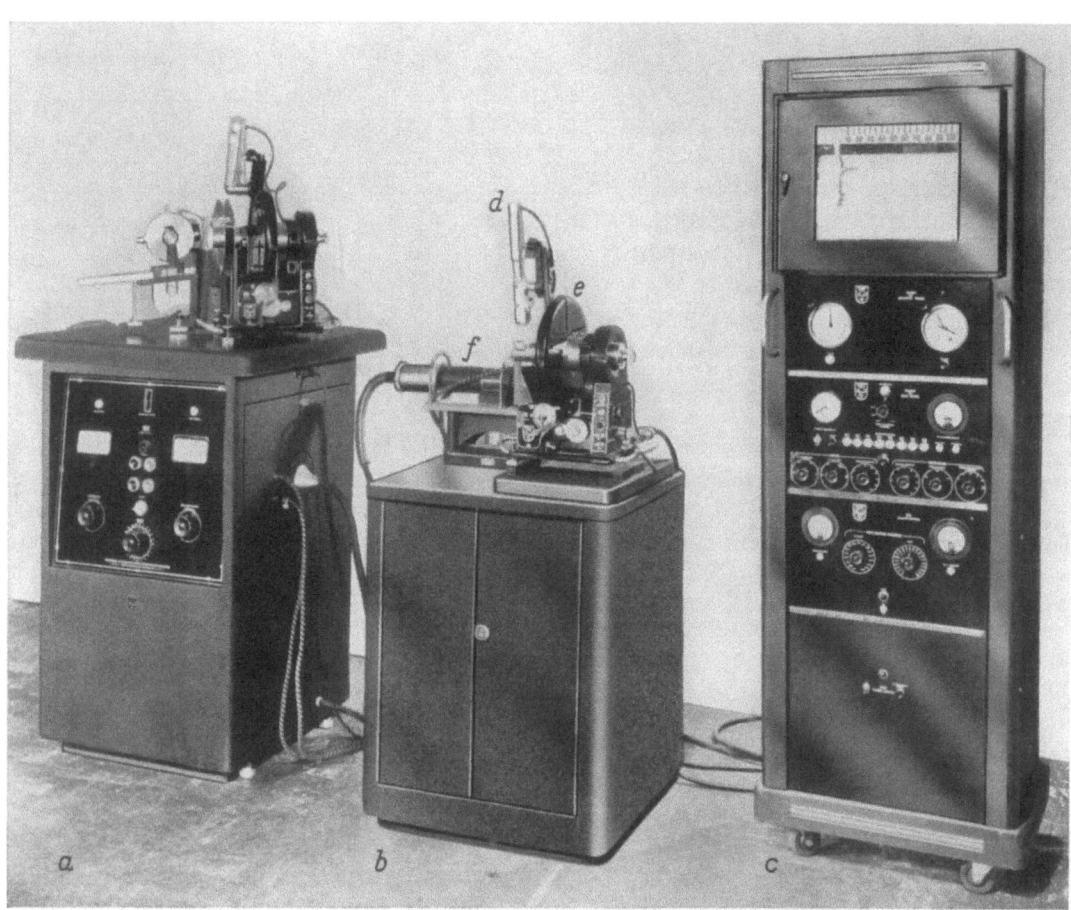

Fig. 5. Equipment manufactured by Philips for roentgen ray diffraction, a, and roentgen fluorescence analysis, b. The diffraction lines are recorded at c and the speed of the paper is synchronized with the angular speed of the detector, d, on top of goniometer, e. The roentgen tube, f, is energized from the high voltage source in A

In the early experiments the roentgen spectra were recorded on a photographic film and the position and intensity of the different lines were determined by linear measurements and photometry. In modern instruments electric detectors are used and these detectors are far more sensitive than the photographic emulsion. Fig. 4 shows the efficiency of certain types of detectors commonly utilized. When the intensity of a particular line is measured in order to permit a quantitative analysis the accuracy depends on several factors among others the "counting strategy" and geometric conditions in the specimen.

Several types of roentgen spectrometers are now commercially available and Fig. 5 shows one of these.

2. Sensibility and applications

The roentgen emission spectral analysis for elementary analysis is a nondestructive method. The sensitivity and accuracy of the method depends on several factors, most of the latter are inherent in the specimen. For *qualitative* elementary analysis the method

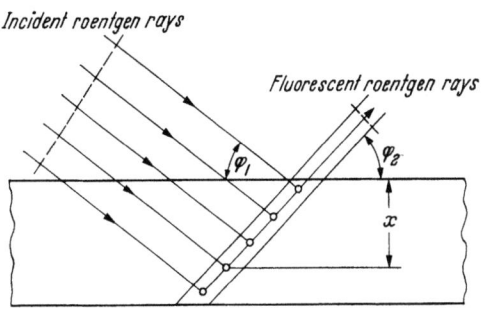

Fig. 6. Geometry of roentgen fluorescence

is rapid, sensitive and accurate, due to the simple structure of roentgen spectra and the regular variation of wavelengths with atomic number. Quantitative analysis is usually performed by comparing the intensity of a particular line from the specimen with the

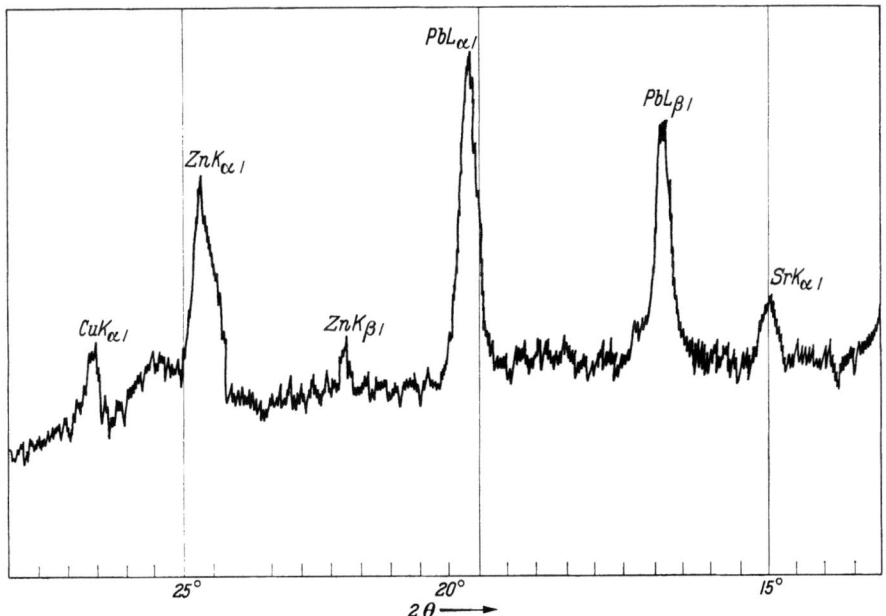

Fig. 7. Roentgen fluorescence of old bone showing traces of contaminations. (From Höglund 1959)

intensity of the corresponding line from standard specimens containing known amounts of this element. When elements of high and medium atomic numbers are embedded in a matrix of elements of low atomic numbers the best conditions are present for a quantitative analysis. The analysis of strontium in biological material belongs to this category of experiments. If the specimen contains several elements of approximately the same concentration the inherent variation among these will influence the intensity of the intensity of the line for one of them due to the varying absorption conditions. Fig. 6 shows schematically the roentgen ray geometry in the specimen, and it is evident that both the primary and secondary radiation are absorbed in a thick sample. Methods have been devised to solve the complex problems of internal excitation and absorption in the

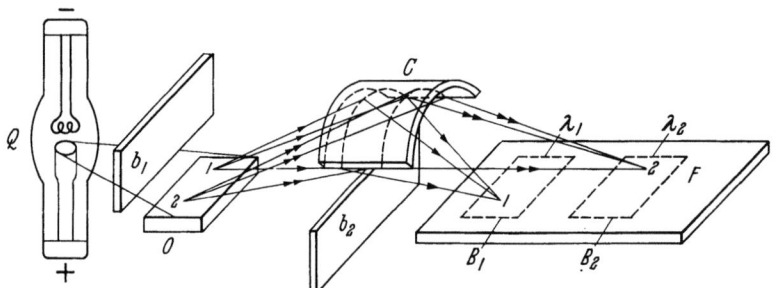

Fig. 8. The roentgen image spectrograph of von Hamos. Q roentgen tube; O sample; C bent crystal; F photographic film. b_1 and b_2 are limiting lead diaphragms. Two elements 1 and 2 in the specimen will be separated to two spectral images

specimen, and the reader is referred to more extensive articles listed in the bibliography. In favourable cases the sensitivity of the roentgen emission spectral analysis is as good as 10^{-3} per cent, that is 1 part in 100000 or less.

The technique described above has found wide use in solving analytical problems in inorganic and organic chemistry. Relatively few applications are as yet found in medical problems. At the Department of Medical Physics, Karolinska Institutet, Stockholm, Dr. Höglund has used an equipment similar to the one shown in Fig. 5 to determine the content of natural strontium in bones and its variations in different types of skeletal tissue. Roentgen fluorescence analysis has also been used by the same investigator to determine trace elements in old skeletal tissues. Fig. 7 shows an roentgen spectrometer recording over a certain wavelength range and the specimen was one of Swedenborg's ribs. The diffraction lines belonging to the elements indicated, probably have their origin in dust from the coffin. This dust has during the years penetrated the spongious bone tissue.

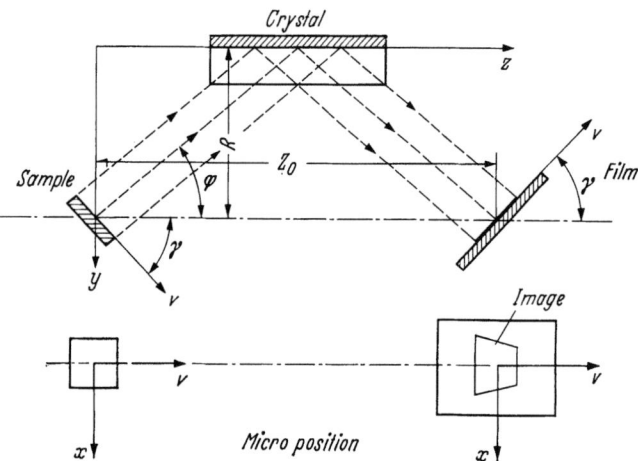

Fig. 9. Microposition in the spectrograph shown in Fig. 8

3. Micromethods

Several attempts have been made to develop modifications of the roentgen emission spectroscopic method. One of the earliest is the roentgen microanalyzer developed by von Hamos (1938)

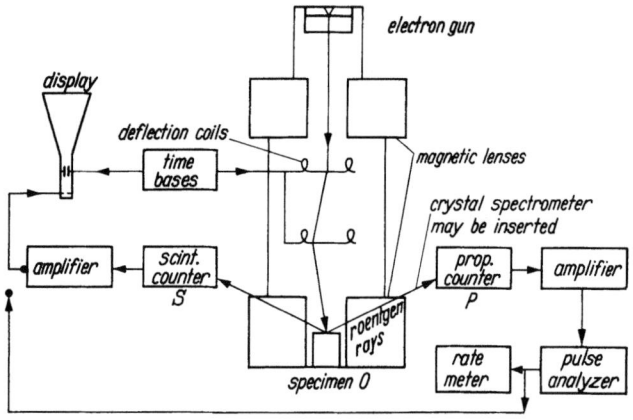

Fig. 10. The use of the roentgen projection microscope with primaly excitation for micro roentgen fluorescence analysis with display of the chemical, specific fluorescence images on a television tube. (From Duncomb and Cosslett 1957)

(summarized literature in von Hamos 1953), and schematically shown in Fig. 8. The specimen, O, is irradiated with primary roentgen rays. The characteristic secondary roentgen rays are separated spectrally in a cylindrically bent crystal oriented in such a way that the specimen and film are situated on the axis of rotation. If the specimen contains two different element at points 1 and 2, these will be imaged at different positions on the photographic emulsion. Thus a series of spectral images will be produced. By tilting the specimen and film according to Fig. 9, conditions for optimal resolution can be obtained. When a rock salt crystal with a radius of 10 mm was used a resolution of 50 microns was possible. This method was used by von Hamos and Engström (1944) to determine iron and zinc in histological sections.

The recent development of the roentgen point projection microscope (see the separate section on roentgen microscopy) has opened new possibilities for roentgen fluorescence analysis on a microscale. The method has been successfully applied to the study of microscopic inclusions in ores and minerals.

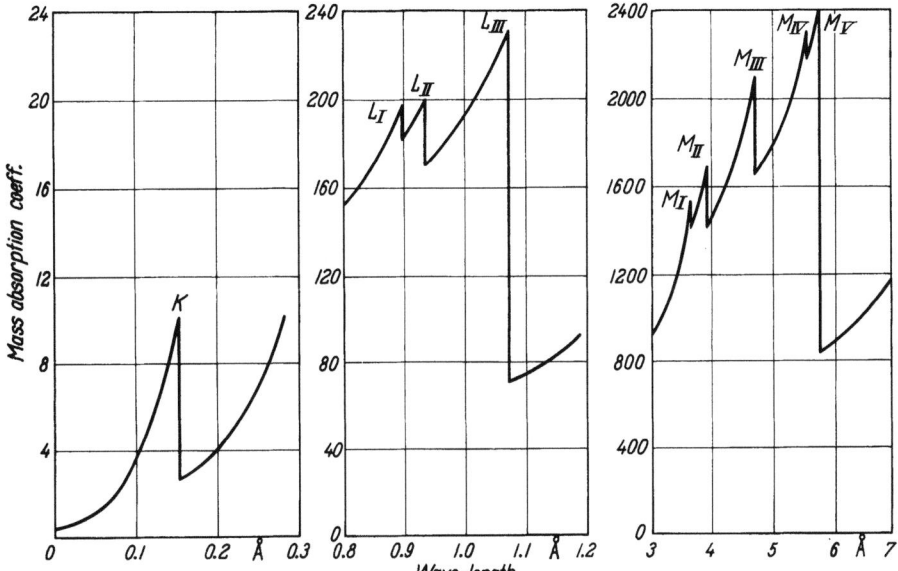

Fig. 11. Roentgen absorption spectrum of platinum

A particular interesting development is the one described by Castaing (see Cosslett, Engström and Pattee 1957 for references). By means of an electron optical system, similar to the one found in the electronmicroscope, a fine beam of electrons is directed on the specimen. At the electron impact roentgen rays are generated which are spectrally analyzed. By scanning the specimen with the electron beam Fig. 10 and displaying the synchronized recording of the roentgen ray intensities on a television screen, it has been possible to obtain a topographic distribution of elements with as good a resolution as a few microns (Cosslett and co-workers 1957).

It can be expected that the roentgen microspectroscopic methods will be rapidly further developed and find many applications to the medical and biological fields.

III. Roentgen absorption spectroscopy

It was indicated earlier in Fig. 2 that the roentgen absorption spectra have a characteristic appearance, and the wavelengths of the absorption edges are specific for the elements. Fig. 11 shows more in detail the absorption spectrum for platinum as a general example. The variations of the mass absorption coefficient (μ/ϱ), which has the dimension $cm^2 g^{-1}$ is plotted against wavelength in Å.

The roentgen spectrometer described in Fig. 3 and shown in Fig. 5 can be used also for absorption analysis and the general arrangement will be according to Fig. 12. The absorption method has the advantage that the variation in the concentration of "foreign" elements has little or no influence on the element being analyzed. The principle is simple and if in accordance with Fig. 13 we call the mass absorption coefficient on the short wavelength side of the edge index 1, and on the long wavelength side with 2, the following equation is obtained if λ_1 is close to λ_2, but on either side of the edge:

$$\frac{I_2}{I_1} = e^{x\left(\frac{\mu_1}{\varrho} - \frac{\mu_2}{\varrho}\right)}.$$

I_1 and I_2 are the roentgen ray intensities transmitted on either side, and the x the amount of element analyzed in $g \cdot cm^{-2}$.

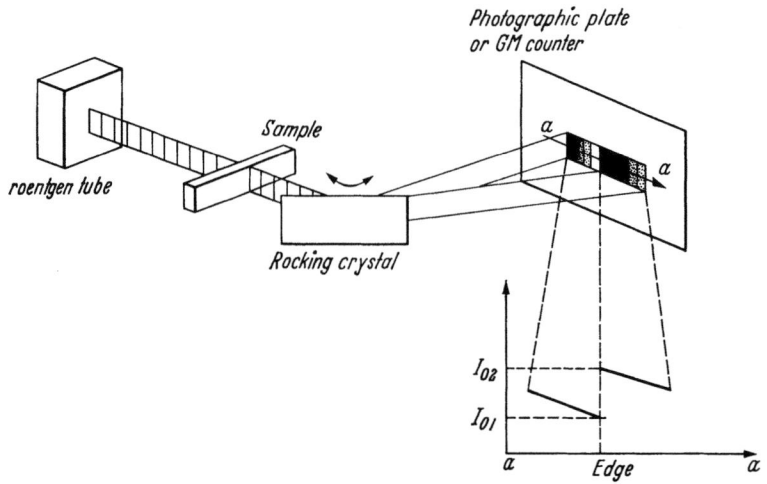

Fig. 12. Principle of absorption spectroscopy by roentgen rays

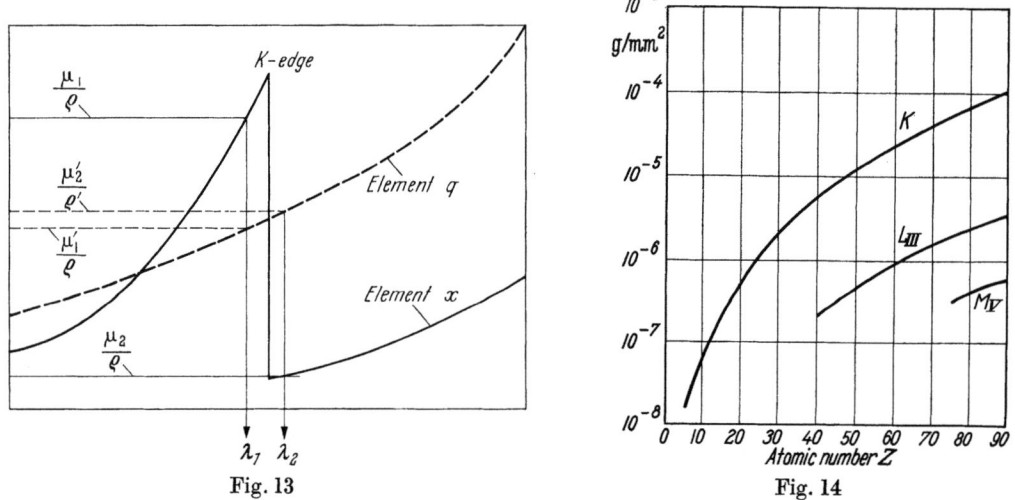

Fig. 13   Fig. 14

Fig. 13. Principle for the calculations in roentgen absorption spectroscopy. X is the amount of element to be determined with its mass absorption coefficients μ_1/ϱ and μ_2/ϱ. The sum of all other elements is called q and if λ_1 is close to λ_2 μ_1'/ϱ', is equal to μ_2'/ϱ'

Fig. 14. The sensitivity of the roentgen absorption method. (From Engström 1946)

The sensitivity of the method assuming that 5 per cent difference between I_1 and I_2 is well measurable, is shown in Fig. 14. It is seen that the sensitivity varies with atomic number depending upon the fact that the mass absorption coefficients rise quickly with increasing wavelength, hence will the difference $\left(\frac{\mu_1}{\varrho} - \frac{\mu_2}{\varrho}\right)$ also increase with wavelength.

The absorption method was first used by Glocker and Frohnmayer (1925). It is especially in its micromodification as originated by Engström (1946) that it has found a wide use in biology and medicine. A more detailed account of these developments is found in the chapter on roentgen microscopy.

References

CLARK, G.: Applied x-rays. New York: McGraw Hill 1954.

COSSLETT, V.E., A. ENGSTRÖM, and H. H. PATTEE: X-ray microscopy and microradiography. New York: Academic Press 1957.

DUNCOMB, P., and V. E. COSSLETT: A scanning microscope for x-ray emission pictures. In: X-ray microscopy and microradiography, edit. by COSSLETT, ENGSTRÖM and PATTEE. New York: Academic Press 1957.

ENGSTRÖM, A.: Quantitative micro- and histochemical elementary analysis by roentgen absorption spectrography. Acta radiol. (Stockh.), Suppl. 63 (1946).

GLOCKER, R.: Materialprüfung mit Röntgenstrahlen. Berlin: Springer 1957.

—, u. W. FROHNMAYER: Über die röntgenspektroskopische Bestimmung des Gewichtsanteils eines Elementes in Gemengen und Verbindungen. Ann. d. Physik **76**, 369 (1925).

HAMOS, L. v.: An x-ray microanalyzer camera. Trans. Roy. Inst. Technol. Nr 68, Stockholm, 1953.

—, and A. ENGSTRÖM: Microanalysis by secondary roentgenspectrography. Acta radiol. (Stockh.) **25**, 325 (1944).

HEVESY, G.: Chemical analysis by x-rays and its applications. New York: McGraw Hill 1932.

HÖGLUND, G.: Unpublished results 1959.

PARRISH, W.: X-ray spectrochemical analysis. Norelco Reporter **3**, 24 (1956).

—, and A. ENGSTRÖM: Modern x-ray chemical analysis. Svensk. kem. Tidskr. **68**, 437 (1956).

—, and T. R. HOHLER: The use of counter tubes in x-ray analysis. Technical Report 103, Philip Laboratories, Irvington on Hudson, New York 1956.

SIEGBAHN, M.: Spektroskopie der Röntgenstrahlen. Berlin: Springer 1931.

SPROULL, W.T.: X-rays in practice. New York: McGraw Hill 1946.

VI. Bevorzugte Darstellung einzelner Körperschichten

Von

F. E. Stieve

Mit 350 Abbildungen

Einleitung

Gegen Ende des 18. Jahrhunderts kamen Anatomen und Pathologen der Petersburger Schule auf den Gedanken, eingefrorene menschliche Leichen, die infolge besonders strenger Winter nicht beerdigt werden konnten, in Schichten zu zerlegen, um an ihnen die räumlichen Beziehungen der Organe und der sich daran abspielenden Krankheitsprozesse zu erforschen. Ihre Beobachtungen hielten sie in sorgfältig ausgearbeiteten, kunstvollen Zeichnungen fest. Besonders der von BRAUNE nach diesen Zeichnungen bearbeitete Atlas mit Körperschnitten in verschiedenen Ebenen ist seither Ausgangspunkt für viele topographische Darstellungen geworden. Die damit mögliche Betrachtungsweise hat auch heute noch, nicht nur für Anatomen, sondern für alle, die sich topographisch-anatomisch orientieren müssen, große Bedeutung. Als im Jahre 1922 der Pariser Dermatologe BOCAGE in einer Patentschrift die theoretischen Grundlagen für die isolierte röntgenologische Darstellung von Körperschichten angab, tat sich die Möglichkeit zum Studium der topographischen Anatomie und Pathologie auch am lebenden Menschen auf. In der Zwischenzeit wurde dieses röntgenologische Verfahren durch zahlreiche Erfindungen und Konstruktionen so weit entwickelt, daß es heute als Ergänzung zur Röntgenübersichtsaufnahme in allen unklaren Fällen ausgeführt wird und zu einer Routineuntersuchungsmethode wurde. Man ist damit in der Lage, durch mehrere, in bestimmten Abständen durchgeführte Schichtdarstellungen, deren Ebene in Richtung der Körperachse — sogenannte Longitudinalschichten — oder quer dazu — sogenannte Transversalschichten — verlaufen kann, sich eine räumliche Vorstellung über das darzustellende Objekt zu machen, seine Lage zu anderen Organen zu bestimmen und eventuell auch seine Größe zu messen. Freilich zeigt ein Vergleich der anatomischen Gewebsschicht bzw. des hiervon aufgenommenen Röntgenbildes mit einem Röntgenschichtbild der gleichen Region z.T. erhebliche Unterschiede. Sie sind, von unterschiedlichen Verhältnissen beim lebenden und toten Körper abgesehen, auf die dem Schichtaufnahmeverfahren zugrunde liegenden Gesetzmäßigkeiten zurückzuführen. Auf jeden Fall ist das Schichtverfahren eine der wesentlichsten Methoden, mit denen sich ein großer Teil der bei einer zweidimensionalen Darstellung dreidimensionaler Objekte sich ergebenden Schwierigkeiten beseitigen läßt.

Aufgabe dieses Beitrages soll es sein, zunächst diejenigen Verfahren zu schildern, die als Vorläufer der eigentlichen Schichtverfahren anzusehen sind bzw. ähnliche Ziele verfolgen. Bei der Beschreibung der Schichtverfahren wird von dem von BOCAGE entwickelten Grundprinzip ausgegangen und dann eine kurze Erläuterung der zur Anwendung kommenden Nomenklatur gegeben, wie sie von der Internationalen Kommission für radiologische Einheiten und Maße (ICRU), Subkomitee IV/6: Body Section Equipment, aufgestellt wurde. Sie soll mit der Nomenklatur in Einklang gebracht werden, die in letzter Zeit im Hinblick auf die Schichtdarstellung entwickelt wurde. Anschließend folgt eine kurze Schilderung der wichtigsten historischen Daten, wobei ein Einblick in die Patentliteratur und die Entwicklung der verschiedenen Methoden gegeben wird. Da das Prinzip des Schichtaufnahmeverfahrens darauf beruht, daß von den drei Einheiten Röhre, Objekt, Film je zwei nach bestimmten Gesetzmäßigkeiten bewegt werden, während die dritte stillsteht, wird bei der Besprechung der Verfahren von den einzelnen Bewegungsformen ausgegangen und die Beziehung der Darstellungsebene zum Film erläutert. Gleichzeitig werden die Verfahren besprochen, die eine Kombination des Schichtverfahrens mit anderen Darstellungsarten bedeuten. Danach folgt eine kurze Schilderung der wesentlichen Apparaturen. Die bei der Entstehung des Schichtbildes wirkenden Gesetzmäßigkeiten werden im Kapitel „Schichtgeometrie" behandelt. Ihre Analyse fußt z.T. noch auf der Erkennung einiger einfacher Erscheinungen, da wir uns hier erst am Anfang der Forschung befinden. Im Zusammenhang mit geometrischen Problemen müssen auch die das Schichtbild betreffenden Besonderheiten der Röntgenphotographie erläutert werden. Ein weiteres Kapitel umfaßt die Strahlenbelastung bei diesen Aufnahmen. Zum Schluß sollen einige für die praktische Durchführung wichtige Einzelheiten, wie technische Daten, Fehlermöglichkeiten, Vor- und Nachteile, Grenzen des Verfahrens, Probleme der Bilddeutung und die Indikationsstellung erörtert werden. Eine Besprechung klinischer Fälle, wie sie in den meisten Monographien über die Schichtdarstellung erfolgt, unterbleibt. Auf diese Einzelheiten wird in den späteren Organkapiteln eingegangen werden.

1. Vorläufer des Schichtverfahrens und verwandte Verfahren

a) Überlagerungsfreie Abbildung durch Spezialprojektion

Eine Röntgenaufnahme erlaubt eine umso bessere Beurteilung, je weniger das interessierende Objekt von davor- und dahinterliegenden Störobjekten überlagert wird. Mit Übersichtsaufnahmen ist bei den meisten Objekten eine überlagerungsfreie Darstellung nicht möglich, es sei denn, man suche, gegebenenfalls unter Zuhilfenahme der Durchleuchtung, durch Lagerung und/oder Änderung der Strahlenrichtung Projektionen, die eine bestimmte Körperpartie annähernd isoliert wiedergeben. Von dieser Möglichkeit wird z.B. bei den zahlreichen Aufnahmearten des Felsenbeins Gebrauch gemacht. Sie haben jedoch alle den Nachteil, daß die Projektion des Organs auf den Film nicht in der anatomischen Grundprojektion erfolgt. Die Vielzahl der Aufnahmearten am Schädel zeigt, daß jede einzelne nur für ein eng begrenztes Substrat geeignet ist, bei dem immer noch eine gewisse Überlagerung durch Störobjekte besteht. Zur Erfassung des Organs als Ganzes sind deshalb mehrere Projektionen bzw. Einstellungen erforderlich, die erst in ihrer Gesamtheit eine Orientierung über Topographie und Pathologie erlauben.

b) Isolierte Darstellung einzelner Körperpartien durch Ausnutzung geometrischer und photographischer Gesetzmäßigkeiten

α) Kontaktaufnahme und Nahabstandsaufnahme

Diesen Spezialprojektionen gegenüber erlaubt die Kontaktaufnahme eine weitgehend überlagerungsfreie Darstellung in der anatomischen Grundprojektion. Voraussetzung für die Anwendbarkeit dieser Technik ist, daß das aufzunehmende Organ nahe der Körperoberfläche liegt, so daß ihm der Film fast abstandslos angelegt werden kann, während die Röhre auf der gegenüberliegenden Körperseite ohne Zwischenschaltung eines Tubus aufgesetzt wird.

In Abb. 1 ist das Prinzip dieser Methode dem der Fernaufnahmetechnik gegenübergestellt. Daraus läßt sich erkennen, daß bei der Kontaktaufnahme nicht nur das focusnahe Objekt als Ganzes auf dem Filme eine große Fläche benötigt und sich daher mit schwächeren Kontrasten darstellt als das plattennahe, sondern daß auch seine Randpartien wesentlich mehr verbreitert werden, während der Objektschatten des plattennahen Teils sich nahezu genau so groß und scharf abbildet wie bei der Fernaufnahme. Je näher die Störobjekte an der Röhre liegen, desto deutlicher wird dieser Effekt, das heißt desto größer und unschärfer werden sie sich darstellen. Durch gleichzeitige Verteilung auf große Flächen,

Unterbelichtung und Konturunschärfe werden in der Praxis die röhrennahen Objektpartien meist nur als Wolken sichtbar und stören deshalb die Bildgüte des darzustellenden Objektteils nicht.

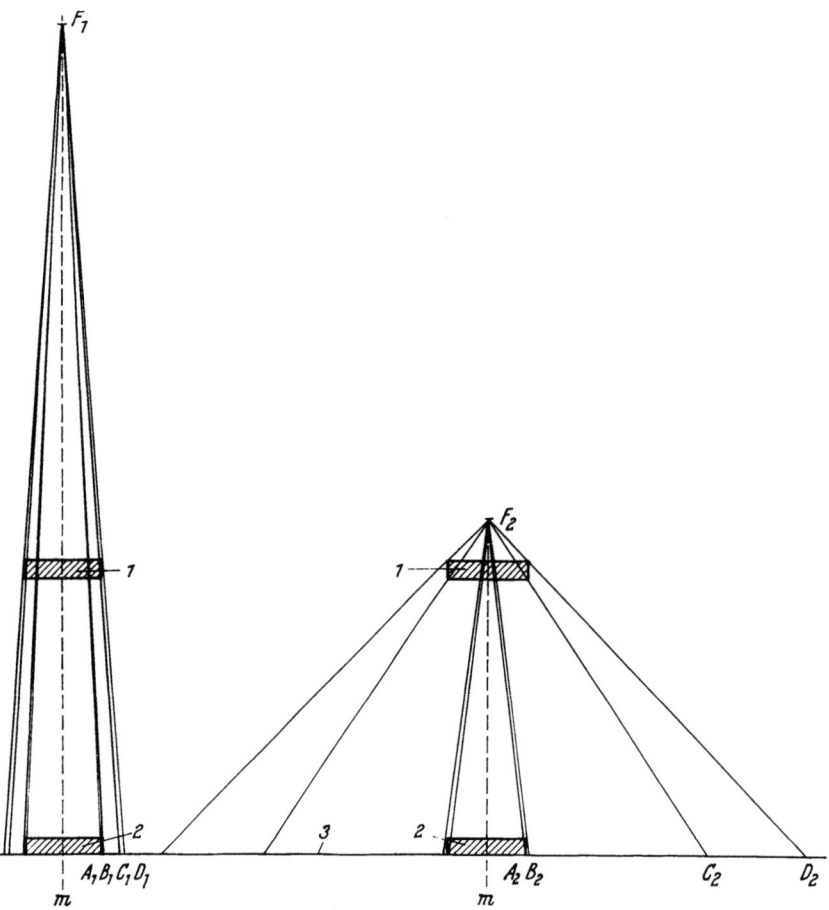

Abb. 1. Geometrische Verhältnisse bei Kontakt- und Fernabstandsaufnahmen für filmferne und filmnahe Objekte. F_1 Focus bei Fernabstandsaufnahme; F_2 Focus bei Kontaktaufnahme; *1* filmfernes Objekt; *2* filmnahes Objekt. Die Kantenunschärfen beim filmfernen Objekt sind mit C_1D_1 bzw. C_2D_2 bezeichnet

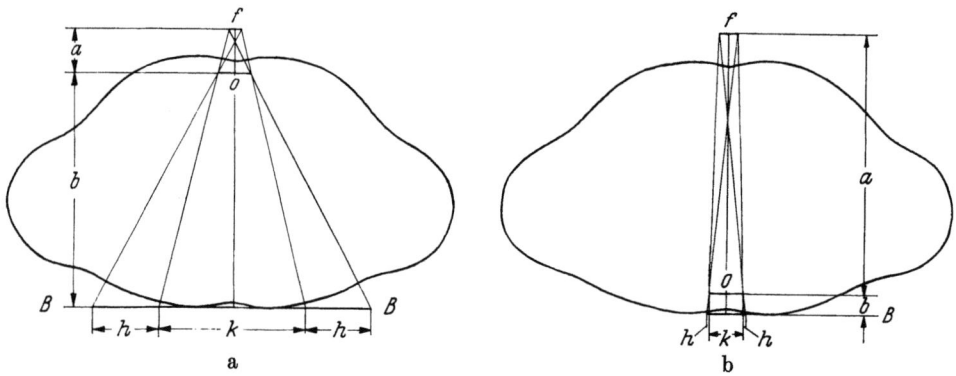

Abb. 2a u. b. Verhältnis der Randunschärfen bei Verwendung eines großen Focus nach OTT bei a filmfernen, b filmnahen Objekten. Durch den großen Focus wird bei filmfernen Objekten die abstandsbedingte Randunschärfe zusätzlich vergrößert

Das Prinzip der Kontaktaufnahme wurde von HARTWIG erkannt und für Aufnahmen des Kieferköpfchens angewendet, von LAUVEN in die weitere Knochendiagnostik eingeführt. Bei verschiedenen dazu entwickelten Aufnahmetechniken wird z.T. versucht,

Kontrast und Schärfe der plattenfernen Abschnitte durch zusätzliche Maßnahmen noch weiter zu vermindern. So empfiehlt OTT die Aufnahmen unter Verwendung eines großen Brennflecks auszuführen, wodurch focusnahe Abschnitte durch den entstehenden großen Halbschatten noch weniger sichtbar werden. Abb. 2 zeigt, wie groß der durch den großen Brennfleck erzeugte Halbschatten (h) bei focusnahen Objekten wird und wie vergleichsweise klein (b) bei plattennahen. Zwar würde h in b bei Verwendung eines kleineren Focus noch kleiner, jedoch wird dieser Unterschied wegen des hohen Kontrastes der plattennahen Abschnitte vom Auge aus optisch-physiologischen Gründen meist nicht wahrgenommen.

ZIMMER hat für die in seinem Buch „Das Brustbein und seine Gelenke" gezeigten Kontaktaufnahmen des Sternums Röhren mit normalem Brennfleck verwendet. Er versucht jedoch, die focusnahen Störobjekte, die Rippen, dadurch weniger hervortreten zu

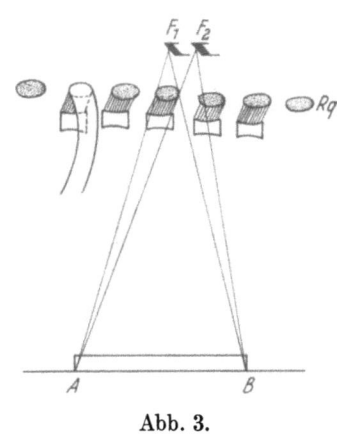

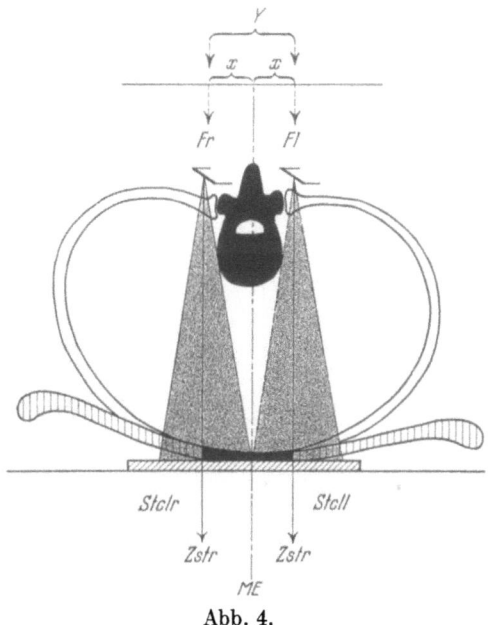

Abb. 3.   Abb. 4.

Abb. 3. Aufnahmetechnik zur Darstellung des Sternums nach ZIMMER

Abb. 4. Aufnahmetechnik zur Darstellung beider Sternoclaviculargelenke nach ZIMMER. Durch Verschiebung des Focus von F_l nach F_r wird der Schatten der Wirbelsäule, der in der Mediane ME liegt, nicht erfaßt, während die Sternoclaviculargelenke $Stclr$ und $Stcll$ orthoröntgenograd getroffen werden

lassen, daß er eine Doppelbelichtung mit um Rippenbreite in der Längsachse des Organs verschobener Röhre ausführt (Abb. 3). Die an sich sehr sinnvolle Technik scheint in der Praxis wenig angewendet zu werden. Zur Darstellung beider Sternoclaviculargelenke verwendet ZIMMER die Doppelaufnahme mit Röhrenverschiebung in der Verlaufsrichtung der Clavikel (Abb. 4) und erreicht hier einen Kombinationseffekt, den auch HECKMANN mit seinen Schlitzaufnahmen beabsichtigt, nämlich sowohl eine Eliminierung der Störschatten wie auch eine Darstellung beider Gelenke auf einem Film in der jeweils günstigsten Projektion. Solche Kontaktaufnahmen, die den Nachteil einer verhältnismäßig hohen Strahlenbelastung im Strahleneintrittsfeld haben, werden außer für das Sternum und seine Gelenke vor allem zur Darstellung einzelner Abschnitte des Schädels wie Kalotte, Nasennebenhöhlen, Kieferköpfchen und Pneumatisation des Felsenbeins, für bestimmte Abschnitte der Wirbelsäule, die Rippen und die Patella ausgeführt (BLUMENSAAT; LAUVEN; OTT; OTT und ROSTECK; SCHMAUSER u. a.). Neben dem bereits erwähnten Nachteil einer erhöhten Strahlenbelastung im Einfallsfeld haben Kontaktaufnahmen den weiteren Nachteil, daß nur solche Objekte sich einigermaßen scharf abbilden lassen, die dem Film unmittelbar anliegen. Da dies nur selten der Fall ist, ist die Konturunschärfe bei sehr vielen Knochenaufnahmen wesentlich größer als bei Fernaufnahmen. So ist z.B. für einen nur etwa 2 cm vom Film entfernt gelegenen Knochen bei einem Objektdurchmesser (gleich Focus-Film-Abstand) von 20 cm die geometrische Unschärfe fünfmal so groß wie bei einer Fernabstandsaufnahme in 1 m Focus-Film-Abstand. Ein zusätzlicher Schärfeverlust entsteht bei der Kontaktaufnahme dadurch, daß es nicht möglich ist, Streustrahlenraster zu verwenden. Deshalb wirken die in den filmfernen Abschnitten entstehenden Streustrahlen als großer Focus für die filmnahen und erhöhen deren Unschärfe. Außerdem erzeugt der z. T. recht hohe Streustrahlenanteil durch die Verflachung des Kontrastes flaue Aufnahmen.

αα) Nahabstandsaufnahmen mit Strahlenquellen innerhalb des Körpers

Versuche, überlagerungsfreie Aufnahmen dadurch zu erzielen, daß entweder der Film oder die Strahlenquelle in den Körper eingebracht werden, sind alt. Von den vielen Versuchen, Filme intracavitär einzulegen, ist nur noch die Zahnaufnahme übrig geblieben. Sie ist praktisch eine Nahabstandsaufnahme jedoch ohne den Nachteil, filmferne Partien verwischen zu müssen. Die allgemein geübte Aufnahmetechnik gibt gelegentlich zu Kritiken Anlaß, weil wegen der geringen Größe des Films die notwendige Übersicht über das Gesamtgebiß fehlt. Man behilft sich damit, eine Vielzahl von Filmen — für einen Gesamtstatus etwa 10 bis 14 — aneinanderzureihen. Jedoch muß jede Aufnahme neu eingestellt

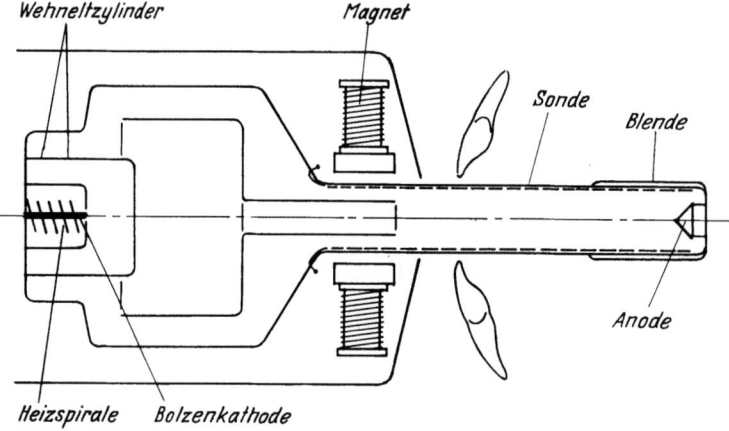

Abb. 5. Schnitt durch die Panoramix-Röntgenröhre

und zentriert werden. Es hat deshalb nicht an Versuchen gefehlt, diese Aufnahmetechnik dadurch zu verbessern, daß ein großer Film außerhalb des Mundes und die Strahlenquelle intracavitär angeordnet werden (Bouchacourt; Guy; Rollins u. a.). Die Schwierigkeit lag darin, daß man für diese Aufnahmetechnik Röhren benötigt, die bei einem äußerst feinen Focus einen Kreissektor von etwa 220—240° gleichmäßig ausleuchten. Man versuchte das Problem dadurch zu lösen, daß man sogenannte Einpol-Röntgenröhren schuf, die mit dem geerdeten anodenseitigen Ende in den Mund eingeführt werden. Eine solche Lösung wurde 1944 von der Firma Koch & Sterzel zum Patent angemeldet. Unabhängig davon begann 1946 Ott in der Schweiz, zunächst allein, später mit der Firma Comet, ebenfalls eine Einpolröhre zu entwickeln und hat hierauf 1947 ein Patent erhalten. In Zusammenarbeit aller Stellen wurde schließlich ein Röntgenapparat mit Röhre entwickelt, bei dem die gestellten Forderungen: Feinstfocus und Ausleuchtung eines Kreissektors von 270° erfüllt sind. Der Röhre (Abb. 5) liegt folgende Konstruktion zugrunde: Die Quelle der Elektronen ist nicht, wie bei den üblichen Röntgenröhren, eine Glühwendel sondern die Stirnseite eines dünnen Metallstäbchens, Bolzenkathode genannt, das auf hohe Temperatur gebracht und damit zur Emission von Elektronen befähigt wird. Die spezielle Art der Kathode war nötig, um die extrem kleinen Brennfleckabmessungen von nur 0,1 mm Durchmesser zu erreichen. Die erforderliche Temperatur des Bolzens wird durch Bombardierung mit Elektronen erzeugt, die von einer um den Bolzen liegenden Glühspirale ausgehen und eine bestimmte Potentialdifferenz durchlaufen. Der Elektronenstrahl des Bolzens wird in bekannter Weise durch einen Wehneltzylinder gebündelt und trifft auf die kegelförmige, geerdete Anode. Um eine nahezu gleichmäßige Intensitätsverteilung der Röntgenstrahlung im Raumwinkel zu erzielen, muß der Brennfleck exakt auf der

Spitze des Kegels liegen und darf auch durch äußere Einflüsse seine Lage nicht verändern. Dieses Problem ist durch eine automatische Zentriereinrichtung gelöst worden, deren Wirkungsweise auf der Emission von Sekundärelektronen aus der Anode beruht. Diese Sekundärelektronen treffen auf vier um 90° versetzte Sonden, die sich innerhalb der Röhre befinden. Die entstehenden Sondenströme bestimmen die Gitterpotentiale von zwei Doppeltrioden, deren Anodenströme damit abhängig von den Sondenströmen sind. Sind die Sondenströme gleich, d.h. liegt der Brennfleck genau auf der Spitze der kegelförmigen Anode, so stimmen auch die Sondenströme der Steuerröhren überein. Weicht dagegen der Brennfleck von seiner Soll-Lage ab, so ergeben sich unterschiedliche Sondenströme und damit unterschiedliche Steuerströme. Mit diesen Steuerströmen werden kleine Magnete beeinflußt, welche den Elektronenstrahl automatisch auf die Kegelspitze zurückführen, bis die Sondenströme wieder annähernd gleich groß geworden sind. Durch den Winkel des Kegels der Anode wird der Strahlungsbereich definiert. Er beträgt 270°, was nach den Erfahrungen ausreichend ist. Der nicht geerdete Teil der Röntgenröhre befindet sich in einer ölisolierten Vollschutzhaube. Eine Kühlung der Anode ist nicht erforderlich, da der Röhrenstrom nur 0,5 mA beträgt. Die Röhrenspannung von maximal 80 kV muß absolut konstant sein, um die Brennfleckgröße einhalten zu können.

Anders als bei der intracavitär verwendeten Therapieröhre ist hier die Antikathode massiv als Kegel ausgeführt und wirft so die Röntgenstrahlung in der gewünschten Richtung zurück. Die dahinterliegenden Abschnitte erhalten keine Strahlung. Abb. 6 zeigt die Lage der Röhre während der Aufnahme. Sie wird, mit einer Plastikhülle überzogen, so in den Mund eingeführt, daß sie genau in der Medianebene liegt. Die Zunge liegt frei unter der Röhre. Zur Oberkieferaufnahme wird sie 10° nach cranial, zur Unterkieferaufnahme 10° nach caudal geneigt. Der aufzunehmende Kiefer wird mit einem Film umlegt — je nach gewünschter Schärfe mit oder ohne Verstärkerfolie. Abb. 7 zeigt eine typische Aufnahme.

Über Einzelheiten der technischen Ausführung und die Aufnahmetechnik berichteten LOHMANN und OTT, über die geometrischen Grundlagen JUNG und über die klinische Indikation JUNG, SETZ, UPDEGRAVE u.a. Als Indikationsgebiet gilt die Röntgendiagnostik der Zahnerkrankungen, allerdings mit der Einschränkung, daß wegen der Vergrößerungstechnik und der nicht vollständig orthoradialen Projektion keine Zahnlängen gemessen werden können und somit Aussagen über die Wurzeltiefe nicht möglich sind, sowie, daß die Karies im Approximalraum wegen häufiger Überlagerungen der Zähne an den Kontaktpunkten nicht immer zur Darstellung kommt (SETZ). Weiterhin ergibt diese Technik Aufklärungen bei prothetischen und orthopädischen Fragestellungen sowie bei Veränderungen des benachbarten Knochens durch Infektionen, Frakturen, Tumoren, Erkrankungen der Kieferhöhle u. a. Auch für andere Vergrößerungsaufnahmen des Knochens, z.B. des Oberarmkopfes von der Achselhöhle aus, ist die Röhre geeignet. Über die im Mundbereich auftretenden Strahlenbelastungen haben JUNG und LOHMANN Messungen ausgeführt. Für den Einzelfilmstatus ergab sich dabei durch Überschneidungen eine Dosis von 1,36 bis 1,51 R im anterioren Teil der Mundhöhle bei 15 Einzelaufnahmen, bei 11 Aufnahmen pro Status wird die gleiche Stelle von 0,81—1,12 R getroffen. Durch die Panoramavergrößerungsaufnahmen ohne Verstärkerfolien wird an der Gaumenschleimhaut eine Maximaldosis von 1,2—1,8 R, auf dem Zungenrücken eine solche von 0,9—1,3 R gemessen. Werden die Aufnahmen mit feinzeichnenden Verstärkerfolien angefertigt, so wird eine Dosisreduktion auf etwa $^1/_8$ erreicht, d.h. die Gaumenschleimhaut erhält eine Dosis von 0,15 bis 0,23 R und der Zungenrücken eine Dosis von 0,11—0,16 R. Diese Messungen stimmen mit Angaben von BLACKMAN überein.

β) Aufnahmen der Oberfläche mit bewegter Röhre

Die Erzeugung einer unscharfen Darstellung filmferner Partien ist auch dadurch möglich, daß man während der Aufnahme die Röhre in Richtung auf den Patienten bewegt.

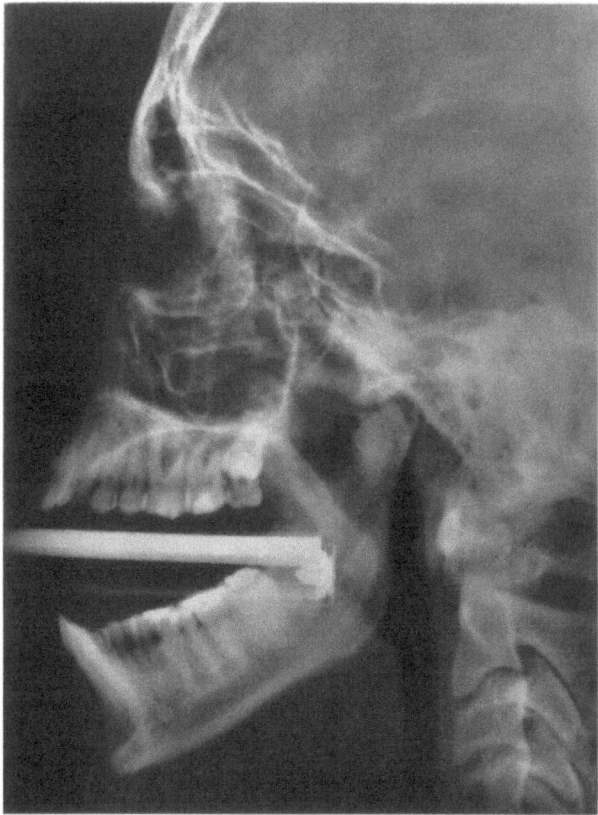

Abb. 6. Seitenaufnahme des Gesichtsschädels mit Panoramix-Röhre in situ

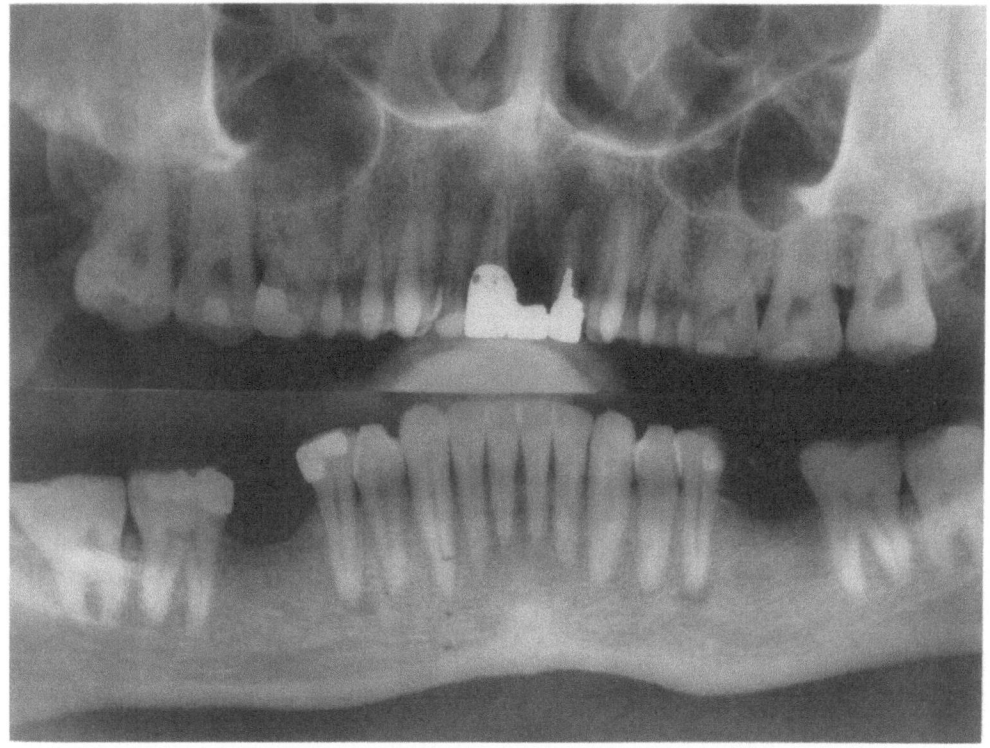

Abb. 7. Typische Aufnahme des Ober- und Unterkiefers mit Panoramix-Röhre

MAYER benutzte schon 1916 diese Aufnahmetechnik zur besseren Darstellung des Herzens und der benachbarten Gefäße, indem er während der Aufnahme die Röhre dem Patienten näherte.

Ein gleiches Prinzip liegt der Oberflächenaufnahme nach OLSSON zugrunde (Abb. 8). Hier wird die Röhre während der Aufnahme in Richtung des Zentralstrahls bewegt, was dazu führt, daß Objekte, die plattenfern liegen, ihre Projektion auf den Film ändern und, vor allem, wenn sie seitlich vom Hauptobjekt liegen, nur als unscharfe Schatten in Erscheinung treten. Das Verfahren eignet sich vor allem zur Darstellung der Schädelkalotte, des Sternums und der Patella. Es erfordert allerdings Geräte, an denen die Röhre schwingungsfrei bewegt werden kann.

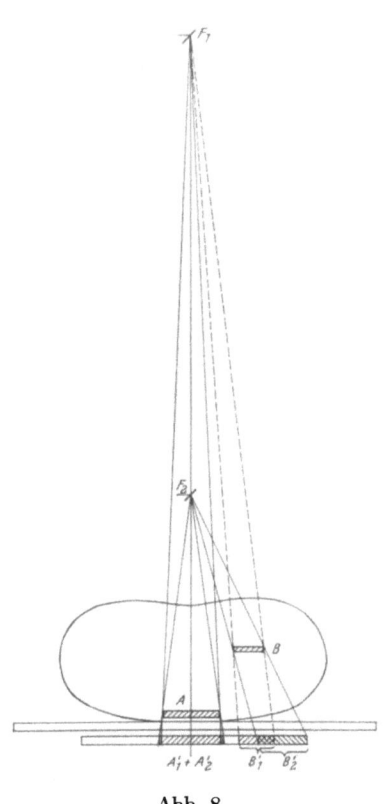

Abb. 8.

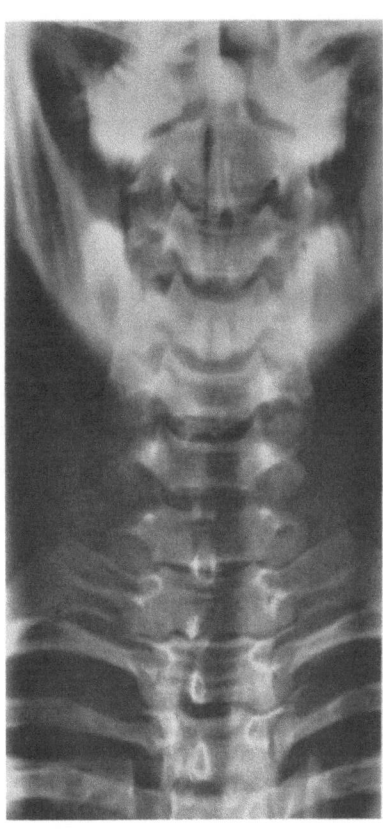

Abb. 9.

Abb. 8. Schematische Darstellung der Oberflächenaufnahme nach OLSSON. Durch die Bewegung der Röhre in Richtung des Zentralstrahls werden vor allem diejenigen Abschnitte stark verwischt, die film- und zentralstrahlfern liegen, während diejenigen im Zentralstrahlbereich nur Konturunschärfen durch den geänderten Abstand aufweisen

Abb. 9. Aufnahme der Halswirbelsäule nach PÉLISSIER und OTTONELLO

γ) Aufnahmen mit Bewegung der überlagernden Elemente

Alle Objekte, die während der Aufnahme bewegt werden, stellen sich unscharf dar. Die Unschärfe nimmt zu, je ausgiebiger die Bewegung wird, und je kleiner das Objekt ist. Erreicht die Bewegung des Störobjekts solche Ausmaße, daß sie sich über große Teile des Films erstreckt, so kommt es praktisch zu keiner deutlich erkennbaren Darstellung. Der Schatten des Störobjekts liegt dann nur als Schleier über einem Teil der Aufnahme, deren Detailerkennbarkeit dadurch nicht wesentlich leidet. Am häufigsten wird diese Technik bei der Darstellung der Halswirbelsäule im sagittalen Strahlengang unter Bewegung des Unterkiefers angewandt. Sie wurde von PÉLISSIER und OTTONELLO angegeben.

Zur Aufnahme werden Kopf und Hals durch entsprechende Lagerung fixiert. Dann läßt man den Patienten während der Exposition, die nicht zu kurzzeitig gewählt werden darf, den Unterkiefer maximal bewegen. Der die Halswirbelsäule überlagernde Unterkiefer mit den Zähnen wird damit über zwei bis drei Wirbelkörper bewegt und ergibt einen, die Beurteilung nicht störenden, Wischschatten (Abb. 9). Wenn man zusätzlich den Transparenzunterschied zwischen dem Unterkiefermassiv und der wesentlich dünneren Halswirbelsäule durch Filter oder Reismehl ausgleicht, erhält man eine im gesamten Halswirbelsäulenbereich gleichmäßig belichtete, überlagerungsfreie Aufnahme.

Ähnliche Wirkungen erzielt man nach Hellmer bei der Abbildung der Brustwirbelsäule im sagittalen, und nach Bársony und Winkler sowie Weiser im seitlichen Strahlengang durch Bewegung der Rippen. Ziedses des Plantes konnte das Ellenbogengelenk besser darstellen, wenn er während der Aufnahme den Unterarm bewegen ließ.

δ) Darstellung bestimmter Objektteile durch Drehung des Objekts während der Aufnahme (Autotomographie nach Ziedses des Plantes)

Ziedses des Plantes hat besonders zur Darstellung des 4. Ventrikels eine Methode zur Verwischung der überlagernden Schatten angegeben, die ebenfalls als ein der Schicht-

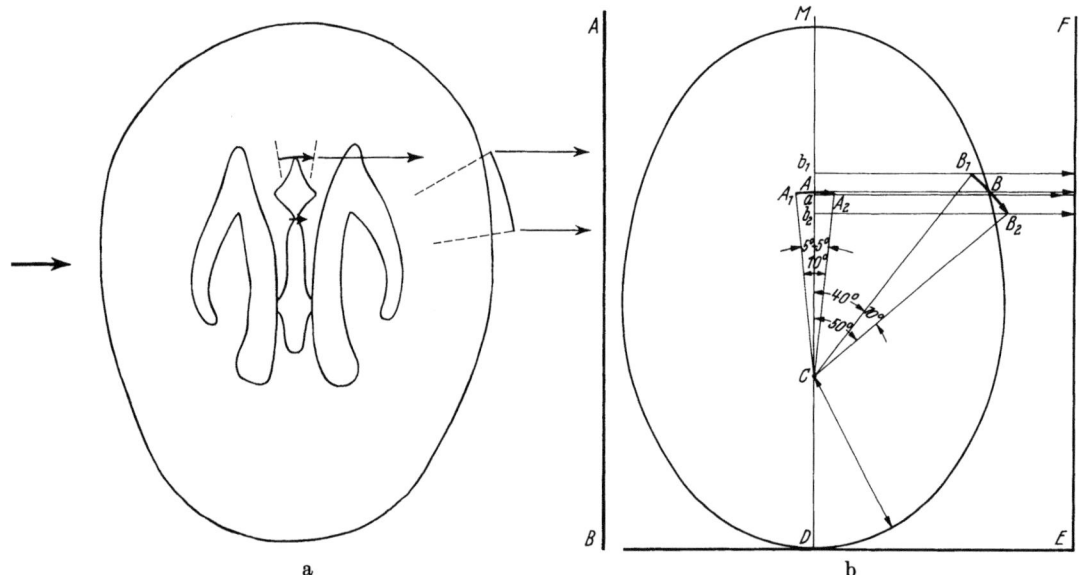

a						b

Abb. 10a u. b. Autotomographie nach Ziedses des Plantes zur Darstellung des 4. Ventrikels.
a Aufnahmprinzip. b Geometrische Verhältnisse

aufnahme verwandtes Verfahren angesehen werden muß. Er bezeichnet sie als Autotomographie. Dabei wird das aufzunehmende Objekt so gelagert, daß es bei der während der Aufnahme erfolgenden Bewegung in der Drehachse liegt (Burrows; Schechter). Im Falle des 4. Ventrikels wird während der Aufnahme der Schädel um einige Grade (etwa 8—10°) um seine Längsachse gedreht. Die überlagernden Teile, insbesondere die die Beurteilung störende Luftfüllung der benachbarten Ventrikel und der Periduralräume werden durch diese Bewegung verwischt, der 4. Ventrikel dagegen scharf dargestellt (Abb. 10).

ε) Abschnittsweise Darstellung des Objekts auf einem Film (Schlitzaufnahme)

Zu erwähnen ist hier noch das zuerst von Heckmann angegebene Verfahren, bei dem während der Exposition die Röhre, ähnlich wie bei der Planigraphie, bewegt wird, wobei über dem feststehenden Film in der Gegenrichtung eine Bleiplatte mit einem sehr feinen Schlitz abläuft. Je nach der Höhe des Drehpunkts lassen sich störende Objekte in verschiedenen Ebenen und Lagen eliminieren. Das Verfahren erlaubt durch die zahlreichen

Variationsmöglichkeiten der verschiedenen Bewegungen ebenso zahlreiche Abbildungs-arten. Erfolgt die Schlitzbewegung z. B. in der gleichen Richtung wie die Röhrenbewegung und in gegenüber der Röhre innerhalb eines Ablaufs wechselnder Geschwindigkeit, so lassen sich verschieden ausgerichtete Objektdetails stets orthoröntgenograd darstellen. Praktisch ist es dazu allerdings notwendig, die Verlaufsrichtung dieser Objektdetails zu kennen, denn die Schlitzgeschwindigkeit muß entsprechend variiert werden. Hat die Schlitzbewegung bei gegenläufiger Bewegung eine gegenüber der Röhre erhöhte Geschwindigkeit, so entstehen Vergrößerungsaufnahmen (in einer Richtung) unter den geometrischen Schärfebedingungen einer Fernabstandsaufnahme.

Das Verfahren hat in vereinfachter Form nur zur orthoröntgenograden Darstellung der Intervertebralräume eine gewisse praktische Bedeutung erlangt. TESCHENDORF hat 1957 dazu eine entsprechende Aufnahmevorrichtung angegeben. Sie ist in Abb. 11 gezeigt.

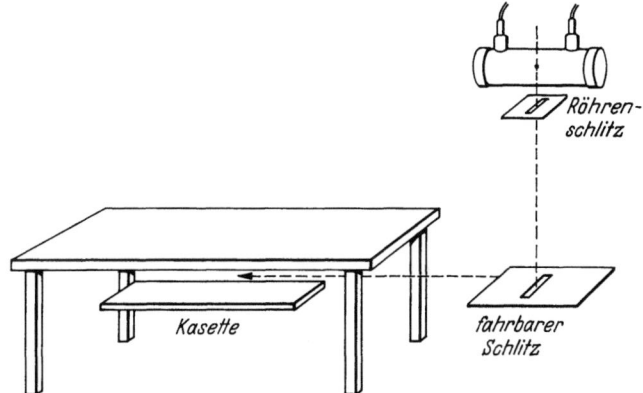

Abb. 11. Schematische Darstellung der Aufnahmevorrichtung nach TESCHENDORF zur orthoröntgenograden Darstellung der Wirbelsäule

Bei ihr ist eine Bleiplatte mit schmalem Schlitz sowohl an der Röhre wie über dem Film angebracht. Röhre und Schlitzplatte über dem Film sind gekoppelt und bewegen sich während der Belichtung mit gleicher Geschwindigkeit in gleicher Richtung. Wenn durch entsprechende Lagerung alle Intervertebralräume parallel zur Verbindungslinie beider Schlitze ausgerichtet sind, werden sie alle orthoröntgenograd abgebildet. Die größere Verbreitung der Methode scheiterte vor allem an der Belastbarkeitsgrenze der Röntgenröhre.

ζ) Subtraktionsverfahren

Zu den Verfahren, die versuchen, aus dem Zuviel des Summationsbildes das herauszustellen, was diagnostisch interessiert, gehört noch das von ZIEDSES DES PLANTES angegebene Subtraktionsverfahren. Hier wird das Positiv einer von der Grundaufnahme sich unterscheidenden zweiten Aufnahme, die zu einem anderen Zeitpunkt, aber in völlig gleicher Projektion aufgenommen wurde, mit der Grundaufnahme zusammenkopiert bzw. übereinandergelegt betrachtet. Dadurch werden die Einzelheiten wiedergegeben, die nur in einem Bild vorhanden sind oder sich durch Lage- oder Projektionsänderung verschoben haben. Das Verfahren, das in der Astronomie seit 1904 verwendet wird, wurde von ZIEDSES DES PLANTES ohne Kenntnis der anderweitigen Verwendung in die Röntgenologie eingeführt. Es hat erst in den letzten Jahren Eingang in die Routine gefunden, wahrscheinlich deshalb, weil es besonders für Gefäßdarstellungen geeignet ist, die sich ihrerseits erst in den letzten Jahren allgemein durchgesetzt haben. Das Prinzip des Verfahrens ist in Abb. 12 wiedergegeben. Man macht nacheinander eine Schädelleeraufnahme (Abb. 12a, 1. Röntgenogramm) und in derselben Projektion und Patientenlage ein Angiogramm (Abb. 12b, 2. Röntgenogramm). Vom ersten Röntgenogramm wird ein Kontaktdiapositiv gefertigt (Abb. 12c, Ausgleichsdiapositiv), das mit dem zweiten Röntgenogramm zusammenkopiert wird. Dadurch erhält man eine Kopie, in der sich alle Schatten, die im ersten und zweiten

Röntgenogramm vorhanden sind, aufheben (Abb. 12 d, Subtraktionsbetrachtungsbild), während die auf dem zweiten Röntgenogramm neu hinzugekommenen oder verschwundenen Schatten sichtbar bleiben. Ändert ein einzelnes Substrat zwischen dem ersten und zweiten Röntgenogramm seine Lage, so wird es als Doppelhalbschatten auf dem Subtraktionsbetrachtungsbild sichtbar, wobei ein Teil sich als Positiv, der andere als Negativ abbildet.

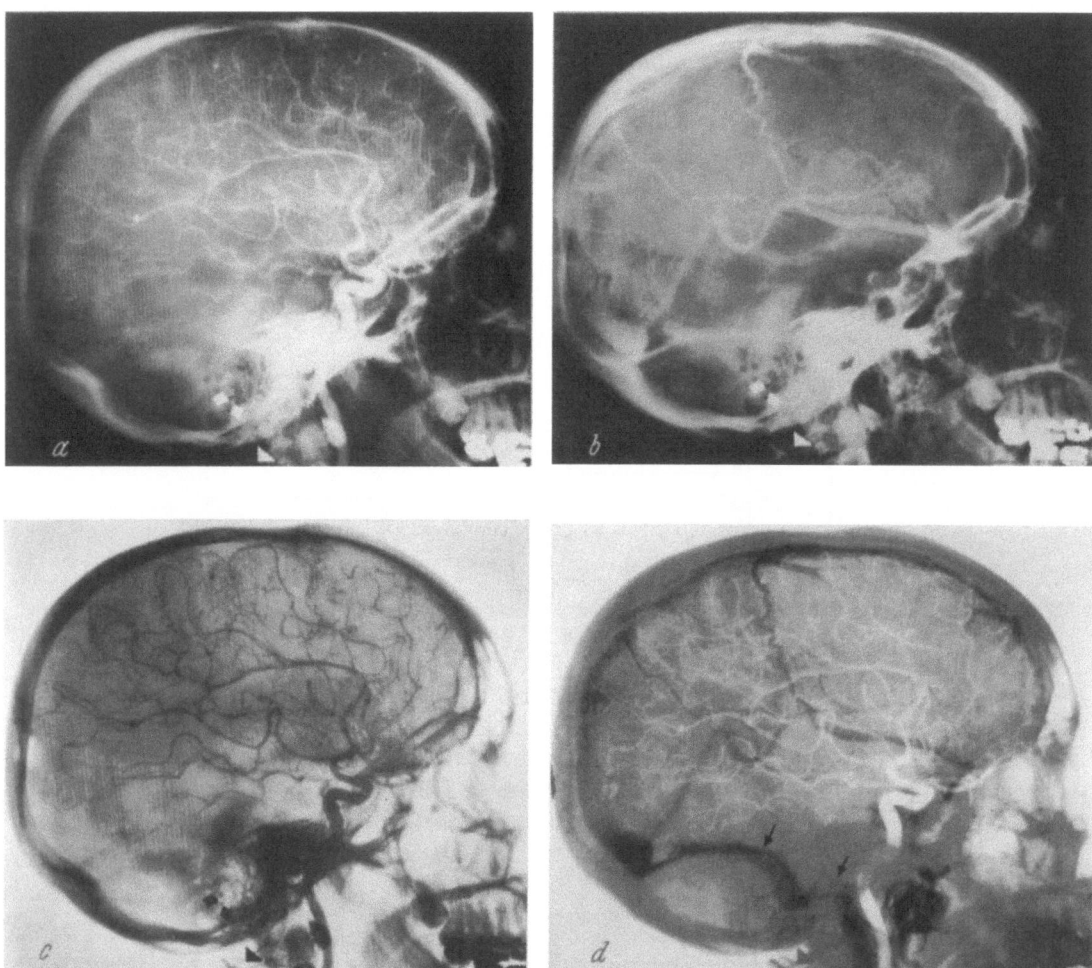

Abb. 12a—d. Die Methode der Subtraktion nach ZIEDSES DES PLANTES am Beispiel einer cerebralen Angiographie. a 1. Röntgenogramm (Angiogramm, arterielle Phase). b 2. Röntgenogramm (Angiogramm, venöse Phase). c Diapositiv von a (Ausgleichsdiapositiv). d Subtraktionsbild (Kopie von b und c)

Für die praktische Durchführung ist es erforderlich, daß die Röntgenogramme in vollkommen gleicher Projektion ausgeführt werden. Die Patienten bedürfen deshalb einer guten Fixierung durch Gurte u.ä. Bei Aufnahmen des Thoraxgebiets wird empfohlen, die Serien in Narkose auszuführen, da es sonst nicht möglich ist, Aufnahmen bei gleicher Zwerchfellstellung zu erhalten. Bei Aufnahmen des Herzens und der großen Gefäße empfiehlt sich zusätzlich zur Röntgenaufnahmeserie die Aufnahme eines Elektrokardiogramms, damit man für die Kopie Aufnahmen in gleicher Herzphase auswählen kann.

Der Erfolg der Methode hängt von der richtigen Belichtung ab. ZIEDSES DES PLANTES betont, daß es ratsam ist, für die beiden Röntgenogramme die Belichtung so zu wählen, daß die interessierenden Bildteile im geradlinigen Teil der Schwärzungskurve liegen (Abb. 13). Wichtig ist vor allem, daß alle Teile, die im Subtraktionsbild später in Erscheinung treten sollen, auf dem Nativbild als Schatten deutlich vorhanden sind. Es ist deshalb in jedem Falle zweckmäßig, die Filme kräftig zu belichten und gut auszuentwickeln. Unterbelichtete Filme eignen sich nicht für das Subtraktionsverfahren.

Das Ausgleichsdiapositiv zur Subtraktion soll die gleiche Gradation besitzen wie die Röntgenogramme. Auch hier ist dafür zu sorgen, daß nicht unterbelichtet und unterentwickelt wird. Im Idealfall stellt sich das Verhältnis der Schwärzungen im Röntgenogramm und im Diapositiv wie in Abb. 14a u. b dar. Hier erkennt man auch, daß das zu helle

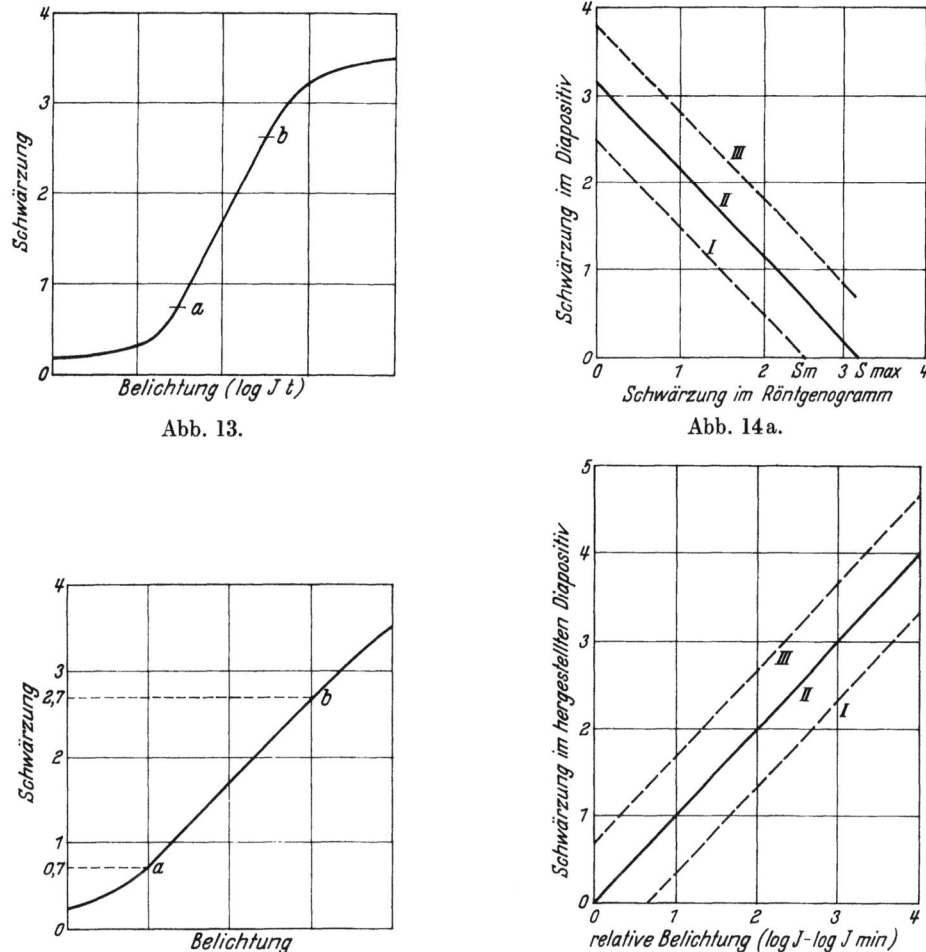

Abb. 13.   Abb. 14a.

Abb. 15.   Abb. 14b.

Abb. 14a u. b. Optimales Verhältnis der Schwärzung im Röntgenogramm und im Diapositiv. a Beziehung der Schwärzung im Röntgenogramm zur Schwärzung im Diapositiv. *I* helles Diapositiv; *II* optimales Diapositiv; *III* unnötig dunkles Diapositiv. Im hellen Diapositiv werden gerade die wichtigen Details mit geringen Schwärzungen nicht wiedergegeben. b Verhältnis zwischen relativem Belichtungswert und Schwärzung im Diapositiv

Abb. 13. Optimaler Schwärzungsbereich für Subtraktionsaufnahmen nach Angaben von ZIEDSES DES PLANTES

Abb. 15. Das infolge des unteren Durchhangs der Gradationskurve in der Praxis erzielbare Resultat beim Subtraktionsverfahren

Diapositiv gerade diejenigen Schwärzungen nicht optimal wiedergibt, die häufig diagnostisch wichtig sind, nämlich die des unteren Teils der Gradationskurve, wo vor allem bei Angiogrammen die bildwichtigen Details liegen. Da bei allen mit sichtbarem Licht exponierten Filmen ein unterer Schwellenwert besteht, wird der Anfangsteil der Gradationskurve auch beim Subtraktionsverfahren gekrümmt sein. Die praktisch erreichbare Gradationskurve ist in Abb. 15 dargestellt. Weiterhin ist noch zu beachten, daß nur Filme verwendet werden, die bei der Verarbeitung ihre Größe nicht verändern. Dieser Forderung entsprechen zur Zeit fast nur Reproduktionsfilme.

Mit Vorteil wird das Subtraktionsverfahren bei schwierigen angiographischen Darstellungen verwendet, insbesondere zur besseren Sichtbarmachung der Aorta im Thoraxbereich, der Coronararterien und eventueller aberrierender Gefäße. Im Bereich des Neurocraniums sind es vor allem die pathologischen Gefäßaufzweigungen, die Ausdehnung von Tumoren, die großen venösen Gefäße und Sinus und die arteriovenösen Anastomosen, die sich mit der Methode besser erkennen lassen als im Nativbild, die Angiographien im Bereich der Orbita, deren Gefäßbild durch zahlreiche Knochenpartien schwer zu erkennen ist, sowie die der Schädelbasis. Gelegentlich lassen sich mit der Subtraktionsmethode auch periphere Gefäße, vor allem in Gebieten mit starken Überlagerungen, besser darstellen.

Bei der Encephalographie ist die Indikation dadurch eingeschränkt, daß es außerordentlich schwierig ist, die genau gleiche Projektion und Lagerung bei Leerbild und Luftfüllungsbild einzuhalten. Derselben Schwierigkeit sieht man sich auch bei der Myelographie gegenüber, sofern sie nicht als Luftmyelographie auf Speziallagerungstischen ausgeführt wird.

Ziedses des Plantes sieht eine weitere Anwendungsmöglichkeit in der Analyse des Bewegungsbildes. Hier dient die Methode, ähnlich wie das Kymogramm, zur Darstellung pathologischer Bewegungsformen, wobei sich allerdings nur ein räumlicher Vergleich, nicht aber — wie bei der Kymographie — ein zeitlicher des Bewegungsablaufes durchführen läßt. Schließlich dient das Verfahren noch dazu, hochatomige Stoffe auf Röntgenbildern nachzuweisen. Hierzu werden die beiden Röntgenogramme nacheinander mit verschiedenen Aufnahmespannungen oder, bei bewegten Organen, gleichzeitig mit zwei durch eine Kupferfolie getrennten Film-Folienkombinationen angefertigt. Da mit steigender Spannung bzw. aufgehärteter Strahlung der Absorptionskoeffizient im höheratomigen Stoff gegenüber Wasser bzw. wasseräquivalentem Gewebe sich ändert, sind im Subtraktionsbild solche Details zu erkennen, die nicht aus wasser- bzw. gewebeäquivalenten Stoffen zusammengesetzt sind. So lassen sich z.B. Verkalkungen im Lungengebiet und eventuell im Mediastinum, metallhaltige Teile u. ä. sichtbar machen.

In letzter Zeit ist das Subtraktionsverfahren von Röntgenbildern im weitesten Sinne auch auf elektronischem Wege durchgeführt worden. Die hier zur Anwendung kommenden Verfahren sind technisch zwar relativ aufwendig, haben jedoch den Vorteil, daß sie einfacher zu handhaben sind, Zwischenkopien wegfallen und daß zusätzlich noch eine Kontrastverstärkung möglich ist. In diesem Falle wird der Umkehrvorgang des zu subtrahierenden Bildes elektronisch vorgenommen.

Hierzu wird der Röntgenfilm oder das auf einem Durchleuchtungsschirm bzw. Bildverstärker erzeugte Röntgenbild in typischer Weise in elektrische Signale zerlegt, von denen die einen als „Negativ" umgekehrt werden. Auch bei diesem Verfahren darf, wie beim Film, das einzelne Signal nicht linear subtrahiert werden, sondern muß elektrisch erst in logarithmische Werte umgewandelt werden. Denn nur so können Bildanteile in den verschiedenen Helligkeitsbereichen vollständig ausgeglichen werden. Da man für den Abtastvorgang lineare Glieder verwendet, ist der Ausgleich z.T. besser als beim photographischen Verfahren. Die Differenzsignale müssen nach Subtraktion vor der Eingabe in die Monitoren wieder in entsprechende lineare Größen umgewandelt werden.

Als bisher erprobte Methoden stehen nach Ziedses des Plantes drei Wege zur Verfügung (Abb. 16 I):

1. Die Subtraktion mit zwei getrennten Fernsehkameras und Verstärkersystemen.

In diesem Fall werden zwei Röntgenbilder mit zwei getrennten Fernsehkameras aufgenommen. Die elektrischen Signale des einen Vidikons werden umgedreht und anschließend von den Signalen der anderen Einheit subtrahiert. Die Differenz beider Signale wird dem Fernsehmonitor zugeführt. Entsprechende Geräte, die mit verschiedenen Optiken ausgerüstet sind, um auch Teilausschnitte von Röntgenbildern vergrößert wiedergeben und zur Subtraktion bringen zu können, sind bisher von den Siemens-Reiniger-Werken, Erlangen, und von De Oude, Delft, Holland, vorgestellt worden. Abb. 16 II zeigt ein solches Gerät. Über die ersten Erfahrungen mit dieser Methode haben Holman und

BULLARD berichtet. Die Schwierigkeit liegt in der guten Anpassung beider Optiken und Fernsehketten.

2. Die Subtraktion mit dem Flying spot-Verfahren.

Dafür wird ein wandernder Anodenstrahl benutzt, der im Rhythmus und in der bei Fernsehsystemen üblichen Zeilenfolge über einen halbdurchlässigen Spiegel aufgeteilt, die

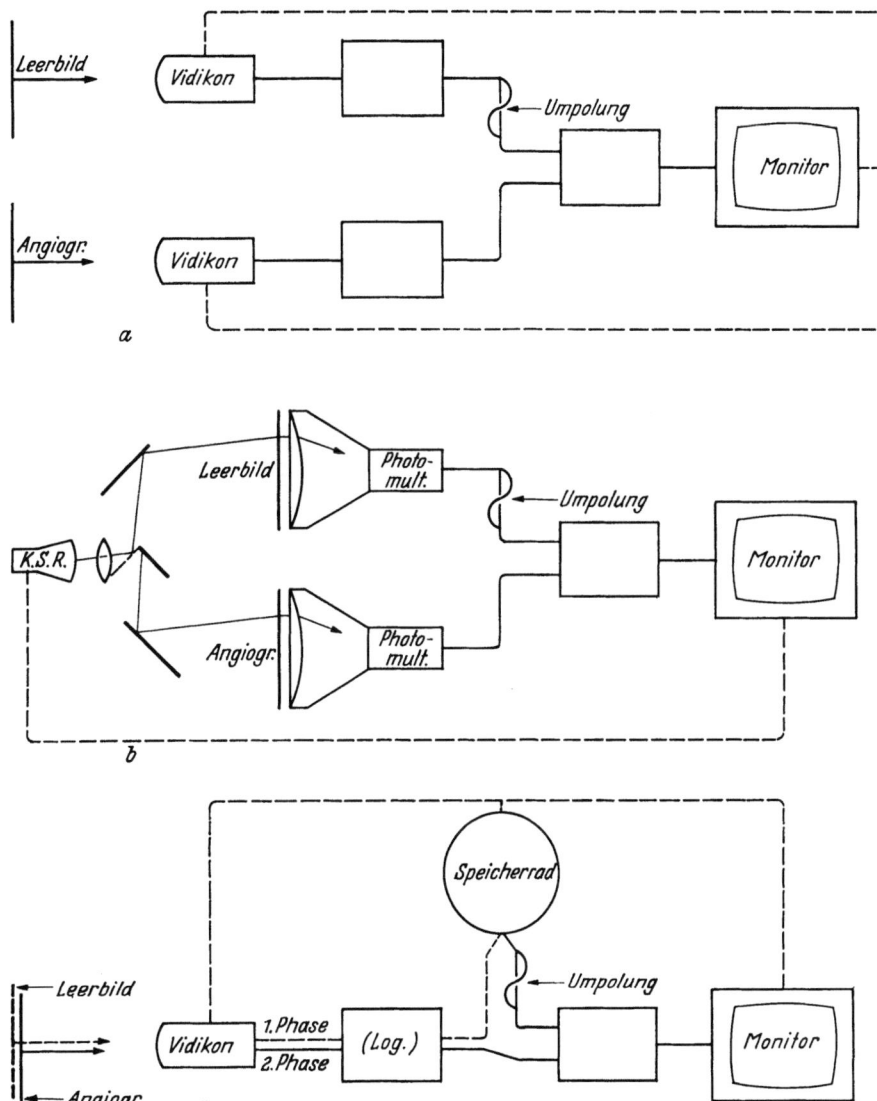

Abb. 16 I. Drei Methoden der elektrischen Subtraktion. a Die Methode mit zwei getrennten Fernsehkameras und Verstärkersystemen; b die flying spot-Methode; c die Methode mit nur einer Fernsehkamera. Die Steuersignale sind mit gestrichelten Linien angezeigt (nach ZIEDSES DES PLANTES)

beiden Röntgenfilme gleichzeitig abtastet. Das durchfallende Licht wird in zwei photoelektrischen Verstärkern in elektrische Signale umgewandelt. Auch hier wird eines der beiden Signale umgekehrt, die Signale gemischt und wiederum dem Fernsehmonitor zugeführt. Über Erfahrungen mit diesem System berichtete BORGMAN, der es zur Subtraktion von Sternbildern benutzte.

ZIEDSES DES PLANTES erprobte ein ähnliches Gerät für Röntgenbilder, mußte jedoch feststellen, daß die Intensität des Kathodenstrahls nicht ausreicht, um die im Röntgenbild vorkommenden höheren Schwärzungen von $S = 1,5—2,0$ zu durchdringen. Die Lichtstärke reichte nur zur Betrachtung relativ heller Röntgenbilder aus, was dem Prinzip der Subtraktion, ebenso wie beim photographischen Verfahren, entgegensteht.

3. Die Subtraktion zweier Bilder über nur eine Fernsehkamera.

Hier wird zunächst das erste Bild aufgenommen, elektrisch umgekehrt und gespeichert. Bei der Aufnahme des zweiten Bildes kann man von ihm sofort das erste Bild subtrahieren. Da bei diesem Verfahren zweimal die gleiche Fernsehapparatur benützt wird, sind Bildstörungen durch eine unterschiedliche Charakteristik der Aufnahmeröhren bzw. der Verstärker ausgeschlossen. Die Einrichtung eignet sich vor allem zur Subtraktion von Durchleuchtungsbildern. So verwendet sie Ziedses des Plantes bei der Einführung von Kathetern im Abdominalbereich, insbesondere zur selektiven Darstellung einzelner Gefäßaufzweigungen. Hierfür wird zunächst ein Gefäßbild nach Injektion von Kontrastmittel in die Aorta aufgenommen und gespeichert. Es wird dann vom Videosignal des späteren

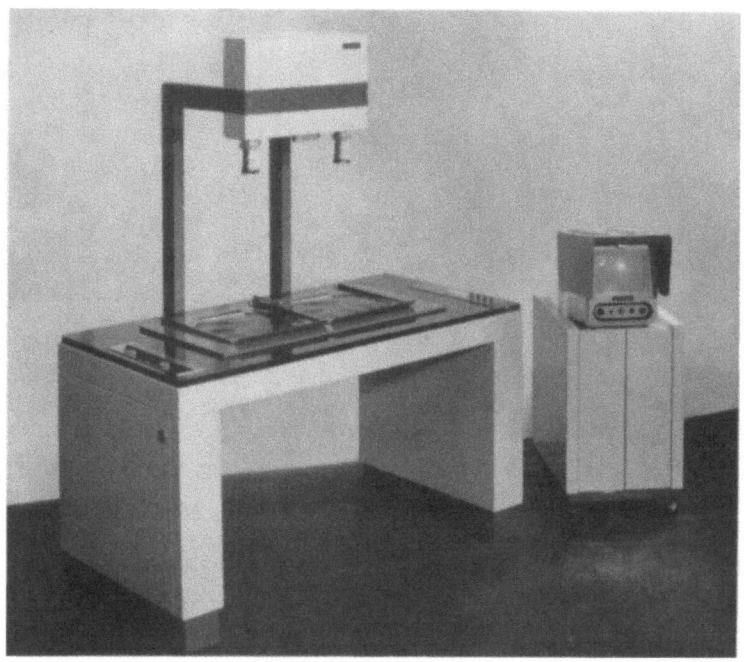

Abb. 16 II. Gerät zur elektronischen Subtraktion nach der Methode *a*, Abb. 16 I. (Fernsehsubtraktionsgerät der Firma De Oude Delft)

Durchleuchtungsbilds ohne Kontrastfüllung subtrahiert und dem Monitor zugeführt. Auf diese Weise ist es möglich, den Katheter, der sich im positiven Durchleuchtungsbild darstellt, innerhalb der Gefäßabbildung im Negativbild in die richtige Lage zu bringen.

Bischoff verwendet die gleiche Methode und verzögert ein Videosignal ebenfalls über eine Speichereinrichtung um eine bestimmte Zeit und bildet dann ein Differenzsignal. In diesem Fall sind alle Bildanteile ausgelöscht, die in der Verzögerungszeit konstant geblieben sind. So werden besonders Organ- und Kontrastmittelbewegungen deutlich erkennbar.

Die für diese Verfahren erforderlichen Apparaturen stehen erst am Anfang ihrer Entwicklung und werden deshalb nicht näher beschrieben.

η) Serieskopie

Dieses ebenfalls von Ziedses des Plantes 1935 angegebene Verfahren dient vor allem dazu, die Tiefenlage der Objektdetails besser unterscheidbar zu machen. Hier werden zwei oder mehrere Röntgenbilder aus gering unterschiedlichen Richtungen hergestellt. Wenn man diese Röntgenbilder aufeinanderlegt und dann gegeneinander verschiebt, werden die Objektteile, die in der gleichen Ebene liegen, in der gleichen Filmanordnung zur Deckung kommen und deutlich hervortreten. Man kann also schichtweise die in der gleichen Ebene liegenden Objektdetails ausfindig machen.

c) Vor- und Nachteile, Grenzen

Der gemeinsame Vorteil aller dieser Verfahren liegt darin, daß sie das komplizierte Superpositionsbild vereinfachen. Ihre gemeinsame Grenze ist dadurch gegeben, daß sie nur zur Darstellung bestimmter Objekte geeignet sind. Bei der Kontaktaufnahme muß das Objekt oberflächennah liegen, so daß es sich auf dem Film scharf darstellen läßt. Bei der intracavitären Aufnahme muß das Cavum so groß sein, daß es die Röntgenröhre aufnehmen kann. Auch hier darf der Abstand zwischen darzustellendem Objekt und Film nicht zu groß sein. Bei der Bewegungsaufnahme müssen die überlagernden Partien eine relativ große Bewegung ausführen können, um eine genügende Verwischung zu bewirken, und das Subtraktionsverfahren eignet sich nur für solche Fälle, bei denen sich durch Kontrastmittelfüllung, Bewegung oder spannungsabhängige unterschiedliche Strahlenschwächung zwei sich unterscheidende Aufnahmen eines Objekts in gleicher Lage und Projektion anfertigen lassen.

2. Schichtaufnahmen

a) Grundprinzip

Das Grundprinzip der Tomographie wurde im Laufe der Jahre von einer Reihe von Autoren erläutert. Hier wird der Versuch unternommen, das Verfahren nach dem jetzigen Stand zu definieren und an Hand der wichtigsten früheren Definitionen die unterschiedliche Auffassung zu dieser Frage und die Änderung der Meinung durch die Fortentwicklung aufzuzeigen.

Das Röntgenschichtverfahren bzw. die Tomographie ist eine röntgenologische Untersuchungsmethode zur bevorzugten Darstellung wählbarer Körperschichten unter weitestgehender Ausschaltung aller oberhalb und unterhalb davon liegenden Schichten. Man erreicht dies dadurch, daß während der Belichtung des Films oder eines anderen Empfangsorgans von dem System Röhre-Objekt-Empfangsorgan zwei dieser drei Komponenten bewegt werden, während die dritte ruht. Die Bewegungen müssen dabei so koordiniert sein, daß sich unter gleichbleibenden geometrischen Verhältnissen alle Punkte der gewählten Objektschicht auf der Abbildungsebene stets auf dieselbe Stelle projizieren, während die Punkte aus anderen Schichten ihre Projektion auf die Abbildungsebene kontinuierlich ändern. Damit werden alle Punkte in der Schicht — man bezeichnet sie als Schicht„ebene“, obwohl von der Abbildung einer mathematisch definierten Ebene keine Rede sein kann — scharf abgebildet, die der anderen Schichten infolge ihrer Wanderung je nach deren Ausmaß unscharf und unterbelichtet, ja sogar überhaupt nicht mehr wahrnehmbar dargestellt werden. Welche zwei Komponenten während der Belichtung bewegt werden, hat bei richtiger Koordinierung der Bewegung auf das Ergebnis theoretisch keinen Einfluß. Dagegen wird die Koordinierung davon bestimmt, welche Teile des Systems bewegt werden. Führen Röhre und Empfangsorgan die Bewegungen aus, müssen sie gegensinnig erfolgen, werden Röhre und Objekt oder Objekt und Empfangsorgan bewegt, muß die Bewegung gleichsinnig sein. Die Höhen- bzw. Tiefenlage der Schicht im Objekt wird durch die Höhe des Drehpunktes bestimmt, ihre Verlaufsrichtung bzw. ihre Form durch die Verlaufsrichtung und Form der Abbildungsfläche.

Aus der Patentschrift von BOCAGE geht zunächst hervor, daß es sich bei seinem Verfahren um eine Aufnahme auf bewegtem Film handelt. In der Erklärung wird angegeben, daß während der Belichtung Röhre und Film so bewegt werden, daß nur eine Ebene des Objekts scharf dargestellt wird, während die anderen nicht mehr genau abzugrenzen sind. Dazu muß die Röhre in gleicher Weise wie der Film bewegt werden. Dies läßt sich nur durch ein Übertragungssystem erreichen, denn die Bewegungen müssen synchron, parallel, einander entgegengesetzt und immer im gleichen Größenverhältnis sein.

Vallebona hat im Jahre 1930 angegeben, man könne eine Schicht dadurch scharf und überlagerungsfrei darstellen, daß man entweder die Röhre oder den Film oder den Patienten während der Belichtung bewege. Dies stellt jedoch nach den heutigen Begriffen noch keine Definition der echten Schichtaufnahme dar.

Ziedses des Plantes gab 1931 eine Definition, die der von Bocage entspricht: „Man kann die Röntgenröhre und den Film während der ganzen Belichtungszeit so bewegen, daß die Projektionen von allen Punkten im erwünschten Schnitt immer auf die gleichen Stellen des Filmes fallen, während die Projektionen aller Punkte, die außerhalb dieses Schnittes liegen, sich stets bewegen. Auf diese Weise bekommt man ein scharfes Bild aller Einzelheiten, die in dieser Fläche gelegen sind, während alles außerhalb dieses Schnittes mehr oder weniger verwischt dargestellt wird. Mathematisch ist es einfach zu beweisen, daß das eben Gesagte erreicht werden kann, indem man den Film und die Röntgenröhre immer parallel zu einander bewegt, jedoch im entgegengesetzten Sinn und zwar jeden Augenblick mit einer solchen Geschwindigkeit, daß in der Zeiteinheit (die man beliebig wählen kann) der durchlaufene Weg von Röhre und Film stets im gleichen Verhältnis zueinander stehen, ebenso wie ihre Abstände zu der Schnittfläche, die man scharf projizieren möchte (so daß die letztgenannten Entfernungen also auch immer proportional sind). Selbstverständlich muß sich der Film so bewegen, daß sämtliche Punkte in der gleichen Zeit gleiche und gleichförmige Bahnen durchlaufen“. Die Definition von Bartelink (1932) ist mit der von Ziedses des Plantes praktisch identisch, ebenso die von Andrews, der sich zugleich historisch und mathematisch-theoretisch mit der Schichtdarstellung auseinandersetzte. Auch Kieffer hat, als er 1939 seinen Laminagraph beschrieb, die koordinierte Bewegung von Röhre und Film unter Beibehaltung der Abstandsverhältnisse als das Prinzip

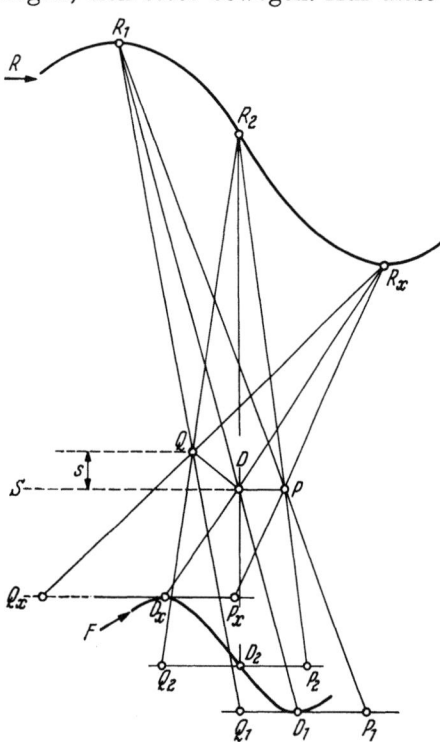

Abb. 17. Prinzip der bevorzugten Darstellung von Körperschichten nach Vieten

der Schichtdarstellung angegeben. Das gleiche gilt für Grossmann und Greineder.

Eine grundsätzliche Erweiterung der Definition erfolgte erst nach der Konzeption des Querschichtverfahrens durch Vieten (1936), Watson (1939), Vallebona (1948) und Gebauer (1949) sowie der Rotationsröntgenographie durch Takahashi (1944, 1946). Daraufhin definierte z. B. Vieten die Schichtdarstellung folgendermaßen:

„Das Prinzip der bevorzugten Darstellung einer bestimmten Körperschicht unter Ausschaltung aller außerhalb dieser Schicht liegenden Details besteht darin, daß während der Belichtung des Filmes zwei Teile des aus Brennfleck, Objekt und Film bestehenden Aufnahmesystems koordiniert derart bewegt werden, daß dabei das Verhältnis der Abstände von Brennfleck zur darzustellenden Objektschicht einerseits sowie vom Brennfleck zum Film (bzw. von der Objektschicht zum Film) andererseits konstant bleibt. Alle durch Punkte einer Schicht, für die diese Bedingung erfüllt ist, gehenden Röntgenstrahlen treffen dann in jeder Phase des Bewegungsablaufes gleiche Punkte des Filmes; die betreffende Schicht wird deshalb scharf abgebildet. Für alle Punkte außerhalb von ihr ändert sich dagegen das Abstandsverhältnis während der Bewegung; sie werden deswegen laufend auf verschiedene Stellen des Filmes projiziert, dadurch verwischt und außerdem unterbelichtet.“

Diese nach zeitlicher Ordnung aufgestellten Definitionen zeigen, daß fast alle Autoren zunächst davon ausgegangen sind, daß Röhre und Film bewegt werden, und daß bei der Schichtaufnahme die Abbildungsebene senkrecht zum Zentralstrahl steht. Nur Bocage wies bereits darauf hin, daß die dargestellte Schicht des Objektes von der Form des Empfangsorgans abhängt. Hat dieses eine gekrümmte Fläche, dann ist auch die dargestellte Schicht des Objekts gekrümmt. Nach den Überlegungen von VIETEN, WATSON, GEBAUER, VALLEBONA, MARCHAND, STEVENSON u. a. ist nun allgemein in das Prinzip aufgenommen, daß für die Abbildung im Objekt nicht die Projektionsrichtung des Zentralstrahls allein von Bedeutung ist, sondern daß für die Entstehung des Schichtbilds die Lage des bildgebenden Organs wesentlich ist. Die Forderung nach gleichbleibenden Abstandsverhältnissen bleibt jedoch bestehen.

Aus der von VIETEN übernommenen Abb. 17 und deren Erklärung geht dies am eindeutigsten hervor. Einer beliebigen Bewegung des Röhrenbrennflecks auf der Bahn R ist eine entgegengesetzte Bewegung des Filmes auf der Bahn F so koordiniert (z.B. durch mechanische Koppelung), daß der Symmetriepunkt D in jeder Stellung des Systems auf die gleiche Stelle des Films projiziert wird und das Verhältnis der Abstände RD zu RF bzw. RD zu DF immer konstant bleibt. Ein in der durch den Symmetriepunkt D verlaufenden Schicht S liegender Punkt P wird dann nach der Beziehung

$$\frac{DP}{D_1P_1} = \frac{DP}{D_2P_2} = \frac{DP}{D_xP_x} = \frac{RS}{RS+SF} \ ; \ D_1P_1 = D_2P_2 = D_xP_x$$

ebenfalls immer an die gleiche Stelle des Filmes projiziert und somit scharf abgebildet. Dagegen wird beispielsweise der Punkt Q in einer um den Abstand s von S entfernten Schicht nicht scharf dargestellt. Für ihn gilt nämlich die vorherige Beziehung nicht, weil die Dreiecke R_1DQ und $R_1D_1Q_1$ sowie auch die entsprechenden Dreiecke in anderen Röhrenstellungen einander nicht ähnlich sind.

Aus der Zusammenfassung dieser Definitionen läßt sich erkennen, daß im wesentlichen drei Varianten des Grundprinzips für die Konstruktion von Schichtgeräten möglich sind, nämlich:

1. Bewegung von Röhre und Empfangsorgan bei ruhendem Objekt,
2. Bewegung von Objekt und Empfangsorgan bei feststehender Röhre,
3. Bewegung von Röhre und Objekt bei ruhendem Empfangsorgan.

In Abb. 18a—c sind diese Möglichkeiten noch einmal dargestellt. Dabei gibt es, wie später gezeigt werden soll, durch die Art der Bewegung und die Lage des Empfangsorgans zu Objekt und Focus zahlreiche Variationsmöglichkeiten. KEMPER hat insgesamt 30 angegeben, von denen jedoch nur wenige praktische Bedeutung erlangt haben.

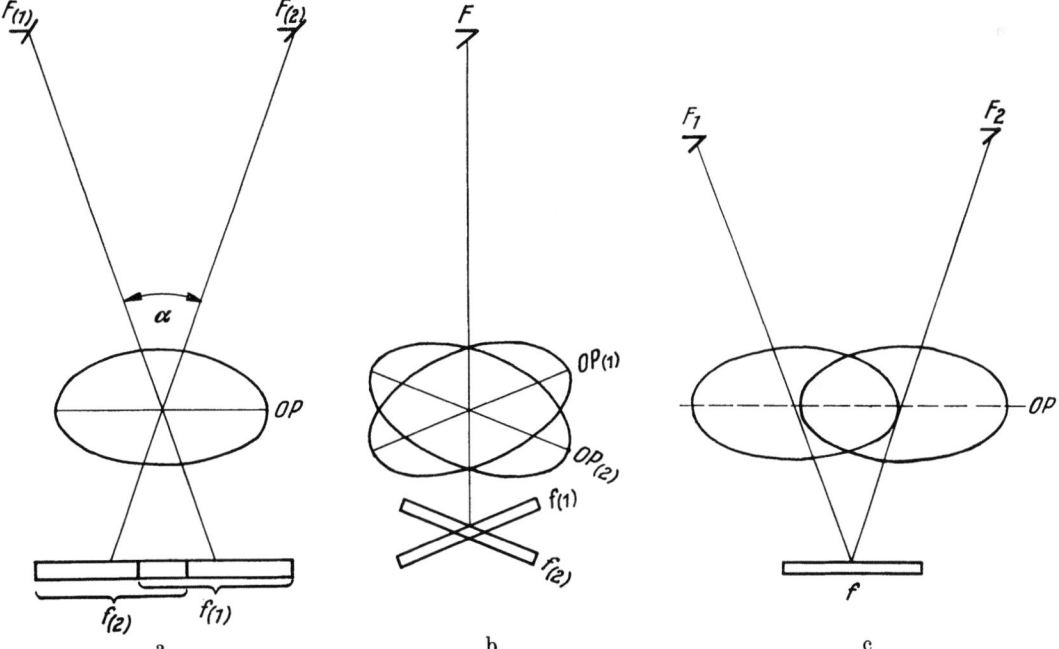

Abb. 18a—c. Die drei grundsätzlichen Möglichkeiten zur bevorzugten Darstellung einer bestimmten Körperschicht. a Bewegung von Röhre und Empfangsorgan. b Bewegung von Objekt und Empfangsorgan. c Bewegung von Röhre und Objekt

b) Benennung des Verfahrens

Entsprechend den zahlreichen Initiatoren und konstruktiven Lösungen gibt es für die Schichtdarstellung, besonders in ihrer Frühzeit, auch zahlreiche Namen:

Röntgenaufnahme auf bewegtem Film (BOCAGE),

Stratigraphie (VALLEBONA),

Planigraphie (ZIEDSES DES PLANTES),

Körperschnittradiographie (BARTELINK; KIEFFER),

Körperschichtverfahren (CHAOUL und GROSSMANN),

Tomographie (GROSSMANN),

analytische Radiographie (MASSIOT),

Laminagraphie (MOORE),

Vertigraphie (KIEFFER),

Radiotomie (TAILLARD).

Die Internationale Kommission für Radiologische Einheiten und Maße hat jetzt im Handbuch 89 empfohlen, die Bezeichnung „*Tomographie*" für alle Verfahren zu benutzen, wenn auch andere Begriffe aus historischen Gründen Prioritätsrechte haben.

Dementsprechend wird also eine Schichtaufnahme als *Tomogramm* bezeichnet.

Auch für die apparative Ausrüstung und die geometrischen Gegebenheiten sind von der ICRU bestimmte Bezeichnungen vorgeschlagen worden, die hier, soweit notwendig, erklärt und übernommen werden sollen.

α) *Symbole und Abkürzungen*

Neben den sonst üblichen Symbolen und Abkürzungen wurden noch die folgenden international festgelegt, die auch in allen Zeichnungen ohne weitere Erklärung verwendet werden:

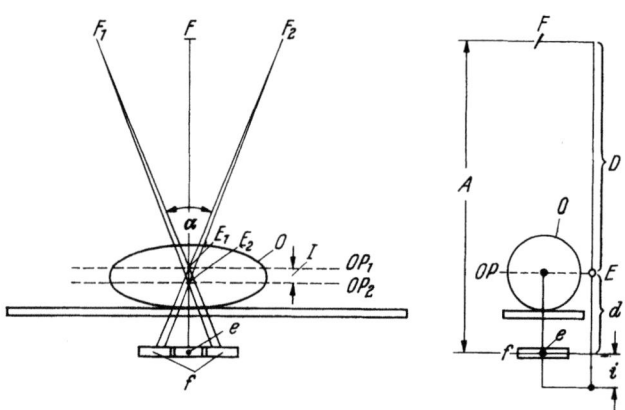

Abb. 19. Bezeichnungen und Abkürzungen bei Schichtaufnahmen. Erklärung siehe Text

F = Röhre

O = Objekt

f = Empfangsorgan

D = Abstand Röhre—Objekt (= Abstand Röhre—Schichtebene)

d = Abstand Objekt—Empfangsorgan (= Abstand Schichtebene—Empfangsorgan)

A = Abstand Röhre—Film

OP = Schichtebene

E = Objektachse (Drehpunkt)

e = Achse des Empfangsorgans

h = Schichtdicke

α = Schichtwinkel

$Z. Str.$ = Zentralstrahl

I = Abstand der Schichtebene voneinander

i = Abstand des Empfangsorgans f von der mechanischen Achse des Empfangsorgans

Sie sind in Abb. 19 angegeben.

β) Nomenklatur

Schichtebene. Unter Schicht„ebene" wird die im Bild dargestellte Objektschicht verstanden, gleichgültig, ob diese plan oder gekrümmt ist. Ihre Lage wird bestimmt durch Lage und Form des Empfangsorgans und durch dessen geometrische Beziehungen zu Objekt und Focus.

Objektachse. Achse, um die sich das Strahlenbündel im Objekt dreht. Sie kann bei Bewegung von Röhre und Empfangsorgan mit der Drehachse des Systems identisch sein.

Achse des Empfangsorgans. Achse, um die sich das Empfangsorgan dreht oder eine relative Drehung zum Strahlenbündel erfährt.

Schichtdicke. Unter Schicht„dicke" versteht man allgemein die Höhe der Schicht, die auf dem Empfangsorgan scharf dargestellt wird. Einzelheiten hierzu siehe im entsprechenden Kapitel.

Schichtwinkel. Winkel, der bei der Bewegung des Systems (entweder vom Zentralstrahl oder von Patient und Empfangsorgan) in einer Richtung durchlaufen wird. Bei mehrdimensionalen Bewegungen werden im allgemeinen die Winkel in zwei senkrecht zueinander stehenden Richtungen angegeben;

effektiver Schichtwinkel. Mittelwert aus der Summe aller Schichtwinkel bei mehrdimensionalen Bewegungen.

Empfangsorgan („Bildwandler"): Das System, auf dem durch das Strahlenbild ein sichtbares Bild erzeugt wird (Film, Film-Folienkombination, Leuchtschirm, Bildverstärker).

Die ICRU hat in ihren Empfehlungen im Handbuch 89 eine Reihe geometrischer und apparatetechnischer Begriffe definiert. Sie sollen hier zunächst noch nicht aufgeführt werden, sondern werden in den entsprechenden Kapiteln angewandt und erläutert.

γ) Bezeichnung der Schichtebene und deren Lage im Objekt

In diesem Zusammenhang bedarf es jedoch noch einer Klärung der Projektionen des tomographischen Bildes hinsichtlich seiner Beziehung zum Körper.

Als axial-transversal bezeichnet man allgemein diejenigen Schichtaufnahmen, bei denen die Schichtebene quer zur Körperachse liegt. Diese Bezeichnung richtet sich sowohl nach der Lage des Films bzw. der Schichtebene (transversal) wie nach dem Verlauf der Drehachse (axial). Als Longitudinalschichten bezeichnet man alle diejenigen, die in irgend einer Ebene längs zur Körperachse verlaufen. Wie werden nun aber die einzelnen Positionen und Filmlagen bei den Longitudinalschichten bezeichnet?

Hier stehen sich, wie bei Übersichtsaufnahmen, im wesentlichen zwei Meinungen gegenüber, ohne daß bisher eine Einigung erzielt werden konnte.

Die eine Gruppe verwendet die Bezeichnungen die die Richtung des Strahlengangs angeben. Diese Bezeichnungen stammen vorwiegend aus der österreichischen Schule und sind auf WEINBERGER, HOLZKNECHT und KIENBÖCK zurückzuführen (Abb. 20). Sie werden auch von v. CRIEGERN, GROEDEL und LOSSEN, HAENISCH und HOLTHUSEN, JANKER, SAUPE, ESCHBACH u. a. verwendet. BÉCLÈRE, ESSER u. a. bezeichnen die Aufnahmen nach der anliegenden Seite, jedoch wiederum nach der Strahlenrichtung, während z.B. bei SCHINZ-BAENSCH, FRIEDL sowohl der Strahlengang wie auch die anliegende Seite angegeben wird. Zusätzlich empfehlen GROEDEL und LOSSEN, exzentrische Röhrenstellungen durch Winkelgrade zu kennzeichnen. Diese Bezeichnungen sind noch verhältnismäßig einfach auseinanderzuhalten und auch auf Schichtaufnahmen in den zwei zu einander senkrecht stehenden Standardprojektionen zu übertragen. Schwierigkeiten treten vor allem dann auf, wenn Schichtaufnahmen in Schrägprojektionen ausgeführt werden müssen. Mit genauen Bezeichnungen dieser Projektionen beschäftigte sich vor allem ESSER. Er gibt die Hauptprojektionen mit posterior, anterior, rechts und links an und unterteilt die Zwischenprojektionen nach dem Windrosensystem. F. A. HOFFMANN bezeichnet die einzelnen Aufnahmepositionen nach dem Drehwinkel, wobei die dorso-ventrale Projektion

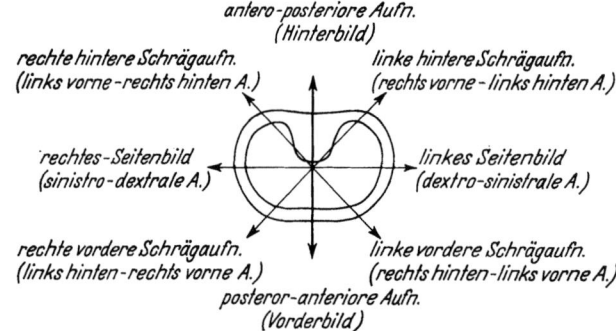

Abb. 20. Projektionsrichtungen nach KIENBÖCK

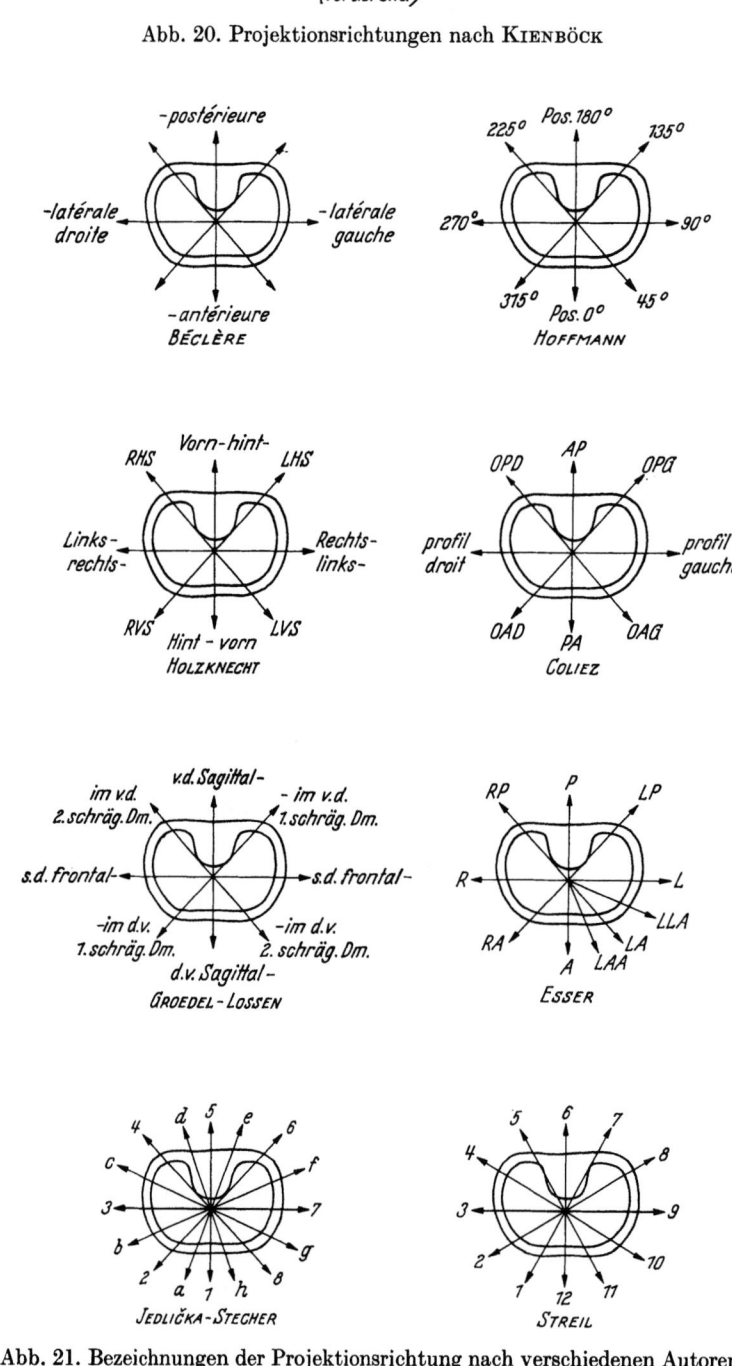

Abb. 21. Bezeichnungen der Projektionsrichtung nach verschiedenen Autoren

als 0° festgelegt wird. JEDLIČKA und STECHER entschieden sich für die Angabe der einzelnen Projektionen durch die Zahlen 0—8, wobei JEDLIČKA für die Zwischenpositionen noch kleine lateinische Buchstaben verwendet. STREIL wiederum bezeichnet die Projektionsrichtungen mit 12 Zahlen, STECHER empfahl, zusätzlich noch die Stellung des Körpers im Raum mit Buchstaben vor den Projektionszahlen zu kennzeichnen (Abb. 21). Alle diese Bezeichnungen sind bisher noch nicht einheitlich übernommen worden. Am häufigsten wird immer noch das Schichtbild nach der Hauptprojektionsrichtung bezeichnet. Hier wäre es auch möglich, den von FEINDT vorgetragenen Normenentwurf zu verwirklichen, die Strahlengänge durch Symbole festzulegen, eine Lösung, die auch ESSER in seiner Monographie verwendet und die auch in anderen Arbeiten, z.B. KRIEG, zu finden ist. Sie kann gegebenenfalls durch entsprechende Angaben des Neigungswinkels der Körperachse zur Senkrechten ergänzt werden (Abb. 22).

Der Versuch verschiedener Autoren, so z.B. von TESCHENDORF, die Schichtebene als Bezeichnung einzuführen, stößt in der Praxis auf große Schwierigkeiten. Denn damit würde z.B. ein Tomogramm der rechten Spitze in Rückenlage, bei dem die Schichtebene parallel zur Körperlängsachse verläuft, von diesen Autoren als frontales Tomogramm bezeichnet,

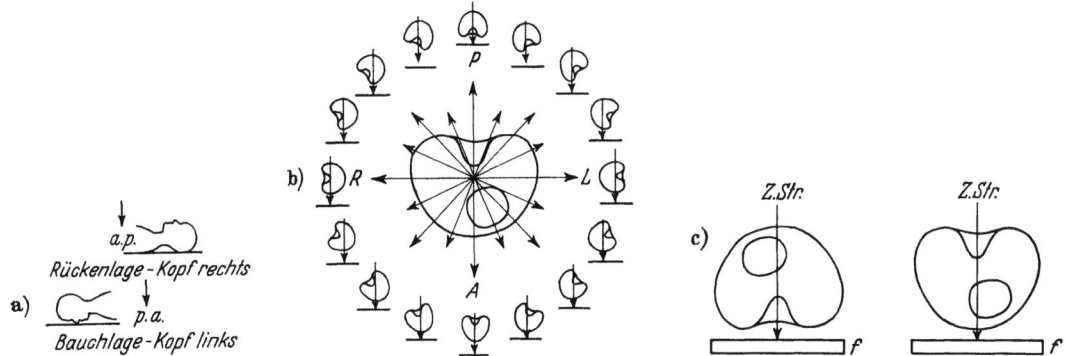

Abb. 22. Symbole für die Bezeichnung der Projektionen entsprechend Normentwurf DIN 6839 (a) und nach ESSER (b und c)

während die diesem Schichtbild entsprechende Übersichtsaufnahme allgemein als Aufnahme im sagittalen Strahlengang (kurz Sagittalaufnahme) benannt wird. Man sollte deshalb wohl der allgemeinen Übung folgen und die Schichtbilder ebenfalls nach den Bezeichnungen benennen, die bei Übersichtsaufnahmen verwendet werden, d.h. den gedachten Strahlengang angeben, der senkrecht zur Schicht- und Filmebene verläuft, auch wenn in Wirklichkeit das Schichtbild durch andere Projektionen entstanden ist. Hierbei wird bei der Transversaltomographie analog den anatomischen Schnitten die Schichthöhe nach dem angeschnittenen Wirbelkörper bezeichnet. Bei Longitudinalschichten verwendet man für die Schichthöhe entweder den Abstand von der Tischebene oder bei Schichtaufnahmen im frontalen Strahlengang den Abstand von der Mediane. Auch bei Schrägprojektionen ist es zweckmäßig, den Tischabstand anzugeben. So bezeichnet man z.B. ein axiales transversales Tomogramm durch den Aortenbogen als Schichtaufnahme in Höhe des 3. Brustwirbelkörpers, ein Schichtbild durch die Lungenspitze in Rückenlage als Tomogramm im sagittalen Strahlengang 6 cm von der Tischebene entfernt und ein Schichtbild durch den Unterlappen in Seitenlage als rechts anliegendes Tomogramm im frontalen Strahlengang 5 cm rechts der Mediane. Die Lage des Körpers sollte nur in denjenigen Fällen angegeben werden, in denen von den üblichen Körperstellungen im Liegen aus irgendwelchen Gründen abgegangen wird und diese Lageänderung für die Beurteilung des Bildes und eventuelle spätere Kontrollen von Bedeutung ist. Das gleiche gilt für Abweichungen der Schichtebene aus der Körperachse. Sie sind bei der Tomographie zwar möglich, kommen praktisch jedoch außerordentlich selten vor.

Noch ein kurzes Wort zur Reproduzierbarkeit der einzelnen Schichtaufnahmen. In vielen Fällen ist es erforderlich, aufgrund von Vergleichen zu entscheiden, ob sich ein Prozeß im

Röntgenbild geändert hat oder nicht. Ein solcher Vergleich ist praktisch nur am gleichen Schichtgerät bzw. gleichen Schichtsystem bei gleichen geometrischen Bedingungen wie Schichtwinkel und Vergrößerungsfaktor und gleicher Lage des Patienten möglich. Auch dann können sich die einzelnen Tomogramme durch eine etwas andere Lage des Patienten, Änderung des Körpervolumens usw. leicht unterscheiden. Falls ein Vergleich an anderer Stelle durchgeführt werden muß, ist dieser wegen der Vielfalt der Schichtsysteme und der angewandten Schichtverfahren in praxi außerordentlich schwierig, weil sich oft auch Höhenangaben in Zentimeter von der Tischebene von Gerät zu Gerät unterscheiden. Es ist deshalb ratsam, sich bei Schichtdarstellungen, die Vergleiche erfordern, auf die drei Hauptprojektionen zu beschränken und zunächst die Lageidentität des Befundes an gleichen anatomischen Einzelheiten zu bestimmen, wobei darauf geachtet werden muß, daß die Zentralprojektion die gleiche ist, eine Forderung, die auch für den Vergleich aller übrigen Aufnahmen gilt. Schrägprojektionen können dagegen in der Klinik lediglich zur Suche nach bestimmten Einzelheiten als Zusatzmethoden angewandt werden und eignen sich kaum zu Vergleichszwecken, solange es nicht möglich ist, durch besondere Einrichtungen wie Drehmulden u.ä. die Achsendrehung des Körpers genau zu bezeichnen. Diese Überlegungen zeigen, daß die Bemühungen um eine einheitliche Nomenklatur hinsichtlich Lage und Drehung so lange für die Tomographie von untergeordneter Bedeutung sind, als es nicht möglich ist, die Patientenlage objektiv reproduzierbar zu machen. Eine einfache Symbolik, wie sie im Normenentwurf vorgeschlagen ist, dürfte in der Regel zur Identifizierung vollauf genügen.

c) Geschichtlicher Überblick

Die Möglichkeit, isolierte Körperschichten röntgenologisch darzustellen, wurde in den Jahren 1921—1930 in verschiedenen Ländern und von verschiedenen Autoren unabhängig voneinander entdeckt. Der erste, der die Idee im Jahre 1921 mit einer Schrift: „Procédé et dispositif de radiographie sur plaque en mouvement" zum Patent anmeldete, war der französische Dermatologe André Edmond Marie Bocage. Er hat seine Erfindung jedoch weder anderswo publiziert noch konstruktiv verwirklicht. Das gleiche gilt für die Franzosen Portes und Chaussé, die etwa 4 Monate nach Bocage eine Patentschrift einreichten. Sie bezog sich nicht nur auf die Darstellung einer Körperschicht durch gleichzeitiges Bewegen von Röhre und Film in planparallelen Ebenen auf Kreisbahnen oder Spiralen, sondern auch auf die maximale Konzentration der Röntgenstrahlen auf eine bestimmte Zone bei der Tiefentherapie. Auch Pohl begnügte sich mit der Erteilung von Patenten, 1927/32 für die Wiedergabe und 1930/32 für die Schirmbeobachtung eines Körperschnittes.

Der erste, der sein 1928 beantragtes Patent durch eine konstruktive Lösung, der er den Namen "X-Ray Focusing Machine" gab, verwirklichte, war der amerikanische Techniker Kieffer. Er berichtete jedoch erst zu einem Zeitpunkt darüber (1934), als in Europa die Schichtaufnahmetechnik schon seit mehreren Jahren praktisch ausgeführt wurde. Hier hatte 1930 Vallebona in Italien Schichtbilder des Schädels gezeigt, die bei feststehender Röhre und Filmkassette durch Drehen des Kopfes entstanden waren, also der heute unter der Bezeichnung „Autotomographie" bekannten Methode entsprachen. Da sich diese Technik am Patienten schwer durchführen ließ, verwandte er etwas später ein System, bei dem Röhre und Kassettenträger starr verbunden um eine verstellbare Achse gedreht wurden. Damit erhielt er jedoch ebenfalls kein Schichtbild im heutigen Sinn, sondern ein scharfes Bild der Objektdetails in der Drehachse und ein mehr oder weniger scharfes eines zylinderlinsenförmigen Objektteiles in der Umgebung der Achse. Erst mit dem 1934 von Bozetti vorgestellten Gerät, das dieser selbst als Modifikation des ersten Vallebonaschen bezeichnete, und bei dem außer dem Patienten auch der Film bewegt wird, ließen sich der Körperlängsachse parallele Schichten abbilden. Das erste praxisreife Gerät, mit dem sich geometrische einwandfreie Schichtbilder herstellen ließen, und das später von der Firma Massiot, Paris, gebaut wurde, demonstrierte 1931 in Holland Ziedses des Plantes. Dies geschah am gleichen Tag, an dem auch sein Landsmann Bartelink ein Modell vorstellte, mit dem er nach zweijährigen, von Ziedses des Plantes völlig unabhängigen Versuchen, die ersten „Körperschnitte" vom Schädel hergestellt hatte. Während Ziedses des Plantes für Röhre und Film eine Spiralbewegung verwendete, wobei die Röhre sich gleichzeitig so drehte, daß der Zentralstrahl ständig auf die gleiche Stelle des Films auftraf, benutzte Bartelink eine sinusförmige Bewegung mit großer Amplitude ohne Drehung der Röhre.

In seiner 1934 veröffentlichten Doktorarbeit „Planigraphie en Subtractie" gibt Ziedses des Plantes, der sich seit 1921 experimentell mit der Schichtdarstellung beschäftigte, auch die erste umfassende Darstellung der geometrischen Probleme der „Planigraphie" einschließlich der Simultanschichttechnik. Wie er zwangsweise dazu kam, hat er selbst geschildert:

Ihm war während des propädeutischen Praktikums in der Histologie aufgefallen, daß die Schärfe des mikroskopischen Bildes sich auf eine Ebene des Objektes beschränkt. Es wird also ein Schichtbild erzeugt. Da er sehr bald feststellen mußte, daß Röntgenstrahlen mit Linsen oder Spiegeln nicht abzulenken waren, kam er auf Grund von Überlegungen darauf, daß sich der gleiche Effekt durch Bewegen von Röhre und Film erreichen läßt. Er fand jedoch niemanden, der ihm ein entsprechendes Gerät baute. Erst 7 Jahre später erklärte sich sein Lehrer L. Bouman bereit, ein Gerät in den Werkstätten der Psychiatrisch-Neurologischen Universitätsklinik in Utrecht herstellen zu lassen, allerdings unter der Bedingung, daß der Nutzen des Verfahrens zuerst eindeutig nachgewiesen würde. Dies zwang ihn zu umfangreichen vorläufigen Experimenten, z.T. mit Hilfe eines Grammophons, und zu der völligen Ausarbeitung aller geometrischen Probleme, die schließlich in seiner Doktorarbeit ihren Niederschlag fanden.

Mit Ausnahme der Methoden von Vallebona sahen alle früheren Patente und Gerätekonstruktionen die mehrdimensionale Bewegung von Röhre und Film vor. Ihr haftet der Nachteil oder zumindest der Ruf an, technisch kompliziert zu sein und lange Belichtungszeiten zu erfordern. Außerdem erschien es schwierig, Streustrahlenraster zu verwenden. Deshalb blieb die praktische Anwendung zunächst fast nur auf die Erfinder beschränkt. Dies änderte sich erst, als Grossmann an Hand von umfangreichen Untersuchungen und geometrischen Berechnungen nachzuweisen verstand, daß die konstruktiv viel einfacher zu verwirklichende eindimensionale Bewegung von Röhre und Film der mehrdimensionalen Bewegung gleichwertig, bei großen Störobjekten infolge der doppelt so großen Röhren-Film-Exkursion — die bei der eindimensionalen Verwischung relativ leicht zu erreichen ist — sogar überlegen sei. Kurze Zeit später brachten die Firma Sanitas den nach einem Patent von Chaoul und Grossmann gebauten Tomograph und die Firma Siemens-Reiniger-Werke das auf dem Patent von Raab beruhende Introskop, später Planigraph genannt, als serienmäßige Geräte auf den Markt, die sich vor allem dadurch unterschieden, daß beim ersteren sich Röhre und Film auf Kreisbögen, beim letzteren auf planparallelen Geraden bewegten. Beim ersten Modell des Introskops war noch eine leicht sinusförmige Bewegung vorgesehen, die aber sehr bald aufgegeben wurde, da sich gegenüber der geradlinigen Bewegung keine Vorteile erkennen ließen. In der Folgezeit erschien neben immer zahlreicher werdenden Veröffentlichungen über den diagnostischen Wert der Tomographie, vor allem für die Lungenuntersuchung, eine größere Anzahl von Arbeiten über Geräte mit technischen Verbesserungen sowohl nach dem Tomographen- wie nach dem Planigraphenprinzip. Sehr bald wurden auch sogenannte Zusatzschichtgeräte angegeben — Janker hat 1936 erstmals auf diese Möglichkeit hingewiesen — bei denen Röhre und Laufrasterwagen eines vorhandenen Rastertisches im Bedarfsfalle durch ein Gestänge verbunden und entweder über Federzüge oder motorisch auf planparallelen Ebenen gegeneinander verschoben werden. Auch die Verwendung von Schirmbildkameras anstelle der großformatigen Filmkassetten wurde technisch ausgearbeitet, erstmals ebenfalls von Janker, der einen entsprechenden Zusatz zum Tomographen von Sanitas entwickelte. Weiterhin war bei einigen Geräten auch die Tomoskopie möglich. Sie erlangte zwar bis jetzt keine größere Bedeutung, soll aber nicht nur der Vollständigkeit halber erwähnt werden, sondern weil sie durch die Einführung der Fernsehdurchleuchtung und der Bildspeicherröhre eine Zukunft haben könnte.

Ab 1950, als Tobb das nach den Ideen von Sans und Porcher entwickelte Gerät Polytome vorstellte, wandte sich das Interesse wieder der mehrdimensionalen Bewegung von Röhre und Film zu. Damit setzte sich allmählich die Erkenntnis durch, daß vor allem bei Schichtuntersuchungen des Knochens, bei denen die Aufnahmezeit eine untergeordnete Rolle spielt, und die bei den dort verwendeten Bewegungen in Form von Kreisen, Ellipsen und Hypocycloiden nicht so lang ist wie bei der geometrischen Spirale, die mehrdimensionale Verwischung gegenüber der eindimensionalen doch erhebliche Vorteile bietet.

An grundlegenden Neuerungen aus der Zeit nach 1937 ist neben einem sehr interessanten und patentierten Verfahren von Vieten (1936/39), bei dem die Schichten eines sehr schmalen, senkrecht zur Körperachse verlaufenden Bereichs in verschiedenen Tiefen des Körpers auf einem Film als eine Art Transversalschicht nebeneinander abgebildet werden, vor allem die Transversaltomographie mit einem im Winkel von etwa 60—70 Grad zur Körperlängsachse einfallenden Strahlenbündels zu nennen. Das erste Patent für einen Apparat mit kreisförmiger Verwischung im Winkel von 360 Grad erhielt Watson in England 1937, 1942 zeigte er die ersten damit aufgenommenen Lungenbilder. Auch dieses Verfahren wurde an verschiedenen Stellen unabhängig voneinander entwickelt sowie theoretisch und mathematisch untermauert, so z.B. von Vallebona (1947), Gebauer und Wachsmann (1949), und Vieten (1950). Ein Patent: „Verfahren und Apparatur zur Anfertigung von Schichtaufnahmen in beliebig gestellten und beliebig gestalteten Schichten", das Vieten im Jahre 1936 beantragte, wurde nicht erteilt, obwohl das Prinzip der Transversaltomographie darin erstmalig eingehend begründet wurde, weil die gleiche Patentanmeldung das Prinzip der schon bekannten Simultantomographie enthielt.

In diesem Zusammenhang sind noch die von Takahashi entwickelten bzw. ausgebauten Methoden zu nennen: die Rotatographie und ihre verschiedenen Varianten. Sie sind im Prinzip eine Mischung zwischen der Vietenschen Methode und der reinen Transversaltomographie.

d) Bewegungsformen

Die Vielzahl der konstruktiv verwirklichten Ideen beim Bau von Schichtgeräten, die z.T. mehrere Bewegungsformen und Techniken an einem Schichtgerät erlauben, lassen es zweckmäßig erscheinen, vor der Beschreibung der einzelnen Geräte die wesentlichsten Konstruktionsprinzipien, geordnet nach den drei grundsätzlichen Möglichkeiten der Schichtbilderzeugung, zu besprechen. Dabei soll auch auf Entwicklungen aufmerksam gemacht werden, die z.T. die Grundforderungen der Tomographie nicht erfüllen oder trotz deren Erfüllung nicht zu einwandfreien Schichtbildern führen.

α) Bewegung von Röhre und Empfangsorgan

Dieses Prinzip ist das am häufigsten verwendete. Hier gibt es deshalb auch die meisten Varianten. So kann die Bewegung in Richtung der Schichtebene oder in Richtung des Zentralstrahls ausgeführt werden. Sie kann eindimensional oder mehrdimensional sein. Außerdem kann sie auf Kreisbögen bzw. Kugelkalotten oder auf parallelen Geraden bzw. planparallelen Ebenen erfolgen. Weiterhin ist sie je nach Schichtgerät vertikal, horizontal oder in jeder beliebigen Lage möglich.

αα) Bewegung von Röhre und Film in Richtung der Schichtebene

Die Koordinierung der Bewegungen von Röhre und Empfangsorgan erfolgt bei den meisten Schichtgeräten durch eine direkte oder indirekte Verbindung der beiden Elemente über ein Gestänge. Bei einigen Systemen gibt es auch getrennte Antriebsmechanismen für Röhre und Empfangsorgan oder sie werden mit Seilzügen oder Ketten gegeneinander verschoben. Dabei ergeben sich zwei Formen der Bewegung von Röhre und Empfangsorgan. Sie wurden, bevor von der ICRU der Vorschlag kam, die Schichtaufnahmetechnik allgemein Tomographie zu benennen, vor allem im deutschen Sprachgebiet durch die Bezeichnungen Tomographie und Planigraphie unterschieden. Unter Tomographie wurden alle Verfahren, gleichgültig ob eindimensional oder mehrdimensional, verstanden, bei denen Röhre und Empfangsorgan eindimensional auf Kreisbögen oder mehrdimensional auf Kugelkalotten bewegt wurden (Abb. 23), und unter Planigraphie diejenigen, bei denen die Bewegung auf parallelen Geraden bzw. planparallelen Ebenen erfolgte (Abb. 24).

Der Versuch, die beiden Möglichkeiten zu kombinieren, d.h. die Röhre auf einem Kreisbogen und das Empfangsorgan auf einer Geraden zu bewegen (Abb. 25), wie er unternommen wurde, um jeweilige konstruktive Nachteile beider Verfahren auszuschalten, muß als Fehlentwicklung bezeichnet werden (BOKSTRÖM; EDHOLM; FAGERBERG; LODIN). Damit wird gegen die Grundbedingung der konstanten Abstandsverhältnisse verstoßen, denn je weiter sich das Empfangsorgan aus der Mittelstellung entfernt, desto größer werden bei gleichbleibendem Abstand Focus—Objekt die Abstände Objekt—Empfangsorgan ($d_2 < d_1$ bzw. d_3 in Abb. 25).

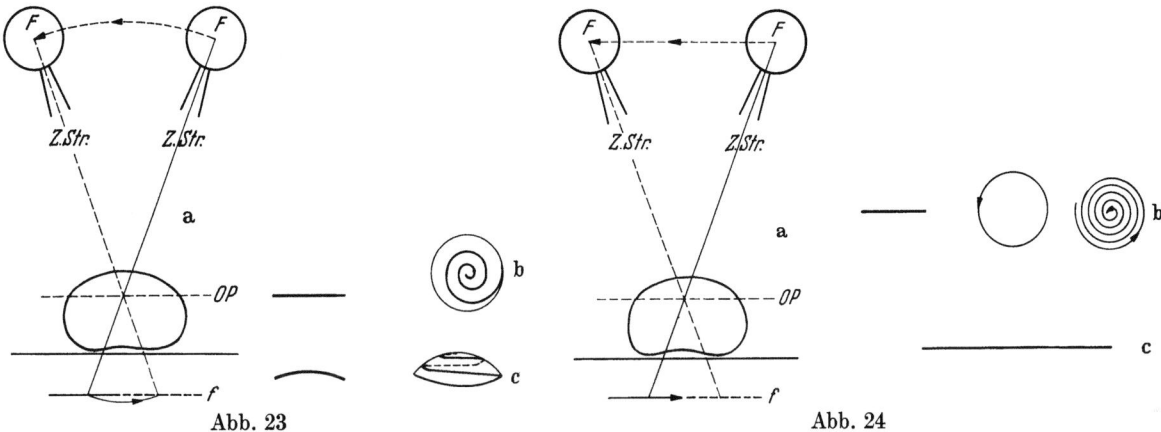

Abb. 23. Bewegung von Röhre und Empfangsorgan auf Kreisbögen. a Anfangs- und Endstellung von Röhre und Empfangsorgan. F Focus; OP Objektebene; f Empfangsorgan. b Ein- und mehrdimensionale Bewegung in Aufsicht. c Die gleichen Bewegungsformen von der Seite gesehen; bei der eindimensionalen erfolgt die Röhrenbewegung auf einem Kreisbogen, bei der mehrdimensionalen auf einer Kugelkalotte

Abb. 24. Bewegung von Röhre und Empfangsorgan auf planparallelen Bahnen. a Anfangs- und Endstellung von Röhre und Empfangsorgan. b Ein- und mehrdimensionale Bewegungen in Aufsicht. c Die gleichen Bewegungsformen von der Seite gesehen

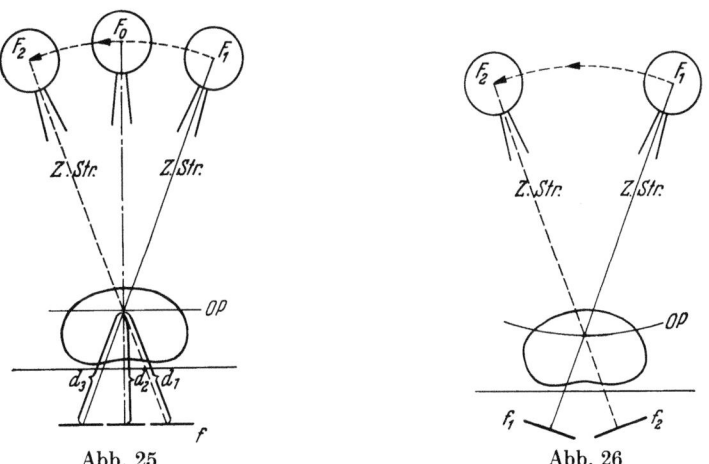

Abb. 25. Bewegung der Röhre auf einem Kreisbogen und des Empfangsorgans auf einer Geraden. Die Grundbedingung der konstanten Abstandsverhältnisse wird während des Bewegungsablaufes nicht eingehalten

Abb. 26. Früheste Schichttechnik von VALLEBONA mit Bewegung von Röhre und Film auf Kreisbögen. Dadurch, daß der Film seine Neigung zum Körper ständig ändert, entsteht als scharfes Bild keine Schichtebene sondern das eines eng begrenzten Bereichs um den Drehpunkt

Eine Fehlüberlegung lag auch dem frühen und längst wieder verlassenen tomographischen Verfahren von VALLEBONA zugrunde, bei dem Röhre und Kassettenhalterung starr verbunden waren, so daß der Film während der Bewegung nicht ständig parallel zur abzubildenden Ebene lag (Abb. 26). Dies widerspricht zwar nicht den Grundforderungen für die Entstehung eines Schichtbildes. Jedoch war dabei nicht berücksichtigt, daß die dargestellte Schicht durch die Lage und Form des Empfangsorgans bestimmt wird.

Das heute verbreitetere Verfahren bei der Bewegung von Röhre und Empfangsorgan dürfte die Bewegung auf parallelen Geraden sein. Den Grund dafür bilden die vielen Zusatzschichtgeräte. Während bei den nach dem Tomographieprinzip sowie den meisten nach dem Planigraphieprinzip konstruierten Spezialgeräten bei der Bewegung gleichzeitig die Röhre so gedreht wird, daß der Zentralstrahl und damit alle Strahlen des Bündels, immer durch die gleichen Objektpunkte in der Schichtebene gehend, auf die gleiche Filmstelle auftreffen, wobei die Drehung nicht in Röhrenmitte, sondern genau um den Focus erfolgen muß (VIETEN), ist dies bei den frühen Geräten und einem Teil der Zusatzschichtgeräte nicht der Fall. Hier behält das Strahlenbündel immer seine Einfallsrichtung bei (Abb. 27). Dies hat den Nachteil, daß das Strahleneinfallsfeld wesentlich größer gehalten werden muß als es dem Bildfeld entspricht, und daß die verschiedenen Punkte der Schichtebene laufend von verschiedenen Strahlen des Bündels abgebildet werden.

Unter der nicht realisierbaren Voraussetzung, daß der Brennfleck punktförmig ist und daß nur eine Schicht„ebene" dargestellt wird, haben alle diese Unterschiede in der Bewegung von Röhre und Empfangsorgan — ausgenommen die als Fehlentwicklungen bezeichneten Verfahren — auf die Bildentstehung rein mathematisch keinen Einfluß.

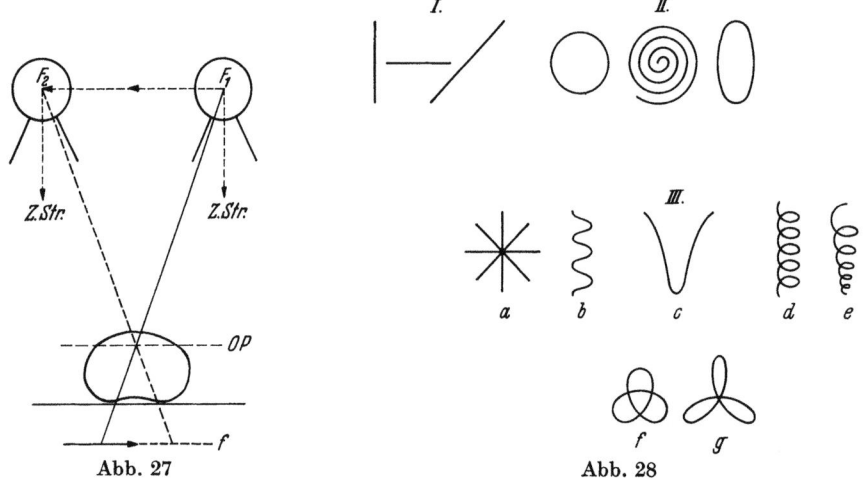

Abb. 27.   Abb. 28

Abb. 27. Bewegung von Röhre und Film auf planparallelen Bahnen ohne Fokussierung des Zentralstrahls auf die Drehachse

Abb. 28. Die bisher konstruktiv verwirklichten Bewegungsformen an Schichtgeräten. *I* eindimensionale Bewegungen; *II* einfache mehrdimensionale Bewegungen; *III* komplizierte mehrdimensionale Bewegungen

Sowohl bei der Bewegung auf geraden wie auf gekrümmten Bahnen sind eindimensionale und mehrdimensionale Bewegungen möglich. Sie seien hier unter diesem Ordnungsprinzip zusammenfassend besprochen.

Abb. 28 zeigt die bis jetzt apparativ verwirklichten Bewegungsformen. Sie lassen sich in drei Gruppen einteilen: die eindimensionalen, die einfachen mehrdimensionalen und die komplizierten mehrdimensionalen Bewegungen.

Bei den eindimensionalen oder linearen Bewegungen gibt es im Grunde nur eine Figur, nämlich eine Gerade. Wenn hier trotzdem drei Varianten aufgeführt werden, so deshalb, weil Schichtgeräte beschrieben wurden, an denen eine gradlinige Bewegung in mehreren Verlaufsrichtungen ausgeführt werden kann (DE VULPIAN), und diese Besonderheit Grundlage für mehrdimensionale Bewegungen ist, die mit diesen Geräten ebenfalls möglich sind. Die Schichtgeräte, die nur für die eindimensionale Bewegung gebaut sind, insbesondere die zahlreichen Zusatzschichtgeräte, erlauben nur eine geradlinige Bewegung in einer Richtung. In welcher Richtung sie zur Körperlängsachse verläuft, kann hier in gewissen Grenzen durch die Lagerung des Körpers zur Bewegungsrichtung bestimmt werden.

Zu den einfachen mehrdimensionalen Bewegungen zählen die drei Grundformen: Kreis, Spirale und Ellipse.

Die komplizierten Bewegungen sind Kombinationen zweier Bewegungen: Die Figuren III a, b und c in Abb. 28 sind Kombinationen zweier geradliniger Bewegungen, die Figur d ist die Kombination einer Geraden mit einem Kreis, e die einer Geraden mit einer Spirale und f und g die zweier Kreise.

Obwohl die lineare Bewegung technisch einfacher zu lösen ist — mit diesem Hinweis begründete schon GROSSMANN ihre Einführung — sind die Geräte mit mehrdimensionalen Bewegungen die älteren. BOCAGE, dessen Definition des Schichtbildes die lineare Bewegung nicht ausschließt, erwähnte besonders die sinusförmige Bewegung, den Kreis und die Spirale. Auch ZIEDSES DES PLANTES verwendete entweder eine Spirale oder einen Kreis

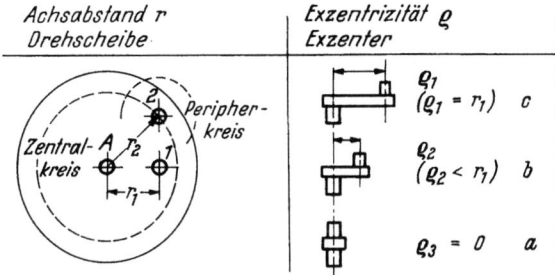

Abb. 29. Bestimmungsgrößen für die Entstehung ein- und mehrdimensionaler Bewegungen als Ergebnis zweier Kreisbewegungen. *A* zentrale Achse des Rotationssystems; *1* und *2* Befestigungspunkte (Achse) für Exzenter; r_1 und r_2 Abstände der Befestigungspunkte von der zentralen Achse. ϱ_1—ϱ_3 Exzenterlängen

und BARTELINK eine Sinuskurve. Die Figur III a wurde von KREMER als mehrseitige Verstreichung angegeben. Ihre Ausführung erfordert, sofern sie nicht durch Drehen des Objekts erreicht wird, einen erheblichen technischen Aufwand. Die Figuren III d und e lassen sich mit dem von KIEFFER entwickelten Gerät Laminagraph ausführen, das als Grundformen eine Gerade, einen Kreis und eine Spirale aufweist. Das Kleeblatt (g) und

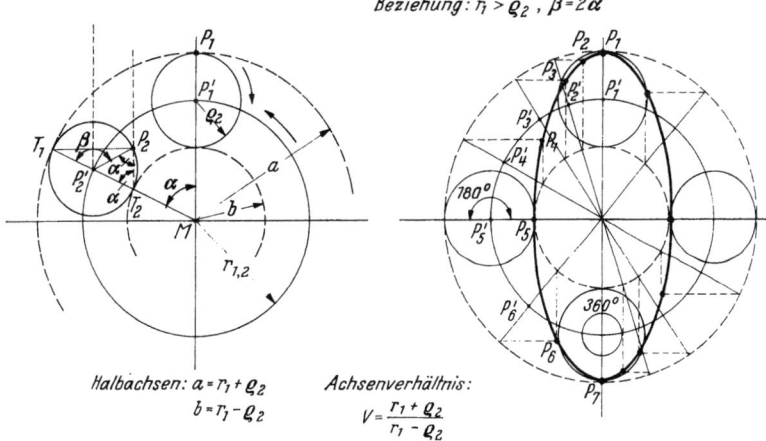

Abb. 30a. Entstehung einer elliptischen Bewegungsform als Ergebnis zweier Kreisbewegungen. Die Form und Größe der Ellipse hängt dabei von der Größe der Exzentrizität ab, wobei $\varrho < r$ sein muß. Die zentrale Achse und die Achse des Exzenters müssen sich im Verhältnis 1:2 drehen

die Hypocycloide (F) gehören neben einer Geraden, einem Kreis und einer Ellipse zu den von SANS und PORCHER angegebenen Figuren des Polytomes. Sie kommen in ihrer Wirkung der heute nicht mehr verwendeten Spirale am nächsten, wobei sie den Vorteil bieten, eine kürzere Laufzeit zu benötigen. Der Antriebsmechanismus dieses Gerätes ist im Hinblick auf die Bewegungsformen insofern besonders interessant, als hier sowohl die lineare wie die elliptische Bewegung das Ergebnis zweier Kreisbewegungen sind. Dies wird durch einen sich um seine zentrale Achse drehenden Zylinder erreicht, auf dem in bestimmten

Abständen vom Mittelpunkt verschiedene sogenannte Exzenter befestigt werden können, die mit der Röhre verbunden werden und ihre Bewegung steuern (Abb. 29).

Wird der Exzenter a in eine der beiden Befestigungstellen eingesetzt, so entsteht jeweils ein Kreis. Befestigt man an der Stelle 1 den Exzenter b und läßt ihn entgegengesetzt zum Zylinder im Verhältnis 2 : 1 rotieren, ergeben sich Ellipsen, dreht er sich im Verhältnis 3 : 2 eine Hypocycloide (Abb. 30a und b). Mit dem Exzenter c im Befestigungspunkt 2, dessen Armlänge gleich dem Abstand des Befestigungspunktes 2 vom Mittelpunkt ist, erhält man bei der Rotation des Exzenters im Verhältnis 2 : 1 eine Gerade, im Verhältnis 3 : 2 eine Kleeblattfigur (Abb. 31a und b).

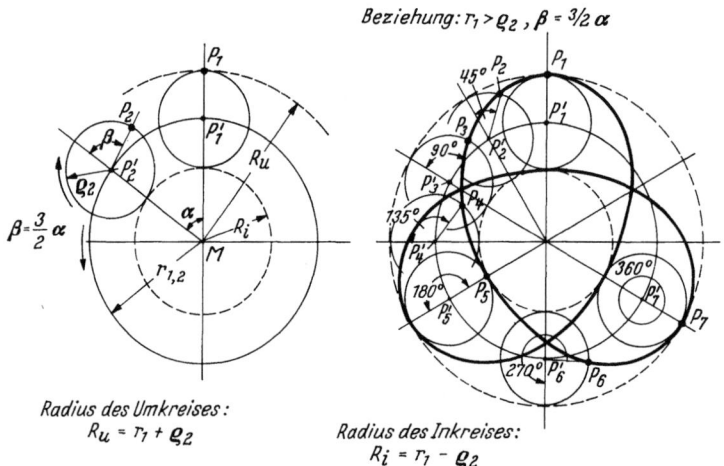

Abb. 30b. Entstehung einer hypocycloiden Bewegungsform. Die Grundbedingungen sind die gleichen wie bei Abb. 30a. Die zentrale Achse und die des Exzenters drehen sich lediglich im Verhältnis 2 : 3

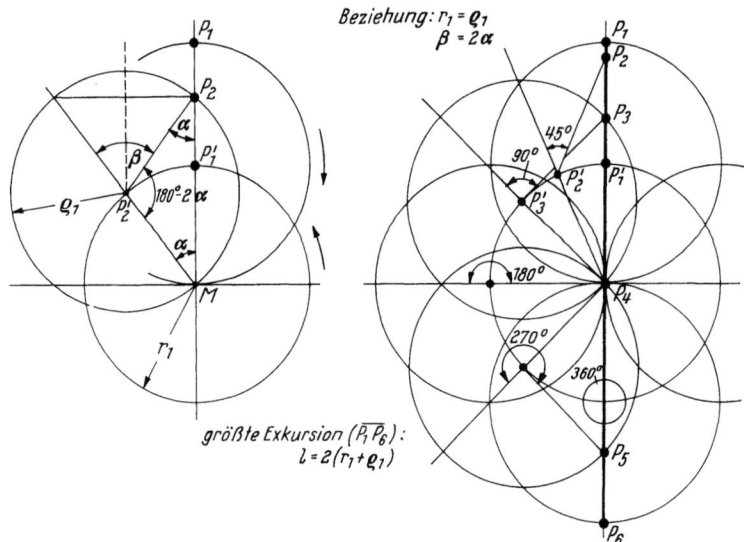

Abb. 31a. Entstehung einer eindimensionalen Bewegung als Ergebnis zweier Kreisbewegungen. Hier ist $r = \varrho$. Die zentrale Achse und die des Exzenters drehen sich im Verhältnis 1 : 2

$\beta\beta$) Bewegung von Röhre und Film um die Körperlängsachse

Zu den Bewegungen, die Röhre und Empfangsorgan parallel zur Schichtebene ausführen, gehören auch die Kreisbewegungen um die Körperlängsachse, die zu axial-transversalen Tomogrammen führen (Abb. 32). Sie haben nur dann praktische Bedeutung bzw. führen zu einwandfreien Darstellungen, wenn Röhre und Empfangsorgan um 360° gedreht werden. Drehungen um nur 180° oder 220°, wie sie von verschiedenen Autoren vorgeschlagen wurden (z. B. JANKER; GIACOBINI und MANZI) führen zu projektorischen Verzerrungen (FRIK; OLIVA u. a.).

Diese Feststellung gilt für alle cyclischen Bewegungen, gleichgültig ob es sich um Transversalschichten oder Longitudinalschichten handelt. In Abb. 33 und 34 sind Longitudinalschichtbilder mit unvollständigen Kreisbewegungen gezeigt. Ein zylindrischer

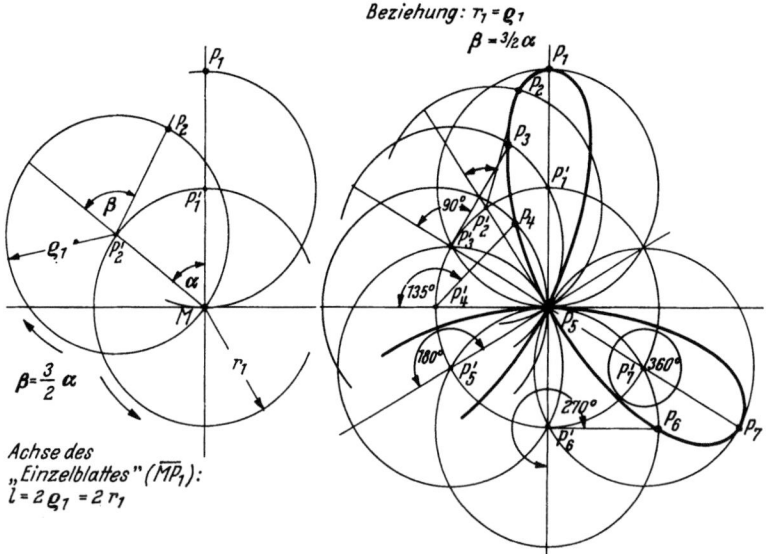

Abb. 31 b. Entstehung einer Kleeblattform. Die zentrale Achse und die Achse des Exzenters drehen sich im Verhältnis 2 : 3

Körper, dessen Achse z. B. parallel zur Schichtebene verläuft und den Kreisbogen halbiert, wird zu einem Konus (Abb. 33), eine Schicht durch einen Kegel ergibt keine geschlossene Ringfigur (Abb. 34).

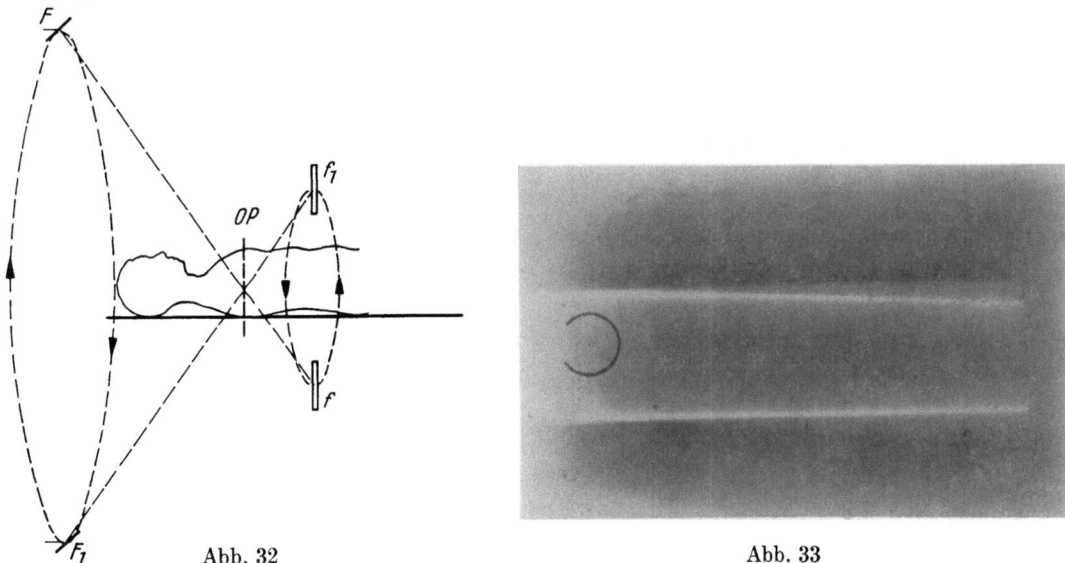

Abb. 32. Entstehung eines axial-transversalen Schichtbildes durch Drehung von Röhre und Film bei liegendem Patienten

Abb. 33. Verzeichnete Wiedergabe eines Zylinders im Schichtbild bei unvollständiger Kreisbewegung. In diesem Fall wurde lediglich auf einem Kreissektor von 270° belichtet

Selbstverständlich ist es theoretisch bei diesen Verfahren auch möglich, die Filmebene und damit die Schichtebene in einem beliebigen Winkel zur Körperachse zu neigen. Entsprechende Vorrichtungen sind an manchen Schichtgeräten vorhanden.

Verschiedene Geräte, bei denen Röhre und Empfangsorgan bewegt werden, weisen weiterhin Vorrichtungen auf, mit denen das Empfangsorgan in bestimmten Kurven angeordnet werden kann, und bei denen damit auch eine ebenso gekrümmte Schicht wiedergegeben wird. Die hier zugrundeliegenden geometrischen Probleme werden in Kapitel e (S. 748) besprochen.

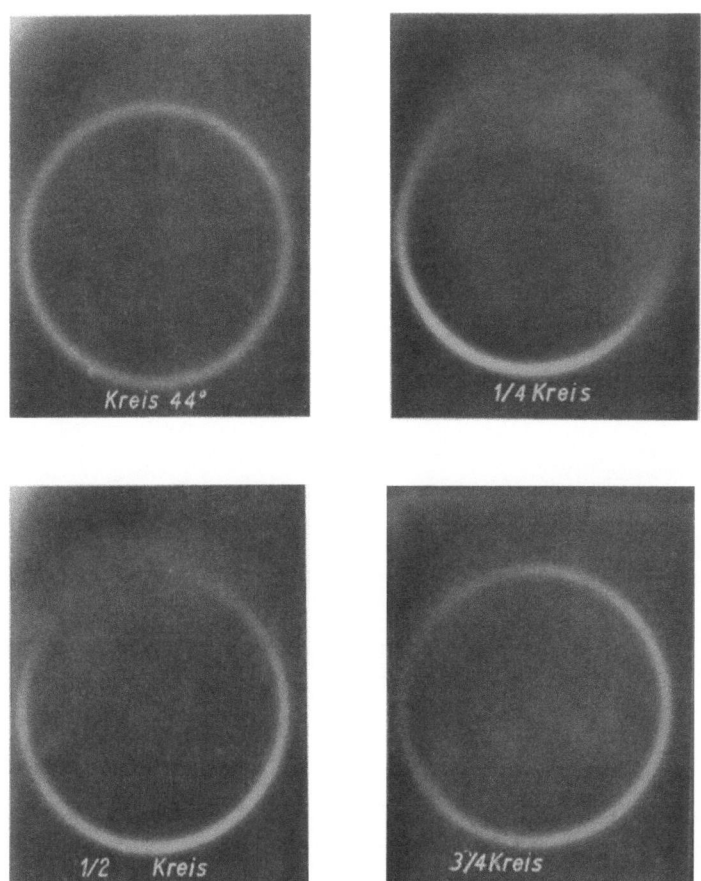

Abb. 34. Abbildung eines Kegelstumpfes, dessen Wände eine Neigung in der Größe des halben Pendelwinkels aufweisen. Schon bei einer Kreisbewegung von 270° kommt es zu keiner vollständigen Darstellung. Die Abbildung wird in dem Maße unvollständiger, in dem die Belichtungsstrecke abnimmt (180°—90°). Aufgenommen mit einer reinen Kreisbewegung; Pendelwinkel 44°

γγ) Bewegung von Röhre und Film in Richtung des Zentralstrahls

Eine Sonderform der eindimensionalen Bewegung von Röhre und Empfangsorgan stellt das Verfahren von WATSON dar, mit dem sich auch PERUSSIA beschäftigte (Abb. 35). Dabei erfolgt die gegenläufige Bewegung von Röhre und Empfangsorgan senkrecht zur Schichtebene in Richtung des Zentralstrahls. Obwohl dieses Verfahren alle Bedingungen für eine Schichtaufnahme erfüllt (koordinierte gegenläufige Bewegung von Röhre und Empfangsorgan bei gleichbleibenden Abstandsverhältnissen), wird damit, wie VIETEN nachgewiesen hat, keine einwandfreie Schichtaufnahme erzielt, denn die dargestellte Schicht hat die Form einer Rotationshyperboloiden.

β) Bewegung von Objekt und Empfangsorgan

Auch bei diesem Verfahren gibt es eindimensionale und mehrdimensionale Bewegungen. Im allgemeinen werden die eindimensionalen bei Longitudinalschichten und die mehrdimensionalen bei Transversalschichten angewendet.

αα) *Longitudinalschichten*

Bei Longitudinalschichten erfolgt entweder eine Bewegung um die Körperachse bzw. um eine Achse parallel zur Körperlängsachse (Verfahren nach VALLEBONA-BOZETTI, Abb. 18b) oder um eine senkrecht zu diesen Achsen um einen beliebigen Drehpunkt verlaufende (z.B. WEDEKIND und KEMPER, Abb. 36). Dabei behält das gleichsinnig sich bewegende Empfangsorgan seine relative Lage zum Objekt bei. In beiden Fällen ergibt sich eine eindimensionale Bewegung auf Kreisbögen. Eine Drehung der Röhre um den Focus erfolgt nicht, so daß auch hier ein größeres Strahleneinfallsfeld erforderlich ist als bei der Bewegung von Röhre und Empfangsorgan unter gleichzeitiger Röhrendrehung. Ebenso geschieht die Projektion der Punkte in der Schichtebene auf den Film laufend von anderen Strahlen aus dem einfallenden Bündel.

Eine Verschiebung von Objekt und Film auf parallelen Geraden, in Richtung der Körperlängsachse, wie sie an einem Gerät der Firma Zuder neben der Drehbewegung um die Körperachse möglich ist, ergibt keine einwandfreien Schichtbilder. Diese Bewegung

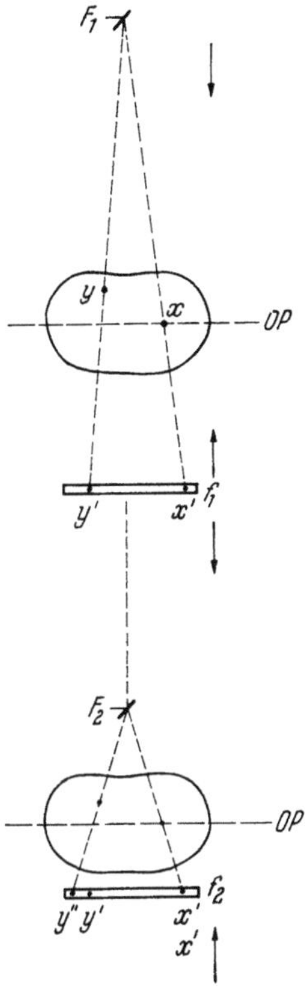

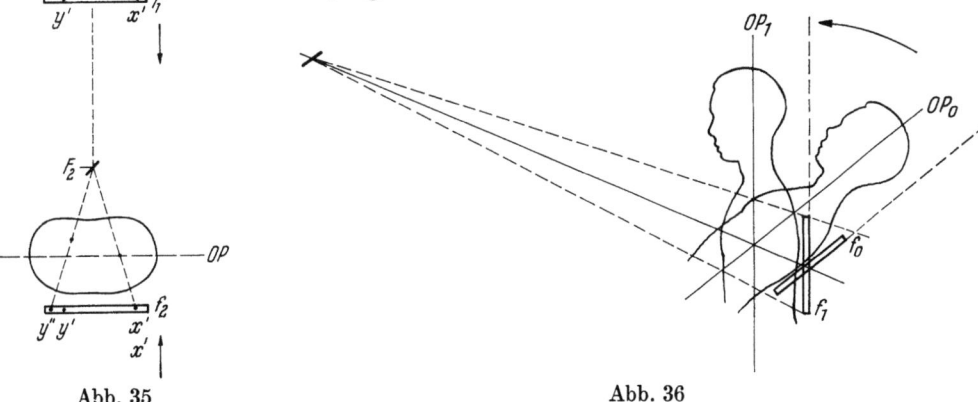

Abb. 35   Abb. 36

Abb. 35. Entstehung einer Schicht durch gegenläufige Bewegung von Röhre und Film in Richtung des Zentralstrahls

Abb. 36. Entstehung einer Longitudinal-Schichtaufnahme durch Drehung von Objekt und Film senkrecht zur Körperlängsachse um einen beliebigen Drehpunkt innerhalb des Objekts

hat die gleichen Nachteile wie die unter 2d, α, αα (S. 740) beschriebene Bewegung der Röhre auf einem Kreisbogen und des Empfangsorgans auf einer Geraden.

ββ) *Transversalschichten*

Eine mehrdimensionale Verwischung wird bei der Bewegung des Objekts um die Körperlängsachse und die gleichsinnige Bewegung des senkrecht oder in einem gewissen Neigungswinkel zur Körperlängsachse angeordneten Empfangsorgans ausgeführt (Abb. 37). Dies ist die gebräuchlichste Methode zur Herstellung transversaler Tomogramme. Auch hier gilt dasselbe, was über die cyklischen Figuren bei der Bewegung von Röhre und Empfangsorgan gesagt wurde: sie müssen geschlossen sein, d.h. es muß eine Drehung um 360° erfolgen (AMISANO; GEBAUER; HAMMER; VALLEBONA; WELLS u.a.).

γγ) *Sonderverfahren*

Auch bei der Bewegung von Objekt und Empfangsorgan ist noch eine Sonderform zu erwähnen: die mehrdimensionale Bewegung bei Longitudinalschichten. Sie wurde von DE VULPIAN beschrieben. Es handelt sich dabei um die Figuren IIIb und c aus Abb. 28. Sie sind durch eine Kombination zwischen zwei senkrecht zu einander verlaufenden geradlinigen Bewegungen entstanden, und zwar wird die eine durch das Verfahren der Bewegung von Röhre und Empfangsorgan (2d, α; S. 740) und die andere durch das der Bewegung von Objekt und Empfangsorgan (2d, β; S. 746) ausgeführt. In diesem Falle bewegen sich also alle drei Komponenten des aus Röhre, Objekt und Empfangsorgan bestehenden Aufnahmesystems, wobei allerdings das Empfangsorgan zwei Bewegungen gleichzeitig ausführen muß (Abb. 38a). Je nach der Koordinierung der vier Bewegungen entstehen die in Abb. 38b dargestellten Figuren.

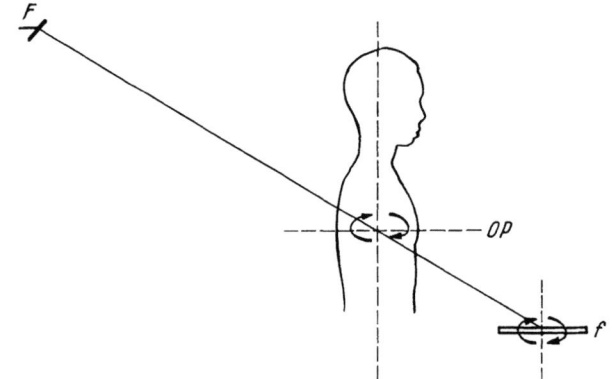

Abb. 37. Entstehung einer Schichtaufnahme transversal zur Körperachse durch Drehung von Objekt und Film

γ) Bewegung von Röhre und Objekt

Diese in Abb. 18c dargestellte Bewegungsform ist nur von theoretischem Interesse. Praktische Lösungen liegen hier nicht vor. Lediglich Dalongeville beschrieb 1939 eine Technik, bei der Röhre und Objekt auf parallelen Geraden bewegt werden.

Macht die Röhre eine Bewegung auf einem Kreisbogen, so muß das Objekt parallel zum Empfangsorgan ebenfalls auf einem Kreisbogen gleichsinnig zur Röhre bewegt werden. Es darf auf keinen Fall eine Drehung des Objektes zum Empfangsorgan erfolgen. Bei diesem Verfahren liegen also analoge Verhältnisse zur Bewegung von Röhre und Empfangsorgan vor.

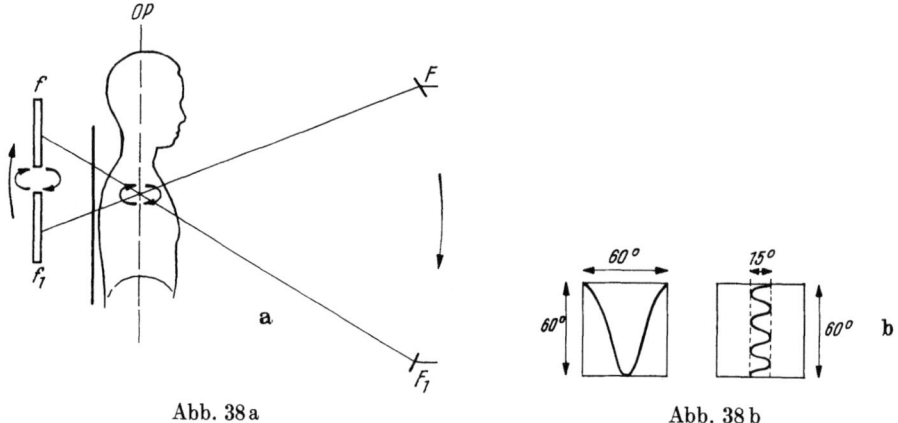

Abb. 38a   Abb. 38b

Abb. 38a u. b. Kombination zweier Bewegungsformen. Bewegung von Röhre und Empfangsorgan sowie Bewegung von Objekt und Empfangsorgan zur Erzielung einer mehrdimensionalen Bewegung. a Schematische Darstellung der Bewegungen. b Die hierdurch resultierenden mehrdimensionalen Bewegungen

e) Beziehungen Schichtebene—Filmebene

Wenn man die üblichen Erklärungen des Schichtprinzips liest oder die entsprechenden schematischen Darstellungen betrachtet, so wird zunächst der Eindruck erweckt, die Lage der Schichtebene im Körper werde ausschließlich durch den tatsächlichen oder relativen Drehpunkt des Systems bestimmt. Diese Annahme wird in der Praxis dadurch unterstützt, daß bei den meisten Schichtgeräten die Lage des Abbildungsorgans so festgelegt ist, daß tatsächlich die in Höhe des Drehpunktes liegende und der Lagerungsplatte für den Patienten parallele Ebene abgebildet wird. Die Bedingungen für das Zustandekommen eines Schichtbildes sind aber weder an die Lage des mechanischen Drehpunkts noch an eine Ebene gebunden, die parallel zur Lagerungsplatte und damit meist parallel zur Focusbahn oder zur Grundfläche der Kugelkalotte liegt, auf der die Focusbewegung stattfindet. Wie schon mehrfach betont wurde, ist die Lage der Schicht im Körper durch Lage und Form des Empfangsorgans bestimmt. In dieser Beziehung unterscheidet sich die Projektion bei Schichtaufnahmen grundlegend von der bei Übersichtsaufnahmen:

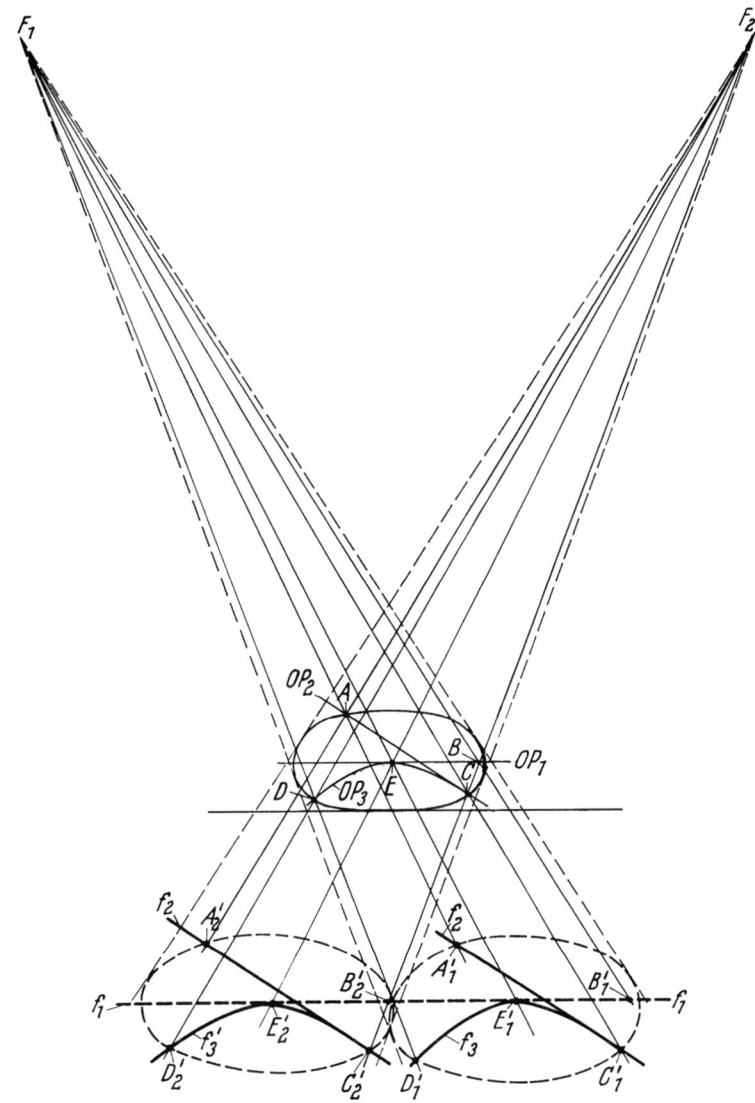

Abb. 39. Projektion eines „virtuellen" dreidimensionalen Röntgenbildes in den außerhalb des Objekts gelegenen Raum in willkürlich gewähltem Abstand. Von diesem Röntgenbild können je nach Lage und Form des Empfangsorgans (f_1, f_2, f_3) bestimmte Schichten (OP_1, OP_2, OP_3) aus dem Objekt abgebildet werden

Während bei der Übersichtsaufnahme immer nur ein zweidimensionales Bild eines dreidimensionalen Objekts vorhanden ist, das je nach Lage des Empfangsorgan etwas verzerrt zur Darstellung kommen kann, entsteht bei jeder Schichtaufnahme ein vollständiges dreidimensionales „virtuelles" Röntgenbild (VIETEN) des gesamten, im Bereich des Strahlenbündels liegenden Aufnahmeobjekts, von dem je nach Lage des Empfangsorgans eine beliebig wählbare gerade oder gekrümmte Fläche abgebildet wird (Abb. 39). Dies ist deshalb möglich, weil es durch die Systembewegung für jeden Punkt eines dreidimensionalen Gebildes Stellen im Raum gibt, an denen durch die Bewegung die Forderung nach konstanten Abstandsverhältnissen erfüllt bleibt, und an denen sich seine relative Projektion während der Bewegung nicht ändert.

Tatsächlich entsteht die virtuelle dreidimensionale Abbildung unendlich oft in unendlich vielen Vergrößerungsmaßstäben, entsprechend den unendlich vielen theoretischen Möglichkeiten, eine Übersichtsaufnahme in größerem oder kleinerem Abstand vom Objekt und damit mehr oder weniger vergrößert abzubilden.

Auch auf die dargestellte Schichthöhe hat die Lage des Drehpunktes nur unter gewissen Bedingungen einen direkten Einfluß. Befinden sich Focus und Empfangsorgan an den

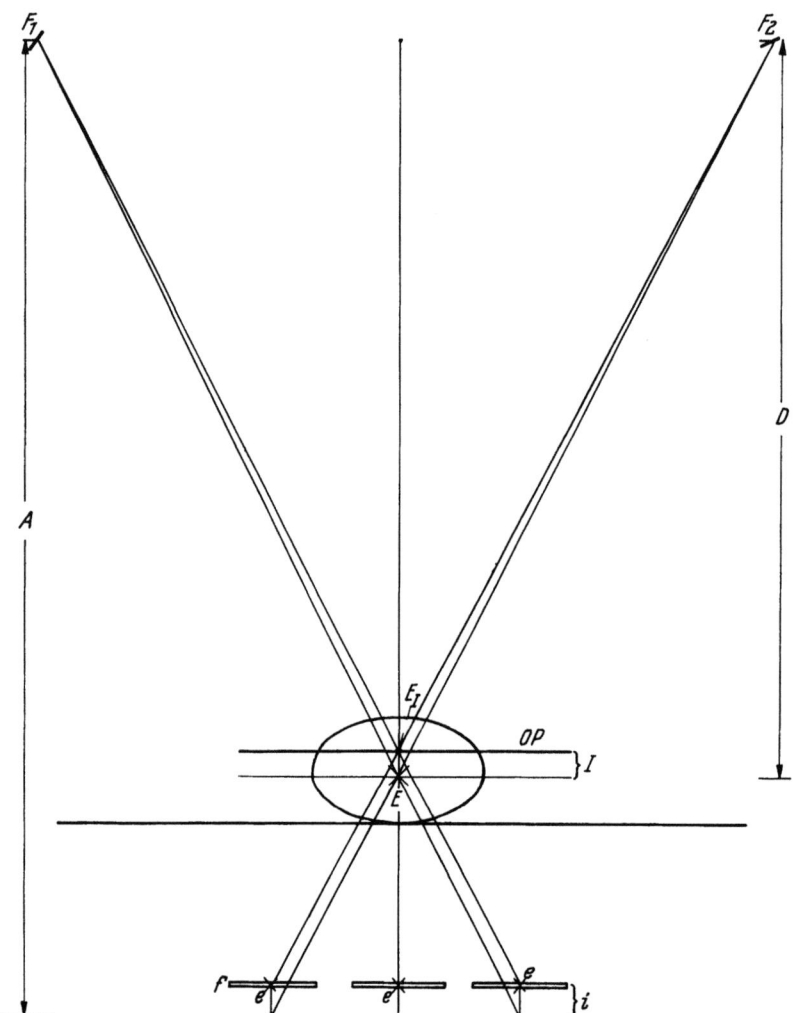

Abb. 40. Beziehung zwischen der abgebildeten Ebene OP und der Empfangsorganebene f, wenn der Drehpunkt e von f um die Strecke i höher liegt als der mechanische Drehpunkt des Empfangsorgans. Der Abstand I der Schichtebene OP vom mechanischen Drehpunkt E ist $\dfrac{i \cdot D}{A}$.

beiden Enden eines um eine Achse sich drehenden Hebelarms oder sonstigen Drehgestänges bzw. werden Patent und Empfangsorgan gekoppelt um eine gemeinsame Achse gedreht, so wird die Objektschicht in Höhe des Drehpunktes dargestellt. Die Abstände Focus—Drehpunkt und Drehpunkt—Empfangsorgan haben in diesem Fall auf die Schichthöhe keinen Einfluß. Sie bestimmen, wie bei jeder Röntgenaufnahme, lediglich den Vergrößerungsmaßstab. Liegt das Empfangsorgan näher am Objekt oder weiter von ihm entfernt, jedoch so befestigt, daß es die gleichen Bewegungsausschläge ausführt wie das Hebelarmende, so wird eine Schicht dargestellt, die röhrenwärts oder röhrenfern von der

Drehpunktebene liegt. Ihr Abstand von der Drehpunktebene ist gleich dem um den Vergrößerungsfaktor (bezogen auf den Abstand des Hebelarmendes) reduzierten Abstand des Empfangsorgans vom Ende des Hebelarms (Abb. 40).

Die gleichen Ebenen ließen sich auch darstellen, ohne daß eine Lageänderung des Empfangsorgans erfolgt, wenn dessen Bewegungsgeschwindigkeit bei gleichbleibender Geschwindigkeit der Focusbewegung erhöht oder verringert würde bzw. bei anderen Schichtsystemen die bewegten Elemente nicht synchron bewegt würden. In Abb. 41 ist dies für das System mit Bewegung von Röhre und Empfangsorgan dargestellt. Die Drehachse für die Röhrenbewegung liegt in Höhe von E_0. Will man die Ebenen in Höhe von E_1 oder

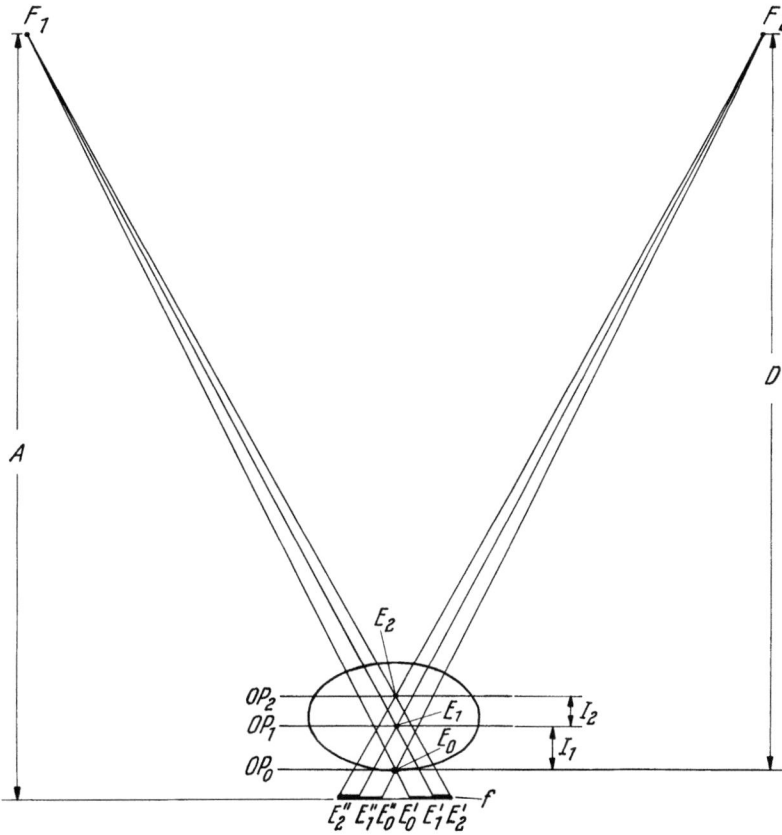

Abb. 41. Beziehung zwischen den Schichtebenen OP_0, OP_1 und OP_2 und der Empfangsorganebene f, wenn die Bewegungsgeschwindigkeit von f bei gleichbleibender Drehpunkteinstellung E_0 und gleicher Fokusgeschwindigkeit erhöht wird. $I = (E''_1 E'_1 - E''_0 E'_0) \dfrac{D}{A}$

E_2 abbilden, so muß das Empfangsorgan in der Zeit, in der der Focus von F_1 nach F_2 wandert, statt der Strecke $E'_0 E''_0$ die Strecke $E'_1 E''_1$ oder $E'_2 E''_2$ zurücklegen. GAJEWSKI und LIESE haben erneut auf diese von BOTH angegebene Möglichkeit, die Schichthöhe zu ändern, hingewiesen. Praktisch kommt ihr jedoch kaum Bedeutung zu, da der konstruktive Aufwand für eine veränderliche Bewegungsgeschwindigkeit eines Bewegungselementes größer ist als für die Lageänderung des Drehpunktes oder des Objekts.

Während bei einer Höhenverstellung des Empfangsorgans die Vergrößerung in allen Schichthöhen gleich bleibt, ändert sie sich bei nicht synchroner Bewegung der bewegten Elemente mit der Schichthöhe. Der Schichtwinkel ist in beiden Fällen von der Schichthöhe abhängig.

Insgesamt gibt es also vier Möglichkeiten, die Höhenlage der dargestellten Objektschicht zu bestimmen bzw. zu verändern:

1. Durch Änderung der Objektlage bei unveränderlichem Drehpunkt. Vergrößerungsmaßstab und Schichtwinkel bleiben unabhängig von der Schichthöhe gleich. Der Abstand

Objekt-Empfangsorgan muß verhältnismäßig groß sein, um genügend Spielraum für die Bewegung des Objekts zu gewährleisten.

2. Durch Änderung des Drehpunkts bei gleichbleibendem Abstand Focus—Empfangsorgan. Vergrößerungsmaßstab und Schichtwinkel ändern sich mit der Schichthöhe. Der Abstand Focus—Empfangsorgan ist vor allem bei geringen Schichthöhen klein.

3. Durch eine senkrecht zur Schichtebene veränderliche Lage des Empfangsorgans bei unveränderlicher Drehpunkteinstellung und Objektlage. Der Vergrößerungsmaßstab ist in allen Schichten gleich, der Schichtwinkel ändert sich mit der Schichthöhe. Der Abstand Objekt—Empfangsorgan muß verhältnismäßig groß sein.

4. Durch eine veränderliche Bewegungsgeschwindigkeit eines der beiden bewegten Elemente bei unveränderlicher Drehpunkteinstellung. Vergrößerungsmaßstab und Schichtwinkel ändern sich mit der Schichthöhe. Der Abstand Focus—Empfangsorgan ist vor allem bei geringen Schichthöhen klein.

α) Plane (gerade) Schichten

αα) Longitudinale Schichten

In der Praxis werden weitaus am häufigsten plane Schichten parallel zur Körperlängsachse abgebildet. Sie werden als Longitudinalschichtaufnahmen bezeichnet, gleichgültig, welche Drehung der Körper in der Richtung senkrecht zur Körperlängsachse einnimmt, d.h. ob Aufnahmen im sagittalen oder frontalen Strahlengang oder in jedem beliebigen Schrägdurchmesser angefertigt werden. Hierbei ist das Empfangsorgan, z.B. der Film bzw. die Filmkassette, parallel zur Auflagefläche des Patienten (Tisch oder Stützwand) angeordnet. Die Röhrenbewegung erfolgt auf zum Empfangsorgan parallelen Bahnen, und der Mittelpunkt der Bewegung liegt meist senkrecht über dem Empfangsorgan in Mittelstellung.

ββ) Schräge Schichten

Den geometrischen Nachweis für die bereits von Ziedses des Plantes erkannte Tatsache, daß es ohne weiteres möglich ist, auch Abbildungen von Schichtaufnahmen in jeder beliebigen Schräglage durch die entsprechende Schräglage des Empfangsorgans herzustellen, hat ebenfalls Vieten erbracht. Er ist in Abb. 42 für das System der Bewegung von Röhre und Empfangsorgan auf konzentrischen Kreisbögen wiedergegeben. Daraus ersieht man, daß die Dreiecke XF_1E und $X_1F_1E_1$; XF_0E und $X_0F_0E_0$ sowie XF_2E und $X_2F_2E_2$ jeweils ähnliche Dreiecke sind. Da die Strecken $E_1X_1 = E_0X_0 = E_2X_2$; $F_1E = F_0E = F_2E$ sowie $EE_1 = EE_0 = EE_2$ sind, müssen auch die übrigen Strecken gleich sein. Analoges gilt für den Punkt Y anstelle von X.

Bemerkt sei noch, daß auch hier das Empfangsorgan während der Bewegung so gedreht werden muß, daß es ständig den gleichen Neigungswinkel gegenüber dem Objekt beibehält.

In der Praxis wird von dieser Möglichkeit in den Fällen Gebrauch gemacht, in denen Details abgebildet werden sollen, die in einer zur Körperlängsachse geneigten Ebene liegen. Das Hauptanwendungsgebiet ist die Darstellung des Bronchialbaums (Frey; Laubenberger; Sommer u. a.). Obwohl diese Technik theoretisch mit allen drei Bewegungssystemen möglich ist, wird sie praktisch fast ausschließlich an Geräten mit Bewegung von Objekt und Empfangsorgan durchgeführt. Als Begründung dafür wird angegeben, daß sich bei diesen Geräten das Empfangsorgan leichter in der gewünschten Lage befestigen lasse und daß der in der Regel größere Schichtwinkel dieser Geräte bei Schrägschichtungen nicht nur Vorteile biete, sondern für brauchbare Bilder unbedingt erforderlich sei (Sommer und Laubenberger).

Bei Geräten mit Bewegung von Röhre und Empfangsorgan ist die Möglichkeit, das Empfangsorgan schräg zu befestigen, praktisch nur dann gegeben, wenn ein größerer

Abstand zwischen Lagerungstisch und Empfangsorgan besteht oder speziell eingestellt werden kann, d.h. Schrägschichten sind nur in Verbindung mit der Vergrößerungstechnik möglich.

γγ) Transversale Schichten

Als transversale Schichten bezeichnet man diejenigen Schichten, die senkrecht zur Körperlängsachse verlaufen. Sie lassen sich auf mehrere Arten abbilden:

a) Durch Lagerung des Aufnahmeobjekts.

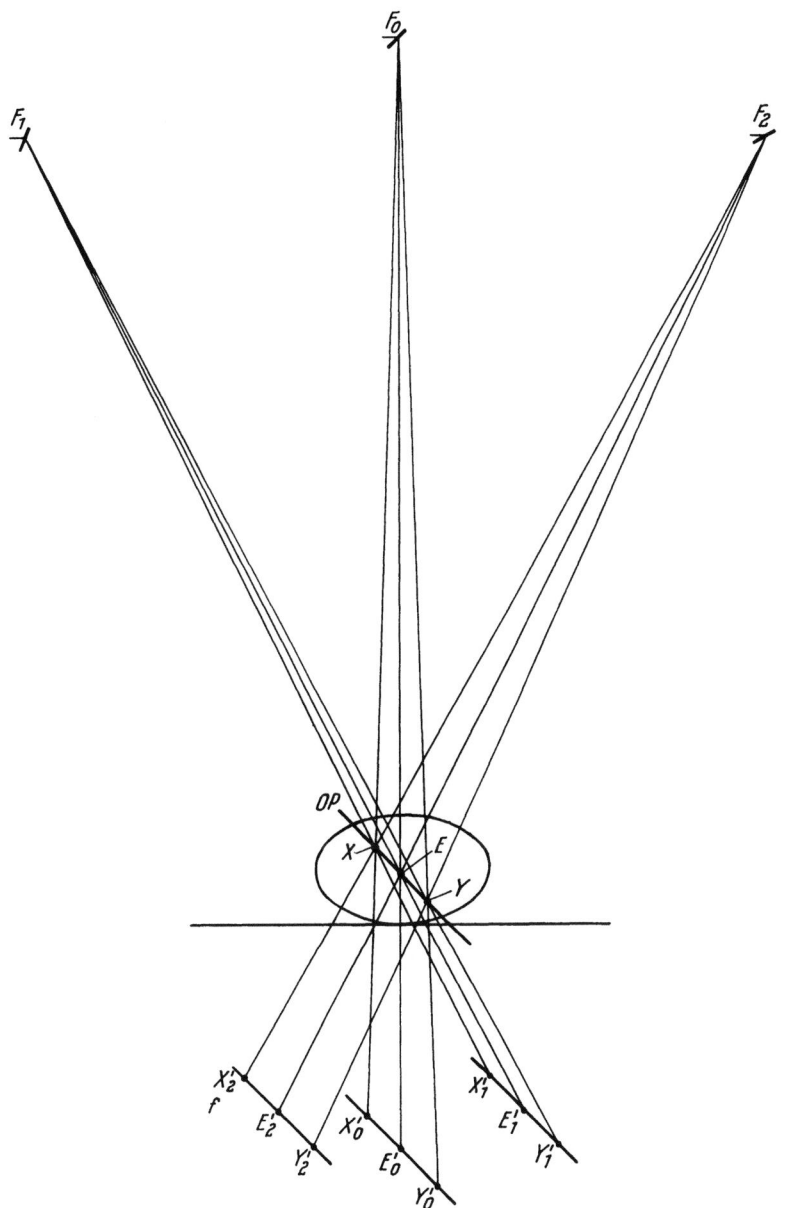

Abb. 42. Nachweis der Abbildung von schrägen Objektschichten durch Schräglage des Empfangsorgans. Geometrische Ableitung siehe Text

Dazu wird versucht, auf den üblichen Geräten für Longitudinalschichtaufnahmen den Patienten so zu lagern, daß die gewünschte Schichtebene möglichst parallel zur Auflagefläche verläuft. Geringe Abweichungen können durch eine entsprechende Schrägstellung des Empfangsorgans ausgeglichen werden. Diese Technik ist natürlich nur bei wenigen Objekten anwendbar. DE ABREU fertigte damit Horizontalschichtaufnahmen der obersten

Thoraxabschnitte, Birkner von der Schädelbasis und Kieffer vom Hals an, wobei letzterer das Empfangsorgan gegenüber dem Focus verschob (Abb. 43).

b) Durch die Anordnung des Empfangsorgans senkrecht zur Körperlängsachse.

Mit dieser Möglichkeit haben sich bereits Ziedses des Plantes und noch eingehender

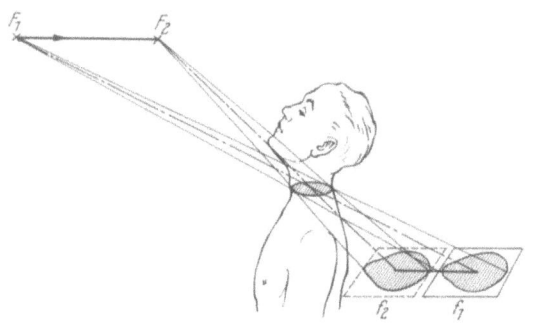

Abb. 43. Abbildung einer senkrecht zur Körperachse verlaufenden Schicht durch Lagerung des Patienten und Verschiebung des Empfangsorgans in Richtung der Schichtebene

Vieten und Kieffer beschäftigt. Sie stellt den Extremfall einer Schrägschichtung dar. Die Entstehung der Transversalschicht mit dieser Methode ist in Abb. 44 kurz erläutert. Auch hier läßt sich aufgrund der ähnlichen Dreiecke YF_1X und $Y_1'F_1X_1'$ bzw. $X_2'F_2Y_2'$ sagen, daß alle Bedingungen für das Zustandekommen eines einwandfreien Schichtbildes erfüllt sind. Trotzdem kommt dieser Technik nur theoretische Bedeutung zu. Denn in der Praxis war es nicht möglich, mit dieser eindimensionalen Verwischung brauchbare Schichtbilder zu erzielen (Gebauer und Wachsmann). Sie

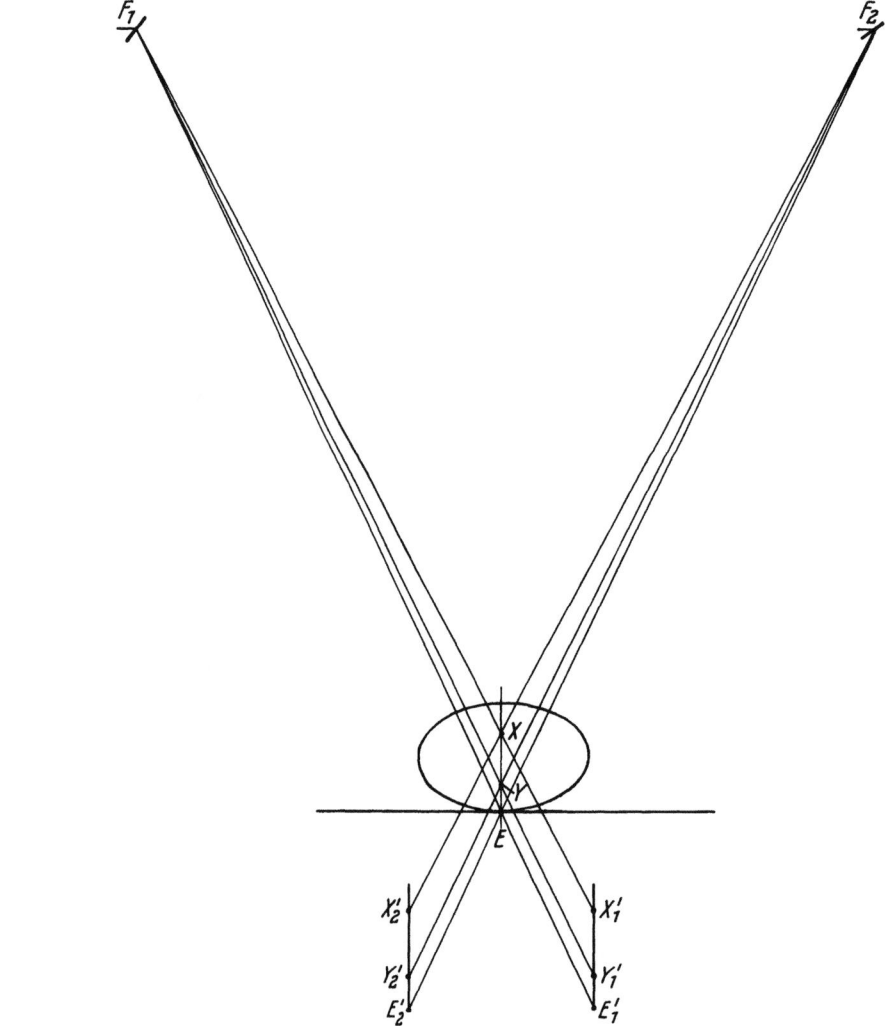

Abb. 44. Entstehung einer Transversalschicht durch Anordnung des Empfangsorgans senkrecht zur Körperlängsachse bei eindimensionaler Verwischung

hat auch theoretisch gewisse Nachteile. Wie aus Abb. 44 hervorgeht, ändert sich der Schichtwinkel innerhalb der dargestellten Schicht. Er nimmt in Richtung Röhre—Empfangsorgan kontinuierlich ab. Außerdem erfolgt die eine Hälfte der Belichtung auf die Vorder-, die andere Hälfte auf die Rückseite des Empfangsorgans. Mit dieser Technik lassen sich transversale Schichtbilder daher nur auf beiderseitig verwendbaren Empfangsorganen, also folienlose Filme und eventuell Folienfilme in Spezialkassetten, abbilden.

c) Durch Kreisbewegungen auf transversalen Bahnen.

Diese Methode, die erstmals 1936 von VIE-TEN und 1937 von WATSON in einer Patentanmeldung beschrieben und dann an verschiedenen Stellen unabhängig von einander und ohne Kenntnis des Watsonschen Patentes ausgearbeitet wurde (1947 von FRAIN und LACROIX in Frankreich und von VALLEBONA in Italien, 1949 von GEBAUER und WACHSMANN in Deutschland und von STEVENSON und WATSON in England), ist diejenige, die sich in der Praxis bewährt hat. Es gibt davon zwei Varianten: die Bewegung von Röhre und Empfangsorgan und die Bewegung von Patient und Empfangsorgan. Die erste Lösung wurde z. B. von LACROIX und TAKAHASHI apparativ verwirklicht. Sie ist in Abb. 45 dargestellt. Röhre und Empfangsorgan beschreiben parallel zur transversalen Schichtebene liegende Kreise. Ihre Mittel-

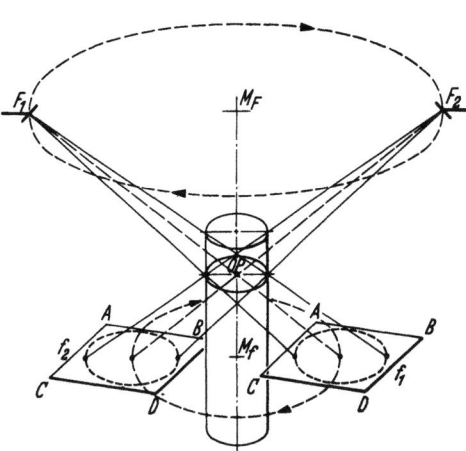

Abb. 45. Entstehung einer Transversalschicht durch Bewegung von Röhre und Empfangsorgan auf parallelen Kreisbahnen, die quer zur Körperlängsachse des feststehenden Objekts liegen. M_F Mittelpunkt der Focusbahn; M_f Mittelpunkt der Bahn des Empfangsorgans

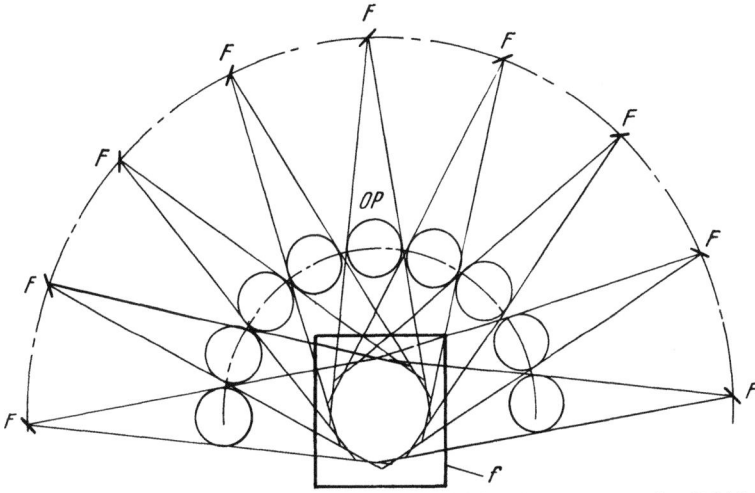

Abb. 46. Entstehung des Abbildes eines zylinderförmigen Objekts bei transversaler Schichtung: die objektgetreue Wiedergabe hängt von der Größe des Rotationswinkels ab. Bei einer Rotation um nur 180° entsteht ein deformiertes und ungleich belichtetes Bild (nach BRENOT)

punkte M_F und M_f liegen auf einer senkrecht dazu verlaufenden Achse. Röhre und Empfangsorgan sind um 180° versetzt, d.h. sie liegen sich dabei gegenüber. Der Schnittpunkt der Verbindungslinie von Focus und Kreisbahn des Empfangsorgans mit der durch die Mittelpunkte der Kreise gehenden Achse bildet den Drehpunkt des Systems. Seine Lage bestimmt die Höhe der dargestellten Schicht, das Abstandsverhältnis Röhre—Drehpunkt zu Drehpunkt—Empfangsorgan das Vergrößerungsverhältnis. Wichtig für das Zustandekommen einer transversalen Schichtaufnahme ist, daß die Ausrichtung des Empfangsorgans unabhängig von der Kreisbewegung immer gleich bleibt, also, daß es während dieser noch eine entsprechende Drehung erfährt. Dies entspricht der zur Schichtbewegung parallelen Führung des Empfangsorgans bei Longitudinalschichten. Daß Röhre und Empfangsorgan, wie bei allen mehrdimensionalen geschlossenen Figuren, eine Drehung um 360° ausführen müssen, um einwandfreie Abbildungen zu erzeugen, wurde bereits an anderer Stelle betont. Hier sei es nochmals anhand einer schematischen Darstellung über das Zustandekommen eines transversalen Schichtbildes eines runden Körpers erläutert (Abb. 46), die von Bonte u. Mitarb. stammt. Eine Drehung nur um 180° ergibt eine ungleichmäßig dichte und auf der röhrenfernen Seite des Objekts deformierte Kontur. Bei der zweiten und konstruktiv häufiger verwirklichten Lösung werden bei feststehender Röhre Patient und Empfangsorgan bewegt (Abb. 47). Die Bewegung muß synchron und gleichsinnig erfolgen, wobei die Drehachsen von Objekt und Empfangsorgan und der Röhrenfocus auf einer Geraden liegen müssen. Ist diese Bedingung nicht erfüllt, so wird

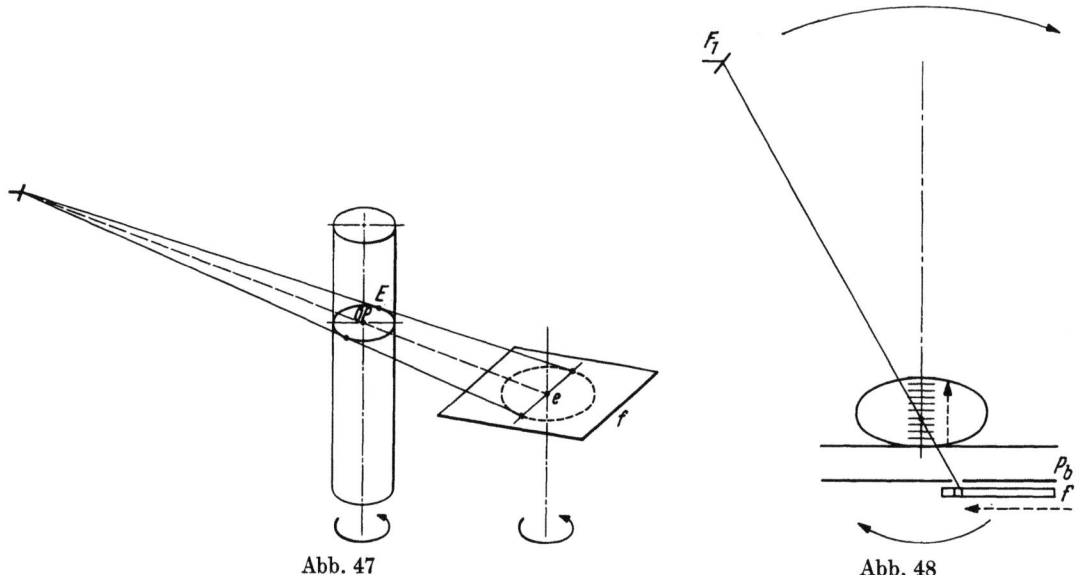

Abb. 47   Abb. 48

Abb. 47. Entstehung einer Transversalschicht durch Bewegung von Objekt und Empfangsorgan bei feststehender Röhre um der Körperlängsachse parallele Achsen

Abb. 48. Entstehung einer Transversalschicht durch nebeneinander abgebildete Teilstücke von Longitudinalschichten. *Pb* Schlitzblende aus Blei

das Objekt in allen Ebenen verwischt (Stevenson). Deshalb ist eine besonders exakte Justierung des Systems erforderlich (Hammer). Auch hier wird die Objektebene abgebildet, die in Höhe des Schnittpunktes der Verbindungslinie Focus—Drehachse des Empfangsorgans in Höhe des Empfangsorgans mit der Drehachse des Objekts liegt.

d) Durch nebeneinander abgebildete Teilstücke von Longitudinalschichten.

Bei dieser von Vieten und auch von Takahashi als eine seiner zahlreichen Varianten der Rotatographie in ähnlicher Form angegebenen Methode (Abb. 48) wird das Empfangsorgan mit einer Bleiplatte abgedeckt, die einen schmalen Schlitz aufweist. Seine Breite entspricht der Dicke der in einer Longitudinalschichtung scharf dargestellten Schicht. Nun werden zahlreiche Longitudinalschichten in Höhenunterschieden, die ebenfalls der Schichtdicke entsprechen, abgebildet, wobei das Empfangsorgan nach jeder Aufnahme um eine Schlitzbreite verschoben wird. Die so aneinandergereihten Longitudinalschichten ergeben das Bild der in Höhe des Schlitzes senkrecht zum Empfangsorgan stehenden transversalen Objektschicht.

Auch dieser Methode dürfte nur theoretische Bedeutung zukommen, denn sie erfordert einen beträchtlichen Aufwand an Zeit und Strahlung.

δδ) Mehrschichtaufnahmen

Durch das Vorhandensein eines virtuellen dreidimensionalen Röntgenbildes bei der Tomographie einerseits und die Durchdringungsfähigkeit der Röntgenstrahlen andererseits, besteht die bereits von ZIEDSES DES PLANTES erkannte Möglichkeit, durch eine geeignete Anordnung mehrerer Empfangsorgane während einer Belichtung gleichzeitig mehrere Schichtebenen abzubilden (DE ABREU; BACKLUND; BÉTOULIÈRES; GAJEWSKI; LASSER; LIESE; LOISANCE; MARQUARDT; POMPILI).

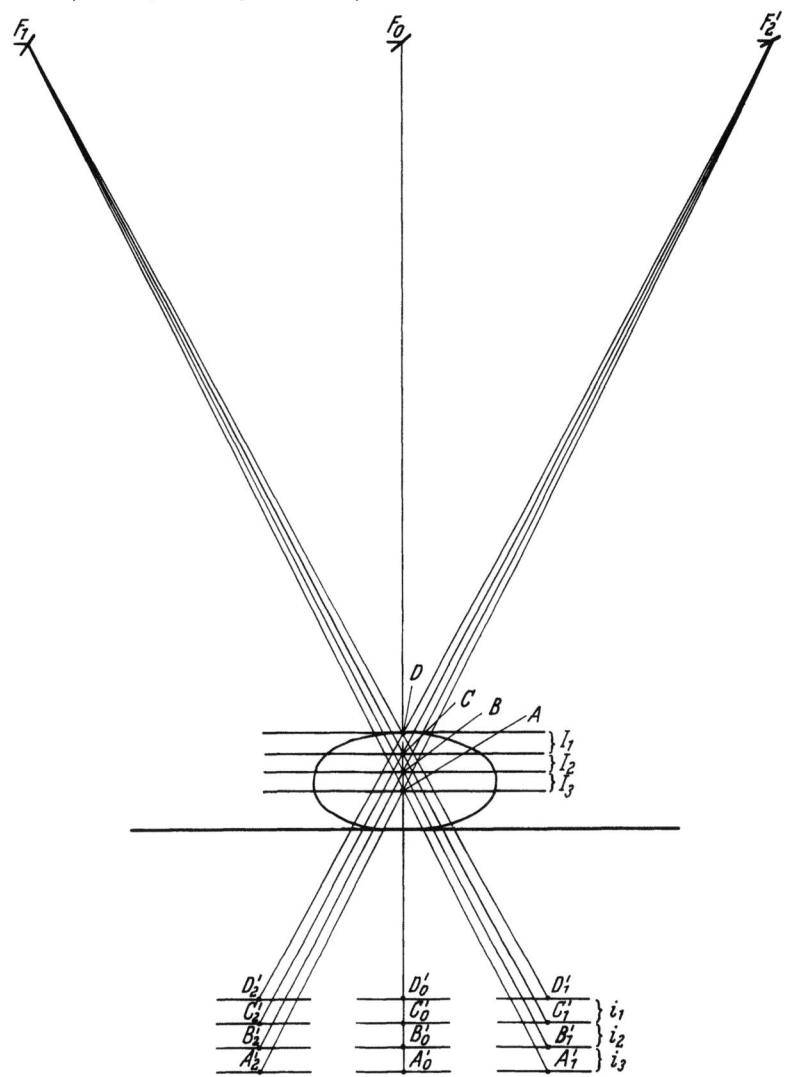

Abb. 49. Prinzip der Mehrschichtdarstellung. Geometrische Ableitung siehe Text.
Mechanischer Drehpunkt $E = D$

Die geometrischen Bedingungen dieser hauptsächlich unter dem Namen *Simultanschichtverfahren* bekannt gewordenen Methode sind im Prinzip die gleichen, wie sie bei den Longitudinalschichten besprochen wurden, wenn das Empfangsorgan z.B. nicht einen der Röhrenbewegung konzentrischen Kreisbogen beschreibt, sondern zwar den gleichen Bogen, aber parallel versetzt, durchläuft. Beim Mehrschichtverfahren sind lediglich mehrere Empfangsorgane gleichzeitig vorhanden. Das Prinzip bei Bewegung von Röhre und Empfangsorgan ist in Abb. 49 dargestellt. Es soll auch hier nochmals betont werden, daß die gleichzeitige (simultane) Abbildung mehrerer Schichtebenen nur erfolgt, wenn alle Empfangsorgane — in diesem Falle kann es sich natürlich nur um folienlose Filme oder Film-Folienkombinationen handeln — die gleiche Wegstrecke zurücklegen, d.h. es müssen

$A_1'A_2' = B_1'B_2' = C_1'C_2' = D_1'D_2'$ sein. Der Abstand der einzelnen Schichten im Objekt (a, b, c, d) ist gleich dem Abstand der Filme (a', b', c', d') reduziert um den Vergrößerungsfaktor der Abbildung der in Höhe des Drehpunkts D gelegenen Objektschicht (Gajewski; Rauh). Diese Beziehung läßt sich aus den ähnlichen Dreiecken F_1DC und $F_1D_1'C_1'$ ableiten:

$$D_1'C_1' : DC = F_1D_1' : F_1D = F_0D_0' : F_0D_0';$$

$$F_0D_0' : F_0D = \text{Vergrößerungsfaktor } v;\ D_1'C_1' = a';\ DC = a;$$

$$\text{also } a' : a = v$$

$$a = \frac{a'}{v}.$$

Daraus ergibt sich, daß bei den Schichtsystemen, bei denen sich mit der Änderung der Schichthöhe das Vergrößerungsverhältnis ändert — also bei denen bei gleichbleibendem Abstand Focus—Empfangsorgan der Drehpunkt verstellt wird — das Verhältnis Objektschichtabstand zu Filmabstand von der Einstellung des Drehpunkts abhängt. In der Praxis ist diese Abhängigkeit vernachlässigbar klein. Gajewski hat genaue Werte berechnet. Bei einem Abstand Focus—Empfangsorgan von 140 cm ändert sich der Vergrößerungsfaktor von 5—24 cm Drehpunkteinstellung zwischen 1,09 und 1,28. Bringt man die Filme also in einen konstanten Abstand von 12 mm, so ändert sich der Objektebenenabstand innerhalb des angegebenen Bereichs der Drehpunkteinstellung zwischen 9,4 und 11 mm. Dafür ist dann der Vergrößerungsfaktor innerhalb einer Mehrschichtserie auch bei diesen Systemen in allen Schichthöhen der gleiche. Dies läßt sich ebenfalls aus der Abb. 49 ableiten:

Vergrößerungsfaktor der Objektebene in Höhe des Drehpunktes:

$$v_1 = F_0D_0' : F_0D;$$

Vergrößerungsfaktor der anderen Objektebenen:

$$v_2 = F_0D_0' + a' : F_0D + a;$$

aus $a' = a \cdot v_1$ ergibt sich:

$$v_2 = \frac{F_0D_0' + a'}{F_0D + a} = \frac{F_0D_0' + \dfrac{a \cdot F_0D_0'}{F_0D}}{F_0D + a} = \frac{\dfrac{F_0D \cdot F_0D_0' + a \cdot F_0D_0'}{F_0D}}{F_0D + a}$$

$$= \frac{F_0D_0'(F_0D + a)}{F_0D(F_0D + a)} = \frac{F_0D_0'}{F_0D} = v_1.$$

Eine Abhängigkeit von der Schichthöhe weist dagegen wiederum der Schichtwinkel auf und zwar bei allen Schichtsystemen, denn die Höhe F_0D bis F_0A der Dreiecke F_1DF_2 bis F_1AF_2 wird bei gleichbleibender Seitenlänge F_1F_2 stetig größer und damit der Winkel F_1DF_2 bis F_1AF_2 stetig spitzer. Auch dieser Unterschied ist nur so geringfügig, daß es für die Praxis keine Rolle spielt. Bei einem Focus—Objektabstand von 127 cm (= 5 cm Schichthöhe bei einem Abstand Focus—Empfangsorgan von 140 cm) bis 109 cm (= 24 cm Schichthöhe) variiert ein Pendelwinkel, der bei der Drehpunkteinstellung 0 (= 133 cm Abstand vom Focus) 40° beträgt, zwischen 42° und 48°.

Mehrschichtaufnahmen lassen sich prinzipiell mit allen Schichtsystemen und in jeder beliebigen Schichtlage, also auch bei Schräg- und Transversalschichten anfertigen (Bader). Bei Transversalschichtaufnahmen mit kreisförmiger Bewegung von Röhre und Film oder Objekt und Film, bei denen die Strahlen das Objekt schräg durchlaufen, muß jedoch darauf geachtet werden, daß das Strahleneinfallsfeld groß genug ist, um den darzustellenden Höhenbereich zu erfassen, der in diesem Fall — im Gegensatz zu den Longitudinalschichtaufnahmen — nicht zwangsläufig im Strahlenbereich liegt. Allerdings dürften Transversalschichtungen sowohl wegen der Belastbarkeitsgrenze der Röntgenröhre wie auch im Hinblick auf die Bildgüte nur in Ausnahmefällen zum Indikationsgebiet der Mehrschichttechnik gehören.

β) Gekrümmte Schichten

Nach den geometrischen Erörterungen über Schrägschichten und Mehrschichtaufnahmen ist es ohne weiteres verständlich, daß sich mit den Geräten für Longitudinal- und Transversalschichtaufnahmen auch gekrümmte Objektschichten abbilden lassen, wenn man entsprechend gekrümmte Empfangsorgane verwendet.

Die Beziehung zwischen Bildschicht und Objektschicht wird dabei durch das Verhältnis der Krümmungsradien bestimmt. Sie verhalten sich wie die Abstände Focus—Bildschicht zu Focus—Objektschicht. Bei einer gegebenen Krümmung des Empfangsorgans wird also die Krümmung der Objektschicht um so stärker, je größer der Abstand der Objektschicht vom Empfangsorgan ist. In Abb. 50 ist dies für ein zylinderförmig gekrümmtes Empfangsorgan dargestellt. Bei Schichtgeräten mit einem festen Abstand des Focus ist dadurch die Krümmung der Objektschicht beim gleichen Empfangsorgan von der eingestellten Schichthöhe abhängig. Ebenso ist der Schichtwinkel — analog dem wechselnden Schichtwinkel bei Mehrschichtaufnahmen — innerhalb der Schicht je nach der Krümmung verschieden, d.h. er ist bei den röhrennah liegenden Abschnitten größer als bei den röhrenfernen. Diese Beziehungen wurden von VIETEN eingehend mathematisch analysiert, und zwar unter dem Gesichtspunkt, daß auch in Fällen, in denen ebene Longitudinal- oder Transversalschichten abgebildet werden sollen, Empfangsorgane mit in ein oder zwei Richtungen gekrümmten Bildflächen verwendet werden. So gibt es Filmkassetten für Mehrschichtaufnahmen, bei denen der Kontakt zwischen Filmen und Folien durch eine leichte Krümmung hergestellt wird. Eine sphärische Krümmung besitzen Leuchtschirme von Bildverstärkern und der meisten Modelle von Schirmbildkameras mit konzentrischen Spiegeloptiken. VIETEN kam zu dem Ergebnis, daß bei verhältnismäßig großen Krümmungsradien der Bildschicht die Krümmung der Objektschicht vernachlässigbar ist, sofern nicht genaue Messungen ausgeführt werden müssen. Jedoch läßt sich auch für diese Fälle die genaue Lage eines Bilddetails im Objekt berechnen.

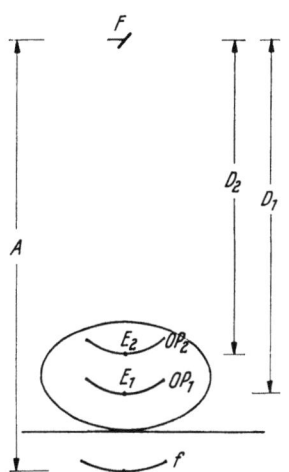

Abb. 50. Beziehung zwischen Bildschicht und Objektschicht bei zylinderförmiger Krümmung der Bildschicht. Die Krümmungsradien der Objektschichten sind gleich dem Krümmungsradius der Bildschicht reduziert um den Vergrößerungsfaktor der Bildschicht

Aufgrund der eingangs geschilderten geometrischen Beziehungen ist es jedoch einleuchtend, daß es gewisse Schwierigkeiten bereitet, eine gekrümmte Objektschicht durch eine entsprechende Krümmung der Bildschicht wiederzugeben. BÉTOULIÈRES, der versucht hat, Schichtaufnahmen kyphoskoliotisch veränderter Wirbelsäulen herzustellen, indem er einer flexiblen Kassette eine der Wirbelsäule entsprechende Krümmung gab, mußte feststellen, daß sich dieses Verfahren nicht als Routinemethode eignet.

Für die Darstellung gekrümmter Oberflächen bzw. oberflächlich gelegener Schichten gibt es eine Methode, die vor allem in der Zahn- und Kieferheilkunde Eingang gefunden hat. JUNG bezeichnet sie in Anlehnung an die neuerdings entwickelte enorale Panoramaaufnahme als Panoramaschichtverfahren. Die Grundlagen stammen von HECKMANN und von PAATERO, der sich auch sehr intensiv mit der praktischen Verwirklichung befaßte und sein Verfahren Pantomographie nannte. Das Grundprinzip ist in Abb. 51 dargestellt. Bei feststehender Röhre dreht sich ein Objekt mit gleichbleibender Geschwindigkeit um seine Achse. Auf der dem Focus abgekehrten Seite befindet sich eine Bleiblende mit einem schmalen Schlitz, hinter dem ein Empfangsorgan in Richtung der Objektbewegung bewegt wird. Dadurch bildet sich diejenige zylinderförmige Objektschicht, deren lineare Geschwindigkeit gleich der Bewegungsgeschwindigkeit des Empfangsorgans ist, scharf ab, während weiter zentral oder peripher liegende Objektschichten, die zwar die gleiche Winkelgeschwindigkeit, aber eine unterschiedliche lineare Geschwindigkeit haben, unscharf oder

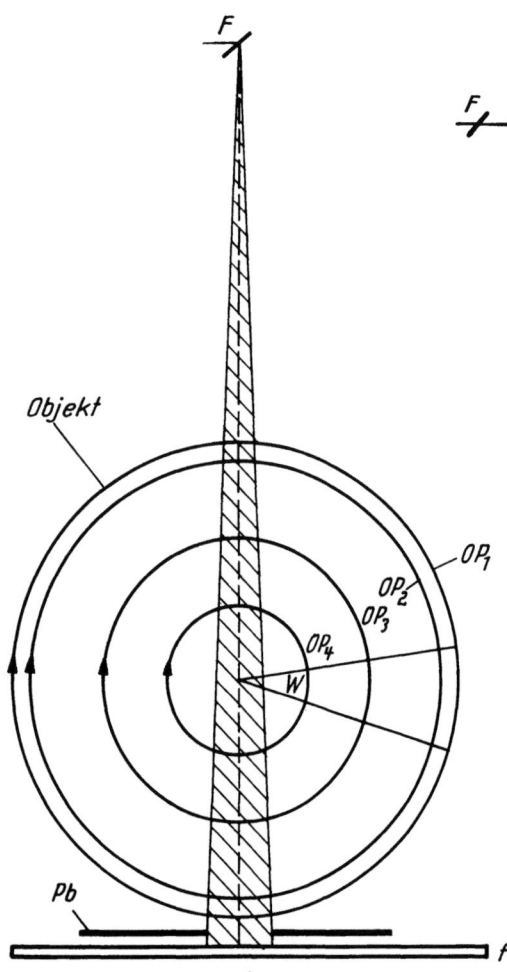

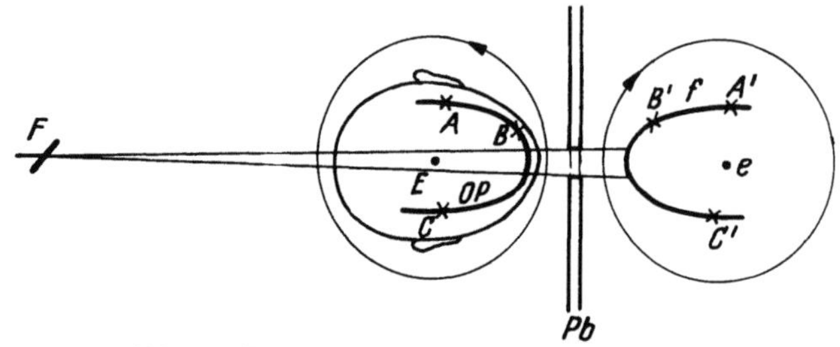

Abb. 52. Panorama-Schichtaufnahme mit gekrümmtem Empfangsorgan. Von dem sich synchron und gegensinnig zum Empfangsorgan drehenden Objekt wird diejenige Schicht dargestellt, die die gleiche Form und Lage wie das Empfangsorgan aufweist. Die Punkte *A* und *A'*, *B* und *B'* sowie *C* und *C'* bewegen sich jeweils mit gleicher linearer Geschwindigkeit. *Pb* Bleischlitzblende

Abb. 51. Prinzip der Panoramaschichtaufnahme mit feststehender Röhre und rotierendem Objekt auf ein planes Empfangsorgan. Von den sich mit gleicher Winkelgeschwindigkeit drehenden Objektschichten OP_1—OP_4 wird diejenige abgebildet, deren lineare Geschwindigkeit der Geschwindigkeit des Empfangsorgans *f* entspricht. *Pb* Bleischlitzblende (nach JUNG)

überhaupt nicht dargestellt werden. Selbstverständlich muß auch hier bezüglich der Geschwindigkeit des Empfangsorgans bzw. der Zuordnung der Objektschicht die Vergrößerung der Bildschicht durch die Zentralprojektion berücksichtigt werden, d.h. die Geschwindigkeit des Empfangsorgans muß um den Vergrößerungsfaktor höher sein als die der Objektschicht. HECKMANN bezeichnete dieses Verfahren Pseudofocalaufnahme, da die Objektschicht so dargestellt wird, als ob der Focus sich im Rotationszentrum des Objekts befinden würde. Statt einer geraden Bildschicht kann auch eine gekrümmte verwendet werden. Damit hat man die Möglichkeit, auch andere als zylinderförmige Schichten abzubilden. Dazu muß die Krümmung der Bildschicht der der Objektschicht entsprechen (Abb. 52).

Das Verfahren läßt sich genau so mit Bewegung von Röhre und Film bei ruhendem Objekt ausführen. Da sich dann die Bleiblende ebenfalls mit dem Focus bewegen muß, wird sie in diesem Fall an der Röhre angebracht. Nach diesem System hat PAATERO sein Verfahren praxisreif ausgearbeitet. Es eignet sich vor allem zur Darstellung oberflächlich liegender Schichten bzw. von Organen, die sich durch eine Rotationsbewegung um die Körperlängsachse oder ihr parallele Achsen erfassen lassen, und bei denen man mit einer Anzahl standardisierter Krümmungen auskommen oder sie leicht bilden kann. Neben dem Kieferbereich (GROS) lassen sich damit Rippen (HECKMANN) und auch Felsenbeine (SOILA) gut darstellen.

Selbstverständlich lassen sich, wenn auch unter gewissen Schwierigkeiten, von gekrümmten Schichten ebenfalls Mehrschichtaufnahmen herstellen.

γ) Dicke Schichten (Vibrationstomographie)

Die Dicke der Schicht, innerhalb der Objektdetails ohne erkennbare Verwischung abgebildet werden, hängt, wie anschließend noch ausführlicher erörtert wird, wesentlich vom Pendelwinkel ab — je kleiner er ist, desto dicker ist diese Schicht. Auf der anderen

Seite ist es ebenso eine Frage des Pendelwinkels, in welchen Neigungswinkeln zur Schichtebene Grenzflächen noch mit scharfen Konturen abgebildet werden. In diesem Fall kann die Neigung um so größer sein, je größer der Pendelwinkel ist. DE ABREU sowie CHAOUL und GROSSMANN haben versucht, diese beiden einander entgegenlaufenden Wirkungen des Pendelwinkels auf die Zahl der darzustellenden Objektdetails in positiver Richtung zu kombinieren, indem sie bei einem relativ großen Pendelwinkel die Einstellebene im Objekt rhythmisch ändern. DE ABREU bezeichnet diesen Vorgang als Vibrationstomographie. Auch CHAOUL und GROSSMANN haben in einer Patentschrift angegeben, bei ihrem Tomographen den Drehpunkt bzw. den Patienten während des Schichtvorgangs rhythmisch heben und senken zu wollen. Diese Vorrichtung wurde jedoch bei der endgültigen Konstruktion ihres Tomographen nicht verwirklicht, vermutlich, weil diese Autoren eingesehen haben, daß sich damit, wie in Kapitel 1, Abb. 322, demonstriert wird, die Bildschärfe besonders der kleinen Details erheblich verschlechtert.

δ) Kombination mit anderen Verfahren

Bereits seit Beginn der Tomographieära wurden immer wieder Versuche unternommen und Vorschläge gemacht, die Tomographie ganz oder teilweise mit anderen Verfahren, die ebenfalls einer besseren Erkennbarkeit von Details oder Lagebeziehungen dienen, zu kombinieren und dadurch die Vorzüge beider Verfahren zu erhöhen. Größere praktische Bedeutung haben diese Verfahren bis jetzt alle nicht erlangt. Zum Teil summieren sich auch die Nachteile oder die Deutung wird zu kompliziert, teilweise steht der Aufwand in keinem Verhältnis zum Nutzen oder sie sind mit den bisherigen Mitteln praktisch nicht realisierbar.

αα) Vergrößerungsschichttechnik

Streng genommen ist jede Schichtaufnahme bereits eine Vergrößerungsaufnahme. Denn selbst bei Geräten für Longitudinalschichtaufnahmen, bei denen sich Röhre und Empfangsorgan auf planparallelen Geraden bzw. Ebenen bewegen, und bei denen der Objekt-Empfangsorgan-Abstand wechselt, ist der mittlere Objekt-Empfangsorgan-Abstand meist größer als bei Übersichtsaufnahmen. Allerdings hängt dies davon ab, von welcher Objektebene aus man bei Übersichtsaufnahmen den Abstand zum Empfangsorgan mißt. Auf jeden Fall aber ergibt sich eine Vergrößerung des Bildes bei Geräten, bei denen die Bewegungen auf konzentrischen Kreisbögen bzw. Kugelkalotten stattfinden, und bei Geräten für Transversaltomogramme. Denn hier ist ja zwangsläufig ein größerer Abstand zwischen Objekt und Empfangsorgan erforderlich. In Abb. 53 sind die Vergrößerungsmaßstäbe, die teilweise schichthöhenabhängig sind, für den Universalplanigraphen, das Polytome und den Transversalplanigraphen angegeben.

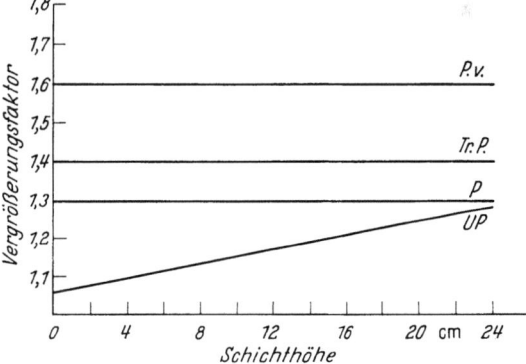

Abb. 53. Vergrößerungsfaktoren bei der Tomographie. *U P* Universalplanigraph; *P* Polytome; *Tr. P.* Transversalplanigraph (Focus-Empfangsorgan-Abstand 2,10 m; Objekt-Empfangsorgan-Abstand 0,60); *P.v.* Vergrößerungstechnik am Polytome

Häufig wird die Vergrößerung der Schichtaufnahmen gegenüber der Übersichtsaufnahme als gewisser Nachteil angesehen, weil sie die Beurteilung und den Vergleich mit der Übersichtsaufnahme sowie, besonders wenn sie wechselt, Größenbestimmung und Lokalisation erschwert, denn auch die sogenannte Schichtdicke, d.h. der Bereich, der keine dem Auge erkennbare Verwischung erfahren hat (s. Abschnitt Schichtbildgeometrie), wird von ihr beeinflußt.

Trotzdem empfiehlt Backlund eine Technik mit noch etwas stärkerer Vergrößerung als üblich — von ihm als Telefilmplanigraphie bezeichnet. Sie ist eine Verbindung der Tomographie mit der sogenannten Groedel-Laurellschen Abstandstechnik. Er glaubt, damit auf einen Streustrahlenraster verzichten zu können, so daß sich die Belichtung und damit die Strahlenbelastung des Patienten verringert. Daß mit diesem Verfahren insbesondere bei der Mehrschichttechnik, für die es speziell bestimmt ist, eine ausreichende Bildqualität zu erzielen ist, wird von anderer Seite (Gajewski) verneint.

Die Kombination der Tomographie mit der direkten Röntgenvergrößerung nach van der Plaats wird verschiedentlich angewandt (z. B. Abel; Beck; Marchand; Seyss; Werner u. a.). Hierzu bedarf es ebenfalls einer Feinstfocusröhre. Diese Technik eignet sich besonders für kleine, feinstrukturierte Objekte, die hohe Kontraste ergeben, wie z. B. das Felsenbein, die Orbita u. ä. Für sie ist neben der Vergrößerung auch ein hoher Verwischungsgrad von Vorteil. Da bei diesen Objekten das Strahleneinfallsfeld sehr klein gehalten werden kann und außerdem der Objekt-Empfangsorgan-Abstand relativ groß ist, kann hier tatsächlich ohne Streustrahlenraster gearbeitet werden. Damit ist die Belastbarkeit der Feinstfocusröhren ausreichend, ja, Schichtaufnahmen, die ohnehin eine längere Belichtungszeit benötigen, scheinen sogar ein besonders geeignetes Anwendungsgebiet für sie zu sein.

ββ) Stereotomographie

So ziemlich die erste Kombination der Tomographie mit einem anderen Verfahren, die bereits von Pohl, Bartelink und Kieffer vorgeschlagen wurde, ist die mit der Stereographie, die Stereotomographie. Rein theoretisch wirkt das Wort „Stereotomographie" wie ein Widerspruch in sich. Die Stereographie setzt ein räumliches Gebilde voraus, das, unter den Blickwinkeln der Augen aufgenommen, zwei verschiedene Abbildungen ergibt; mit der Tomographie dagegen will man aus dem räumlichen Gebilde nur einzelne Ebenen darstellen, deren Abbild von der Projektionsrichtung unabhängig ist. Daß sich die beiden Verfahren trotzdem kombinieren lassen, liegt an der „unvollkommenen" Erkennbarkeit des tomographischen Bildes. Dem Auge erscheint nicht nur eine unendlich dünne Ebene als scharfes Bild, sondern gleichzeitig eine Anzahl darunter und darüber liegender Ebenen, deren Summe eine Schicht und damit den für die Stereographie erforderlichen Raum ergibt. Wenn man also zwei Tomogramme anfertigt, bei denen die Lage des Zentrums der Röhrenbewegung sich ebenso etwa um den Augenabstand unterscheidet wie die Lage des Focus bei der üblichen Röntgenstereographie, so erhält man damit eine räumliche Ansicht der Schicht. Bartelink hat darauf hingewiesen, daß sich nicht jede Bewegungsfigur für die Stereotomographie eigne. Man müsse die ganze Fläche, auf der sich die Focusbewegung abspiele, als großen Pseudofocus betrachten, und dieser Pseudofocus müsse möglichst vollständig belegt sein, denn sonst sei das entstehende stereoskopische Bild nicht wirklichkeitsgetreu. Aus diesem Grunde sei eine Bewegung des Focus auf einer Kreisbahn nicht brauchbar, sondern es sei eine vollständige Spirale erforderlich. Ruin hat aufgrund von Modellversuchen ermittelt, unter welchen Bedingungen (Aufteilung des Pendelwinkels, Focus-Empfangsorgan-Abstand) bei eindimensionaler Verwischung gute Ergebnisse zu erzielen sind. Chaussé verwendete die Stereotomographie mit Erfolg für die Untersuchung des Schädels, insbesondere des Felsenbeines. Er hat auch ein spezielles Gerät dafür angegeben.

Auch Paatero verband seine Orthopantomographie mit der Stereographie, und zwar stellte er die beiden Abbildungen in einem Arbeitsgang als Simultanaufnahmen her. In verschiedenen, z. T. theoretischen Abhandlungen hat er die Echtheit des stereoskopischen Bildes nach seiner Methode geometrisch und mathematisch begründet. Er sieht den Vorteil des Verfahrens gegenüber der üblichen Stereoskopie darin, daß es einen bestimmten, räumlich definierten Bezirk aus dem Gesamtobjekt für die Betrachtung herausholt.

Von den drei Möglichkeiten, die Paatero beschrieben hat, seien hier kurz zwei beschrieben. Sie zeigen, daß das Prinzip im wesentlichen immer das gleiche ist. Auf der Seite der Röntgenröhre im Strahlenausfallsfeld ist eine Schlitzblende mit zwei Öffnungen angebracht, die für den gegebenen Projektionsabstand dem Betrachtungswinkel der Augen entsprechen, so daß man ein sogenanntes orthomorphisches Raumbild erhält (Abb. 54). Vor dem Filmhalter befinden sich zwei korrespondierende Schlitze, die während der Aufnahme, ebenso wie die Bleiabdeckung zwischen den beiden Filmen, die Objekt- und Filmbewegung nicht mitmachen. Auf dem Filmhalter, dessen Rotationsachse die Rotationsachse der Filme ergibt, sind zwei Filme angebracht, von denen der objektferne durch die Bleiblende vor dem rechten Schlitz abgedeckt wird. Auf dem Film f_2 entsteht somit das sich vom Film f_1 unterscheidende Stereogramm in unterschiedlicher Projektion. Ein niedriger Verstärkungsfaktor der Verstärkerfolien, eventuell ein Filter auf der Röhrenseite, verhindert eine zu starke Schwärzung des Films f_1. Wenn man die Filme unter den üblichen stereoskopischen Bedingungen betrachtet, entsteht ein auf diese beiden Schichten begrenztes Raumbild.

Wenn die Filmebene nicht gekrümmt ist, sondern mit einer der Schichtebene entsprechenden Geschwindigkeit planparallel an dem rotierenden Objekt unter sonst gleichen Bedingungen wie oben vorbeigezogen wird, entsteht ebenfalls ein Raumbild (Abb. 55) und zwar aus einem Zylindersegment (entsprechend dem normalen Schichtbild, dessen Entstehung im Abschnitt „gekrümmte Schichten" besprochen wurde). Selbst mit *einem*, allerdings exzentrisch verlaufenden Strahlenbündel, läßt sich, wie Abb. 56 zeigt, ein z.T. jedoch auf pseudostereoskopischen Effekten beruhendes Raumbild herstellen: die Schichtbilder der in unterschiedlicher Tiefe liegenden Schichten S_1 und S_2 entstehen auf den Filmen f_1 und f_2 unter verschiedenen Projektionswinkeln. Wegen des schrägen Projektionswinkels sieht beim Betrachten das eine Auge ein Bild, das schräger zur Projektionsrichtung verläuft als das andere. Auf diese Weise entsteht der räumliche Eindruck. Die Stereopantomographie hat bis jetzt eine praktische Anwendung nur durch PAATERO erfahren, wenn es auch von anderen Autoren (CHORT; DESGREZ; OLIVA u.a.) beschrieben wurde.

γγ) Relieftomographie

Auch das für Übersichtsaufnahmen vor langer Zeit (ALEXANDER) angegebene Verfahren, von einer Aufnahme eine transparente Kontaktkopie anzufertigen, diese mit geringfügiger Verschiebung auf das Original zu legen und davon wieder eine Kopie zu machen, die eine Reliefwirkung ergibt, wurde für die Tomographie vorgeschlagen, und ihm der Name „Relieftomographie" gegeben (OLIETI BENIMELI und WACHSMANN). VALLEBONA und seine Schule haben dieses Verfahren speziell für die Tomographie als eine besondere Art der Simultantomographie weiterentwickelt und mehrfach darüber berichtet. Es werden dabei 5—9 Filmaufnahmen im Abstand von wenigen Millimetern bis höchstens einem Zentimeter hergestellt. Hierzu verwendet man jedoch keine Verstärkerfolien und belichtet die Filme so knapp, daß die mittlere Schwärzung der hintereinander angeordneten Filme eine Summe von etwa $S = 1{,}0$ ergibt. Man muß darauf achten, nur Filme zu verwenden, die einen niedrigen Grundschleier und eine klare Unterlage haben, und den Entwicklungsschleier so niedrig wie möglich zu halten. Die trockenen Filme werden in gleicher Reihenfolge und im gleichen Abstand in einen Holzrahmen eingesteckt und an einem lichtstarken Schaukasten in einem Abstand, der etwa dem Aufnahmeabstand entspricht, betrachtet. Dies führt zu einem direkt binokular perzipierten Raumbild, das den optischen Gesetzen des räumlichen Sehens unter physiologischen Bedingungen gerecht wird, vorausgesetzt, daß die Filme auch wirklich genau zur Deckung gebracht werden. Verschiedene Autoren der Vallebonaschen Schule (FERRERO; GHISLANZONI; MACARINI; OLIVA; PIAZZA; ROLLANDI) und auch VALLEBONA selbst demonstrierten die klinische Anwendbarkeit des Verfahrens.

δδ) Solidographie

Bei diesem von TAKAHASHI angegebenen Verfahren zur plastischen Rekonstruktion von Organen wird ebenfalls die Simultanschichttechnik, und zwar beim Transversalverfahren, angewendet: Man legt 18 Röntgenpapiere in einem Abstand von 3 cm in einen Kassettenzylinder von 60 cm Höhe. Zunächst werden 6 Aufnahmen belichtet und dann automatisch der Zylinder um 20 cm und nach einer weiteren Exposition um weitere 21 cm verschoben und die letzten 6 Papiere belichtet (Abb. 57). Wenn die Aufnahmen in üblicher Weise entwickelt sind, werden die Papierserien so ineinander geordnet, daß jeweils die erste Aufnahmeserie in einem Abstand von 1 cm von der folgenden liegt. Sie werden dann in eine Modelliermaschine eingespannt, in der mit einer Photozelle die zur Diskussion stehenden Silhouetten (z.B. Herz, Niere, Tumor) abgetastet werden. Nach diesem Verfahren werden Scheiben aus Plastikmaterial oder Wachs ausgeschnitten, mit denen sich

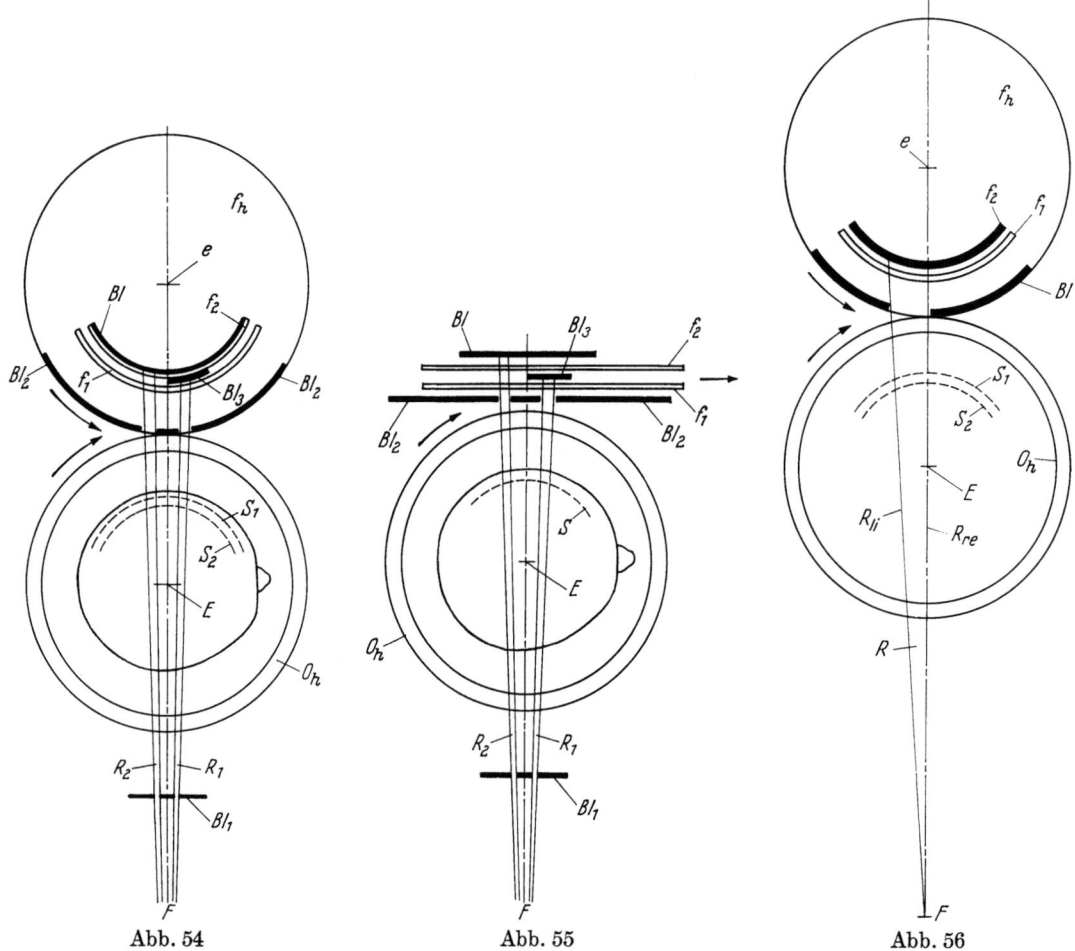

Abb. 54   Abb. 55   Abb. 56

Abb. 54. Prinzip der Stereotomographie am Pantomographen nach Paatero mit zwei Strahlenbündeln bei gekrümmtem Film. F Focus; Bl_1 Bleiblende mit zwei Schlitzen vor der Röhre; Bl_2 korrespondierende Bleiblende zwischen Objekt und Film; Bl_3 Bleiabdeckung vor dem zweiten Film; R_1 und R_2 Strahlenbündel; E Rotationsachse des Objekts; S_1 und S_2 dargestellte Objektschichten; f_1 und f_2 Filme; e Rotationszentrum der Filme; O_h Objekthalter; f_h Filmhalter

Abb. 55. Prinzip der Stereotomographie am Pantomographen nach Paatero mit zwei Strahlenbündeln bei planem Film. F Focus; Bl_1 Bleiblende mit zwei Schlitzen vor der Röhre; Bl_2 korrespondierende Bleiblende zwischen Objekt und Film; Bl_3 Bleiabdeckung vor dem zweiten Film; R_1 und R_2 Strahlenbündel; E Rotationszentrum des Objekts; S dargestellte Objektschicht; f_1 und f_2 Filme; O_h Objekthalter

Abb. 56. Prinzip der Stereotomographie am Pantomographen nach Paatero mit *einem* exzentrisch gelegenen Strahlenbündel, dessen rechten Rand der Zentralstrahl bildet. Der stereoskopische Effekt entsteht dadurch, daß die Strahlen die beiden Objektschichten unter verschiedenen Winkeln durchdringen. F Focus; R Strahlenbündel; R_{re} Rechter Randstrahl (Zentralstrahl); R_{li} linker Randstrahl; E Rotationsachse des Objekts; S_1 und S_2 dargestellte Objektschichten; Bl Bleiblende; f_1 und f_2 Filme; e Rotationsachse der Filme; O_h Objekthalter; f_h Filmhalter

dann das darzustellende Organ im Vergrößerungsmaßstab der Schichtbilder scheibenweise aufbauen läßt (SCHATZKI; PALMIERI). Das Organ stellt sich zunächst treppenförmig dar. Nach TAKAHASHI können jedoch durch eine Abschrägung der Konturen in einem bestimmten, sich aus dem Vergrößerungsmaßstab ergebenden Neigungswinkel, der von ihm formelmäßig abgeleitet wurde, die einigermaßen wirklichkeitsgetreuen Konturen hergestellt werden.

εε) Kymotomographie

Diese Kombination wurde auf zwei sich sehr weitgehend unterscheidende Arten vorgeschlagen:

a) Bei Bewegung von Röhre und Film auf Kreisbögen bzw. parallelen Geraden.

Eine theoretisch interessante Kombination stellt die Verbindung der Tomographie mit der Flächenkymographie nach STUMPF dar, wie sie 1939 zuerst von SCHORR eingehender erörtert wurde. Der praktische Wert wird etwa folgendermaßen begründet: das Kriterium für die Zugehörigkeit eines Schattens in einem Schichtbild zur gewählten Schicht ist die Randschärfe. Bewegt sich der Rand des Schattens während der Belichtung, so kann es vorkommen, daß mit der entstehenden Bewegungsunschärfe dieses Kennzeichen ausgeschaltet wird, weil man einem Tomogramm nicht entnehmen kann, ob die mangelnde Schärfe eines Schattenrandes Bewegungsunschärfe bedeutet, oder ob sie durch projektorische Verwischung eines außerhalb der Schichtebene liegenden Objektrandes entstanden ist. Die Bewegungsunschärfe läßt sich durch eine kurze Belichtungszeit bei der Tomographie nicht vollständig ausschalten. Im letzteren Falle löst man die verwaschenen Randzonen in scharfe Bewegungskurven auf, wenn man die Tomographie mit der Kymographie kombiniert.

Technisch hat SCHORR die Kombination der Verfahren in einem Modellversuch so durchgeführt, daß er an einem Tomographen die herausnehmbare Kassettenhalterung mit dem Streustrahlenraster durch einen Kymographen ersetzte, dessen Rasterschlitze parallel zur Röhrenbewegung angeordnet waren. Die Ablaufzeit des Kymographen wurde auf 2 min eingestellt und in dieser Zeit das Pendelsystem des Tomographen mit der Hand etwa sechzigmal bewegt. Dieses

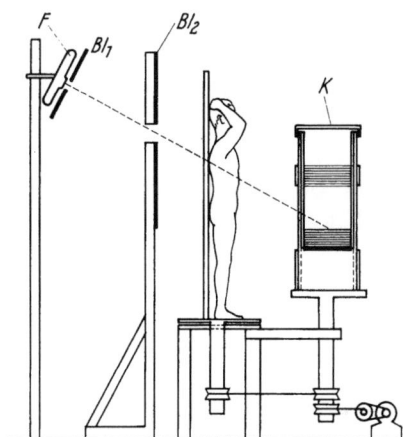

Abb. 57. Aufnahmeanordnung bei der Solidographie. *F* Focus; *Bl*₁ und *Bl*₂ Bleischlitzblenden; *K* Kassettenzylinder (nach TAKAHASHI)

Verfahren wurde kürzlich noch einmal von BECKER, BADER und V. D. DECKEN und in ähnlicher Form von IVANOV u. Mitarb. verbessert. Der in gleicher Weise angeordnete Raster der Kymokassette wird jeweils um eine Schlitzbreite bewegt und dabei eine volle Schichtaufnahme durchgeführt, so daß bei einer Rasterbreite von 12 mm und einer Schlitzbreite von 0,5 mm insgesamt 24 Schichtabläufe erforderlich sind. Beiden Verfahren gemeinsam ist, daß sie für eine einzige Aufnahme eine große Zahl (60 bzw. 24) vollständiger Röhrenabläufe und Belichtungen benötigen. Eine derartig hohe Einfalldosis ist für den Patienten nicht tragbar und sie scheitert außerdem, da sie ja in verhältnismäßig kurzer Zeit verabreicht werden muß, wenn man die wirklich interessanten schnelleren Bewegungsvorgänge erfassen will, an der Leistungsfähigkeit der Röntgenapparate, der Belastbarkeit der Röntgenröhren und der Ablaufgeschwindigkeit der Schichtgeräte. Deshalb fanden diese Verfahren bisher keinen Eingang in die Praxis.

b) Mit Bewegung von Patient und Film (Rotationskymographie).

Bis zur klinischen Erprobung wurde dagegen von TAKAHASHI die Methode der Rotationskymographie entwickelt, über die auch schon einige klinische Erfolgsberichte aus Japan vorliegen. Aus diesem Grunde soll das Verfahren etwas eingehender beschrieben werden, obwohl mit ihm keine wirklichen Schichten erfaßt werden.

Entsprechend der Stufen- und Flächenkymographie unterscheidet Takahashi das Verfahren der kontinuierlichen und der diskontinuierlichen Rotationskymographie. Bei der kontinuierlichen Rotationskymographie dreht sich bei senkrecht stehender Röhre das Objekt um eine Rotationsachse und der Film läuft hinter einem Schlitz synchron mit der Rotationsbewegung des Objekts ab. Hier werden also während der Drehung stets sich ändernde Randbezirke in ihrer Bewegung auf dem Röntgenfilm dargestellt (Abb. 58). Im

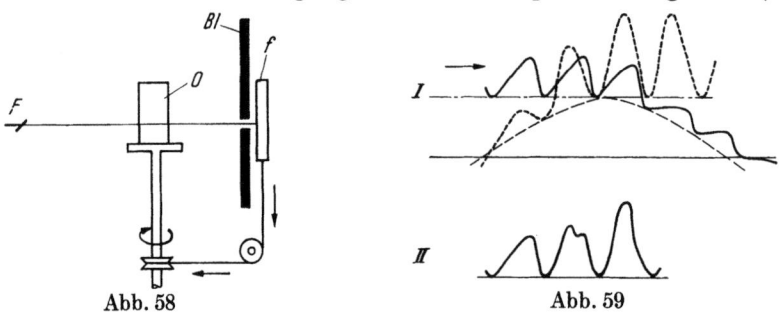

Abb. 58.   Abb. 59.

Abb. 58. Prinzip der kontinuierlichen Rotationskymographie (nach Takahashi)

Abb. 59. Schematische Darstellung der Superposition von zwei einfachen, nicht harmonischen Bewegungen bei der kontinuierlichen Rotationskymographie. *I.* ——— Bewegung A, - - - - Bewegung B, — — — Verlauf der Randpartie ohne Bewegung; *II.* Resultante (nach Takahashi)

Falle der diskontinuierlichen Rotationskymographie wird der Film nach der Drehung des Patienten um einige Winkelgrade um einen bestimmten Betrag an dem Schlitz vorbeigezogen, wodurch auf jedem Kymogrammstreifen stets ein bestimmter Randbezirk in seiner Bewegung erfaßt wird.

Mit dem Verfahren der kontinuierlichen Rotationskymographie erhält man eine Kombination des von Frank und von Takahashi angegebenen Verfahrens der kontinuierlichen Rotatographie (s. unten), das dem beschriebenen Schlitztomographieverfahren von

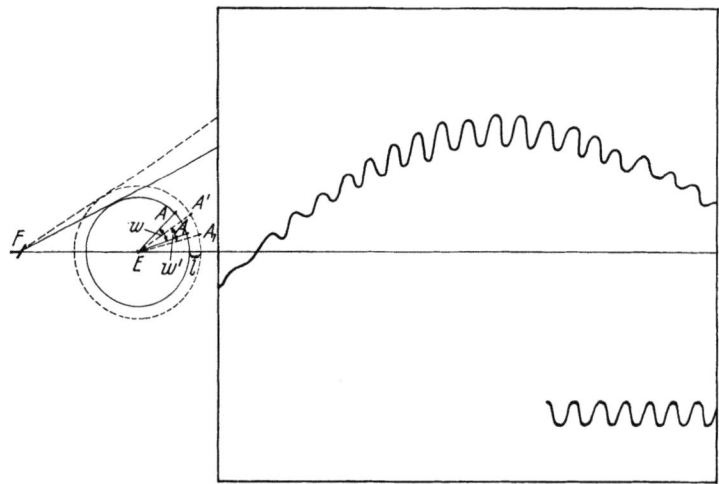

Abb. 60. Bewegungskurve des Punktes *A*, der auf einem rotierenden Zylinder eine rhythmische Bewegung mit der Amplitude *l* ausführt. *w* Winkelgeschwindigkeit von *A*; *w'* Winkelgeschwindigkeit von *A'*. Kurve rechts unten: Darstellung der Bewegung im üblichen Schlitzkymogramm (nach Takahashi)

Vieten ähnlich ist, und der Einschlitzkymographie. Takahashi hat an einfachen Modellversuchen gezeigt, wie sich bestimmte Bewegungen auf dem Film mit beiden Verfahren darstellen, und wie z.B. zwei sich überlagernde Bewegungen abgebildet werden. So gibt die Amplitude der Wellenbewegung die Bewegungsamplitude der gerade getroffenen Randpartie wieder, die Form der Kurven die Art der Bewegung (ob einfache Bewegung oder Überlagerung von mehreren Bewegungen, (Abb. 59) und die Form der Gesamtbewegung, die Lage des Organrandes zur Objektachse (Abb. 60). Besonders durch die Überlagerungserscheinungen ist es möglich, die Grenzen unterschiedlicher Bewegungen bzw. unterschiedlich bewegter Organe, wie z.B. Vorhof und Ventrikel, in der dargestellten Ebene einwandfrei bestimmen zu können. Trotzdem gibt es nahezu gleichviele Erscheinungsformen von Bewegungen wie bei der Stufenkymographie, die bei jedem Bewegungsablauf vorkommen können, wodurch die Deutung verhältnismäßig schwierig wird.

Bei der diskontinuierlichen Rotationskymographie handelt es sich praktisch um eine Bewegungsanalyse beliebig wählbarer Konturabschnitte in einzelnen Rasterstreifen. Wie aus dem dabei entstehenden Bild noch zusätzlich die Kontur des gesamten Objekts ermittelt werden kann, zeigt Abb. 61.

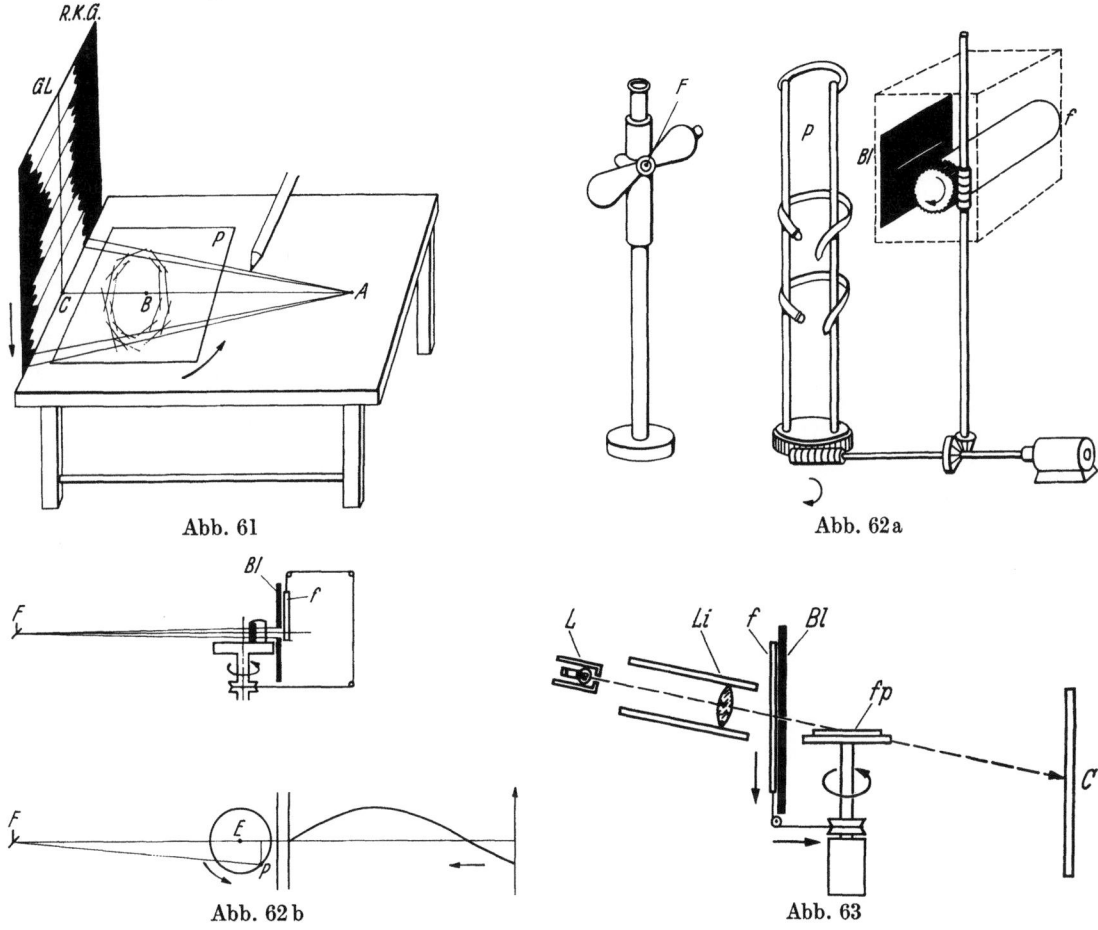

Abb. 61

Abb. 62a

Abb. 62b

Abb. 63

Abb. 61. Rekonstruktion des Querschnitts von einem diskontinuierlichen Rotationskymogramm. *RKG* Rotationskymogramm; *P* Zeichenpapier; *GL* Grundlinie. Punkt *A* entspricht dem Focus, *B* dem Rotationszentrum und *C* dem Blendenschlitz bei der Aufnahme (nach TAKAHASHI)

Abb. 62a. Schematische Darstellung des Gerätes von FRANK. *F* Focus; *P* rotierendes Patientenstativ; *Bl* Bleischlitzblende; *f* auf eine Trommel gespannter Film

Abb. 62b. Schematische Darstellung in zwei Ebenen der Rotatographie nach TAKAHASHI

Abb. 63. Skizze einer Vorrichtung, mit der aus einem Rotatogramm ein Querschichtbild hergestellt werden kann. *L* Lichtquelle; *Li* Linse; *f* Röntgenfilm; *Bl* Schlitzblende; f_p Kopierfilm; *C* Konvergenzpunkt der Linse (nach TAKAHASHI)

Die nun folgenden Verfahren bzw. Kombinationsverfahren gehören nur im weiteren Sinne zur Tomographie und sollen hier nur der Vollständigkeit halber erwähnt werden.

ζζ) *Rotatographie-Verfahren von* TAKAHASHI *und von* FRANK

Zwei einander verwandte Verfahren ermöglichen es, mit einer speziellen Übertragungsvorrichtung aus dem Originalfilm Schichten herzustellen. Das eine ist das von G. FRANK

1938 angegebene Verfahren der indirekten Schichtdarstellung, das andere die aus den Anfängen von Koga durch Takahashi entwickelte kontinuierliche und diskontinuierliche Rotatographie. Bei beiden Verfahren werden von dem System Röhre-Patient-Empfangsorgan entweder Patient und Empfangsorgan oder Röhre und Empfangsorgan bewegt. Bei der Bewegung von Patient und Empfangsorgan wird der Patient wie bei der Transversaltomographie um seine Achse gedreht, während ein Film in der Drehgeschwindigkeit des Objekts hinter einem Schlitz vorbeigezogen wird, wobei der senkrecht zur Rotationsachse verlaufende Zentralstrahl den Film senkrecht trifft. Bei Frank ist der Film zylindrisch gekrümmt auf eine Trommel gespannt, bei Takahashi ist er plan (Abb. 62a u. b). Dieselben Bilder erhält Takahashi auch an einem Gerät — seinem Horizontalrotatographen —, bei dem sich Röhre und Film hinter dem Schlitz um den liegenden Patienten drehen. Takahashi hat die dabei entstehenden Kurven in verschiedenen Arbeiten geometrisch analysiert.

Die bei der kontinuierlichen Belichtung aufgenommenen Filme sind wegen der Vielzahl der darauf abgebildeten Substrate kaum deutbar. Aus diesem Grunde hat Takahashi, der die Methode zur dreidimensionalen Analyse einzelner Organe verwenden will, die diskontinuierliche Rotatographie entwickelt. Hierbei entspricht die Schlitzbreite der Größe des zu untersuchenden Organs. Die Aufnahmen werden stets nach Drehung um vorbestimmte Winkelgrade gemacht, so daß man lediglich eine Mehrzahl Aufnahmen unter verschiedenen Betrachtungswinkeln erhält. Das Verfahren hat sich z.B. zur Analyse der Kelchfüllung bei der Untersuchung des Nierenhohlsystems bewährt. Wenn man die mit der kontinuierlichen Methode gewonnenen Bilder — in diesem Fall beträgt die Schlitzbreite nur etwa 2 mm — in ein Raumbild auflösen will, benötigt man, ebenso wie bei der Methode von Frank, ein spezielles Betrachtungsgerät bzw. man muß die auf dem Film registrierten Einzelheiten optisch auf einen zweiten Film übertragen oder umzeichnen. Beide Autoren haben hierfür besondere Vorrichtungen angegeben. Sie beruhen im wesentlichen darauf, daß der Film wiederum vor einem Schlitz abläuft, der nahezu senkrecht zum ersten steht — bei Takahashi hat er eine Neigung von 7°, bei Frank wird die Neigung durch Prismen erzeugt — und sich in der gleichen Ablaufgeschwindigkeit dreht, während er belichtet wird. Es entsteht dann ein transversales Schichtbild (Abb. 63). Die Bilder zeichnen sich angeblich durch große Schärfe und guten Kontrast aus.

ηη) Serieskopie

Hierbei handelt es sich um eine unvollständige Tomographie. Wenn man ein Organ in mehreren Projektionen — sozusagen mehrere Einzelsituationen bei der Tomographie — aufnimmt, so ändern die einzelnen Punkte im Organ je nach Tiefenlage ihre Beziehungen zueinander. Dieses Verfahren hat Ziedses des Plantes angegeben, um die Tiefenlage von Objekten zu bestimmen. Er bezeichnet es als Serieskopie. In der Praxis fertigt man dazu mindestens zwei, meist drei Aufnahmen in verschiedenen Projektionsrichtungen an, die, wie bei der Reliefstratigraphie nach Vallebona, nur wenig belichtet werden (mittlere Schwärzung der einzelnen Aufnahmen etwa 0,3—0,4). Das Prinzip der Abbildung und Auswertung ist in Abb. 64 zu ersehen. Es werden in diesem Falle drei Aufnahmen des Objekts mit den Details x und y in den Röhrenstellungen F_1, F_2 und F_3 angefertigt, wobei darauf geachtet werden muß, daß der Focus—Film-Abstand sich nicht ändert und Objekt und der jeweilige Film die gleiche Lage haben. Die Röhrenverschiebung soll mindestens 12% des Focus—Film-Abstandes betragen. Legt man nun die entwickelten Filme auf einen lichtstarken Leuchtkasten aufeinander, so kann man durch Verschieben der einzelnen Filme jeweils eine Schicht im Objekt scharf erkennen, während alle außerhalb dieser Schicht liegenden Objektdetails durch ihre unterschiedliche Lage auf den einzelnen Filmen nicht als intensive Schatten, gegebenenfalls zwar als Schatten, aber mit Mehrfachkonturen, sichtbar werden. Wenn man die Röhrenverschiebung und damit die verschiedenen Projektionswinkel kennt, ist auch die Tiefenlage der Details in Zentimetern zu ermitteln. Die Firma Massiot hat hierzu ein Betrachtungsgerät entwickelt, an dem man die Schichttiefen beim Verschieben der Filme automatisch ablesen kann, und es unter dem Namen „Serieskop" auf den Markt gebracht.

ε) Lokalisations- und Meßverfahren

Um die erforderliche Aufnahmezahl bei Schichtaufnahmen auf ein Minimum zu beschränken, wurden von verschiedenen Seiten Methoden angegeben, die Lage des zu untersuchenden Objekts im voraus zu bestimmen bzw. zu kennen. Die dabei angewandten Methoden können in drei Gruppen eingeteilt werden: a) Lokalisation aufgrund bekannter topographischer Lagebeziehungen, b) Lokalisation aufgrund einer Darstellung in zwei oder drei Ebenen und c) spezielle, auf die Tomographie ausgerichtete Meßverfahren.

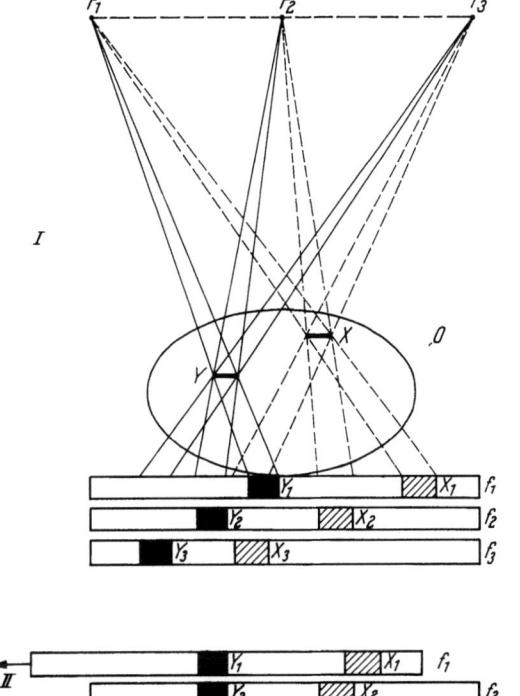

Abb. 64. Prinzip der Serieskopie nach ZIEDSES DES PLANTES. I. Aufnahme: F_1, F_2, F_3 = Röhrenstellung bei den verschiedenen Aufnahmen; f_1, f_2, f_3 die hierbei entstehenden Abbildungen. II. Auswertung: Die Abbildungen werden soweit gegeneinander verschoben, bis das interessierende Detail y zur Deckung gebracht ist. Aus der Lage der Filme zueinander kann die Tiefenlage des Details y ermittelt werden

Zu a) Dieses teils auf Erfahrungswerten, teils auf Messungen beruhende Verfahren ist das in der allgemeinen Schichttechnik am häufigsten angewandte. So ist z.B. bekannt, daß sich die dorsalen Abschnitte der Lungenspitzen, in denen häufig die tuberkulösen Prozesse liegen, etwa auf den Schichtebenen 5—7 cm von der Tischebene entfernt darstellen lassen. Die Bifurkation des Tracheobronchialbaumes wird etwa in der Thoraxmitte (halber Thoraxdurchmesser in ventro-dorsaler Richtung) sichtbar, ein Hüftgelenk ist in Rückenlage etwa in 8 cm Schichthöhe erfaßbar und eine Niere in Rückenlage in etwa 5 cm Tischabstand. Die Tiefenlage der Herzklappen bei den einzelnen Projektionen ist, um ein Beispiel schwierigerer topographischer Lagebestimmungen zu erwähnen, aus der folgenden Tabelle 1 (STIEVE) zu ermitteln.

Ähnliche Lagebeziehungen gelten auch am Schädel: kein topographisch untersuchter Körperteil hat, wie z. B. DEL BUONO feststellte, eine so geringe topographische Variationsbreite. Trotzdem kommt es hier, wenn es um eine sehr genaue Bestimmung der Schichttiefe geht, häufig zu Fehleinstellungen. DEL BUONO und MARTINO begründen dies damit, daß man die Entfernungen zwischen den einzelnen Schädelabschnitten immer in Zentimetern ausdrückt. Mißt man dagegen jede Entfernung in Bruchteilen des Gesamtumfanges des Schädels in der dazugehörigen Ebene, so verhalten sich diese Relativmaße bei allen und auch bei kindlichen Schädeln völlig gleich, wenn nicht krankhafte Deformierungen vorliegen. Del Bouno und Martino teilten den Umfang in drei Ebenen entsprechend dem Planum anatomicum transversale, sagittale und frontale in 100 Teile eines Relativmaßes ein, die sie als Hekatimeren bezeichneten. Nach diesen Maßeinheiten, die an jedem Schädel durch dehnbare Bänder an der äußeren Schädelkalotte festgelegt werden können, ist es einfach, jedes schattengebende Organ des Schädels in den einzelnen Projektionen zu bestimmen. So liegt z.B. das Innenohr bei sagittalem Strahlengang zwischen dem 52. und 58. Hekatimer.

Tabelle 1. *Schichtuntersuchung der Herzklappen*

Objekt	Lage		Entfernung vom Tisch in Zentimetern bei den verschiedenen Strahlengängen				Beste Einstellung
	in Höhe von (BWK): von dorsal aus gemessen	von der Mediane aus gemessen	sagittal	1. Schrägdurchmesser	2. Schrägdurchmesser	latero-lateral	
Pulmonalisklappen	7.—8. BWK 13—15 cm	1,5—3,5 cm links	11—13	11	11—13	2—4 cm links der Mediane	7.—8. BWK 11—13 cm sagittal 2 cm links der Mediane
Aortenklappen	7.—8. BWK 13,5—15,5 cm	Mitte 2 cm rechts	12—14	13—15	12—14	Mediane	7.—8. BWK 12—14 cm sagittal 2 cm rechts der Mediane
Tricuspidalklappe	8.—9. BWK 13—16 cm	1 cm links	9—10	11—14	12—14	Mediane 1 cm links der Mediane	8.—9. BWK 9,5 cm sagittal 1 cm links der Mediane
Mitralklappe	7.—8. BWK 11—12 cm	1—3 cm links	10—12	11—13	14—16	3 cm links der Mediane Mediane	7.—8. BWK 10—12 cm sagittal 2 cm links der Mediane

Kapp-Schwoerer gab zur Erweiterung dieses Verfahrens noch eine Lagerungsvorrichtung an, die es ermöglicht, auch bei Schrägprojektionen die Organe leicht aufzufinden.

Ähnliche topographische Lagebeziehungen sind z.B. auch für das transversale Schichtbild bekannt, wo ohnehin die Lage der Organe im Thorax nach der Höhe der Wirbelkörper angegeben wird, eine Bezeichnungsweise, die von den Anatomen übernommen wurde und die in allen anatomischen Atlanten verwendet wird. Die Höhe der Wirbelkörper ist nach den Dornfortsätzen verhältnismäßig leicht zu bestimmen. Für die Korrektur der Differenz zwischen Dornfortsatz und Wirbelkörper gibt es verschiedene Tabellen.

Zu b) Die Lokalisation aufgrund von Darstellungen in zwei Ebenen wird entweder mit Durchleuchtungen (Calder u. a.) oder mit Aufnahmen, gegebenenfalls sogar mit orientierenden Schichtaufnahmen, ausgeführt. So empfiehlt es sich z.B. bei jeder Schichtuntersuchung der Lunge im Mittel- und Unterfeld, zunächst einige Schichtaufnahmen im latero-lateralen Strahlengang, gegebenenfalls in schwierigen Fällen auch transversal, anzufertigen und erst dann die Darstellung im sagittalen Strahlengang anzuschließen. Backlund bestimmt die Schichthöhe aufgrund von Aufnahmen und Durchleuchtungen in der zweiten Ebene und markiert die vorgesehene Schichthöhe auf der Haut des Patienten.

Muß die Schichthöhe aufgrund von Markierungen auf der Körperoberfläche eingestellt werden, so besteht die Gefahr eines Parallaxefehlers beim Messen des Abstandes der Markierung von der Tischoberfläche oder beim Vergleichen mit der Geräteskala. Um dies zu vermeiden, hat Langfeldt eine „sighting device" angegeben. Sie besteht aus zwei in etwa 15 cm Entfernung parallel angeordneten Plexiglasmaßstäben. Backlund hat an seinem Schichtgerät einen kleinen Scheinwerfer angebracht, der einen spaltförmigen Lichtstrahl über einen Winkel von 45° in der eingestellten Schichthöhe auf die Haut des Patienten projiziert.

Eine geeignete Meßvorrichtung, die die Aufnahmen in zwei Ebenen zur Lagebestimmung nutzt und gleichzeitig eine Markierung am Patienten überflüssig macht, ist auch von ALT angegeben worden: vor der eigentlichen Schichtdarstellung wird der zur Schichtaufnahme auf dem Lagerungstisch liegende Patient mit einer zweiten Röntgenröhre, deren Zentralstrahl senkrecht auf eine senkrecht zur Schichtebene aufgestellte Kassette gerichtet ist, aufgenommen. Eine Meßlatte, bei Objekten mit großer Tiefenausdehnung ein Meßlattenpaar, vor und hinter dem Objekt aufgestellt, erlaubt auch in den Fällen, in denen der Zentralstrahl nicht durch das zu schichtende Objekt verläuft, durch Mitteln der beiden Skalenwerte die Bestimmung der Schichthöhe ohne Parallaxefehler. Das Verfahren hat den Vorteil, daß die Aufnahme bei gleicher Lage und Haltung ausgeführt wird, wie die Schichtaufnahmen und erspart gelegentlich, besonders bei Knochenaufnahmen, eine Schichtdarstellung in zweiter Ebene. Sie bietet schließlich die Möglichkeit, bei späteren Wiederholungen die Lagerung rekonstruieren zu können.

Zu c) Die speziellen Meßverfahren ähneln im Prinzip alle dem der vorher besprochenen

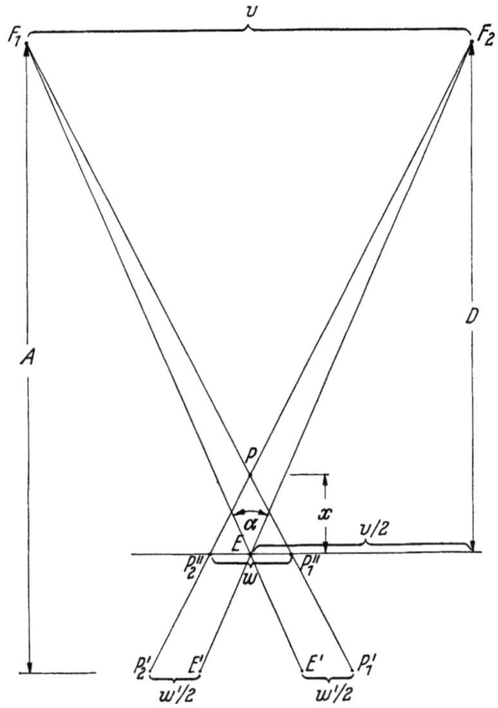

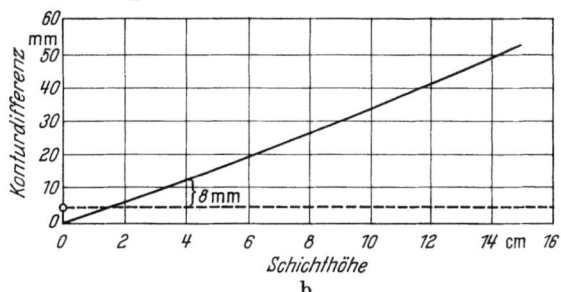

Abb. 65. Die geometrischen Beziehungen bei Lokalisationsaufnahmen. Erklärung siehe Text

Abb. 65a. Diagramm zur Ermittlung der Schichthöhe am Universalplanigraphen auf Grund von zwei Aufnahmen in den Röhrenendstellungen bei eingestellter Schichthöhe O (nach SEELENTAG)

Serieskopie, ob dabei Aufnahmen angefertigt werden oder ob nur durchleuchtet wird: das Objekt wird unter verschiedenen Projektionswinkeln, meist in den beiden extremen Röhrenstellungen, dargestellt und aus der Wanderung des interessierenden Details dessen Tiefenlage im Objekt ermittelt. Die geometrischen Beziehungen der Wanderstrecke zum Focus—Objekt-Abstand, dem Objekt—Empfangsorgan-Abstand und der Röhrenverschiebung sind in Abb. 65a dargestellt.

Ein Objektdetail P, das um den gesuchten Abstand x höher liegt als die Ebene der Drehachse E — der einfacheren Darstellung wegen soll P senkrecht über E liegen — wandert dadurch, daß die Röhre von F_1 nach F_2 um die Strecke v verschoben wird, auf dem Film um die Strecke w'. Diese Strecke w' entspricht in der Drehpunktebene der Strecke w, die gleich der um das Vergrößerungsverhältnis reduzierten Strecke w' ist:

$$w = \frac{w' \cdot D}{A} \quad (D = \text{Focus—Objekt-Abstand}; \ A = \text{Focus—Film-Abstand}).$$

Für x ergibt sich somit folgende Beziehung:

$$x : w/2 = D : v/2 + w/2; \quad x = \frac{w/2 \cdot D}{v/2 + w/2}.$$

Falls die Strecke v nicht bekannt ist, läßt sie sich aus dem Pendelwinkel errechnen ($v/2 = D \cdot \mathrm{tg}\ \alpha/2$).

Für diese Tiefenlokalisationsverfahren müssen also bekannt sein: der Focus—Objekt-Abstand, der Focus—Empfangsorgan-Abstand sowie die Strecke, um die die Röhre verschoben wird, oder der Pendelwinkel. Wenn man in den vorstehenden Dreisatz zwei der drei darin vorkommenden Größen konstant hält, so ist es möglich, Kurven (Abb. 65b), Tabellen oder Maßstäbe aufzustellen, aus denen der Wert x aufgrund des Meßwertes des dritten Faktors direkt abgelesen werden kann. Hierüber ist eine Vielzahl von Veröffentlichungen erschienen (z. B. CALDER; DRUMMOND; ELKIN; GREZZI; HELER; HERVE; MACARINI; SEELENTAG; THIEL; VALLET u. a.). In einigen Fällen wurden die zu den Werten w zugehörigen Schichthöhen für einzelne Geräte empirisch bestimmt (z. B. SEELENTAG). Einige Autoren verzichten auf Aufnahmen und führen die Lokalisation auf dem Durchleuchtungsschirm durch. (PONTHUS). Der Universalplanigraph der Firma Siemens hat z. B. auf dem Durchleuchtungsschirm Maßstäbe, auf denen die einzustellende Schichthöhe direkt abgelesen werden kann. Variationen bei der Durchleuchtung sind: den Befund um eine bestimmte markierte Strecke (w') wandern zu lassen und die Strecke (v) bzw. den Winkel festzustellen, um den sich die Röhre bewegt hat, oder während der Durchleuchtung den Drehpunkt so lange zu verändern, bis das interessierende Objektdetail bei der Röhrenbewegung nicht mehr wandert (GAUBATZ). Um dies mit der nötigen Genauigkeit beurteilen zu können, wird auf dem Schirm ein Metallrahmen mit einem feinen Drahtgitter angebracht.

Da die Berechnungen und das Ablesen aus Kurven und Tabellen häufig auf Schwierigkeiten stoßen, weil die genauen Abstände und Pendelwinkel nicht bekannt sind, wurden einige Meßvorrichtungen angegeben, bei denen man von diesen Größen unabhängig ist (BRAILLON; BÜCHNER; CALDER; PALMIERI u. a.). Es sind in einem bestimmten Winkel verlaufende Maßstäbe oder Zylinder, auf bzw. in denen Bleizahlen, die den Tischabstand in Zentimetern angeben, angebracht sind. Sie werden bei den Lokalisationsaufnahmen mitphotographiert. Wenn man die beiden Aufnahmen übereinanderlegt und die interessierenden Details zur Deckung bringt, so decken sich auch die in gleicher Tiefe liegenden Zahlen, d. h. die sich deckenden Zahlen geben die einzustellende Schichthöhe an.

Selbstverständlich hängt die Genauigkeit der mit den Lokalisationsverfahren ermittelten Schichttiefen sehr von der Art und Lage des zu lokalisierenden Details ab. Es muß sich mit einer verhältnismäßig scharfen Kante abbilden. Diese kann sich je nach der Entfernung vom Zentralstrahl in beiden Projektionen etwas unterschiedlich darstellen, je nach dem, welcher Teil eines nicht runden Details randbildend wird. Auch die Größe nicht paralleler zur Bildebene verlaufender Objekte ändert sich mit deren Abstand vom Zentralstrahl. Da man aber kaum beabsichtigt, durch diese Lokalisationsverfahren die Schichtuntersuchung auf eine Aufnahme zu beschränken, spielen diese Fehlerbreiten praktisch keine Rolle.

Eine weitere Möglichkeit, trotz Lokalisation die gewünschte Schichthöhe nicht zu erfassen, ist durch die Atmung gegeben. Um hier zu reproduzierbaren Verhältnissen zu kommen, hat RUBIN ein Tomometer angegeben, das folgendermaßen arbeitet: Eine kleine, an einem Stativ höhenverstellbar befestigte Pelotte wird als Receptor auf das untere Brustbein des Patienten gesetzt. Die Atembewegungen des Patienten werden auf diese Weise über einen Widerstand auf ein elektrisches Meßinstrument übertragen. Dieses enthält einen verstellbaren Kontaktmechanismus, durch den die Schaltung in einem genau definierten Augenblick der Inspiration ausgelöst wird.

Im Zusammenhang mit den Meß- und Lokalisationsverfahren ist schließlich noch ein Vorschlag von H. FRANKE zu erwähnen, die Bestimmung der wahren Objektgröße durch gleichzeitige Abbildung eines Maßstabes in der Schichthöhe vorzunehmen.

ζ) Verfahren zur Schichtdurchleuchtung

Lange Zeit war die Schichtdurchleuchtung lediglich eine Methode, die allenfalls theoretisches Interesse erweckte, obwohl technische Vorschläge hierzu bereits aus den

dreißiger Jahren vorliegen. In allen Fällen werden die Strahlenquelle und das Empfangsorgan bewegt und dann mit entsprechenden optischen Mitteln das erzeugte Bild auf einen
stehenden Betrachtungsschirm projiziert bzw. auf einer ruhenden Betrachtungsoptik das
wandernde Empfangsorgan scharf eingestellt. Damit beim Betrachten auf jeden Fall der
optische Eindruck eines vollständigen Bildes entsteht, ist es jedoch erforderlich, entweder
die Bewegung extrem schnell auszuführen ($^1/_{25}$ sec) oder aber das entstehende Gesamtbild
zu speichern, was praktisch nur mit nachleuchtenden Schirmen oder mit fernsehtechnischen Mitteln möglich ist.

Bereits in seiner ersten Patentschrift erwähnte Pohl die Möglichkeit einer Schichtdurchleuchtung. 1930 gab er dann eine Vorrichtung zur röntgenographischen Wiedergabe
und Schirmbeobachtung eines Körperabschnittes unter Ausschluß der davor- und dahinterliegenden Teile an. Pohl schlug dazu eine kreisförmige Bewegung des Systems vor. Das
entstehende Bild auf dem rotierenden Leuchtschirm sollte über eine rotierende Linse auf
einen Betrachtungsschirm übertragen werden. Diese Idee ist — allerdings für eine eindimensionale Bewegung von Röhre und Schirm und ohne Verwendung der optischen
Ausrüstung — im Introskop der Siemens-Reiniger-Werke verwirklicht worden. Da die
Pendelzeit jedoch wesentlich länger als $^1/_{25}$ sec dauerte, war es
für den Durchleuchter praktisch nicht möglich, ein Schichtbild
zu erkennen.

1938 berichtete Kieffer über ein Verfahren, bei dem er eine
rotierende Kathode mit ringförmiger Anode, ähnlich wie Vallebona bei der Schnelltomographie, verwendet (Abb. 86). Auch
hier wird das auf dem Schirm bewegte Bild optisch auf eine
ruhende Betrachtungsfläche übertragen. Das einzige Verfahren,
das bisher zur Konstruktionsreife gelangt ist, ist das von Ponthus und Malvoisin, das die Autoren als Stratiskopie bezeichneten. Hier wird der sich bewegende Schirm durch eine stets
auf den Mittelpunkt justierte Optik betrachtet (Abb. 66). Auch
in diesem Fall bewegt sich die Strahlenquelle auf einer Kreisbahn
und erzeugt auf einem Durchleuchtungsschirm ebenfalls ein rotierendes Durchleuchtungsbild. Bei entsprechend schnellem Um-
lauf der Röntgenröhre wird nur die Ebene des Objekts, die durch
den Schnittpunkt der Rotationsachse mit dem Zentralstrahl geht,
scharf abgebildet, während alle anderen Punkte des Objekts
mehr oder weniger starke Verwischungen erfahren. Synchron
mit der Röntgenröhre ist ein umlaufendes Doppelspiegelsystem
gekoppelt, das das bewegte Leuchtschirmbild in ein stehendes
Bild verwandelt, und zwar wird hierbei das Leuchtschirmbild an
einem um 45° zu seiner Ebene geneigten Spiegel reflektiert und
auf einen parallelen kleineren Spiegel, durch den die Rotationsachse hindurchgeht, projiziert. So erscheint für das Auge auf
dem kleinen Spiegel in Wirklichkeit das virtuelle Bild des Leucht-
schirmbilds und somit der Schicht.

Ähnliche Vorschläge stammen von Poittevin und von
Violette. Watson schlug zum selben Zweck vor, einen rotie-

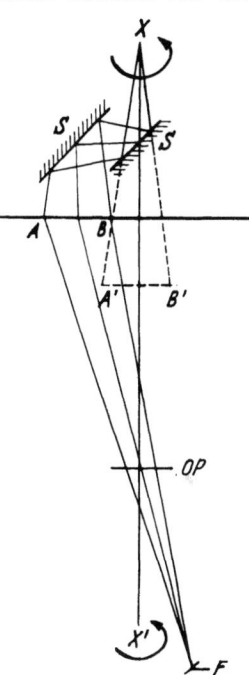

Abb. 66. Schematische Darstellung der Stratiskopie
nach Ponthus und Mal-
voisin. X—X' Symmetrie-
achse; F Focus; OP Objektebene; AB ihre Projektion
auf den Leuchtschirm f, $A'B'$
ihr virtuelles Bild, S und S
Spiegelsystem

renden oder oscillierenden Spiegel zu verwenden. Nach ihm ist mit einem rotierenden Prisma die Tomoskopie theoretisch auch beim Transversalverfahren möglich. Da in diesem
Falle aber der Patient gedreht wird, sind die erforderlichen Drehgeschwindigkeiten nicht
realisierbar.

Henny und Chamberlain haben in ihrer Abhandlung über die Durchleuchtungstechnik die Leuchtdichten berechnet, die bei diesem Verfahren erzeugt werden können,
und daraus gefolgert, daß nur eine Steigerung der Helligkeit um mindestens das Hundert-
fache eine wirkliche Schichtdurchleuchtung möglich macht. Dies ist letzten Endes nur

mit fernsehtechnischen Mitteln möglich. Bisher sind noch keine konstruktiven Lösungen, die die Fernsehtechnik einsetzen, bekanntgeworden. Es besteht lediglich eine Patentschrift von Philips, die vorschlägt, einen Bildverstärker mit einem rotierenden elektrostatischen Ablenkfeld zu verwenden. Mit der Größe der Ablenkspannung kann die dargestellte Schichttiefe gewählt werden. Bei Verwendung von Fernsehmitteln im Kurzschlußbetrieb können verschieden tiefe Schichten gleichzeitig an mehreren Betrachtungsgeräten wiedergegeben werden. Auch Watson hat erneut auf diese Möglichkeit aufmerksam gemacht.

f) Geräte

Die ersten Schichtgeräte waren alle mehr oder weniger behelfsmäßige Einzelkonstruktionen, die in der Regel nur die Erfinder benutzten. Auch wenn sie in mehreren Exemplaren hergestellt wurden, gelangten sie nur in sehr begrenztem Umfang über deren Wirkungsbereich hinaus. Eine nennenswerte industrielle Fertigung setzte erst ein, als Grossmann

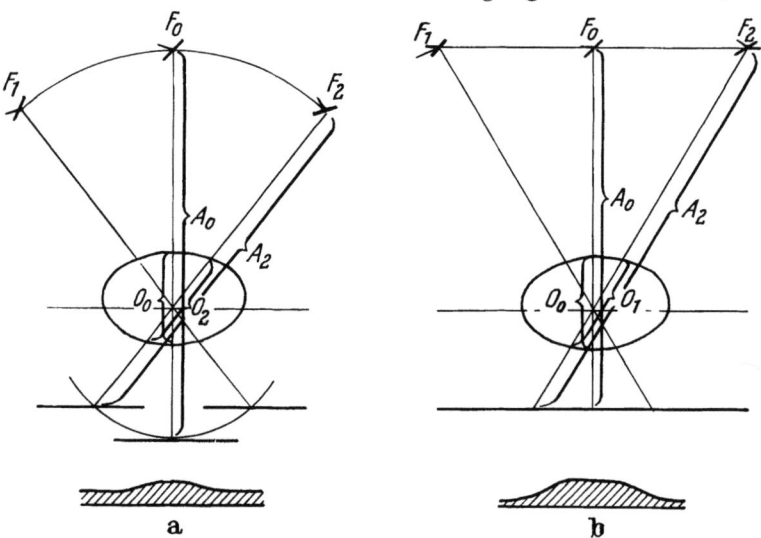

Abb. 67a u. b. Zustandekommen der unterschiedlichen Intensitätsverteilung in der Bildebene während des Schichtvorgangs. a Tomographieprinzip $A_0 = A_2$; $O_0 < O_2$. b Planigraphieprinzip $A_0 < A_2$; $O_0 < O_1$. Beim Planigraphieprinzip kommt also neben dem unterschiedlichen Durchmesser des Gesamtobjekts in den einzelnen Strahlengängen noch ein unterschiedlicher Abstand Focus-Empfangsorgan zur Auswirkung

bei Sanitas seinen Tomographen und Raab bei Siemens das Introskop, später Planigraph benannt, soweit konstruktiv vervollkommnet hatten, daß sie als Seriengeräte gebaut werden konnten. Etwa im selben Zeitraum nahmen auch Massiot und die Compagnie Générale de Radiologie in Frankreich die Produktion von Schichtgeräten auf. Nachdem sich die Schichtdarstellung mit diesen Geräten als wertvolle klinische Routineuntersuchung erwiesen hatte, wurde in der Folgezeit eine Vielzahl von Schichtapparaten erfunden, konstruiert und auf den Markt gebracht. Kemper hat in seiner Monographie über das Röntgenschichtverfahren eine große Zahl davon beschrieben und auch auf die im Zusammenhang mit den Konstruktionen veröffentlichten Arbeiten hingewiesen. Einzelne dieser Geräte, so z.B. der Tomograph von Sanitas oder der Planigraph von Siemens, sind auch heute noch im Gebrauch bzw. im Konstruktionsprinzip in modernen Schichtgeräten fortgeführt worden, viele andere sind nach einiger Zeit wieder verschwunden.

Die hier vorgelegte Zusammenstellung beschränkt sich auf die wichtigsten, derzeit handelsüblichen Schichtgeräte und macht auf ihre konstruktiven Besonderheiten aufmerksam. Sie erhebt deshalb keinen Anspruch auf Vollständigkeit.

α) Schichtgeräte mit eindimensionaler Verwischung bei Bewegung von Röhre und Bildempfänger

Hier gibt es, wie bereits mehrfach erwähnt, zwei prinzipielle Konstruktionsunterschiede: die Bewegungen laufen entweder auf konzentrischen Kreisbögen oder auf parallelen

Geraden ab. Auf die Tatsache, daß bei den ersteren der Objekt—Empfangsorgan-Abstand größer sein muß als bei den letzteren, wurde schon wiederholt hingewiesen. Noch nicht erwähnt wurde der aus diesen konstruktiven Verschiedenheiten resultierende Unterschied hinsichtlich der Intensitätsverteilung in der Abbildung, der bei der Ausführung der Geräte berücksichtigt werden mußte. Bei den Systemen mit Bewegungen auf Kreisbögen bleibt der Focus—Empfangsorgan-Abstand während des Bewegungsablaufes stets gleich. Trotzdem kommt es, vor allem bei größeren Bildformaten, zu einer leichten Intensitätsabnahme nach dem oberen und unteren Bildrand zu. Sie ist bedingt durch die infolge des schräger werdenden Strahleneinfalls zunehmende Durchstrahlungsdicke des Gesamtobjekts (Abb. 67a). Bei der Bewegung auf parallelen Geraden ist zwar das Verhältnis Focus—Objekt-Abstand und Objekt—Empfangsorgan-Abstand stets gleich, jedoch nimmt der absolute Abstand von der Anfangsstellung nach der Mitte zu ab und zur Endstellung hin wieder zu. Da sich auch hier die Durchstrahlungsdicke des Gesamtobjekts in gleicher Weise ändert, ist in diesem Fall die Intensitätsabnahme nach dem oberen und unteren Bildrand zu stärker (Abb. 67b). Welchen Einfluß die Intensität auf die Abbildung der Schicht hat, wird noch in den Kapiteln Geometrie und Photographie besprochen.

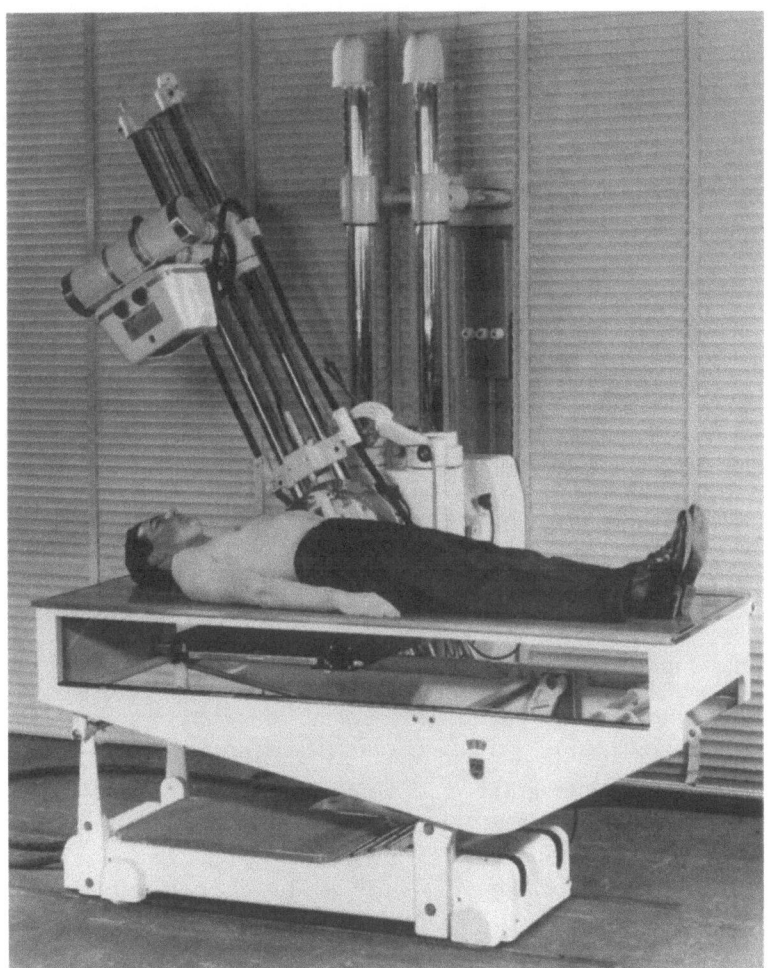

Abb. 68. Schichtgerät MT 2 der Firma Philips, Eindhoven

αα) Bewegung auf Kreisbögen

Die Konstruktion des ersten Gerätes nach diesem Prinzip, des Tomographen der Firma Sanitas, der heute im MT 2 der Firma Philips (Abb. 68) als Schichtgerät für Untersuchungen im Stehen und Liegen einen Nachfolger gefunden hat, geht auf GROSSMANN zurück, der unter den damaligen technischen Möglichkeiten für die eindimensionalen Bewegungen große Vorteile sah.

Beim Tomographen dreht sich das System um eine an einer Doppelsäule befestigte, in ihrer Höhe verstellbare Achse. Aus Stabilitätsgründen werden auch Röhre und Kassettenhalterung mit Streustrahlenraster von einer Doppelsäule getragen. Die Halterung für den Bildempfänger ist an beiden Säulen durch eine Parallelogrammführung so ausgebildet, daß der Bildempfänger während der Bewegung des Systems immer parallel zur Lagerungsplatte bleibt. Der Bewegungsmechanismus und die Schaltkontakte, die je nach dem gewünschten Pendelwinkel eingestellt werden können, sind in dem das Pendelsystem über breite Muffen tragenden Doppelstativ untergebracht. Am ursprünglichen Tomographen wird die Pendelbewegung durch einen Federzug ausgeführt, wobei die Spannung der Feder von Hand vorgenommen werden muß. Sie ist nur nach einer Seite möglich, so daß die Aufnahme nur in einer Bewegungsrichtung erfolgen kann. Am Schichtgerät MT 2 erfolgt das Spannen der Feder motorisch. Hier werden auch die meisten anderen Bewegungen wie Kippen des Lagerungstisches (von der Vertikalen bis 10° Kopftieflage), Verschieben des Tisches in der Längsrichtung, Einstellen der Schichthöhe und die Bewegung von Röhre und Bildempfänger in die Mittelstellung motorisch vom Schalttisch bzw. einem kleinen Schaltpult aus vorgenommen, ebenso die Einstellung des Pendelwinkels (20°, 28°, 36°, 44°) und der Ablaufgeschwindigkeit (bei 20° 0,4 bis 3,7 sec, bei 44° 1,0 bis 8 sec).

Grossmann und Chaoul legten besonderen Wert darauf, die einzelnen Schichtaufnahmen stets im gleichen Vergrößerungsmaßstab ausführen zu können. Da sich mit dem Verstellen der Höhe des Drehpunkts bei gleichbleibender Höhe der Lagerungsplatte der Abstand Drehpunkt-Empfangsorgan ändert, ist die Röhre am Tomographen höhenverstellbar. Dadurch ist es möglich, für jede Schichthöhe die Verhältnisgleichheit der Abstände Focus—Drehpunkt und, Drehpunkt—Empfangsorgan herzustellen (Abb. 69). Nachdem sich in der Praxis jedoch herausgestellt hat, daß die Änderung der Organgröße bei den einzelnen Schichten von untergeordneter Bedeutung ist — der Vergrößerungsfaktor ändert sich bei einem Focus-Schicht-Abstand von 100 cm und einem Tisch-Empfangsorgan-Abstand von 13 cm zwischen 5 und 15 cm Schichthöhe (größere Organdicken dürften kaum vorkommen) von 1,18 bis 1,28 — wurde auf das Prinzip der Verhältnisgleichheit bei den neueren Schichtgeräten verzichtet.

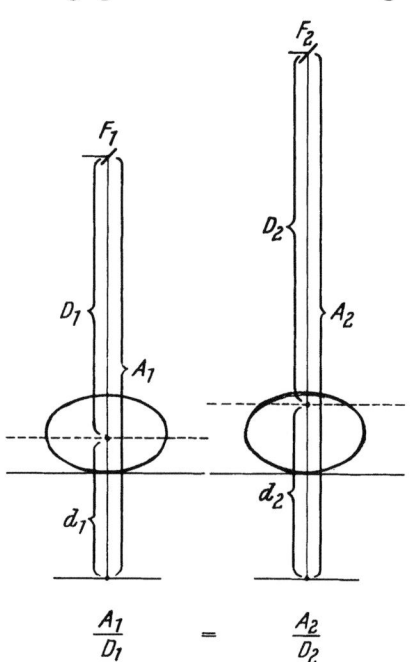

$$\frac{A_1}{D_1} = \frac{A_2}{D_2}$$

Abb. 69. Prinzip der Verhältnisgleichheit. Beim Tomograph der Firma Sanitas wird ein unterschiedlicher Vergrößerungsfaktor in den einzelnen Schichten beim Verstellen des Drehpunktes dadurch vermieden, daß auch der Abstand Focus—Empfangsorgan entsprechend geändert wird

Tomograph und MT 2 verfügen im allgemeinen über verschiedene Zusatzvorrichtungen wie Leuchtschirm zur Einstellung des Aufnahmefeldes, Zusatztisch für Schräglagerung des Patienten, Verschiebungsmöglichkeit der Röhre zur Stereotomographie, Vorrichtung für Simultankassette, eine Vorrichtung zur Ermittlung der Schichttiefe am Durchleuchtungsschirm u.a. Sie sind auch als normale Rastertische zu verwenden. Für diesen Fall läßt sich die Laufrasterlade unmittelbar unter den Lagerungstisch anheben. Im Bewegungsbereich der Pendelbewegung ist auch die Einstellung von Schrägaufnahmen möglich.

Ähnliche Konstruktionen liegen von der Firma Generay/Italien unter dem Namen Neotom M als Horizontaltomograph und Goniotom als Universaltomograph vor. Die Firma Balteau/Belgien stellt ein Gerät her, das vor allem für Schichtaufnahmen der Lunge gedacht ist und Untersuchungen am stehenden bzw. sitzenden Patienten zuläßt (Abb. 70). Das Gerät hat als Besonderheit eine Einrichtung, die die Schichthöhe automatisch auf den Film aufbelichtet.

Es gibt meines Wissens nur ein Gerät, das bei Bewegung von Röhre und Empfangsorgan auf Kreisbahnen auch zur Anfertigung von transversalen Schichtaufnahmen verwendet werden kann, nämlich das sog. Universalaufnahmegerät von Giacobini und Manzi. Hier können allerdings, im Gegensatz z.B. zum Schichtaufnahmegerät von Takahashi, für transversale Schichtaufnahmen nur Halbkreisbewegungen ausgeführt werden (Abb. 71).

Ähnlich wie beim Tomographen ist das Schichtaufnahmegerät auf in der Wand verankerten Säulen befestigt, an denen, auf Muffen gleitend, das Drehgestell mit Antrieb,

Kontakten für die Schichtwinkel und die Vorrichtung zur Einstellung der Schichthöhe an-
an gebracht sind. Das Pendel ist ebenfalls als Doppelsäulenhalterung ausgebildet, an der
senkrecht hierzu verlaufenden Holmen Röhre und Kassettenhalterung hängen. Für transversale Schichtaufnahmen wird die Röhre vom Gerät weg soweit geneigt, daß ein Einfallswinkel von 20° entsteht. Der Film wird senkrecht zur Körperachse gestellt. Die Einstellung
der Schichthöhen erfolgt dann durch Verschieben des Patienten. Für transversale Schichtaufnahmen ist ein Focus—Empfangsorgan-Abstand von mindestens 2,20 m erforderlich,

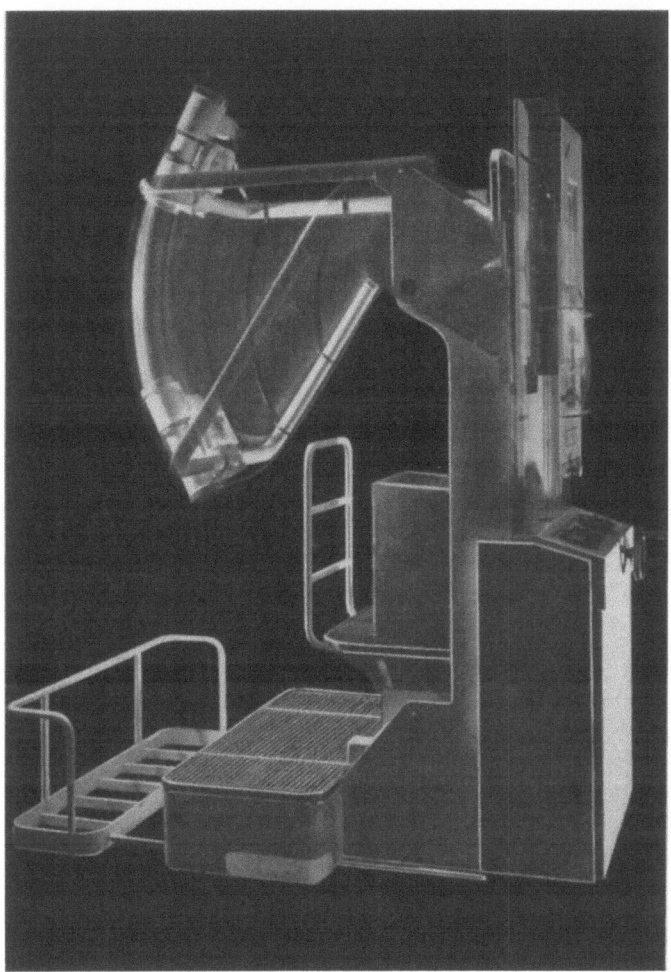

Abb. 70. Schichtgerät Baltomix der Firma Balteau, Lüttich

weshalb das Gerät sehr viel Raum beansprucht. GIACOBINI und MANZI glauben, an Modellversuchen und auch theoretisch nachgewiesen zu haben, daß eine Bewegung um 180° ausreicht, um brauchbare transversale Schichtbilder herzustellen, eine Ansicht, die auch
JANKER vertritt. Das Gerät ist nicht weiter auf dem Markt erschienen.

ββ) Bewegung auf parallelen Geraden

Das Schichtverfahren, welches wohl die meisten konstruktiven Verwirklichungen gefunden hat, ist dasjenige mit Bewegung von Röhre und Empfangsorgan auf parallelen
Bahnen, von vielen Firmen als Planigraphie bezeichnet. Sein Ursprung geht auf ZIEDSES
DES PLANTES und BOCAGE zurück. Seit Mitte der Dreißiger Jahre entstanden zahlreiche
Gerätekonstruktionen mit eindimensionalen Bewegungen, für die einer Reihe von Kon-
strukteuren Patente erteilt wurden, z.B. BOTH, 1936; AUGUSTIN, 1937; RAAB, 1939. Als
wesentliches Konstruktionsmerkmal ist immer die gegenläufige Parallelverschiebung von

Röhre und Bildempfänger anzusehen, wobei ein Gestänge, das diese beiden Elemente miteinander verbindet, die Bewegung um einen die Schichthöhe bestimmenden Drehpunkt
koordiniert. Als Antriebsmechanismus werden entweder das Gewicht der Röhre bei Bewegungen von oben nach unten (z.B. bei dem ursprünglichen Vertikalplanigraphen) oder
Federzüge oder Motoren verwendet. Die Bewegung wird gegen Ende zu durch besondere
Bremsen verlangsamt und schließlich gestoppt. Die unterschiedliche Länge des Gestänge-
teiles zwischen Röhre und Empfangsorgan bzw. Drehpunkt während der Bewegung wird
dadurch erreicht, daß dafür entweder eine doppelte U-Schiene verwendet wird, die sich
um eine Rolle im Drehpunkt und am Kassettenwagen bewegt bzw. verschiebt, oder bei
Röhren oder Vierkantsäulen eine Lagerung in Spezialmuffen. Aus bereits geschilderten

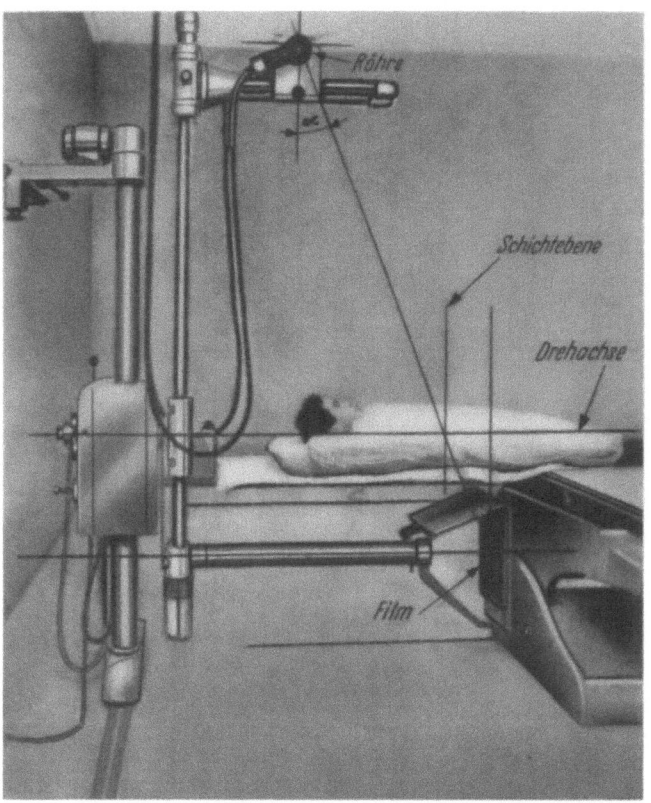

Abb. 71. Schichtgerät nach GIACOBINI und MANZI (aus: GRIESBACH u. KEMPER, Röntgenschichtverfahren)

Gründen (Abstandsvergrößerung und relative Dickenzunahme des Gesamtobjekts) wird
im allgemeinen ein Pendelwinkel von 40—45⁰ nicht überschritten. Eine Veränderung der
Laufstrecke von Röhre und Empfangsorgan bei Höhenveränderung des Drehpunkts wird
im allgemeinen nicht vorgenommen, so daß sich, wenn der Ein- und Ausschaltvorgang der
Hochspannung mit der Röhrenbewegung gekoppelt ist, nicht nur der Vergrößerungsmaßstab, sondern auch der Pendelwinkel mit der eingestellten Schichthöhe ändert.

Das bekannteste dieses Schichtgerätetyps, zumindesten im europäischen Raum,
dürfte wohl der Universalplanigraph der Siemens-Reiniger-Werke, Erlangen, sein. Abgesehen davon, daß das ganze Gerät auf einem Zahnradring von etwa 2 m Durchmesser
montiert ist, so daß es in jedem beliebigen Neigungswinkel zu betreiben ist, kann es heute
als Prototyp der Planigraphiegeräte gelten (Abb. 72).

Röhre und Empfangsorgan sind durch ein Gestänge aus zwei U-Schienen verbunden. Die gegenläufige Bewegung von Röhre und Kassettenwagen wird motorisch ausgeführt, wobei sich der Motor
über der Röhre auf einer 140 cm langen Bahn mit Schleifkontakten auf einer Zahnstange bewegt.
Die Belichtung ist deshalb in beiden Bewegungsrichtungen möglich. Das Ein- und Ausschalten der
Belichtung erfolgt durch zwei Kontaktpaare auf der Laufbahn des Motors. Das eine Kontaktpaar

ergibt einen Pendelwinkel von etwa 38⁰ und das andere einen von etwa 19⁰. Weiterhin ist es möglich, das Kontaktpaar für den kleinen Pendelwinkel mit Hilfe eines kleinen Rades von Hand kontinuierlich bis zu einem Pendelwinkel von 12⁰ zu verstellen, wodurch sich die Belichtungszeit auf etwa 0,5 sec verkürzt. Die Laufgeschwindigkeit des Motors ist in vier Stufen regelbar. Beim großen Pendelwinkel ergeben sich dadurch Belichtungszeiten von 1,2; 2,4; 3,6 und 4,5 sec. Die Wahl der Schichthöhe erfolgt durch Änderung der Drehpunkteinstellung am Gerät von Hand. Ebenso ist die Längsverschiebung der Tischplatte am Gerät von Hand möglich. Alle anderen Schaltvorgänge (Röhrenablauf, Wahl des Pendelwinkels, Bewegung des Gesamtsystems und Auslösen der Aufnahme bzw. der Durchleuchtung) erfolgen von einem kleinen Zusatzschaltpult aus. Anstelle des normalen Kassettenbleches läßt sich eine Simultanschichteinrichtung anbringen. Außerdem besitzt das Gerät eine Vorrichtung zur Bestimmung der Objekttiefe — sie wurde schon an anderer Stelle beschrieben — zu der ein Durchleuchtungsschirm gehört, mit dessen Hilfe auch das Aufnahmefeld eingestellt werden kann. Weiterhin verfügt es über eine Einrichtung für Stereoaufnahmen und zur Unterteilung der Filmformate. Bei Schichtaufnahmen beträgt der Focus-Empfangsorgan-Abstand 1,40 m, für normale Rastertischaufnahmen kann er auf Wunsch zwischen 1,00 und 1,40 m veränderbar gemacht werden.

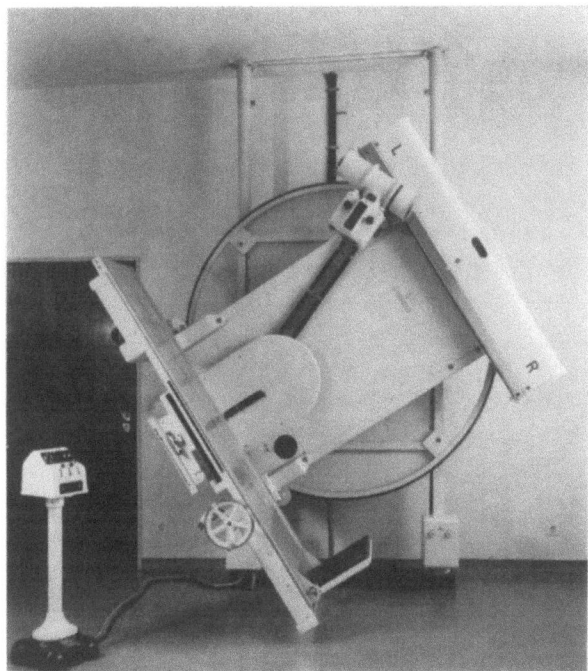

Abb. 72. Universal-Planigraph der Siemens-Reiniger-Werke AG, Erlangen

Ein Schichtgerät, das nur für Aufnahmen am sitzenden bzw. stehenden Patienten geeignet ist und sich besonders in der Lungendiagnostik eingeführt hat, und das — vom Prototyp aus gesehen — als Nachfolgegerät des Introskops von Siemens bezeichnet werden kann, ist z.B. das Pneumotome der Firma Massiot-Philips, Paris.

Auch dieses Gerät weist die geschilderten allgemeinen Konstruktionsprinzipien der Planigraphiegeräte auf. Die Koordinierung der Bewegungen erfolgt ebenfalls über ein Gestänge, wobei der Drehpunkt von 0—25 cm Tischabstand verstellt werden kann. Das Ein- und Ausschalten der Strahlung erfolgt hier über Kontakte am Drehpunkt. Hierbei kann der Pendelwinkel zwischen 20⁰ und 50⁰ kontinuierlich variiert und auch unabhängig von der Schichthöhe konstant gehalten werden. Als Antrieb dient ein Motor am Stativfuß, der über eine endlose Kette die Bewegung auf die Röhre überträgt (Abb. 73). Die Höhenverstellung des Patienten erfolgt motorisch. Die Schichtbewegung wird am Schalttisch oder am Gerät ausgelöst. Das Gerät ist ebenfalls mit einem Leuchtschirm ausgerüstet. Als besonderer Vorteil für den Durchleuchter wird die massive Bauweise angesehen, die einen besonders guten Strahlenschutz gewährleiste. Allerdings ist es dadurch nur sehr bedingt möglich, den Patienten während der Durchleuchtung zu drehen oder von Hand zu verschieben. Das Gerät ist für alle Aufnahmeformate eingerichtet und verfügt ebenfalls über Vorrichtungen, um die größeren Filmformate zu unterteilen.

Das verhältnismäßig einfache Konstruktionsprinzip dieser Geräte bzw. die Ähnlichkeit der Bauelemente mit den für Routineaufnahmen verwendeten (z.B. verschieblicher

Laufrasterwagen, bewegliches Röhrenstativ) veranlaßte eine Vielzahl von Anregungen zu sog. Schichtzusatzeinrichtungen (KUNZ), größtenteils an den Laufrastertischen, teilweise auch an Durchleuchtungsstativen mit Teleskopeinrichtung. Sie sollen dazu dienen, auch den Betrieben das Anfertigen von Schichtaufnahmen zu ermöglichen, in denen die geringe Zahl der anfallenden Untersuchungen die Anschaffung eines Spezialgerätes nicht rechtfertigt. Bei diesen Schichtzusatzeinrichtungen lassen sich, von den zahlreichen geringfügigen Variationen abgesehen, hinsichtlich der prinzipiellen technischen Lösung zwei Gruppen unterscheiden. Bei der einen Gruppe wird die Röhren-Empfangsorgan-Bewegung

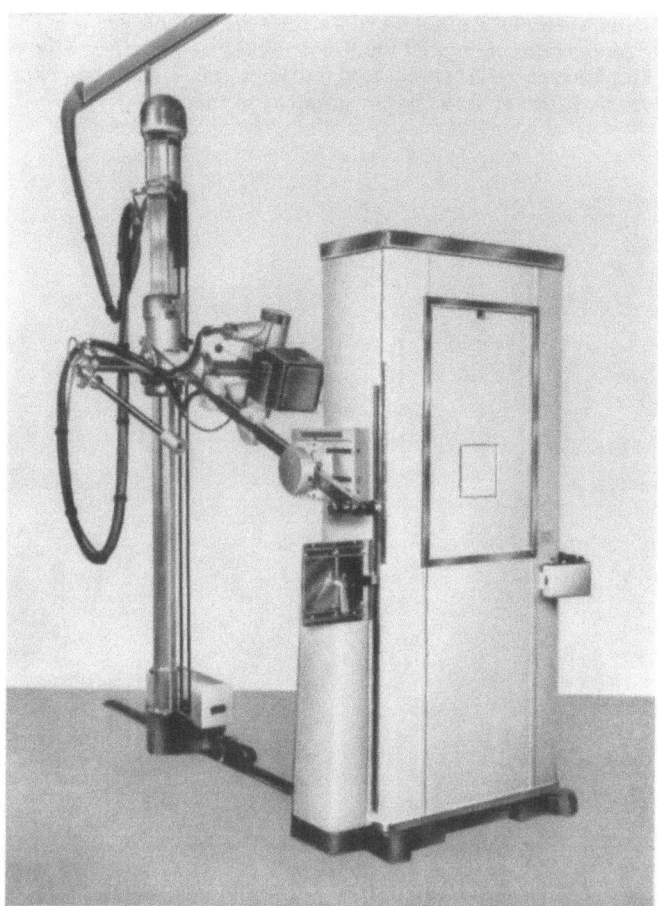

Abb. 73. Schichtgerät Pneumotome der Firma Massiot-Philips, Paris

durch ein abnehmbares Gestänge koordiniert, das den Röhrentragarm über eine Drehachse mit dem Laufrasterwagen oder dem Zielgerät eines Durchleuchtungsstatives verbindet (JANKER, 1936; COLYER; HEEGEWALDT; TWINING; ZORAWSKA, 1937; BUSH; JANSHEK; TOUSSAINT, 1938; FRIMANN-DAHL; GREZZI; DE ABREU; JONES; DI RIENZO; TAILLARD, 1939; WHEELER; HARRIS, 1940; GOLDMANN, 1943; BAMBERG; FRIEDMAN, 1944; BROCK; ROBIN, 1945; BROOME; HILL; DELORME, 1947; HERDNER; SCOVILLE, 1948; KANE; DELABORDE, 1950). In der Regel ist das Gestänge als Rohr ausgebildet, das am Röhrentragarm fest fixiert ist und in Muffen am Drehpunkt und Kassettenwagen gleitet. Wichtig ist, daß bei diesen Vorrichtungen die Achse des Röhrentragarmes durch den Focus der Röhre verläuft, da sonst die geometrischen Voraussetzungen für die Entstehung eines Schichtbildes nicht erfüllt sind (VIETEN, 1952). Die Schichthöheneinstellung erfolgt ebenfalls durch Verstellen des Drehpunkts. Die Bewegung des Systems wird entweder durch Federn, das Gewicht der Röhre oder, bei den meisten serienmäßig hergestellten Zusatzgeräten, motorisch vorgenommen, wobei der Motor entweder am Stativfuß des Säulenstatives befestigt ist und das System über ein Antriebsrad auf dem Fußboden fortbewegt oder am Raster-tisch über ein Schneckengetriebe abläuft. Die Strahlung wird in den meisten Fällen über verstellbare Kontakte am Drehpunkt aus- und eingeschaltet, der Pendelwinkel kann zwischen 0 und 45—50⁰ verändert werden. Zum Teil werden diese Kontakte gleichzeitig auch noch als Bremsvorrichtung am Ende des Röhrenablaufes benutzt. Die Geräte ver-fügen meist ebenfalls über mehrere Ablaufgeschwindigkeiten und sind mit den für Schicht-aufnahmen gewünschten Zusatzvorrichtungen wie Serienaufnahmeeinrichtung, Simultan-schichtzusatz, Leuchtschirm für Feldeinstellung usw. ausgerüstet.

Eine typische Schichtzusatzeinrichtung, die die geschilderten Konstruktionsmerkmale aufweist, ist z.B. der Stratograph der Firma C. H. F. Müller, dessen Konstruktion auf WEBER zurückgeht (Abb. 74).

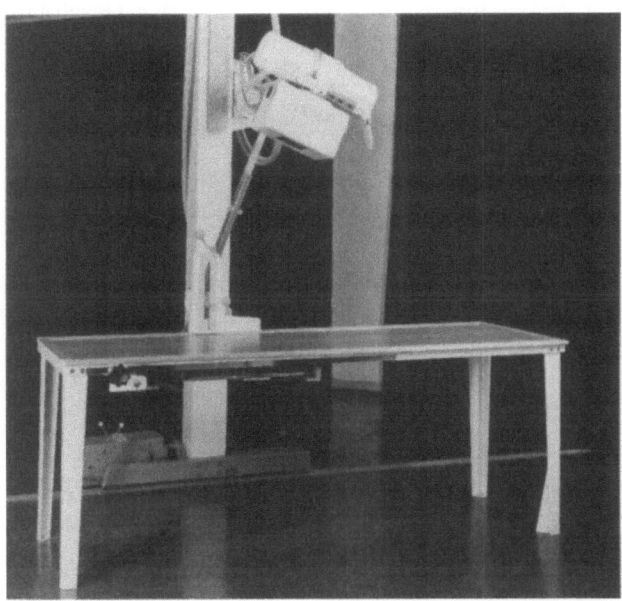

Abb. 74. Zusatzschichtgerät Stratograph der C. H. Müller GmbH, Hamburg

Diese Einrichtung gestattet die kontinuierliche Einstellung des Schichtwinkels zwischen 0 und 70⁰. Der Antrieb für die Pendelbewegung erfolgt elektromotorisch. Die Ablaufgeschwindigkeit ist in 10 Stufen regelbar.

Bei der zweiten Gruppe der Zusatzeinrichtungen erfolgt die Koordinierung der Be-wegung von Röhre und Empfangsorgan nicht durch ein Gestänge, sondern ohne direkte Verbindung von Röhre und Empfangsorgan über Seilzüge, Ketten oder Getriebe, wobei die Einstellung der Schichthöhe nach dem in Kapitel e (S. 748) erläuterten Prinzip durch eine Änderung der Bewegungsgeschwindigkeit und der Ablaufstrecke des Empfangsorgans bei gleichbleibender Ablaufgeschwindigkeit und -strecke der Röhre und konstantem Focus-Empfangsorgan-Abstand erfolgt. Solche Lösungen sind von BOTH (1936), ALEXANDER (1938), MASY (1940), VISWANATHAN (1940), GILBERT (1942), HURST (1947), BIBIKOV (1949), TERRIER (1951) u.a. beschrieben worden.

Hier sei ein Gerät erwähnt, das in der Nachkriegszeit in Deutschland serienmäßig her-gestellt wurde und in Röntgenfachpraxen eine größere Verbreitung erfuhr: das Schicht-gerät nach BOTH, das von der Firma MOOR, Bonn, gebaut wurde (Abb. 75). Eine ausführ-liche Beschreibung findet sich bei BOTH.

Beim ersten Gerät wurde die Koordinierung der Bewegungen durch Gewichte über Seilzüge aus-geführt. Bei den späteren Konstruktionen erfolgte die Bewegung elektromotorisch mit Getriebe. Ein Zentrifugalregulator sorgte dabei für einen gleichmäßigen Bewegungsablauf von Röhre und Film. Die Schaltung der Belichtung erfolgte über Kontakte.

Durch die Eigenart der Konstruktion — es liegt im Prinzip des Geräts, nicht eng ausblenden zu können, weil die Röhre während der Bewegung nicht noch zusätzlich gedreht wird — fand es über

Röntgenpraxen hinaus nur eine geringe Verbreitung und ist in späteren Jahren auch dort durch stabilere Konstruktionen von Zusatzgeräten ersetzt worden.

Qualitativ unterscheiden sich die mit Zusatzschichteinrichtungen hergestellten Tomogramme von denen der großen Schichtgeräte nicht, wenn die Einrichtungen ordnungsgemäß bedient und gewartet werden. Störungen am Gerät können vor allem durch eine mangelhafte Übertragung des Bewegungsvorganges, z.B. durch unebene Laufbahn des Motors, durch Verbiegen und Verstellen der Ein- und Ausschaltkontakte und durch eine mangelhafte Stabilität des Gesamtsystems auftreten. In Betrieben, die viele Schichtaufnahmen ausführen, wird oft auch der Zeitaufwand für den Auf- und Abbau der Schichtvorrichtung als störend empfunden.

Schichtgeräte, bei denen sich Röhre und Empfangsorgan bewegen, müssen größere Massen in Bewegung setzen und abbremsen, weshalb der Geschwindigkeit Grenzen gesetzt sind. Die Belichtungszeiten liegen deshalb in der Regel zwischen 1 und 5 sec und

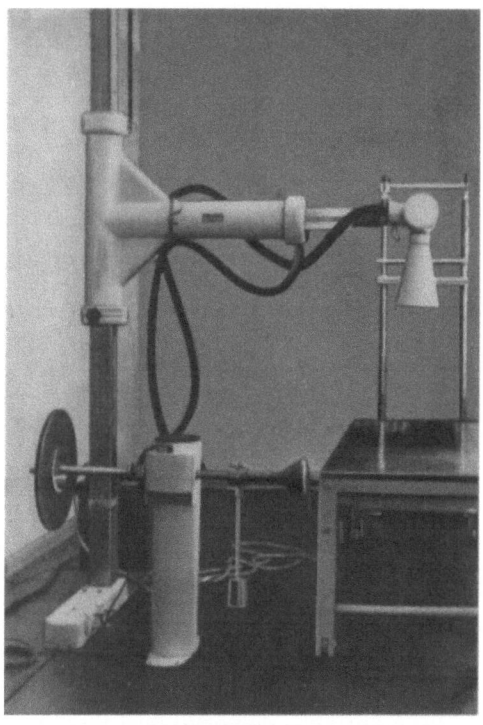 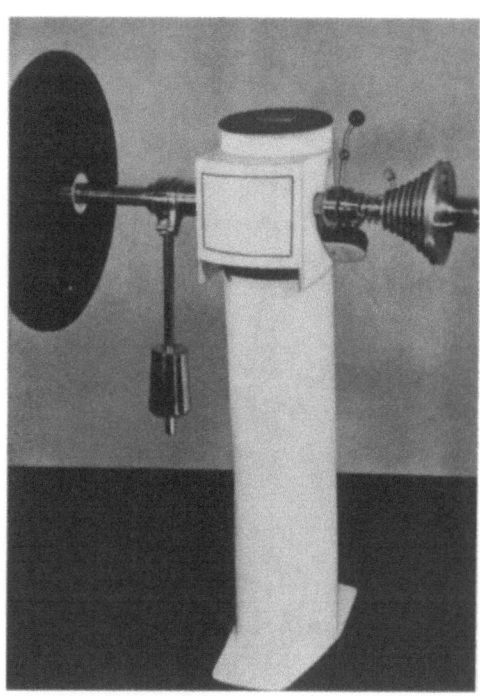

Abb. 75a   Abb. 75b

Abb. 75a u. b. Zusatzschichtgerät nach Both der Firma Mohr, Bonn (aus: Griesbach u. Kemper, Röntgenschichtverfahren). a Gesamtansicht. b Antriebsmechanismus mit einem Rollensatz für verschiedene Transportgeschwindigkeiten

können auch bei kleinen Pendelwinkeln nicht unter 0,5 sec verkürzt werden. Dadurch lassen sich Organe mit Eigenbewegung, wie z.B. das Herz, im Schichtbild häufig nicht ausreichend darstellen. Um diesen Nachteil zu beheben, hat Braun 1960 ein Schichtgerät angegeben, bei dem die bewegten Massen verringert und gleichzeitig die Beschleunigungsstrecke bis zum Beginn der Schichtaufnahme und die Bremsstrecke nach Beendigung verlängert wurden. Der Ablauf der Röhre, die durch einen kräftigen Motor angetrieben und gebremst wird, erfolgt auf einer 4 m langen Laufbahn. Die eigentliche Aufnahmezeit liegt bei einem Pendelwinkel von 30° in der Größenordnung von 0,2—0,3 sec. Ein besonderer Schaltmechanismus sorgt dafür, daß bei regelmäßiger Schlagfolge des Herzens die Aufnahme in einer vorausbestimmten Phasenzeit erfolgt.

Zum Schluß sei noch ein Gerätetyp erwähnt, der die geometrischen Voraussetzungen der Tomographie nicht voll erfüllt, nämlich der, bei dem die Röhre auf einem Kreisbogen, das Empfangsorgan jedoch auf einer Geraden bewegt wird. Dazu gehören z. B. der Danatom der Dansk Röntgen-Teknik A/S, Aarhus, und der Stratomix der Compagnie Générale de Radiologie, Paris. Da hier während des Bewegungsablaufes das Verhältnis der Abstände Focus—Empfangsorgan und Schichtebene—Empfangsorgan sich ändert (s. Abb. 25), müssen die entstehenden Bilder theoretisch eine stärkere Unschärfe aufweisen als Bilder, die unter vergleichbaren Abstandsverhältnissen und richtigen geometrischen Bedingungen aufgenommen wurden. Ob diese Bilder praktisch brauchbar sind, hängt vom Ausmaß der Unschärfe ab (Bokström; Edholm; Lodin; Fagerberg). Deshalb seien die dabei in Betracht kommenden Unschärfefaktoren, da sie nicht zur eigentlichen Schichtbildgeometrie gehören, hier kurz besprochen.

Von den genannten Abstandsverhältnissen hängen neben dem Vergrößerungsfaktor ab bzw. stehen mit diesem in Beziehung: die von der Focusgröße hervorgerufene geometrische Unschärfe und die Lagebeziehung eines Punktes zum Bildmittelpunkt.

Diese Beziehungen sind in den Abb. 76a u. b und 77a u. b dargestellt. Abb. 76a zeigt den minimalen und den maximalen Vergrößerungsfaktor in Abhängigkeit von der Schichthöhe (gleichbleibender Focus-Empfangsorgan-Abstand 90 cm bzw. 120 cm, Focus-Empfangsorgan-Abstand in Mittelstellung der Röhre 6 cm bei Schichthöhe 0), Abb. 76b in gleicher Weise die minimale und die maximale Focusunschärfe für eine Focusgröße von 2 mm × 2 mm.

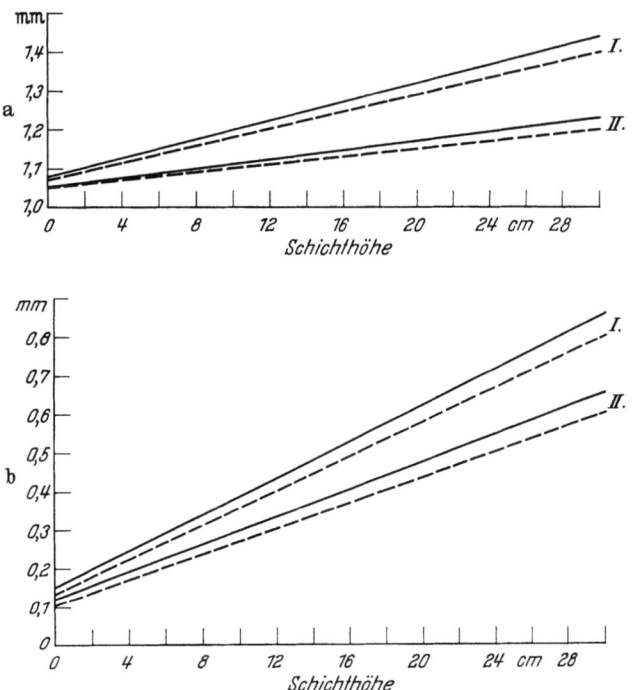

Abb. 76a u. b. Geometrische Verhältnisse bei Bewegung der Röhre auf Kreisbögen und des Empfangsorgans auf Geraden. a maximaler ——— und minimaler — — — Vergrößerungsfaktor während der Schichtbewegung. b Maximale und minimale geometrische Unschärfe während der Schichtbewegung bei den in a angegebenen Vergrößerungsverhältnissen. Focusgröße 2 mm × 2 mm. *I.* Focus-Tisch-Abstand 120 cm; *II.* Focus-Tisch-Abstand 90 cm, Tisch-Empfangsorgan-Abstand 6 cm

In Abb. 77a ist die vom Vergrößerungsfaktor abhängige Lagebeziehung eines Punktes P bzw. P' vom Bildmittelpunkt M bzw. M' (in Richtung der Schichtbewegung) für die Röhrenstellungen F_1, F_2 und F_3 sowie F_0 (= Lage, die der Focus unter einwandfreien geometrischen Schichtbedingungen in der Mittelstellung einnehmen müßte) dargestellt. Die Punkte M'_1, M'_2 (M'_0) und M'_3 liegen immer auf der gleichen Stelle des Empfangsorgans. Die Abstände der entsprechenden Punkte P' von M' hängen vom jeweils herrschenden Vergrößerungsfaktor ab. In den Focusstellungen F_1, F_0 und F_3 sind sie, dem Vergrößerungsverhältnis entsprechend, gleich groß. In der Focusstellung F_2 dagegen ist der Abstand $P'_2 M'_2$ infolge des kleineren Vergrößerungsverhältnisses kleiner, d.h. der Punkt P' wandert während des Bewegungsablaufes um die Strecke $P'_{1(3)} M'_{1(3)} - P'_2 M'_2$ auf dem Film. Der Absolutwert dieser

Wanderstrecke = Unschärfe ist um so größer, je weiter P von M entfernt liegt, da die Vergrößerung ja prozentual erfolgt.

In Abb. 77b wird schließlich der Einfluß des Vergrößerungsfaktors auf die tomographische Abbildung zweier Kreisfiguren m und p mit einem Durchmesser von 5 cm in der Schichtebene gezeigt. Der Mittelpunkt M der Figur m liegt auf der Drehachse, der Mittelpunkt P der Figur p 10 cm in Richtung der Schichtbewegung von der Drehachse entfernt. Folgende Daten wurden zu Grunde gelegt: Schichthöhe 12 cm (= 18 cm Schichtebene—Empfangsorgan-Abstand in Mittelstellung), Focus-Schichtebene-Abstand 90 cm, Schichtwinkel 44°, punktförmiger Focus. Aus Abb. 76a ist zu entnehmen, daß der minimale Vergrößerungsfaktor 1,20, der maximale 1,22 beträgt. Der Kreis m bildet sich deshalb als Ring mit einem äußeren Durchmesser von 6,1 cm und einem inneren Durchmesser von 6,0 cm ab, also mit einem gleichmäßigen Unschärfesaum von 0,5 mm, denn der Mittelpunkt M' erfährt keine Verschiebung. Die Figur p wird ebenfalls mit einem maximalen Durchmesser von 6,1 cm und einem minimalen Durchmesser von 6,0 cm abgebildet. Wenn ihr Durchmesser 6,1 cm groß wird, ist ihr Mittelpunkt $P'_{1(3)}$ aber gleichzeitig nicht 12 cm, sondern 12,2 cm von M' entfernt. Dadurch entsteht auf der der Bildmitte zugekehrten Seite eine maximale Breite des Unschärfesaums von 1,5 mm und auf der entgegengesetzten Seite von 2,5 mm, woraus auch eine leichte Deformierung resultiert.

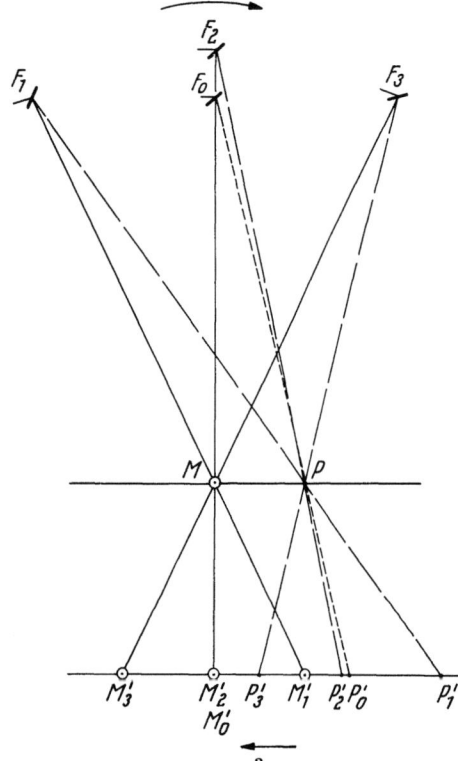

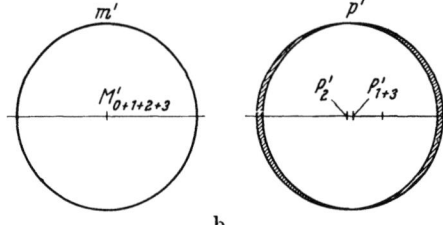

Aufgrund dieser Ergebnisse läßt sich bezüglich der praktischen Brauchbarkeit dieser Geräte sagen:

Genau wie bei der Gesamtunschärfe des Röntgenbildes allgemein wirken sich die einzelnen Unschärfefaktoren nicht einfach additiv aus (Bouwers; Meiler), sondern die resultierende Unschärfe wird von der größten Teilunschärfe bestimmt. Die Focusunschärfe kann unberücksichtigt bleiben. Ihre Änderung durch den unterschiedlichen Vergrößerungsfaktor bewirkt lediglich, daß grundsätzlich ihr Maximalwert gilt. Sie ist dann immer noch kleiner als bei Bewegung des Empfangsorgans auf Kreisbögen. Ausschlaggebend ist die Wanderung weit von der Mitte in Richtung des Bewegungsablaufes entfernter

Abb. 77a u. b. Geometrische Verhältnisse bei Bewegung der Röhre auf Kreisbögen und des Empfangsorgans auf Geraden. a Entstehung der verfahrensbedingten Unschärfe im Zentralstrahlbereich und in den Randpartien. b Die Projektion zweier gleich großer Scheiben in der Empfangsorganebene, von denen die eine im Zentralstrahlbereich, die andere außerhalb davon gelegen ist. Einzelheiten siehe Text

Details auf dem Empfangsorgan. Wenn man die größte Unschärfe noch im Bereich der maximal bei Schichtaufnahmen unter einwandfreien geometrischen Bedingungen vorkommenden halten will, muß man sich bei einem Focus—Schicht-Abstand von 90 cm auf eine Bildlänge in Richtung des Bewegungsablaufes von maximal 15 cm und bei einem Focus—Schicht-Abstand von 120 cm von maximal 20 cm beschränken. Die verfahrensbedingte Unschärfe am oberen und unteren Bildrand beträgt dann bei einer Schichthöhe von 12 cm etwa 0,8—0,9 mm.

Eine eingehende Beschreibung der sonstigen Konstruktionsmerkmale dieser Geräte erübrigt sich, da sie weitgehend dem MT 2 (Danatom) und dem Pneumotome (Stratomix) entsprechen.

β) Schichtgeräte mit mehrdimensionaler Verwischung bei Bewegung von Röhre und Bildempfänger

Obwohl die Idee der Tomographie ursprünglich nur an mehrdimensionale Bewegungen geknüpft war, und auch die ersten Versuchsgeräte solche ausführten, erschienen die ersten marktfähigen Geräte in Serienproduktion erst nach dem Grossmannschen Tomographen. Es waren im wesentlichen die beiden Massiot-Geräte, der 1936 nach Angaben von ZIEDSES DES PLANTES gebaute Planigraph und das Biotome (1937), das nach der 3. Methode von BOCAGE arbeitet, sowie der in Amerika hergestellte Laminagraph nach KIEFFER.

Einer der wesentlichen Nachteile dieser Geräte war der, daß man keine Streustrahlenraster verwenden konnte bzw. nur, wie dies beim Laminagraph der Fall ist, direkt auf der Kassette aufliegende Wabenraster mit niedrigem Schachtverhältnis, wodurch aber dann größere Pendelwinkel unwirksam werden. Diesen Nachteil beseitigte ein 1950 von BOGDANOV angegebener Rasterantrieb, durch den der Raster nicht nur bewegt, sondern auch die Lamellen stets parallel zur Einfallsrichtung der Strahlen gehalten werden. Damit wurden die Geräte mit mehrdimensionalen Bewegungen wirklich praxisreif.

Bereits der Laminagraph kann als eine moderne und sehr präzise Ausführung eines Schichtgerätes mit mehrdimensionaler Bewegung angesehen werden. Trotzdem half erst das in seiner Konzeption auf SANS und PORCHER zurückgehende Polytome von MASSIOT (TOBB), das auf falschen Voraussetzungen von GROSSMANN beruhende, vor allem im deutschsprachigen Schrifttum verbreitete Vorurteil zu beseitigen, daß Schichtgeräte mit mehrdimensionalen Bewegungen denen mit eindimensionaler unterlegen seien.

Seit 1950 ist nach dem Erscheinen des Polytomes eine Anzahl von Geräten auf den Markt gekommen, die teils mit der Bewegung von Röhre und Empfangsorgan auf Kugelkalotten (Tomographieprinzip), teils auf planparallelen Ebenen (Planigraphieprinzip) arbeiten. Da, wie schon in früheren Kapiteln dargelegt wurde, zwischen den beiden Prinzipien geometrisch keine grundsätzlichen Unterschiede bestehen, sollen hier die Geräte in diesem Fall nach den Bewegungsfiguren besprochen werden, die als das Hauptcharakteristikum angesehen werden.

In Tab. 2 sind die derzeit handelsüblichen Schichtgeräte unter diesem Gesichtspunkt zusammengestellt. Die Tabelle zeigt, daß die Geräte neben der Kreisbewegung zumindest

Tabelle 2. *Die bei den einzelnen Schichtgeräten möglichen Bewegungs-Figuren*

Name	Bewegungsfiguren					Sonstiges
	linear	Kreis	Ellipse	Hypo-cycloide	sinusoidal	
Polytome	+	+	+	+	—	—
		in jeder Richtung				
Horizontal-Polytome	+	+	+	+	—	—
		in zwei Richtungen				
Multi-Planigraph . .	+	+	+	—	—	—
Pluristrator	+	+	—	—	—	lineare Kreuz-verwischung axial-transvers.
	2 Richtungen					
Pantomix	+	—	—	—	+	
	3 Richtungen				2 Richtungen	
Mimer	+	1/2	—	—	—	—
Planigraph nach LINDBLOM . . .	—	+	—	—	—	—

noch eine zweite Bewegungsform, meist die lineare, auszuführen in der Lage sind. Lediglich die größeren Schichtgeräte verfügen darüberhinaus über Bewegungsfiguren, die sich aus mehreren einfachen Bewegungen zusammensetzen. Ihre Entstehung wurde bereits in Kapitel 2d (S. 740) behandelt. Der Vorteil einer besseren Verwischung durch komplizierte Bewegungsformen, wie z.B. die geometrische Spirale oder die ihr nahestehende Hypocycloide, wird mit einem größeren konstruktiven Aufwand erkauft und kommt nur bei einer großen

Stabilität des Gerätes voll zur Auswirkung. Aus diesem Grunde lohnt es sich nur, ausgesprochene Großgeräte für solche komplizierte Bewegungen auszurüsten.

In Tab. 3 sind die bei den einzelnen Geräten verwendeten Pendelwinkel angegeben. Sie sind aus geometrischen Gründen bei der kreisförmigen Bewegung kleiner gehalten als bei der Ellipse und den kombinierten Figuren, wo sie zum Teil weit größer sind als die bei der geradlinigen Tomographie und Planigraphie üblicherweise verwendeten. Hierdurch wird nicht nur der Verwischungsgrad verbessert, sondern es können, wie im Kapitel Schichtbildgeometrie näher ausgeführt ist, auch mehr Objekte abgebildet werden.

Tabelle 3. *Die bei den einzelnen Schichtgeräten möglichen Pendelwinkel in Grad*

Name	linear	Kreis	Ellipse	Hypo-cycloide	sinusoidal
Polytome	0—60	29; 36 0—20	40 1:2	48	—
Horizontal-Polytome	0—60	29; 36 0—20	40 1:2	48	—
Multi-Planigraph . .	8; 20; 30	30	40 1:1,4	—	—
Pluristrator	15; 20; 35	10; 16; 30; 45	—	—	—
Pantomix VALLEBONA	10—120	—	—	—	5—60
GROSSMANN . . .	5—60				
Mimer	20; 35 andere Festwerte möglich	35	—	—	—
Planigraph nach LINDBLOM	—	9	—	—	—

Tabelle 4. *Die bei den einzelnen Schichtgeräten möglichen Aufnahmezeiten in Sekunden*

Name	linear	Kreis	Ellipse	Hypo-cycloide	sinusoidal
Polytome	0,15—1,5	3	3	6	—
Horizontal-Polytome	0,15—1,5	3	3	6	—
Multi-Planigraph 20°	0,4; 0,8	2,5; 5	2,5; 5	—	—
30°	0,6; 1,2				
Pluristrator	0,2—3 7 Stufen	1,5—8,5	—	—	—
Pantomix VALLEBONA . . .	0,01—12	—	—	—	1,75—17
GROSSMANN . . .	0,08—17	—			
	0,8; 1,2; 2	3,2; 4	—	—	—
Planigraph nach LINDBLOM . . .	—	0,2	—	—	—

Wie aus der Tab. 4 hervorgeht, muß eine kombinierte Bewegungsform in der Regel mit einer längeren Belichtungszeit erkauft werden. Lediglich mit der kreisförmigen Bewegung lassen sich z.B. am Präzisionsplanigraphen nach LINDBLOM die Belichtungszeiten auf Werte reduzieren wie sie selbst mit einer geradlinigen Bewegung von Röhre und Empfangsorgan nicht zu erreichen sind und wie sie nur noch von den Geräten mit Bewegung von Patient und Empfangsorgan übertroffen werden können.

Die Tabelle über die Abstände (Tab. 5) zeigt schließlich, daß sich die Schichtgeräte mit mehrdimensionaler Bewegung in dieser Hinsicht nicht von denen mit ausschließlich linearer unterscheiden. Die Geräte nach dem Planigraphieprinzip (z.B. Multiplanigraph und Pluristrator) haben in der Regel geringere Objekt—Empfangsorgan-Abstände und führen dadurch bei gleicher Focusgröße zu einer geringeren geometrischen Unschärfe als die Geräte nach dem Tomographieprinzip, falls nicht, wie z.B. beim Präzisionsplanigraph nach LINDBLOM eine vergrößerte Abbildung beabsichtigt ist. Das Zusammenwirken der einzelnen Faktoren, die in den Tabellen aufgeführt wurden, wird im Kapitel Geometrie näher besprochen.

Tabelle 5. *Die bei den einzelnen Schichtgeräten möglichen Abstände*

Name	FFA (D) cm	OFA (d) cm	Schichthöhe cm	Drehpunkt	Zur Höheneinstellung wird bewegt:
Polytome	146	36	0—23	konstant	Lagerungsplatte
Horizontal-Polytome . . .	146	36	0—23	konstant	Lagerungsplatte
Multi-Planigraph.	115	8,5—33,5	0—25	variabel	Drehachse
Pluristrator	103	9—33	2—24	variabel	Drehachse
Pantomix	100—200	10—50	0—40	konstant	Lagerungsplatte
Mimer					
Kreis.	105,5	25,5	0—25	konstant	Lagerungsplatte
Linear	112	32			
Planigraph nach LINDBLOM	120	40	0—20	konstant	Lagerungsplatte

Das von KIEFFER nach Erteilung eines Patents (1928) in den Jahren 1929—1936 entwickelte Gerät Laminagraph wird von der Firma Kelley-Koet in den USA seit etwa 1938 gebaut. Die Grundprinzipien wurden 1936 von ANDREWS und 1938 von KIEFFER ausführlich beschrieben.

Das Gerät erlaubt einmal eine Bewegung des ganzen Systems in der Längsrichtung der Lagerungsplatte bei einem Röhrenweg von 66 cm Länge. Dazu bewegen sich auf einer breiten Grundplatte Zwillingssäulen in der Längsrichtung der Lagerungsplatte. Diese Bewegung wird durch einen Motor ausgeführt, der auf der einen Seite im Fuß der Lagerungsplatte montiert ist. Zum anderen ist noch die Röhre, die auf einem breiten senkrecht zu den Zwillingssäulen stehenden Rahmen montiert ist, zu bewegen. Die Bewegungsgeschwindigkeit des Motors kann durch ein Friktionsgetriebe verändert werden. Abb. 78 zeigt den schematischen Aufbau des Geräts. Durch die Bewegung der Röhre im

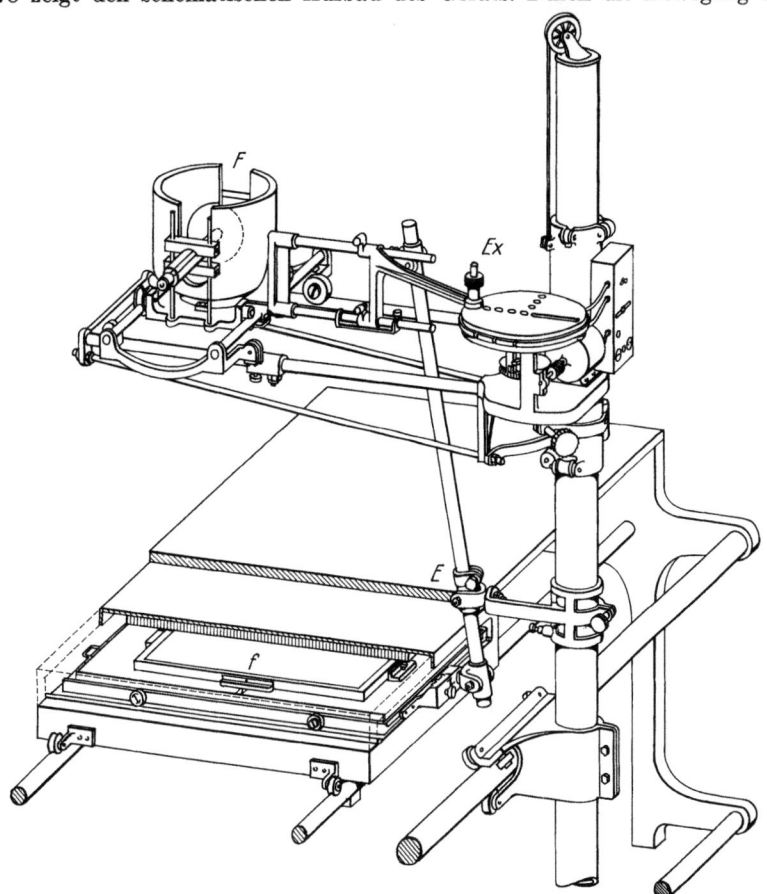

Abb. 78. Prinzipschema des Schichtgeräts Laminagraph nach KIEFFER der Firma Kelley-Koett, USA [aus: ANDREWS: Planigraphy I. Amer. J. Roentgenol. **36** (1936)]

50*

Gestell sind sowohl lineare Bewegungen quer zur Tischachse als auch Kreis- und Spiralbewegungen mit einer maximalen Exkursion von 17,5 cm möglich. Eine Kombination der linearen Längsbewegung mit den Bewegungen der Röhre im Röhrenrahmen ergibt sinusförmige bzw. schlingenförmige Bewegungen (s. Abb. 28).

Röhre und Empfangsorgan sind durch eine ausziehbare Kupplungsstange verbunden. Die Einstellung der Schichthöhe erfolgt bei gleichbleibendem Focus-Empfangsorganabstand durch Verstellen des Drehpunktes. Der Kassettenwagen, der für Filmformate bis 30 × 40 cm ausgelegt ist, ist mit einem beweglichen Wabenraster bestückt, der für Übersichtsaufnahmen gegen einen Linienlaufraster ausgetauscht werden kann. Alle bewegten Teile sind auf Kugellagern erschütterungsfrei gelagert. Der Abstand Focus-Empfangsorgan ist durch Höhenverstellung des Röhrentragarmes variabel. Das Gerät erlaubt nur eine horizontale Patientenlage. Der Ablauf der Bewegungen wird vom Schalttisch ausgelöst und erfolgt über Relaisschaltungen, die die Bewegungen koordinieren. Mit dem Gerät können auch stereoskopische Schichtaufnahmen und neben den üblichen Rasteraufnahmen stereoskopische Aufnahmen ausgeführt werden.

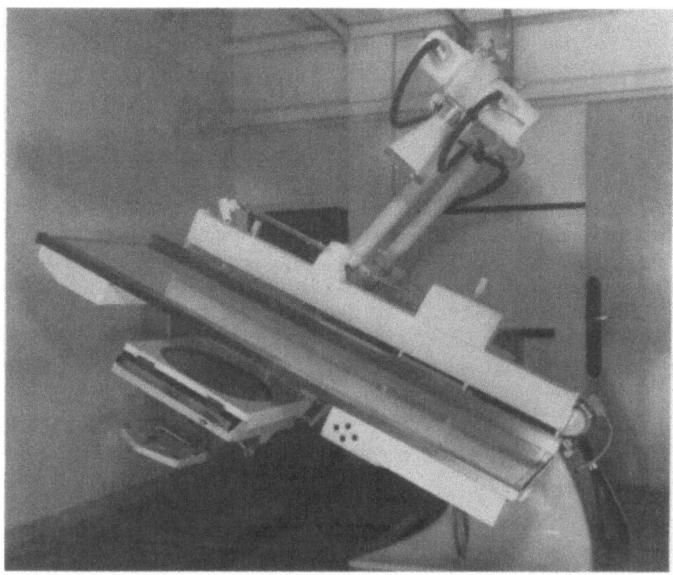

Abb. 79. Schichtgerät Polytome der Firma Massiot-Philips, Paris

Das Polytome von Sans und Porcher (Abb. 79) wurde in seiner Grundform 1949 entwickelt und 1951 auf dem Kongreß für Radiologie in Brüssel erstmals als Serienfertigung vorgestellt. Es ist inzwischen mehrfach konstruktiv verbessert worden, ohne jedoch eine grundlegende Änderung zu erfahren. Seit 1964 wird auch ein etwas einfacheres Modell für horizontale Schichtaufnahmen, das Horizontal-Polytome, gefertigt.

Das wesentliche Merkmal des Polytomes in beiden Ausführungen ist die Steuerung aller Bewegungen durch ein Parallelogrammgestänge (Abb. 80), das sowohl die Zentrierung der Röhre auf die Mitte des Aufnahmefeldes, die gleichzeitig Drehpunkt ist, und die Bewegung von Röhre und Bildempfänger koordiniert als auch den Filmträger parallel zur Lagerungsplatte hält und den Streustrahlenraster so dreht, daß die Lamellen stets parallel zur Einfallsrichtung der Strahlen verlaufen. Die Abstände Focus—Schichtebene und Schichtebene—Empfangsorgan sind unabhängig von der Schichthöhe konstant. Die Schichthöhe wird durch Höhenverstellen der Lagerungsplatte eingestellt. Der Motor und das Getriebe, dessen Bewegungen über einen Exzenter auf das Parallelogramm übertragen werden, sind im Sockel des Geräts untergebracht (Abb. 81), ebenso auch der Motor für die Neigung des Geräts von der Horizontalen in die Vertikale und für die Verschiebung der Tischplatte. Die Entstehung der einzelnen Bewegungsfiguren (Gerade, Kreis, Ellipse und Hypocycloide) ist bereits in Kapitel 2d (S. 740) erklärt. Die Ausrichtung der Figuren (z. B. Längsausdehnung der Ellipse parallel oder quer zur Körperlängsachse) kann beliebig gewählt werden. Der Vorteil gegenüber dem Laminagraph besteht darin, daß auch die zusammengesetzten Bewegungen nur durch einen einzigen Antriebsmechanismus ausgeführt werden. Die Belichtungszeiten ergeben sich durch die Ablaufzeit der Bewegungen. Sie läßt sich nicht verändern. Als Zusatzeinrichtung ist ein zweiter Kassettenhalter für Vergrößerungsschichtaufnahmen vorhanden, am Horizontal-Polytome weiterhin noch ein Laufrasterwagen zur Anfertigung von Übersichtsaufnahmen. Beide Geräte verfügen über Vorrichtungen zur Unterteilung der Filmformate.

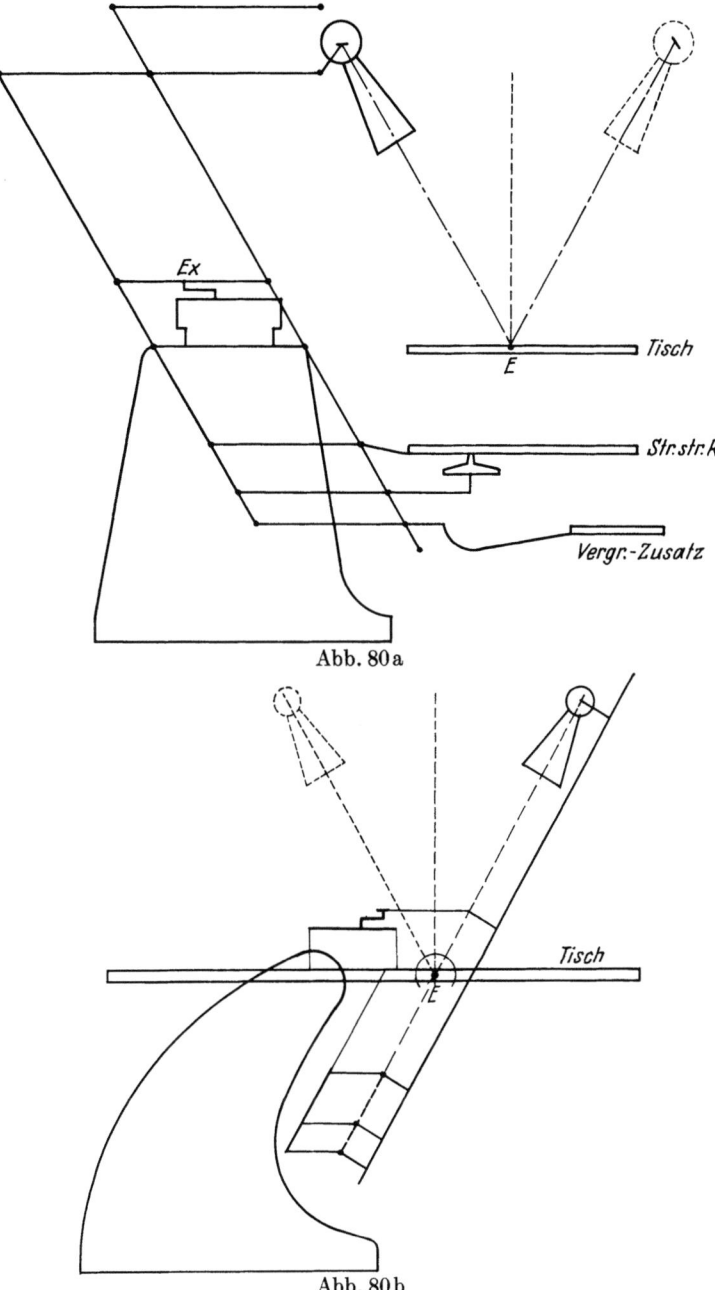

Abb. 80a

Abb. 80b

Abb. 80a u. b. Schema der Bewegungsführung durch das Parallelogrammgestänge am Polytome. a Frontalansicht. b Seitenansicht

Der Multi-Planigraph der Siemens-Reiniger-Werke, Erlangen, dessen Konstruktion Anregungen von SWART zugrunde liegen, wurde erstmals 1962 auf dem Internationalen Radiologenkongreß in Montreal gezeigt und dann von PÜTZ beschrieben.

Bei diesem Gerät standen die Überlegungen im Vordergrund, daß besonders in Routinebetrieben die Schichtgeräte nur gelegentlich gebraucht bzw. daß sie oft häufiger für Routineaufnahmen als für Tomogramme benutzt werden. Die Hersteller wenden sich daher mit dieser Konstruktion an den breiten Markt der praktisch tätigen Röntgenologen und kleinen Krankenhäuser. Das Gerät ist im Prinzip aus einem normalen Untersuchungsgerät mit Rastertisch, der mit einer allseitig verschiebbaren Tischplatte versehen wurde, und einem Röhrenstativ entwickelt worden, das auch für alle anderen üblichen Aufnahmearten eingesetzt werden kann. Röhrenstativ und Röhre sind für diese Aufgaben frei beweglich. Eine besonders stabile Konstruktion dieser Grundelemente soll die üblichen Nachteile der geringen mechanischen Stabilität von Untersuchungsgeräten vermeiden (Abb. 82).

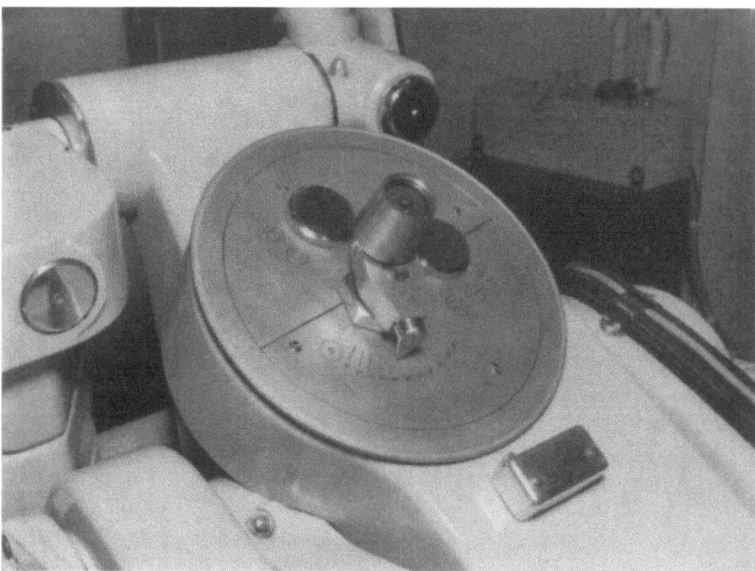

Abb. 81. Übertragungsvorrichtung für die einzelnen Bewegungsformen am Polytome. Der die Bewegung steuernde Exzenter ist im Augenblick in der zentralen Rotationsachse eingesetzt. Je nach Schwenkung des Exzenters sind Pendelwinkel zwischen 0 und 20⁰ für kreisförmige Bewegungen einstellbar. Der rechts im Bild sichtbare, durch Kappe abgedeckte Antrieb erlaubt durch Einsatz verschiedener Exzenter die Ausführung eines Kreises von 29⁰, einer Ellipse von 40⁰ oder einer Geraden von 20—60⁰, der Antrieb im Bild links die Ausführung eines Kreises von 36⁰ bzw. einer Hypozykloiden von 48⁰

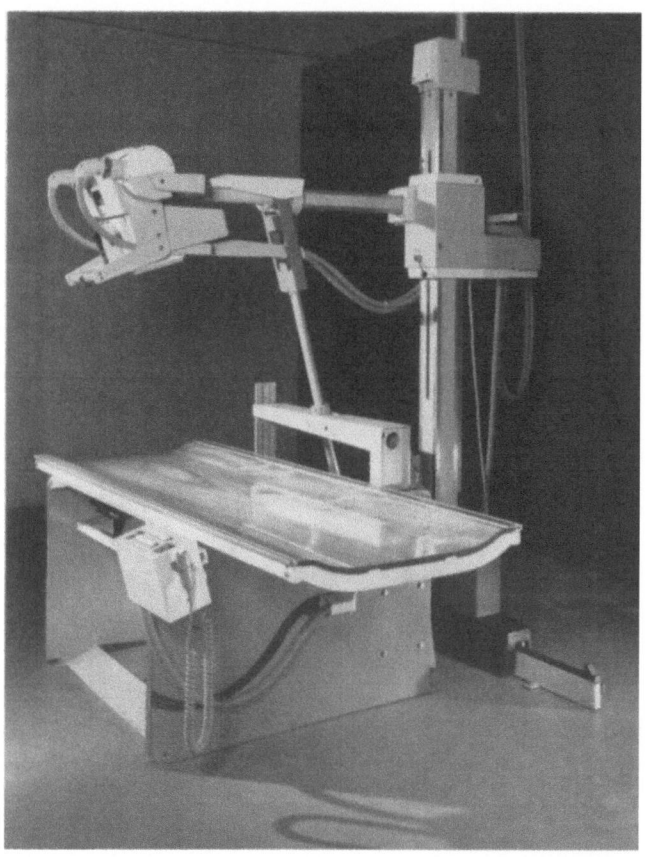

Abb. 82. Horizontal-Schichtgerät Multi-Planigraph der Siemens-Reiniger-Werke Erlangen

Röhren- und Kassettenbewegung laufen auf planparallelen Ebenen ab. Eine in kräftigen Kugellagern gelagerte Kupplungsstange verbindet die Röhrenhalterung mit dem Filmwagen. Die Einstellung der Schichthöhe erfolgt, wie meist beim Planigraphieprinzip, durch Heben oder Senken der Drehachse bei konstantem Focus-Empfangsorgan-Abstand. Sie wird motorisch durchgeführt. Der Antriebsmechanismus befindet sich im Stativfuß, der in einer Schiene parallel zur Lagerungsplatte läuft. Die Bewegung in der zweiten Dimension wird über den Querarm an der Stativsäule auf die Röhre übertragen. Auch hier wird der Raster über der Kassettenhalterung mit einem in Abb. 83 gezeigten

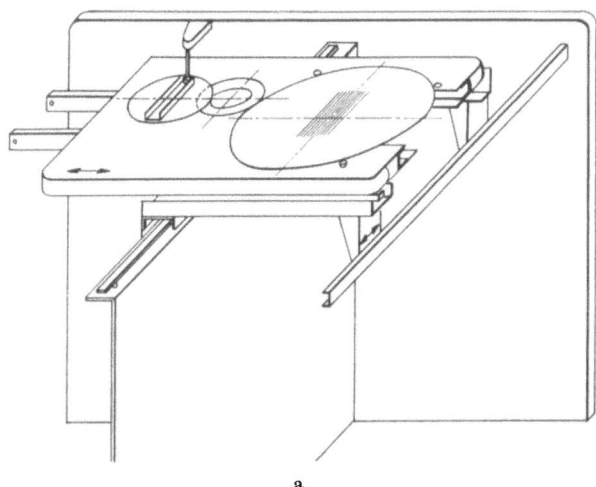

a

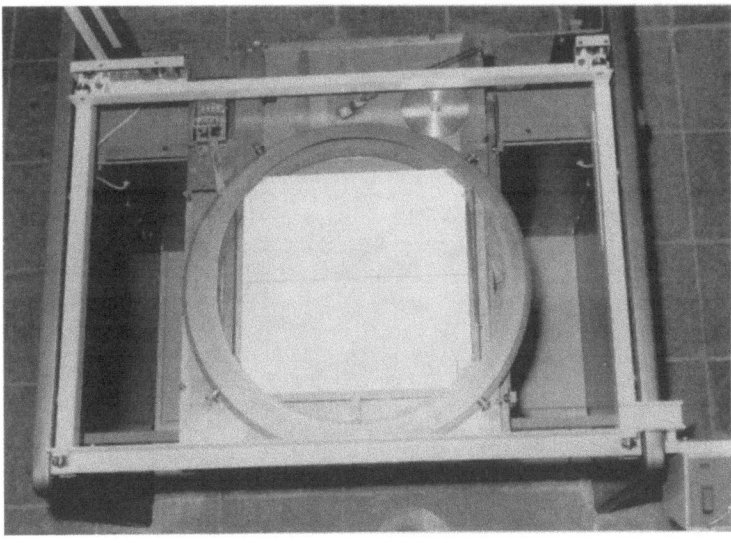

b

Abb. 83a u. b. Antriebsmechanismus für den Streustrahlenraster am Multi-Planigraph. a Schematische Darstellung. b Ansicht der Rasterlade ohne Kassettenblech von unten

Mechanismus während der mehrdimensionalen Bewegung in Richtung zum Strahleneinfall gedreht. Der Rastertisch, der als Mulde ausgebildet ist, kann in der Längs- und in der Querrichtung verschoben werden. Die Lösung der Arretierung erfolgt durch einen Fußschalter, der sich auf der Seite befindet, auf der auch die Bedienungselemente in einem Schaltkästchen untergebracht sind. Das Gerät kann zur Feldeinstellung außer mit einem Leuchtschirm auch mit einer Bildverstärker-Fernsehkette ausgestattet werden und verfügt über Vorrichtungen zur Anfertigung von Serien- und Simultanschichtaufnahmen.

Die besonders durch die Verwirklichung von VALLEBONAs Ideen bekannt gewordene Firma Zuder, Genua, zeigte erstmals auf dem Internationalen Radiologenkongreß 1959 in München ein ebenfalls auf Anregungen von VALLEBONA zurückgehendes Schichtgerät, den Pluristrator (Abb. 84). Er erlaubt außer einfachen geradlinigen Bewegungen von Röhre und Kassette auf parallelen Geraden auch lineare Bewegungen in Kreuzform, wie sie von Kremer erstmals angewandt wurden, und Kreise in sechs verschiedenen Durchmessern.

Die verschiedenen Bewegungen werden durch ein Getriebe ermöglicht, unter dem sich die Röhre über einen Exzenter in planparallelen Ebenen konform mit dem Filmträger bewegt. Der Antriebsmotor ist im Fuß des Geräts untergebracht, die Schaltorgane und Steuermechanismen für die einzelnen Bewegungen im Dach. Die Einstellung der Schichthöhe erfolgt motorisch, ebenfalls durch Verstellen des Drehpunktes. Der Lagerungstisch ist von Hand in Richtung der Patientenachse verschiebbar. Er ist horizontal und nicht zu kippen. Alle Einstellungen erfolgen an der Frontseite des Geräts,

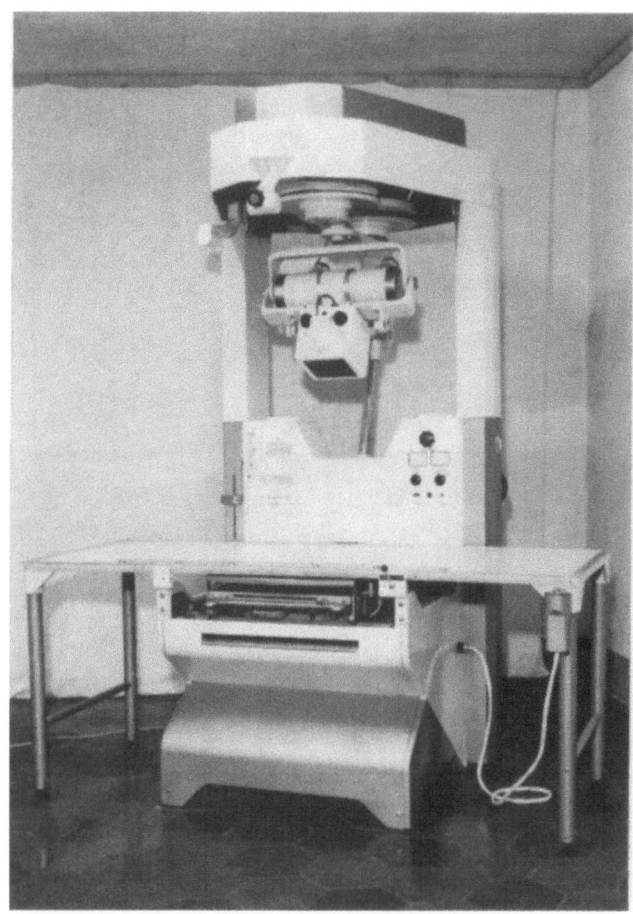

Abb. 84. Schichtgerät Pluristrator der Firma Zuder, Genua

auf der auch die Schichthöhe und die Schichtdicke angezeigt werden. Als Besonderheiten verfügt das Gerät über die Möglichkeit, Vergrößerungsschichtaufnahmen in zwei verschiedenen Vergrößerungsmaßstäben durchzuführen, sowie über eine optische Anzeige der Schichttiefen am untersuchten Objekt. Auch mit ihm können Serien-, Simultanschicht- und stereoskopische Aufnahmen angefertigt werden.

Von schwedischer Seite wurde am Schichtverfahren besonders das schlechte Auflösungsvermögen bemängelt. Lindblom bezeichnete einmal die Tomographie als eine kostspielige Methode zur Herstellung unscharfer Bilder. Er entwarf deshalb einen Präzisionsplanigraphen, der seit 1954 von der Firma Elema-Schönander, Stockholm, hergestellt wird (Abb. 85).

Lindblom verwendet eine kreisförmige Röhren-Film-Bewegung bei verhältnismäßig kleinem Pendelwinkel, erhöht jedoch den Verwischungsgrad durch eine Vergrößerung des Bildes im Verhältnis 1:1,4 oder 1:2. Um möglichst kurze Belichtungszeiten zu erzielen, bewegt sich die Röhre mit 100 Umdrehungen pro Minute auf einer Kreisbahn. Die Hochspannung wird, ebenso wie die übrige Stromversorgung, durch in Öl isolierte Schleifkontakte zur rotierenden Röntgenröhre geleitet. Die Übertragung der Bewegung auf den in einem Radkranz gelagerten Raster und das Empfangsorgan erfolgt hier über eine Getriebewelle. Der Abstand Röhre-Empfangsorgan ist konstant. Die Schichthöheneinstellung erfolgt durch Heben und Senken der in zwei Richtungen verschieblichen Lagerungsplatte. Das Gerät verfügt ebenfalls über eine optische Zentriervorrichtung.

Erwähnenswert ist schließlich noch das wiederum von VALLEBONA angeregte Schichtgerät von Zuder, das kreisförmige Bewegungen unter verschiedenen Pendelwinkeln mit großer Geschwindigkeit durchführt. Es wurde 1963 erstmals in Genua geziegt. VALLEBONA hatte ursprünglich eine Konstruktion beabsichtigt, bei der der Röntgenstrahl die Kreisbewegung durch einen rotierenden Brennfleck auf einer kreisförmig ausgebildeten Anode

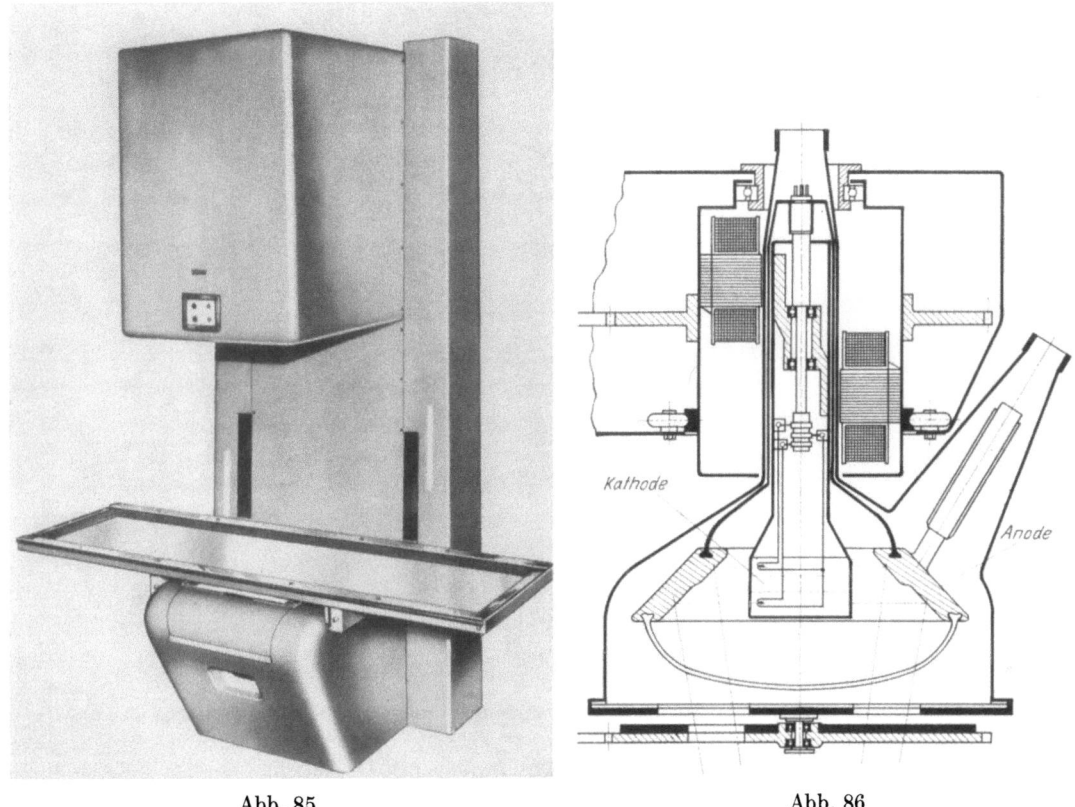

Abb. 85   Abb. 86

Abb. 85. Präzisions-Planigraph nach LINDBLOM der Firma Elema-Schönander, Stockholm

Abb. 86. Schematische Darstellung eines rotierenden Brennfleck (nach VALLEBONA) durch Bewegen der Kathode bei feststehender Anode

erzeugt (Abb. 86). Ein ähnliches Verfahren war schon von KIEFFER angegeben worden. Die Verwirklichung stieß jedoch bisher auf unüberwindliche Schwierigkeiten.

Zum Schluß sei noch kurz auf Zusatzschichteinrichtungen hingewiesen, die als Ergänzung zu den Schädelgeräten Mimer (Elema-Schönander), Cranitome (Generay) und Princeps (Compagnie Générale de Radiologie) gedacht sind. Sie sind besonders für solche Untersuchungen entwickelt worden, bei denen eine große Genauigkeit der Schichthöheneinstellung verlangt wird. Die Geräte arbeiten durchweg mit einem konstanten Focus—Empfangsorgan-Abstand und führen nur kreisförmige Bewegungen aus. Die Schichthöhe wird durch Heben und Senken des Lagerungstisches verändert. Ein in die Konsole eingebauter Motor bewegt das System in wählbaren Geschwindigkeiten.

Eine technisch interessante Lösung liegt schließlich im Pantomix der Compagnie Générale de Radiologie, Paris, vor (Abb. 87), der nach den Ideen DE VULPIANs gebaut und auch von ihm sowie WETZEL beschrieben wurde. Mit ihm sind in vertikaler Position des Patienten Longitudinalschichten nach dem Planigraphieprinzip möglich, wobei die lineare Bewegung cranio-caudal erfolgt. Durch Drehen von Patient und Empfangsorgan bei stillstehender Röhre sind sie auch nach dem Vallebona-Bozetti-Prinzip (Verwischungsrichtung quer zur Körperlängsachse) durchführbar; eine Kombination beider Verfahren ermöglicht eine sinusförmige Verwischung. Schließlich erhält man, wenn man Patient und Empfangsorgan um ihre Achsen rotieren läßt, durch Horizontalstellen des Empfangsorgans transversale Schichtaufnahmen (s. Kapitel 2d, β, ββ — S. 747 — und 2f, δ — S. 797 —).

Um die Vielfalt von Funktionen — Bewegung von Röhre und Bildempfänger auf Geraden, Bewegung von Patient und Bildempfänger auf Kreisbögen, Bewegung von Patient und Bildempfänger zur axial-transversalen Tomographie — einwandfrei ausführen zu können, werden die einzelnen Teile jeweils durch eigene Motoren angetrieben.

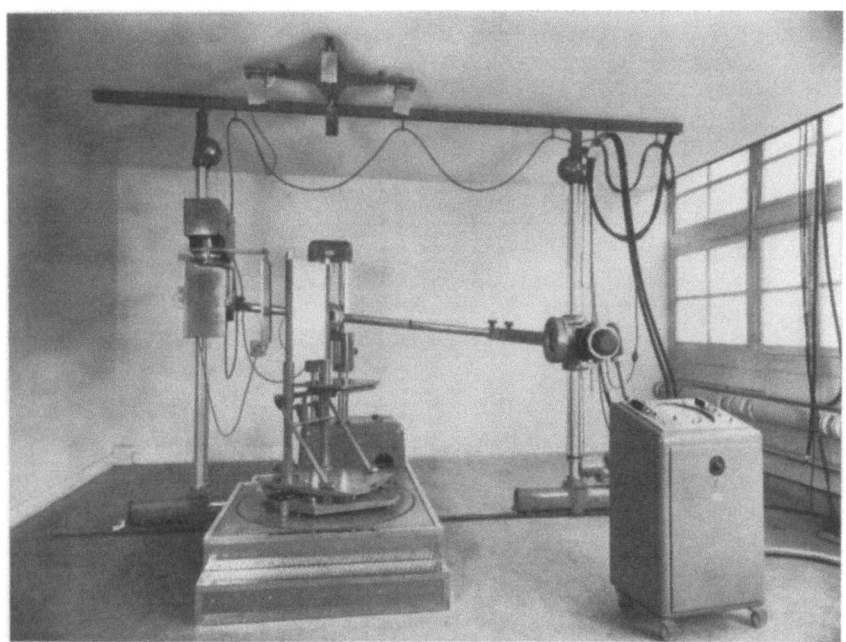

Abb. 87. Schichtgerät Pantomix der Compagnie Générale de Radiologie, Paris

Die Röhrenbewegung wird an einem Säulenstativ durchgeführt, wobei die Pendelbewegung durch einen kontinuierlichen Kettenzug von einem Motor am Stativfuß auf den in einer Muffe laufenden Horizontalarm der Röhrenhalterung übertragen wird.

Der Patient wird sitzend oder stehend untersucht. Er wird dabei an einem drehbaren Gestell fixiert, das auf einem Podest rotiert. Dieses Gestell kann gegenüber dem Drehpunkt in der Richtung Röhre—Empfangsorgan nach beiden Seiten verschoben werden. Dies ist für die Einstellung der Schichthöhe bei der Untersuchung nach dem Prinzip Vallebona-Bozetti erforderlich. Die Halterung für Empfangsorgan und Raster ist an einem weiteren Säulenstativ befestigt, wobei der Drehmechanismus oberhalb der Kassettenhalterung liegt. Zusätzlich kann die Kassette in ihrer Halterung noch um ihre Mittellinie von der Vertikalen bis zur Horizontalen gedreht werden. Der Raster ist als Schwingraster ausgeführt.

Die Koordinierung der Bewegungen bei der Planigraphie erfolgt durch ein Gestänge, das das Röhrenstativ mit dem Kassettenhalter verbindet. Der Drehpunkt für dieses System befindet sich an einem Doppelsäulenstativ jenseits der Laufschiene für die beiden anderen Stative. Durch die Höhenverstellung von Röhre und Drehpunkt am Doppelsäulenstativ und der Halterung für die Kassette wird auch die Schichthöhe beim transversalen Schichtbild eingestellt.

Die Abstände Focus—Objekt und Objekt—Bildempfänger sind wegen der verschiedenen Untersuchungsarten variabel. Der Focus-Schichtebene-Abstand ist von 50 bis 220 cm und der Schichtebene-Empfangsorgan-Abstand von 10 bis 100 cm einstellbar. Die Wahl aller Bewegungen, der Schichtwinkel und der Belichtungsdaten sowie die elektrische Koordinierung bei zusammengesetzten Bewegungen, werden von einem besonderen Schalttisch aus vorgenommen. Das Gerät verfügt ebenfalls über optische Einstellhilfen und kann mit Simultanschichtkassetten betrieben werden. Die Möglichkeit zum Vergrößerungsschichten ist durch die variablen Abstände eingeschlossen.

γ) Schichtgeräte mit eindimensionaler Verwischung bei Bewegung von Objekt und Empfangsorgan

Wie bereits in Kapitel 2d, β ausgeführt wurde, erfolgt die Bewegung bei Longitudinalschichten entweder durch Drehung um die Körperachse bzw. eine Achse parallel hierzu oder um eine quer zu dieser Achse in einem beliebigen Drehpunkt verlaufende.

Bei beiden Gerätearten wird die Schicht durch die Lage des Empfangsorgans zur Drehachse bestimmt. Die Schichttiefe läßt sich dabei durch drei verschiedene Einstellungsmöglichkeiten erreichen (Abb. 88):

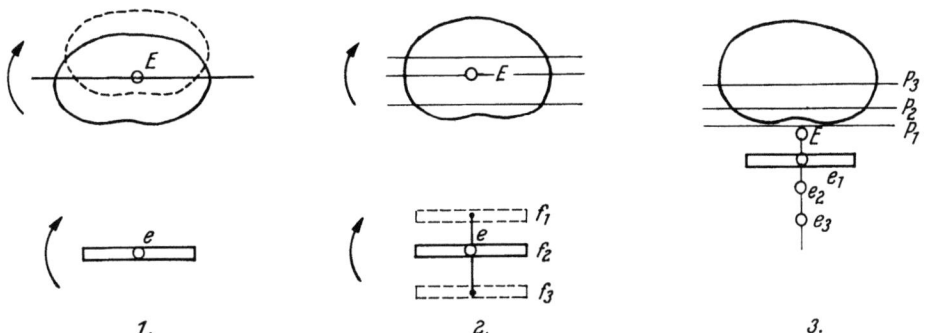

1.   2.   3.

Abb. 88. Die drei Möglichkeiten der Schichthöheneinstellung bei Bewegung von Objekt und Empfangsorgan (System VALLEBONA-BOZETTI): 1. durch Verschieben des Objekts bei unveränderter Lage von Empfangsorgan und Drehachsen; 2. durch Verschieben des Empfangsorgans bei unveränderter Lage von Objekt und Drehachsen; 3. durch Verschieben der Drehachse des Empfangsorgans bei unveränderter Lage von Objekt, Empfangsorgan und Drehachse des Objekts

1. durch Verschieben des aufzunehmenden Objekts zum Drehpunkt, eine Lösung, wie sie z.B. der Pantomix der CGR und der Transversotom der Firma DOMER, Linz, vorsieht,

2. durch Verschieben des Empfangsorgans gegenüber dem Drehpunkt der Empfangsorganachse, ein Prinzip, das bereits unter 2e, α, δδ —S. 757— (Simultanschicht) geometrisch abgeleitet wurde. Dieses Verfahren wird bei den meisten Geräten (Pantixstrator, Radiotome sowie Homalograph) benutzt. Es hat den Nachteil eines hohen Vergrößerungsfaktors, da die Geräte meist für Abstände konstruiert sind, die eine volle Kreisbewegung von Objekt und Kassette nebeneinander ermöglichen; sie liegen bei etwa 60—70 cm,

3. durch Verschieben des Drehpunkt bei stets gleichem Focus—Empfangsorgan-Abstand. Diese Methode hat den Vorteil eines kleinstmöglichen Objekt—Empfangsorgan-Abstandes. Sie war ursprünglich am Pantixstrator vorgesehen, ist jedoch bei späteren Konstruktionen wieder verlassen worden.

In der Regel sind die Geräte, die die Drehbewegung um die Körperachse ausführen, gleichzeitig zur Anfertigung von transversal-axialen Schichtaufnahmen ausgerüstet. Sie können deshalb zusammen mit den ausschließlich hierfür bestimmten Geräten besprochen werden. Im Gegensatz zu ihnen sind Geräte, die die Bewegung um eine senkrecht zur Körperachse verlaufende Achse durchführen, ausgesprochen selten bis zur Serienreife entwickelt worden. Der Grund hierfür liegt wahrscheinlich in der begrenzten Anwendungsmöglichkeit und in der Gefahr, daß sich die Organe im Thorax und Abdomen durch die Drehbewegung während des Schichtvorganges verlagern, auch wenn, wie KEMPER nachweisen konnte, während der Aufnahmebewegung keine Druckschwankungen im Thorax und Abdomen auftreten, und daß dadurch eine zusätzliche verfahrensbedingte Unschärfe auftritt. Eines der wenigen handelsüblichen Schichtgeräte, das nach diesem Prinzip gebaut ist, ist der Homalograph der Medizinischen Werkstätten Königswinter, der von WEDEKIND, WETZEL und KEMPER entwickelt wurde (Abb. 89).

Der Homalograph besteht aus einem Kippstuhl, der gemeinsam mit dem Empfangsorgan in einem Gestell gelagert ist. Kippstuhl und Empfangsorgan führen gleichsinnige Drehbewegungen um zwei gekoppelte Drehachsen aus. Die Bewegung erfolgt motorisch und wird durch Ölbremsen gegen das Ende zu gedämpft. Dadurch ist auch trotz unterschiedlichen Gewichts der Patienten ein gleichmäßiger

Bewegungsablauf möglich. Zur Schichtaufnahme wird der Stuhl mit dem Patienten um einen bestimmten Winkel nach hinten gekippt und dreht sich während der Belichtung bis zur Senkrechten. Die Einstellung der Schichthöhe wird durch Verstellen der Lage des Empfangsorgans zum Drehpunkt der Halterung vorgenommen. Der Abstand Focus—Empfangsorgan soll etwa 2 m betragen. Der Schichtwinkel ist am Gerät kontinuierlich zwischen 30° und 50° einstellbar. Die Belichtungszeit liegt beim Schichtwinkel von 50° bei etwa 1,5 sec. Die Röhre hat keine feste Verbindung mit dem Gerät. Sie muß so geneigt werden, daß der Zentralstrahl mit der Winkelhalbierenden der Kippbewegung zusammenfällt. Da scharfe Bilder nur erzielt werden, wenn der Zentralstrahl exakt durch die beiden Drehachsen verläuft, kann der gewünschte Bildabschnitt nur durch Verschieben des Empfangsorgans in der Halterung in vertikaler und horizontaler Richtung eingestellt werden. Dies hat jedoch zur Folge, daß,

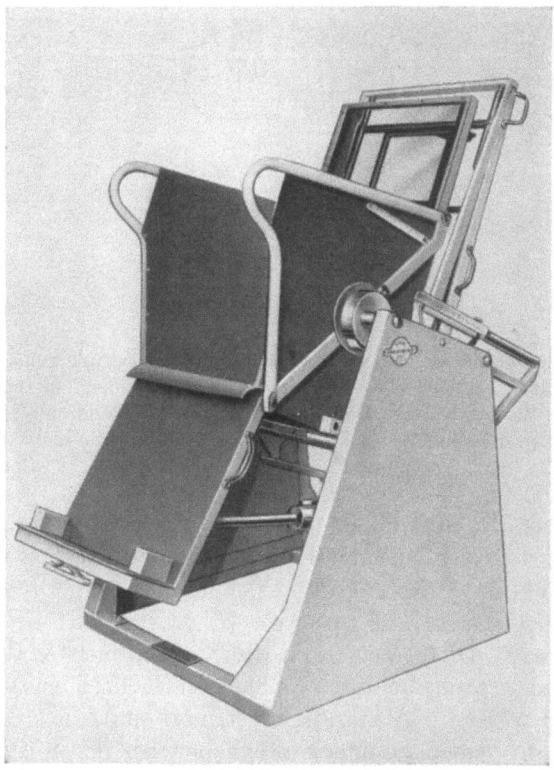

Abb. 89. Schichtgerät Homalograph nach WEDEKIND u. KEMPER der Firma Medizinische Werkstätten Königswinter

so lange keine Spezialblende verwendet wird, das durchstrahlte Gebiet immer größer ist als das Aufnahmefeld. Die Auslösung des Bewegungsvorganges erfolgt vom Schalttisch aus. Durch Neigen des Kassettenträgers können auch Schrägschichten angefertigt werden. Das Gerät ist vorwiegend für die Schichtuntersuchung der Lunge gedacht.

Das von der Firma Zuder 1952 herausgebrachte Gerät Telestrator arbeitet nach dem gleichen Prinzip. Unterschiedlich ist jedoch die Einstellung der Schichthöhe: bei gleichbleibendem Abstand Objekt—Empfangsorgan wird die Filmbewegung gegenüber der Patientenbewegung geändert, indem das Empfangsorgan zusätzlich eine Verschiebung erfährt, und dadurch die Schichthöhe ähnlich wie bei der Methode nach BOTH verstellt wird. Wie in Kapitel 2d, β, $\alpha\alpha$ (S. 747) festgestellt wurde, ist dadurch geometrisch keine scharfe Bildentstehung möglich, sondern es können, ähnlich wie in 2f, α, $\beta\beta$ (S. 777) erläutert, nur Näherungsschichten erreicht werden. Um diese im Rahmen der üblichen Unschärfen zu halten, wird hier nur ein Schichtwinkel von maximal 30° bei einem Focus—Empfangsorgan-Abstand von 2 m verwendet.

Die Drehbewegung wird hydraulisch ausgeführt, die Belichtung erfolgt, wie beim Homalograph, während der Bewegung nach unten. An der Seite des Gerätes läßt sich die Schichthöhe einstellen, d.h. die entsprechende geradlinige Verschiebung des Empfangsorgans. Ein spezielles Lichtvisier erlaubt eine schnelle Justierung des Zentralstrahls auf die beiden Drehpunkte von Röhre und Kassette.

δ) Schichtgeräte mit mehrdimensionaler Verwischung bei Bewegung von Objekt und Empfangsorgan

αα) Longitudinale Schichten

Während eine mehrdimensionale Verwischung bei Bewegung von Röhre und Empfangsorgan zur Darstellung longitudinaler Schichten konstruktiv leicht zu verwirklichen ist, stößt dies bei Geräten, bei denen Objekt und Empfangsorgan bewegt werden, auf große Schwierigkeiten. Bei feststehender Röhre müßten die beiden anderen Elemente, Objekt und Empfangsorgan, koordinierte Bewegungen in zwei Richtungen ausführen und zwar jeweils um den gleichen Drehpunkt. Dies ist praktisch kaum möglich. Ein Ausweg aus dieser Situation bietet sich nur durch eine Kombination der Drehbewegung von Objekt und Empfangsorgan mit einer Pendelbewegung von Röhre und Empfangsorgan an. Sie ist beim Pantomix möglich, dessen Merkmale bereits unter 2f, β beschrieben wurden.

ββ) Transversale Schichten

Bei der transversal-axialen Tomographie ist eine möglichst ausgiebige Verwischung der über und unter der Schicht liegenden Objektteile erforderlich wie sie nur mit mehrdimensionalen Bewegungen erreicht werden kann. Alle derzeit auf dem Markt angebotenen Geräte führen deshalb eine kreisförmige Verwischung aus.

Von den verschiedenen Gerätekonstruktionen, die ausschließlich die axial-transversale Tomographie auszuführen gestatten, wie z.B. der von GEBAUER und WACHSMANN 1948 angegebene Transversalplanigraph und der 1939 nach einem Patent von WATSON gebaute und 1950 von STEVENSON beschriebene Sectograph, ist lediglich der unter dem Namen Assistrator bekannte Transversaltomograph der Firma Zuder noch auf dem Markt.

Der Assistrator unterscheidet sich vom Pantixstrator der gleichen Firma im wesentlichen dadurch, daß die Konstruktion für den Kassettenträger vereinfacht wurde, und die Zahl der wählbaren Geschwindigkeiten auf zwei (2,5 und 5 sec) reduziert ist. Er bedarf deshalb keiner weiteren Beschreibung. Der empfohlene Röhren-Empfangsorgan-Abstand für transversale Schichten beträgt 2,20 m.

γγ) Geräte für transversale und longitudinale Schichten

1947 berichteten FRAIN und LACROIX erstmals über die Möglichkeit, transversale Schichtaufnahmen herzustellen. Sie beschrieben dabei ein Gerät, das seit dieser Zeit unter dem Namen Radiotome von der Firma Massiot, Paris, hergestellt wird (Abb. 90).

Das Radiotome besitzt einen Sockel, in dem Motor und Schaltelemente untergebracht sind. Darauf sind zwei Säulen montiert, die sich um ihre Achse drehen. Die eine trägt den Patientenstuhl, die andere dient als Kassettenhalterung. Der sattelartige Patientensitz ist in der Höhe von Hand verstellbar. An ihm sind muldenförmige Halterungen zur Fixierung des Patienten angebracht. Die Säule für das Empfangsorgan endet in einer runden Platte, die bei transversalen Schichtaufnahmen die Kassette aufnimmt. Bei longitudinalen Schichten nach dem Verfahren von VALLEBONA-BOZETTI wird auf diese Platte ein zweiter Rahmen montiert, der senkrecht oder in einer bestimmbaren Neigung zur Horizontalen aufgesetzt wird. Auf einer Skala auf der Grundplatte kann die Schichttiefe abgelesen werden. An einer zusätzlichen Säule sind die Halterung für einen Streustrahlenraster, eine Vorrichtung zur Ermittlung der Schichthöhe bei transversalen Schichtaufnahmen und die Kontakte, die den Pendelwinkel bestimmen, angebracht. Die Drehgeschwindigkeit des Systems kann zwischen 2 und 6 sec variiert werden. Bei Longitudinalschichten ist der Schichtwinkel zwischen 0 und 180° einstellbar. Bei einem Schichtwinkel von 18° und einer Gesamtumlaufgeschwindigkeit von 2 sec ergibt sich eine Belichtungszeit von 0,1 sec. Der Lauf des Gerätes und der Schaltvorgang werden vom Schalttisch aus ausgelöst. Das Gerät kann auch mit Simultanschichtkassetten beschickt werden.

1950 stellten DE REGIBUS und ZURLI das Schichtgerät Pantixstrator (Abb. 91) der Firma Zuder vor, das auf Ideen von VALLEBONA (1947) zurückzuführen ist.

Das Gerät ist im Prinzip das gleiche wie das Radiotome. Es hat lediglich eine etwas aufwendigere Ausstattung. So ist der Sitz für den Patienten auf dem Sockel nicht nur motorisch höhenverstellbar, sondern auch in seitlicher Richtung zu verschieben. Zur Anfertigung axialer Aufnahmen des Schädels mit linearer Verwischung kann er in Richtung auf die Röhre zu bewegt werden. Für diese Aufnahmeposition gibt es eine eigene Patientenhalterung. In der Kassettenhalterung, die von der Horizontalen bis zur Vertikalen geneigt und noch gegenüber dem Drehpunkt verschoben werden kann, läßt sich ein Raster befestigen, der bei Longitudinalschichtaufnahmen bewegt wird. An dem seitlich angebrachten Doppelsäulenstativ befinden sich die optischen Justiervorrichtungen und die Anzeige der Schichthöhen für transversale Schichtaufnahmen. Bei transversalen Schichtaufnahmen ist eine Rotation um 360° vorgesehen, für Longitudinalschichten eine solche um 70°. Der Schichtwinkel kann zwischen 15° und 45° in vier Stufen eingestellt werden. Das System dreht sich mit drei verschiedenen Geschwindigkeiten (2,5, 5 und 39 sec), wodurch sich als kürzeste Belichtungszeit bei einer Drehzeit von 2,5 sec und einem Pendelwinkel von 15° ebenfalls eine Zeit von 0,1 sec ergibt. Auch an diesem Gerät können Simultankassetten verwendet werden.

Die Röhre ist mit dem Gerät mechanisch nicht verbunden. Sie sollte jedoch, ebenso wie beim Radiotome, ausschließlich für das Gerät verwendet werden.

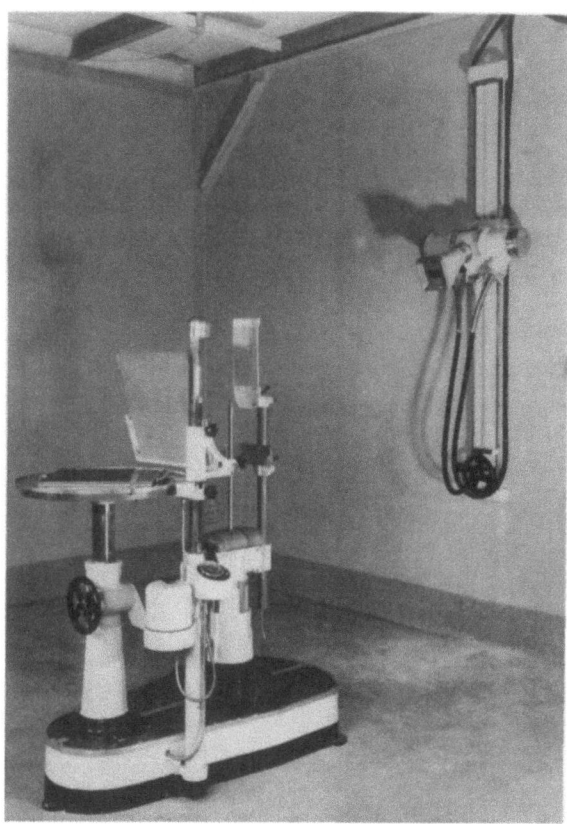

Abb. 90. Schichtgerät Radiotome der Firma Massiot-Philips, Paris

Den Nachteil einer zeitraubenden Justierung dieser Schichtgeräte, bei denen der Zentralstrahl genau durch die beiden Drehachsen verlaufen muß, versucht Hammer an seinem 1952 vorgestellten Transversotom dadurch zu umgehen, daß er die beiden Drehachsen nicht mechanisch kuppelt, sondern für die Kassettenhalterung einen eigenen Elektromotor verwendet und die Säule für die Kassettenhalterung zusätzlich in seitlicher Richtung verschiebbar macht. Durch diese Maßnahmen ist es nicht erforderlich, auf eine anderweitige Verwendung der Röhre zu verzichten.

Im Sockel des Transversotom (Abb. 92) ist daher ein Motor untergebracht, der die Bewegung auf einen zweiten Motor nach dem Prinzip der elektrischen Welle überträgt. Dieses Prinzip geht aus Abb. 93 hervor. Der Kassettenhalter ist durch eine Doppelsäule über ein Muffenpaar mit einer Stativsäule so verbunden, daß dieser Teil des Schichtsystems sowohl vertikal als auch seitlich verschoben werden kann.

Der Sitz und die Halterung des Patienten in Form einer wannenartig ausgebildeten Plexiglaswand sind durch ein Schneckengetriebe in Richtung des Zentralstrahls zu verschieben. Dadurch wird bei Longitudinalschichtungen die Schichttiefe bestimmt. Die Belichtungszeit ist für die transversalen Schichtaufnahmen zwischen 1,5 und 8 sec variabel, bei Longitudinalschichtaufnahmen, bei denen der Pendelwinkel konstant 45° beträgt, zwischen 0,18 und 1,25 sec.

Ein entscheidend wichtiger Punkt für einwandfreie geometrische Abbildungsverhältnisse bei diesen Geräten ist, wie gesagt, eine genaue Zentrierung des Zentralstrahls auf die Verbindungslinie Drehachse des Objekts — Drehachse des Empfangsorgans.

Die ICRU empfiehlt im Handbuch 89, Kapitel IV: "Measurements of the Characteristics of Body Section Radiographic Equipment" aufgrund von Versuchen STEVENSONS folgende Standardmethode zur exakten Überprüfung der Zentrierung: von einem Draht, der etwa in Achsenrichtung des Patientendrehstuhls verläuft, wird auf ein und denselben Film zunächst eine Aufnahme ohne Bewegung des Systems und dann eine Schichtauf-

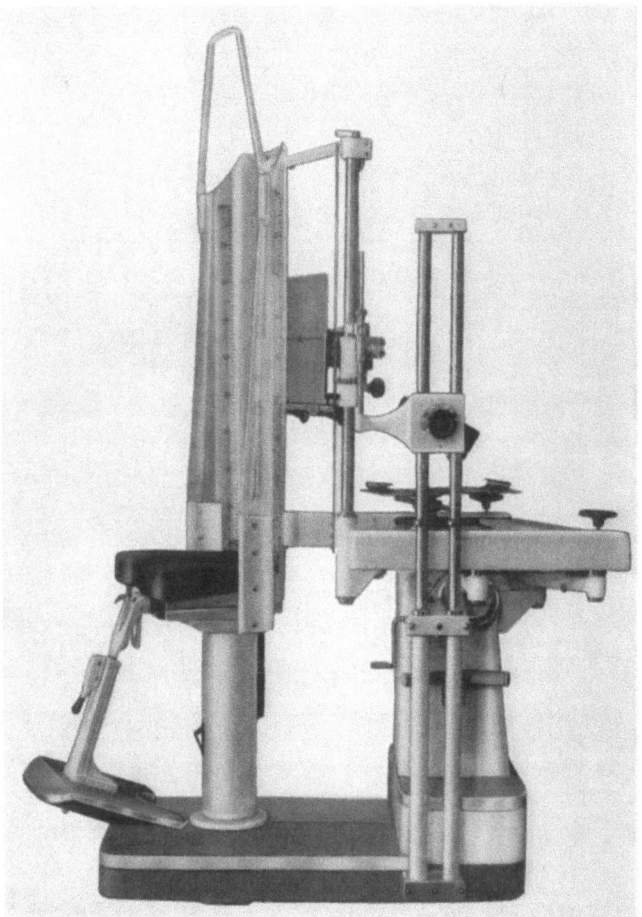

Abb. 91. Schichtgerät Pantixstrator der Firma Zuder, Genua

nahme angefertigt. Die Schichtaufnahme zeigt bei richtiger Justierung eine punktförmige Abbildung des Drahtes. Falls das System nicht richtig zentriert ist, bildet sich der Draht als Ring ab (Abb. 94). Zur Korrektur des Fehlers wird die Röhre um einen Betrag verschoben, der sich aus der Formel $T = \dfrac{S \cdot D}{d}$ errechnet, wobei T die erforderliche Verschiebung und S den Halbmesser des Rings bezeichnet. Die Richtung, nach der die Röhre verschoben werden muß, ist durch die Stehaufnahme zu erkennen.

Welche Genauigkeit bei der Justierung erforderlich ist, läßt sich sofort erkennen, wenn man sich vor Augen hält, daß der Vergrößerungsfaktor bei diesen Geräten trotz des großen Focus—Empfangsorgan-Abstands durchschnittlich 1,5, D/d also etwa 2 beträgt, und daß deshalb ein Abweichen des Focus um nur 2 mm von der Verbindungslinie der beiden Drehachsen bereits eine Bildunschärfe von ebenfalls 2 mm hervorruft. Dies erklärt die Forderung verschiedener Herstellerfirmen, für diese Art von Schichtgeräten eigene Röhren zu verwenden, die so an ihren Stativen fest verankert sind, daß nur der Neigungswinkel und erforderlichenfalls die Höhe verstellt werden können. Sie wollen damit sicherstellen, daß die Achsen des Röhrenstativs genau parallel zu den Drehachsen verlaufen bzw. genau einen rechten Winkel dazu bilden. Einige Schichtgeräte sind deshalb auch mit Wasserwaagen

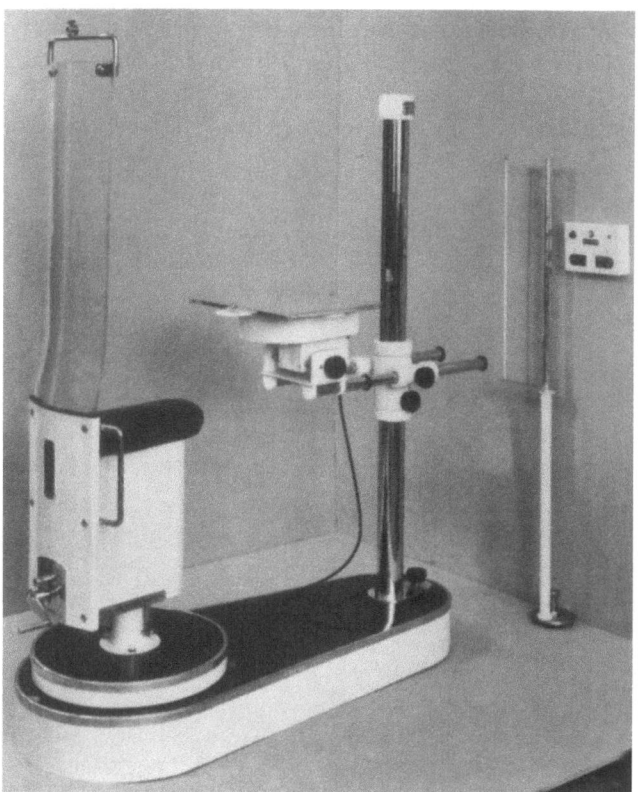

Abb. 92. Schichtgerät Transversotom nach HAMMER der Firma Domer, Linz

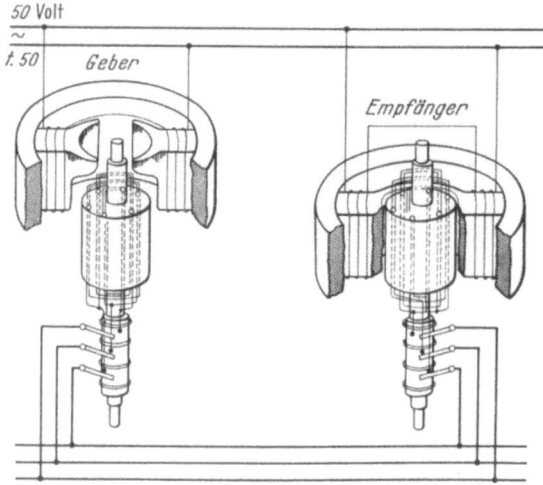

Abb. 93. Prinzip der elektrischen Welle

am Sockel ausgestattet, an denen ein Abweichen der Drehachsen aus der Senkrechten sofort festgestellt werden kann. Darüber hinaus verfügen die meisten dieser Schichtgeräte über Zentriereinrichtungen, mit denen nicht nur die Einstellung der Schichthöhe, sondern auch eine Justierung, entweder mittels Durchleuchtung oder auf optischem Weg, vorgenommen werden kann.

Beim Radiotome der Firma Massiot wird sie mit Durchleuchtung ausgeführt. Hierzu wird ein Stab im Drehpunkt des Patientenstuhles eingesetzt. Er trägt am Ende ein dünnes, mit Leuchtstoff versehenes Plexiglasrohr, dessen Inhalt strahlenundurchlässig ist. Dadurch kann zunächst festgestellt werden, ob der Strahlenkegel sich in der richtigen Höhe befindet. Ein Leuchtschirm über dem Kassettenträger, dessen Zentrum markiert ist, zeigt dann die Projektion der Patientenachse auf das Empfangsorgan an und erlaubt entsprechende Korrekturen (BRENOT).

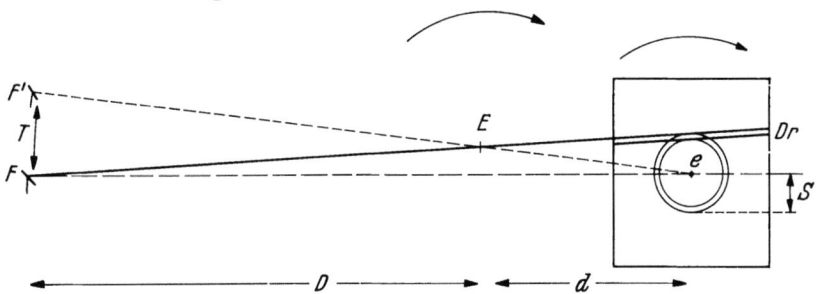

Abb. 94. Schematische Darstellung der Standardmethode der ICRU zur Justierung von Transversalschichtgeräten. *Dr* Ruheschatten des in *E* aufgestellten Drahtes; *S* Radius des Wischschattens auf dem Film; *T* erforderliche Verschiebung der Röhre in die exakte Stellung

Am Pluristrator und am Assistrator von Zuder, wird, ähnlich wie am Transversalplanigraph von Siemens, die Justierung mit einer optischen Hilfseinrichtung vorgenommen (Abb. 95). Sie besteht aus einem mit einem Fadenkreuz versehenen Scheinwerfer am Hilfsstativ, das sich an der Seite des Schichtgerätes befindet, dessen Projektionsachse genau parallel zur Verbindungslinie der beiden Drehachsen verläuft. Durch einen Drehmechanismus kann man an diesem Projektionsscheinwerfer

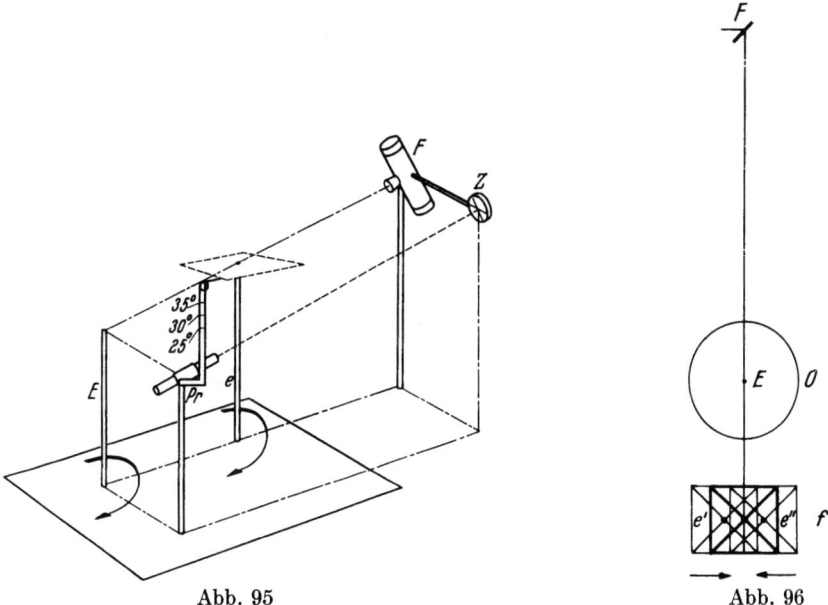

Abb. 95

Abb. 96

Abb. 95. Zentriervorrichtung am Schichtgerät Pluristrator der Firma Zuder, Genua. *Pr* Projektionsscheinwerfer; *Z* Doppelscheibe mit Fadenkreuzen

Abb. 96. Zentriervorrichtung nach HAMMER am Transversotom. Die Zentrierung erfolgt durch Verstellen der Drehachse (*e*) des Empfangsorgans (*f*)

den gewünschten Einfallswinkel einstellen. An der Röhre ist seitlich ein halbtransparentes Doppelscheibensystem angebracht, auf dem sich das Fadenkreuz abbildet und mit zwei eingravierten Fadenkreuzen verglichen werden kann. Fallen auf der hinteren Scheibe alle drei Fadenkreuze zusammen, so ist der richtige Einfallswinkel eingestellt und die Röhre befindet sich in der richtigen Position. Eine mechanische Anzeige in Verbindung mit dem Projektionsscheinwerfer erlaubt zusätzlich, die eingestellte Schicht am Patienten abzulesen bzw. zu bestimmen.

Bei dem von GEBAUER angegebenen Projektionsscheinwerfer ist die Anordnung umgekehrt, d.h. der Scheinwerfer befindet sich an der Röhre, das Projektionssystem am Kassettenhalter. Diese Einrichtung erlaubt keine Kontrolle der richtigen Einstellung des Zentralstrahls in Richtung der Drehachsen, sondern nur eine Kontrolle der richtigen Höheneinstellung von Objekt und Empfangsorgan.

Bei dem von Hammer entwickelten Justierungssystem wird bei der Ausrichtung des Zentralstrahls auf die Bewegungsachsen nicht die Röhre verschoben, sondern der Drehpunkt des Aufnahmesystems. Zur Justierung wird auf die Tiefenblende ein Projektionsscheinwerfer aufgesetzt, der einen auf der Plexiglas-Lagerungswanne angebrachten Mittelstrich in Ruhestellung des Geräts auf die Achse des Kassettenhalters projiziert. Stimmt diese Projektion mit dem Mittelpunkt nicht überein, so wird der Kassettenhalter so weit verschoben, bis die beiden Fadenkreuze und der Schatten des Mittelstrichs der Lagerungsplatte übereinstimmen (Abb. 96). Da dies verhältnismäßig leicht zu bewerkstelligen ist, kann hier die Röhre auch noch mit anderen Geräten verwendet werden.

ε) Geräte für gekrümmte Schichten

Theoretisch können gekrümmte Schichten mit allen Schichtgeräten abgebildet werden. Jedoch sind dafür, insbesondere für die Bedürfnisse der Zahn- und Kieferheilkunde,

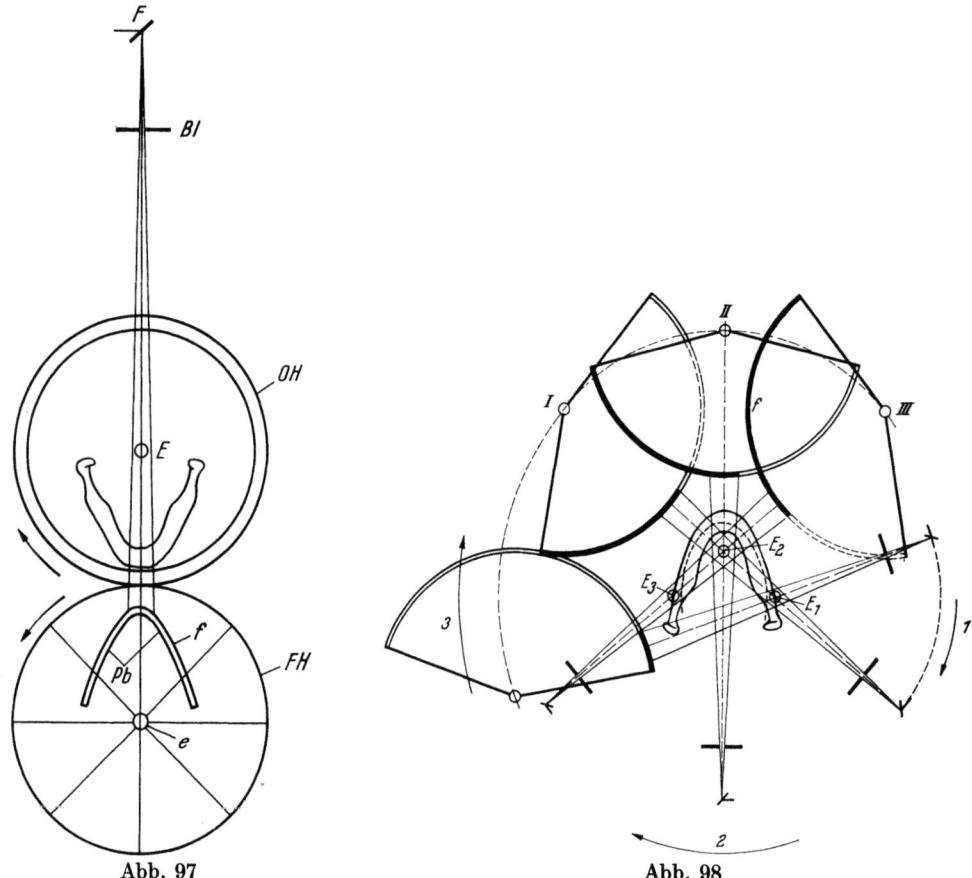

Abb. 97   Abb. 98

Abb. 97. Prinzip des Pantomographen nach Paatero. *OH* Objekthalter; *FH* Filmhalter; *Bl* Bleiblende; *Pb* Bleiunterlage

Abb. 98. Funktionsschema des Orthopantomographen nach Paatero. Beginn der 3. Teilaufnahme. *I, II* und *III* Bahnen des Filmhalters. *1, 2* und *3* Bahnen des Focus. E_1, E_2 und E_3 Drehpunkte im Objekt

spezielle Geräte entwickelt worden, die z. B. eine vollständige Darstellung des Ober- und des Unterkiefers ermöglichen. Ihre Konstruktion basiert im wesentlichen auf Anregungen und technischen Angaben von Paatero.

Beim ersten Modell, von ihm Pantomograph benannt, werden bei feststehender Röhre Patient und das gekrümmte Empfangsorgan — es kann nur ein Film sein — bewegt. Seine wesentlichen Bestandteile sind: ein Patientenstuhl, der durch einen Elektromotor gedreht wird, ein Objekt-(Kopf)-halter mit verschiedenen Justier- und Fixierungsmöglichkeiten und ein Filmhalter. Alle Teile des Objekthalters sind auf einen Ring montiert, dessen Mittelpunkt genau in der Verlängerung der Rotationsachse des Patientenstuhls liegt. In gleicher Höhe des Ringes und ihn berührend, befindet sich ein Filmhalter — eine um eine Achse drehbare Scheibe gleichen Durchmessers wie der Ring. Die Rotation des Filmhalters, die völlig synchron und entgegengesetzt der des Objekts sein muß, erfolgt durch Übertragung der Rotation des Patientenstuhls über den den Filmhalter berührenden Ring des Objekthalters (s. Abb. 97).

Weiterhin gehört zur Ausrüstung eine im gewünschten Schichtverlauf einstellbare Form, eine biegsame Filmkassette mit Folien, die auf der Form befestigt wird, sowie eine an der Röhre bzw. der Tiefenblende angebrachte Schlitzblende aus Blei. Sowohl Objekthalter wie Filmhalter haben Meßvorrichtungen bzw. Skalen, die es erlauben, bei der Einstellung den Vergrößerungsfaktor der Abbildung zu berücksichtigen.

Da die mit diesem Gerät angefertigten Schichtaufnahmen zwar die Ebene der Zähne weitgehend erfassen, jedoch die Zähne nicht in allen Bereichen orthoröntgenograd abbilden, entwickelte PAATERO sein Gerät weiter in den Orthopantomographen, der von der Firma Lääkintäsähkö Oy, Helsinki, hergestellt wird.

Im Gegensatz zum Pantomographen werden hier bei feststehendem Objekt Röhre und Film bewegt. Die wesentliche Neuerung besteht darin, daß die Rotationsachse des Films während der Drehbewegung auf einer Kurve, die eine Vergrößerung der gewünschten Objektschicht darstellt, wandert, während die Röhrenbewegung um drei verschiedene Achsen erfolgt, von denen eine in der Gegend des rechten aufsteigenden Unterkieferastes, die zweite etwa im Mittelpunkt des Frontzahnbogens und die dritte in der Gegend des linken aufsteigenden Unterkieferastes liegt. Das Prinzip ist in Abb. 98 gezeigt und zwar bis zum Beginn der Röhrendrehung um das dritte Zentrum, das Gerät selbst in Abb. 99.

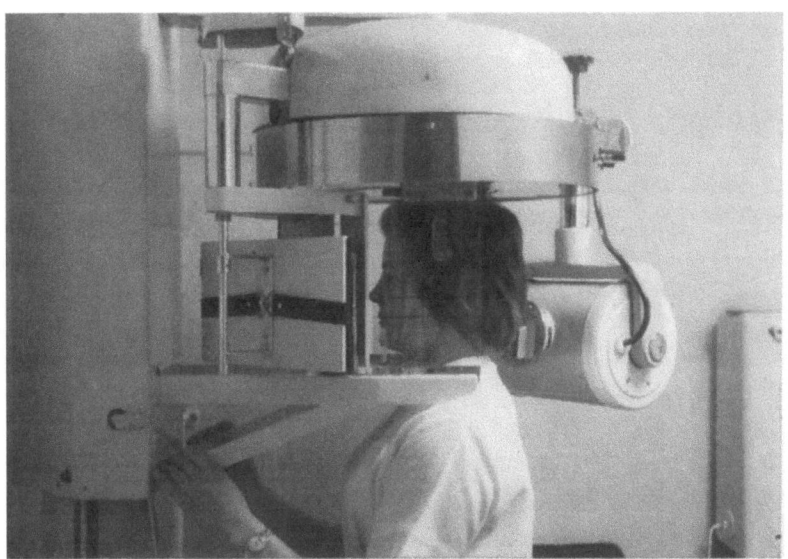

Abb. 99. Orthopantomograph der Firma Lääkintäsähkö Oy, Helsinki

Der ganze Bewegungsvorgang, der etwa 15 sec dauert, wird vollkommen automatisch gesteuert. In Wirklichkeit werden in dieser Zeit drei Schichtaufnahmen von Teilstücken der beiden Kiefer hintereinander ausgeführt, die praktisch nahtlos auf einem Film nebeneinander abgebildet werden, wobei die Vergrößerung der zweiten Aufnahme geringer ist als die der ersten und dritten. Mit diesem Nachteil, der in einer unterschiedlichen Dicke der abgebildeten Schicht manifest wird, wird jedoch eine fast orthograde Abbildung aller Zähne erkauft.

Nach einem ähnlichen, wenn auch einfacheren Prinzip ist ein weiteres Gerät zur Darstellung gekrümmter Schichten, der Panorex, konstruiert. Es besitzt nur zwei Rotationszentren für die Röhre und den sich zusätzlich in gerader Richtung vorwärtsbewegenden planen Film (Abb. 100 und 101). Nach Erreichen der Endstellung der ersten Aufnahme, d.h. wenn das Strahlenbündel in der Gegend des Frontzahnbogens auftrifft, wird der Patientenstuhl automatisch um 4,5 cm verschoben. Damit wird der Drehpunkt von der Gegend des einen aufsteigenden Unterkieferastes in die des anderen verlagert. Sodann erfolgt die Aufnahme der Gegenseite. Der ganze Vorgang benötigt 45 sec. Bis auf die Gegend des Frontzahnbogens, wo eine gewisse Überschneidung stattfindet, ist auch bei diesem Gerät die Projektion der Zähne weitgehend orthograd.

ζ) Einrichtung für Mehrschichtaufnahmen

Die Einrichtungen für Mehr- oder Simultanschichtaufnahmeserien sind heute handelsübliche Zusatzeinrichtungen, die sich praktisch an alle Schichtgeräte anpassen lassen. Als Empfangsorgane kommen derzeit nur Filme in Frage. Größtenteils werden Folienfilme, in seltenen Fällen auch folienlose Filme verwendet. Sie sind in schachtelförmigen Spezialkassetten untergebracht, die meist mit Hilfe eines Zusatzrahmens anstelle des Kassettenträgers in den üblichen Laufrasterladen oder sonstigen Kassettenhalterungen befestigt werden können. Der dem Objekt am nächsten liegende Film gibt dadurch im allgemeinen

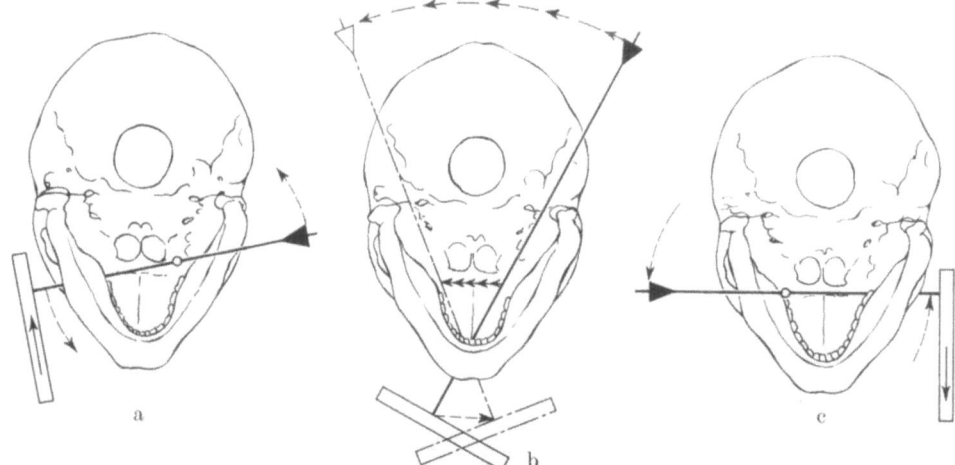

Abb. 100a—c. Funktionsschema des Panorex (aus Jung: Tomographie in der Kieferheilkunde). a Beginn der 1. Teilaufnahme. b Wechsel der Aufnahmeposition von Röhre und Kassette. c Beginn der 2. Teilaufnahme

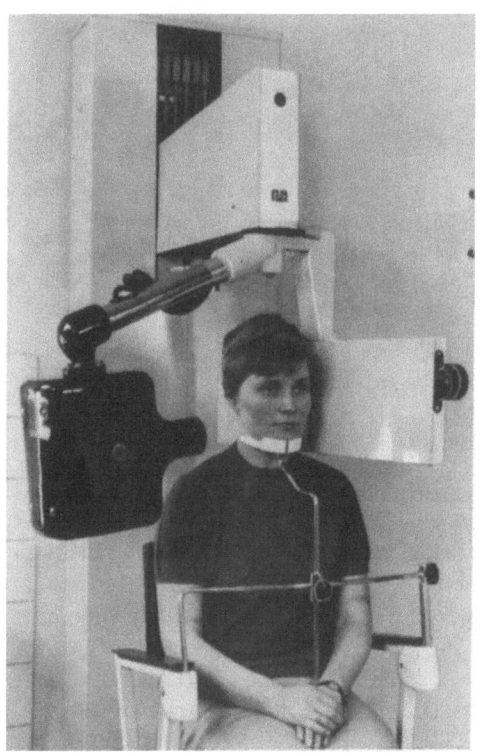

Abb. 101. Schichtgerät Panorex der X-Ray Mfg. Corporation of America

die Schicht in der eingestellten Schichthöhe wieder. Abb. 102a u. b zeigt eine solche Kassette. Die Filme liegen in einem Folienbuch, das aus den Folienkombinationen und in der Regel aus festen, strahlendurchlässigen Zwischenschichten — früher wurde Balsaholz verwendet, heute werden sie aus Kunststoff hergestellt — besteht, die den genauen Abstand der Filme und den Kontakt von Film und Folien gewährleisten müssen (Abb. 103). Da diese zwar wenig dichten, aber insgesamt doch dicken Zwischenschichten die Strahlung schwächen und Streustrahlen erzeugen, wurde verschiedentlich empfohlen (z. B. Barke; Becker; Sennot), auf Zwischenschichten zu verzichten. In diesem Fall muß man Kassetten verwenden, die etwas schmäler sind als die Folien. Die mit den Filmen beschickten Folienkombinationen werden in an beiden Seitenwänden angebrachte Falze eingeführt, so daß sie sich etwas wölben. Durch ihre Elastizität stehen sie unter einer leichten Spannung, die ausreicht, um den Abstand und den Kontakt zwischen Film und Folien zu sichern. Diese Anordnung hat jedoch den Nachteil, daß entsprechend gekrümmte Objektschichten abgebildet werden. Die Filme können meist entweder in 6 oder in 12 mm Abstand gehalten werden, wodurch ein mittlerer Objektschichtabstand, der ja vom Vergrößerungsverhältnis in der Bildschicht abhängig ist, von 5 bzw. 10 mm erreicht wird (Gajewski).

Der wichtigste, weil für die Bildqualität der Schichtserie ausschlaggebende Bestandteil der Einrichtung für Simultanschichtaufnahmen ist der aus meist 5—7 Folienpaaren bestehende Foliensatz. Die Filme einer Serie können nur dann gleichmäßig belichtet sein, wenn die Verstärkerwirkung der einzelnen Folienpaare so abgestuft ist, daß jeweils die Strahlenschwächung durch die vorhergehenden Folienpaare durch eine erhöhte Verstärkung ausgeglichen wird (HARTMANN). Die durchschnittliche Höhe der Strahlenschwächung durch die Folienpaare ist in Abb. 104 für eine Spannung von 60 und 90 kV angegeben. Da die Strahlenschwächung jedoch von der Strahlenqualität abhängig ist, kann eine genaue Abstimmung theoretisch nur für eine bestimmte Aufnahmespannung und Filterung gelten. Selbstverständlich wird man in der Praxis eine gewisse Schwankungsbreite der mittleren Filmschwärzung innerhalb der Serie zulassen. Damit ergibt sich ein Spielraum für die verwendbare Aufnahmespannung, der naturgemäß um so größer ist, je höher die Abstimmungsspannung liegt. Dies läßt sich aus den Abb. 105a bis d ersehen, ebenso, daß es offenbar nicht ganz einfach ist, überhaupt eine genaue Abstimmung zu erzielen. Hier sind für mehrere handelsübliche Foliensätze die mittleren Schwär-

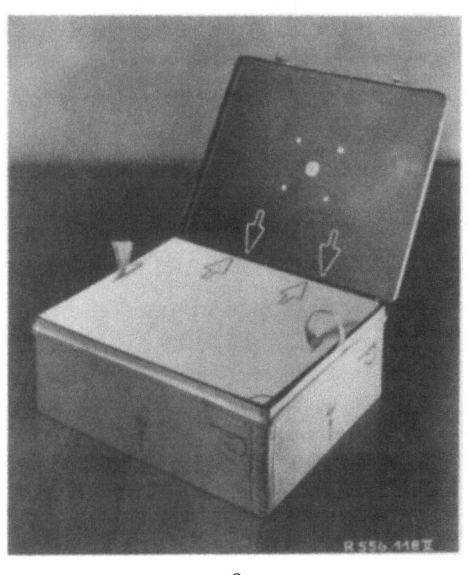

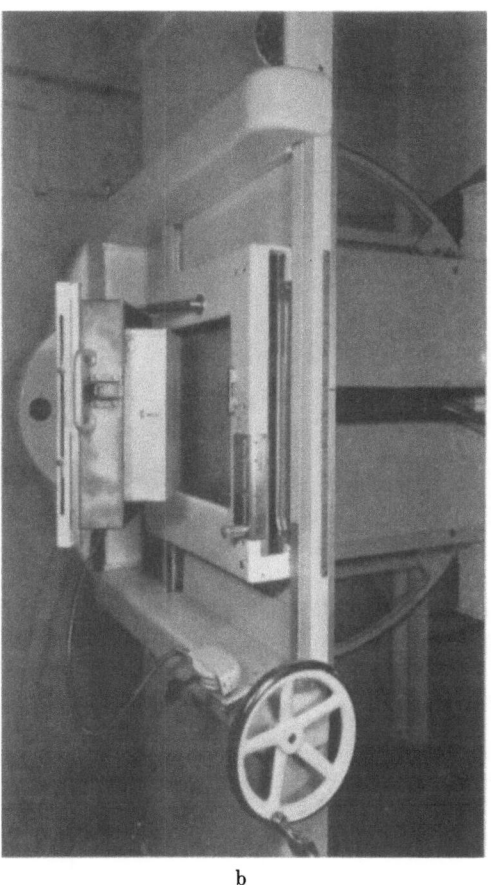

a   b

Abb. 102a u. b. Simultanschichteinrichtung. a Geöffnete Kassette. b In der Halterung des Universalplanigraphen eingesetzte Kassette

zungen der einzelnen Filme der Simultanserien aufgetragen, die sich ergeben, wenn der erste Film der Serie die Schwärzung 1,0 aufweist. Es zeigt sich, daß unter Zugrundelegung einer Toleranzgrenze von $\Delta S = \pm 0,15$ sich ein für 60 kV abgestimmter Foliensatz praktisch nur bei dieser Spannung verwenden läßt. Foliensätze, die auf 80—90 kV abgestimmt sind, haben immerhin einen Spielraum von —10 kV bis +20 kV. Aus diesem Grunde sind Simultanfoliensätze vorzugsweise auf Spannungen über 80 kV abgestimmt, was der Simultanschichttechnik den unverdienten Ruf einbrachte, gegenüber Einzelaufnahmen beträchtlich dosissparend zu sein. Diese vor allem von GAJEWSKI vertretene Meinung wurde in fast allen Publikationen über das Verfahren übernommen. Für die Einfalldosis kann sie zutreffen, wenn die Einzelschichtaufnahmen mit wesentlich niederer Spannung angefertigt werden als die Simultanserie. Dies ist dann aber ausschließlich ein Verdienst der Hartstrahltechnik. Vergleicht man nämlich die Dosis, die für den ersten Film einer Simultanserie gebraucht wird, mit der für eine Einzelaufnahme, so läßt sich feststellen (Abb. 106), daß eine Dosiseinsparung nicht oder nur bei sieben simultan angefertigten Aufnahmen in geringem Maß zu verzeichnen ist (Widenmann). Etwas anderes ist auch nicht zu erwarten. Würde man als erstes Folienpaar Universalfolien oder auch nur die üblichen feinzeichnenden Folien verwenden, so wäre die Zeichenschärfe des siebten Folienpaares, das mit etwa $1/_7$ der Dosis an der ersten Folie die gleiche Filmschwärzung ergeben muß, so schlecht, daß keine brauchbaren Aufnahmen mehr zustande kämen. Aus diesem Grunde bleibt nur die Möglichkeit, die Verstärkerwirkung des ersten Folienpaares noch weiter herabzusetzen als die einer üblichen feinzeichnenden Kombination, womit sich natürlich die erforderliche Aufnahmedosis erhöht. Um welchen Faktor die Dosis an der ersten Folie gegenüber einer Einzelschicht-

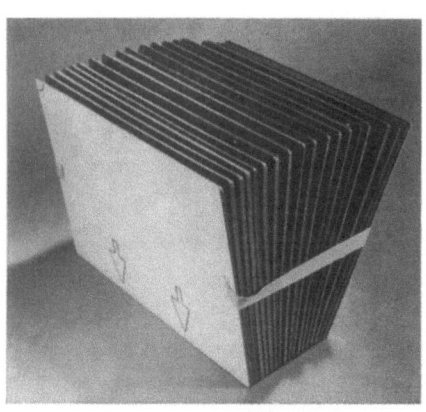

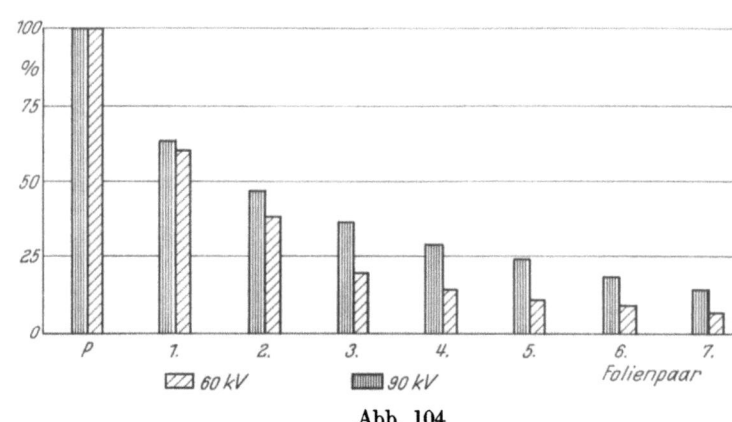

Abb. 103   Abb. 104

Abb. 103. Folienbuch für Simultanschichtaufnahmen der Siemens-Reiniger-Werke

Abb. 104. Prozentuale Schwächung der einfallenden Strahlung durch die Folienpaare eines Simultanfoliensatzes

aufnahme erhöht werden muß, geht aus Tabelle 6 hervor. Daraus und aus dem oben Gesagten lassen sich für Simultanschichtserien zwei Folgerungen ableiten:

Tabelle 6. *Faktoren, um die die Dosis an der ersten Folie von Simultanschichtsätzen gegenüber der an einer Universalfolie erforderlichen erhöht werden muß*

Hersteller	Aufnahmespannung				
	60	70	80	90	100
Dr. Goos	6,3	—	—	—	—
Cawo u. Kruppa	—	4,75	4,0	4,0	—
Siemens	—	5,9	5,2	4,4	4,4

1. Es können nur solche Objekte durch Simultanschichtserien dargestellt werden, die bei Einzelschichtaufnahmen eine Dosis erfordern, deren 4—5fache Höhe die Belastbarkeitsgrenze der Röntgenröhre oder auch der Generatoren nicht überschreitet. Daran ist vor allem bei Objekten zu denken, die auch im Einzelschichtbild bereits mit höheren Spannungen aufgenommen werden.

2. Da der Verstärkungsfaktor und die Zeichenschärfe der Folien in enger Wechselbeziehung stehen, nimmt die Zeichenschärfe einer Simultanschichtserie mit der Höhe der dargestellten Schicht ab.

Noch in einem weiteren Punkt unterscheiden sich die Aufnahmen einer Simultanschichtserie materialbedingt von denen einer Einzelschichtserie: der Streustrahlenanteil, der aus den Folien selbst stammt, ist beträchtlich höher als bei einer Einzelschichtaufnahme, bei der er etwa 4% der die Folie treffenden Dosis beträgt (Abb. 107). Der dadurch hervorgerufene Kontrastverlust tritt dann besonders in Erscheinung, wenn infolge einer

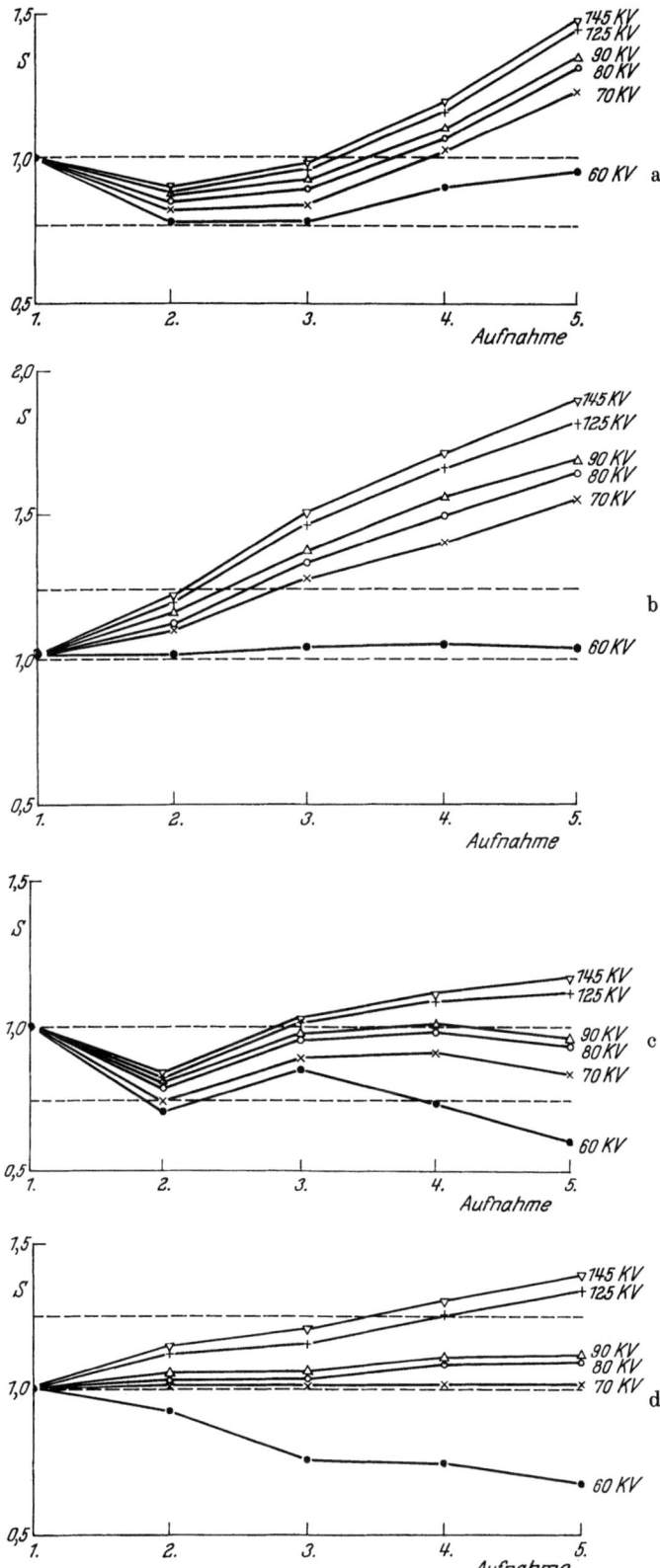

Abb. 105a—d. Die bei verschiedenen Spannungen erzielten Schwärzungen innerhalb einer Simultanschichtserie, bezogen auf Schwärzung 1,0 auf dem ersten Film (nach WIDENMANN). a Foliensatz der Firma Dr. Goos. b Foliensatz der Siemens-Reiniger-Werke für 60 kV. c Foliensatz der Firma Cawo. d Foliensatz der Siemens-Reiniger-Werke für 90 kV

hohen Aufnahmespannung der Kontrast ohnehin schon gering ist. Da man an die höhere Spannung gebunden ist und es gegen die Folienstreustrahlung kein Mittel gibt, sollte deshalb zur Erhöhung des primären Kontrastes auf jeden Fall ein Hartstrahlraster Bestandteil der Einrichtung für Mehrschichtaufnahmen sein.

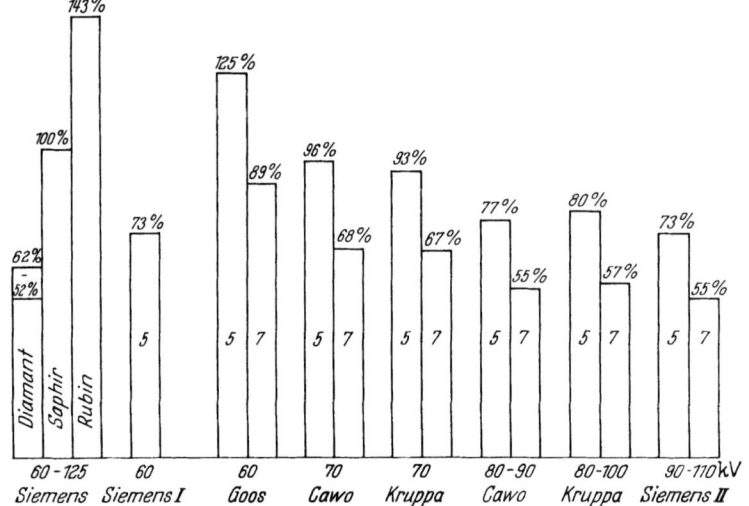

Abb. 106. Die bei Simultanschichtserien mit fünf und sieben Filmen benötigte Dosis an der Kassette gegenüber der für die gleiche Anzahl Einzelschichtaufnahmen

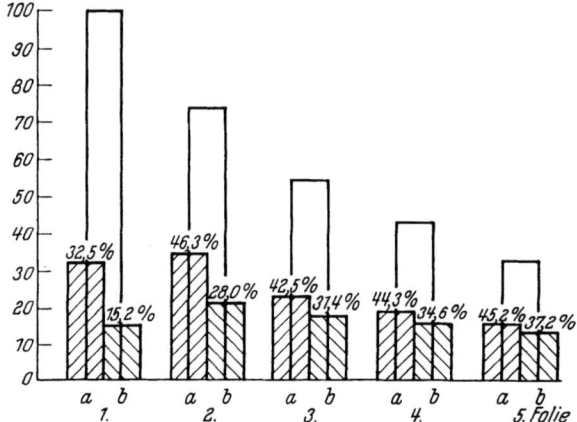

Abb. 107. Prozentuale Verhältnisse der Gesamtstrahlung (☐), Gesamtstreustrahlung (▨) und Folienstreustrahlung (▨) innerhalb eines Simultanfoliensatzes, bezogen auf die die erste Folie treffende Gesamtstrahlung. Die Zahlen geben den prozentualen Streustrahlenanteil in der jeweils vorhandenen Gesamtstrahlung (100%) an (nach Widenmann)

η) Schirmbildschichteinrichtung

Wenn sich auch mit Lokalisationsverfahren die für eine Schichtuntersuchung erforderliche Zahl der Aufnahmen einschränken läßt, so ist doch praktisch immer eine Serie von Bildern in verschiedenen Schichthöhen erforderlich, um einen Befund vollständig zu erfassen oder auszuschließen. Im Direktaufnahmeverfahren ist eine tomographische Untersuchung deshalb relativ teuer. Aus diesem Grunde wurden immer wieder Vorschläge gemacht, auch für die Tomographie das wesentlich billigere Schirmbildverfahren einzuführen (De Abreu; Bader; Berg; Bibikov; Calder; Dimitrow; Gebauer; Hein; Janker; Lysholm; Ronneaux u.a.). Als einer der ersten hat Janker sich mit Versuchen befaßt und bereits 1942 an einem Sanitas-Tomographen eine entsprechende Vorrichtung angebracht. Da es nicht möglich war, einfach anstelle des Kassettenwagens die damals üblichen Tubusse mit Linsenkameras unter dem Lagerungstisch anzubringen, weil sie zu lang waren, winkelte er den Tubus ab und projizierte das Leuchtschirmbild mit einem Umlenkspiegel in die Kamera. Eine ähnliche Lösung hat LYSHOLM 1944 für sein Schädelgerät angegeben (Abb. 108).

Die Röhre wird auf der ringförmigen Halterung bewegt. Der Leuchtschirm macht die Bewegung nicht mit, sondern wird lediglich zur Einhaltung konstanter Abstandsverhältnisse gesenkt und gehoben. Dafür wird der Umlenkspiegel gedreht, um die auf dem Leuchtschirm wandernden Punkte der Drehpunktebene immer an gleicher Stelle aufzufangen bzw. in die Kamera einzuspiegeln. Es handelt sich also um eine Art Kombination des Verfahrens von GROSSMANN mit dem von VALLEBONA-BOZETTI. Abgesehen davon, daß die Optik der Kamera nur für eine Spiegelstellung scharf eingestellt ist bzw. die Einstellung mit der Spiegeldrehung geändert werden müßte, ergeben sich in der Praxis gewisse Schwierigkeiten bei der Schichthöheneinstellung, da die Möglichkeiten, die Lagerungsplatte in ihrer Höhe zu verstellen, am Schädelgerät begrenzt sind.

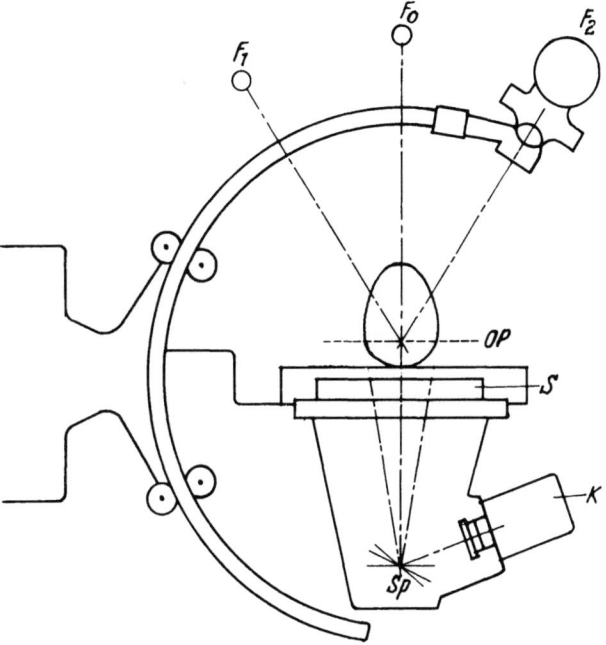

Abb. 108. Schematische Darstellung einer Schirmbild-Schichteinrichtung nach LYSHOLM am Schädelgerät nach LYSHOLM. *Sp* Spiegel; *K* Kamera; *S* Leuchtschirm

DIMITROW hat 1942 die Schwierigkeiten, eine Schirmbildeinrichtung unter der Lagerungsplatte des Schichtgerätes anzubringen damit umgangen, daß er sie an einem Telepantoskop mit Schichtzusatzeinrichtung verwendete, an dem die Untersuchungen am stehenden Patienten ausgeführt werden. Eine industrielle Fertigung von Schirmbildschichteinrichtungen dieser Konstruktionen ist nicht erfolgt. Sie setzte erst ein, als die Odelca-Spiegeloptik-Kameras mit Winkeltubus auf den Markt gekommen waren, und zwar zunächst als Schichtzusatzeinrichtungen. Meist wird die Schirmbildkamera an einem eigenen Säulenstativ oder einer sonstigen fahrbaren Vorrichtung unter den Lagerungstisch geschoben und über ein Gestänge mit dem Röhrentragarm verbunden. Inzwischen gibt es auch spezielle Schirmbildschichtgeräte. Abb. 109 zeigt ein solches Gerät für Aufnahmen am liegenden, stehenden und beliebig geneigten Patienten. Durch Heben der Lagerungsplatte lassen sich auch Vergrößerungsschichtaufnahmen anfertigen. Nach Ansicht der Autoren, die das Schirmbildschichtverfahren mit dem Direktaufnahmeverfahren verglichen haben (BADER; BERG; GEBAUER; HEIN u.a.), sind die Ergebnisse in der Lungendiagnostik, insbesondere mit der Odelca 100, befriedigend. Bei anderen Organen ist teils das Auflösungsvermögen nicht ausreichend, teils scheitert der Einsatz an der Dosisfrage. Auch nach neueren Untersuchungen (STIEVE) wird für eine Schirmbildaufnahme immer noch etwa die vierfache Dosis gegenüber einer Direktaufnahme mit Universalfolien benötigt und bei Vergrößerungsschichtaufnahmen, die ja beim Schirmbildverfahren häufig zweckmäßig wären, dementsprechend je nach Vergrößerungsfaktor die acht- bis sechzehnfache. Außerdem gibt es noch ein Problem, auf das Vieten (1965) schon hingewiesen hat:

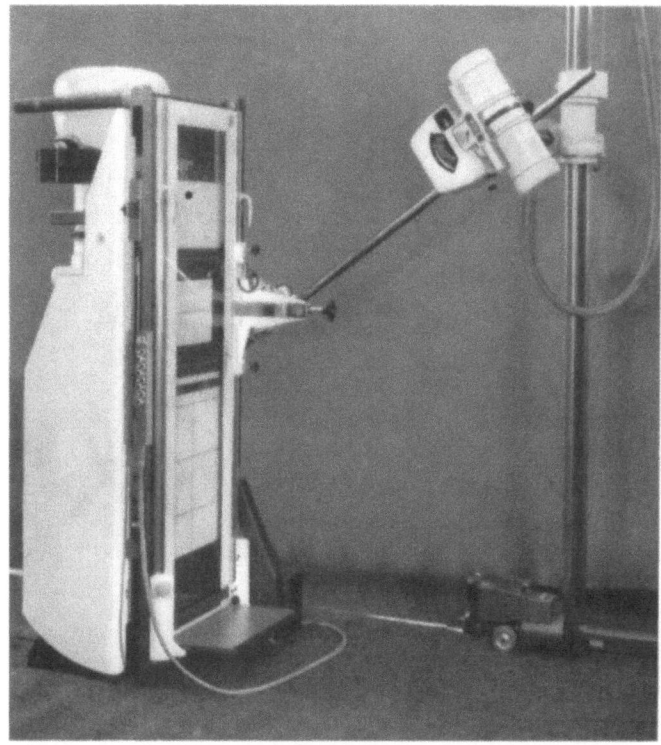

Abb. 109a

Abb. 109a—c. Schirmbildschichtgerät der Firma Koch und Sterzel KG., Essen, für Untersuchungen am stehenden (a) und beliebig geneigten (b) Patienten und mit der Möglichkeit zu Vergrößerungsschichtaufnahmen (c)

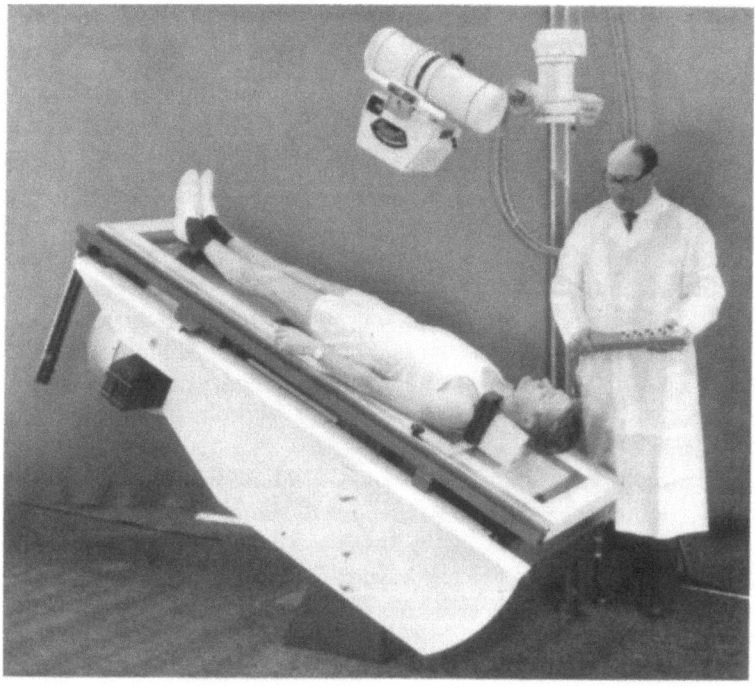

Abb. 109b

bei den meisten Schirmbildkameras mit Spiegeloptik ist der Leuchtschirm gekrümmt, und deshalb wird auch eine gekrümmte Objektschicht abgebildet.

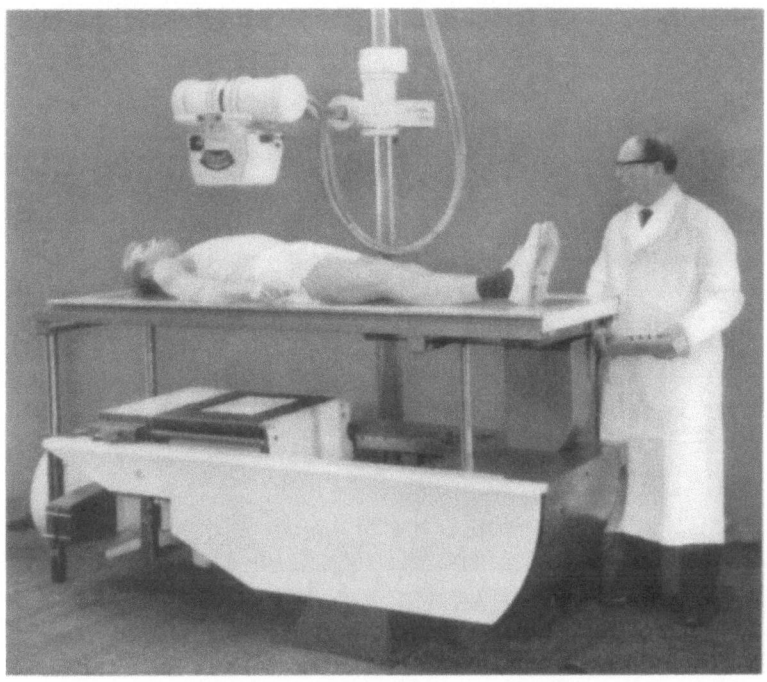

Abb. 109 c

ϑ) Vergrößerungsschichteinrichtungen

Auch die Vorrichtungen für Vergrößerungsschichtaufnahmen, die von verschiedenen Seiten propagiert wurden (z. B. ABEL; BACKLUND; BECK; SEYSS; WERNER), sind häufig

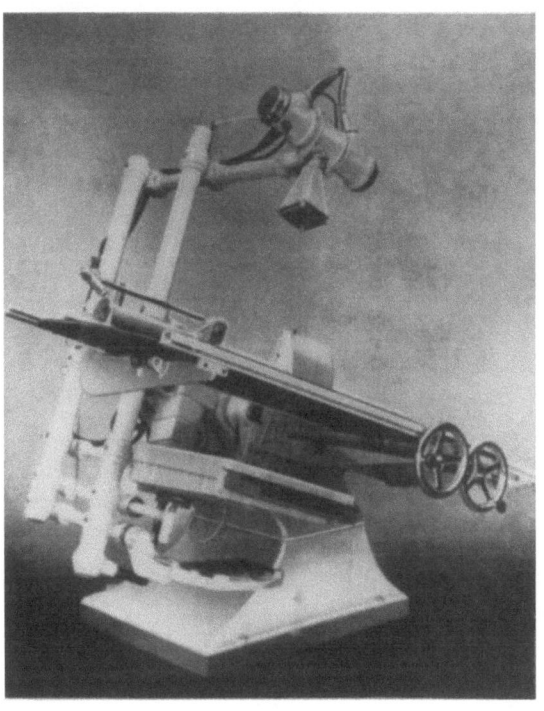

Abb. 110. Zweite Kassettenhalterung für Vergrößerungsschichtaufnahmen am Polytome der Firma Massiot-Philips

Eigenkonstruktionen. Bei einigen Schichtgeräten sind sie jedoch serienmäßig vorhanden (s. Gerätebeschreibungen). Sie bestehen meist in einer oder zwei zusätzlichen Halterungen (Abb. 110) für das Empfangsorgan in festen Abständen bei den Geräten, bei denen Röhre und Empfangsorgan bewegt werden, oder sind, vor allem an den Geräten, die nach dem Vallebona-Bozetti-Prinzip arbeiten, durch die Möglichkeit gegeben, die Abstände Röhre—Objekt und Objekt—Empfangsorgan zu verändern. Ein zusätzliches Senken der Röhre an den Geräten mit Röhren-Empfangsorgan-Bewegung, wie es Backlund bei dem von ihm umgebauten Universalplanigraph (Siemens) beschrieben hat, oder ein Heben der Lagerungsplatte und entsprechendes Höherstellen des Drehpunkts, wie es am Schirmbildschichtgerät von Koch und Sterzel KG, Essen, möglich ist, ist bei den üblichen Serienanfertigungen nicht vorgesehen.

Da infolge des großen Objekt—Empfangsorgan-Abstands und der kleinen Aufnahmefeldern eine zusätzliche Streustrahlenbeseitigung nicht erforderlich ist, können die Streustrahlenraster für Vergrößerungsschichtaufnahmen entfernt werden. Voraussetzung für die Anwendbarkeit der Technik an Schichtgeräten mit Focus—Empfangsorgan-Abständen unter 2 m ist eine Feinfocusröhre.

ι) Hilfsgeräte und Zusatzeinrichtungen

Abgesehen von den bereits bei der Beschreibung der Geräte und Lokalisationsverfahren besprochenen Einrichtungen wie Vorrichtung zur Tiefenlokalisation, Kassetten für Mehrschichtaufnahmen, Hilfsvorrichtungen zur Anzeige der eingestellten Schichthöhe am Objekt u. a. gibt es noch eine Anzahl weiterer Hilfsgeräte. Sie gehören entweder zum ordnungsgemäßen Betrieb von Schichtgeräten und werden z. T. vom Hersteller mitgeliefert oder sie dienen dazu, die Maßangaben an den Geräten sowie deren einwandfreies Funktionieren zu überprüfen und werden von Kommissionen wie der ICRU empfohlen.

αα) Serienschichteinrichtungen

Praktisch jedes Schichtgerät für Longitudinalschichtaufnahmen verfügt heute über eine Serienschichtvorrichtung, mit der, ähnlich wie an den Zielgeräten, größere Filmformate unterteilt werden können. Sie bestehen aus einem mit Blei abgedeckten Kassettentunnel, der in der Mitte den gewünschten Formatausschnitt besitzt, und einem Kassettenblech oder einem Rahmen, in dem die Kassette entsprechend eingestellt und verschoben werden kann. 111 zeigt einen solchen Serienrahmen für die Schichtgeräte der Siemens-Reiniger-Werke. Wenn mehrere Unterteilungsmöglichkeiten bestehen, ist meist am sichtbaren Rand des Kassettenblechs die Kassettenführung bzw. die Einstellung des Schiebers angegeben. Damit läßt sich der Filmverbrauch, der bei tomographischen Serien relativ hoch ist, einschränken. Diese Technik wurde deshalb entwickelt, weil für Tomogramme fast immer kleinere Aufnahmeformate benötigt werden als für Übersichtsaufnahmen, aufgrund derer im allgemeinen ja nur bestimmte Abschnitte, in denen die zur Diagnosestellung wichtigen Details liegen oder vermutet werden, zur Tomographie ausgesucht werden.

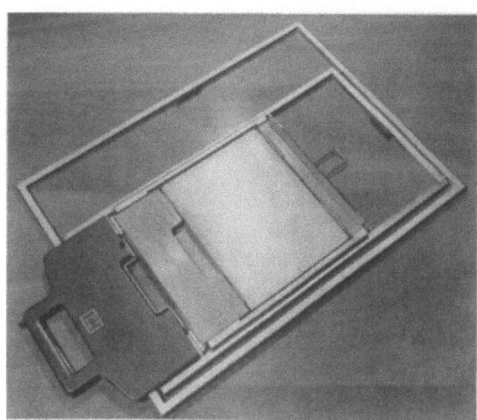

Abb. 111. Serienrahmen für Schichtgeräte
(Siemens-Reiniger-Werke AG)

Ebenso sind in den meisten Fällen von vornherein mehrere Aufnahmen erforderlich — sei es, weil das gesuchte Detail eine größere Tiefenausdehnung hat, sei es, weil es so klein ist, daß seine Tiefenlage erst ermittelt werden muß — die in einigen vorausbestimmbaren Schichthöhen angefertigt werden können. Auch bei Simultanschichtserien ist, wie GAIZLER und FERRERO zeigen konnte, bei ein- und mehrdimensionaler Verwischung eine Unterteilung in Längsrichtung möglich. Sie dürfte jedoch praktisch kaum in Frage kommen, da es in den seltensten Fällen erforderlich ist, 10—14 Aufnahmen in gleichmäßigen Abständen anzufertigen bzw. möglich ist, für eine so große Aufnahmezahl die Schichthöhen ohne Zwischenkontrolle festzulegen.

ββ) Focusnahe Blenden

Da es bei der Tomographie, insbesondere bei Untersuchungen des Knochens, häufig darauf ankommt, feinste Details zu differenzieren, und Tomogramme ohnehin den Eindruck hervorrufen, unscharf zu sein, sollte die aus der Röhre austretende Störstrahlung so weit als möglich ausgeschaltet werden. Sofern die Röhrenhaube nicht mit einer Tiefenblende mit focusnahen Lamellensätzen ausgestattet ist, sondern Tubusse mit Einsteckblenden verwendet werden, läßt sich dies nur erreichen, wenn jeweils zwei Steckblenden, eine am Tubusende und eine entsprechend kleinere unmittelbar am Röhrenfenster angebracht werden. Schwierigkeiten entstehen bei Doppelfocusröhren, da in diesem Fall oft die erforderliche enge Ausblendung nicht möglich ist (RATJEN). Man sollte die Justierung für den auf dem kleineren Kreis wandernden Brennfleck (z.B. 0,6 mm × 0,6 mm) beschränken. Abb. 112a—d zeigt eine doppelte Blendenanordnung für das Polytome. Ihre Wirksamkeit wurde von STROHM und BUCHMANN nachgewiesen.

γγ) Tiefenlot und Vorrichtungen zum Messen der Schichthöhe

Es wird häufig angenommen, daß die im Objekt dargestellte Schichtebene mit der Ebene in Höhe des Drehpunkts des Systems übereinstimmt. Dies ist jedoch nur der Fall, wenn auch die Ebene des Empfangsorgans in der Höhe ihres Drehpunktes liegt. Tut sie das nicht, so verlagert sich die Schicht automatisch in der Richtung, in der das Empfangsorgan gegenüber seinem Drehpunkt verschoben ist. So kann schon die Dicke der Kassette dazu beitragen, die Schichttiefe gegenüber der Skaleneinteilung zu verschieben. Um gröbere Differenzen auszuschalten und Aufnahmen von verschiedenen Geräten vergleichbar zu machen, ist es zweckmäßig, die Geräteskala mit den tatsächlichen Werten, wie sie unter Praxisbedingungen bei belasteter Lagerungsplatte gegeben sind, zu vergleichen. Dabei gilt für alle Systeme für Longitudinalschichten der Grundsatz, die Schichthöhe von der Unterlage aus zu berechnen. Bei Transversalschichtgeräten ist der Nullpunkt im allgemeinen mit der Sockelplatte des Schichtgerätes identisch.

Zur Bestimmung der Schichthöhe wird von der ICRU ein Testobjekt empfohlen, das aus einem für Röntgenstrahlen durchlässigen Material besteht, in dem eine Zentimeter- oder Millimeterskala eingraviert ist. Auf einer um 45° geneigten Platte sind auf einer Länge von 20—25 cm strahlenundurchlässige Strichmarkierungen in 0,25 cm senkrechtem Abstand angebracht, mit deren Hilfe die wahre Schichthöhe abgelesen werden kann. Das Testobjekt wird bei linearer Verwischung quer zur Verwischungsrichtung, bei mehrdimensionaler quer zur Hauptverwischungsrichtung aufgestellt und unter den bei normalen Patienten vorkommenden Belastungen der Lagerungsplatte, der Stützwand oder des Sitzes eine Schichtaufnahme angefertigt. Diejenige Linie, die scharf abgebildet ist, entspricht der tatsächlichen Schichthöhe. Falls anstelle einer Schichtaufnahme zwei Stehaufnahmen in der Anfang- und Endstellung der Bewegung ausgeführt werden, gibt die Linie, die keine Verschiebung erfahren hat, die Schichthöhe an. Gleichzeitig kann dann auch der Schichtwinkel gemessen werden.

Aufgrund verschiedener Anregungen hat die Firma Siemens-Reiniger-Werke noch für den täglichen Gebrauch ein sog. Tiefenlot entwickelt, das zusammen mit dem Schichtgerät ausgeliefert wird. Es besteht aus innerhalb eines Zylinders in Serpentinen angeordneten Bleinummern. Wenn man während der Schichtaufnahme den Zylinder unmittelbar neben den Patienten aufstellt, so wird im Schichtbild diejenige Zahl scharf abgebildet, die der Schichthöhe entspricht. Zum gleichen Zweck empfiehlt BÜCHNER eine Meßlatte. Ähnliche Vorrichtungen wurden von HORTENSTINE und von PÉLISSIER angegeben. Diese

Verfahren haben allerdings den Nachteil, daß größere Filmformate verwendet werden müssen, und daß durch das große Aufnahmefeld die Randpartien stärker überstrahlt werden.

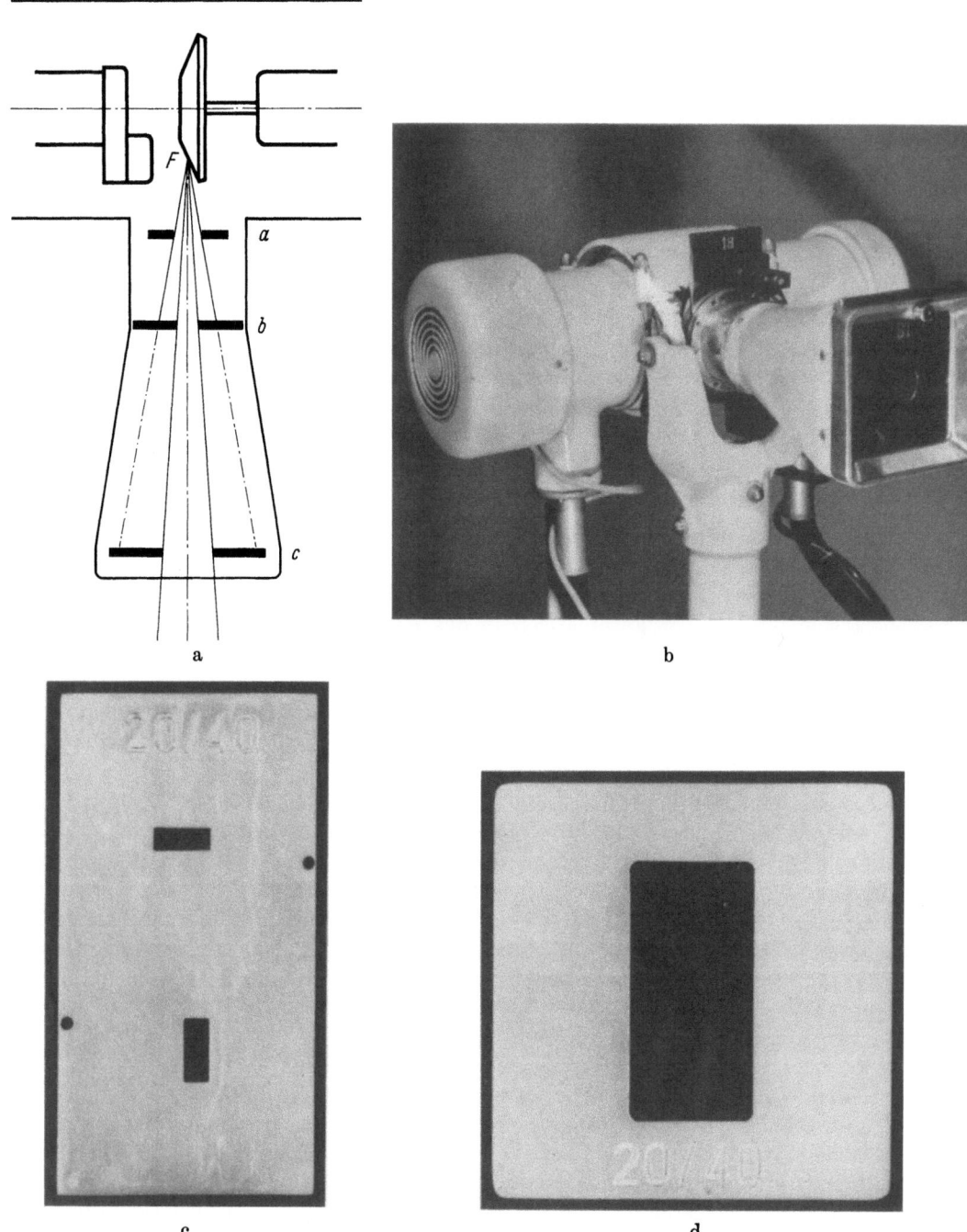

a   b

c   d

Abb. 112a—d. Typische Anordnung einer auswechselbaren Doppelblende für Schichtgeräte mit Aufnahme-tubus (Polytome der Fa. Massiot-Philips). a Schematische Darstellung: a festeingebaute Blende im Austritts-fenster der Röhre, b focusnahe, c focusferne Blenden. b Anordnung des Blendensatzes.
c Ansicht der focusnahen Blende. d Ansicht der focusfernen Blende

δδ) Vorrichtungen zur Bestimmung des Schichtwinkels

Bei linearen Schichtsystemen kann der Schichtwinkel ohne spezielle Vorrichtungen bestimmt werden. Es muß lediglich möglich sein, das Strahlenbündel an der Röhre auf einen Durchmesser von etwa 1 mm einzuengen. Wo das nicht möglich ist — auch Tiefenblenden lassen sich nicht immer eng genug einstellen —, benötigt man eine Lochblende. Der Pendelwinkel wird dadurch bestimmt, daß ein Film genau parallel zur Bewegungsrichtung und etwa parallel bis höchstens 15° zum Zentralstrahl geneigt auf die Tischplatte gestellt wird. Nun wird bei einer Schichthöheneinstellung, die etwa in der Mitte des Filmes liegen sollte, eine Schichtaufnahme angefertigt. Das Ergebnis ist in Abb. 113 schematisch dargestellt. Auf dieser Aufnahme kann neben dem Pendelwinkel auch die Gleichförmigkeit des Bewegungsablaufes und, wenn die Aufnahme wiederholt wird, die Konstanz der Schaltung festgestellt werden. Für Geräte mit mehrdimensionalen Bewegungen und zur gleichzeitigen Überprüfung von Schichthöhe, Schichtwinkel und Verwischungsweg bzw. der Selektivität (diese Begriffe werden im Kapitel Geometrie näher erläutert) empfiehlt die ICRU folgendes Testphantom (Abb. 114): Ein abgeplatteter Keil aus strahlendurchlässigem Material (Holz, Plexiglas o. ä.) ist mit Ausnahme der Unterseite mit einem

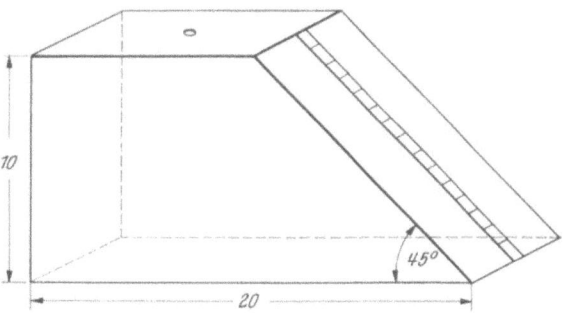

Abb. 113   Abb. 114

Abb. 113a u. b. Bestimmung des Schichtwinkels (Schema). a Meßanordnung. b Resultierende Aufnahme
Abb. 114. Von der ICRU empfohlenes Testphantom zur Bestimmung der wahren Schichthöhe bzw. Überprüfung der Höhenskala an den Geräten sowie des Schichtwinkels und bei mehrdimensionalen Bewegungen der Bewegungsfigur

0,5—1 mm dicken Bleimantel umgeben, der in der Mitte der abgeschrägten Seite einen 1 cm breiten Schlitz und auf der horizontalen Oberfläche ein rundes Loch von 1—2 mm Durchmesser aufweist. Auf der abgeschrägten Seite sind unter dem Bleimantel feine Drahtstege in 1 cm (senkrechtem) Abstand angebracht. Loch und Schlitz müssen mit Blei verschließbar sein.

Dieser Testkörper wird so aufgestellt, daß der Zentralstrahl in Mittelstellung von Röhre und Empfangsorgan genau das Loch trifft. Bei linearer Bewegung soll der Schlitz quer zur Bewegungsrichtung liegen. Nun werden auf *einen* Film 1. eine Stehaufnahme in Mittelstellung (Zentralstrahl senkrecht zum Empfangsorgan) bei unbedecktem Loch und Schlitz, 2. eine Stehaufnahme in einer beliebigen Winkelstellung (Drehpunkteinstellung etwa 3—5 cm) bei unbedecktem Schlitz und bedecktem Loch und 3. eine Schichtaufnahme in der gleichen Schichthöheneinstellung wie vorher bei unbedecktem Loch und bedecktem Schlitz angefertigt. Abb. 115 zeigt zwei auf diese Weise hergestellte Aufnahmen, Abb. 115a bei linearer Verwischung (Universalplanigraph) und Abb. 115b bei hypocycloidaler Bewegung (Polytome). Hieraus läßt sich zunächst aus der Kreuzung der beiden Projektionen des Schlitzes die Schichthöhe ablesen (Abb. 115a 5 cm, Abb. 115b 3 cm) und aus der Länge des Verwischungsweges der Pendelwinkel berechnen (s. Abb. 116):

$$tg\,\alpha_1 = \frac{S_1\,A\,h}{D-h},$$

wobei S_1 der Verwischungsweg des Loches nach einer Seite, abzüglich des Lochhalbmessers, ist und h der Abstand des Loches von der Schichthöhe (10 cm — 5 cm = 5 cm). Bei der hypocycloidalen Verwischung gibt es einen maximalen und einen minimalen Pendelwinkel (Abb. 115b) und demzufolge S_{max} und S_{min} (in diesem Falle ist S nicht der Verwischungsweg, sondern seine Entfernung vom Mittelpunkt).

Gleichzeitig läßt sich aus den Aufnahmen aber auch ablesen, daß Tomogramme an beiden Geräten mit Fehlern behaftet sind. Bei der geradlinigen Verwischung sind die

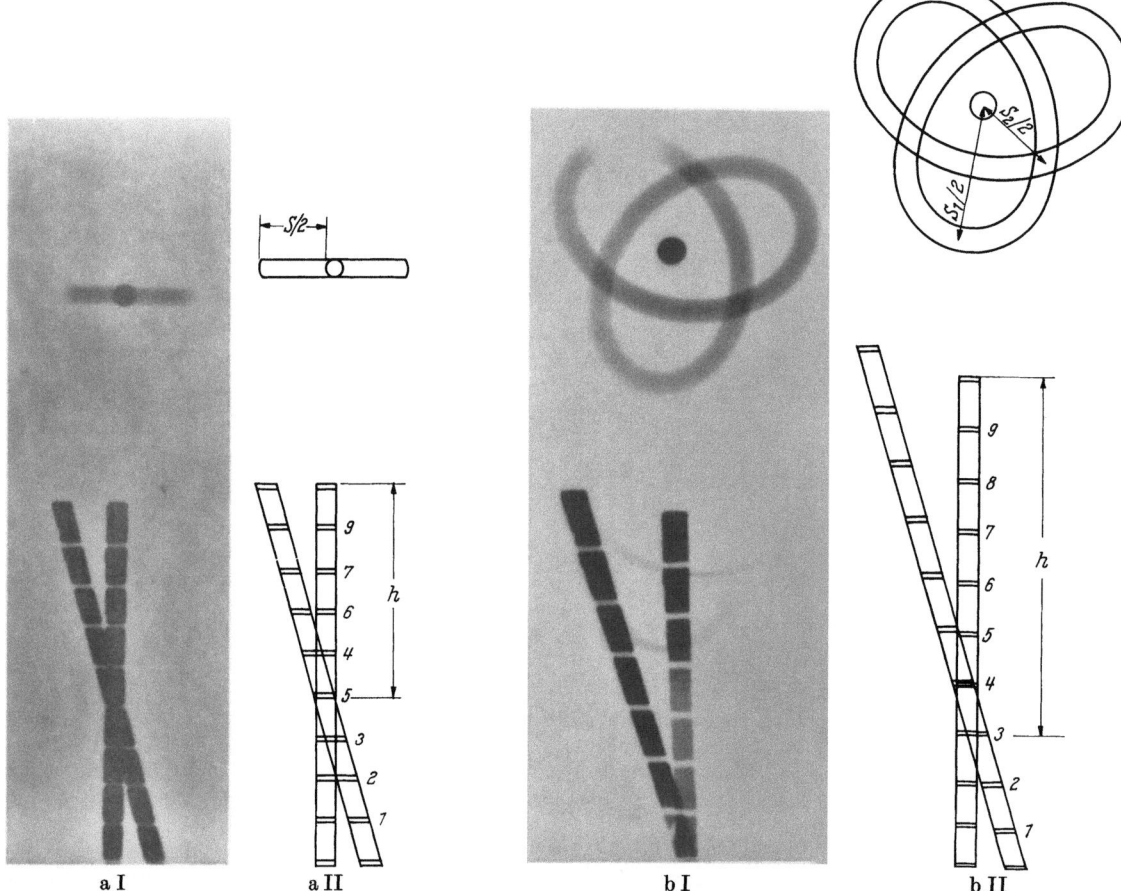

a I   a II   b I   b II

Abb. 115a u. b. Die mit dem in Abb. 114 gezeigten Phantom praktisch durchgeführten Bestimmungen: a Röntgenaufnahme am Universalplanigraph mit schematischer Erläuterung. Aus der Aufnahme läßt sich erkennen, daß in diesem Fall der Schichtwinkel nicht symmetrisch ist. b Röntgenaufnahme am Polytome mit schematischer Erläuterung. In diesem Fall ist die Belichtungszeit kürzer als die Zeit des vollen Bewegungsablaufes

Winkel α_1 und α_2 nicht gleich. Hier wird die Belichtung entweder zu spät ausgelöst oder zu spät abgeschaltet. Bei der hypocycloidalen Bewegung wird die Belichtung unterbrochen, bevor die Figur völlig durchlaufen ist.

Die Summe der Strecken $S_1 + S_2$ bzw. S_{max} und S_{min} kann weiterhin zur Bestimmung der Selektivität benutzt werden. Einzelheiten darüber werden in den Abschnitten Verwischung und Schichtdicke im nächsten Kapitel besprochen.

εε) Bestimmung des Auflösungsvermögens

Die Bestimmung des Auflösungsvermögens erfolgt mit den zur Messung der Modulationsübertragungsfunktion üblichen Sinus- und Rechteckrastern mit steigender Ortsfrequenz. Die ICRU empfiehlt, einen solchen Raster eventuell dadurch selbst herzustellen, daß man Drähte mit zwischen 0,2 und 3 mm steigendem Durchmesser jeweils ein- oder mehrmals um eine dünne Platte aus strahlendurchlässigem Material wickelt, sie am oberen und unteren Rand auf der Vorderseite mit einem Klebestreifen befestigt und die Ränder der

Platte abschneidet. Dadurch lassen sich die Drähte auf
der Rückseite entfernen. Gleichzeitig wird jeder zweite
Draht auf der Vorderseite entfernt, so daß ein Raster entsteht, bei dem jeweils Stege und Zwischenräume gleich
breit sind.

Dieser Raster wird in einer Neigung von etwa 30⁰ zur
Tischplatte — bei linearer Verwischung parallel zur Bewegungsrichtung — aufgestellt. Damit werden zuerst auf
einen folienlosen Film eine Stehaufnahme, dann auf einen
zweiten folienlosen Film ein Tomogramm und schließlich
ein Tomogramm auf dem üblicherweise verwendeten
Bildempfänger angefertigt. Der Vergleich der ersten und
zweiten Aufnahme zeigt den Einfluß lediglich der Schichtbewegung auf das Auflösungsvermögen, der Vergleich mit
der dritten Abbildung den Einfluß des Empfangsorgans
auf das Auflösungsvermögen (Abb. 181).

Weitere von der ICRU empfohlene Vorrichtungen zur
Bestimmung der von ihr zur Charakterisierung der Geräte
und Systeme vorgeschlagenen geometrischen Größen wie

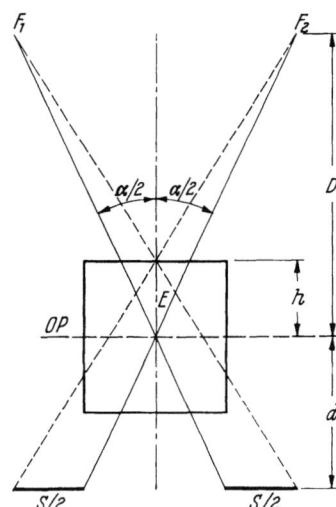

Abb. 116. Diagramm zur Berechnung des Schichtwinkels aus den
Aufnahmen in Abb. 115

Schichtintervall, Selektivität und evtl. des Vergrößerungsfaktors werden in den entsprechenden Abschnitten im nachfolgenden Kapitel Geometrie erwähnt.

g) Schichtbildgeometrie

Ein Teil der geometrischen Grundlagen der Tomographie ist bereits in den Kapiteln
Grundprinzip und Beziehungen Schichtebene-Filmebene abgehandelt worden. Sie befassen sich vorwiegend mit den einzelnen Möglichkeiten der Schichtdarstellung und versuchen zu erklären wie die Tomogramme dabei zustande kommen. Hiervon getrennt sollen
nun alle geometrischen Faktoren besprochen werden, die über das Prinzip hinaus zur
Bildentstehung in der Tomographie beitragen. Zum Teil ist es schwierig, die Einzelfaktoren
getrennt zu analysieren; denn ebenso wie beim üblichen Röntgenbild wirken alle Faktoren
bei der Bildentstehung zusammen. Eine Aufzählung der Einzelfaktoren wird daher so
lange unvollständig sein, bis nicht zum Schluß gezeigt wird, in welchem Ausmaß sie an der
Bildentstehung teilnehmen. Man kann die einzelnen Faktoren in vielen Fällen berechnen.
Hierzu sind in zahlreichen Abhandlungen Formeln entwickelt und abgeleitet worden.
Einige dieser Arbeiten, z.B. die von DUHAMEL, DUMONT, EDHOLM, FENZ, FRAIN u. Mitarb.,
GLADYSZ, KEMPER, KIEFFER, MALVOISIN, PERUSSIA, PÖSCHL, TILLIER, VIETEN, DE VUL-
PIAN, DE WAARD und z.T. auch ZIEDSES DES PLANTES setzen mathematische Kenntnisse
voraus, die manchmal bis zur Entwicklung und Berechnung von Integralen gehen. In den
einzelnen Unterkapiteln wird auf die in Frage kommenden Arbeiten hingewiesen, um dem
Leser, der sich über spezielle Probleme genauer informieren will, die Möglichkeit zu geben,
in den z.T. umfangreichen Schriften hierüber nachzulesen. Da die darin enthaltenen
Berechnungen teilweise auf Einzelfälle ausgerichtet sind, soll hier versucht werden, lediglich die Hauptprobleme der Schichtbildgeometrie zu umreißen, die in irgendeiner Form
meistens als Grundlage auch klinischer Abhandlungen über Tomographie dienen. Formeln
sollen insoweit abgeleitet werden, als sie zum Verständnis des Allgemeinproblems von
Wichtigkeit sind.

α) Schichtwinkel

αα) Grenzflächenphänomen

Es kann als bekannt vorausgesetzt werden, daß im Röntgenbild nur diejenigen Objektgrenzen eindeutig als solche erkennbar abgebildet werden, die von den Strahlen tangential
getroffen werden, eine Erfahrungstatsache, die z.B. bei der von SWATSCHEK angegebenen
Kippaufnahme für die Erkrankungen der Lunge oder des Pleura diagnostisch genutzt

wird. Zunächst war es Ziedses des Plantes, der beweisen konnte, daß dieses Gesetz für die Tomographie von grundlegender Bedeutung ist: da sich während der Aufnahme die Projektion der Organränder auf das Empfangsorgan ändert, werden im Tomogramm mehr Objektflächen tangential erfaßt als auf dem Ruhebild. In Abb. 117 ist diese Erscheinung im Vergleich zur Übersichtsaufnahme erklärt.

In A projizieren sich alle tangential zur Zentralprojektion verlaufenden Konturen auf das Empfangsorgan, in B dagegen nur diejenigen, die in der Schichtebene liegen. Zusätzlich werden jedoch noch die erfaßt, die im Laufe des Bewegungsvorganges tangential getroffen werden. Arisz, Burger und van Weel sowie de Waard haben dieses Phänomen noch weiter analysiert und dabei festgestellt, daß eine adäquate Darstellung einer Kugelzone nur möglich ist, wenn der Weg, der vom System während der Aufnahme durchlaufen wird, dazu führt, daß das Objekt in der abzubildenden Ebene tangential getroffen wird (de Waard). Im anderen Falle wird es nicht größenrichtig und seine Grenzen werden falsch oder überhaupt nicht abgebildet. In Abb. 118 ist dies bei verschiedenen Stellungen des Objektes noch einmal schematisch dargestellt. Daß diese geo-metrischen Darstellungen mit der Praxis übereinstim-men, zeigt ein einfacher Modellversuch (Abb. 119). Fertigt man von einem geneigten Zylinder und einer dünnen Platte Tomogramme an, so erhält man nur dann wirklichkeitsgetreue Querschnitte, wenn die Neigung der Körper geringer ist als der halbe Pendelwinkel. Vergrößert man die Neigung allmäh-lich, so kommt es zunächst zu einer Deformierung und schließlich werden die Konturen nicht mehr dar-gestellt.

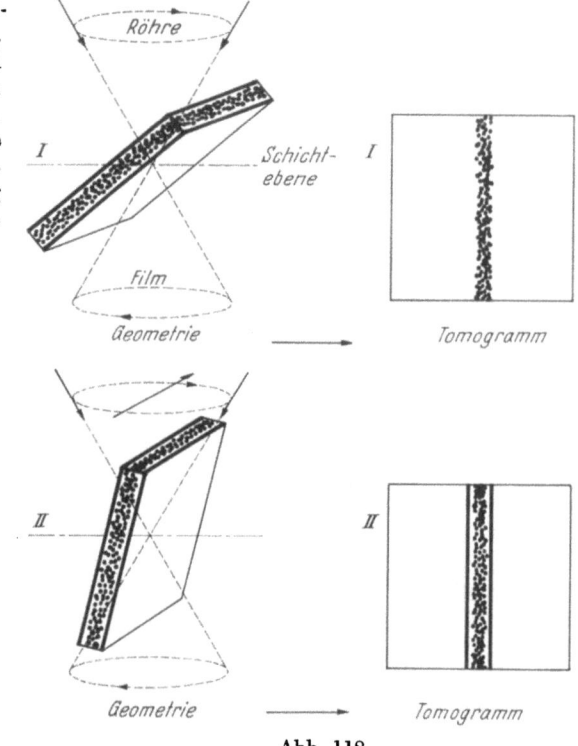

Abb. 117.   Abb. 118

Abb. 117. Vergleich der darstellbaren Grenzflächen eines räumlichen Gebildes, A auf der Übersichtsaufnahme, B im Tomogramm (schematische Darstellung nach Ziedses des Plantes)

Abb. 118. Schematische Darstellung der Abbildbarkeit von Grenzflächen im Tomogramm. I nicht ausreichende, II ausreichende Größe des Schichtwinkels (nach Ziedses des Plantes)

Aus diesen Versuchen läßt sich folgern, daß mit der Größe des Pendelwinkels auch die Zahl der sich abbildenden Objektflächen, deren Hauptrichtung zum Zentralstrahl geneigt ist, zunimmt: je größer der Pendelwinkel ist, desto zahlreicher sind die in der Schichtebene darzustellenden Details und um so mehr wirklichkeitsgetreue Abbildungen erhält man.

Mit diesem Grenzflächenphänomen erklärt sich schließlich auch, warum bei der axial-transversalen Tomographie trotz der Neigung des Zentralstrahls zur Objektebene die einzelnen Details im entsprechenden Vergrößerungsmaßstab größenrichtig und der Wirklichkeit getreu wiedergegeben werden können, obwohl auf den Einzelaufnahmen eine Verzerrung in der Projektionsebene erfolgt (z. B. Abbildung einer Kugel als Oval). Nur die Grenzflächen in der Schichtebene werden in winzigen Teilstückchen auf dem Empfangs-organ zu einer Kontur aneinandergereiht, während die Grenzflächen außerhalb der Schicht-ebene, die das Schattenbild bei der Stehaufnahme liefern, im Wischschatten des Objekts untergehen. Es handelt sich hier also nicht um eine Kernschattenbildung wie z.T. behauptet wurde, sondern um eine Auswirkung des Grenzflächenphänomens. An diesem Beispiel ist auch die von Hammer u.a. gemachte Beobachtung zu demonstrieren, daß bei der transversalen Schichtaufnahme nur eine volle Kreisbewegung zu einer vollständigen Abbildung des gesamten Querschnittes in der Schichtebene führt.

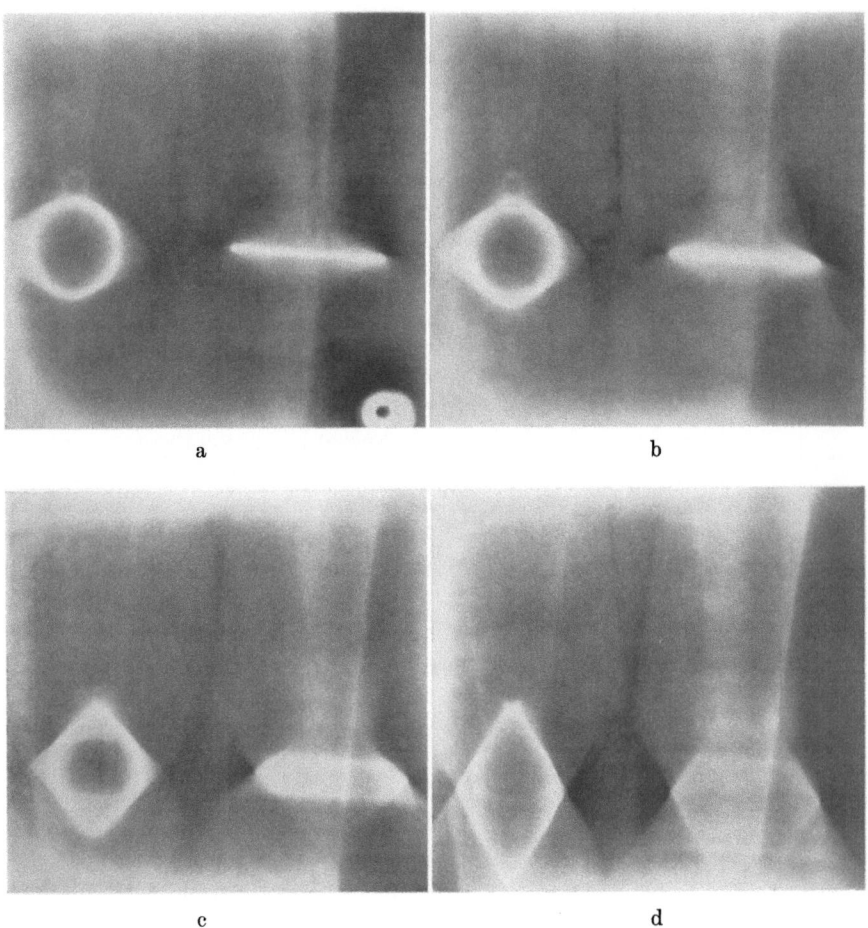

a   b

c   d

Abb. 119a—d. Abbildung eines Zylinders und einer dünnen Platte, die zur Haupteinfallrichtung verschiedene Neigungswinkel aufweisen. Schichtwinkel 20°, kreisförmige Verwischung. Bereits die Aufnahme mit einer Neigung der Objekte von 17° zeigt eine deutliche Deformierung. a 15°, b 17°, c 20°, d 25°

$\beta\beta$) Summationsphänomen

Wie später im Kapitel über Schichtdicke ausführlich besprochen wird, besteht die häufig angeführte Behauptung, im Tomogramm würde geometrisch nur eine Ebene richtig abgebildet, nicht zu Recht, da ja auch das meist zur Erzeugung des Bildes benutzte Empfangsorgan Doppelfilm mit Folienkombination eine räumliche Ausdehnung aufweist. Deshalb muß auch die Schicht ohne Betrachtung der übrigen geometrischen Bedingungen stets eine gewisse Dicke haben. Dies ist auch für die Betrachtungen über das Zustandekommen der Abbildung von ausschlaggebender Bedeutung: wir haben es im Schichtbild nämlich nicht mit Details in einer Fläche zu tun, sondern mit Grenzflächen, die eine gewisse räumliche Ausdehnung aufweisen. Ziedses des Plantes hat bereits in seiner ausführlichen Schrift „Planigraphie en Substractie" darauf hingewiesen, daß das Schichtbild als Strahlenbild und deshalb selbstverständlich auch auf dem Empfangsorgan stets unschärfer und kontrastärmer sein muß als das Bild des gleichen Substrats in der Zentralprojektion, denn im Schichtbild summieren sich die einzelnen Projektionen, während im

25*

Übersichtsbild nur eine Projektion gegeben ist. Abb. 120 gibt eine schematische Darstellung der Verhältnisse bei der Tomographie eines Objektes mit einer Stufe wieder, deren Übergang eine Neigung von 30° aufweist. Die Schicht läuft durch die Mitte der schräggestellten Ebene (a). In b sind die einzelnen Projektionen während einer Schichtaufnahme bei linearer Bewegung mit einem Winkel von ± 45° dargestellt und in d das

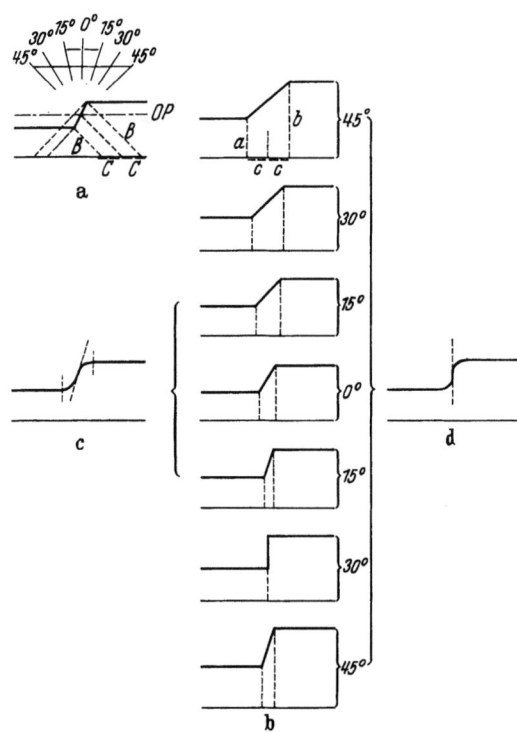

hieraus resultierende Summenbild. Gegen die beiden Kanten zu ist als Summationseffekt der Übergang abgeschrägt, während in der Mitte ein Teil der Kurve nahezu senkrecht zur Bildebene verläuft und damit hier einen gestuften Übergang vortäuscht. In c wird derselbe Übergang mit einem Pendelwinkel kleiner als ± 30° abgebildet. In diesem Falle kommt es zu keinem scharfen Übergang und daher zu keiner Darstellung der Stufe.

Wichtig ist noch, daran zu denken, daß das Schichtbild stets eine Summation aller Projektionen ist, die sich während der Gesamtbewegung ergeben. Die Größe des Pendelwinkels spielt dabei insofern eine Rolle als bei parallel zur Hauptprojektionsrichtung verlaufenden Detailgrenzflächen der Übergang um so schärfer wird, je kleiner der Pendelwinkel ist (Abb. 121) und umgekehrt. Hier ergibt sich also ein reziprokes Verhältnis zwischen Pendelwinkel und Detailschärfe einerseits und dem Neigungsgrad der Detailflächen zur Hauptprojektionsrichtung und deren Abbildungsfähigkeit andererseits.

Abb. 120. Schematische Darstellung der Abbildung einer zum Empfangsorgan schräg stehenden Kante. a Die verschiedenen Projektionsrichtungen während der Röhrenbewegung. b Die in den einzelnen Projektionsrichtungen resultierende Abbildung. d Summenbild bei einem Pendelwinkel von 45°. Die Kante ist sichtbar. c Summenbild bei einem Pendelwinkel von 30°. Hier entsteht ein allmählicher Übergang und nicht der Eindruck einer Kante (nach ZIEDSES DES PLANTES)

Das aus der einfachen Summation der Einzelprojektionen sich ergebende Resultat kann durch verschiedene Faktoren beeinflußt werden, nämlich: 1. durch den unterschiedlichen Weg der Strahlung im Objekt, ein Effekt der besonders bei Objekten mit zur Schichtebene planparallelen Grenzflächen zur Auswirkung kommt, und 2. durch die Bewegungsgeschwindigkeit des Systems.

Bei den geometrischen Betrachtungen über die Summierung der Schattenprojektionen wurde von der Annahme ausgegangen, daß die Durchstrahlungsfähigkeit des Objektes in allen Projektionen gleich bleibt. Dies trifft jedoch praktisch nur bei Horizontalschicht-

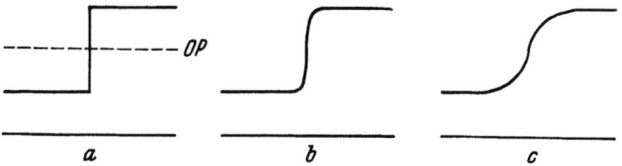

Abb. 121 a u. b. Tomographie einer Kante. a Schematische Darstellung. b Sensitometerkurve bei kleinem Schichtwinkel. c Sensitometerkurve bei großem Schichtwinkel (nach ZIEDSES DES PLANTES)

aufnahmen mit Kreisbewegung zu. In Abb. 122 ist die prozentuale Dickenzunahme des Objekts in Abhängigkeit vom Pendelwinkel dargestellt, wenn die Körperoberfläche parallel zur Tischebene verläuft, wie dies bei den relativ kleinen Aufnahmefeldern meist der Fall ist. Sie ergibt sich als $\dfrac{\text{senkrechter Durchmesser}}{\cos \alpha/2}$. Auch wenn quer zur Körperlängs-achse gependelt wird oder, z. B. beim Vallebona-Bozetti-Prinzip, sich der Körper um seine Längsachse dreht, sind bei den in Frage kommenden Pendelwinkeln und Feldgrößen die geometrischen Gegebenheiten nur geringfügig geändert. In der gleichen Abbildung ist noch angegeben wie sich die Durchstrahlungsfähigkeit eines wasseräquivalenten Körpers von 20 cm Durchmesser bei einer Aufnahmespannung von 70 kV mit dem Projektions-winkel ändert, d. h. um wieviel die Austritts-dosis bei gleicher Eintrittsdosis abnimmt. Aus diesen beiden Kurven ist zu ersehen, daß das Summenbild sich bei zunehmendem

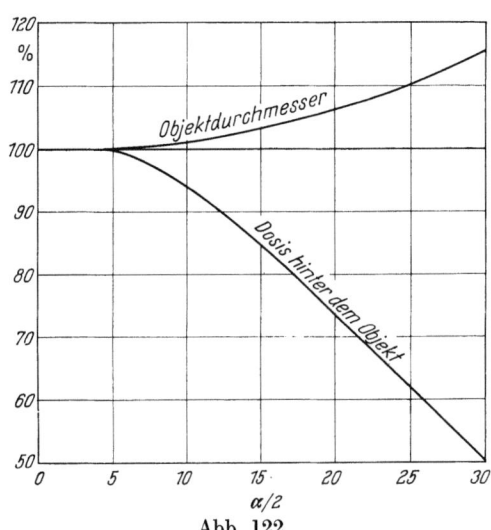 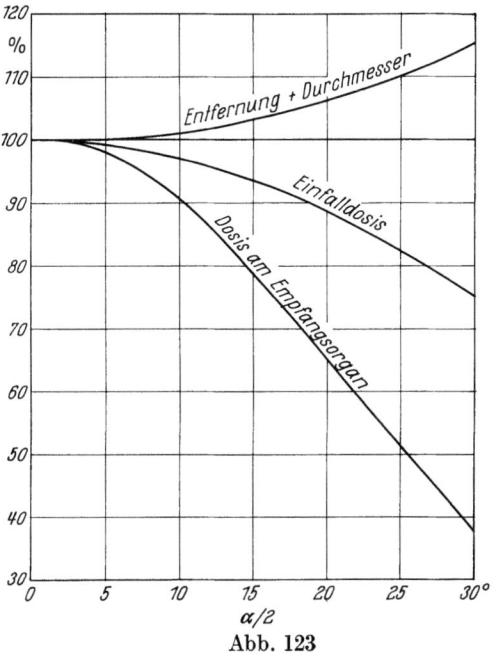

Abb. 122 Abb. 123

Abb. 122. Prozentuale Zunahme des Objektdurchmessers (Durchstrahlungsdicke) und damit der Strahlen-schwächung im Objekt in Abhängigkeit vom Strahleneinfallswinkel. Rechteckiges Phantom. Die Strahlen-schwächung ist durch die Dosis hinter dem Objekt bei gleichbleibender Einfalldosis ausgedrückt. Objektdurch-messer 20 cm, Aufnahmespannung 70 kV, Focus-Objekt-Abstand 112 cm, Röhrenbewegung auf Kreisbögen

Abb. 123. Prozentuale Zunahme des Focus-Objekt- und Objekt-Empfangsorgan-Abstandes bei Röhren-Emp-fangsorgan-Bewegung auf parallelen Geraden und entsprechende weitere Abnahme der Dosis hinter dem Objekt. Die übrigen Bedingungen wie in Abb. 122

Pendelwinkel insofern ändert als die Projektionen außerhalb der Mittelstellung weniger zum Bildaufbau beitragen als die Projektionen um die Mittelstellung.

Bei Schichtaufnahmen nach dem Planigraphieprinzip kommt zu dieser unterschied-lichen Strahlenschwächung im Objekt noch die durch den sich ändernden Focus—Emp-fangsorgan-Abstand hinzu, so daß bei größeren Pendelwinkeln der Anteil der Projektionen außerhalb der Mittelstellung am Bildaufbau noch weiter schwindet (Abb. 123), ein Effekt, der viele Konstrukteure dazu veranlaßte, bei Geräten, die nach diesem Prinzip gebaut sind, Schichtwinkel von mehr als $\pm 20^\circ$ nicht zu überschreiten bzw. nicht zu empfehlen. Der beschriebene Nachteil könnte dadurch behoben werden, daß während des Bewegungs-vorganges die Spannung oder die Stromstärke geändert wird. Dieser Vorschlag wurde schon von einigen Seiten (z. B. KEMPER) gemacht. Ein solcher Ausgleich ist jedoch nicht nur objekt- sondern auch spannungsabhängig. Er ließe sich exakt nur durch eine trägheits-lose Spannungs- oder Stromstärkeregulierung über ein ebenfalls trägheitslos registrierendes Momentandosimeter bewerkstelligen, ein Aufwand, der in keinem Verhältnis zum Nutzen steht. Dies dürfte wohl der Grund dafür sein, daß der Vorschlag in der Praxis nicht reali-siert wurde. Alle bisherigen Überlegungen gelten nur für eine gleichmäßige Bewegungs-geschwindigkeit des Systems pro Winkeleinheit. Jedoch ist die Pendelbewegung praktisch nur bei den Schichtsystemen nach dem Vallebona-Bozetti-Prinzip wirklich gleichförmig.

Schon bei Systemen, bei denen Objekt und Film quer zur Körperlängsachse gedreht werden, ist die Bewegung ungleichförmig. Normalerweise würde die Bewegungsgeschwindigkeit bis zu einem Maximum zunehmen und dann gleichbleiben, in Bezug auf den Pendelwinkel also unsymmetrisch sein. KEMPER hat dies bei seinem Homalographen dadurch vermieden, daß er die Bewegung hydraulisch steuert (s. S. 795). Dies gibt ihm außerdem die Möglichkeit, sie den unterschiedlichen Projektionsbedingungen anzupassen, wobei er annimmt, daß sich das Dickenverhältnis wie 2:1:2 verhält, was allerdings nur dann zutrifft, wenn man einen Pendelwinkel von $\pm\,60^0$ ($\cos 60^0 = 0{,}5$) verwendet. Er ändert deshalb die Winkelgeschwindigkeit im Verhältnis:

$$\frac{\omega_A}{\omega_{\max}} = \frac{1}{2} \quad \text{und} \quad \frac{\omega_{\max}}{\omega_E} = \frac{2}{1}\,.$$

Bei ω_A wird die Röhre ein- und bei ω_E ausgeschaltet (Abb. 124). In der Abbildung ist auch noch der zurückgelegte Bewegungswinkel α eingetragen. Er wurde berechnet als:

$$\alpha = \int\limits_{t_1}^{t_2} \omega \cdot dt\,,$$

wobei die Winkelgeschwindigkeit $\omega = f(t)$ ist, die der Bedingung $\omega_A : \omega_{\max} : \omega_E = 1:2:1$ genügt.

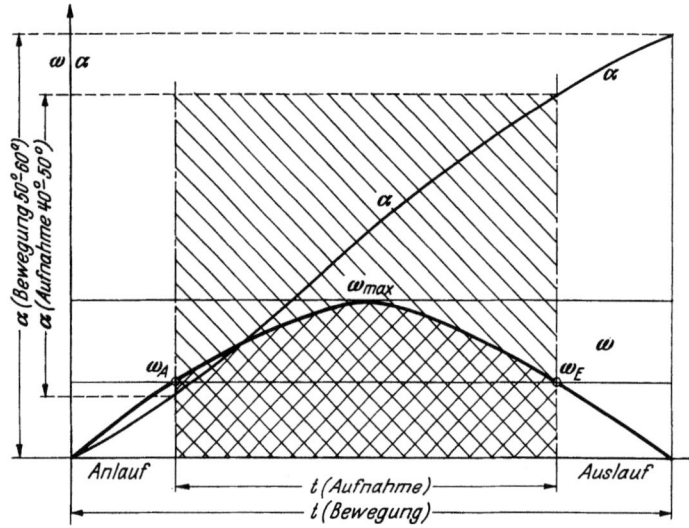

Abb. 124. Graphische Darstellung der Winkelgeschwindigkeit ω und des Bewegungswinkels α beim Schichtgerät Homalograph (nach KEMPER)

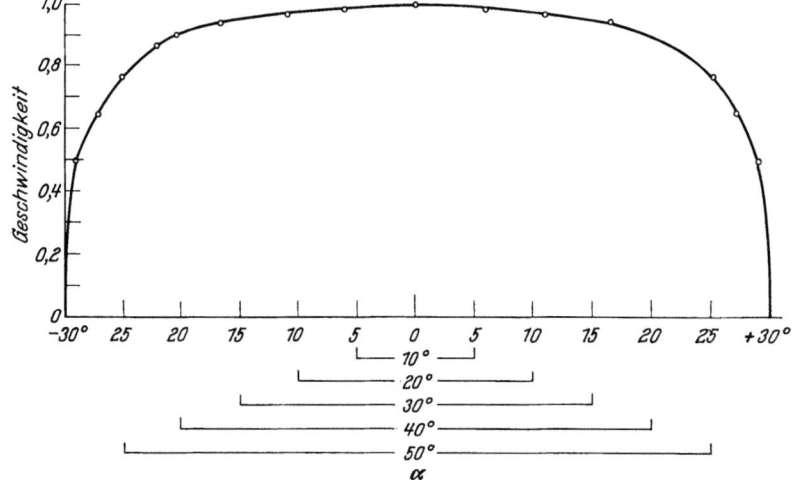

Abb. 125. Winkelgeschwindigkeit bei eindimensionaler Bewegung am Polytome

Auch bei Geräten, bei denen Röhre und Empfangsorgan bewegt werden, ist in der Regel die Winkelgeschwindigkeit während des Ablaufs unterschiedlich. Dies hat verschiedene Ursachen:

Bei den Geräten nach dem Tomographieprinzip wird die Pendelbewegung am Gerät durch Federzug bis zum Maximum beschleunigt und dann wieder abgebremst. Es entstehen dadurch ähnliche Kurvenformen wie in Abb. 124. Auch wenn, wie beim Polytome, durch ein mechanisches Übertragungssystem die Bewegung zweier gleichförmiger gegenläufiger Kreisbewegungen auf Röhre und Empfangsorgan übertragen werden (s. S. 743ff.), hat die resultierende Bewegung eine unterschiedliche Winkelgeschwindigkeit, die bei der linearen Bewegung zu einer sinusähnlichen Kurve führt. Sie ist in Abb. 125 dargestellt.

Bei den Geräten nach dem Planigraphieprinzip ist die eigentliche Ablaufgeschwindigkeit, d.h. die Geschwindigkeit auf der Strekke, innerhalb der die Belichtung erfolgt, in der Regel gleichförmig. Da die Bewegung jedoch auf einer Geraden abläuft und nicht auf einem Kreisbogen um die Bewegungsachse, führt dies zu einer unterschiedlichen Winkelgeschwindigkeit (Abb. 126). Auch hier ist die relative Bewegung in den Segmenten um die Mittelstellung schneller als in den beiden Extremen. Dadurch können die relative Dickenzunahme des Objektes und die Abstandsvergrößerung zum Teil wieder ausgeglichen werden. In Abb. 126 sind die Einflüsse der verschiedenen Faktoren auf die Dosis am Empfangsorgan und die daraus resultierende Dosis in Abhängigkeit vom Pendelwinkel, wieder für einen wasseräquivalenten Körper von 20 cm senkrechtem Durchmesser, bei einer Aufnahmespannung von 70 kV und einem Focus—Empfangsorgan-Abstand von 140 cm dargestellt. Daraus erkennt man, daß

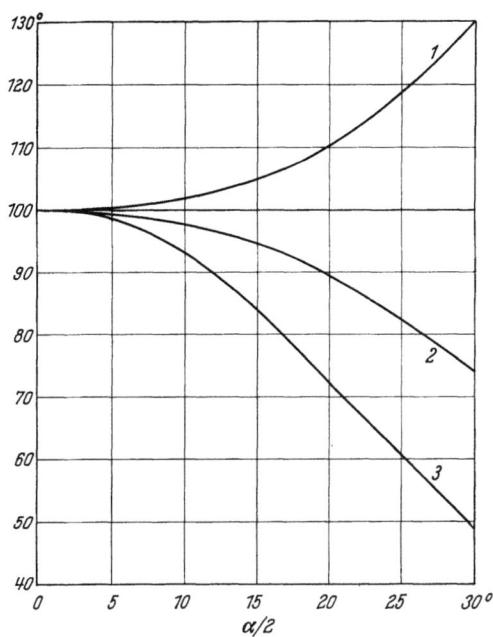

Abb. 126. Einfluß der verschiedenen Faktoren (Winkelgeschwindigkeit, Zunahme der Durchstrahlungsdicke und Zunahme der Entfernung Röhre-Empfangsorgan) auf die Dosis am Empfangsorgan als Funktion des Strahleneinfallswinkels. Objektdurchmesser 20 cm, Aufnahmespannung 70 kV, Focus-Empfangsorgan-Abstand 140 cm. *1* Dosiserhöhung durch Abnahme der Winkelgeschwindigkeit; *2* Abnahme der Einfalldosis durch Zunahme der Entfernung; *3* resultierende Dosis am Film

bei einem Pendelwinkel von 50° die Dosis, die das Empfangsorgan von der Röhre in den Endstellungen erhält, noch etwa 60% der Dosis in der Mittelstellung ausmacht.

Da die unterschiedliche Winkelgeschwindigkeit bei eindimensionaler Bewegung und eventuell der unterschiedlichen Pendelwinkel bei mehrdimensionalen Bewegungen zu sehr unterschiedlichen Summierungsbedingungen im Projektionsbild führen, wurde von der ICRU vorgeschlagen, den Mittelwert aller Projektionswinkel als mittleren Schichtwinkel zu bezeichnen (hierunter wird die zeitliche Summierung der einzelnen Projektionswinkel verstanden) und als effektiven Schichtwinkel (effective exposure angle) den Mittelwert der extremen Pendelwinkel, eine Bezeichnung, die nur für bestimmte mehrdimensionale Bewegungen benötigt wird. Daneben können für diese mehrdimensionalen Bewegungen auch zwei Pendelwinkel in zwei zu einander senkrecht liegenden Richtungen angegeben werden.

γγ) Bewegungsform

Bei der eindimensionalen Tomographie sind, wie schon in Kapitel 2g, α, αα erörtert wurde, Objekte, deren Grenzflächen eine bestimmte Neigung haben, nur dann darstellbar,

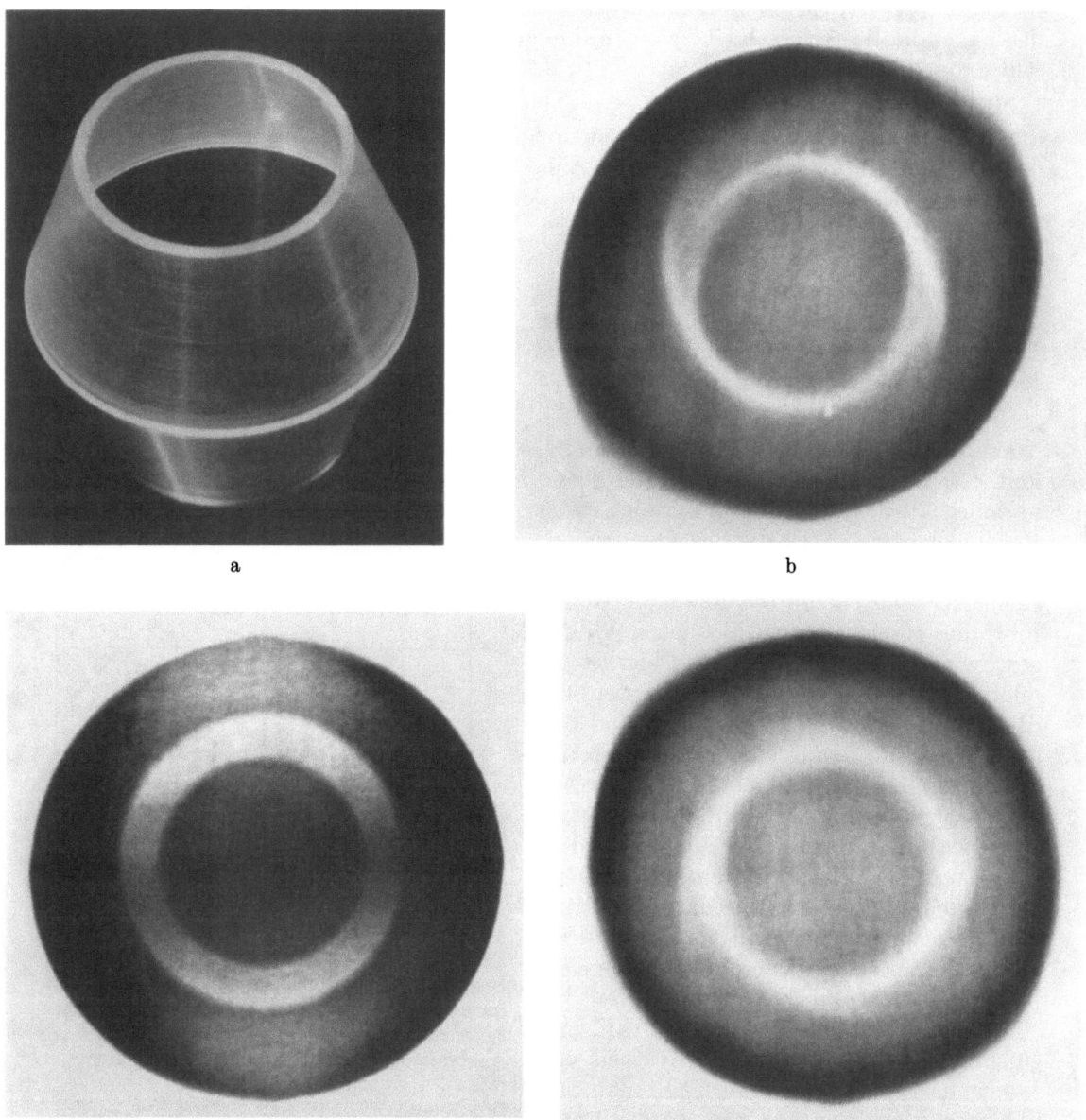

a   b

c   d

Abb. 127a—d. a Plexiglasphantom in Form eines Kegelstumpfes mit 15⁰ Neigung. b Tomogramm des Kegel-
stumpfs mit eindimensionaler Röhren-Film-Bewegung, Schichtwinkel 45⁰. c Ruheaufnahme. d Tomogramm
bei geradliniger Röhren-Film-Bewegung in zwei zueinander senkrecht stehenden Richtungen

wenn sie in der Verlaufsrichtung der Bewegung geneigt sind. Ist dies nicht der Fall, ist
ihre „Gestalt" nicht zu erkennen. Dieses Problem läßt sich besonders deutlich an einem
Kegelstumpf demonstrieren (Abb. 127a). Das eindimensionale Tomogramm (Abb. 127b)
bringt nur in einer Richtung — der Bewegungsrichtung — eine verbesserte Darstellung
gegenüber der Übersichtsaufnahme (Abb. 127c). Um diesen bekannten Nachteil der eindimensionalen Verwischung, der z.B. bei der Darstellung von Kavernen störend in Erscheinung treten kann, auszugleichen, wurde verschiedentlich vorgeschlagen (JANKER;
HAUSSER), den Patienten noch in einem anderen Winkel zur Verwischungsrichtung zu
lagern und die Tomogramme dann zu wiederholen, d.h. in zwei Arbeitsgängen in zwei
Dimensionen zu verwischen. Bei Objekten oder Objektdetails, die eine bekannte Hauptverlaufsrichtung haben (z.B. Knochen, Gefäße, Bronchien u.ä.) kann man auch von vorn-

herein durch entsprechende Lagerung versuchen, die Verwischung quer zur Hauptverlaufsrichtung durchzuführen. Berücksichtigt man aber, wie fehlerhaft das Bild bei eindimensionaler Verwischung überhaupt sein kann und wie schwer es oft ist, vorauszusagen,
welche andere Verwischungsrichtung zum gewünschten Ergebnis führt, so wird klar,
daß eine mehrdimensionale Bewegung auf jeden Fall einen besseren Erfolg garantiert. Es
kann auch schon rein überlegungsmäßig gesagt werden, daß diejenige Bewegungsfigur die
meisten Details wirklichkeitsgetreu abbilden wird, die bei einem möglichst gleichmäßigen
Ausschlag in jeder Richtung zu möglichst vielen Strahleneinfallswinkeln führt, und daß
diese Figur die geometrische Spirale ist.

Durch die vielen Windungen und die gleichmäßige Winkelgeschwindigkeit sind der
effektive Schichtwinkel und der mittlere Schichtwinkel bei der geometrischen Spirale
noch größer als bei der Hypocycloiden. Der Nachteil dieser Verwischungsfiguren liegt in
der Belichtungszeit, die um so länger ist, je komplizierter die Bewegungsfigur gewählt wird.

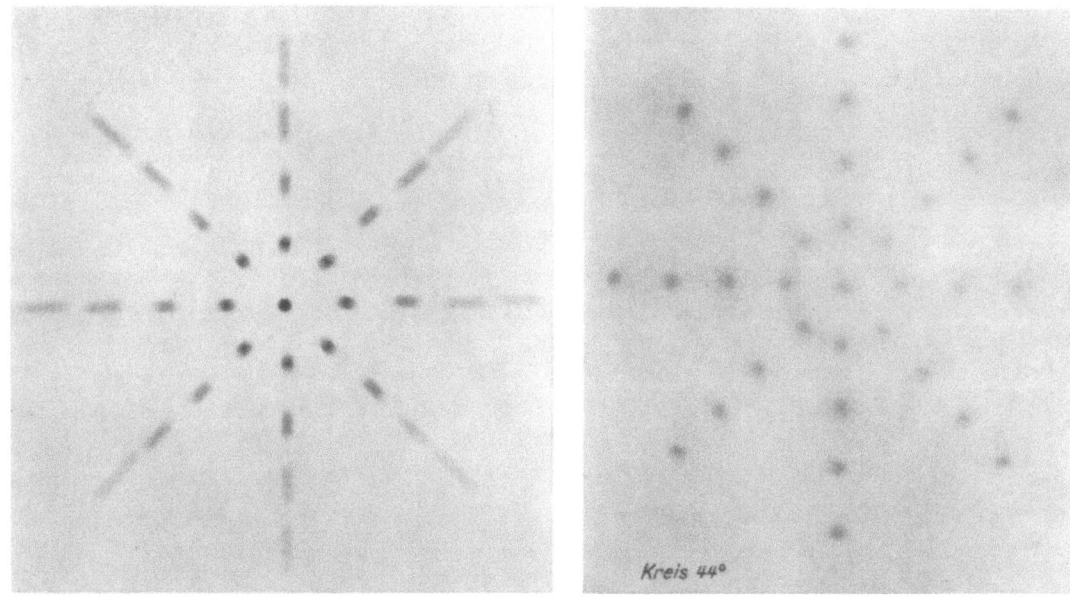

a   b

Abb. 128a u. b. Ruheaufnahme (a) und Tomogramm (b) eines Bohrlochphantoms. Das mittlere Bohrloch verläuft senkrecht, die im Kreis angeordneten haben, von innen nach außen zunehmend, eine Neigung von 5⁰, 10⁰
15 und 20⁰

Die übrigen mehrdimensionalen Bewegungen sind in zwei Gruppen einzuteilen:
a) Kreisbewegungen,
b) mehrdimensionale Bewegungen mit Vorzugsrichtung.

Bei der Kreisbewegung gibt es in der Regel keine Projektion im Mittelpunkt des
Systems. Senkrecht zum Empfangsorgan verlaufende Grenzen werden deshalb nur un-
scharf oder überhaupt nicht dargestellt. Das Ausmaß der Unschärfe hängt dabei von der
Größe des Pendelwinkels und von der Einfallsrichtung ab. Je größer der Pendelwinkel
gewählt wird, desto unschärfer werden die Details um den Drehpunkt abgebildet. In
Abb. 128a und b wird dies an einem Bohrlochphantom veranschaulicht, bei dem das mittlere
Loch senkrecht und die im Kreis angeordneten Bohrlöcher jeweils 5⁰, 10⁰, 15⁰ und 20⁰
geneigt sind. Im allgemeinen verwendet man deshalb bei Schichtgeräten mit kreisförmiger
Verwischung nicht zu große Pendelwinkel.

ZIEDSES DES PLANTES verwendet die Kreisbewegung noch für eine spezielle Technik,
die er als Zonographie bezeichnet:

Der Zweck dieser Methode ist es, bestimmte Substrate in einer der Übersichtsaufnahme ähnlichen Projektion mit möglichst hohem Kontrast darzustellen. Es soll dabei

kein Schichtbild im üblichen Sinne erzeugt werden sondern eine Art Summationsaufnahme eines nicht zu ausgedehnten räumlichen Gebildes innerhalb des Gesamtobjektes — einer Zone — auf dem die auf einer Ruheaufnahme störenden Überlagerungen durch andere,

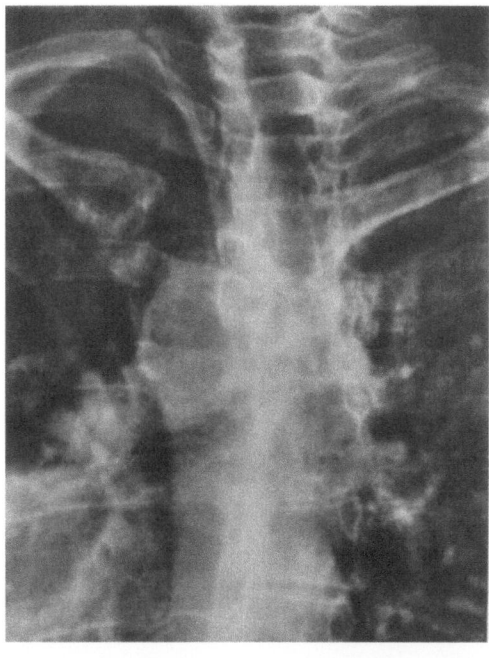

a

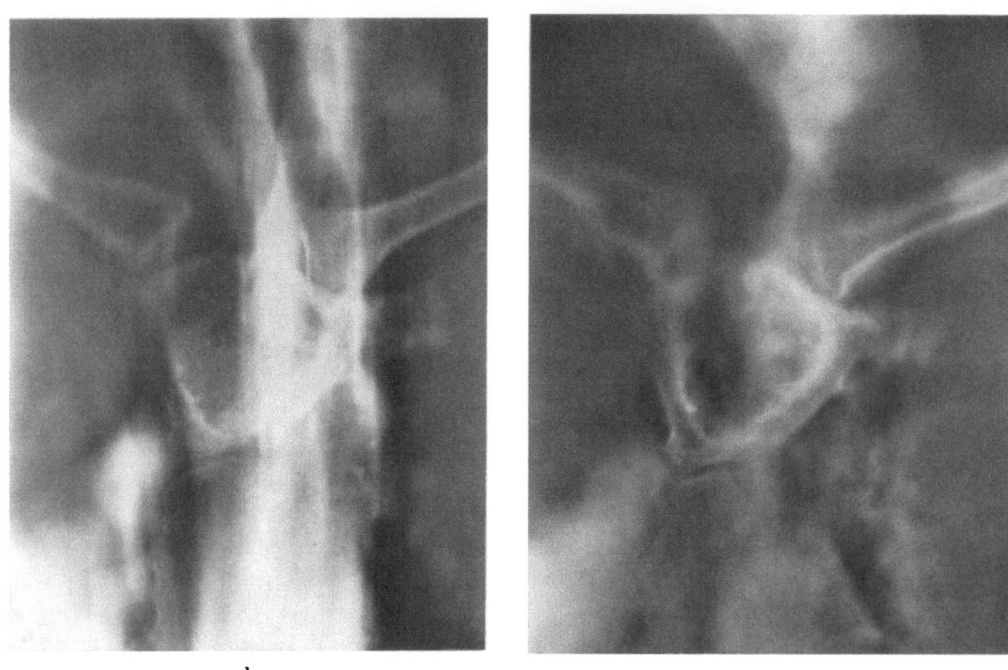

b   c

Abb. 129a—c. Übersichtsaufnahme (a), Zonogramm (b) mit linearer und Tomogramm (c) mit kreisförmiger Verwischung eines Sternums

sehr kontrastreiche Substrate gemindert ist. Dies wird dadurch erreicht, daß die Kreisbewegung unter einem Winkel von 2^0 bis maximal 10^0 erfolgt. Auf diese Weise lassen sich nach Ziedses des Plantes z.B. das Sternum, die Nieren und die Gallenblase darstellen.

Streng genommen handelt es sich bei diesem Verfahren natürlich auch um Tomographie. Es ist im Prinzip die gleiche, die LINDBLOM mit seinem Präzisions-Planigraphen (Schichtwinkel 8°) ausführt. In Abb. 129a—c sind die Ergebnisse der üblichen Tomographie bei 30°, der Zonographie und der Übersichtsaufnahme einander gegenübergestellt.

Die beschriebenen Nachteile der Kreisbewegung treten bei den Verfahren, bei denen sie nicht senkrecht über dem Empfangsorgan erfolgt, wie z.B. bei der transversalen Schichtaufnahme und verwandten Verfahren, nicht auf. Hier bietet sie die beste Darstellungsmöglichkeit, abgesehen davon, daß zusammengesetzte mehrdimensionale Bewegungen aus konstruktiven Gründen überhaupt nicht in Frage kommen. Die hier vorliegenden geometrischen Gegebenheiten wurden bereits unter 2g, α, αα (S. 817) beschrieben.

Eine mehrdimensionale Bewegung mit Vorzugsrichtung ist sowohl bei der von KREMER inaugurierten geradlinigen Mehrfachverstreichung gegeben, die z.B. am Pluristrator der Firma Zuder ohne Umlagerung des Patienten automatisch möglich ist, wie z.B. auch bei der Ellipse, der Sinus- und der Spiralbewegung (MARSTRANDER). Schließlich liegt sie auch in der Kleeblattform des Polytome von SANS und PORCHER vor. Sie ist dadurch charakterisiert, daß der maximale Bewegungsausschlag nur nach wenigen Richtungen hin erfolgt, während nach anderen Richtungen hin entweder überhaupt kein Ausschlag oder nur ein kleinerer stattfindet (Abb. 130), d.h. es werden in einigen Projektionen mehr Details erfaßt als in anderen. Dies läßt sich aus Abb. 131 erkennen, in der mit verschiedenen Ellipsenformen gewonnene Tomogramme des bereits in Abb. 128 beschriebenen Bohrlochphantoms abgebildet sind. Es muß jedoch betont werden, daß auch diese Bewegungsfiguren, was die Abbildung von Details in der Schicht anbetrifft, der eindimensionalen Bewegung überlegen sind (Abb. 132).

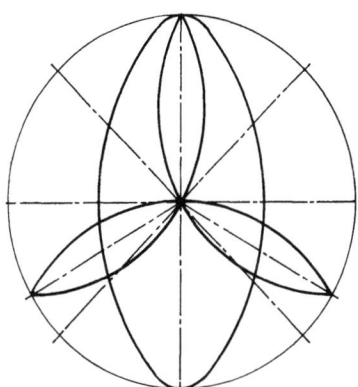

Abb. 130. Die unterschiedlichen Bewegungsausschläge nach den verschiedenen Richtungen bei elliptischer und kleeblattförmiger Röhrenbewegung im Vergleich zur Kreisbewegung

δδ) Vergrößerung

Im allgemeinen wird im Röntgenbild von der durch die Geometrie (Verhältnis des Focus—Film-Abstand zum Focus—Objekt-Abstand) gegebenen unterschiedlichen Vergrößerung innerhalb des Objekts nur selten Kenntnis genommen. Hier stehen Fragen des Kontrastes und des Auflösungsvermögens im Vordergrund. Der genaue Vergrößerungsfaktor wird lediglich dann berechnet, wenn es gilt, wahre Organgrößen, z.B. als Grundlage von Bestrahlungsplänen, zu ermitteln. Im Schichtbild dagegen fällt die Vergrößerung aus verschiedenen Ursachen stärker auf und wird daher auch beachtet:

Bei verschiedenen Schichtsystemen ist der Vergrößerungsfaktor gegenüber der Ruheaufnahme höher, so z.B. bei Geräten für transversale Schichtaufnahmen und bei Geräten mit Bewegung von Röhre und Empfangsorgan auf Kreisbögen bzw. Kugelkalotten. Hier liegt, wie im Kapitel 2e, δ, αα (S. 761), Abb. 53 gezeigt werden konnte, das Vergrößerungsverhältnis bei 1:1,3 bis 1:1,4, während es bei Röntgenübersichtsaufnahmen von unter 1:1,1 bis etwa 1:1,2 beträgt.

An Geräten nach dem Planigraphieprinzip ist der Vergrößerungsfaktor variabel und von der Schichthöhe abhängig. Er ist hier in den üblichen Schichthöhen meist genau so groß oder nur wenig größer als auf den Übersichtsaufnahmen (etwa 1:1,1 bis 1:1,3).

Durch die Abbildung einer mehr oder weniger isolierten und im Vergleich zur Übersichtsaufnahme kontrastärmeren Schicht wird oft trotz des gleichen Vergrößerungsmaßstabes im Schichtbild die geometrische Unschärfe stärker sichtbar als auf der Übersichtsaufnahme. Dies gilt auch für Tomogramme nach dem Planigraphieprinzip, besonders für die vom Empfangsorgan weiter entfernt liegenden Schichten, bei denen die Halbschattenbreite dann auf Werte um 0,4 mm ansteigt (Abb. 133). Wenn jedoch die Vergrößerung im

Tomogramm merklich höher ist als auf Übersichtsbildern, z.B. infolge eines kleinen Focus—Empfangsorgan-Abstandes, so fällt gegenüber dem Übersichtsbild nicht nur die geänderte Objektgröße, sondern vor allem die zusätzliche Randunschärfe besonders auf. Diese Erscheinung wird noch dadurch unterstützt, daß mit dem Vergrößerungsfaktor

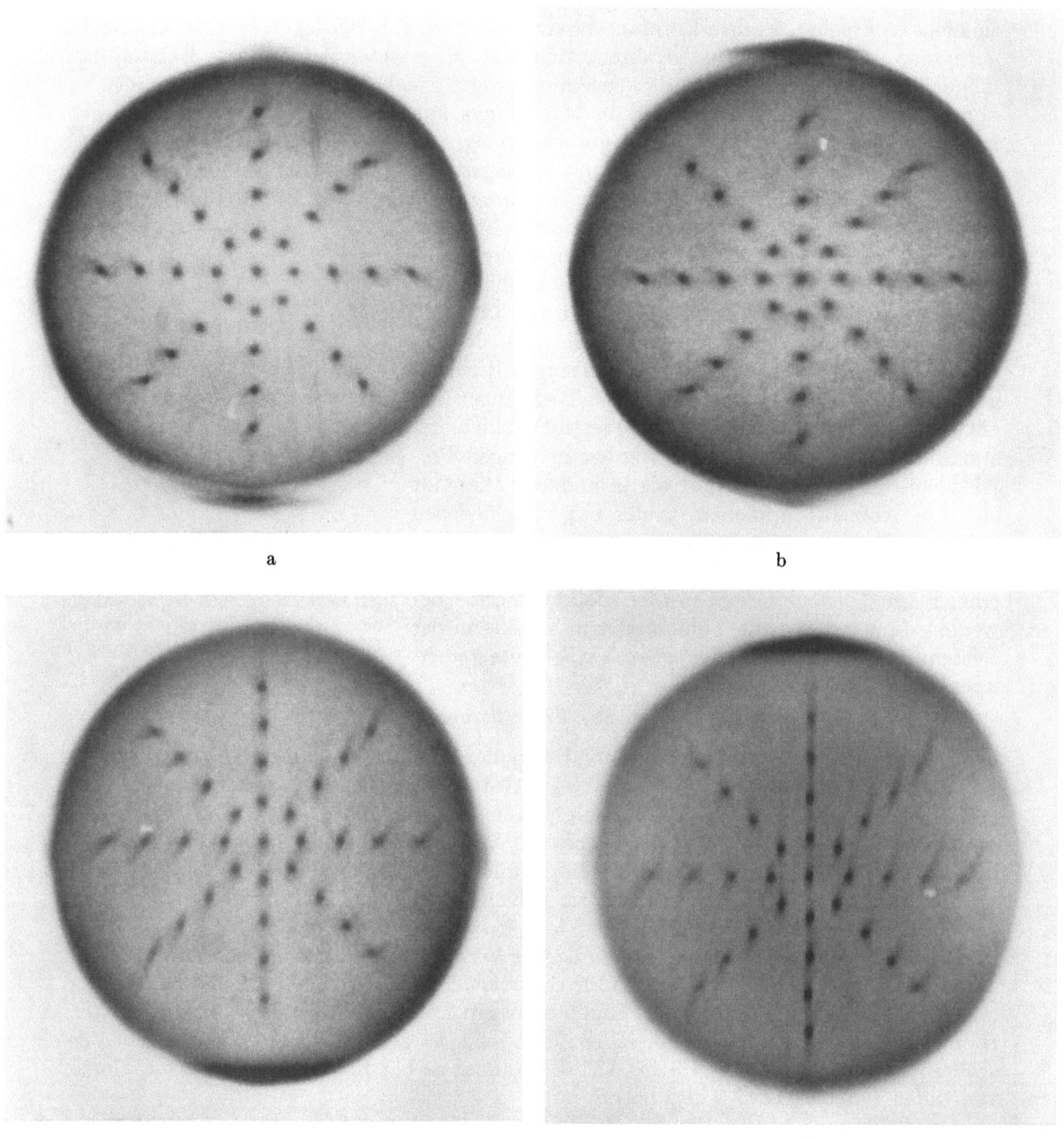

a   b

c   d

Abb. 131a—d. Tomogramme des in Abb. 128 beschriebenen Bohrlochphantoms, die mit verschiedenen Bewegungsfiguren aufgenommen wurden. a Kreis 30°. b Ellipse 37°/23°. c Ellipse 18°/47. d Gerade 40°

sich auch alle übrigen, für die Schichtaufnahme charakteristischen Faktoren ändern. So ändert sich z.B., wie später gezeigt wird, die Zahl der gleichzeitig abgebildeten Ebenen, die sog. Schichtdicke. Dies führt zu einer weiteren Kontrastminderung des Bildes und damit auch in solchen Fällen, in denen die geometrische Unschärfe noch nicht die Größe der anderen Unschärfen erreicht, zu einer „Detailverarmung" des Bildes. In Abb. 134 ist ein

Plexiglasstern einmal als Stehaufnahme und einmal im Tomogramm bei einem Pendelwinkel von etwa 40° dargestellt. Daran läßt sich der unterschiedliche Schärfeeindruck deutlich erkennen.

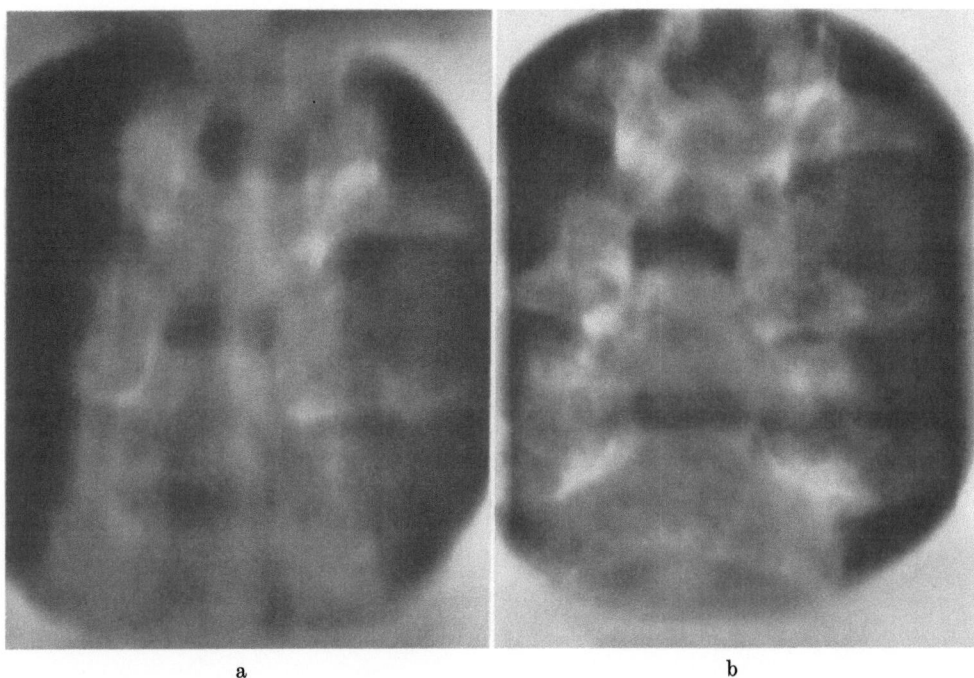

Abb. 132a u. b. Tomogramme einer metastatisch veränderten Wirbelsäule. a geradlinige Bewegung. b elliptische Bewegung

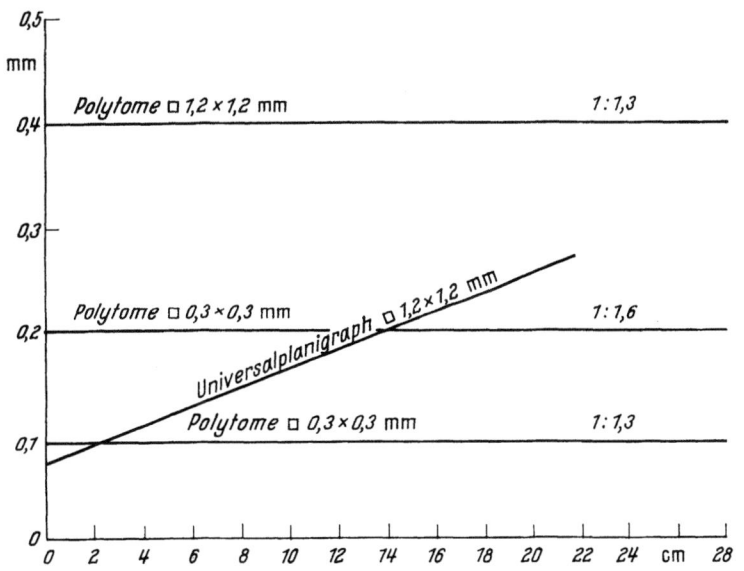

Abb. 133. Geometrisch bedingte Randunschärfe (sog. geometrische Unschärfe) beim Universalplanigraph und beim Polytome in Abhängigkeit von der Schichthöhe

β) Einfluß der geometrischen Faktoren auf die Objekte außerhalb der Schicht

Zweck der Tomographie ist es, Objekte, die außerhalb der Schicht liegen, während der Bewegung des Systems nicht auf ein und derselben Stelle abzubilden, sondern sie wandern zu lassen. Sie werden, wie der allgemein übliche Ausdruck hierfür heißt, „verwischt". Dabei versteht man unter Verwischung stets den Vorgang des Wanderns eines

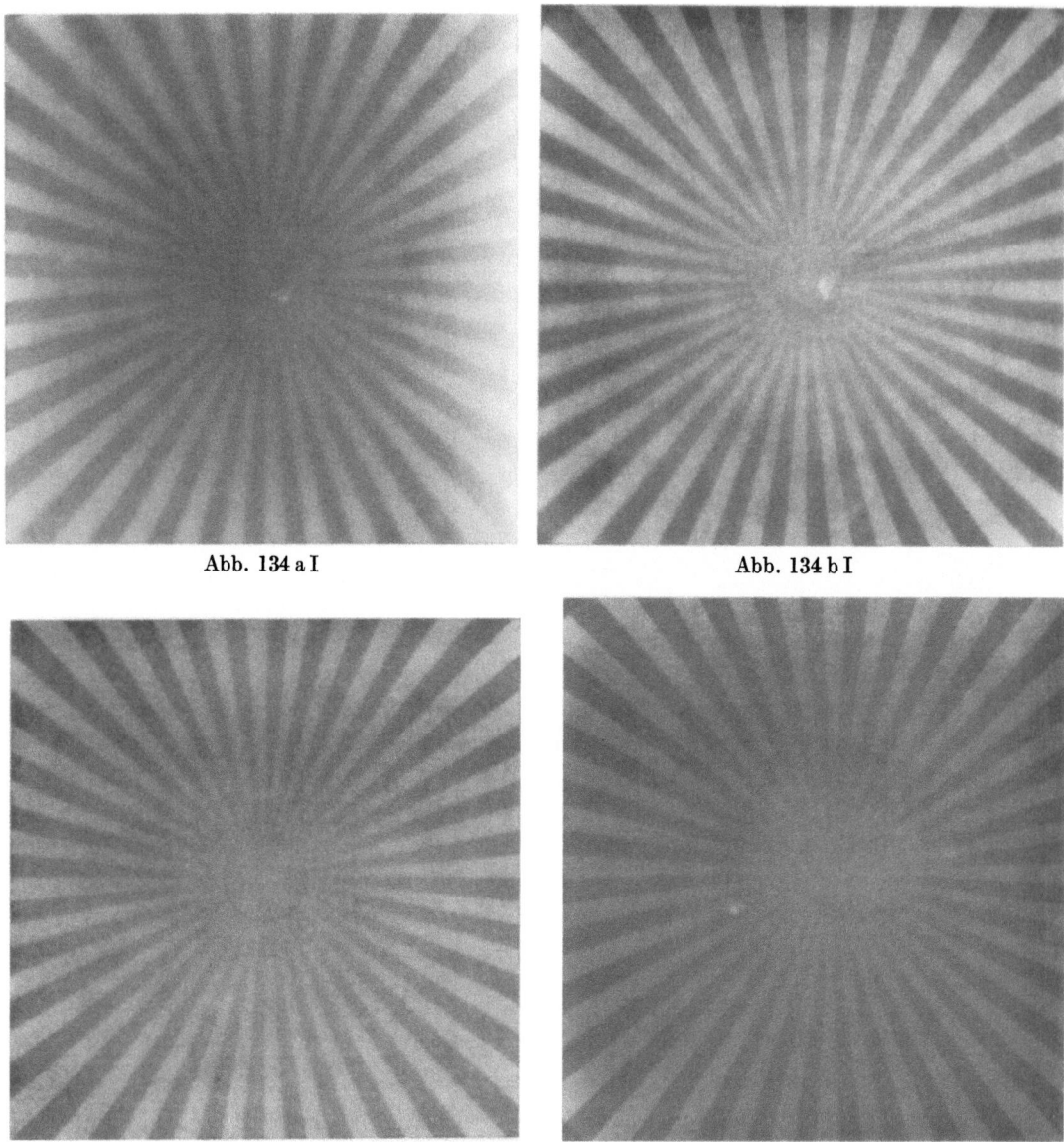

Abb. 134 a I   Abb. 134 b I

Abb. 134 a II   Abb. 134 b II

Abb. 134a u. b. Darstellung eines Plexiglassterns als Stehaufnahme und als Tomogramm zur Demonstration der im Schichtbild stärker sichtbaren Unschärfezunahme bei Vergrößerung des Focus-Empfangsorgan- bzw. Verringerung des Focus-Objekt-Abstandes. Focus-Empfangs-Organ-Abstand konstant 140 cm, Objekt-Empfangs-organ-Abstand (I) 7, (II) 14, (III) 21 u. (IV) 28 cm. a Ruheaufnahme. b Schichtaufnahme

Objektpunktes außerhalb der Schicht auf dem Empfangsorgan, gleichgültig, ob sich dieses Objekt noch darstellt oder nicht. Unter Verwischungsweg (V) wird die Strecke verstanden, die ein Punkt während der Bewegung auf dem Empfangsorgan zurücklegt. Alle unter 2g, α genannten Größen bestimmen auch den Verwischungsweg. Hinzu kommt noch der Abstand des zu betrachtenden Punktes von der Schichtebene.

Bevor auf die einzelnen Faktoren eingegangen wird, soll zunächst gezeigt werden, daß alle Punkte im gleichen Abstand von der Schichtebene, unabhängig von ihrem Abstand vom Zentralstrahl, eine gleich große Verwischung erfahren und bei den meisten Bewegungssystemen auch in der gleichen Richtung verwischt werden. Diesen Nachweis bringt Abb. 135. Wenn die Behauptung zutrifft, müssen die Strecken $P_0'P_1'-E_0'E_1'$ und $Q_0'Q_1'-E_0'E_1'$ gleich sein. ($E_0'E_1'$ ist die Strecke, die das Empfangsorgan durch die Systembewegung wandert.)

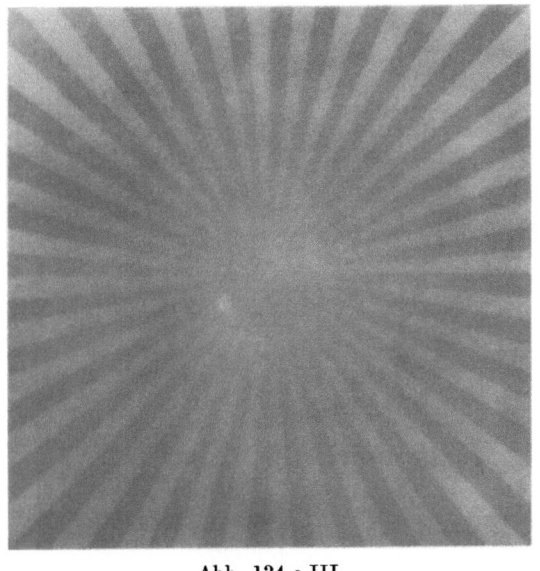

Abb. 134 a III

Abb. 134 b III

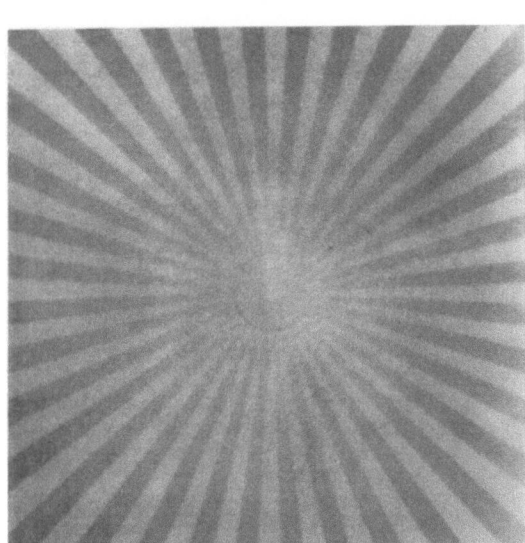

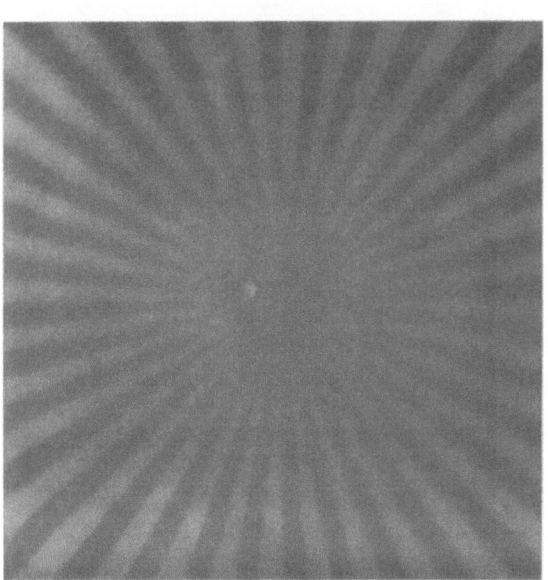

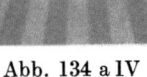

Abb. 134 a IV

Abb. 134 b IV

Folgende Voraussetzungen sind gegeben:

$$\frac{PP_0'}{F_0P} = \frac{QQ_0'}{F_0Q} \; ; \; \frac{P_0'P_1'}{F_1F_0} = \frac{PP_0'}{F_0P} = \frac{QQ_0'}{F_0Q} \; ; \; \frac{Q_0'Q_1'}{F_1F_0} = \frac{QQ_0'}{F_0Q} \; ;$$

daraus ergibt sich:

$$\frac{P_0'P_1'}{F_1F_0} = \frac{Q_0'Q_1'}{F_1F_0} \; ;$$

danach ist: $P_0'P_1' = Q_0'Q_1'$ und ebenso $P_0'P_1' - E_1'E_0' = Q_0'Q_1' - E_0'E_1'$.

Zur Berechnung des Verwischungsweges aus den angeführten Größen haben eine Reihe von Autoren (BRONKHORST; DUHAMEL; PÖSCHL; VIETEN; DE VULPIAN u.a.) eine Formel entwickelt. Abb. 136 veranschaulicht die Ableitung.

Gesucht ist die Strecke:

$$V_Q = Q_1E_1 + Q_2E_2 \quad \text{bzw.} \quad V_{Q'} = Q_1'E_1 + Q_2'E_2 \, .$$

Es bestehen folgende Beziehungen:

$$Q_1'E_1 + Q_1E_2 = Q_1Q_2 - E_1E_2 \quad \text{bzw.} \quad Q_1'E_1 + Q_2'E_2 = E_1E_2 - Q_1'Q_2';$$

$$\frac{Q_1Q_2}{T} = \frac{d+h}{D-h}; \qquad \frac{Q_1'Q_2'}{T} = \frac{d-h}{D+h}; \qquad \frac{E_1E_2}{T/2} = \frac{d}{D}; \qquad T = 2 \cdot D \operatorname{tg} \alpha/2;$$

daraus folgt:

$$V_Q = \frac{T(d+h)}{D-h} - \frac{Td}{D}; \qquad\qquad V_Q = \frac{Td}{D} - \frac{T(d-h)}{D+h};$$

$$= \frac{DT(d+h) - dT(D-h)}{D(D-h)}; \qquad\qquad = \frac{dT(D+h) - DT(d-h)}{d(D+h)};$$

$$= \frac{T \cdot h(d+D)}{D(D-h)}; \qquad\qquad = \frac{T \cdot h(D+d)}{D(D+h)};$$

oder allgemein:

$$V = \frac{T \cdot h(D+d)}{D(D \pm h)} = \frac{2 \cdot \operatorname{tg} \alpha/2\,(D+d)}{D \pm h},$$

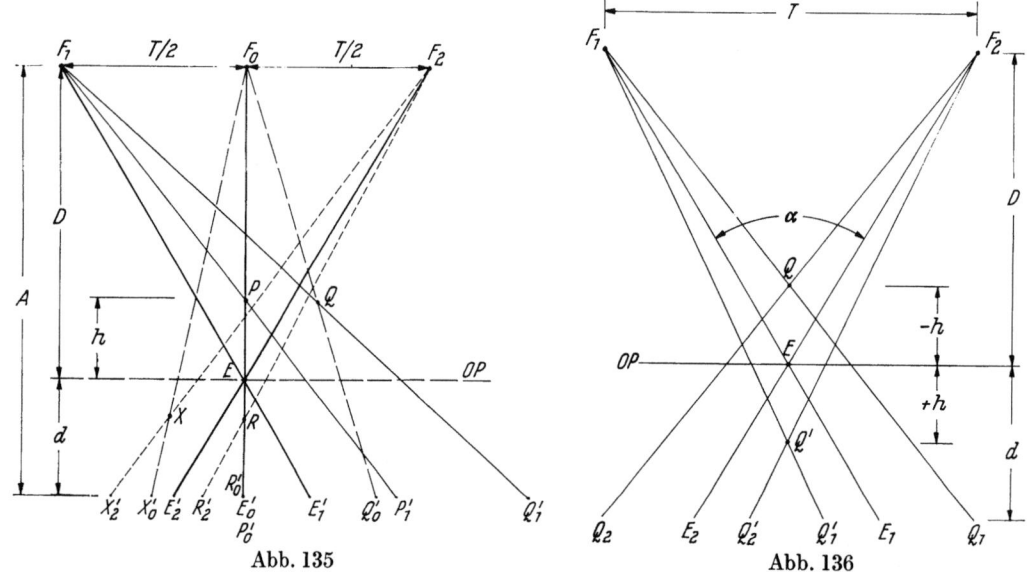

Abb. 135   Abb. 136

Abb. 135. Alle Punkte im gleichen Abstand von der Schichtebene (OP) haben unabhängig von ihrem Abstand vom Zentralstrahl einen gleich großen Verwischungsweg auf dem Empfangsorgan

Abb. 136. Berechnung des Verwischungsweges eines Punktes außerhalb der Schichtebene bei Systemen mit Röhren-Empfangsorganbewegung in Richtung der Schichtebene

wobei das negative Vorzeichen von h bedeutet, daß der zu betrachtende Punkt oberhalb, das positive, daß er unterhalb der Schichtebene liegt.

Vieten hat auch die Verwischung für Systeme berechnet, bei denen die Bewegung von Röhre und Empfangsorgan senkrecht zur Projektionsebene erfolgt (2d, α, γγ, S. 747). In diesem Falle ergibt sich eine Verwischung nach der Gleichung:

$$V_s = \frac{T \cdot h \cdot q \,(D+d)}{(D \pm h)^2 - (T/2)^2}.$$

Der in dieser Gleichung hinzugekommene Faktor q bedeutet den Abstand des zu betrachtenden Punktes vom Zentralstrahl. Daraus folgt, daß die Verwischung in diesem Fall vom Abstand des Punktes vom Zentralstrahl abhängig ist und daß im Zentralstrahlbereich selbst ($q = 0$) überhaupt keine Verwischung stattfindet. Sie verläuft auch nicht, wie sonst, in Richtung der Röhrenbewegung, sondern radiär dazu.

Ein Teil der genannten Autoren, wie z. B. PÖSCHL und VIETEN, haben auch den Anteil einzelner Größen am Verwischungsweg untersucht.

Auch hier sollen noch einmal sämtliche Faktoren einander gegenübergestellt werden, um einen Überblick über ihren zahlenmäßigen Anteil an der Verwischung zu erhalten.

αα) *Abstand des Störobjekts von der Schichtebene*

In Abb. 137 sind die Verwischungswege von zwei Punkten außerhalb der Schichtebene bei einem Focus—Empfangsorgan-Abstand von 140 cm, einem Schichtebene—Empfangsorgan-Abstand von 20 cm und einem Pendelwinkel von 40° aufgetragen, wobei der eine zu betrachtende Punkt röhrenwärts von der Schichtebene, der andere in Richtung des Empfangsorgans liegt. Wie bereits nach der Formel zu erkennen, wird der Verwischungsweg bei gleicher Entfernung von der Schichtebene größer, wenn der Punkt auf der Röhrenseite liegt (negatives Vorzeichen von h). Dies zeigt, daß es zweckmäßig ist, den Patienten zur Schichtaufnahme so zu lagern, daß größere und dichtere Störschatten nach Möglichkeit oberhalb der Schichtebene liegen.

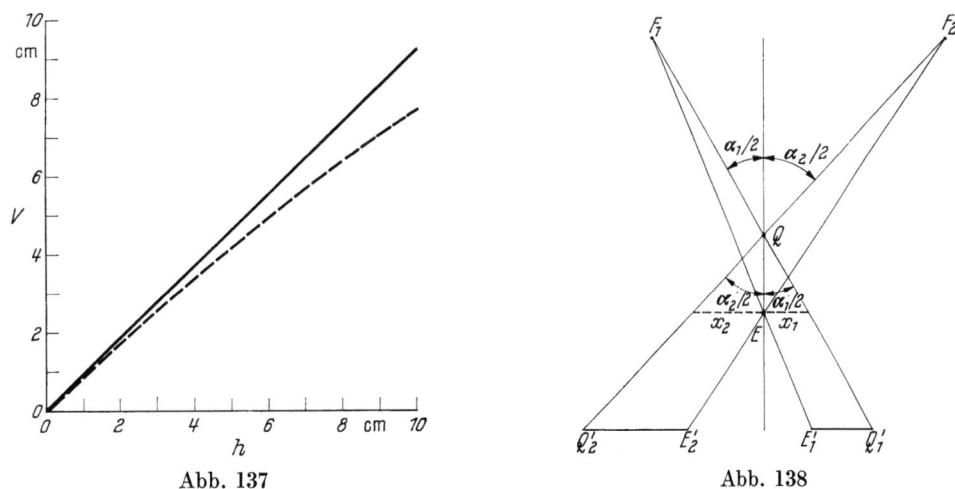

Abb. 137   Abb. 138

Abb. 137. Verwischungsweg (V) von Punkten außerhalb der Schicht in Abhängigkeit ihres Abstandes von der Schichtebene. ——— Abstand in Richtung zur Röhre; - - - - - Abstand in Richtung zum Empfangsorgan. Schichtwinkel 40°, Abstand Focus-Empfangsorgan 140 cm; Abstand Schichtebene-Empfangsorgan 20 cm

Abb. 138. Abhängigkeit des Verwischungsweges vom Pendelwinkel

ββ) *Größe des Schichtwinkels*

In Abb. 138 wird gezeigt, daß der Verwischungsweg vom Pendelwinkel abhängig ist. Die Strecken $E_1'Q_1'$ und $E_2'Q_2'$ sind die Verwischungswege, die der Punkt Q durch die Pendelwinkel $\alpha_1/2$ und $\alpha_2/2$ erfahren hat. Das Verhältnis dieser Strecken ist gleich dem Verhältnis der Strecken x_1 und x_2. Sie sind dem Tangens des Winkels $\alpha_1/2$ bzw. $\alpha_2/2$ direkt proportional, denn: $x_1 = \overline{QE}\operatorname{tg}\alpha_1/2$ und $x_2 = \overline{QE}\operatorname{tg}\alpha_2/2$.

Diese Beziehung ist auch in der eingangs abgeleiteten Formel von VIETEN bereits enthalten, denn die Strecke T läßt sich ebenfalls als Tangensfunktion des Schichtwinkels ausdrücken: $T = 2 \cdot D \cdot \operatorname{tg}\alpha/2$. Setzt man diesen Ausdruck in die Formel ein, so ergibt sich der Verwischungsweg als:

$$V = \frac{2 \cdot h \cdot \operatorname{tg}\alpha/2\,(D+d)}{D \pm h}.$$

In Abb. 139 ist er für zwei Objektpunkte, die 1 und 5 cm außerhalb der Schichtebene liegen berechnet (Focus—Empfangsorgan-Abstand 1,40 m, Drehpunkt—Empfangsorgan-Abstand 20 cm).

γγ) Einfluß der Bewegungsfigur

Die mehrdimensionale Bewegung hat nicht nur für die Darstellung der Objektelemente in der Schicht große Vorteile, sondern vor allem auch für die Verwischung der Objektdetails außerhalb der Schichtebene. Ganz allgemein kann gesagt werden, daß der Verwischungsweg von Punkten außerhalb der Schicht um so größer ist, je größer die Figur und je größer der effektive Pendelwinkel sind. Diese Punkte beschreiben ja auf dem Empfangsorgan die gleiche Figur wie der Röhrenfocus. Auch hier wird deshalb die geometrische Spirale je nach der Zahl ihrer Windungen einen um mindestens eine Zehnerpotenz längeren Verwischungsweg ergeben als die Gerade und auch einen beträchtlich längeren als der Kreis.

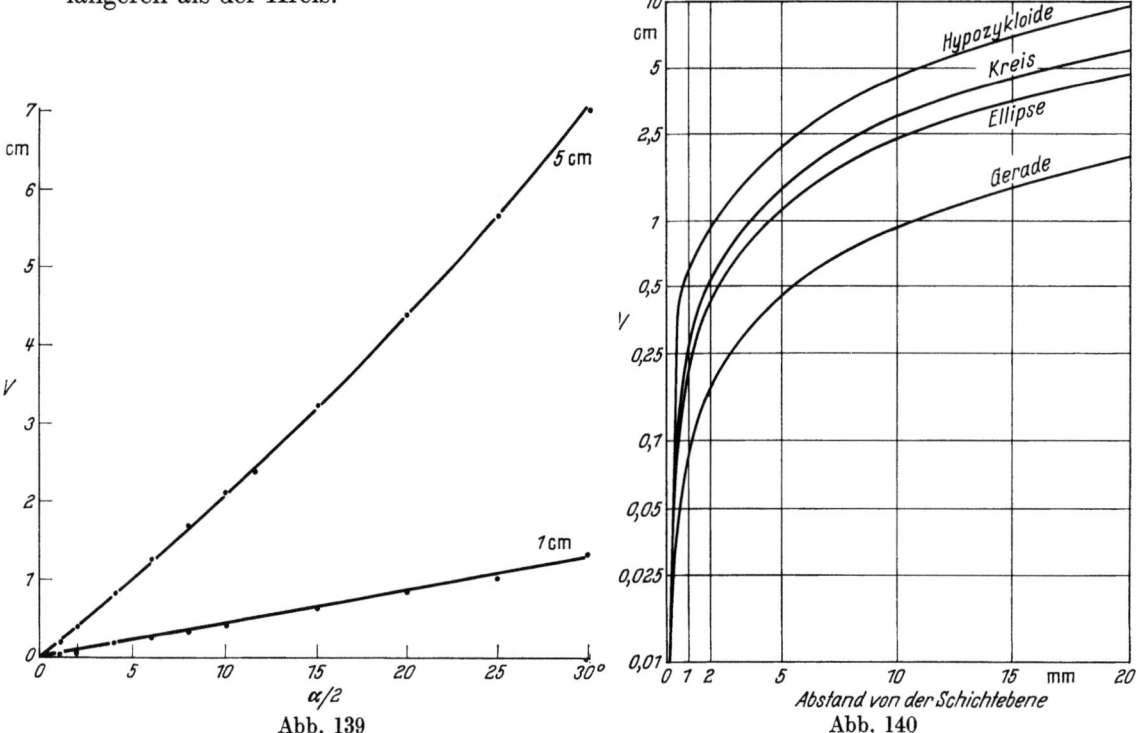

Abb. 139

Abb. 140

Abb. 139. Verwischungsweg zweier Punkte in 1 und 5 cm (röhrenseitigem) Abstand von der Schichtebene in Abhängigkeit vom Pendelwinkel. Sonstige geometrische Bedingungen wie in Abb. 137

Abb. 140. Verwischungsweg von Punkten außerhalb der Schicht bei verschiedenen Bewegungsfiguren in Abhängigkeit ihres Abstandes von der Schichtebene

Der Verwischungsweg kann nach der gleichen Formel, wie sie für die eindimensionale Bewegung abgeleitet wurde, errechnet werden und gilt ebenso wie dort für alle Punkte mit dem gleichen Abstand von der Drehpunktebene, unabhängig von deren Abstand vom Zentralstrahl. Die Formel muß lediglich noch mit dem Verhältnis Weglänge/Durchmesser multipliziert werden. Für die Kreisbewegung ist dies die Zahl π (3,14) und für die Hypocycloide des Polytome die Zahl 4,8. Für die Ellipse, deren Umfang $U \approx 2\pi \sqrt{\dfrac{a^2 + b^2}{2}}$ beträgt (a und b sind die Halbmesser in Längs- und Querrichtung) muß zunächst die lineare Verwischung durch den Pendelwinkel in der zweiten Ebene berechnet werden. Diese lineare Verwischung, also der Durchmesser der mehrdimensionalen Figur, wird entsprechend den Empfehlungen der ICRU mit dem Buchstaben S (Selektivität) bezeichnet. Auf die Bedeutung der Selektivität wird im nächsten Kapitel (Schichtdicke) eingegangen. Bei geradlinigen Bewegungen sind V und S identisch.

Die Formeln lauten demnach

für den Kreis: $$V_{\mathrm{Kr}} = \frac{2\,h\,\operatorname{tg}\alpha/2\,(D+d)}{D \pm h} \cdot 3{,}14 \, ;$$

für die Hypocycloide: $\qquad V_{\text{Hyp}} = \dfrac{2\,h\,\text{tg}\,\alpha/2\,(D+d)}{D \pm h} \cdot 4{,}8\;;$

für die Ellipse: $\qquad V_{\text{Ell}} \approx 2\,\pi\sqrt{\dfrac{\left(\dfrac{h\,\text{tg}\,\alpha_1/2\,(D+d)}{D \pm h}\right)^2 + \left(\dfrac{h\,\text{tg}\,\alpha_2/2\,(D+d)}{D \pm h}\right)^2}{2}}\;.$

In Abb. 140 sind die Verwischungswege eines Punktes bei verschiedenen Bewegungsfiguren, jedoch gleichem maximalem Pendelwinkel in Abhängigkeit von deren Entfernung
von der Drehpunktebene aufgetragen.

Die Formel für den Kreis gilt, wie GEBAUER und WACHSMANN, DUHAMEL, VIETEN u.a.
zeigen konnten, genau so für horizontale wie für transversale Schichtaufnahmen. Im
letzteren Falle tritt anstelle des Pendelwinkels α der Neigungswinkel der Röhre. Da dieser
gewöhnlich die Neigung gegenüber der Horizontalen angibt, der Pendelwinkel dagegen
den Winkel zur Vertikalen bezeichnet, muß hier für den Winkel α der Winkel 90⁰ —Neigungswinkel eingesetzt werden.

δδ) Einfluß des Abstands Focus—Drehpunkt

Aus Abb. 141a geht hervor, daß mit kleiner werdendem Abstand Focus—Schichtebene
bei konstantem Abstand Schichtebene—Empfangsorgan und konstantem Schichtwinkel der
Verwischungsweg größer wird. Allerdings ändert sich der Verwischungsweg bei den in
praxi vorkommenden Größen (in der Regel zwischen 80 und 130 cm) nur um etwa 10%.

εε) Einfluß des Abstands Schichtebene—Empfangsorgan

Auch eine Vergrößerung des Abstandes Schichtebene—Empfangsorgan verlängert den
Verwischungsweg, und zwar bei den üblicherweise vorkommenden Werten zwischen 10
und 30 cm etwas mehr als die Abstandsänderung Focus—Drehpunkt (etwa 20%) (141b).

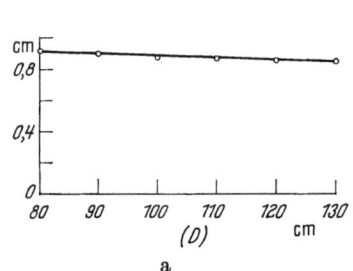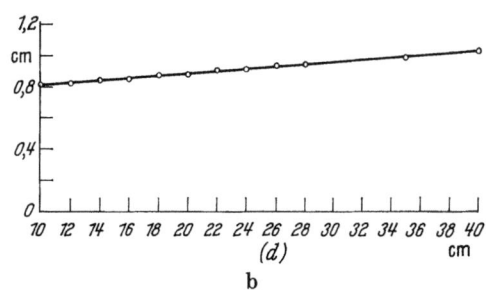

Abb. 141. a Verwischungsweg von Punkten außerhalb der Schichtebene in Abhängigkeit vom Abstand Focus-
Schichtebene (D). Sonstige geometrische Bedingungen wie in Abb. 137. b Verwischungsweg von Punkten
außerhalb der Schichtebene in Abhängigkeit vom Abstand Schichtebene-Empfangsorgan (d)

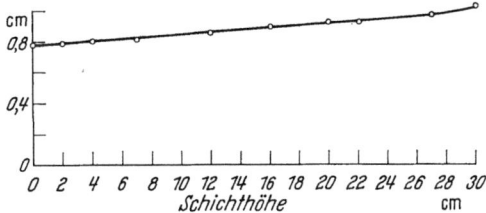

Abb. 142. Verwischungsweg von Punkten außerhalb der Schicht bei Systemen, bei denen mit der Schichthöheneinstellung sich das Verhältnis der Abstände Focus-Schichtebene und Schichtebene-Empfangsorgan
ändert. Hier als Beispiel: Universalplanigraph (SRW)

In Abb. 142 sind schließlich noch die Verhältnisse am Universal-Planigraphen der
Firma Siemens wiedergegeben, bei dem sich mit der Schichthöhe sowohl der Abstand
Focus—Drehpunkt wie Drehpunkt—Empfangsorgan ändert. Auch hier vergrößert sich
der Verwischungsweg zwischen 0 und 30 cm Schichthöhe nur um etwa 20%.

Vergleicht man nun die Einflüsse der einzelnen Faktoren auf den Verwischungsweg, so zeigt sich, daß die Größe des Schichtwinkels bei gleicher Bewegungsfigur einen wesentlich größeren Einfluß hat als der Focus—Drehpunkt-Abstand und auch der Abstand Drehpunkt—Empfangsorgan, die beide nur Prozente ausmachen. Eine Vergrößerung des Schichtwinkels von 20° und 50° verlängert den Verwischungsweg um den Faktor 2,7 und auf 60° um den Faktor 3,4. Einen beträchtlichen Einfluß hat die Verwischungsfigur. So ergibt eine kreisförmige Bewegung mit einem Schichtwinkel von 8° bereits den gleichen Verwischungsweg wie eine geradlinige Bewegung mit einem Pendelwinkel von etwa 25°. Wenn nun noch der Vergrößerungsfaktor von 1,2 auf 1,5 erhöht wird, wie dies am Präzisions-Planigraphen möglich ist, dann wird der Verwischungsweg sogar ebensogroß wie durch eine geradlinige Bewegung mit einem Winkel von 30°.

Geht man vom gleichen Pendelwinkel aus, so kann man z.B. feststellen, daß durch eine hypocycloidale Verwischung ein Punkt in 2 mm Abstand von der Schichthöhe bereits die gleiche Verwischung erfährt wie ein Punkt in 10 mm Abstand bei der geradlinigen Bewegung. Wie die Verhältnisse bei den einzelnen Geräten liegen, geht aus der Gerätebeschreibung (Kapitel 2f, S. 774) hervor.

γ) Verwischung und Verwischungsgrad

Bei den bisherigen Betrachtungen wurde von der Annahme ausgegangen, daß die außerhalb der Schichtebene liegenden Objekte Punkte sind. Dies trifft natürlich in Wirklichkeit nicht zu. Alle Objekte haben eine gewisse räumliche Ausdehnung und zwar sowohl in Richtung parallel zur Schichtebene als auch senkrecht hierzu. Mit den folgenden Überlegungen soll nun die Ausdehnung des Schattens in der Schichtebene bzw. in der Ebene parallel hierzu eingehender besprochen werden. Es ist vor allem GROSSMANNs Verdienst, auf die hiermit zusammenhängenden Probleme hingewiesen zu haben.

GROSSMANN geht bei seinen Betrachtungen zunächst von der Annahme aus, daß der Schatten, den ein Objekt außerhalb der Schicht auf dem Empfangsorgan ergibt, homogen ist. Den Schatten, den dieses Objekt in der üblichen Zentralprojektion erzeugt, nennt GROSSMANN den Ruheschatten. Dabei spielt zunächst der Kontrast zwischen dem Schatten und der Umgebung im Strahlenrelief bzw. auf dem Bildempfänger keine Rolle. Der Weg, den der Ruheschatten durch die Verwischung zurücklegt, wird als Wischschatten bezeichnet. Für die Zahl, die angibt, um ein Wievielfaches der Flächeninhalt des verwischten Schattens (F_V) von dem des Ruheschattens (F_R) ausmacht, hat er den Begriff geometrischer Verwischungsgrad (g) geprägt.

$$g = \frac{F_V}{F_R}.$$

Bei Objekten, die auf dem Empfangsorgan einen kreisförmigen Ruheschatten mit dem Halbmesser r werfen, ist der Ruheschatten $r^2\pi$. Dieser Schatten wird bei der Bewegung um den Winkel α dann nach beiden Seiten um die Strecke $S/2$ bewegt. Daraus ergibt sich für die lineare Bewegung ein Verwischungsgrad von (Abb. 143)

$$g = \frac{r^2\pi + 2rS}{r^2\pi} = \frac{r\pi + 2S}{r\pi} = 1 + \frac{2S}{r\pi}.$$

Bei einer kreisförmigen Bewegung des Systems beträgt der Verwischungsgrad bei gleichem Objekt und gleich großem runden Ruheschatten (Abb. 144)

$$g = \frac{(S/2 + r)^2\pi - (S/2 - r)^2\pi}{r^2\pi} = 2\frac{S}{r}.$$

VIETEN errechnete daraus das Verhältnis des geometrischen Verwischungsgrades $\frac{\text{Kreisbewegung}}{\text{geradlinige Bewegung}}$

$$\frac{g_{\text{zyk}}}{g_{\text{lin}}} = \frac{2S\pi r}{r(r\pi + 2S)} = \frac{2S\pi}{r\pi + 2S},$$

woraus sich ergibt, daß der geometrische Verwischungsgrad bei der Kreisbewegung im Vergleich zur geradlinigen um so größer ist, je kleiner das Detail ist.

Nur wenige Objekte sind im Körper jedoch kreisförmig bzw. kugelig. Fast alle haben eine Vorzugsrichtung, z.T. sogar, wie etwa die Knochenlamellen, eine Rechteckform. Bei diesen Objekten spielt, wie schon GREINEDER feststellen konnte, die Bewegungsrichtung bzw. die Hauptbewegungsrichtung auf den Verwischungsgrad eine Rolle. Bei Schichtgeräten mit eindimensionaler Verwischung wird das Objekt nur in der Bewegungsrichtung verwischt. Senkrecht dazu behält der Wischschatten dieselbe Abmessung wie der Ruheschatten, d.h. der Verwischungsgrad im Objekt ist bei allen Bewegungen mit einer Vorzugsrichtung in beiden Dimensionen unterschiedlich. Hier sollen ebenfalls die beiden Extreme Pendelbewegung und Kreisbewegung geometrisch betrachtet werden.

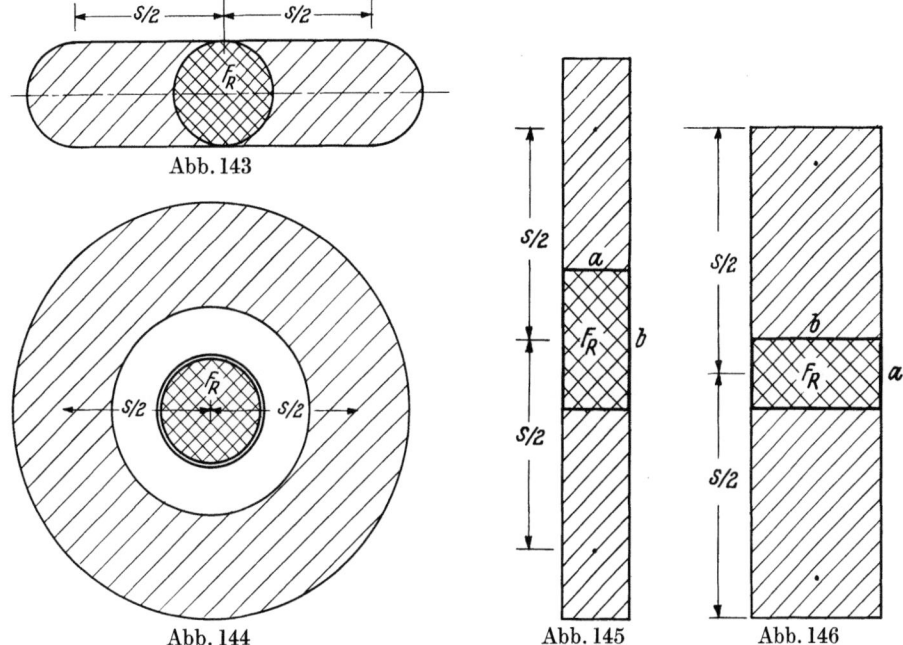

Abb. 143. Verwischungsweg und Verwischungsgrad eines runden Objekts bei linearer Verwischung
Abb. 144. Verwischungsweg und Verwischungsgrad des gleichen Objekts wie in Abb. 143 bei kreisförmiger Verwischung mit gleichem Pendelwinkel
Abb. 145. Verwischungsweg und Verwischungsgrad eines länglichen Objekts bei linearer Verwischung. Längsausdehnung des Objekts parallel zur Schichtbewegung
Abb. 146. Verwischungsweg und Verwischungsgrad eines länglichen Objekts bei linearer Verwischung. Längsausdehnung des Objekts quer zur Verwischungsrichtung

a) Lineare Verwischung:

Hier müssen die beiden Grenzlagen eines länglichen Objekts, parallel zur Verwischungsrichtung und quer zur Verwischungsrichtung, analysiert werden. Bei Objekten, deren Hauptrichtung längs zur Verwischungsrichtung liegt ist der Verwischungsgrad (s. Abb. 145)

$$g = \frac{a(b+S)}{ab} = 1 + \frac{S}{b}$$

und bei Objekten, die quer zur Verwischungsrichtung liegen analog (s. Abb. 146):

$$g = 1 + \frac{S}{a}.$$

Schon aus dem Vergleich der beiden Flächen läßt sich erkennen, daß $F_{Vl} = F_R + aS$ wesentlich kleiner ist als $F_{Vq} = F_R + bS$. In Abb. 147 ist das Verhältnis der beiden Verwischungsschatten als Funktion des Verhältnisses der Seitenlängen $(b:a)$ dargestellt.

b) Kreisförmige Verwischung:

Etwas kompliziert sind die Verhältnisse bei der Kreisbewegung (Abb. 148). Die Gesamtfläche der Verwischungsfigur einschließlich der im Zentrum ausgesparten Fläche beträgt $(S+a)(S+b) - 4\left(\frac{S^2}{4} - \frac{\pi s^2}{16}\right) = S(a+b) + ab + \frac{S^2 \pi}{4}$.

Von dieser Fläche muß die Innenfigur abgezogen werden. Sie wird gebildet vom Kreis mit dem Durchmesser $S/2$ abzüglich viermal der schraffierten Figur in Abb. 149. Diese berechnet sich in guter Näherung als:

$$(S/2 + b/2)\,(S/2 + a/2) - (S^2/4 - S^2\pi/16) - S^2\pi/16 - \frac{2\cdot ab}{4} \approx aS/4 + bS/4 - ab/4 \,.$$

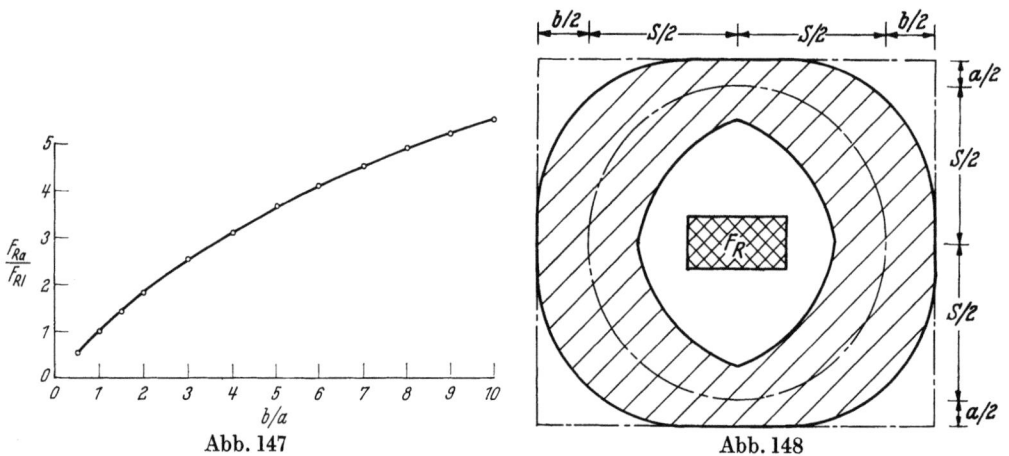

Abb. 147   Abb. 148

Abb. 147. Verhältnis der Wischschattengröße länglicher Objekte gleichen Flächeninhalts als Funktion des Verhältnisses der Seitenlängen (entsprechend Abb. 145 und 146)

Abb. 148. Verwischungsgrad eines länglichen Objekts bei kreisförmiger Verwischung

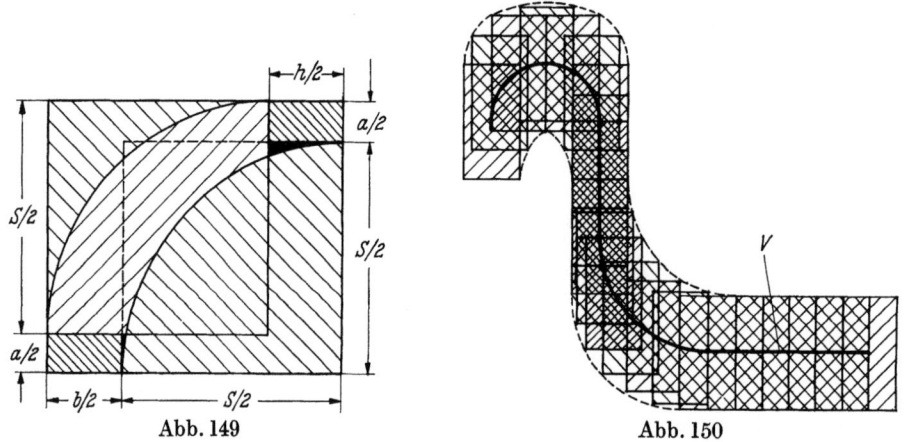

Abb. 149   Abb. 150

Abb. 149. Berechnung der bei der Verwischung nach Abb. 148 ausgesparten Innenfigur

Abb. 150. Unterschiedliche Dosisverteilung bei mehrdimensionaler Verwischung eines länglichen Objekts (nach Grossmann)

Demnach beträgt die innere Figur: $\pi\,S^2/4 - aS - bS + ab$.

Daraus ergibt sich als Gesamtfigur—Innenfigur ein Wischschatten von:

$$F_V = 2\,(aS + bS)$$

und ein Verwischungsgrad von:

$$g = \frac{2\,(aS + bS)}{ab} = ab\,(S/b + S/a)\,.$$

Um zu einem Vergleich der geometrischen Verwischungsgrade zwischen einer geradlinigen und einer Kreisbewegung zu kommen, ist es einfacher, ihn an einem Zahlenbeispiel durchzuführen. Deshalb sei $S = 6$, $a = 1$ und $b = 2$. Danach ergibt sich ein geometrischer

Verwischungsgrad für die Kreisbewegung von 18 und für die geradlinige Bewegung bei Querverwischung von 7. In diesem Fall ist dann das Verhältnis

$$\frac{g_{zyk}}{g_{lin}} = \frac{18}{7} = 2,791 \ .$$

Zusammenfassend läßt sich also sagen, daß man den Verwischungsgrad eines länglichen Objekts zwar dadurch, daß man quer zur Längsachse verwischt, erheblich steigern kann, daß aber bei gleichem Pendelwinkel und gleichem Vergrößerungsverhältnis der Verwischungsgrad durch eine Kreisbewegung immer größer sein wird. Dies gilt für jede mehrdimensionale Bewegungsfigur, bei der jedoch ebenfalls Unterschiede auftreten, wenn sowohl das Objekt wie die Figur eine Vorzugsrichtung aufweisen.

GROSSMANN hat auch zur Frage der Dichteverteilung des Verwischungsschattens Stellung genommen. Auch hier nahm er an, daß der Schatten homogen sei und die durch die Schichtbewegung bedingte Schrägdurchstrahlung keine wesentlichen Absorptionsunterschiede der Scheibe bedingt, d.h. die Dichte des Schattens von der Röhrenstellung unabhängig ist.

Bei einer geradlinigen Bewegung wird dabei das zu verwischende Objekt, das den Ruheschatten F_R bildet, bei einer gleichmäßigen Bewegung über den Verwischungsweg S einen Schatten bilden, der über die gesamte Weglänge eine gleichmäßige Dichte hervorruft. Nur seine Endstücke, die nur von einem Teil des Schattens abgedeckt wurden, weisen eine geringere, von der Umgebungsschwärzung stetig bis zur Dichte des Wischschattens zunehmende oder abnehmende Absorption auf. Ist die Bewegung mehrdimensional, so kommen auch bei gleichmäßiger Bewegungsgeschwindigkeit an allen stark gekrümmten Stellen der Bahn Schattenunterschiede dadurch zustande (Abb. 150), daß, wie auch bei der kreisförmigen Bewegung, der Außenweg größer ist als der Innenweg, so daß hier der Wischschatten bereits einen Gradienten aufweist. Die Steilheit des Gradienten hängt dabei von der Größe des Wischschattens und des Verwischungsweges seiner Einzelelemente ab. Bei der Kreisbewegung z.B. macht im Grenzfalle, in dem $S/2 = r$ ist (Abb. 151) das Zentrum keine Bewegung, bzw. eine Kreisbewegung „auf der Stelle", der Außensektor eine Kreisbewegung von $2 \times 2r\pi$ (diese Bewegung hat nichts mit dem Verwischungsweg der einzelnen Punkte zu tun!). Dadurch resultiert innerhalb des Schattens der größte Schattenunterschied. Der Gradient nimmt sowohl dann ab, wenn $S < r$ ist, wobei sich hier außerhalb des sog. Kernschattens, dessen Entstehung später erklärt wird, ein Abfall ergibt, wie auch, wenn $S > r$ ist. Im letzteren Falle ist der Abfall nach außen hin kontinuierlich (Abb. 152). Bei zusammengesetzten mehrdimensionalen Bewegungen hängt der im Wischschatten entstehende Gradient bei gleichem Winkel von der Verwischungsbahn in beiden Ebenen ab und damit von den sich durch die einzelnen Projektionen ergebenden Überlagerungen. Bei der geradlinigen Bewegung ist ein Intensitätsabfall nur in Richtung der Bewegung vorhanden und zwar nur, wenn sich das Projektionsbild in beiden Endstellungen überlappt, d.h. ein außerhalb der Schicht liegendes Objekt kann je nach der Bewegung die in der Schicht liegenden Details durch unterschiedliche Schatten überlagern.

Unter besonderen Bedingungen kann dabei in einem Teil des Wischschattens eine Dichte auftreten, die derjenigen des Ruheschattens enspricht, wenn nämlich der Durchmesser bzw. die Länge des Verwischungsweges kleiner ist als der Durchmesser des Störobjektes. In diesem Falle wird ein Teil der Fläche während der gesamten Aufnahme abgedeckt. GROSSMANN bezeichnete den dann entstehenden Schatten als Kernschatten. Seine Außenpartien weisen ebenfalls einen Schatten auf, dessen Dichte sich allmählich dem Niveau der Umgebung angleicht. Dabei hängt die Dichteabnahme wiederum von der Bewegungsfigur ab. Sie ist bei der kreisförmigen und den ihr nahestehenden Bewegungen am steilsten und gleichmäßigsten, bei der gerichteten Bewegung ungleichmäßig und in der Richtung, die senkrecht zur Hauptverwischungsrichtung liegt, steiler als in der Hauptverwischungsrichtung und wiederum am ungleichmäßigsten bei der eindimensionalen Bewegung, wo die Verwischung ja überhaupt nur in einer Richtung erfolgt. Das Auftreten einer Kernschattenbildung ist damit sowohl von der Größe des Objektes als auch der Größe des Verwischungsweges abhängig. Der Grenzfall für den Objektdurchmesser, bei dem noch kein Kernschatten entsteht, ist (Abb. 274) $2r = h \cdot tg\alpha/2$. Aus der folgenden Abb. 153, die einer Arbeit GROSSMANNs mit der Abänderung entnommen ist, daß für alle Bewegungen ein gleicher Pendelwinkel angenommen ist, sind die Absorptionsverhältnisse im Kernschatten bei geradliniger, Spiral- und Kreisbewegung zu ersehen.

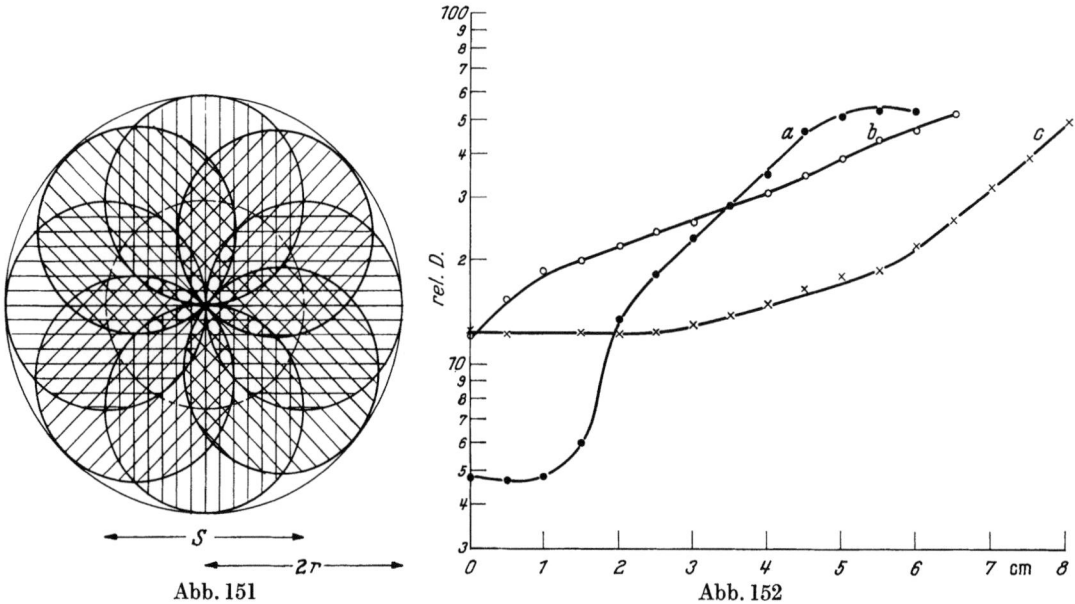

Abb. 151   Abb. 152

Abb. 151. Unterschiedliche Dosisverteilung bei kreisförmiger Verwischung eines runden Objekts. Die Dosis nimmt vom Rand des Wischschattens zum Zentrum hin ab

Abb. 152. Dosisverlauf im Wischschatten eines kreisförmig verwischten runden Objekts. *a* Im Falle einer Kernschattenbildung; *b* bei einem Verwischungsgrad, der gerade so groß ist, daß sich kein Kernschatten mehr bildet; *c* bei einem noch größeren Verwischungsgrad

Bei zusammengesetzten mehrdimensionalen Bewegungen kann darüber hinaus durch die teilweise Überlagerung der Einzelschatten noch ein halb so dichter Schatten wie der Kernschatten entstehen, den PÖSCHL als Halbschatten bezeichnete. Bei Bewegungen wie z.B. der geometrischen Spirale oder der Hypocycloiden kann zwischen Kernschatten und Halbschatten sogar ein verhältnismäßig scharfer Übergang auftreten (Abb. 154) der nicht in niedrige Kontraststufen ausläuft.

Dem Begriff des *geometrischen* Verwischungsgrades stellt GROSSMANN den des *effektiven* Verwischungsgrades gegenüber. Hierunter versteht er die Verwischung inhomogener Schatten. Bei der Errechnung der Wischschatten ist dabei den Flächenelementen ein um so größeres Gewicht beizumessen, je größer ihre Schattendichte ist.

Die Steilheit des Übergangs von Absorptionsgrößen im Objekt bzw. am Kernschatten bis zu der der Umgebung wurde von VIETEN als Verwischungsgradient bezeichnet. Er ist Ausdruck des Übergangs der als scharf zu bezeichenenden Schicht in die Umgebung. Je steiler der Verwischungsgradient ist, um so besser sind die in der Schichtebene liegenden Objektdetails von den verwischten zu unterscheiden und um so weniger schattendicht sind die sie überlagernden Verwischungsschleier. VIETEN folgert daraus, daß für die Darstellung besonders dünner Objektschichten, wie sie vor allem im Knochen vorkommen, deswegen ein möglichst steiler Verwischungsgradient vorteilhaft bzw. unerläßlich sei. Nur dann stören die entstehenden Verwischungsschatten so wenig, daß Einzelheiten der Schicht, die infolge ihrer geringen Dichte ohnehin verhältnismäßig kontrastarm erscheinen, überhaupt erkannt werden könnten. Aus der bereits angeführten Darstellung GROSSMANNs kann gleichzeitig auch der Verwischungsgradient abgelesen werden. Auch er ist bei mehrdimensionaler Verwischung, wie z. B. CZEMPIEL, STIEVE u. a. zeigen konnten, immer steiler als bei der eindimensionalen Bewegung in der Verwischungsrichtung. Das Problem des Verwischungsgradienten spielt vorwiegend bei großen Objekten und bei kleinen Objekten mit schwachen

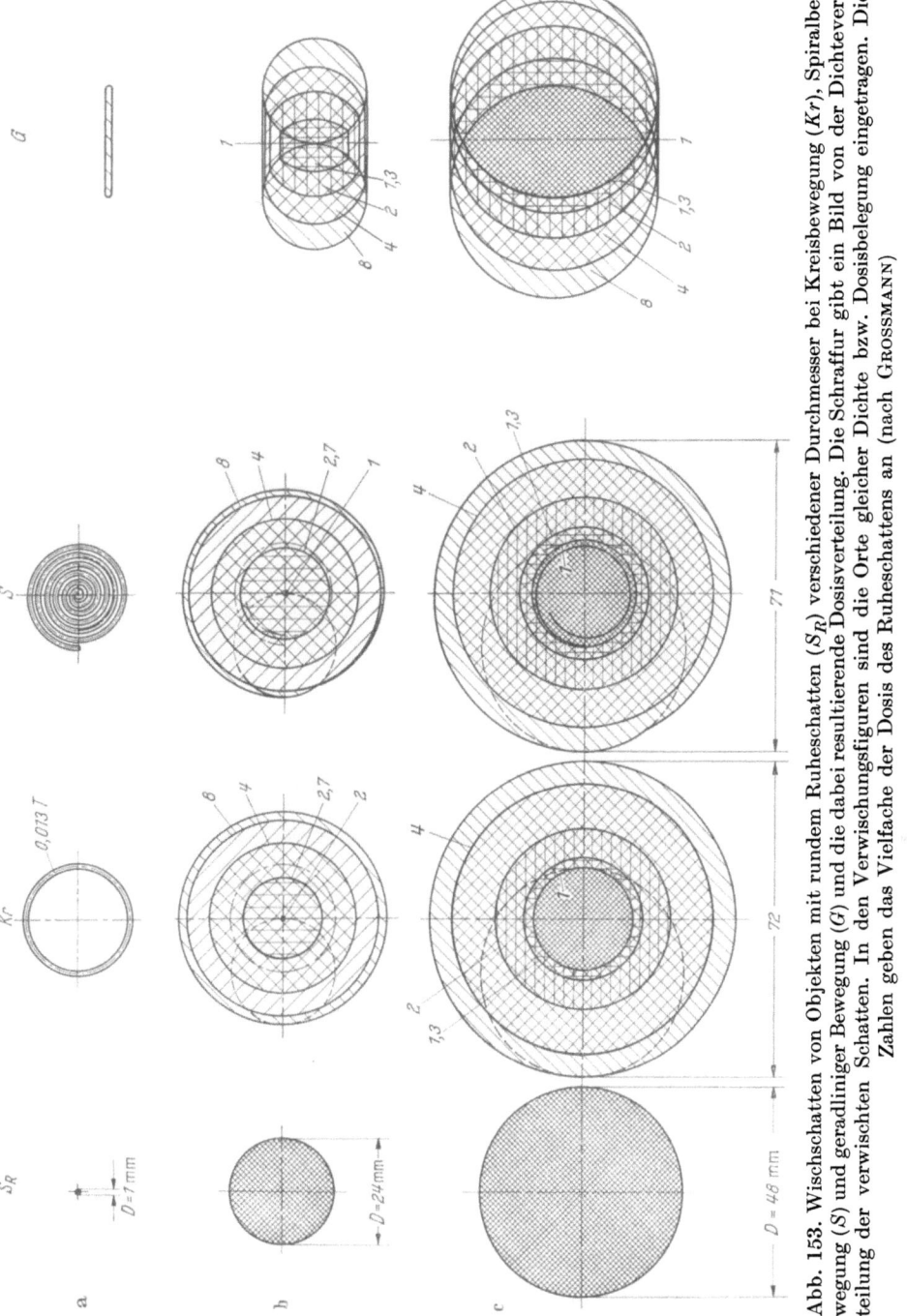

Abb. 153. Wischschatten von Objekten mit rundem Ruheschatten (S_R) verschiedener Durchmesser bei Kreisbewegung (Kr), Spiralbewegung (S) und geradliniger Bewegung (G) und die dabei resultierende Dosisverteilung. Die Schraffur gibt ein Bild von der Dichteverteilung der verwischten Schatten. In den Verwischungsfiguren sind die Orte gleicher Dichte bzw. Dosis eingetragen. Die Zahlen geben das Vielfache der Dosis des Ruheschattens an (nach GROSSMANN)

Kontrasten als sog. Nachbareffekt eine Rolle, d. h. bei solchen Objekten, die in der Schicht liegen und senkrecht zum Empfangsorgan eine Ausdehnung haben, also aus der Schicht herausragen. Wenn kleine Objekte, die völlig außerhalb der Schicht liegen, gegenüber der Umgebung einen so hohen Kontrast aufweisen, daß sie auch bei stärkerer Verwischung als Schatten noch auf der Verwischungsbahn sichtbar werden, so hat der Gradient am Rande dieses Schattens, und zwar unabhängig von der Bewegungsform, die

Charakteristik der üblichen aufnahmebedingten Unschärfe, denn er ist gar nicht tomographisch bedingt — abgesehen von der Höhe des Kontrastes — sondern nur allgemein aufnahmetechnischer Natur. Dies macht es unter Umständen außerordentlich schwierig, solche Schatten als Wischschatten zu erkennen.

Im allgemeinen wird, angeregt durch die Grossmannschen Arbeiten, der Verwischungsgrad nur an großen Objekten errechnet und hierfür auch die Dichteverteilung, die durch die Überlagerung des Schattens in seinem Verwischungsweg entstehen, ermittelt. Grossmann tat dies, weil er seinen Berechnungen einen Abstand des Störobjekt von fast 5 cm zugrunde legte. In diesem Abstand werden kleine Details bereits soweit verwischt, daß sie nicht mehr wahrnehmbar sind. Er schloß daraus, daß es zwecklos sei, bei kleinen Störobjekten einen hohen Verwischungsgrad anzustreben, da schon eine lineare Verwischung Schatten erzeuge, die bei der üblichen Dichte an der Grenze der Wahrnehmbarkeit lägen. Diese Annahme widerspricht allerdings der Praxis. In Wirklichkeit interessieren nicht die Störschatten, die in großer Entfernung von der Schichtebene liegen, sondern diejenigen, die die Schicht in unmittelbarer Nachbarschaft überlagern.

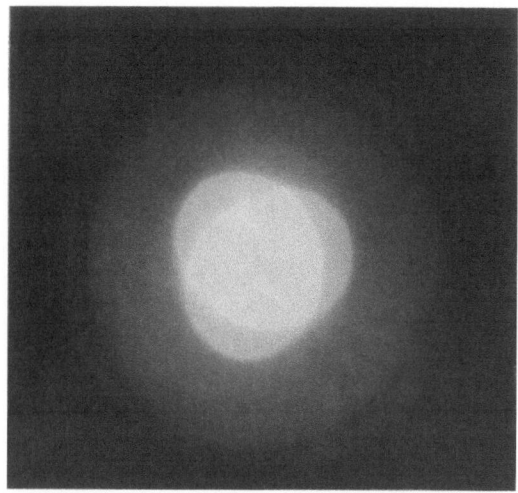

Abb. 154. Verwischungsschatten eines runden, außerhalb der Schichtebene liegenden Objekts bei hypocycloidaler Bewegung mit Kern- und Halbschattenbildung

Daß der unterschiedliche Verwischungsgrad besonders als Nachbareffekt auch bei kleinen Objekten von wesentlicher Bedeutung ist, soll an Schichtaufnahmen von Plexiglasringen demonstriert werden (Abb. 155). Es handelt sich um 6 mm hohe Ringe mit einem Durchmesser von 13 mm mit einem in der Ringbreite (2 mm) eingefrästen Schlitz, wie sie Schober zu Detailuntersuchungen benutzt. Die Schichtaufnahmen in halber Höhe des Rings mit verschiedenen Bewegungsformen zeigen, daß auch bei Objekten mit so geringer Ausdehnung ($\pm$ 3 mm) der unterschiedliche Verwischungsgrad in der Abbildung unterschiedliche Schwärzungen hervorrufen kann. Besonders bei geradliniger Verwischung treten im Objekt Kontrastgradienten auf, die in Wirklichkeit gar nicht vorhanden sind (Stieve). Ähnliche Erscheinungen sind seit langem bei der Schichtuntersuchung von Kavernen beobachtet worden.

In vielen Fällen ist es im Schichtbild nicht möglich, den eigentlichen Kernschatten von den Substraten der Schicht zu unterscheiden, vor allem dann nicht, wenn die Grenzen des Organs infolge ihrer Neigung nicht sicher festzustellen sind. Aus diesem Grund sind alle einseitigen Anlagerungen des Kernschattens, z. T. in Verbindung mit dem sehr flachen Verwischungsgradienten, ausgesprochen bildverfälschend. Auf diesen bildverfälschenden Eindruck hat Pöschl bei Schichtuntersuchungen am Schädel hingewiesen. In Abb. 156 sind bei gleichem Pendelwinkel die Kernschatten bei verschiedenen Verwischungsformen dargestellt und ihre Entstehung durch Einzelaufnahmen gezeigt. Pöschl hat aus der Abb. 157 schließlich auch die Beziehung zwischen Pendelwinkel α und dem Durchmesser des Objekts, in diesem Falle einer Kugel, und dem Abstand Focus—Schichtebene ermittelt, bei der der kleinste Kernschatten entsteht und der Kernschattenrand in Richtung

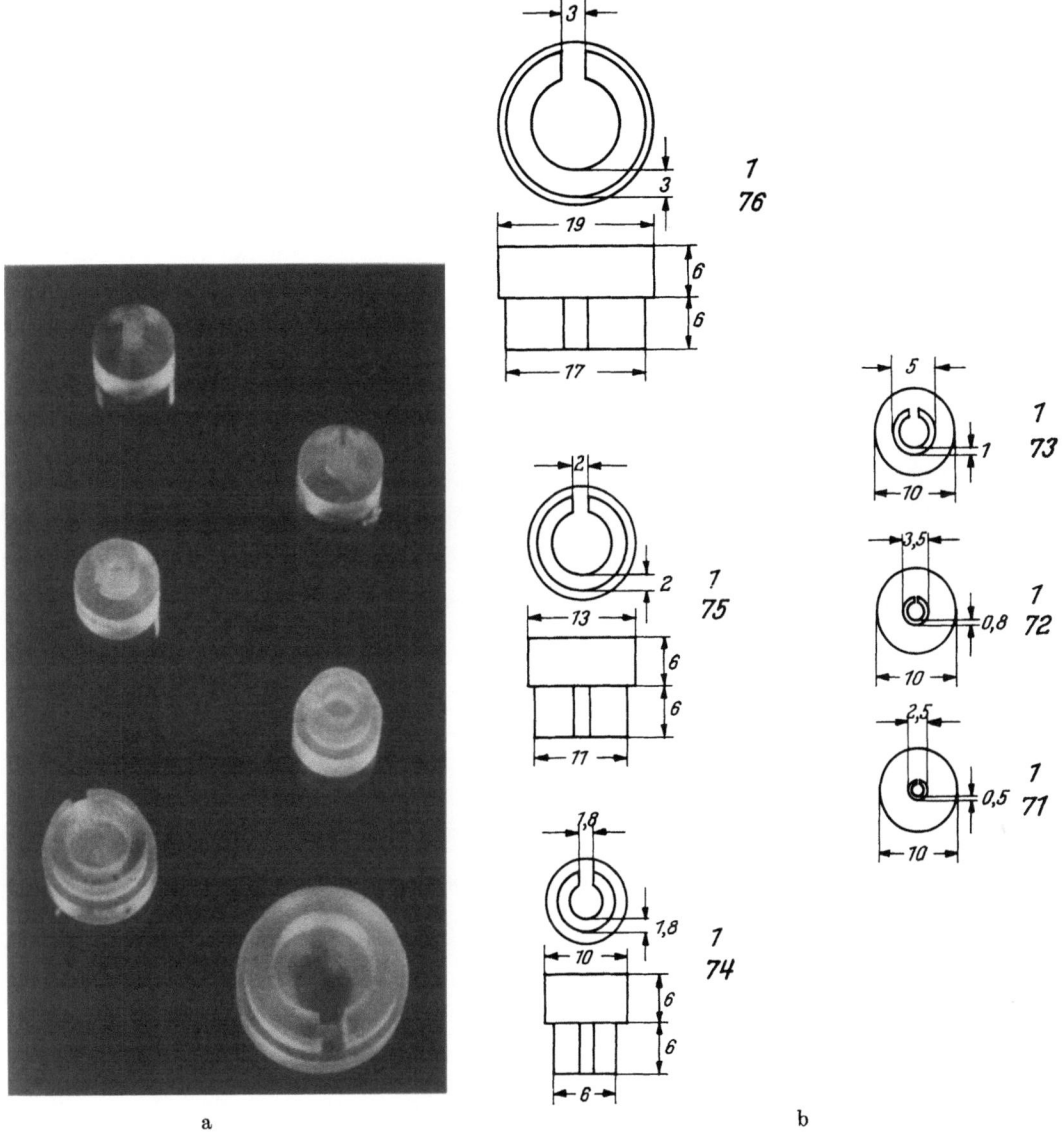

Abb. 155a—c. Ansicht (a), Maße (b) und Tomogramme von Plexiglasringen (c), die mit verschiedenen Verwischungsfiguren aufgenommen sind. Der unterschiedliche Verwischungsgrad in den einzelnen Bewegungsrichtungen ist deutlich erkennbar und hat einen unterschiedlichen Einfluß auf die Detailerkennbarkeit
I hypocycloidale, *II* kreis-, *III* elliptische, *IV* lineare Bewegung

der Schichtbewegung mit dem Schichtbildrand an der Stelle des größten Durchmessers zusammenfällt.

Pöschl war auch der erste, der auf eine andere Erscheinung bei der Kernschattenbildung aufmerksam machte, die er als sog. „Kernschattenrandlinien" bezeichnete. In diesem Falle werden bei einer bestimmten Röhrenexkursion Randpartien des Objekts, die außerhalb der Schicht liegen, tangential getroffen und bilden so auf dem Schichtbild einen scharfen Kernschatten, der nicht mit echten Objektlinien verwechselt werden darf. Kernschattenrandlinien sind meist daran zu erkennen, daß sie sich nur nach einer Seite scharf abgrenzen lassen und besonders nach der Gegenseite hin sich übergangslos im homogenen Kernschattenfeld verlieren. Diese Erscheinung ist nicht mit dem sog. Tangentialphänomen zu verwechseln, das später besprochen wird. In Abb. 158 ist eine solche Kernschattenrand-

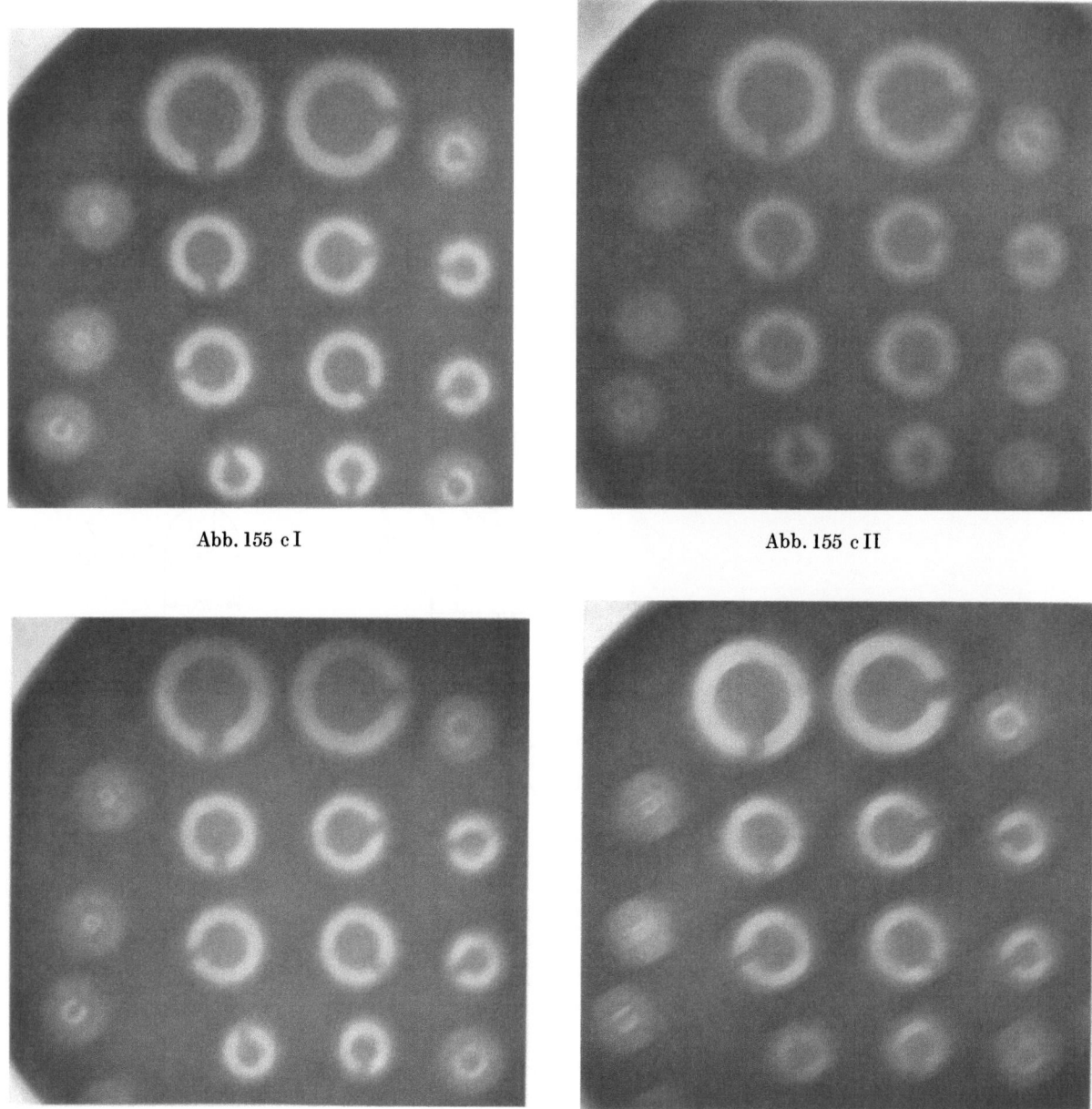

Abb. 155 c I   Abb. 155 c II

Abb. 155 c III   Abb. 155 c IV

linie bei der Tomographie des Schädels dargestellt. Bei einer gleichmäßigen Röhrenbewegung, wie sie z. B. beim alten Tomographen gegeben ist, kann sich schließlich der Wischschatten in einzelne scharf abgegrenzte Verdichtungsstreifen aufspalten. Diese Erscheinung wird besonders bei Objekten mit hohem Kontrast, wie z. B. bei Metallschatten und Compactawänden beobachtet. Sie tritt dann auf, wenn pulsierender Wechselstrom für die Strahlenerzeugung verwendet wird.

Man beobachtet die Unterbrechung des Wischschattens nur bei kleinen Störobjekten, meist ist die Ungleichmäßigkeit nur schwer zu erkennen, weil sich die Einzelschatten teilweise überdecken. Die Erscheinung ist ein stroboskopischer Effekt und kann durch konstante Dosisleistung (6- und 12-Puls-Generatoren, eventuell mit Glättungskondensatoren) vermieden werden (Abb. 159).

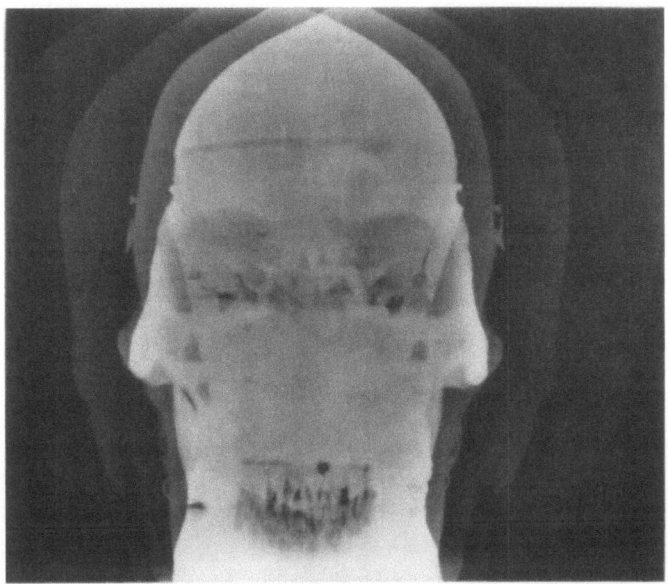

a II

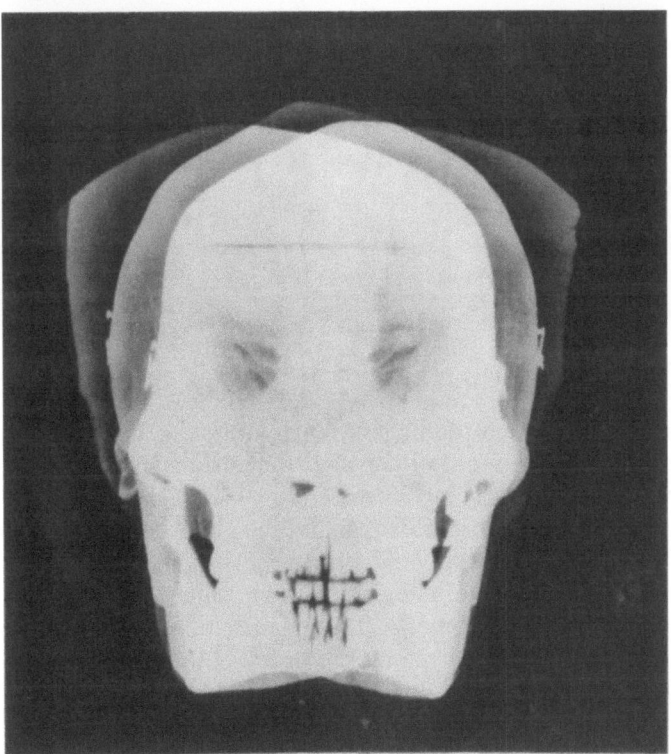

b II

Abb. 156a u. b. Kernschatten und ihre Entstehung auf Tomogrammen des Schädels. a lineare Röhren-Film-bewegung. b hypocycloidale Röhren-Filmbewegung. *I* Schichtbild; *II* Stehaufnahmen in verschiedenen Phasen des Bewegungsablaufes (Maßstabverhältnis von *I* und *II* = 1:0,7)

Wenn man nun überlegen will, um wieviel die Darstellbarkeit eines Objekts gegenüber der Nachbarschaft durch die Verwischung abnimmt, so ist es erforderlich, zunächst einmal von dem durch das Objekt erzeugten Strahlenkontrast auszugehen. Der Ruheschatten soll eine Strahlenintensität 1 aufweisen, die Umgebung eine Strahlenintensität von 0,5, d.h. die Umgebung absorbiert mehr. Der Strahlenkontrast C ist dann $\frac{1-0,5}{1+0,5} = 0,33$. In den Fällen, in denen sich das Objekt als Wischschatten nicht überlagert, verteilt sich bei einem geometrischen Verwischungsgrad von $g = 10$ dieselbe Intensität mehr oder weniger gleichmäßig auf ein zehnmal größeres Feld, wodurch dieses im Mittel nur $^1/_{10}$ der zusätzlichen Intensität 0,5 erhält. Der Strahlenkontrast ist dann $\frac{0,55-0,5}{0,55+0,5} = 0,048$. Diese

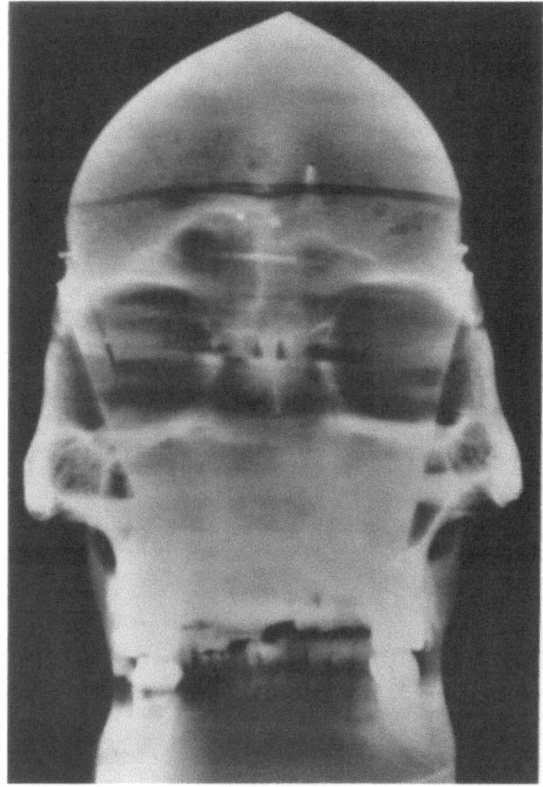

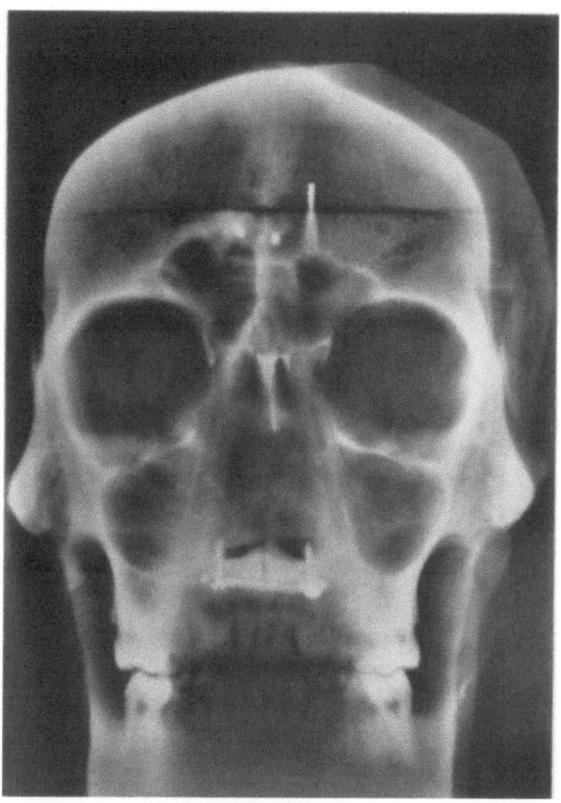

Abb. 156a I   Abb. 156b I

Überlegung, die eine weitgehend homogene Verteilung voraussetzt, gilt jedoch praktisch nur für die geradlinige Bewegung. Bei der mehrdimensionalen Bewegung dagegen ist, wie schon ausgeführt, durch die Art der Verwischung bei flächenförmigen Objekten bereits ein Gradient im Strahlenrelief vorhanden, so daß hier nur der mittlere Kontrast berechnet werden kann. Die von Grossmann eingeführte Größe geometrischer Verwischungsgrad gibt keinen Aufschluß darüber, ob ein Schatten so weit verwischt wird, daß er auf dem Empfangsorgan nicht mehr sichtbar ist. Die Verwischung bedeutet nur dann eine Auslöschung, wenn die durch die Verwischung erzeugte Schwärzung unter dem Grenzwert der Wahrnehmbarkeit liegt. Außer dem durch den Wischschatten erzeugten Strahlenkontrast spielt somit auch die Gradationskurve des Bildempfängers und die Lage des Strahlenkontrastes auf dieser Kurve eine Rolle, da der Bildempfänger meist nicht als lineares Glied bei der Kontrastübertragung aufgefaßt werden kann bzw. nicht proportional dem einfachen Dosiswert überträgt. Für die folgenden Betrachtungen soll das am häufigsten verwendete Empfangsorgan Film-Folienkombination herangezogen werden, also ein nichtlineares System. Grossmann war meines Wissens auch der erste, der über die Beziehung

Wischschatten im Strahlenrelief und Sichtbarkeit auf dem Röntgenfilm Berechnungen durchgeführt hat. Da sie Grundlagen der meisten späteren Veröffentlichungen sind, sollen sie hier ebenfalls ausführlicher besprochen werden.

GROSSMANN geht bei seinen Betrachtungen von der Annahme aus, daß der verwendete Film einen Schwarzschildexponenten von 1 hat, um nicht noch den Einfluß einer unterschiedlichen Belichtungszeit berücksichtigen zu müssen. Er nimmt an, daß die vom Ruheschatten auf dem Film erzeugte Schwärzung S_R ist. Sie hebt sich von der höheren Umgebungsschwärzung S_U ab. Der Schwärzungskontrast zwischen beiden ist also $S_U - S_R$.

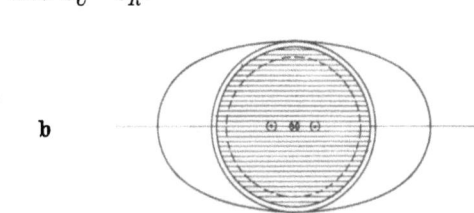

Abb. 157. Beziehung zwischen Schichtwinkel, Objektdurchmesser, Focus-Objektabstand und Kernschattenbildung (nach PÖSCHL)

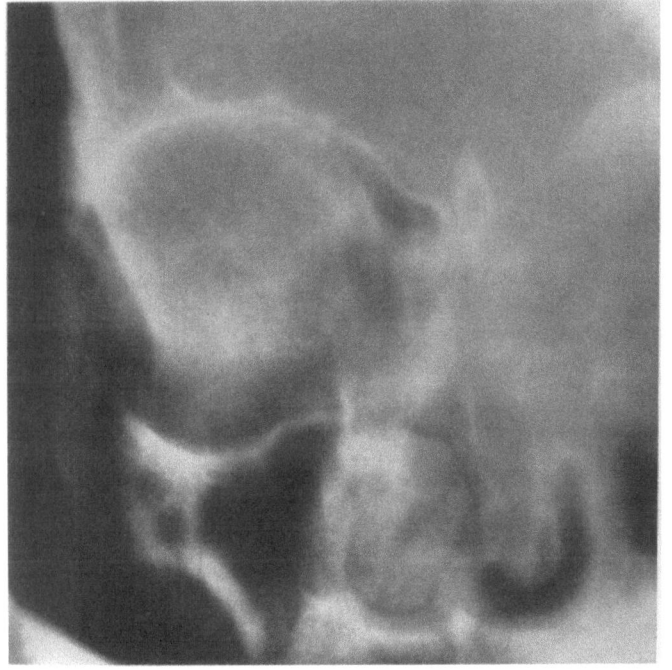

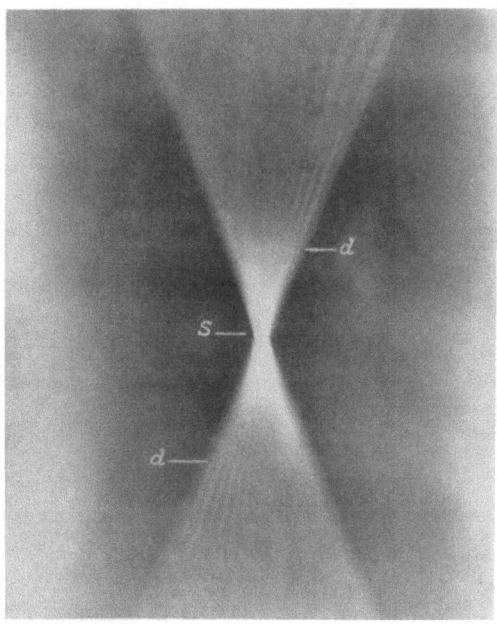

Abb. 158   Abb. 159

Abb. 158. Kernschattenrandlinie in einem Tomogramm des Gesichtsschädels

Abb. 159. Unterbrechung des Wischschattens als stroboskopischer Effekt (nach PÖSCHL)
S Schichtebene; d stroboskopischer Effekt

Dabei hat GROSSMANN vereinfachend angenommen, daß der Wischschatten homogen ist. Bei der Schichtaufnahme entsteht somit entsprechend den Überlegungen, die am Strahlenrelief angestellt wurden, ein Schatten S_V, der gegenüber der Umgebung einen Kontrast $S_U - S_V$ aufweist. Schließlich hat GROSSMANN noch in seine Betrachtungen die zeitliche Beziehung zwischen Wischschatten und Ruheschatten einbezogen und damit für den Wischschatten ein Flächendosismaß Intensität × cm² bzw. Schwärzung × cm² als Vielfaches der Zeiteinheit des Ruheschattens errechnet. Ein solcher Umweg in der Berechnung ist jedoch nicht erforderlich, wenn man bei der Übertragung des Dosisreliefs auf das Schwärzungsrelief von vorneherein von der Flächendosis ausgeht.

Aus Abb. 160 kann die Beziehung zwischen dem Kontrast des Strahlenreliefs und dem der Filmschwärzung entnommen werden: solange sich der Kontrast im sogenannten

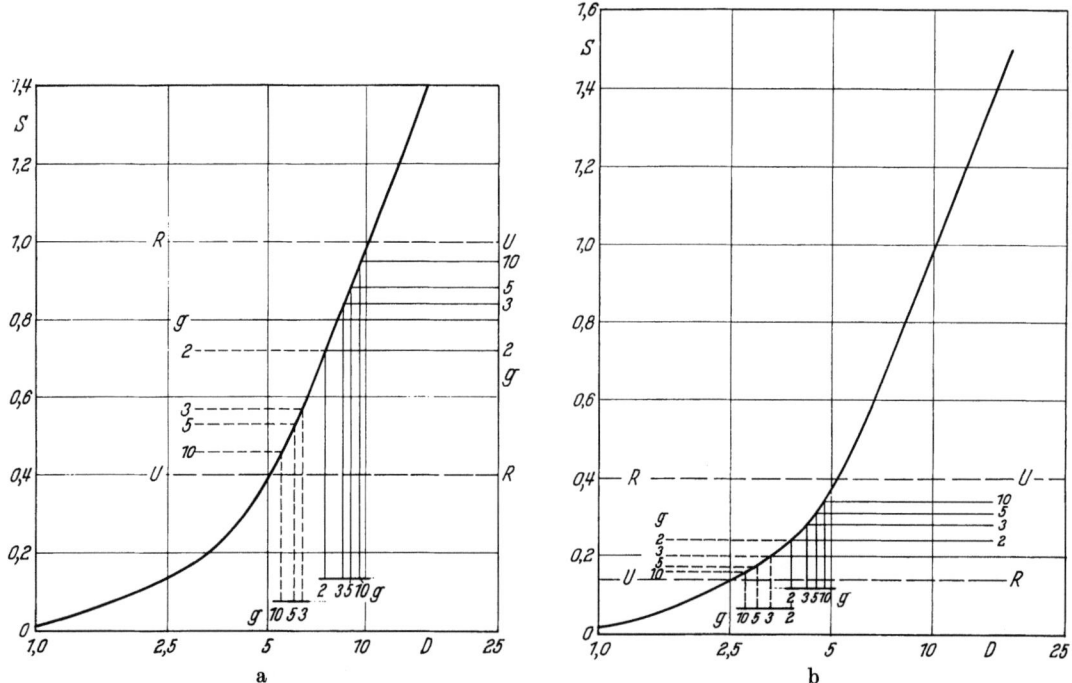

Abb. 160a u. b. Beziehung zwischen dem Kontrast des Strahlenreliefs und dem Schwärzungskontrast. a Der Strahlenkontrast (ausgedrückt durch den Verwischungsgrad g eines homogenen Objekts) wird im geradlinigen Teil der Gradationskurve des Films abgebildet. Strahlenkontrast und Schwärzungskontrast sind proportional, gleichgültig ob der Ruheschatten R eine geringere (——) oder eine höhere (- - -) Intensität aufweist als die Umgebung. b Der Strahlenkontrast wird im unteren Durchhang der Filmgradationskurve abgebildet. Die Übertragung des Strahlenreliefs in ein Schwärzungsrelief erfolgt nicht proportional. Hier entsteht auch ein unterschiedliches Schwärzungsrelief je nach dem, ob der Ruheschatten eine geringere (——) oder eine höhere (- - -) Intensität aufweist als die Umgebung

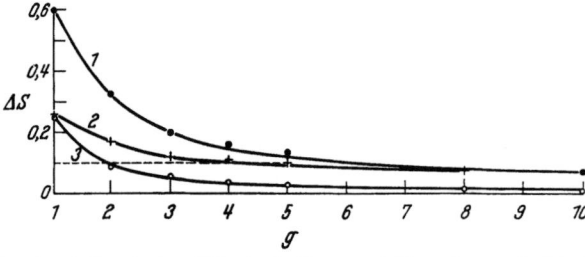

Abb. 160c. Schwärzungskontrast S zwischen Wischschatten und Umgebung als Funktion des Verwischungsgrades. Kurve 1 entspricht den Verhältnissen in a, Kurve 2 denen in b wenn der Ruheschatten eine geringere, Kurve 3, wenn er eine höhere Schwärzung aufweist als die Umgebung

geradlinigen Teil der Gradationskurve des Films abbildet, ist die Schwärzung dem Logarithmus der Dosis proportional und der Bildkontrast gegenüber dem Strahlenkontrast nur entsprechend dem γ des Films überhöht. Er ist bei Kenntnis der Filmgradation rechnerisch zu ermitteln. Hier bestehen einfache Beziehungen in dem Sinne, daß bei einem bestimmten Strahlenkontrast der Wischschatten den Grenzwert der Wahrnehmbarkeit erreicht, gleichgültig, ob die Intensität des Wischschattens größer oder kleiner ist als die der Umgebung (Abb. 160a). Damit bestehen auch zwischen dem Strahlenkontrast der Ruheaufnahme und dem Verwischungsgrad, der dazu führt, daß die Wahrnehmbarkeitsgrenze des Störobjektes auf dem Film erreicht wird, direkte Beziehungen. Befindet sich dagegen eine Schwärzung im gekrümmten Teil der Gradationskurve, so wird die Beziehung zwischen Schwärzungskontrast und Verwischungsgrad nur bei Kenntnis

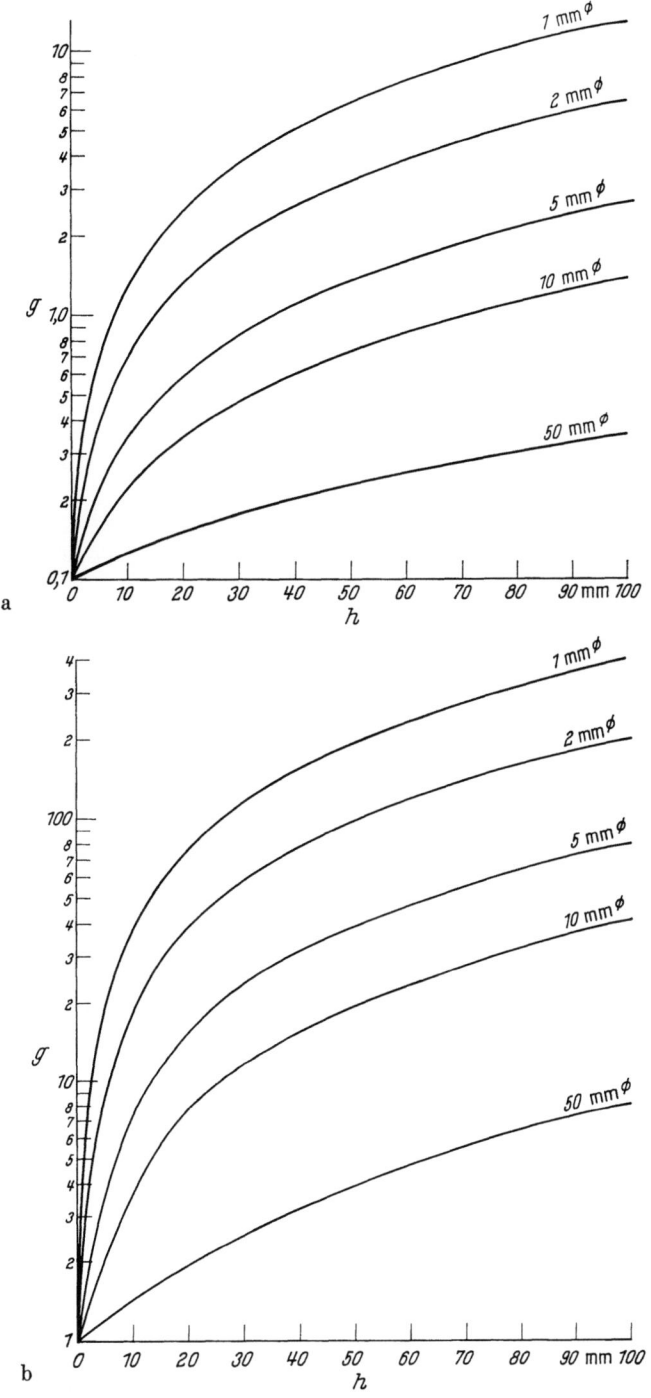

Abb. 161a u. b. Verwischungsgrad g von runden Objekten verschiedenen Durchmessers als Funktion des Abstandes der Objekte von der Schichtebene; a bei geradliniger Verwischung. b bei kreisförmiger Verwischung

der vollständigen Gradationskurve festzustellen sein. In diesen Fällen ist der resultierende Schwärzungskontrast von der Lage der Umgebungsschwärzung abhängig (Abb. 160b). Liegt diese im geradlinigen Teil der Kurve und die Schwärzung im gekrümmten Teil, so ist die letztere relativ zu hoch. Deshalb ist die Kontrastabnahme bei niedrigen Verwischungsgraden geringer als in den beiden erstgenannten Fällen. Zusätzlich steigt auch noch die Schwärzung des Wischschattens bei einem niedrigen Verwischungsgrad weniger steil an. Liegt dagegen die Umgebungsschwärzung im unteren Durchhang der Gradationskurve und der Ruheschatten im geradlinigen Teil, so liegt die Umgebungsschwärzung relativ zu hoch. Deshalb führt bereits ein niedriger Verwischungsgrad, bei dem sich die Schwärzung des Wischschattens noch in einem steileren Teil der Filmkurve bewegt, zu einer starken Kontrastminderung, die sich dann durch einen höheren Verwischungsgrad kaum mehr steigern läßt. Diese Ergebnisse lassen sich noch deutlicher aus Abb. 160c ab-

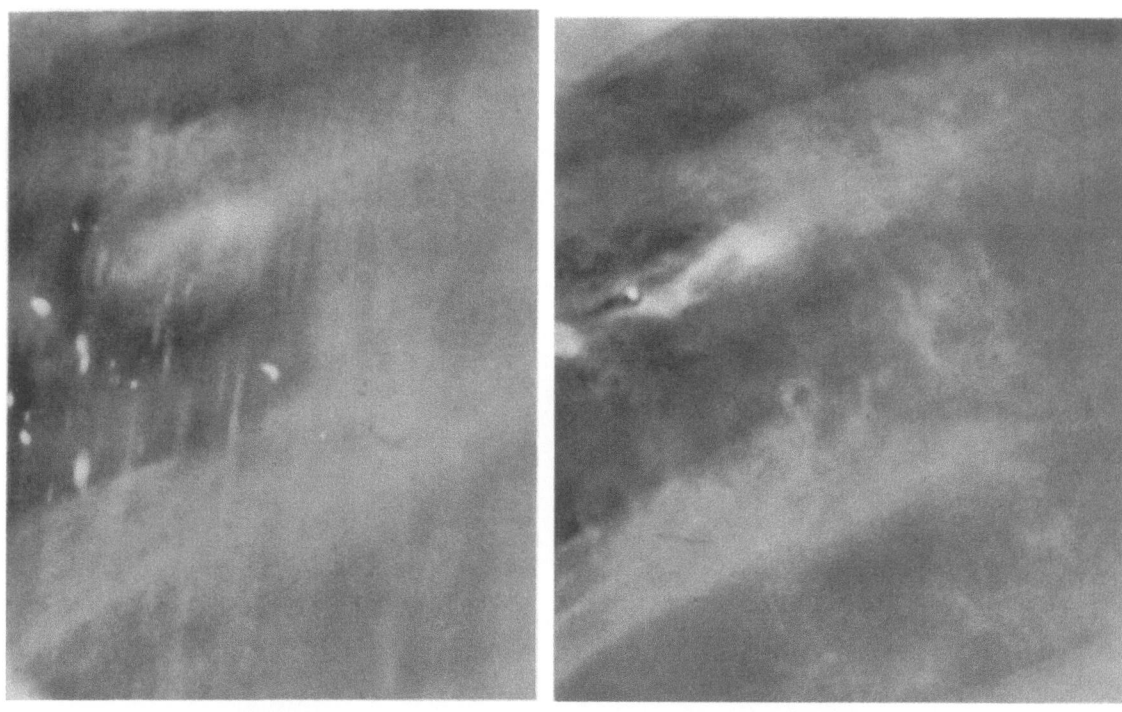

Abb. 162   Abb. 163

Abb. 162. Mit linearer Verwischung aufgenommene Tomogramme einer Lunge mit Metalleinlagerungen. Die streifenförmigen Wischschatten der außerhalb der Schicht liegenden Metallteile sind nicht ohne weiteres als solche zu erkennen und können zu Täuschungen Anlaß geben

Abb. 163. Mit kreisförmiger Verwischung aufgenommenes Tommogram des gleichen Objekts wie in Abb. 162. Auch bei dieser Bewegungsfigur entstehen Störschatten, die zu Fehldeutungen führen können

lesen, in der für die genannten Beispiele der Schwärzungskontrast ΔS gegen den Verwischungsgrad aufgetragen ist. Kurve 1 entspricht der Abb. 160a, die Kurven 2 und 3 der Abb. 160b. Bei Kurve 2 liegt die Umgebungsschwärzung im geradlinigen Teil und die Schwärzung des Ruheschattens im unteren Durchhang der Gradationskurve und in Kurve 3 schließlich liegt der umgekehrte Fall vor. Auch bei diesen Darstellungen und Berechnungen wurde für die Ruheaufnahme ein Strahlenkontrast $C = \dfrac{I_1 - I_2}{I_1 + I_2} = 0{,}33$ zugrunde gelegt.

Aus diesen Abbildungen ist auch erkennbar, wie groß der Verwischungsgrad sein muß, um einen Schatten auf dem Film so weit zu verwischen, daß er nicht mehr sichtbar ist. In Abb. 161 ist weiterhin noch der Verwischungsgrad g in Abhängigkeit vom Schichtabstand für lineare und Kreisbewegungen bei gleichem Pendelwinkel (40°) für Objekte von 1, 2, 5, 10 und 50 mm bei einem Focus—Empfangsorgan-Abstand von 140 cm und einem Drehpunkt—Empfangsorgan-Abstand von 30 cm dargestellt. Ziel der Tomographie muß es sein, Störobjekte so wirksam wie möglich zu verwischen. Deshalb betonten BOCAGE,

BARTELINK und ZIEDSES DES PLANTES, daß es wichtig ist, durch die Bewegung einen möglichst langen Weg zurückzulegen. Aus der Abb. 161b geht eindeutig hervor, daß selbst bei größeren Objekten besonders in den Nachbarschichten eine mehrdimensionale Bewegung wegen des mehrfach längeren Verwischungsweges besser verwischt. Die Erkennbarkeitsgrenze wird also in allen Fällen durch die mehrdimensionale Verwischung früher erreicht als bei eindimensionalen.

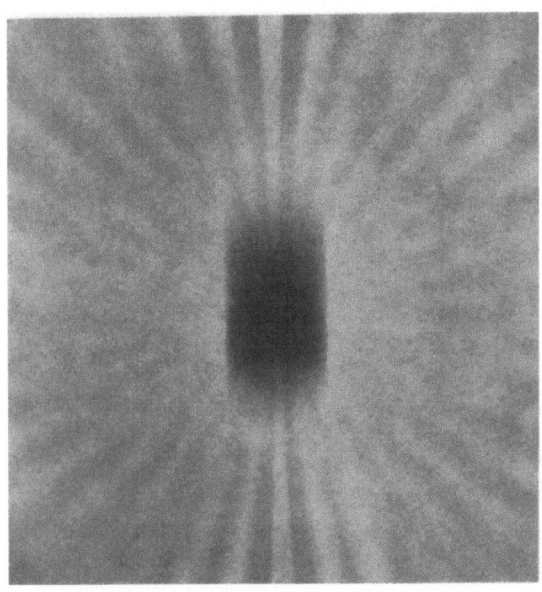 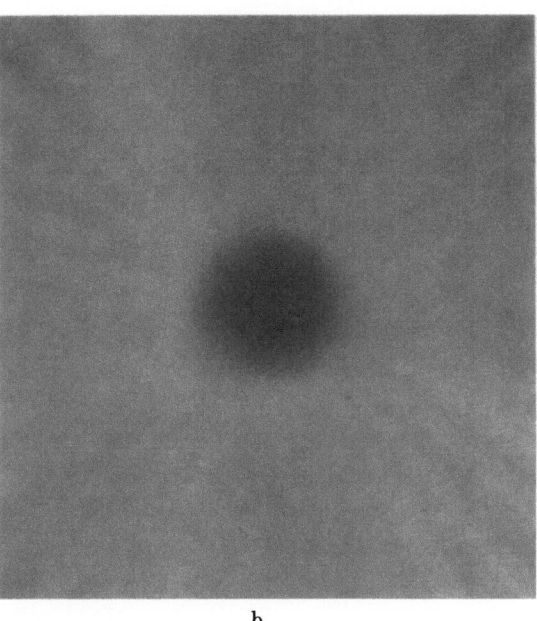

a   b

Abb. 164a u. b. Tomogramme mit dem Wischschatten eines Plexiglassterns, der 1 cm über der Schichtebene lag. a Geradlinige Bewegung, b hypocycloidale Bewegung

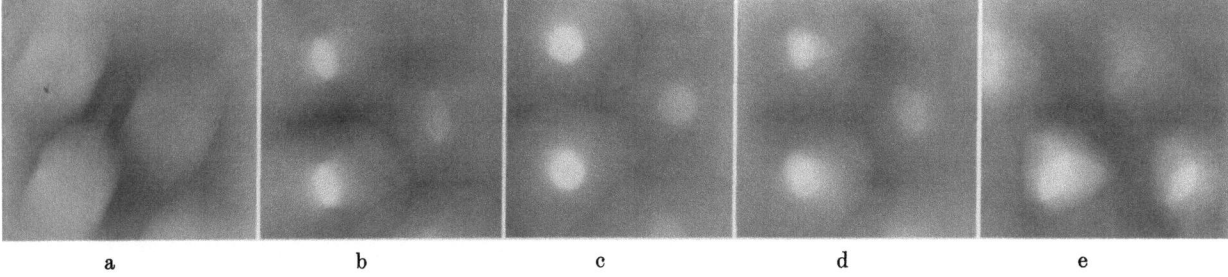

a   b   c   d   e

Abb. 165a—e. Tomogramme mit Wischschatten von 10 mm großen Kugeln unterschiedlicher Dichte, die mit verschiedenen Bewegungsfiguren aufgenommen wurden. a Gerade; b Ellipse; c Kreis; d Hypocycloide; e Kleeblatt. Schichtebene ist die Tangente

δ) Störschatten und Störlichter

So lange die Störobjekte nicht genügend verwischt sind, überlagern sie die in der Schicht liegenden Elemente als Wischschatten. Diese werden im allgemeinen als Störschatten oder Störlichter bezeichnet. Ihre Form und ihre Randkontur bedürfen einer eingehenden Betrachtung.

In vielen Arbeiten wird die Meinung vertreten, daß sichtbare Wischschatten unschärfer und kontrastschwächer sind als die Schatten der gleichen Details in der Schicht. GROSSMANN hält zudem einfache Bewegungsfiguren, insbesondere die Gerade für einen Vorteil, weil dann Wischschatten von vornherein als solche erkennbar seien „sie werden sich dann vom klaren Bild des dargestellten Körperschnittes deutlich abheben und zu keinen Fehldeutungen Anlaß geben. Worauf es ankommt ist, daß wichtige Einzelheiten nicht durch dichte Störschatten unkenntlich gemacht werden" eine Meinung, die in vielen Arbeiten auch von anderen Autoren übernommen wurde.

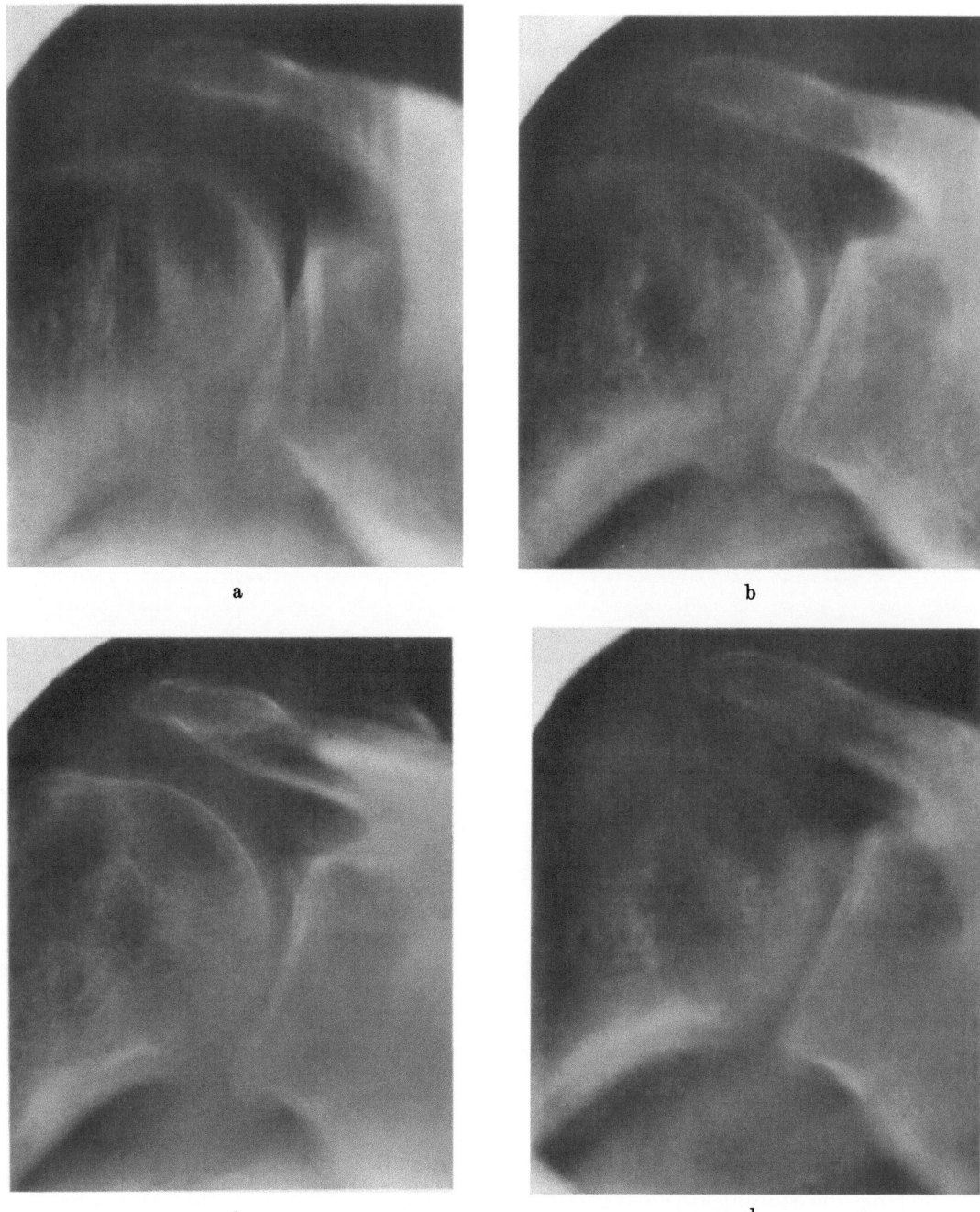

a

b

c

d

Abb. 166a—d. Tomogramme eines Schultergelenks, die mit verschiedenen Röhren-Filmbewegungen aufgenommen wurden. Der Wischschatten kann bei verschiedenen Bewegungsfiguren (a Gerade, b Kreis, c Ellipse, d Hypocycloide) mit dem Gelenkknorpel verwechselt werden

Die vorhergehenden Betrachtungen haben jedoch bereits erkennen lassen, wie schwer es oft ist, Wischschatten als solche zu erkennen. Dies trifft nicht nur für die eindimensionale Bewegung zu, sondern in vielen Fällen auch für die einfachen und zusammengesetzten mehrdimensionalen Bewegungen. Kleine, kontrastdichte Schatten können vor allem dann, wenn sie mehrfach vorkommen, Strukturen hervorrufen, wie sie in dieser Form auch innerhalb der Objektschicht vorkommen. So ist es schwierig, wie Abb. 162 zeigt, dichte Streifen im Lungengebiet, die durch Wischschatten von Metallen erzeugt wurden, von Indurations-streifen zu unterscheiden. Auch Wischschatten, wie sie bei der einfachen kreisförmigen Verwischung entstehen, können zu Täuschungen Anlaß geben. Eine solche Verwischung der gleichen Substrate (Abb. 163) ergibt Bilder, die ringförmigen Bronchiektasen gleichen.

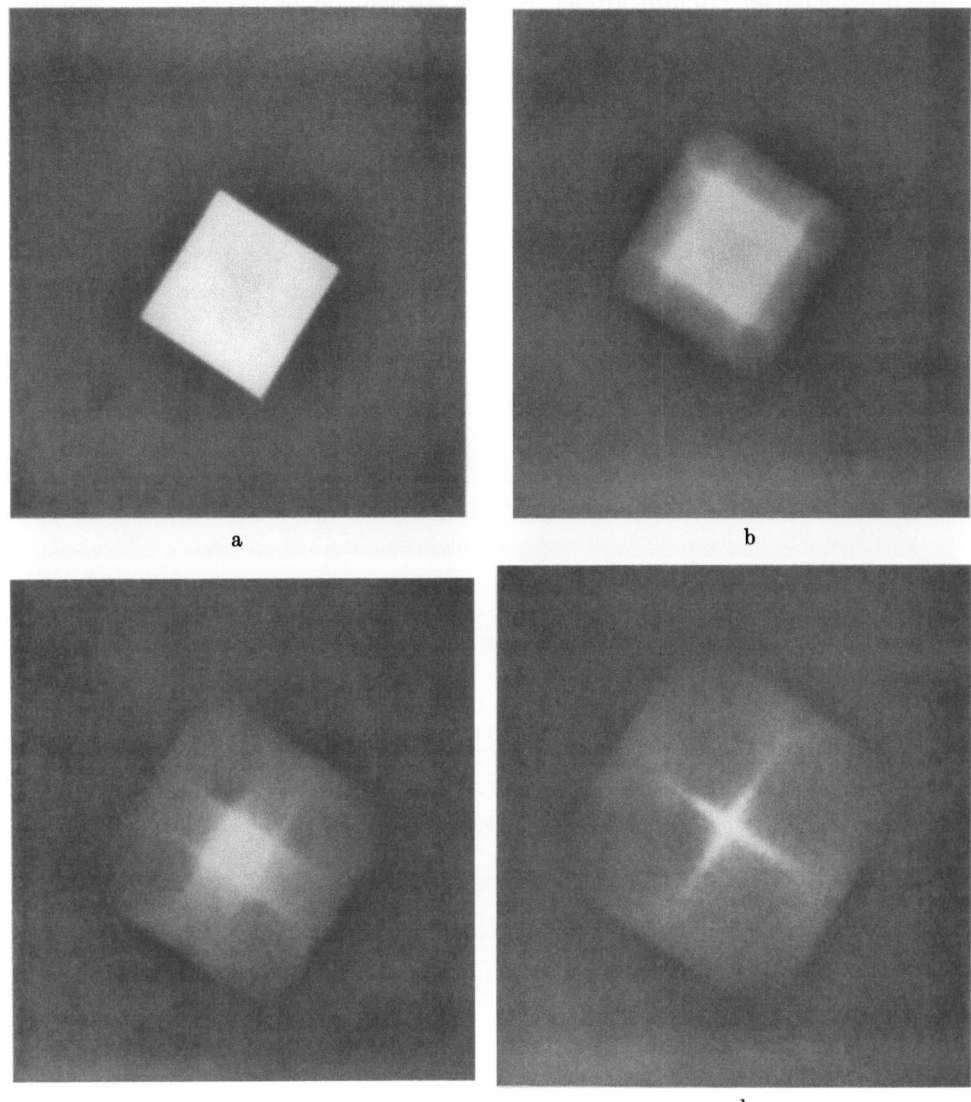

Abb. 167a—d. Tomogramme von quadratischen Metallstücken bei kreisförmiger Röhren-Filmbewegung. Die Metallstücke befanden sich 0(a), 1(b), 2(c) und 3(d)cm außerhalb der Schicht. Die dabei entstehenden Stör-schatten lassen teilweise keine Rückschlüsse auf die Form des Objekts zu

In beiden Fällen ist es bemerkenswert, daß innerhalb des Störschattens keine Schatten-unterschiede auftreten und auch der Verwischungsgradient etwa der Randunschärfe von Objekten in der Schicht entspricht.

Auch streifenförmige Schatten können zu erheblichen Fehldeutungen führen. In Abb. 164 ist der Wischschatten eines Plexiglassternes wiedergegeben, der 1,0 cm außerhalb der Schicht lag. Auf Tomogrammen mit eindimensionaler Verwischung rufen diejenigen Rippen des Sterns, die in der Verwischungsrichtung liegen, durch die Schärfe ihrer Rand-partien beim Betrachter den Eindruck hervor, sie lägen in der Schicht. Das gleiche ist vor allem bei Knochenbälkchen zu beobachten, bei denen durch die Randschärfe ebenfalls der Eindruck echter Strukturen in der Schicht entsteht. Auf ähnliche Erscheinungen in der Lunge hat Bloedner hingewiesen. In allen Fällen fehlt den Wischschatten die Charakteristik der Unschärfe.

Andere Schatten oder Kernschatten können zwar von einem Unschärfehof umgeben sein, jedoch kann die Anordnung der Schatten zu Fehldeutungen Anlaß geben. In Abb. 165 sind die Wischschatten 10 mm großer Kugeln verschiedener Dichte mit verschiedenen

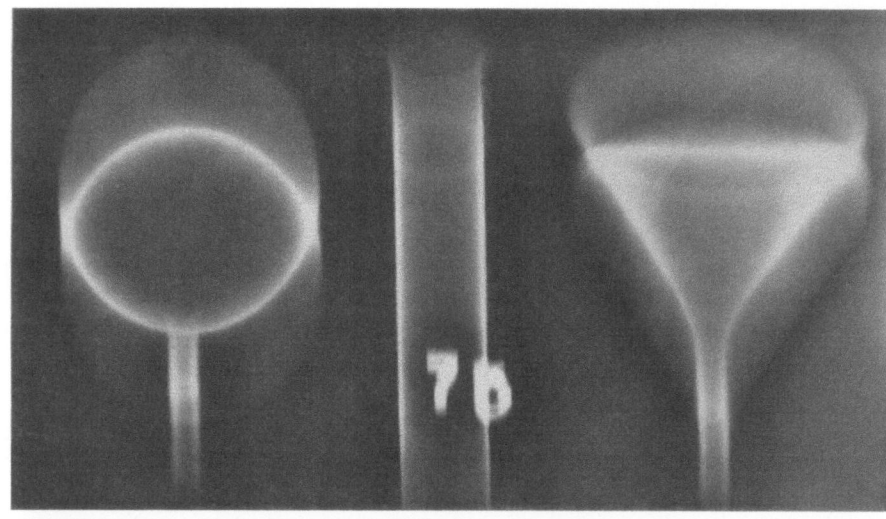

a

b

Abb. 168a—d. Wischschatten eines Kegels, einer Kugel und eines Zylinders, die mit verschiedenen Röhren-Filmbewegungen tomographiert wurden. Die Wischschattenkonturen nehmen z.T. die Form der Bewegungsfigur an. a Gerade, b Ellipse, c Kreis, d Hypocycloide

Bewegungsfiguren dargestellt. Nicht nur die geradlinige Bewegung, sondern auch einfache mehrdimensionale Bewegungen, wie Kreis und Ellipse, können Bilder erzeugen, von denen man nicht sagen kann, ob sie zur Schicht gehören oder nicht. Auch der Verwischungshof in der Nachbarschaft von Kernschatten kann Irrtümer hervorrufen, wie z.B. die Tomographie eines Schultergelenks zeigt (Abb. 166). In fast allen Bildern ist hier der Wischschatten mit dem Gelenkknorpel zu verwechseln. Schließlich muß auch der Ansicht widersprochen werden, daß an der Form des Störschattens seine Herkunft abzulesen sei. In Abb. 167 sind Störschatten von Metallvierecken wiedergegeben. Die aus der Verwischung

der quadratischen Objekte erzeugten Störschatten sind so unregelmäßig, daß im Schichtbild ihre Herkunft aus einer einzigen Aufnahme nicht abgeleitet werden kann. Dies ist nur
aus der Analyse mehrerer Schichtaufnahmen in verschiedenen Abständen, aber gleicher
Projektion möglich.

ARISZ und DE WAARD haben sich in verschiedenen Abhandlungen mit der Frage der
Abbildung von Zonen aus Kugeln, Zylindern und Kegeln beschäftigt. Obwohl in diesen
grundlegenden Arbeiten eindeutig nachgewiesen wurde, daß Objektflächen nur in den

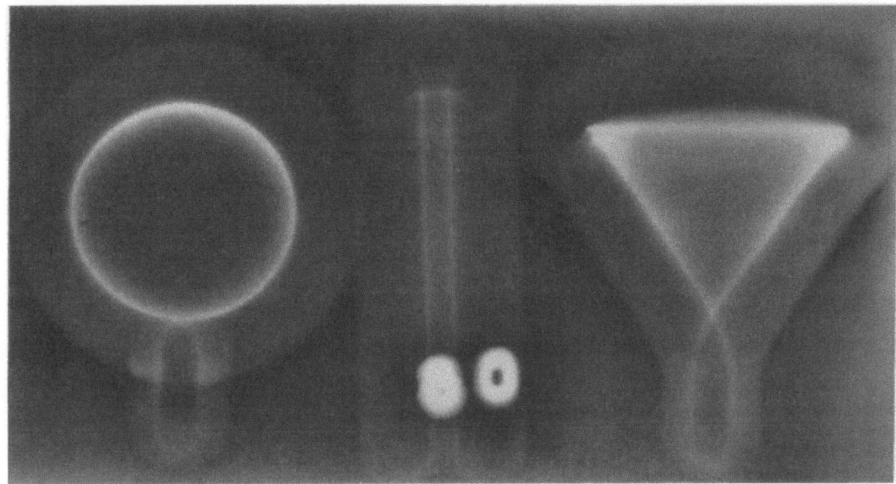

Abb. 168 c

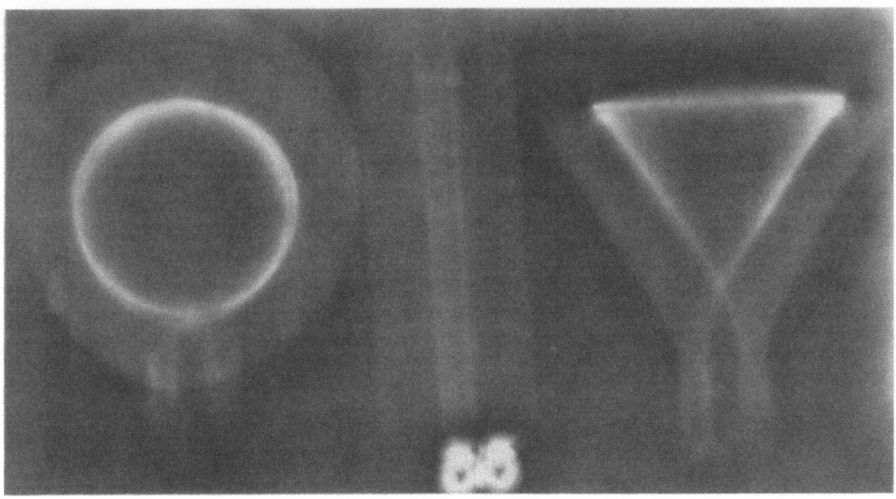

Abb. 168 d

Fällen abzubilden sind, in denen während der Bewegung die Randkontur tangential getroffen wird, werden immer wieder Kern- bzw. Wischschatten, z.B. von Kugeln, in Schichthöhen, in denen die Randkontur nicht mehr darstellbar ist, als echte Oberfläche angesprochen. Aufgrund einer derartigen Mißdeutung leitet z.B. SWART die Überlegenheit der
kreisförmigen Verwischung gegenüber der Hypocycloiden ab. In diesen Fällen haben
jedoch zusammengesetzte mehrdimensionale Bewegungen den Vorteil, daß in der Regel
Störschatten am Verwischungsmuster erkannt werden können. Abb. 168 zeigt solche Störschatten von Zylinder-, Kegel- und Kugelkalotten. Leider stimmen auch die Überlegungen
GROSSMANNs über die Bedeutung großer Störschatten mit den Erkenntnissen der Praxis
nicht überein. Der Gesamtschatten eines Wirbelkörpers ist ebenso wie der des Herzens als
Überlagerungsschatten nur von untergeordneter Bedeutung. In der Wirbelsäule stören vorwiegend die überlagernden Feinstrukturen. Wenn diese zu mehr oder weniger homogenen

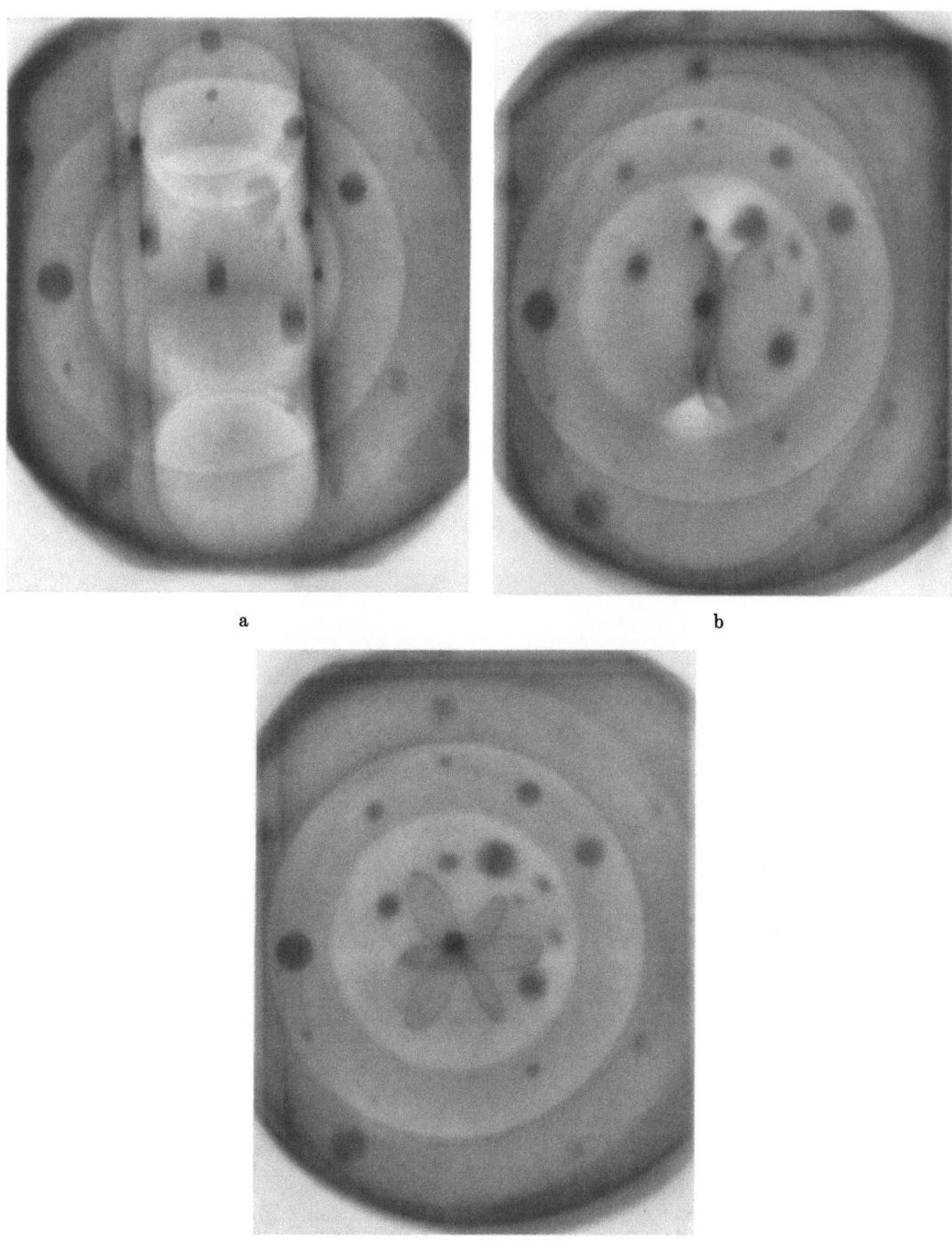

a   b

c

Abb. 169a—c. Tomogramme eines Bohrlochphantoms aus Plexiglas, das auf beiden Seiten mit einer 3 mm dicken Bleischeibe im Abstand von 4 cm überlagert ist. Bei mehrdimensionaler Verwischung kann trotz Fehlens der Hauptprojektion infolge der starken Strahlenschwächung durch die Bleischeiben ein wirklichkeitsnahes Schichtbild entstehen. a Gerade, b Ellipse, c Hypocycloide

Schatten verwischt werden, stört der Überlagerungsschleier nur wenig. Größere homogene Schatten, wie z.B. der Herzschatten, bedürfen weniger einer Verwischung sondern viel mehr einer ausreichenden Durchdringung. Dann sind die darunterliegenden Strukturen im Schichtbild ohne Schwierigkeiten zu erkennen. Daß sogar unter sehr dichten homogenen

Schatten einzelne Details gut zu erkennen sind, beweist Abb. 169. Hier wurde ein Bohr-lochphantom aus Plexiglas in der Hauptprojektion durch zwei 3 mm dicke Bleischeiben abgedeckt. Eine geeignete Belichtung, wie sie vor allem durch eine gleichmäßige, d.h. allseitige Verwischung erreicht wird, kann alle wesentlichen Einzelheiten im Plexiglas sichtbar machen.

Aus diesen Betrachtungen läßt sich zusammenfassend feststellen: Wischschatten — sog. Störschatten und Störlichter — sind in ihrer Erscheinungsform außerordentlich mannigfaltig. So unterscheidet z.B. FRAIN drei verschiedene Erscheinungsformen von Störschatten: 1. Wischschatten mit scharfen Grenzen, 2. Wischschatten als Schleier und 3. Wischschatten mit Umkehreffekten. Alle drei Schattenarten werden von verschieden-sten Autoren beschrieben (BONTE; DUHAMEL; VIGNOLINI; DE VULPIAN u.a.). Wischschatten können sowohl Randpartien aufweisen, die sich von denen echter Substrate in der Schicht nicht unterscheiden als auch Übergänge haben, die genau so aussehen wie die Bildun-schärfe in der Schicht. Manchmal sind die Schatten homogen, manchmal treten sie mit Gradienten in Erscheinung. Schließlich ist auch ihre Form außerordentlich variabel, wobei das Erscheinungsbild einesteils von der Form des Störobjekts selbst, andernteils von der Verwischungsfigur und dem Abstand des Störobjekts von der Schichtebene ab-hängt. Regelmäßige Verwischungsfiguren sind dabei häufiger Täuschungsquellen als un-regelmäßige, doch können auch komplizierte mehrdimensionale Bewegungen regelmäßige Figuren entstehen lassen.

Im Schichtbild kommt es vor allem darauf an, kleine und kleinste Objektdetails zu erkennen und zu verwischen, da diese in der Regel diagnostisch wichtiger sind und, falls sie nicht genügend verwischt sind, eher falsch gedeutet werden als große flächenförmige Verschattungen, die im allgemeinen durch ihre Homogenität nicht mehr bildstörend wirken, auch wenn sie als größere Schleier noch wahrnehmbar sind. Die beste Abhilfe gegen solche Störschatten ist immer ein möglichst langer Verwischungsweg. ,,Es kommt nicht darauf an, schön, sondern wirksam zu verwischen" (GROSSMANN). Jeder Schatten wird außerhalb der Schicht um so eher zum nicht mehr störenden Wischschatten bzw. Film-schleier, je mehr die Bewegung so erfolgt, daß bei einer großen Bewegungsamplitude die Fläche, in der sich die Bewegung vollzieht, vom Focus gleichmäßig durchlaufen wird, und je weniger dabei eine Bewegungsrichtung bevorzugt wird. Auch unter diesem Gesichts-punkt, dessen Bedeutung schon von BARTELINK, BOCAGE, HELER, KIEFFER, ZIEDSES DES PLANTES u.a. erkannt wurde, ist die ideale Bewegungsfigur die geometrische Spirale, die allerdings heute in keinem Schichtgerät mehr konstruktiv verwirklicht ist.

ε) Schichtdicke

Ein Begriff, dem in allen Untersuchungen über die Geometrie des Schichtbildes von Anfang an eine große Bedeutung beigemessen wurde, weil er gewisse Analogien zur Mikro-skopie hat, ist die Schichtdicke. Darunter wird die Summe der Ebenen verstanden, die vom Auge nicht mehr aufgrund unterschiedlicher Schärfe differenziert werden können, d.h. die keine erkennbare Verwischung erfahren haben, obwohl sie nicht in der mathe-matischen Drehpunktebene des Objekts liegen, weil die Verwischung in der allgemeinen Unschärfe des Bildes untergeht.

Rein mathematisch gibt es vom Verfahren her in der dem Objektdrehpunkt ent-sprechenden Höhe des Empfangsorgandrehpunktes keine Schicht, sondern tatsächlich eine Ebene. Dies setzt jedoch voraus, daß die Schichtbewegung geometrisch einwandfrei er-folgt, der Focus punktförmig und das Empfangsorgan eine Ebene ist (KIEFFER). Daß im Bild keine Ebene erkannt werden kann, hat also, vom Auflösungsvermögen des Auges abgesehen, im wesentlichen zwei Gründe: 1. ist der Focus nicht punktförmig, sondern hat eine endliche Ausdehnung und zwar, worauf es hier vor allem ankommt, infolge der Neigung des Anodentellers eine Tiefenausdehnung und 2. ist das Empfangsorgan keine Ebene, sondern eine Schicht und hat außerdem ein begrenztes Auflösungsvermögen.

Betrachtet man den Focus als aus unendlich vielen punktförmigen Foci zusammengesetzt, so haben diese durch die Neigung des Anodentellers unterschiedliche Abstände von der Drehpunktebene und ändern während der Bewegung ihre Lage zum Objekt. Jeder dieser Foci formt sozusagen sein eigenes Tomogramm, das verschiedene Ebenen des Objekts erfaßt (EDHOLM). Hier spielt also neben dem Neigungswinkel noch die Drehung der

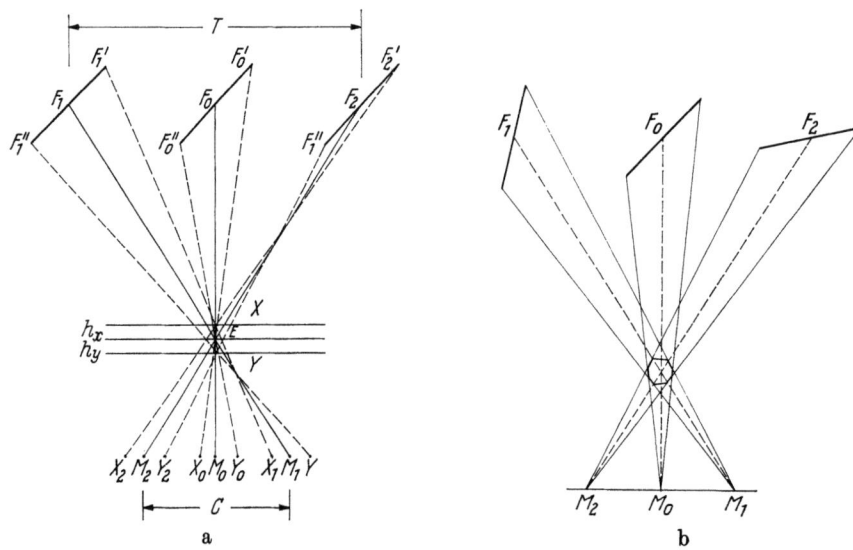

a   b

Abb. 170a u. b. Die durch die Focusausdehnung bedingte endliche Dicke der Schicht a bei linearer Bewegung ohne Drehung der Röhre um den Focus; b bei linearer Bewegung mit Drehung der Röhre um den Focus (nach EDHOLM)

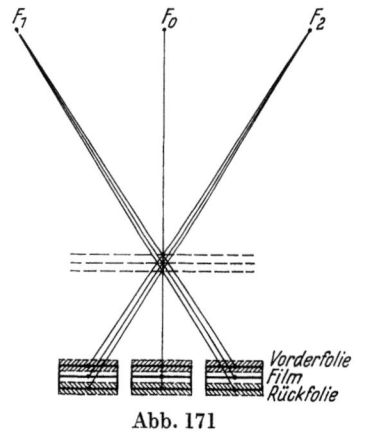

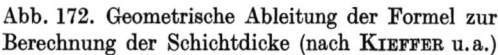

Abb. 171

Abb. 171. Die durch die Verwendung einer Folienkombination bedingte endliche Dicke der Schicht

Abb. 172. Geometrische Ableitung der Formel zur Berechnung der Schichtdicke (nach KIEFFER u.a.)

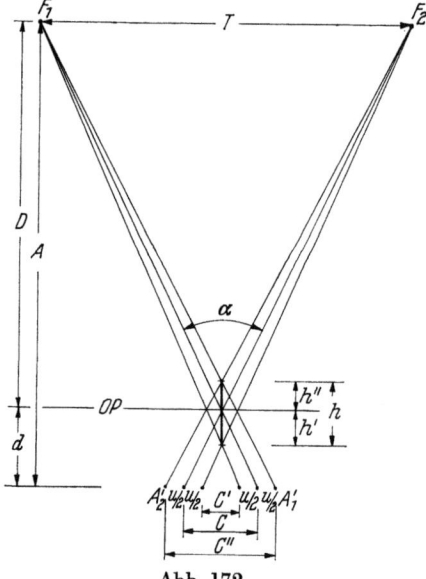

Abb. 172

Röhre um den Focus während der Bewegung und die Bewegungsfigur (eindimensional, Kreisbewegung) eine Rolle. Die prozentuale Abstandsänderung der Focuspunkte hängt von der Größe des Focus, der Abstände Focus—Objekt und Objekt—Empfangsorgan sowie vom Pendelwinkel ab. In Abb. 170 sind diese Beziehungen für eine lineare Bewegung ohne Drehung der Röhre (a) und mit ständig auf die Objektmitte gerichtetem Zentralstrahl (b) dargestellt. Wird die Röhre nicht gedreht, bleibt die Focustiefe stets gleich. Es kommen somit durch die beiden Grenzhöhen, die in den eingezeichneten Stellungen auch stets den gleichen Abstand von einander haben, eine obere und eine untere Grenzebene im

Objekt mit der Summe der dazwischen liegenden Ebenen auf ein und derselben Ebene des Empfangsorgans zur Abbildung. Gleichzeitig läßt die Abbildung erkennen, daß bei dieser Bewegungsart der halbe Pendelwinkel nicht größer sein darf als die Neigung des Anodentellers.

Weit komplizierter werden die Verhältnisse, wenn die Röhre während der Bewegung noch zusätzlich gedreht wird, so daß der Zentralstrahl stets durch den gleichen Objektpunkt in der Schichtebene verläuft. Wie aus Abb. 170b ohne weiteres ersichtlich ist, ändern sich nicht nur die effektive Tiefenausdehnung des Focus, sondern auch die Abstände der entsprechenden Focuspunkte in den eingezeichneten Stellungen. Dadurch werden während der Bewegung wechselnde Punkte aus verschiedenen Schichten auf die gleichen Punkte in der Ebene des Empfangsorgans projiziert. Die obere und die untere Grenzfläche der dargestellten Objektschicht sind also nicht planparallel. Auch hier ist die Höhe der abgebildeten Objektschicht vom Pendelwinkel und von den Abständen Focusmitte—Drehpunktebene—Empfangsorgan abhängig.

Jedes Empfangsorgan hat eine gewisse Dicke der Bildschicht. Sie ist in Abb. 171 schematisch für eine Film-Folien-Kombination dargestellt. Wie im Kapitel Schichtebene bereits ausführlich nachgewiesen wurde, hängt die dargestellte Objektebene von der Entfernung der Bildebene von der Ebene ihres Drehpunktes ab, mit anderen Worten: in der Vorderfolie werden andere „Ebenen" abgebildet als in der Hinterfolie und sie alle summieren sich zu einer „Schicht" auf dem Film. Welche Anzahl von Objektebenen, d.h. welche Schichtdicke in einem Empfangsorgan gegebener Dicke untergebracht werden kann, hängt ebenfalls von den Abständen Focus—Drehpunktebene im Objekt—Drehpunktebene im Empfangsorgan ab. Schließlich spielt für das Erkennen einer Verwischung bzw. Erkennen einer Unschärfe als Zeichen des Nicht-mehr-in-der-Schicht-Liegens die Frage eine Rolle, wo die Grenze des Auflösungsvermögens des Empfangsorgans liegt.

Betrachtet man diese scheinbare Vielzahl von Faktoren genauer, so lassen sich, wenn man die Röntgenröhre als nicht zum Gerät gehörend betrachtet und an ihrer Stelle nur eine punktförmige Strahlenquelle annimmt, wie bei der Verwischung die drei gerätespezifischen Faktoren Pendelwinkel, Abstand Focus—Drehpunktebene im Objekt und Drehpunktebene im Objekt—Drehpunktebene des Empfangsorgans erkennen, die auf die Schichtdicke einen Einfluß haben. Diese Tatsache veranlaßte eine Reihe von Autoren auch für die Berechnung der Schichtdicke unter Zugrundelegen einer bestimmten Unschärfe eine Formel zu entwickeln (z.B. KIEFFER, 1938; VIETEN, 1948; DUHAMEL, 1951; MALVOISIN, 1953; KEMPER, 1955 u.a.). Sie gingen dabei alle von der in Abb. 172 wiedergegebenen Darstellung aus. In den beiden Endstellungen des Focus (F_1 und F_2) wird vom Fußpunkt des Zentralstrahls auf dem Empfangsorgan aus nach beiden Seiten die angenommene Unschärfe aufgetragen. Die Endpunkte werden ebenfalls auf jeder Seite mit dem Focus verbunden. Dadurch entsteht um den Objektdrehpunkt eine Raute, deren Höhe h die gesuchte Schichtdicke darstellt. Die Ableitung ist im Prinzip die gleiche wie die zur Berechnung der Verwischung. Nur ist hier die unbekannte Größe der Abstand eines Punktes von der Drehpunktebene, während die Verwischung als bekannt angenommen wird. Wie aus der Abbildung zu erkennen ist, ist die Raute nicht gleichseitig, sondern der über der Drehpunktebene liegende Teil ist kleiner als der darunterliegende. Beim Entwickeln der Formel wird dies z.T. dadurch vernachlässigt, daß gewisse Wertegruppen, die sich nur geringfügig unterscheiden als gleich angesehen werden oder sehr kleine Werte unterdrückt werden, so daß schließlich verhältnismäßig einfache Näherungsformeln übrig bleiben. Hier sei die Ableitung von KIEFFER angegeben, der sie wohl als erster veröffentlichte und sie als Ermittlung der Focustiefe bezeichnete

$$h = h' + h'';$$
$$u = C - C'; \quad u = C'' - C;$$
$$C = \frac{T \cdot d}{D}; \quad C' = \frac{T(d-h')}{D-h'}; \quad C'' = \frac{T(d+h'')}{D+h''};$$

$$u = \frac{T \cdot d}{D} - \frac{T(D - h')}{D - h'} \, ;$$

$$u = \frac{T(d + h'')}{D + h''} - \frac{T \cdot d}{D} \, ;$$

$$h' = \frac{u \cdot D^2}{T(D + d) - D \cdot u} \, ; \quad h'' = \frac{u \cdot D^2}{T(D + d) + D \cdot u} \, ;$$

$$h = \frac{u \cdot D^2}{T(D + d) - D \cdot u} + \frac{u \cdot D^2}{T(D + d) + D \cdot u} \, ;$$

und unter Vernachlässigung von $D \cdot u$:

$$h = \frac{2\,u\,D^2}{T(D + d)} \, .$$

Die gleiche Formel hat Vieten errechnet, während in den Ableitungen von Duhamel und von Kemper T durch $2\,\mathrm{tg}\,\alpha/2 \cdot D$ ausgedrückt ist:

$$h = \frac{u \cdot D}{\mathrm{tg}\,\alpha/2\,(D + d)} \quad \text{bzw.} \quad h = \frac{u\,D\,\mathrm{ctg}\,\alpha/2}{D + d} \, .$$

In ähnlicher Weise hat Pöschl eine Formel speziell für den Sanitas-Tomographen abgeleitet (Abb. 173). Sie unterscheidet sich äußerlich durch die Sinus- bzw. Cosinusfunktionen, deren Einsatz erfolgte, weil beim Tomographieprinzip die Strecken A' bzw. D' und d' in den Anfangs- und Endstellungen nicht bekannt sind, deckt sich aber rechnerisch mit der Formel von Kieffer.

Es sind hier:

$$T/2 = D \cdot \sin \alpha/2; \; D' = D \cdot \cos \alpha/2; \; C/2 = d \cdot \sin \alpha/2; \; d' = d \cdot \cos \alpha/2;$$

$$A' = D' + d' = \cos \alpha/2\,(d + D); \quad B = T/2 + C/2 = \sin \alpha/2\,(d + D);$$

$$\mathrm{tg}\,\gamma_1 = \frac{A'}{B - 0,2} = \frac{\cos \alpha/2\,(d + D)}{\sin \alpha/2\,(d + D) - 0,2} \, ; \quad \mathrm{tg}\,\gamma_2 = \frac{A'}{B + 0,2} = \frac{\cos \alpha/2\,(d + D)}{\sin \alpha/2\,(d + D) + 0,2}$$

$$D' + h = D \cdot \sin \alpha/2 \cdot \mathrm{tg}\,\gamma_1; \; D' - h = T/2 \cdot \sin \alpha/2 \cdot \mathrm{tg}\,\gamma_2;$$

$$h = (D' + h) - (D' - h)$$

oder

$$h = T/2 \cdot \sin \alpha/2 \cdot \mathrm{tg}\,\gamma_1 - T/2 \cdot \sin \alpha\,/2 \cdot \mathrm{tg}\,\gamma_2$$

oder

$$h = \frac{D \cdot \sin \alpha/2 \cdot \cos \alpha/2\,(d + D)}{\sin \alpha/2\,(d + D) - 0,2} - \frac{D \cdot \sin \alpha/2 \cdot \cos \alpha/2\,(d + D)}{\sin \alpha/2\,(d + D) + 0,2} \, .$$

Zum gleichen rechnerischen Ergebnis kommt man über eine sehr viel einfachere und für alle Systeme gültigen Betrachtungsweise, die genau so für die Schichtdicke wie für die Verwischung brauchbar ist, wenn man von den Abb. 174 schraffierten Dreiecken mit den Seiten h' und x_1 bzw. h'' und x_2 und dem Winkel $\alpha/2$ ausgeht. x_1 bzw. x_2 sind die um den Vergrößerungsfaktor reduzierten Strecken $u'/2$ bzw. $u''/2$, wenn die Schichtdicke berechnet wird, oder $S'/2$ bzw. $S''/2$, wenn die Verwischung berechnet wird:

$$x_1 = \frac{u'/2\,(D - h)}{A} \, ; \quad x_2 = \frac{u''/2\,(D + h)}{A} \, ;$$

oder:

$$x_1 = h' \cdot \mathrm{tg}\,\alpha/2 \quad \text{und } h' = x_1 \cdot \mathrm{ctg}\,\alpha/2$$

und

$$x_2 = h'' \cdot \mathrm{tg}\,\alpha/2 \quad \text{und } h'' = x_2 \cdot \mathrm{ctg}\,\alpha/2 \, .$$

Für die Berechnung der Schichtdicke $h \; (= h' + h'')$ ist u' und u'' bekannt, für die Berechnung der Verwischung S' bzw. S'' geht man von einem bekannten Wert h' oder h'' aus.

Dabei ist zu beachten, daß die Größen h in den Formeln für die Verwischung und für die Schichtdicke nicht identisch sind. Die Verwischung errechnet sich entweder durch h' oder durch h'', die Schichtdicke dagegen als $h' + h''$. Trotzdem sieht es so aus, als ob u und S

nahezu identisch wären. Das kommt daher, daß sich die Verwischung eines Punktes, der unter der Schichtebene liegt, auf der gleichen Strecke, jedoch in entgegengesetzter Richtung abspielt wie die eines Punktes, über der Schicht. Allerdings ist der Verwischungsweg, wenn beide Punkte den gleichen Abstand von der Schichtebene haben, im letzteren Falle etwas länger.

Bei der Schichtdicke, deren Berechnung von der Unschärfe ausgeht, spielt die Richtung der innerhalb der angenommenen Unschärfe liegenden Verwischung keine Rolle. Sie wird lediglich durch die Punkte bestimmt, die die gleiche Weglänge zurücklegen. Daher setzt sie sich aus einer über und einer unter der Schicht liegenden Strecke zusammen und daher ist die untere Komponente länger.

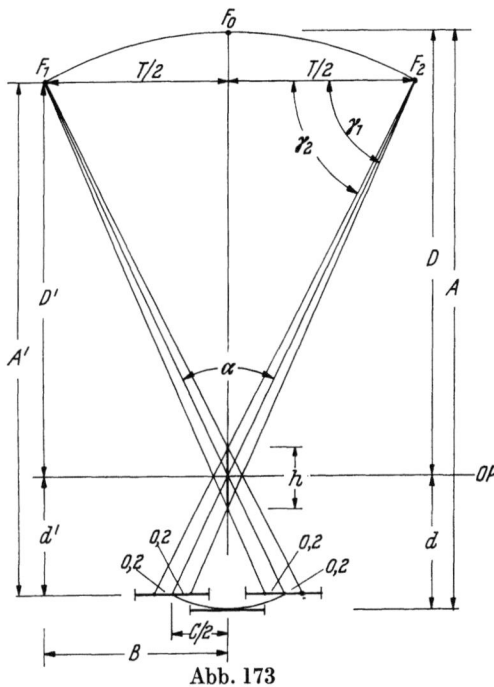

Abb. 173

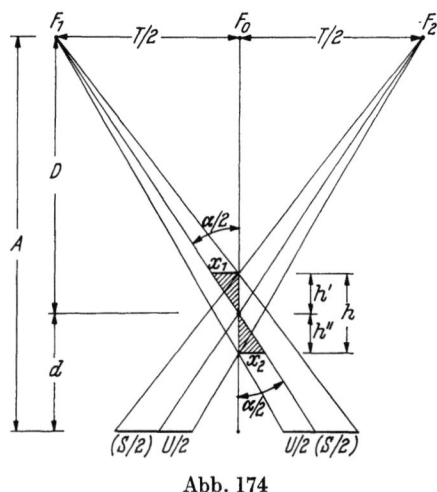

Abb. 174

Abb. 173. Geometrische Ableitung der Formel zur Berechnung der Schichtdicke für den speziellen Fall des Tomographen (nach PÖSCHL)

Abb. 174. Geometrische Ableitung der Formel zur Berechnung der Schichtdicke bzw. der Selektivität oder des Verwischungsweges nach ICRU

Die „zulässige oder angenommene Unschärfe" wird von KIEFFER und DUHAMEL nicht näher bezeichnet. PÖSCHL, VIETEN und KEMPER dagegen haben dafür Zahlen angegeben. Hier treten nun ganz eindeutig Differenzen auf, nicht nur in den Absolutwerten, sondern auch in der Interpretation der Unschärfe. Als Absolutwert gibt VIETEN 1,5 mm an, die Unschärfe, mit der in der Tomographie gerechnet werden müsse. Den gleichen Wert verwendet PÖSCHL in den Betrachtungen über das Schichtbild, wogegen er in der Formel, ebenso wie KEMPER, mit dem Wert 0,2 rechnet. Diese Zahl ist einer Untersuchung von WEBER und BREZINA entnommen, die an Übersichtsaufnahmen feststellten, daß das Auge eine Verschiebung des Objekts um 0,2 mm bei einem Vergrößerungsverhältnis von 1 : 1,15 gerade noch erkennen könne. In seiner ersten Veröffentlichung ging PÖSCHL, ebenso wie es KEMPER tut, von der Annahme aus, bei der Schichtaufnahme diese Zahl verdoppeln zu müssen, offenbar, weil er von einer Randunschärfe und nicht von der Unschärfe eines Punktes ausging. In einer späteren Arbeit hat PÖSCHL diese Ansicht revidiert. Diese Differenzen haben aber insofern keine praktische Bedeutung als die Unschärfewerte ohnehin nur fiktiv sind und die Autoren, von KEMPER abgesehen, ihre Formeln, wie bei der Verwischung, im wesentlichen dazu benutzten, auszurechnen, in welchem Ausmaß jede der drei Größen auf die Schichtdicke Einfluß nimmt bzw. welche Werte in der Praxis sinnvoll sind. So konnte z.B. PÖSCHL zeigen, daß eine Änderung der Abstände in den praktisch anwendbaren Größen auch die Schichtdicke weit weniger beeinflußt als die Änderung des Schichtwinkels zwischen 0 und 30⁰ und daß es wiederum wenig Zweck hat, den Schichtwinkel größer als 40—50⁰ zu wählen.

In einer ausgedehnten Studie beschäftigte sich Edholm mit dem Einfluß aller in Frage kommenden Faktoren, einschließlich der photographischen, auf die Schichtdicke. Die von ihm entwickelte Näherungsformel in den Symbolen der ICRU lautet:

$$h = \frac{a + U_f \operatorname{ctg}\alpha + c(M-1)\,Q}{M}.$$

Dabei bedeuten: a Abstand Vorderfolie—Rückfolie; U_f photographische Unschärfe; c Focuslänge; M Vergrößerungsfaktor.

Q steht für den Einfluß der Focusneigung und der Focusbahn. Je nach Art der Röhrenbahn und der Focusneigung bedeutet es: $\cos\varepsilon \cdot \sin\alpha$ (geradlinige Bewegung ohne Drehung der Röhre um den Focus), $\sin\varepsilon \cdot \sin\alpha$ (geradlinige Bewegung mit Drehung der Röhre um den Focus) oder $\sin\varepsilon : \sin\alpha$ (kreisförmige Bewegung), wobei ε der Neigungswinkel des Focus ist.

Er ist also der erste, der den Focus und das Empfangsorgan mit in die Berechnung einbezieht, obwohl auch Kieffer sie als wesentliche Einflußgrößen schon erkannt hat.

Von einer in der Optik üblichen Betrachtungsweise, nämlich der des Punktbildes, ging Buchmann bei der Ermittlung der Schichtdicke aus. Er berechnet aufgrund der effektiven Focuslänge unter Voraussetzung der Isoplanasie, d.h. Vernachlässigung der Tiefenausdehnung, die unter gegebenen Abstandsverhältnissen resultierende Focusunschärfe u in der Ebene des Empfangsorgans und daraus die entsprechende Strecke u' in der Drehpunktebene (= Focusunschärfe: Vergrößerungsfaktor). Diese Strecke wird nun in der Objektebene symmetrisch um den Drehpunkt aufgetragen (Abb. 175) und die beiden Endpunkte auf die Schenkel des Pendelwinkels oberhalb und unterhalb der Objektebene gelotet. Die Länge h der Verbindungslinie der beiden Schnittpunkte wird als Schichtdicke bezeichnet, da alle Punkte, die einen geringeren Abstand von der Drehpunktebene als $h/2$ besitzen, infolge der nicht durch das Schichtbildverfahren bedingten Unschärfe den gleichen Punktbilddurchmesser aufweisen. Vergleicht man die Darstellung mit den früheren, so läßt sich feststellen, daß $h' = u'/2 \cdot \operatorname{ctg}\alpha/2$ ist und damit $h = \dfrac{u \cdot \operatorname{ctg}\alpha/2}{\text{Vergrößerung}}$, daß man hier also wieder zu der gleichen Formel kommt, wie sie von den früher erwähnten Autoren abgeleitet wurde. Es wurde lediglich in der Definition anstelle des Wortes „Unschärfe" der in der Informationstheorie übliche Begriff „Punktbilddurchmesser" eingeführt. Der Unterschied in der Erklärung des Zustandekommens der Schichtdicke vor dem Empfangsorgan, also im virtuellen Raumbild nach Vieten, besteht darin, daß Kieffer die Tiefenausdehnung des Focus und die effektive Focuslänge, Edholm nur die Focustiefe und Buchmann nur die effektive Focuslänge verantwortlich machen. Kieffer hält beide Einflüsse für etwa gleich groß und nicht additiv wirkend. Ein Vergleich der effektiven Focuslänge mit dem Focusfaktor $c \cdot Q$ in der Formel von Edholm zeigt, daß die effektive Focuslänge $c \cdot \sin\varepsilon$ einen Mittelwert zwischen $c \cdot \cos\varepsilon$ und $c \cdot \sin\varepsilon \cdot \sin\alpha$ darstellt, also einen Mittelwert zwischen den Systemen mit und ohne Drehung der Röhre um den Focus während der Schichtbewegung.

Auch diese Unterschiede sind letztlich belanglos, da die Schichtdicke des Raumbildes noch keine exakte Aussage über die abgebildete Schichtdicke zuläßt und bei der Abbildung wiederum Unklarheiten über die zugrunde zu legende Unschärfe bestehen. Abgesehen davon, wurde bereits im letzten Kapitel gezeigt, daß Schärfe unter Umständen ein fragwürdiges Kriterium dafür ist, ob ein Detail in der Schicht liegt oder nicht.

Die ICRU, die mit ihren Vorschlägen beabsichtigt, nur solche Begriffe international einzuführen oder beizubehalten, die sich möglichst exakt definieren und auch experimentell bestimmen lassen, so daß sie letzten Endes als Gütemaß für ein System oder eine Methode dienen können, folgte daher in ihren Empfehlungen einem Vorschlag De Vulpians, den Begriff „Schichtdicke" überhaupt fallen zu lassen. Sie begründet dies folgendermaßen:

„In jedem photographischen System ist nur eine Ebene genau im Focus. Eine Ebene ohne Dicke gibt keinen Schatten, deshalb ist das, was im Schichtbild erkennbar ist, eine Summe von Ebenen, die ausreicht, ein erkennbares Bild hervorzurufen. Die Schärfe erreicht ihr Maximum in der Objektebene und vermindert sich dann mehr oder weniger rasch nach beiden Seiten. Da diese Abnahme undefinierbar ist, ist „Schichtdicke" kein geeigneter Begriff. Als passende Begriffe werden „Selektivität", „Schichtintervall" und „Wirkungskoeffizient" vorgeschlagen."

Diesem Vorschlag liegt die Erkenntnis zugrunde, daß es für die Praxis keine Bedeutung hat, feststellen zu können, auf dem Tomogramm ist eine Schicht von 0,5 oder 1 cm Dicke abgebildet. Damit wäre nur gesagt, daß Details mit geringerem Durchmesser in der Schicht enthalten sind, nicht aber, ob sie wirklich zu erkennen sind, denn es bestehen keine Analogien zur Schärfentiefe in der Optik, wie oft angenommen wird. Es ist aber wichtig zu wissen, in welchem maximalen Abstand ein Objekt untersucht werden kann, wenn Details einer bekannten Dicke tomographisch erfaßt werden sollen, oder welcher minimale Abstand sinnvoll ist, um ein Detail bekannter Größe zu untersuchen. Um einige Beispiele zu nennen: zur Darstellung einer Kaverne von 2 cm Durchmesser ist es völlig überflüssig

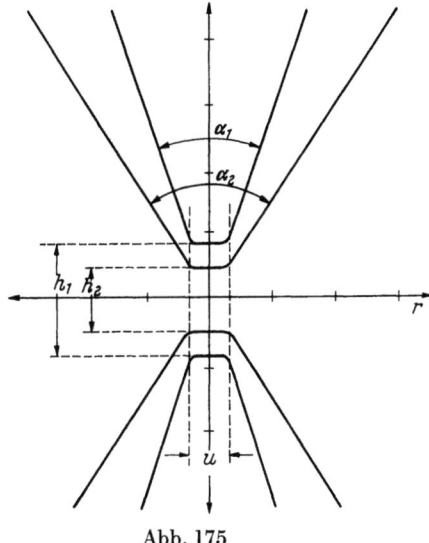

Abb. 175

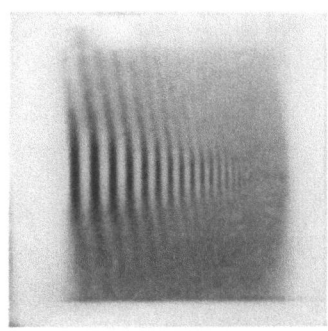

Abb. 176

Abb. 175. Berechnung der Schichtdicke auf Grund des Punktbilddurchmessers nach BUCHMANN

Abb. 176. Tomogramm eines Strichrasters mit steigender Ortsfrequenz, das 30° zur Empfangsorganebene geneigt ist. Die einzelnen Rasterstege bilden sich als Rhomboide ab. Diese Testaufnahme wird von der ICRU zur Bestimmung der Selektivität empfohlen

zwischen den einzelnen Tomogrammen Millimeterabstände einzuhalten und eine sehr ausgiebige Verwischung anzustreben, da ja keine Strukturen in dieser Größenordnung innerhalb der Kaverne gesucht werden. Dagegen sind zur Darstellung des Innenohrs Tomogramme in Abständen von einem Millimeter bei größtmöglicher Verwischung unbedingt erforderlich, weil die Gehörknöchelchen einen so geringen Durchmesser haben.

Beim Schichtintervall geht man daher, im Gegensatz zur Schichtdicke, nicht vom Bild, sondern von der Detailgröße aus, und zwar unter folgender experimentell zu beweisender Voraussetzung: will man ein Objekt auf Details eines bestimmten Durchmessers (Φ) untersuchen, so werden sie auf jeden Fall, auch wenn sie schräg zur Schicht verlaufen, erfaßt, wenn die Verwischung $S/2$ gleich dem Durchmesser des Objekts ist:

$$S = \frac{h \cdot 2 \cdot \mathrm{tg}\,\alpha/2\,(D + d)}{D \pm h} = 2\Phi$$

daraus (unter Vernachlässigung von $\pm h$ im Nenner)

$$\text{Schichtintervall } h = \frac{\Phi \cdot D \cdot \mathrm{ctg}\,\alpha/2}{D + d}.$$

Mit Selektivität wird, wie schon erwähnt, der Verwischungsweg eines Punktes in einem Abstand h von der Schichtebene bei geradliniger Bewegung bezeichnet bzw. der Durchmesser der Verwischungsfigur bei mehrdimensionaler Bewegung, der in diesem Fall in zwei zu einander senkrecht stehenden Ebenen (Längs- und Querdurchmesser) bestimmt werden muß:

$$S = \frac{h \cdot 2 \cdot \mathrm{tg}\,\alpha/2\,(D + d)}{D - h}.$$

Unter Wirkungskoeffizient (S_{eff}) wird die Selektivität eines Punktes oberhalb der Schicht im Abstand $h = 1$ cm verstanden:

$$S_{\text{eff}} = \frac{2 \cdot \text{tg}\,\alpha/2\,(D + d)}{D - 1}.$$

Zwischen Selektivität und Wirkungskoeffizient besteht die Beziehung

$$S_h = S_{\text{eff}} \cdot h$$

(wenn die Abweichung des Wertes h von 1 im Nenner vernachlässigt wird).

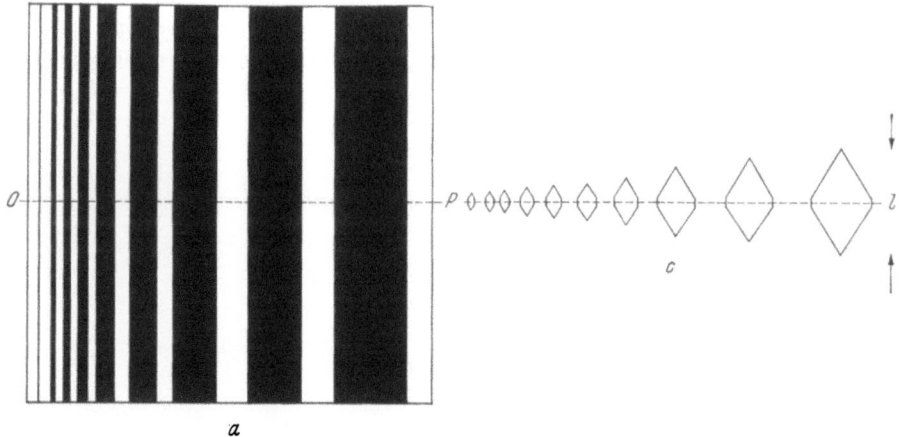

a

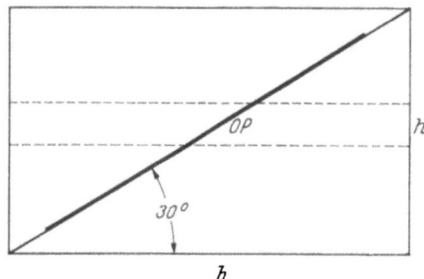

b

Abb. 177. Bestimmung der Selektivität für eindimensionale Systeme. a Schematische Darstellung des in Abb. 176 verwendeten Testobjekts; b Versuchsanordnung; c schematische Darstellung der in Abb. 176 wiedergegebenen Aufnahme

Der konkrete Vorschlag der ICRU geht dahin, anstelle des nicht genau bestimmbaren Begriffs Schichtdicke ein System durch den zumindest indirekt meßbaren Wirkungskoeffizienten zu charakterisieren.

Der experimentelle Nachweis der Selektivität geschieht außer nach der unter 2f, ι, $\delta\delta$ geschilderten Methode durch Bestimmen von h auf folgende Weise:

Von einem etwa 50 μ dicken Bleiraster mit parallelen Stegen von 0,5—10 mm Breite, der in einer Neigung von 30° zur Tischebene so aufgestellt ist, daß die Stege rechtwinklig zur Bewegungsrichtung verlaufen, wird ein Tomogramm angefertigt. Die Rasterstege bilden sich darauf als Rhomboide ab (Abb. 176). Über den Längsdurchmesser l der Rhomboide läßt sich h errechnen (Abb. 177):

$$h = \frac{l}{\dfrac{2 \cdot M}{\sin 30^0}} = \frac{l \cdot \sin 30^0}{2\,M} = \frac{l}{4\,M}.$$

Dieser Test eignet sich vorzugsweise für die lineare Bewegung. Wie Abb. 178 demonstriert läßt er jedoch auch einen Vergleich mit mehrdimensionalen Bewegungen zu. Hier sind Tomogramme mit gleichem Schichtwinkel bei geradliniger Bewegung (a), elliptischer Bewegung, Rasterlamellen parallel zum Längsdurchmesser (b), elliptischer Bewegung, Rasterlamellen im rechten Winkel zum Längsdurchmesser (c) und hypocycloidaler Bewegung (d) wiedergegeben. Die Abmessungen von l bzw. h nehmen von Bild a bis d zu. Damit ist die Selektivität durch die geradlinige Bewegung (bei günstigster Objektlage) am geringsten und bei der hypocycloidalen am größten. Die unterschiedliche Länge von l in den beiden Bildern mit elliptischer Bewegung zeigt die zu erwartende Abhängigkeit der Selektivität von der Lage des Objekts zur Hauptverwischungsrichtung. Hier müßte als praktisch gültiger Wert ein Mittelwert angenommen werden. Für einen Vergleich mehrdimensionaler Bewegungen ist es deshalb einfacher, von vornherein vom effektiven Schichtwinkel auszugehen. Dazu wird von der ICRU ein anderes Testobjekt empfohlen:

Ein Zylinder von 7 cm Durchmesser und 12 cm Höhe wird mit einem 1 mm dicken Draht so in Spiralform umwickelt, daß die Windungen in 1 cm Abstand liegen (Abb. 179). Durch die Achse des Zylinders wird ebenfalls ein Draht geführt. Von diesem senkrecht

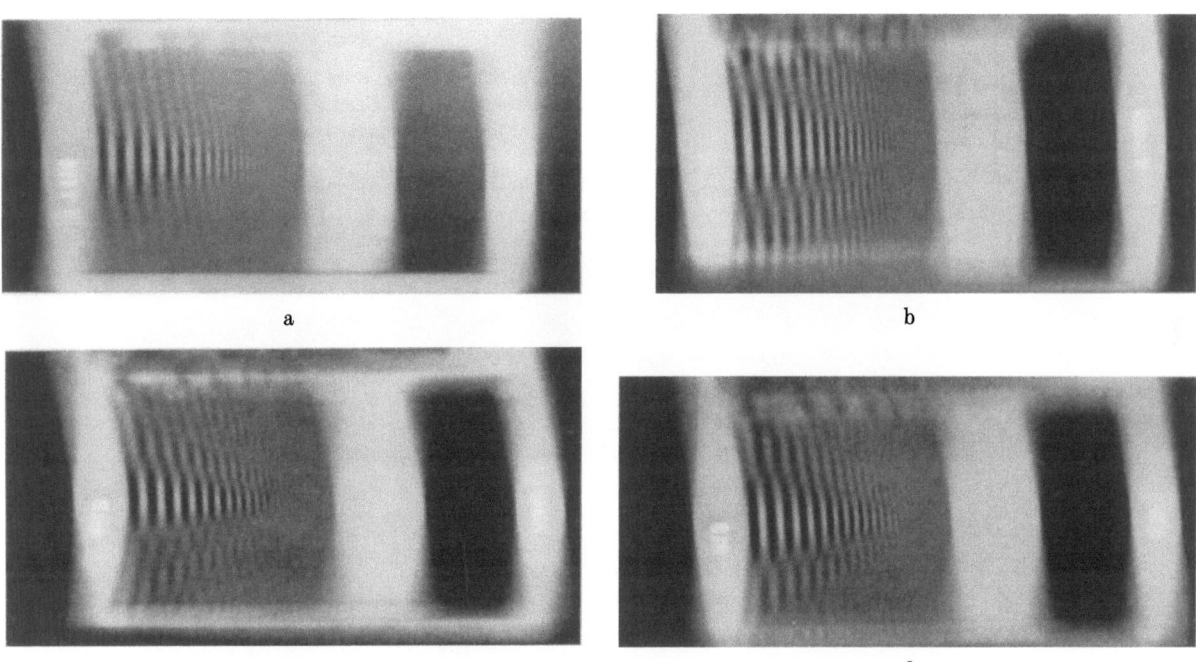

a   b

c   d

Abb. 178a—d. Tomogramme des Strichrasters mit verschiedenen mehrdimensionalen Röhren-Filmbewegungen. a lineare Bewegung; b elliptische Bewegung, Längsausdehnung der Ellipse parallel zum Raster; c elliptische Bewegung, Längsausdehnung quer zum Raster; d hypocycloidale Bewegung

auf dem Tisch stehenden Zylinder wird etwa in halber Höhe ein Tomogramm angefertigt. Darauf stellt sich von einer Drahtwindung ein Bogenstück scharf dar. Die Enden des scharfen Bogenstückes werden mit dem Mittelpunkt verbunden und der Winkel bestimmt (Abb. 180). Der Wert für h errechnet sich dann nach der Formel:

$$h = \frac{\text{arc} \times \text{Drahtabstand}}{360}.$$

Dieser Test eignet sich auch gut für Transversaltomogramme.

Zum leichteren Verständnis aller in den Kapiteln Verwischung und Schichtdicke durchgeführten Rechenoperationen muß noch einmal darauf hingewiesen werden, daß die als h bezeichnete Größe in den einzelnen Formeln und Gleichungen eine unterschiedliche Bedeutung hat. In den Tomogrammen des Bleirasters in Abb. 178 nimmt die Höhe der Rhomboide und damit h mit der Stegbreite ab. Obwohl die ICRU das Experiment als Bestimmung der Selektivität bezeichnet, wird hier mit h in Wirklichkeit das Schichtintervall ermittelt. Trotzdem läßt sich auch die Selektivität der unter verschiedenen geometrischen Bedingungen hergestellten Tomogramme vergleichen, nämlich dann, wenn man h immer vom Rhomboid des gleichen Steges berechnet.

Bei der Selektivität, wie sie z.B. mit dem unter f, ι, $\delta\delta$ (S. 814) beschriebenen ab-
geplatteten Keil gemessen wird, bedeutet h, ebenso wie in den Gleichungen für den Verwischungsweg, den willkürlich eingestellten oder angenommenen Abstand eines Punktes
von der Schichtebene, der beim Wirkungskoeffizienten auf 1 cm festgelegt wurde.

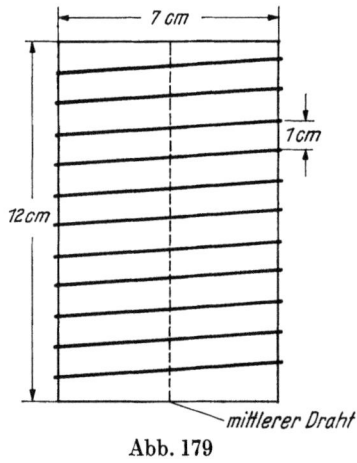

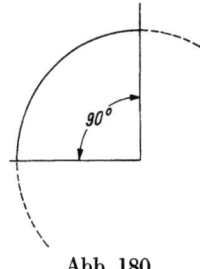

Abb. 180

Abb. 179. Schematische Darstellung eines Testphantoms
zur Bestimmung der Selektivität bei Systemen mit
mehrdimensionalen Bewegungen (nach ICRU)

Abb. 180. Berechnung der Selektivität aus einem Tomogramm von dem in Abb. 179 gezeigten Testphantom

Abb. 179

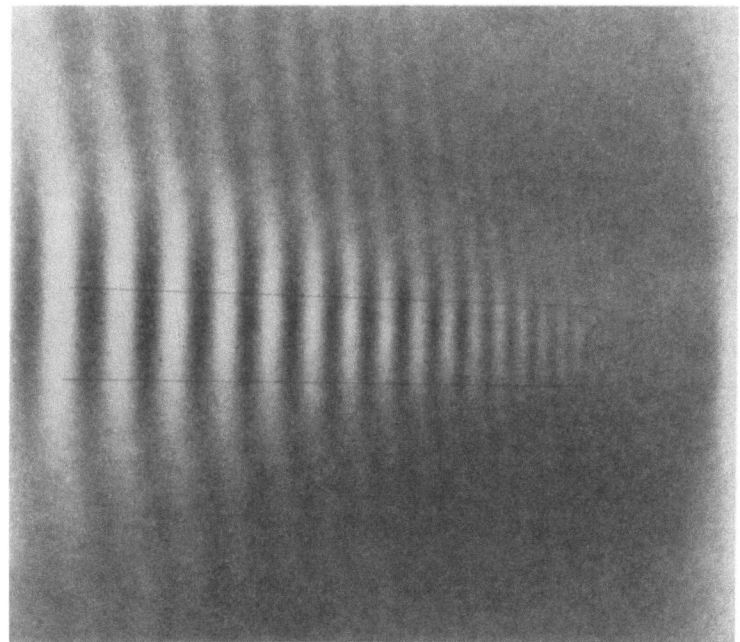

Abb. 181. Vergrößerung eines Tomogramms aus Abb. 176 zur Demonstration der nicht objektgrößenabhängigen
„Schichtdicke"

Bei der Schichtdicke bedeutet h die Höhe einer Körperschicht, die sich aufgrund einer
willkürlich festgelegten Bildunschärfe (die mit der minimal erreichbaren Bildunschärfe
übereinstimmen kann, wenn alle Unschärfefaktoren berücksichtigt werden) errechnet
wird. Ihr Verhältnis zum Schichtintervall ist in etwa aus dem Tomogramm des Bleirasters zu
erkennen. Die Schichtdicke ist die Strecke, die den stumpfen Winkel der (nicht erkennbaren) echten Rhomben abschneidet. Deshalb ist sie, wie die stark vergrößerte Aufnahme
zeigt (Abb. 181), nicht von der Stegbreite abhängig.

Der Grund dafür, immer das gleiche Symbol h zu verwenden, ist einmal, daß die damit
bezeichnete Größe immer an derselben Stelle der Gleichungen steht und somit deren weitgehende Übereinstimmung besser zum Ausdruck kommt, und zum anderen, daß es die
ICRU, deren Symbolik hier übernommen wurde, in ihren Schriften ebenfalls so macht.

ζ) Beeinflussung des Schichtbildes durch nicht rein geometrische Faktoren

αα) Beeinflussung des Schichtbilds durch unterschiedliche Strahlenschwächung im Objekt

Alle bisherigen Betrachtungen gehen von der Voraussetzung aus, daß, abgesehen vom darzustellenden bzw. zu verwischenden Objekt selbst, die Strahlung innerhalb des Gesamtobjektes gleichmäßig geschwächt wird, d. h. sie gründen sich auf Versuche, bei denen

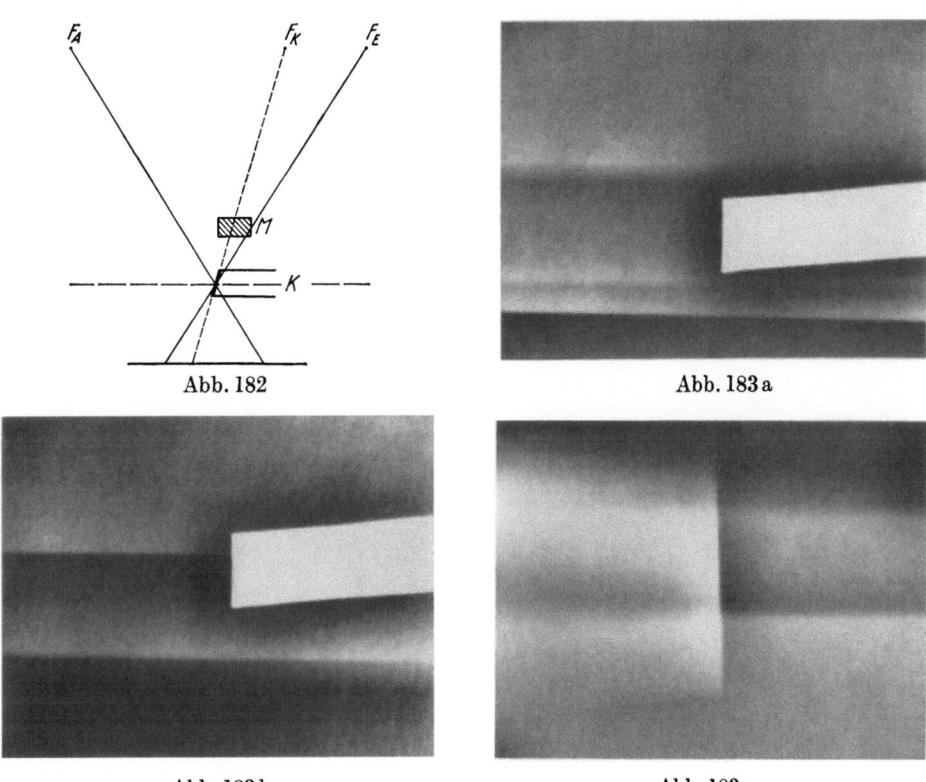

Abb. 182   Abb. 183 a

Abb. 183 b   Abb. 183 c

Abb. 182. Versuchsanordnung zum Nachweis dafür, daß ein außerhalb der Schicht liegender starker Absorber (*M*) die Abbildung einer Kante (*K*) im Tomogramm verhindern kann, wenn in dem Augenblick, in dem die Strahlung die Kante tangential treffen würde, der Absorber im Strahlengang liegt, so daß kein ausreichender Kontrast mehr zustande kommt

Abb. 183 a—c. Röntgenaufnahme einer Plexiglasstufe, die zur Tischebene um 20⁰ geneigt ist und die von einem senkrecht über der Kante liegenden Bleistreifen überlagert wird. a Ruheaufnahme bei Strahleneinfall senkrecht zur Tischebene; b Ruheaufnahme bei Strahleneinfall parallel zur Kante; c Tomogramm bei geradliniger Röhren-Empfangsorgan-Bewegung. Das Tomogramm zeigt, daß die Stufe infolge des überlagernden Bleistreifens nicht abgebildet wird, während sie außerhalb des Bleistreifens einwandfrei zu erkennen ist

mit homogenen Phantomen wie Wasser, Plexiglas u. a. als Absorber gearbeitet wurde bzw. überhaupt nur mit den darzustellenden oder zu verwischenden Objekten ohne zusätzliche Absorber. In der Praxis liegen in der Regel die Verhältnisse ganz anders. Hier hat man es außerhalb der Schicht in vielen Fällen mit inhomogenen Absorbern zu tun, die die eigentliche Schicht ebenfalls ganz unterschiedlich überlagern. Es waren wiederum vor allem BRONKHORST, ZIEDSES DES PLANTES, ARISZ, DE WAARD und auch DE ABREU sowie A. MEYER, die sich mit den dabei auftretenden Erscheinungen beschäftigten. ARISZ hatte nachgewiesen, daß sich eine zur Bildebene schräggestellte Kante ausschließlich in dem Augenblick auf dem Film als Kante darstellt, in dem sie während der Bewegung tangential getroffen wird. In allen anderen Projektionen entsteht lediglich ein unscharfer Übergang. Liegt nun in der Projektion, in der die Abbildung erfolgen könnte, außerhalb der Schicht ein so starker Absorber über dem Objekt, daß die Strahlung im Objekt soweit geschwächt wird, daß sie zu keinem sichtbaren Kontrast mehr führt, dann ist keine Abbildung der Kante möglich (Yiannakopoulos).

Abb. 182, die aus einer Arbeit von Ziedses des Plantes entnommen ist, zeigt die Versuchsanordnung, mit der sich dies nachweisen läßt, die bei geradliniger Filmbewegung aufgenommenen Tomogramme (Abb. 183) einer Plexiglaskante, unter der ein Bleistreifen liegt, demonstrieren das photographische Ergebnis. Bei einer mehrdimensionalen Bewegung ist dieser Effekt bei weitem nicht so deutlich. Dieser Modellversuch erklärt, weshalb es oft so schwer ist, in einem Tomogramm im latero-lateralen Strahlengang von den cranialen Abschnitten der Wirbelsäule die Wirbelkanten darzustellen. Hier verhindern die Schultern in der kritischen Bewegungsphase die erforderliche Abbildung. In gleicher Weise verhindern bei einem seitlichen Tomogramm des Schädels die Felsenbeine gelegentlich die Darstellung des Clivus.

Auf der anderen Seite können auch scharf begrenzte, dichte Absorber außerhalb der Schicht im Schichtbild selbst scharfe Kanten hervorrufen. In Abb. 184 ist ein solcher Fall schematisch wiedergegeben. Es handelt sich hier praktisch um dasselbe Phänomen, das Pöschl als

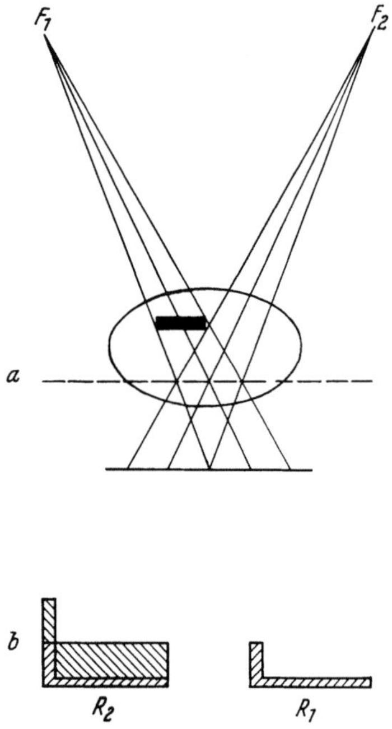

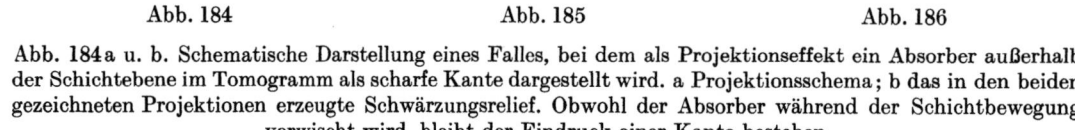

Abb. 184 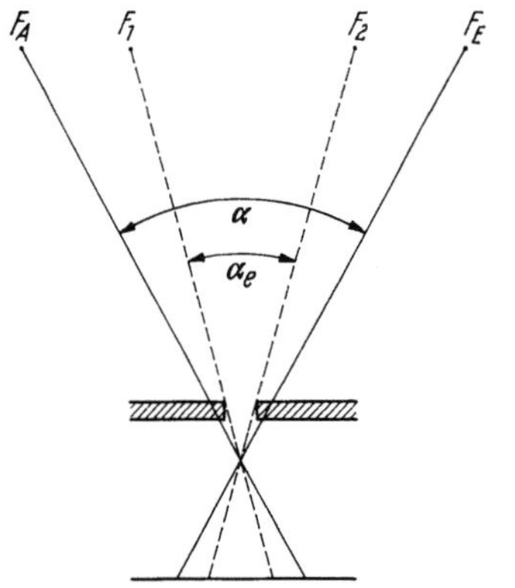   Abb. 185 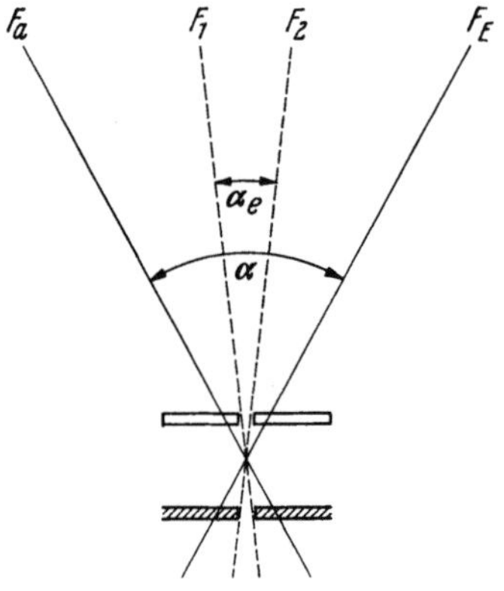   Abb. 186

Abb. 184a u. b. Schematische Darstellung eines Falles, bei dem als Projektionseffekt ein Absorber außerhalb der Schichtebene im Tomogramm als scharfe Kante dargestellt wird. a Projektionsschema; b das in den beiden gezeichneten Projektionen erzeugte Schwärzungsrelief. Obwohl der Absorber während der Schichtbewegung verwischt wird, bleibt der Eindruck einer Kante bestehen

Abb. 185. Begrenzung des Pendelwinkels α auf einen „effektiven" Pendelwinkel α_e durch einen außerhalb der Schicht gelegenen Absorber mit einer begrenzten Öffnung (Kamineffekt)

Abb. 186. Verstärkung des in Abb. 185 erklärten Effekts durch zwei Absorber oberhalb und unterhalb der Schichtebene (z.B. Zahnreihen)

Kernschattenrandlinien beschrieben hat und das bereits im Abschnitt Verwischung besprochen und an einem Beispiel gezeigt wurde. Soweit es sich hier um Absorptionsunterschiede handelt, die durch Außenkanten des Körpers hervorgerufen werden, wie z.B. durch die Randlinien des Warzenfortsatzes oder des Jochbeins, kann durch Homogenisierung der Umgebung, z.B. durch Umlegen von Reismehlsäcken oder durch Wachsmoulagen das Phänomen weitestgehend beseitigt werden (Strohm). Die durch die Wirbelsäule entstehenden Schatten im seitlichen Tomogramm der Lunge bei Querpendelung dagegen lassen sich ebensowenig vermeiden wie der Randeffekt bei Schichtung zwerchfellnaher Abschnitte.

Ziedses des Plantes beschreibt weiterhin, daß sich fern von der Schicht liegende Details abbilden können, wenn durch Absorber außerhalb der Schicht die Strahlung in den meisten Röhrenstellungen sehr weit geschwächt wird und nur in bestimmten Projektionen durchgelassen wird (Abb. 185). Dadurch entsteht praktisch ein Tomogramm mit einem wesentlich kleineren Pendelwinkel und dementsprechend geringeren Verwischungsgrad. Ein solcher Effekt kann zu erstaunlichen Ergebnissen führen. In der Sammlung des Rieder-instituts befindet sich ein Fall mit einer Kaverne, die sich auch in Schichtbildern der Gegenseite, d.h. in der gesunden Lunge darstellt. Hier kam die als Kamineffekt zu bezeichnende Erscheinung bei Querpendelung im latero-lateralen Strahlengang durch die starke Absorption der Wirbelsäule und des Herzschattens zustande. ZIEDSES DES PLANTES beschreibt einen ähnlichen Fall, bei dem bei einer Luftencephalographie das Erscheinungsbild einer Geschwulst in der hinteren Schädelgrube entstand. Wie ein Vergleich mit der Übersichtsaufnahme zeigte, handelte es sich um die Abbildung der Concha nasalis inferior innerhalb des Wischschattens durch das Cavum nasi, das hier mit seinen seitlichen Knochenplatten den Kamin bildete.

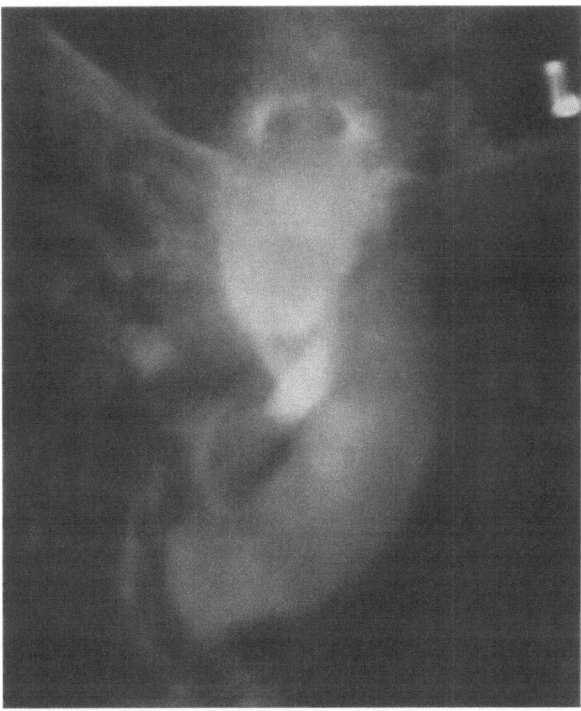

Abb. 187. Nicht objektgetreue Darstellung des Querschnitts eines kontrastgefüllten Oesophagus im transversalen Schichtbild infolge verschieden starker im Verlaufe der Drehung in den Strahlengang gelangender Absorber. Die starken Absorber sind die Wirbelsäule und das vordere Mediastinum

Der Effekt wird noch deutlicher, wenn zwei Spalten die Kaminwirkung erzeugen (Abb. 186). Als Beispiel kann hier die gelegentliche Abbildung von Zahnreihen auf dem seitlichen Tomogramm des Gesichtsschädels bei einem Medianschnitt angeführt werden (ZIEDSES DES PLANTES). Auch bei der transversalen Tomographie sind ähnliche Erscheinungen zu beobachten. So entsteht z.B. bei kontrastgefülltem Oesophagus die Abbildung eines Sternschattens anstelle eines rundlichen Rohres (Abb. 187). Dieser wird ebenfalls durch die unterschiedliche Strahlenschwächung im Objekt hervorgerufen. Es kommt dann zu Schlagschatten, die z.T. nicht ausreichend verwischt werden. Auch die Darstellung mehrerer Rippenpaare im Schichtbild der oberen Thoraxapertur ist hier zu nennen. Umgekehrt kann es, wie z.B. BONTE u. BRENOT und A. MEYER zeigen konnten, zu zusätzlichen Schatten kommen, die in Wirklichkeit gar nicht vorhanden sind. Wenn z.B., wie in Abb. 188, mehrere dichte Absorber in der Schicht radiär zueinander angeordnet vorkommen, so entsteht durch die starke Schwächung in bestimmten Projektionen ein zusätzlicher Schatten. Er ist nur als Summation der einzelnen Schlagschatten aufzufassen.

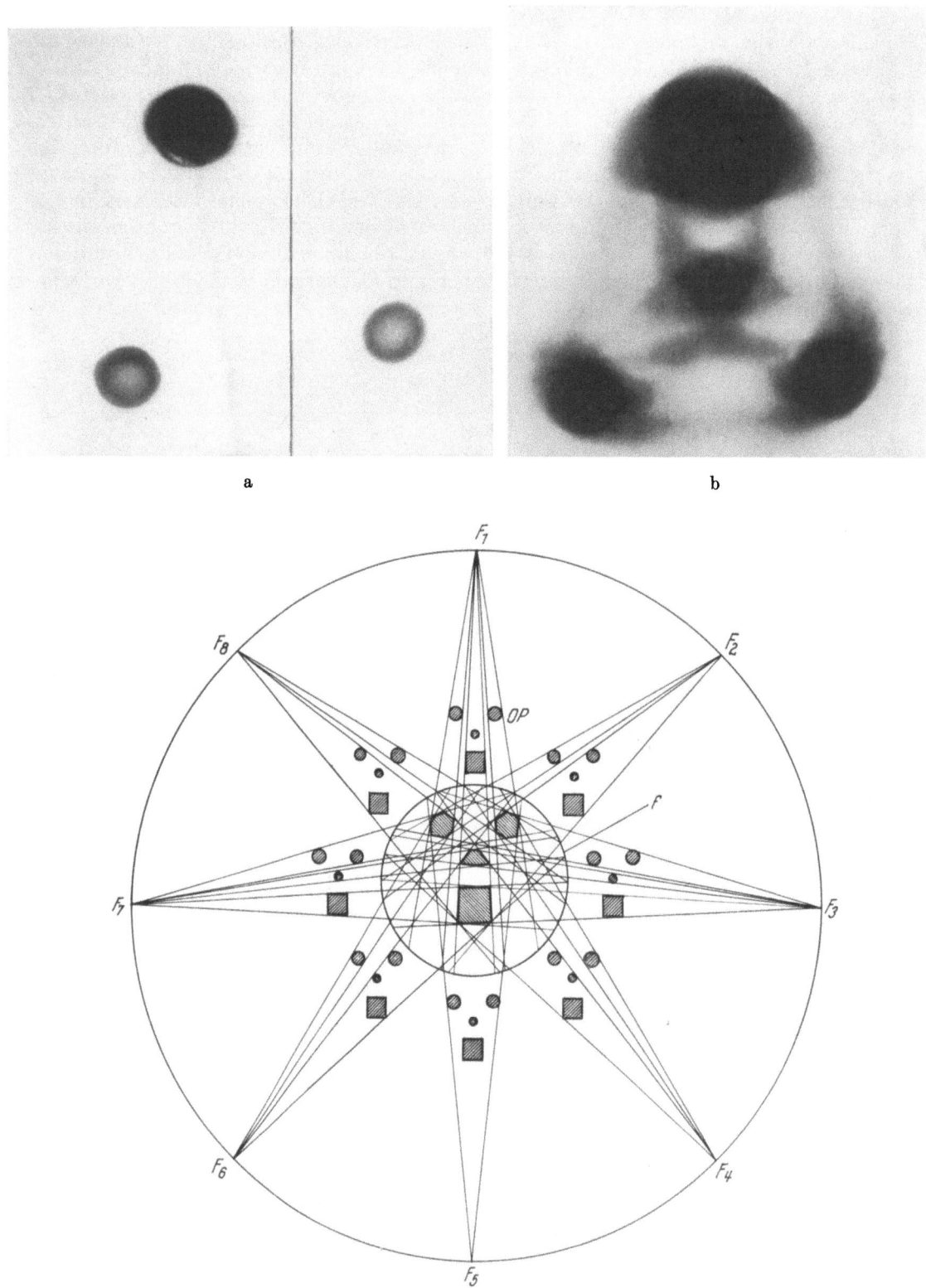

Abb. 188a—c. Entstehung eines überzähligen Schattens als Summationsprodukt dreier stark absorbierender Körper im transversalen Schichtbild (nach BRENOT). a Transversale Schichtbilder der einzelnen Absorber. b Gemeinsame Abbildung der drei Absorber in einem transversalen Schichtbild und der dabei entstehende Störschatten. c Schematische Darstellung der Störschattenentstehung

ββ) Beeinflussung des Bildes durch die Summierung von Schatten in der
Nachbarschaft der Schicht (Nachbarschaftseffekte)

Nach dem bisher Gesagten ist ein Schatten dann verwischt, wenn er eine bestimmte
Strecke auf dem Empfangsorgan zurückgelegt hat. Auch diese Überlegung trifft nur für

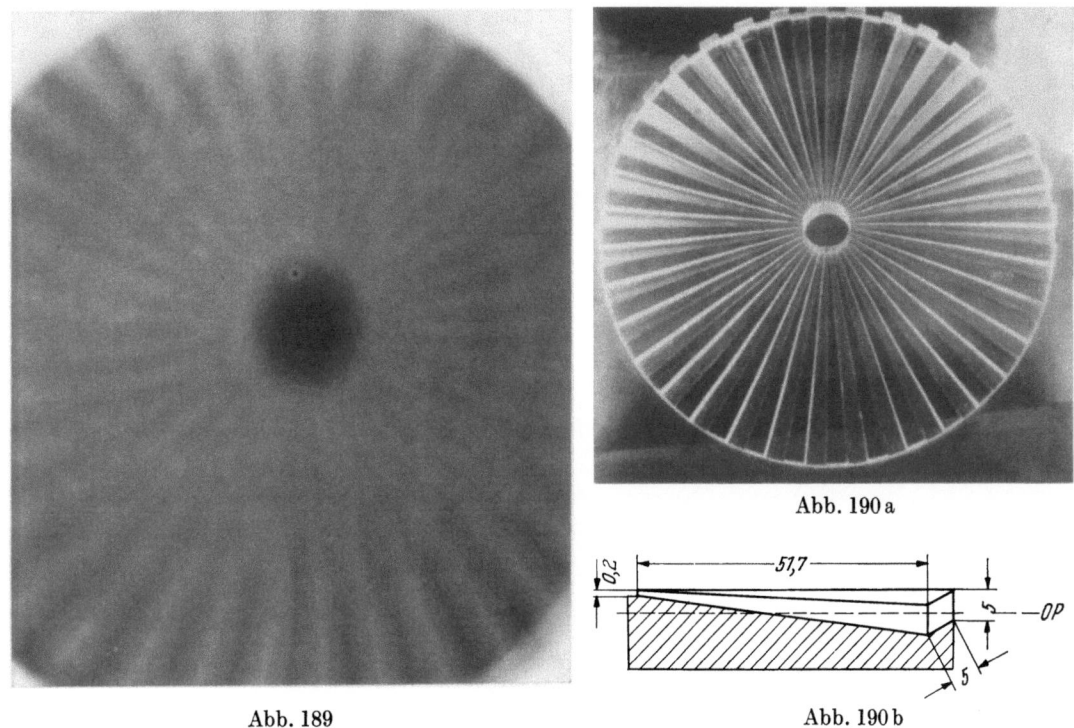

Abb. 190 a

Abb. 189   Abb. 190 b

Abb. 189. Kontrastumkehr im Tomogramm eines Plexiglassterns

Abb. 190 a u. b. a Ansicht des Plexiglassterns, der für die Abb. 189 verwendet wurde. b Querschnitt durch eine
Rippe mit Angabe der Schichtebene (*OP*)

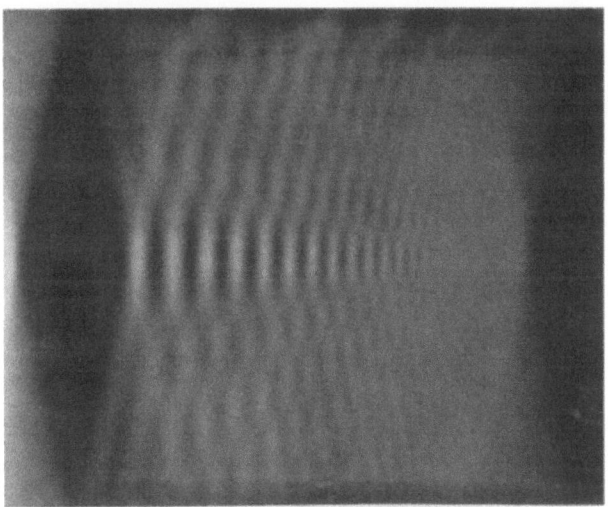

Abb. 191. Durch Nachbarschaftseffekte entstandene Störschatten im Tomogramm eines um 30° zur Schichtebene geneigten Linienrasters mit variabler Ortsfrequenz. Die Schichtebene geht durch die Mitte des Rasters

Einzelobjekte zu. Verwischt man dagegen Strukturen, die eine gewisse Regelmäßigkeit
aufweisen, so können anstelle der negativen Kontrastschatten positive Schatten entstehen
oder umgekehrt. Eine solche Kontrastumkehr ist in Abb. 189 bei der Schichtung eines

Plexiglassternes zu erkennen, dessen Rippen, wie Abb. 190 zeigt, konisch verlaufen und bei dem die Schicht durch die höheren äußeren Teile der Rippen gelegt ist. Damit sind die Teile in den mehr zentral gelegenen Abschnitten eindeutig außerhalb der Schichtebene.

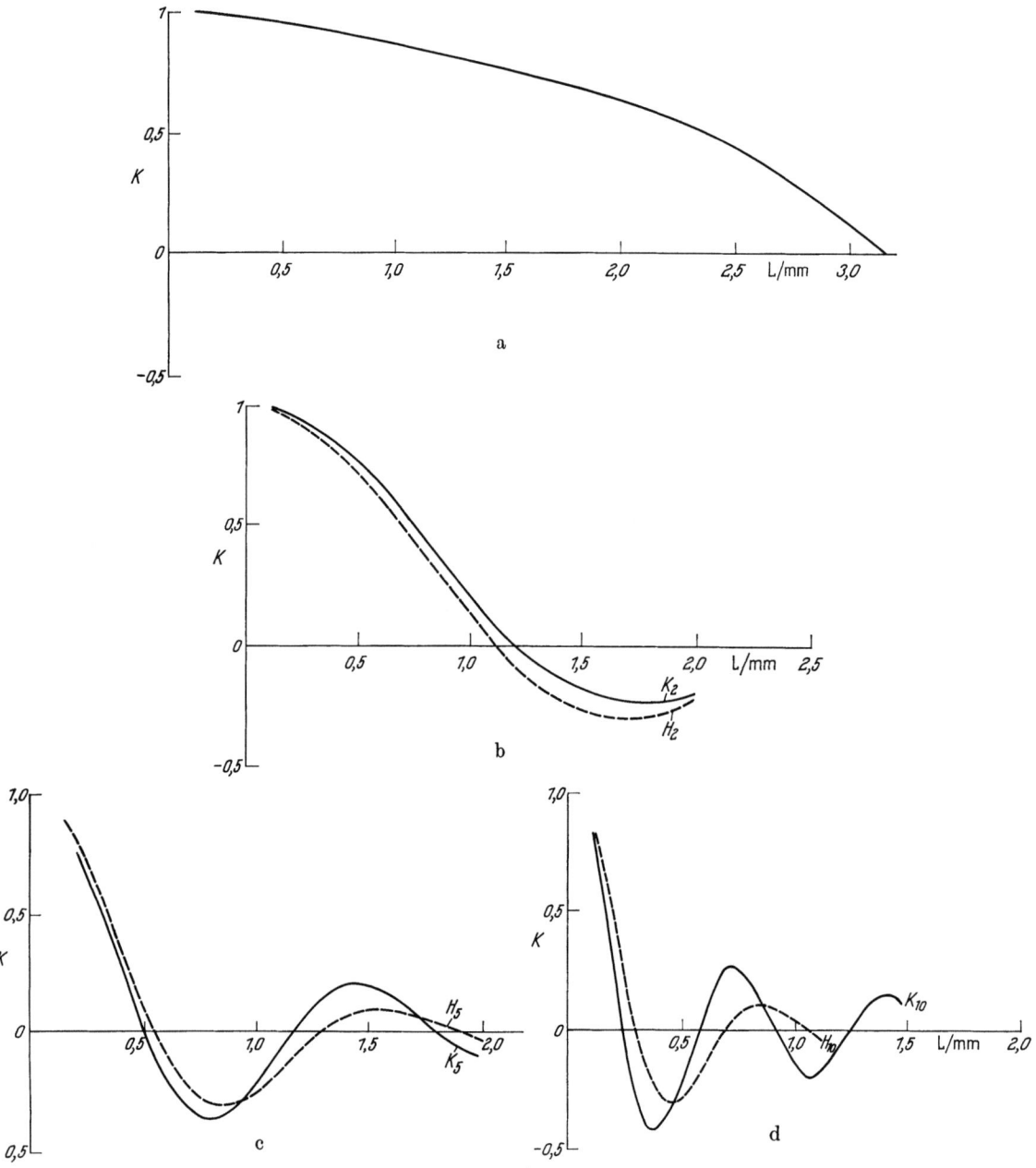

Abb. 192a—d. Modulationsübertragungsfunktionen für die Schicht (a) sowie die 2. (b), 5. (c) und 10. (d) Nachbarschicht (nach Buchmann). Bei den Nachbarschichten ist jeweils die hypocycloidale (- - -) der kreisförmigen (———) Bewegung gegenübergestellt. Die negativen Anteile, d.h. die Kontrastumkehr, sind bei der kreisförmigen Bewegung wesentlich ausgeprägter als bei der hypercycloidalen (Berechnet auf die Verhältnisse am Polytome bei einer Randunschärfe von 0,3 mm)

Es kommt hier nach einer Zone homogener Verwischung zu einer typischen Kontrastumkehr mit regelmäßig angeordneten Schatten. Dieser Vorgang läßt sich theoretisch erklären, wenn man die Modulationsübertragungsfunktionen von Schicht und Nachbarschichten berechnet oder mißt. Als Nachbarschichten werden diejenigen Schichten bezeichnet, die der als scharf zu erkennenden Schicht folgen. Da auch die Schicht selbst eine

bestimmte endliche Ausdehnung aufweist, ist es möglich, entsprechend den Gepflogenheiten in der Optik, die röhrenseitig und empfangsorganwärts folgenden Schichten nach
ihrer Höhe zu bestimmen und zu numerieren. Jede Nachbarschicht besitzt dabei die
halbe Dicke der abgebildeten Schicht. In Abb. 191 sind solche durch Nachbarschaftseffekte entstandenen Muster abgebildet. Es handelt sich um die Tomographie eines
30° gegenüber der Schichtebene geneigten Linienrasters aus Blei mit variabler Ortsfrequenz. Hierbei ist zu erkennen, daß die Objekte je nach ihrer Größe unterschiedlich
verwischt werden und ein Muster außerhalb der Schicht entstehen lassen, dessen Rasterform von der Größe des einzelnen Steges abhängt. So erfolgt auch die Kontrastumkehr

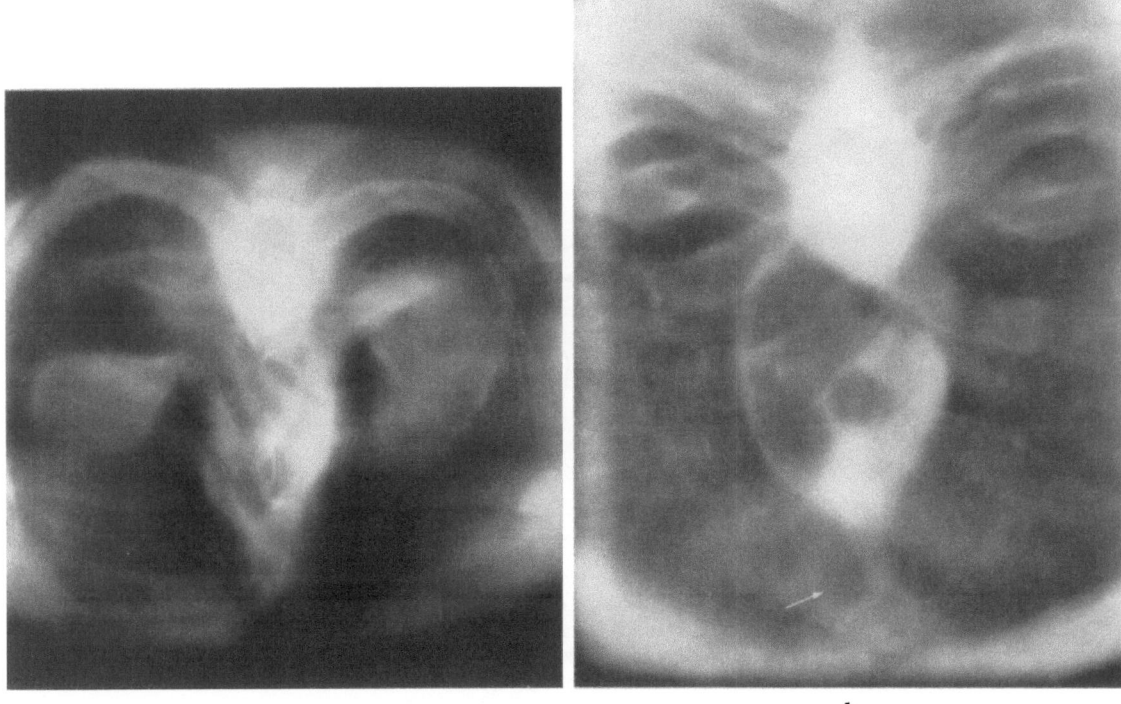

a   b

Abb. 193a u. b. Kontrastumkehr im transversalen Tomogramm. a Transversaltomogramm bei einem Doppel-
pneumothorax. Durch den starken Wischschatten des luftgefüllten Thoraxraumes sind die vorderen Partien
der Thoraxwand nicht dargestellt. b Darstellung eines Hohlraumes vor dem Mediastinum, der in Wirklichkeit
nicht vorhanden ist, sondern durch die Summation von Wischschatten hervorgerufen wurde

bei dünneren Stegen früher als bei dickeren. BUCHMANN hat kürzlich die Modulationsübertragungsfunktion für die Nachbarschichten berechnet und verschiedene Verwischungsformen einander gegenübergestellt. Abb. 192a—d zeigen die Schicht sowie die 5., 10. und
15. Nachbarschicht bei kreisförmiger und hypocycloidaler Verwischung. Die Raumfrequenz wurde dabei in L/mm am Ort des Objekts gemessen. Wenn man die Kurven-
scharen der kreisförmigen mit der der hypocycloidalen Bewegung vergleicht, so kann
man erkennen, daß die der Kreisbewegung mit steigender Nummer der Nachbarschicht
mehr und stärker negative Anteile aufweisen als die der hypocycloidalen.

Für die Praxis ist daraus abzuleiten, daß es gelegentlich im Wischschattenbereich durch
diesen Effekt zu Störschatten kommen kann, die eine Kontrastumkehr des innerhalb der
Schicht liegenden Objektes bedingen. FRAIN nannte diese Störschatten „image en obscur"
oder „images inversées". Er beobachtete sie z.B. in der unmittelbaren Nachbarschaft von
Wischschatten der Wirbelsäule bei transversalen Schichten. In Abb. 193 ist eine solche
Schattenumkehr dargestellt. Auch bei Schichtungen am Knochen mit ein- und mehrdimensionalen Bewegungen kann sie gelegentlich beobachtet werden.

γγ) Beeinflussung des Bildes durch scharf begrenzte Störschatten, die durch die Art
der Bewegung hervorgerufen werden — sog. Projektionsphänomen

Duhamel hat bei seinen Untersuchungen über die linearen Strukturen im Tomogramm (1956) schließlich noch ein Phänomen gedeutet, das bei allen mehrdimensionalen Bewegungen vorkommen kann. Es entsteht, wenn kontrastdichte längliche Objekte — etwa eine Nadel oder auch Knochenlamellen — vorhanden sind. In dem Augenblick, in dem die Strahlen tangential zu einem derartigen Substrat, d.h. in dessen Längsrichtung, verlaufen entsteht der Eindruck einer augenblicklichen Ruhe, wodurch sich ein scharfer Schatten abbildet. Die scharfen Kanten entsprechen, wie Duhamel auch rechnerisch beweisen konnte, etwa den scharfen Kanten eines linear verwischten Kreises.

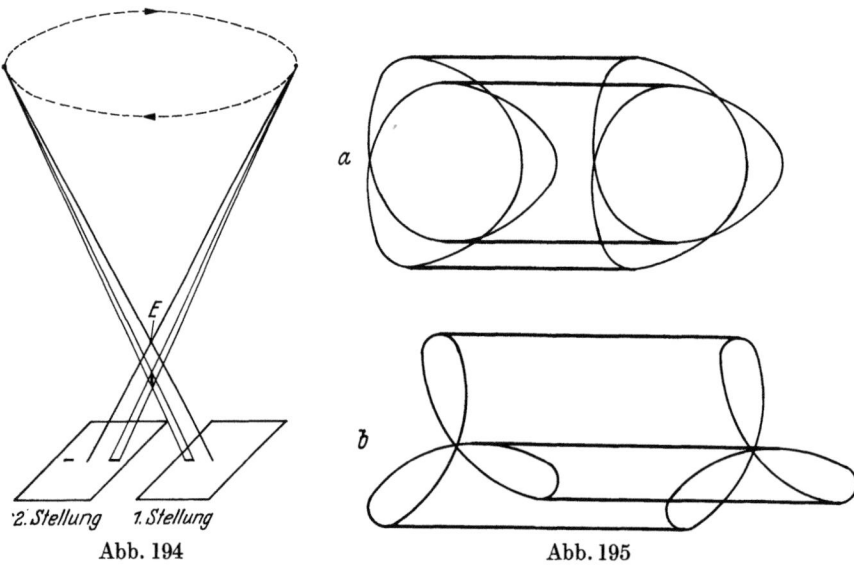

Abb. 194   Abb. 195

Abb. 194. Schematische Darstellung der Projektionen, die zur Doppelabbildung eines länglichen, nicht in der Schicht liegenden Objektes führen. In den beiden dargestellten Projektionen erfolgt in Bezug auf das Objekt eine Bewegungsumkehr. Daraus resultiert vom Objekt aus gesehen eine momentane Ruhestellung von Röhre und Empfangsorgan

Abb. 195a u. b. Bei komplizierten mehrdimensionalen Bewegungen, wie z.B. der hypocycloidalen (a) oder der kleeblattförmigen (b) kann der in Abb. 194 erklärte Effekt viermal auftreten und zu einer vierfachen Abbildung führen (nach Duhamel)

Im Falle der kreisförmigen Verwischung eines länglichen Objekts kommt es zu zwei scharfen Abbildungen (Abb. 194). Duhamel bewies das am Tomogramm einer Nadel. Bei zusammengesetzten mehrdimensionalen Bewegungen kann sich ein solcher Körper mehrfach darstellen. Die Zahl der Abbildungen hängt von der Zahl der Projektionstangenten ab. Abb. 195 gibt die Entstehung solcher Schatten bei hypocycloidaler und kleeblattförmiger Systembewegung wieder, die in Abb. 196 gezeigten Figuren sind dadurch entstanden, daß Drahtgitter mit senkrecht zueinander verlaufenden Drähten schräg zur Schichtebene aufgestellt wurden. Solche Doppelungen bzw. Verdreifachungen von Schatten treten z.B. bei Fremdkörpern im Objekt auf. Sie sind jedoch gelegentlich auch als Randphänomene an den Schatten langer Röhrenknochen zu beobachten, wie Abb. 197 zeigt.

η) Eigenschaften des Schichtbildes

Es gibt eine Anzahl von Arbeiten (Bayer u. Werner; Delherm; Pöschl; di Rienzo u. Boher; Wüst u.a.), die das tomographische Bild mit anatomischen Schnitten derselben Abschnitte vergleichen. In letzter Zeit hat z.B. wiederum Littleton den Bildern von Seemuscheln, die im Querschnitt spiralförmig angeordnete Wände mit quer dazu gestellten

Septen aufweisen, Schichtaufnahmen unter verschiedenen Verwischungen gegenübergestellt. Zudem hat er die klassischen Versuche von Pöschl am Skeletschädel wiederholt
und an einem in Plastikmaterial eingebetteten menschlichen Schädel, der in 2 mm dicke

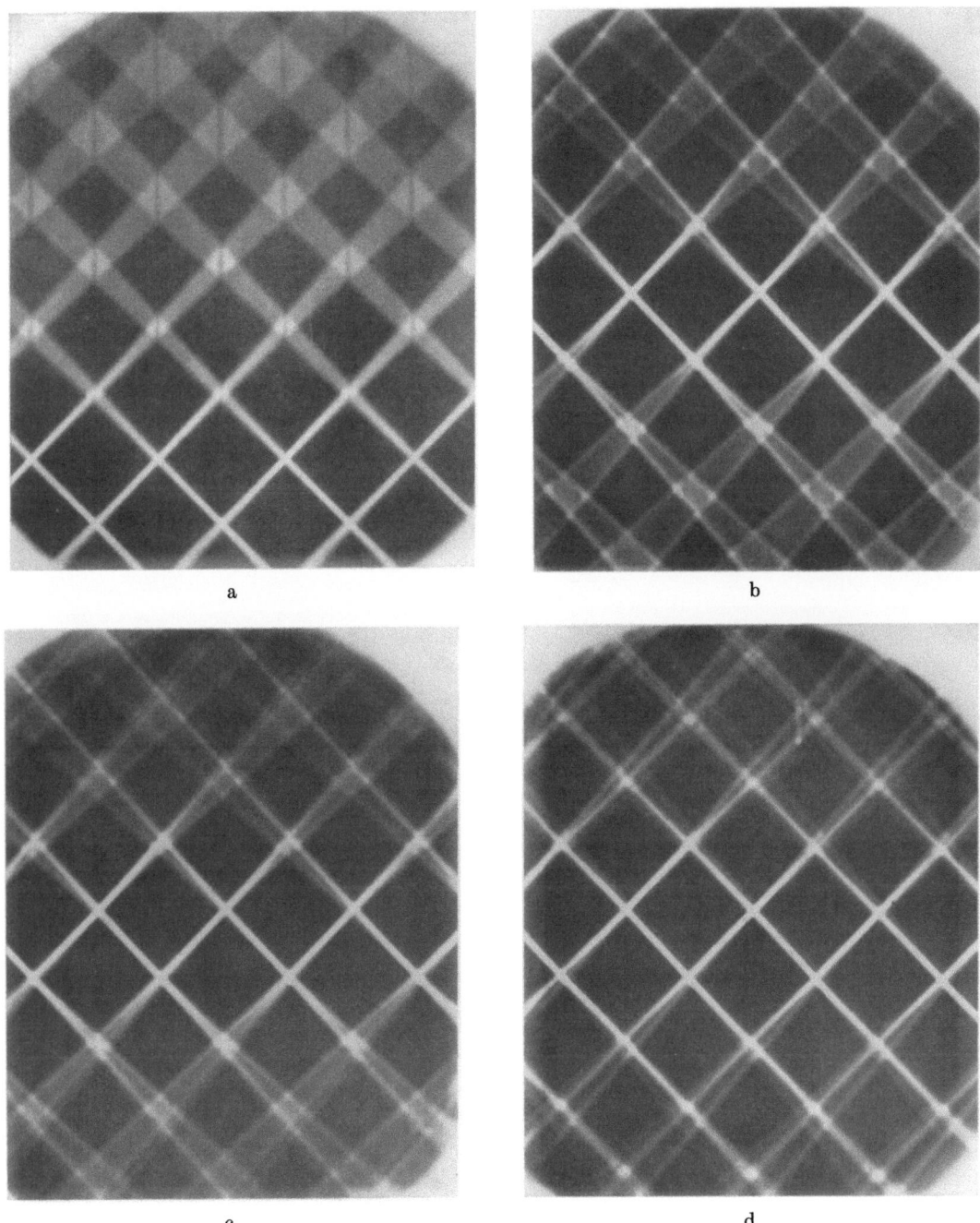

Abb. 196a—d. Demonstration der in Abb. 194 und 195 im Schema gezeigten Effekte an Tomogrammen eines
um 30⁰ zur Tischebene geneigten Drahtgitters. a Lineare Bewegung (an diesem Bild erkennt man übrigens
wiederum das Phänomen der Kontrastumkehr im Wischschatten); b elliptische Bewegung; c hypocycloidale
Bewegung; d kleeblattförmige Bewegung

Platten zerschnitten wurde, die Röntgenaufnahmen der Einzelschnitte mit den dazugehörigen Schichtaufnahmen verglichen. Er benutzte allerdings dieses Verfahren vor allem,
um sich über die Entstehung von Störschatten und Störlichtern zu orientieren, wobei er

z. B. den Einfluß der vorderen Mundpartien auf die Schicht im Gebiet des harten Gaumens untersuchte. Solche Methoden können einen guten Überblick über die Leistungsfähigkeit des Verfahrens geben. In dieser Richtung sind auch die Arbeiten von FRIK und OTT zu werten, die an spongiösen Knochen untersuchten, ob durch Tomogramme „Realitäten erfaßt werden können, die mittels der bisher üblichen Röntgenverfahren sich der Beobach-

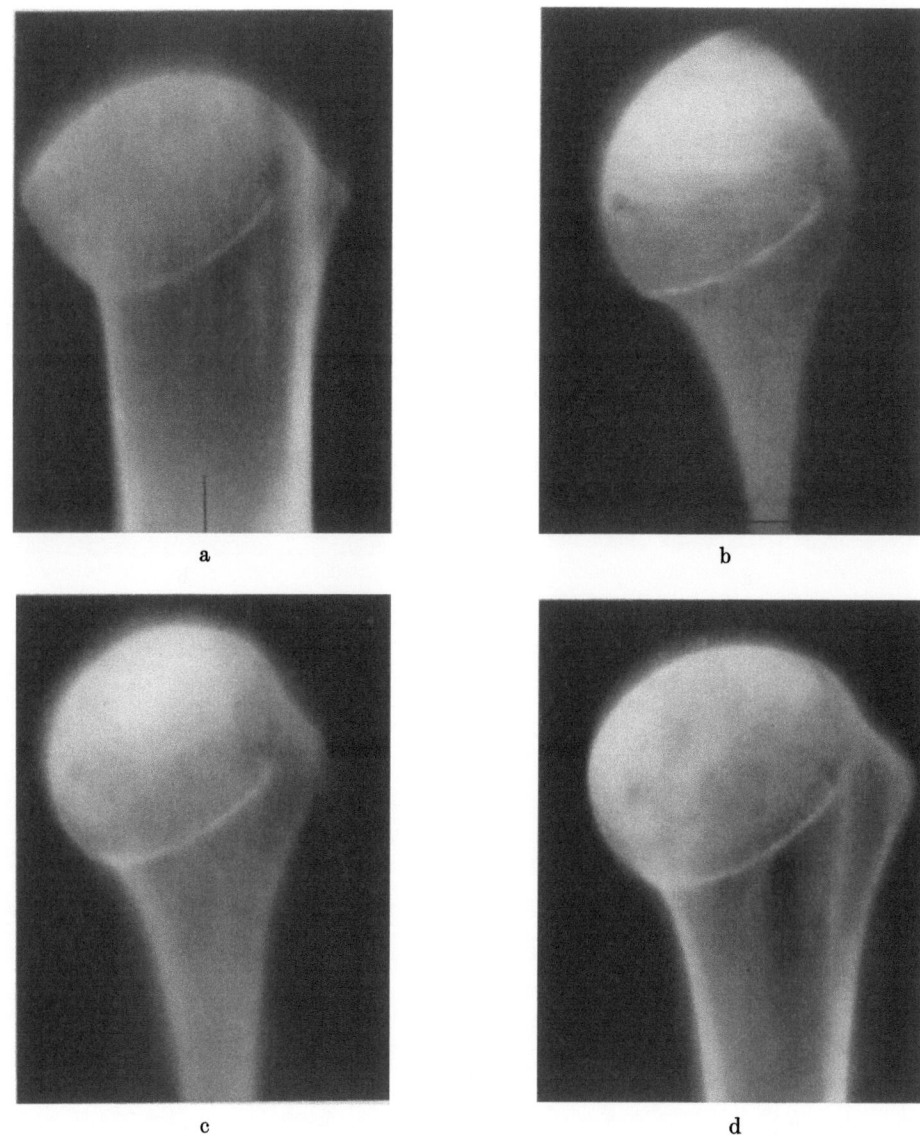

Abb. 197a—f. Abbildung von Randschatten als Bewegungsumkehreffekt bei geradliniger Längs- (a) und Querverwischung (b), kreisförmiger (c), elliptischer (d) und hypocycloidaler (e) Bewegung. In f sind die Einzelaufnahmen der Projektionen dargestellt, bei denen die Randschatten und der Kernschatten entstehen. Die Schichtebene liegt im Humeruskopf

tung entziehen". Sie konnten nachweisen, daß auf Tomogrammen im Spongiosaknochen schon Bohrungen von 6 mm Durchmesser erkennbar sind, während bei den üblichen Röntgenaufnahmen Defekte von 12 mm und mehr unter Umständen noch nicht sichtbar sein können, wenn sie nicht durch Randdefekte in der Compacta auffallen. Solche Versuche sind unter verschiedenen Bedingungen für verschiedene Objekte durchgeführt worden (z.B. von BAIER am Stirnbein), um die Leistung der Tomographie zu demonstrieren. BAIER kam auf eine Sichtbarkeit von Bohrlöchern mit 1,6 mm Durchmesser. In Abb. 198

ist ein ähnlicher Versuch als Vergleich Übersichtsaufnahme-Tomogramm am skeletierten Wirbelkörper wiederholt. Auch hier zeigt sich, daß gerade in der Spongiosa auch größere Defekte auf der Übersichtsaufnahme nicht sichtbar sind, da hier die Summation und Subtraktion den schwachen Schatten nicht erkennen läßt. Spiegler hat erst kürzlich auf die Probleme bei der Erkennbarkeit solcher Defekte im Knochen hingewiesen und gezeigt, daß hierfür ein bestimmter Minimalkontrast erforderlich ist. Im Schichtbild dagegen sind die gleichen Defekte eindeutig sichtbar. Ihre Darstellbarkeit hängt allerdings sehr weitgehend von der Art der Systembewegung ab. Wiederum beeinflußt die geradlinige Bewegung durch die dabei auftretenden überlagernden Störschatten besonders ausgeprägt die Detailerkennbarkeit.

Solange solche Versuche lediglich dazu dienen, die Leistungsfähigkeit des Verfahrens zu überprüfen bzw. zu untersuchen, welche Objektteile sich im Schichtbild bei bestimmten

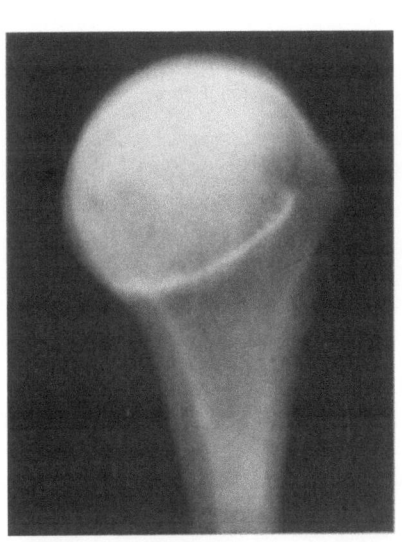

Abb. 197 e

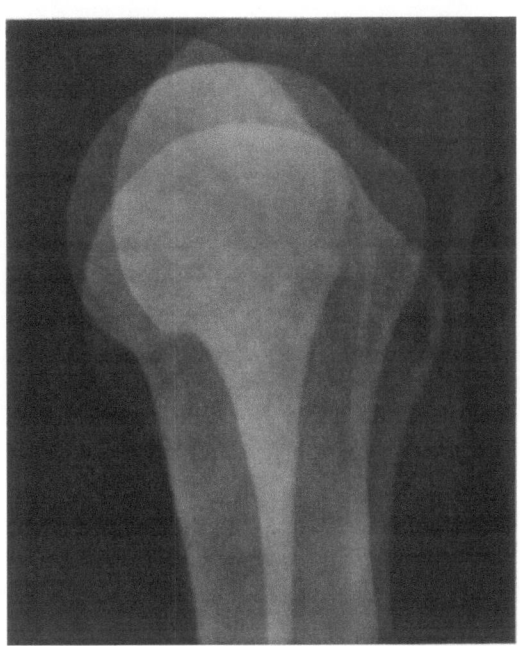

Abb. 197 f

Projektionen erfassen lassen, sind sie von großem klinischem Wert. Sie dürfen jedoch nicht dazu verleiten, anzunehmen, daß das Schichtbild einem einzelnen anatomischen Schnitt vergleichbar sei, wie sie der Betrachter in Aufsicht- und Durchsicht erkennt.

Zwischen der Darstellung eines Substrats im anatomischen Schnitt und der im Schichtbild bestehen grundsätzliche Unterschiede. Bei der normalen Ansicht (Abb. 199a) werden Flächen aus einem bestimmten Gesichtswinkel und bei bestimmter Beleuchtung betrachtet. Dadurch entsteht ein plastisches Bild, in dem neben einzelnen Flächenelementen auch Kanten soweit erkennbar werden als sie im Betrachtungswinkel des Auges liegen und entsprechende Kontraste hervorrufen. Das Röntgenbild dagegen ist die Projektion eines räumlichen Gebildes auf eine Ebene, wobei sich nur diejenigen Organe bzw. Organteile darstellen lassen, die sich durch unterschiedliche Absorption von der Umgebung abheben. Organgrenzen sind dabei nur dann sichtbar, wenn sie zur Projektionsrichtung in einer bestimmten Neigung stehen. An dieser Grundtatsache ändert auch das Schichtbild nichts, wie der Vergleich der Aufnahme einer Schicht Bohnen als Übersichtsaufnahme (Abb. 199b) und als Tomogramm (Abb. 199c) zeigt. Dadurch, daß die einzelnen Teile die Strahlen unterschiedlich schwächen, unterscheidet sich eine solche Aufnahme auch von einem Schattenbild, bei dem nur der Kontureffekt zur Wirkung kommt (Abb. 199d). Auch der Versuch, das Schichtbild mit einem mikroskopischen Schnitt zu vergleichen, ist abwegig.

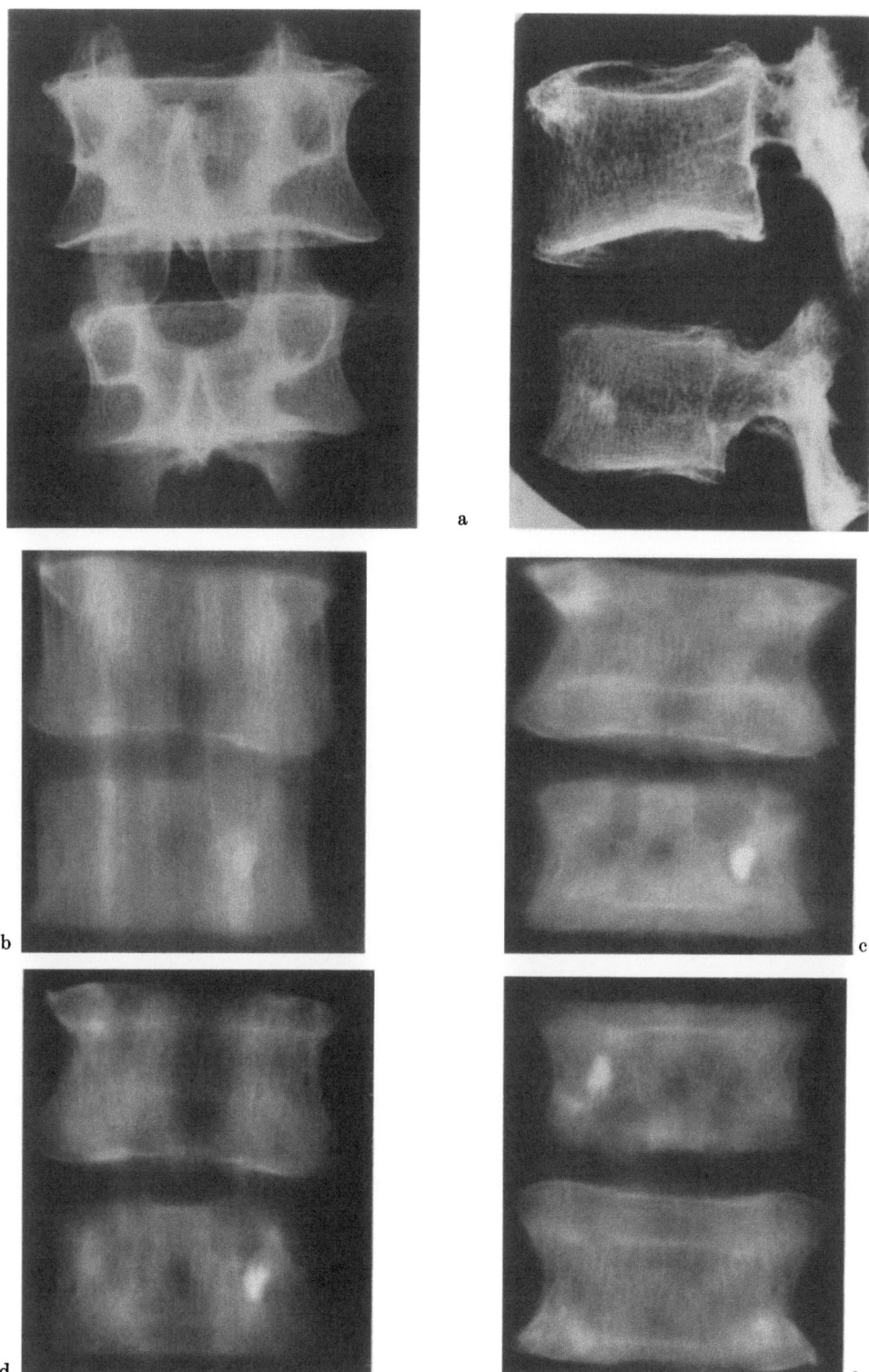

Abb. 198a—e. Röntgenaufnahmen eines skeletierten Wirbelkörperpaares, in dem mehrere Bohrlöcher unterschiedlicher Größe an verschiedenen Stellen angebracht sind. a Übersichtsaufnahmen. Durch die Summationswirkung sind keine Einzelheiten zu erkennen. b Tomogramm bei geradliniger Verwischung. Hier werden infolge der starken Wischschatten nicht nur die seitlichen Konturen der Wirbelkörper nicht dargestellt, sondern auch die Bohrlöcher teilweise überlagert und mit Strukturen versehen. Außerdem stellt sich ein Bohrkanal außerhalb der Schichtebene dar. c Tomogramm mit kreisförmiger Verwischung. Hier sind die Konturen wesentlich besser zu erkennen. Im größeren Bohrloch ist jedoch ein Wischschatten sichtbar. d Tomogramm mit elliptischer Verwischung. Hier werden die Konturen z.T. durch die Vorzugsrichtung schärfer abgebildet. Dadurch reduziert sich jedoch die Erkennbarkeit des kleineren Bohrlochs. e Tomogramm mit hypocycloidaler Verwischung. Hier sind sowohl die Bohrlöcher wie auch die Struktur und die Konturen am besten dargestellt

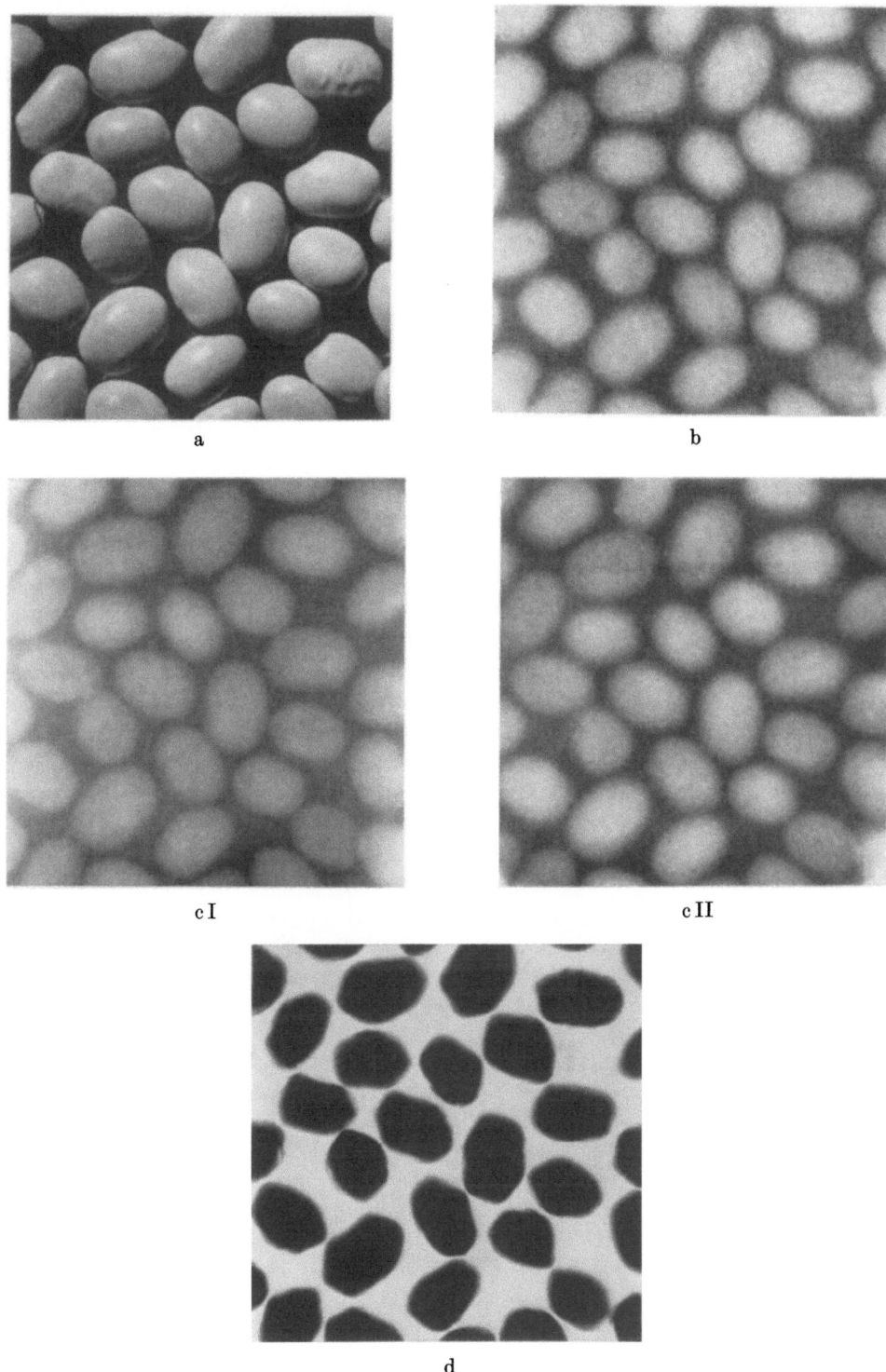

Abb. 199a—d. Vergleichende Darstellung einer Schicht Bohnenkerne mit verschiedenen photographischen und röntgenphotographischen Verfahren. a Photographische Aufnahme; b Röntgenübersichtsaufnahme; c Tomogramme mit geradliniger (*I*) und hypocycloidaler (*II*) Verwischung; d photographisches Schattenbild

Hier werden die Strukturen vor allem durch verschiedene Anfärbungen sichtbar und nicht so sehr durch die unterschiedliche Lichtschwächung im Objekt, die beim ungefärbten Präparat insgesamt sehr schwach ist.

Wenn man über die Eigenschaften des Schichtbildes etwas aussagen will, kann man es also nur mit einem in der Hauptprojektion aufgenommenen Röntgenbild desselben Objekts in ähnlicher Vergrößerung vergleichen.

Das eigentliche Röntgenbild einer Anzahl übereinanderliegender Objekte entsteht durch Summation und Subtraktion der einzelnen schattengebenden Gebilde, wobei das Ergebnis dieser Summierung auf eine einzige Ebene — die des Empfangsorgans — projiziert wird. Es ist hier nicht der Ort, die Frage der Summationswirkung bzw. Summationstheorie, wie sie von Franke aufgestellt und in den Dreißiger Jahren vor allem von Chantraine lebhaft bekämpft wurde, zu besprechen. Hier soll lediglich zu der Frage Stellung genommen werden, ob die einzelnen im Tomogramm sichtbaren Formelemente den tatsächlichen Strukturen in der Schicht entsprechen oder ob das, was wir im Tomogramm darstellen, eine Summation von Schatten ist, die sich aus Elementen in der Schicht und anderen Schatten außerhalb dieser Ebene zu einem Gesamtbild zusammensetzen.

Das Tomogramm kann zunächst auch als eine besondere Form von Subtraktionsbild aufgefaßt werden, das sich allerdings nur auf Objekte einer bestimmten Schicht beschränkt, während im typischen Subtraktionsbild die schattengebenden Objekte aus allen Schichten, die auf der einen Aufnahme dargestellt sind, subtrahiert werden, weshalb der Subtraktionseffekt im Tomogramm nicht vollständig ist.

In Abb. 200 sind das Subtraktionsbild einer Schicht aus einem inhomogenen Phantom (Erbsen, Bohnen, Reis), das Tomogramm derselben Schicht und eine Übersichtsaufnahme dieser Schicht einander gegenübergestellt. Dabei zeigt sich, daß sich die Ruheaufnahme der Einzelschicht und die Subtraktionsaufnahme hinsichtlich der Objekte in der Schicht weitgehend gleichen. Im Tomogramm sind zwar dieselben Objekte dargestellt; dieses Bild unterscheidet sich jedoch zunächst dadurch, daß gewisse Einzelheiten nicht sichtbar sind, deren Grenzen nicht in der Schichtebene liegen. Anderenteils sind auch Objekte dargestellt, die sich auf den anderen beiden Aufnahmen nicht erkennen lassen, und schließlich ist das Tomogramm von Schatten überlagert, die nicht in diese Schicht gehören.

Man kann danach feststellen:

1. Das Tomogramm ist in der Lage, die in der Schichtebene liegenden Substrate größen- und strukturrichtig wiederzugeben (Deutschmann; Didié u.a.). In diesem Falle ist das Tomogramm als eine Art von echtem Subtraktionsbild aufzufassen. Die im Röntgenbild von verschiedenen Autoren beschriebene „Strukturverarmung" (Pöschl; Ilberg; Bistolfi; Kunz u.a.) stellt also, gleiche geometrische Bedingungen vorausgesetzt, einen echten Subtraktionseffekt dar. Der Vergleich der oben beschriebenen Abbildungen läßt dies deutlich erkennen.

2. Daß z.T. die Objekte anders als auf der Übersichtsaufnahme wiedergegeben werden, hängt mit den Abbildungsverhältnissen in der Schicht zusammen. Sie werden nur in der Größe und Form dargestellt wie sie in der Schicht„ebene" erscheinen und entsprechen daher nicht dem Bild bei der Gesamtsummation auf der Übersichtsaufnahme. Auf der anderen Seite können durch den Tangentialeffekt auch Objektgrenzen dargestellt werden, die auf dem Ruhebild nicht erfaßt werden konnten. Dabei ist es durchaus möglich, daß einzelne Organteile sich kontrastärmer und nicht so scharf darstellen wie im Originalbild, Eigenschaften, die ebenfalls für das Tomogramm charakteristisch sind und im Kapitel „Photographie" näher besprochen werden sollen.

3. Das Schichtbild erfaßt die Organe in einer gewissen Tiefenausdehnung, deren Größe außer von geometrischen Faktoren auch vom Kontrast und dem subjektiven Empfinden der Unschärfe sowie der Ausdehnung des Substrats abhängig ist. Die Unschärfe ist Ausdruck dafür, daß im Schichtbild eine gewisse Tiefenausdehnung erfaßt ist und nicht das Substrat einer Ebene.

Nachdem besonders bei höheren Kontrasten das Auge allmähliche Übergänge z.T. unterdrückt, hängt die Tiefenausdehnung der Schicht, d.h. das, was man normalerweise als Schichtdicke bezeichnet, sowohl vom Kontrast und der Ausdehnung des Objekts in der Schicht als auch von der Sehschärfe und nicht zuletzt vom subjektiven Urteil des Be-

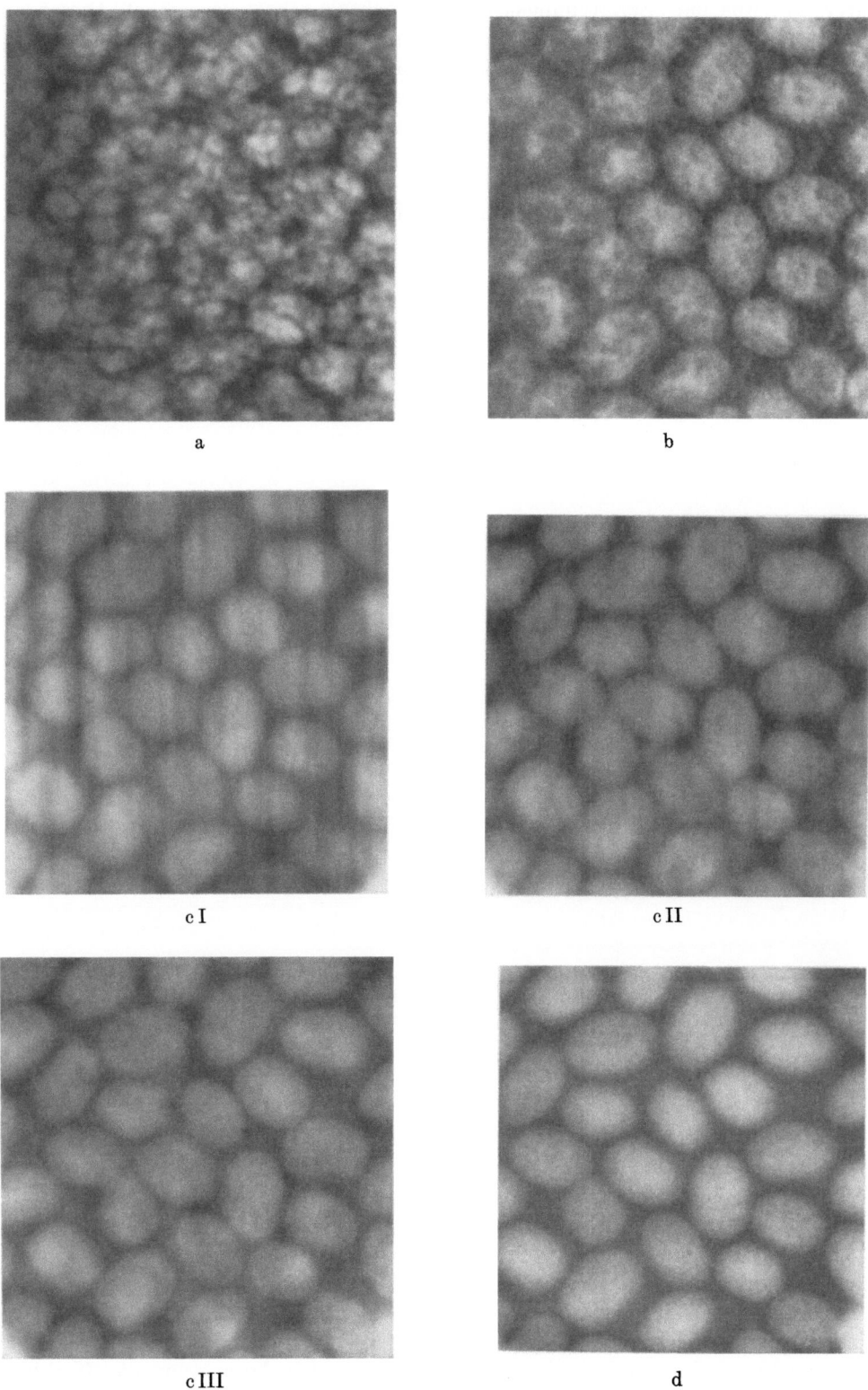

a   b

c I   c II

c III   d

Abb. 200a—d. Verschiedene Methoden der isolierten Darstellung von Schichten und deren Entstehung. a Summationsbild einer Schicht Bohnenkerne, die von Erbsen über- und von Reiskörnern unterlagert wird; b Subtraktionsbild aus a und einer Übersichtsaufnahme, bei der die Bohnenschicht entfernt war; c Tomogramm durch die Bohnenschicht; *I* geradlinig; *II* elliptisch; *III* hypocycloidal; d Tomogramm durch die isolierte Bohnenschicht (elliptisch)

trachters ab, welchen „Zerstreuungskreis" er noch als scharf bezeichnet. Dieser subjektive Faktor spielt bei der praktischen Auswertung eine wesentlich größere Rolle als allgemein angenommen wird und ist im allgemeinen in der sog. Schichtdicke nicht erfaßt. Allein diese subjektiven Faktoren lassen den Begriff der Schichtdicke auch in der Praxis als irreal erscheinen. Hieraus läßt sich auch ein weiterer grundsätzlicher Unterschied zwischen Schichtbild und Organschnitt erkennen: Im Schichtbild sind die Übergänge in die Nachbarschichten fließend, da die einzelne Kontur allmählich in die Verwischung übergeht, im Organschnitt ist die Ausdehnung durch die Schnittdicke genau abgegrenzt.

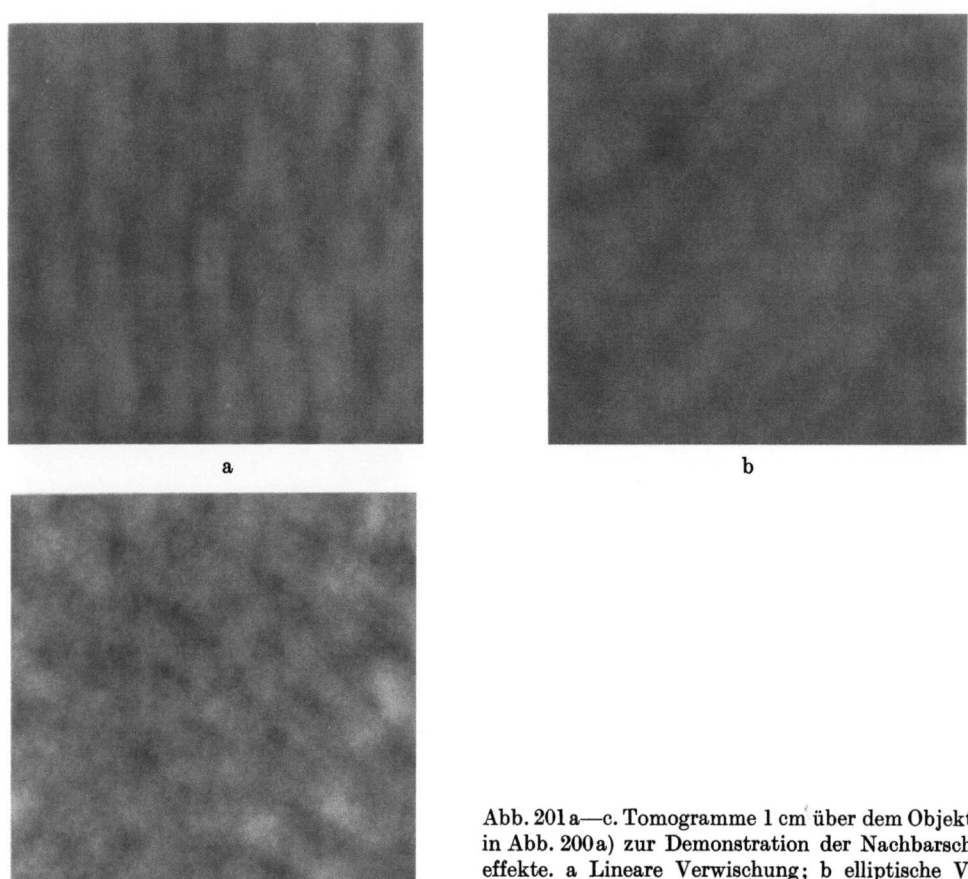

Abb. 201a—c. Tomogramme 1 cm über dem Objekt (wie in Abb. 200a) zur Demonstration der Nachbarschaftseffekte. a Lineare Verwischung; b elliptische Verwischung; c hypocycloidale Verwischung

4. Kleine und kontrastschwache Details lassen sich nur dann im Tomogramm erfassen, wenn in den Nachbarschichten keine schattengebenden Objekte liegen, deren unterschiedliche Absorption zu größeren Kontrasten in den Wischschatten führt als die der Details in der Schicht. Die Abbildung kleiner und kontrastschwacher Details in der Schicht hängt also von der Struktur der Nachbarschichten und dem Kontrast in der Schicht ab; letzterer ist wiederum vom Verwischungsgrad abhängig. Außerdem ist aber auch die Aufhärtung und Schwächung der Strahlung in den darüber und darunterliegenden Organteilen maßgebend. Liegen hier Objekte, die die Strahlung stark schwächen, so erfolgt trotz deren Verwischung u.U. keine Darstellung, nämlich dann, wenn die Strahlung im Augenblick der Bewegung, in der das Objekt tangential getroffen wird, unwirksam wird. Dies erklärt die unterschiedlichen Angaben über die Detailerkennbarkeit von künstlich gesetzten und daher in ihrer Größe bekannten Defekten. Im allgemeinen ist die Sichtbarkeit von Details um so besser, je größer deren Kontrast ist und je schwächer der der Umgebung.

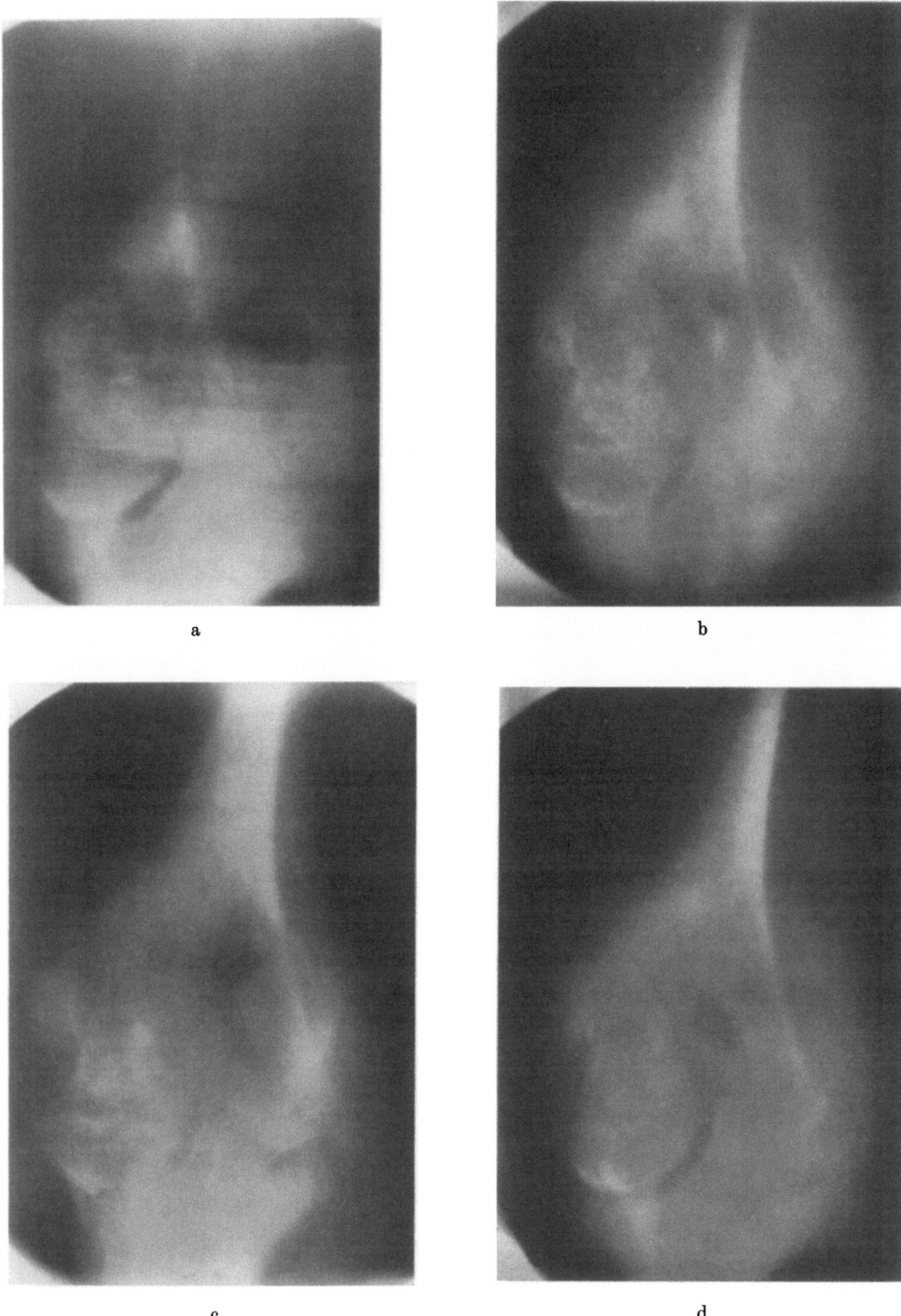

a

b

c

d

Abb. 202a—d. Eindruck einer unterschiedlichen Tiefenausdehnung der Schicht auf Tomogrammen eines Ellenbogengelenks, bei dem infolge Tumorbefalls Ober- und Unterarm im rechten Winkel zueinander und beide schräg zur Schicht stehen. a Geradlinige, b kreisförmige, c elliptische und d hypocycloidale Verwischung. Durch die Verschiedenartigkeit der Wischschatten entsteht ein unterschiedlicher räumlicher Eindruck

5. Im Gegensatz zu isolierten Organschnitten enthält das Tomogramm auch Schatten, die nicht zur Schicht gehören und das Bild z.T. erheblich beeinflussen können. Es können dabei drei verschiedene Arten von Störschatten unterschieden werden, die von Objekten außerhalb der Schicht herrühren:

a) Kernschatten, d.h. solche Schatten, die wegen ihrer Ausdehnung und Dichte in der Nachbarschaft der Schicht nicht genügend verwischt werden können. In Abb. 201 sind sie auf Tomogrammen dargestellt, die 1 cm über dem Objekt ohne überlagernde Nachbarorgane angefertigt wurden. Die Kernschatten bewirken den Eindruck einer

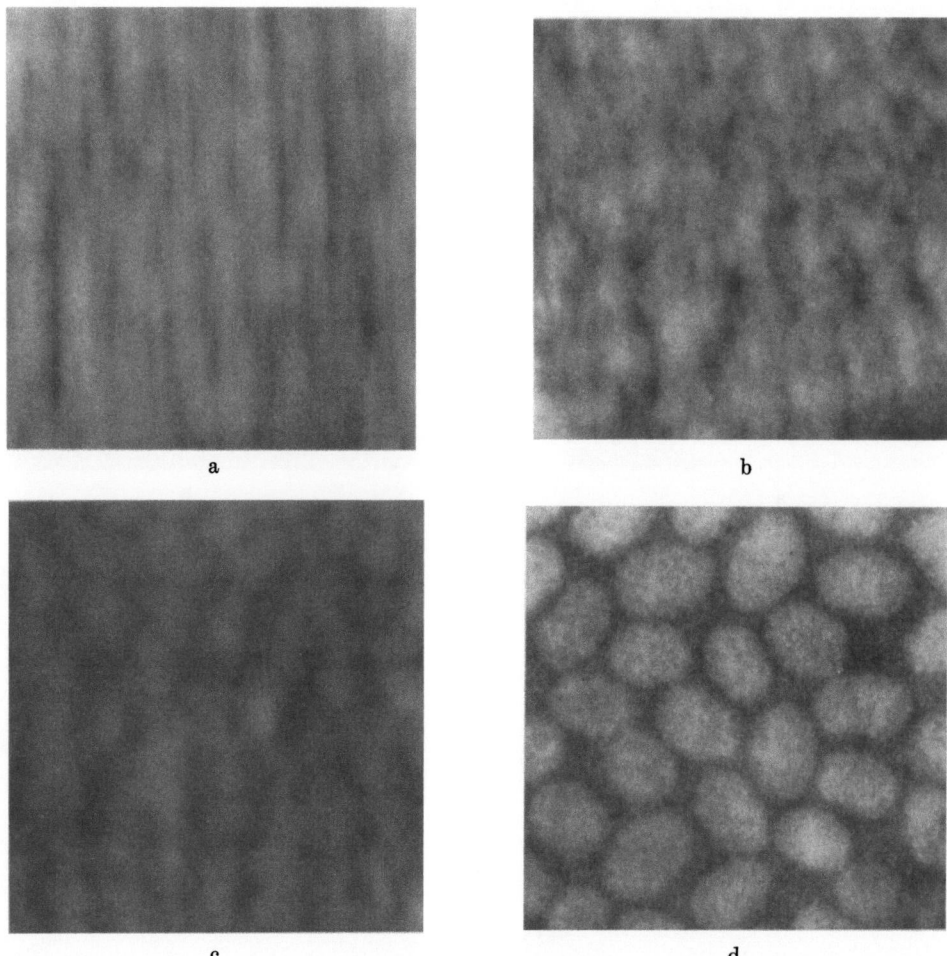

a

b

c

d

Abb. 203a—d. Abbildung der Störstrukturen aus den Nachbarschichten nach Entfernung der eigentlichen Schicht. a Geradlinige, b elliptische und c hypocycloidale Verwischung. Wenn man diese Störstrukturen vom Schichtbild 200c subtrahiert, so erhält man ein dem Tomogramm der isolierten Bohnenschicht gleichendes Bild (d) (geradlinige Verwischung)

unterschiedlichen Ausdehnung der in Wirklichkeit gleich hohen Objektdetails senkrecht zur Schicht.

b) Summationsschatten als Nachbareffekt. Auch diese Erscheinung wurde ausführlich erörtert. Sie ist am Tomogramm eines z.T. destruierten Ellenbogengelenkes dargestellt (Abb. 202 a—d).

c) Die sog. Störschatten und Störlichter. Aus Abb. 203 sind die Erscheinungsformen solcher Strukturen zu erkennen. Die Abbildung wurde dadurch gewonnen, daß die in der Schichtebene liegenden Substrate aus Abb. 200 bei der Schichtdarstellung entfernt wurden. Man kann aus diesem Bild, das Objekte gleicher Dichte und gleicher Größe außerhalb der Schicht zu verwischen sucht, erkennen, daß solche an sich

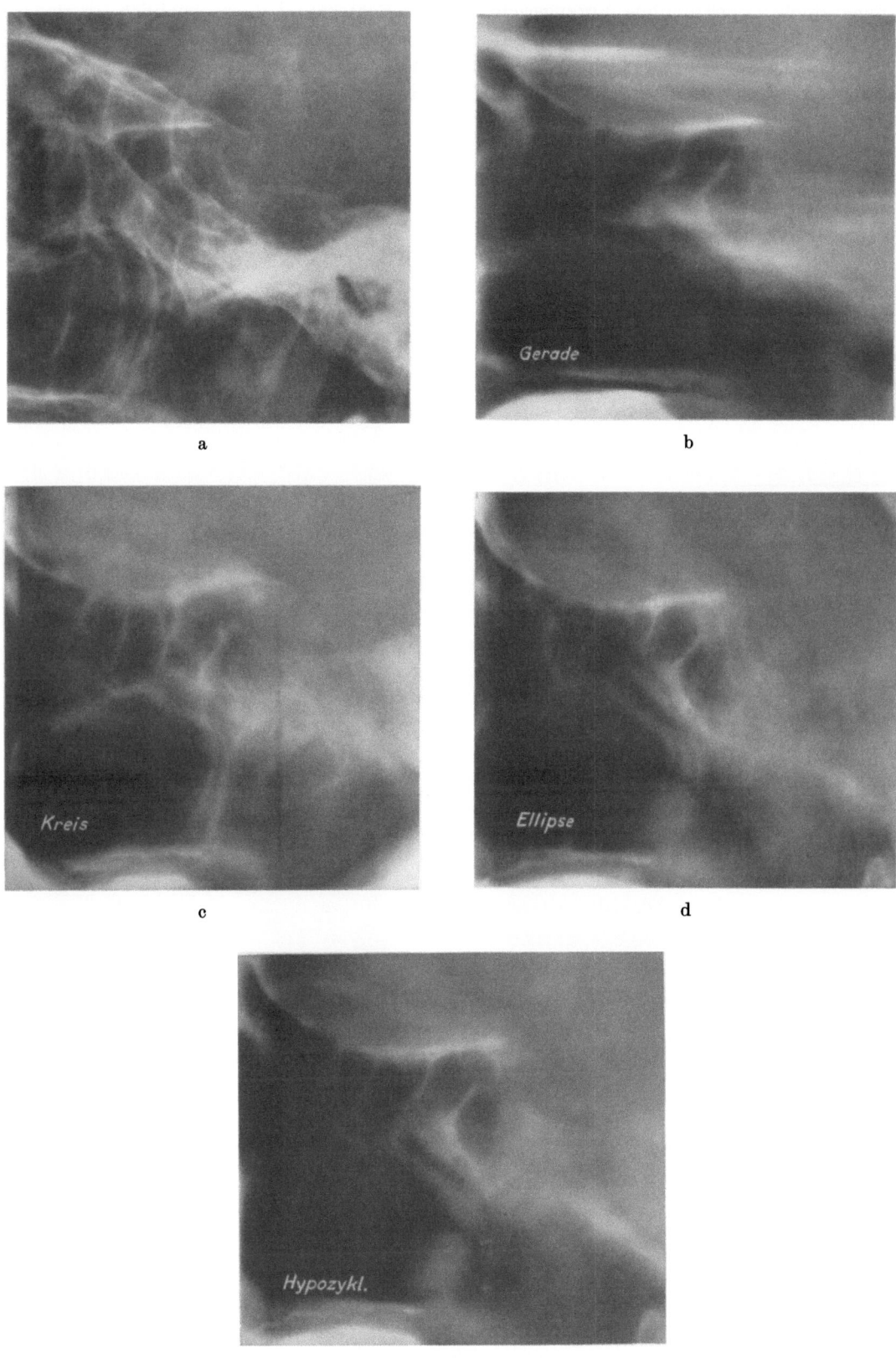

Abb. 204a—e. Übersichtsaufnahme (a) und Tomogramme einer Sella; b geradlinige, c kreisförmige, d elliptische und e hypocycloidale Systembewegung

ungeordnete Objekte ohne Vorzugsrichtung das Schichtbild doch erheblich überlagern können, besonders, wenn das Bewegungssystem eine Vorzugsrichtung aufweist. Diese Störschatten können dann den Eindruck von in der Schicht liegenden Objektteilen erwecken, wenn sie deren Form und/oder deren Kontrast zur Umgebung erreichen.

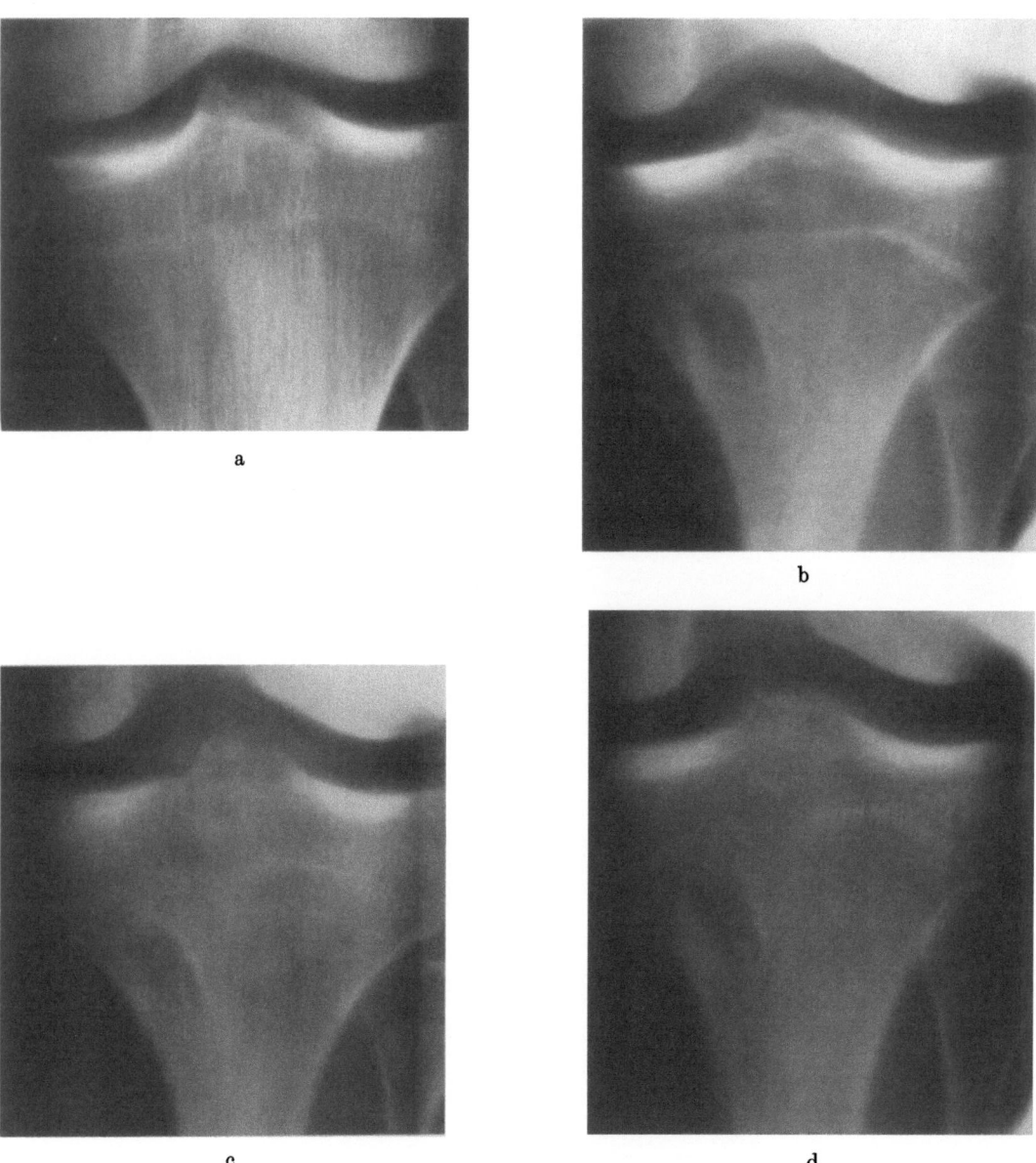

Abb. 205a—d. Tomogramme durch einen Abszeß in der Tibia. a Geradlinige Verwischung. Hier entsteht zwar durch die gerichteten Störschatten der schärfere Bildeindruck, der Defekt wird jedoch völlig „zugewischt". b Kreisförmige Verwischung. Hier ist besonders die craniale und caudale Begrenzung des Defekts unschärfer, auch fehlt die Innenstruktur (isolierter Knochenspan). c Elliptische Verwischung. Durch die Vorzugsrichtung werden die Substrate, die quer zur Achse liegen, verstärkt dargestellt. Dies trifft auch für die Randstrukturen des Defektes zu. d Hypocycloidale Verwischung. Hier entsteht das gleichmäßigste Strukturbild, das auch innerhalb des Defektes die meisten Einzelheiten erkennen läßt

Für solche Objekttäuschungen gibt es zahlreiche Beispiele. In Abb. 204 a—c ist das Übersichtsbild einer Sella den Schichtbildern mit verschiedenen Bewegungsformen gegenübergestellt. Hieran kann man die durch die Verwischung auftretenden Täuschungsquellen erkennen. Das Schichtbild zeigt zunächst, daß die lineare Verwischung den Boden der vorderen Schädelgrube betont hervorhebt, wobei der Proc. clinoideus länger dargestellt ist als auf der Übersichtsaufnahme unter gleichen Vergrößerungs- und Projektionsverhältnissen. Die quer zur Verwischung verlaufenden Lamellen- und Knochenteile sind unscharf, teilweise bilden sie sich überhaupt nicht richtig ab, wodurch der Eindruck einer Kantendestruktion an der Sella entsteht. Bei der kreisförmigen Verwischung ist die Bildschärfe insgesamt schlecht. Die Kanten sind z.T. verwaschen, die im Tumor sichtbaren Verkalkungen in den Weichteilen sind schwer zu erkennen. Außerdem hebt sich der Rand der Kieferhöhle sehr deutlich hervor, obwohl die Kieferhöhle gar nicht in der Schicht liegt.

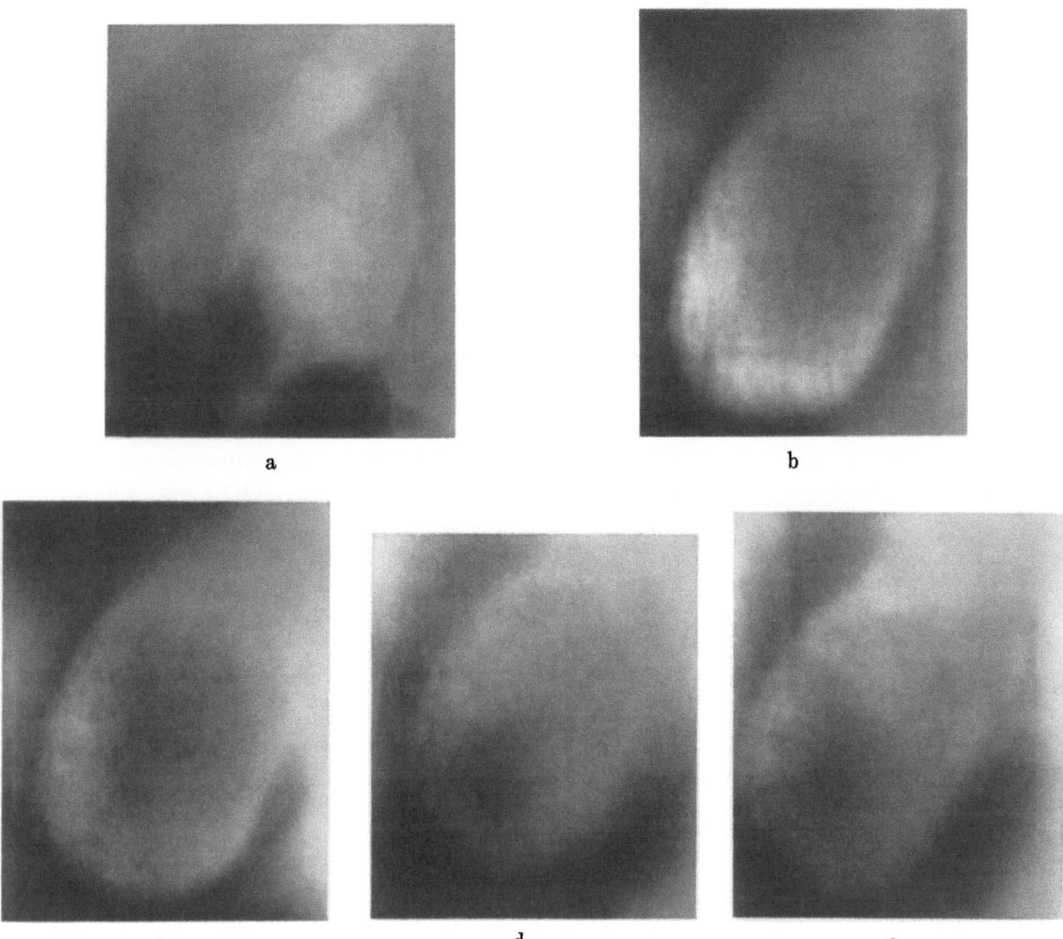

Abb. 206a—e. Übersichtsaufnahme (a) und Tomogramme einer kontrastschwachen, mit Steinen angefüllten Gallenblase. b Geradlinige, c kreisförmige, d elliptische und e hypocycloidale Verwischung. Mit zunehmender Kompliziertheit der Figuren nimmt die Detailerkennbarkeit auch bei schwachen Kontrasten zu

Bei der elliptischen Bewegung sind zwar die meisten Knochenspangen wesentlich schärfer dargestellt; jetzt tritt aber ein Wischschatten unterhalb des Clivus auf und läßt dadurch Strukturen entstehen, die in Wirklichkeit hier wiederum nicht vorhanden sind. Vor allem wird im hinteren Teil der Keilbeinhöhle noch eine Schleimhautverbreiterung durch den Wischschatten vorgetäuscht, die auf allen übrigen Bildern einschließlich der Übersichtsaufnahme nicht vorhanden ist und somit zu Fehldiagnosen Anlaß geben kann. Bei der hypocycloidalen Bewegung sind diese Störschatten wesentlich weniger ausgeprägt. Dies trifft vor allem für den oberen Teil der Siebbeinzellen zu. Auch die Verkalkungen im Schädel sind ähnlich gut abgebildet. Trotzdem liegt ein Wischschatten über dem Zungengebiet. Daß die Störschatten, im Gegensatz zur Meinung vieler Autoren, als solche, auch wenn sie gerichtet sind, nicht vom eigentlichen, in der Verlaufsrichtung liegenden Substrat in der Ebene unterschieden werden können, und daß sie im Vergleich zum Störobjekt in vielfältiger Form in Erscheinung treten können, wurde ebenfalls ausführlich beschrieben. Wie weit allerdings die bildstörende Wirkung gelegentlich gehen kann, sei an zwei Bildbeispielen demonstriert. Auf einem Tomogramm durch die Tibia (Abb. 205 a—c) entsteht bei geradliniger Röhren-Film-Bewegung eine so reichliche Knochenstruktur, daß ein größerer osteolytischer Defekt im Knochen völlig zugedeckt wird, obwohl das Bild als wesentlich schärfer imponiert als alle übrigen Tomogramme. Bei der kreisförmigen Bewegung kommt der Defekt ähnlich scharf wie bei der hypocycloidalen zur Darstellung. Allerdings fehlen in ihm teilweise die Kalkeinlagerungen. Bei der Ellipse ist der obere Rand des Defektes schärfer dargestellt als er offenbar in Wirklichkeit ist. Wesentlich ist jedoch, daß durch die geradlinige Verwischung der Defekt vollkommen überdeckt ist. Bei Tomogrammen einer nur schwach gefüllten Gallenblase (Abb. 206), die nach dem Operationsbefund über hundert kleine Steine enthielt — sie sind auf der Übersichtsaufnahme offenbar wegen der Gasüberlagerung nicht zu erkennen — wird die Vielzahl der Konkremente ebenfalls am besten durch die mehrdimensionale Röhren-Empfangsorgan-Bewegung erfaßt. Die gerichteten Wischschatten der geradlinigen Bewegung decken die Konkremente wiederum zu bzw. verhindern das charakteristische Erscheinungsbild. Bei der einfachen mehrdimensionalen Bewegung sind die Konkremente zwar durch ihre Struktur erkennbar, jedoch nicht in der Schärfe wie bei einer komplizierten Bewegungsform.

In beiden Fällen ist also durch die Wischschatten das eigentliche Objekt, und zwar einmal bei hohem Kontrast, das andere Mal bei niedrigem Kontrast, zugedeckt.

Die Entstehung des Schichtbildes unterliegt also neben den Gesetzmäßigkeiten der Projektion auch denen der Schichtgeometrie und ist Ausdruck der Summation und Subtraktion von Schatten in der Schicht und solchen außerhalb der Schicht, ohne daß es für den Betrachter in der Regel möglich ist, die Einzelkomponenten voneinander zu trennen. Eine isolierte Schicht kommt nicht zur Abbildung.

h) Photographische Probleme

Die klassischen Vorstellungen über Kontrast und Schärfe als Kriterien für die Güte eines Röntgenbildes sind neuerdings durch die Erkenntnisse der Übertragungstheorie von Darstellungen und Meßmethoden abgelöst worden, die die beiden Faktoren nicht getrennt, sondern in ihrem Zusammenwirken berücksichtigen. Ihr Ziel ist, das Abbildungssystem so zu charakterisieren, daß man aus den am Systemeingang ankommenden Signalen das resultierende sichtbare Bild hinsichtlich Kontrast und Schärfe berechnen kann. Am einfachsten liegen die Verhältnisse in den Fällen, in denen man von der durch das System erzeugten Bildunschärfe absehen kann. Arbeitet ein solches System darüber hinaus linear, so genügt die Angabe des Verstärkungsfaktors, der das Verhältnis zwischen der Signalhöhe auf der Strahlenaustrittsseite und der Höhe des Eingangssignals angibt, eventuell in Verbindung mit dem Vergrößerungsfaktor, um das Abbildungssystem zu kennzeichnen. Bei den photographischen Emulsionen hat man es jedoch mit sog. nichtlinearen Systemen zu tun. Sie werden durch eine charakteristische Kurve gekennzeichnet, die das genannte Verhältnis Ausgangssignal zu Eingangssignal für verschieden große Eingangssignale angibt. Beim Film ist diese charakteristische Kurve die Schwärzungskurve.

Wenn man zusätzlich noch die Bildunschärfe berücksichtigen muß, so muß man außer dem Verstärkungsfaktor noch die Lichtverteilung im Punktbild bzw. deren Fouriertransformation kennen, die als sog. Modulationsübertragungsfunktion dargestellt wird.

Bisher wird die Modulationsübertragungsfunktion vor allem für lineare Systeme verwendet, da sich, wie z.B. Röhler zeigen konnte, bei der Anwendung auf nichtlineare Systeme gewisse Schwierigkeiten ergeben. Im Falle der Tomographie, wo die Kombination von Röntgenfilm und Verstärkerfolien immer noch das gebräuchlichste Abbildungssystem darstellt, und lineare Systeme kaum eine Rolle spielen, scheint es mir daher zweckmäßig, die Fragen des Kontrastes und der Bildschärfe zunächst weiterhin getrennt zu behandeln.

Ich will mich auch im wesentlichen auf dieses Abbildungssystem beschränken und die Aufnahmen auf Röntgenfilmen ohne Verstärkerfolien und mit Schirmbildkamaras ebenfalls nur am Rande erwähnen. Außerdem sollen vorwiegend die Probleme behandelt werden, durch die sich das Tomogramm von der Übersichtsaufnahme unterscheidet oder die bei ihm von besonderer Bedeutung sind. Da jedoch auch über die Filmfolienkombination schon Ergebnisse aus der Anwendung der Modulationsübertragungsfunktion vorliegen, sollen sie zum Schluß noch kurz erwähnt werden.

α) Kontrast

Unter *Gesamtkontrast* wird in den nachfolgenden Betrachtungen der Schwärzungsumfang des Röntgenbildes bzw. -schichtbildes verstanden, unter *Detailkontrast* der Schwärzungskontrast zwischen dem zur Diskussion stehenden Objekt bzw. Objektdetail und

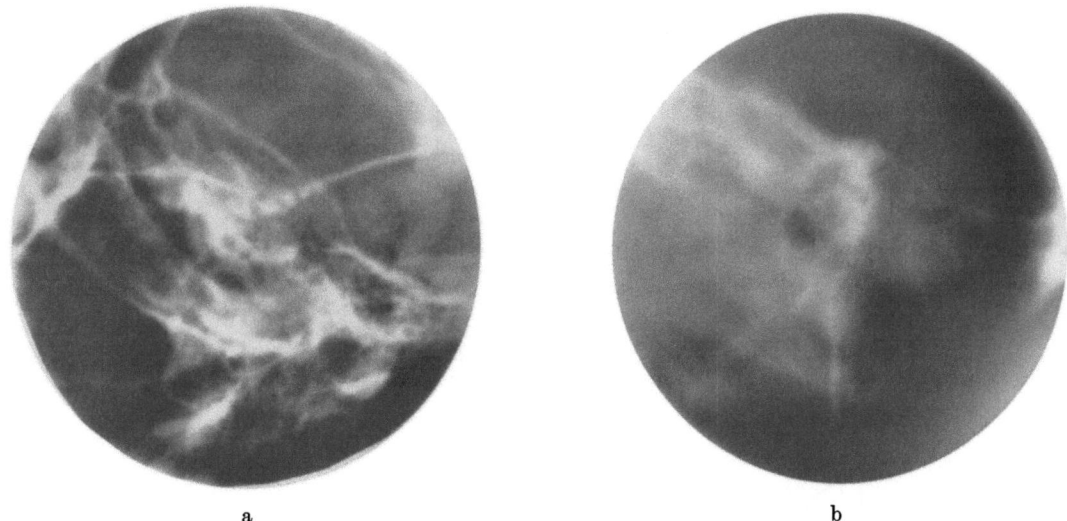

a   b

Abb. 207 a u. b. Übersichtsaufnahme (a) und Tomogramm (b) eines Felsenbeins zur Demonstration des unterschiedlichen Schwärzungsumfangs bei beiden Aufnahmetechniken. Hypocycloidale Verwischung mit einem Pendelwinkel von 40°, die übrigen geometrischen Bedingungen sind in beiden Aufnahmen gleich

seiner Umgebung. Alle Filmschwärzungen sind entsprechend der Definition der Schwärzung als negativer Logarithmus der Transparenz angegeben und der Kontrast als Differenz der beiden Schwärzungswerte $S_1 - S_2 = \Delta S$.

αα) Einfluß der Objekthöhe auf den Kontrast

Aus vielen Veröffentlichungen (z. B. ZIEDSES DES PLANTES) ist bekannt, daß sich der Kontrast eines unter gleichen Aufnahmebedingungen hergestellten Röntgenübersichtsbildes von dem eines Tomogramms unterscheidet. Das Tomogramm enthält nicht nur wesentlich weniger Details, sondern es ist auch im allgemeinen kontrastärmer. In Abb. 207 a u. b sind die Übersichtsaufnahme und das Tomogramm eines Felsenbeins einander gegenübergestellt. Die mit gleicher Feldgröße, gleichen elektrischen Daten und gleichen Abständen aufgenommene Übersichtsaufnahme zeigt gegenüber dem Tomogramm einen wesentlich größeren Schwärzungsumfang. Daran sind nicht nur die Objektabschnitte beteiligt, die sich im Bereich niedriger Schwärzungen abbilden — die Übersichtsaufnahme hat viel mehr „Lichter" als das Tomogramm — sondern auch die, die mit höheren Schwärzungen dargestellt sind. Weiterhin fällt auf, daß der Detailkontrast im Übersichtsbild größer ist. Die Schwärzungsübergänge an den zahlreicheren Details sind steiler, so daß das Bild unruhiger wirkt als das relativ ausgeglichene Tomogramm.

Gladysz hat diese Beobachtungen in neuester Zeit durch umfangreiche Messungen belegt und die Beziehung zwischen Lokalkontrast und Gesamtkontrast näher analysiert. Er charakterisiert den Lokalkontrast an den einzelnen Details nicht durch die Schwärzungsdifferenz, sondern durch einen Gradienten, d.h. den Tangens des Neigungswinkels der Schwärzungskurve gegenüber der Abszissenachse, den er aus der Schwärzungs-

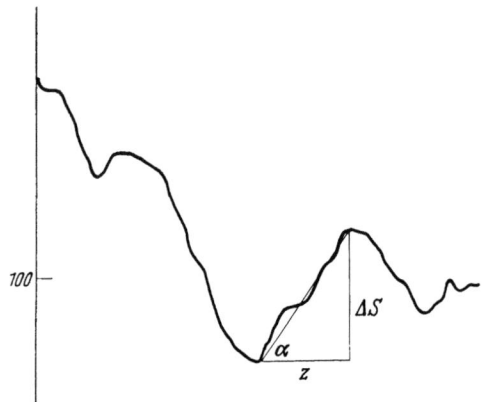

differenz und der Abszissenstrecke, auf der der Kontrast zunimmt, berechnet: $g = \operatorname{tg} \gamma = \frac{\Delta S}{z}$ (Abb. 208). Er erfaßt also mit dem Kontrastgradienten nicht nur die Schwärzungsdifferenz ΔS, sondern auch die Konturbreite z.

Gladysz hat mit diesem Verfahren Tomogramme und Übersichtsaufnahmen verschiedener Organe untersucht und in jedem Fall gefunden, daß sowohl der Kontrastgradient g im Tomogramm niedriger ist als auf der Übersichtsaufnahme wie auch die Zahl der dargestellten Details. Die Details sind z. T. auf beiden Aufnahmen etwa gleich groß,

Abb. 208. Methode zur Bestimmung des Kontrastgradienten und der Detailgröße aus Mikrophotometerkurven (nach Gladysz)

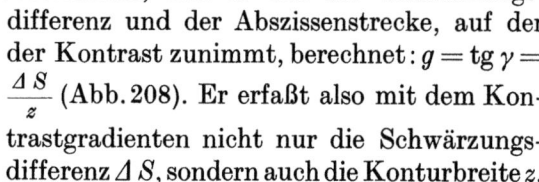

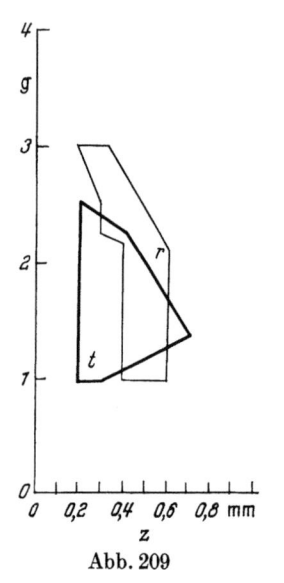

Abb. 209

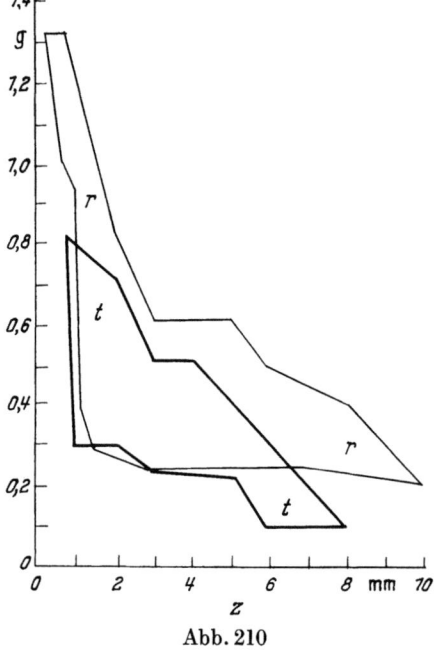

Abb. 210

Abb. 209. Vergleich der Kontrastgradienten und Detailgrößen zwischen Übersichtsaufnahmen und Tomogrammen von spongiösen Knochen. Innerhalb der Felder liegen 70% aller Werte (nach Gladysz). r Übersichtsaufnahme, t Tomogramm

Abb. 210. Vergleich der Kontrastgradienten und Detailgrößen zwischen Übersichtsaufnahmen und Tomogrammen der Lunge (nach Gladysz). r Übersichtsaufnahme, t Tomogramm

z. T. im Tomogramm auch deutlich größer. Abb. 209 zeigt das Ergebnis seiner Messungen bei Knochenaufnahmen, Abb. 210 bei Lungenaufnahmen. Er deutet die Einengung der Parameter als Bildvereinfachung, die aus der Selektion aus dem komplizierten Summationsbild resultiert.

Soweit es allein um die Frage des allgemeinen Bildkontrastes geht, läßt sich dieser zahlenmäßig einfacher an Hand von Schwärzungsverteilungsdiagrammen beurteilen. Abb. 211 zeigt solche Diagramme von der Übersichtsaufnahme und dem Tomogramm des

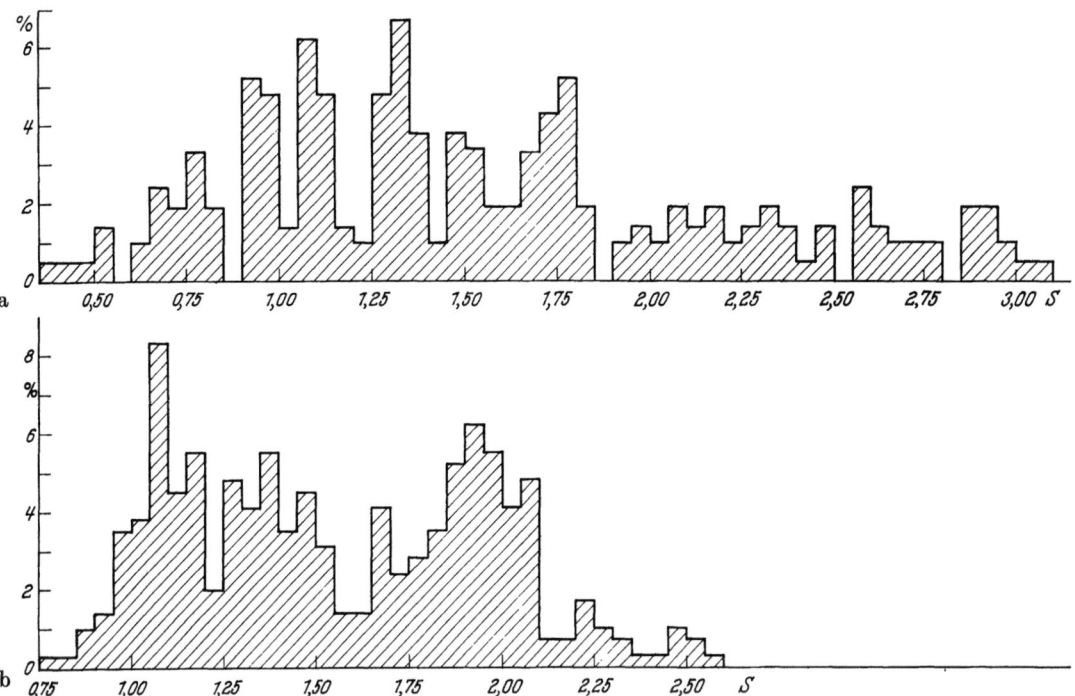

Abb. 211a u. b. Schwärzungsverteilungs-Diagramme aus den Felsenbeinaufnahmen in Abb. 207. a Übersichtsaufnahme; b Tomogramm. Die ausgemessenen Felder decken sich mit den Aufnahmeformaten

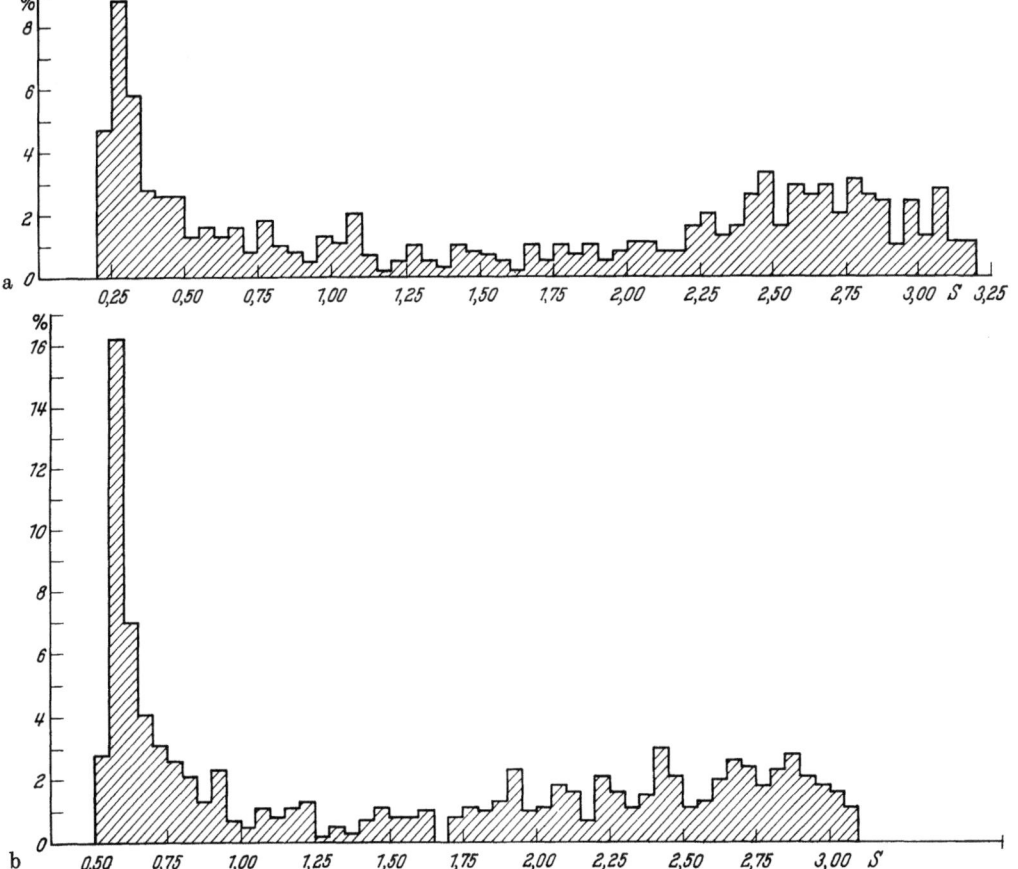

Abb. 212a u. b. Schwärzungsverteilungs-Diagramme aus einer Übersichtsaufnahme (a) und einem Tomogramm mit linearer Verwischung (b) der Lunge. Ausgemessene Feldgröße 11 cm × 14 cm. Es handelte sich um Aufnahmen des Hilusgebiets und der perihilären Abschnitte

in Abb. 207 abgebildeten Felsenbeins, Abb. 212 von der Übersichtsaufnahme und dem Tomogramm eines Hilus und Abb. 213 von der Übersichtsaufnahme und dem Tomogramm einer kontrastmittelgefüllten Niere. Sie wurden dadurch gewonnen, daß an je 500 gleichmäßig über dem Bild verteilten Stellen mit einem Durchmesser von 3 mm die Schwärzung gemessen, diese Werte in Gruppen von jeweils 0,05 Schwärzungsunterschied zusammengefaßt und ihre prozentuale Häufigkeit aufgetragen wurden. Diese Diagramme zeigen ebenfalls deutlich, daß es sich bei der Kontrastminderung nicht um einen subjektiven

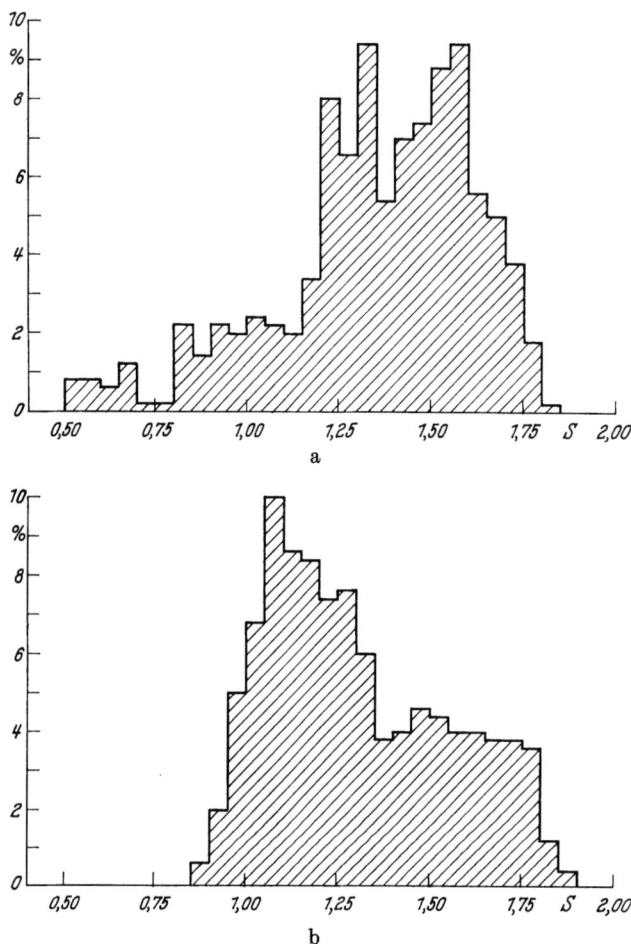

Abb. 213a u. b. Schwärzungsverteilungs-Diagramme aus einer Übersichtsaufnahme (a) und einem Tomogramm (b) einer kontrastmittelgefüllten Niere. Feldgröße 12cm × 15 cm, Schichthöhe: Mitte der Niere

Bildeindruck, sondern um eine objektivierbare Tatsache handelt. Sie lassen weiterhin erkennen, daß, wie zu erwarten, sowohl der Bereich höherer als auch niederer Schwärzung von der Kontrasteinengung betroffen wird, daß aber das Ausmaß der Einengung vom dargestellten Objekt, vor allem von der Größe der Details, abhängt. So ist z. B. die Einengung im Tomogramm der Niere wesentlich weniger ausgeprägt als bei den Tomogrammen des kleinere Details enthaltenden Felsenbeins.

Hinsichtlich des Kontrastes wird also im Schichtbild eine Nivellierung durchgeführt. Die Tomographie kann daher als eines der Verfahren für den Kontrastausgleich aufgefaßt werden.

Es erhebt sich nun die Frage, ob es bereits in der Schicht selbst zu einer Kontrasteinengung kommt, oder ob diese von einer Einwirkung der Nachbarschichten herrührt.

In Abb. 214 sind die von einer Bleitreppe stammenden Schwärzungskurven aus einer Übersichtsaufnahme und einem Tomogramm aufgezeichnet. Eine Bleitreppe wurde deshalb verwendet, weil infolge der starken Strahlenabsorption von Blei die Treppe so dünn sein konnte, daß auch die höchste Stufe mit einer Dicke von 180 μ unter den gegebenen geometrischen Bedingungen sicher noch nicht verwischt wurde. Der Vergleich der beiden Kurven zeigt, daß der Kontrast auf dem Tomogramm genau so groß ist wie auf der Übersichtaufnahme. Dieses Ergebnis ist weder durch den Pendelwinkel noch durch die Verwischungsart zu beeinflussen. Die Verhältnisse ändern sich auch nicht, wenn man die Treppe mit einem homogenen Streukörper umgibt. Die dadurch erzeugten Streustrahlen können zwar den Gesamtcharakter des Röntgenbildes, in diesem Fall die Steilheit der aus der Bleitreppe resultierenden Schwärzungskurve, beeinflussen; sie tun es jedoch auf der Übersichtsaufnahme und auf dem Tomogramm in gleicher Weise.

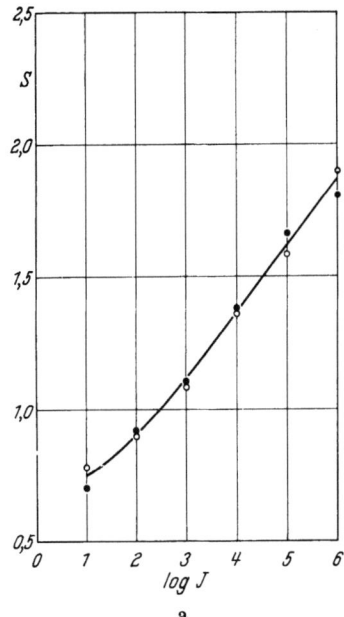 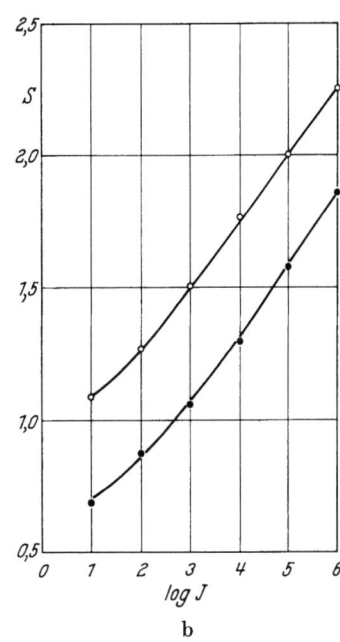

a

b

Abb. 214a u. b. Mit einer Bleitreppe (Stufenhöhe 30 μ) aufgenommene Schwärzungskurve. ○ Stehaufnahme, ● Tomogramm mit linearer Verwischung, Pendelwinkel 40°; a ohne Streukörper; b mit homogenem Streukörper (12 cm Plexiglas). Durch die teilweise Schrägdurchstrahlung des Streukörpers bei der Tomographie verschiebt sich bei gleicher Belichtung die Schwärzungskurve nach unten

Umgibt man nun die in der Schichtebene liegende Bleitreppe mit einem inhomogenen Absorber — in diesem Fall wurden wiederum Erbsen, Bohnen und Reiskörner verwendet — so entsteht ein Übersichtsbild, das dem Betrachter kontrastreicher erscheint als das dazugehörige Schichtbild (Abb. 215). Die Gradationskurven und die Kontrastverteilungsdiagramme zeigen aber (Abb. 216), daß sich die Kontrastanhebung offenbar auf diejenigen Details beschränkt, die außerhalb der Schicht liegen — von ihnen entsteht ein kontrastreicheres Summationsbild — und nicht für die Bleitreppe in der Schicht zutrifft. Zwar ist die Gesamtschwärzung des Übersichtsbildes etwas höher, weshalb die Kurve weiter links liegt (Tomogramme erfordern ja infolge der relativen Dickenzunahme des Gesamtobjekts durch den teilweise schrägen Strahleneinfall eine etwas höhere Einfalldosis), die Neigung der Kurve ist jedoch nicht verändert. Daraus kann gefolgert werden, daß der Lokalkontrast in der Schicht durch das Schichtverfahren nicht beeinflußt wird, aber nur, solange es sich um Objekte handelt, die innerhalb der nicht verwischten Schicht liegen, deren Schichtdicke also im Schichtbild nicht vermindert werden kann. Objekte, deren Ausdehnung in einer Richtung unter 1 mm beträgt, sind verhältnismäßig selten. FISCHGOLD konnte nachweisen, daß sich Ohrknöchelchen in einer Größe zwischen etwa 300 und 800 μ projizieren. Ähnliche Werte erreichen die Feinstrukturen des spongiösen Knochens, kleine Gefäße, Lungensepten, miliare Herde u.ä. Schon bei Bronchiallumina hat man es dagegen

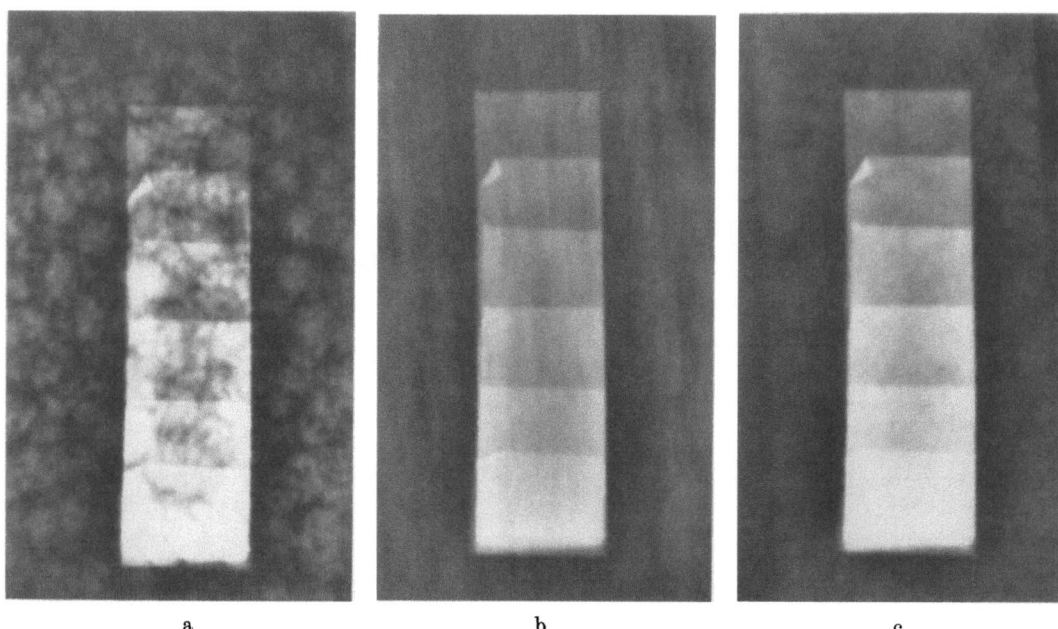

a b c

Abb. 215a—c. Aufnahmen der mit einem inhomogenen Streukörper (Mischung aus Erbsen, Bohnen und Reis) überlagerten Bleitreppe; a Übersichtsaufnahme; b Tomogramm mit linearer Verwischung; c Tomogramm mit hypocycloidaler Verwischung

mit Durchmessern von 4 mm bis 2 cm zu tun. Das gleiche gilt für Compactawände, Interlobär-spalte, Organgrenzen usw. Hier ist die Organgröße in jedem Fall größer als die scharf abge-bildete Schicht. Dann aber variiert der Kontrast mit allen Faktoren, die den Durchmesser

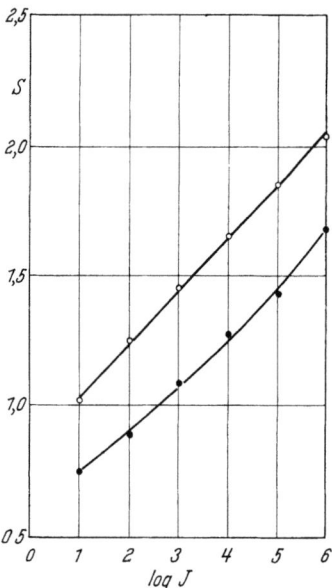

Abb. 216a. Schwärzungskurven der Bleitreppe in Abb. 215. ○ Steh-aufnahme, ● Tomogramm mit linearer Verwischung

der nicht verwischten Schicht beeinflussen, so z.B., wie Abb. 217 zeigt, mit der Größe des Pendelwinkels, und zwar gilt dies generell für alle Bewegungsarten. Die Darstellbar-keit der Bronchialwände hängt bei diesem Beispiel eindeutig vom Dosiskontrast ab. Dieser ist bei einem kleinen Pendel-winkel größer als bei einem großen, jedoch nur bei dem Teil der Bronchien, deren Wände in irgendeiner Bewegungs-phase parallel zum Strahlengang verlaufen. In Abb. 218 ist die Beziehung zwischen Pendelwinkel und Kontrast an einer 2 cm hohen Plexiglaskante dargestellt. Hier zeigt sich, daß zwar mit zunehmendem Pendelwinkel der Kontrast ab-nimmt, jedoch nicht in dem Maße, wie es rein rechnerisch zu erwarten wäre. Dies hängt damit zusammen, daß auch bei Bewegung von Röhre und Empfangsorgan auf Kreis-bögen der Hauptteil der Belichtung bei senkrechtem oder nahezu senkrechtem Strahleneinfall erfolgt. Dieser Effekt wird noch dadurch unterstützt, daß die Lichtausbeute der Verstärkerfolien bei schrägem Strahlendurchgang nicht so groß ist wie bei senkrechtem (Stieve, Widenmann).

Aus diesem Grunde ist es auch erforderlich, das zu unter-suchende Objekt so zu lagern, daß es in Bildmitte liegt und seine Organgrenzen möglichst in den Projektionen um den Bewegungsmittelpunkt parallel zum Strahlengang verlau-fen. Mir sind verschiedene Fälle bekannt, wo sehr exzentrisch liegende Objektdetails sich zunächst nicht darstellen ließen, weil ihr Kontrast in dieser Lage unterschwellig war. Dies zu beachten ist besonders wichtig bei der Tomographie mit kleinen Pendelwinkeln.

Die Zunahme des Kontrastes bei kleinem Pendelwinkel erklärt die Erfolge der Zonographie bei der Darstellung von Objekten mit geringem Lokalkontrast und einer großen räumlichen Ausdehnung der darzustellenden Einzelheiten. Diese Methode wird neuerdings von verschiedenen Autoren propagiert (ZIEDSES DES PLANTES; WESTRA; LINDBLOM; LITTLETON u.a.) und gewinnt zusehends an Bedeutung. Daß aber die Tomographie mit sehr kleinen Pendelwinkeln in der Regel nur mit einer mehrdimensionalen Bewegung, d.h.

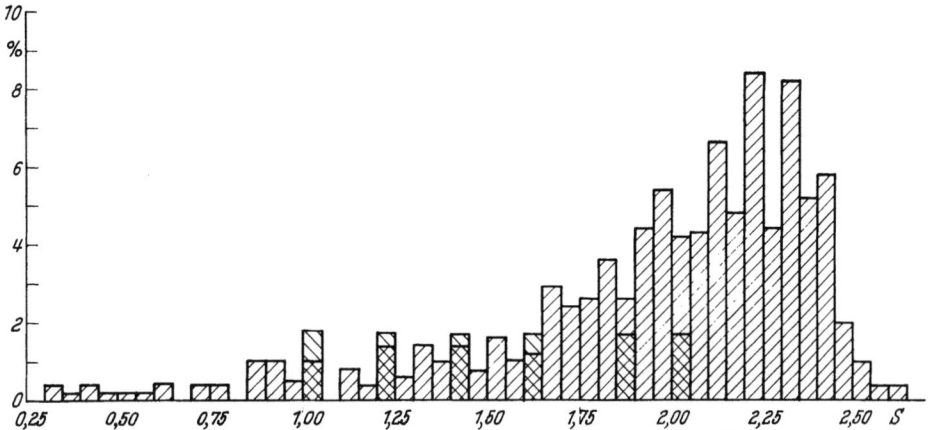

Abb. 216b. Schwärzungsverteilungs-Diagramm aus der Übersichtsaufnahme ▨ Mittlere Schwärzung der Treppenstufen

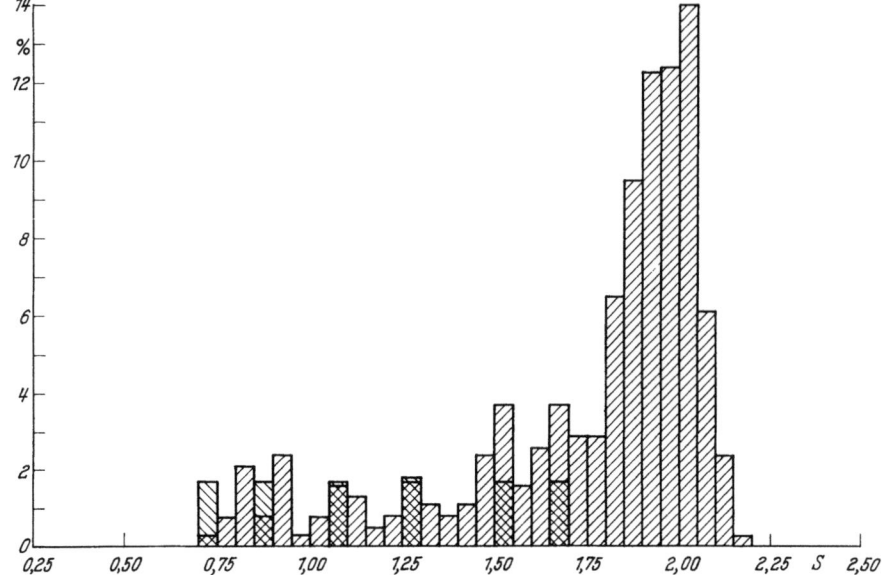

Abb. 216c. Schwärzungsverteilungs-Diagramm aus dem Tomogramm mit linearer Verwischung. Feldgröße in beiden Fällen 120 cm². ▨ Mittlere Schwärzung der Treppenstufen

einem möglichst großen Verwischungsgrad, ausgeführt werden sollte, braucht in diesem Zusammenhang nicht weiter ausgeführt zu werden.

ββ) Die Wirkung allgemeiner Faktoren auf den Kontrast im Schichtbild

Neben dem im vorigen Abschnitt besprochenen, durch das Schichtverfahren an sich bedingten Einfluß auf den Kontrast unterliegt ein Tomogramm selbstverständlich noch den gleichen kontrastbestimmenden Faktoren wie eine Übersichtsaufnahme: der Strahlenqualität, dem Streustrahlenanteil, der seinerseits wieder vom durchstrahlten Volumen abhängt (nicht jedoch vor einem Raster von der Strahlenqualität!), von der Charakteristik

des photographischen Materials und seiner Verarbeitung sowie auch von der Projektionsrichtung bzw. der Lagerung des Patienten.

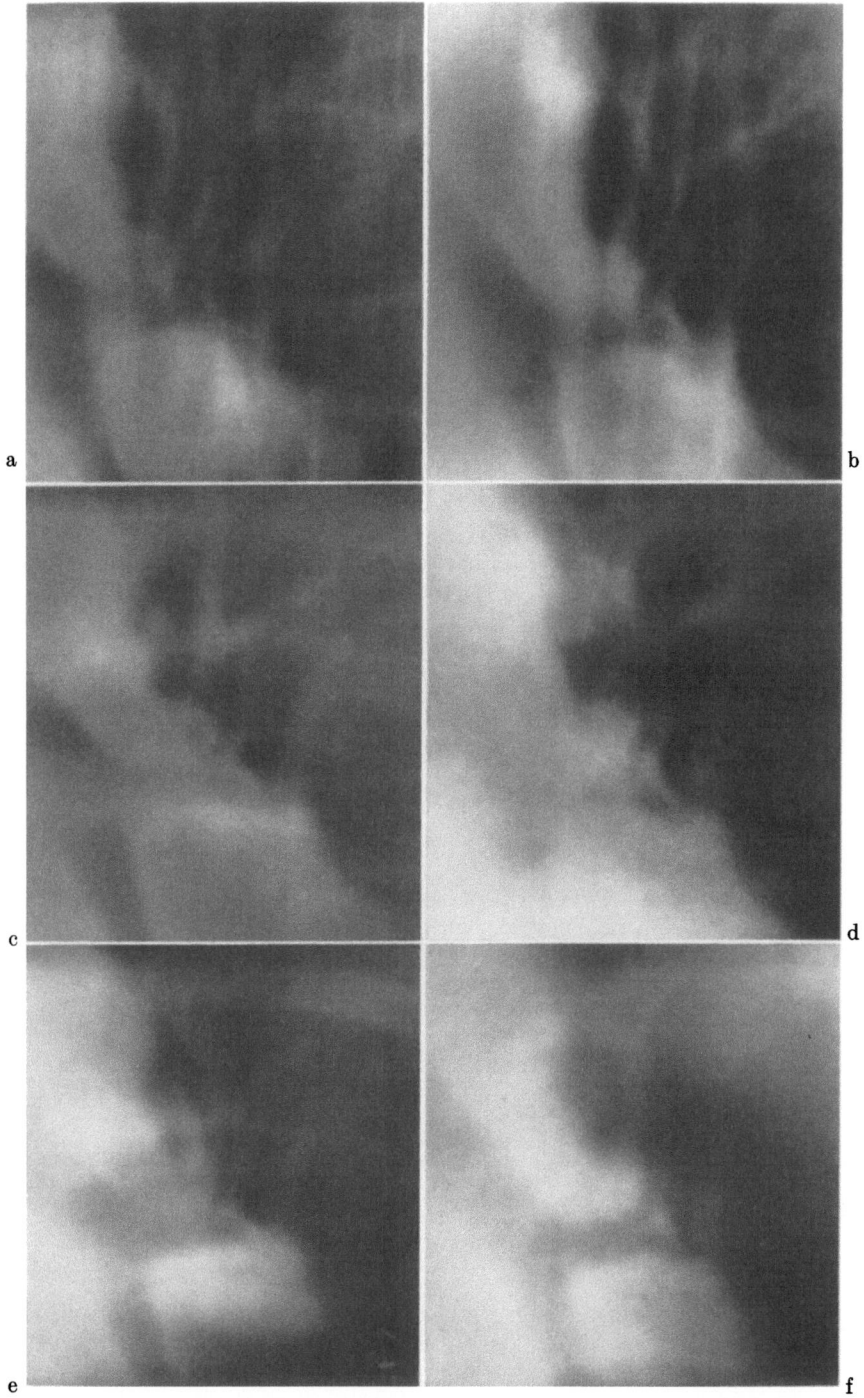

Abb. 217a—f. Abhängigkeit des Kontrasts vom Pendelwinkel bzw. Verwischungsgrad. Lineare Verwischung:
a Pendelwinkel 20⁰; b Pendelwinkel 60⁰. Hypocycloidale Verwischung: c Pendelwinkel 40⁰; d Pendelwinkel 55⁰.
Kreisförmige Verwischung: e Pendelwinkel 29⁰; f Pendelwinkel 44⁰

Da der Kontrast im Schichtbild praktisch immer niedriger ist als auf der Übersichtsaufnahme und außerdem der im Bild zu fordernde Objektumfang einer in der Größenordnung von Millimetern liegenden Schicht im allgemeinen ebenfalls kleiner ist als bei

großen Objekten, wird man, im Gegensatz zu in den letzten Jahren bei Übersichtsaufnahmen sich abzeichnenden Tendenzen, bei Schichtaufnahmen auch weiterhin alle Möglichkeiten ausnützen, den Kontrast möglichst hoch zu halten. Die Gefahr, anstelle eines „wahren nur ein klares" Bild zu erzeugen, wovor SPIEGLER bei Übersichtsaufnahmen warnt, besteht bei Schichtaufnahmen kaum. Damit kommt der sog. Hartstrahltechnik mit Aufnahmespannungen über 100 kV zur Vergrößerung des darstellbaren Objektumfangs für die Tomographie keine Bedeutung zu. Ebenfalls aus Gründen der zusätzlichen Kontrasteinengung hat sich auch die durch das Simultanschichtverfahren angeregte Technik, Spannungen zwischen 80 und 100 kV zu verwenden, trotz des Arguments einer geringeren Strahlenbelastung nur in sehr begrenztem Umfang in die Praxis einführen können. Mit steigender Spannung nimmt ja nicht nur der Kontrast höheratomiger Stoffe wie Calcium, Jod, Barium u. ä. gegenüber dem Weichteilgewebe ab, sondern, wenn auch in geringerem Ausmaß, der Kontrast innerhalb von Weichteilgewebe bzw. zwischen Weichteilgewebe und Luft. Diese Kontrasteinengung, die bei Übersichtsaufnahmen durchaus erwünscht sein kann, vermindert in den meisten Fällen den notwendigen Informationsinhalt des Tomogramms. Man sollte deshalb nach Möglichkeit relativ niedere Aufnahmespannungen verwenden.

Als besonders kontrastverschlechternd ist die Streustrahlung bekannt. Hohe Streustrahlenanteile wirken ähnlich wie ein hoher Filmschleier. Sie verflachen die Gradation und vermindern somit — gleiche mittlere Schwärzung vorausgesetzt — den Detailkontrast (Abb. 219) (SPIEGLER; STIEVE; WIDENMANN u.a.). Bei einem ohnehin schon geringen Lokalkontrast kann ein hoher Streustrahlenanteil diesen soweit mindern, daß er unter die Erkennbarkeitsschwelle gedrückt wird und damit die Details nicht mehr wahrgenommen werden können. Deshalb wird in der Tomographie grundsätzlich mit Streustrahlenrastern gearbeitet und zwar zunehmend mit solchen hohen Schachtverhältnisses, obwohl bei Schichtaufnahmen die Aufnahmeformate im allgemeinen kleiner sind als bei Übersichtsaufnahmen und deshalb — sofern die Feldgröße ebenfalls entsprechend klein ist — der Streustrahlenanteil in der Austrittsdosis ohnehin gering ist. REISS u. a. haben festgestellt,

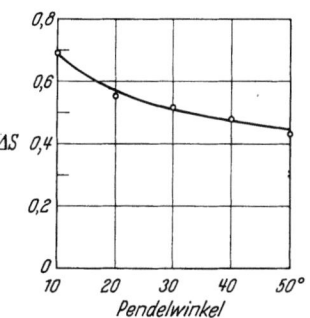

Abb. 218. Schwärzungskontrast (ΔS) auf Tomogrammen einer Plexiglaskante in Abhängigkeit vom Pendelwinkel. Die Meßorte lagen jeweils auf beiden Seiten in 2 mm Entfernung von der Kante

daß auf Übersichtsaufnahmen bereits ein Streustrahlenanteil von 20 % zu einer gerade wahrnehmbaren Kontrastminderung führt. Deshalb dürfte es bei Schichtaufnahmen zweckmäßig sein, nach Möglichkeit nur einen Streustrahlenanteil von 20 %, höchstens aber 30 % zuzulassen. Bei welchen Feldgrößen und Objektdicken dies durch einen Streustrahlenraster mit einem Schachtverhältnis von 12,5 zu erreichen ist, zeigt Abb. 220.

Bestehen hinsichtlich der Streustrahlenwirkung zwischen den beiden Systemen — planparallele Bewegung und Bewegung auf Kreisbögen bzw. Kugelkalotten — prinzipielle Unterschiede? Diese Frage kann verneint werden. Zwar ist der Streustrahlenanteil vor dem Raster bei den Systemen, bei denen das Empfangsorgan auf Kreisbögen bewegt wird, durch den größeren Abstand des Rasters vom Objekt etwas geringer. Hier wirkt sich die schon von GROEDEL beschriebene Tatsache, daß die Streustrahlung mit zunehmendem Abstand stärker abnimmt als die Nutzstrahlung, bereits aus, denn der Abstand zwischen der Strahlenaustrittseite des Objekts und dem Raster beträgt mindestens 15 cm und kann, je nach Gerät bis zu 40 cm erreichen. DUTREIX konnte jedoch erst kürzlich nachweisen, daß diese Abstände keineswegs ausreichen, den Streustrahlenanteil soweit herabzusetzen, daß er in Größenordnungen kommt, wie sie mit einem Hartstrahlraster zu erreichen sind, auch nicht in Kombination mit einem Raster niederen Schachtverhältnisses. Bei einem größeren Objekt—Raster-Abstand wird vom Raster weniger Streustrahlung absorbiert als wenn dieser unmittelbar am Objekt angebracht ist, weil die in größerer Entfernung noch vorhandene Streustrahlung nicht mehr so stark divergiert, und deshalb ein höherer

Prozentsatz die Rasterschächte passiert. Aus diesem Grunde empfiehlt es sich, auch bei relativ großen Objekt—Raster-Abständen, Raster mit hohem Schachtverhältnis zu verwenden.

Es gibt lediglich eine tomographische Methode, bei der es praktisch schon aus Gründen der Röhrenbelastung nicht möglich ist, Streustrahlenraster zu verwenden, nämlich die transversale Tomographie. Hier ist das allerdings bei geeigneter Technik kein besonderer Nachteil, denn 1. ist der Abstand zwischen der Austrittsebene der Strahlung aus dem Objekt und dem Empfangsorgan verhältnismäßig groß — in der Regel bis zur Kassetten-mitte zwischen 40 und 50 cm, wodurch der Streustrahlenanteil im Mittel von 100% auf etwa 35% absinkt, 2. ist es mög-lich, infolge der Schräglage der Kassette zum Zentralstrahl das

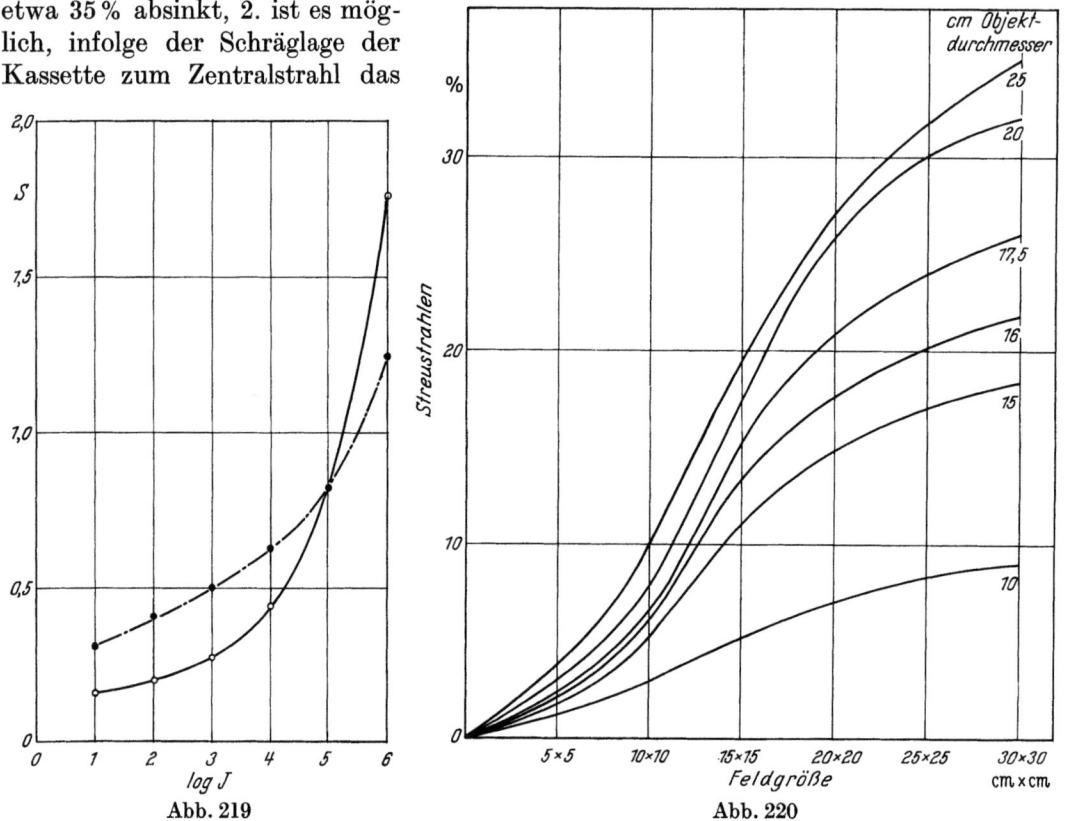

Abb. 219.

Abb. 220.

Abb. 219. Einfluß der Streustrahlung auf die Schwärzungskurve. ——— Streustrahlenarme Strahlung; — · — · — Strahlung mit einem 50prozentigen Streustrahlenanteil

Abb. 220. Der bei verschiedenen Objektdicken auftretende Streustrahlenanteil in Abhängigkeit von der Feld-größe hinter einem Streustrahlenraster mit einem Schachtverhältnis von 12,5 bei einer Aufnahmespannung von 75 kV

durchstrahlte Volumen verhältnismäßig klein zu halten. Bei einem Strahleneinfall von 30⁰ aus der Horizontalen, einem Focus—Objekt-Abstand von 140 cm, einem Objekt — Film-Abstand von 60 cm und einer Feldgröße von 35 cm × 35 cm verringert sich das durchstrahlte Volumen eines Objekts mit einem Durchmesser von 20 cm gegenüber einer Longitudinalschichtaufnahme unter gleichen Bedingungen von 11 740 cm³ auf 6840 cm³, d.h. um fast 60%. Dies ist aus Abb. 221 zu ersehen. Weiterhin geht aus dieser Abbildung hervor, daß auch der Raum, aus dem die Streustrahlen die Filmkassette erreichen können, bei der Transversaltomographie auch nur etwa halb so groß ist wie bei der Longitudinal-tomographie. Voraussetzung für diese günstigen Verhältnisse ist aber, daß auch tatsächlich so eng wie möglich eingeblendet wird. TAKAHASHI hat deshalb sein Schichtgerät mit einer objektnahen Vorderblende ausgerüstet. Die Firma Massiot verwendet beim Radiotome schmale Steckblenden, andere Autoren und Firmen empfehlen auf jeden Fall die Verwen-dung von Tiefenblenden.

Einer besonderen Aufmerksamkeit bedarf das Problem der Streustrahlenbeseitigung bei Simultanschichtaufnahmen. Darauf wurde bereits im Kapitel 2f, ζ hingewiesen. Hier entsteht im Foliensatz selbst ein relativ hoher Prozentsatz an Streustrahlen (s. Abb. 107), der zusätzlich zu den aus dem Objekt stammenden den Bildkontrast verschlechtert. In welchem Umfang dies der Fall ist, wurde vor allem von WIDENMANN untersucht. In Abb. 222

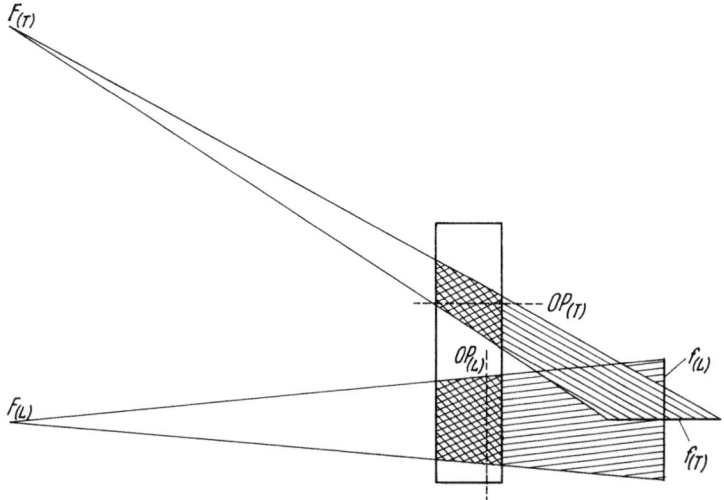

Abb. 221. Durchstrahltes Volumen bei senkrechtem und schrägem Strahleneinfall und senkrecht und horizontal liegender Filmkassette bezogen auf das gleiche Aufnahmeformat (35cm × 35 cm). F_L zu f_L gibt die Verhältnisse bei einer Longitudinalschichtung, F_T zu f_T bei Transversalschichtung wieder. Die schematische Zeichnung zeigt weiterhin, daß der Raum, aus dem die Streustrahlung die Film-Folien-Kombination treffen kann, bei der Transversaltomographie wesentlich kleiner ist als bei der Longitudinaltomographie

ist die Kontrastminderung zwischen Wasser und einer jodhaltigen Flüssigkeit auf einer Simultanschichtserie gegenüber einer Einzelschichtaufnahme dargestellt. Bei der Einzelschichtaufnahme sind etwa 17 % Streustrahlen an der Bildgebung beteiligt, bei der Simultanschichtserie zwischen 32 und 45 %. Die kontinuierliche Abnahme des Kontrastes vom röhrennah zum röhrenfern liegenden Film, der nicht genau mit der Zunahme der Streustrahlen übereinstimmt — bereits am 2. Folienpaar beträgt der Streustrahlenanteil über 45 % und schwankt dann nur noch zwischen 42 und 45 % — zeigt, daß es beim Passieren der verschiedenen Foliensätze auch noch zu einer Aufhärtung der Strahlung kommt. In diesem Zusammenhang darf nochmals erwähnt werden, daß der Anteil der Folienstreustrahlung bei Einzelschichtaufnahmen mit Universalfolien etwa 4 % der Gesamtstrahlung beträgt.

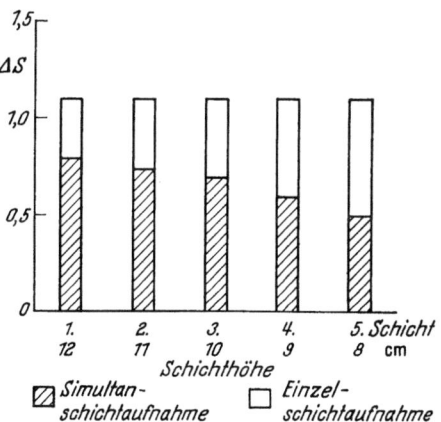

Abb. 222. Abnahme des Schwärzungskontrasts (ΔS) zwischen Wasser und einer Jodlösung auf den einzelnen Aufnahmen einer Simultanschichtserie.

γγ) Beeinflussung des Kontrastes durch den Verwischungsschatten

Im Gegensatz zum Streustrahlenschleier wirken Verwischungschatten nicht unbedingt kontrastverschlechternd, sondern beeinflussen den Detailkontrast auch z.T. überhaupt nicht, z.T. heben sie ihn sogar an. Wenn man einen bestimmten Dosiskontrast, beispielsweise $\frac{I_1 - I_2}{I_1 + I_2} = \frac{1 - 0,5}{1 + 0,5} = 0,33$ mit einem 50prozentigen Streustrahlenanteil der Dosis I_1 überlagert, so verringert sich der Kontrast auf $\frac{1,5 - 1}{1,5 + 1} = 0,2$, gleichgültig, ob die mittlere

57*

Dosis in beiden Fällen konstant gehalten wird oder nicht. Dem verringerten Dosiskontrast entspricht der verringerte Schwärzungskontrast.

Bei den Wischschatten (das Wort „Schatten" sagt hier nichts darüber aus, ob es sich um eine Verschattung oder eine Aufhellung handelt) liegen die Verhältnisse anders. Hier sei zunächst wieder das Beispiel der mit einem homogenen Streukörper umgebenen Bleitreppe (Abb. 214) herangezogen. Das von homogenen und daher nicht sichtbaren Wischschatten überlagerte Tomogramm weist den gleichen Kontrast auf wie die Übersichtsaufnahme. Das gleiche ist aber auch beim inhomogenen Streukörper (Erbsen, Bohnen, Reis) der Fall: die mittlere Schwärzung der einzelnen Stufen des Summationsbildes bei gleicher mittlerer Gesamtschwärzung des gesamten Bildes ist genau so hoch wie die nahezu homogene der von Wischschatten überlagerten Stufen des Tomogramms (s. Abb. 216). Die Wischschatten haben also objektiv den Kontrast nicht beeinträchtigt. Subjektiv wird aber jeder Betrachter das Summationsbild (Abb. 215a) zunächst als kontrastreicher bezeichnen, bis er sich klar macht, daß er die Treppe sehen will. Dann aber wird er dem entgegengesetzten subjektiven Eindruck unterliegen und das Tomogramm (Abb. 215b) für kontrastreicher erklären. Auf dieses optisch-physiologische Problem wird später noch eingegangen. Wie wirkt sich aber nun ein Wischschatten auf den Kontrast aus, der von einem die Schicht nur teilweise überlagernden Absorber stammt? Dieser Fall ist auf den schon in Abb. 169 gezeigten Tomogrammen eines Plexiglaslochphantoms gegeben, das von zwei Bleiplättchen über- bzw. unterlagert ist. Bei der kreisförmigen Verwischung mit kleinem Pendelwinkel trifft in der von Blei überlagerten Mitte (Abb. 223) nur eine so minimale Strahlung den Film, daß es überhaupt zu keiner Schwärzung kommt und auch der in der kaum nachweisbaren Strahlung noch vorhandene Dosiskontrast zwischen dem Plexiglas und den Bohrlöchern sich nicht darstellen kann. Bei der geradlinigen Verwischung wird am Anfang und am Ende der Bewegung das Zentrum von durch Blei wenig bis ungeschwächter Strahlung getroffen, während die auf dem Bild oben und unten sichtbaren Partien nun durch die Projektion zeitweise vom Blei überlagert wurden. Sie wurden also von Strahlung geringerer Intensität getroffen als beim Tomogramm mit kreisförmiger Verwischung bzw. die auf der Aufnahme links und rechts auf dem Tomogramm sichtbaren Partien, die hier zum Vergleich herangezogen werden müssen und nicht das Tomogramm mit dem kleinen Pendelwinkel. Über ihnen liegt der Wischschatten der Bleiplättchen. Beim Tomogramm mit hypocycloidaler Bewegung ist der Wischschatten nahezu gleichmäßig über das ganze Bild verteilt, die Bleiplättchen lagen während des gesamten Bewegungsablaufes etwa gleicherweise im Strahlengang. Der Detailkontrast auf dem Tomogramm mit geradliniger Bewegung ist im Bereich des Wischschattens geringer als außerhalb davon, auf dem Tomogramm mit hypocycloidaler Bewegung ist er an allen entsprechenden Stellen gleich, höher als im Wischschattenbereich des geradlinig verwischten Tomogramms, niedriger als außerhalb dessen Wischschatten. Verglichen mit der Übersichtsaufnahme, wurde im Wischschatten im Bereich des Ruheschattens der Kontrast beträchtlich angehoben, in seinen übrigen Bereichen der Kontrast vermindert. Genau umgekehrt würden die Verhältnisse liegen, wenn anstelle der stark absorbierenden Störobjekte zwei gegenüber ihrer Umgebung geringer absorbierende vorhanden wären. Dies zeigt, daß diese Objekte zu mehr oder weniger homogenen Filtern werden, deren Dicke bzw. Dichte durch den Schichtvorgang, d. h. die Projektionsänderung für Objekte außerhalb der Schicht, davon abhängt, welcher Art die Objekte sind, die „gemischt" werden. Dabei wird unter Art nicht nur ihre Dichte und ihre Dicke verstanden, sondern auch ihre Ausdehnung in Richtung der Schicht. Fernerhin ist der Verwischungsgrad, also u. a. ihr Abstand von der Schicht maßgebend. Die Vielzahl der relativ kleinen Erbsen, Bohnen und Reiskörner wurde zu einem weitgehend homogenen Filter, der über das ganze Bild reicht, beim geradlinigen Tomogramm des Plexiglaslochphantoms ergab sich ein nahezu homogenes Filter aus Plexiglas und Blei, das nur so breit war wie der Durchmesser der Bleiplättchen. Diese „Filter", die sich dann, wenn sie nur in einem begrenzten Bezirk wirksam werden, als Wischschatten abbilden, ändern den Kontrast nicht — sofern man von einer eventuellen Änderung der

Strahlenqualität absieht —, sondern beeinflussen die mittlere Intensität und verschieben den in ihnen vorhandenen Detailkontrast der Schicht auf der Schwärzungskurve. In den Gebieten, in denen ein starkes Filter wirksam wird, d.h. als Wischschatten eine Verschattung entsteht, kann der Dosis-Detailkontrast bei der Abbildung in den Bereich des unteren Durchhangs der Schwärzungskurve verlagert werden, wodurch der photographische Detailkontrast geringer wird. Ebenso kann ein schwaches Filter — eigentlich das Fehlen eines Filters — die mittlere Intensität erhöhen, so daß der gleiche Dosis-Detailkontrast nun im Gebiet höherer Schwärzung abgebildet wird und, wenn er dabei aus dem Gebiet des unteren Durchhangs in den geradlinigen Teil der Schwärzungskurve rückt, zu einem höheren Schwärzungskontrast führt.

Im allgemeinen wird man versuchen, durch entsprechende Lagerung des Patienten bzw. des zu untersuchenden Körperteils Projektionen und eventuell auch Verwischungsrichtungen zu suchen, die ausgeprägte lokale Störschatten auf dem Tomogramm weitgehend vermeiden (GROSSMANN; GREINEDER u.a.), denn solche lokalen Änderungen des Detailkontrastes, die nicht dem Dosiskontrast entsprechen, können die Beurteilbarkeit stören. Es gibt jedoch auch Fälle, in denen solche Wischschatten zu einem wünschenswerten Kontrastausgleich beitragen, z.B. bei den Schrägschichtaufnahmen der Hilusregion. Hier entsteht durch die teilweise Über- bzw. Unterlagerung mit dem Mediastinum und der Wirbelsäule ein relativ homogener Wischschatten, der zwischen Mediastinum und Lunge in der Nachbarschaft des Hilus ausgleicht. Die mittlere Schwärzung im Lungengebiet wird ohne wesentliche Änderung des Detailkontrastes geringer, die im Mediastinalbereich bei gesteigertem Lokalkontrast höher. Dieser kontrastverstärkende Effekt wurde z.B. von KRIEG beschrieben.

Das Verlagern des Detailkontrasts in den Bereich hoher Schwärzungen kann sich aber auch ungünstig auswirken,

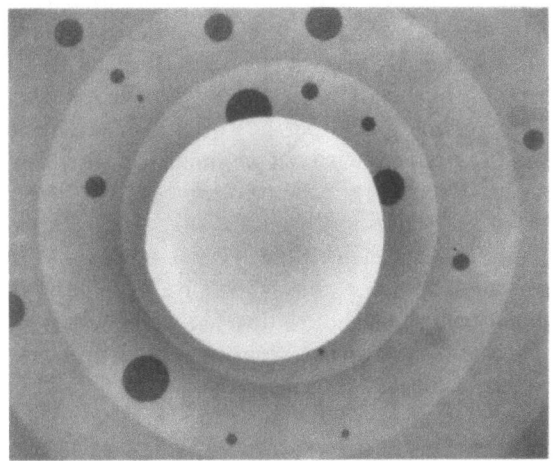

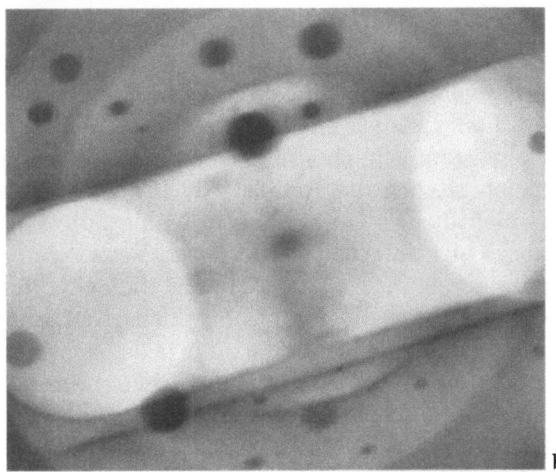

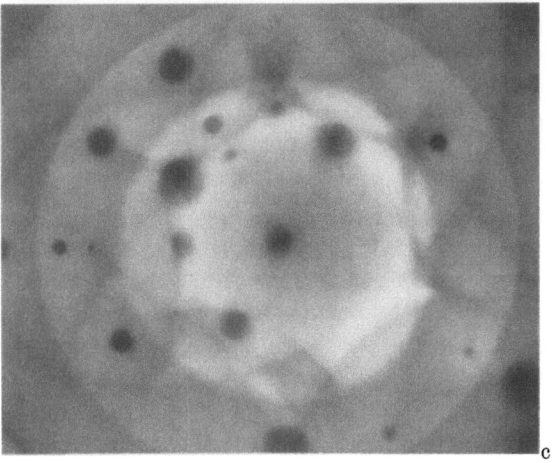

Abb. 223a—c. Übersichtsaufnahme und Tomogramme des bereits in Abb. 169 gezeigten Bohrlochphantoms das von zwei strahlenundurchlässigen Bleischeiben über- und unterlagert ist. Je nachdem, ob und wie lange die Bleischeiben im Strahlengang lagen, ändert sich der Kontrast zwischen den Bohrlöchern und ihrer Umgebung. a Übersichtsaufnahme; b Tomogramm mit eindimensionaler Verwischung; c Tomogramm mit mehrdimensionaler Verwischung

wenn zwischen dem zu untersuchenden Objekt und dessen Nachbargebieten, in denen Einzelheiten nicht interessieren, erhebliche Unterschiede in der Transparenz bestehen. Dies gilt z.B. für die Randabschnitte des Gesichtsschädels. In diesem Fall entstehen Aufhellungen, die aus den Bewegungsphasen stammen, in denen die Schicht von ungeschwächter Strahlung getroffen wird. Die mittlere Schwärzung wird zu hoch und der Wischschatten wird zu einem Störlicht, das Überstrahlungseffekte auslöst, die zu einer zusätzlichen Unschärfe durch intensives Streulicht (Spiegler) und eine hohe Folienstreustrahlung (Stieve) führen. In diesen Fällen ist es zweckmäßig, einen entsprechenden Kontrastausgleich durch Reismehlsäcke oder Moulagen durchzuführen und dafür zu sorgen, daß keine ungeschwächte Strahlung den Film trifft. Der Anteil an Streustrahlung, der durch das erhöhte durchstrahlte Volumen entsteht, ist leichter zu beseitigen als der Überstrahlungseffekt. Strohm und Buchmann haben an einigen Bildbeispielen die Wirksamkeit dieser Methode nachgewiesen.

δδ) Beeinflussung des Kontrastes durch geometrische Faktoren

Im Abschnitt h, α, αα (S. 889) wurde bereits gezeigt, daß man hinsichtlich des Kontrastes zwischen solchen Objekten bzw. Objektdetails unterscheiden muß, deren Ausdehnung senkrecht zur Schicht größer ist als die Schicht„dicke" und solchen, bei denen sie gleich groß oder kleiner ist. Bei letzteren bleibt der Kontrast zwischen Übersichtsaufnahme und Tomogrammen ebenso wie zwischen Tomogrammen mit verschiedenem Pendelwinkel gleich. Ragen die Details jedoch aus der Schicht heraus, so hängt ihr Kontrast von der Schichtdicke — dieser Begriff ist hier, obwohl er nicht genau definierbar ist, anschaulicher als Schichtintervall — und vom Verwischungsgrad ab. Je dünner die Schicht ist, desto geringer ist ihr Kontrast. Hier ist die Schichtdicke der Tomographie gleichzusetzen mit der Schichtdicke, die für die Strahlenschwächung maßgeblich ist, denn das zur Abbildung gelangende Strahlenbild wird ja in der Schicht erzeugt. Aus diesem Grunde wirken auch alle Faktoren auf den Kontrast des Tomogramms ein, die die Schichtdicke beeinflussen und die im Kapitel 2g, ε (S. 857) ausführlich besprochen wurden: Pendelwinkel, Vergrößerungsfaktor, Focusgröße, Focusneigung, Dicke des Films und der Fluorescenzschicht der Verstärkerfolien. Für die Praxis wichtig sind vor allem der Pendelwinkel und das Vergrößerungsverhältnis. An ihren Einfluß muß vor allem gedacht werden, wenn man an verschiedenen Geräten angefertigte Tomogramme hinsichtlich des Kontrastes vergleichen will, z.B. solche, die an Geräten mit paralleler Röhren-Filmbewegung aufgenommen wurden, mit denen von Geräten, bei denen die Bewegung auf Kreisbögen erfolgt. Denn bei letzteren ist, wie schon häufig erwähnt wurde, der Vergrößerungsfaktor höher und daher bei gleichem Pendelwinkel die Schicht dünner und der Kontrast geringer. Dies gilt auch für Geräte mit mehrdimensionaler Bewegung. Vergleicht man Tomogramme mit mehrdimensionaler Verwischung mit solchen bei eindimensionaler, so zeigen eindimensionale, auch wenn sie mit gleicher Vergrößerung und gleichem Pendelwinkel angefertigt wurden, einen größeren Schwärzungsumfang und höhere Feinkontraste. Beide sind Ausdruck des geringeren Verwischungsgrades. Sie stammen großenteils nicht aus der Schicht, oder sie rühren davon her, daß die Verwischung nur in einer Richtung stattgefunden hat. Denn die höheren Lokalkontraste finden sich zwar über das ganze Bild verteilt, aber am einzelnen Detail immer quer zur Verwischungsrichtung. Hier handelt es sich also um einen auch objektiv höheren, aber trotzdem die Information störenden Kontrast.

εε) Optisch-physiologische Kontrastprobleme

In den vorhergegangenen Abschnitten kam bereits mehrfach zum Ausdruck, daß häufig Unterschiede bestehen zwischen den objektiven Meßergebnissen und dem subjektiven Kontrasteindruck.

Es läßt sich sowohl objektiv wie subjektiv feststellen, daß die Kontraste und der Schwärzungsumfang auf dem Tomogramm niedriger sind als auf dem Summationsbild, es sei denn, das darzustellende Objekt ist nicht dicker als die Schicht und wird von einem homogenen Material umgeben. Trotzdem kann man auch bei Objekten, die diese Bedingungen nicht erfüllen, im Tomogramm den Kontrast subjektiv höher empfinden als auf der Übersichtsaufnahme. Dies hat psychophysiologische Gründe, auf die schon BRONK-HORST, WALTER und später CHANTRAINE u.a. hinsichtlich des Übersichtsbildes und vor allem EDHOLM beim Tomogramm eingegangen sind.

EDHOLM konnte aufgrund von Berechnungen und Messungen an einfachen Modellen zeigen, daß sowohl der Kontrast wie auch die Gradienten, d.h. die Steilheit des Übergangs zwischen den Schwärzungen, im Tomogramm niedriger sind als auf der Übersichtsaufnahme, wenn die Objekte dicker sind als die Schicht. Doch ist die Wahrnehmung dieser Details in der Übersichtsaufnahme dadurch schlechter, daß sie von anderen Absorbern außerhalb der Schicht überlagert werden, die z.T. hinsichtlich der Struktur, z.T. auch

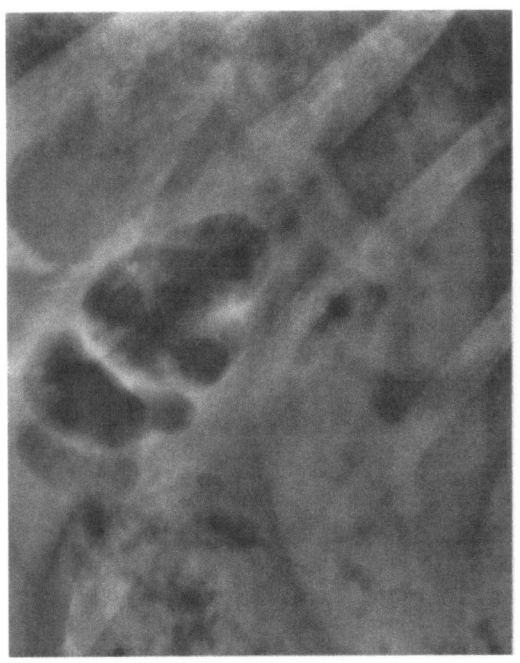 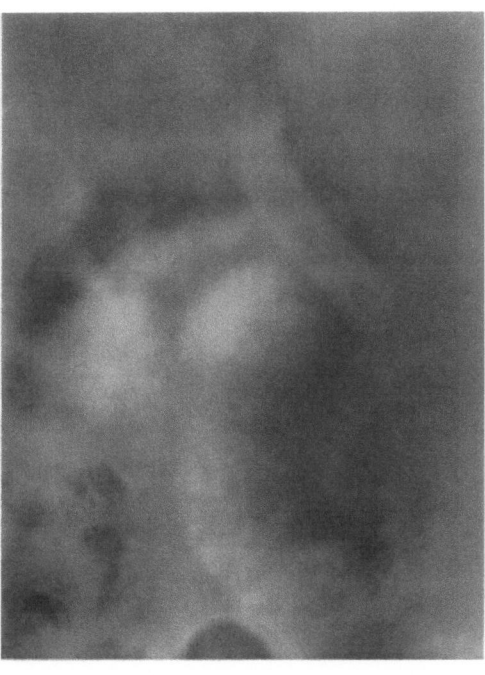

a   b

Abb. 224a u. b. Übersichtsaufnahme (a) und Tomogramm (b) eines kontrastmittelgefüllten Gallengangs. Durch den Wegfall der hohen Detailkontraste im Tomogramm werden die geringen Detailkontraste im Gallengang besser sichtbar

hinsichtlich des Kontrastes die Detailwahrnehmbarkeit beeinflussen. Durch diese Überlagerungen entsteht einesteils ein verändertes Bild in dem auch völlig andere Konturen das interessierende Detail durch Subtraktion und Summation sowohl in seiner Struktur als auch Kontur verwandeln. Der Betrachter ist deshalb häufig nicht in der Lage, die wahre Kontur zu erkennen (Abb. 224). Diese Überlagerungsphänomene auf Röntgenbildern sind zur Genüge bekannt. Zum anderen kommen auch optische Täuschungen zur Auswirkung, die bereits MACH ausführlich beschrieben hat und die z.T. im Röntgenbild besonders auffällig sind. MACH konnte zeigen, daß die Wahrnehmung von Konturen und deren Kontrast zur Umgebung von der Art des Bildaufbaus und nicht vom absoluten Kontrast dieser Details im Bild abhängt, d.h. das einzelne Detail steht für den Betrachter subjektiv in Beziehung zu seiner Umgebung und erscheint je nach Untergrund einmal heller und einmal dunkler. Dabei können auch allmähliche Übergänge als relativ scharfe Konturen wahrgenommen werden. Dies beruht darauf, daß das Auge bei Leuchtdichten, bei denen z.B. Röntgenfilme betrachtet werden, objektiv ein unscharfes Bild empfängt, das durch den inneren Sehvorgang „aufgeschärft" wird. Dadurch wird auch das Röntgenbild trotz der meist photometrisch deutlich nachweisbaren Unschärfe und der flachen Gradation als scharfes Bild empfunden. Wenn eine Vielzahl von Gradienten in einem Bild enthalten sind, so werden bevorzugt diejenigen wahrgenommen, die am steilsten sind oder den höchsten Kontrasten zugehören. In der Regel sind dies nicht die interessierenden Objektdetails, sondern die überlagernden Schatten, weshalb die interessierenden Details im Bild untergehen. Im Tomogramm werden Summations- und Subtraktionseffekt teilweise aufgehoben. Die hohen Kontraste werden eingeebnet, so daß auch Details mit niedrigen Kontrasten und flachen Gradienten jetzt als kontrastreich und z.T. auch scharf empfunden werden. Abb. 225 zeigt eine Übersichtsaufnahme und ein Tomogramm bei gleicher Vergrößerung und Einstellung, die diese optischen Effekte demonstrieren sollen. Im Übersichtsbild sind die gesamten, auch in der Schichtaufnahme enthaltenen Details vorhanden, jedoch durch andere Schatten so weit überlagert, daß der Betrachter auch bei Kenntnis der Formen der

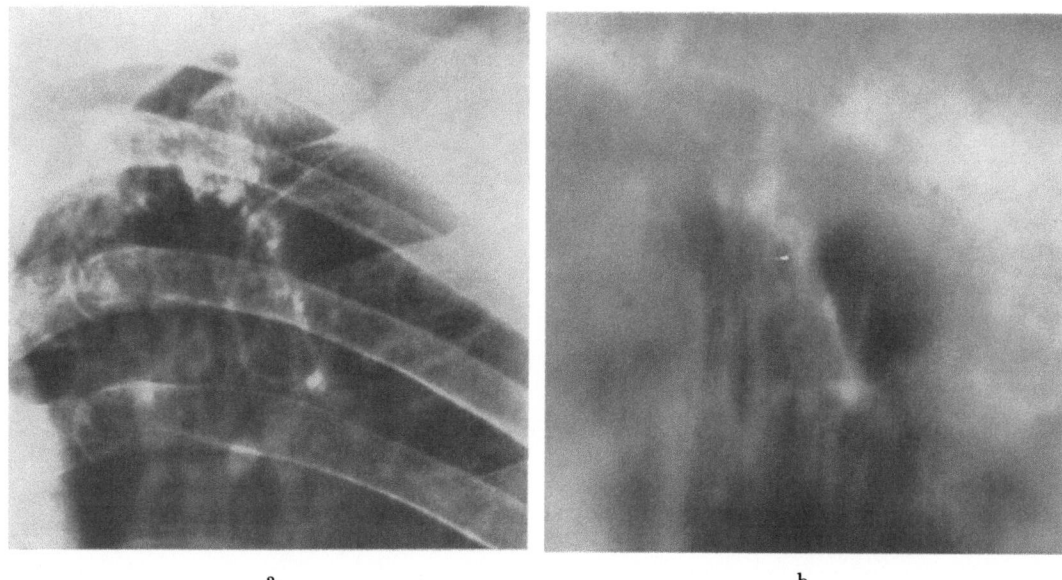

a   b

Abb. 225a u. b. Übersichtsaufnahme (a) und Tomogramm (b) einer Lungenspitze mit sehr hohen Lokalkontrasten

ihn interessierenden Einzelheiten nicht in der Lage ist, ein Detail von den übrigen vollständig zu trennen. Durch die Einebnung des überlagernden Kontrastes im Tomogramm dagegen wird es voll sichtbar.

Mit dem Machschen Effekt ist auch noch erklärbar, warum trotz des geringer werdenden Kontrastes im Tomogramm Konturen erkannt werden können, die bei gleicher Zentralprojektion nicht zu beobachten sind. Die bereits in Abb. 214 dargestellte Bleitreppe zeigt eine Reihe von in sich gleichmäßig geschwärzten Stufen. Betrachtet man jedoch die Übergänge von einer Stufe zur anderen, so erscheint an der Grenze die hellere Fläche heller und die dunklere Fläche dunkler als in Stufenmitte. Es werden somit hellere und dunklere Begrenzungslinien gesehen als sie photometrisch nachweisbar sind (Abb. 226). Diese als Grenzkontrast bekannte Erscheinung läßt uns auch bei der Betrachtung von Schichtaufnahmen solche Übergänge, die nur als schwache Konturen vorhanden sind, deutlicher erkennen als sie in Wirklichkeit dargestellt sind, und macht damit auch ein relativ kontrastarmes Bild der Detailerkennung zugängig.

Allerdings ist für diese Vorgänge Voraussetzung, daß der Schwärzungsumfang des Bildes nicht zu groß wird, und zwar vor allem hinsichtlich des großflächigen Kontrastes. So entsteht z.B. der Eindruck eines hohen Kontrastes zwischen Bronchien und Gefäßen des Hilus am Übergang von Mediastinum und Lunge. In der Lunge dagegen gehen Einzelheiten wegen der hohen Schwärzung unter. Einerseits wird das Bild bei der Betrachtung vom Hilusgebiet überstrahlt, andererseits fallen die in den hohen Schwärzungsbereichen liegenden Detailkontraste in der Lunge nicht mehr in den Bereich der linearen Wahrnehmung nach dem Weber-Fechnerschen Gesetz.

Das Weber-Fechnersche Gesetz besagt, daß relative Änderungen des physikalischen Reizes absoluten Änderungen der Empfindung zugeordnet sind. Dies hat zur Folge, daß eine logarithmische Reizabstufung eine lineare Empfindungsabstufung bedingt.

Ursprünglich wurde angenommen, daß dieses Gesetz auch uneingeschränkt für das Auge zutrifft. Das Auge sollte in der Lage sein, immer einen Unterschied von etwa 1% der jeweiligen Gesichtsfeldleuchtdichte wahrnehmen zu können. Entsprechende Untersuchungen von KÖNIG und BRODHUN haben jedoch gezeigt, daß besonders im Bereich niedrigster und höchster Gesichtsfeldleuchtdichten die Unterschiedsempfindlichkeit außerordentlich stark von der Gesichtsfeldleuchtdichte abhängt.

Die Gesichtsfeldleuchtdichte ist durch die hellen Partien und vor allem durch die Umfeldbeleuchtung, die aus den Abschnitten kommt, die nicht vom Film bzw. dem Bild bedeckt sind, im Falle eines Tomogramms außerordentlich hoch. Durch diese Gegebenheiten überschreitet der Kontrast dann häufig die physiologisch bedingten Grenzen der Wahrnehmbarkeit, weshalb ohne entsprechende Ausblendung am Schaukasten im Lungen-

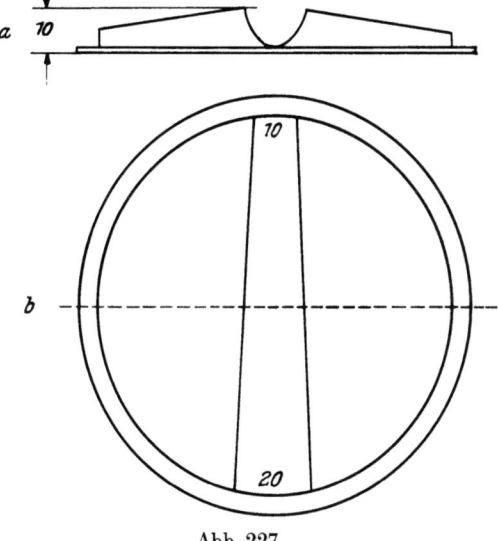

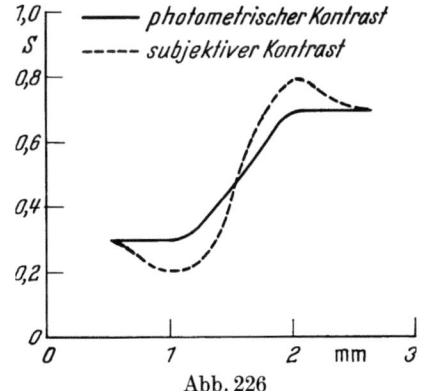

Abb. 226

Abb. 227

Abb. 226. MACH-Effekt: Unterschied zwischen dem photometrischen Kontrast (——) und dem subjektiven Kontrasteindruck (- - - - -)

Abb. 227. Ausgleichsfilter für die Hilustomographie nach ETTER. a Seitenansicht, b Aufsicht

gebiet keine Einzelheiten gesehen werden können, obwohl der Grobkontrast gegenüber der Stehaufnahme eingeengt ist. Verschiedene Autoren empfehlen deshalb, solche Aufnahmen mit entsprechenden Ausgleichsfiltern anzufertigen, die den großflächigen Kontrast soweit nivellieren, daß er im physiologisch optimalen Bereich liegt.

Einen Dickenausgleich durch Zusatzfilter aus Metall durchzuführen, ist in der normalen Röntgenphotographie schon verhältnismäßig lange angeregt worden. Speziell für die Tomographie konstruierte ETTER ein Filter, das z.B. bei der Tomographie des Lungenhilus die Überstrahlung der paramediastinalen Lungenabschnitte verhindert. Es ist in Abb. 227 im Querschnitt und in Aufsicht dargestellt. Um keine scharfen Grenzlinien entstehen zu lassen, wird das Filter unmittelbar vor der Röhre angebracht. Die individuell unterschiedliche Mediastinalbreite wird dadurch berücksichtigt, daß der Focus—Filter-Abstand entsprechend der Breite des Mediastinums unter Durchleuchtungskontrolle festgelegt wird. Ein ähnliches verstellbares Filter für die Hilustomographie hat HESS angegeben. Es besteht aus zwei vor der Tiefenblende in Türenform angebrachten, schwenkbaren Metallplatten. Die Breite des ungeschwächten Strahlenkegels wird, ebenfalls unter Durchleuchtung, durch Schwenken der Filterklappen eingestellt.

Ein einfacher Dicken- bzw. Belichtungsausgleich, der sich vor allem der Körperform gut anpaßt, ist weiterhin durch Materialien möglich, die etwa die gleiche Strahlenschwächung wie normales Gewebe aufweisen. Am häufigsten werden hierzu mit Reismehl gefüllte Säckchen verwendet. Auch eine mit Wasser gefüllte Gummiblase kann zum Dickenausgleich verwendet werden, und schließlich sei hier nochmals auf die Versuche von Strohm u. Mitarb. hingewiesen, die bei der Schädeltomographie die Überstrahlung durch Wachsmoulagen vermeiden. Diese zweite Form des Dickenausgleichs hat zwar den Vorteil einer leichteren individuellen Anpassung, dagegen den Nachteil, den Streustrahlenanteil zu erhöhen. Unter dem Gesichtspunkt, daß bei der Tomographie im allgemeinen mit kleinen Feldern und vor allem mit Streustrahlenrastern gearbeitet wird, ist dieser Nachteil nicht so schwerwiegend wie bei vielen Übersichtsaufnahmen.

β) Schärfe

Überblickt man das Schrifttum über die Bildgüte von Röntgenaufnahmen, so fällt auf, daß vor allem in den deutschsprachigen Arbeiten, wenn von Konturerkennung die Rede ist, sowohl der Begriff „Schärfe" wie auch sein Gegenteil, nämlich „Unschärfe" verwendet

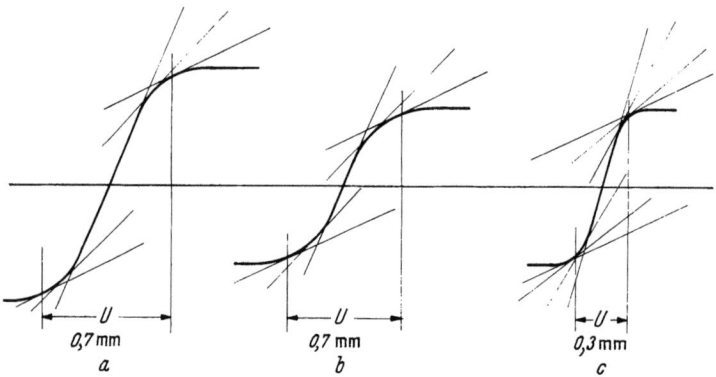

Abb. 228 Der Unterschied zwischen objektiver Unschärfe und subjektiver Schärfe von Kantenbildern. Die objektive Unschärfe (u) ist in a und b gleich, in c etwa halb so groß wie in a und b. Subjektiv erscheint a schärfer als b und etwa gleich scharf wie c, weil in a der Schwärzungskontrast ΔS höher ist als in b und c. Mit diesem subjektiven Schärfeeindruck korreliert die Acutance. Sie errechnet sich für a zu 0,6; für b zu 0,37 und für c wiederum zu 0,6

wird. Dabei wird unter Schärfe der empfindungsmäßige Eindruck der Kontur an den Bilddetails verstanden und unter Unschärfe meist eine objektiv meßbare Größe.

Schärfe ist also ein subjektives Maß und wird durch den Vergleich verschiedener Bilder oder eines Bildes mit Erfahrungswerten beurteilt. Bei der dementsprechend subjektiven Aussage wird jedoch vielfach der Einfluß des Kontrastes auf die Schärfe unterschätzt. Es gibt allerdings auch für Schärfe ein Maß, das von Higgins und Jones eingeführt wurde, die Acutance, die auf dem Mittelwert der im Bild vorhandenen Gradienten ($\overline{G}_x$), also der Kurvenform des Übergangs zwischen zwei Intensitäten, und dem Schwärzungskontrast basiert:

$$\text{Acutance} = \overline{G}_x^2 \cdot \Delta S.$$

Dieses Maß korreliert in vielen Fällen mit dem subjektiven Schärfeeindruck.

Im Gegensatz hierzu wird die Unschärfe mit einer einfachen Zahlenangabe gekennzeichnet. Sie ist die Strecke, auf der der Übergang zwischen den beiden Intensitäten erfolgt, d.h. die anliegende Kathete des Winkels, in dessen Tangens der mittlere Gradient ausgedrückt wird (Abb. 228).

Hier wird zunächst die objektive Unschärfe und ihre Entstehung aus den verschiedenen Einzelkomponenten besprochen. Deren Zusammenwirken zur Gesamtunschärfe unterliegt bei der Tomographie den gleichen Gegebenheiten wie bei der Übersichtsaufnahme: die größte Teilunschärfe bestimmt die Gesamtunschärfe oder, anders ausgedrückt, die Gesamtunschärfe ist dann am kleinsten, wenn alle Teilunschärfen etwa die gleiche Größe haben (BOUWERS; MEILER u. a.).

Bei der Analyse der Unschärfefaktoren im Tomogramm muß man auch zwischen den Einflüssen unterscheiden, die bei jeder Aufnahme wirksam werden, und solchen, die speziell bei Schichtaufnahmen sich bemerkbar machen. Die allgemeinen Unschärfefaktoren sollen, ebenso wie dies bei den Kontrastfaktoren der Fall war, nur so weit erörtert werden als sie oder ihre Einwirkung sich anders als bei Standardaufnahmen in den üblichen Projektionen bemerkbar machen. Damit muß gerechnet werden, weil ein Teil der bekannten Unschärfefaktoren auch für die sog. Schichtdicke verantwortlich ist, die ja überhaupt nur deshalb entsteht, weil die Verwischung der über oder unter der Schicht „ebene" sich anschließenden „Ebenen" so gering ist, daß sie in der allgemeinen Bildunschärfe untergeht. Aus diesem Grunde enthalten auch alle Formeln für die Schichtdickenberechnung einen Faktor für die „zulässige" oder „übliche" Bildschärfe, dessen Zahlenwert, wie im Kapitel „Schichtdicke" bereits erwähnt wurde, zwischen 0,2 und 1,5 mm bei den verschiedenen Autoren schwankt.

αα) Allgemeine Unschärfefaktoren bei Röntgenaufnahmen in ihrer Bedeutung für die Tomographie

1. Geometrische Unschärfe. Die geometrische Unschärfe ist von der Ausdehnung des Brennflecks und vom Focus—Objekt- sowie Objekt—Film-Abstand abhängig. Bei der Tomographie werden die Aufnahmen im allgemeinen mit einem relativ kleinen Brennfleck

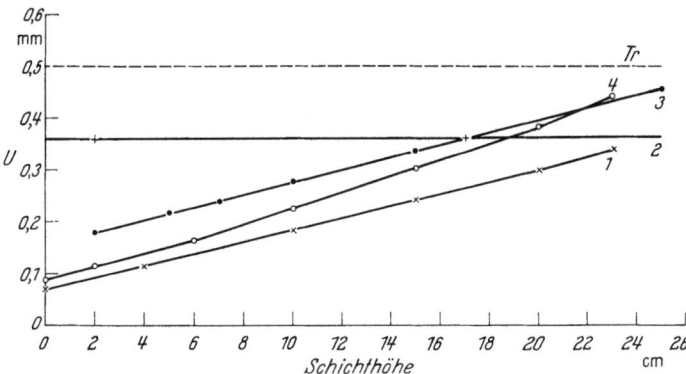

Abb. 229. Die geometrische Unschärfe an verschiedenen Schichtgeräten in Abhängigkeit von der Schichthöhe bei einer Brennfleckgröße von 1,2 mm × 1,2 mm. *1* Universalplanigraph; *2* Polytome; *3* MT 2; *4* Multi-Planigraph; *Tr* Transversalplanigraph

und großen Focus—Objekt-Abständen aufgenommen. Jedoch ist in einigen Fällen der Objekt—Film-Abstand größer als bei Übersichtsaufnahmen, d.h. die von FRANKE für Übersichtsaufnahmen aufgestellte Forderung, der Focus—Objekt-Abstand solle mindestens fünfmal so groß sein wie der Objekt—Film-Abstand, ist in vielen Fällen nicht erfüllt.

In Abb. 229 ist die geometrische Unschärfe (Halbschattenbreite) einiger Schichtgeräte mit Röhren-Filmbewegung aufgetragen. Darin unterscheiden sich diejenigen Geräte, bei denen die Schichthöhe durch Verschieben des Gesamtsystems eingestellt wird, deutlich von solchen, bei denen sie bei konstantem Focus—Film-Abstand durch Verschieben des Dreh-punkts geändert wird. Im letzteren Falle nimmt die geometrische Unschärfe mit der Schicht-höhe zu, erreicht jedoch in der Regel nicht die Größenordnung der Folienunschärfe, die nach MEILER u. a. etwa zwischen 0,3 und 0,8 mm, im Mittel zwischen 0,4 und 0,5 mm liegt, und ist somit von untergeordneter Bedeutung. Bei den Systemen, bei denen sich die Bewegun-gen auf Kreisbögen oder Kugelkalotten abspielen, ist die geometrische Unschärfe größer, weil der Objekt—Film-Abstand größer ist. In der Regel beträgt das Verhältnis zwischen Objekt—Film-Abstand und Focus—Objekt-Abstand höchstens 1:3. Das gleiche Ver-hältnis trifft auch für die Schichtgeräte nach dem Vallebona-Bozetti-Prinzip und für Transversalschichtgeräte trotz des großen Focus—Film-Abstandes zu (60—70 cm zu

200—250 cm). Soll die geometrische Unschärfe die Folienunschärfe nicht überschreiten, so ist der Grenzfall für die zulässige Focusgröße:

$$\text{Folienunschärfe} \times 3 = 0,4 \times 3 = 1,2 \text{ mm}.$$

Ein optisch wirksamer Brennfleck mit einer Fläche von 1,2 mm × 1,2 mm wäre also im Hinblick auf die Gesamtunschärfe auch in diesem Fall klein genug. Allerdings ist daran zu denken, daß die nominelle Focusgröße nicht immer mit der tatsächlichen übereinstimmt. Die nach den DIN-Vorschriften zugelassenen Toleranzen sind verhältnismäßig groß (für einen Focus mit einer nominellen Fläche von 1,2 × 1,2 mm bis zu 1,6 × 2,2 mm) und werden erfahrungsgemäß gar nicht so selten ausgenützt. Um jedes Risiko zu vermeiden, empfiehlt es sich deshalb, an den genannten Geräten für die Tomographie Röhren mit einer nominellen Brennfleckgröße von 0,9 × 0,9 mm eventuell sogar 0,6 × 0,6 mm zu verwenden.

Von besonderer Bedeutung für die Schärfe ist bei der Darstellung kleiner Details schließlich die extrafocale Strahlung. Strohm u. Mitarb. konnten an Modellversuchen und auch bei tomographischen Aufnahmen von Knochenlamellen nachweisen, daß besonders die Schärfe von Details von 0,7 bis 1,4 mm Durchmesser in Richtung parallel zur Schichtebene von der Stielstrahlung deutlich beeinflußt wird. Als Ausdruck der geringeren

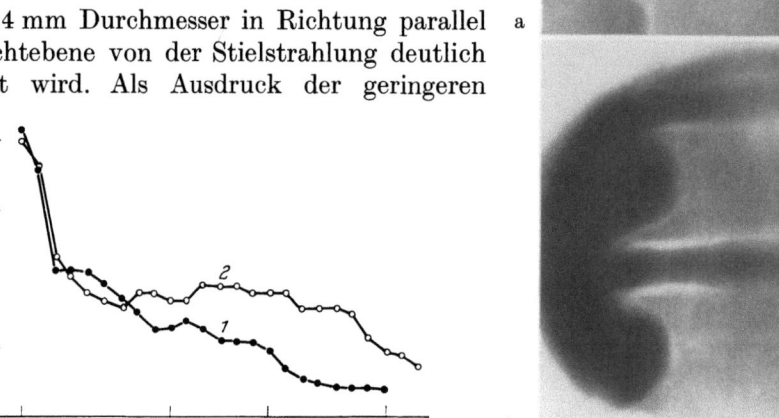

Abb. 230

Abb. 231 a u. b

Abb. 230. Kontrast-Detaildiagramme von Schichtaufnahmen eines 50 µ dicken Bleirasters *1* ohne Beseitigung der extrafocalen Strahlung; *2* unter Beseitigung der extrafocalen Strahlung (nach Strohm u. Mitarb.)

Abb. 231a u. b. Tomogramme der Lendenwirbelsäule a ohne Beseitigung der extrafocalen Strahlung; b unter Beseitigung der extrafocalen Strahlung

Unschärfe ist eine Kontraststeigerung bis zu 80% zu verzeichnen, wenn eine wirksame röhrennahe Ausblendung angebracht wird. Bei der Darstellung von Objekten dieser Größenordnung, die nur geringfügig über der Unschärfe des Gesamtsystems liegt, ist es deshalb empfehlenswert, die extrafokale Strahlung durch focusnahe Blendensätze, wie sie z. B. in Abb. 112 angegeben sind, so weit als möglich auszuschalten. Welche Kontrastverbesserung durch Schärfegewinn damit zu erzielen ist, zeigt Abb. 230, die von einem 50 µ dicken, mit und ohne Stielstrahlung aufgenommenen Bleiraster gewonnen ist, und Abb. 231 an Tomogrammen von Lendenwirbelkörpern.

2. Bewegungsunschärfe. Lindblom sagte einmal, die Tomographie sei im allgemeinen eine kostspielige Methode zur Herstellung unscharfer Aufnahmen. Diese Behauptung gründet sich auf die Bewegungsunschärfe infolge der in der Regel erforderlichen langen Belichtungszeiten. Die Bewegungsunschärfe macht sich jedoch in der Tomographie nur in den Fällen bemerkbar, in denen Objekte mit Eigenbewegungen untersucht werden bzw. bei solchen, denen diese Eigenbewegung mitgeteilt wird. Es sind dies vor allem das Herz, die Lunge, die Organe des oberen Abdomens und des Mediastinums. Sie alle werden durch die Herzbewegung beeinflußt. Bei der Tomographie des Magen-Darmtrakts und der ableitenden Harnwege spielt die durch die Eigenbewegung hervorgerufene Unschärfe nur dann eine Rolle, wenn die Belichtung mehrere Sekunden dauert. Dies gilt z.T. auch hinsichtlich der Atembewegung. Besonders schwerkranke Patienten sind oft nicht in der Lage, den Atem solange anzuhalten, wie es die Belichtungszeiten an Geräten mit mehrdimensionalen Bewegungen erfordern, z.B. 6 sec am Polytome bei hypocycloidaler Bewegung und 3—4 sec bei der Transversaltomographie.

Zur Klärung der Frage der zulässigen Belichtungszeit bei Organen mit Eigenbewegung und solchen in ihrer Umgebung hat BERGER Messungen der am Herzen vorkommenden und

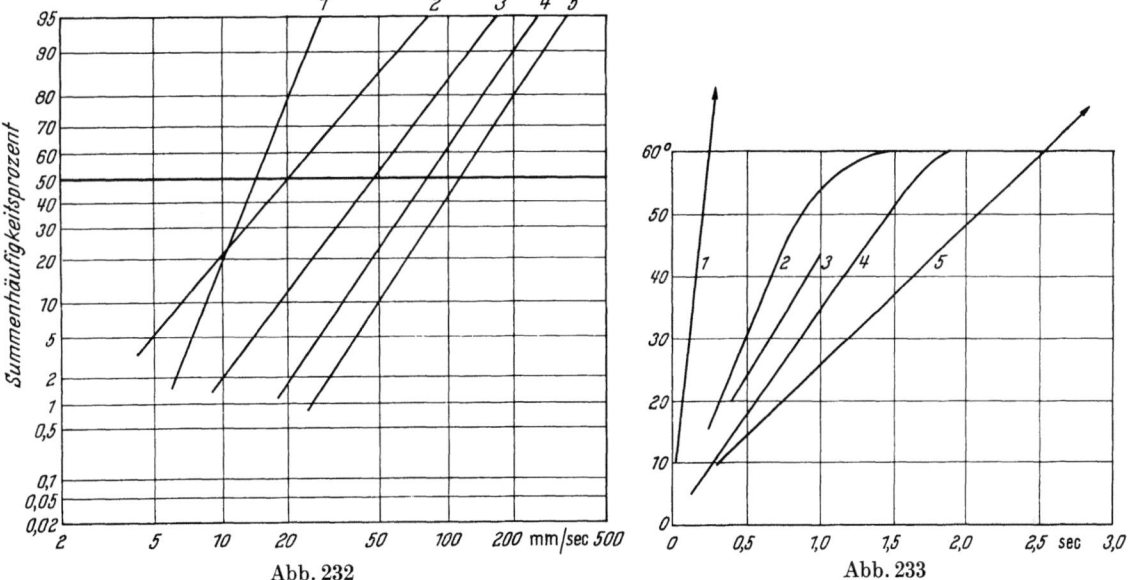

Abb. 232   Abb. 233

Abb. 232. Prozentuale Häufigkeit der Bewegungsgeschwindigkeiten in der Lunge und am Herzrand. _1_ linker Hilus; _2_ rechter Hilus; _3_ A. pulmonalis; _4_ Lunge, 2 cm links parakardial; _5_ linker Herzrand

Abb. 233. Ablaufzeit verschiedener Schichtgeräte in Abhängigkeit vom Pendelwinkel (geradlinige Bewegung). _1_ Pantomix (für Betrieb nach dem System VALLEBONA-BOZETTI); _2_ Polytome; _3_ MT 2; _4_ Pluristrator; _5_ Pantomix (für Betrieb nach dem System GROSSMANN)

auf die Nachbarorgane übertragenen Bewegungsgeschwindigkeiten vorgenommen. Es ergaben sich hier (Abb. 232) Geschwindigkeitsmaxima bis zu 400 mm/sec, die sich ohne wesentliche Abnahme in erster Linie auf die Lunge und, etwas gedämpft, auf das obere Abdomen, vor allem den Fornix des Magens, übertragen. Die Durchschnittsgeschwindigkeiten betragen etwa 50—100 mm/sec, d.h. man benötigt für eine einigermaßen scharfe Aufnahme mit einer Unschärfe von 1 mm Belichtungszeiten von 0,01 sec. Da die kürzesten Zeiten bei der Tomographie meist bis zu zwei Zehnerpotenzen länger sind, erklärt sich, warum Verkalkungen an den Herzklappen in der Regel im Tomogramm nur sichtbar sind, wenn sie schon sehr ausgedehnt sind und zu einer Bewegungseinschränkung in der Ventilebene geführt haben. Selbst in diesen Fällen wird im Tomogramm häufig nur ein Kernschatten dargestellt, der durch die Pendelbewegung der Verkalkung entstanden ist, und nicht die wahre Struktur der Verkalkung. Wenn auf deren Darstellung oder die anderer feiner Details Wert gelegt wird, sind daher andere Methoden, wie z.B. die Kinematographie, besser geeignet.

Will man jedoch größere Einzelheiten oder pathologische Prozesse in der Lunge erfassen, die im allgemeinen langsamere Bewegungen aufweisen, so genügen erfahrungsgemäß (LINDBLOM; MORELLI; VALLEBONA u. a.), Belichtungszeiten von 0,1—0,2 sec. Sie sind sowohl an Schichtgeräten nach dem Prinzip VALLEBONA-BOZETTI wie auch an Geräten mit Röhren-Filmbewegung bei kleinen Pendelwinkeln zu erreichen (Abb. 233). Lediglich

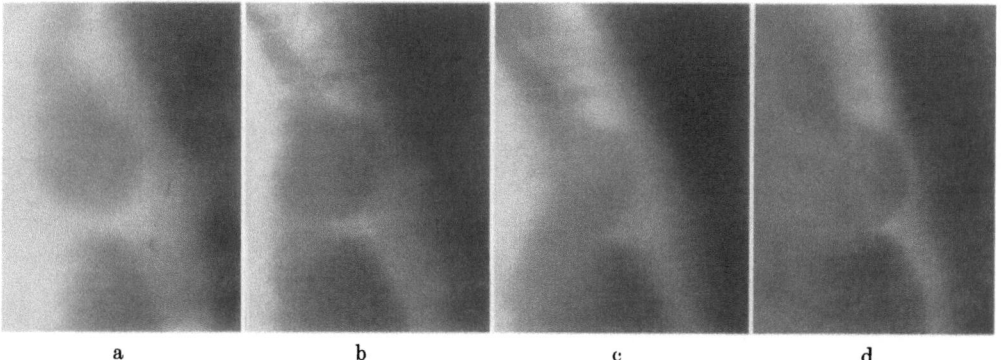

a   b   c   d

Abb. 234a—d. Tomogramme des Pneumothoraxspaltes in Abb. 235 mit verschiedenen Belichtungszeiten.
a 6 sec; b 1,5 sec; c 0,6 sec; d 0,3 sec

bei Geräten, die eine mehrdimensionale Bewegung ausführen, sind solche Belichtungs zeiten nur in Sonderfällen möglich. Die von LINDBLOM und VALLEBONA angegebenen Geräte (Kapitel 2f, β; s. S. 785) haben sich bisher trotz ihres eindeutigen Vorteils, die kurze

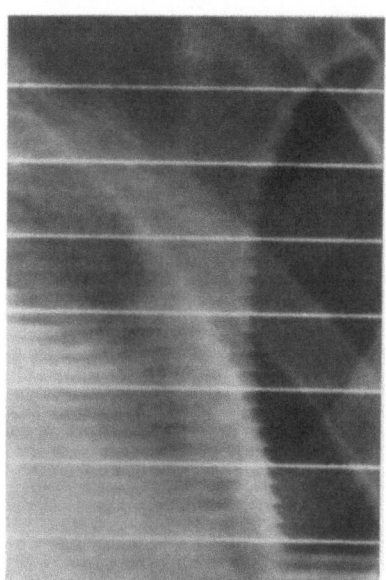

Abb. 235. Kymogramm eines Pneumothoraxspaltes

Belichtungszeit mit einem hohen Verwischungsgrad zu verbinden, nicht in größerem Umfang in die Praxis einführen können. Um zu zeigen, in wieweit die Belichtungszeit auf die Bildschärfe einwirkt, sind in Abb. 234 u. 235 mehrere Lungentomogramme wiedergegeben, die verschieden lang belichtet wurden.

3. Streustrahlenunschärfe. Die Untersuchungen SPIEGLERs haben bewiesen, daß die Streustrahlung nicht nur die Gradienten verflacht, sondern auch objektiv die Unschärfe vergrößert, weil sie wie ein großer Brennfleck wirkt. Um diesen Effekt sichtbar werden zu lassen, bedarf es allerdings eines relativ hohen Anteils an Streustrahlung. Wenn man in der Tomographie mit wirksamen Streustrahlenrastern und vor allem auch kleinen Feldern arbeitet, ist die durch Streustrahlung hervorgerufene Unschärfe, die vor allem bei Objekten eine Rolle spielt, die ohnehin an der Grenze der Darstellbarkeit liegen, ohne weiteres zu unterdrücken. Eine Ausnahme bilden hier nur Geräte, bei denen die Röhre während der Bewegung nicht um den Focus gedreht wird und bei denen daher eine Feldeinblendung nicht möglich ist.

4. Folien- und Filmunschärfe. Die bereits in 2h, β, $\alpha\alpha$, 1 (S. 907) erwähnten Größenangaben über die Folienunschärfe bei Röntgenaufnahmen beziehen sich nur auf den Normalfall, daß die Röntgenstrahlen die Folie senkrecht oder nahezu senkrecht treffen. Bei Schichtaufnahmen hingegen trifft der Zentralstrahl die beiden Verstärkerfolien z. T. in einem Winkel bis zu $\pm 30^0$. Dadurch tritt eine Zunahme der Folienunschärfe auf. Hierauf haben bereits HERDNER und BONTE hingewiesen. Sie kommt durch den Parallaxeeffekt zustande (Abb. 236). Wie aus Abb. 237 hervorgeht, wird die Unschärfe bereits bei einem Neigungswinkel von 30^0 sichtbar. Ein Draht von 3 mm Durchmesser bildet sich bei einem Pendelwinkel von 60° mit einer Gesamtunschärfe von 0,5 mm auf jeder Seite ab. Hier trägt übrigens noch ein Phänomen zur Vergrößerung der Unschärfe bei, das PETRI in seiner vollen Bedeutung aufdeckte: die Einwirkung des Folienlichts auf die Filmschicht der Gegenseite.

Im Gegensatz zur Folienunschärfe wird die Filmunschärfe in der Röntgenphotographie meist nicht berücksichtigt. Bei der üblichen Zentralprojektion tritt sie, obwohl der Film doppelseitig begossen ist, gegenüber der Folienunschärfe nicht in Erscheinung. KUNZ, der als erster auf die Parallaxewirkung bei schrägem Strahleneinfall, und zwar am Film, aufmerksam gemacht hat, konnte nachweisen, daß sie dort erst bei Einfallswinkeln von über 45° aus

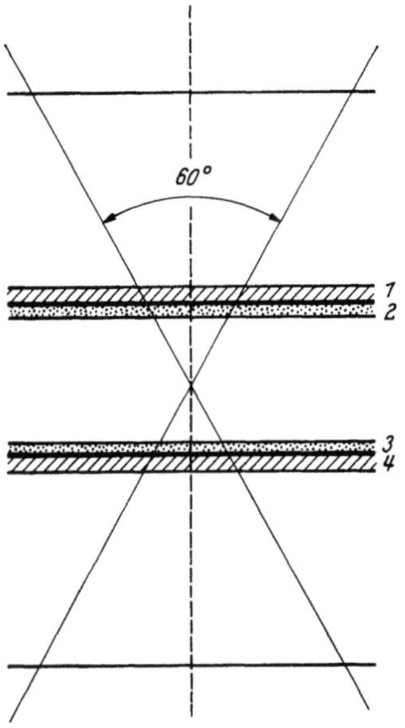

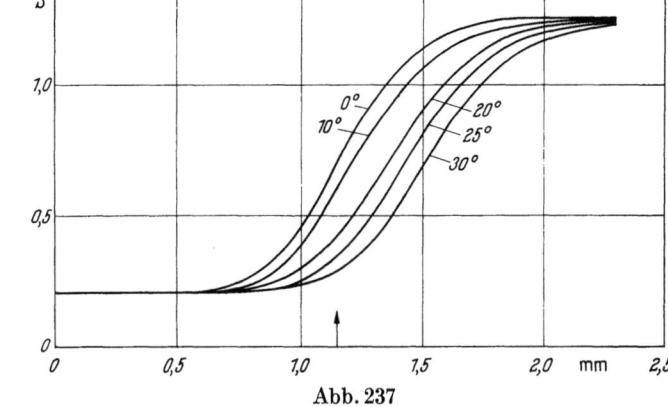

Abb. 236   Abb. 237

Abb. 236. Schematische Darstellung der Parallaxewirkung in der Film-Folien-Kombination bei schrägem Strahleneinfall. *1* Leuchtschicht der Vorderfolie; *2* und *3* Filmemulsion; *4* Leuchtschicht der Hinterfolie

Abb. 237. Mikrophotometerkurven von Aufnahmen eines Drahts auf Folienfilm (Universalfolie) bei verschiedenen Neigungswinkeln des Zentralstrahls

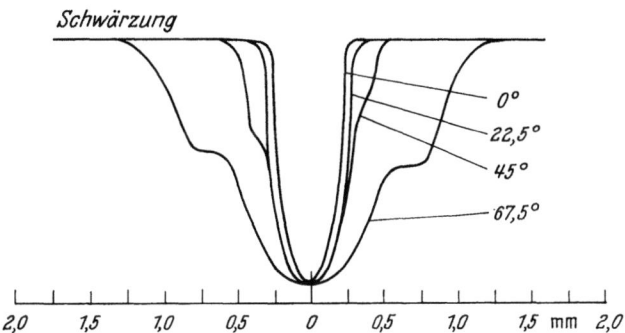

Abb. 238. Mikrophotometerkurven von Aufnahmen eines Drahts auf folienlosen Doppelfilm bei verschiedenen Einfallswinkeln des Zentralstrahls (nach KUNZ)

der Senkrechten von Bedeutung ist (Abb. 238). Solche Einfallswinkel sind sowohl bei Übersichtsaufnahmen wie bei Longitudinaltomogrammen selten. Sie sind jedoch bei der Transversalplanigraphie die Regel. Die häufig beanstandete beträchtliche Unschärfe bei der Transversalplanigraphie wird also z.T. nicht nur durch die im Vergleich zur Übersichtsaufnahme wesentlich größere Folienunschärfe hervorgerufen, sondern bis zu einem gewissen Grad auch durch die Filmunschärfe in den zwei Emulsionen.

ββ) Spezielle Unschärfefaktoren der Tomographie

Die der Tomographie eigenen Unschärfefaktoren hängen generell mit der Bewegung zusammen. Dabei sind nur diejenigen zu besprechen, die bei geometrisch einwandfreiem

Ablauf des tomographischen Vorgangs auftreten. Unschärfen, wie sie z. B. verursacht werden, wenn die Bewegungen von Röhre und Film inkongruent sind, oder wenn bei der Transversaltomographie die Zentrierung des Focus auf die Drehachsen nicht einwandfrei ist, wurden bereits eingehend erörtert.

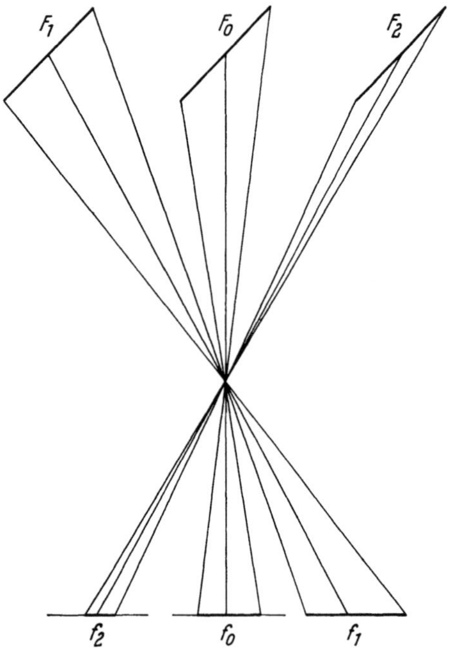

1. Geometrische Unschärfe. Zu einem speziellen Einfluß auf die geometrische Unschärfe durch die Schichtbewegung kommt es nur in zwei Fällen, wenn nämlich die Röhre während des Bewegungsablaufes überhaupt nicht gedreht wird oder wenn die Drehung nicht um den Mittelpunkt des Focus erfolgt. Im ersteren Fall ändert sich während der Bewegung die Größe des optisch wirksamen Brennflecks, und zwar die Kantenlänge parallel zur Bewegungsrichtung. Sie nimmt von der Anfangsstellung zur Endstellung kontinuierlich ab, wenn die Anfangsstellung auf der Anodenseite der Röhre liegt, bzw. zu, wenn sie auf der Kathodenseite liegt (Abb. 239). Da nun auch in diesem Falle für die resultierende Gesamtunschärfe die größte Teilunschärfe maßgebend ist, muß die Gesamtunschärfe hier größer sein als bei den Geräten, bei denen die Röhre gedreht wird.

Den zweiten Fall, daß die Drehung der Röhre nicht um den Mittelpunkt des Focus erfolgt, weil um den Mittelpunkt der Röhre gedreht wird und dieser nicht mit dem Focusmittelpunkt zusammen-

Abb. 239. Abhängigkeit der Focusunschärfe von der Röhrenstellung bei Schichtgeräten, bei denen die Röhre während des Bewegungsablaufs nicht gleichzeitig um den Focus gedreht wird

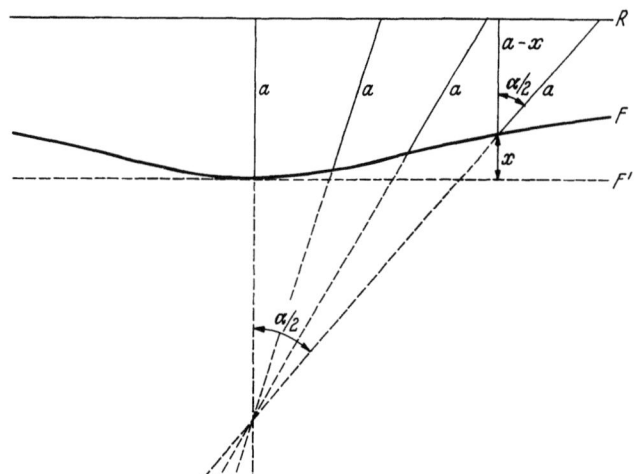

Tabelle 7. *Die in 10 cm Abstand seitlich vom Zentralstrahl hervorgerufene Unschärfe (U) in Abhängigkeit vom Abstand (a) des Focusmittelpunktes vom Röhrenmittelpunkt.* (Nach VIETEN)

a (cm)	U (mm)
0	0
1	0,057
2	0,120
3	0,183
5	0,324

Abb. 240. Focusbahn während der Röhrenbewegung, wenn die Drehung der Röhre um den Mittelpunkt der Röhrenhaube und nicht um den näher am Objekt liegenden Focus erfolgt (nach VIETEN)

fällt, hat VIETEN eingehend untersucht. Er konnte zeigen, daß es dadurch im Verlaufe der Bewegung zu einer Änderung der Abstandsverhältnisse kommt, der Focus—Objekt-Abstand wird zu den Extremstellungen hin größer. In welchen Größenordnungen sich diese Abstandsänderung abspielt und welche Unschärfezunahme daraus resultiert, zeigen die von VIETEN entnommene Abb. 240 und Tabelle 7.

EDHOLM hat sich mit dem Einfluß der Focusstellung während der Röhrenbewegung sowohl im Hinblick auf die geometrische Unschärfe wie auf die Schichtdicke sehr eingehend beschäftigt. Während er zu etwas unterschiedlichen Formeln für die Schichtdicke je nach Bewegungsart kommt, ist dies bei der geometrischen Unschärfe nicht der Fall. Sowohl für den Fall, daß bei eindimensionaler Verwischung die Röhre während der Bewegung gedreht wird, wie, daß sie nicht gedreht wird (ob dabei kongruente Bewegungen auf Kreisbögen oder auf parallelen Geraden ausgeführt werden, spielt keine Rolle) berechnet er die geometrische Unschärfe für die eine Richtung als $C(1-1/M)M$ und für die andere als $B(1-1/M)M \cdot \sin \varepsilon$. Bei der Transversaltomographie bzw. einer Kreisbewegung beträgt die Unschärfe in allen Richtungen $B(1-1/M)M$. In diesen Formeln bedeutet B die kurze Kante des Focus, C die lange, ε den Neigungswinkel des Anodentellers und M die Vergrößerung. Setzt man für B, C und ε die Zahlen ein, die bei den im Handel befindlichen Röhren üblich sind, z.B. 1,2 mm für B, 3,8 mm für C und 17,5⁰ für ε, so wird man feststellen, daß 1. $B = C \cdot \sin \varepsilon$ ist, d.h. die Unschärfe nicht richtungsabhängig ist und 2. die Formel $B(1-1/M)M$ zum gleichen Ergebnis führt wie der Dreisatz, mit dem üblicherweise für Übersichtsaufnahmen die Focusunschärfe berechnet wird:

$$U_{\mathrm{Fo}} = \frac{\text{Focuslänge } (B) \times \text{Objekt—Film-Abstand } (d)}{\text{Focus—Film-Abstand } (D)}$$

denn M ist $\dfrac{D+d}{D}$ und somit:

$$U_{\mathrm{Fo}} = B\left(1 - \frac{D}{D+d}\right)\frac{D+d}{d} = \frac{B \cdot d}{D}.$$

Aus den Berechnungen EDHOLMs müßte also geschlossen werden, daß die geometrische Unschärfe nicht nur bei allen Arten von Schichtbewegungen gleich ist, sondern durch die Schichtbewegung überhaupt nicht beeinflußt wird und sich daher von der bei Übersichtsaufnahmen unter gleichen geometrischen Bedingungen nicht unterscheidet. Dies steht zumindest in gewissem Widerspruch zu der eingangs getroffenen Feststellung, die sich geometrisch einwandfrei beweisen läßt, für den Fall, daß die Röhre während der Bewegung nicht gedreht wird, und auch zu den Berechnungen der Schichtdicke. Offenbar sind die Unterschiede in Bezug auf die geometrische Unschärfe sehr klein, so daß sie in der Praxis nur unter gewissen Bedingungen, z.B. bei großen Feldern, eine Rolle spielen.

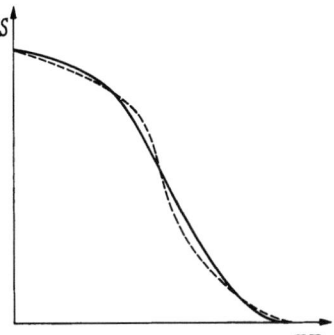

Abb. 241. Änderung der Kurvenform des Schwärzungsübergangs beim Tomogramm (- - -) gegenüber einer Stehaufnahme (——) unter gleichen geometrischen Bedingungen

2. Verwischungsform. Ebenso wie für die Darstellbarkeit von Objekten, ist die Bewegungsfigur auch für die Schärfe von Bedeutung, und zwar dahingehend, daß diejenigen Bewegungsformen die geringste Unschärfe erzeugen, die die meisten Details während der Bewegung tangential treffen. Auch hier muß zunächst unterschieden werden zwischen Objekten, die in Richtung zur Hauptprojektion eine praktisch zu vernachlässigende Ausdehnung haben, und denen, deren Ausdehnung größer ist als die Schichtdicke. Für Objekte, die nicht dicker als die Schicht sind, unterscheidet sich die Unschärfe, ebenso wie der Kontrast, bei allen Bewegungsformen praktisch nicht von der Unschärfe auf Ruheaufnahmen. Lediglich die Kurvenform des Übergangs zwischen zwei Schwärzungen kann durch die Tomographie geändert werden, wodurch dann gegenüber der Stehaufnahme auch zur Darstellungsebene schräg verlaufende Objektflächen besser wahrgenommen werden (Abb. 241). Daß es trotzdem bei feinen Details zu einer gewissen Verminderung des Kontrastes durch Zunahme der Unschärfe kommen kann, wird später an entsprechenden Konturen gezeigt werden. Dies hängt mit der Parallaxe zusammen (2h, β, $\beta\beta$, 4, S. 917).

Wenn das darzustellende Detail aus der Schicht herausragt, dann hängt seine Bildschärfe in wesentlich größerem Umfang von der Art der Systembewegung ab. Erfolgt diese eindimensional, so beschränkt sich die tomographisch erzeugte Unschärfe auf Kanten, die quer zur Verwischungsrichtung liegen. Bei mehrdimensionalen Bewegungen hängt die Unschärfe in den einzelnen Richtungen von der Form der Gesamtbewegung ab. Sie ist am gleichmäßigsten, wenn der Bewegungsausschlag in allen Richtungen gleichmäßig groß ist, und am geringsten bei Bewegungsfiguren, die den gesamten Bereich, auf dem sich die Bewegung abspielt, möglichst gleichmäßig durchfahren. Dies läßt sich auf den Tomogram-

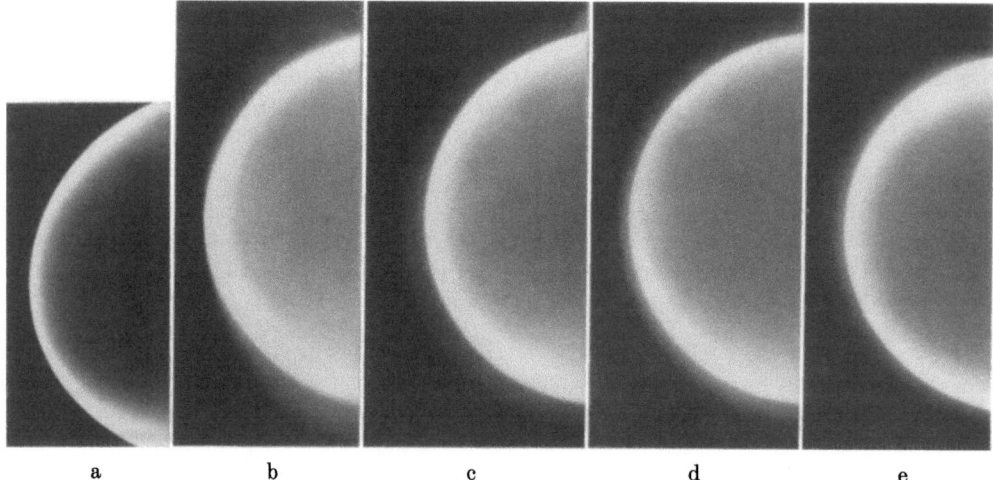

a   b   c   d   e

Abb. 242a—e. Einfluß der Bewegungsfigur auf die Konturunschärfe von Tomogrammen durch die Mitte einer Hohlkugel (Pendelwinkel 40⁰). a Stehaufnahme; b geradlinige Bewegung; c Kreisbewegung; d elliptische Bewegung; e hypocycloidale Bewegung

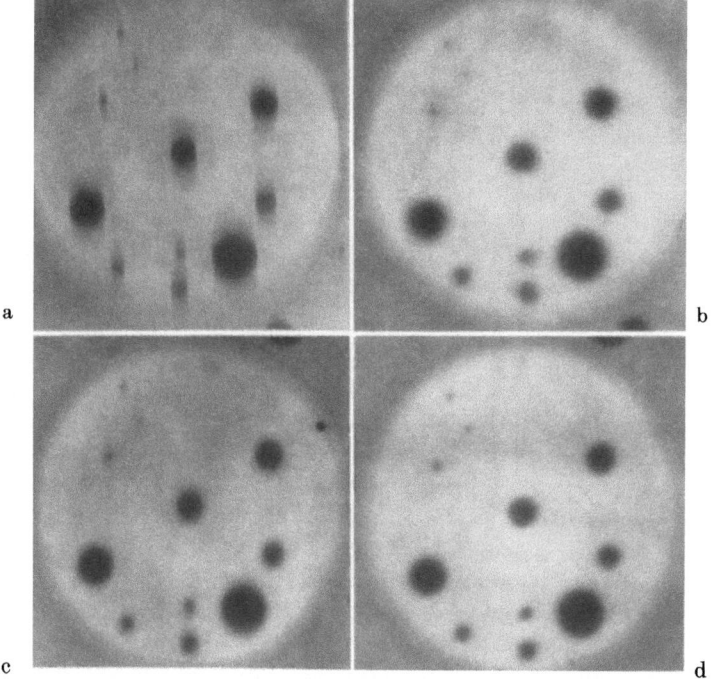

Abb. 243a—d. Einfluß der Bewegungsfigur auf die Konturunschärfe von Tomogrammen bei runden Details (Bohrlöcher in einer runden Plexiglastreppe), die stärker geschwärzt sind als die Umgebung (Pendelwinkel 40⁰). a Geradlinige Bewegung; b Kreisbewegung; c elliptische Bewegung; d hypocycloidale Bewegung

men durch den Mittelpunkt einer Kugel in Abb. 242 deutlich erkennen. So sieht man, daß auch bei Bewegungen in Form einer Hypocycloiden durch die nicht allseitig gleichmäßige Projektion die Unschärfe in gewissen Grenzen variiert. Der die eigentliche Kontur umgebende Wischschatten stellt sich ebenfalls als nicht ganz gleichmäßiger Unschärfehof dar. Auch hierüber existieren von Edholm Berechnungen, die die Tatsache bestätigen, daß die

komplexe mehrdimensionale Bewegung — von ihm als „areal tomography" bezeichnet —
ein besseres tomographisches Bild erzeugt als die kreisförmige, auch wenn der effektive
Pendelwinkel der gleiche ist. Dies gilt in gleichem Maß, ob das Detail gegenüber der Umgebung eine höhere Schwärzung erzeugt oder eine niedrigere. Denn am Beispiel eines Bohrlochphantoms ist nachzuweisen, daß die Unschärfe auch an den einzelnen Bohrlöchern in
gleicher Weise wie oben beschrieben, wahrnehmbar ist (Abb. 243). Hier geht allerdings der
Wischschatten im dichten Schatten des Objekts unter. In Abb. 244 zeigt sich weiterhin,
daß diese Feststellung nicht nur für kreisförmige Objekte zutrifft, sondern ebenso für alle

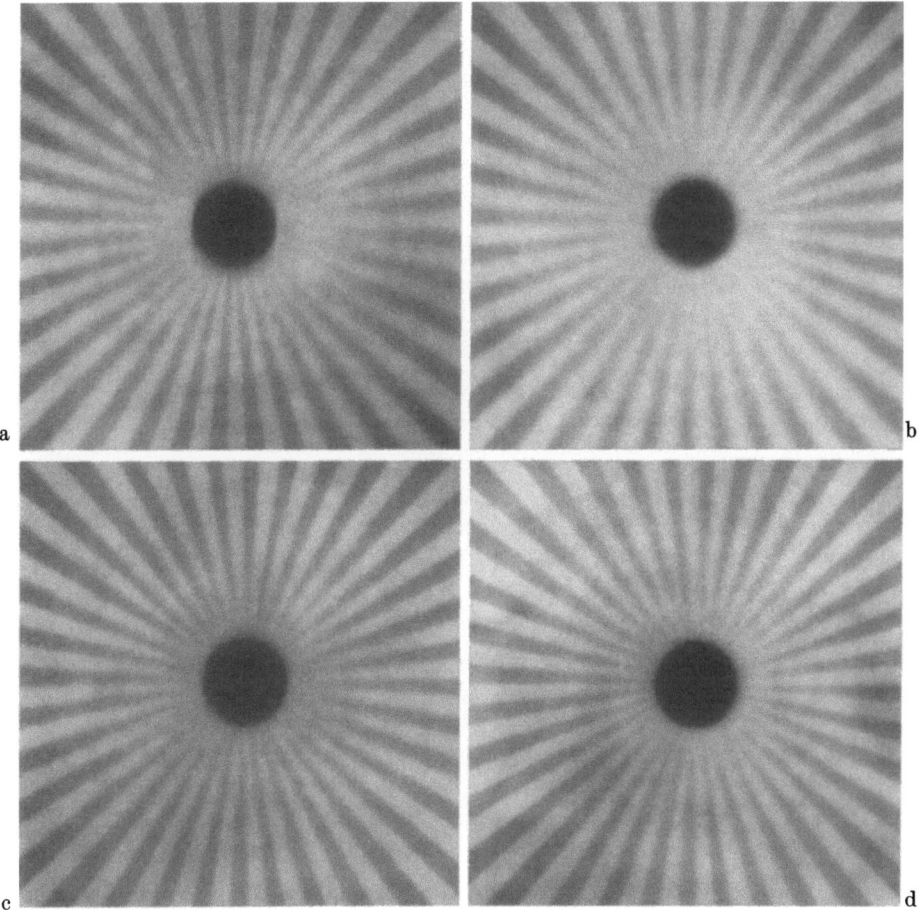

Abb. 244 a—d. Einfluß der Bewegungsfigur auf die Konturunschärfe von Tomogrammen bei länglichen Details
(Plexiglasstern). a Geradlinige Bewegung; b Kreisbewegung; c elliptische Bewegung; d hypocycloidale Bewegung

Objekte mit geraden Kanten, wie z. B. für die Rippen des schon in Abb. 190 gezeigten
Plexiglassternes. Auch hier ist die unterschiedliche Unschärfe bei der eindimensionalen
Bewegung am stärksten ausgeprägt und wird um so deutlicher wahrgenommen, je schmäler
und niedriger die Rippen sind.

3. Verwischungsgrad. Aus dem Schema von ZIEDSES DES PLANTES in Abb. 120 geht
deutlich hervor, daß mit dem Pendelwinkel nicht nur der Kontrast geändert wird, sondern,
daß mit zunehmendem Pendelwinkel, und zwar dem effektiven, auch die Unschärfe größer
wird, weil bei großem Pendelwinkel die Summe aller die Kante in beliebigem Winkel
treffenden Projektionen vor allem durch diejenigen Projektionen zunimmt, in denen die
Kante nicht tangential getroffen wird. Dies gilt sowohl für Objekte, deren Grenzen senkrecht zur Filmebene verlaufen, wie auch für solche, die eine gewisse Neigung haben. In
Abb. 245 sind die Photometerkurven der Tomogramme einer 3 mm dicken Stricknadel in

Abhängigkeit vom Pendelwinkel dargestellt. Eine Stricknadel wurde deshalb gewählt, weil sie gegenüber der Umgebung einen relativ hohen Kontrast erzeugt, jedoch einen geringen Durchmesser hat. Aus diesen Kurven sieht man deutlich die Zunahme der Unschärfe und die Änderung des Gradienten. Abb. 246 gibt die Photometerkurven von Tomogrammen eines periodischen Plexiglasrasters in Abhängigkeit vom Pendelwinkel wieder. Die Plexiglasstege haben eine Höhe von 15 mm. Auch hier zeigt sich, daß die Schwärzungskurve des Übergangs immer flacher wird, je größer der Pendelwinkel wird. Auf dem Tomogramm (Abb. 247) läßt sich feststellen, daß bei großem Pendelwinkel dann

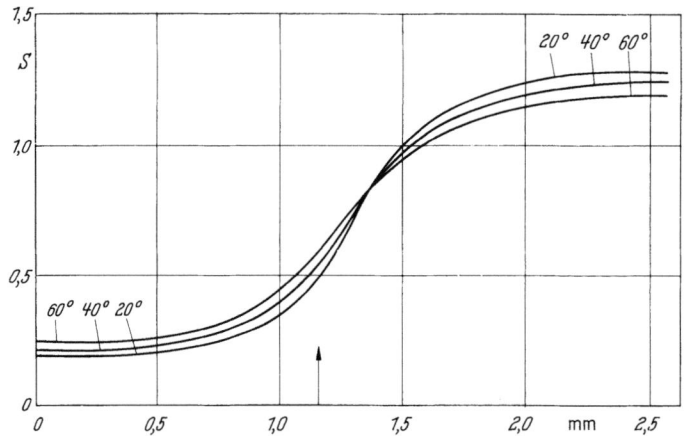

Abb. 245. Mikrophotometerkurven aus den Tomogrammen eines 3 mm dicken Drahtes, die mit verschiedenen Pendelwinkeln aufgenommen wurden

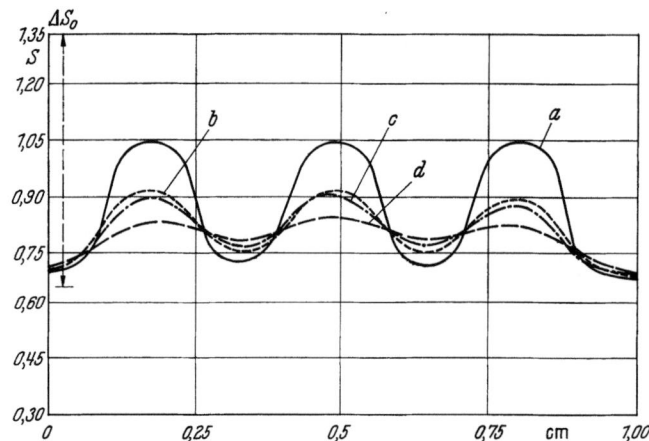

Abb. 246. Mikrophotometerkurven von der Übersichtsaufnahme und mit linearer Bewegung aufgenommenen Tomogrammen eines Plexiglasrasters. *a* Übersichtsaufnahme; *b* Pendelwinkel 20°; *c* Pendelwinkel 30°; *d* Pendelwinkel 50°

die echte Objektgrenze nicht mehr sicher festzulegen ist. Daß es nicht der Pendelwinkel allein ist, der die Schärfe beeinflußt sondern der Verwischungsgrad, ist aus Abb. 248 zu erkennen, in der durch Änderung des Vergrößerungsfaktors von 1,1 bis 1,4 der Verwischungsgrad erhöht und die Photometerkurve so geschrieben wurde, daß die Objektgröße wieder gleich ist.

Aus Abb. 249 geht weiterhin hervor, daß im Tomogramm die Unschärfe nahezu gleich bleibt, auch wenn die Objektränder nicht senkrecht zur Filmebene stehen, solange deren Neigungswinkel kleiner ist als der halbe Pendelwinkel. Denn bei gleich großem Pendelwinkel ist das Summenbild aller Einzelprojektionen fast unabhängig davon das gleiche, in welcher Projektion die Objektränder senkrecht getroffen werden. Dadurch kommt es, wie die entsprechenden Aufnahmen und Photometerkurven zeigen, auch zu einer absoluten Überlegenheit des tomographischen Bildes über die Stehaufnahme.

In diesem Zusammenhang muß jedoch nochmals auf eine Besonderheit bei der kreisförmigen Verwischung hingewiesen werden. Erhöht man den Verwischungsgrad durch Vergrößern des Pendelwinkels, so nimmt unter Umständen die Unschärfe in höherem Maß zu als bei anderen mehrdimensionalen Figuren. In diesem Fall kommt es sehr darauf an, welche Neigungswinkel die Objektwände gegenüber der Filmebene haben. Je mehr sie vom halben Pendelwinkel abweichen, desto unschärfer wird die Abbildung. Am stärksten ist die Zunahme bei senkrecht stehenden Wänden, so wie an dem einfachen Ringphantom in Abb. 250. Bei medizinischen Objekten kann man zwar damit rechnen, daß alle Neigungswinkel vorkommen. Offenbar überwiegt aber der senkrecht oder nahezu senkrecht verlaufende Anteil, denn auch bei den beiden Tomogrammen einer osteomyelitisch destruierten Tibia in Abb. 251 ist die Unschärfe bei kleinerem Pendelwinkel beträchtlich geringer. Aus dieser Beobachtung kann gefolgert werden, daß es zweckmäßig ist, bei der kreisförmigen Verwischung keinen allzu großen Pendelwinkel zu verwenden, weil sonst die Mehrzahl der Details nicht in genügender Schärfe erfaßt wird.

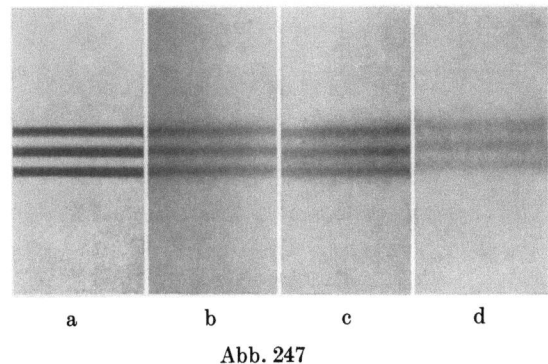

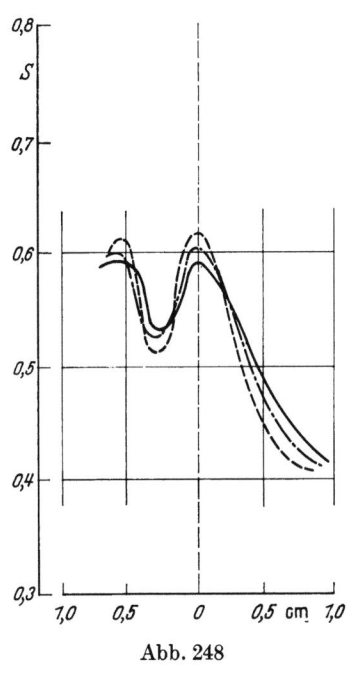

a   b   c   d

Abb. 247   Abb. 248

Abb. 247a—d. Die zu den Kurven in Abb. 246 zugehörigen Aufnahmen. a Übersichtsaufnahme;
b—d Tomogramme mit Pendelwinkeln von 20⁰, 30⁰ und 50⁰

Abb. 248. Mikrophotometerkurven von Tomogrammen eines Plexiglasrasters, die bei gleichem Pendelwinkel
(40⁰) mit verschiedenen Vergrößerungsfaktoren aufgenommen wurden. - - - - Vergr.-Faktor 1,1;
- · - Vergr.-Faktor 1,2; ——— Vergr.-Faktor 1,4

4. Folien-Film-Unschärfe im Tomogramm.

In Kapitel 2h, β, αα, 4 (S. 910) wurde ausgeführt, daß der Parallaxeeffekt bei Schrägaufnahmen die Unschärfe der Folienkombination, in Sonderfällen auch der Film-Folienkombination, vergrößert. Im Tomogramm tritt der Parallaxeeffekt jedoch weniger in Erscheinung als bei einer Stehaufnahme mit einem Strahleneinfall in der Neigung des halben Pendelwinkels, sofern während der Bewegung auch Strahlengänge senkrecht oder nahezu senkrecht zur Filmebene vorkommen. Dies zeigt ein Vergleich zwischen Mikrophotometerkurven von Ruheaufnahmen eines Drahtes bei senkrechtem und schrägem Strahleneinfall unter einem Winkel von 30⁰ und Tomogrammen mit Pendelwinkeln zwischen 20⁰ und 60⁰ (Abb. 252). Alle Kurven der Tomogramme liegen zwischen den beiden Kurven der Ruheaufnahmen. Beim Tomogramm tragen also die Projektionen unter größerem Winkel, wie schon mehrfach gezeigt wurde, in geringerem Maße zur Filmschwärzung bei als die unter kleinerem. Dies geht z.B. auch daraus hervor, daß bei allen Vergleichsserien das Tomogramm mit kreisförmiger Verwischung bei gleichem Pendelwinkel und gleichen Belichtungszeiten immer weniger geschwärzt ist als die mit einer komplexen mehrdimensionalen oder linearen Bewegung aufgenommenen, bei denen senkrechte oder nahezu senkrechte Projektionen vorkommen.

5. Sonstige bei der Tomographie vorkommenden Unschärfeursachen. Vor allem die durch technische Mängel bedingten Unschärfen können zu erheblichen Bildstörungen führen. Da es sich aber um keine Unschärfefaktoren im engeren Sinne handelt, sollen sie erst im Kapitel „Praktische Durchführung" besprochen werden.

γ) Beziehung zwischen Kontrast und Schärfe

In den vorausgegangenen Kapiteln konnte gezeigt werden, daß die Verfahrenstechnik sowohl den Kontrast wie die Schärfe im Tomogramm gegenüber der Stehaufnahme zusätzlich beeinflußt und zwar in dem Sinne, daß beide mit zunehmendem Pendelwinkel,

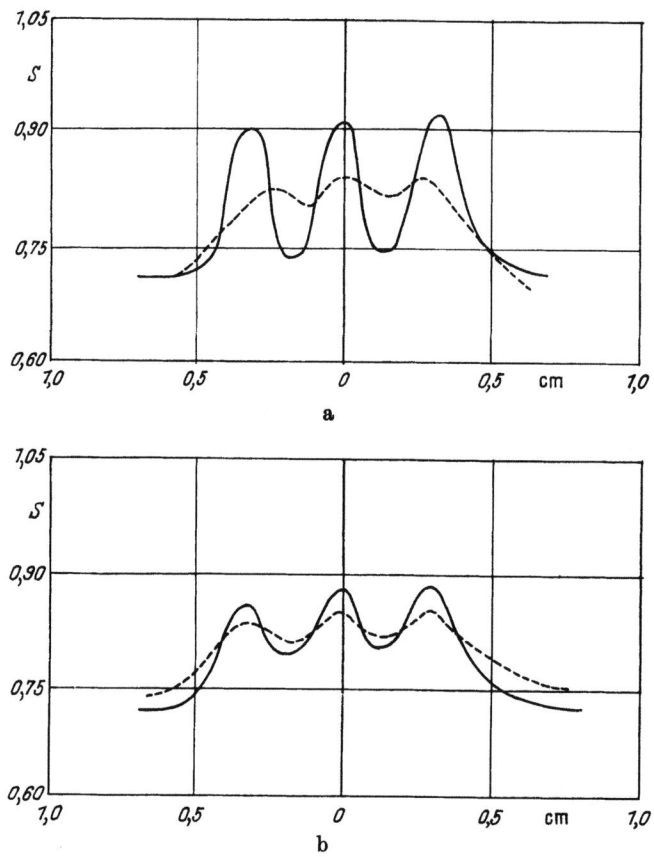

Abb. 249a u. b. Mikrophotometerkurven von Aufnahmen eines Plexiglasrasters, dessen Stege einmal senkrecht und einmal in einem Winkel von 12° aus der Senkrechten zur Bildebene verliefen. a Übersichtsaufnahmen; b Tomogramme mit hypocycloidaler Verwischung. —— Rasterstege senkrecht; --- Rasterstege 12° geneigt

genauer gesagt, Verwischungsgrad, abnehmen. Dadurch kommt es außer zu objektiven Änderungen des Bildcharakters in vielen Fällen noch zu weiteren subjektiven Veränderungen des Bildeindrucks.

αα) Objektive Änderung des Bildcharakters

Das komplexe Zusammenwirken von Kontrast und Schärfe wird objektiv vor allem durch die Übertragungsfunktion vermittelt, die zugleich eine Charakterisierung des Abbildungssystems erlaubt (Bouwers; Schober u. Höfert; Schott u.a.). Sie ermöglicht eine Aussage darüber, wie sich ein konstanter gegebener Kontrast in Abhängigkeit von der Objektgröße, die im allgemeinen durch Sinusraster variabler Breite dargestellt wird, durch die Abbildungseigenschaften des Systems ändert. Der unabhängig von der Objektgröße gleichförmige Kontrast am Bildeingang wird durch die Abbildungsfehler des Systems

(z. B. geometrische Unschärfe, photographische Unschärfe, eventuell Bewegungsunschärfe) geändert und dabei um so geringer, je feiner die Raster sind, d. h. Kontrast und subjektive Schärfe der Linien nehmen um so mehr ab, je schmäler diese werden, bis sie schließlich nicht mehr wahrgenommen werden können. Wenn man mit Sinusrastern kontinuierlich abnehmender Breite — diese wird in Linienpaaren pro Millimeter als sog. Ortsfrequenz angegeben — arbeitet, bezeichnet man die sich ergebende Kurve als Modulationsübertragungsfunktion. Da es in der Radiologie außerordentlich schwierig ist, sinusförmige Intensitätsänderungen zu erzeugen, wird hier die Übertragungsfunktion in der Praxis mit Hilfe von Bleistrichrastern gemessen, wie sie bereits in Abb. 181 zur Darstellung der Schichtdicke verwendet wurden. Sie haben für die Tomographie noch den Vorteil, nicht dicker zu sein als die abgebildete Schicht.

a   Abb. 250   b   a   Abb. 251   b

Abb. 250a u. b. Schichtaufnahmen von Plexiglasringen mit kreisförmiger Verwischung. a Schichtwinkel 29°; b Schichtwinkel 44°

Abb. 251a u. b. Tomogramme einer osteomyelitisch destruierten Tibia mit kreisförmiger Verwischung. a Schichtwinkel 29°; b Schichtwinkel 44°

In Abb. 253 sind zunächst die Modulationsübertragungsfunktionen aus einer Übersichtsaufnahme und aus einem Tomogramm (Pendelwinkel 40°, hypocycloidale Systembewegung) angegeben. Sie zeigen, daß der Übertragungsfaktor, der ein Maß dafür ist, wie gut das betreffende Übertragungssystem eine bestimmte Ortsfrequenz wiedergibt, sich im allgemeinen zwischen beiden Systemen kaum unterscheidet, denn er ist auf dem Tomogramm lediglich bei den höheren Frequenzen etwas niedriger als bei der Übersichtsaufnahme, ein Effekt, der durch die Parallaxerscheinung in der Verstärkerfolie zu erklären sein dürfte. In beiden Fällen nimmt von einer bestimmten Objektgröße ab der Detailkontrast durch die Unschärfe ab, bis er bei einer bestimmten Detailgröße unter die Erkennbarkeitsgrenze und etwas später zum Nullpunkt absinkt. Der Nullwert liegt im vorliegenden Fall bei einem optisch wirksamen Brennfleck von 1,2 mm $\times$ 1,2 mm, einem Vergrößerungsfaktor von 1,35 sowie einer Unschärfe der Verstärkerfolie von etwa 0,4 mm bei 1,5 L/mm, was einer Objektgröße von 0,66 mm entspricht, d. h. Objekte unter dieser Größe lassen sich auch im Tomogramm nicht mehr darstellen, wobei zu bemerken ist, daß diese Größe weitgehend von den einzelnen Teilunschärfen des Systems abhängt.

Ist das Objekt dicker als die Schicht, so hängt das Auflösungsvermögen darüber hinaus vom Verwischungsgrad ab. Damit werden die Funktionen wesentlich komplizierter, weil jetzt die einfachen Sinuskurven mit anderen Kurven überlagert werden. Sie stammen von Kern- und Wischschatten aus den Nachbarschichten und verschieben nicht nur die

Nullinie, sondern führen auch zu einer ungleichmäßigen Änderung der Kurvenform, weshalb z.T. falsche Konturen gesehen werden können, eine Erscheinung, auf die bereits in der Anfangszeit der Tomographie ZIEDSES DES PLANTES und später viele andere Autoren aufmerksam gemacht haben, und die von EDHOLM auch mikrophotometrisch analysiert wurde.

In Abb. 254 ist das Bild einer 2 mm breiten Lamelle bei verschiedenen Verwischungen im Original und in 3facher Vergrößerung sowie ihre Mikrophotometerkurve wiedergegeben. Diese Abbildung zeigt, daß sich durch die Tomographie nicht nur die wahre Objektbreite

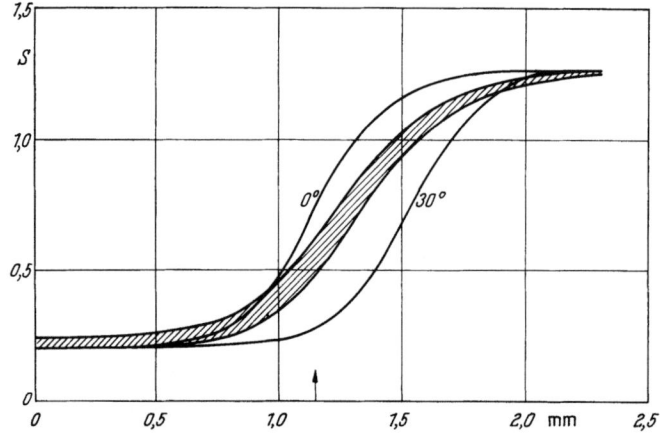

Abb. 252. Mikrophotometerkurven von Übersichtsaufnahmen und Tomogrammen eines 3 mm dicken Drahts. Die Kurven der Tomogramme mit Pendelwinkeln zwischen 20° und 60° liegen alle innerhalb des schraffierten Bereichs, während es durch den Schrägeinfall der Strahlung bei stehender Röhre zu einem erheblichen Parallaxeeffekt kommt (s. die beiden äußeren Kurven, links bei senkrechtem und rechts bei um 30° geneigtem Strahleneinfall)

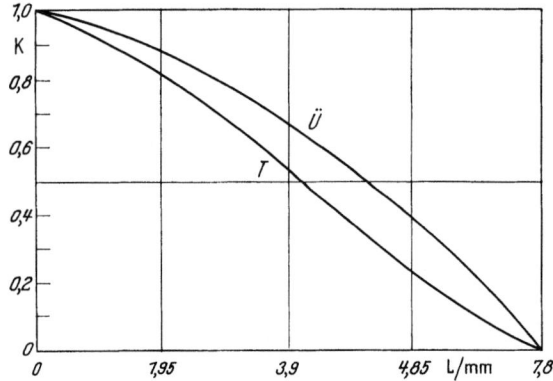

Abb. 253. Modulationsübertragungsfunktion aus einer Übersichtsaufnahme ($\ddot{U}$) und einem Tomogramm mit hypocycloidaler Bewegung (T) unter einem Pendelwinkel von 40°

ändert — durch das Hinzutreten der tomographischen Unschärfe zu den übrigen Unschärfen wird die Gesamtunschärfe größer —, sondern daß auch der Verlauf der Kurve, so das Auftreten eines steileren Teiles, von der Art der Systembewegung abhängt.

Ein weiterer Effekt bei der tomographischen Abbildung wurde ebenfalls schon von ZIEDSES DES PLANTES demonstriert. Bei der Tomographie des in Abb. 117 gezeigten Objekts stellte sich heraus, daß die länglich-ovalen Lamellen im Tomogramm viel schärfere und kontrastreichere Konturen ergaben als die mit x und y bezeichneten gleicher Breite. Es werden also diejenigen Grenzflächen am schärfsten dargestellt, die eine bestimmte Neigung zur Filmebene am längsten beibehalten. Dies erklärt sich damit, daß gerade Objektflächen während einer bestimmten Phase der Bewegung einmal in ihrer ganzen Länge, d.h. auch die oberhalb und unterhalb der Schicht liegenden Anteile, durchstrahlt werden und so zu einem hohen Kontrast gegenüber ihrer Umgebung führen. In Abb. 255 ist ein ähnlicher Modellversuch an Bohrlöchern unterschiedlicher Länge dargestellt.

Zusammenfassend läßt sich also sagen, daß Kontrast und Unschärfe einer tomographischen Abbildung von einer Vielzahl von Faktoren abhängen. Größe und Form des

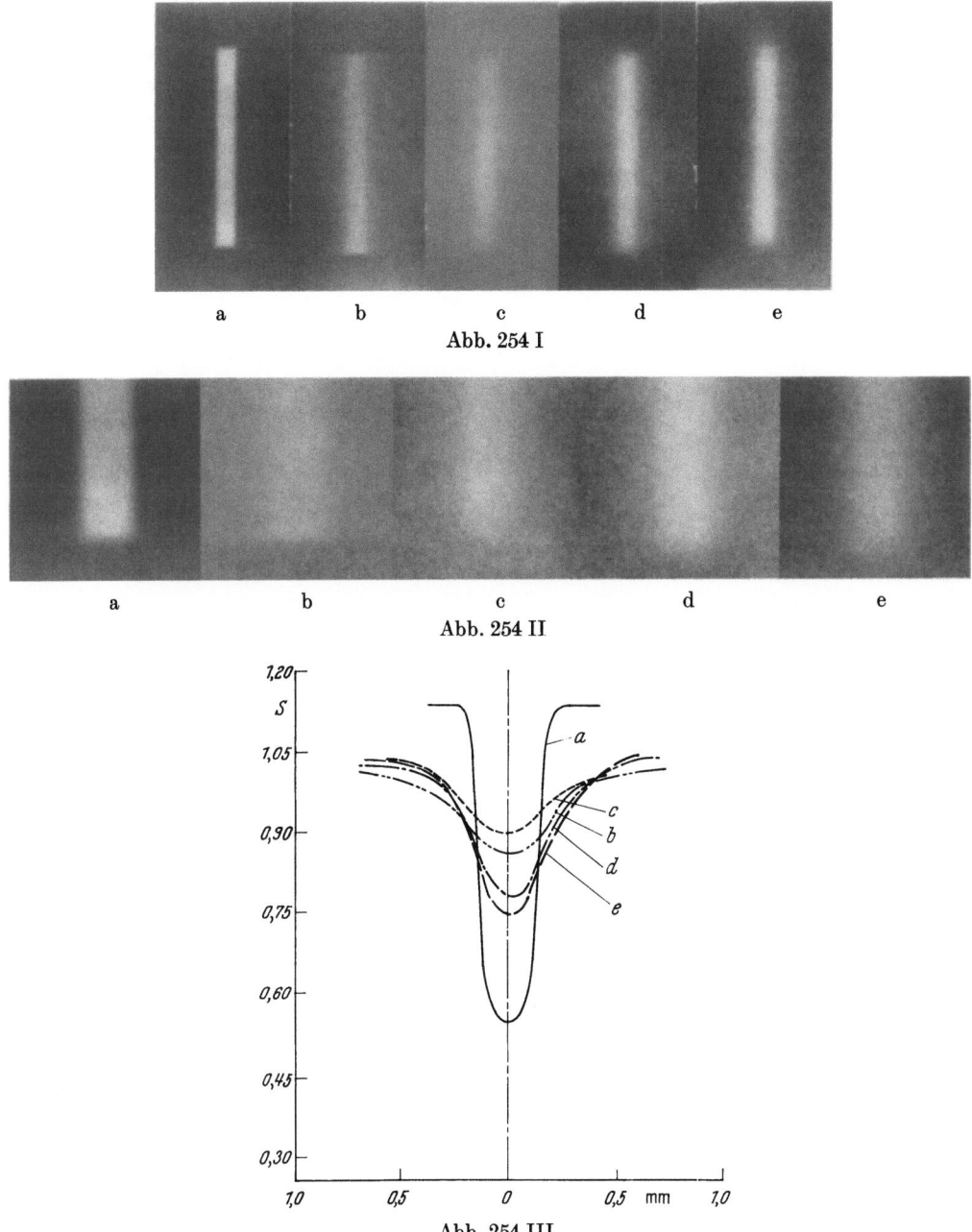

Abb. 254. Übersichtsaufnahme und mit verschiedenen Bewegungsfiguren aufgenommene Tomogramme einer Plexiglaslamelle. I. a Übersichtsaufnahme; b lineare; c kreisförmige; d elliptische und e hypocycloidale Röhren-Filmbewegung. II. Die gleichen Aufnahmen dreifach linear nachvergrößert. III. Die dazugehörigen Mikrophotometerkurven a ——— ; b - - - -; c - - -; d - - -; e —— ——

Objekts in der Schicht und in den Nachbarschichten, der effektive Pendelwinkel und die Verwischungsfigur können sie, unabhängig von den in der Röntgenphotographie allgemein wirksamen Faktoren, zusätzlich objektiv meßbar beeinflussen und zwar in einer Weise, die nicht in allen Fällen berechenbar oder vorausberechenbar ist. Daraus erkennt man auch die Fragwürdigkeit einer exakten Schichtdickenberechnung, die auf einer exakten Unschärfeangabe basiert.

ββ) Subjektive Änderung des Bildcharakters

Die gleiche meßbare Unschärfe kann ganz verschiedene Schärfeempfindungen hervorrufen, je nachdem, wie hoch der Kontrast zwischen den Flächen ist, an deren Grenze sie beurteilt wird. Es ist eine vielfach zitierte und z.B. von SPIEGLER in seiner Monographie eingehend erläuterte Tatsache, daß selbst ausgeprägte Unschärfen von einigen Millimetern unsichtbar werden, wenn sie in Verbindung mit einem hohen Kontrast auftreten. Das

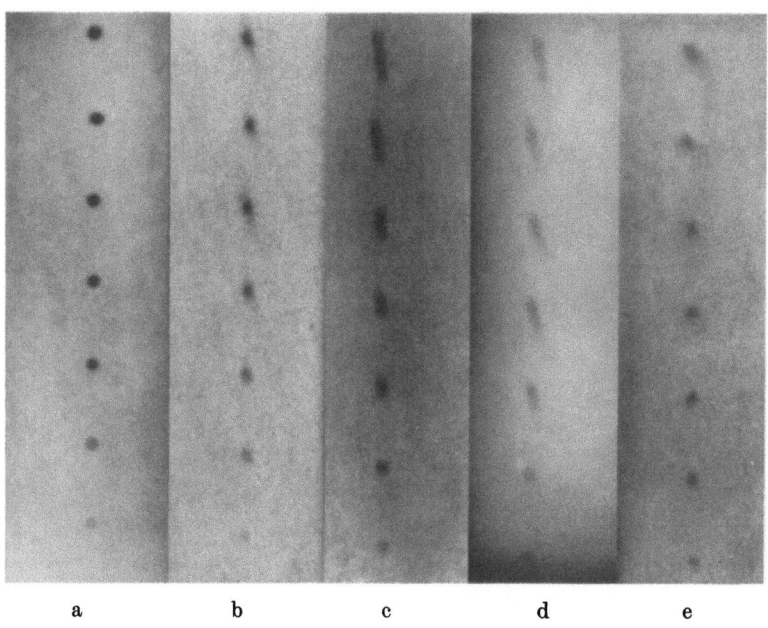

a   b   c   d   e

Abb. 255a—e. Aufnahmen von Plexiglasplatten mit Bohrkanälen von 20 bis 2 mm Länge. Es handelt sich um zwei keilförmige Platten, die so übereinandergelegt wurden, daß die Bohrlöcher einmal senkrecht und einmal in einem Winkel von 12⁰ zur Filmebene verliefen. a Übersichtsaufnahme; b Tomogramm mit linearer Bewegung, Bohrlöcher senkrecht zur Filmebene. c Übersichtsaufnahme; d Tomogramm mit linearer; e mit hypocycloidaler Bewegung; Bohrlöcher 12⁰ zur Filmebene geneigt

Auge nimmt nicht die Strecke wahr, auf der der Übergang zwischen zwei Schwärzungen erfolgt, sondern die Steilheit des Übergangs. Aus diesem Grunde erzeugt, wie aus Abb. 256 hervorgeht, der höhere Kontrast trotz gleicher objektiver Unschärfe stets den Eindruck größerer subjektiver Schärfe. Da das Schichtbild in der Regel niedrigere Kontraste aufweist als die Übersichtsaufnahme, wird der Betrachter das gleiche Detail in ihm als wesentlich unschärfer empfinden als auf der Übersichtsaufnahme, und ein Schichtbild mit einem größeren Verwischungsgrad für unschärfer halten als eines mit kleinerem Verwischungsgrad, auch wenn die objektive Unschärfe die gleiche ist. In Abb. 257 werden das Übersichtsbild und Tomogramme einer Keilbeinhöhle wiedergegeben, wobei sich die beiden Tomogramme lediglich durch ihren Kontrast unterscheiden. Man erkennt hier zunächst die beträchtlichen Schärfeunterschiede zwischen dem Übersichtsbild und der Schichtaufnahme, obwohl der Weichteilsaum in der Kieferhöhle die gleiche Breite hat. Ein ähnliches Empfinden ist auch trotz gleicher Unschärfe beim Vergleich der beiden Schichtaufnahmen vorhanden.

SPIEGLER spricht besonders im Hinblick auf die Betrachtung von Röntgenbildern von einem Hang nach Schärfe und hohem Kontrast, bei dem alle „häßlichen Unschärfen" verschwinden, weil der durchschnittliche Betrachter ein schönes Bild dem getreuen vorzieht.

Gerade im Schichtbild ist es erforderlich, trotz des Machschen Phänomens die wirklichen Übergänge zu sehen, schon um die echten Konturen von Wischschatten unterscheiden zu können. Dazu trägt die Eigenart des tomographischen Bildes wesentlich bei, denn in ihm sind die im Summationsbild durch die Überlagerung erzeugten und mehr ins Auge springenden kontrastreichen Details weitestgehend eliminiert, und der Kontrast der noch vorhandenen ist eingeebnet. Dies macht Abb. 258 deutlich. In Abb. 258a ist zunächst ein

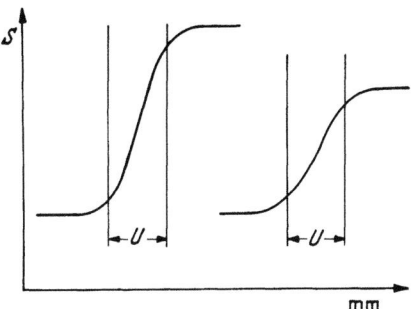

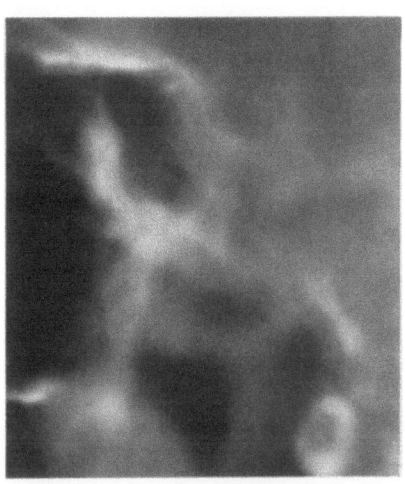

Abb. 256. Die Abnahme des Schwärzungskontrasts führt zu einem flacheren Kurvenverlauf des Übergangs zwischen zwei kontrastierenden Flächen und ruft trotz gleicher objektiver Unschärfe der Grenzkontur den subjektiven Eindruck einer geringeren Schärfe hervor

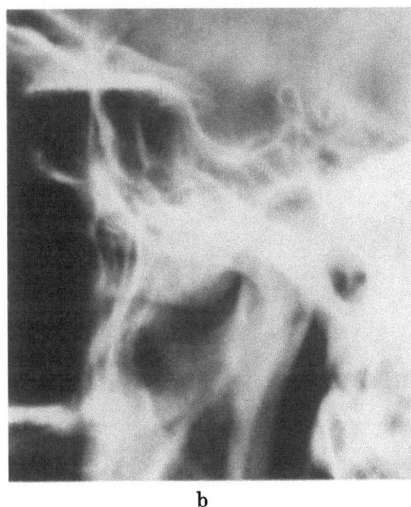

b

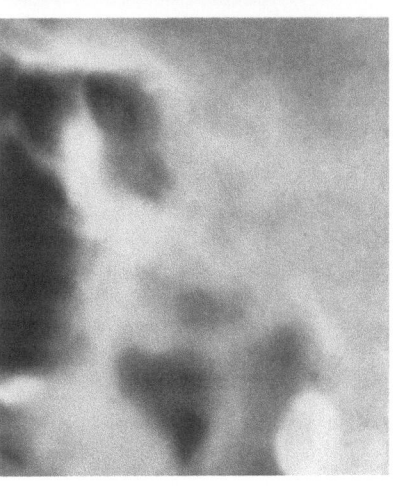

c

Abb. 257a—c. Übersichtsaufnahme (a) und Tomogramme (b und c) einer Keilbeinhöhle. Die beiden Tomogramme unterscheiden sich lediglich durch ihren Schwärzungskontrast, die objektive Unschärfe ist auf beiden gleich. Infolge ihres höheren Schwärzungskontrastes erscheint aber die Aufnahme b subjektiv schärfer als die Aufnahme c

Übersichtsbild wiedergegeben, in dem die hohen Kontraste das Bild beherrschen, und somit die in Abb. 258b sichtbare mediale Seite der Hohlraumfigur mit ihren niedrigen Kontrasten im kontrastreichen Lungenbild untergehen lassen. Sie kommt erst im Tomogramm deutlich zur Darstellung. Besonders für die Diagnose ist es aber wichtig, zu wissen, ob eine vollständig geschlossene Ringfigur vorliegt. Das Tomogramm in Abb. 258b beantwortet diese Frage. Es ist zwar relativ unscharf, aber die hohen Kontraste in der Nachbarschaft sind verschwunden. Daher ist es dem Betrachter möglich, den Lokalkontrast, obwohl er auch gemindert ist, besser zu erkennen.

Dennoch muß gefordert werden, die durch die Tomographie erzeugte Unschärfe so gering wie möglich zu halten. Denn eine apparativ bzw. verfahrensbedingte Unschärfe kann die schwachen im Bild vorhandenen Kontraste auch so weit einebnen, daß sie unter die Erkennbarkeitsschwelle sinken. Hierfür bringt Abb. 259 ein typisches Beispiel. Sie zeigt einen durch Osteomyelitis veränderten Knochen. In Abb. 259b wird bei hypocycloidaler Verwischung eine Einschmelzung mit zentraler Verkalkung sichtbar. Die mit gleichem Pendelwinkel ausgeführte kreisförmige Verwischung vergrößert nicht nur die Unschärfe, sondern verfälscht dadurch auch den Kontrast so weit, daß der Einschmelzungs-

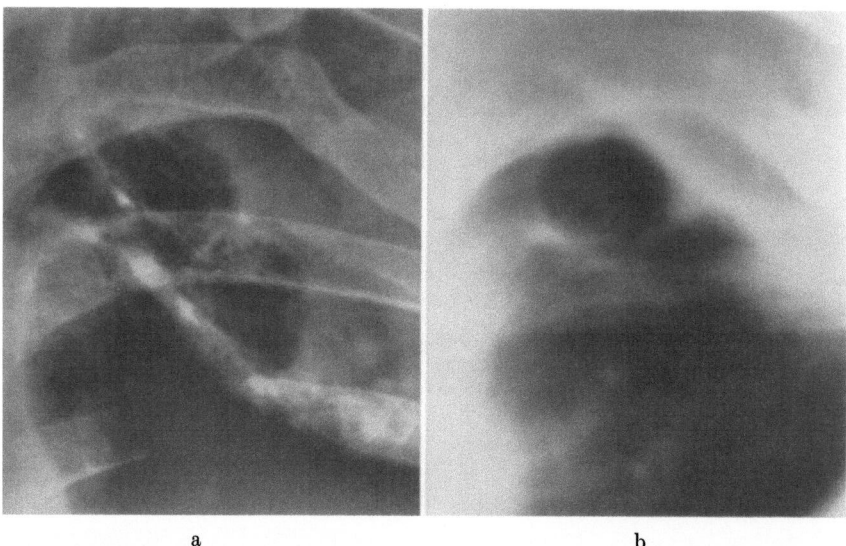

a   b

Abb. 258a u. b. Übersichtsaufnahme (a) und Tomogramm (b) einer Lungenspitze mit Hohlraumfiguren. Obwohl die mediale Wand der oberen Hohlraumfigur auf beiden Aufnahmen dargestellt ist, läßt sie sich nur auf dem wesentlich kontrast- und detailärmeren Tomogramm mit Sicherheit erkennen

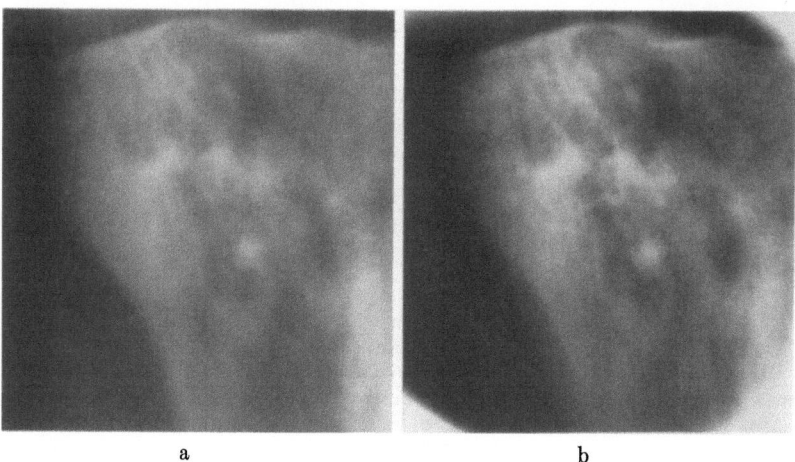

a   b

Abb. 259a u. b. Tomogramme einer osteomyelitisch veränderten Tibia. a kreisförmige, b hypocycloidale Verwischung. Durch die größere Unschärfe bei der kreisförmigen Verwischung kommt es zu einer Kontrastminderung, die die Detailerkennbarkeit erheblich beeinträchtigt

hof nahezu nicht mehr sichtbar ist. Die systembedingte größere Unschärfe ist also immer mit einer objektiven Kontrastminderung verbunden, die schwache Kontraste bis zur Unsichtbarkeit reduzieren kann (Abb. 260).

Bisher wurde lediglich vom Kontrast als unveränderlicher Größe gesprochen. Es bestehen jedoch noch eindeutige Beziehungen zwischen einem gegebenen Kontrast und der Charakteristik der Schwärzungskurve des Films. Ein gleicher Dosiskontrast kann, je nachdem in welchem Teil der Schwärzungskurve er abgebildet wird, zu sehr unterschiedlichen Schwärzungskontrasten führen (Abb. 261). Geschieht dies im unteren Durchhang der Schwärzungskurve, so ergibt sich ein geringer Schwärzungskontrast, der unter Umständen unter der Erkennbarkeitsgrenze liegen kann. Werden die kontrastierenden Intensitäten um einen gleichen Prozentsatz angehoben, so daß sie zu Schwärzungen im geradlinigen Teil der Kurve führen, erzeugen sie einen wesentlich höheren Schwärzungskontrast, der die Detailerkennbarkeit steigert. Werden sie andererseits in zu hohe Schwärzungen

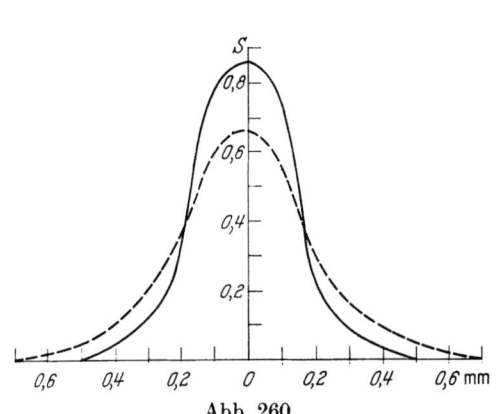
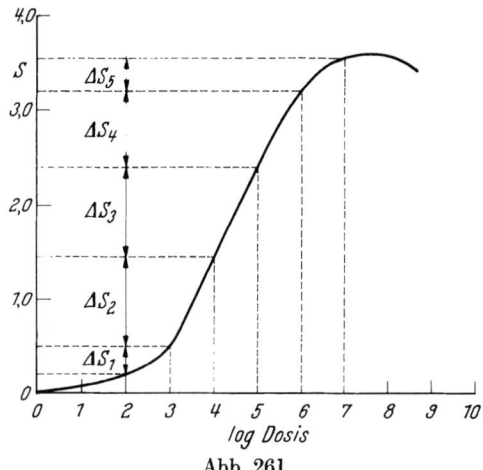

Abb. 260.

Abb. 261.

Abb. 260. Mikrophotometerkurven eines Spaltbildes. Die Zunahme der Unschärfe führt stets zu einer Kontrastminderung

Abb. 261. Beziehung zwischen Dosiskontrast und Schwärzungskontrast bei Folienfilmen

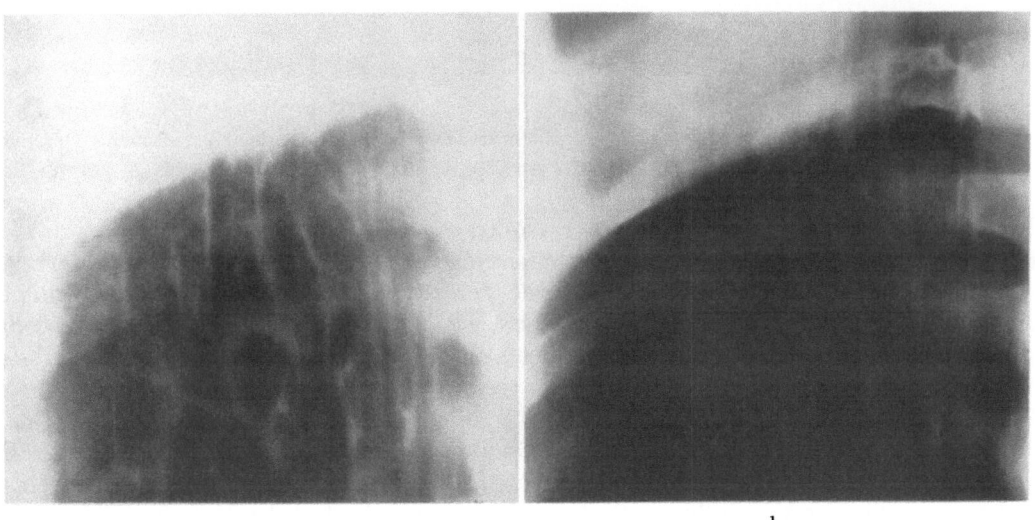

a   b

Abb. 262a u. b. Tomogramme einer Lungenspitze, in denen der Dosisgrobkontrast so hoch ist, daß er nicht mehr innerhalb des optimalen Bereichs der Schwärzungskurve, in dem eine ausreichende Detailerkennbarkeit möglich ist, abgebildet werden kann. Eine beurteilbare Gesamtdarstellung erfordert daher zwei Aufnahmen mit unterschiedlicher Belichtung, einmal für die Lungenstruktur (a) und einmal für die Einzelheiten in den Rippen (b)

verlagert, so ist der gleiche Dosiskontrast trotz gleichbleibendem Schwärzungskontrast bei der üblichen Schaukastenbetrachtung und der meist mangelhaften Ausblendung infolge Überstrahlung durch hellere Bildabschnitte wiederum nicht mehr wahrzunehmen. Schon bei Schwärzungen über 1,5 wird die Gesichtsfeldleuchtdichte so gering, daß die Weber-Fechnersche Regel nicht mehr gilt. Dadurch ist die Unterschiedsempfindlichkeit, deren Optimum bei einer mittleren Leuchtdichte etwa zwischen 200 und 10 000 asb erreicht wird, bereits deutlich gemindert. Wenn der Schwärzungsumfang des Röntgenbildes sehr groß ist, so sind auch noch Schwärzungen wesentlich geringerer Intensität vorhanden. Sie wirken bei der Betrachtung der dunklen Abschnitte als Störlichtquellen und führen zur sog. physiologischen Blendung, die auftritt, wenn größere Helligkeitsunterschiede als 1:30 vorliegen. Sie ist in diesem Fall als direkte Blendung anzusehen. Wenn auch eine Papierkopie wegen der wesentlich kürzeren Gradationskurve solche Erscheinungen nur bedingt wiederzugeben vermag, so wird auch in Abb. 262 deutlich, daß diese Bilder den beurteilbaren Maximalkontrast, d.h. den Helligkeitsumfang von 1:30 überschreiten. Deshalb ist es auf beiden Bildern nicht möglich, die dem Tomogramm eigenen geringen Lokalkontraste in ihrer Gesamtheit zu erkennen. Je nach Belichtung wird entweder der Detailkontrast in den unter einer Schwarte liegenden Rippen sichtbar, und die wesentlich dunklere Lungenstruktur ist überstrahlt, oder aber die Kontraste in der Lunge liegen im Bereich mittlerer Schwärzung, dann werden die Kontraste in den Rippen in den unteren Durchhang der Schwärzungskurve verlagert und unsichtbar.

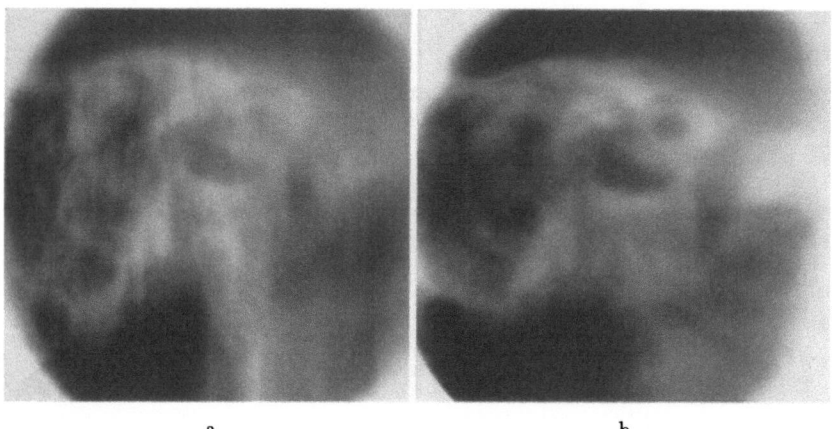

a   b

Abb. 263 a u. b. Tomogramme des Felsenbeins mit (a) linearer und (b) hypocycloidaler Verwischung. Durch den wesentlich homogeneren Untergrund ist die Detailerkennbarkeit in b besser

Besonders wegen der geringen Detailkontraste ist es bei der Tomographie deshalb erforderlich, unter solchen Gegebenheiten Aufnahmen mit verschiedener Belichtung anzufertigen.

Daß bei lebhaften Untergrundstrukturen der zur Erkennung erforderliche Minimalkontrast höher ist als bei homogenen Flächen, ist allgemein bekannt. Daraus kann ohne weiteres geschlossen werden, daß unter einem unruhigen Untergrund auch die Detailerkennbarkeit leidet und daß hierin einer der wesentlichen Nachteile der eindimensionalen Tomographie zu suchen ist. Wegen des geringeren Verwischungsgrades sind hier mehr Störschatten sichtbar als bei mehrdimensionaler Verwischung. Abb. 263 zeigt in Ergänzung zur Abb. 215 diesen Effekt an einem Ohrtomogramm: trotz gleicher Schichthöhe sind bei geradliniger Verwischung die Bogengänge und ein Teil der Knochensepten nicht sichtbar, während sie bei mehrdimensionaler Verwischung durch die wesentlich ausgeprägtere „Homogenisierung" eindeutig erkennbar sind. Dieser Unterschied ist übrigens schon Grossmann aufgefallen.

Die bisherigen Betrachtungen über Kontrast und Schärfe befaßten sich ausschließlich mit den in der Schicht vorhandenen Bilddetails und deren Veränderung durch die unterschiedliche Bilderzeugung. Aus Abb. 264 geht jedoch hervor, daß auch der Wischschatten den Bildeindruck wesentlich beeinflußt. Die Übersichtsaufnahme eines Unterschenkels zeigt eine ausgedehnte osteolytische Destruktion der Tibia. Sie läßt gleichzeitig die Breite der Weichteile neben dem Knochen erkennen sowie Schwärzungsunterschiede innerhalb des Weichteilschattens, die durch Muskeln und Fettgewebe hervorgerufen wurden. In zahlreichen Arbeiten, so z.B. bei Edholm, wird hervorgehoben, daß der Wischschatten im allgemeinen in der Grundstruktur der Nachbarschaft untergeht. Dies trifft jedoch nur zu, wenn deren Struktur weitgehend inhomogen ist. Im vorliegenden Fall wird jedoch nicht nur die Dichte des Weichteilschattens durch den Wischschatten deutlich beeinflußt, sondern man glaubt sogar Kanten zu sehen, ein Eindruck der durch die Änderung der Gradienten in den Weichteilen hervorgerufen wird und von der Art der Verwischung ab-

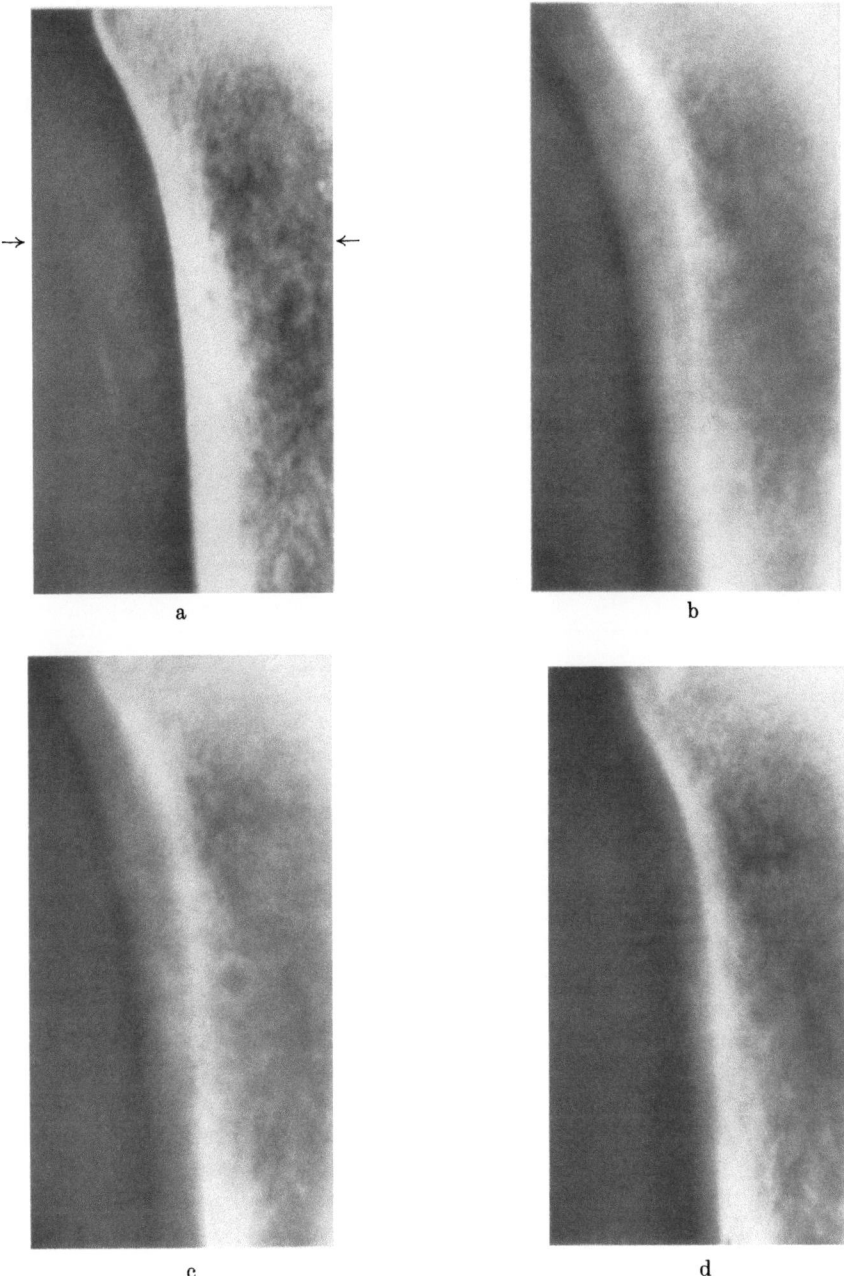

Abb. 264. I. Übersichtsaufnahme und Tomogramme einer osteolytisch destruierten Tibia. a Übersichtsaufnahme b kreisförmig, c elliptisch und d hypocycloidal verwischtes Tomogramm

hängig ist. Die einzelnen Abbildungen zeigen jedoch, daß auch im Knochen selbst, und zwar sowohl in der Compacta wie in der Spongiosa, deutlich sichtbare Schwärzungs-änderungen auftreten können, die z.B. den Eindruck einer sehr unterschiedlichen Dicke der Compacta hervorrufen. Die Mikrometerkurven durch die Bildmitte an der mit Pfeil markierten Stelle veranschaulichen den unterschiedlichen Verlauf der Übergänge. Er unterscheidet sich auf den einzelnen Tomogrammen infolge der wechselnden Wischschatten nicht nur dadurch, daß die Kurven insgesamt flacher oder steiler werden, sondern durch die innerhalb der Kurve auftretenden Gradienten völlig unterschiedlicher Steilheit. Die Form dieser Kurven ist nach den klassischen Untersuchungen Machs für die Konturerkennung maßgebend. Immer dann, wenn innerhalb eines ansteigenden oder abfallenden Astes die Kurve aus einem konvexen in einen konkaven Verlauf oder umgekehrt übergeht, wird eine Kontur wahrgenommen. Auch im vorliegenden Beispiel werden Konturen sichtbar, die in Wirklichkeit in dieser Form und Intensität überhaupt nicht vorhanden sind. Die Konturerkennung in Abhängigkeit vom Gradienten wurde bereits von Mach auch mathematisch belegt. Der subjektive Bildeindruck ist danach die Summe aus der echten Leuchtdichteverteilung und ihrer negativen zweiten Ableitung, wobei die Schwärzung als Funktion dieses Bezirks angesehen wird. Schon Mach vermutete, daß dieses Phänomen

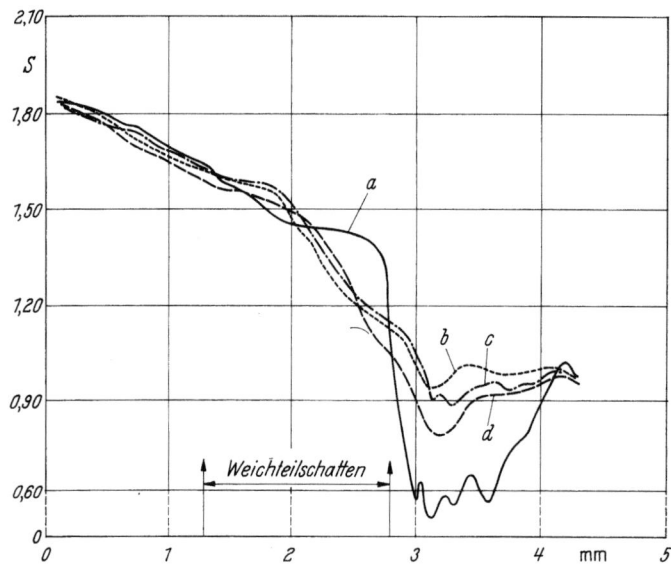

Abb. 264 II. Die zu den Aufnahmen zugehörigen Mikrophotometerkurven in der mit Pfeilen markierten Höhe. Die in den Bildern sichtbaren unterschiedlichen Konturen entstehen durch die unterschiedlichen Gradienten der Kurven der Schwärzungsübergänge

durch einen niederfrequenten Nystagmus geringer Amplitude bedingt ist, eine Annahme, die erst in letzter Zeit durch verschiedene Untersuchungen, vor allem aus der Schule Schobers und von Ditchburn im Prinzip bestätigt werden konnte.

Über die Konturerkennung unter Bedingungen, wie sie im Röntgenschichtbild gegeben sind, hat auch Edholm Untersuchungen ausgeführt, wobei er sechs verschiedene Kurvenformen des Übergangs zwischen zwei Schwärzungen konstruierte und feststellte, wie sie gesehen werden. Dabei war jede Profilkurve um den Mittelpunkt symmetrisch und der maximale Gradient bei allen gleich. In Abb. 265 sind drei dieser Kurven wiedergegeben: a) zeigt die photometrische Kurvenform, b) die erste Ableitung dieser Kurve, c) ihre negative zweite Ableitung, d) die Summe von a und c und e) gibt die objektive Unschärfe an. Der Vergleich der Bildeindrücke mit den Kurven macht es augenscheinlich, daß im wesentlichen das Verhältnis des maximalen Gradienten der Kurve zu den Nachbargradienten für das Wahrnehmen einer Kontur verantwortlich ist. Dabei zeigt sich auch die z.T. außerordentliche Diskrepanz zwischen der photometrischen Kurve und dem subjektiven Bildeindruck. Die dritte Kurve erzeugt wegen ihres kurzen, steilen Mittelteiles den Eindruck einer wesentlich schärferen Kontur, obwohl der mittlere Gradient wesentlich flacher ist als die der beiden anderen Kurven, und die objektive Unschärfe am größten ist. Daß die im üblichen Röntgenbild vorkommenden Kurvenformen an Schwärzungsübergängen im Schichtbild durch eine Vielzahl von Faktoren — die durch die Bewegungsform erzeugte Projektionsunschärfe, den Verwischungsgradienten und vor allem die Beschaffenheit des Objekts wie Kontrast, Größe, Neigung seiner Grenzflächen zur Schichtebene und seine Umgebung — beeinflußt werden, wurde bereits in den einzelnen Kapiteln erläutert. Ebenso wurde schon besprochen, daß die Ausdehnung des Objekts in Richtung einer der vorkommenden Projektionen eine wesentliche Rolle spielt. Dagegen wurde noch nicht erwähnt, daß gelegentlich Konturen bzw. Konturveränderungen auftreten können, wenn ein Objekt nur sehr wenig die Schicht überragt. Dadurch entstehen Wischschatten, die plötzlich abreißen und einen steilen Übergang erzeugen, der als Kantenbild wahrgenommen wird. Sofern er noch in der Nähe der Objektgrenze liegt, kann er diese verfälschen. Unter Umständen kann der Wischschatten auch wegen seiner begrenzten Ausdehnung nach beiden Seiten sogar zur Kontrastumkehr im Gebiet der höheren Schwärzung führen, eine Erscheinung, die bereits bei den Wischschatten ausführlich besprochen wurde.

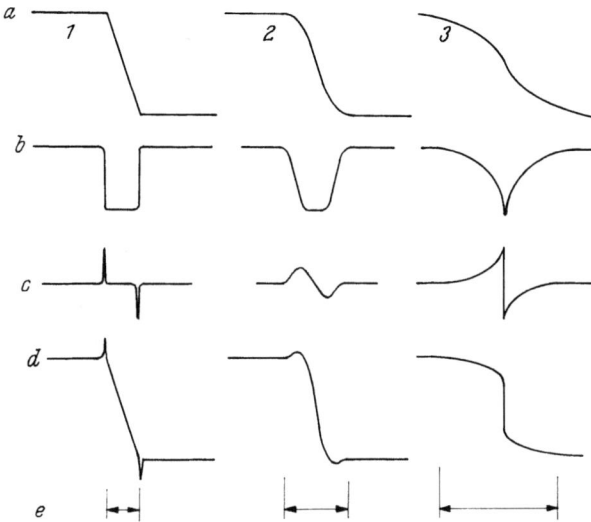

Abb. 265 Schematische Darstellung des MACH-Effekts (nach EDHOLM). a Zeigt drei verschiedene photometrische Kurvenformen; b ihre erste Ableitung; c ihre zweite negative Ableitung; d die Summe von a und b, die den optischen Eindruck wiedergibt; e die objektive Unschärfe

Diese optischen Täuschungsmöglichkeiten in Verbindung mit dem bereits mehrfach zitierten Hang nach Schärfe erklären auch, warum ein oberflächlicher Betrachter die Schichtbilder mit eindimensionaler Verwischung denen mit mehrdimensionaler vorzieht: auf den ersten Blick wirken sie schärfer und dem Übersichtsbild ähnlicher. Abb. 266, auf der zwei unter gleichen geometrischen Bedingungen und ähnlichem Verwischungsgrad aber einmal bei linearer und einmal bei hypocycloidaler Verwischung aufgenommene Tomogramme abgebildet sind, läßt dies deutlich erkennen. Obwohl auf dem linearen Tomogramm nur die Schatten, die in der Verwischungsrichtung verlaufen, schärfer sind, beherrschen sie doch so weit das Bild, daß erst ein objektiver Vergleich unter Mitverwertung der anatomischen Gegebenheiten zeigt, daß das Tomogramm mit hypocycloidaler Verwischung das Objekt richtiger wiedergibt.

Der Vergleich zeigt aber ebenfalls, daß es auch für den erfahrenen Betrachter unmöglich ist, echte Konturen von Wischschatten zu unterscheiden. Wie stark durch die einseitige Schärfe der Bildcharakter verfälscht werden kann, wird noch augenfälliger durch die beiden Tomogramme in Abb. 267, die sich dadurch unterscheiden, daß die lineare Verwischung einmal parallel zur Körperlängsachse und einmal im rechten Winkel dazu erfolgte. Jedes Bild enthält eine Vielzahl von Konturen, die im anatomischen Bild vorkommen können und deshalb als echt erachtet werden. Wie soll der Betrachter nun entscheiden, ob sie in der Schicht liegen oder Wischschatten sind? Schon GROSSMANN hat darauf hingewiesen, daß die eindimensionale Verwischung bei Feinstrukturen und großen Kontrasten, wie sie im Strukturbild des Knochens vorkommen, der mehrdimensionalen unterlegen ist.

Er geht jedoch über diese Erkenntnis mit der Bemerkung hinweg, daß die Schichtdarstellung der Knochenstruktur von untergeordneter Bedeutung sei. Diese Feststellung traf sicher für die Frühzeit der Tomographie zu, ist heute aber nicht mehr berechtigt. Inzwischen hat auch Bloedner in seiner Monographie, in der er das anatomische Substrat mit dem Schichtbild verglich, nachgewiesen, daß auch bei den geringen in der Lunge vor-

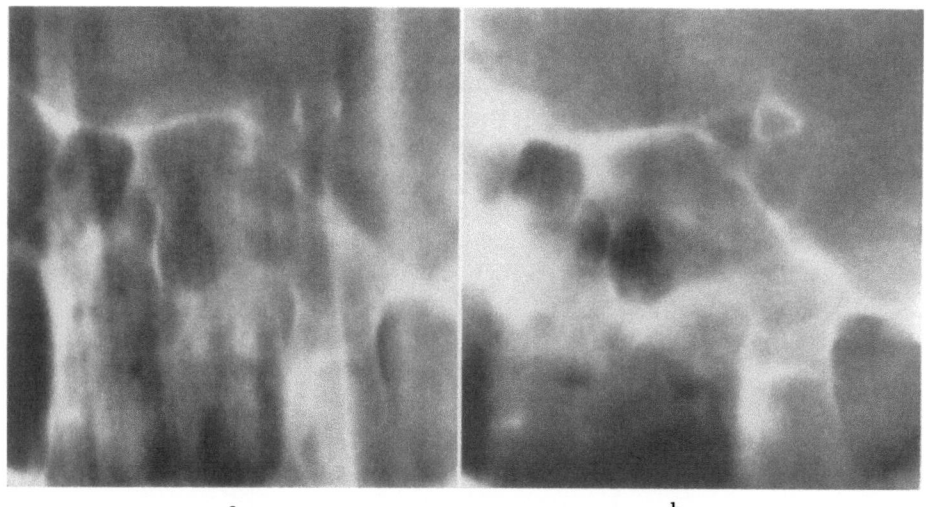

a   b

Abb. 266a u. b. Tomogramme einer Keilbeinhöhle mit linearer (a) und hypocycloidaler (b) Verwischung. Trotz gleicher geometrischer Verhältnisse imponiert das Tomogramm mit linearer Verwischung schärfer. Bei näherer Betrachtung erkennt man jedoch, daß dieser Eindruck nur durch die scharfen Wischschatten bzw. nicht verwischten Konturen nicht in der Schicht liegender Details hervorgerufen wird

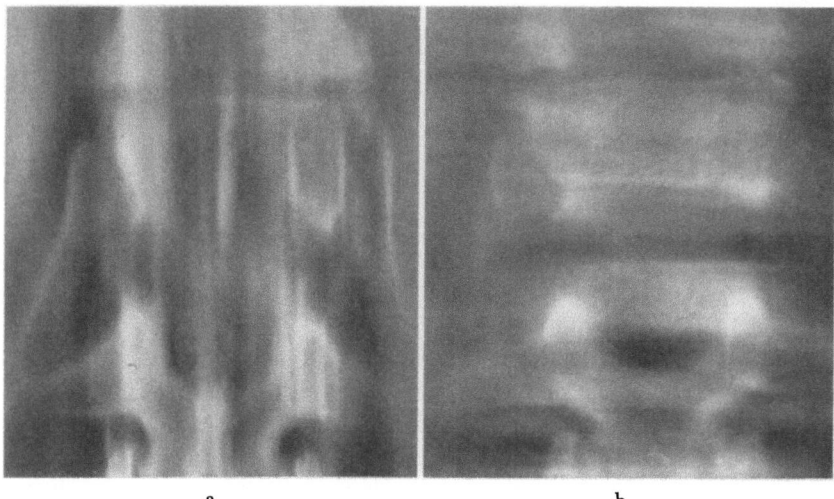

a   b

Abb. 267a u. b. Tomogramme der Lendenwirbelsäule mit linearer Verwischung in gleicher Schichthöhe. a Verwischung in Richtung der Wirbelsäulenachse; b Verwischung quer zur Wirbelsäulenachse

kommenden Kontrasten erhebliche Täuschungen und Fehldeutungen möglich sind. Abb. 270 kann hierfür ebenfalls als Beweis dienen.

Auch die mehrdimensionale Verwischung mit Vorzugsrichtung kann den Bildeindruck subjektiv dahingehend beeinflussen, daß die Bilder besser eingestuft werden als die mit einer komplexen Bewegung angefertigten, einfach deshalb, weil man das zugrunde liegende anatomische Substrat nicht in allen Einzelheiten kennt (Abb. 268). Erst wenn man bei der elliptischen Verwischung auch die Hauptrichtung um 90° dreht, wird offensichtlich, daß auch hier die Vorzugsrichtung den Bildcharakter verfälscht.

Im allgemeinen sind die Kontraste im Tomogramm niedriger als im Übersichtsbild. Gelegentlich kann dies jedoch auch umgekehrt sein. Dadurch werden dann im Tomogramm die auf der Übersichtsaufnahme vorkommenden optischen Täuschungen ververmieden. Abb. 269 ist hierfür ein Beispiel. In diesem Fall wird durch den geringen Kontrast auf dem Übersichtsbild eine vollständige Deckplatte des Wirbelkörpers vorgetäuscht. Erst eine isolierte Betrachtung des betreffenden Abschnittes zeigt, daß ein Teil der Kante fehlt — das Auge hat zunächst die Kontur einfach verlängert, eine Form der optischen Täuschung auf die schon SPIEGLER aufmerksam gemacht hat —. Im Schichtbild ist die Unterbrechung der Kante wegen des höheren Kontrastes, der in diesem Fall durch den Tangentialeffekt zu erklären ist, sofort erkennbar.

Die Schwierigkeiten wachsen noch beträchtlich, wenn man zwei verschiedene Schichtsysteme miteinander vergleichen soll, eine Aufgabe, der sich schon oft Mediziner und Physiker unterzogen haben (z. B. BAIER). Von den in Abb. 270 wiedergegebenen Tomogrammen einer Kaverne wurde eines an einem Schichtgerät mit planparalleler Röhren-Film-Bewegung, einem Focus—Film-Abstand von 140 cm und einem Objekt—Film-Abstand von 15 cm bei einem Pendelwinkel von etwa 40⁰ aufgenommen, das andere an einem Schichtgerät mit Bewegung von Röhre und Film auf Kreisbögen, dem gleichen Focus—Film-Abstand, jedoch einem Objekt—Film-Abstand von 32 cm und einem Pendelwinkel von 55⁰. Auch wenn angenommen wird, daß die Aufnahmespannung die gleiche war, so unterscheiden sich die Tomogramme in allen wesentlichen Daten: dem Pendelwinkel, dem Verwischungsgrad, der Verwischungsform, dem Vergrößerungsfaktor, die alle den Kontrast, die Bildschärfe und die Störschattenform beeinflussen. Wie soll ein Radiologe, der das anatomische Substrat nicht kennt, hier feststellen können, welches Tomogramm objektgetreuer ist ?

i) Strahlenbelastung bei Schichtaufnahmen

Ältere Untersuchungen, die sich näher mit der Frage der Strahlenbelastung bei Schichtaufnahmen befassen, sind relativ selten. In den zahlreichen Veröffentlichungen über die Tomographie beschränken sich die Angaben auf die Oberflächendosis und die zulässige Zahl der Schichtaufnahmen, wobei im allgemeinen als angenommener Grenzwert eine Oberflächendosis von 100 R gilt (GEBAUER; JUNG; VALLEBONA und seine Schule). Sie

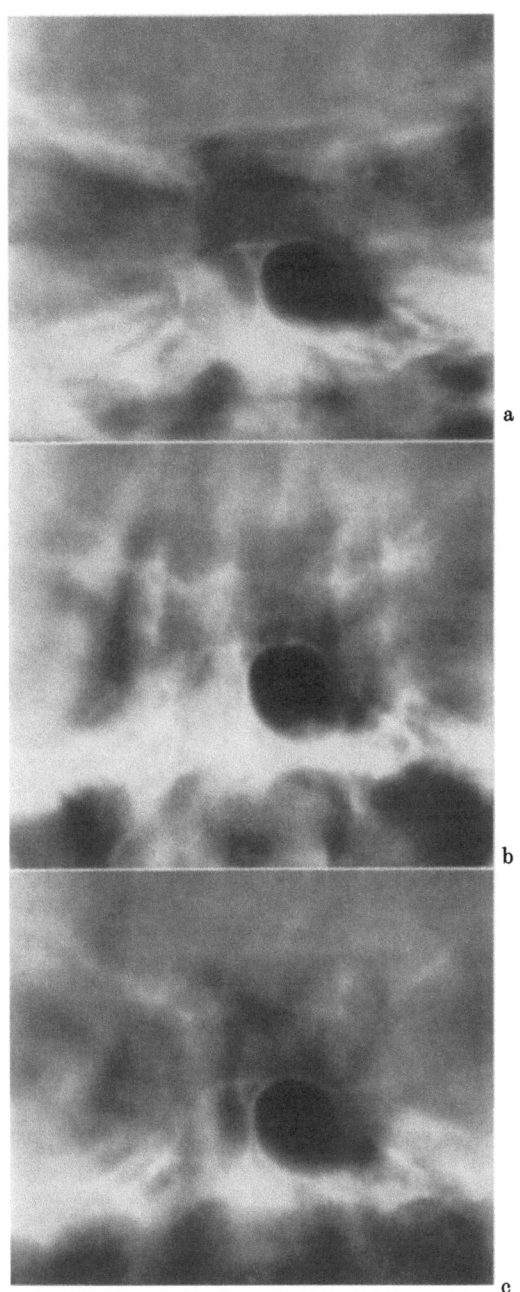

Abb. 268a—c. Sagittale Tomogramme durch das Keilbeinhöhlengebiet in gleicher Schichthöhe. a Elliptische Verwischung, Längsdurchmesser der Verwischungsfigur quer zur Körperlängsachse; b elliptische Verwischung, Längsdurchmesser parallel zur Körperlängsachse; c hypocycloidale Verwischung

kann danach z.B. bei Schichtaufnahmen des Schädels bei etwa 80 Aufnahmen erreicht werden. Auch Pöschl konnte bei Schädeltomogrammen eine Oberflächendosis ermitteln, die etwa diesem Wert entspricht, nämlich 0,3 bis 0,8 R pro Aufnahme. Einige Gegner der Tomographie wiesen auf die Strahlengefährdung hin, allerdings ohne etwas über die Dosishöhe auszusagen, wie z.B. Schütz, der feststellte, daß die Zahl der Aufnahmen, die zur

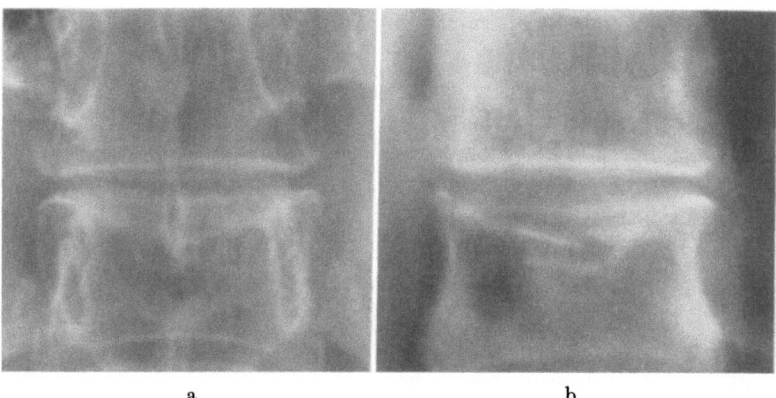

a   b

Abb. 269a u. b. Übersichtsaufnahme (a) und Tomogramm (b) eines Lendenwirbelsäulenabschnitts. Durch den in diesem Fall unterschwelligen Kontrast auf der Übersichtsaufnahme ist die Konturunterbrechung an der oberen Kante des unteren Wirbelkörpers nicht zu erkennen

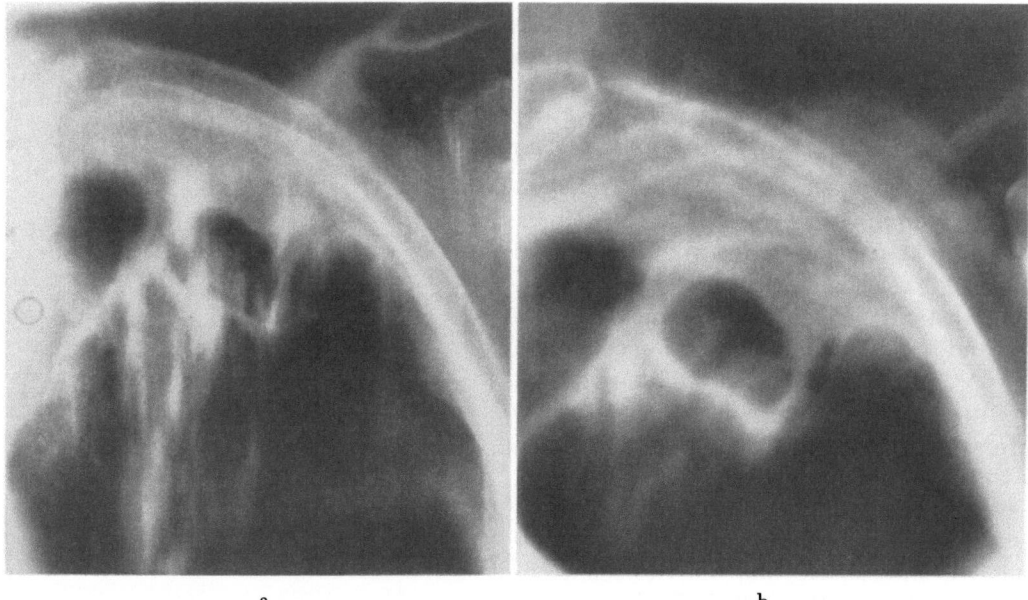

a   b

Abb. 270a u. b. Schichtaufnahmen einer Lungenspitze mit Kaverne, die in gleicher Schichthöhe an verschiedenen Geräten aufgenommen wurde. a Lineare Verwischung, Bewegung von Röhre und Empfangsorgan auf parallelen Geraden, Vergrößerungsfaktor 1,1, Schichtwinkel 40°. b Hypocycloidale Verwischung, Bewegung von Röhre und Empfangsorgan auf Kugelkalotten, Vergrößerungsfaktor 1,3, Schichtwinkel 55°

vollständigen Darstellung des Felsenbeins notwendig sind, sehr hoch seien, besonders in der Position nach Schüller, und daß bei Belichtungszeiten von einigen Sekunden deshalb Strahlenschädigungen zu befürchten seien. Auch die neueren zusammenfassenden Arbeiten von Holthusen, Larsson, Seelentag u.a. enthalten ebenso wie die Berichte der ICRP und des medizinischen Forschungsrates von Großbritannien im wesentlichen nur allgemeinstatistische Angaben und Meßergebnisse über die Strahlenbelastung des Menschen durch röntgendiagnostische Maßnahmen und erwähnen Schichtaufnahmen, wenn überhaupt, nur am Rande. Eine gewisse Diskussion dieses Problems wurde durch die Verfechter der Simultanschichttechnik in Gang gesetzt. Sie ging jedoch meist nur um die Dosiseinsparung durch Simultanserien gegenüber Einzelbildserien. So hat z. B. BACKLUND lediglich in einer Vergleichstabelle darauf hingewiesen, daß die Oberflächendosis bei seiner Methode der simultanen Telefilmplanigraphie außerordentlich stark reduziert sei. Untersuchungen über den gesamten Fragenkomplex der Strahlenbelastung bei der Tomographie wurden erst von der Internationalen Kommission für radiologische Einheiten und Maße (ICRU), Unterkomittee IV, body section equipment, angeregt und Ende der Fünfziger Jahre vor allem im Riederinstitut der Universität München durchgeführt (KLEMS; SHEN; STÄHLI; STIEVE; WIDENMANN). Sie sollen hier als Grundlage für die Erörterungen dienen. Entsprechend den bisherigen Gepflogenheiten wird auch in diesem Kapitel das Gesamtgebiet unterteilt und zwar auf die Einzelgebiete: Strahlenbelastung der Oberfläche, Dosisverteilung im Körper, Dosisbedarf am Film und Strahlenbelastung der Gonaden.

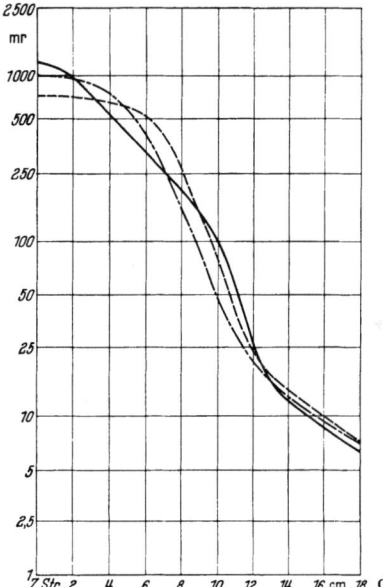

Abb. 271a—d. Feldgröße und Dosisverteilung auf der röhrennahen Oberfläche eines 20 cm dicken Wasserphantoms bei 3 cm (a), $9^1/_2$ cm (b) und 16 cm (c) Schichthöhe, lineare Verwischung, System mit planparalleler Bewegung von Röhre und Film. d Dosisverlauf in der Mittellinie, bezogen auf 1 mR am Film. Feldgröße 20 cm × 20 cm am Film, Focus—Film-Abstand 150 cm, Focus—Oberflächen-Abstand 122 cm, 80 kV, 2 mm Al. —— 3 cm, —·—·— $9^1/_2$ cm, - - - - 16 cm Schichthöhe

Bevor die Ergebnisse im einzelnen besprochen werden, sollen noch einige technische Bemerkungen vorangestellt werden:

Alle Dosisangaben sind, da es sich um rein diagnostische Probleme handelt, einem Vorschlag FRANKEs entsprechend, auf eine einheitliche Dosis am Film, genauer an der Vorderfolie bezogen. Denn wie die Untersuchungen von HERZ, SPIEGLER, STIEVE, WIDENMANN u. a. zeigen, ist im diagnostisch verwendeten Spannungsbereich von etwa 50—150 kV bei Verwendung von Verstärkerfolien auf Calciumwolframatbasis bis zu einem mittleren Verstärkungsfaktor (sog. Universalfolien) für eine gleiche Schwärzung des Films unabhängig von der Spannung stets die gleiche Dosis an der Vorderfolie notwendig. Die hier vorgelegten Zahlenwerte gehen von der Bezugsdosis 1 mR aus. In der Praxis ist nach unseren Erfahrungen und Messungen die mittlere Filmdosis bei Verwendung eines empfindlichen Films und guten Entwicklers heute schon beträchtlich niedriger. Nach Morgan, Schober und eigenen Untersuchungen bei der Schwärzungseinstellung an Belichtungsautomaten liegt die mittlere Filmschwärzung einer gut belichteten Röntgenaufnahme im bildwichtigen Teil etwa bei $S = 0,8$. Sie wird unter den photographischen Bedingungen unseres Instituts mit einer Dosis von etwa 0,6 mR erreicht. Eine konstante Bezugsdosis hat den großen Vorteil, daß alle Angaben in i, α und i, β bei Kenntnis des Dosisbedarfs am Film für jeden speziellen Fall leicht umgerechnet werden können. Dasselbe gilt natürlich für alle relativen Angaben der Gonadendosis. Spezielle Fragen über die bei der Tomographie am Film erforderliche Dosis werden in i, γ (S. 948) behandelt.

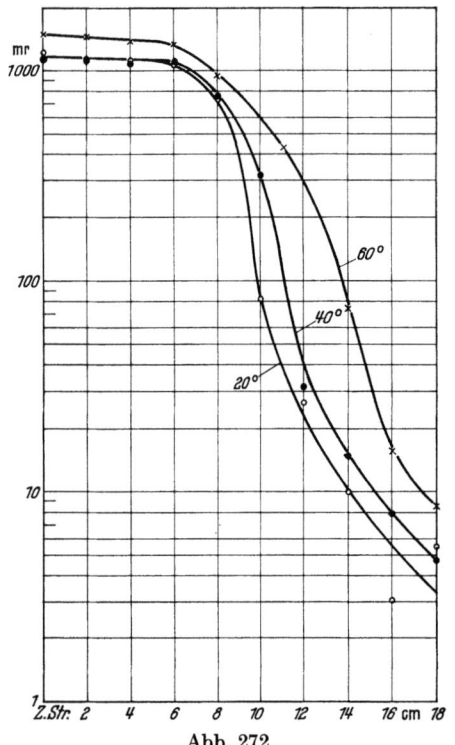

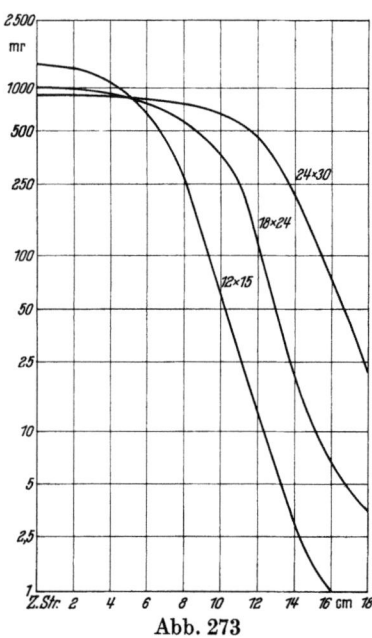

Abb. 272

Abb. 273

Abb. 272. Dosisverlauf auf der röhrennahen Oberfläche eines 20 cm dicken Wasserphantoms bei verschiedenen Pendelwinkeln. Schichthöhe 9½ cm, Focus—Film-Abstand 140 cm, Schichtebene—Film-Abstand 32 cm, lineare Verwischung, Bewegung von Röhre und Film auf Kreisbögen. 80 kV, 2 mm Al, Bezugswert 1 mR am Film

Abb. 273. Dosisverlauf auf der röhrennahen Oberfläche in der Mittellinie bei verschiedenen Feldgrößen. Pendelwinkel 40°, übrige Daten wie in Abb. 272

α) Strahlenbelastung der Oberfläche

Über die Oberflächendosis bei diagnostischen Maßnahmen im Gebiet des Strahleneinfallsfeldes liegen eine Reihe von Untersuchungen vor, von denen z.B. die von Wachsmann und von Sorrentino erwähnt werden sollen. Sie besagen, daß bei geeigneten focusnahen Blenden das Strahlenfeld praktisch homogen ist. Ein geringerer Dosisabfall zum Rande hin ist lediglich durch die unterschiedliche Rückstreuung gegeben, eine Beobachtung, die auch Zieler sichern konnte. Am Feldrand fällt die Dosis stark ab.

Bei Schichtaufnahmen am ruhenden Patienten unter Bewegung von Röhre und Film ändert sich durch die Bewegung gegenüber der Aufnahme mit stehender Röhre die Größe des Einfallsfeldes und die Dosisverteilung. Hier muß wiederum zwischen eindimensionalen und mehrdimensionalen Bewegungen unterschieden werden und weiterhin, ob die Bewegungen auf Kreisbögen bzw. Kugelkalotten oder auf planparallelen Ebenen stattfinden. In Abb. 271a sind zunächst die Verhältnisse bei linearer Verwischung an einem Gerät, bei dem Röhre und Empfangsorgan in einem Winkel von 38° auf planparallelen Ebenen bewegt werden, wiedergegeben. Dargestellt wurde die Dosisverteilung auf der Oberfläche eines 20 cm dicken, körperförmigen Wasserphantoms bei 3, 9,5 und 16 cm Schichthöhe (vom Tisch aus gemessen) und einer Feldgröße von 20 cm × 20 cm am Film. Die drei Abbildungen zeigen, daß die Fläche des Einfallfeldes in Richtung der Röhrenbewegung um so größer wird, je weiter die Schichtebene von der röhrennahen Oberfläche des Objekts entfernt ist. Da gewöhnlich die Lagerung bei der Schichtuntersuchung so erfolgt, daß die diagnostisch wichtigen Abschnitte filmnah liegen, muß also bei dieser Technik mit einer großflächigeren Hautbelastung gerechnet werden als bei Stehaufnahmen. Bei der Schichtaufnahme ergibt sich dabei gewöhnlich ein Dosismaximum in Feldmitte. Abb. 271b zeigt ergänzend zu den Filmaufnahmen den Dosisverlauf auf der Oberfläche bei denselben Schichthöhen. Wenn die Schichthöhe in der Nähe der röhrennahen Oberfläche liegt, zeigen sich auf der Körperoberfläche ähnliche Dosisverteilungen wie sie von Einfallsfeldern bei Übersichtsaufnahmen her bekannt sind. Der seitliche Abfall außerhalb des Nutzstrahlenbündels ist steil und erreicht etwa 6 cm vom Feldrand entfernt Werte von etwa $^1/_{10}$ der Einfalldosis. Je weiter die Schichthöhe von der Oberfläche entfernt ist, desto ausgeprägter bildet sich ein Dosismaximum in Feldmitte, von dem aus der Dosisabfall flach erfolgt. Trotz des unterschiedlichen Abfalls in den feldnahen Randpartien werden bei etwa 14 cm Abstand von der Feldmitte, das sind etwa 6 cm Abstand vom Feldrand bei Mittelstellung der Röhre, gleiche Werte erreicht. Daß die Verteilung der Dosis und ihr Verlauf, von den angegebenen Variationen abgesehen, auch noch von der Größe des Pendelwinkels abhängt, versteht sich von selbst (Abb. 272). Je größer der Pendelwinkel ist, desto größer ist das den direkten Strahlen ausgesetzte Feld an der Oberfläche, desto weniger ausgeprägt das Dosismaximum in der Mitte und desto schräger der Dosisabfall in den Randpartien. Bemerkenswert ist dabei noch, daß bei Schichtaufnahmen die zu verabreichende Dosis um etwa 30% höher liegen muß als bei Übersichtsaufnahmen unter gleichen Bedingungen, ohne daß die mittlere Dosis auf der Oberfläche im gleichen Verhältnis größer wird. Der Grund dafür ist in dem z.T. größeren Abstand der Röhre vom Einfallsort der Strahlung während der Bewegung zu suchen.

Die Verteilung der Einfalldosis ändert sich auch noch mit der Feldgröße. Abb. 273 zeigt die Verteilung bei einem 12 cm × 15 cm, 18 cm × 24 cm und 24 cm × 30 cm großen Feld in 9,5 cm Schichthöhe (vom Tisch aus gemessen) bei gleichem Pendelwinkel. Bezogen auf die gleiche Dosis an der Folie, nimmt die Einfalldosis mit der Größe des Feldes infolge Zunahme der Streustrahlen ab, eine Tatsache, die WILSEY bereits 1924 bei Stehaufnahmen beschrieben hat. Die Zunahme der Dosis auf der Oberfläche bei kleiner werdendem Feld hat bei Schichtaufnahmen ihre Grenzen. Wenn das Einfallsfeld kleiner wird als der Abstand der Schichtebene von der Oberfläche mal dem Tangens des halben Schichtwinkels, gibt es keinen Bezirk auf der Oberfläche, der während der gesamten Belichtung ständig im Bereich des einfallenden Strahlenbündels liegt (Abb. 274). Dieser Fall kommt z.B. bei der Schichtuntersuchung des Innenohrs mit kleinen Feldern vor, ist jedoch sonst relativ selten. Auf den Verlauf des Dosisabfalls in den Randpartien dagegen scheint die Feldgröße nur einen geringen Einfluß zu haben, denn die Kurven verlaufen annähernd parallel.

Bei der Bewegung von Röhre und Film auf Kreisbögen unterscheidet sich die Oberflächendosis in zweierlei Hinsicht:

1. ist der Dosisabfall zum Rande hin nicht so steil, weil der Focus—Haut-Abstand sich praktisch während des Schichtvorganges nicht ändert — in manchen Fällen wird er sogar kleiner —. Dadurch ist auch das Dosismaximum in Feldmitte wesentlich breiter. Entsprechende Vergleiche sind aus den Abb. 275 und 285 zu ziehen, die die Verhältnisse bei der Raumdosis wiedergeben.

2. ist die Gesamtdosis etwas höher, weil der Focus—Haut-Abstand durch den höheren Vergrößerungsfaktor bei etwa gleichem Focus—Empfangsorgan-Abstand kleiner ist. Für die gleiche Dosis am Film sind daher bei gleicher Feldgröße je nach dem Focus-Schicht-Abstand höhere Einfalldosen erforderlich. Abb. 275 bringt hierfür ein typisches Beispiel.

Die Einfalldosis ist hier etwa 2 mal so hoch wie bei dem Gerät mit planparalleler Röhren-Film-Bewegung (Abb. 273).

     Bei der mehrdimensionalen Bewegung ergibt sich ein Dosisabfall an allen Feldrändern. Abb. 276 zeigt z.B. an einer Filmbelichtung die Dosisverteilung auf der Oberfläche bei einem Gerät, bei dem sich Röhre und Empfangsorgan auf Kugelkalotten bewegen. Die Feldgröße betrug 18 cm × 24 cm am Empfangsorgan, der Pendelwinkel 44°. Die Verwischung erfolgte kreisförmig, die Schichthöhe war wiederum 9,5 cm. Auch hier besteht in allen Fällen, mit Ausnahme der Kleinstfelder, ein Dosismaximum in der Mitte. Der Dosisabfall nach außen hin ist ziemlich ungleichmäßig. Die prozentuale Verteilung der Dosis auf der

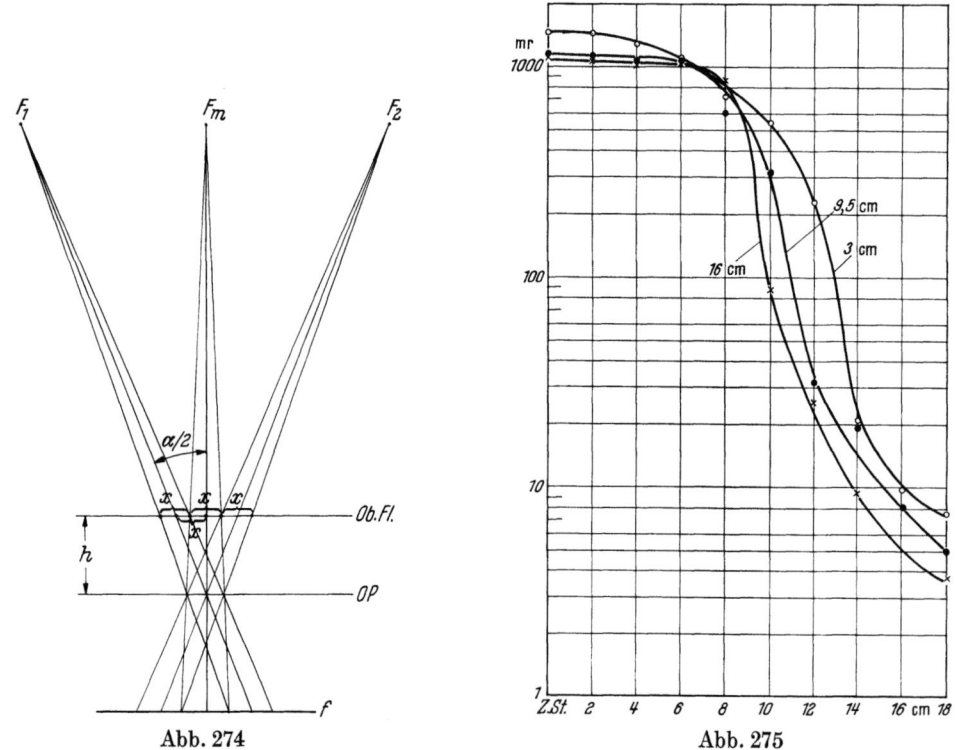

Abb. 274.   Abb. 275.

Abb. 274. Die geometrischen Beziehungen für die Berechnung des Grenzwerts der Feldlänge (x) auf der Oberfläche, bei der während der Röhrenbewegung kein Punkt mehr ständig im Bereich des einfallenden Strahlenbündels liegt ($x = h \cdot \mathrm{tg}\ \alpha/2$)

Abb. 275. Dosisverlauf auf der röhrennahen Oberfläche in der Mittellinie bei verschiedenen Schichthöhen. Daten wie in Abb. 272

Oberfläche wurde an den durch die Filmaufnahme als interessierend bekannten Stellen mit Ionisationskammern bestimmt. Dabei zeigten sich in den seitlichen Abschnitten Abnahmen der maximalen Einfalldosis bis auf 30% (Abb. 277). Die Fläche des Gesamtfeldes ist bei dieser Bewegungsfigur allerdings wesentlich größer als bei eindimensionaler Bewegung. Auch der Dosisverlauf im Längsschnitt (Abb. 278) ist nicht so gleichmäßig wie bei der geradlinigen Verwischung. Er läßt einen kantenartigen Abfall in etwa 10 cm Abstand von der Feldmitte erkennen, der auch auf den Filmaufnahmen sichtbar ist.

     Die Oberflächendosis bei Schichtaufnahmen mit Geräten nach dem Prinzip Vallebona-Bozetti unterscheidet sich hinsichtlich der Verteilung nicht grundsätzlich von der bei solchen Tomogrammen, die mit Geräten hergestellt werden, bei denen sich Röhre und Empfangsorgan auf Kreisbögen bewegen, denn die Geometrie ist die gleiche. Auch in diesem Fall bleibt während des Schichtvorgangs der Focus—Haut-Abstand im wesentlichen konstant. In der Regel ist nur der Pendelwinkel kleiner. Die absolute Dosishöhe bestimmt sich auch hier wieder aus dem Focus—Film-Abstand und dem Vergrößerungsfaktor. Sie ist bei diesem Verfahren meist relativ niedrig, weil fast immer auf Streustrahlenraster verzichtet wird. Genauere Angaben über Dosisverteilung und -maxima liegen, abgesehen von vergleichbaren Untersuchungen des Riederinstituts, bisher noch nicht vor.

Eine besondere Stellung nimmt das transversale Schichtverfahren ein. Hier ergeben sich folgende Besonderheiten (Abb. 279):

1. Durch die Eigenheit des Verfahrens beträgt der Pendelwinkel 360°. Daraus resultiert ein nahezu homogenes Strahleneinfallsfeld, das als Ring um den ganzen Körperstamm herum verläuft. Geringere Unterschiede in der Dosishöhe sind lediglich durch die Querschnittsform des Körperstamms gegeben.

2. Die Höhe des Ringes ergibt sich aus der Neigung des einfallenden Strahlenbündels zur Körperachse (im allgemeinen 25—35°), dem Vergrößerungsfaktor, dem maximalen Transversaldurchmesser des zu untersuchenden Körperabschnitts, d.h. dem Abstand der Körperoberfläche vom Drehpunkt und dem Focus—Film-Abstand. Eine Feldbegrenzung quer zur Körperachse ist auch bei den Fällen, in denen nur Teilabschnitte des Gesamtquerschnittes dargestellt werden, nicht möglich, es sei denn, es handelt sich um zentrale Bezirke. Analoges gilt für die Höhe des Einfallsfeldes.

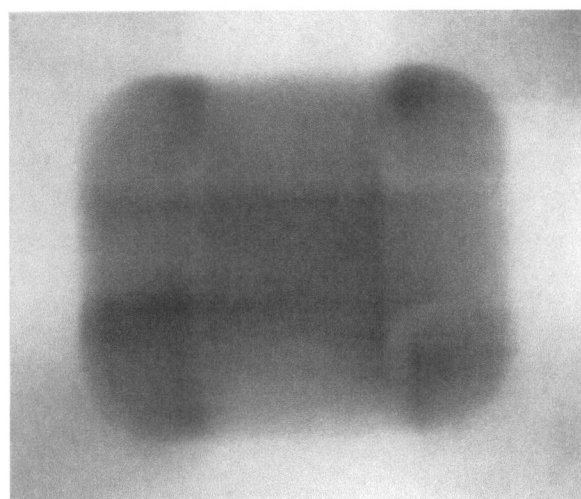

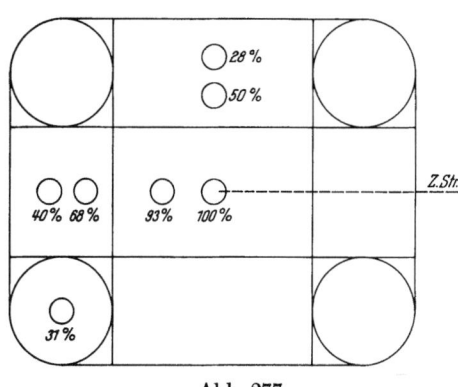

Abb. 276   Abb. 277

Abb. 276. Feldgröße und Dosisverteilung bei kreisförmiger Verwischung. Pendelwinkel 44°, übrige Daten wie in Abb. 272

Abb. 277. Dosisangaben zu Abb. 276 in Prozenten des Dosismaximums

3. Die Absoluthöhe der Einfalldosis hängt von der erforderlichen Dosis am Film ab. Sie ist durch einen etwas höheren Dosisbedarf an der Kassette gekennzeichnet. Denn bei dem sehr schrägen Strahleneinfall ist die zur Erzeugung einer mittleren Schwärzung von $S = 0,8$ erforderliche Dosis noch etwas höher als bei Longitudinalschichtaufnahmen unter gleichen photographischen Bedingungen. Als Focus—Film-Abstand gilt in diesem Falle der Abstand Focus—Drehachse.

Nach Angaben von GEBAUER, ZAZULA u.a. liegt die Strahlenbelastung bei Transversaltomogrammen des Thorax etwa bei 0,4—0,6 mR pro Aufnahme, bei Schädeluntersuchungen ist die Oberflächendosis mit rund 1 R pro Aufnahme etwas höher. Die höchsten Werte konnte GEBAUER bei Abdomen- und Beckenuntersuchungen beobachten, wo Dosen bis zu 2 R pro Aufnahme gemessen wurden. Die Oberflächendosis liegt damit nicht wesentlich höher als bei anderen Schichtaufnahmen dieser Gegend. Nach eigenen Messungen beträgt sie bei einem Focus—Haut-Abstand von etwa 220 cm, einer Röhrenneigung von 35° und einem Focus—Film-Abstand von 50 cm zwischen 0,3 und 1 R.

Bisher wurden nur die Einfalldosen bei gleicher Spannung verglichen. Daß die Höhe der Einfalldosis von der Aufnahmespannung abhängt und mit deren Zunahme abnimmt, ist aus zahlreichen Untersuchungen über die Hartstrahltechnik bekannt. Abb. 280 zeigt die Beziehung zwischen Spannung und Einfalldosis bei Schichtuntersuchungen mit linearer Verwischung, einem Pendelwinkel von 38⁰ und einem Focus—Film-Abstand von 140 cm.

Im Gegensatz zur Spannung bringt die früher so häufig diskutierte Verstärkung der Vorfilterung und damit Änderung der Strahlenqualität bei den heute ohnehin schon hoch vorgefilterten Röhren nur eine geringe Änderung der Einfalldosis, wie Abb. 281 zeigt. Dagegen verringert sie die Dosisleistung an der Röhre und erhöht die Röhrenbelastung, was gerade bei Schichtaufnahmen manchmal zu Belichtungsschwierigkeiten führen kann. Auch hier bewahrheitet sich wieder einmal der schon von Küstner sowie Spiegler u. Keane aufgestellte Satz, daß eine Erhöhung der Filterung nur soweit sinnvoll ist, als sie

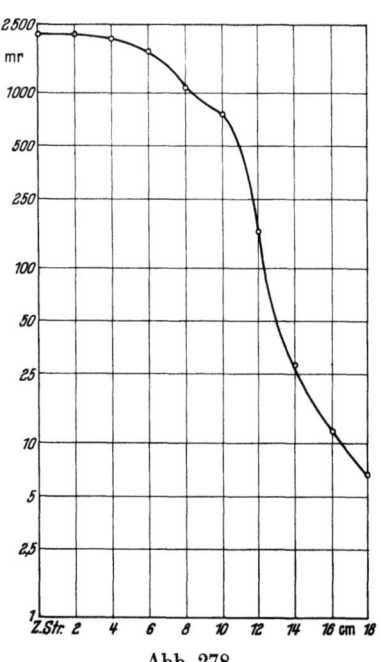

Abb. 278

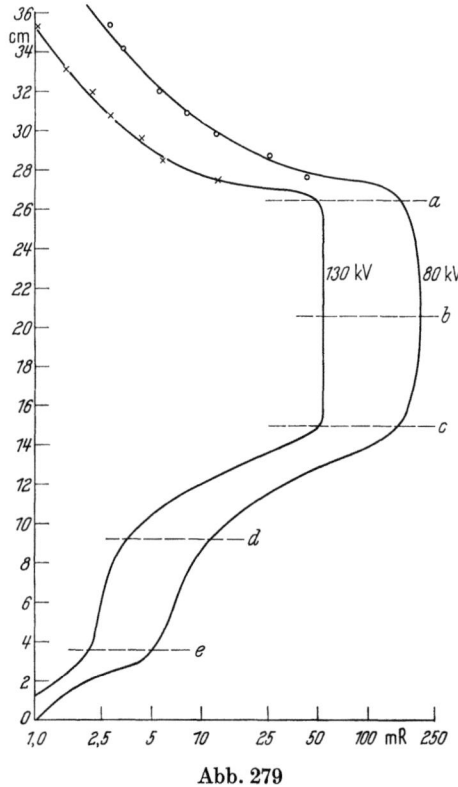

Abb. 279

Abb. 278. Dosisverlauf auf der röhrennahen Oberfläche in der Mittellinie bei kreisförmiger Verwischung. Pendelwinkel 44⁰, sonstige Daten wie in Abb. 272

Abb. 279. Dosisverlauf auf der Oberfläche (senkrecht zur Schichtebene) bei der Transversaltomographie. Focus—Film-Abstand 200 cm, Objekt—Film-Abstand 60 cm, Phantomdurchmesser 20 cm, Strahleneinfalls-winkel 27⁰, Feldgröße am Film 35 cm × 35 cm. Außer dem durch die Einfallsstrahlung bedingten Plateau zeigt sich unterhalb davon ein weiteres Plateau durch die Austrittsstrahlung. Letzteres ist nicht so ausgeprägt, weil es zum Teil durch Randstrahlung und Stielstrahlung überlagert wird. c = OP

in der Lage ist, die Strahlung merklich aufzuhärten, ohne die Belichtung wesentlich zu verlängern. Deshalb sollte auch bei Schichtaufnahmen, ebenso wie dies Stanford bei Übersichtsaufnahmen empfohlen hat, bei den relativ niederen Spannungen eine Gesamt-filterung von 3 mm Aluminium in der Regel nicht überschritten werden.

Ist nun die Oberflächendosis, die in den vorgelegten Kurven und Abbildungen auf Meßergebnissen basiert, im Zweifelsfalle zu berechnen? Im allgemeinen kann die Maximal-dosis bei allen Longitudinalschichtaufnahmen etwa mit der Dosis gleichgesetzt werden, die unter gleichen geometrischen Bedingungen für Stehfeldaufnahmen benötigt wird, d.h. bei Kenntnis der Dosis bzw. Dosisleistung der Röntgenröhre, der Spannung, der Vor-filterung und des Focus—Haut-Abstandes ist es möglich, die Maximaldosis abzuschätzen. Dabei muß bei der Tomographie der kürzeste Focus—Haut-Abstand zugrundegelegt werden.

Bei der transversalen Schichtaufnahme muß der Dosiswert der Stehaufnahme durch den Körperumfang dividiert und mit der Feldbreite (meist gleich dem maximalen Querdurchmesser) multipliziert werden:

$$\text{Oberflächendosis} = \frac{\text{Gesamtdosis} \times \text{Feldbreite}}{\text{Körperumfang}}.$$

Für solche Berechnungen lassen sich z.B. die Kurven von WACHSMANN verwenden. Dazu ist allerdings zu sagen, daß auch die Oberflächendosis unter Stehaufnahmebedingungen noch von einer Anzahl von Faktoren abhängig ist, die von WACHSMANN u. Mitarb. absichtlich nicht in die Berechnung einbezogen wurden. Bei so ermittelten Oberflächendosen kann es sich also tatsächlich nur um Näherungswerte handeln.

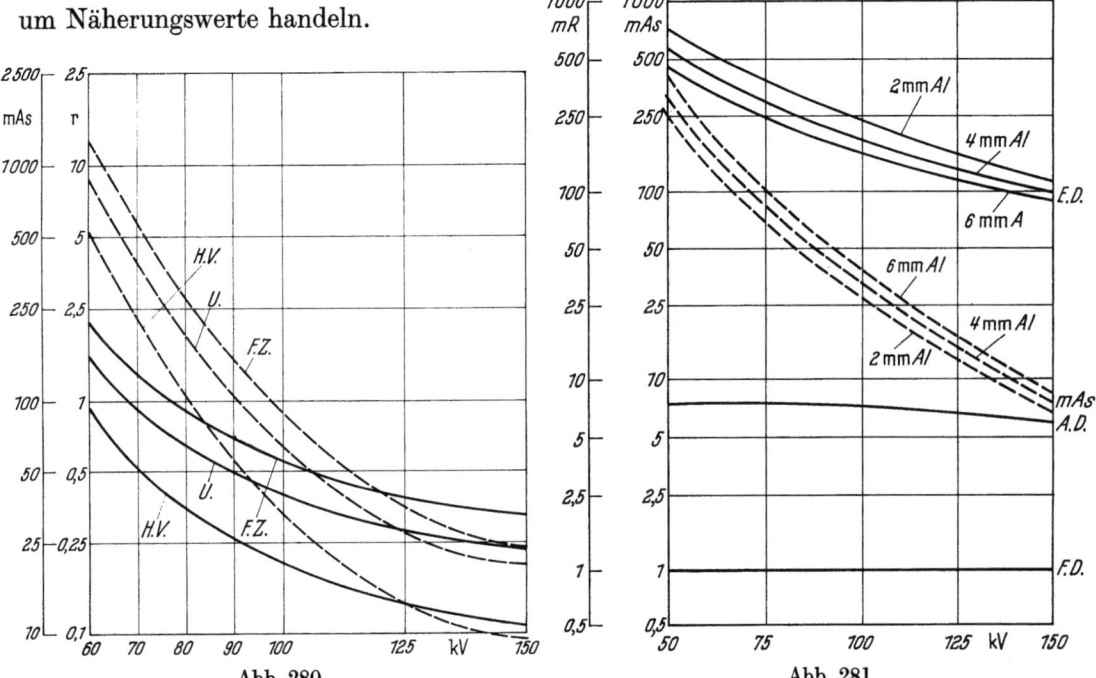

Abb. 280. Einfalldosis und mAs-Werte als Funktion der Aufnahmespannung für 3 Typen von Verstärkerfolien, bezogen auf eine konstante Filmschwärzung von $S = 1,0$. Objekt 20 cm Wasser. Geradlinige Röhren-Film-Bewegung auf parallelen Geraden. Focus—Film-Abstand 140 cm, Pendelwinkel 40°, Streustrahlenraster mit einem Schachtverhältnis von 12,5

Abb. 281. Einfluß der Vorfilterung auf Einfalldosis und mAs-Werte in Abhängigkeit von der Spannung, bezogen auf eine konstante Dosis am Film. FFH-Raster 12,5

β) Dosisverteilung im Körper

Untersuchungen über die Dosisverteilung im Objekt dienten vor allem zur Klärung der Fragen, ob durch die Tomographie innerhalb des Körpers Dosismaxima auftreten, wie manchmal vermutet wird (z.B. PALMIERI), bei welchen Schichtverfahren sie zu erwarten sind und welche Bedeutung sie für die Strahlenbelastung haben. Weiterhin sollte damit auch festgestellt werden, welche Unterschiede sich gegenüber der Strahlenbelastung bei Übersichtsaufnahmen ergeben. Solche Untersuchungen wurden von KLEMS; MICHAL u. SVOBODA, STÄHLI sowie STIEVE durchgeführt, die z.T. gleichzeitig auch zur Frage der Dosisverteilung außerhalb des Strahleneinfallsfeldes Stellung genommen und die Frage beantwortet haben, inwieweit sich die Integraldosis bei Schichtaufnahmen von der bei Übersichtsaufnahmen unter gleichen geometrischen Bedingungen unterscheidet.

Parallelen zur Bewegungsbestrahlung dürften nur in sehr begrenztem Umfang bei der Transversalplanigraphie bestehen. Bei den Longitudinalschichtaufnahmen sind sie von vornherein wenig wahrscheinlich, denn in der Strahlentherapie arbeitet man mit wesentlich härteren Strahlenqualitäten, kleineren Feldern und größeren Pendelwinkeln. Bei so kleinen Pendelwinkeln, wie sie in der Regel in der Tomographie verwendet werden, ist auch unter Bestrahlungsbedingungen bereits mit einem Dosismaximum auf der Oberfläche zu rechnen.

Abb. 282 bringt einen Überblick über die Dosisverhältnisse im Körper unter Stehfeldbedingungen bei 80 kV, die wieder an einem Wasserphantom von 20 cm Durchmesser bei einer Feldgröße von 20 cm × 20 cm am Film ermittelt wurden. Sie gibt Ergebnisse wieder, wie sie z. B. aus den Kurven von Wachsmann und den Veröffentlichungen von Cen und Frik, Johns, Klotz, Seelentag u. a. bekannt sind. Allerdings überprüften die letztgenannten Autoren die Beziehungen bei einem Focus—Haut-Abstand von 35 cm. Dadurch ist der Dosisabfall im Phantom wesentlich stärker. Sie beziehen weiterhin die Einfalldosis auf eine konstante Austrittsdosis, während bei den hier gezeigten Kurven der Einfluß des Rasterfaktors enthalten ist. Er führt dazu, daß die Austrittsdosis bei konstanter Dosis am Film durch eine Erhöhung der Spannung von 50 kV auf 150 kV um 60 % abnimmt. Dadurch und durch die etwas andere Form des Strahlenkegels infolge des größeren Focus—Objekt-Abstandes ändert sich auch der Dosisverlauf außerhalb des Direktstrahlenbereichs. Insgesamt ergeben sich jedoch ähnliche Kurven, die auch mit denen übereinstimmen, die in neuerer Zeit von Haybittle mitgeteilt wurden.

Abb. 283 zeigt die Dosisverteilung unter sonst gleichen Aufnahmebedingungen bei linearer Verwischung (38° Pendelwinkel, planparallele Röhren-Film-Bewegung) in den Schichthöhen 3, 9,5 und 16 cm. Ein Vergleich der Dosisverteilung im Phantom zwischen Stehfeld und Schichtaufnahmen läßt folgende Unterschiede erkennen:

Die bereits an der Oberfläche beobachtete Überhöhung der Dosis in Feldmitte kann auch in den röhrennahen Abschnitten bis etwa zur Phantommitte in gleicher Weise verfolgt werden. Je tiefer die Schichtebene liegt, desto höher ist die Dosis in Feldmitte. Damit im Zusammenhang steht die Verkleinerung des bei Stehfeldern beobachteten homogenen Plateaus der Einfalldosis zu einem Gipfel beim 3 cm-Schnitt und der geänderte Dosisabfall in den Nachbargebieten mit Verflachung der Kurve gegenüber dem steilen Abfall beim Stehfeld. Auch in der Schichtebene tritt bei der linearen Verwischung gegen den Feldrand hin ein Dosisabfall auf, der um so früher einsetzt, je tiefer die Schichtebene liegt. Er ist nach den Beobachtungen Zielers auf die unterschiedliche Menge von Streustrahlen im Bereich des Feldes zurückzuführen. Der Verlauf der Dosis in den tieferen Partien ist bei kleinerer Schichthöhe etwa bis zur Phantommitte ähnlich wie beim Stehfeld. Dies beruht auf einem ähnlichen Verlauf des Nutzstrahlenkegels. Bei den größeren Schichthöhen, bei denen sich der Nutzstrahlenbereich in diesen unteren Abschnitten vergrößert, werden die Dosen hier höher, wodurch der Gesamtverlauf der Kurven flacher wird. Die Strahlung außerhalb des Direktstrahlbereichs ist bei der 9,5 cm- und 16 cm-Schicht nahezu die gleiche wie beim Stehfeld, sowohl in den oberen Abschnitten wie auch in der Tiefe. Anders dagegen liegen die Verhältnisse, wenn die Schichtebene in der Tiefe des Phantoms liegt. Hier wird durch die Auswanderung des Nutzstrahlbündels und damit die Vergrößerung des Direktstrahlenbereichs nach beiden Seiten in der Pendelrichtung die Dosis auch außerhalb dieses Bereichs bis zu den am weitesten seitlich gelegenen Meßpunkten außerhalb des Feldes angehoben.

In Abb. 284 sind unter den gleichen Aufnahmebedingungen die Kurvenverläufe bei einer Aufnahmespannung von 130 kV aufgetragen. Vergleicht man die Kurven bei 80 kV mit denen bei 130 kV, so läßt sich erkennen, daß die allgemeine Tendenz ungefähr gleich bleibt. Nur ist bei höherer Spannung der Abfall zur Peripherie hin nicht so steil. Die Absolutwerte in der Peripherie liegen etwa 10 % niedriger als bei 80 kV, während sie im Zentralstrahlbereich um 60 % niedriger sind.

Der Vergleich der Abb. 283 mit den Abb. 285 zeigt schließlich, wie sich die Dosis im Phantom unterscheidet, wenn die Bewegungen statt auf planparallelen Ebenen auf Kreisbögen erfolgen. Ebenso wie bei der Oberflächendosis fällt im letzteren Fall die Dosis am Feldrand steiler ab, während die Absolutwerte infolge des stärkeren Vergrößerungs-

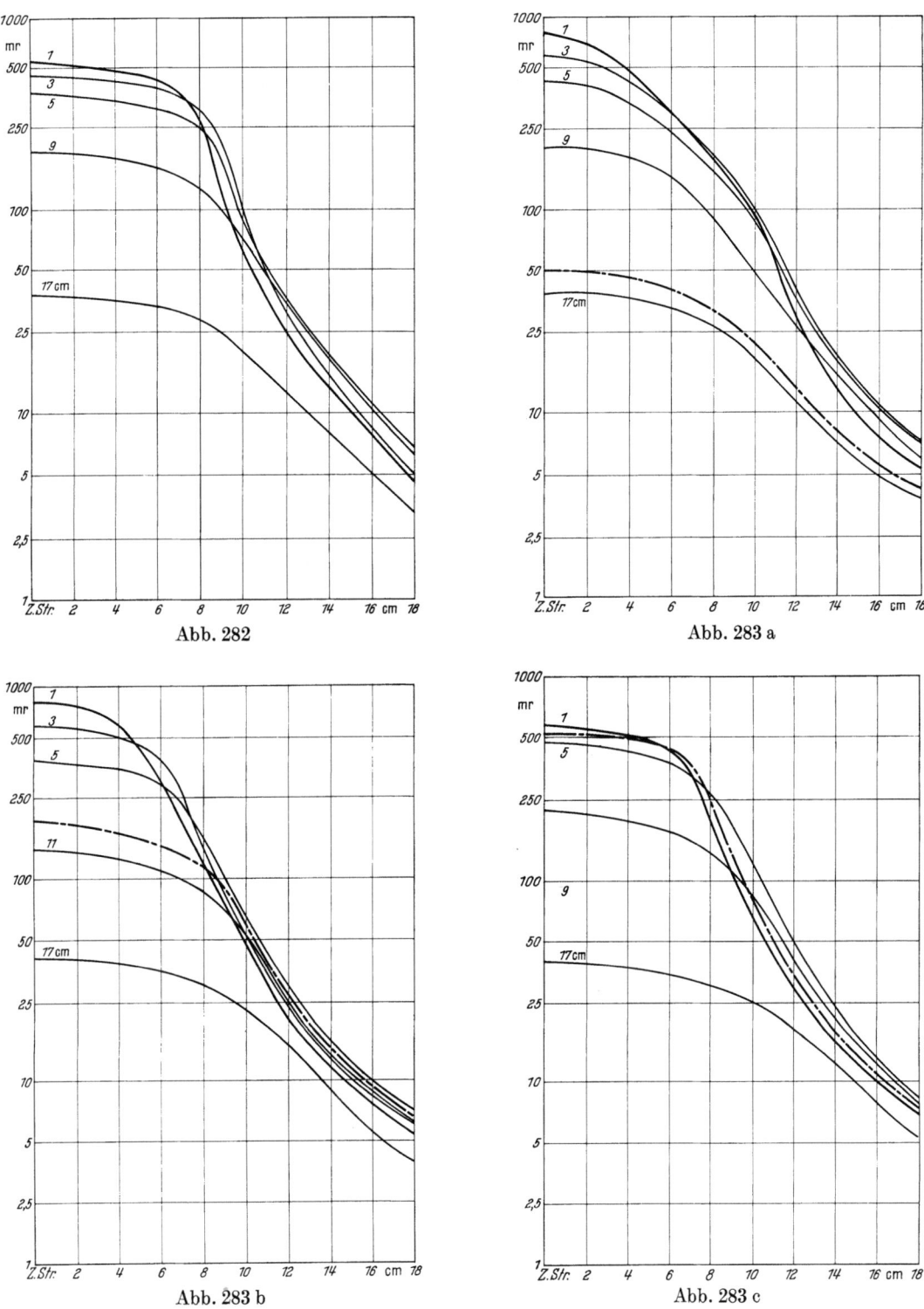

Abb. 282   Abb. 283 a

Abb. 283 b   Abb. 283 c

Abb. 282. Dosisverteilung im Körper im senkrechten Medianschnitt von der Feldmitte bis ca. 8 cm außerhalb des Feldrands. Bezugswert 1 mR am Film. Phantomdicke 20 cm, Feldgröße 20 cm × 20 cm am Film. Schichtgerät mit linearer Bewegung von Röhre und Film auf parallelen Geraden. Focus—Film-Abstand 140 cm, 80 kV, 2 mm Al. Die Zahlenangaben an den Kurven beziehen sich auf den Abstand von der Oberfläche. Stehaufnahme

Abb. 283 a—c. Dosisverteilung im Körper im senkrechten Medianschnitt. Daten wie in Abb. 282, 80 kV, 2 mm Al. a 3 cm Schichthöhe, b 9¹/₂ cm Schichthöhe, c 16 cm Schichthöhe. —·—·— Schichtebene

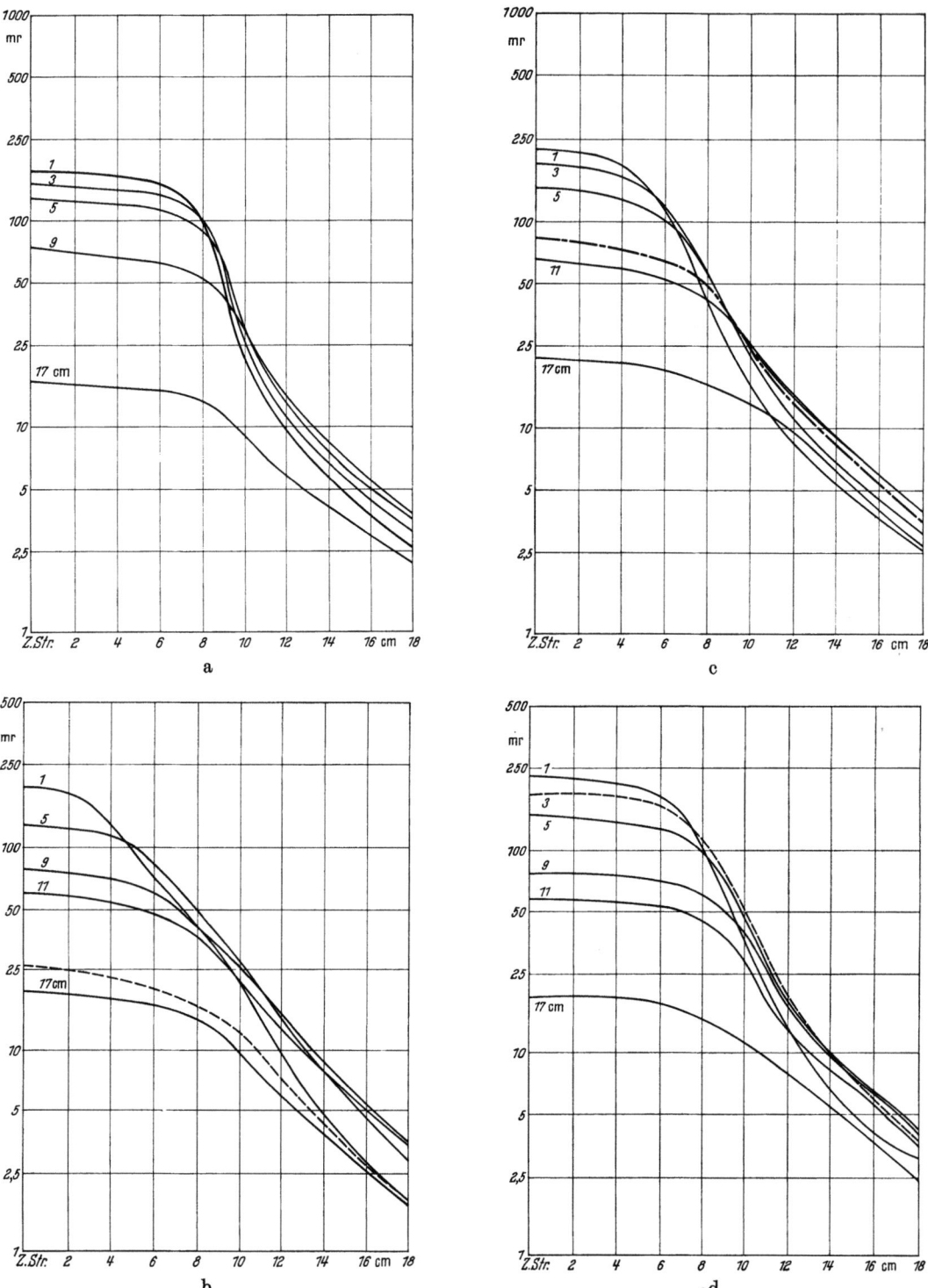

Abb. 284a—d. Dosisverteilung im Körper im senkrechten Medianschnitt. 130 kV, 2 mm Al. Sonstige Daten wie in Abb. 282. a Stehaufnahme, b 3 cm Schichthöhe, c 9$^1/_2$ cm Schichthöhe, d 16 cm Schichthöhe. ---- Schichtebene

verhältnisses höher liegen. Die homogen bestrahlte Fläche im Zentrum ist hier ebenfalls wesentlich größer.

Auch bei der mehrdimensionalen Röhren-Empfangsorgan-Bewegung unter sonst gleichen Bedingungen zeigt sich ein ähnlicher Dosisabfall am Rande wie bei der eindimensionalen (Abb. 286). Die mehrdimensionale Bewegung der Röhre bringt außerdem eine noch gleichmäßigere Dosisverteilung mit sich, was sich aus den nahezu horizontal verlaufenden Kurven ergibt, sowie einen starken Dosisabfall am Rande. Während auch hier die Austrittsdosis durch den größeren Objekt—Film-Abstand höher ist als bei Systemen, bei denen die Bewegung auf planparallelen Ebenen abläuft, ist auch die Dosis außerhalb des Feldes in Feldnähe höher. In den feldfernen Abschnitten dagegen nähern sich die Werte beider Systeme. Um den Vergleich mit den Verhältnissen bei der Bewegungsbestrahlung zu erleichtern, wurde von KLEMS die Verteilung in den in der Strahlentherapie

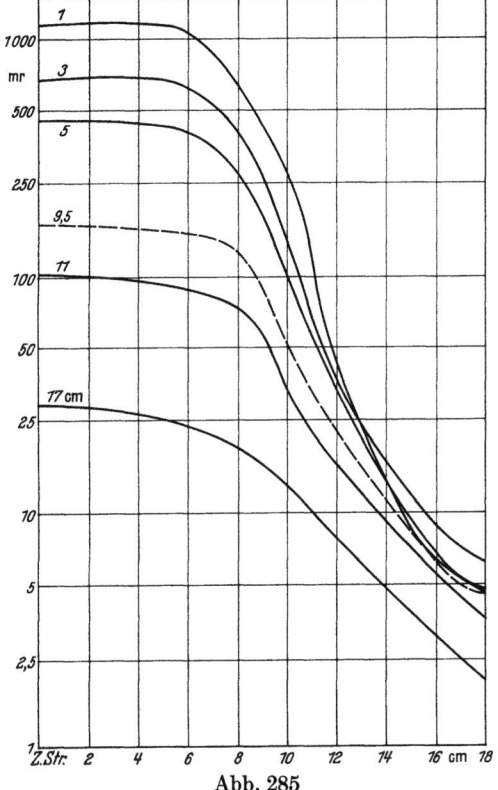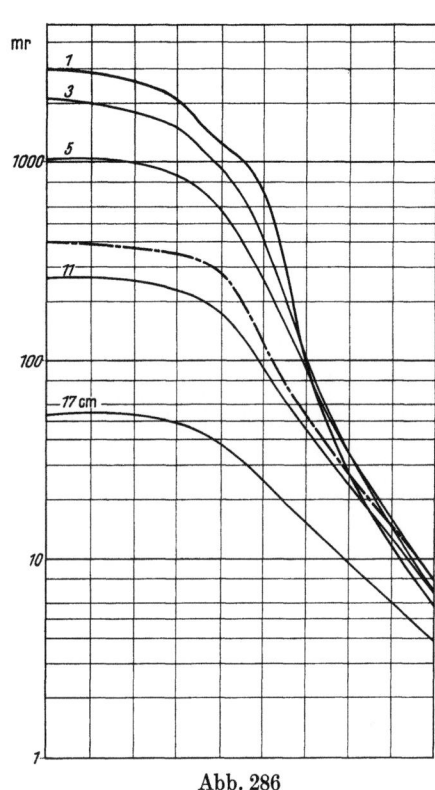

| Abb. 285 | Abb. 286 |

Abb. 285. Dosisverteilung im Körper im senkrechten Medianschnitt. Meßanordnung wie in Abb. 282. Schichtgerät mit Bewegung von Röhre und Film auf Kreisbögen bzw. Kugelkalotten. Focus—Film-Abstand 140 cm, Schichtebene—Filmabstand 32 cm, 80 kV, 2 mm Al, Schichthöhe $9^1/_2$ cm, lineare Verwischung. —·—·— Schichtebene

Abb. 286. Dosisverteilung im Körper. Daten wie in Abb. 285. Kreisförmige Verwischung, $9^1/_2$ cm Schichthöhe

üblichen Isodosenlinien aufgetragen (Abb. 287 und 288). Sie zeigen ebenfalls eindeutig, daß das Dosismaximum unter allen Aufnahmebedingungen an der Oberfläche im Bereich des Zentralstrahls liegt. Bei einem Vergleich der Isodosenlinien des Stehfeldes mit denen, die durch die Schichtbewegung entstehen, lassen sich wiederum keine bedeutsamen Unterschiede erkennen. Lediglich im Bereich der Peripherie sind die Isodosen beim Schichtverfahren etwas stärker ausgebuchtet und zwar bei 130 kV ausgeprägter als bei 80 kV. Daß der Absolutwert der höchsten Isodosenlinie bei 80 kV höher sein muß als bei 130 kV, ist aus der ersten Darstellung der Meßergebnisse bekannt.

Wichtig zu bemerken ist lediglich, daß die Isodosenlinien bei dem Gerät mit Röhren-Empfangsorgan-Bewegung auf Kreisbögen in der Tiefe des Phantoms dichter zusammenrücken. Trotzdem reichen sie teilweise weiter in die Peripherie als beim Verfahren mit planparalleler Bewegung, ohne dabei eine stärkere Ausbuchtung aufzuweisen.

Eine wesentliche Änderung des Dosisverlaufs ergibt sich auch durch eine Vergrößerung oder Verkleinerung des Pendelwinkels nicht. Bei größerem Pendelwinkel wird, vor allem

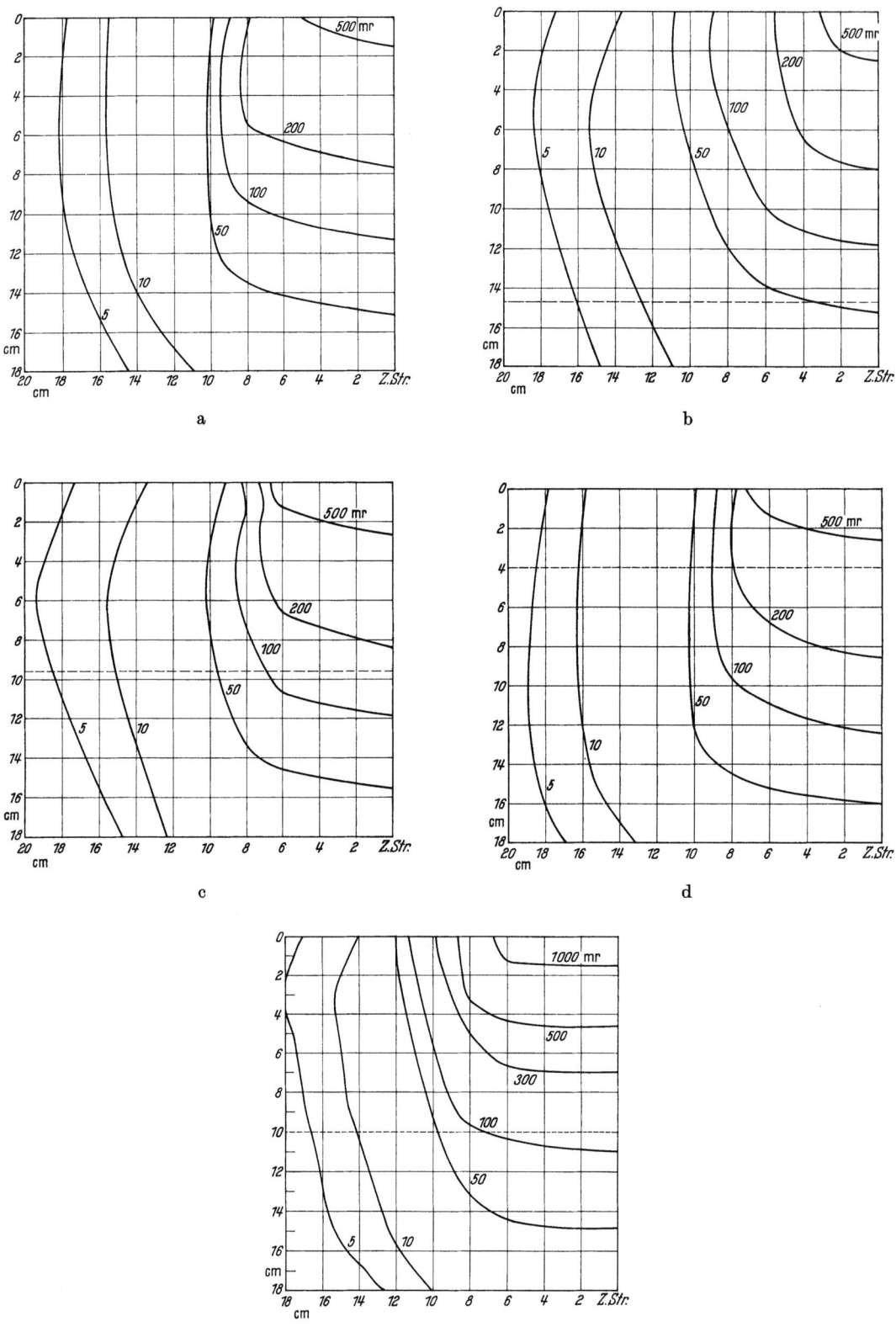

Abb. 287 a—e. Isodosen im senkrechten Medianschnitt. Daten wie in Abb. 282. a Stehfeld, b 3 cm Schichthöhe,
c 9$^1/_2$ cm Schichthöhe, d 16 cm Schichthöhe, e Daten wie in Abb. 285, 9$^1/_2$ cm Schichthöhe, 80 kV, 2 mm Al
(nach Klems)

bei Geräten mit planparalleler Bewegung, das Dosismaximum in der Mitte noch etwas ausgeprägter, im Prinzip bleiben die Verläufe jedoch gleich. Auch dies weist darauf hin, daß zumindest bei Verwischung auf planparallelen Ebenen die Strahlung in den extremen Positionen bei größeren Pendelwinkeln beim Bildaufbau von untergeordneter Bedeutung ist.

Zu ähnlichen Ergebnissen kommen auch MICHAL und SVOBODA. Sie haben bei ihren Messungen lediglich noch eine Deformierung der Kurven in der Verteilung um den Mittel-

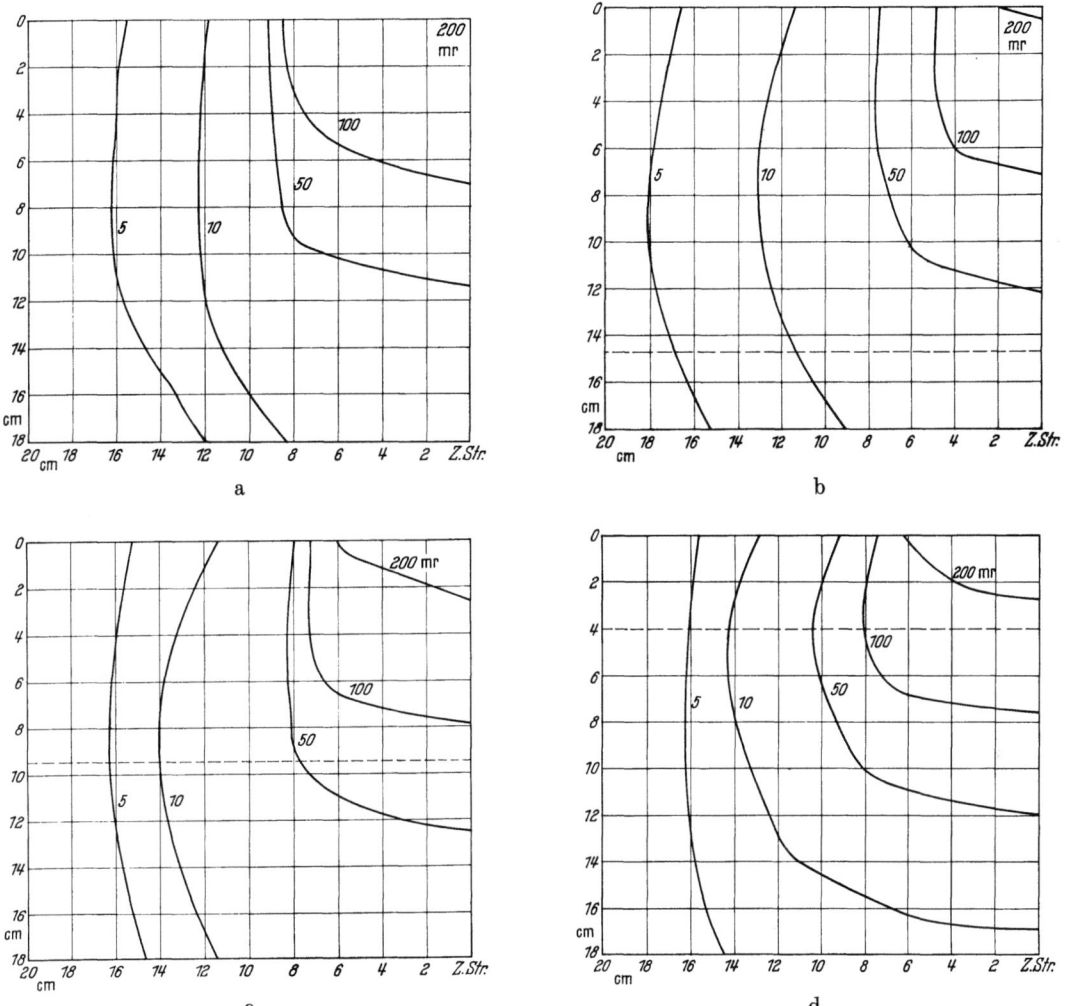

Abb. 288a—d. Isodosen im senkrechten Medianschnitt. Daten wie in Abb. 282. a Stehfeld, b 3 cm Schichthöhe, c 9$\frac{1}{2}$ cm Schichthöhe, d 16 cm Schichthöhe, 130 kV, 2 mm Al

punkt bemerkt, eine Änderung, die von den anderen Autoren nicht festgestellt wurde. Sie kann wahrscheinlich auf eine nicht ganz gleichmäßige Ablaufgeschwindigkeit, einen nicht symmetrisch um die Senkrechte liegenden Pendelwinkel oder eine nicht ganz gleichmäßige Dosisleistung der Röntgenröhre während des Schichtvorgangs zurückgeführt werden.

Über die Unterschiede zwischen Übersichtsaufnahmen und Schichtaufnahmen hinsichtlich der Integraldosis liegen Messungen und Berechnungen von STÄHLI vor. STÄHLI wählte die von MAYNEORD näher definierte Raumdosis, um einen Einblick in die gesamte Strahlenbelastung zu geben. Er zerlegte dabei das Gesamtvolumen in eine Vielzahl von Einzelvolumina und bestimmte aufgrund der in den vorhergehenden Abbildungen wiedergegebenen Dosiswerte die Integraldosis 1 cm dicker, parallel zur Oberfläche liegender Schichten, aus der er durch Summierung der Werte aus den Einzelschichten die Integraldosis im Gesamtobjekt berechnete:

$$I = \sum_{i=1}^{18} \overline{I} \cdot V_i$$

wobei

I = gesamte Integraldosis in Röntgenliter
$\overline{I}_i$ = mittlere Dosis in der Schicht in R
V_i = Volumen der Schicht in Liter

ist.

Die nach dieser Formel berechnete Integraldosis für verschiedene Röhrenspannungen und Schichthöhen und für Stehaufnahmen ist aus Tabelle 8 ersichtlich. Die Integraldosis wurde weiterhin in Abhängigkeit von der Schichthöhe graphisch dargestellt, wobei die Röhrenspannung als Parameter gewählt wurde (Abb. 289). Außerdem hat Stähli das Verhältnis der Integraldosis Schichtaufnahme : Stehaufnahme als Funktion der Schichthöhe gezeichnet. Auch hier war wiederum die Röhrenspannung Parameter (Abb. 290). Aus diesen Darstellungen ergibt sich bei beiden untersuchten Röhrenspannungen (80 kV und 130 kV) ein Ansteigen der Integraldosis mit zunehmender Schichthöhe. Während bei 130 kV der Anstieg nahezu linear ist, erfolgt er bei 80 kV leicht exponentiell. Der Absolutwert der Integraldosis liegt bei 80 kV im Mittel um den Faktor 2,5 höher als bei 130 kV. Betrachtet man das Verhältnis der Integraldosen Schichtaufnahme : Stehfeld in Abhängigkeit von der Schichthöhe bei beiden Röhrenspannungen, so erkennt man bei etwa 4 cm Schichthöhe

Tabelle 8. *Integraldosis in Röntgenlitern in einem 20 cm dicken Wasserphantom bei einer Feldgröße von 20 × 20 cm am Film, bezogen auf eine Dosis von 1mR am Film* (Focus—Film-Abstand 140 cm, FFH-Raster) (nach Stähli)

Schichthöhe	80 kV	130 kV
Stehfeld	1,876	0,781
3 cm	1,699	0,740
9,5 cm	1,967	0,866
16 cm	2,211	0,967

einen Schnittpunkt beider Kurven, d.h. bei dieser Schichthöhe besteht Übereinstimmung im Verhältnis der Integraldosis Schichtaufnahme : Stehfeld zwischen 80 kV und 130 kV. Ab etwa 10 cm Schichthöhe verläuft der Anstieg beider Kurven parallel. Der Unterschied im Verhältnis der Integraldosis Schichtaufnahme : Stehfeld beträgt zwischen 5 und 15 cm Schichthöhe bei 80 kV etwa 15% und bei 130 kV etwa 21%. Von besonderem Interesse ist, daß bei kleinen bis mittleren Schichthöhen (bei 80 kV bis 13 cm, bei 130 kV bis 8 cm) die Integraldosis bei der Schichtaufnahme niedriger ist als bei der Stehaufnahme. Für die Praxis bedeutet dies, daß bei mageren Patienten und bei Kindern, bei denen die interessierenden Schichten kaum höher liegen als 8 cm, die Strahlenbelastung durch die einzelne Schichtaufnahme nicht höher ist als durch eine Stehaufnahme und daß man zur Aufnahme von Schichten, die in der jeweiligen Lage höher als in Körpermitte liegen, den Patienten nach Möglichkeit umdrehen sollte. Als wesentliche Ergebnisse lassen sich aus allen diesen Untersuchungen zusammenfassen:

Beim Vergleich Übersichtsaufnahme—Tomogramm unter den bei Longitudinalschichtaufnahmen üblichen Bedingungen fällt zunächst der Verlust der Homogenität der Strahlenfelder auf, durch den sich die Schichtaufnahme von der Stehaufnahme unterscheidet. Liegt die Schichtebene im filmnahen Bereich, so ist die Strahlenbelastung, ausgedrückt durch die Integraldosis, beim Tomogramm etwas niedriger als bei der Stehaufnahme, während sie etwa gleich oder geringfügig höher wird, wenn die Schichtebene näher zur Röhre rückt. Mehrdimensionale Bewegungen zeichnen sich durch einen steileren Dosisabfall am Rande aus. Die Integraldosis ändert sich dadurch jedoch nur wenig. Dagegen ist die Strahlenbelastung bei Geräten mit einem höheren Vergrößerungsfaktor immer größer als bei solchen mit niedrigem.

Bei der Transversaltomographie bestehen, im Gegensatz zur Longitudinalschichttechnik, gewisse Analogien zur Bewegungsbestrahlung, in diesem Fall zur Rotationsbestrahlung, denn immerhin ist der Pendelwinkel der gleiche. Unterschiede bestehen aber auch hier in der Feldgröße, der Strahlenqualität und im Strahleneinfallswinkel — er ist in der Therapie immer senkrecht zur Drehachse, bei der Transversaltomographie immer 20—35⁰ dazu geneigt —. Diese Unterschiede, insbesondere die Neigung des Zentralstrahls und die andere Strahlenqualität, führen aber ebenfalls zu einer ganz anderen Verteilung der Dosis im Körper. Entsprechende Dosis-

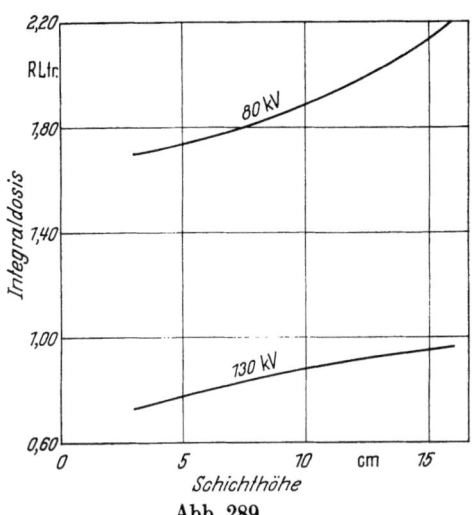

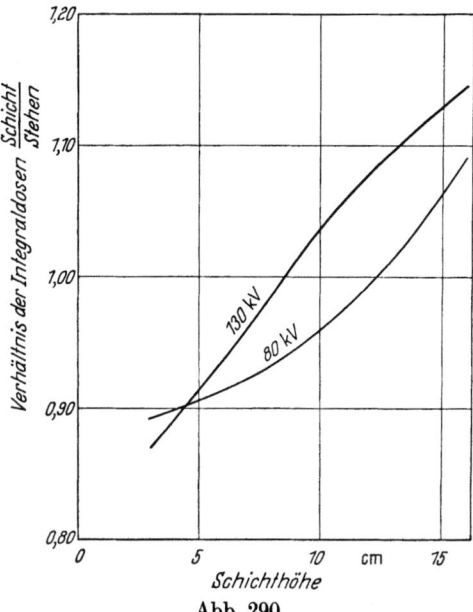

Abb. 289   Abb. 290

Abb. 289. Integraldosis bei Schichtaufnahmen in Abhängigkeit von der Schichthöhe. Daten wie in Abb. 282 bzw. 284 (nach Stähli)

Abb. 290. Verhältnis der Integraldosen von Übersichtsaufnahmen und Schichtaufnahmen unter gleichen geometrischen Bedingungen in Abhängigkeit von der Schichthöhe. Daten wie in Abb. 282 bzw. 284

angaben und Isodosen in Körperphantomen sind bisher im Schrifttum nicht erwähnt. Abb. 291 zeigt zunächst die Form des Direktfeldes in einem 20 cm dicken zylinderförmigen Phantom bei der Schichtaufnahme mit einem Einfallswinkel von 30⁰ sowie die Querschnitte, in denen die Dosis an diesem Phantom berechnet wurde. In Abb. 292 ist die Dosisverteilung in den einzelnen Schichten wiedergegeben. Der Focus—Drehachsen-Abstand betrug 120 cm, der Focus—Oberflächen-Abstand dementsprechend 110 cm. Der Querschnitt *a* liegt am oberen Rand des Einfallsfeldes. Er zeigt eine Oberflächendosis von etwa 1 R, einen schnellen Abfall der Dosis nach der Mitte zu, die im Drehpunkt im Streustrahlenbereich auf etwa $^1/_{10}$ der Oberflächendosis absinkt. Der Schnitt *b* erfaßt das Gebiet, das gerade vollständig durch die Direktstrahlung während der Gesamtbewegung ausgestrahlt wird. Hier kommt es zu einer nahezu gleichmäßigen Durchstrahlung des Objekts. Sie

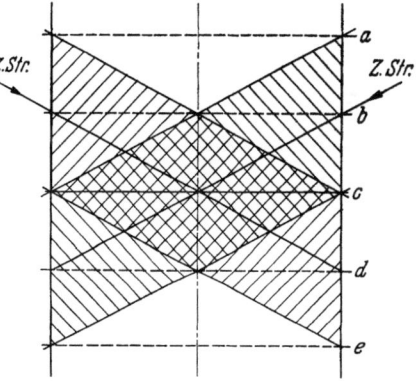

Abb. 291. Feldverteilung bei transversalen Schichtaufnahmen in einem Zylinder von 20 cm Durchmesser bei einem Strahleneinfallswinkel von 27⁰. Die Felder überschneiden sich im doppelt schraffierten Bezirk. Die in den Abb. 292 und 293 angegebene Dosisverteilung bezieht sich auf die hier eingezeichneten Querschnitte

bleibt bis in die eigentliche Schicht *c* etwa gleich. An der unteren Grenze des Einfallsfeldes kommt es durch die Summierung der Ein- und Austrittsdosis in den Oberflächenabschnitten zu einem Anstieg des Dosismaximums auf der Haut von etwa 10%. Auch die benachbarten Abschnitte sind hiervon betroffen. Von diesem Maximum aus sinkt die Dosis in den oberflächennahen Abschnitten nach unten schnell ab, da nun die Gesamtdosis nurmehr durch

die wesentlich geringere Dosis nach dem Durchtritt durch die Phantommitte und die
Streustrahlung in den nicht direkt durchstrahlten Abschnitten bedingt ist. Dabei bleibt
die Dosis im Drehpunkt solange nahezu konstant, als sie im Bereich der Direktstrahlung
verbleibt. Sie nimmt erst jenseits des Direktstrahlenkegels schnell ab, während die Dosis
auf der Oberfläche in diesen Abschnitten noch von der Austrittsdosis bestimmt wird. Bei
hohen Spannungen ändern sich die Relationen (Abb. 293), nicht jedoch die prinzipielle
Verteilung.

Mit abnehmendem Einfallswinkel wird die spindelförmige Dosisverteilung im Körper
immer flacher und ergibt schließlich bei senkrechtem Strahleneinfall eine vollständige
Summierung der Eintritts- und Austrittsdosis in gleicher Höhe. Dabei ist das Band der
Austrittsdosis durch die Divergenz der Strahlung etwas größer als das der Einfalldosis, so
daß praktisch zwei verschiedene Be-
lastungsbereiche auf der Haut entstehen.
Dies ändert jedoch an der Dosisverteilung

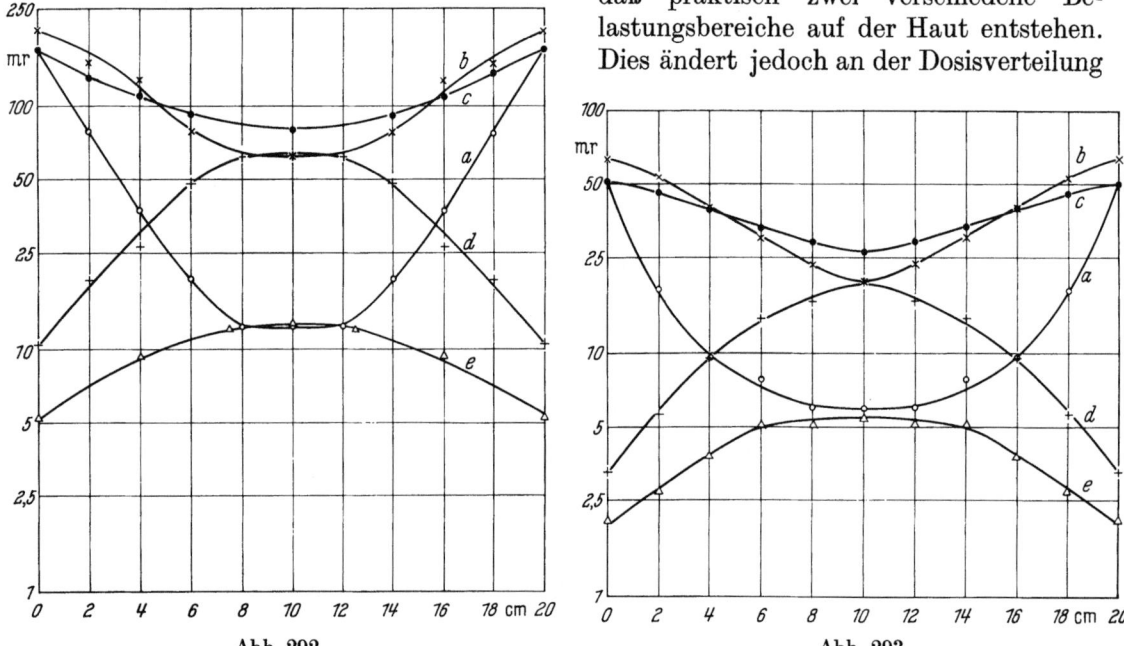

Abb. 292

Abb. 293

Abb. 292. Dosisverteilung im Phantom bei transversalen Schichtaufnahmen unter den in Abb. 291 angegebenen
Bedingungen. 80 kV, 2 mm Al

Abb. 293. Dosisverteilung im Phantom bei transversalen Schichtaufnahmen unter den in Abb. 291 angegebenen
Bedingungen. 130 kV, 2mm Al

im Körper nur wenig. Auch bei der Transversaltomographie wird die Dosisbelastung durch
eine nahezu homogene Verteilung in der Schicht bestimmt, die in den Kurven deutlich zu
erkennen ist. Sie gleicht auch den Tomographieformen, die eine ideale Darstellung der
Schicht erlauben. In der Praxis wird sie allerdings etwas ungleichmäßiger, weil ja in der
Regel elliptiforme Querschnitte vorkommen und nur im Abdomenbereich der Körper
annähernd zylindrisch geformt ist. Jedoch ändert auch die elliptische Form nichts an
der Tatsache, daß trotz eines Pendelwinkels von 360° kein ausgeprägtes Dosismaximum
im Körper auftritt.

γ) Dosisbedarf am Film

Alle Betrachtungen in i, α (S. 934) und i, β (S. 939) gingen von einer Bezugsdosis von
1 mR am Empfangsorgan aus. Es muß nun noch die Frage geklärt werden, wie hoch
diese Dosis in der Praxis ist und ob sie sich wesentlich von den sonst erforderlichen
Dosen unterscheidet, die eine mittlere Schwärzung von $S = 0,8$ am Film erzeugen.

Zunächst kann festgestellt werden, daß sich hinsichtlich des Filmmaterials und seiner
Verarbeitung gegenüber der Stehaufnahme nichts ändert, d.h. die Empfindlichkeit des

Filmmaterials, die Indikation für die Verwendung möglichst hochempfindlicher, steil arbeitender Doppelfilme, die Entwicklungsbedingungen und die Eigenschaften eines als optimal anzusehenden Entwicklers sind die gleichen wie bei Übersichtsaufnahmen. Von dieser Seite ist also keine Verschiebung der Dosis zu erwarten. Bei der Folien-Filmkombination ändern sich die Verhältnisse gegenüber der Stehaufnahme mit senkrechtem Strahleneinfall insofern als während des Schichtvorgangs die Strahlung die Kassette schräg trifft. Dadurch entsteht einmal ein „Gang" der für die Erzielung einer bestimmten mittleren Schwärzung erforderlichen Dosis mit der Spannung, denn die Folienbelegung ist durch den überwiegend schrägen Strahleneinfall relativ dicker als beim senkrechten Einfall auf der Stehaufnahme. Deshalb ist für Aufnahmen mit niedriger Spannung eine höhere Dosis erforderlich als für die mit höherer Spannung. Zum anderen wird insgesamt eine etwas höhere Dosis benötigt, weil auch die Kassettenvorderwand und die Folienunterlage relativ dicker werden. Beide Erscheinungen sind vom effektiven Pendelwinkel abhängig. Je größer dieser ist, um so mehr unterscheidet sich der Dosisbedarf bei Tomogrammen von dem bei Stehaufnahmen. Die generelle Erhöhung der erforderlichen Dosis läßt sich besonders bei Schichtverfahren beobachten, die auf den senkrechten Strahleneinfall verzichten, z.B. bei kreisförmiger Verwischung, und zwar auch bei Testobjekten, die keine nennenswerte Dicke aufweisen.

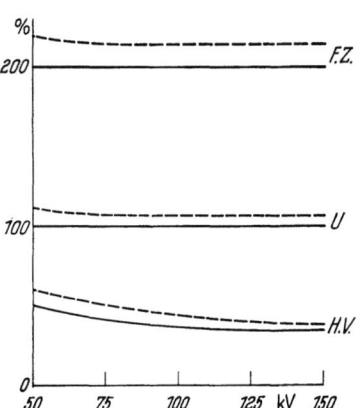

Abb. 294. Dosisbedarf am Film — Vergleich Übersichtsaufnahme (——)/ Schichtaufnahme (— — —) in Abhängigkeit von der Spannung für drei verschiedene Folientypen. Pendelwinkel bei Schichtaufnahmen 40°, sonstige geometrische Verhältnisse in beiden Fällen gleich. FZ feinzeichnende, U Universal- und HV hochverstärkende Folie. FZ und U unterschieden sich lediglich durch die Anfärbung, nicht durch die Dicke der Leuchtschicht

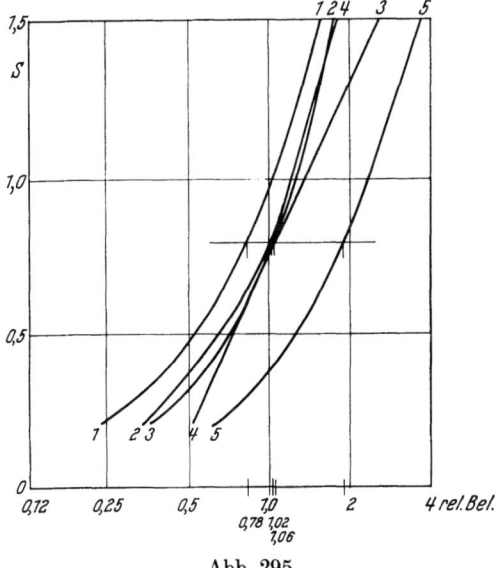

Abb. 295

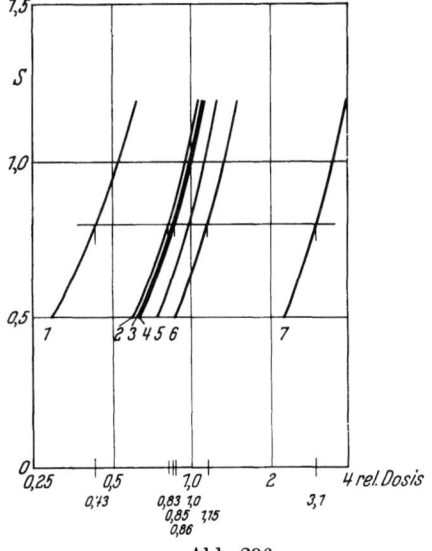

Abb. 296

Abb. 295. Relative Empfindlichkeit verschiedener Schirmbildfilmsorten. 1 Kodakfilm; 2 Agfafilm; 3 Gevaertfilm hochempfindlich; 4 Perutzfilm; 5 Gevaertfilm feinzeichnend (Stand 1963)

Abb. 296. Relative Empfindlichkeit verschiedener Schirmbildkameratypen. 1 Odelca XX U; 2 Odelca VII U; 3 Odelca XIV S; 4 Odelca XVIII; 5 Odelca VIII U; 6 Odelca IV; 7 Kamera mit Linsenoptik

Die bei mehrdimensionaler Verwischung (hypocycloidale Röhren-Film-Bewegung) mit einem Pendelwinkel von 40° erforderlichen Dosen, die bei feinzeichnenden, Universal- und hochverstärkenden Folienkombinationen zur gleichen Schwärzung führen, sind in

Abb. 294 angegeben, ebenso die Dosen, die mit den gleichen Folienkombinationen bei Stehaufnahmen benötigt werden. Die als 100% angegebene Dosis für die Universalfolie entspricht etwa 0,6 mR. Bei Schichtaufnahmen liegt die Dosis etwa um 10% höher. Demgegenüber braucht die feinzeichnende Folie etwa 200%, die hochverstärkende je nach Aufnahmespannung etwa 50—60% der Dosis der Universalfolie. Die feinzeichnende Folie zeigt bei der Schichtaufnahme gegenüber der Aufnahme mit senkrechtem Strahleneinfall dieselbe Abhängigkeit von der Spannung wie die Universalfolie, denn die beiden Folien unterscheiden sich nicht durch ihre Calciumwolframatbelegung, sondern durch die Mittel, mit denen das Streulicht beseitigt wird (Rot- bzw. Gelbanfärbung, schwarze Zwischenschicht zwischen Unterlage und Leuchtschicht). Die stärkere Abhängigkeit des Dosisbedarfs von der Spannung beim hochverstärkenden Folienpaar dagegen ist durch die dickere Belegung der Vorderfolie bedingt.

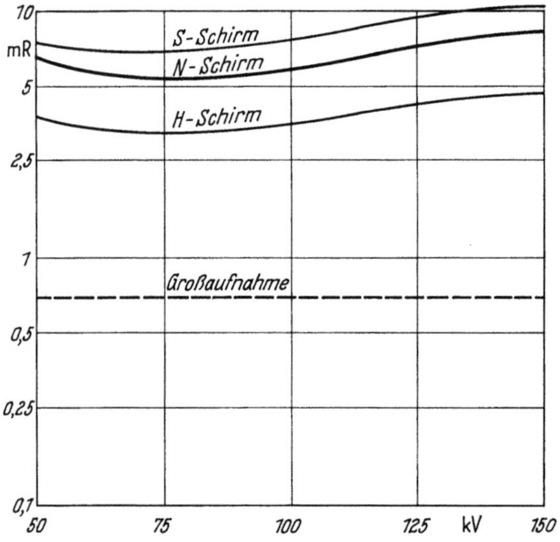

Abb. 297

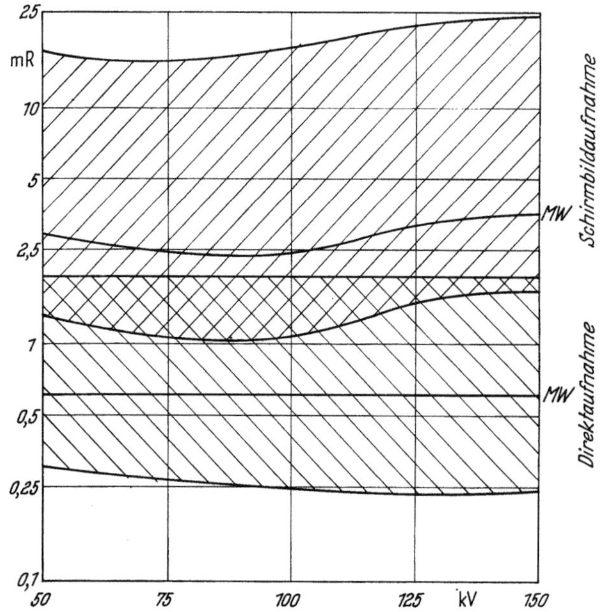

Abb. 298

Abb. 297. Dosisbedarf für Schwärzung 1,0 in Abhängigkeit von der Spannung für verschiedene Leuchtschirmtypen in der Odelca VIII U

Abb. 298. Bereich des Dosisbedarfs an der Kassette bzw. am Schirm bei Direktaufnahmen und Schirmbildaufnahmen in Abhängigkeit von der Spannung. Die Bereiche ergeben sich jeweils durch Kombination aller höchstempfindlichen bzw. aller geringstempfindlichen Aufnahmematerialien. *MW* die in der Praxis gebräuchlichsten Werte

Der Dosisbedarf bei Simultanschichtaufnahmen hängt ebenfalls mit den verwendeten Folien zusammen. Auf die Zusammenhänge im einzelnen wurde bereits in Kapitel f, ζ (S. 867) hingewiesen. Allgemein kann gesagt werden, daß der Dosisbedarf hier von der Empfindlichkeit des ersten Folienpaares abhängt, der seinerseits auf den Dosisbedarf der hintersten Folienkombination abgestimmt sein muß. Er liegt im Durchschnitt um den Faktor 3 bis 6 höher als bei einer Universalfolie. In Tabelle 6 sind die Ergebnisse aus den Untersuchungen Widenmanns wiedergegeben.

Bei den Schichtaufnahmen mit Schirmbildgeräten hängt die Höhe der Dosis, die zur gewünschten Filmschwärzung führt, von einer Reihe von Faktoren ab, die, weil Angaben darüber relativ selten sind, hier kurz besprochen werden sollen. Im Gegensatz zu den Aufnahmen mit Verstärkerfolien, bei denen praktisch nur ein Filmtyp verwendet wird, der sich hinsichtlich der Empfindlichkeit nur geringfügig von Fabrikat zu Fabrikat unterscheidet, gibt es für Schirmbildaufnahmen mehrere Filmsorten mit unterschiedlicher Empfindlichkeit und Auflösung (Abb. 295). Dies führt bei ein und derselben Schirmbildkamera bereits zu Dosisunterschieden um den Faktor 2,5. Dazu kommen noch verschiedene Kamerafaktoren, die in Abb. 296 für die Kameratypen mit Spiegeloptik für das Aufnahmeformat 7 cm × 7 cm und einen Typ für das Aufnahmeformat 10 cm × 10 cm angegeben sind. Schließlich gibt es noch Leuchtschirme mit hohem Auflösungsvermögen, die eine relativ hohe Dosis erfordern, und solche mit stärkerer Leuchtstoffbelegung, die weniger gut auflösen, dafür aber auch weniger Dosis benötigen (Abb. 297). Da zumindesten für die Untersuchungen der Lunge die Schirmbildtomographie lediglich als Durchmusterungsverfahren angewendet wird und daher keine feinen Details sichtbar machen muß, ist es auf jeden Fall ratsam, Schirme zu bevorzugen, die bei niedriger Dosis eine etwas geringere Auflösung ergeben. Dies führt dann zwangsläufig dazu, auch den höher empfindlichen Film zu verwenden, den z. B. auch HEIN in mehreren Veröffentlichungen über seine Lungenschichtuntersuchungen empfiehlt.

Bemerkenswert auf diesen Abbildungen ist weiterhin, daß die Schirmbildkameras durch den Schirm einen ausgeprägten Spannungsgang aufweisen, der durch die Art der verwendeten Leuchtstoffe hervorgerufen wird. Er ist auch für die Lichtausbeute von Durchleuchtungsschirmen charakteristisch.

Der Vergleich einer Schirmbildschichtaufnahme unter den angegebenen Bedingungen (empfindlicher Film, Kamera mit großem Öffnungsverhältnis, empfindlicher Schirm) mit einer Schichtaufnahme im Großformat unter Verwendung einer Universalfolie ergibt für die Schirmbildaufnahme ein Mehr an Dosis um den Faktor 4 (Abb. 298). Daß die Einfall-

dosis trotzdem teilweise geringer ist als es diesem Faktor entsprechen würde, hängt damit zusammen, daß in Schirmbildgeräten in der Regel nur Raster mit einem Schachtverhältnis von 7 eingebaut sind, dagegen in Schichtaufnahmegeräten häufig solche mit einem Schachtverhältnis von 12,5, was bei den großen Aufnahmefeldern zu deutlichen Unterschieden führen kann. Dazu kommt noch, daß Schirmbildschichtaufnahmen schon wegen der Charakteristik des Schirms meist mit höheren Spannungen (etwa um 80 bis 90 kV) angefertigt werden.

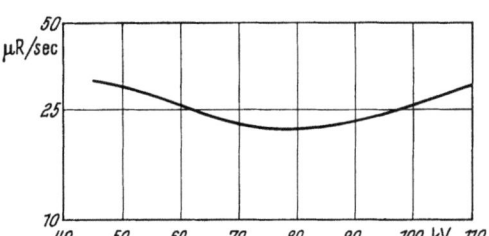

Abb. 299. Die Spannungsabhängigkeit von Bildverstärkern, dargestellt durch die Dosisleistung am Bildverstärkereingang bei konstanter Helligkeit am Bildverstärkerausgang

Eine ähnliche Spannungsabhängigkeit wie die Durchleuchtungs- bzw. Kameraschirme weisen auch die Bildverstärker auf. Sie ist in Abb. 299 für einen 9″-Bildverstärker wiedergegeben, bei dem die Helligkeit am Ausgangsschirm automatisch konstant gehalten wurde. Bisher wurden die schon mit Spezialkameras für Einzelaufnahmen ausgerüsteten Anlagen mit elektronischen und lichtelektrischen Bildverstärkern meines Wissens noch nicht für Schichtaufnahmen eingesetzt. Jedoch würde dies zu einer erheblichen Dosiseinsparung führen. Für eine Aufnahme im Format 7 cm × 7 cm benötigt man bei einem Bildverstärker mit einem Konversionsfaktor von 60 etwa eine Dosis von 0,1 mR.

Die Vielzahl von Einzelfaktoren, die vor allem unter dem Gesichtspunkt besprochen wurden, inwieweit sich jeweils die Strahlenbelastung bei Schichtaufnahmen von denen bei Routineaufnahmen unterscheidet, macht einen Überblick über die wirkliche Strahlenbelastung schwierig. Die Frage, wie hoch sie ist, läßt sich meiner Ansicht nach generell natürlich überhaupt nicht beantworten, weil sie sehr weitgehend von der Aufnahme- und Arbeitstechnik des Untersuchers abhängt. Deshalb soll lediglich noch einmal zusammengefaßt werden, was in der Praxis bezüglich der Strahlenbelastung bei Schichtaufnahmen zu beachten ist bzw. wodurch Unterschiede gegenüber Übersichtsaufnahmen auftreten.

1. Schichtaufnahmen sollten generell auf hochempfindlichen Filmen angefertigt werden, die mit einem kontrastreich arbeitenden Entwickler verarbeitet werden, wobei der Film ebenfalls so ausentwickelt werden muß wie bei Übersichtsaufnahmen (6 min Entwicklungszeit bei einer Temperatur von 20°).

Verwendet man Röntgenpapier als Aufnahmematerial, so liegt der Dosisbedarf etwa doppelt so hoch wie bei den empfohlenen Filmen.

2. Nach Möglichkeit sollten Universal-Verstärkerfolien verwendet werden. Dann beträgt die Dosis für eine mittlere Schwärzung von $S = 0,8$ auf einem geeigneten Film etwa 0,6—0,7 mR.

Benutzt man anstelle einer Universalfolienkombination feinzeichnende Verstärkerfolien, so erhöht sich der Dosisbedarf etwa auf das Doppelte und liegt etwa so hoch wie für Papieraufnahmen mit Universalfolien.

Bei Schirmbildaufnahmen liegt der Dosisbedarf bei etwa 3,0 mR am Schirm.

3. Bei der Tomographie sind in der Regel, abgesehen von der Transversaltomographie, Streustrahlenraster mit hohem Schachtverhältnis erforderlich, wodurch sich gegebenenfalls die Strahlenbelastung im Objekt gegenüber Übersichtsaufnahmen ändert. Denn bei Übersichtsaufnahmen wird häufig noch mit Rastern mit einem Schachtverhältnis von 7 oder, z.B. bei Lungenaufnahmen und Extremitätenaufnahmen, überhaupt ohne Raster gearbeitet.

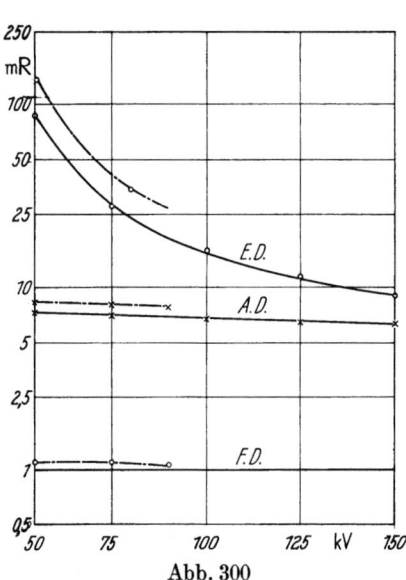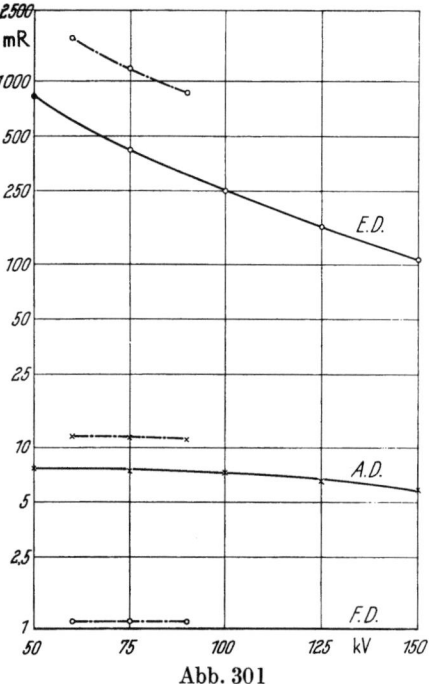

Abb. 300   Abb. 301

Abb. 300. Einfalldosis (*ED*), Austrittsdosis (*AD*) und Dosis an der Kassette (*FD*) bei Lungenübersichtsaufnahmen im Format 35 cm × 35 cm (——) und Tomogrammen im Format 18 cm × 24 cm (— · —— · —) in Abhängigkeit von der Spannung. In beiden Fällen: Focus—Film-Abstand 150 cm, FFH-Raster

Abb. 301. Einfalldosis (*ED*), Austrittsdosis (*AD*) und Dosis an der Kassette (*FD*) bei Übersichtsaufnahmen und Tomogrammen des Hüftgelenks. Die Übersichtsaufnahmen wurden an einem normalen Rastertisch mit einem FFH-Raster (12,5) in einem Focus—Film-Abstand von 150 cm ausgeführt, die Tomogramme an einem Gerät mit Bewegung von Röhre und Film auf Kugelkalotten bei hypocycloidaler Verwischung. Focus—Film-Abstand 140 cm, Schichtebene—Film-Abstand 32 cm, Hartstrahlraster mit einem Schachtverhältnis von 10

4. gibt es einige z.T. methodisch, z.T. gerätebedingte Unterschiede zwischen beiden Untersuchungsverfahren:

a) Den unterschiedlichen Vergrößerungsfaktor.

Er liegt bei manchen Schichtgeräten bei 1,3, was gegebenenfalls zu einer Erhöhung der Oberflächendosis bis zum Faktor 2 und mehr führt.

b) Die Schrägeinstrahlung während des Schichtvorganges.

Sie macht eine Erhöhung der Einfalldosis gegenüber der Übersichtsaufnahme um etwa 30% erforderlich. Bei mehrdimensionalen Bewegungen, die nicht durch den Mittelpunkt gehen, kann die notwendige Erhöhung 50% und mehr betragen.

c) Das in der Regel kleinere Aufnahmeformat.

Es bringt zwar eine wesentlich geringere Volumendosis mit sich, erhöht aber die Einfalldosis.

5. Hinzu kommt noch, daß für die Schichtaufnahmen meist niedrigere Spannungen verwendet werden als für Übersichtsaufnahmen, nicht nur um einen höheren Kontrast zu erzielen, sondern weil anders die erforderlichen langen Aufnahmezeiten oft nicht zu erreichen sind.

In Abb. 300 sind die Werte der Einfall-, Austritts- und Filmdosis bei Aufnahme einer Lungenspitze unter Standardbedingungen und als Tomogramm an einem Gerät mit eindimensionaler Verwischung gegenübergestellt, in Abb. 301 die Werte bei einer Darstellung des Hüftgelenks als Übersichtsaufnahme in 1 m Focus—Film-Abstand und als Tomogramm an einem Gerät mit mehrdimensionaler Verwischung und einem Vergrößerungsfaktor von 1,3.

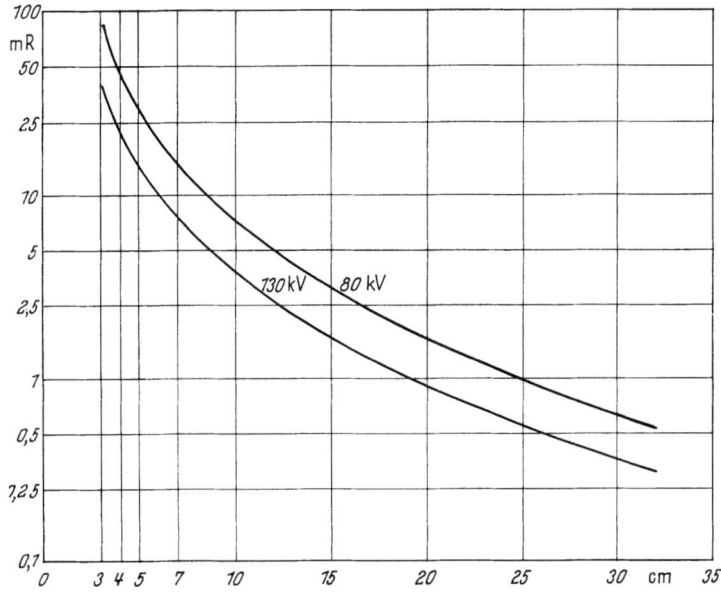

Abb. 302. Gonadendosis bei Schichtaufnahmen in Abhängigkeit vom Abstand des Feldrandes von den Gonaden (Hoden) bei Rückenlage des Patienten. Bezugsdosis 1 mR am Film

Diese Beispiele ließen sich beliebig vermehren, ohne deshalb genaue Aussagen zu ermöglichen. Sie sollen aber demonstrieren, in welcher Größenordnung die Unterschiede liegen können, mit denen man beim Vergleich zwischen Übersichtsaufnahmen und Tomogrammen zu rechnen hat.

δ) Strahlenbelastung der Gonaden bei Schichtaufnahmen

Bevor hier über Arbeiten berichtet wird, die sich mit den Absolutwerten der Gonadendosis bei Schichtaufnahmen befassen, müssen zunächst die Einzelfaktoren besprochen werden, die die Strahlenbelastung der Gonaden wesentlich beeinflussen. Die Untersuchungen über die Direktstrahlung und Streustrahlung im Objekt und ihre Abhängigkeit von Feldgröße, Bewegungsform und Schichttiefe geben bereits eine Vorstellung davon, was im Feld oder in Feldnähe bei Schichtuntersuchungen anders ist als bei Stehaufnahmen.

Als besonders wichtig ist, ebenso wie bei Stehaufnahmen, der Abstand des Feldrandes von den Gonaden bekannt. Abb. 302 zeigt seinen Einfluß auf die an den Hoden in Rückenlage des Patienten bei cranio-caudaler Röhrenbewegung und Schichthöhe in Körpermitte gemessenen Werte für zwei Spannungen. Die Meßergebnisse beweisen eindeutig, wie stark vor allem in Gonadennähe eine Vergrößerung des Abstandes der Gonaden vom Feldrand um wenige Zentimeter die Strahlenbelastung reduziert. So bringt z.B. eine Vergrößerung des Abstandes von 3 cm auf 6 cm eine Verminderung der Gonadenbelastung auf ein Viertel, während sie in den gonadenfernen Abschnitten, z.B. durch Vergrößerung von 20 auf 23 cm, nur noch um etwa 20% herabgesetzt wird. Daß hier besonders die Verwischungsrichtung und die Verwischungsfigur von großer Bedeutung sind, geht schon aus den Kurvenverläufen in i, β (S. 939) hervor. Soweit es zulässig ist, sollte deshalb bei eindimensionaler Verwischung die Röhrenbewegung so verlaufen, daß die Gonaden nicht in den Direktstrahlenbereich kommen. Der Vorschlag von Michal und Svoboda, die Gonaden bei Untersuchungen in Gonadennähe abzudecken, ist nur soweit brauchbar als damit nicht das Direktfeld betroffen wird. Andernfalls bedeutet eine solche Bleiabdeckung eine willkürliche Beschränkung des Pendelwinkels.

Aus zahlreichen Untersuchungen an Stehfeldern ist bekannt, daß die Feldgröße einen Einfluß auf die Absoluthöhe der Streustrahlung in der Nachbarschaft des Direktfeldes hat. Je größer das Feld ist, desto höher wird die Streustrahlenmenge in der Nachbarschaft. Abb. 303 zeigt den Einfluß der Feldgröße bei Schichtaufnahmen. Hier wurde die Feldgröße bei gleichem Abstand des Feldrandes von den Gonaden variiert. Die beiden Kurven lassen erkennen, daß die Verbreiterung des Feldes von größerer Bedeutung ist als die Verlängerung. Eine Verbreiterung von 15 cm auf 24 cm bringt eine Erhöhung der Dosis um 20% und auf 30 cm um 90%, während die Höhe des Feldes

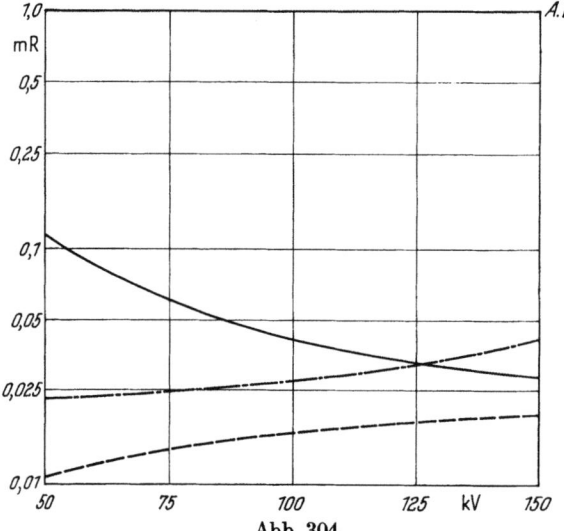

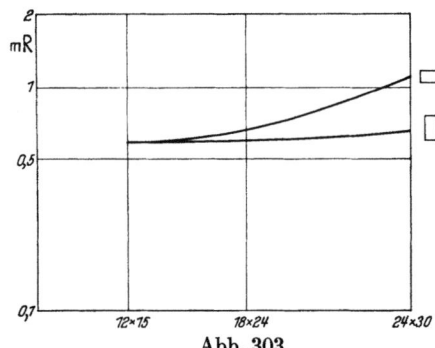

Abb. 303
Abb. 304

Abb. 303. Einfluß der Feldgröße und der Feldlage auf die Gonadendosis bei gleichbleibendem Abstand Feldrand—Gonaden

Abb. 304. Gonadendosis in Abhängigkeit von der Aufnahmespannung; —— männlich, ventro-dorsaler Strahlengang; ----- männlich, dorso-ventraler Strahlengang; —·—·—·— weiblich, ventro-dorsaler und dorso ventraler Strahlengang

keinen meßbaren Einfluß zu haben scheint. Diese Untersuchungen stimmen mit den Beobachtungen von Haybittle bei Standardaufnahmen überein. Schließlich kann bei Schichtaufnahmen noch ein Faktor bedeutsam werden, der gewöhnlich sonst bei Stehaufnahmen von untergeordneter Bedeutung ist: die Leckstrahlung der Röhre bzw. die extrafocale Strahlung. Sie kann bei bestimmten Röhrenneigungen wesentlich stärker in Erscheinung treten als bei senkrechtem Strahleneinfall. So berichtet Shen über eine Untersuchungsreihe mit Schichtaufnahmen, bei der aufgefallen war, daß bei Tomogrammserien der Nasennebenhöhlen die Gonadenbelastung unverhältnismäßig viel höher lag als bei Tomogrammserien des Innenohrs. Der technische Unterschied zwischen beiden Untersuchungen bestand darin, daß für die Ohrtomogramme, die Details an der Auflösungsgrenze des Abbildungssystems wiedergeben sollten, eine zusätzliche focusnahe Lochblende benutzt wurde, während für die großformatigeren Nebenhöhlentomogramme nur eine Lochblende, die am unteren Ende eines Tubus angebracht werden konnte, verfügbar war. Der Tubus war nicht mit Blei ausgekleidet. Dies wirkte sich bei bestimmten Röhrenstellungen dahingehend aus, daß die wenig geschwächte direkte Störstrahlung in einem größeren Winkel verhältnismäßig weit vom Feldrand entfernt auf den Patienten auftraf. Bei den Aufnahmen am Schädel entsprach der Gonadenabstand etwa dieser Entfernung. Nachdem die Gonaden bei den Aufnahmen am Schädel zunächst entsprechend abgedeckt wurden und später statt dessen eine Bleiblende für das Format der Nasennebenhöhlenaufnahmen angefertigt worden war, lagen auch bei diesen Untersuchungen die Gonadendosen in der Größenordnung derer bei Ohrtomogrammen. Ein entsprechender Vergleich ist aus Tabelle 9 möglich.

Der Einfluß der Spannung bei Aufnahmen, bei denen die Gonaden im Feld liegen, ist in Abb. 304 dargestellt. Auch hier wurde als Aufnahmebedingung die Rückenlage gewählt, weil sie für Schichtdarstellungen weit häufiger Verwendung findet als die Bauchlage. Es ergibt sich, daß sowohl für die Hoden als auch die Ovarien die applizierte Dosis mit steigender Spannung deutlich reduziert wird. Dies trifft in Rückenlage, wie Abb. 302 gezeigt hat, auch bei größerer Entfernung der Gonaden vom Feldrand zu. Wie der Dosisverlauf am Ovar zeigt, ist die erzielte Verringerung der Dosis mit steigender Spannung in der Tiefe des Körpers nicht so auffällig. Die Bauchlage bringt bei Frauen gegenüber der Rückenlage praktisch keine Änderung. Bei den Männern dagegen werden die Werte insgesamt niedriger, sind aber kaum noch spannungsabhängig. Sie zeigen lediglich noch Änderungen, die in der Größenordnung der Abnahme der Austrittsdosis gegenüber der Dosis hinter dem Raster liegen, d.h. die dadurch bedingt sind, daß ein Streustrahlenraster mit steigender Spannung mehr Strahlung durchläßt.

Die Erhöhung der Aluminiumvorfilterung an der Röhre bringt bei Aufnahmen in Rückenlage eine Reduzierung der Gonadendosis etwa in dem Umfange wie sie bereits bei der Oberflächendosis demonstriert wurde. Für die Aufnahmen in Bauchlage und für die Dosis am Ovar ist sie ohne jede Bedeutung, da die Wirkung der Vorfilterung im Gewebe bereits nach einigen Zentimetern aufhört.

Tabelle 9. *Vergleich von Gonadendosen bei Schichtuntersuchungen der Nasennebenhöhlen mit und ohne zusätzlichen Gonadenschutz*

Untersuchung	mR/A ohne Schutz	mR/A mit Schutz
Nasennebenhöhlen-Tomogramme	1,555	0,015
	1,495	0,025
	1,568	0,092
	1,014	0,002
	1,432	0,060
	0,338	0,002
	1,342	0,193
	1,320	0,060
	0,116	0,015
	0,600	0,060
	1,440	0,060
	1,840	0,002
	1,545	0,030
	0,412	
Gesamtauswertung	1,144 (0,116—1,84)	0,048 (0,002—0,193)

Die wesentliche Frage ist nun: in welcher Größenordnung liegt bei Schichtaufnahmen die Gonadenbelastung? Tabelle 10 bringt zunächst eine Zusammenstellung von Meßergebnissen an Patienten, die über eine Beobachtungszeit von 3 Jahren bei Schichtuntersuchungen am Riederinstitut ermittelt wurden. Dabei erfolgte die Messung bei Männern neben dem Hoden im Schritt, bei Frauen im hinteren Scheidengewölbe. Die bei Männern gemessenen Dosen dürften ohne weiteres denen an den Gonaden gleichzusetzen sein. Bei den Frauen haben sie nur orientierenden Wert, da die Dosis im Scheidengewölbe je nach Aufnahmeart und anatomischer Variante gegenüber der Dosis am Ovar unterschiedlich sein kann. Daß sie jedoch in der gleichen Größenordnung liegt, beweisen die Untersuchungen von MacGregor, der bei Salpingographien zwischen der Dosis im hinteren Scheidengewölbe und der am Ovar im Mittel Unterschiede von 1:1,4 fand.

Aus der Tabelle 10 ist zu ersehen, daß die Gonadendosis vom Schädel zur Beckenregion hin ständig zunimmt und in Gonadennähe Werte bis zu 26 mR pro Aufnahme erreicht. Diese Ergebnisse entsprechen auch den Untersuchungen von Shen im Jahre 1960, die insgesamt 221 Schichtuntersuchungen auswertete und ihre Ergebnisse mit früheren Untersuchungen von Seelentag u. Mitarb. verglich (Tabelle 11). Beide Autoren haben zwischen der Strahlenbelastung bei Männern und Frauen unterschieden, während die obige Tabelle Gesamtwerte aus etwa 500 Untersuchungen wiedergibt. Solche Vergleiche sind immer mit großer Vorsicht anzustellen, weil die Aufnahmetechnik oft sehr unterschiedlich ist. Da den Untersuchungsergebnissen von Seelentag und Shen ähnliche apparative und photographische Bedingungen zugrunde liegen, dürfte die Differenz der Ergebnisse darauf zurückzuführen sein, daß Seelentag u. Mitarb. ihre Messungen mit

Tabelle 10. *Gonadendosis bei der Tomographie*

Untersuchung	Ge-schlecht	Zahl der Fälle	Abstand Zentral-strahl—Symphyse cm	Dosis pro Untersuchung in mR			Dosis pro Aufnahme in mR	
				kV	Mittel-wert	Minimal- und Maximalwert	Mittel-wert	Minimal- und Maximalwert
Lungen-Spitze . .	♂	50	45—62	54—70	0,315	(0,01—0,96)	0,036	(0,001—0,240)
	♀	25	54—55	60—70	0,923	(0,01—1,92)	0,089	(0,001—0,160)
Lungen-Oberfeld .	♂	10	46—56	57—88	1,400	(0,48—2,40)	0,141	(0,040—0,218)
	♀	5	48—56	56—75	0,120	(0,08—1,80)	0,013	(0,009—0,017)
Hilus und Mittelfeld	♂	25	33—60	54—93	2,330	(0,12—6,840)	0,687	(0,450—3,420)
	♀	12	27—56	53—80	4,6	(0,12—10,8)	0,63	(0,15 —1,70)
Lungen-Unterfeld .	♂	15	32—57	53—80	1,838	(0,66—3,78)	0,260	(0,128—0,480)
Sternum	♂	13	37—60	56—66	0,437	(0,24—0,66)	0,111	(0,075—0,220)
Trachea	♂	10	54—63	80—84	3,120	(0,72—6,32)	0,390	(0,090—0,690)
Pyelo-Tomogramm	♂	12	27—40	62—83	5,796	(2,32—14,35)	1,613	(0,465—3,175)
	♀	5	24—25	60—73	3,020	(2,85—3,19)	0,484	(0,398—0,570)
Cholecysto-Tomogramm . .	♂	16	27—58	68—84	1,660	(0,12—3,12)	0,325	(0,024—0,747)
	♀	5	22—40	73—82	1,430	(1,32—6,69)	0,466	(0,223—0,795)
BWS	♂	30	35—62	58—90	2,888	(0,01—19,80)	0,620	(0,002—2,475)
	♀	6	28—57	68—84	4,320	(0,66—22,24)	1,080	(0,11 —2,224)
LWS	♂	27	13—39	65—98	6,946	(0,84—39,10)	1,208	(0,420—6,290)
	♀	13	12—31	65—98	19,010	(4,39—58,60)	7,316	(0,097—58,600)
Schulter	♂	10	47—59	54—56	1,680	(0,58—3,20)	0,336	(0,110—0,630)
Kniegelenk	♂	10	28—43	55—59	1,560	(0,92—4,86)	0,780	(0,460—1,220)
Ohr	♂	30	30—88	63—90	0,606	(0,01—1,59)	0,035	(0,002—0,122)
NNH	♂	44	40—86	56—78	3,790	(0,01—2,55)	0,665	(0,002—1,840)
	♀	4	64—72	58—70	5,070	(0,24—9,90)	0,236	(0,060—0,412)
Schädel	♂	17	30—88	56—90	2,333	(0,01—12,55)	0,309	(0,001—1,840)
	♀	5	66—74	58—70	5,070	(0,24—9,90)	0,236	(0,060—0,412)
Hüfte	♂	5	11—18	65—85	35,4	(19,24—48,44)	7,840	(6,313—11,41)
	♀	5	7—13	65—88	6,04	(2,84—26,30)	2,310	(0,936—4,58)

Tabelle 11. *Die Strahlendosis an den Gonaden bei Schicht-untersuchungen* (nach Shen)

Untersuchung	Ge-schlecht	nach Seelentag u. Mitarb. mR/U	Eigene Messungen mR/U
Lunge . .	♂	5,3 (0,74/A)	1,441 (0,320/A)
	♀	—	0,427 (0,046/A)
Abdomen .	♂	14,0	3,405 (1,102/A)
	♀	48,0	2,275 (0,853/A)
WS	♂	71,0	4,917 (2,458/A)
	♀	140,0	11,660 (4,198/A)
Schädel . .	♂	12,0	2,333 (0,309/A)
	♀	18,0	5,070 (0,236/A)

U = Untersuchung, A = Aufnahme.

Meßkammern durchführten, deren Empfindlichkeit nur etwa $1/10$ bis $1/20$ von denen betrug, die Shen verwendete. Damit ist die Meß-genauigkeit besonders bei kleinen Dosen wesentlich geringer, so daß sicher ein Teil der Werte von Seelentag zu hoch liegt. Auch bei den Untersuchungen von Shen sind die Angaben über die Dosis-minima aus den gleichen Gründen wahrscheinlich noch zu hoch. Ebenso können natürlich auch noch Unterschiede durch eine bessere Aufnahmetechnik — z.B. noch strenger gehandhabte Einblendung des Strahlenein-fallsfeldes — entstanden sein, eine Tendenz, die in den letzten Jahren allgemein zu beobachten ist und zu einer Verminderung der Strahlenbelastung geführt hat.

An der großen Untersuchungsserie des Riederinstituts soll schließlich noch der Versuch unternommen werden, die Frage der Abhängigkeit der Gonadendosis vom Abstand des Feldrandes von den Gonaden genauer zu überprüfen. In Abb. 305 ist von etwa 100 Messungen bei Schichtaufnahmen der Lungenspitze unter einheitlichen technischen Bedingungen, also auch gleicher Spannung und Feldgröße, die Gonadenbelastung gegenüber der Entfernung des Feldrandes von den Gonaden aufgetragen. Aus dem entstandenen Punkt-wolkendiagramm ist zwar durchaus eine eindeutige Tendenz zur Abnahme der Strahlenbelastung bei Zunahme des Abstands des Feldrands von den Gonaden abzulesen. Jedoch ist die Streubreite teilweise sehr groß. Sie ist durch die Unterschiede in der Dichte des zu untersuchenden Befundes, der Objektdicke, der Ausdehnung der lufthaltigen Lunge in Richtung auf die Gonaden und ähnliche Faktoren bedingt. Sie zusammen ergeben eine Schwankungsbreite von mehr als 1 : 100 pro Aufnahme. Auch bei Untersuchungen des Abdomens, wie z. B. der Schichtuntersuchung der Gallenblase, ist trotz einheitlicherer Untersuchungsbedingungen die Schwankungsbreite immer noch 1 : 30. Wenn man nun die Strahlenbelastung bei der Übersichtsaufnahme und bei der Schichtaufnahme am gleichen Patienten und unter gleichen photographischen Bedingungen vergleicht, so kann am Beispiel der Lungenaufnahme (Tabelle 12) erläutert werden, daß durch den geringeren Abstand des Feldrandes von den Gonaden und das wesentlich größere Aufnahmefeld die

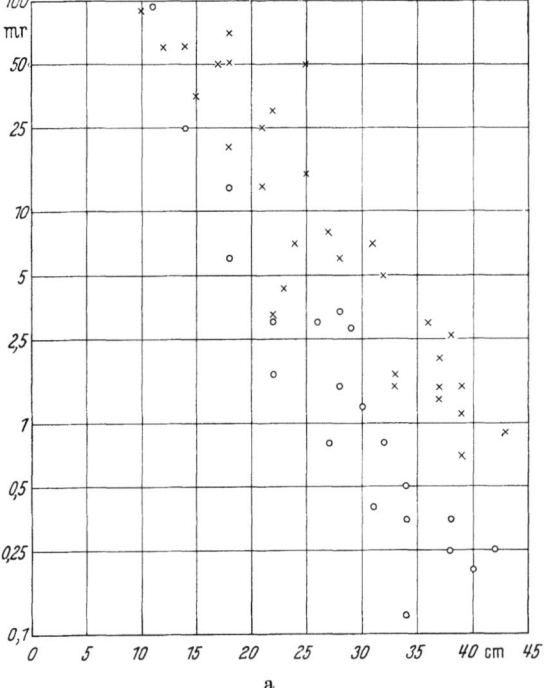 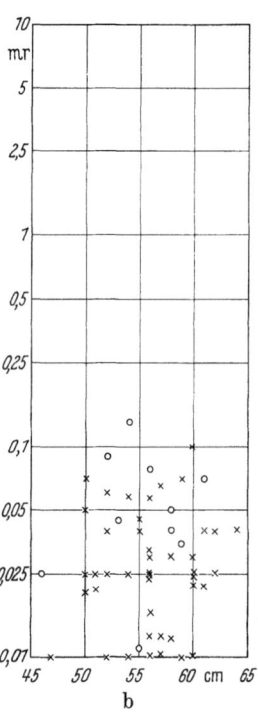

Abb. 305a u. b. An Patienten gemessene Gonadendosen pro Aufnahme bei Tomogrammen, aufgetragen über dem Abstand Feldrand—oberer Symphysenrand. × Meßkammer am Hoden; ○ Meßkammer intravaginal.
a Tomogramme der Lunge im ventro-dorsalen Strahlengang, Feldgröße 12 cm × 18 cm bzw. 12 cm × 15 cm;
b Tomogramme der Wirbelsäule im ventro-dorsalen Strahlengang, Feldgröße 18 cm × 24 cm

Lungenstandardaufnahme trotz des um die Hälfte niedrigeren mAs-Produkts eine nahezu gleich große Belastung für die Gonaden darstellt wie die einzelne Schichtaufnahme. Wird die Lungenübersichtsaufnahme ohne Streustrahlenraster ausgeführt, verringert sich der Wert allerdings auf etwa $1/_6$. Die Verhältnisse ändern sich jedoch zu Ungunsten der Schichtuntersuchung wesentlich, wenn man bedenkt, daß man für eine Untersuchung als Minimum 4—6 Aufnahmen rechnen muß.

Beim Vergleich einer Beckenübersichtsaufnahme mit der Schichtaufnahme eines Hüftgelenks wirkt sich wegen der unmittelbaren Nachbarschaft der Gonaden die Feldverkleinerung und damit auch die Vergrößerung des Abstandes Feldrand—Gonaden so stark zugunsten der Schichtaufnahme aus, daß die Gonadendosis einer Beckenaufnahme erst mit 7—12 Schichtaufnahmen eines Hüftgelenks erreicht wird.

SHEN hat an einem größeren Untersuchungsmaterial die Frage, wie sich die Gonadenbelastung bei Tomogrammen gegenüber der bei Übersichtsaufnahmen verhält aufgrund statistischer Berechnungen und des Vergleichs ihrer Ergebnisse mit den Messungen von SEELENTAG u. Mitarb. bei Übersichtsaufnahmen überprüft. Es ergab sich (Tabelle 13), daß die Schichtaufnahmen mit Ausnahme einer einzigen Aufnahmeart zu geringeren Gonadendosen führen, obwohl sie eine um mindestens 30 % höhere Aufnahmedosis erfordern. Dies beruht vor allem auf der unterschiedlichen Größe des Aufnahmefeldes, das bei Schichtaufnahmen fast immer kleiner ist. Lediglich bei der Lungenschichtaufnahme ist die Dosis an den Gonaden trotz des kleineren Feldes und des größeren Abstandes von den Gonaden beträchtlich höher als bei Standardaufnahmen, weil die Angaben von SEELENTAG sich auf Lungenstandardaufnahmen ohne Verwendung eines Streustrahlenrasters beziehen, während die Lungenschichtaufnahmen ausnahmslos mit einem Hartstrahlraster angefertigt worden waren.

Dennoch ist die Gesamtstrahlenbelastung bei der Tomographie größer als bei Routineuntersuchungen, weil eine Schichtuntersuchung immer eine Aufnahmeserie erfordert. Eine Ausnahme bilden in der Regel nur Untersuchungen im Bereich des Abdomens, bei denen durch das kleinere Aufnahmefeld die Dosiswerte an den Gonaden so stark reduziert werden, daß sie auch durch die größere Anzahl von Aufnahmen bei einer Schichtuntersuchung — sofern die Aufnahmezahl nicht extrem hoch ist — nicht ausgeglichen werden.

Wenn man sich nun zum Schluß die Frage vorlegt, inwieweit unter den augenblicklichen Bedingungen Schichtuntersuchungen auch in Zukunft zu verantworten sind, so müssen drei wesentliche Tatsachen berücksichtigt werden, nämlich 1. daß Schichtaufnahmen im allgemeinen nur ausgeführt werden, wenn aufgrund der klinischen und röntgenologischen Voruntersuchungen eine hinreichende Indikation besteht, 2. daß Schichtaufnahmen meist nur einen Teil des Bereichs einer Übersichtsaufnahme erfassen und somit das Nutzstrahlenbündel so gut wie nie die Gonaden direkt treffen muß und 3. daß auch an großen Krankenhäusern mit vorwiegend klinischem Material diese Untersuchungsart nur einen geringen Anteil an den Gesamtuntersuchungen hat, der sich nach den statistischen Erhebungen

Tabelle 12. *Vergleich der Gonadendosen am gleichen Patienten bei einer Lungenstandardaufnahme und einem Tomogramm der Lungenspitze.* Focus—Film-Abstand 150 cm, Hartstrahlraster, Universalfolien

	Feldgröße cm × cm	Abstand Feldrand— Gonaden	kV	mAs	Gonadendosis in mR
Übersichtsaufnahme	35 × 35	23 cm	65	25	0,06
Tomogramm	12 × 15	43 cm	65	60	0,04

Tabelle 13. *Vergleich von Gonadendosen bei Schichtuntersuchungen mit denen bei Standardaufnahmen (nach SHEN)*

Aufnahmeart	Geschlecht	Schichtuntersuchung		Übersichtsaufnahmen (nach SEELENTAG u. Mitarb.)	
		mR/A	mR/U	mR/A	mR/U
Lunge	♂	0,320	1,441	0,04	0,04
	♀	0,046	0,427	0,06	0,06
Abdomen + Niere .	♂	1,102	3,405	65,00	65,00
	♀	0,475	2,275	48,00	48,00
Gallenblase . . .	♂	0,325	1,660	9,40	—
	♀	0,466	1,430	44,00	—
Wirbelsäule . . .	♂	1,761	3,518	—	62,00
	♀	4,198	16,665	—	130,00
Schädel	♂	0,309	2,333	—	1,10
	♀	0,236	5,070	—	1,70

A = Aufnahme, U = Untersuchung

Tabelle 14. *Anteil der Röntgen-Schichtuntersuchungen in den einzelnen Untersuchungsgruppen (nach SHEN)*

Untersuchungsgruppen	Gesamtzahl der Untersuchungen	Röntgen-Schichtuntersuchungen	%
Thorax . .	10763	Lungen-Tomogramme	6,9
Abdomen .	2690	Retropneumoperitoneum-Tomogramme	0,3
		Pyelo-Tomogramme	1,0
		Cholecysto-Tomogramme	1,4
LWS . . .	725	LWS-Tomogramme	5,1
BWS . . .	497	BWS-Tomogramme	5,2
HWS . . .	536	HWS-Tomogramme	3,7
Schädel . .	1191	Sella-Tomogramme	0,7
		Ohr-Tomogramme	6,3
		Nasennebenhöhlen-Tomogramme	4,7
Gesamt . .	16402		3,5

von SHEN (Tabelle 14) etwa auf 3,5 % beläuft. Man kann somit mit Beruhigung feststellen, daß weder die Häufigkeit der Untersuchung so groß ist, noch die damit verbundene somatische und genetische Belastung so hoch, als daß sie einen Anlaß zum Verzicht auf diese Untersuchungsart geben könnte. Wenn trotzdem noch Bedenken geäußert werden, müßte man mit SPIEGLER fragen: Wird der Patient dem Radiologen überwiesen, um vor Strahlen geschützt oder um optimal diagnostiziert zu werden?

k) Technische Durchführung

Die Tomographie ist mit verschwindend geringen Ausnahmen (Sternum, Sternoclaviculargelenk) keine primäre, sondern eine zusätzliche, gezielte röntgenologische Untersuchungsmethode. Sie erfordert nicht nur einen größeren Aufwand an Material und Arbeitszeit, sondern führt in vielen Fällen, wie in Kapitel i (S. 931) gezeigt werden konnte, auch zu einer höheren Strahlenbelastung als Übersichtsaufnahmen. Um sie auf ein Mindestmaß zu beschränken, sollte die Durchführung in jedem Fall individuell geplant werden.

Grundlage der technischen Durchführung sind Übersichtsaufnahmen, je nach Organ in mehreren Ebenen. Sie geben Aufschluß über die Lage des zu untersuchenden Gebiets, die günstigste Verwischungsrichtung, wenn nur eindimensionale Bewegungen oder solche mit Vorzugsrichtung möglich sind, und bieten Anhaltspunkte für die Schichthöhe und die erforderliche Belichtung. Diese Informationen lassen sich jedoch nur Aufnahmen entnehmen, die den derzeitigen Zustand wiedergeben, und nicht Bildern, die schon vor Wochen oder gar Monaten aufgenommen wurden! Liegen solche Aufnahmen nicht vor, ist es in einer Vielzahl von Fällen weit ökonomischer, zunächst neue Übersichtsaufnahmen, am besten unter gleichen oder sehr ähnlichen geometrischen Bedingungen wie sie bei Schichtaufnahmen gegeben sind, anzufertigen als anhand alter Bilder zu tomographieren. Sonst kann es vorkommen, daß man — letzten Endes dann doch planlos — nach einem mittlerweile verschwundenen flüchtigen Infiltrat sucht oder sich auf einen kleineren Verdichtungsbezirk einstellt, der inzwischen zu einer massiven Verschattung eines großen Gebietes geworden ist.

Da der Patient eine bestimmte Lage über einen wesentlich längeren Zeitraum als bei Übersichtsaufnahmen einhalten muß, ist es außerordentlich wichtig, ihn bequem zu lagern und eventuell zu fixieren. Weiterhin ist es zweckmäßig den Einfallspunkt des Zentralstrahls zu markieren. Damit hat man nicht nur eine Kontrolle, ob der Patient seine Lage beibehalten hat, sondern kann auch Fehleinstellungen exakter korrigieren.

Ebenso wie Übersichtsaufnahmen sind Schichtaufnahmen in den verschiedensten *Projektionen* möglich. Man tut jedoch gut daran, sich auch hier an Standardprojektionen zu halten. Damit wird nicht gesagt, daß in jedem Fall der Strahlengang anterio-posterior bzw. postero-anterior oder latero-lateral sein soll. Im Gegenteil haben sich für manche Objekte (z.B. die Herzbinnenräume, den Bronchialbaum, das Felsenbein) Schrägprojektionen als sehr günstig, ja teilweise als notwendig erwiesen (ANKUDINOV; BERNOU; ESSER; FREY; KRIEG; MARK; SEYSS; TEMPINI; VENIER u.a.). Jedoch sollten auch sie normiert und genau angegeben sein. Dies ist sowohl wegen der Deutung der Bilder als auch im Hinblick auf die Erfahrungswerte bezüglich der Schichthöhe und die Reproduzierbarkeit der Aufnahmen bei Kontrolluntersuchungen angezeigt.

Die für Übersichtsaufnahmen aufgestellte Forderung, das Aufnahmeobjekt so nah wie möglich an das Empfangsorgan heranzubringen, gilt auch für die Longitudinaltomographie und zwar gleichgültig, ob sie an Geräten mit konstantem oder mit der Schichthöhe wechselndem Objekt—Empfangsorgan-Abstand durchgeführt werden. Dafür gibt es im wesentlichen zwei Gründe: 1. werden Störelemente, wenn sie röhrenseitig der Schicht liegen, stärker verwischt als wenn sie zwischen Schicht und Empfangsorgan liegen und 2. ist die Integraldosis bei kleinen Schichthöhen geringer als bei großen (s. Kapitel i, β — S. 939 —).

Überlegungen, ob die *Tomographie im Stehen bzw. Sitzen oder im Liegen* auszuführen ist, sind nur bei großen Schichtgeräten, die beide Möglichkeiten zulassen (z.B. Universalplanigraph, Polytome) erforderlich. Abgesehen davon, daß man der Bequemlichkeit des Patienten

Rechnung tragen kann — Pollak z.B. empfiehlt die Tomographie in aufrechter Stellung bei allen Patienten außer bei Schwerkranken und Kindern —, gelten hier ähnliche Gesichtspunkte wie bei Übersichtsaufnahmen: Flüssigkeitsspiegel können nur in aufrechter Stellung erkannt werden, Ergüsse in den caudalen Partien, die dort die Beurteilung stören, sollten durch Kopftieflagerung in die nicht interessierenden cranialen Abschnitte

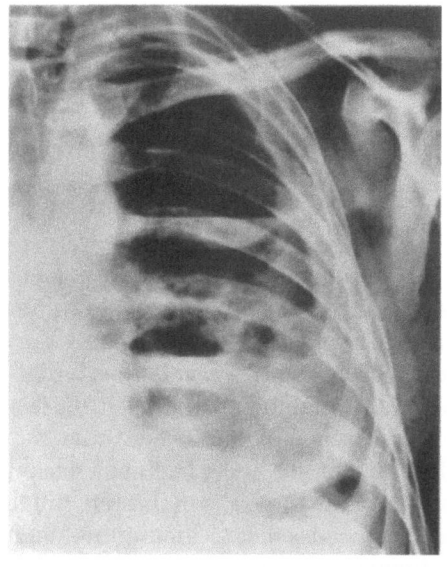

a

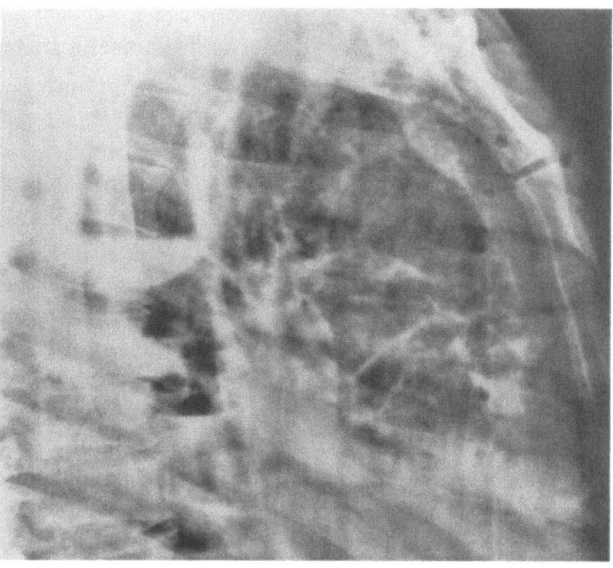

b

c

Abb. 306a—c Übersichtsaufnahme (a), links anliegende Frontalaufnahme (b), beide im Stehen, und laterolaterales Tomogramm in Kopftieflage (c) eines gekammerten Lungenempyems. Durch die Kopftieflage beim seitlichen Tomogramm wurde der Erguß in die nicht interessierenden cranialen Bereiche verlagert, so daß die einzelnen Kammern zur Darstellung kommen

verlagert werden (Abb. 306), bei Pneumoperitoneum, perirenaler Luftfüllung, Encephalographien u.ä. muß die Gasfüllung durch entsprechende Lagerung in die gewünschten Abschnitte gebracht werden, die Statik läßt sich häufig nur unter Belastung bzw. mit und ohne Belastung beurteilen (z.B. bei der Wirbelsäule, wo ein Tomogramm oft eine genauere Auskunft geben kann als Übersichtsaufnahmen) usw.

Die *Wahl des Aufnahmefeldes* muß bei der Tomographie naturgemäß individueller getroffen werden als bei Übersichtsaufnahmen in Standardstellungen, denn im allgemeinen werden nur begrenzte Gebiete untersucht. Abgesehen davon sind großformatige Tomogramme aus bereits geschilderten Gründen qualitativ unbefriedigend, vor allem, wenn diagnostisch wichtige Bezirke dann so exzentrisch liegen, daß ihre Grenzflächen nicht mehr tangential getroffen werden. Jedoch darf das Feld nicht zu klein sein, denn häufig muß ja auch die Beziehung eines Befundes zu seiner Umgebung abgeklärt werden. Außerdem muß man in manchen Fällen damit rechnen, daß pathologische Prozesse bereits auf Nachbarabschnitte übergegriffen haben (z. B. Prozesse an der Wirbelsäule), ohne daß dies auf der Übersichtsaufnahme schon manifest geworden ist. Sind mehrere verdächtige Bezirke vorhanden, so wird man überlegen, ob es zweckentsprechend ist, ein größeres Aufnahmefeld zu wählen oder die Abschnitte getrennt zu untersuchen. Letzteres empfiehlt sich nicht nur, wenn damit zu rechnen ist, daß die verschiedenen Herde in unterschiedlichen Schichthöhen zur Darstellung kommen (z. B. Lungenspitze und Unterfeld), sondern auch, wenn sie einen größeren Abstand haben und dadurch die Felder im Vergleich zu dem darzustellenden Bereich unverhältnismäßig groß würden. Dies gilt z. B. schon für die Untersuchung beider Lungenspitzen. Unbedingt notwendig ist es, wenn die Bereiche unterschiedliche Belichtung erfordern. Zwar gibt es Ausgleichsmöglichkeiten für die unterschiedliche Strahlendurchlässigkeit (CARINI; ROCHER u. a.). Sie lassen sich jedoch nur bei bestimmten Objekten, vor allem am Hilus, anwenden (ETTER; LÜBKER u. a.). Unter Umständen ist es manchmal erforderlich, in einem bestimmten Bezirk sowohl Weichteile wie Knochen zu beurteilen. In diesem Falle müssen dann gegebenenfalls auch vom gleichen Bezirk zwei Serien mit unterschiedlicher Belichtung angefertigt werden.

Schichtaufnahmen werden häufig aus später noch zu erörternden individuellen Gründen *in mehreren Ebenen* ausgeführt. Soll die zweite Ebene aber nur dazu dienen, die Tiefenlage des Befundes abzuklären, weil dies mit einer Übersichtsaufnahme nicht sicher möglich ist, wird selbstverständlich mit dieser Aufnahmerichtung begonnen (Abb. 307). Analoges gilt für die Fälle, wo prinzipiell in zwei Aufnahmerichtungen tomographiert wird und die richtigen Schichthöhen in einer der Ebenen leichter zu bestimmen sind. Dies trifft z. B. für den latero-lateralen Strahlengang bei den Untersuchungen des Hilus, der Mittel- und Unterfelder sowie am Schädel des Siebbeinzellen- und Keilbeinhöhlengebietes zu.

Für die *Einstellung der Felder* sind an den Tomographiegeräten neben den sonst üblichen Hilfsmitteln wie Tiefenblenden mit Lichtvisier und Zentrierstäben z. T. spezielle Lichtvisiereinrichtungen und häufig auch Durchleuchtungsschirme vorhanden. Die speziellen Lichtvisiereinrichtungen sind für die Geräte mit mehrdimensionaler Röhren-Empfangs-organ-Bewegung unerläßlich, denn die an der Röhre anzubringenden Zentriervorrichtungen lassen sich nicht verwenden, weil die Röhre nicht bzw. nicht ohne weiteres senkrecht über die Mitte des Bildempfängers gefahren werden kann. Aus dem gleichen Grunde ist auch bei diesen Geräten keine Feldeinstellung unter Durchleuchtungskontrolle möglich. Dies trifft sowohl für Longitudinal- wie Transversalschichtgeräte zu. Mit diesen im Vergleich zu den Lamellen von Tiefenblenden stabilen Zieleinrichtungen in Form von Lichtpunkten (z. B. Polytome, Pluristrator) oder -linien (Transversalschichtgeräte) lassen sich — vorausgesetzt natürlich, daß sie exakt justiert und gut fixiert sind — auch kleinste Aufnahmefelder sehr genau einstellen. Die Feldbegrenzung wird in jedem Fall entweder durch eine Tiefenblende, einen Tubus oder Lochblenden bestimmt.

Im allgemeinen ist eine Einstellung unter Durchleuchtungskontrolle bei Longitudinalschichtaufnahmen ebenso wenig erforderlich wie bei Übersichtsaufnahmen. Letztere sollen zur Tomographie vorliegen und bieten genügend Anhaltspunkte, z. B. den Hilus oder Mittelfeldbefunde zu lokalisieren. Sehr häufig sind bei konventioneller Durchleuchtung die Sichtverhältnisse auf dem Schirm ohnehin nicht ausreichend. Wenn, was allerdings bis jetzt noch zu den Seltenheiten gehört, ein Tomographiearbeitsplatz mit einer Bildverstärker-Fernsehkette ausgerüstet ist, stellt die Durchleuchtungskontrolle eine zwar sehr teure, aber wesentliche Erleichterung bei der Feldeinstellung dar, vor allem bei selteneren Einstellungen.

Eine Ausnahme bilden auch hier wieder die Transversalschichtaufnahmen. Hier ist die Feldlänge (in Richtung parallel zur Körperlängsachse) so klein, daß die Feldmitte, die in diesem Fall mit der Schichthöhe identisch ist, sehr genau angezeichnet werden muß. Dabei ist es wichtig, daß die Markierung mit einem möglichst parallelen Strahlenbündel erfolgt und der Patient die gleiche Haltung einnimmt (z. B. die Arme anhebt) wie auf dem Schicht-

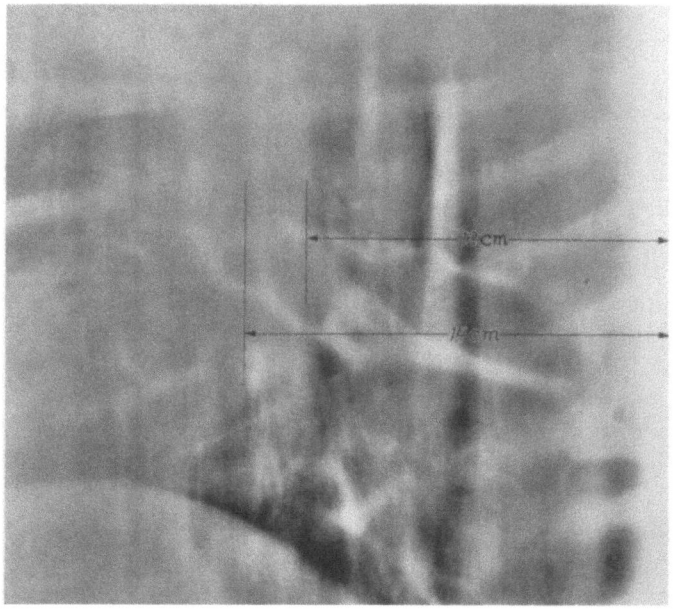

a

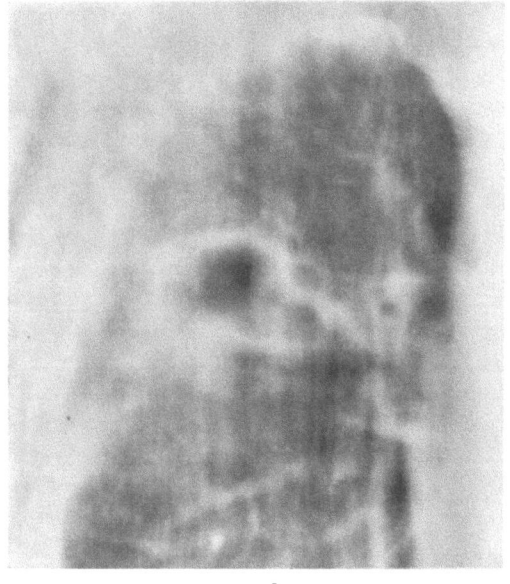

b

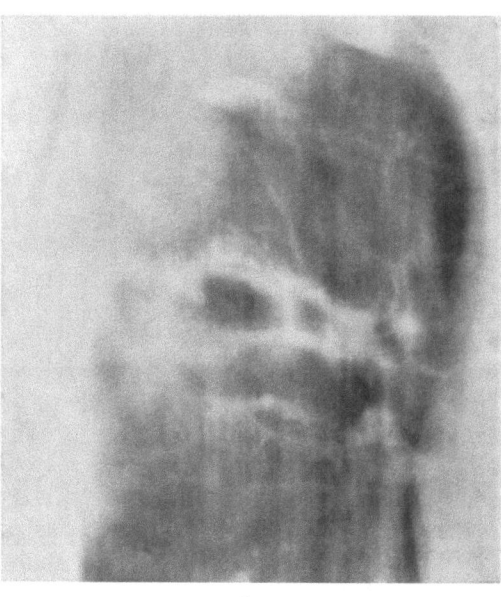

c

Abb. 307a—c. Bestimmung der Schichthöhe für die sagittalen Tomogramme an Hand eines Tomogramms im latero-lateralen Strahlengang. a Latero-laterales Tomogramm mit eingezeichneter Schnittlage für die sagittalen Tomogramme; b sagittales Tomogramm in 12 cm Schichthöhe; c sagittales Tomogramm in 14 cm Schichthöhe

gerät. Geringe Verschiebungen der Haut können hier schon erhebliche Fehleinstellungen verursachen.

Bei Longitudinalschichtgeräten mit eindimensionaler Verwischung, eventuell auch mit elliptischer Verwischung, ist auch noch die *Verwischungsrichtung* zu überlegen. Größere Linien oder Grenzflächen sollen möglichst senkrecht, zumindest jedoch schräg zur Verwischungsrichtung liegen (Abb. 308). Sofern die Bewegungsrichtung nicht am Gerät eingestellt werden kann, was nur bei wenigen großen Schichtgeräten möglich ist, muß der Patient eventuell auf einem Zusatztisch entsprechend gelagert werden. Außerdem sollte vermieden werden, Partien in der Umgebung des zu untersuchenden Objekts, die sich von ihm durch eine unterschiedliche Strahlendurchlässigkeit unterscheiden, im Verlauf der Röhrenbewegung in das zu untersuchende Objekt hineinzuwischen. Welche Möglichkeiten dafür bestehen, die unterschiedliche Strahlenschwächung in den Fällen auszugleichen, in denen dies nicht durch die Wahl der Verwischungsrichtung erfolgen kann (Filter, Moulagen) wurde bereits in Kapitel h (S. 888) erörtert.

Auch die Hilfsmittel und Maßnahmen, mit denen sich die erforderliche *Schichthöhe* vorausbestimmen läßt, wurden schon in den vorausgegangenen Kapiteln behandelt. Im allgemeinen wird man sich ihrer nur bei Fremdkörperlokalisation oder bei der Kavernendarstellung bedienen, d.h. bei gut sichtbaren Befunden, während man sich bei anderen Organen auf Erfahrungswerte verläßt bzw. die Übersichtsaufnahmen zu Hilfe nimmt. So weiß man z.B., daß die Gallenblase je nach Patientendicke in Bauchlage bei etwa 4—5 cm Schichthöhe erfaßt wird, Brustwirbelkörper bei Rückenlage in etwa 6—8 cm, das Sternum in Bauchlage in 2—3 cm, der Hilus etwa in Thoraxmitte und 1—2 cm dorsal davon und daß Befunde in den Lungenspitzen zu einem hohen Prozentsatz in den dorsalen Abschnitten zwischen etwa 6—10 cm Schichthöhe liegen. Beim latero-lateralen Strahlengang geht man von der Mediane aus. Auf Lungenstandardaufnahmen läßt sich der Abstand eines Befundes von der Mediane meist gut messen (Abb. 309), ebenso bei Schädelaufnahmen. Man muß nur den Vergrößerungsfaktor berücksichtigen.

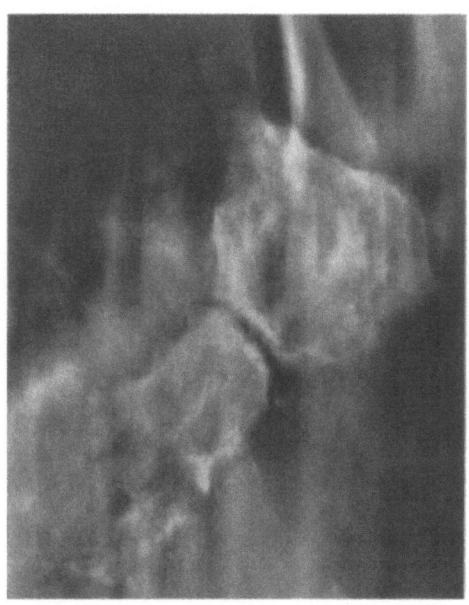

Abb. 308. Tomogramm des Sternums mit eindimensionaler Verwischung. Um eine Überlagerung durch den Wischschatten der Wirbelsäule zu vermeiden, liegt der Patient in einem Winkel von 45⁰ zur Verwischungsrichtung. Die sichtbare Clavikel ist nicht real, sondern ihr Wischschatten, da sie in der Verwischungsrichtung verläuft

Eine entscheidend wichtige Frage bei Tomogrammen ist die *Belichtung*, vor allem, weil sie Manipulationen beim *Entwickeln* noch weniger vertragen als Übersichtsaufnahmen. Wie schon wiederholt betont wurde, ist eine der Grundforderungen für die diagnostische Brauchbarkeit eines Tomogramms ein hoher Detailkontrast in einem optimalen Schwärzungsbereich. Sie läßt sich in vollem Umfang nur erfüllen, wenn die Filme richtig ausentwickelt, d.h. weder wegen zu geringer Belichtung gequält noch infolge Überbelichtung unterentwickelt werden. Das letztere ist ein relativ häufig beobachteter Fehler, der sehr schwer wiegt, weil er außer zu einer Kontrastminderung auch zu einem falschen Schärfeeindruck führt. Einmal können Wischschatten, die bei richtiger Belichtung bereits unterhalb der Sichtbarkeitsschwelle liegen, noch erkennbar sein und zum anderen wird auch objektiv durch Streulicht (SPIEGLER) und Streustrahlung (STIEVE) in der Folie die Unschärfe größer.

Welche *Ansprüche bezüglich des photographischen Materials* gestellt werden müssen — im Prinzip die gleichen wie für optimale Übersichtsaufnahmen — wurde im Kapitel i, γ (S. 948) bereits besprochen. Ebenso wurde dort auch erwähnt, daß für Tomogramme im Durchschnitt eine um etwa 30% höhere Belichtung erforderlich ist als für Übersichtsaufnahmen unter vergleichbaren Bedingungen. In einigen Lehrbüchern (z.B. WEINBREN; POPPE u.a.) sind Belichtungstabellen enthalten. Sie können aber nur orientierenden Charakter haben, da die geometrischen Verhältnisse an den Geräten sehr unterschiedlich sind und deshalb für jeden Arbeitsplatz eigene Tabellen aufgestellt werden müssen. Leider gibt es bis jetzt noch keine Belichtungsautomaten — lediglich ein Belichtungsmesser, der eine Probebelichtung erforderlich macht, wurde von Bernou angegeben —, die bei Schichtaufnahmen zu verwenden sind, denn die bis jetzt auf dem Markt befindlichen regulieren alle die Belichtungszeit, und hier nimmt die Tomographie zusammen mit einigen anderen Verfahren (Kymographie und Schnellserien) eine Sonderstellung ein.

Die *Belichtung von Tomogrammen* unterscheidet sich von der bei Übersichtsaufnahmen dadurch, daß man zwar die Spannung frei wählen kann, nicht jedoch in allen Fällen das Milliampèresekundenprodukt und vor allem nicht die Belichtungszeit, denn man ist an

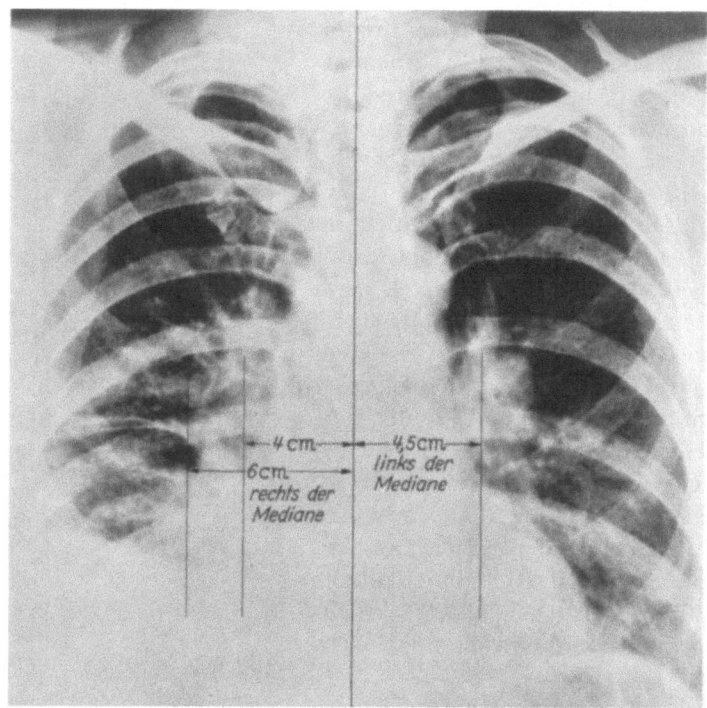

Abb. 309. Bestimmung der Schichthöhe von latero-lateralen Tomogrammen mit Hilfe der Übersichtsaufnahme. Die Schichthöhe wird in diesem Fall von der Mediane aus gemessen

die Ablaufzeit der Bewegung gebunden. Diese Zeit, genauer gesagt, die Zeit, in der bei eindimensionaler Bewegung der gewünschte bzw. gewählte Pendelwinkel, im allgemeinen symmetrisch um die Senkrechte, und bei mehrdimensionalen Bewegungen die vollständige Bewegungsfigur durchlaufen werden, muß genau mit der Belichtungszeit übereinstimmen. Ist dies nicht der Fall, erhält man fehlerhafte Abbildungen. Sofern Stromstärke und Belichtungszeit völlig unabhängig von einander gewählt werden können, gibt es keine Schwierigkeiten. Voraussetzung ist lediglich, daß man die Ablaufzeiten genau kennt. Fast alle Geräte mit eindimensionaler Bewegung verfügen über Ein- und Ausschaltkontakte. Man wird deshalb eine etwas längere Schaltzeit bzw. ein etwas höheres mAs-Produkt einstellen, um sicher zu gehen, daß die Belichtung nicht vom Schaltorgan des Generators zu früh unterbrochen wird. Bei Röntgengeneratoren, die mit Festströmen arbeiten, ist das Milliampèresekundenprodukt nur in Stufen wählbar, die von der Zahl der möglichen Stromwerte abhängig ist. Die „Feineinstellung" der Belichtung muß hier unter Umständen über die Spannung vorgenommen werden. Ausgesprochene Schwierigkeiten würden sich bei Generatoren ergeben, bei denen sich für jedes frei wählbare mAs-Produkt eine bestimmte Stromstärke — sei es die von der Belastbarkeitsgrenze der Röhre abhängige höchstmögliche, sei es ein bestimmter Prozentsatz davon — automatisch einstellt. Aus diesem Grunde sind an fast allen dieser Schalttische ebenfalls Einstellmöglichkeiten für einige Feststromwerte vorhanden. Um auch bei Festströmen eine größere Variation des mAs-Produkts zu ermöglichen, verfügen darüber hinaus viele große und auch die meisten Zusatzschichtgeräte über mehrere Ablaufgeschwindigkeiten, z. B. der Universalplanigraph über 4, der MT 2 über 6, der Transversalplanigraph über 3, der Multi-Planigraph über 2 usw. (s. Kapitel Geräte). Damit ist man ohne weiteres in der Lage, nicht nur die Spannung, sondern auch die Aufnahmezeit dem Aufnahmeobjekt anzupassen. Eine Ausnahme bilden lediglich Simultanschichtserien, bei denen man sich an den Spannungsbereich halten muß, auf den der Foliensatz abgestimmt ist. Er ist häufig enger als er von den Herstellern angegeben wird (s. Kapitel f, ζ, S. 803). Sonst aber gelten in dieser Hinsicht dieselben Grundsätze wie für Übersichtsaufnahmen, so z. B. bei Kontrastmitteluntersuchungen der Gallenblase und der Niere die Spannung möglichst niedrig zu halten, oder der Bewegungsunschärfe durch möglichst kurze Aufnahmezeiten zu begegnen. Für den letzteren Fall hat man häufig noch eine weitere Möglichkeit, allerdings nur bei eindimensionaler Bewegung, nämlich den *Schichtwinkel* zu verkleinern. Wie klein er sein kann bzw. welcher Winkel zweckmäßig ist, hängt allerdings ebenso von der Größe der Details ab, die noch erkennbar sein sollen, wie die Frage, welchen *Schichtabstand* man wählen soll (COVA; SMERINICH; VAQUETTE u.a.). Auf dieses Problem wurde bereits im Kapitel Schichtdicke hingewiesen und festgestellt, daß es genau so sinnlos ist, in der Lunge in Millimeterabständen nach Kavernen zu suchen, wie sich zu einer genauen Analyse der Innenohrverhältnisse mit Abständen von einem halben Zentimeter zu begnügen. Entsprechendes gilt natürlich bezüglich des Pendelwinkels.

Für jeden Fall gültige Regeln über den Ablauf einer tomographischen Untersuchung lassen sich, auch wenn man jeden Körperteil getrennt behandeln würde, nur sehr schwer aufstellen. Es gibt im Grunde nur eine: den Fortgang der Untersuchung ständig zu kontrollieren, d. h. immer nur wenige Schichten hintereinander, in schwierigen Fällen oft nur eine, aufzunehmen und von deren Ergebnis das weitere Vorgehen abhängig zu machen. Die erste Aufnahme bzw. den ersten Film sollte man immer abwarten, um die Einstellung, die Belichtung, die Schichthöhe und gegebenenfalls die Verwischungsrichtung zu überprüfen. Besonders über die erforderliche Belichtung kann man sich trotz vorliegender Übersichtsaufnahmen oft sehr täuschen, vor allem, wenn man deren Daten nicht kennt, weil sie andernorts angefertigt wurden. Davon abgesehen können auch in der Schicht manchmal Absorptionsverhältnisse vorliegen, die sich von der Übersichtsaufnahme her nicht voraussagen lassen und die eventuell eine Erniedrigung oder Erhöhung der Aufnahmespannung erforderlich machen (BERNOU). Bei der *Kontrolle des Schichtbildes* sind folgende Gesichtspunkte zu beachten:

1. Es müssen alle auf der Übersichtsaufnahme sichtbaren Figuren auf den Tomogrammen wiedergefunden oder erklärt werden können.

2. Es muß darauf geachtet werden, ob alle anatomischen Substrate, die, auch wenn sie auf den Übersichtsaufnahmen infolge Überlagerung bzw. Summations- und Subtraktionswirkung nicht sichtbar sind, erfahrungsgemäß in bestimmten Bereichen zur Darstellung kommen müßten, auf den Aufnahmen vorhanden sind.

3. Bevor man sich zufrieden gibt, einen auf der Übersichtsaufnahme sichtbaren oder vermuteten Befund im Tomogramm erfaßt zu haben, sollte man überlegen, ob gleichzeitig auch alle klinischen Fragestellungen so weit als möglich beantwortet werden können.

Sind z. B. auf einer Übersichtsaufnahme mehrere Verdichtungen oder Aufhellungen zu erkennen, auf dem Tomogramm dagegen nur ein Teil davon, so kann mit ziemlicher Sicherheit angenommen werden, daß die übrigen in anderen Schichten liegen und daß deshalb die Untersuchung noch fortgesetzt werden muß. Manchmal geben Wischschatten, die in mehreren Schichthöhen mit unterschiedlicher Deutlichkeit zu erkennen sind, schon Hinweise, in welcher Richtung der Befund zu suchen ist. Es kann aber auch vorkommen, daß sich eine Verdichtungs- oder Aufhellungsfigur auf der Übersichtsaufnahme in den Tomogrammen als Summationswirkung erklären läßt. Ein Hohlraumverdacht ist nur dann bestätigt, wenn sich eine Figur in gleicher oder ähnlicher Form in mehreren Schichten oder in einer zweiten Ebene nachweisen läßt.

Auf Grund topographisch-anatomischer Kenntnisse und der Erfahrung läßt sich ungefähr voraussagen, welche Details in den einzelnen Schichten zur Darstellung kommen

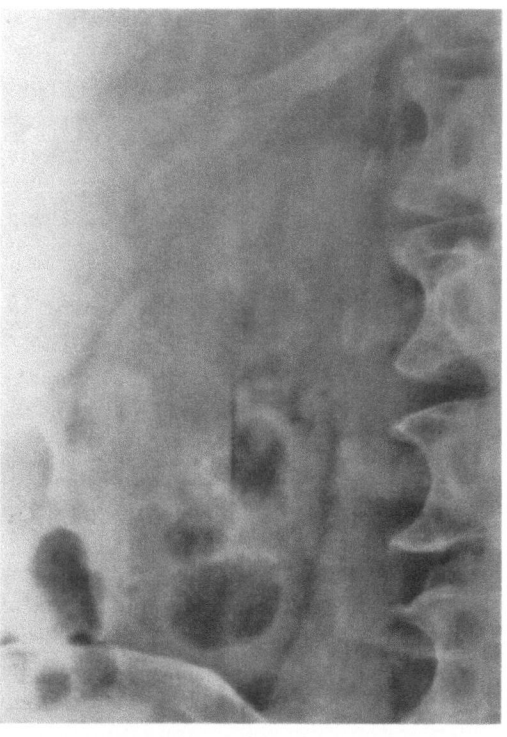

a

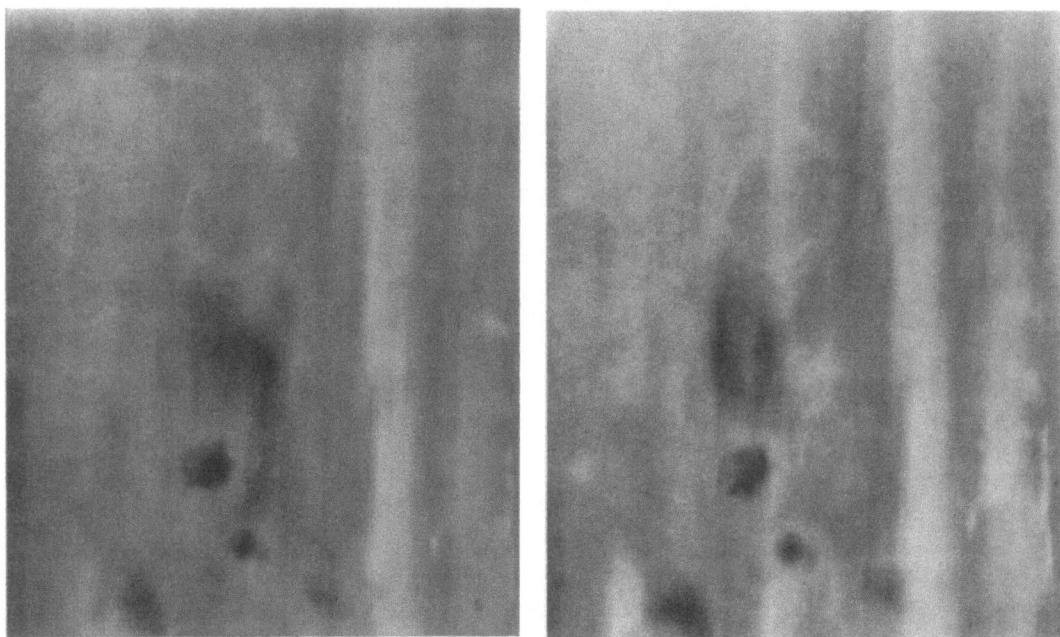

b   c

Abb. 310a—c. Eine kaum erkennbare Ringfigur in der mutmaßlichen Gallenblasengegend legt die Vermutung nahe, daß es sich um ein Konkrement in einer sich nicht füllenden Gallenblase handelt (a). Dieser Verdacht wird dadurch bestätigt, daß die Ringfigur auf zwei Tomogrammen (b und c) im Abstand von einem Zentimeter in der charakteristischen Schichthöhe der Gallenblase zu erkennen ist

müssen. Dies gilt u. a. für die Aufzweigungen des Bronchialbaums, Skeletteile wie Quer-
fortsätze und Deckplatten der Wirbelkörper, Begrenzungen der Nasennebenhöhlen, aber
auch die Gallenblase oder die Nieren. Entsteht der Verdacht einer Formveränderung oder,
z.B. beim Knochen, einer Destruktion, d.h. des Fehlens eines in bestimmten Schichten
zu erwartenden Details, so muß versucht werden, diesen Verdacht zu erhärten. Dies ist
besonders wichtig z.B. beim Verdacht auf einen Bronchialabbruch, weil hier noch die
Möglichkeit besteht, daß der Bronchus in einer Neigung zur Schichtebene verläuft und sich
aus diesem Grund der Darstellung entzieht. Auf der anderen Seite legen dichtere Fleck-
schatten, die in einer Schichthöhe erkannt werden können, in der die Gallenblase zu erwarten ist, die Annahme nahe, daß es sich um Gallensteine in einer nicht oder nur sehr
schwach gefüllten Gallenblase (SCHREMS) handelt (Abb. 310). Auch in einem solchen Falle
sollte versucht werden, den Verdacht, eventuell durch Aufnahmen in zwei Ebenen, zu
verifizieren.

Schließlich wird man auch bestrebt sein, wenn ein Befund vorliegt, noch weitere dabei
mögliche Erscheinungen zu erfassen. Ein typisches Beispiel hierfür ist der Drainagebronchus einer Kaverne. Wenn klinisch eine offene Tuberkulose besteht, sollte man, insbesondere bei ausgedehnteren Veränderungen, sich nicht damit begnügen, eine hohlraumver-
dächtige Figur erfaßt zu haben, sondern auch noch versuchen, den infiltrierten Bronchus
in seiner vollen Ausdehnung und den gesamten Infiltrationsbefund zur Darstellung zu
bringen. Denn es muß ja damit gerechnet werden, daß weitere Einschmelzungen vorhanden sind (Abb. 311). Ebenso kann bei einer Wirbelkaries ein kalter Absceß vorliegen, der
sich in weiter caudal gelegenen Weichteilabschnitten durch eine typische Auftreibung
nachweisen läßt.

Möglichkeiten, eine Untersuchung zu vervollständigen oder zu variieren bzw. zu verfeinern, gibt es mehrere. Sie hängen einerseits vom zu untersuchenden Objekt und andererseits vom jeweiligen pathologischen Befund ab. Die Angaben hierüber im Schrifttum sind
ebenso zahlreich wie die über den Wert der Tomographie bei den einzelnen Krankheits-
prozessen. In diesem Rahmen alle Autoren anzuführen, die sich mit speziellen Unter-
suchungstechniken befaßt haben, würde viel zu weit führen. Hier sei auf den Index stratigraphicus verwiesen.

Oft genügen einige Zusatzaufnahmen von höheren oder tieferen Schichten. In vielen
Fällen reicht dabei ein kleineres Aufnahmefeld, z.B. unterteilte Serienaufnahmen, aus.
Man darf dann nur nicht vergessen, daß meist die Belichtung etwas erhöht werden muß,
weil der Streustrahlenanteil geringer wird. Hat man von Anfang an ein relativ kleines Aufnahmefeld gewählt, so kann es andererseits notwendig werden, Zusatzaufnahmen eines
größeren Gebiets anzufertigen, weil der Befund sich als größer erweist als ursprünglich zu
vermuten war (Abb. 312). Hier ist dann umgekehrt eine Verringerung der Belichtung erforderlich.

Ob die zusätzlichen Aufnahmen in größeren oder kleineren Schichtintervallen zweckmäßig sind, hängt von der Fragestellung bzw. von der Detailgröße ab. Gilt es lediglich
festzustellen, wie weit ein schon hinreichend geklärter Befund reicht, so genügt es unter
Umständen, noch eine, eventuell dickere Schicht in $1^1/_2$—2 cm Abstand von der höchsten
oder tiefsten aufzunehmen. Bei sehr kleinen Details, etwa den Gehörknöchelchen dagegen,
können Schichten, gegebenenfalls mit einem größeren Pendelwinkel, in Abständen von
1 mm erforderlich sein. Sehr häufig wird man, ebenso wie bei Übersichtsaufnahmen, versuchen, einen Befund durch Darstellung in einer zweiten Ebene zu sichern, die im allgemeinen senkrecht zur ersten Darstellungsebene liegen sollte, vor allem, wenn der Verdacht
auf eine Hohlraumfigur besteht. Wo dies nicht möglich ist, z.B. bei den Lungenspitzen,
die in reiner Seitenlage durch das Schultermassiv sehr ungünstig überlagert werden,
bringen oft auch Schräglagen in einem Winkel von 30—45° Erfolg (Abb. 313). Manche
Fragestellungen, etwa die nach dem Fehlen einer Begrenzung bei einer Knochendestruk-
tion, die ihrerseits in der anderen Ebene besser beurteilbar ist, oder der Ausdehnung,
lassen sich oft überhaupt nur in einer zweiten Ebene beantworten (Abb. 314 und 315).

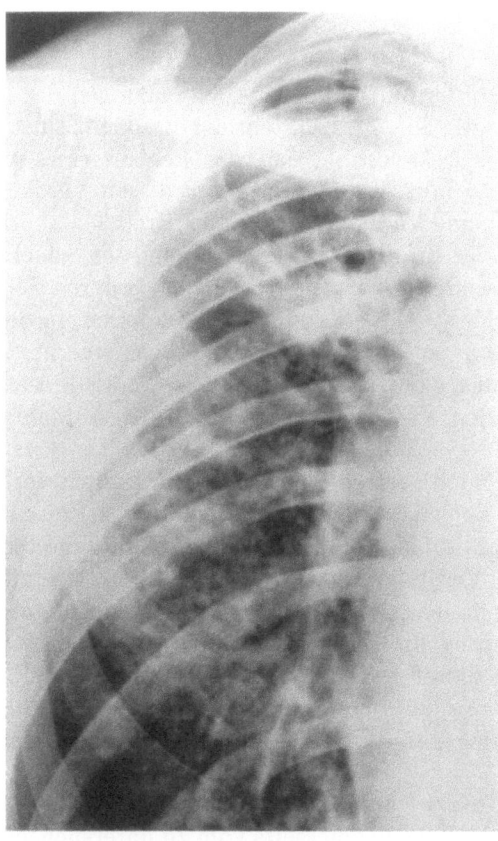

a

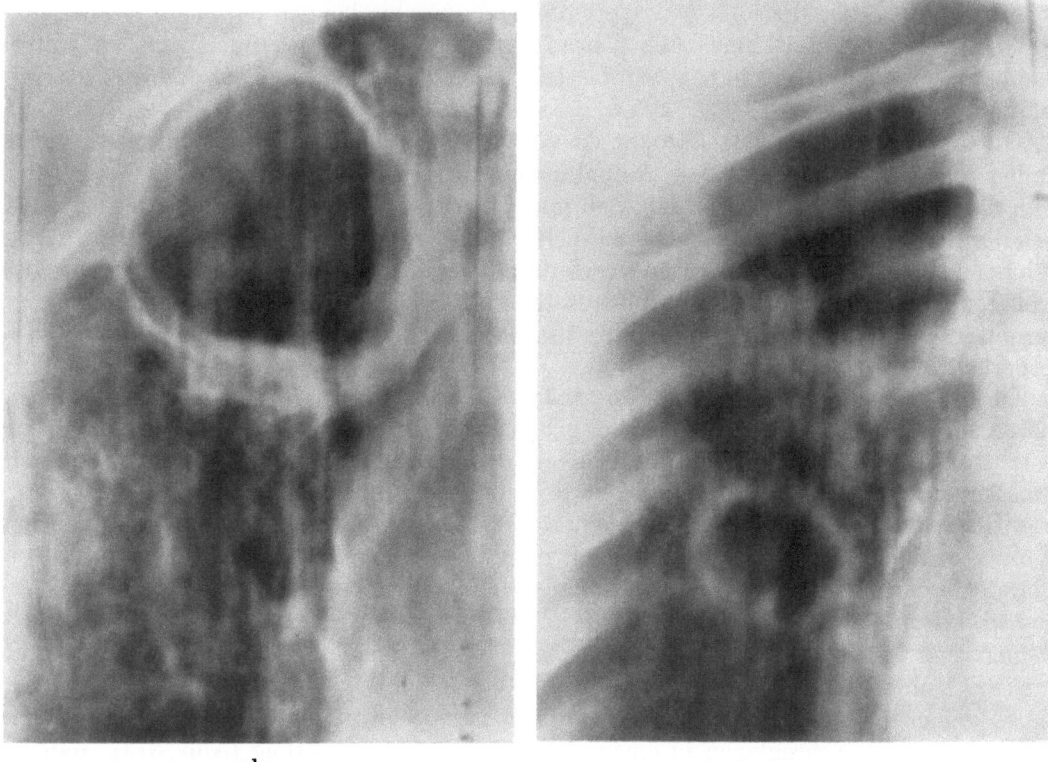

b   c

Abb. 311 a—c. Bei sehr ausgedehnten Veränderungen auf der Übersichtsaufnahme (a) darf man sich nicht damit
begnügen, in einer Schichtebene eine größere Hohlraumfigur erfaßt zu haben (b), sondern muß noch in anderen
Ebenen nach weiteren Befunden suchen. Hier stellte sich weiter dorsal eine zweite Kaverne dar (c)

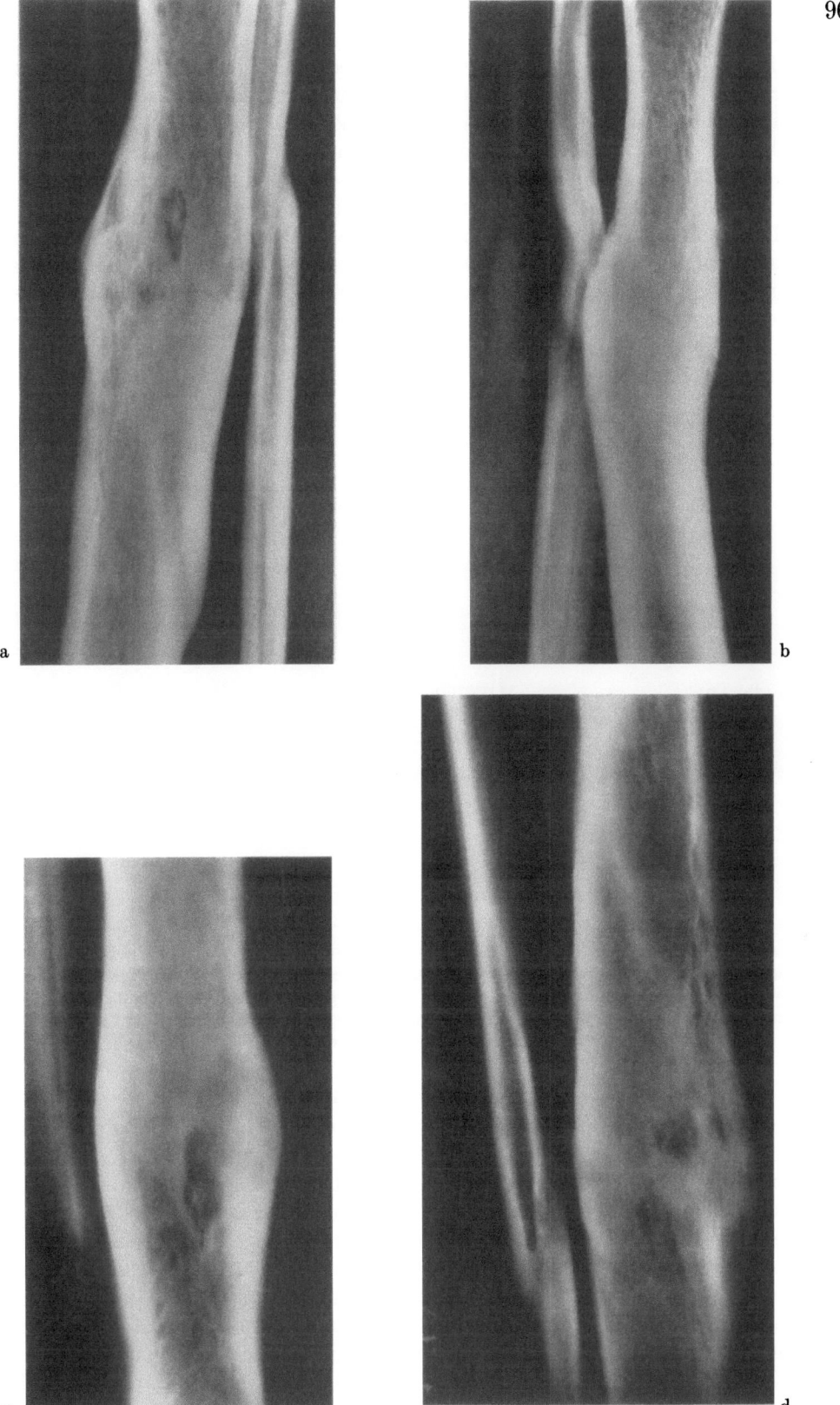

Abb. 312a—d. In den in a und b gezeigten Übersichtsaufnahmen einer Fraktur des Unterschenkels läßt sich auf der a.p.-Aufnahme eine Knochenkaverne in einem osteomyelitisch veränderten Gebiet erkennen. Das zunächst auf kleinem Format aufgenommene Tomogramm (c) bestätigt den Verdacht und zeigt gleichzeitig am oberen Bildrand eine weitere verdächtige Aufhellung, die dann auf einer großformatigeren Zusatzschichtaufnahme (d) als zweite Kaverne verifiziert werden konnte

Dies trifft auch auf Substrate zu, die in verschiedenen Richtungen verlaufen, z.B., wie schon erwähnt, auf den Bronchialbaum. Hier kann manchmal erst eine dritte Ebene den endgültigen Beweis für das Vorliegen eines Abbruchs erbringen.

Bezüglich der Lokalisation eines Befundes erhält man vielfach den besten Überblick durch einige Transversaltomogramme, die andererseits selten als einzige Untersuchung ausgeführt werden, weil meist die Detailerkennbarkeit nicht ausreicht.

Ist bei eindimensionaler Verwischung ein diagnostisch wichtiger Bereich ungünstig von Wischschatten überlagert, so erweist es sich oft als zweckmäßig, die Verwischungsrichtung zu ändern und damit den Wischschatten einen anderen Verlauf zu geben. Diese Notwendigkeit wurde schon sehr früh erkannt und auch in der Literatur erwähnt (Kremer; Hausser). Ihr tragen natürlich die Geräte mit mehrdimensionaler Verwischung von vornherein Rechnung.

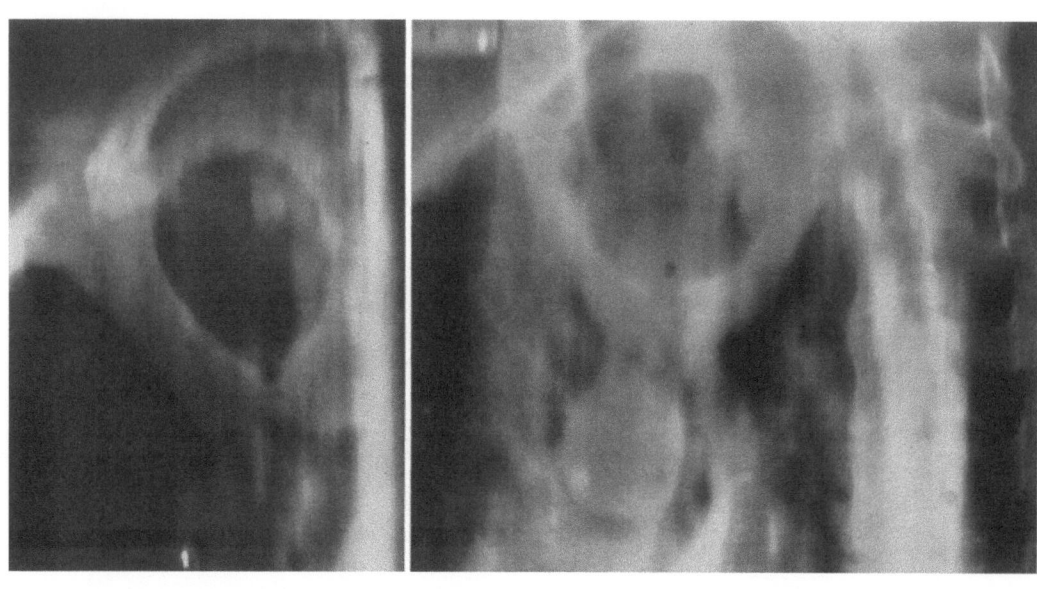

a   b

Abb. 313a u. b. Rundliche Aufhellungsfiguren sind nur dann mit Sicherheit als Hohlraumfiguren anzusprechen, wenn sie in der zweiten Ebene dargestellt werden können. Da der latero-laterale Strahlengang bei Lungenspitzen nicht anwendbar ist, kann der Hohlraumcharakter einer Ringfigur auf dem a.p.-Tomogramm (a) durch ein Tomogramm in 45° Schräglage (b) nachgewiesen werden. In dieser Projektion ist häufig der Drainagebronchus besonders gut zu erkennen

l) Fehlermöglichkeiten

Das tomographische Bild unterscheidet sich in vieler Hinsicht vom üblichen Röntgenbild. Aus diesen Gründen erkennt man Fehler, die der tomographischen Technik eigen sind, gelegentlich viel schwerer als technische Fehler auf Übersichtsaufnahmen. Die ICRU hat im Handbuch 89 deshalb auf eine Anzahl von Fehlermöglichkeiten aufmerksam gemacht und Wege gezeigt, wie man sie erkennen kann. Außer den dort angeführten Fehlerquellen werden noch eine Reihe weiterer in der täglichen Praxis beobachtet. Dabei kann das tomographische Bild entweder durch konstruktive Fehler, durch Störungen am Gerät oder der Röntgenapparatur oder durch Störfaktoren im Objekt und schließlich auch durch Fehler beim Entstehen oder Verarbeiten des photographischen Bildes beeinträchtigt werden. Auf einige Störquellen wurde bereits in den früheren Kapiteln hingewiesen. Hier sollen noch einmal alle Fehlermöglichkeiten zusammenfassend dargestellt werden.

α) Fehler durch konstruktive Merkmale bzw. technische Störungen der Apparatur

In verschiedenen Arbeiten ist auf die Notwendigkeit einer exakten Zentrierung des Systems hingewiesen worden. Sie ist nicht nur bei Schichtgeräten von besonderer Bedeutung, bei denen während des Schichtvorgangs Objekt und Film bewegt werden, und auf die praktisch in jeder Veröffentlichung über die technischen Probleme der Transversaltomographie bzw. der Tomographie nach dem Verfahren VALLEBONA-BOZETTI hingewiesen wird (DUHAMEL; GEBAUER; HAMMER; STEVENSON; TAKAHASHI; VALLEBONA u. a.) — sie wurde bereits im Kapitel f, δ, γγ (S. 797) besprochen — sondern auch bei allen übrigen Systemen. So hat z. B. VIETEN nachgewiesen, daß durch die exzentrische Drehung von Röhre

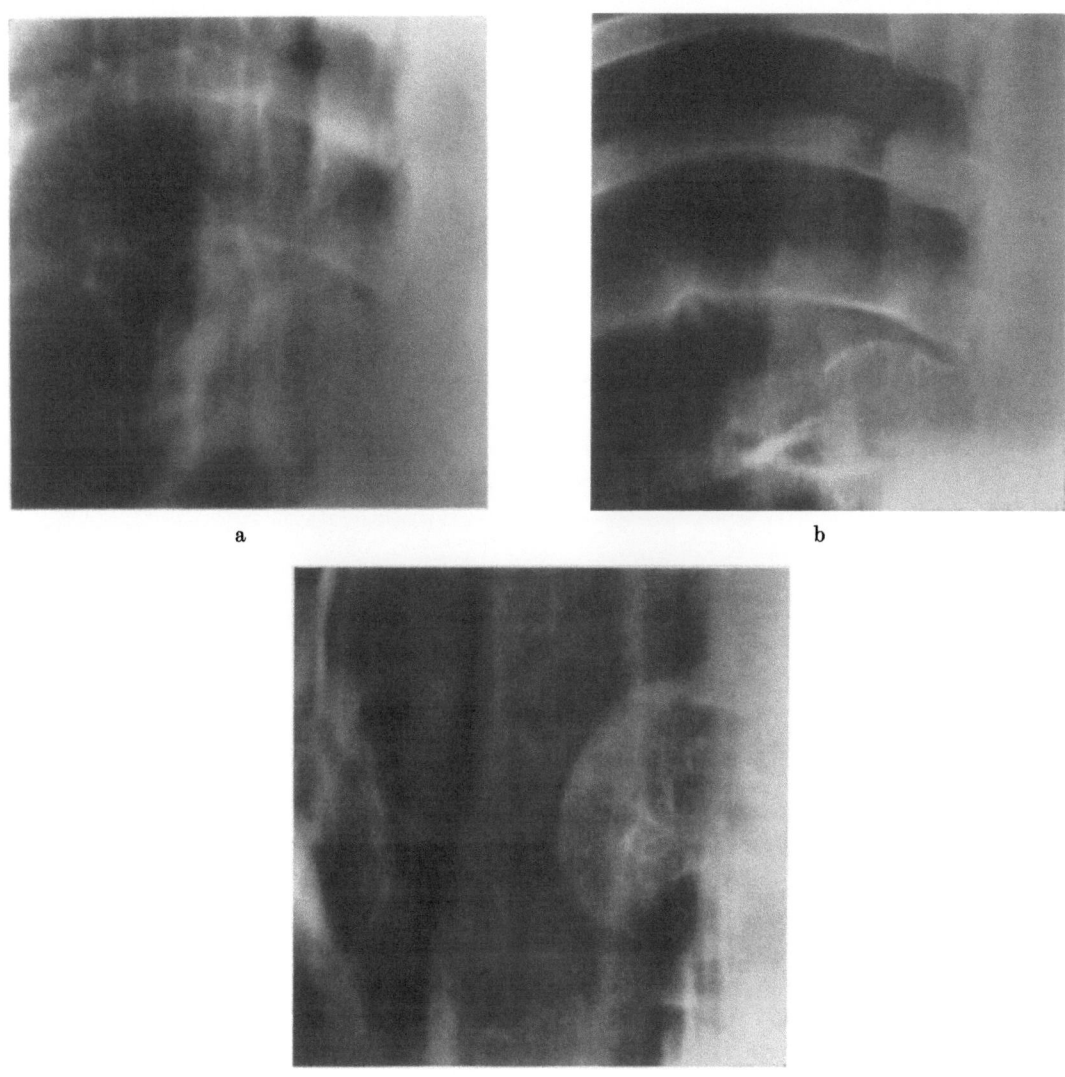

a   b

c

Abb. 314a—c. Tomogramme eines Osteoms der Rippe. In den sagittalen Schichtaufnahmen (a und b) läßt sich die Ausdehnung nicht erkennen, weil weder die dorsale noch die ventrale Grenzkontur dargestellt werden kann. Hierzu bedarf es eines Tomogramms in zweiter Ebene im latero-lateralen Strahlengang (c)

und Empfangsorgan zusätzliche Unschärfen entstehen (s. Kapitel h, S. 888). Während die fehlerhafte Zentrierung an Geräten, bei denen Objekt und Empfangsorgan bewegt werden, relativ leicht aufzufinden ist — auch hierauf wurde bereits hingewiesen — ist es bei den übrigen Systemen viel schwieriger. Am besten eignet sich hierzu immer noch das von der ICRU für die Selektivität empfohlene Phantom, ein Bleiraster mit Stegen von 0,17 bis 2,5 Linienpaaren pro Millimeter oder ein entsprechendes Drahtphantom mit 0,2—3 mm breiten Wolframdrähten (Abb. 316), die einen Abstand in der Breite ihres Drahtdurchmessers haben. Man kann sich solche Phantome ohne Schwierigkeiten selbst herstellen, indem man je ein Drahtpaar auf eine Plexiglasscheibe aufwickelt, durch Klebemittel fixiert und anschließend jeden zweiten Draht entfernt.

In allen Fällen, in denen das Testobjekt, das für diese Versuche zweckmäßig nur in einem leichten Winkel zur Schichtebene geneigt wird (etwa 10—15°), auf Stehaufnahmen mit senkrechtem Einfall wesentlich besser aufgelöst wird als auf einem Tomogramm — beide auf folienlosen Film aufgenommen — liegt eine Störung am Gerät vor. Ein solcher Fehler kann dann, wie bei der transversalen Schichtmethode mit Hilfe eines Einzeldrahtes entsprechenden Durchmessers justiert werden, eine Maßnahme, die in der Regel von der das Gerät betreuenden Firma durchgeführt werden muß.

Zu ähnlichen Erscheinungen führt auch eine zeitweise Dezentrierung während der Bewegung durch nicht genügend fixierte Teile. Es gibt eine ganze Anzahl von Zusatzschichtgeräten, bei denen die Bewegungen des Systems um die Hauptdrehachse — sei es

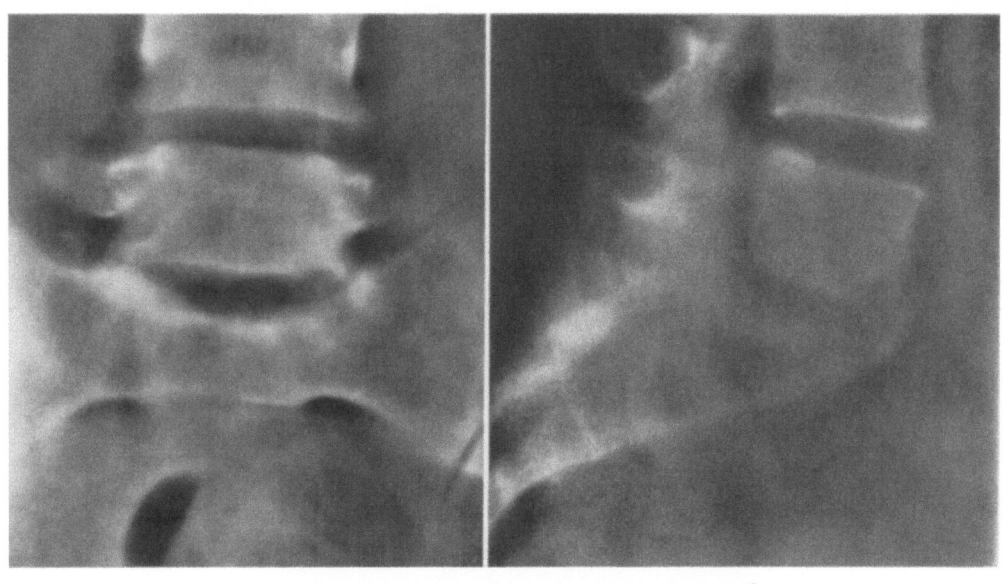

a   b

Abb. 315a u. b. Auch bei mehrdimensionaler Verwischung sind die Veränderung an der vorderen Kante des 5. LKW und die spornartige Ausziehung am obersten Kreuzbeinsegment im sagittalen Tomogramm (a) nicht darstellbar. Sie sind nur auf dem Tomogramm im latero-lateralen Strahlengang (b) in ihrer vollen Ausdehnung sichtbar

durch fehlerhafte Montage, sei es durch nicht ordnungsgemäßen Aufbau bzw. Anbringen des Verbindungsgestänges zwischen Röhre, Drehachse und Empfangsorgan — mit einem gewissen Spielraum erfolgt. Jede mögliche zusätzliche Bewegung von Röhre und Kassettenwagen bzw. jede Wackelbewegung in den verschiedenen Drehachsen bringt zusätzliche Unschärfen mit sich. Abb. 317 zeigt, zu welchen Unschärfen eine zusätzliche Bewegung um die einzelnen Fixierungspunkte — Drehachse an der Röhre, Hauptdrehachse in Höhe der Schichtebene, Drehachse am Empfangsorgan — von jeweils 1 mm führen. Es läßt sich erkennen, daß Bewegungen durch konstruktive Mängel oder Störungen an der Hauptdrehachse im Vergrößerungsverhältnis in die Unschärfe eingehen, während sich ein Spielraum an der Achse des Empfangsorgans in der gleichen Größenordnung überträgt, in der er vorhanden ist. Da bei einem Großteil der Geräte, besonders bei Schichtsystemen, die mit einer planparallelen Bewegung von Röhre und Empfangsorgan arbeiten, die Verbindungsstange am Röhrentragarm unveränderbar fixiert ist, während sie im Drehpunkt und am Empfangsorgan beweglich angebracht ist, sind die Störungsmöglichkeiten an den empfindlicheren Teilen des Gerätes am größten. Abb. 318 zeigt an einem Schichtbild den Einfluß einer ungenügenden Stabilität. Auch sie ist am besten mit dem bereits beschriebenen Drahtphantom zu überprüfen.

Eine erhebliche Verschlechterung des Bildes ist weiterhin auch durch die Instabilität des gesamten Gerätes zu erwarten. Auf dabei auftretende Bildstörungen und zusätzliche Unschärfen haben FRIMANN-DAHL, KUNZ, KIEFFER u. a. hingewiesen. Auch in diesem Falle sind Geräte, die über keine feste Verbindung der drei am Schichtvorgang beteiligten Elemente verfügen, besonders störanfällig. FRIMANN-DAHL erhielt mit seinem Transversal-

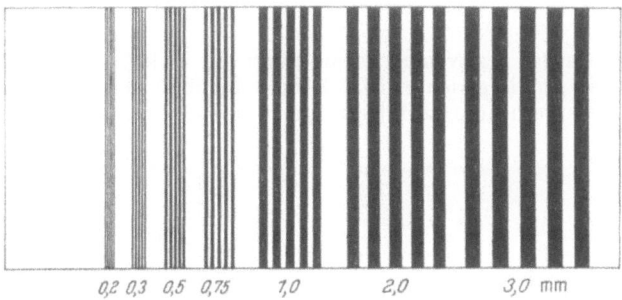

Abb. 316. Von der ICRU empfohlenes, selbst herstellbares Testphantom aus Wolframdrähten mit steigendem Durchmesser. Die jeweils den Drahtstärken gleichen Abstände zwischen den Drähten erhält man dadurch, daß man mehrere Drähte der einzelnen Gruppen zunächst ohne Abstände aneinanderfügt und dann jeden zweiten Draht entfernt

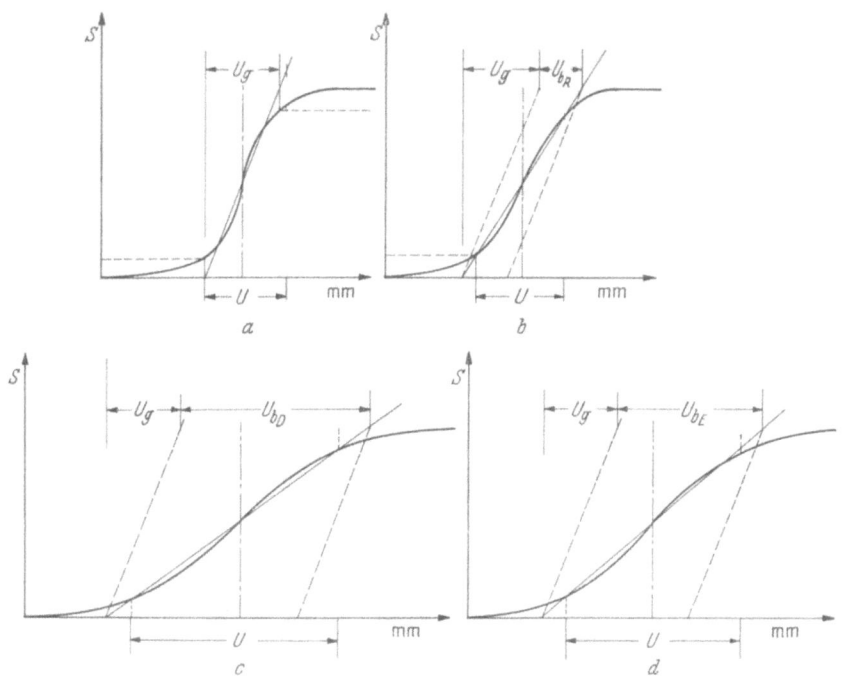

Abb. 317. Zunahme der Abbildungsunschärfe U durch Instabilitäten am Schichtgerät. a Verfahrensbedingte Gesamtunschärfe. Durch eine Wackelbewegung um jeweils 1 mm in Richtung der Schichtebene vergrößert sich U unterschiedlich, je nachdem ob die Bewegung an der Röhre (b), an der Drehachse des Systems (c) oder an der Kassettenhalterung (d) stattfindet

tomographen erst dann diagnostisch verwertbare Bilder als er für einen erschütterungsfreien Ablauf des Systems durch eine feste Verankerung des Gerätes im Boden, den er noch durch Eisenträger verstärken ließ, sorgte. Dieses Beispiel gilt jedoch für alle Schichtgeräte, insbesondere für Zusatzschichtgeräte. Wackelnde Säulenstative, eine mangelnde Verankerung des Lagerungstisches und eine zusätzliche Bewegung des Empfangsorgans führen zu den gleichen Unschärfen wie sie in Abb. 317 gezeigt wurden. Auf diese Fehler wird in der Praxis meist viel zu wenig geachtet.

Besonders bei einer späteren Anbringung von Zusatzschichtgeräten an Laufrastertischen werden beim Schichtvorgang eine Reihe von Einzelteilen an den vorhandenen
Geräten in einer Weise benutzt, die von der früheren Verwendung wesentlich abweicht.
Zum Teil reichen weder ihre Stabilität noch ihre Präzision dafür aus. KUNZ hat deshalb
eine Reihe von Ratschlägen erteilt, die bei der Aufstellung und dem Betrieb besonders
zu beachten sind. Sie sollen hier ihrer Bedeutung wegen im wesentlichen ungekürzt wiedergegeben werden:

1. Die Laufschiene für das Stativ muß genau waagrecht verlegt sein, und es ist weiterhin darauf
zu achten, daß sie genau gerade gerichtet ist. Sie muß auf ihrer ganzen Länge tatsächlich auf dem
Boden aufliegen bzw. entsprechend unterfüttert sein.

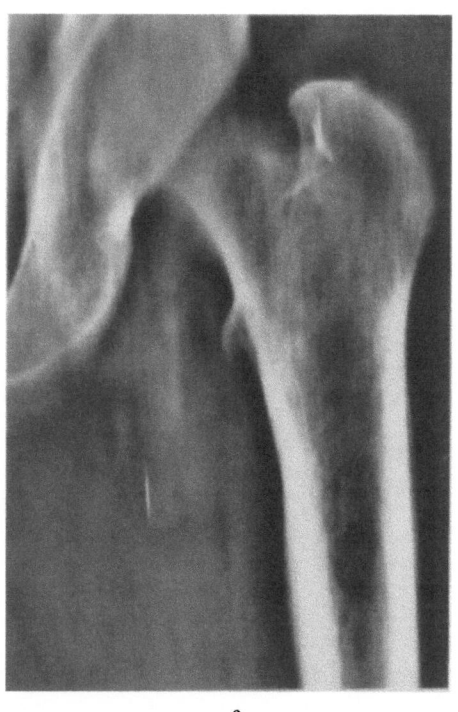 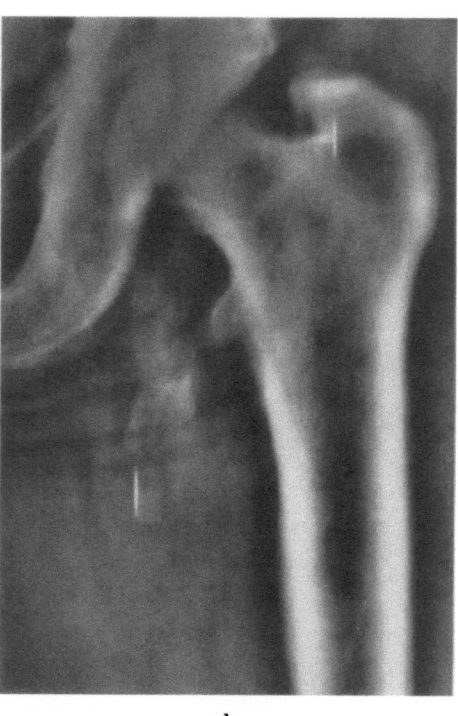

a   b

Abb. 318a u. b. Vergleich eines technisch einwandfreien Tomogramms (a) mit einem Tomogramm, bei dem das
Verbindungsgestänge zwischen den bewegten Teilen des Schichtgerätes an der Kassettenhalterung mit einem
Spielraum befestigt war (b). Die Wackelbewegungen manifestieren sich nicht nur durch eine erhöhte Unschärfe,
sondern auch durch Doppelkonturen

2. Die Stativsäule muß in jeder beliebigen Stellung und Richtung auf der Laufschiene senkrecht
stehen, die Deckenschiene muß also der Bodenschiene genau parallel laufen. Die Befestigung der Stativsäule im Fuß ist zu überprüfen. Werden Röhre und Film gegenläufig zueinander auf Geraden bewegt,
die nicht parallel zueinander verlaufen, so wirkt sich die Abweichung so aus, als ob der eigentlichen
Schichtaufnahme eine zweite überlagert würde, deren Verwischungsrichtung senkrecht zur Haupt-
verwischung verliefe und deren zugeordnete Schicht auf dem Film selbst liegt, d.h. aber mit anderen
Worten, daß das gewollte Schichtbild eine zusätzliche seitliche Verwischung erfährt, die um so größer
ist, je größer der Abstand der Schicht bis zum Film ist.

3. Der Röhrentragarm muß genau waagrecht eingestellt sein und zur Bodenlaufschiene einen
rechten Winkel bilden. Stative hochwertiger Konstruktion besitzen entsprechende Nachstellmöglich-
keiten. Wird diese Bedingung nicht eingehalten, so wird der Zentralstrahl des Nutzstrahlenbündels
während der Bewegung nicht ständig die Filmmitte treffen (Ausblendungsschwierigkeiten).

4. Die Tischplatte ist nach jeder Richtung genau waagrecht einzurichten, und es ist darauf zu
achten, daß die Tischlängskanten genau parallel zur Stativlaufschiene im vorgeschriebenen Abstand
verlaufen.

5. Der unter der Tischplatte angeordnete Wagen für die Verschiebung der Flachblende darf seitlich in seiner Führung nur ganz geringes Spiel haben, da sonst die Gefahr besteht, daß dieser Wagen
während der Aufnahme ins Schleudern kommt, was einer mehr oder weniger großen Verwacklung der
Schichtaufnahme gleichkommen würde.

6. Kupplungsorgane: Während der Schichtaufnahme müssen bekanntlich die gegenläufigen Bewegungen der Röhre und des Filmes hinsichtlich der Geschwindigkeit in einem bestimmten, während der gesamten Aufnahmezeit zueinander gleichbleibenden Verhältnis stehen, d.h. die Bewegungen müssen genau synchron zueinander verlaufen. Das bedeutet, daß die Güte der Schichtaufnahme stark abhängig ist von der Konstruktion und von der Präzision, die bei der Herstellung dieses Kupplungsorganes aufgewendet wurde. Der Kupplungsstab darf nicht durchfedern, die vorhandenen Gelenke dürfen kein Spiel aufweisen und ebenso müssen etwa teleskopartig ausziehbare Konstruktionsteile mit höchster Präzision gearbeitet sein.

Werden für die Kupplung der zu bewegenden Teile Seil- oder Kettenzüge verwendet, so muß eine Längsfederung dieser Teile vermieden sein, wenn eine Verwacklung der Aufnahme vermieden werden

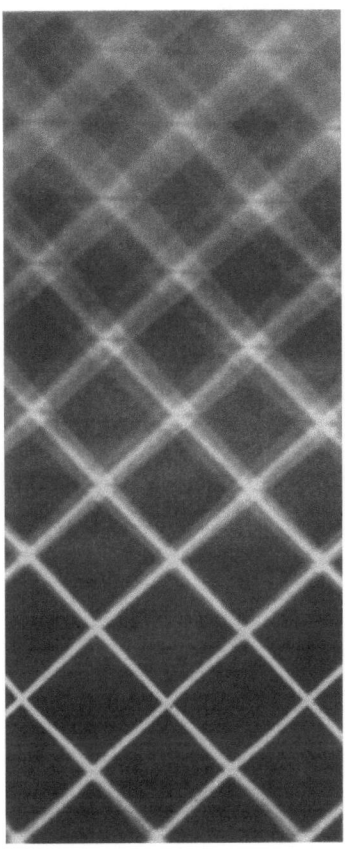   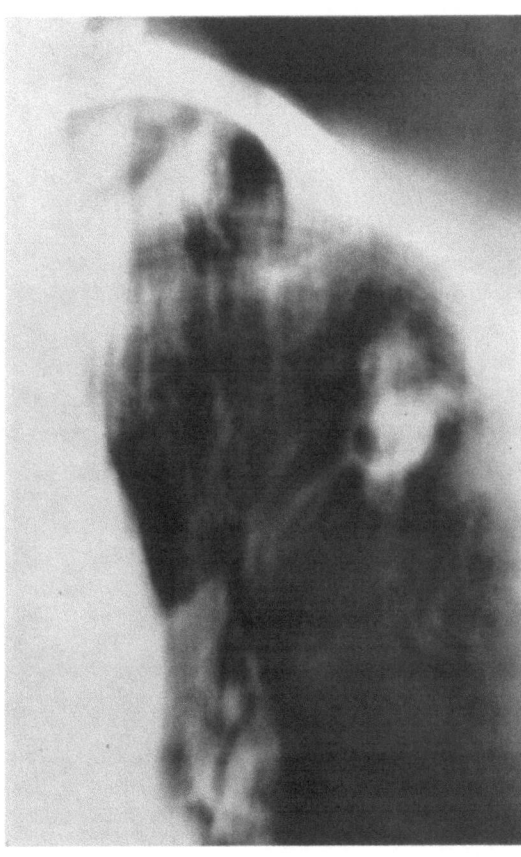

a   b

Abb. 319a u. b. Inhomogener Bewegungsablauf durch Unebenheiten an der Röhrenlaufschiene eines Zusatzschichtgerätes. a Erscheinungsbild im Tomogramm eines schräggestellten Drahtgitters und b im Tomogramm einer Lungenspitze. Auf beiden Aufnahmen ist die Ungleichmäßigkeit vor allem in den Wischschatten zu erkennen

soll. Selbstverständlich muß die Drehachse, um die sich der Kupplungsstab dreht (Höhe der darzustellenden Schicht) aus dem gleichen Grund absolut fest im Raum stehen.

7. Die Flachblende muß an ihrem Wagen gut befestigt sein, damit eine Verschiebung der Blende während der Aufnahme zu diesem Wagen sicher verhindert ist.

Beim Betrieb von Schichtgeräten können weiterhin noch folgende Fehler auftreten, die gegebenenfalls die Bildgüte des Tomogramms beeinträchtigen:

Inhomogener Ablauf. Ganz allgemein müssen sämtliche während der Schichtaufnahme verwendeten beweglichen Teile erschütterungsfrei bewegt werden können. Deshalb sollen auch Laufrollen und Räder in ihren Lagern daraufhin überprüft werden, ob sie gut gereinigt sind. Besonderer Aufmerksamkeit bedürfen bei Zusatzschichtgeräten die Laufschienen der Stativsäulen. Ihre Verschmutzung hemmt den Ablauf und kann, von der Erschütterung abgesehen, auch den Bewegungsvorgang ungleichmäßig gestalten. Dadurch werden bestimmte Projektionen im Schichtbild bevorzugt und ergeben unerwünschte Projektionseffekte bzw. Gradienten im Wischschatten, die zu Fehldeutungen Anlaß geben. Die Konstanz des Ablaufs läßt sich am besten durch Aufnahmen eines schräggestellten Drahtgitters überprüfen. Sobald der Wischschatten des Rasters nicht homogen ist (Abb. 319) spricht dies für einen ungleichmäßigen Ablauf. Kunz schlägt als Testphantom eine Kugelleiste vor, die aus in Holz eingelassenen Stahlkugeln von etwa 1—3 mm Durchmesser besteht. Auch dieses Phantom wird schräg zur Lagerungsplatte aufgestellt (Abb. 320). Bei ungleichmäßigem Ablauf können damit ebenfalls Dichteunterschiede in den einzelnen Wischschatten festgestellt werden, die auch bei medizinischen Objekten sichtbar werden (Abb. 321).

Inkonstanz des Drehpunktes. Von besonderer Bedeutung ist schließlich auch die Fixierung der Drehachse. Falls sich die Achse während des Schichtvorgangs in der Höhe verschiebt, werden in den verschiedenen Projektionen unterschiedliche Schichthöhen erfaßt. Dadurch entstehen ebenfalls unscharfe Bilder (Abb. 322).

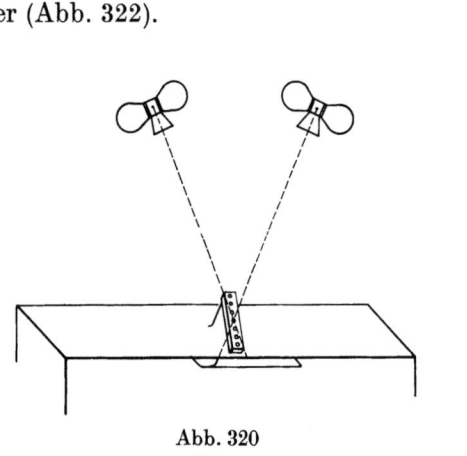

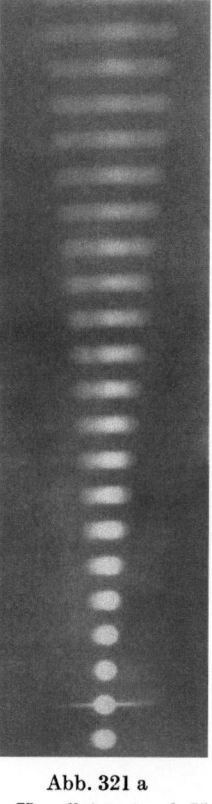

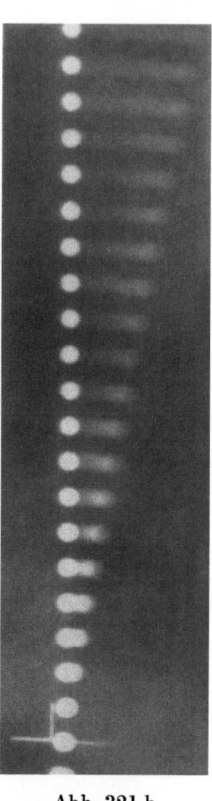

Abb. 320   Abb. 321 a   Abb. 321 b

Abb. 320. Prüfanordnung mit einer Kugelleiste (nach Kunz)

Abb. 321 a u. b. Tomogramme von der in Abb. 320 gezeigten Kugelleiste. a Inhomogener Bewegungsablauf; b vorzeitig gebremster Bewegungsablauf

Kassettenhalterung. Die Stabilität der Kassettenhalterung ist besonders bei Schichtgeräten mit mehrdimensionaler Verwischung für die Bildgüte von Wichtigkeit. Sie darf kein Spiel haben und muß die Kassette so sicher fixieren, daß sie sich trotz der z. T. erheblichen Beschleunigung in keiner Richtung bewegen kann. Ebenso dürfen sich Folien und Filme während des Schichtvorgangs nicht in der Kassette verschieben. Das gleiche gilt für das Kasetteneinschubblech. Oft ist zum leichteren Einschieben zwischen der Leiste des Einschubblechs und der seitlichen Führungsschiene ein größerer Zwischenraum. Er ist bei Übersichtsaufnahmen ohne Bedeutung, wirkt aber besonders dann störend, wenn während des Schichtvorgangs die Bewegungsrichtung geändert wird und/oder eine Änderung der Geschwindigkeit eintritt. Die Auswirkung einer zusätzlichen Bewegung von Teilen des Empfangorgans um 1 mm wurde bereits in Abb. 317 erläutert. Abb. 323 demonstriert sie an einem Knochentomogramm von einem Schichtgerät mit mehrdimensionaler Bewegung.

Stroboskopischer Effekt. Der stroboskopische Effekt wird besonders im Wischschatten manifest. Er wurde bereits in Abb. 159 demonstriert. Auch er kann mit einer Schichtaufnahme eines schräggestellten Drahtgitters oder eines einzelnen Drahtes nachgewiesen werden. Da er durch die Welligkeit der Spannung hervorgerufen wird, tritt er besonders bei Schichtgeräten auf, die mit einem Vierpulsgenerator betrieben werden, während er bei Sechs- und vor allem Zwölfpulsgeneratoren nicht mehr zu beobachten ist, ein Argument mehr, auch für Schichtgeräte Röntgengeneratoren mit hoher Leistung zu bevorzugen.

Schichtwinkel. Besonderer Aufmerksamkeit bedarf bei Schichtgeräten mit eindimensionaler Bewegung schließlich noch der reale Schichtwinkel, d.h. derjenige Winkel, unter dem die Belichtung erfolgt. Er ist sowohl vom einwandfreien Funktionieren des Schaltorgans am Gerät wie auch am Röntgengenerator abhängig. Die ICRU stellt hierzu folgende Forderungen auf:

Die Schichtwinkel sollen in jedem Wiederholungsfalle reproduzierbar sein und sollen durch einen Satz von Schaltern im voraus für die Tomographie bestimmbar sein.

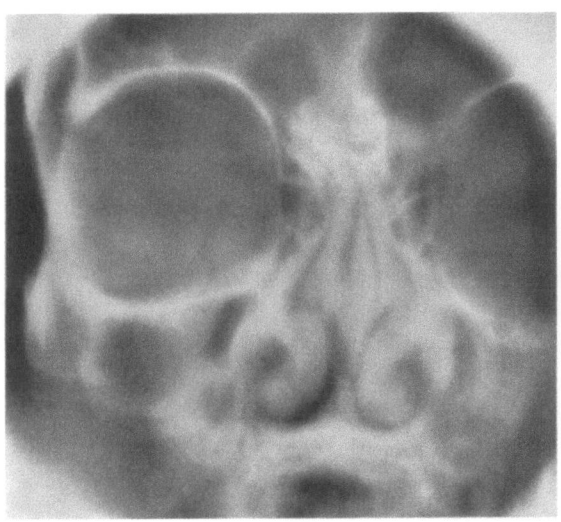 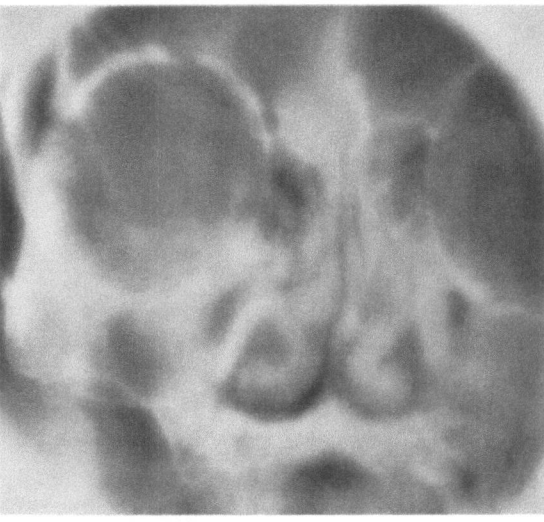

a   b

Abb. 322a u. b. Zunahme der Unschärfe im Tomogramm einer Kieferhöhle durch Höhenänderung des Drehpunkts während des Bewegungsablaufes. a Technisch einwandfreies Tomogramm mit hypocycloidaler Verwischung; b Tomogramm, bei dem sich die Höheneinstellung des Drehpunkts während des Bewegungsablaufes um 5 mm geändert hat

a) Für geradlinige Bewegungen sollen die Schalter unabhängig voneinander einstellbar sein, um im Bedarfsfalle auch asymmetrische Schichtwinkel zu ermöglichen (Abb. 324). Die Schichtwinkel sollen mindestens von 5⁰ zu 5⁰ bis zu einer maximal möglichen Exkursion variabel einstellbar sein.

b) Systeme mit mehrdimensionaler Bewegung sollen mit einem Schalter ausgerüstet sein, der eine vollständige Bewegung bzw. ein Mehrfaches dieser Bewegung ermöglicht.

c) Systeme mit fester Röhre benötigen dieselben Schalter wie a).

d) Geräte für die axiale transversale Tomographie sollten ebenfalls mit Schaltern ausgerüstet sein, die zumindest eine vollständige Bewegung um 360⁰ garantieren.

Aufgrund des Tangentialeffektes hängt die Darstellbarkeit der Objektgrenzen auch davon ab, daß in der Bewegungsphase, in der sie gerade tangential getroffen werden, tatsächlich eine Belichtung erfolgt. Auf die Auswirkung einer unvollständigen Bewegungsfigur bei mehrdimensionaler Verwischung wurde bereits in Kapitel d, α, ββ (S. 744) hingewiesen. Sie manifestiert sich vor allem in einer nicht mit der Zentralprojektion übereinstimmenden Abbildung und einer vorwiegend einseitigen Verteilung des Wischschattens (Abb. 325), die bei einer mehrdimensionalen Bewegung zu eigentümlichen Bildverzerrungen führen kann. Auch bei der eindimensionalen Bewegung können solche Verzerrungen auftreten. Sie sind keinesfalls mit entsprechenden Aufnahmen in Schrägprojektion zu verwechseln, obwohl diese im Prinzip denselben Projektionsgesetzen unterliegen. Durch die fehlende Bewegung ergeben sich hier jedoch andere Bilder. In Abb. 326 werden Kugeln bei einseitig exzentrischem Pendelwinkel dargestellt, an denen am deutlichsten eine Bildverzerrung zu demonstrieren ist. Erfolgt die Belichtung unsymmetrisch und zu kurz, so ändert sich neben der Projektion auch der Verwischungsgrad. Durch den kleineren Pendelwinkel entstehen dabei z.T. Bilder, die den entsprechenden Schrägprojektionen ähnlich sind, doch werden hier oft andere Objekte dargestellt als nach der Übersichtsaufnahme erwartet bzw. als gewünscht wird. In Abb. 327 sind zwei Aufnahmen entsprechenden Tomogrammen gegenübergestellt.

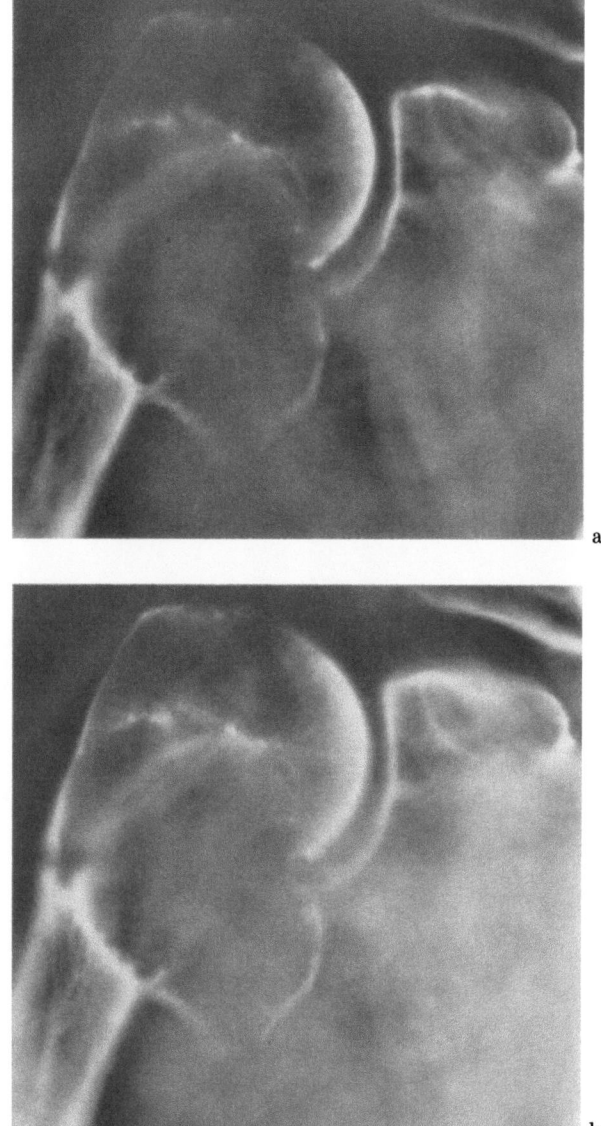

Abb. 323a u. b. Zunahme der Unschärfe durch nicht einwandfrei fixierte Kassette. a Technisch einwandfreies Tomogramm (hypocycloidale Bewegung); b Tomogramm bei nicht genügend fixierter Kassette. Die Zunahme der Unschärfe ist besonders an Details mit niedrigem Kontrast gegenüber der Umgebung zu erkennen

Störungen die den Pendelwinkel betreffen, werden durch verschiedene Ursachen hervorgerufen. So können einmal die Ein- und Ausschaltkontakte nicht funktionieren. Bei manchen Zusatzschichtgeräten sind sie z.B. beim nicht sachgemäßen Anbringen der Verbindungsstange leicht zu verbiegen, so daß der Schaltvorgang nicht in der gewünschten Phase ausgelöst oder beendet wird. Die nicht zeitgerechte Auslösung fällt im allgemeinen auf, wenn man am Röntgenapparat den Schaltvorgang überwacht. Dagegen wird eine nicht zeitgerechte bzw. überhaupt nicht durch das Schichtgerät erfolgte Abschaltung häufig nicht bemerkt, denn meist wird der Schaltvorgang kurze Zeit später durch das Zeitrelais beendet. Wenn dies, wie sehr häufig, erst zu einem Zeitpunkt erfolgt, an dem die Bewegung bereits beendet war, überlagern Schlagschatten, die z. T. aus schichtfernen Objektteilen stammen, das Schichtbild. In Abb. 328 ist ein solches Tomogramm wiedergegeben. Ähnliche Bilder können auch entstehen, wenn der Röhrenwagen am Endpunkt nicht genügend abgebremst wird und dann zurückfedert und dabei die Ausschaltkontakte wieder passiert. Dieser Vorgang macht sich durch das Flattern der Schütze im Apparat bemerkbar. Weiterhin können derartige Störungen durch den Röntgengenerator bedingt sein. Bei manchen Apparaten benötigt das Zeitrelais bzw. Einschaltschütz bis zum Einschalten der Strahlung eine gewisse Vorlaufzeit (Abb. 115a), so daß von dem zur Verfügung stehenden Röhrenweg ein beträchtlicher Anteil für die Aufnahme verloren geht.

Ein in der Praxis weiterhin sehr häufig beobachtete Fehler tritt dadurch auf, daß der Röntgengenerator die Belichtung vorzeitig beendet. Entweder ist eine zu kurze Belichtungszeit eingestellt worden oder das Schaltrelais schaltet kürzer als angezeigt wird. Das letztere

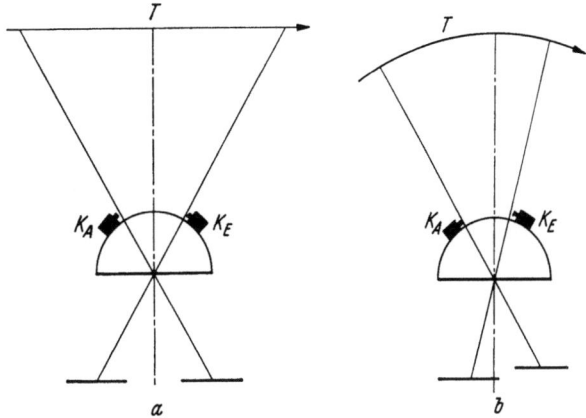

Abb. 324. Schematische Darstellung der von der ICRU an den Schichtgeräten geforderten Ein- und Ausschaltekontakte, mit denen der Pendelwinkel eingestellt werden kann. a Einstellung für einen symmetrischen Pendelwinkel; b Einstellung für einen unsymmetrischen Pendelwinkel

ist besonders bei längeren Schaltzeiten zu beobachten. Die Firmen lassen hier nämlich oft größere Toleranzen zwischen eingestelltem und tatsächlichem Wert zu. In Abb. 115b ist ein solcher Fall demonstriert. Hier wurde die eingestellte Belichtungszeit von 6 sec um mehr als 15 % unterschritten. Eine Kontrolle über die tatsächliche Belichtungszeit ist durch Schaltzeitmesser möglich.

Schließlich können noch dadurch Störungen auftreten, daß während des Schaltvorgangs entweder die Spannung oder die Stromstärke schwanken. Hierbei sind Spannungsschwankungen immer wesentlich schwerwiegender, weil eine Erhöhung bzw. Erniedrigung der Spannung in der 4.—5. Potenz in die Dosis eingeht, während Schwankungen der Stromstärke nur linear wirksam werden. Trotzdem darf auf keinen Fall ein Apparat bzw. die Schaltung mit fallender Last für die Tomographie benutzt werden. In der Regel sind an solchen Apparaten besondere Einstellungen für konstante Stromwerte vorgesehen. Tomogramme, die mit fallender Last aufgenommen sind, ergeben ähnliche Bilder wie Aufnahmen mit unsymmetrischem Pendelwinkel (Abb. 329).

Um solche Störungen aufzudecken, wurden von verschiedenen Autoren und auch von der ICRU eine ganze Anzahl von Prüfmethoden angegeben. Sie sind bereits in Kapitel g (S. 817) eingehend besprochen worden. Als einfaches Testobjekt empfiehlt sich hier auch ein Drahtgitter (CAUSTON; KUNZ; STIEVE u. a.) mit 0,5 mm dicken Drahtstegen in 1 cm Abstand, das in einer Pertinaxplatte eingelassen ist. Wenn man das Drahtgitter in einem Neigungswinkel von 20° so auf die Tischplatte auflegt, daß die Diagonale bei linearer Verwischung parallel zur Verwischungsrichtung verläuft, haben die Kreuzungspunkte einen Höhen-

unterschied von 0,48 mm. Mit diesem Gitter läßt sich ebenfalls sowohl die wirkliche Schichthöhe bestimmen wie überprüfen, ob der Pendelwinkel symmetrisch ist, die Belichtung gleichmäßig und der Ein- und Ausschaltvorgang im gewünschten Augenblick erfolgt. Die Be-

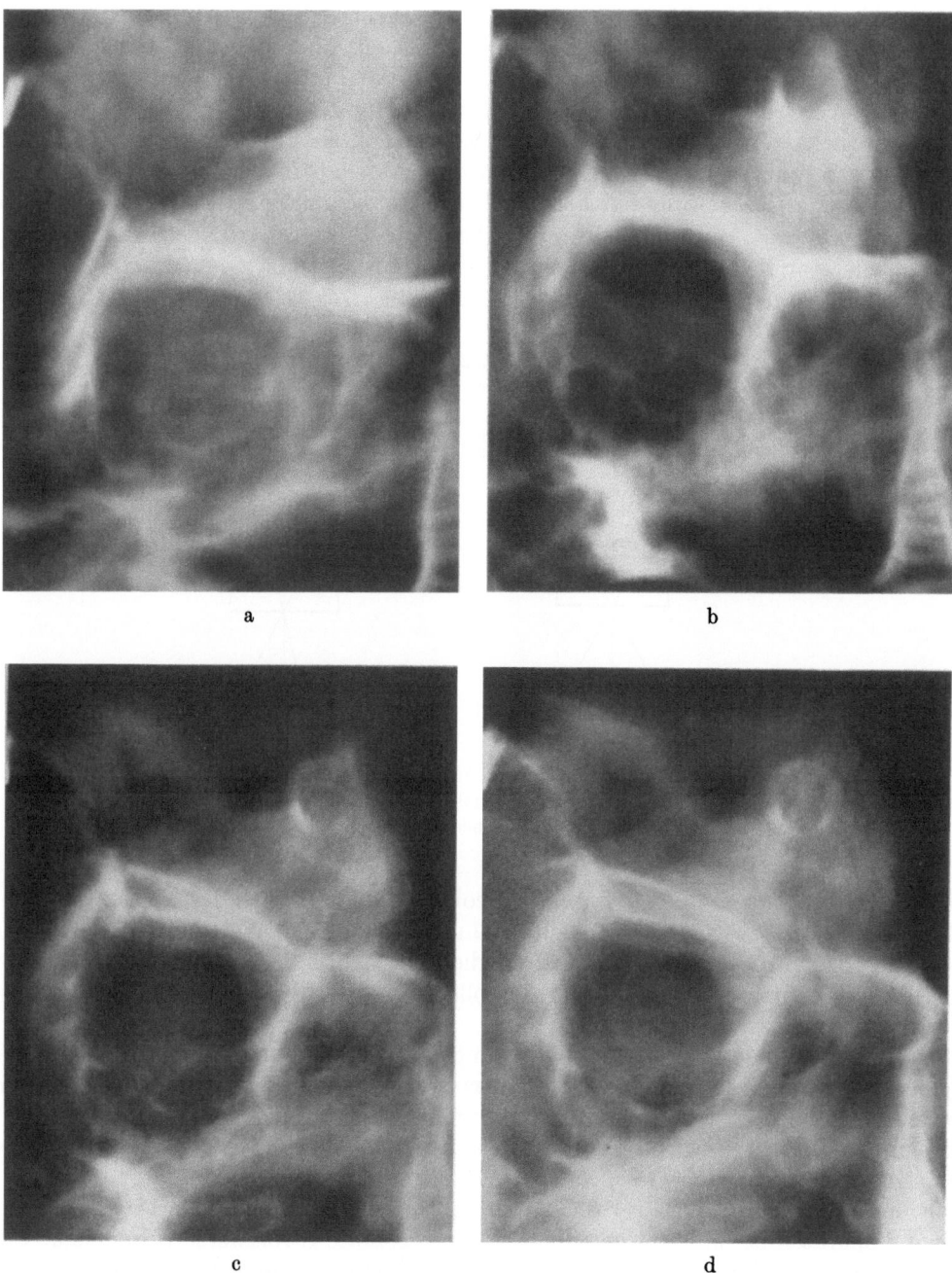

a   b

c   d

Abb. 325a—d. Einseitige Verteilung von Wischschatten und Bildverzerrungen bei kreisförmiger Bewegung
durch unvollständige Bewegungsfiguren. a Bewegung um 90°; b Bewegung um 180°; c Bewegung um 270°;
d Bewegung um 360°

lichtung sollte auf jeden Fall so erfolgen, daß die Schwärzung des Wischschattens nicht
im unteren Durchhang der Schwärzungskurve liegt. In Abb. 330 sind einige Bildbeispiele
von Störungen wiedergegeben. Die Berechnungen erfolgen nach der aus Abb. 116 abgeleiteten Formel.

β) Abbildungsfehler durch die Eigenschaften des Objekts

Das Schichtbild ist immer als das Produkt aus Schatten und Lichtern innerhalb und außerhalb der Schicht zu betrachten. Es liegt an der Eigenart seiner Entstehung, daß es sowohl durch Objekte in der Schicht selbst als auch durch Absorber, die außerhalb der Schicht liegen, zu Störungen kommen kann.

Für viele Betrachter ist es immer wieder verwunderlich, daß sich im Schichtbild auch von Objekten, die sich von der Umgebung durch größere Absorptionsunterschiede hervorheben, keine scharfen Grenzen abbilden. Darauf wird auch in experimentellen Arbeiten, wie z.B. von SWART, immer wieder hingewiesen. Diese Erscheinung ist dadurch zu erklären, daß die Objektgrenzen auch bei größeren Pendelwinkeln nicht tangential erfaßt werden, d.h. die Gesetze des Tangentialphänomens werden aufnahmetechnisch nicht beachtet. Bei pathologischen Objekten kann dies natürlich damit zusammenhängen, daß vor der

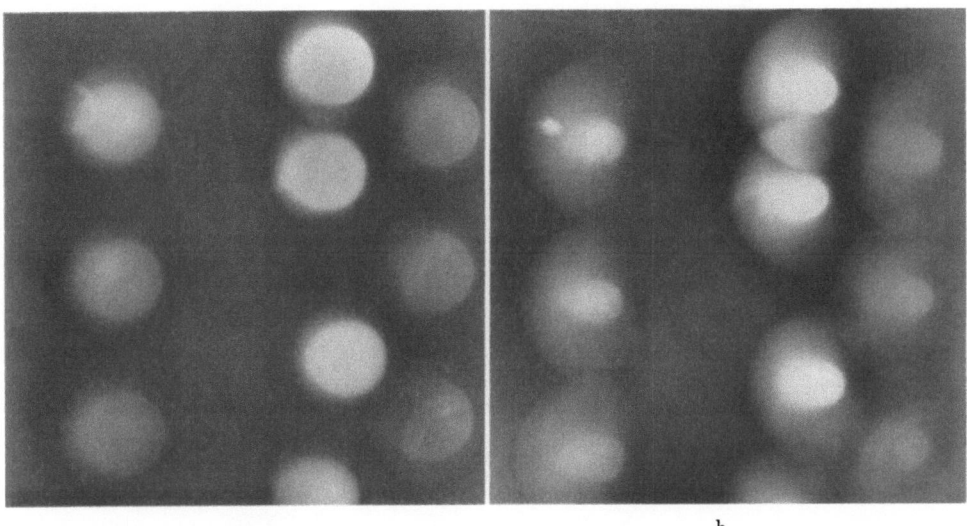

Abb. 326a u. b. Schichtaufnahmen mit unvollständigen Kreisbewegungen von kontrastmittelgefüllten Kugel-kölbchen. a Schichthöhe 2 mm unterhalb des Kugelhalbmessers (5 mm); b Schichthöhe 3 mm unterhalb der Kugeln. Die Halbkreisbewegung erfolgte bei beiden Aufnahmen um die rechte Bildseite

Schichtuntersuchung die Form des Objekts nicht bekannt ist. Abb. 331 ist ein typisches Beispiel dafür: die Grenzen des großen abgekapselten Ergusses an der lateralen Thorax-wand stellten sich im latero-lateralen Strahlengang nicht dar, weil sie gegenüber der Thoraxwand zu stark geneigt sind. Die Auswirkungen des Tangentialphänomens machen sich auch bemerkbar, wenn das Objekt nicht im Bildzentrum liegt. So kann es manchmal vorkommen, daß sich Kavernen, Septen und Organgrenzen bei größeren Aufnahmefor-maten am Bildrand nicht mehr darstellen, weil sie von Randstrahlen abgebildet werden, die auch in den Extremstellungen der Röhre nicht parallel zu den Organgrenzen verlaufen, bei gekrümmten Flächen zumindest nicht in der Schicht. Diese Gefahr besteht be-sonders bei kleinen Schichtwinkeln, z.B. bei der Zonographie. Abb. 332 macht das in einem Schema deutlich. Der Grundsatz, daß der zu untersuchende Abschnitt in der Bild-mitte liegen sollte, gilt darum auch uneingeschränkt für die Tomographie.

In diesem Zusammenhang soll noch auf ein Erscheinungsbild aufmerksam gemacht werden, dessen Deutung oft Schwierigkeiten mit sich bringt. Es wird an zylindrischen Objekten, z.B. Bronchiallumina beobachtet, die nicht senkrecht zur Schichtebene ver-laufen, sondern in einer gewissen Neigung dazu. Wenn man dann nur zwei Seiten der Kon-tur tangential erfaßt, kann es an den nicht erfaßten zu Schattenanlagerungen kommen, die einer Deformierung des Bronchialbaums ähneln. In Abb. 119 wurden bereits solche Bilder gezeigt. GEBAUER demonstrierte sie z.B. als Ergebnis einer Kreisbewegung. Dabei ist die

Entstehung sowohl bei vollständigen Bewegungsfiguren, aber einem Pendelwinkel, der nicht groß genug ist, als auch bei einer unvollständigen Bewegungsfigur zu beobachten. Daß besonders die eindimensionale Bewegung zu solchen Objekttäuschungen Anlaß gibt und in diesen Fällen die Lagerung des Objekts besonders sorgfältig erfolgen muß, ist nach

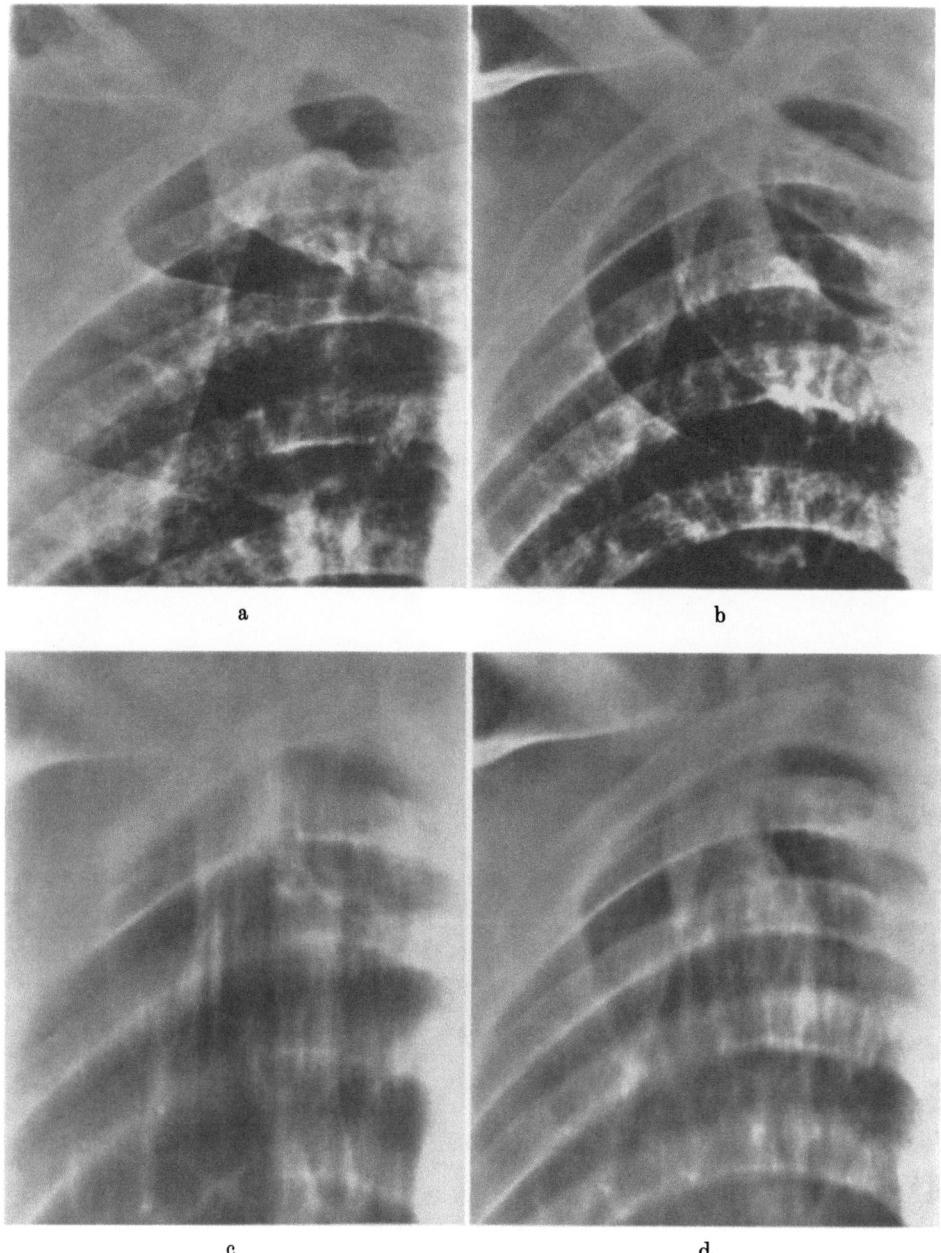

Abb. 327a—d. Vergleich von Übersichtsaufnahmen in senkrechter (a) und in der (cranio-caudalen) Projektion, in der beim Tomogramm die Belichtung beginnt (b), mit Tomogrammen bei symmetrischem Pendelwinkel von 40⁰ (c) und unsymmetrischem Pendelwinkel (d). Die Belichtung beginnt jeweils bei gleicher Röhrenstellung, bei d beträgt der Pendelwinkel jedoch nur 15⁰

den Projektionsregeln verständlich. Verschiedene Maßnahmen können den bildwirksamen Pendelwinkel einschränken und damit Objekte in Schichten abbilden, in denen sie gar nicht vorhanden sind. In Kapitel g, ζ, αα (S. 867) ist bereits auf den von ZIEDSES DES PLANTES beschriebenen „Kamineffekt" aufmerksam gemacht und seine Auswirkung beschrieben

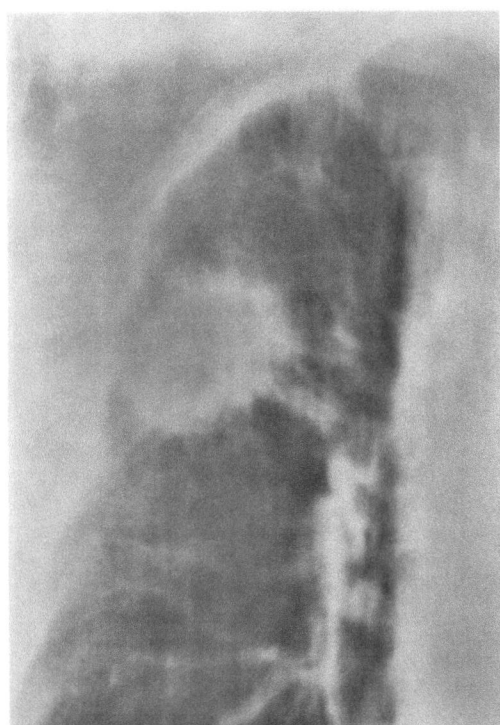
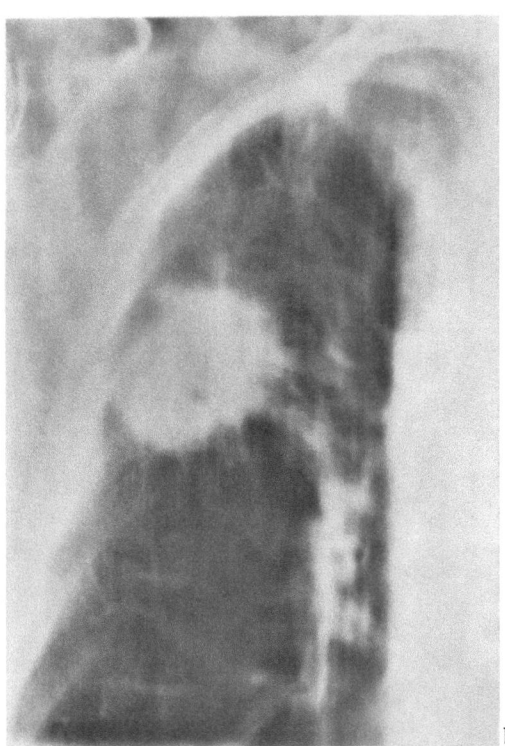

Abb. 328a u. b. Entstehung von Schlagschatten auf einem Tomogramm durch nicht rechtzeitige Beendigung des Schaltvorganges. a Technisch einwandfreies Tomogramm; b Tomogramm mit zusätzlicher Belichtung im Stehen in der (caudo-cranialen) Endstellung der Röhre infolge Nichtfunktionieren des Ausschaltkontaktes. Dadurch werden vor allem nicht in der Schicht liegende Rippenabschnitte und Gefäßkonturen schärfer abgebildet. Das Hervortreten dieser Erscheinung hängt vom Verhältnis Schichtbelichtung zu Belichtung im Stehen ab. Im vorliegenden Fall betrug die Belichtung im Stehen 30% der Schichtbelichtung

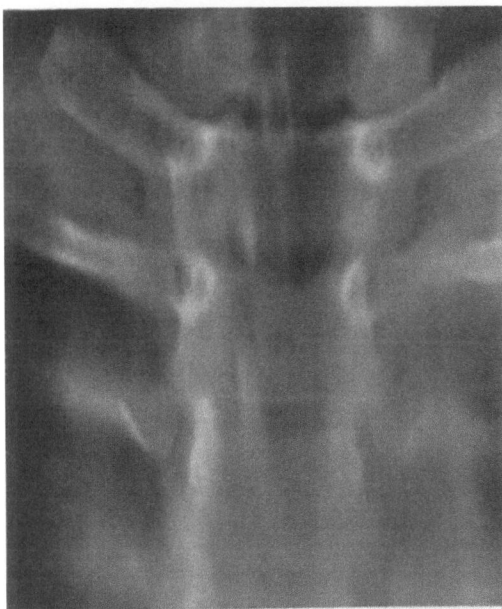
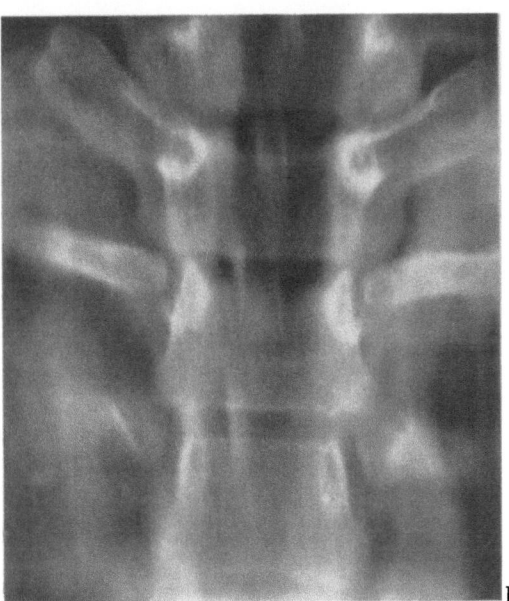

Abb. 329a u. b. Tomogramme, bei denen die Belichtung mit sog. fallender Last (Absinken der Stromstärke während der Belichtung) erfolgt, zeigen ähnliche Erscheinungsbilder wie Tomogramme mit einseitigem Pendelwinkel. Allerdings unterscheidet sich in diesem Fall (b) die Länge der Wischschatten nicht von der eines technisch einwandfreien Tomogramms (a). Durch die hohe Dosisleistung zu Beginn des Schaltvorgangs treten die Projektionen in dieser Phase besonders hervor

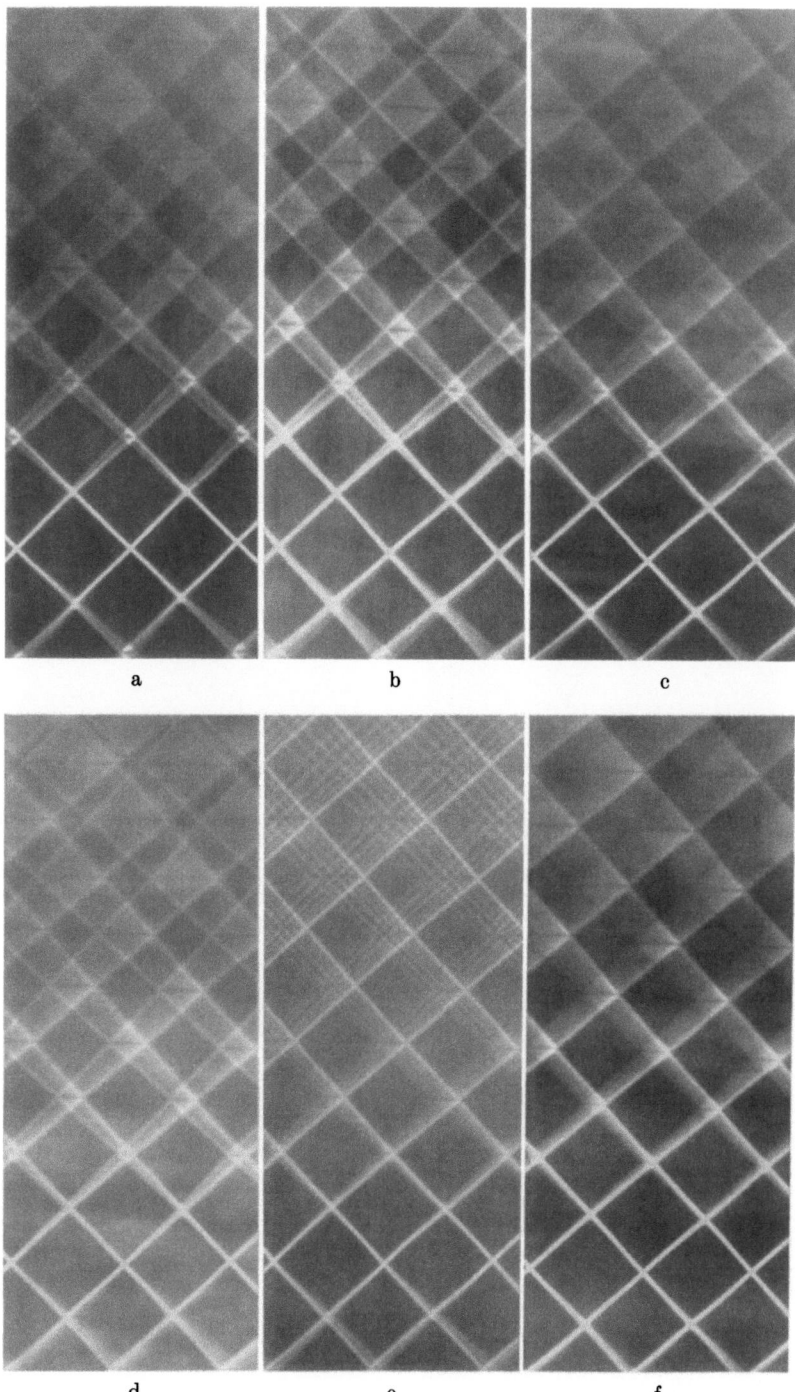

Abb. 330a—f. Erscheinungsformen von Schaltstörungen auf Tomogrammen eines um 20⁰ zur Schichtebene geneigten Drahtgitters (Anordnung wie die Kugelleiste in Abb. 320). a Technisch einwandfreier Belichtungsvorgang; b nicht funktionierender Ausschaltkontakt; c Belichtungsbeginn vor Einsetzen des Röhrenablaufs; d Störung am Ein- und Ausschaltkontakt; e Wackelkontakte oder Flattern des Aufnahmeschützes; f vorzeitige Beendigung der Belichtung (= unsymmetrischer Pendelwinkel)

worden. Solche Kamineffekte werden z. T. auch durch die Lagerung erzeugt, können jedoch ebenso durch eine unzweckmäßige Abdeckung des Patienten mit Bleigummi bedingt sein, wie sie z. B. Michal und Svoboda als wirksame Maßnahme zur Reduzierung der Strahlenbelastung an den Generationsorganen vorschlugen.

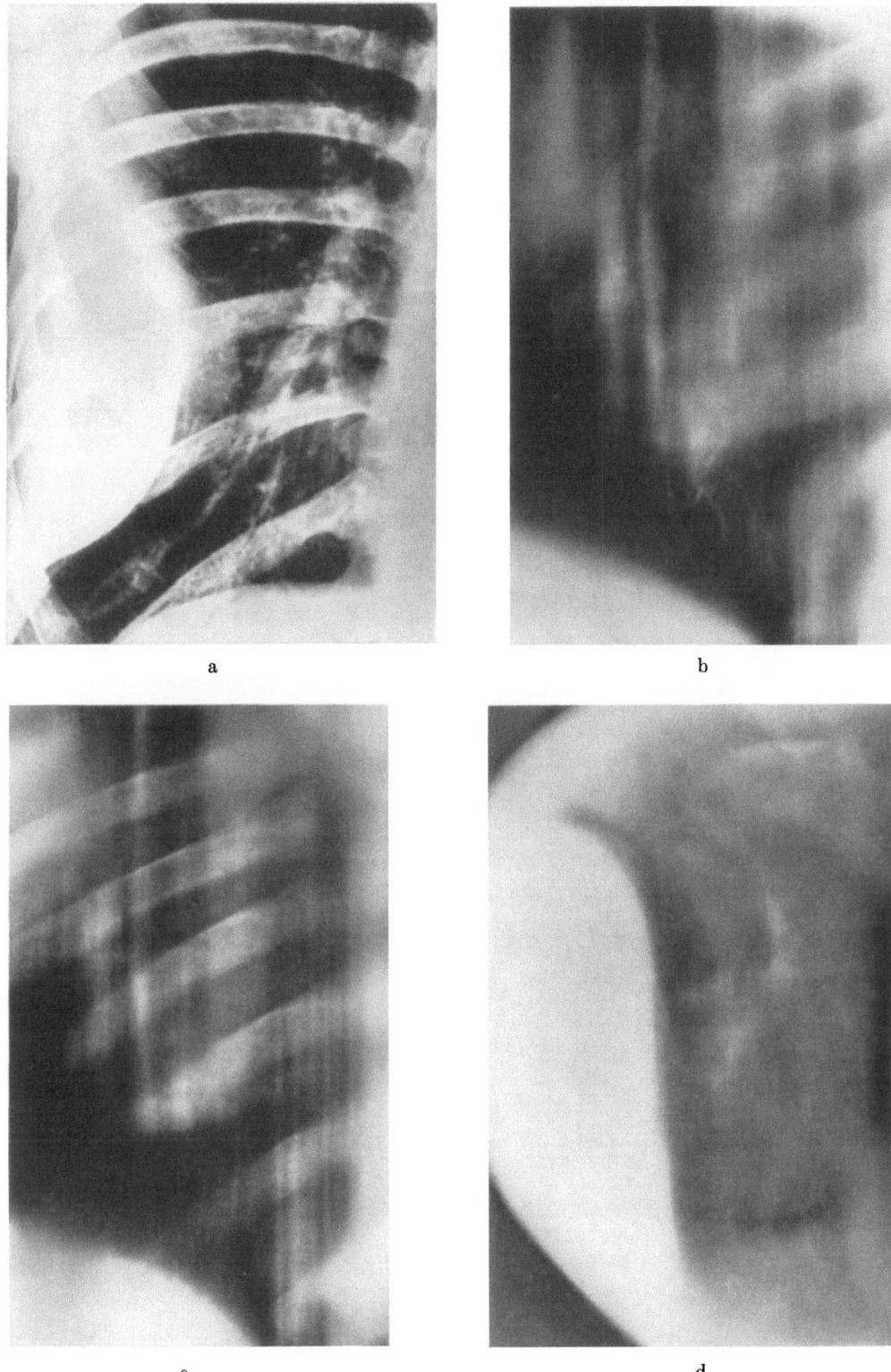

a

b

c

d

Abb. 331a—d. Darstellbarkeit eines abgekapselten Ergusses. a Übersichtsaufnahme im sagittalen Strahlengang; b und c Tomogramme im latero-lateralen Strahlengang in 11 und 13 cm Abstand von der Mediane.
Dadurch, daß die craniale Begrenzung des Ergusses während der Bewegung nicht tangential getroffen wird,
ist sie im Gegensatz zur caudalen Grenze in dieser Projektion nicht darstellbar. Form und Ausdehnung des
Ergusses kommen dagegen im transversalen Tomogramm (d) gut zur Darstellung

Ein besonders häufiger Grund für Fehldiagnosen und Fehler ist noch durch den Wisch-schatten gegeben. Das Problem ist in zahlreichen Arbeiten immer wieder aufgegriffen worden (z. B. BAYER und WERNER; CARDILLO u. Mitarb.; FRIK u. OTT; GEBAUER; GREIN-

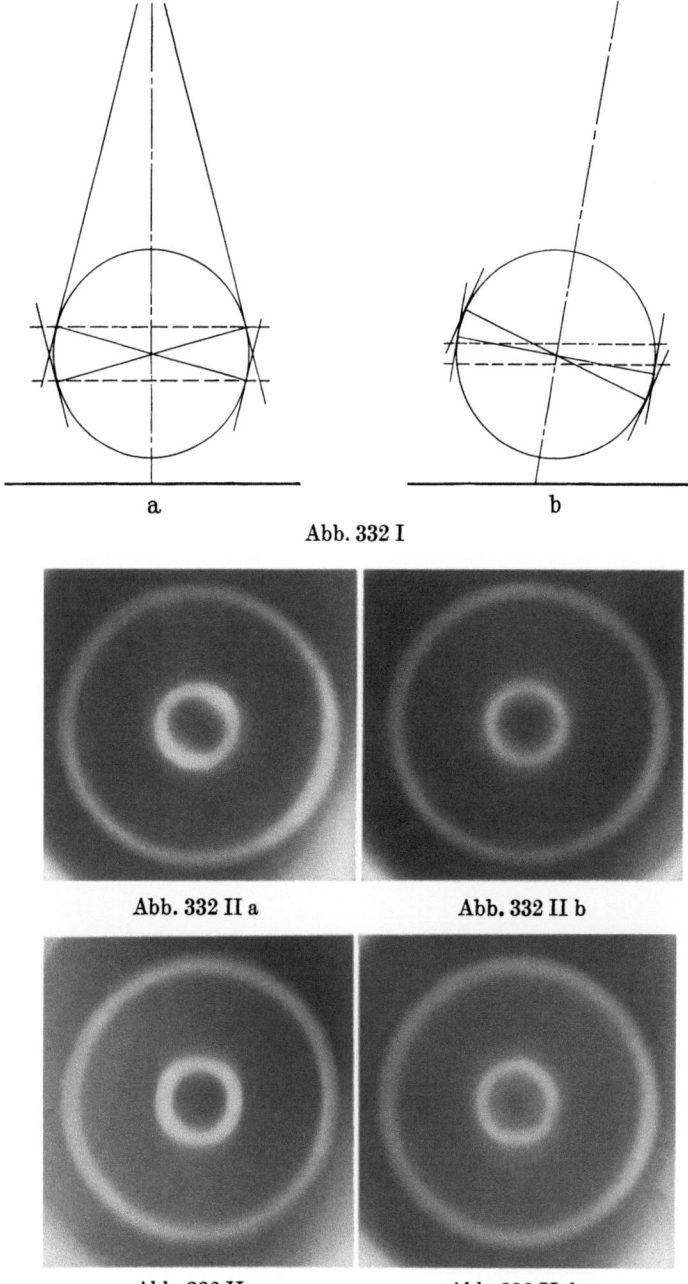

Abb. 332 I

Abb. 332 II a   Abb. 332 II b

Abb. 332 II c   Abb. 332 II d

Abb. 332. I u. II, a—h. Einfluß der Lage zum Zentralstrahl auf die Darstellbarkeit eines Hohlraums im Tomogramm. *I*. Schematische Darstellung des Schichthöhenbereichs, in dem sich eine Kugel als Ringfigur abbildet, a bei Lage der Kugel in Feldmitte, b bei Lage der Kugel am Feldrand in etwa 12 cm Abstand vom Zentralstrahl (Vergr. 1:1,3, Pendelwinkel 30⁰). *II*. Bildbeispiel in Form von Tomogrammen einer Kugel, durch deren Mitte ein senkrecht zur Schichtebene stehender Zylinder verläuft. a—d Tomogramme durch die Mitte der im Zentralstrahlbereich liegenden Kugel mit geradliniger (a), kreisförmiger (b), elliptischer (c) und hypocyclo-idaler (d) Röhren-Film-Bewegung. e—f die entsprechenden Tomogramme in gleicher Schichthöhe, wobei die Ku-gel 12 cm außerhalb des Zentralstrahls am Feldrand liegt. Je nach der Bewegungsfigur und der Größe des Pendel-winkels [geradlinig (e) und kreisförmig (f) 30⁰, elliptisch (g) und hypocycloidal (h) 40⁰] kommt es mehr oder weniger zu unsymmetrischen Anlagerungen von Wischschatten und zum Fehlen einer wirklichkeitsgetreuen Objektkontur

EDER; HAUSSER; LITTLETON; MIYATI; DE SERIO; STIEVE; WILSON u.a.). PÖSCHL hat hierzu ausführlich am Beispiel von Schädelaufnahmen Stellung genommen. Aus allen diesen Untersuchungen läßt sich zusammenfassend feststellen:

1. In vielen Fällen ist der Wischschatten vom eigentlichen Objektschatten nicht zu trennen, weil der Übergang kontinuierlich erfolgt, d.h. keine Änderungen der Gradienten vorhanden sind. Dadurch ist häufig die Organgrenze nicht auszumachen. Eine gewisse Ausnahme bilden allenfalls Tomogramme von Knochen, bei denen die Organgrenzen sich als Übergang von Zonen mit Struktur in strukturlose Bezirke darstellen.

2. Die Größe des Wischschattens und auch seine Schattendichte hängen von der Art der Schichtbewegung und vom Verwischungsgrad ab. Dabei kann ganz allgemein fest-

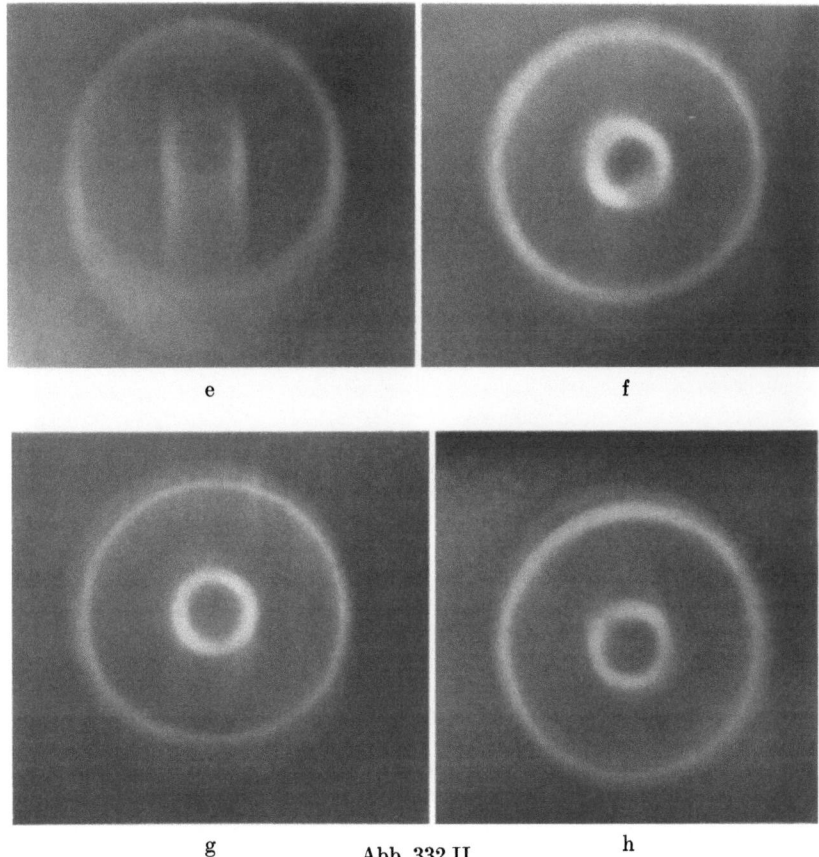

e   f

g   Abb. 332 II   h

gestellt werden, daß mit der Zunahme des Pendelwinkels die Größe des Wischschattens zunimmt und mit der Abnahme des Verwischungsgrades der Gradient steiler wird.

3. Fällt die Grenze des Organs mit dem Wischschatten zusammen, so kann der Wischschatten Einzelheiten der wahren Objektgrenze „zuwischen".

4. Je größer die Absorptionsdifferenz zwischen Objekt und Umgebung ist, desto intensiver ist der Wischschatten auch in objektfernen Ebenen.

5. Bei mehrdimensionalen Bewegungen können durch die Form des Wischschattens im Zentrum höhere Schwärzungen entstehen, nämlich dann, wenn sich der Wischschatten auf ein Feld verteilt, dessen Ausdehnung größer ist als der doppelte Durchmesser des Objekts in der Abbildungsebene. Hierfür hat GEBAUER eine Anzahl von Beispielen gebracht.

6. Auch bei einer regelmäßigen mehrdimensionalen Bewegung braucht der Wischschatten das Objekt nicht gleichmäßig zu umgeben. Liegt das Objekt nicht im Bildzentrum, so wird auch der Wischschatten ungleichmäßig um das Objekt verteilt.

Aus diesen Feststellungen läßt sich wiederum ableiten, daß die eindimensionale Bewegung hinsichtlich der Fehlererzeugung am anfälligsten ist. Hierfür sind die Abb. 156 mit der einseitigen Anlagerung des Wischschattens bei Tomogrammen des Schädels und die Abb. 198 mit der Überlagerung der Objektgrenzen durch Wischschatten bei Tomogrammen der Wirbelsäule typische Beispiele. Als Grundregel muß daher besonders bei der eindimensionalen Verwischung gelten, daß man von vorneherein Verwischungsrichtungen wählen sollte, die mit den wichtigsten Organgrenzen nicht parallel verlaufen, und alle nicht aus dem anatomischen Substrat und dessen pathologischen Veränderungen erklärbaren Konturen durch eine Darstellung mit einer Verwischung, die zur ersten senkrecht oder

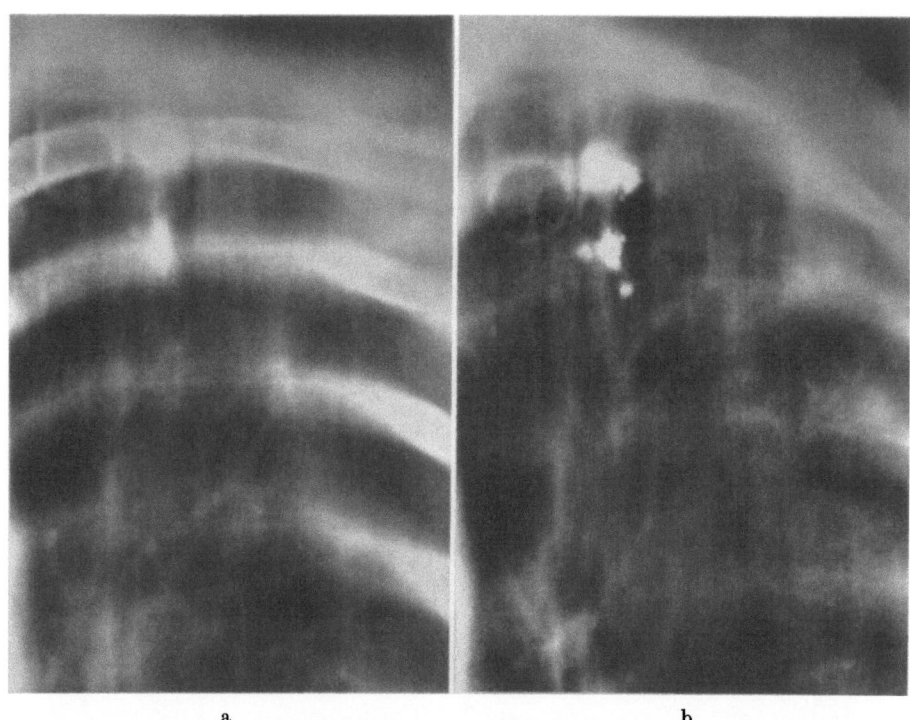

a   b

Abb. 333 a u. b. In den Tomogrammen einer Lungenspitze läßt sich in mehreren Schichthöhen eine Ringfigur erkennen. Auf der Aufnahme b entsteht der Eindruck einer Hohlraumfigur. Daß es sich um den Wischschatten eines extrapulmonal gelegenen Gebildes (Knopf am Kpofkissen) handeln muß, läßt sich durch den Vergleich mit Nachbarschichten erkennen

wenigstens in einem größeren Winkel verläuft, überprüft werden sollten (Greineder; Janker; Hausser u.a.). Aus diesem Grund wird z.B. das Sternum mit einer Verwischungsrichtung, die in einem Winkel von mindestens 45⁰ zur Verlaufsrichtung liegt, tomographiert. In Zweifelsfällen sollten die optimalen Verwischungsrichtungen an anatomischen Objekten ermittelt werden (Fürmaier u. Breit; u. a.). Fehler bei der Bilddeutung sind weiterhin auch dadurch möglich, daß Wischschatten von weit entfernten Objekten das Bild ungleichmäßig überlagern. Als Beispiel kann hier der Schatten der Clavikeln im Lungentomogramm gelten, der besonders vom Ungeübten gelegentlich als Infiltration in den infraclaviculären Gebieten gedeutet wird. In Kapitel n (S. 994) wird darauf noch näher eingegangen werden. Hier soll jedoch noch ein Sonderfall eines ungewöhnlichen Wischschattens erwähnt werden, dessen Ursache Gajewski erklären konnte: in einem Röntgeninstitut wurden bei Schichtuntersuchungen der Lungenspitzen häufig bandförmige Schatten im Bereich der Lungenspitze beobachtet. Die Analyse dieser Schatten ergab folgendes: die Verschattungsbänder hatten auf allen Bildern einer Serie nahezu die gleiche Breite und waren an den Längsrändern etwas dichter, am oberen Ende ringförmig begrenzt. Sie wurden um so länger, verwaschener und kontrastärmer, je weiter die Schicht von der

Unterlage entfernt war. Die Erklärung war, daß bei der Schichtuntersuchung den Patienten ein Kopfkissen untergelegt wurde, dessen auswechselbare Leinenbezüge Knöpfe mit einem Metallring hatten, die zu dem relativ dichten Wischschatten führten (Abb. 333).

γ) Fehler durch den photographischen Prozeß

Schichtbilder sind durch das Nebeneinander von relativ geringen Detailkontrasten und nahezu ebenso großen Kontrasten durch die Wischschatten besonders empfindlich gegen Fehler bei der photographischen Bildentstehung, deren wesentlichste einmal die Unterbelichtung und zum anderen die Unterentwicklung sind. Aus den Untersuchungen in Kapitel i, α (S. 934) wird zwar deutlich, daß der Detailkontrast in der Schicht durch die Tomographie praktisch nicht verändert wird. Man muß sich jedoch vergegenwärtigen, daß dieser Kontrast in der Regel außerordentlich gering ist und z. T. nur wenig

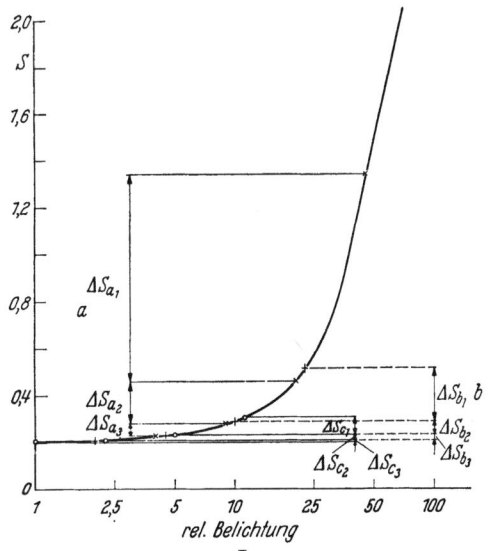

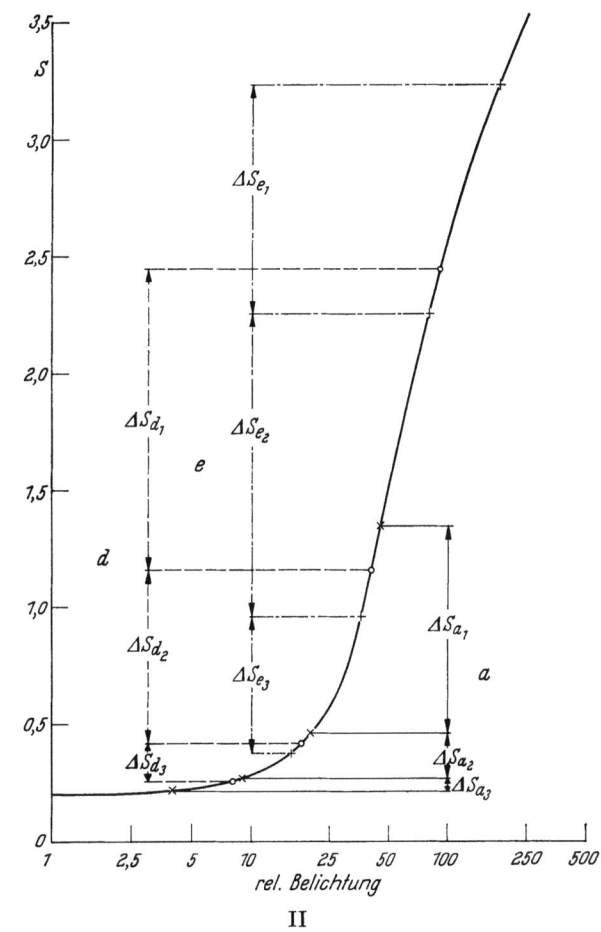

Abb. 334 I u. II. Einfluß der Belichtung auf die Detailerkennbarkeit. In *I* ist der Schwärzungsumfang und der Schwärzungskontrast einer vierstufigen Bleitreppe dargestellt: a bei optimaler Belichtung, b bei Belichtung mit der halben und c bei Belichtung mit einem Viertel der Dosis von a. Durch die Unterbelichtung wird die Zahl der erkennbaren Stufen verringert. In *II* wurde die Treppe mit der zwei- (d) und vierfachen (e) Dosis von a belichtet. Zwar nimmt der Schwärzungskontrast ΔS durch die Überbelichtung noch zu, doch verlagert sich die Schwärzung der 4. bzw. 3. Stufe in Bereiche, in denen an den üblichen Betrachtungseinrichtungen keine Detailerkennbarkeit mehr möglich ist

über der Erkennbarkeitsschwelle liegt. Daran ändert sich auch dadurch nur wenig, daß die medizinischen Objekte meist dicker sind als die Schicht, und daß der Kontrast bei Objekten mit einer etwas größeren Ausdehnung senkrecht zur Schicht höher ist als der absolute Kontrast in der „Ebene". Dies geht z. B. aus den Abbildungen und Kurven der Tomogramme von Plexiglasrastern hervor (Abb. 246). Jede Maßnahme, die diesen Kontrast im Strahlenbild bei der Umwandlung in das photographische Bild mindert oder ihn in einen ungünstigen, d. h. flachen Bereich der Schwärzungskurve des Films verlagert, muß deshalb zu einer Verschlechterung des tomographischen Bildes führen. In Abb. 262 wurde bereits demonstriert, daß der Detailkontrast in den Rippen bei einer zu schwachen Belichtung so weit absinkt, daß die Feinstruktur des Knochens nicht sichtbar wird, denn damit werden die Abschnitte, die einer stärkeren Strahlenschwächung unterliegen, in die Bereiche des unteren Durchhangs gerückt. Da alle Filme, die durch Lichteinwirkung geschwärzt werden, einen bestimmten Schwellenwert benötigen, um eine Schwärzung zu erzeugen, können diese Abschnitte auch durch alle späteren Maßnahmen der Kontrastverstärkung nicht mehr sichtbar gemacht werden. Die Umkopierung mit dem Logetronic-Verfahren hat auch bei der Tomographie gezeigt (PASSERI; FISCHGOLD), daß Details, die im Originalbild nicht erkennbar sind, auch durch das Logetronic nicht zum Vorschein kommen. In Abb. 334 ist der Einfluß der Belichtung auf die Detailerkennbarkeit an einer Bleitreppe dargestellt. Sie wurde einmal so belichtet, daß die gesamte Treppe sichtbar ist (Kurve a). Die Kurven b und c stammen von Aufnahmen, die mit der Hälfte bzw. einem Viertel der

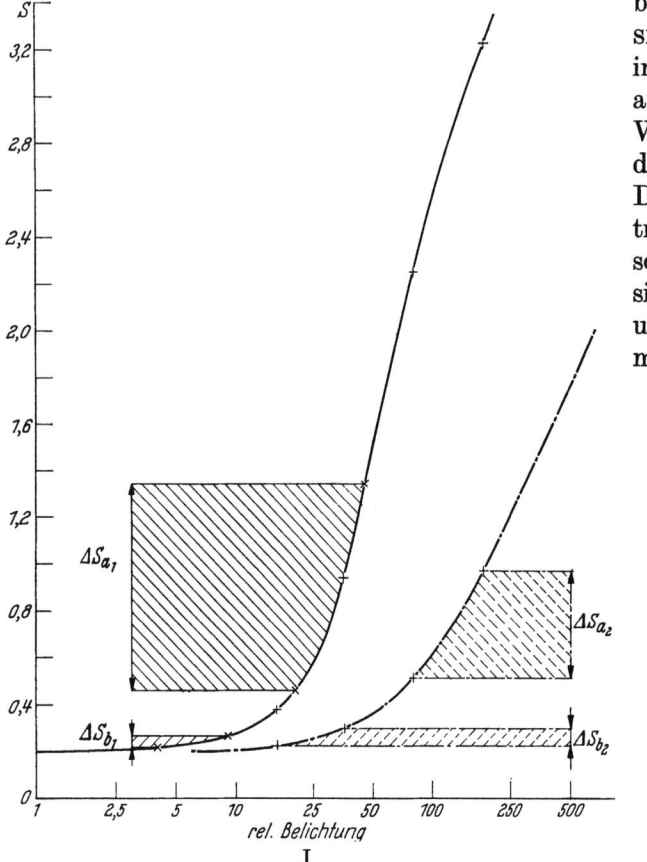
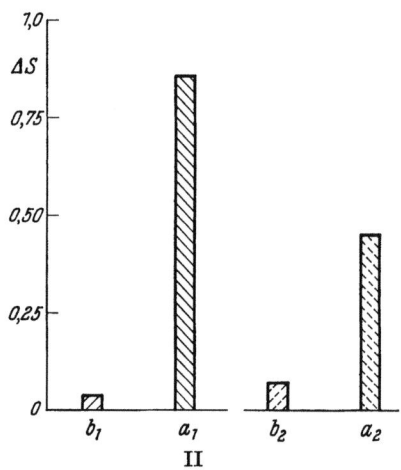

Abb. 335 I u. II. Änderung des Schwärzungsbereichs der Objektdetails und der Wischschatten durch Überbelichtung und Unterentwicklung. *I* Dadurch, daß bei Unterentwicklung die charakteristische Kurve des Films flacher wird, ist der Schwärzungsbereich, in dem die bildwichtigen Details liegen, (a) kleiner und der, in dem die Wischschatten liegen (b), größer, d.h. die Detailerkennbarkeit wird geringer und die Wischschatten werden weniger homogen. *II.* Verhältnis der Schwärzungsbereiche von Details und Wischschatten bei normaler Belichtung und Ausentwicklung (a_1, b_1) und bei vierfacher Belichtung und entsprechender Unterentwicklung (a_2, b_2). Diese Werte sind aus Abb. 335 *I* entnommen

Dosis von a belichtet wurden. Daraus geht deutlich hervor, daß mit der Verringerung der Belichtung die Zahl der erkennbaren Stufen abnimmt. Dagegen vermindert eine Belichtung mit dem zwei- (d) bis vierfachen (e) Optimalwert, d.h. dem Wert, mit dem mit der geringstmöglichen Dosis das Maximum an Detailerkennbarkeit erreichbar ist, die Detailerkennbarkeit nicht, vorausgesetzt, daß geeignete Betrachtungsmöglichkeiten verwendet werden, also Lichtquellen, die auch Schwärzungen über $S = 1,5$ noch mit genügender Intensität zu durchdringen vermögen. Leider sind sie in der Regel nicht vorhanden, ganz abgesehen davon, daß es in der Praxis schwierig und ungewohnt ist, die stärker geschwärzten Abschnitte einer Aufnahme mit geeigneten Lichtquellen isoliert und ohne Überblendung zu betrachten. Entsprechende Betrachtungsmöglichkeiten, wie z.B. der von SPIEGLER angegebene Schaukasten, haben sich jedenfalls bisher noch nicht in der breiten Praxis eingeführt. Eine solche Betrachtungsweise stößt auch besonders bei der Durchmusterung ganzer Filmserien auf Schwierigkeiten.

Ein in der praktischen Tomographie häufig vorkommenden Fehler ist die Überbelichtung, die durch anschließende Unterentwicklung ausgeglichen wird. Obwohl die heutigen Röntgenfilme schon nach relativ kurzer Entwicklungszeit Gradationswerte erreichen, die dem optimalen sehr nahe kommen, wirkt sich diese Arbeitsweise in der Regel doch gradationsverflachend und vor allem den Detailkontrast mindernd aus. Gleichzeitig werden Störschatten aus dem Bereich des unteren Durchhangs in den steileren Teil der Gradationskurve gerückt und damit trotz des allgemein geminderten Detailkontrasts stärker sichtbar. In Abb. 335 sind die Verhältnisse an zwei Versuchsserien veranschaulicht, wobei in a die Kontrastminderung der Details im mittleren Teil der Gradationskurve durch Überbelichtung und Unterentwicklung dargestellt wurde und in b die Anhebung des Kontrasts der Wischschatten aus dem unteren Durchhang in den geradlinigen Teil der

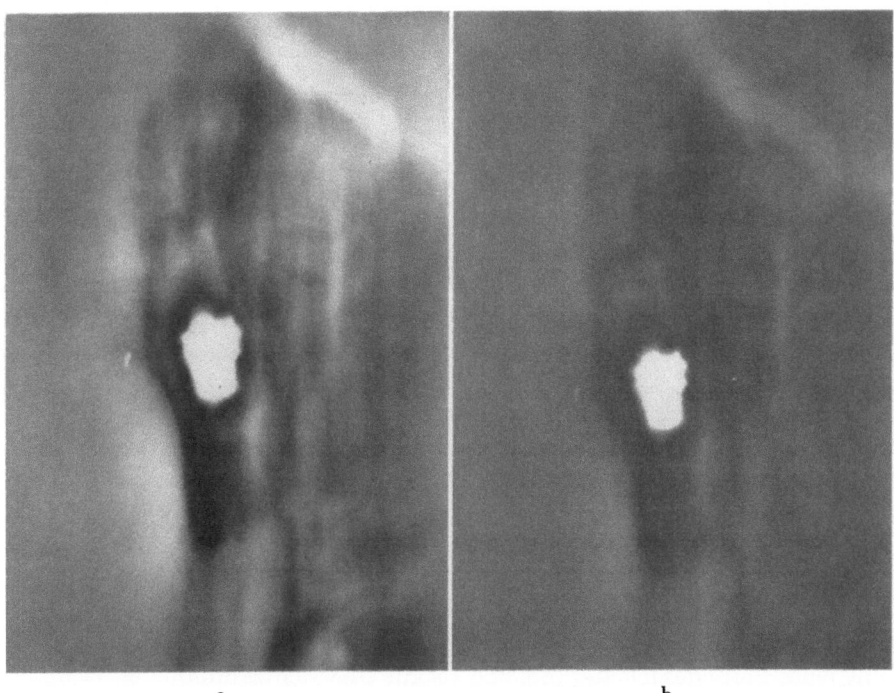

a   b

Abb. 336a u. b. Vergleich eines normal belichteten und entwickelten Tomogramms (a) mit einem vierfach überbelichteten und unterentwickelten (b). Während die Detailkontraste in b eingeengt sind, treten die Wischschatten deutlicher hervor

Gradationskurve. In II ist der resultierende Detailkontrast im Objekt dem im Wischschatten gegenübergestellt. In Abb. 336 sind zwei Bilder der gleichen Schicht wiedergegeben, die unter den angeführten Bedingungen aufgenommen wurden. Ihre Belichtung unterscheidet sich um den Faktor 4, ein Wert, der in der Praxis durchaus vorkommt.

Wie belichtungsempfindlich Schichtaufnahmen sind, weiß jeder, der sie routinemäßig in Entwicklungsmaschinen verarbeitet und damit von vorneherein auf einen Ausgleich durch eine abgekürzte Entwicklung verzichtet. Deshalb kann nicht oft genug auf die Notwendigkeit einer Probebelichtung hingewiesen werden. Die Erfahrung, daß die Detailerkennbarkeit schon durch eine Spannungsänderung um wenige Kilovolt deutlich beeinflußt wird (BERNOU), läßt sich immer wieder unter Beweis stellen.

m) Vor- und Nachteile, Grenzen des Verfahrens

Kaum ein anderes röntgendiagnostisches Spezialverfahren hat über Jahre hinaus so viele Autoren angeregt, seine Vorzüge in der Praxis zu beschreiben wie die Tomographie. In vielen Veröffentlichungen wird auf einige Nachteile und Grenzen hingewiesen. Arbeiten, in denen sie als Untersuchungsmethode gänzlich abgelehnt wird, sind dagegen, von den frühen Anfangszeiten abgesehen, außerordentlich selten.

Der Vorteil der Tomographie liegt, stark vereinfachend ausgedrückt, darin, den generellen Nachteil, der der Röntgenübersichtsaufnahme anhaftet, nämlich ein dreidimensionales Gebilde zweidimensional wiederzugeben, weitgehend aufzuheben. Sie tut es in ähnlicher Weise wie ein in der topographischen Anatomie gelegentlich verwendetes Verfahren, indem sie einen Körper in einer mehr oder weniger großen Zahl von dünnen Schichten abbildet, jedoch ohne daß er, wie bei anatomischen Schnitten, substantiell zerlegt werden muß. Eine andersartige Differenzierung des Gewebes als in der üblichen Röntgenabbildung ist jedoch mit der Tomographie nicht möglich, denn auch das Schichtbild entsteht nur durch die unterschiedliche Strahlenabsorption der in der Schicht vorhandenen Substrate, die lediglich auf deren Konsistenz schließen läßt und ihre Form wiedergibt. Unter Berücksichtigung der dem Verfahren anhaftenden Eigenheiten sind damit aber Aufschlüsse zu gewinnen, die mit keiner anderen Methode auf so relativ einfache Art möglich sind. Durch die Zerlegung des Objekts in Einzelschichten, die etwa in der gleichen Projektion gewonnen werden wie eine entsprechende Übersichtsaufnahme, läßt sich ein räumlicher Eindruck gewinnen, der zwar nicht mit einem echten Raumbild übereinstimmt, jedoch Befunde oder Fremdkörper besser lokalisieren läßt als andere Verfahren einschließlich der Stereoskopie. Die subtraktive Wirkung der Tomographie mindert die Vielfalt der überflüssigen Information auf Übersichtsaufnahmen und macht damit Wichtiges leichter oder überhaupt erst erkennbar. Sie erleichtert es also dem Betrachter, sich auf das Wesentliche zu konzentrieren. Hier wirkt sie ähnlich wie solche Kontrastmitteluntersuchungen, die die auch auf dem Nativbild vorhandenen Kontraste dadurch besser sichtbar machen, daß sie sie wesentlich verstärken, wie z.B. die Bronchographie. Als wesentlich schonendere Methode hat sie aber gerade die Indikation für die Bronchographie beträchtlich eingeschränkt. Gleichzeitig ist sie in der Lage, Einzelheiten darzustellen, die auf Übersichtsaufnahmen infolge Überlagerung durch stark absorbierende Objekte unsichtbar bleiben.

Obwohl natürlich Tomogramme genau so einfach oder so schwierig im Wiederholungsfalle zu reproduzieren sind wie Übersichtsaufnahmen — wenn man davon absieht, daß Tomogramme häufig auch von den Objekten im Liegen angefertigt werden, bei denen die Übersichtsaufnahme im Stehen oder Sitzen ausgeführt wird, und die Identität der Position im Liegen leichter zu erreichen ist — ist durch die Bildvereinfachung eine vergleichende Beurteilung eines Befundes leichter möglich als auf Übersichtsaufnahmen. Denn auf diesen neigt der Betrachter sehr leicht dazu, sich von anders dargestellten diagnoseunwichtigen Einzelheiten irritieren zu lassen.

Besonders erwähnt zu werden verdient noch das Transversalschichtverfahren. Denn es ist für die meisten Körperabschnitte die einzige röntgenologische Darstellungsmöglichkeit, die einen Einblick in die räumlichen Verhältnisse senkrecht zur Körperlängsachse gibt und so die Beziehung von pathologischen Veränderungen zu den Nachbarorganen topographisch abzuklären gestattet.

Nachteile und Grenzen eines Verfahrens lassen sich häufig nur schwer eindeutig trennen. Die Übergänge sind besonders dadurch fließend, daß man in ein Verfahren Erwartungen setzt, die es aufgrund physikalischer oder geometrischer Gegebenheiten gar nicht erfüllen kann, und ihm das, was in Wirklichkeit Grenzen sind, als Nachteil anrechnet.

Die meisten der materiellen und untersuchungstechnischen Nachteile, die der Tomographie anhaften, teilt sie mit vielen Spezialverfahren. Sie macht die Anschaffung spezieller Geräte notwendig und erfordert einen erhöhten Arbeits-, Zeit- und Materialaufwand. Die Belichtungszeiten sind meist wesentlich länger als für Übersichtsaufnahmen, so daß die Bewegungsunschärfe bei vielen Organen wesentlich größer ist. Dadurch, daß stets mehrere Aufnahmen erforderlich sind, wird auch die Untersuchungszeit für den Patienten verlängert und, wie vielfach angeführt, die Strahlenbelastung relativ hoch. Außerdem kann durch das Nacheinanderfolgen der Aufnahmen eine Lage- oder Zustandsänderung bestimmter Organe von Aufnahme zu Aufnahme erfolgen, die den Wert einer Untersuchungsserie beträchtlich einschränken.

Der erstgenannte Nachteil, die Anschaffung eines Spezialgerätes, wird z.T. dadurch gemildert, daß viele Schichtgeräte auch als Rastertische verwendet werden können. Zur Kompensation anderer Nachteile wurden im Laufe der Zeit einige Spezialverfahren entwickelt, so zur Verbilligung die Schirmbildtomographie und die Serienschichteinrichtung, mit der auch zumindest der Arbeitsaufwand etwas verringert wird, sowie das Simultanschichtverfahren, das den Arbeitsaufwand und die Untersuchungszeit herabsetzt und den Nachteil des Nacheinanders der Aufnahmen vermeidet. Mit Ausnahme der Serienschichtung werden die mit diesen Verfahren erreichbaren Vorteile durch einige andere Nachteile erkauft. Die Schirmbildtomographie liefert nur für eng begrenzte Fragestellungen ausreichende Bilder und erhöht die Strahlenbelastung beträchtlich, weil sie eine höhere bildgebende Dosis erfordert, und darüber hinaus noch dadurch, daß das Strahleneinfallsfeld fast immer dem Aufnahmeformat angepaßt wird (meist 35 cm × 35 cm, gelegentlich 24 cm × 30 cm). Die Anwendbarkeit der Simultanschichttechnik ist einesteils infolge der der Einzelschichtaufnahme nicht durchweg gleichwertigen Aufnahmequalität begrenzt, andernteils, weil es eine individuelle Untersuchung oft nicht zuläßt, die Schichthöhe für eine lohnende Anzahl gleichzeitig angefertigter Aufnahmen im voraus zu bestimmen.

Eindeutige Nachteile des Schicht*bildes* sind die größere Unschärfe, der schwache Kontrast und das Entstehen von z.T. sehr irreführenden Wischschatten. Hinzu kommt noch das Extrem der Bildvereinfachung, die „Strukturverarmung". Vor allem in der Lunge gibt es feine Veränderungen, die nur durch ihre Zahl und ihre charakteristische Anordnung zur Diagnose führen, ja z.T. auch nur durch ihre Summation sichtbar werden, z.B. miliare Herde verschiedenster Genese. Sie können im Tomogramm z.T. überhaupt nicht erfaßt sein, z.T. werden sie wegen ihres vereinzelten Vorkommens und ihres geringen Kontrastes gegenüber der Umgebung leicht übersehen. Ähnlich verhält es sich auch mit feinen Veränderungen am Knochen, z.B. Fissurlinie, die erst auffallen, wenn sie eine gewisse Länge haben, und die ihnen fehlt, wenn sie nicht parallel zur Schicht verlaufen.

Diese Nachteile bedingen weitgehend die Grenzen des Verfahrens. Die Unschärfe und z.T. der Kontrast bestimmen die Größe der Details, die im Tomogramm noch zu erkennen sind. Um bei dem Beispiel einer Fissurlinie zu bleiben: sie ist mit größter Wahrscheinlichkeit auch dann nicht zu erkennen, wenn sie auf eine größere Strecke parallel zur Schicht verläuft, weil das Auflösungsvermögen des bildgebenden Systems nicht ausreicht. Auch größere Details, die nur einen geringen Kontrast gegenüber der Umgebung erzeugen, können im Tomogramm unsichtbar bleiben. So ist es auch unmöglich, Einzelheiten innerhalb eines großen, stark verschatteten Bereichs zu erkennen, z.B. Bronchien oder kleine Hohlräume in einem massiv infiltrierten Lungenbezirk, auch wenn der Kontrast in der Schicht selbst ausreichen würde, da die Dichte des über- und unterlagernden Gewebes durch die Verwischung nicht oder nur unwesentlich gemindert wird. Auch die Wischschattenbildung setzt, besonders bei eindimensionaler Bewegung oder Bewegungen mit ausgeprägter Vorzugsrichtung, der Erkennbarkeit feiner Details, wie Einzelheiten der Knochenstruktur oder kleiner Defekte, Grenzen, weil es auch durch Änderung der Bewegungsrichtung nicht zu vermeiden ist, daß sie ein Detail in der Schicht überlagern und damit den Kontrast gegenüber der Umgebung unter die Erkennbarkeitsschwelle drücken. In ähnlicher Weise wirkt sich auch die lange Belichtungszeit aus. Bei Organen mit schnellen Eigenbewegungen werden die Details in der Schicht unscharf und der Kontrast zur Umgebung dadurch eventuell ebenfalls unterschwellig. Dies läßt sich z.B. bei Verkalkungen am Herzen beobachten. BEYER glaubt zwar, die mehr oder weniger ausgeprägte Unschärfe dafür verwenden zu können, zu entscheiden, welchem Herzteil die Verkalkung zuzuordnen ist, weil bekannt ist, welche Teile sich schneller oder langsamer bzw. über eine größere oder kleinere Strecke bewegen. Dies würde aber voraussetzen, daß mit Sicherheit gesagt werden kann, ob die Verkalkung genau in der Schicht liegt oder nicht. Deshalb ist es wohl zweckmäßiger, festzustellen, daß die Tomographie zum Erfassen schneller Bewegungsabläufe und Zustandsänderungen sowohl wegen der langen Belichtungs- wie Untersuchungszeit ungeeignet ist, zumal es dafür heutzutage wesentlich geeignetere Untersuchungsmethoden wie Schnellserien und die Röntgenkinematographie gibt. Die lange Untersuchungszeit macht es manchmal, insbesondere dann, wenn das Aufnahmeobjekt bzw. die Fragestellung Simultanserien nicht erlauben, auch unmöglich, Schwerkranke oder Kinder zu tomographieren, weil weder die Lage noch die Atemphase bei den einzelnen Schichten jeweils genau zu reproduzieren sind oder einfach, weil eine längere Untersuchungsdauer unzumutbar ist.

Die Tatsache, daß kein echtes Raumbild entsteht, die einerseits mit den Projektionsgesetzen, andererseits mit der *praktisch* möglichen Zahl der abgebildeten Schichten zusammenhängt, schränkt ebenfalls die diagnostischen Möglichkeiten sowohl des Einzelbildes wie der Gesamtuntersuchung ein. Objekte, deren Grenzflächen stärker zur Schichtebene geneigt sind als der halbe Pendelwinkel ausmacht, lassen sich bekanntlich nicht wirklichkeitsgetreu abbilden. Deshalb sind mantelförmige Verschattungen nicht darzustellen. Es entsteht jedoch auch kein wirklichkeitsgetreuer räumlicher Eindruck, wenn die Tiefenausdehnung eines Objekts zwar so groß ist, daß es in mehreren Schichthöhen erfaßt wird, die Grenzen aber nur auf einem oder zwei Bildern richtig erkennbar sind. Die zur Schichtebene mehr oder weniger parallel verlaufenden Grenzen einer Hohlraumfigur können meist nicht dargestellt werden. Deshalb läßt sich die wirkliche Form des Hohlraums nur erkennen, wenn man die Möglichkeit hat, noch in einer zweiten, senkrecht zur ersten verlaufenden Projektionsrichtung zu tomographieren. Wenn eingangs betont wurde, die Tomographie sei das beste Lokalisationsverfahren, so muß hier einschränkend betont werden, daß sich das nur auf Befunde bezieht, deren Lage in etwa durch Übersichtsaufnahmen oder aufgrund topographisch-anatomischer Kenntnisse bekannt ist. Die in der Praxis vertretbare Zahl der abgebildeten Schichten macht es unmöglich, sie ohne Anhaltspunkte als Suchmethode anzuwenden, vor allem nicht bei kleineren Details in großen Gesamtobjekten. Ein solches Unterfangen käme der Suche nach der Stecknadel im Heuhaufen gleich.

Wie heute die Wertigkeit des Verfahrens beurteilt wird, macht eine Bemerkung Vallebonas auf dem Internationalen Kurs für Stratigraphie im Jahre 1963 deutlich, mit der er feststellte, daß die Veröffentlichungen, die das Wort „Tomographie" in irgendeiner Form im Titel tragen, immer seltener werden, daß dagegen nunmehr in fast allen klinischen Arbeiten tomographische Bilder ohne besondere Hinweise auf die Methode enthalten sind. Er schließt daraus, daß die Tomographie heute als wertvolle röntgenologische Untersuchungsmethode widerspruchslos in der Praxis anerkannt wird.

n) Probleme der Bilddeutung

Bild*deuten* ist das Verarbeiten von Bild*eindrücken*. Nach Gombrich, der sich mit den Problemen des allgemeinen Bildsehens und Bildlesens wohl am ausführlichsten beschäftigt hat, stellt ein Bild nur dem etwas dar, der sich etwas vorstellen kann. Fehlt diese Fähigkeit, ist eine Bilddeutung unmöglich. Jedoch sieht der Betrachter, auch wenn er Vorstellungskraft besitzt, nur das, was er für möglich hält, d.h. er ordnet die Sinneseindrücke in die für ihn auf Grund seines Erfahrungsschatzes subjektiv bestehende Welt ein.

Es gehört mit zu den Verdiensten Spieglers, den Radiologen diese Art von Problemen der Bilddeutung als erster nahegebracht und sie darauf aufmerksam gemacht zu haben, daß niemand in der Lage ist, visuelle Eindrücke passiv in sich aufzunehmen, sondern daß vielmehr alle Sinneswahrnehmung aktives Deuten und Komponieren ist. Spiegler hat das in Bezug auf das Röntgenbild etwa folgendermaßen ausgedrückt: im Röntgenbild sieht man nicht Verdichtungen, Verkalkungen und Entkalkungen, Absorptionszu- und abnahmen, sondern lediglich Lichtverteilungen. Man kann sie aufgrund seines Wissens und seiner Erfahrung erschließen. Solche Schlüsse können jedoch auch falsch sein.

Die Schwierigkeit beim Deuten von Röntgenbildern liegt vor allem darin, daß — im Gegensatz zur Photographie — die Kenntnisse des Betrachters über das zugrundeliegende

Objekt, in diesem Falle ein individuelles pathologisch-anatomisches Substrat, sehr mangelhaft sind, denn er hat nur sehr selten, und dann erst nach der Bilddeutung, Gelegenheit, Objekt und Abbild zu vergleichen. Hinzu kommt noch, daß die Abbildungsgesetze andere sind als bei der üblichen visuellen Betrachtung von Gegenständen im Raum. Er wird also sehen, was er aufgrund allgemeiner pathologisch-anatomischer Kenntnisse und gewisser physikalischer Gesetze für wahrscheinlich hält.

Das Tomogramm wirft noch zusätzliche Probleme auf, weil bei ihm noch andere und ungewohntere Abbildungsgesetze wirksam werden als bei der Ruheaufnahme und somit noch weitere Erfahrungen notwendig sind, um solche Bilder richtig „aufzunehmen" und zu deuten. Vor allem haben einige typische diagnostische Kriterien der Übersichtsaufnahme hier eine andere Bedeutung. Da wohl jeder, der in die Lage kommt, sich mit dem Auswerten von Tomogrammen beschäftigen zu müssen, bereits mit Übersichtsbildern befaßt war, soll zunächst besprochen werden, hinsichtlich welcher diagnostischer Merkmale der Übersichtsaufnahme man beim Tomogramm „umdenken" muß.

α) Röntgendiagnostische Merkmale, in denen sich das Schichtverfahren von der Übersichtsaufnahme unterscheidet

Es sind im wesentlichen drei typische röntgendiagnostische Merkmale, die im Tomogramm eine andere Bedeutung haben als auf der Übersichtsaufnahme, nämlich: die Unschärfe, die Objektgrenze und die Objektform.

Unschärfe bedeutet im Tomogramm nicht Entzündung!

In einer technisch einwandfreien Röntgenaufnahme bedeutet Unschärfe das Vorhandensein eines pathologischen Prozesses. Sie ist hier in der Regel Ausdruck einer Entzündung oder Infiltration im weitesten Sinne. Eine Strukturunschärfe im Tomogramm dagegen bedeutet nur, daß das erfaßte Objekt nicht bzw. nicht vollständig in der Ebene liegt oder aus ihr herausragt und deshalb teilweise verwischt wird. Dem erfahrenen Betrachter kann dabei der Grad der Unschärfe durchaus einen Eindruck über die Ausdehnung und den möglichen Verlauf des aus der Ebene herausragenden Substrates vermitteln, wobei ihm allerdings die Kenntnis des Substrates im Ruhebild und möglicherweise am anatomischen Präparat bei der Deutung eines Schattens zu Hilfe kommen muß. Als typisches Beispiel hierfür mag das Bild der Rippen im Gebiet der Thoraxwand gelten (Abb. 337). Das Wissen, daß nur der Teil des Schattens mit Knochenstruktur in der Schicht liegt und daß auch die übrigen, hier nicht erfaßten Abschnitte der Rippe eine ähnliche Struktur aufweisen, läßt den Betrachter den am Ende der Rippe im Tomogramm abgebildeten strukturlosen Teil, der durch einen Wischschatten gebildet wird, übersehen bzw. in die Beurteilung nicht aufnehmen. Auf dem Übersichtsbild würde die gleiche Strukturlosigkeit als eine Destruktion gewertet werden. Man muß also im Schichtbild versuchen, sich in der Auswertung auf die eigentliche Schicht zu beschränken und hier für die Diagnostik von entzündlichen Prozessen und Infiltrationen nach anderen Zeichen suchen, wie z.B. die Strukturveränderung, die neben der Unschärfe für diesen Prozeß charakteristisch ist. Zugleich muß man sich darüber klar sein, daß der Begriff der Schärfe sehr subjektiv ist. Die in Abb. 242 wiedergegebenen Tomogramme der Gallenwege erwecken bei der Analyse des tomographischen Bildes allein durchaus nicht den Eindruck, unscharf zu sein. Mit der Transformation des Schattenbildes in ein bekanntes anatomisches Substrat, hier in die Gallengänge, wird zunächst einmal das vorhandene Bild mit dem in der Erinnerung bekannten anatomischen Objekt verglichen. Dies ergibt den Aufschluß, daß normale anatomische Formen vorliegen, in denen in diesem Fall als typische pathologische Veränderungen die intrahepatischen Steine — wiederum in Form und Ausdehnung bekannte Formelemente — zu beobachten sind. Die objektiv vorhandene Unschärfe würde erst dann als solche bemerkt, wenn sie das normale Maß der bei solchen Tomogrammen üblichen Schärfeeindrücke überschreitet. So wird z.B. dem Betrachter die Unschärfe bei einer nachträglichen Vergrößerung sichtbar, worunter dann auch z.T. die Formerkennung leiden kann (s. Abb. 254).

Das Fehlen einer Grenze ist im Tomogramm durchaus nicht damit gleichbedeutend, daß sie nicht vorhanden ist!

Im Übersichtsbild bzw. auf der Stehaufnahme hat praktisch jedes Organ, das sich abbilden läßt, eine Begrenzung. Sie wird durch die Endpunkte aller Projektionen auf die Bildebene gebildet, die das Objekt in seiner größten Ausdehnung parallel zur Bildebene treffen. Objektgrenzen auf der Übersichtsaufnahme stellen also durchaus nicht immer einen Schnitt durch das Objekt dar und lassen keine Aussagen über die Form des Objekts senkrecht zur Bildebene zu, d.h. darüber, wie sich das Organ hinter oder vor der abgebildeten Kontur verhält. Der Betrachter hat sich jedoch an die zugrundeliegenden Projektionsgesetze soweit gewöhnt, daß er sich meist mit der Erkennung dieser Kontur begnügt. Ohne Vergleichsmöglichkeit mit dem anatomischen Gebilde fällt es ihm in der Regel auch gar nicht mehr auf, was er von diesem Organ alles nicht sieht.

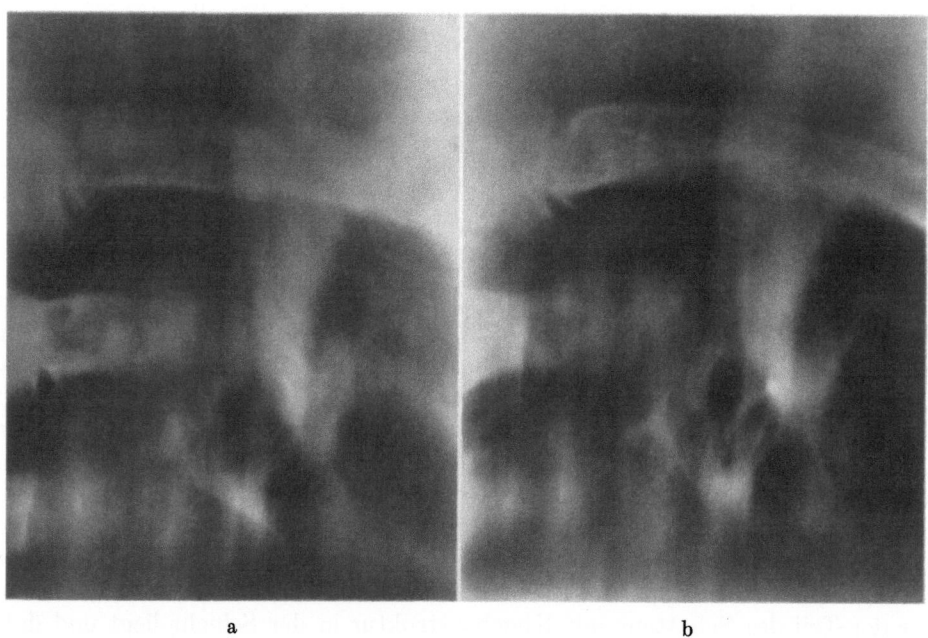

a   b

Abb. 337 a u. b. Typisches Beispiel des Übergangs von in der Schicht liegenden Rippenanteilen in deren Wischschatten. Die Kenntnis der Tatsache, daß Strukturlosigkeit das Zeichen dafür ist, daß es sich um einen Wischschatten handelt, veranlaßt den Beobachter, diese Rippenanteile bei der Beurteilung außer acht zu lassen

Im Tomogramm stammt das Konturbild jeweils nur aus einer Schicht und entspricht dabei dem Schnitt durch das Objekt in dieser Schichtebene. Es ist durchaus möglich, daß es in keinem der Schnitte mit dem Konturbild der Übersichtsaufnahme übereinstimmt (Abb. 338). Ob es überhaupt zu einem Konturbild kommt, hängt jedoch davon ab, welche Neigung seine Grenzflächen in dieser Schicht haben, d.h. ob sie sich in der abgebildeten Schicht darstellen lassen. Sein Fehlen ist also nicht gleichbedeutend damit, daß die Objektbegrenzung nicht vorhanden ist. So werden z.B. weder die Vorder- noch die Hinterwand von Kavernen sichtbar. Auch bei der Tomographie von Knochenwänden, wie den Wänden der Kieferhöhle, der Orbita und der Keilbeinhöhle, ja selbst der dorsalen und ventralen Begrenzung von massiven Knochen, wie z.B. der Wirbelkörper, ist man deshalb auf eine Darstellung in einer zweiten Ebene, die nach Möglichkeit zur ersten senkrecht stehen soll, angewiesen. In Abb. 339 ist das Auftreten bzw. Verschwinden von Konturen am Tomogramm einer Kieferhöhle gezeigt, in der am Boden eine Destruktion vorhanden ist (ein Carcinom des Oberkiefers), hinter der eine Schleimhautschwellung sichtbar wird. Selbst wenn man Tomogramme in Abständen von einem Millimeter anfertigt, wird die osteodestruktive Auftreibung am Boden der Kieferhöhle im seitlichen Schichtbild nicht vollständig erfaßt. Hierzu ist eine weitere Schichtserie in zweiter Ebene notwendig, in der man wiederum den Destruktionsherd viel schwerer von der Schleimhautschwellung trennen kann. Einem ähnlichen Problem sieht man sich auch häufig bei der Schichtdarstellung von Kanälen gegenüber, deren typischstes Beispiel der Bronchialbaum darstellt. Für ihn gilt als generelle Regel (ESSER; HADDAD; KRIEG; PIGNORINI; POULHÈS und THIBAIRENQ; SURMONT u.a.), den Thorax so zu drehen bzw. die Empfangsorganfläche so zu neigen, daß die Schichtebene mit der Hauptverlaufsrichtung des zu untersuchenden Bronchus übereinstimmt. ESSER, KOVÁTS und ZSEBÖK haben hierzu wohl die ausführlichsten Lagerungsvorschläge ausgearbeitet. So ist z.B. der Abgang und der Verlauf des Mittellappenbronchus und des apikalen Astes des Unterlappenbronchus in der Regel nur im latero-lateralen Strahlengang tomographisch erfaßbar. Deshalb ist eine Konturunterbrechung nur in diesem Strahlengang für einen Bronchialabbruch beweiskräftig, nicht aber im sagittalen Strahlengang, in dem der wichtigste Teil gar nicht auf einem Bild erfaßt werden kann. Als Ergänzung zum latero-lateralen Strahlengang ist hier eventuell eine Schichtuntersuchung bei um etwa 45° schräg geneigtem Patienten erforderlich. Abb. 340

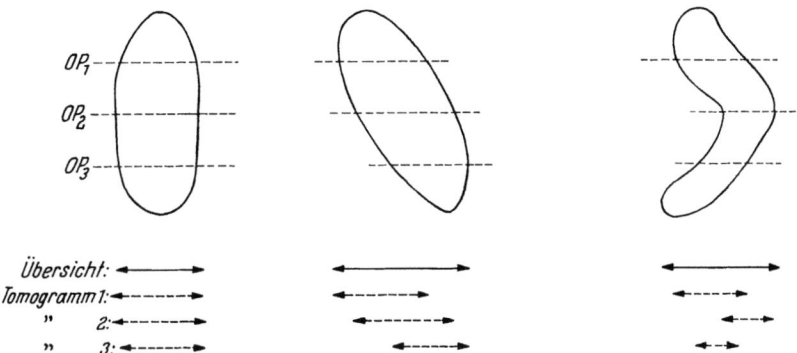

Abb. 338. Schematische Darstellung des Zustandekommens der Größenunterschiede von Objekten in Übersichtsaufnahmen und Tomogrammen bei gleichen geometrischen Verhältnissen. Während im Übersichtsbild der Objektdurchmesser (↔) durch die maximale Ausdehnung des Objekts parallel zur Filmebene bestimmt wird, ist im Tomogramm die jeweilige Kontur in der Schicht dafür verantwortlich (◄----►)

demonstriert dies sehr instruktiv. Im seitlichen Tomogramm des Hilus stellt sich der für ein Bronchialcarcinom typische Bronchialabbruch im Gebiet des apikalen Astes des Unterlappens dar. Die übrigen Bronchien des Unterlappens sind ebenso wie die Bronchien des Mittellappens deformiert, ihre Umgebung ist deutlich verdichtet. Im sagittalen Tomogramm ist zwar der Mittellappenbronchus mit seinen Aufzweigungen sichtbar. Der apikale Ast des Unterlappenbronchus kommt jedoch auf keinem der Bilder richtig zur Darstellung. Zwar glaubt man, auf dem 11 cm-Schnitt den Abgang erkennen zu können, jedoch zeigt der 9 cm-Schnitt eine homogene Verschattung des hinteren Hilusgebietes, in der der Bronchus nicht mehr zu verfolgen ist. Aus diesen im sagittalen Strahlengang angefertigten Schichtbildern läßt sich also der im seitlichen Schichtbild einwandfrei nachgewiesene Bronchialabbruch allenfalls durch die Verfolgung des orthoröntgenograd getroffenen Bronchus in den einzelnen Schichthöhen vermuten, nicht aber mit Sicherheit nachweisen.

Besonders schwierig wird die Erkennbarkeit dann, wenn ein Objekt zur Schichtebene in zwei Richtungen geneigt ist. Wie dann die Konturen im Schichtbild dargestellt und die Randpartien verfälscht werden, ist bereits aus den Abb. 119 deutlich sichtbar geworden. Je nach Pendelwinkel und Vorzugsrichtung der Verwischung werden in bestimmten Projektionen nur Teile des Gesamtobjektes darstellbar, was eine Diagnosestellung erheblich erschweren kann.

Eine von der Übersichtsaufnahme abweichende Objektform oder Kontur im Schichtbild bedeutet nicht immer eine wirkliche Formveränderung, sondern kann auch verfahrensbedingt sein!

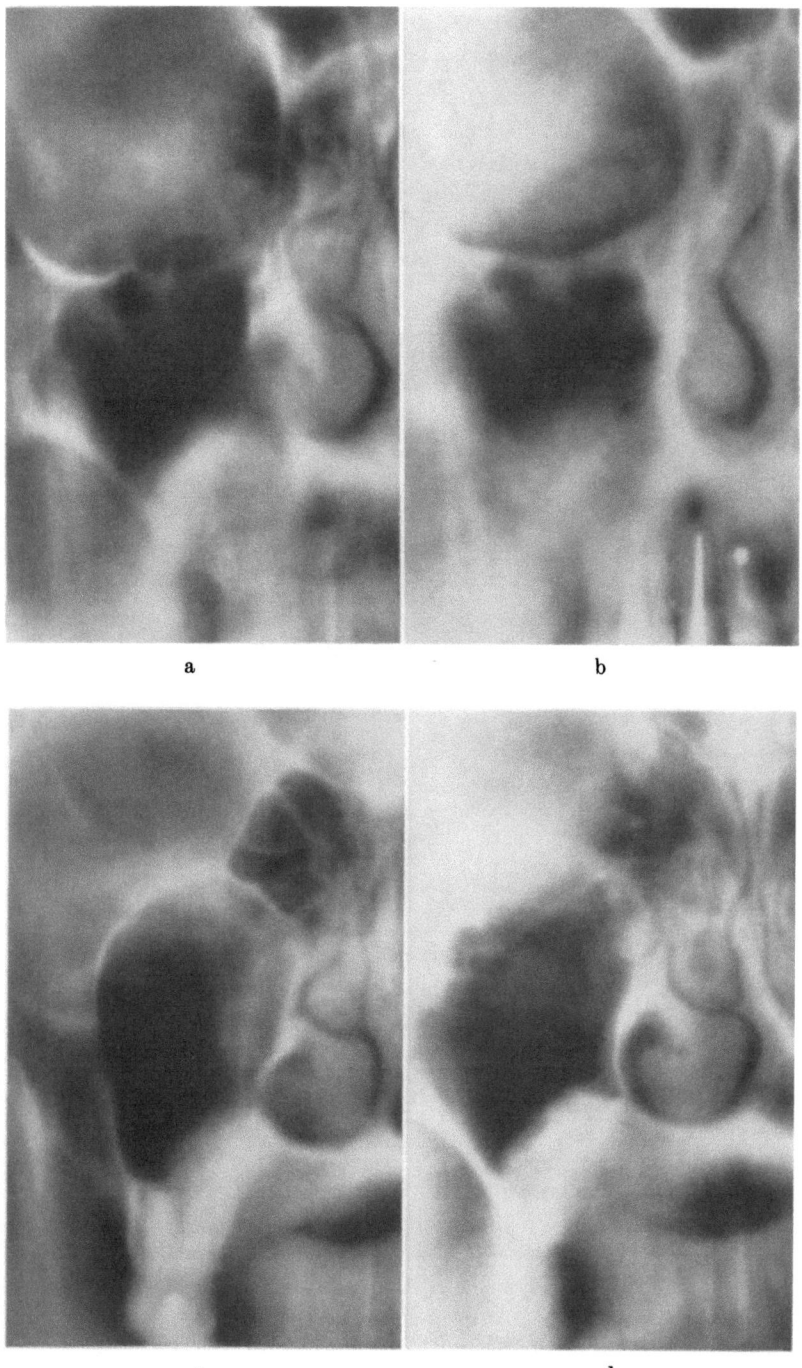

a   b

c   d

Abb. 339 a—e. Tomogrammserie durch eine Kieferhöhle in zwei Ebenen. Auf den Tomogrammen im sagittalen Strahlengang (a—d) läßt sich am Boden der Kieferhöhle eine tumorbedingte Destruktion des Knochens (auf b und d sichtbar) nicht von einem in a dargestellten Schleimhautpolster trennen. Dies ist nur in latero-lateraler Ansicht (e) möglich, wo diese Substrate mehrere Millimeter Abstand zeigen

Solche für den Betrachter atypisch imponierenden Formen haben mehrere Ursachen. Zunächst ist die auf der Übersichtsaufnahme sichtbare Form, wie schon erwähnt, nicht ein Schnitt durch das Objekt, wie dies im Schichtbild der Fall ist, weil die größte Ausdehnung des Objekts nach irgend einer Richtung parallel zur Bildebene in ganz verschiedenen Höhen liegen kann. Dann aber verlaufen die Objekte bzw. ihre Achsen nicht immer parallel oder senkrecht zur Schichtebene. So bildet z.B. eine schräg zur Längsachse eines Zylinders liegende Schichtaufnahme diesen als Oval ab. Rippen werden häufig in den dorsalen Thoraxabschnitten schräg angeschnitten. Ihre Randabschnitte haben deshalb gelegentlich einseitige Ausläufer aus der Schicht, die durch die Verlaufsform des Knochens erzeugt werden. Solange solche Projektionen und Darstellungen im Schichtbild geläufig sind, macht eine richtige Deutung keine Schwierigkeiten. Die Probleme beginnen erst bei atypischen Projektionen, wo gelegentlich auch den geübten Auswertern die Vorstellungsfähigkeit fehlt, um die entstandenen Bilder richtig deuten zu können. Daß manchmal auch relativ einfache Figuren zu falschen Schlüssen führen können, weil sich mit ihnen feste Begriffe verknüpfen, sei am Beispiel des Ringschattens im Lungenschichtbild besprochen. Bei einem auf Tomogrammen im sagittalen Strahlengang sichtbaren Ringschatten stellt sich beim Auswerter oft automatisch die Diagnose „Hohlraumfigur" oder „Kaverne" ein, die sich

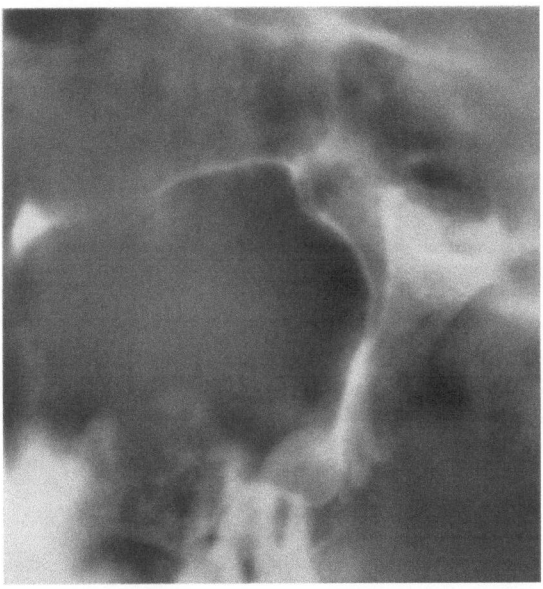

Abb. 339 e

meist mit der Vorstellung eines kugelförmigen Hohlraums verbindet. Daß eine solche leichthin getroffene Feststellung sehr oft falsch ist, zeigt das Tomogramm einer Kaverne in 45⁰ Schräglage (Abb. 313) das die häufig vorhandene unregelmäßige Form einer Hohlraumfigur in der zweiten Ebene aufdeckt. Auf dem sagittalen Schichtbild war hier der stumpfartige Vorsprung in das Hohlraumgebilde hinein in keiner Weise zu erwarten. Gelegentlich können hinter Ringfiguren auch zweidimensionale Gebilde stecken, wie z.B. Pleuraringe, und manchmal auch Wischschatten von Objekten außerhalb der Schicht. Der breite Raum, den die Differentialdiagnose von Ringschatten bei Tomogrammen einnimmt (GRIESBACH; KREMER und RETZLAFF; MUNTEAN u.a.) zeigt die Schwierigkeiten, die bei der Deutung solcher Bilder auftreten. Hier reichen die Überlegungen von der Notwendigkeit einer mehrdimensionalen Betrachtung bis weit in die Problematik rein klinischer Diagnostik hinein, mit der die Tomographie selbst grundsätzlich weit überfordert ist.

Schwierig ist auch die Deutung, wenn ein röhrenförmiger Hohlraum unregelmäßig geformt ist. Durch die Eigenart des Schichtbildes kommt es hier zu uncharakteristischen Formen, deren Entstehung und Analyse EDHOLM an einem Modellversuch zu erklären versuchte. Die Tomographie eines Organs, dessen Form in Abb. 341 wiedergegeben wird, ergibt Erscheinungsbilder, die einen falschen Eindruck von der Objektform vermitteln, der noch dazu von der Größe des Pendelwinkels abhängt. Ist dieser groß, so ergibt der in a dargestellte Körper die Abbildung einer Figur wie sie in b gezeigt wird, ist er klein, eine

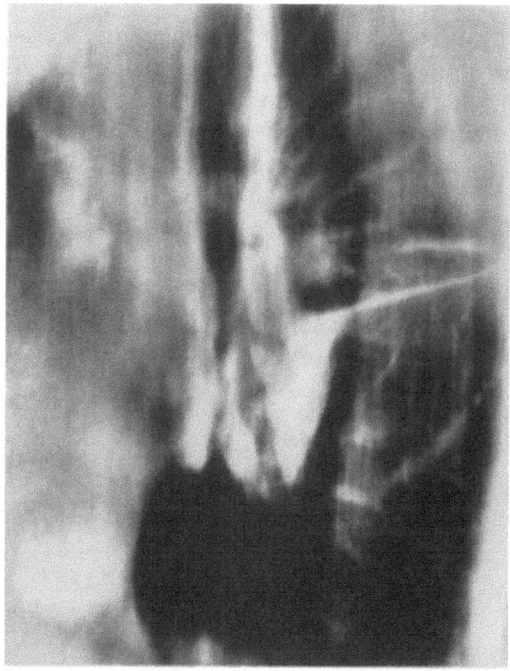

a

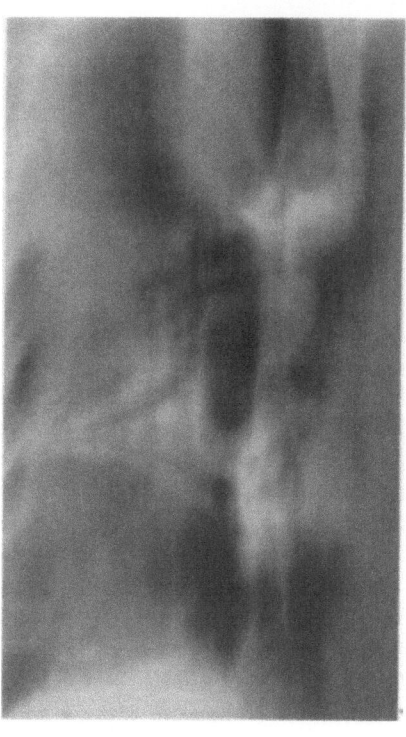

b

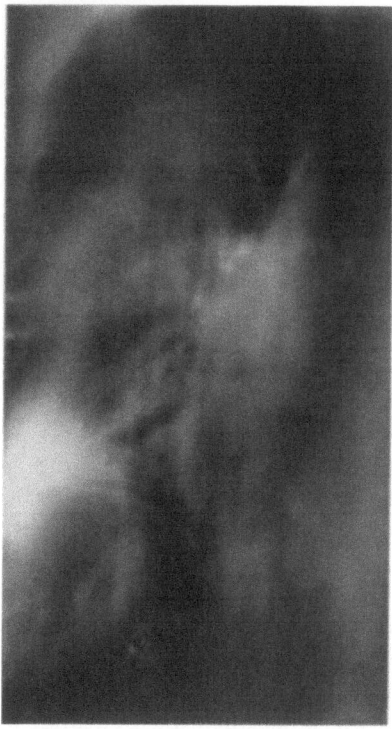

c

Abb. 340a—e. Tomogrammserie in zwei Ebenen durch das rechte Hilusgebiet. Das Tomogramm im latero-
lateralen Strahlengang zeigt (a) einen durch einen Tumor hervorgerufenen Abbruch des apicalen Astes des
Unterlappenbronchus. Im sagittalen Tomogramm ist auf dem 12 cm-Schnitt (b) der Stammbronchus zu erkennen und auf dem 11 cm-Schnitt (c) der Abgang dieses Astes. Auf dem 10 cm-Schnitt (d) und 9 cm-Schnitt
(e) ist er nicht mehr sichtbar

Darstellung wie in c. Im letzteren Falle kann das Erscheinungsbild im Tomogramm Objektformen vortäuschen, wie sie in d dargestellt sind.

Als weiterer Grund für das Entstehen von nicht wirklichkeitsgetreuen Objektformen ist die Anlagerung des Kernschattens und des Wischschattens zu nennen. Die Tomographie führt zwangsläufig immer zur Entstehung von Wischschatten, die vor allem als Nachbareffekte störend wirken und hier durch einseitige Anlagerung an das Objekt zu Täuschungen Anlaß geben (FRANZEN). In Kapitel g, γ (S. 836) ist auf diese Erscheinung bereits eingegangen und im Zusammenhang mit Abb. 156 auf die bei der Deutung entstehenden Schwierigkeiten hingewiesen worden, so daß hier auf Einzelheiten verzichtet werden kann.

Wie schwierig sich jedoch manchmal das Gesamtproblem des Erkennens und Deutens einer wahren Objektkontur gestaltet, sei an einer Tomogrammserie einer Clavikel bespro-

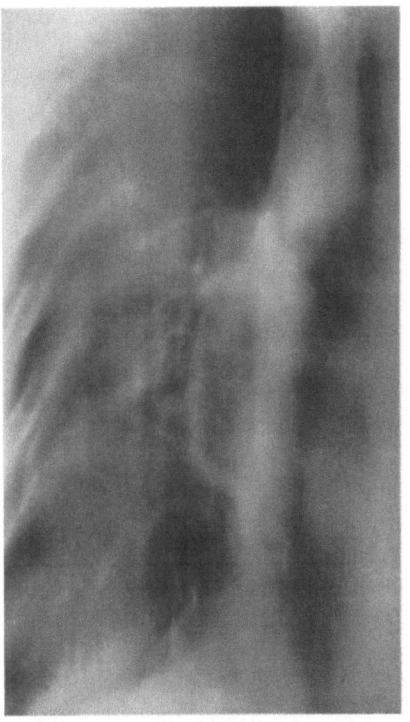

Abb. 340 d

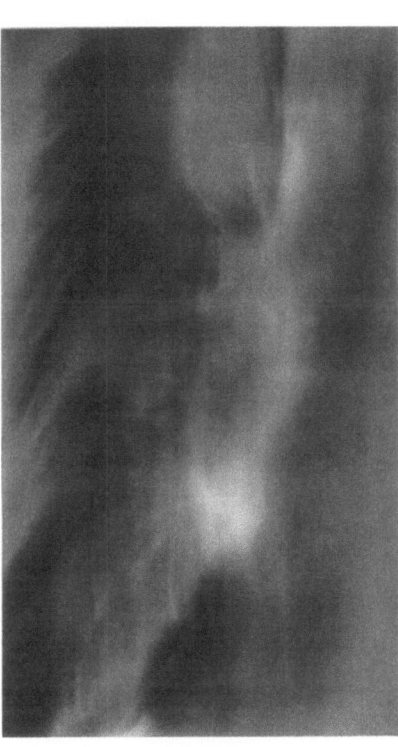

Abb. 340 e

chen, die zur Analyse der Destruktion und zur Klärung der Frage, ob eine pathologische Fraktur vorliegt, durchgeführt wurde. Das Tomogramm zeigt im diagnostisch wichtigsten Schnitt (Abb. 342a) eine Konturunterbrechung an dem durch eine Metastase aufgetriebenen Teil der Clavikel, die die Diagnose „Infraktion" gestattet. Daß es sich in Wirklichkeit um eine echte Fraktur mit einer beträchtlichen Verschiebung der Frakturenden gegeneinander senkrecht zur Schichtebene handelt, ist allenfalls aus den Nachbarschnitten (342b und c) abzulesen. Das wahre Ausmaß der Dislokation ist jedoch auf keinem der Bilder wirklich abzuschätzen. In diesem Fall hat eine Aufnahme in zweiter Ebene wesentlich mehr gebracht, womit eindeutig feststeht, daß hier der Nutzen der Tomographie keinesfalls den Aufwand, den sie erfordert, rechtfertigt.

Diese drei Besonderheiten machen es notwendig, bei der Deutung von Tomogrammen einige Grundregeln zu beachten, die für eine Diagnose als Resultat der Bildauswertung von entscheidender Bedeutung sind. Sie sind zwar z.T. in anderem Zusammenhang in den vorangegangenen Kapiteln bereits erwähnt worden, sollen aber hier noch einmal aufgezählt werden. *Die im Tomogramm sichtbaren Schatten und Lichter müssen mit den auf Übersichtaufnahmen erkennbaren Strukturen verglichen werden.* Dieser Vergleich, den z.B.

GRIESBACH unter gleichen Projektions- und Aufnahmebedingungen empfiehlt, gibt einen Aufschluß über die darstellbaren Objekte und ermöglicht es dem Betrachter, aufgrund seiner topographisch-anatomischen Kenntnisse Aufschlüsse über den Verlauf der einzelnen Organe bzw. sichtbaren Objekte, ihre maximale Ausdehnung in dieser Projektion und ihre räumliche Beziehung zueinander zu gewinnen. Damit kann er auch die in der einzelnen Schicht auftretenden atypischen Objektformen erklären und vor allem ungewöhnlich erscheinende „Anschnitte" deuten. Überschreitet die im Schichtbild sichtbare Objektgröße, bezogen auf den gleichen Vergrößerungsfaktor, die maximale Größe auf der Übersichtsaufnahme, so ist die Vergrößerung durch Wischschatten entstanden. Ein solcher Vergleich wird also auch die Herkunft schwer deutbarer Wischschatten aufdecken und von Nachbarschichten herrührende Störschatten aufklären können. Bei Routinefällen ist es allerdings nicht notwendig, grundsätzlich eine Übersichtsaufnahme unter den gleichen Aufnahmebedingungen wie bei der Tomographie zu fordern. Sie braucht auf keinen Fall die von GRIESBACH einer solchen Vergleichsaufnahme zugesprochenen Eigenschaften „einer durch vielfache Überbelichtung und Streustrahlenblende erzeugten Aufnahme mit Hartstrahlcharakter" aufzuweisen. Falls die Aufnahme mit einer um etwa 30 % geringeren Dosis belichtet wird als das Tomogramm, d.h. das wirklich geschaltete mAs-Produkt um 30% reduziert wird, so unterscheidet sie sich, wie die zahlreichen Beispiele im Text beweisen, in den meisten Fällen nicht oder nur unwesentlich von den üblichen Übersichtsaufnahmen.

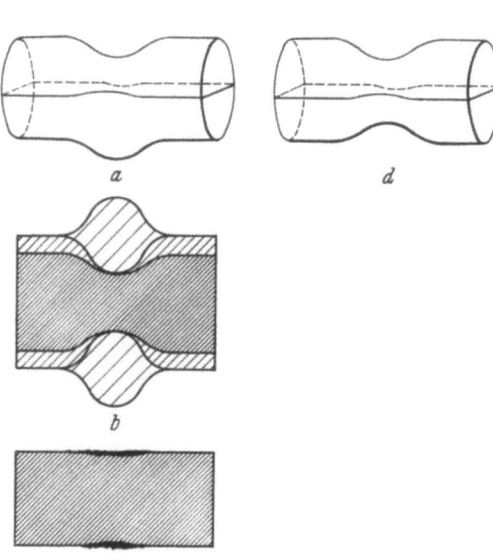

Abb. 341. Die Abbildung eines Gebildes mit der Form a kann im Tomogramm je nach der Größe des Pendelwinkels die Form b (großer Pendelwinkel) oder die Form c (kleiner Pendelwinkel) annehmen. Im Falle b kann die Objektform a auch mit der von d verwechselt werden (nach EDHOLM)

Von der Forderung, die Tomogramme mit Übersichtsaufnahmen unter gleichen Aufnahmebedingungen zu vergleichen, muß bei der Transversaltomographie zwangsläufig abgegangen werden, weil sich Übersichtsaufnahmen in dieser Projektion nicht herstellen lassen. Dies erschwert die Deutung solcher Bilder. Man kann zur Orientierung nur Querschnittsbilder in anatomischen Atlanten heranziehen, die jedoch oft recht erhebliche Lage- und Formvarianten gegenüber den Verhältnissen am Lebenden aufweisen, einmal, weil die Topographie an Leichen überhaupt verändert ist, und zum anderen, weil die Leichenschnitte im Liegen angefertigt werden. GEBAUER, ROSSI, BONTE u. Mitarb., SCHANEN, STEVENSON, STIEVE, TAKAHASHI u.a. empfehlen deshalb, sich bei der Deutung pathologischer Zustände des Vergleichs mit normalen Transversaltomogrammen zu bedienen. Die völlig andere Betrachtungsweise erfordert auch ein geändertes Vorgehen bei der Auswertung. GEBAUER hat dafür folgendes Schema vorgeschlagen: nach einem ersten vergleichenden Überblick über beide Thoraxhälften werden erst die linke, dann die rechte Thoraxhälfte und schließlich der Mittelfeldraum analysiert. Da hier die Bezeichnungen Ober-, Mittel- und Unterfeld nicht mehr zutreffen, spricht man zur Orientierung von dorsal, ventral und Zwischenfeld, von peripher und zentral bzw. paramediastinal und paravertebral (s. Abb. 343).

Schichtaufnahmen dürfen im allgemeinen nicht als Einzelaufnahmen behandelt werden, sondern stets als Aufnahmeserie!

Abgesehen von ganz wenigen Einzelfällen der Schichtuntersuchung des Sternums, gegebenenfalls als Zonogramm, und der Lagebestimmung von Fremdkörpern nach vorheriger Tiefenlokalisation, ist zur Analyse des Gesamtbefundes eine Mehrzahl von Aufnahmen erforderlich. Es würde dem Prinzip der Tomographie widersprechen, den durch die Vielzahl von Schichten möglichen topographischen Aufbau nicht zu vollziehen. In der Regel gehört es ja zu den Indikationen der Tomographie, die Lagebeziehung eines pathologischen Substrates zu seiner Nachbarschaft aufzuklären, z.B. die Lage einer Kaverne in einem Lappenteil zu bestimmen und ihre Ausdehnung zu erfassen, die Aus-

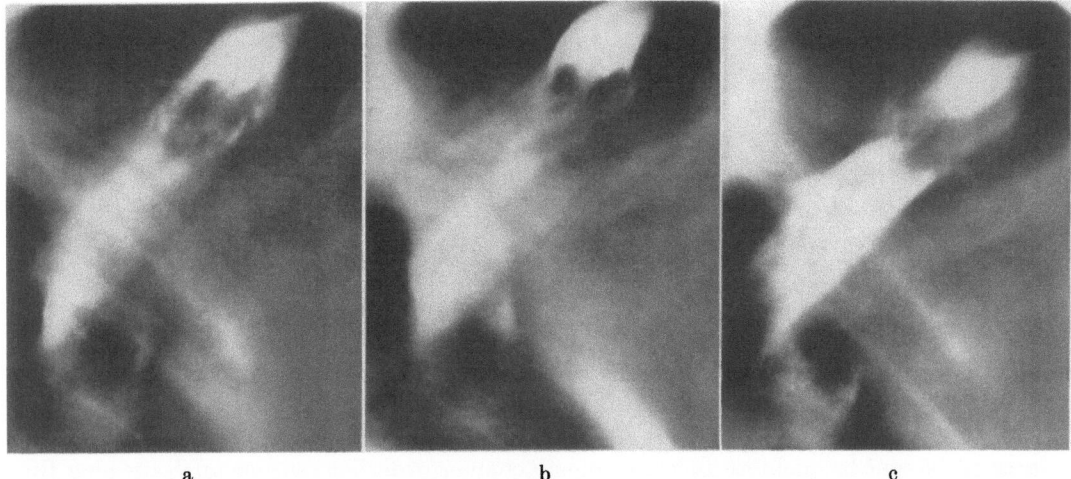

Abb. 342a—c. Tomogrammserie im sagittalen Strahlengang durch eine Clavikel. In a ist eine pathologische Fraktur sichtbar. Daß eine gewisse Dislokation vorliegen muß, läßt sich aus jeweils 1 cm höher liegenden Schnitten (b und c) zwar vermuten, ihr Ausmaß läßt sich aber nicht bestimmen

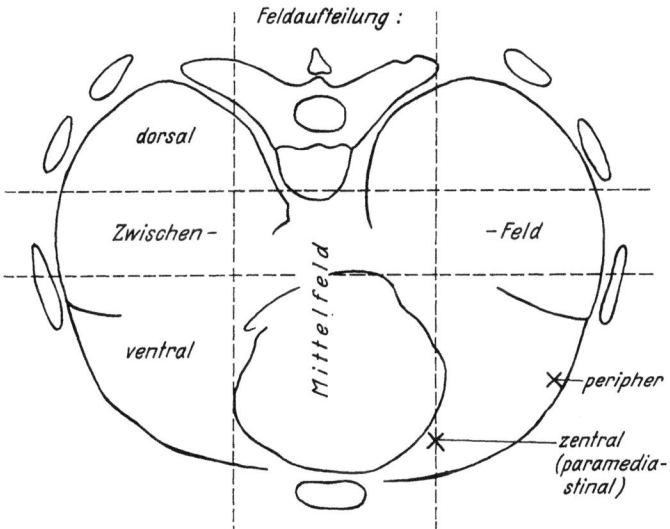

Abb. 343. Feldaufteilung des Thorax im transversalen Tomogramm (nach GEBAUER)

dehnung eines Prozesses im Knochen zu ermitteln oder die Größe einer Nebenniere festzulegen. In allen diesen Fällen ist es erforderlich, das zu untersuchende Objekt in seiner möglichen Ausdehnung erschöpfend zu erfassen, denn nur dadurch können die Beziehungen zur Nachbarschaft beurteilt werden. Jedoch hängt die *Zahl der Aufnahmen* nicht nur von der Größe des zu untersuchenden Objektes und seiner Topographie, sondern auch von der Größe der in ihm interessierenden Details ab. *Die Zahl der* zu untersuchenden *Projektionen* bestimmt sein Aufbau. Während es lange Zeit üblich war, Tomogramme des Hilus und der Lunge in einer Ebene anzufertigen — was eine Vielzahl von Veröffentlichungen über die Notwendigkeit einer zweidimensionalen Tomographie nicht nur zu wissenschaftlichen Zwecken, zur Folge hatte — mehren sich in neuerer Zeit Aufsätze, die auch in der Praxis Tomogramme in drei verschiedenen Projektionsrichtungen fordern (z.B. Teschendorf). Dies soll dem Beobachter zu einem echten räumlichen Eindruck verhelfen, den er durch die schichtweise Aufteilung eines dreidimensionalen Gebildes in nur einer Projektion nicht erhalten kann. Ein solcher gedanklich zu vollziehender räumlicher Aufbau hat jedoch zur Voraussetzung, daß der Auswerter nicht nur die Möglichkeit hat, die in einer zeitlichen Reihenfolge hintereinander als Einzelaufnahmen oder als Simultanserie entstandenen Bilder gemeinsam zu betrachten, sondern, daß er auch schon während der technischen Durchführung die Aufnahmen vorgelegt bekommt, damit er in jedem einzelnen Fall je nach den aufnahmetechnischen Erfordernissen und der klinischen Fragestellung noch zusätzliche Aufnahmen (Zwischenschichten oder in einer anderen Projektion) anordnen bzw. durchführen kann. Nur so lassen sich die zahlreichen Täuschungsquellen ausschalten und Fehler in der Diagnose vermeiden.

Eine Betrachtung jeweils nur einer Aufnahme führt zu mannigfachen Fehldeutungen und ist deshalb ebenso abzulehnen wie die alleinige Anfertigung eines Schichtbildes.

Abgesehen vom topographischen Aufbau des Gesamtbildes erlaubt eine Analyse der Serie, einen Teil der als Störschatten und Störlichter bezeichneten Wischeffekte in ihrem Ursprung zu erklären und die wahre Lage eines Objekts dadurch zu bestimmen, daß man aus der Gesamtserie die Aufnahme sucht, auf der dieses Objekt die geringste Unschärfe aufweist. Die Auswertung ganzer Aufnahmeserien setzt voraus, daß zumindest die Tomogramme einer Projektionsrichtung nebeneinander betrachtet werden können. Dies macht relativ große, gut beleuchtete Betrachtungsflächen erforderlich, wie sie auch für eine Bildanalyse von Angiographien notwendig sind. Die möglichst gleichzeitig bzw. kurz hintereinanderfolgende Durchmusterung der einzelnen Aufnahmen verbietet eine Ausblendung durch Jalousien. Da jedoch Schichtaufnahmen häufig reichlich geschwärzt sind und deshalb nur Helligkeitswerte von $1/_{100}$ oder noch weniger der Helligkeit des Umfeldes aufweisen, ist besonders bei Objekten mit an der Erkennbarkeitsschwelle liegenden Kontrasten für geeignete Masken zu sorgen, die die Umfeldbeleuchtung auf 2—3 % der Spitzenleuchtdichte des tomographischen Bildes reduzieren, um Überblendungen zu vermeiden. Die allgemein niedrigeren Kontraste und größeren Unschärfen des Schichtbildes gegenüber der Übersichtsaufnahme machen diese Forderung noch dringlicher als z.B. bei Angiographien, bei denen die Kontraste meist sehr hoch sind. Selbstverständlich ist es auch bei Tomogrammen in Sonderfällen erforderlich, einzelne Bilder oder Bildausschnitte mit starken Lichtquellen, deren Leuchtfläche durch Blenden begrenzbar sein sollte, zu betrachten. Von verschiedenen Autoren wird weiterhin empfohlen, Schichtbilder unter Lupenvergrößerung mit kaminartigen Vorrichtungen, wie sie z.B. Mattsson angegeben hat, anzusehen, obwohl gerade diese Betrachtungsvorrichtungen durch den dunklen Betrachtungskanal kein blendfreies Beobachten im ganzen Betrachtungsgebiet zulassen. Denn wenn das Umfeld völlig dunkel ist, entsteht beim Betrachter ein Vorgang, den Schober als Relativblendung bezeichnet. Sie sind jedoch einer Lupenbetrachtung ohne Abblendung des Umfeldes auf ein geeignetes Leuchtniveau in jedem Fall vorzuziehen (Bergerhoff; Hartmann; Röhler; Spiegler u. a.).

Sehr häufig ist sich der geübte Betrachter nicht mehr darüber im klaren, daß die Auswertung des tomographischen Bildes an sein Wissen und seine Erfahrung größere Anforderungen stellt als die Auswertung einer üblichen Röntgenaufnahme. Die zahlreichen röntgenanatomischen Arbeiten über die im Schichtbild darstellbaren Substrate, über optimale Projektionen für einzelne Organteile und ihre Darstellbarkeit in verschiedenen Schichthöhen lassen jedoch deutlich erkennen, welch umfangreiches anatomisches Wissen vor allem auch über die Topographie einzelner Organteile und ihre Beziehung zur Umgebung erforderlich ist. Es gilt ja nicht nur in einem von Wischschatten überlagerten Bild das anatomische Substrat richtig zu deuten, sondern auch noch festzustellen, inwieweit sich der im Bild sichtbare Teil in Form, Größe und Lage sowie gegebenenfalls in seiner Struktur vom Normalen unterscheidet.

Schließlich ist noch die Zeit zu erwähnen, die man für die Betrachtung und Auswertung von Schichtbildern aufwenden muß. Sie ist auch für den Geübten länger als bei den üblichen Röntgenaufnahmen. Dies spiegelt sich in der Regel auch in der Ausführlichkeit der Beschreibung wider, die in vielen Fällen nicht nur der schriftlichen Fixierung des Befundes dient, sondern von den meisten Auswertern dazu benutzt wird, sich zu einer systematischen und intensiven Bildauswertung zu zwingen. Die klinische Auswertung des Gesamtbefundes braucht deshalb durchaus nicht länger zu sein als die einer üblichen Röntgenaufnahme.

β) Eigenschaften des tomographischen Bildes, die die Deutung beeinflussen

Schärfe ist im Schichtbild, abgesehen von der absoluten Schärfe in der Schicht selbst, nicht gleichbedeutend mit Qualität. Dies zu erkennen ist für den Ungeübten nicht leicht. Er wird zunächst immer dem Bild, das eine Vielzahl scharfer und kontrastreicher Konturen enthält, den Vorzug geben, also dem mit dem kleineren Pendelwinkel aufgenommenen, dem mit dem geringeren Vergrößerungsfaktor, d.h. der planparallelen Röhren-Film-Bewegung gegenüber der auf Kreisbögen, und dem Bild mit eindimensionaler Verwischung gegenüber dem mit mehrdimensionaler. Es bedarf erst einer größeren Erfahrung, um zu erkennen, daß es sich hier um eine Pseudoschärfe handelt, die dadurch zustande kommt, daß die Verwischung nicht ausgiebig ist, oder um eine Schärfe am falschen Objekt, nämlich an den Wischschatten, und daß die mehrdimensionale Verwischung das Objekt wirklichkeitsgetreuer wiedergibt als die eindimensionale. Im Tomogramm bedeutet also die verfahrensbedingte Unschärfe tatsächlich eine Verbesserung der Bildqualität, womit die konventionellen Anschauungen über den Zusammenhang zwischen Bildqualität und Schärfe zumindest teilweise auf den Kopf gestellt sind. An verschiedenen Bildbeispielen wurde bereits gezeigt, daß die ursprünglich vor allem von GROSSMANN aufgestellte Behauptung, die einseitige Verwischung sei deshalb von Vorteil, weil man den Wischschatten an seiner Verlaufsrichtung erkenne, nicht zutrifft. Wischschatten sind in vielen Fällen, besonders, wenn es sich um Schatten in der Ausdehnung und im Kontrast von echten Details handelt, von diesen nicht zu unterscheiden. Dies trifft jedoch nicht nur für die eindimensionale Verwischung zu, sondern in gleichem Maße für einfache und sogar komplizierte mehrdimensionale Bewegungsformen, besonders, wenn man von einem gleichen Verwischungsgrad ausgeht. Aus diesem Grunde ist diejenige Verwischungsart stets die beste, die bei gleichem effektiven Pendelwinkel am wenigsten Wischschatten erkennen läßt und die sichtbaren bereits durch ihre Form vom wahren Objekt unterscheiden läßt. Wischschatten von großflächigen Objekten sind stets auf der gesamten Aufnahmeserie sichtbar und als solche erkennbar. Ihre Größe nimmt mit der Entfernung vom Objekt zu, ihre Intensität ab. Trotzdem ist es in manchen Fällen oft schwierig, hier die echten anatomischen Grenzen festzulegen (Abb. 344). Eine große Metastase in den paramediastinalen Partien führte im Bild a zu einer Impression und Verlagerung der Trachea, die jedoch nur auf dem seitlichen Medianschnitt sichtbar wird. Schon der Schnitt 1 cm weiter nach lateral erweckt den Bildeindruck einer Infiltration des Tumors in das Tracheallumen. Die Betrachtung der ganzen Schichtserie klärt jedoch diesen Irrtum auf.

Besonders bei komplizierten Bewegungsfiguren nimmt der Wischschatten die Form der Röhren-Film-Bewegung an und kann dann eindeutig vom echten Schatten unterschieden werden. Dies gilt in gleichem Maß für Störschatten und für Störlichter wie auch für die von FRAIN als „images inversées" bezeichneten Bildstörungen, die meist dadurch verursacht werden, daß der Wischschatten so weit verteilt wird, daß im Zentrum ein bestimmter Bereich nicht mehr von ihm erreicht wird.

Auch bei Kernschatten sind die Verhältnisse ähnlich. Hier kann allerdings der allmähliche Übergang vom wahren Objekt in den Umgebungsschatten ebenso bildtäuschend wirken wie ein Übergang, der Gradientenänderungen aufweist und so Objektkanten vortäuscht, die in Wirklichkeit gar nicht vorhanden sind. Im Gegensatz zu den übrigen Wischschatten ist der Kernschatten deshalb ein schwieriges Auswertungsproblem des

Schichtbildes. Es kann als ein für die Bilddeutung wichtiges Merkmal gelten, daß das der Schicht zugehörige Detail immer innerhalb des Kernschattens liegt, der je nach der Verwischungsart um das Objekt teils homogen, teils mehr einseitig angelagert ist. Seine Größe hängt sowohl von der Form des Objekts als auch vor allem von der Art der Systembewegung und dem Verwischungsgrad ab.

In zahlreichen Arbeiten wird betont, daß die Durchstrahlung großflächiger Verschattungen schwierig sei und die Erfassung der Details in der Schichtebene beeinträchtige. Diese Feststellung trifft für das Schichtbild ebensowenig zu wie für sonstige Aufnahmen, sonst müßte es ja unmöglich sein, hinter den Rippen Details in der Lunge sichtbar zu machen. Als Grundprinzip gilt für die Schichtaufnahme ebenso wie für Übersichtsauf-

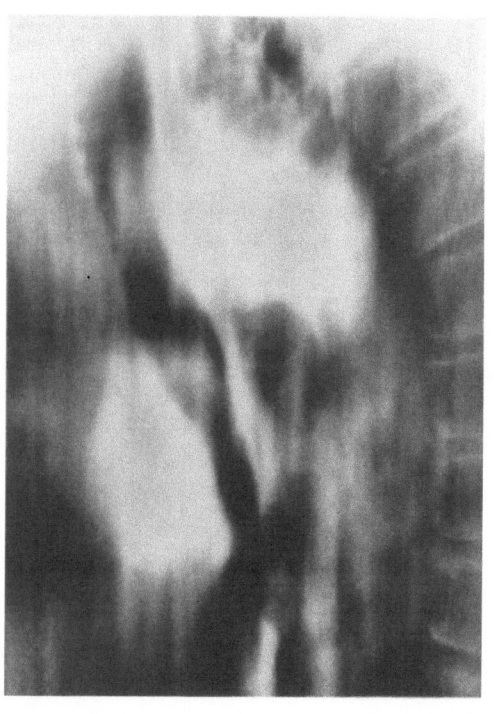 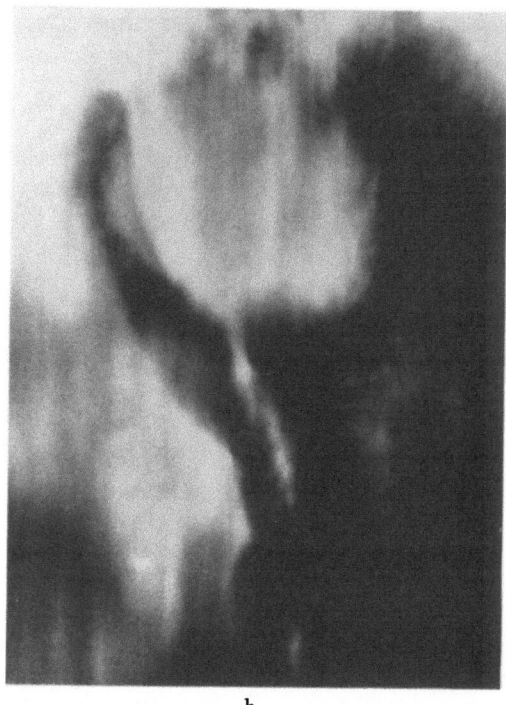

a   b

Abb. 344a u. b. Täuschungsmöglichkeit durch Betrachten nur eines Tomogramms. Aus b ergibt sich der Eindruck eines Tumoreinbruchs in die Trachea. Erst der Nachbarschnitt a zeigt die wahre Größe der Trachea und ihre Beziehung zum Tumor

nahmen, das Bild so zu belichten, daß die bildwichtigen Details etwa eine mittlere Schwärzung von $S = 0,8$ aufweisen, d.h. zur Darstellung von Objekten hinter dem Herzen oder im Hilusgebiet ist von vornherein eine wesentlich intensivere Belichtung erforderlich als für die Schichtaufnahme der restlichen Lunge: notfalls sind zwei Aufnahmeserien zu machen. Denn alle bisher vorgeschlagenen Wege, einen Dicken- oder Dichteausgleich vorzunehmen (z.B. CARINI) wie Erhöhen der Spannung, Ausgleichsfilter, zusätzliche Absorber, Folien mit unterschiedlichem Verstärkungsfaktor (sog. Verlaufsfolien) sind bei Tomogrammen ebenso wie bei Übersichtsaufnahmen nur begrenzt wirksam. Da die genannten Maßnahmen großenteils eine besonders sorgfältige Einstellung verlangen, ist es sowohl im Hinblick auf den Zeitaufwand als auch vor allem auf die Schwierigkeiten bei der Auswertung günstiger, wie empfohlen, zwei Schichtserien mit unterschiedlicher Belichtung auszuführen, als zu versuchen, mit einer Aufnahmeserie auszukommen und die stark gedeckten Abschnitte mit intensiven Lichtquellen zu betrachten. Nach SPIEGLER nimmt nämlich in diesen Gebieten durch die hohe Lichtintensität, sozusagen durch Überstrahlung, die Unschärfe zu.

GROSSMANN hat, vor allem unter Bezugnahme auf die großflächigen Schatten, festgestellt, daß diejenige Verwischungsart die günstigste ist, die den größten Verwischungsgrad ergibt, da die Wischschatten großflächiger Objekte die Bilddeutung besonders erschweren können. Er geht dabei jedoch von der nicht zutreffenden Voraussetzung aus,
daß es für die Diagnostik in der Schicht liegender Details unbedingt erforderlich sei, unter-
und oberhalb der Schicht liegende Elemente soweit zu verwischen, daß sie nicht mehr
sichtbar sind. Das für die Auswertung wichtige Charakteristikum des Wischschattens ist
vor allem seine Homogenität, d.h. seine Strukturlosigkeit, die ihn in jedem Fall von den
Objekten in der Schicht unterscheidet (Abb. 345). Der Auswerter muß sich lediglich vergegenwärtigen, daß die durch die Verwischung erzeugten großflächigen Schatten nicht
durch Absorptionsdifferenzen in der Schicht bedingt sind. Bei der allgemeinen Auswertung

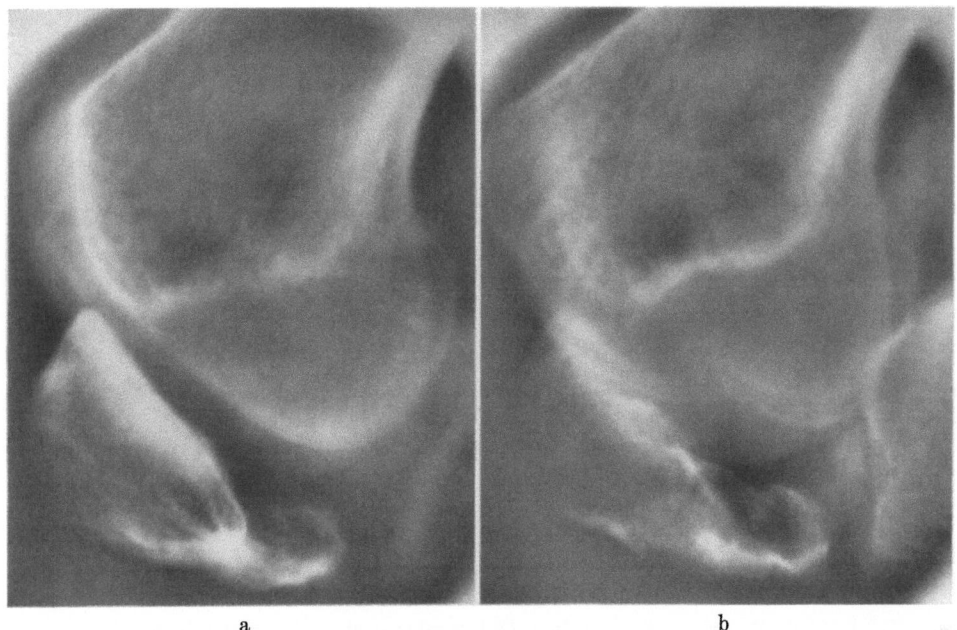

a   b

Abb. 345a u. b. Die Charakteristika von Wischschatten und Knochen in der Schicht: Die weitgehende Struktur-
losigkeit des in b erkennbaren dorsalen Bereichs des distalen Femurendes zeigt, daß es sich nur um dessen
Wischschatten handelt. In a zeigt auch dieser Bereich Knochenstruktur, ein Zeichen dafür, daß er jetzt in der
Schicht liegt

sind die großen Wischschatten im übrigen wesentlich weniger störend, wenn man ihren
Ursprung kennt.

Als typische Wischschattenquellen in Schichtbildern sind bekannt und werden auch
in ausführlichen Texten deshalb nicht beschrieben: die Clavikeln auf Schichtaufnahmen
der Lungenspitzen, die Wirbelsäule im seitlichen Tomogramm der Lunge, die Leber und
der Magen auf Tomogrammserien der Nebennieren u.a.

Bei der Auswertung spielt weiterhin noch die Vergrößerung im Schichtbild eine Rolle.
Ihr wurde vor allem in der Anfangszeit der Tomographie eine besondere Aufmerksamkeit
zugewandt. Sie verursacht bei der Lokalisation oft deshalb Schwierigkeiten, weil die Vergrößerung nur in Richtung der Bildebene erfolgt, jedoch nicht in der dritten Dimension
senkrecht zur Schichtebene. Denn die Schichthöhe bzw. die Abstände von Schicht zu
Schicht werden ja am darzustellenden Objekt bestimmt. Sie unterliegen lediglich bei
Simultanschichtserien einer Vergrößerung, aber, entgegen der Annahme von FRANZ,
innerhalb der Serie der gleichen (s. Kapitel e, α — S. 752 — u. f — S. 774 —).

Die Vergrößerung der Bildebene ändert sich bei Geräten, bei denen die Schichthöhe
durch Verstellen des Drehpunktes bei gleichbleibendem Focus-Film-Abstand eingestellt
wird, mit der Schichthöhe. Um diesen Vergrößerungsfaktor zu vereinheitlichen, hatte

Grossmann an seinem Tomographen die Möglichkeit geschaffen, mit gleicher Vergrößerung — mit Verhältnisgleichheit, wie er sich ausdrückte — zu schichten. Dazu ist allerdings ein relativ großer technischer Aufwand erforderlich, der in der Praxis wenig genutzt wurde. Vergegenwärtigt man sich nämlich die Größenunterschiede im interessierenden Objekt — z.B. würde ein 10 mm großer Ring am Universalplanigraphen bei 5 cm Schichthöhe 10,8 mm groß abgebildet und bei 20 cm 12,4 mm; d.h. die Größe variiert um 1,6 mm, eine Größenordnung, die im Bereich der durch Aufnahme- und Lagerungsfaktoren bedingten Schwankungen liegt — so muß man feststellen, daß diese Größenänderungen von untergeordneter Bedeutung sind.

Der Vergrößerungsfaktor ist nur dann zu beachten, wenn man die Ausdehnung größerer Organe und vor allem die genaue Lage bestimmter Details feststellen will. Da auch die Zentimetermaßstäbe für den Betrachter willkürlich festgelegte Größen darstellen, besteht kein Grund, sie für die Tomographie nicht zu ändern. Kunz hat deshalb vorgeschlagen, Zentimetermaßstäbe in den in Frage kommenden Vergrößerungsverhältnissen

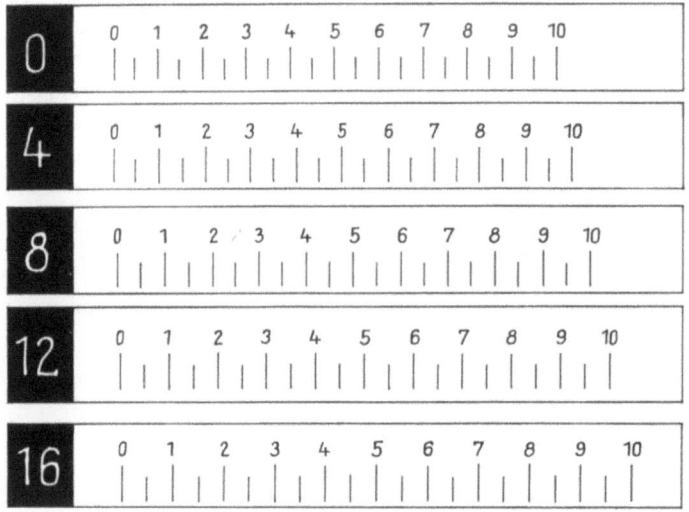

Abb. 346. Maßstäbe zur Bestimmung der wahren Objektgröße in den einzelnen Schichthöhen (nach Kunz)

aufzunehmen und für solche Messungen zu benutzen (Abb. 346). Den gleichen Zweck erfüllen entsprechende Maßstäbe aus Plexiglas. Sie sind vor allem für Schichtgeräte empfehlenswert, bei denen mit einem konstanten Vergrößerungsmaßstab gearbeitet wird.

Auf das Problem der Abstandsänderung der einzelnen Schichten durch die Vergrößerung bzw. Höhenverstellung bei Simultanschichtserien wurde bereits eingegangen. Für sie gilt dasselbe, was für die Größenänderung in der Einzelschichtserie gesagt wurde. Vor allem im Hinblick darauf, daß bei Serien mit 5—7 Bildern ohnehin nur ein bis höchstens zwei verschiedene Vergrößerungsmaßstäbe in Frage kommen, die um 6—8% differieren, sind auch die von verschiedenen Autoren angestellten Berechnungen über die Abstände der Schichten für die Praxis von untergeordneter Bedeutung bzw. ebenfalls nur bei genauen Lagebestimmungen zu berücksichtigen.

Von wesentlicherer Bedeutung ist für den Vergleich von Schichtserien die Kenntnis der Schichthöhe im Objekt bzw. die Feststellung, ob die Schichthöhen bei zwei Schichtserien als identisch angesehen werden können. Schon bei zu verschiedenen Zeiten an gleichen Schichtgeräten mit gleichen technischen Daten angefertigten Schichtserien ist es im allgemeinen nicht möglich, einfach die Schichthöhenangaben als verbindlich zu übernehmen. Differenzen von 0,5—1 cm sind auch bei kurzen Zeitabständen durchaus die Regel. Es kommt zudem nicht selten vor, daß der Patient während der Vergleichsperiode sein Gewicht geändert hat, was sich z.B. im Thorax und im Abdomen in recht beträchtlichen Höhenänderungen des Befundes auswirken kann. Die Lageidendität kann deshalb nur aufgrund anatomischer Orientierungspunkte, die am pathologischen Geschehen mit aller Wahrscheinlichkeit nicht beteiligt sind, wie z.B. Rippen bei der Schichtaufnahme der Lunge, typische Knochenabschnitte bei Tomogrammen des Abdomens und des Schädels, bestimmt werden. Die Bezugspunkte sollten im Befundbericht erwähnt werden. Leichte Projektionsunterschiede können nämlich bei unterschiedlichen Bezugspunkten zu anderen Vergleichsergebnissen führen. In Abb. 347 ist ein solcher Vergleich am Beispiel der Schichtaufnahme der Lunge durchgeführt. In diesem Fall wurde als Bezugspunkt der seitliche Rippenanschnitt gewählt und damit die Änderung des pathologischen Befundes bewertet. Solche Vergleiche werden um so schwieriger, je größer die Aufnahmeformate sind und je weiter die Bezugspunkte von der Mitte bzw. vom Befund entfernt sind.

Auch ein Höhenvergleich im transversalen Schichtbild stößt z.T. auf Schwierigkeiten, obwohl hier im allgemeinen die Höhe des Befundes unter Durchleuchtungskontrolle lokalisiert wird.

Ein Vergleich von Schichtserien von verschiedenen Geräten auch des gleichen Fabrikats ist bereits viel schwieriger. Nicht nur, daß die Lagerungstechnik von Untersucher zu Untersucher erheblich variiert — so werden zur bequemen Lagerung z.T. Unterlagen verwendet, die bei der Schichthöhenangabe nicht berücksichtigt werden — stimmen in der Praxis an den einzelnen Geräten die angegebenen Schichthöhen meist nicht überein. Höhenunterschiede von 1 cm sind hier durchaus nicht ungewöhnlich. Darüber hinaus reagieren die Lagerungsplatten auf Belastung durch das Gewicht des Patienten z.T. unterschiedlich. Selbst Angaben der Schichthöhe von Skalen, die durch Messen festgelegt wurden, haben oft keine allgemeine Gültigkeit, weil solche Messungen meist ohne entsprechende Belastung der Lagerungsplatte durchgeführt werden. Noch größer, ja teilweise unüberwindlich werden die Schwierigkeiten beim Vergleich von Schichtserien, wenn diese an verschiedenen Gerätetypen oder am gleichen Gerät mit verschiedenen Verwischungsfiguren oder Pendelwinkeln aufgenommen wurden. BEYER hat darauf beim Vergleich von Schichtaufnahmen am Polytome und Multi-Planigraphen hingewiesen. Abb. 348 und 349 zeigen zwei Schichtserien des gleichen Patienten, von denen eine am Universalplanigraphen, die andere am Polytome angefertigt wurde. Hier kommt noch hinzu, daß die Geräte an sehr ungleichartigen Röntgengeneratoren angeschlossen waren und auch Unterschiede in der Streustrahlenbeseitigung bzw. im Streustrahlenanteil bestehen. Die einzelnen Daten sind aus den Abbildungsunterschriften ersichtlich. Es ist auch für den Geübten kaum zu glauben, daß es sich um die gleichen anatomischen und pathologischen Substrate handelt.

Abgesehen von allem bisher Besprochenen ist die Auswertung letzlich noch ein informationstheoretisches bzw. psychologisches Problem. Das Schichtverfahren zerlegt zwar ein größeres Objekt in verschiedene Einzelschichten, die aufgrund der Bildvereinfachung Einzelheiten besser oder überhaupt erst erkennen lassen, aber nur in dem Raum, den die Serie insgesamt erfaßt. Wenn die Tomographie nicht auf dem Prinzip aufgebaut wird, alle diejenigen Einzelheiten, die auf der Übersichtsaufnahme sichtbar sind und von diagnostischer Bedeutung sein könnten, erschöpfend abzubilden, sind schwerwiegende Fehldiagnosen möglich. Das klingt zwar selbstverständlich, trotzdem werden in dieser Beziehung in der Praxis immer wieder Unterlassungssünden begangen. Ein typisches Beispiel mag dies erläutern: bei einem Patienten hatte eine später als metastatisches Geschehen aufgeklärte Erkrankung zu einer im Übersichtsbild erkennbaren, weitgehenden Destruktion der Massa lateralis und der medialen Teile des rechten Darmbeins geführt. Sie wurde einer Strahlenbehandlung unterzogen, die das allgemeine Zustandsbild besserte. Während der Behandlung entwickelten sich jedoch zunehmende Schmerzen auf der linken Seite, die zunächst nicht erklärt werden konnten. Auf dem Übersichtsbild zeigte sich lediglich im unübersichtlichen Gebiet des 5. LWK eine Strukturverwaschenheit der Bogenwurzel links. Bei der anschließend erstmals durchgeführten Tomographie konzentrierte sich der Untersucher so weitgehend auf die vollständige Darstellung des sehr eindrucksvollen

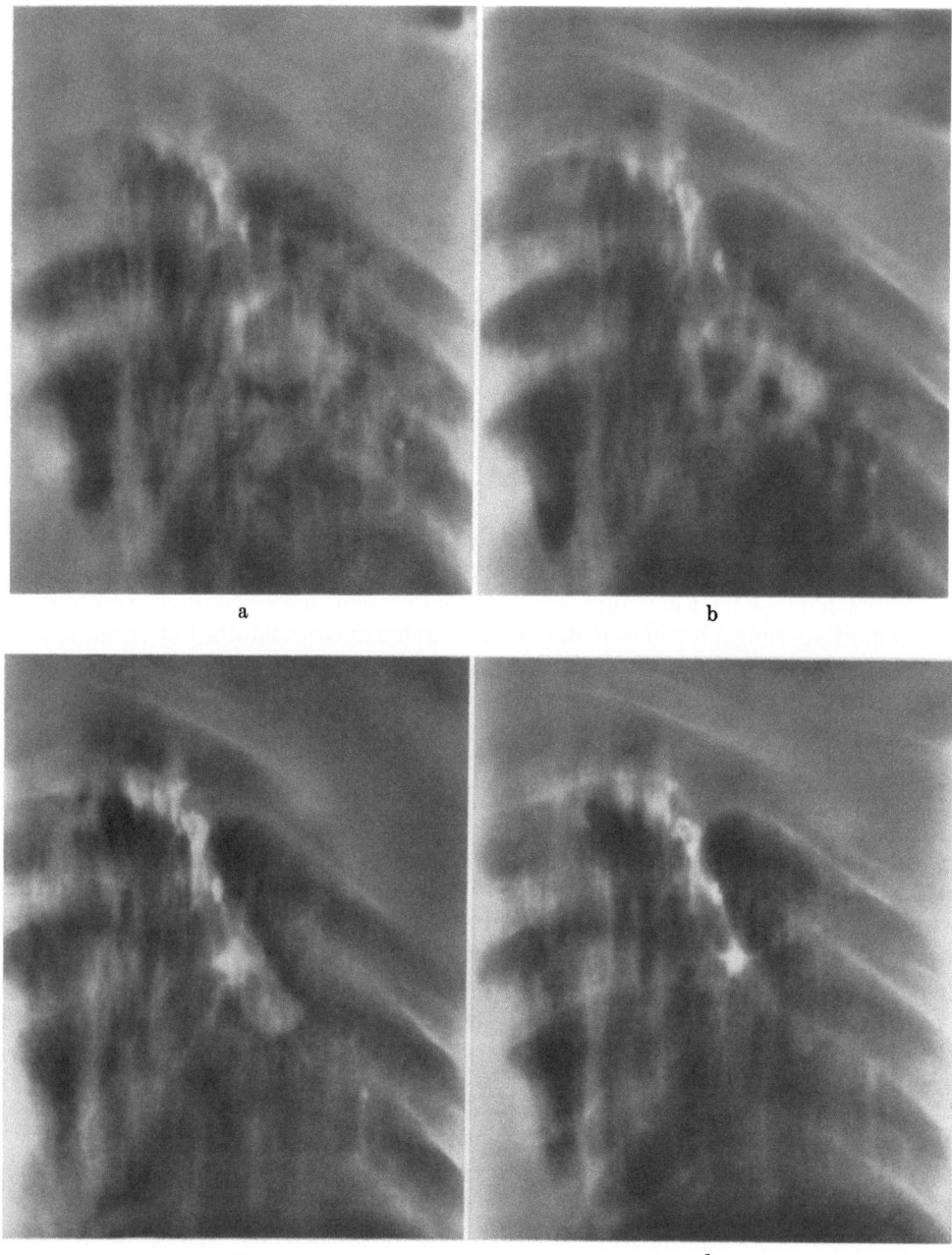

Abb. 347a—d. Typisches Beispiel dafür, daß ein Vergleich von Schichtserien, die zu verschiedenen Zeiten angefertigt wurden, zunächst die Identifizierung gleicher Schichten erfordert. In diesem Falle wurde sie aufgrund der Anschnitte der lateralen Rippenanteile und der Verkalkungen in Bildmitte vorgenommen. a Tomogramm in 5 cm Schichthöhe vom 3. 10. 1956; b Tomogramm in 5 cm Schichthöhe vom 16. 4. 1957; c Tomogramm in $5^{1}/_{2}$ cm Schichthöhe vom 3. 7. 1958; d Tomogramm in $6^{1}/_{2}$ cm Schichthöhe vom 18. 1. 1966

Befundes im Gebiet der rechten Bogenwurzel (Abb. 350a), daß er glaubte, auch die Fragestellung nach der linken Seite mit den gleichen Schichthöhen beantworten zu können. Auf diesen Aufnahmen zeigte die linke Seite keine Besonderheiten. Erst als er sich bei der Auswertung klar wurde, daß mit dem bisher erhobenen Befund die starken Schmerzen auf der linken Seite nicht zu erklären waren, wurde eine zweite Schichtserie der weiter ventral gelegenen Abschnitte angefertigt (Abb. 350b u. c), die auch links eine ausgedehnte Destruktion der Bogenwurzel und der dorsalen Abschnitte des Wirbelkörpers ergab.

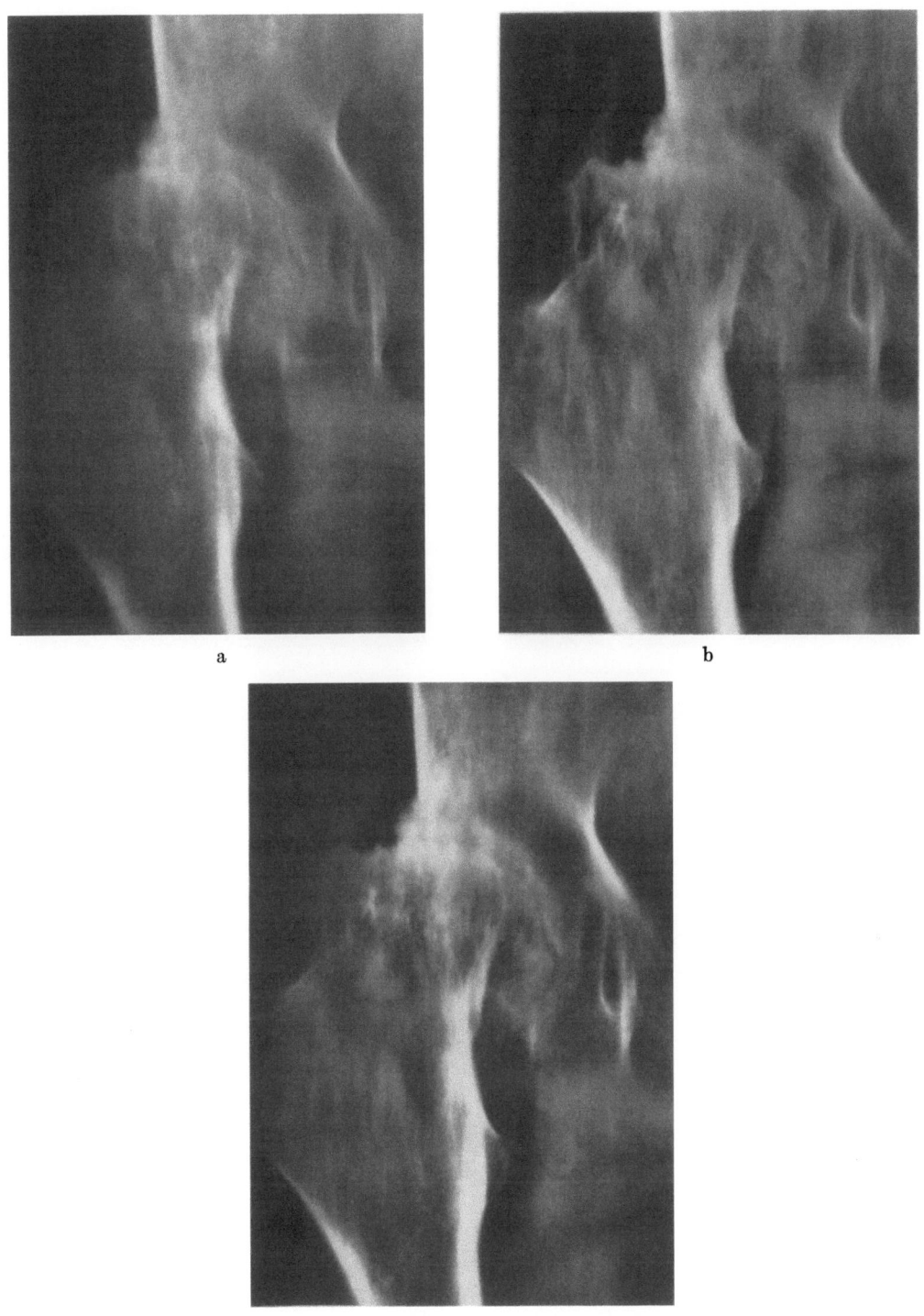

a

b

c

Abb. 348a—c. Tomogrammserie durch ein Hüftgelenk in 12 cm (a), $12^{1}/_{2}$ cm (b) und 13 cm (c) Schichthöhe bei geradliniger Röhren-Film-Bewegung auf parallelen Geraden im Vergrößerungsverhältnis 1:1,1 bei einer Aufnahmespannung von 75 kV

Solche Auswertungsfehler, die darauf zurückzuführen sind, daß der Untersucher sich auf ein bestimmtes Substrat konzentriert und dabei andere, damit nicht zusammenhängende Veränderungen in der Nachbarschaft übersieht, sind auch von Übersichtsaufnahmen bekannt. Sie sind hier jedoch wesentlich leichter zu korrigieren, weil auch dieses Substrat

64*

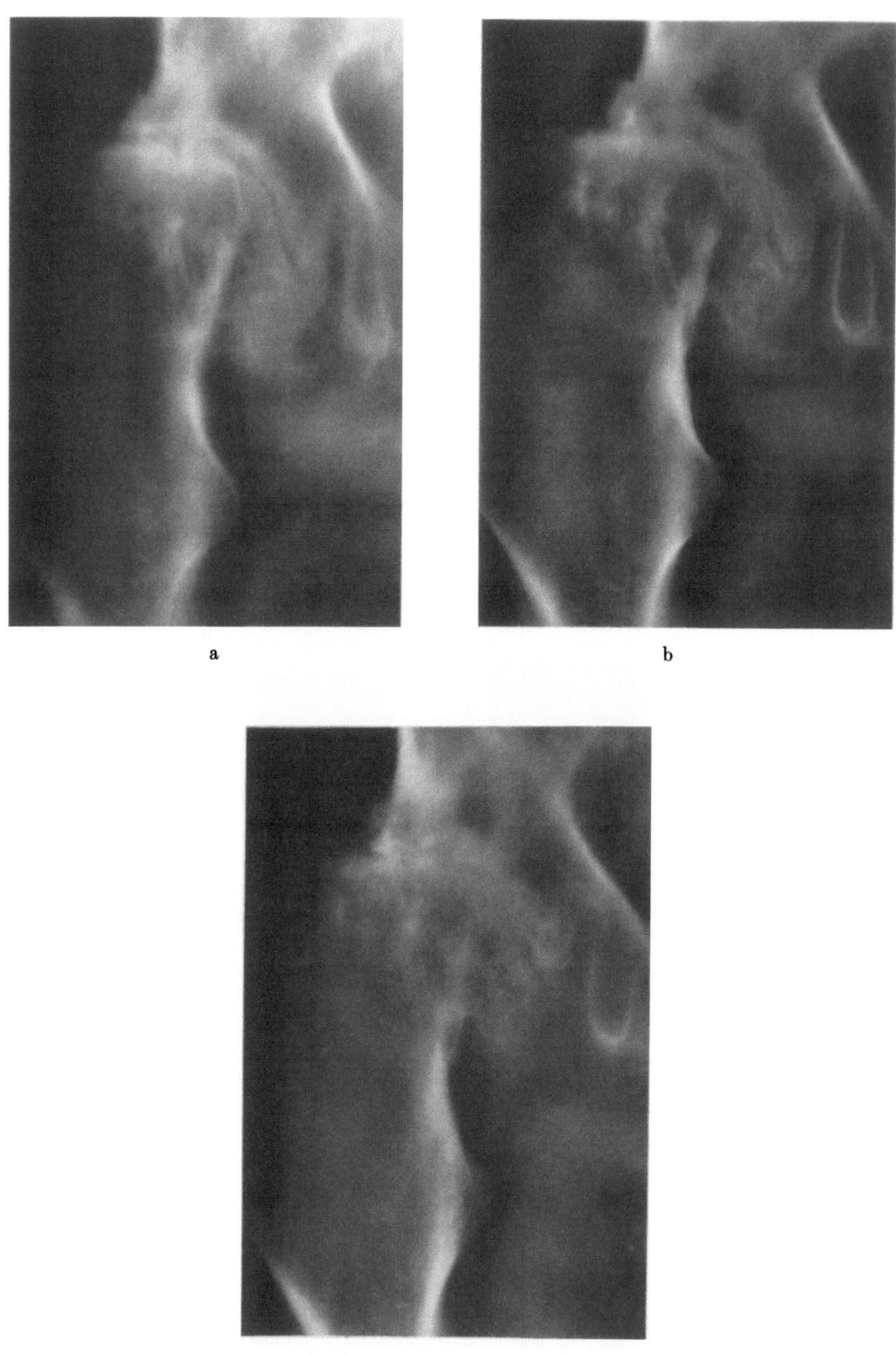

Abb. 349a—c. Tomogrammserie durch das gleiche Hüftgelenk wie in Abb. 348 in 11½ cm (a), 12 cm (b) und 12½ cm (c) Schichthöhe bei hypocycloidaler Röhren-Film-Bewegung im Vergrößerungsverhältnis 1 : 1,3 bei einer Aufnahmespannung von 68 kV. Die Lageidentität der Schichten von Abb. 348 und Abb. 349 ist durch die Form des Gelenkspalts gesichert. Trotzdem erlaubt die unterschiedliche Darstellung der Knochenstruktur durch die völlig anderen Aufnahmebedingungen keinen exakten Vergleich

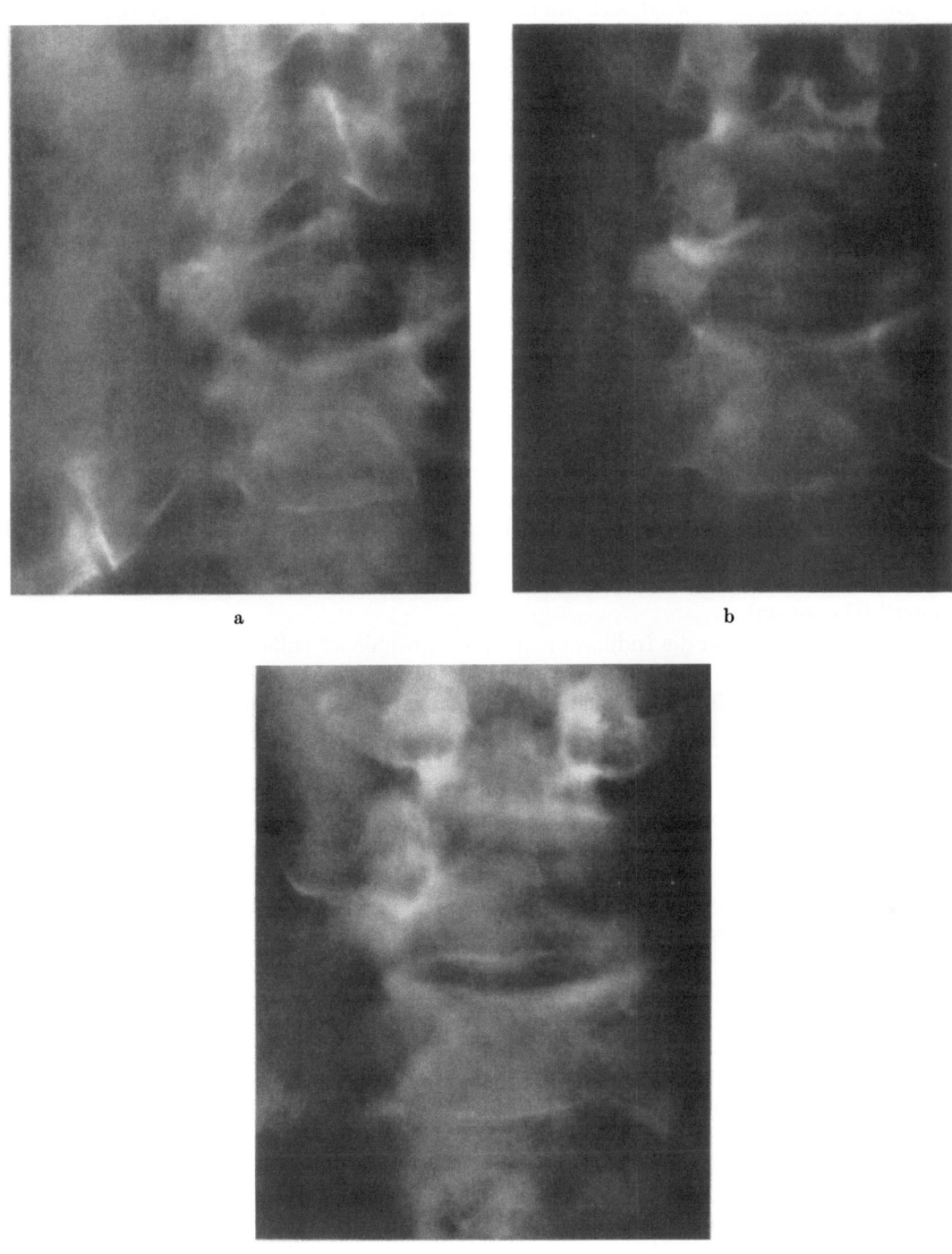

Abb. 350a—c. Tomogrammserie durch die destruierte Massa lateralis des Kreuzbeins. Man glaubt, durch den $6^1/_2$ cm-Schnitt (a) und 7 cm-Schnitt (b) den Befund ausreichend dargestellt zu haben. Der $8^1/_2$ cm-Schnitt (c) zeigt jedoch erst, daß auch an der linken Bogenwurzel von L 5 eine ausgedehnte Destruktion vorhanden ist, die in diesem Ausmaß auf den anderen Schnitten nicht zu vermuten war und deshalb zunächst übersehen wurde

auf der gleichen Aufnahme enthalten ist und bei längerer Betrachtung dann doch häufig entdeckt wird. Bei der Tomographie dagegen spielt sich ein weiteres pathologisches Geschehen oft in einer anderen Ebene ab und ist nicht aufspürbar, wenn diese Ebene nicht abgebildet wurde.

Die Tomographie erweist sich somit nur dann in vollem Umfang gewinnbringend, wenn sie neben den sichtbaren Veränderungen auf der Übersichtsaufnahme auch die klinischen Daten berücksichtigt. Jede Vereinfachung wie sie durch das Beschränken auf einige wenige Schichtebenen und meist auch noch durch eine Einengung des Aufnahmefeldes vorgenommen wird, birgt immer die Gefahr in sich, auch die klinische Problematik auf Gebiete einzuengen, die für die Behandlung des Patienten gar nicht im Vordergrund stehen. Der am meisten ins Auge fallende Befund ist leider auch in der Tomographie nicht immer derjenige, der klinisch am wichtigsten ist.

o) Indikation

Wenn man, wie es in dieser Abhandlung geschah, die mit der Schichtdarstellung zusammenhängenden Probleme einzeln einer genauen Analyse unterzieht, so scheint es schwierig, ein wirklich gutes Tomogramm anzufertigen, aber noch schwieriger, es zu deuten. Beachtet man jedoch in der Praxis die wichtigsten Grundregeln, so ist man in der Lage, viele klinische Fragestellungen zu beantworten, die mit anderen Verfahren nicht oder nicht so einfach geklärt werden können. Die Tomographie erfüllt also trotz der Anforderungen, die sie an den Untersucher stellt, durchaus die Bedingungen, die den Einsatz einer Untersuchungsmethode rechtfertigen: „Ein neues diagnostisches Untersuchungsverfahren mit zusätzlichem apparativem Aufwand hat nur Daseinsberechtigung, wenn es diagnostisch mehr leistet als bisherige Methoden oder wenn es mindestens die gleichen diagnostischen Aufschlüsse liefert und darüber hinaus zusätzliche untersuchungstechnische Vorteile bietet" (Gajewski).

Das Schrifttum über die Indikation zur Tomographie ist außerordentlich groß. Vallebona stellte fest, daß es heutzutage kaum noch ein Organ gibt, dessen Schichtdarstellung unter bestimmten Bedingungen nicht gewisse Vorteile für die Diagnostik bringt. Es würde den Rahmen der mir gestellten Aufgabe bei weitem sprengen, wenn alle diejenigen Arbeiten erwähnt würden, die sich mit der Indikation zu organ- bzw. krankheitsbezogenen Schichtaufnahmen befassen. Darum sei wiederum auf den Index stratigraphicus verwiesen, in dem sich die Vallebonasche Schule bemüht, alle Arbeiten, die sich ganz oder vorwiegend mit tomographischen Fragen befassen, zu sammeln. Ich will mich hier lediglich darauf beschränken, diejenigen Arbeiten zu zitieren, die allgemeine Gesichtspunkte der Indikation zur Tomographie berücksichtigen, sowie auf spezielle Untersuchungsmethoden, wie die Transversaltomographie, die Schirmbildtomographie, das Simultanverfahren und die Zonographie eingehen und zum Schluß eine Indikationsliste, geordnet nach Organen, in Tabellenform anfügen.

α) Allgemeine Gesichtspunkte

Die Tomographie ist eine röntgenologische Untersuchungsmethode, die z.T. zu häufig, z.T. zu wenig oder nicht richtig angewendet wird. Sicherlich kann man, wie das Schrifttum zeigt, ungefähr alles tomographieren bzw. jede Untersuchungsmethode mit der Tomographie kombinieren. Es fragt sich nur, in welchen Fällen dies lohnend ist bzw. andere Verfahren übertrifft oder sinnvoll ergänzt. Mit wenigen Ausnahmen, wie z.B. der Darstellung des Sternums, ist und bleibt sie stets nur eine Ergänzung der röntgenologischen Gesamtuntersuchung. Sie sollte nur dann herangezogen werden, wenn Fragen zu klären sind, die bei der üblichen Röntgenuntersuchung einschließlich der Durchleuchtung ungelöst bleiben und nach den klinischen Daten und der allgemeinen Erfahrung Aussicht haben, durch das Tomogramm einer Klärung zugeführt werden zu können (McDougall und Crawford; Prévôt; Stieve; Teschendorf; Vallebona; Zdanski u.a.).

Die Tomographie ist zunächst in allen Fällen indiziert, in denen ein auf der Übersichtsaufnahme sichtbarer Befund hinsichtlich seiner Tiefenausdehnung erfaßt und gegenüber den Nachbarorganen abgegrenzt werden soll. Die in diesen Fällen meist in zwei senkrecht zueinander stehenden Ebenen durchgeführte Darstellung in Einzelschichten dient dabei sowohl der Größenbestimmung der bekannten Prozesse als auch der Klärung ihrer Topographie. Hier bieten die unter dem Begriff Tangentialeffekte zusammengefaßten Eigenschaften eine wesentliche Erweiterung der Darstellungsmöglichkeiten gegenüber der unter gleichen Bedingungen durchgeführten Übersichtsaufnahme.

Beispiele hierfür sind zahlreich. Hierunter fallen die Lokalisation von Hohlraumbildungen in der Lunge, die Darstellung der damit verbundenen Umgebungsreaktionen und die schon durch die Erscheinungsform mögliche Differentialdiagnostik (MUNTEAN), die Größenbestimmung der Herde in der Lunge, die Fremdkörperlokalisation u.ä. In vielen Fällen bringt das tomographische Bild hier auch bessere Einsichten in die Topographie, vor allem, wenn in Zweifelsfällen auch die Transversalplanigraphie herangezogen wird.

Die Tomographie ist auch indiziert, wenn es notwendig ist, bestimmte Krankheitsprozesse bzw. Herde bei veränderter Topographie, z.B. nach Operationen, in Bezug auf Lage und Zugehörigkeit genauer zu analysieren. Hier zeigt sie gleichzeitig auch eine Verlagerung der Organe durch den Prozeß bzw. den operativen Eingriff. Tomogramme sind besonders dann aufschlußreich, wenn eine Übersichtsaufnahme in einer zweiten Ebene (z.B. im Spitzengebiet) auf Schwierigkeiten stößt.

Auch in diesem Falle stehen Veränderungen im Thoraxraum im Vordergrund, wie Zustände nach Pneumothorax, Rippenresektionen, Lappenresektionen und anderen ausgedehnten Lungenoperationen, jedoch auch Prozesse und Eingriffe am Knochen, z.B. Osteomyelitis, Spanverpflanzungen u.ä. Eine Indikation zur Tomographie ist weiterhin gegeben, wenn es gilt, die Struktur eines in seiner Ausdehnung von der Übersichtsaufnahme her bekannten Befundes weiter aufzugliedern. In diesem Falle werden die auf der Übersichtsaufnahme vorhandenen Elemente dadurch dargestellt, daß die dort vorhandene Summation von Schatten aus anderen Schichten von der Objektschicht subtrahiert wird. Obwohl einige Autoren, wie z.B. GRIESBACH, diese Aufgabe nur zu den relativen Indikationen zählen, da ihnen von der Lunge her offenbar nur solche Herde bekannt sind, die auch mit einer geeigneten Standarduntersuchung aufgedeckt werden können, ist diese Indikation vor allem bei der Knochentomographie einer der wesentlichsten Gesichtspunkte. Es gibt, wie die zahlreichen Beispiele im Kapitel Schichtbildgeometrie zeigen, eine Anzahl von Prozessen, bei denen sich in der Vielzahl der überlagernden Schatten und Lichter Objekte und Formen verbergen, die auch bei einer in verschiedenen Ebenen durchgeführten Darstellung im Übersichtsbild nicht sicher erkannt werden können oder z.T. überhaupt erst im Schichtbild sichtbar werden. Der Wert des Schichtverfahrens zeigt sich hier jedoch erst in vollem Umfang, seitdem man über Apparaturen verfügt, mit denen es möglich ist, die überlagernden Schatten tatsächlich weitestgehend zu eliminieren und nicht nur in mehr oder weniger dichte Wischschatten zu verwandeln. Die klinischen Beispiele, in denen Prozesse aufgedeckt werden können, deren Komplexität auf der Übersichtsaufnahme nicht zu vermuten war, sind zahlreich. Sie können praktisch bei jeder im Röntgenbild darstellbaren Erkrankung beobachtet werden und sind nicht organspezifisch. Besonders eindrucksvolle Beispiele stammen aus der Knochendiagnostik, der Hilusdiagnostik, der Lungenpathologie, vor allem in den Fällen, in denen das Krankheitsgeschehen eine Vielzahl von Formen aufweist bzw. von strukturreichen Prozessen, wie z.B. ausgedehnten fleckförmigen Infiltrationen, Schwartenbildungen, feinmiliaren Herden u.a., überlagert wird.

Die Tomographie ist auch in den Fällen indiziert, in denen sich der Grobkontrast durch diagnostische Maßnahmen im Übersichtsbild so weit vergrößert hat, daß er die Grenzen der Wahrnehmbarkeit überschreitet und deshalb geringere Detailkontraste besonders im unteren und oberen Bereich der Schwärzungsskala unterdrückt werden. Dabei wird die Eigenschaft des tomographischen Verfahrens, den Grobkontrast zu mindern, ausgenützt und z.T. sogar eine Einschränkung des Detailskontrastes angestrebt.

Als klassisches Beispiel kann hier die Darstellung der Details bei Luftfüllungen, wie Retropneumoperitoneum zur Nebennieren- und Pankreasdiagnostik, Pneumomediastinum, Luftpyelographie und Parietographie genannt werden (GEBAUER; BÉTOULIÈRES; COCCHI; CONDORELLI; HAUBRICH; KUHLMANN; MACARINI; OLIVA; PORCHER; SANSONE; SCHIROSA u. TEDESCHI; SCHLECHT u. SEELENTAG u.a.).

Da die Tomographie auch in der Lage ist, die wirklichen Konturen der einzelnen Organe in der Schicht darzustellen, ist sie in den Fällen indiziert, in denen die Topographie einzelner röntgenologisch darstellbarer Organe, genauer als dies mit Übersichtsaufnahmen möglich ist, bestimmt werden muß. Für diese Fälle sind Schichtgeräte mit Bewegung von Röhre und Empfangsorgan auf Kreisbögen besonders geeignet, weil bei ihnen größere Pendelwinkel möglich sind. Hier liegt auch das Indikationsgebiet der Transversaltomographie, das besonders die Lokalisation von Tumoren vor chirurgischen Eingriffen und strahlentherapeutischen Maßnahmen umfaßt (Bader; Gebauer; Roswit; Pierquin; Oliva u.a.).

Ein weiteres Indikationsgebiet ist die gezielte Suche nach in Übersichtsaufnahmen nicht sichtbaren oder nur zu ahnenden Veränderungen, für die aber klinische Zeichen (z.B. positives Sputum, Bluthusten, Koliken) oder mit anderen Methoden, z.B. der Szintigraphie, feststellbare Anhaltspunkte vorliegen. Die Beispiele hierfür sind sehr vielseitig. Sie reichen von der vielfach beschriebenen übersichtslatenten Kaverne, Bronchialabbrüchen bei Bronchialcarcinom, Gallensteinen bis zu kleinen Einschmelzungsherden im Knochen. In allen diesen Fällen ist die Methode als typische Ergänzungsmethode zu betrachten.

In seltenen Fällen kann die Tomographie auch ohne vorherige Anfertigung von Übersichtsaufnahmen zur Abklärung von klinisch erkannten bzw. vermuteten Prozessen eingesetzt werden, vor allem, wenn bekannt ist, daß sich das zu untersuchende Organ bei der bei Übersichtsaufnahmen möglichen Projektion nur schwer oder gar nicht darstellen läßt. Hier sind als typische Beispiele das Sternum und die Sternoclavikulargelenke zu nennen.

Die Tomographie ist jedoch keinesfalls indiziert, wenn röntgenologisch und klinisch keine pathologischen Befunde zu erwarten sind oder auch aufgrund des klinischen Untersuchungsbefundes nicht wahrscheinlich sind. Sie ist schließlich auch in den Fällen nicht angezeigt, in denen von vorneherein zu erwarten ist, daß die Fragestellung die Grenzen des Verfahrens überschreitet.

Hier sind zu nennen: die durch die Detailverarmung nicht mehr sichtbaren Objekte mit geringem Kontrast an der photographischen Auflösungsgrenze. Dies gilt z.B. für die Miliartuberkulose, obwohl Haefliger der Tomographie kleinfleckiger hämatogener Herde den Vorteil zuerkennt, durch die Charakterisierung dieser Herde wertvolle Einblicke in die Verhältnisse der Lunge und vor allem auch der genetischen Zusammenhänge der hämatogenen Tuberkulose zu erhalten. Einen ähnlichen Standpunkt vertritt Worth bei der Silikose. Jedoch dürfte es sich in beiden Fällen um eine nach speziellen klinischen Gesichtspunkten aufgestellte, relativ seltene Indikationsstellung handeln. Wenn die Organe schließlich gegenüber der Umgebung keinen Kontrast aufweisen, werden sie auch im Tomogramm nicht sichtbar, z.B. die Milz oder Tumoren gegenüber den übrigen Organen im Mediastinum. Auch der zeitliche Ablauf der Kontrastmitteldarstellung der Gefäße verhindert, abgesehen von der Angiotomographie der Niere in der capillaren Phase (Bücheler; Evans; Frimann-Dahl; Krokowski; Steinberg; Thurn) in der Regel das Zustandekommen diagnostisch verwertbarer Bilder, ebenso eine Organbewegung, die schneller ist als der Ablauf des Schichtvorgangs.

β) Indikationen zur Transversalschichtdarstellung

Während bei der Tomographie mit Longitudinalschichten heutzutage häufig vor einem Zuviel an Schichtuntersuchungen gewarnt werden muß, wird die Transversaltomographie in der Regel zu wenig angewandt, obwohl sie leicht auszuführen ist und in vielen Fällen indiziert wäre. Dies hängt mit der völlig anderen Betrachtungsweise zusammen. Die Auswertung solcher Bilder ist schwieriger, weil diese Sicht auch von Anatomen nur relativ selten zur Aufklärung topographischer Beziehungen genutzt wird. Dieses Hindernis für den Auswerter rechtfertigt jedoch keine Einschränkung der Indikation.

Der Vorteil der Transversalplanigraphie liegt in einer besseren Darstellung von Grenz-konturen, da der Pendelwinkel von 360° das Objekt ohne wesentliche Verzerrung in dieser Projektion vollständig erfaßt. Ihr großer Vorzug liegt daher in der Möglichkeit einer topo-graphisch-anatomischen Betrachtung im Röntgenbild, ihr Nachteil in einer größeren Un-schärfe durch geometrische Faktoren und lange Belichtungszeiten. Dazu kommt noch, daß man im Abdomengebiet ohne zusätzliche Eingriffe wie perirenale Sauerstoffüllung, Retropneumoperitoneum, Parietographie bzw. Luftfüllung des Magens und eventuell des Kolons, oder ohne Kontrastmittel nicht auskommen kann. Außerdem schränkt der Zu-stand des Patienten häufig die Anwendbarkeit ein, weil die Untersuchung nur am sitzen-den oder stehenden Patienten ausgeführt werden kann. Unter Abwägung der Vor- und Nachteile ergeben sich für die transversale Schichtdarstellung folgende Indikationen:

Lunge: Abklärung der Größe von entzündlichen Prozessen, Lagebestimmung von Hohlraumfiguren und Tumoren, Lageanomalien im Lungengebiet und Ausdehnung des Lungengebiets nach thoraxchirurgischen Eingriffen.

Die Methode eignet sich nicht für eine typische Darstellung des Bronchialbaums und der intrathorakalen Gefäße.

Pleuraraum und Thoraxwand: Lokalisation von Ergüssen, entzündlichen Veränderun-gen, Tumoren, Schwarten, Adhäsionen bei Pneumothorax.

Strukturbeurteilungen der Knochen sollten ebenso wie geringe Formveränderungen wegen der geringen Bildschärfe besser mit Longitudinalschichten abgeklärt werden.

Herz und große Gefäße: Aufklärung von Kontur- und Lageanomalien des Herzens und der großen Gefäße, Ausdehnung von Verkalkungen, Tumoren und Aneurysmen.

Mediastinum: Lokalisation von pathogenen Schatten im Mittelschatten, eventuell in Verbindung mit einem Pneumomediastinum.

Im Abdomen beschränkt sich die Indikation im wesentlichen auf die Darstellung des Retroperitonealraums, insbesondere des Pankreas und der Nieren. Die Indikation zur Schichtdarstellung in diesen Gebieten wird jedoch in letzter Zeit durch die Angiographie wesentlich eingeschränkt.

Indikationen zur Transversaltomographie im unteren Abdomen bestehen ebensowenig wie zur Darstellung des Schädels.

Weiterhin hat sich die Transversaltomographie noch als wichtiges Hilfsmittel der Strahlentherapie bewährt (GEBAUER; VIETEN; JUCKER; OLIVA; TAKAHASHI u.a.). Durch die übersichtliche Topographie ist mit ihr eine anatomisch einwandfreie Lokalisation von Tumoren möglich, soweit sie sich von der Umgebung abheben. Sie ist deshalb häufig Grund-lage für einen Bestrahlungsplan. Da die Transversaltomographie die Organe in einem be-stimmten Maßstab, z.B. 1:1,4, vergrößert wiedergibt, müssen entweder die Bilder zur Be-rechnung und Planung verkleinert (bzw. bei Schirmbildschichtaufnahmen vergrößert) werden (BECKER u. Mitarb.; ROSWIT u. Mitarb.) oder die Isodosen müssen entsprechend gezeichnet werden (JANKER; PIERQUIN u.a.).

γ) Indikationen zur Zonographie

Die Zonographie wurde von ZIEDSES DES PLANTES und BARTELINK bereits in den Dreißiger Jahren getrennt entwickelt. Auch DE WAARD sowie LINDBLOM haben vor längerer Zeit auf die Vorteile des ihr zugrundeliegenden Prinzips der kreisförmigen Verwischung unter kleinen Pendelwinkeln hingewiesen, die einem Verwischungsgrad, wie er bei der geradlinigen Verwischung mit den üblichen Pendelwinkeln erzielt wird, nahekommt. Trotzdem fand die Zonographie erst in den letzten Jahren breiteren Eingang in die Praxis (COVA und POMPILI; PIGNATARO; WESTRA) oder, genauer gesagt, wurden erst die neueren Schichtgeräte mit den entsprechenden Möglichkeiten ausgestattet.

Geeignet für die Zonographie sind vor allem solche Organe, die von einer „störfreien" Zone (ZIEDSES DES PLANTES; WESTRA) umgeben sind, weil ohne sie wegen des höheren Detailkontrastes die Überlagerungen in den Nachbarschichten besonders störend wirken würden.

Die Zonographie hat nach WESTRA drei Indikationen:

1. wenn ein Objekt in der Hauptprojektionsrichtung als Ganzes abgebildet werden soll und gleichzeitig Störschatten, vor allem aus objektfernen Gebieten, ausreichend verwischt werden müssen. Als besonders ergiebig erwies sich die Zonographie des Felsenbeins, des Sternums und der Sternoclavikulargelenke, der Rippen, der Brustwirbelsäule sowie des kontrastgefüllten Nierenhohlraumsystems und der Gallenblase.

2. Als Ergänzung der üblichen tomographischen Verfahren, besonders wenn die Organe senkrecht zur Schicht eine größere Ausdehnung haben oder aus ihr herausragen. Sie bewährte sich unter diesem Gesichtspunkt z.B. bei der Schichtuntersuchung des Bronchialbaums.

Wegen der größeren Schärfentiefe eignet sich das Verfahren auch für die Stereotomographie.

3. In Fällen, in denen das darzustellende Objekt gegenüber der Umgebung einen geringen Kontrast aufweist. So ist ihr Einsatz besonders bei der Untersuchung des Kehlkopfes, des Hypopharynx, der Trachea und schließlich auch der miliaren und submiliaren Veränderungen in der Lunge, wie z.B. bei Miliartuberkulose und Silikose (LINDBLOM) und intrakraniellen Verkalkungen, z.B. der Glandula pinealis, lohnend.

δ) Indikationen zum Simultanschichtverfahren

Über die Simultanschichttechnik sind vor allem Mitte bis Ende der Fünfziger Jahre eine Reihe von Veröffentlichungen erschienen, die ihre Vorteile hervorhoben und sie als Methode der Wahl für die Untersuchung fast aller Organe empfahlen (BACKLUND; BARJON; R. BECKER; GAJEWSKI; LIESS; PÉLISSIER; SENNOT; WATSON u.a.). Dennoch konnte sich das Verfahren nur in sehr begrenztem Umfang in der Praxis halten. Dies liegt sicher nicht allein daran, daß die ihm nachgesagten Vorzüge (Herabsetzung der Strahlenbelastung, Verkürzung der Untersuchungszeit, Darstellung des Objekts im gleichen Funktionszustand, Arbeitsersparnis) nicht durchweg so groß waren, wie ursprünglich angenommen wurde, und deshalb den Qualitätsverlust der Bilder vor allem durch geringeren Kontrast und Schärfe häufig nicht wettmachten (WIDENMANN), sondern auch daran, daß sein Einsatz gewisse aufnahmetechnische Schwierigkeiten oder zumindest Beschränkungen mit sich bringt. Man ist an bestimmte, und bei auf niedrige Spannungen abgestimmten Foliensätze sehr eng begrenzte, Spannungsbereiche gebunden. Je nach Folienfabrikat und Aufnahmespannung wird etwa die drei- bis sechsfache Dosis an der Kassette gegenüber einer Einzelschichtaufnahme benötigt, weshalb Simultanserien überhaupt nur sinnvoll sind, wenn sie aus mindestens fünf Aufnahmen bestehen. Mit diesen Gegebenheiten ist der allgemeine Indikationsbereich des Verfahrens abgesteckt, innerhalb dessen er, unter Umständen tatsächlich mit Vorteil, angewendet werden kann:

1. Die Aufnahmeobjekte müssen einen großen Strahlenkontrast und verhältnismäßig grobe Details aufweisen, so daß die Kontrastminderung und der Schärfeverlust nicht ins Gewicht fallen.

2. Die Gefahr einer Lageänderung während einer längeren Untersuchung muß die Qualitätsvorzüge einer Einzelschichtaufnahme überwiegen.

3. Es muß möglich sein, die Schichthöhe für 5—7 Aufnahmen aufgrund von Übersichtsaufnahmen oder der Erfahrung von vorneherein festzulegen.

4. Die Objektdetails müssen so groß sein, daß sie bei einem Mindestschichtabstand von 0,5 cm auf jeden Fall in einer der Schichthöhen erfaßt werden.

5. Die erforderliche Belichtung des Aufnahmeobjekts darf nur so hoch sein, daß auch die bei Simultanschicht-Foliensätzen notwendige Erhöhung noch innerhalb der maximalen Röhrenbelastbarkeit liegt.

Diese Bedingungen sind erfüllt:

a) bei der Durchmusterung oder Kontrolle der Lunge in der Form, wie sie vor allem in Tuberkulosefürsorgestellen oder Heilstätten üblich sind,

b) bei Luftfüllungen des Abdomens, z.B. Retropneumoperitoneum zur Darstellung der Nieren und Nebennieren,

c) bei der Lokalisation schattendichter Fremdkörper, vor allem in Organen, die einer starken Eigenbewegung unterworfen sind, z.B. im Herzen und in der Lunge,

d) bei Untersuchung der Nasennebenhöhlen auf Schleimhautpolster u.ä.

Dagegen ist die Simultanschichttechnik wenig oder überhaupt nicht geeignet:

1. zur Strukturbeurteilung am Knochen, weil die Zeichenschärfe nicht ausreicht und weil unter Umständen der Abstand der Schichten zu groß ist,

2. für die Untersuchung der Gallenblase, der Gallengänge, der Nieren, besonders in Verbindung mit der Angiographie (obwohl die Simultandarstellung hier von Vorteil wäre), weil der Kontrast zu gering ist. Bei diesen Organen werden Schichtuntersuchungen im allgemeinen ja nur deshalb durchgeführt, weil sie auf der Übersichtsaufnahme schlecht oder nicht zu erkennen sind,

3. zur Darstellung kleiner Details, z.B. eines Bronchialabbruchs, bei der man, von ein oder zwei nach der Übersichtsaufnahme festgelegten Schichthöhen ausgehend, weitere Schichten schrittweise aufgrund der Ergebnisse der vorhergehenden festlegt,

4. bei allen Objekten, die eine hohe Belichtung notwendig machen, insbesondere, wenn sie auch noch eine relativ kurze Belichtungszeit erfordern, wie z.B. beim Herzen, aber auch bei der Lendenwirbelsäule und dem Kreuzbein im latero-lateralen Strahlengang.

ε) Indikationen zur Schirmbildschichtdarstellung

Für einen verstärkten Einsatz des Schirmbildschichtverfahrens, besonders in der Lungendiagnostik, haben sich vor allem GAJEWSKI, GEBAUER, HEIN, HENNINGSEN, RONNEAUX, SCHRÖDER und LOHMANN eingesetzt. Als Argumente standen vor allem die wesentlich niedrigeren Filmkosten gegenüber dem Großformat und die Raumersparnis bei der Archivierung im Vordergrund. In Heilstätten und Tuberkulosefürsorgestellen fand damit die Tomographie verstärkten Eingang in die Diagnostik vor allem, wenn es darum geht, Kavernen aufzudecken und Kontrollen über den Erfolg oder Mißerfolg von Behandlungen durchzuführen. Die Pulmologen sehen es weiterhin als Vorteil an, die ganze Lunge in einigen Schichten durchmustern zu können. Auch macht eine Betrachtung als Serie keine so großen Schwierigkeiten, weil die üblichen Schaukästen zur Betrachtung von Schirmbildschichtaufnahmen geeignet sind und sich dort eine größere Anzahl von Schirmbildaufnahmen bequem unterbringen läßt.

Geeignet für das Schichtverfahren sind die Aufnahmeformate 7 cm × 7 cm und 10 cm × 10 cm, während die kleineren Formate im allgemeinen als nicht ausreichend betrachtet werden. Um eine Schirmbildschichtaufnahme mit Tomogrammen im Großformat vergleichen zu können, wurde vor allem von HEIN gefordert, die Kameras mit planen Leuchtschirmen auszurüsten und nicht mit den üblichen, leicht gebogenen, die Schichten mit ihnen entsprechender Krümmung abbilden. Da bei den Schirmbildaufnahmen das Aufnahmeformat, der Schirmgröße entsprechend, konstant ist, werden z.T. auch Geräte gewünscht, die Ausschnittsaufnahmen in Vergrößerungstechnik zulassen. SCHRÖDER und LOHMANN haben z.B. solche Geräte beschrieben.

BADER und SCHEER, SCHANEN sowie HOLSTI und EISTOLA haben das Schirmbildverfahren bei der Transversaltomographie erprobt. Wegen des großen Schirmformats ist es gerade für diese Projektion gut geeignet. Die Autoren verwenden die kombinierte Technik besonders für die Herdlokalisation und stellen danach ihre Bestrahlungspläne auf. Als besonderer Vorteil für die Transversaltomographie wird in allen Arbeiten hervorgehoben, daß man beim Schirmbild nur eine Leuchtschicht hat, wodurch der Parallaxeeffekt wesentlich geringer ist als beim Großformat, bei dem eine Folienkombination verwendet wird. Dadurch erhöht sich die Bildschärfe.

Da der gegenüber einer Großaufnahme etwa fünfmal so hohe Dosisbedarf das Abdomen und die geringe Bildschärfe häufig Knochen von der Schirmbildtomographie ausschließen, bleibt als Hauptindikationsgebiet dieser Technik die Erkrankung der Lunge und zwar dient sie hier vor allem:

    1. als Suchverfahren in der Tuberkulosediagnostik,

    2. zur Behandlungskontrolle von Lungenerkrankungen,

    3. zur Lokalisation von Tumoren der Lunge und des Mediastinums,

    4. als Grundlage für eine Behandlungsplanung in der Strahlentherapie.

ζ) Allgemeine Indikationsliste

Obwohl die Tomographie schon lange nicht mehr als neuartige Untersuchungsmethode bezeichnet werden kann, hat sich ihr Anwendungsgebiet im letzten Jahrzehnt wesentlich erweitert. In der Klinik dürfte heute ihr Einsatz in der Knochendiagnostik dem in der Weichteildiagnostik die Waage halten. Da Schichtuntersuchungen heute mehr oder weniger als Routinemethode betrachtet werden, und Veröffentlichungen sich daher nur noch selten mit ihrem Nutzen bei bestimmten Organen oder Krankheitsbildern befassen, ist es unmöglich, alle Organe und Krankheiten aufzuzählen, bei denen sie mit Erfolg angewendet wurde. Deshalb erheben auch die hier vorgelegten Tabellen keinen Anspruch auf Vollständigkeit, sondern sollen zum Schluß lediglich einen Überblick geben, bei welchen Erkrankungen das Indikationsgebiet als gesichert angesehen werden kann.

Tabelle 15. *Anwendungsbereich der Schichtdarstellung*

Atmungsorgane

1. Unspezifische Entzündungen:
    Klärung der anatomischen Lage, Topographie und Ausdehnung, Beziehung zum Hilus
    Nachweis von Einschmelzungen
    Nachweis der Pleurabeteiligung (Schwarten, Flüssigkeitsansammlungen, Pneumothorax)
    Erkennung von Restempyemhöhlen
    Darstellung von entzündlichen Tracheal- und Bronchialstenosen

2. Tuberkulose:
    Nachweis von Kavernen, Bronchialtuberkulose mit peribronchialen Infiltrationen, Infiltrationen
    Diagnostische Klärung bei:
    Pneumothorax, Thorakoplastik, Saugdrainagen, Plomben und Ergüssen
    Differentialdiagnose der Hohlraumbildungen und Entzündungen
    Verlaufskontrolle und Kontrolle der Behandlungsverfahren

3. Tumoren:
    Klärung des Ursprungsorts, der Malignität (infiltratives Wachstum)
    Überblick über die topographischen Verhältnisse (lappenmäßige Absetzung)
    Aufschluß über Veränderungen am Bronchialbaum (Stenosen, Bronchialverschlüsse, Destruktionen)
    Nachweis von Metastasen
    Darstellung sekundärer Veränderungen in der Lunge (Emphysem, Infiltrationen, Einschmelzungen, Schrumpfungsprozesse)
    sowie an der Pleura (Verklebungen, Schwarten, Ergüsse)
    Klärung der Behandlungsmöglichkeiten

4. Zustand nach Eingriffen (Thoraxoperationen und deren Folgen)
    Pneumothorax ⎫
    Pneumolyse ⎪ Nachweis von Infiltrationen, Einschmelzungen, sonstigen Hohlraumbildungen,
    Thorakoplastik ⎬ Adhäsionen, Restergüssen, Empyem
    Ölplomben ⎭

5. Mißbildungen und Anomalien
    a) Mißbildungen des Thorax:
        Suche nach pathologischen Veränderungen bei Thoraxdeformitäten mit dadurch veränderten Projektionsverhältnissen
    b) Mißbildungen der Trachea und des Bronchialbaums:
        Deformierungen der Trachea, Mißbildungen des Bronchialbaums, Bronchiektasen
    c) Mißbildungen der Lunge:
        Lungencysten, Wabenbildungen

6. Sonstiges:
    Lokalisation von Fremdkörpern (endotracheale und endobronchiale Fremdkörper)
    Bestimmung der Lage von Geschossen, Metallschatten usw.

7. Pleura:
   Darstellung von:
   Schwarten und Ergüssen, besonders abgekapselter Ergüsse
   Pneuspalten, Adhäsionen
   Tumoren
   Klärung der Topographie

8. Larynx, Pharynx, Nasennebenhöhlen:
   Lokalisation und Ausdehnung von Tumoren und Entzündungen
   Operationskontrolle
   Funktionsdiagnostik

Tabelle 16. *Anwendungsbereich der Schichtdarstellung*

Herz und Gefäße

Konturuntersuchungen bei:
   angeborenen und eventuell auch erworbenen Herzfehlern
   Lagevarianten und angeborenen Gefäßveränderungen
   Aneurysmen
   Perikardcysten
   intra- bzw. perikardialen Verkalkungen (Klappen, Wand, Herzbeutel)
   arteriovenösen Fisteln

Tabelle 17. *Anwendungsbereich der Schichtdarstellung*

Mediastinum

Darstellung von:
   Größen- und Formveränderungen der im Mediastinum gelegenen Organe (Lymphdrüsen, Thymus, Trachea und Bifurkation, Thyreoidea) und deren Beziehung zum benachbarten Gewebe
   Lagebestimmung von Tumoren (Lymphom, Thymom, Cysten, retrosternale Struma, Neurofibrom, Hämangioendotheliom, bösartige Geschwülste einschließlich Metastasen)
   Nachweis von Hernien, Schwarten und Ergüssen

Tabelle 18. *Anwendungsbereich der Schichtdarstellung*

Skeletsystem

Hier ist die Tomographie besonders geeignet zur Klärung von Veränderungen, die wegen Überlagerungs- und Summationseffekten mit Übersichtsaufnahmen, auch in mehreren Projektionsebenen, nicht zu klären sind, wie:
   osteolytische, destruktive, osteoklastische und osteoplastische Prozesse im Knochen bzw. auf diesen übergreifend, z.B. spezifische und unspezifische Osteomyelitiden (eventuell Nachweis von Höhlenbildungen und Sequestern)
   Tumoren bzw. Tumormetastasen und deren Ausdehnung
   Nachweis und Lokalisation degenerativer Veränderungen bzw. Knochenneubildung
   Erfassung von Reaktionen an Periost, Knorpel, Synovia und umgebenden Weichteilen
   Nachweis von Kontinuitätsunterbrechungen
   Beurteilung von Statik und Grenzen der Beweglichkeit, unter Umständen mit Belastung
   Darstellung unübersichtlicher Gelenke.
   Diese Untersuchungen sind indiziert an:
   Wirbelsäule
   Schädel (Nasennebenhöhlen, Felsenbeinen, Sella, Schädelbasis, Ober- und Unterkiefer, Augenhöhle einschließlich Auge)
   Sternum
   Rippen
   Becken, Kreuzbein
   Oberschenkel
   Patella
   Gelenken (eventuell mit Kontrast- oder Doppelkontrastverfahren): kleine Wirbelgelenke
   Ileosacralgelenke, Hüftgelenke, Knie- und Sprunggelenke

Tabelle 19. *Anwendungsbereich der Schichtdarstellung*

Zentralnervensystem

Lokalisation von Verkalkungen
Darstellung des luftgefüllten Ventrikelsystems und des Wirbelkanals besonders zur Tumordiagnostik
Nachweis von Veränderungen der Bandscheiben

Tabelle 20. *Anwendungsbereich der Schichtdarstellung*
Abdominalorgane

Nieren und Nebennieren:
  Konturstudien, eventuell mit Kontrastmittelfüllung und/oder perirenaler Luftfüllung zur Abgrenzung und Lagebestimmung der Organe und ihrer Hohlräume
  Umlagerungsaufnahmen zur Feststellung pathologischer Organbeweglichkeit
  Klärung von Prozessen in der Umgebung und Kompressionserscheinungen
  Ausschaltung von Überlagerungen
  Angiotomographie der Nieren zur Darstellung von Tumoren und Cysten
Pankreas:
  Bestimmung der Größe, besonders in Verbindung mit Retropneumoperitoneum und Luftfüllung des Magens
Gallenblase und Gallenwege:
  Nachweis von Steinen, Adhäsionen und Lagevarianten
Magen:
  Parietographie zur Darstellung von Tumoren und deren Ausdehnung
Blase:
  Nachweis von Tumoren und entzündlichen Veränderungen, z.T. in Verbindung mit Doppelkontrastmethode und Pneumoperitoneum
  Retroperitoneale Tumoren ohne Organzusammenhang

Literatur

(abgeschlossen: Dezember 1965)

Das Schrifttum über Tomographie umfaßt heute mehrere Tausend Arbeiten. Ein großer Teil ist in den beiden im Institut Vallebonas gesammelten und von L. Besio herausgegebenen Indices enthalten. Hier sind vor allem Arbeiten angeführt, die theoretische und technische Fragen bearbeiten. Rein klinische Arbeiten wurden nur soweit erwähnt, als sie spezielle Gesichtspunkte behandeln.

1. Vorläufer des Schichtverfahrens und verwandte Verfahren

Bársony, Th., u. K. Winkler: Beiträge zur Röntgenologie der Wirbelsäule. I. Die elektive Profilröntgenaufnahme der Brustwirbelsäule. Röntgenpraxis 9, 601 (1937).
— — Beiträge zur Röntgenologie der Wirbelsäule. II. Die „elektive" Aufnahme des lumbosacroiliacalen Gelenks. Röntgenpraxis 10, 384 (1938).
Bischoff, K.: Ist noch eine wesentliche Steigerung der diagnostischen Befundsicherheit bei der Durchleuchtung durch eine Weiterentwicklung der Fernsehverfahren zu erwarten? Radiologe 4, 136—141 (1964).
Blackman, S.: Rotational tomography of the face. Brit. J. Radiol. 33, 408 (1960).
Blumensaat, C.: Zur Röntgendarstellung des Brustbeins. Mit Beiträgen zur Pathologie dieses Knochens. Bruns' Beitr. klin. Chir. 163, 120 (1936).
Borgman, J.: Electronic scanning for variable stars. Publ. Kapteyn Astr. Lab. No 58 (1965).
Bouchacourt: Dent. Cosmos 43, 133—135 (1901). Zit. bei Jung.
Burrows, E. H.: An autotomographic appliance. Amer. J. Roentgenol. 87, 366 (1962).
Guy: Zit. nach W. Ott (Festschrift).
Hartwig: Zit. bei Lauven.
Heckmann, K.: Die Röntgenperspektive und ihre Umwandlung durch eine neue Aufnahmetechnik. Fortschr. Röntgenstr. 60, 144 (1939).
Hellmer, H.: Roentgenologic diagnosis of traumatic injuries of spinal column in relation to insurance medicine. Nord. med. T. 5, 171—176 (1933).
Holman, C. B.: Diagnostic application of closed-circuit television in neuroroentgenology. Amer. J. Roentgenol. 91, 1163 (1964).
—, and F. E. Bullard: The application of closed-circuit television in diagnostic roentgenology. Proc. Mayo Clin. 38, 67 (1963).
Jung, T.: Panorama-Vergrößerungs-Aufnahmen mit der Panoramixröhre — ein neues zahnärztliches Röntgenverfahren. Dtsch. zahnärztl. Z. 17, 142 (1962).
— Die Panorama-Röntgenvergrößerungsaufnahme der Zähne und Kiefer. Dtsch. zahnärztl. Z. 17, 568 (1962).
—, u. Th. Lohmann: Intraorale und intracranielle Dosismaxima bei Panorama-Röntgenaufnahmen der Zähne und Kiefer. Dtsch. zahnärztl. Z. 18, 9 (1963).
Lauven, E.: Kontaktaufnahme zur Lupenbild-Ausschnittbetrachtung in der Röntgendiagnostik. Röntgenpraxis 5, 602 (1933).
Lohmann, Th.: Über eine neue Methode der zahnärztlichen Röntgenaufnahmetechnik. Röntgen-Bl. 15, 139 (1962).
Mayer, K.: Radiologiczne rozpoznanie rózniczkowe chorob serca i aorty. Krakau: Gebethner & Co. 1916.
Olsson, O.: Eine neue Methode zur Radiographie oberflächlicher Schichten. Acta radiol. (Stockh.) 23, 420 (1942).
— Eine neue Methode zur isolierten Oberflächenradiographie. Acta radiol. (Stockh.) 25, 701 (1944).

OOSTERKAMP, W. J., TH. G. SCHUT u. A. DRUP-PERS: Röntgenbeeldsubtractie met behulp van een magnetisch beeldgeheugen. Ned. T. Geneesk. **108**, 2051 (1964).

OTT, P.: Über Kontaktaufnahmen. Fortschr. Röntgenstr. **81**, 818 (1954).

— Dosis für Kontaktaufnahmen mit Nahstrahlrohr. Fortschr. Röntgenstr. **84**, 77 (1956).

— Eintritts- und Volumendosis unter Routine- und Kontaktbedingungen. Fortschr. Röntgenstr. **84**, 746 (1956).

— Röntgenologisches Kontaktaufnahme-Verfahren. Chirurg **31**, 346 (1960).

—, u. K. ROSTECK: Kontaktaufnahmen mit Nahstrahlröhren am Schädel. Fortschr. Röntgenstr. **83**, 401 (1955).

OTT, W.: Die Weitwinkelröhre. Schweiz. Industrie u. Handel, H. 1 (1955).

— Panorama-Röntgentechnik. Die jüngsten Fortschritte in der zahnärztlichen Röntgenologie. 50 Jahre GZG. Festschrift zur 50-Jahr-Feier, herausgeg. von der Graubündnerischen Zahnärzte-Ges. 1961.

OTTONELLO, P.: Nuovo metodo per la radiografia della colonna cervicale completa in proiezione sagittale ventro-dorsale. Riv. radiol. e fis. med. **2**, 291 (1930).

— Tecnica radiographica ad ampolla mobile. Ann. Radiol. e Fis. med. **9**, 22—25 (1935).

—, et G. PÉLISSIER: Au sujet de la radiographie de face de la colonne cervicale dans son ensemble. Technique nouvelle. Bull. Soc. Radiol. méd. France **20**, 183 (1932).

PARMA, C.: Die Tomo- und Nahaufnahme des Kiefergelenkes. Z. Stomat. **40**, 391—397 (1942).

PÉLISSIER, G.: Radiographie de face de la colonne cervicale dans son ensemble. Technique nouvelle. Bull. Soc. Radiol. méd. France **19**, 360 (1931).

PORT, G.: Zit. bei W. v. GUÉRARD jr. Korresp.-Bl. Zahnärzte **28**, 289 (1900).

SCHECHTER, M. M., and C. G. GUTIÉRREZ-MAHONEY: Autotomography. Showing the normal and abnormal mid-line ventricular structures and basal cisterns. Brit. J. Radiol. **35**, 438 (1962).

SCHMAUSER, H.: Zur Diagnose von Luxationsfrakturen der unteren HWS. Fortschr. Röntgenstr. **89**, 708 (1958).

SETZ, D.: Erfahrungsbericht über das Panoramix-Röntgengerät. Zahnärztl. Welt Nr 19 (1962).

TESCHENDORF, W.: Doppelschlitzaufnahmen der Wirbelsäule. Röntgen-Bl. **10**, 21 (1957).

UPDEGRAVE, W. J.: Panorama-Röntgenaufnahmen in der Zahnheilkunde. Quintessenz **15**, 107—115 (1964).

WEISER, M.: Tomographie ohne Tomographen. Bemerkungen zum Artikel BÁRSONY-WINKLER, Die elektive Profilröntgenaufnahme der Brustwirbelsäule. Röntgenpraxis **10**, 28 (1938).

ZIEDSES DES PLANTES, B. G.: Planigraphie und Subtraktion. 4. Intern. Röntg.-Kongr. Zürich **2**, 173 (1934).

— Subtraktion. Fortschr. Röntgenstr. **52**, 69 (1935).

ZIEDSES DES PLANTES, B. G.: Serieskopie. Eine röntgenographische Methode, welche ermöglicht, mit Hilfe einiger Aufnahmen eine unendliche Reihe paralleler Ebenen in Reihenfolge gesondert zu betrachten. Fortschr. Röntgenstr. **57**, 605 (1938).

— Bemerkungen über Planigraphie, Serieskopie, Subtraktion und ein viertes Verfahren. Verh. dtsch. Röntg.-Ges. **32**, 129 (1938).

— Over harmonische afdrukken. Ned. T. Geneesk. **86**, 2744 (1942).

— Application clinique de la soustraction radiographique. J. belge Radiol. **43**, 72 (1960).

— Subtraktion. Stuttgart: Georg Thieme 1961.

— Die Bildgüte bei der Subtraktion. In: Bildgüte in der Radiologie, herausgeg. v. F. E. STIEVE. Stuttgart: Gustav Fischer 1966.

ZIMMER, E. A.: Das Brustbein und seine Gelenke. Leipzig: Georg Thieme 1939.

2. Schichtaufnahmeverfahren

A. Monographien und große zusammenfassende Darstellungen mit ausführlichen technischen und geometrischen Kapiteln

BACKLUND, V.: Über die Technik der simultanen Telefilmplanigraphie. Acta radiol. (Stockh.), Suppl. **137** (1956).

BONTE, G., M. BRENOT et G. TRINEZ: La tomographie axiale transversale. Paris: G. Doin & Co. 1955.

DEUTSCHMANN, W.: Das Wesen und der Wert der Tomographie. H. 23 der Praktischen Tub. Bücherei. Leipzig: Georg Thieme 1939.

DUHAMEL, J.: La tomographie: Étude théoretique et physique. Bordeaux: Imprimerie Liberairie Delmas 1950.

EDHOLM, P.: The tomogram, its formation and content. Acta radiol. (Stockh.), Suppl. **193** (1960).

GEBAUER, A., E. MUNTEAN, E. STUTZ u. H. VIETEN: Das Röntgenschichtbild. Stuttgart: Georg Thieme 1959.

—, u. A. SCHANEN: Das transversale Schichtverfahren. Stuttgart: Georg Thieme 1955.

GŁADYSZ, B.: Tomografia. Warszawa: Państwowy Zakład Wydawnictw Lekarskich 1962.

GRIESBACH, R., u. F. KEMPER: Röntgenschichtverfahren. Stuttgart: Georg Thieme 1955.

HAMMER, F.: Transversale Tomographie. Wien-Bonn-Bern: Maudrich 1959.

HERDNER, R.: Traité technique de tomographie osseuse. Préface de D. Petit-Dutaillis. Paris: Masson & Cie. 1953.

ICRU: Methods of evaluating radiological equipment and materials. Recommendations of the Intern. Commission on Radiological Units and Measurements. Handbook 89, IV: Measurements of the characteristics of body-section radiographic equipment. United States Dept. of Commerce National Bureau of Standards 1963.

Index stratigraphicus, herausgeg. v. L. BESIO. Genua: Edizioni Universitarie 1960.

Index tomographicus, herausgeg. v. L. Besio. Genua: Edizioni Universitarie 1963.

McDougall, J. B.: Tomography. London: Lewis & Co. 1940.

Pöschl, M.: Das Schichtbild des Schädels. Habil.-Schr. München 1940.

Takahashi, S.: Rotation radiography. (Mit dtsch. Zus.fass.) (Dort gesamte Literatur.) Jap. Soc. for the Promotion of Science. Vertrieb: Maruzen Co. Ltd., Nihonbashi, Tokyo 1957.

Vallebona, A.: Stratigrafia. Rom: Pozzi 1938.

— P. Amisano, G. Balestra, E. Vitale, A. de Maestri, G. Gardella, N. Macarini, L. Oliva A. Passeri, A. Piazza, A. Rollandi, G. Sanquirico e R. Vignolini: Trattato di stratigrafia, herausgeg. v. A. Vallebona. Mailand: Casa Editrice Dr. F. Vallardi 1952.

Weinbren, M.: A manual of tomography. London: Lewis & Co. 1946.

Werner, K.: Anatomische Schädelschnitte im Röntgenbild als Grundlage des Schädelschnittbildes. Heidelberg: Dr. A. Hüthig 1961.

Ziedses des Plantes, B. G.: Planigraphie en subtractie, röntgenographische differentiatiemethoden. Utrecht: Kemnik en Zoon N.V. 1934.

B. Zeitschriftenbeiträge und Bücher mit speziellen Fragestellungen

Abel, M. S.: Body-section radiography with an ultra-fine focal spot tube utilizing variable magnification for plane selectivity. Radiology 63 (4), 508 (1954).

Abreu, M. de: Roentgen geometry in formation of roentgenographic image (applications of tomography). Rev. méd. bras. 11, 181—232 (1941).

— Tomographia horizontal do torax. Radiologia (B. Aires) 7, 223—234 (1944).

— Teoria y tecnica de las tomografias simultaneas. Pren. méd. argent. 34, 2035—2140 (1947).

— Tomografia vibratoria. Pren. méd. argent. 35, 965—970 (1948).

— Tomografia vibratoria. Clin. tisiol. 3, 141—153 (1948).

— Theory and technique of simultaneous tomography. Amer. J. Roentgenol. 60, 668—674 (1948).

— Tomografías simultaneas. Rev. Med. Chirurg. Brasil 55, 47 (1954).

—, and Campanario: Tomography in theory and praxis; improvisation of tomograph. Rev. Chirurg. S. Paulo 4, 394 (1939).

Alexander, B.: Erzeugung plastischer Röntgenbilder. Fortschr. Röntgenstr. 10, 46 (1906/07).

Alexander, G. H.: A simple and in expensive tomographic method. Amer. J. Roentgenol. 39, 956 (1938).

Alt, F.: Eine einfache Methode zur Bestimmung der Schichtlage bei der Tomographie. Fortschr. Röntgenstr. 82 (4), 518 (1955).

Amisano, P.: Studio comparativo delle diverse tecniche stratigrafiche. In: La Stratigrafia, p. 78. Com. XIV Congr. Naz. Rad. Med. 1946. Pisa: Mariotti 1946.

Amisano, P.: Lo stato attuale della tecnica stratigrafica assiale trasversa. Com. XXVIII Riun. Gruppo Centro-Merid.-Insulare S. I. R. M. 1947. Radiol. med. (Torino) 34, 43 (1948).

— La tecnica della stratigrafia assiale trasversa. Inform. med. (Genova) 2, 96 (1948).

— L'indagine stratigrafica abituale (1930) ed assiale trasversa (1947). Vortrag auf dem II. Congr. Rad. Lingua Latina, Madrid 1952.

— Three dimensional stratigraphic examination. Axial transverse stratigraphy. Amer. J. Roentgenol. 74, 777 (1955).

— A. Piazza et L. Oliva: La technique de la stratigraphie axiale transversale. J. Radiol. Électrol. 31, 459 (1950).

Andrews, J. R.: Planigraphy. I. Introduction and history. Amer. J. Roentgenol. 36, 575—587 (1936).

— Body section roentgenography. In: Medical physics, p. 1264—1267, ed. b. O. Glasser. Chicago: The Year Book Publishers Inc. 1947.

—, and R. J. Stava: Planigraphy. II. Mathematical analysis of the methods, description of apparatus, and experimental proof. Amer. J. Roentgenol. 38, 145—151 (1937).

Ankudinov, A.: Zum Problem der Methodik und Technik der lateralen Schnittröntgenographie. Vestn. Rentgenol. Radiol. 29, 73—76 (1954).

Arisz, L.: Abbildung bei Planigraphie. Acta radiol. (Stockh.) 21, 101—118 (1940).

Augustin, E.: Gerät zum röntgenographischen Darstellen von Körperschnitten. Dtsch. Patentschr. d. Fa. Sanitas 686023 (1937), 689209 (1936), 709455 (1936), 739466 (1939) und 747050 (1941).

Backlund, V.: Simultaneous telefilm planigraphy (a preliminary report). Acta radiol. (Stockh.) 41, 425—434 (1954).

— Gerät zur Bestimmung der Schichthöhe beim SRW-Universalplanigraphen. Röntgen-Bl. 10, 321—323 (1957).

Bader, W.: Die röntgenographische Darstellung des Bestrahlungsfelds auf Schichtaufnahmen. Strahlentherapie 101, 248 (1956).

—, u. Cl. B. v. d. Decken: Das Vergrößerungsschichtverfahren mit dem Horizontalplanigraphen. Fortschr. Röntgenstr. 80, 91 (1954).

— — Das Simultan-Schichtverfahren mit dem Transversalplanigraphen. Fortschr. Röntgenstr. 86, 132—136 (1957).

—, u. K. E. Scheer: Die Transversalschicht im Schirmbildverfahren. Fortschr. Röntgenstr. 83, 721—724 (1955).

Baier, H.: Das mehrdimensionale Schichtverfahren in der Unfalldiagnostik. Röntgen-Bl. 16, 184 (1963).

— Zur Problematik der Frakturen der Stirnhöhlenhinterwand und des Siebbeindaches. Fortschr. Röntgenstr. 98, 51 (1963).

— Schichtaufnahmen in kreisförmiger und anderer nichtlinearer Verwischung. Röntgen-Bl. 17, 197 (1964).

— Vergleichende Schichtaufnahmen an Patienten mit verschiedenen Verwischungsformen. Röntgen-Bl. 17, 499—505 (1964).

BALESTRA, G., et L. OLIVA: De la conduite de la couche fixe et de l'effacement des images parasites du thorax, selon les différentes techniques stratigraphiques. J. Radiol. Électrol. **34**, 813—815 (1953).

BAMBERG, H. L.: Eine Vereinfachung des selbstgebauten Geräts für Körperschichtaufnahmen nach DI RIENZO und BOHER. Dtschr. Milit.-Arzt **9**, 123 (1944).

BARJON, P., M. PÉLISSIER, J. GARY-BOBO, R. COLIN et J. P. TEMPLE: Les indications de la tomographie simultanée. J. Radiol. Électrol. **37**, 585 (1956).

BARKE, R.: Vergleichende Untersuchungen mit verschiedenen Simultan-Schichtkassetten. Röntgen-Bl. **13**, 209—215 (1960).

BARTELINK, D. L.: Over «Röntgencoupes». Ned. T. Geneesk. **76**, 23, 420 (1932).

— Röntgen coupes. Ned. T. Geneesk. **76**, 2790 (1932).

— Nouveau procédé radiographique de mise en évidence d'une région osseuse determinée. J. belge Rad. **21**, 447 (1932).

— Röntgenschnitte. Fortschr. Röntgenstr. **47**, 399—407 (1933).

— Die Möglichkeit von Körperschichtaufnahmen in $^1/_{10}$ Sekunde und weniger. Fortschr. Röntgenstr. **54**, 88 (1936).

— Über die Notwendigkeit und Möglichkeit von Körperschichtaufnahmen in $^1/_{10}$ Sek. und weniger. Röntgenpraxis **9**, 283 (1937).

BAYER, H. G., u. WERNER: Vergleichende Untersuchungen über das Siebbein und über Siebbeindefekte im Röntgenbild. Fortschr. Röntgenstr. **65**, 22—29 (1942).

— — Schichtuntersuchung der Kieferhöhle und ihre Fehlerquellen. Fortschr. Röntgenstr. **66**, 132—135 (1942).

BECK, A.: Technik der Tomographie mit direkter Röntgenvergrößerung. Fortschr. Röntgenstr. **77**, 611—613 (1952).

BECKER, J., W. BADER u. CL. B. v. D. DECKEN: Das Schichtkymogramm. Fortschr. Röntgenstr. **83**, 248 (1955).

BECKER, J., K. WERNER u. G. WEITZEL: Lokalisations- und Einstelltechnik bei dem 15 MeV-Siemens-Betatron. Strahlentherapie **97**, 201 (1955).

BECKER, R.: Das Simultanschichtverfahren. Tuberk.-Arzt **12**, 95—100 (1958).

—, u. H. SCHMITT: Erfahrungen mit einer neuartigen Simultanschichtkassette. Dtsch. Gesundh.-Wes. **11**, 1745—1747 (1956).

BÉCLÈRE, A.: Zit. nach KIENBÖCK.

BERG, G.: Schirmbild-Tomographie des Thorax. Vortr. auf dem VII. Internat. Kongr. f. Radiologie, Kopenhagen 1953.

BERGER, A.: Zum Problem der Bewegungsunschärfe im Röntgenbild der Lunge und des Herzens. I. Geschwindigkeitsmessungen am Herzrand. Röntgen-Bl. **14**, 369 (1961).

— II. Geschwindigkeitsmessungen in der Lunge. Röntgen-Bl. **16**, 122 (1963).

BERGERHOFF, W.: Der Einfluß der Beleuchtung auf die Erschließung des gesamten Bildumfangs von Röntgenaufnahmen. Röntgenpraxis **17**, 244 (1948).

— Über einige bei der Betrachtung von Röntgenbildern wirksame Gesetze des Sehens. Röntgen-Bl. **2**, 237 (1949).

BERNOU, A., et R. MOCK: Posomètre pour priser de coupes tomographiques. Rev. Tuberc. (Paris) **5**, 1218—1220 (1953).

— J. TRICOIRE, R. GOYER, L. MARÉCAUX et CH. FOURRIER. Les tomographies en profil oblique de 35° en avant tuberculose. Poumon **14**, 605 (1958).

— — J. TOURINIER et F. COANT: Étude tomographique des rapports entre bronches et infiltrat ronds. Bronches **3**, 418—435 (1953).

BÉTOULIÈRES, J.: Anwendung der Röntgenschichtaufnahmen für die Untersuchung gekrümmter Flächen. Röntgen-Europ. **2**, 33 (1961).

BÉTOULIÈRES, P., F. JAUMES et J. GILBERT: Tomographie des surfaces non planes. Application pratique aux surfaces courbes développables. J. Radiol. Électrol. **41**, 848—856 (1960).

— H. LATOUR, R. PALEIRAC et M. PÉLISSIER: La Pneumostratigraphie. Paris: Masson & Cie. 1955.

— — M. PÉLISSIER, P. CHATTON et P. LEENHARDT: Pancréas et pneumostratigraphie abdominale. J. Radiol. Électrol. **35**, 319—321 (1954).

— M. PÉLISSIER, P. BARJON, R. PALEIRAC, M. GOLDEWSKI et P. CHATTON: Tomographie simultanée. Principes, techniques et indications. Presse méd. **64**, 2221 (1956).

BEYER, A.: Die Bewegungsunschärfe intrakardialer Verkalkungen im Schichtbild als diagnostisches Hilfsmittel. Fortschr. Röntgenstr. **101**, 360—365 (1964).

BIBIKOV, N. V.: Über einen in der S. U. hergestellten „Tomofluorographen". Med. Industr. **1**, 41 (1949).

BIRKNER, R.: Der tomographische Horizontalschnitt des Felsenbeins. Klin. Wschr. **26**, 568 (1948) und Fortschr. Röntgenstr. **71**, 349 (1949).

BISTOLFI, F.: La preselezione dello strato in stratigrafia con particolare riguardo al metodo dei triangoli simili. Radiologia (Roma) **14**, 675 (1958).

— Fortschritte der Stratigraphie im Hinblick auf die Technik der pluridirektionalen Verwischung. Radiol. diagn. (Berl.) **3**, 257 (1962).

—, u. R. BARKE: Vorzüge der pluridirektionalen Stratigraphie. Röntgen- u. Lab.-Prax. **15**, 167 (1962).

—, e E. PIGNATARO: Rapporti fra spessore di strato e nitidezza d'immagini in stratigrafia pluridirezionale. Radiol. med. (Torino) **46**, 1127 (1960).

BISTOLFI, S.: Introduzione allo studio della stratigrafia. Radiol. Fis. med. **1**, A 4, 439—468 (1934).

— A proposito di teoria della stratigrafia. Radiol. med. (Torino) **40**, 1127 (1954).

Blackman, S.: Mass dental radiography. Radiography **22**, 21—25 (1956).
— Rotational tomography of the face. Brit. J. Radiol. **33**, 408 (1960).
Bloedner, C. D.: Die ellipsenförmige Verwischung bei Schichtaufnahmen der Lunge und des Hilus. Röntgen-Bl. **16**, 117 (1963).
— Schichtuntersuchung der Lunge mit mehrdimensionaler Verwischung. Röntgen-Bl. **17**, 126 (1964).
— Die mehrdimensionale Verwischung im Schichtbild der Lunge. Stuttgart: Georg Thieme 1964.
Bocage, A. E. M.: Procédé et dispositif de radiographie sur plaque en mouvement. Franz. Patentschr. Nr. 534464 (1922).
— Le biotome. Bull. Soc. franç. Elektrothér. Radiol. **26**, 210—216 (1938).
Bogdanov, G.: Le nouveau tomographe à mouvement spiralé. Radiol. Électrol. **31**, 181 (1950).
Bokström, I.: Principles of vertebral tomography. Acta radiol. Suppl. 103, 1953.
Bonte, G., et G. Trinez: La tomographie axiale transversale. Methode d'obtention des coupes horizontales. Écho méd. Nord. **23**, 77 (1952).
Both, E.: Röntgengerät zur Abbildung von Körperschnitten. Dtsch. Patentschr. 686022, 1936; Zusatzpatent Nr. 697093.
— Ein vereinfachter Tomograph. Münch. med. Wschr. **83**, 2109 (1936).
— Einwandfreie Schichtaufnahmen mittels verschiedener Röntgenstative. Fortschr. Röntgenstr. **54**, Kongr.-H. 55 (1936).
— Zusatzgeräte zur Anfertigung von Röntgenschichtaufnahmen. Fortschr. Röntgenstr. **75**, 646 (1951).
Bouwers, A.: Über die Technik der Momentaufnahme. Acta radiol. (Stockh.) **12**, 175 (1931).
— Über moderne Aufnahmetechnik. Fortschr. Röntgenstr. **50**, 588 (1934).
— Die Leistungsfrage. 2. Antwort auf eine Rundfrage: Besteht das Bedürfnis zur Steigerung der Röntgenleistung und der Empfindlichkeit des photographischen Materials zum Zwecke der Verbesserung der Bildschärfe unserer Röntgenaufnahmen? Und welche technischen Wege versprechen in Zukunft Fortschritte auf dem Gebiete der Röntgendiagnostik? Röntgenpraxis 7, 779 (1935).
— Der Informationsinhalt des Röntgenbildes. Röntgen-Bl. **15**, 81—87 (1962).
—, u. W. J. Oosterkamp: Die Unschärfe einer Röntgenaufnahme. Fortschr. Röntgenstr. **54**, 87 (1936).
Bozzetti, G.: La realizzazione pratica della stratigrafia. Radiol. med. (Torino) **22**, 257—267 (1935).
Braillon, J., G. Roche et J. Desbordes: Les causes d'erreur dans les repérage des plans de coupes en tomographie. Rev. Tuberc. (Paris) 18, 1058 (1062) (1954).
Braun, H.: Das neue Schichtgerät „Tachograph". Röntgen-Bl. **13**, 182—186 (1960).
Braune, W.: Topographisch-Anatomischer Atlas nach Durchschnitten an gefrornen Cadavern. Leipzig: Veit & Co. 1875.

Brock, E. H.: Adjustable and universally adaptable planigraph. Amer. J. Roentgenol. **54**, 190 (1945).
Bronkhorst, W.: Kontrast und Schärfe im Röntgenbild. Leipzig: Georg Thieme 1927.
— Technik und klinische Verwertbarkeit der Planigraphie. Helv. med. Acta 6, 64—68 (1939).
Broome, A. E.: Planigraph for Victor R-39-x-ray table. J. Canad. Med. Serv. 1947.
Buchmann, F.: Detailwiedergabe und Schichtdicke bei der Tomographie. Röntgen-Bl. **18**, 361 (1965).
Bücheler, E., u. P. Thurn: Die Tomographie in der urologischen Diagnostik. Röntgen-Bl. **17**, 165 (1964).
Büchner, H.: Schichttiefe und Pendeltiefe sind auf dem Leuchtschirm direkt als Zahl ablesbar. Fortschr. Röntgenstr. **83**, 266—269 (1955).
—, u. H. Wieland: Eine einfache Größenbestimmung bei Körperschichtaufnahmen. Röntgen-Bl. **5**, 227—234 (1952).
— — Das Tomoscop; eine neue Methode zur Markierung der Richtung und der Tiefenlage bei chirurgischen Eingriffen. Chirurg. 27, 425 (1956).
Burger, G. C. E., u. J. G. A. van Weel: Die Möglichkeit zur Darstellung der intrathorakalen Lymphdrüsen. Fortschr. Röntgenstr. **57**, 143—153 (1938).
Bush, G. B.: Some experiments in tomography. Brit. J. Radiol. 11, 611—622 (1938).
Calder, E.: Fluoroscopic preselection of the tomographic plane in chest lesions. With a note on the use of a double grid. Brit. J. Radiol. 22, 627 (1949).
— The variable angle as a measuring device in radiography including tomography. Acta radiol. (Stockh.) 48, 453 (1957).
— Chest tomography at any angle of rotation. Brit. J. Radiol. **35**, 557 (1962).
Cardillo, F., e R. Bossi: La determinazione radiologica della capacitá della sella turcica. (Esperience stratigrafiche.) Radiol. med. (Torino) **28**, 1—15 (1941).
— — Elementi di tecnica e di anatomia stratigrafica del cranio. (Proiezoni emiassiale, laterolaterale, assiale.) Radiol. med. (Torino) **29**, 53—62 (1942).
Carini, F.: Considerazioni sulle variazioni di assorbimento in stratigrafia. Nunt. radiol. 18, 330—335 (1952).
Causton, J.: A method of checking the accuracy of a tomographic device. Radiography 18, 54 (1951).
Cen, M., u. W. Frik: Raumdosis und Keimdrüsendosis bei verschiedenen Strahlenqualitäten in der Röntgendiagnostik. Fortschr. Röntgenstr. 88, 465 (1958).
Chantraine, H.: Über die unscharfe Abbildung. Fortschr. Röntgenstr. **52**, 283—292 (1935).
— Ist das Röntgenbild eine echte Abbildung oder nur eine Summationswirkung? Fortschr. Röntgenstr. **66**, 89 (1942).

CHANTRAINE, H.: Widerlegung der Summationstheorie. Fortschr. Röntgenstr. 71, 624 (1949).

—, u. H. FRANKE: Summationstheorie und Subtraktion. Fortschr. Röntgenstr. 98, 78 (1963).

—, u. P. PROFITLICH: Über die Bedeutung von Schärfe und Kontrast für die Mindestdicke von erkennbaren Einzelheiten. Fortschr.Röntgenstr. 47, 437 (1933).

CHAOUL, H.: Ein neues Röntgenuntersuchungsverfahren zur Darstellung von Körperschichten und seine Anwendung in der Lungendiagnostik. Fortschr. Röntgenstr. 52, Kongr.-H., 43, 46—50 (1935).

—, u. G. GROSSMANN: Verfahren und Einrichtung zur röntgenographischen Darstellung einer planparallelen Körperschicht. Dtsch. Patentschrift Nr. 658784 (1934).

CHAUSSÉ, C.: Applicatons of the stereo-radiostratigraphy operators to radiographic analysis and to the combined localisation and extraction of radio-opaque bodies. Vortr. 12. Congr. Brit. Inst. Radiol. 9. 12. 1938.

— L'analyse radiographique à trois dimensions et le centreur stéréo-stratigraphique. J. belge Radiol. 28, 22 (1939).

CHORT, A. J.: Stereo-tomography. Radiography 17, 57 (1951).

COCCHI, U.: Das Retropneumoperitoneum und Pneumomediastinum. Stuttgart: Georg Thieme. 1957.

— Das Pneumomediastinum als röntgendiagnostisches Untersuchungsverfahren. Dtsch. med. Wschr. 84, 300 (1959).

COLYER, CH.: Tomography in the vertical position. Lancet 1937 II, 1302—1303 (1937).

CONDORELLI, L.: La pneumostratigrafia del mediastino come mezzo di indagine diagnostica. Bull. schweiz. Akad. med. Wiss. 12, 52 (1956).

COVA, P., e G. POMPILI: Tomografia a strato spesso. Radiol. med. (Torino) 43, 1057, 1153 (1957).

CRIEGERN, V.: Ergebnisse der Untersuchung menschlicher Herzen mittels fluoreszierenden Schirmes. 17. Kongr. Inn. Med., 1899, S. 298.

CZEMPIEL, H.: Neues auf dem Gebiete der Schichtgeräte. Ärztl. Forsch. 16, 145—156 (1962).

DALONGEVILLE, M.: Quelques considérations générales sur l'examen en coupe des organs. Gaz. méd. Fr., Suppl. 10 (1939).

DELABORDE: Présentation d'un appareil de stratigraphie. Bull. Soc. Électroradiol. méd. France 26, 488 (1938).

— Presentation d'un appareil de stratigraphie. Quelques résultats. Bull. Soc. Électroradiol. méd. France 27, 314—315 (1939).

DEL BUONO, G.: Metodo per la determinazione del piano dei punti fissi in stratigrafia orizzontale. Arch. Radiol. (Napoli) N.S. 2, 469—471 (1953).

— Gezieltes Messen bei der Tomographie des Schläfenbeins. Fortschr. Röntgenstr. 78, 531—533 (1953).

— Ricerche sperimentali sulle immagini di sfumatura nelle cancellazioni stratigrafiche longitudinale e trasversale. Radiol. med. (Torino) 11, 1208 (1954).

DEL BUONO, G., e L. MARTINO: Stratigrafia del cranio. Rom: Abruzzini 1955.

DELHERM, L., et CH. PROUX: Les étappes de la reconstruction des coupes anatomiques au moyen de la radiographie. Le biotome et le phototome du docteur Bocage. Bull. Soc. Radiol. méd. France 25, 608 (1937).

— THOYER-ROZAT, STROUZER et J. BERNARD: Le problème des coupes radiographiques. Quelques résultats de planigraphie. Bull. Soc. Radiol. méd. France 24, 809—913 (1936).

DELORME, G., R. SANS et KOURILSKY: Tomographe adaptable et amovible. Rev. Tuberc. (Paris) 11, 372 (1947).

DESGREZ, H., F. HEITZ et J. P. AUBIN: La stéréotomographie. J. Radiol. Électrol. 40, 384 (1959).

DIDIÉ, J.: Les résultats des méthodes radiologiques d'examen «en coupe» de l'organisme. J. belge Radiol. 27, 481—513 (1938).

— Les resultates des methodes radiologiques d'examen «en coupe» de l'organisme. J. Radiol. Électrol. 22, 429—452 (1938).

— Les résultats des méthodes radiologiques d'examen "en coupe" de l'organisme. J. Radiol. Électrol. 23, 304—309 (1939).

— Position actuelle de la tomographie en radiodiagnostic. J. Radiol. Électrol. 26, 328 (1944/45).

DIMITROW, M.: Schirmbildschichtphotographie. Fortschr. Röntgenstr. 65, 241—248 (1942).

DITCHBURN, R. W.: Eye-movements in relation to retinal action. Optica Acta 1, 171 (1955).

DRUMMOND, D. H., and W. W. SCHMELA: The computation of dimensions in planigraphy with mathematical instruments. Radiology 32, 550—555 (1939).

DUHAMEL, J.: Les procédés géométriques en radiologie. La tomographie. Sci. et Industr. photogr. 21, 170—183 (1950).

— L'épaisseur de la couche de coupe en tomographie. J. Radiol. Électrol. 32, 758—762 (1951).

— Les enseignements de la tomographie des sphères. J. Radiol. Électrol. 32, 906 (1951).

— Influence des dimensions du foyer et des erreurs de centrage sur le flou en tomographie. Sci. et Industr. photogr. 22, 241—249 (1951).

— Sur la mise en évidence et la mesure de l'excentrement des tubes en stratigraphie axiale transversale. Sci. et Industr. photogr. 24, 98—106 (1953).

— Les procédés de radiographie en coupe non rigoureux. Sci. et Industr. photogr. 25, 129—139 (1954).

— Une forme nouvelle de phototomographie. La photopantomographie de Y. V. Paatero. Sci. et Industr. photogr. 25, 353 (1954).

— Note sur les bases géométriques de la radiographie en coupes. Sci. et Industr. photogr. 27, 377 (1956).

— La radiographie en coupes en 1956; limites, possibilités, erreurs. Presse méd. 64, 1331—1332 (1956).

Duhamel, J.: La formation de l'image tomographique: son interprétation en liaison avec l'appareillage. Stratigrafia 1, 196 (1956).

— Sur la correspondance entre les espaces image et objet dans les procédé de radiographie en coupe par faisceau diaphragmé. Sci. et Industr. photogr. 28, 225 (1957).

—, et P. Martin: Essais de tomographie horizontale avec un tomograph à coupes verticales. J. Radiol. Électrol. 32, 113—114 (1951).

— — Les dimensions du foyer et les erreurs du centrage en tomographie. J. Radiol. Électrol. 33, 472—473 (1952).

— — Considerazioni sulla esatta determinazione del piano dei punti fissi in stratigrafia assiale trasversa. Radiol. med. (Torino) 39, 1014—1019 (1953).

— — Les images des structures linéaires en tomographie. Sci. et Industr. photogr. 27, 122 (1956).

— — et J. C. Roques: Théorie élémentaire des images induites thoraciques en tomographie axiale transversale. J. Radiol. Électrol. 42, 470—476 (1961).

Dumont: La tomographie. Scalpel (Brux.) 1936, 50.

Dutreix, J., R. Riby u. Y. Fernandez: Die Bedeutung der Streuung für das Röntgenbild. Anwendung auf die Fernröntgenographie. In: Bildgüte in der Radiologie, herausgeg. v. F. E. Stieve. Stuttgart: Gustav Fischer 1966.

Egan, R., and G. C. Johnson: Multisection transverse tomography in radium implant calculations. Radiology 74, 407 (1960).

Elkin, M., A. Ettinger, and R. I. Phillips: Simple determination of tomographic levels. Radiology 62, 198—202 (1954).

Eschbach, H.: Röntgentaschenbuch. Leipzig: VEB Georg Thieme 1953.

Esser, C.: Anwendung und Deutung des Schichtbildes bei Lungenprozessen. Kritische Überlegungen und praktische Vorschläge. Fortschr. Röntgenstr. 78, 117—141 (1953).

— Topographische Ausdeutung der Bronchien im Röntgenbild. Stuttgart: Georg Thieme 1957.

— Die Erfaßbarkeit der Bronchien im Tomogramm. Münch. med. Wschr. 102, 434—442 (1960).

Etter, H.: Das Lungen-Hilus-Tomogramm mit Aluminiumausgleichsfilter. Fortschr. Röntgenstr. 77, 486—487 (1952).

Evans, J. A., W. Dubilier jr., and J. C. Monteith: Nephrotomography (a preliminary report). Amer. J. Roentgenol. 71, 213—223 (1954).

—, e A. F. Govoni: Angionefrografia associata a stratigrafia. Radiol. med. (Torino) 41, 1120 (1955).

Fagerberg, S.: Tomographic studies on the normal and injured knee. Acta radiol. Suppl. 138, 1956.

Feindt, H. R.: Vorwort zum Normenentwurf DIN 6839. Fortschr. Röntgenstr. 88, 627 (1958); — Medizinische Röntgentechnik.

Fenz, K. J.: Geometrie und Kinematik der Schichtaufnahmen. Radiologe 2, 431 (1962).

Feoktistow, W. L.: Über die Theorie der Tomographie. Vestn. Rentgenol. Radiol. 21, 143—152 (1938).

Ferrero, G.: L'utilizzazione del seriografo nella stratigrafia multipla simultanea con metodo pluridirezionale. Minerva med. 52, 2742 (1961).

Fischgold, H.: Harmonisation et renforcement du contrast. In: Bildgüte in der Radiologie, herausgeg. von F. E. Stieve. Stuttgart: Gustav Fischer 1966.

Frain, Ch.: Les servitudes de la tomographie. J. Radiol. Électrol. 43, 646 (1962).

— G. Brouet, Aelion et Bourhis: Résultats comparés de la tomographie verticale et de la tomographie horizontale. J. Radiol. Électrol. 33, 409 (1952).

— Chardon et Bourhis: A propos des images parasites en radiotomie. J. Radiol. Électrol. 32, 510 (1951).

— et F. Lacroix: Courbe-enveloppe et coupes horizontales. J. Radiol. Électrol. 28, 142—143 (1947).

— — Effect stratigraphique et coupes horizontales. C. R. Acad. Sci. (Paris) 224, 973 (1947) und Presse méd. 55, 205 (1947).

— — Étude expérimentale sur l'obtention de coupes horizontales. Paris méd. 37, 94 (1947).

— — De l'obtention des coupes horizontales. J. Radiol. Électrol. 29, 256—257 (1948).

— J. Massiot, F. Lacroix et Chardon: Présentation du radiotome (Premiers résultats). J. Radiol. Électrol. 31, 689 (1950).

— — — — La radiotomie, appareillage, premiers résultats. J. Radiol. Électrol. 32, 840 (1951).

Frank, G.: Verfahren zur Herstellung von Körperschnittbildern mittels Röntgenstrahlen. Dtsch. Patentschr. Nr. 963374 der Fa. C.H.F. Müller, Hamburg 1938.

Franke, H.: Die Sensitometrie der Röntgenmaterialien. In: Nauck u. Lehmann, Fabrikation der photographischen Materialien, S. 252—253. Berlin: Union Dtsch. Verlagsgesellschaft 1928.

— Die Norm im Röntgenbild. Fortschr. Röntgenstr. 44, 691—711 (1931).

— Wirkliches und Scheinbares im Röntgenbild. Fortschr. Röntgenstr. 50, 53 (1934).

— Das optimale Röntgenbild und seine technischen Mittel. Fortschr. Röntgenstr. 58, Kongr.-H. 79—81 (1938).

— Antwort auf die Erwiderung Chantraines. Fortschr. Röntgenstr. 66, 96 (1942).

— Direkte Größenmessung bei Körperschichtaufnahmen und intrathorakale Lagebestimmung mit Projektion auf die Körperoberfläche. Fortschr. Röntgenstr. 81, 205—211 (1954).

Franz, L.: Korrektur des Filmabstandes in der Simultan-Schichtkassette. Röntgen-Bl. 11, 239—242 (1958).

FRANZEN, J.: Über einige Fehlerquellen bei der Deutung des Retropneumoperitoneums (Klinische Überlegungen zur Bildentstehung sowie zur Anwendung des Schichtverfahrens). Fortschr. Röntgenstr. 88, 557 (1958).

FREY, E.: Fragen der Aufnahmetechnik und röntgenologischen Beurteilung der Lungentuberkulose. Röntgen-Bl. 17, 133—148 (1964).

FREY, K. W.: Schichtaufnahmen des Felsenbeines mit polyzyklischer Verwischung. Fortschr. Röntgenstr. 85, 433—447 (1956).

— Die Tomographie zur Diagnostik der Gehörknöchelchen. Röntgen-Bl. 17, 527—545 (1964).

FRIEDMAN, M. M., and J. EBERHARDT: Adaption of standard field units for laminography. Bull. U.S. Army med. Dep. 73, 104 (1944).

FRIK, K., u. P. OTT: Was vermögen röntgenologische Körperschichtbilder gegenwärtig zu leisten? Fortschr. Röntgenstr. 50, 423—428 (1934).

FRIK, W., C. E. BUCHHEIM u. H. JUPITZ: Der Einfluß von Rotationswinkel, Strahleneinfallswinkel und Objektlage auf die Qualität transversaler Schichtaufnahmen. Fortschr. Röntgenstr. 97, 94—103 (1962).

FRIMANN-DAHL, J.: Ein neuer Planigraph. Nord. Med. 48, 2508—2509 (1939).

— Tomography, angiography and bronchography in the study of bronchial carcinomas. Vortr. auf dem III. Internat. Kurs f. Stratigraphie in Genua, Oktober 1955. Stratigrafia 1, 25 (1956).

— Tomography of the kidney. Vortrag auf dem V. Internat. Kurs über Tomographie in Genua v. 22.—29. 9. 1963.

FÜRMAIER, A., u. A. BREIT: Über die Röntgenologie des Femoro-Patellargelenkes mit besonderer Berücksichtigung der Diagnose der Chondropathia patellae. Arch. orthop. Unfall-Chir. 45, 126—138 (1952).

GAJEWSKI, H.: Entwicklung und technischer Stand der Röntgen-Schirmbildphotographie. Röntgen- u. Lab.-Prax. 7, 2—9, 67—78 (1954).

— Über Dickenausgleich in der Röntgendiagnostik. Röntgen- u. Lab.-Prax. 9, 17—30 (1956).

— Die technischen Grundlagen des Simultan-Schichtverfahrens. Stratigrafia 1, 80—92 (1956).

— Grundlagen und Anwendungsmöglichkeiten des Simultanschicht-Verfahrens. Röntgen- u. Lab.-Prax. 9, 265 (1956).

— Serienaufnahmen bei simultaner Tomographie. Fortschr. Röntgenstr. 94, 830 (1961).

—, u. E. LIESE: Das Simultan-Schichtverfahren — Aufnahmetechnische Grundlagen und medizinische Anwendung. Fortschr. Röntgenstr. 83, 562—579 (1955).

GAIZLER sen., G., u. G. G. GAIZLER jr.: Serienaufnahmen bei simultaner Tomographie. Fortschr. Röntgenstr. 93, 757—760 (1960).

GAUBATZ, E.: Beiträge zum Schichtaufnahmeverfahren. Fortschr. Röntgenstr. 58, 447—456 (1938).

GEBAUER, A.: Körperschichtaufnahmen in transversalen (horizontalen) Ebenen. Fortschr. Röntgenstr. 71, 669—696 (1949).

— Körperschichtaufnahmen in transversalen Ebenen. Tuberk.-Arzt 5, 151 (1951).

— Das transversale Schichtbild des normalen Thorax, ein Beitrag zur topographischen Anatomie am lebenden Menschen. Fortschr. Röntgenstr. 74, 14 (1951).

— Diagnostische Vorteile und Indikationsstellung der Körperschichtaufnahme in transversalen Ebenen gegenüber denen in vertikalen. Fortschr. Röntgenstr. 75, 9—21 (1951).

— Geometrische Grundlagen und praktische Anwendungsmöglichkeiten des Längs- und Querschichtverfahrens. Röntgen- u. Lab.-Prax. 5, 81—90, 141—146 (1952).

— Schirmbildschichtuntersuchungen. Fortschr. Röntgenstr. 80, 363 (1954).

— Fehlerquellen im Röntgenschichtbild. Röntgen-Bl. 14, 145—160 (1961).

— Neuere klinische Anwendungsgebiete der Tomographie. Röntgen-Bl. 17, 428 (1964).

—, u. H. VIETEN: Die Schichtdarstellung als Hilfsmittel in der Strahlentherapie. In: Das Röntgenschichtbild v. A. GEBAUER, E. MUNTEAN, E. STUTZ und H. VIETEN: Stuttgart: Georg Thieme 1959.

—, u. F. WACHSMANN: Geometrische Betrachtungen und technischen Fragen zur Herstellung transversaler (horizontaler) Körperschichtaufnahmen. Röntgen-Bl. 2, 215—229 (1949).

GHISLANZONI, R.: L'indagine stratigrafica nel suo sviluppo e nelle sue indicazioni. Miner. med. 48, 1803 (1957)

— Applicazione della stratigrafia selettiva e della stratigrafia in rilievo alla stratigrafia 1930 e 1947. Inform. med. 10, 81—88 (1955).

—, e A. PASSERI: Stratigrafia multipla simultanea, stratigrafia selettiva, stratigrafia in rilievo. Inform. med. 10, 417 (1955).

GIACOBINI, E., e G. MANZI: Su di un nuovo apparechio universale per la stratigrafia in posizione orizzontale, obliqua verticale e con paziente fermo. Radiol. med. (Torino) 40, 37—52 (1954).

GILBERT, R., et H. HERTENSTEIN: Dispositifs simplifiés de stratigraphie (tomographie) adaptables à des installations radiologiques courantes. Helv. med. Acta 10, 691—692 (1942).

— — Dispositif simplifiés de stratigraphie adaptables à des installations radiologiques courantes. J. belge Radiol. 29 (1946).

GŁADYSZ, B.: A new solution of the problem of transversal tomography. Bull. Soc. Sci. Poznan, Ser. C, H. 4, 27—42 (1954).

— Röntgenschichtverfahren. In: Bildgüte in der Radiologie, herausgeg. von F. E. STIEVE. Stuttgart: Gustav Fischer 1966.

GOLDMANN, C. H.: Tomographic attachment suitable for most plants. Brit. J. Radiol. 16, 355 (1943).

Gombrich, E. H.: Art and Illusion. A study in the psychology of pictorial representation. New York and London: Pantheon Books 1959.

Granone, G. F., e P. Burano: Studio quantitativo dell' influenza di parametri geometrici nella determinazione delle immagini stratigrafiche. Radiol. med. (Torino) 40, 575—586 (1954).

Greineder, K.: Die Tomographie der normalen Lungen. Fortschr. Röntgenstr. 52, 443—461 (1935).

— Das Schichtbild der Lunge, des Tracheobronchialbaumes und des Kehlkopfes. Leipzig: Georg Thieme 1941.

Grezzi, S.: Über eine Methode der Tiefenlokalisation, geeignet zur Lokalisation von Fremdkörpern und zur Auswahl von Röntgenschichtaufnahmen. Rev. Tuberc. Urug. 9, 138—145 (1940).

Groedel, F. M.: Die Lungen-Fern- und Abstandsaufnahme. Fortschr. Röntgenstr. 33, 99 (1925)

—, u. H. Lossen: Atlas und Lehrbuch der Röntgendiagnostik in der inneren Medizin und ihrer Grenzgebiete. München: J. F. Lehmann 1936.

Gros, C. M., I. P. Walter, P. Bloch et J. Bloch: La pantomographie. J. Radiol. Électrol. 43, 694 (1962).

Grossmann, G.: Tomographie I. Fortschr. Röntgenstr. 51, 61—80 (1935).

— Tomographie II. Fortschr. Röntgenstr. 51, 191—208 (1935).

— Praktische Voraussetzungen für die Tomographie. Fortschr. Röntgenstr. 52, Kongr.-H., 44, 46—50 (1935).

— Lung tomography. Brit. J. Radiol. 8, 733—751 (1935).

Haddad, A.: A propos des tomographies trachéobronchiques. Thèse Paris 1959.

Haefliger, E.: Spezielle Röntgenologie der Lungentuberkulose. Basel: Benno Schwabe & Co. 1954.

—, u. R. Bischoff: Das röntgenologische Erscheinungsbild der in das Lungenparenchym streuenden Bronchus- und Hilusdrüsentuberkulose. Fortschr. Röntgenstr. 83, 669 (1955).

Haenisch, G., u. H. Holthusen: Einführung in die Röntgenologie. Stuttgart: Georg Thieme 1951.

Hammer, F.: Über die theoretischen Grundlagen der Tomographie. Wien. med. Wschr. 102, 623—626 (1952).

— Quere Schichtaufnahmen mit dem „Transversotom". Wien. med. Wschr. 103, 464—466 (1953).

— Über die Entstehung von Querschnittsaufnahmen und Fehleinstellungen. Fortschr. Röntgenstr. 81, 513 (1954).

Harris, M., C. B. Ward, and E. A. Addington: A device to allow the use of a tomograph on a tilting table. A preliminary report. Radiology 35, 358—360 (1940).

Hartmann, J. H.: Über die aufnahmetechnischen Probleme des Simultanschichtaufnahmeverfahrens mit Folien und vorteilhafte Mittel zu seiner Verwirklichung. Naturwissenschaften 42, 603 (1955).

Hartmann, K.: Physiologisch-optische Gesetzmäßigkeit bei der Betrachtung von Röntgenbildern vor dem Lichtkasten. In: Bildgüte in der Radiologie, herausgeg. v. F. E. Stieve. Stuttgart: Gustav Fischer 1966.

Haubrich, R., u. P. Thurn: Nebennierentumoren im Pneumoperitoneum. Fortschr. Röntgenstr. 78, 719—723 (1953).

Hausser, R.: Über die Ursache zweifelhafter Befunde im Schichtbild der Lunge und deren Klärung durch Änderung der Verwischungsrichtung. Fortschr. Röntgenstr. 72, 660 1949/50.

Haybittle, J. L.: The effect of field size on the dose of the patient in diagnostic radiology. Brit. Y. Radiol. 30, 663 (1957).

Heckmann, K.: Die Röntgenperspektive und ihre Umwandlung durch eine neue Aufnahmetechnik. Fortschr. Röntgenstr. 60, 145 (1939).

Heegewaldt, E.: Ein einfaches Hilfsgerät für Schnittaufnahmen dem Siemens-Telepantoskop angepaßt. Röntgenpraxis 9, 629—631 (1937).

Hein, J.: Das Schirmbildschichtverfahren. Beitr. Klin. Tuberk. 117, 106 (1957).

— Schirmbildschichtverfahren in der Lunge. Röntgen-Bl. 10, 30 (1965).

Heler: Comparaisons entre les différentes méthodes d'analyse par plans successifs. Bull. Soc. Radiol. méd. France 25, 759—762 (1937).

Henningsen, W.: Die Röntgenschichtuntersuchung der Lunge. Vortr. a. d. Norddtsch. Tuberkulosekongr. Hamburg-Altona 1952.

Henny, G. C., and W. E. Chamberlain: Roentgenography: Fluoroscopy. In: Medical physics I, ed. b. O. Glasser, p. 1292—1309. Chicago: The Year Book Publ. Inc. 1944.

Herdner, R.: Règles et conditions de visibilité en tomographie osseuse. J. Radiol. Électrol. 29, 123 (1948).

— Matériel de tomographie osseuse. J. Radiol. Électrol. 30, 631 (1949).

Herve, A.: A propos de la localisation des tumeurs en radiothérapie. Méthode tomographique simple. J. belge Radiol. 35, 519—523 (1952).

Herz, R. H.: The spectral quantum- and energy-efficiency of calcium tungstate X-ray intensifying screens. Brit. J. appl. Phys. 7, 182 (1956).

Hess, F.: Über ein verstellbares Filter zur Verbesserung der Hilustomographie. Fortschr. Röntgenstr. 85, 344—345 (1956).

Higgins, G. C., and L. A. Jones: The nature and evaluation of the sharpness of photographic images. J.S.P.M.T.E. 58, 277 (1952).

Hill, L. L.: Planigraph: Simple method for making true radiographic images of selected planes. J. med. Ass. Ala. 10, 52 (1947).

HOFFMANN, F. A.: Zit. nach F. M. GROEDEL u. M. LOSSEN, Röntgentechnik in F. M. GROEDELs Lehrbuch und Atlas der Röntgendiagnostik in der inneren Medizin und ihren Grenzgebieten. Lehmanns Med. Atlanten, Bd. 7. München: G. F. Lehmann 1936.

HOLSTI, L. R., u. P. EISTOLA: Transversalschichtaufnahmen zur Herdlokalisation und Bestrahlungsplanung von Tumoren im Thorax. Röntgen-Bl. 18, 21 (1965).

HOLTHUSEN, H.: Die genetische Belastung der Bevölkerung einer Großstadt. Schriftenreihe des Bundesministers für Atomkernenergie und Wasserwirtschaft, H. 21. München: Gersbach & Sohn 1961.

HOLZKNECHT, G.: Die röntgenologische Diagnostik der Erkrankungen der Brusteingeweide. Hamburg: Gräfe & Sillem 1901.

HORTENSTINE, C. B.: Device for registering depth of cut in polycassette tomography. Radiology 74, 3 (1960).

HURST, A., and A. S. WAINHOUSE: Simple motorized attachment for tomography. Amer. J. Roentgenol. 58, 371 (1947).

ILBERG, H.: Vergleichende Detailstudien an Schichtaufnahmen und Standardaufnahme der Lunge unter besonderer Berücksichtigung der irrealen Lungenzeichnung. Inaug.-Diss. München 1942.

IVANOV, G., B. BOTEV et L. MINKOV: La tomokymographie. J. Radiol. Électrol. 38, 944—947 (1957).

JANKER, R.: Anwendungsmöglichkeiten und Ergebnisse des Röntgenschichtverfahrens. Fortschr. Röntgenstr. 54, Kongr.-H., 90 (1936).
— Das Röntgenschichtverfahren. Zbl. Chir. 64, 826—861 (1937).
— Das tomographische Leuchtschirmbilder. Zbl. inn. Med. 63, 657 (1942).
— Ein Universal-Schichtaufnahmegerät. Fortschr. Röntgenstr. 73, 253—261 (1950).
— Röntgenaufnahmetechnik. Leipzig: Johann Ambrosius Barth 1951.
— Die Wahl und Darstellung der räumlichen Dosisverteilung bei der Konvergenzbestrahlung, insbesondere mit Hilfe der Querschichtaufnahme. Röntgen-Bl. 6, 209—214 (1953).
—, u. H. VIETEN: Verfahren und Apparatur zur Anfertigung von Röntgenschichtaufnahmen in beliebig gestellten und gestalteten Schichten. Patentanmeld. 54949 (1936).

JANSHEK, S. P.: Ein neuartiger Tomograph. Vestn. Rentgenol. Radiol. 21, 154—159 (1938).

JEANNERET, R., et F. KOVATS jr.: L'exploration tomographique des régions hilaires chez l'adulte. J. méd. Leysin 26, 929—940 (1948).
— — et FR. NICOD: Un procédé utile dans l'exploration tomographique des bronches (Topographie anatomique et tomographie de l'arbre bronchique. J. franç. Méd. Chir. thor. 3, 116—130 (1949).

JEDLIČKA, J.: Bemerkungen zur Röntgentechnik der Röntgenuntersuchung des Brustkorbes. Čas. Lék. čes. 84, 148 (1945)

JOHNS, H. E.: X-rays and teleisotope γ-rays. In: HINE and BROWNELL, Radiation dosimetry, p. 532. New York: Acad. Press Inc. Publ. 1956.

JONES, V. G., and E. BRADLEY-BROWN: Homemade "Tomoscope". Indian Med. Gaz. 74, 618 (1939).

JUCKER, C., et B. PIERQUIN: Utilità della stratigrafia assiale trasversa nella radioterapia delle neoplasie endotoraciche. Radiol. med. (Torino) 48, 740—753 (1962).

JUNG, T.: Die Strahlenbelastung des Patienten durch zahnärztliche Röntgenuntersuchungen. Dtsch. zahnärztl. Z. 15, 1530—1536 (1960).
— Tomographie in der Kieferheilkunde. Röntgen-Bl. 17, 413 (1964).
—, u. T. LOHMANN: Intraorale und intracranielle Dosismaxima bei Panorama-Röntgenaufnahmen der Zähne und Kiefer. Dtsch. zahnärztl. Z. 12, 9—16 (1963).

JUTRAS, A., et H. FISCHGOLD: Amélioration et reproduction des radiographies par modulation electronique. Le Logetron. Paris: Masson & Cie. 1958.

KANE, J. J.: Simplified planigraphic tube motion. Science 117, 458—459 (1953).

KAPP-SCHWOERER, M.: Zum Problem der genauen Lokalisation und Lagerungstechnik bei Röntgenschichtaufnahmen des Schädels. Ärztl. Forsch. 11, 594 (1962).

KEMPER, F.: Das Verhalten der Organe und der Drucke in luftgefüllten Körperhöhlen in bezug auf das Röntgenschichtbild. Fortschr. Röntgenstr. 75, 475 (1951).
— In: R. GRIESBACH u. F. KEMPER, Röntgenschichtverfahren. Stuttgart: Georg Thieme 1955.

KIEFFER, J.: X-ray device and method of technic. USA-Patent Nr. 1954321 (1929/34).
— Laminagraph. Mod. Med. (Minneap.) 1937, 52.
— The laminagraph and its variations. Applications and implications of the planigraphic principles. Amer. J. Roentgenol. 39, 497—513 (1938).
— Analysis of laminagraphic motions and their values. Radiology 33, 560—585 (1939).
— General principles of section radiography. Radiol. and clin. Photogr. 19, 2—10 (1943).

KIENBÖCK, R.: Über die technische Bezeichnung der Rumpfaufnahmen. Fortschr. Röntgenstr. 25, 446 (1917/18).

KLEMENCIC, H.: Grundsätzliches zur Bildentstehung bei den Röntgenschichtaufnahmen. Röntgen-Bl. 5, 215 (1952).

KLEMS, H.: Untersuchungen über die räumliche Verteilung der Dosis bei Röntgenschichtaufnahmen. Inaug.-Diss. München 1962.

KLOTZ, E.: Die Gonadenbelastung bei Normal- und Hartstrahltechnik. Röntgen-Bl. 11, 353 (1958).
—, u. W. SEELENTAG: Untersuchungen zur Belastung der Keimdrüsen durch Hartstrahldiagnostik. Fortschr. Röntgenstr. 89, 92—100 (1958).

KÖNIG, A., u. E. BRODHUN: Experimentelle Untersuchungen über die psychophysische Fundamentalformel in bezug auf den Gesichtssinn. I. Mitt. S.-B. Preuss. Akad. Wiss., S. 917, 1888; II. Mitt. S.-B. Preuss. Akad. Wiss., S. 641, 1889.

KOVÁTS jr., F., u. Z. ZSEBÖK: Röntgenanatomische Grundlagen der Lungenuntersuchung. Budapest: Akadémiai Kiadó 1954.

KREMER, W.: Beitrag zur Frage der einseitigen oder mehrseitigen Verstreichung beim Röntgenschichtverfahren. Fortschr. Röntgenstr. 58, 461—468 (1938).

— Die Darstellung röntgenologisch schwer zugänglicher Skelettabschnitte durch die Tomographie mit mehrseitiger Verstreichung. Röntgenprax. 10, 26—28 (1938).

— Der Wert der Tomographie zur Früherkennung und Beurteilung der Spitzentb. Med. Welt 1940, 742—745 (1940).

— Lungen-Oberlappenschichtaufnahmen mit mehrseitiger Verstreichung. Fortschr. Röntgenstr. 77, 165—169 (1952).

—, u. L. RETZLAFF: Die Deutung des Röntgenschichtbildes der Lungenspitzen bei Lungentuberkulose. Leipzig: Georg Thieme; Leipzig: VEB-Thieme 1945.

KRIEG, R.: Zur tomographischen Untersuchung des Bronchialbaumes und der Lungen in schrägen Durchmessern. Röntgen-Bl. 14, 349—352 (1961).

— Zur Technik der tomographischen Lungenuntersuchung, insbesondere zur Tomographie des Bronchialbaums im schrägen Durchmesser. Ärztl. Forsch. 16, 573 (1962).

KROKOWSKI, E.: Das Renovasotomogramm. Fortschr. Röntgenstr. 94, 789 (1961).

KÜSTNER, H.: Quantitatives über Filterschutz gegen Verbrennungen in der Röntgendiagnostik. Fortschr. Röntgenstr. 32, 329 (1924).

KUHLMANN, F.: Die Röntgenuntersuchung des Pankreas. Fortschr. Röntgenstr. 57, 629 (1938).

KUNZ, H.: Optische und technische Grundlagen der röntgenographischen Darstellung von Körperschichten. Fortschr. Röntgenstr. 56, 229—231 (1937).

— Können wir uns Schichtaufnahmegeräte zur Zeit leisten? Röntgenphotographie 1, 8 (1947).

— Praktische Winke für die Aufstellung von einfachen Geräten oder Zusatzeinrichtungen für Schichtaufnahmen. Röntgen-Bl. 2, 31 (1949).

— Über ein neues Schichtaufnahmegerät für Untersuchungen am stehenden, schräg oder horizontal gelagerten Patienten. Röntgen-Bl. 3, 80 (1950).

— Der Einfluß der Parallaxe auf die Güte des Röntgenbildes. (Ein Beitrag zum Thema: Der Doppelfilm und seine Technik.) Röntgen-Bl. 3, 122 (1950).

— Die verschiedenen Systeme der Schichtaufnahme-Geräte. Vortr. auf dem Tomographie- und Hartstrahlkurs in Erlangen 1953.

LACROIX, F.: Radiographie tomographique de la troisième dimension. J. Radiol. Électrol. 31, 466 (1950).

— De la formation de l'image en tomographie (point de vue theorique et pratique). J. Radiol. Électrol. 31, 365—367 (1950).

— Tomographie de la troisième dimension (projection d'un film). J. Radiol. Électrol. 32, 539 (1951).

— Procédé rapide de repérage du niveau du plan de coupe en tomographie transverse horizontale. J. Radiol. Électrol. 34, 180 (1953).

LANGFELDT, B.: Tomography of the middle ear in columella operations. Acta radiol. (Stockh.) 53, 102 (1960).

LARSSON, L.: Radiation doses to the gonads of patients in Swedish roentgen diagnostics. Acta radiol. (Stockh.) Suppl. 157 (1958).

LASSER, E. C., and E. L. NOWAK: Multiple simultaneous body-section radiography. Radiology 66, 577—581 (1956).

LAUBENBERGER, TH.: Eine neue Konstruktion zur Anfertigung von Neige-Frontalschichten mit dem Siemens-Transversal-Planigraphen. Röntgen-Bl. 16, 249—255 (1963).

LAURELL, H.: Eine Methode, beim Röntgenfotografieren den größeren Teil der schädlichen Sekundärstrahlung auszuschalten. Acta radiol. (Stockh.) 12, 574 (1931).

LIESE, E.: Über die Vielschichttomographie. Fortschr. Röntgenstr. 84, 391 (1956).

LIESS, G.: Das Simultanschichtverfahren und seine Anwendung in der Röntgendiagnostik. Dtsch. Gesundh.-Wes. 21, 693—698 (1956).

LINDBLOM, K.: On microtomography. Acta radiol. (Stockh.) 42, 465 (1954).

— Rotation tomography at small angles. Acta radiol. (Stockh.) 43, 30 (1955).

LITTLETON, J. T.: Polydirectional body section roentgenography. Amer. J. Roentgenol. 89, 1179 (1963).

— A visual examination of laminographic systems. Amer. J. Roentgenol. 41, 1153 (1964).

— Some blurring characteristics of small angle tomography. Medica mundi 10, (1), 10—20 (1964).

— C. L. TUMBAUGH, and F. S. WINTER: Polydirectional body section roentgenography. Amer. J. Roentgenol. 89, 1179—1193 (1963).

LODIN, H.: The value of tomography in examination of the intrapulmonary bronchi. Acta radiol. Suppl. 101, 1953.

LOISANCE, Y.: La tomographie simultanée selon la méthode de Manoël de Abreu. J. Radiol. Électrol. 31, 371 (1950).

LÜBKER, H.: Zur Technik der Schichtaufnahmen des Bronchialbaumes. Röntgen-Bl. 11, 281 (1958).

LYSHOLM, E.: A fluorescent screen laminagraph. Acta radiol. (Stockh.) 25, 649 (1944).

MACARINI, N.: Nuovo metodo di localizzazione dello strato fisso in stratigrafia unidirezionale. Radiol. med. (Torino) 39, 470—476 (1953).

— La stratigrafia in rilievo nello studio della patologia polmonare. Inform. med. (Genova) 10, 103—111 (1955).

MACARINI, N.: Note riassuntive sulla stratichimografia. Nunt. radiol. (Roma) 25, 549 (1959).

—, e L. OLIVA: La diagnosi radiologica delle affezioni pancreatiche mediante la tecnica di visualizzazione diretta (insufflazione gastrica e retroperitoneale e stratigrafia. Accad. med. 67, 352—359 (1952).

— — La pneumostratipancreatografia. Turin: Ed. Minerva Med. 1955.

— — Neue Wege der Pankreasdarstellung. Fortschr. Röntgenstr. 86, 55 (1957).

MACGREGOR, W. G., u. R. OLIVER: Hysterosalpingography: to screen or not to screen. Lancet 263, 563 (1952).

MACH, E.: Über die Wirkung der räumlichen Vertheilung des Lichtreizes auf die Netzhaut. S.-B. Akad. Wiss. Wien, math.-nat. Kl. 52, 303 (1865).

— Über die physiologische Wirkung räumlich vertheilter Lichtreize. S.-B. Akad. Wiss. Wien, math.-nat. Kl. 54, 393 (1866).

MALVOISIN, J.: Abaques pour le calcul de l'épaisseur des plans de coupe obtenus avec différents appareils de stratigraphie. J. Radiol. Électrol. 34, 71—73 (1953).

— Perfectionnements apportés à l'orthoplanigraphie. J. Radiol. Électrol. 36, 87—98 (1955).

MARCHAND, J. H.: Réflexions sur la tomographie. J. Radiol. Électrol. 32, 639—645 (1951).

—, et A. DJIAN: Réflexions sur la tomographie. Données expérimentales et agrandissement radiographique en tomographie. J. Radiol. Électrol. 32, 766—772 (1951).

MARK, G.: Die Methode der schrägen Tomographie und ihre Bedeutung für die Lagebestimmung von Lungenprozessen. Fortschr. Röntgenstr. 79, 567—581 (1953).

MARQUARDT, S.: Principles of simultaneous tomography. Pediatrics 14, 666 (1954).

— Prinzipien der Simultantomographie. Fortschr. Röntgenstr. 82, 94 (1955).

MARSTRANDER, F.: Fundamental problems in connection with image formation in tomography. Acta radiol. (Stockh.), Suppl. 116, 208 (1954).

MASSIOT, J.: Essais d'un apparail pour radiographie analytique. Bull. Soc. Radiol. méd. France 23, 395—398 (1935).

— Étude comparative des méthodes de radiographie analytique. Bull. Soc. Radiol. méd. France 24, 394—402 (1936).

— Comparaison entre les différentes méthodes d'analyse par plans successifs. Bull. Soc. Radiol. méd. France 25, 562—566 (1937).

— Présentation du biotome du docteur Bocage et du planigraphe du docteur Ziedses des Plantes. Bull. Soc. Radiol. méd. France 26, 520—523 (1938).

— Sur l'effect des differentes trajectoires utilisées en tomographie, Planigraphie et stratigraphie. Bull. Soc. Radiol. méd. France 26, 303—313 (1938).

MASY, S.: Une méthode simple d'examen en coupe de l'organisme. J. belge Radiol. 29, 142—146 (1940).

MATTSSON, O.: Aspects of the interpretation of contrast and detail in radiographs. Acta radiol. (Stockh.) 38, 477 (1952).

MAYNEORD, W. V.: Energy absorption. III. The mathematical theory of integral dose and its application in pratice. Brit. J. Radiol. 13, 235 (1940); 17, 359 (1944).

McDOUGALL, J. B.: The use of tomograph. Tubercle (Edinb.) 19, 2 (1937).

—, and J. H. CRAWFORD: Tomography. With special reference to its value in the diagnosis of pulmonary lesions. Amer. Rev. Tuberc. 36, 163—190 (1937).

— — Tomographie. Röntgenpraxis 10, 281 (1938).

— — Further experiences with tomography in pulmonary tuberculosis. Brit. med. J. 1938 II, No 4058, 782—783 (1938).

— E. W. TWINING, C. COLYER, P. ELLMAN, and C. SHANKS. Discussion on the clinical value of the tomograph. Proc. roy. Soc. Med. 31, 379—396 (1938).

MEILER, J.: Die Unschärfe von Verstärkerfolien. Fortschr. Röntgenstr. 80, 749 (1954).

— Die Zusammensetzung der verschiedenen Unschärfefaktoren zur Gesamtunschärfe im Röntgenbild. Fortschr. Röntgenstr. 82, 107 (1955).

— Einfluß der Brennfleckgröße und der Verstärkerfolie auf die Bildgüte einer Röntgenaufnahme. Fortschr. Röntgenstr. 83, 251—264 (1955).

— Über die Bildunschärfe bei der Lungenaufnahme. Röntgen-Bl. 16, 161 (1963).

MEYER, A.: De la formation de l'image en tomographie. Le phénomen de non-additivité. J. Radiol. Électrol. 41, 148 (1960).

MICHAL, V., u. M. SVOBODA: Die Dosisverteilung bei linearer Tomographie. Radiol. diagn. (Berl.) 3, 231 (1962).

MIYATI, S.: Über die Tiefenröntgenographie. 3. Mitt. Beitrag zur Forschung der Störschattenverwischung. Nippon Acta radiol. 1, 37—101 (1940).

MOORE, S.: Body-section röntgenography with the laminagraph. Amer. J. Roentgenol. 39, 514—522 (1938).

— Body-section radiography with the laminagraph in pulmonary disease. Amer. Rev. Tuberc. 38, 538—556 (1938).

— Body-section radiography. (Tomography). Radiology 33, 605—614 (1939).

— Body section radiography. In: ROSS-GOLDEN, Diagnostic roentgenology, vol. II, p. 1123. New York: Nelson & Sons 1947.

MORELLI, A. C.: Tomografia extrarapida para el examen del aparato circulatorio. Rev. argent. Cardiol. 7, 217 (1940).

MORGAN, R. H.: The control of diagnostic quality in roentgenograms of the chest. Amer. J. Roentgenol. 50, 149—161 (1943).

MUNTEAN, E.: Differentialdiagnose der tomographisch dargestellten pathologischen Hohlraumbildungen der Lungen. Röntgenpraxis 17, 80—90 (1948).

OLIETI BENIMELI, F., u. F. WACHSMANN: Relief-Schichtaufnahmen. Fortschr. Röntgenstr. 79, 125—126 (1953).

Oliva, L.: Le possibilità della stratigrafia assiale trasversa a giro parziale. Radiol. med. (Torino) 37, 433—445 (1951).
— La teoria della stratigrafia. In: Trattato di stratigrafia, p. 18, edit. di A. Vallebona. Milano: Vallardi 1952.
— Studio teoretico dell stratigrafia selettiva e della stratigrafia in rilievo. Inform. med. (Genova) 10, 27—48 (1955).
— Nuova soluzione tecnica per stratigrafia pluridirezionale. Stratigrafia 2, 109 (1957).
— Riproduzioni radiografiche con immagini di pseudorilievo, stereoradiografia in rilievo. Radiologia (Roma) 14, 71—82 (1958).
— Schichtdicke und Belichtungszeit in der Stratigraphie. Röntgen-Bl. 12, 209 (1959).
— Stratigrafia multipla simultanea con pellicole ravvicinate. Nuova modalità tecnica. Radiol. prat. (Palermo) 9, 226 (1959).
— La tomographie dans l'établissement du plan d'irridation. Ann. Radiol. 6, 525 (1963).
—, e N. Macarini: Dimostrazione radiologica diretta del pancreas patologico mediante la stratigrafia e la insufflazione retroperitoneale e gastrica. Radiologia (Roma) 8, 207—226 (1952).
—, e F. Perassi: Difficoltà interpretative sulla diagnostica normale e patologica del reni e surreni dopo insufflazione retroperitoneale. Arch. Radiol. (Napoli) 29, 96—104 (1954).
Ott, P.: Die gegenwärtige Leistungsfähigkeit der Körperschichtdarstellung. Fortschr. Röntgenstr. 52, Kongr.-H., 40—43, 46—50 (1935).
— Die Verfahren der Körperschichtdarstellungen und ihr praktischer Wert in der Röntgendiagnostik. Wien. med. Wschr. 88, 841—842 (1938).
Paatero, Y. V.: A new tomographical method for radiographing curved outer surfaces. Acta radiol. (Stockh.) 32, 117—184 (1949).
— Photo-pantomography. Suom. Hammastääk. Toim. 48, Suppl. I., 21—27 (1952).
— Stereoscopic roentgenograms with a single exposure (a new adaption of pantomography, primary report). Suom. Hammastääk. Toim. 49, 239—247 (1953).
— Theoretico-experimental study on the origin of the stereoscopic effect in pantomography. Suom. Hammastääk. Toim. 50, 193—204 (1954).
— Pantomography in theory and use. Acta radiol. (Stockh.) 41, 321—335 (1954).
—— Die Anwendung der Pantomographie für klinische Untersuchungen. Fortschr. Röntgenstr. 82, 525 (1955).
— The principles of the construction and function of the stereo-pantomograph. Acta radiol. (Stockh.) 43, 113 (1955).
— On the pantomography of straight layers. Suom. Hammastääk. Toim. 52, 84 (1956).
— Pantomography in diagnostics of jaw-fractures. Odontol T. 64, 30—34 (1956).
— Protection of the patient from unnecessary radiation in pantomography. Suom. Hammastääk. Toim. 53, 199—204 (1957).

Paatero, Y. V.: Pantomography of spherical layers. Acta radiol. (Stockh.) 48, 181—187 (1957).
— Pantomography of flat layers. Acta odont. scand. 16, 89 (1958).
— Pendulous flat cassettes in pantomography. Acta radiol. (Stockh.) 49, 123—127 (1958).
— Orthoradical jaw pantomographie. Ann. Med. intern. Fenn. 48, Suppl. 28, 222—227 (1959).
— Stereoscopic orthopantomograms with a single exposure. Särt. Odontol. T. 68, 339 (1960).
— Klinische Orthopantomogramme. Quintess. zahnärztl. Lit. 12, 75 (1961).
Paleirac, L.: Il logetron in stratigrafia. Vortr. auf dem IV. Internat. Kurs für Stratigraphie in Genua 1959.
Palmieri, G. G.: Über meine Methode der plastischen Darstellung des Herzens am Lebenden (Radioplastik). Acta radiol. (Stockh.) 10, 127—166 (1929).
— Principi di una stratigrafia et ipsometria universale. Metodo radiografico per l'analisi dei singoli strati e piani e per la localizzazione dei corpi estranei. Radiol. Fis. med. 3, 45—52 (1936).
Passeri, A.: Logetron e tomografia. Atti V. Internat. Kurs über Tomographie, S. 134. Turin: Minerva Medica 1963.
—, e R. Ghislanzoni: Su alcune applicazioni pratiche della stratigrafia multipla simultanea. Radiologia (Roma) 10, 651—664 (1954).
Pélissier, G.: Réglette tomographique. J. Radiol. Électrol. 11/12, 695 (1949).
Pélissier, M., M. Godlewski, O. Barjon, G. Radier, I. Heller e M. Vialla: La tomographie simultanée. — Principes et techniques. J. Radiol. Électrol. 37, 583—585 (1956).
Perussia, A.: Proposta e basi teoriche di un nuovo metodo stratigrafico. Radiol. med. (Torino) 30, 115—124 (1943).
— Elementi geometrici e fisici nella formazione dell'immagine stratigrafica. Radiol. med. (Torino) 46, 1009 (1960).
Petri, E. C.: Röntgenfilm mit verbesserter Zeichenschärfe. Radiol. diagn. (Berl.) 1, 322 (1960).
Piazza, A.: Elementi differenziali fra la stratigrafia in rilievo e la stereostratigrafia. Inform. med. (Genova) 10, 71—79 (1955).
—, e D. Fierro: Nuovo metodo per l'esatta determinazione dello strato fisso in stratigrafia assiale trasversa. Inform. med. (Genova) 10, 418 (1955).
Pierquin, B.: La tomographie transversale: technique de routine en radiothérapie. J. Radiol. Électrol. 42, 131 (1961).
Pignataro, E.: Schichtaufnahmen mit dicker und dünner Schicht bei vielfacher Strahlenrichtungsänderung. Fortschr. Röntgenstr. 94, 261—270 (1961).
Pignorini, L.: Le possibilità della tecnica stratigrafica nello studio delle stenosi bronchiali neoplastiche e non neoplastiche. Riv. Tuberc. 1, 83 (1953).
— L'indagine stratigrafica nello studio delle stenosi bronchiali e delle sindromi parenchimali associate. Riv. Tuberc. 4, 3 (1956).

PLAATS, G. J. VAN DER: Über die sog. Planigraphie mit Röntgenstrahlen. Ned. T. Geneesk. **76**, 1081—1085 (1932).
— Prinzipien, Technik und medizinische Anwendung der radiologischen Vergrößerungstechnik. Fortschr. Röntgenstr. **77**, 605—610 (1952).
— X-ray enlargement technique. J. belge Radiol. **32**, 89 (1950).
PÖSCHL, M.: Untersuchungen über das tomographische Bild. 1. Teil: Tomographie des Schädels. Fortschr. Röntgenstr. **62**, 33—57 (1940).
— Kernschattenbildung am Schichtbild des Schädels. Fortschr. Röntgenstr. **68**, 90—95 (1943).
— Der tomographische Querschnitt durch das Felsenbein. Fortschr. Röntgenstr. **68**, 174—179 (1943).
— Röntgenschichtbild und Röntgenphotogrammetrie. Fortschr. Röntgenstr. **74**, 713 (1951).
POHL, E.: Verfahren und Vorrichtung zur röntgenographischen Wiedergabe eines Körperschnittes und Ausschluß der davor und dahinter liegenden Teile. Dtsch. Patentschr. 544200 (1927).
— Vorrichtung zur röntgenographischen Wiedergabe und Schirmbeobachtung eines Körperabschnittes unter Ausschluß der davor oder dahinter liegenden Teile. Dtsch. Patentschr. 551958 (1930).
POITTEVIN: Zit. nach GRIESBACH u. KEMPER.
POLLAK, B.: Experiences with planography. Dis. Chest **24**, 663—669 (1953).
POMPILI, G.: Teoria e tecnica della stratigrafia multipla simultanea. Radiol. med. (Torino) **45**, 372 (1959).
PONTHUS, P.: L'examen radioscopique en coupe de l'organisme. Sa valeur. Sa réalisation pratique. Bull. Soc. Radiol. méd. France **28**, 603—608 (1937).
— Conditions préables de l'examen radioscopique «en coupe» de l'organisme. Bull. Soc. Radiol. méd. France **25**, 662 (1937).
—, et J. MALVOISIN: Principe d'une méthode d'examen radioscopique «en coupe» de l'organisme. J. Radiol. Électrol. **21**, 337—343 (1937).
— — Utilité de l'examen radioscopique «en coupe» de l'organisme. Appareil schematique montrant la possibilité de cet examen. Bull. Soc. Radiol. méd. France **25**, 393—397 (1937).
POPPE, H., PH. LAUWERS u. I. LOHSTÖTTER: Technik der Röntgendiagnostik. Stuttgart: Georg Thieme 1961.
PORCHER, P.: Sur quelques perfectionnements techniques en radiologie digestive: tomographie des parois gastriques en double contraste gazeux. Acta gastro-ent. belg. **16**, 15—18 (1953).
PORTES, F., et M. CHAUSSÉ: Procédé pour la mise au point radiologique sur un plan sécant d'un solide, ainsi que pour la concentration sur une zone déterminée d'une action radiotherapeutique maximum et dispositifs permettant la réalisation. Franz. Patentschr. Nr. 541941 (1922).

POULHÈS, J., et H. THIBAIRENQ: La tomographie du thorax normal. Paris: Librairie Maloinie 1951.
PRÉVÔT, R.: Zur Kritik der Tomographie der Lungen. Med. Welt **1939**, 1390—1391.
PÜTZ, CHR.: Der Multiplanigraph, ein vielseitiges Röntgengerät für Schicht- und Raster-Aufnahmen. Röntgenpraxis **16**, 54 (1963).
RAAB, L.: Siemens-Patentschrift. Gerät zum Herstellen von Körperschichtbildern mittels Röntgenstrahlen. Dtsch. Patentschr. 682584 (1937).
RATJEN, E.: Remarques techniques sur le Polytome. 1. La capacité de charge de l'ampoule. 2. La précision necessaire dans la technique à coupes prochaines. 3. Le diaphragm près de foyer. Vortr. Tagg. der Pariser Röntgenges. 1962.
RAUH, G.: Die Theorie der Röntgen-Tomographie. Wiss. Z. Martin-Luther Univ. Halle-Wittenberg, Math.-nat. Kl. **10** (I), 21 (1961).
— Die konforme Abbildung bei der Röntgen-Tomographie und ihre Bedeutung für konstruktive Ausführungen. Radiol. diagn. (Berl.) **2**, 251 (1962).
REGIBUS, A. DE, e G. ZURLI: Un modernissimo apparecchio per stratigrafia (assiale trasversa, commune frontale, sagittale, obliqua). Radiol. med. (Torino) **36**, 222 (1950).
REISS, K. H.: Die physikalischen Grenzen der Beseitigung von Röntgenstreustrahlen durch Rasterblenden. Z. angew. Phys. **11**, 184 (1959).
— Scattered radiation and characteristic film curve. Radiology. **80**, 663 (1963).
DI RIENZO, S., u. A. BOHER: Vergleich zwischen der Tomographie (mit einfachster Apparatur) und der Röntgenographie der Serienschnitte am menschlichen Schädel. Röntgenpraxis **11**, 422—427 (1939).
— — Betrachtungen über die Bildschärfe bei Schichtaufnahmen. Röntgenpraxis **12**, 12—21 (1940).
ROBIN, P. A.: A simple apparatus for body section radiography. Milit. Surg. **96**, 273 (1945).
ROCHER, G., et M. FLEURY: Possibilités techniques actuelles des hauts voltages en radiotomographie pulmonaire. J. Radiol. Électrol. **44**, 205 (1963).
RÖHLER, R.: Möglichkeiten zur Beschreibung der Abbildungseigenschaften einiger nichtlinearer Systeme. Optik **22**, 174 (1965).
— Physiologische Probleme der Betrachtung des Röntgenbildes. Röntgen-Bl. (im Druck).
ROLLANDI, A.: Possibilità pratiche della stratigrafia selettiva. Inform. med. (Genova) **10**, 20 (1955).
—, e T. VALPREDA: La stratigrafia multipla simultanea. Acad. med. **70** (1955).
RONNEAUX, G.: La radiophotographie de Manoel de Abreu. Son application à la stratigraphie pulmonaire. Bull. Acad. Méd. (Paris) **121**, 136—142 (1939).
— La photographie de l'écran radioscopique appliquée à la stratigraphie pulmonaire. Bull. Soc. méd. Hôp. Paris **55**, 86—89 (1939).

Rossi, F., A. Vallebona, S. Capurro, G. San-quirico e L. Oliva: Saggi di anatomia umana topografica a strati per una più agevole interpretazione degli stratigrammi. Radiologia (Roma) 9, 727—738 (1953).

Roswit, B., and S. M. Unger: Tumor localization with transverse tomography: Diagnostic and therapeutic applications. Radiology 74, 705 (1960).

— — J. Stein, S. Malsky, and C. Reid: Transverse lamigraphy: The third dimension in body section roentgenography: Applications in radiation therapy. Amer. J. Roentgenol. 81, 130 (1959).

Rubin, W.: Das Tomometer, ein Zusatzgerät zum Tomographen. Schweiz. med. Wschr. 82, 39—40 (1952).

Ruin, R.: Stéréo-stratigraphie. J. Radiol. Électrol. 38, 574—575 (1957).

Sans, R.: Le polytome. Techn. Hôp. 8, 35 (1953).

—, et J. Porcher: Polytome. J. Radiol. Électrol. 31, 300 (1950).

Sansone, G.: La insufflazione retroperitoneale come mezzo di indagine radiologica nel bambino. Tecnica e risultati. Minerva med. (Torino) 43, 705 (1952).

— N. Macarini e G. Corradi: Studio stratigrafico tridimensionale della vesica dopo insufflazione extraperitoneale. Minerva pediat. 3, 365 (1951).

— — e L. Oliva: La visualizzazione del pancreas nel bambino per mezzo della stratigrafia e della insufflazione retroperitoneale. Minerva pediat. 3, 343—358 (1951).

Saupe, E., u. W. Teschendorf: Die Röntgenbildanalyse. Stuttgart: Georg Thieme 1956.

Schanen, A.: Das transversale Schichtverfahren in der Lungen- und Herzdiagnostik mit vergleichenden Studien der Angiokardiographie. Beitr. Klin. Tuberk. 117, 111 (1957).

— Das transversale Schichtverfahren im Odelca-Mittelformat. Fortschr. Röntgenstr. 86, 378—381 (1957).

Schatzki, R.: Plastische größen- und lagewahre Darstellung des Herzens. Fortschr. Röntgenstr. 37, 6 (1928).

Schinz-Baensch-Friedl-Uehlinger: Lehrbuch der Röntgendiagnostik. Stuttgart: Georg Thieme 1952.

Schirosa, G., e A. Tedeschi: Il pneumomediastino. Rom: Società Editrice Universo 1958.

Schlecht, L., u. W. Seelentag: Zur Eignung des Tomogramms bei der Luftpyelographie zur Darstellung schattengebender Konkremente resp. des Nierenbeckens bei Gasüberlagerung. Fortschr. Röntgenstr. 71, 605—606 (1949).

Schober, H.: Die Abhängigkeit der Durchschnittsschwärzung bei Röntgenbildern vom gewählten Format und von der gestellten Aufgabe. Vortr. IX. Internat. Congr. f. Radiologie 1959.

—, u. M. Höfert: Die Anwendbarkeit der in der Optik gebräuchlichen Kontrastübertragungs- und Informationstheorie auf die Abbildung

mit Röntgenstrahlen. Acta radiol. diagn. 1, 1179 (1963).

Schober, H., u. C. Klett: Phantomuntersuchungen über den Einfluß der Bildbetrachtungsmethodik auf die Erkennbarkeit von Details in der Röntgenaufnahme. Röntgen-Bl. 5, 270 (1952).

Schorr, H.: Über die Möglichkeit der Kombination des Schichtbildverfahrens mit der Kymographie. Fortschr. Röntgenstr. 60, 68—74 (1939).

Schott, O.: Bildqualität und Strahlendosisprobleme in der Röntgendiagnostik. Röntgen-Bl. 14, 38 (1961).

— Bildqualität und Strahlendosisprobleme beim Röntgenfernsehen. Röntgen-Bl. 15, 181 (1962).

— Die Modulationsübertragungsfunktion in der Röntgenologie. In: Bildgüte in der Radiologie, herausgeg. v. F. E. Stieve. Stuttgart: Gustav Fischer 1966.

Schrems, H.: Röntgenschichtuntersuchung der Gallenblase. Fortschr. Röntgenstr. 77, 322 (1952).

Schröder, H., u. Th. Lohmann: Ein neues Schirmbild-Kombinationsgerät. Röntgen-Bl. 8, 380 (1955).

Schütz, W.: Röntgenschichtaufnahme des normalen Warzenfortsatzes und der Felsenbeinpyramide. Z. Hals-, Nas.- u. Ohrenheilk. 43, 435—443 (1938).

Scoville, W. B., and G. Danelius: Simple and inexpensive laminagraph for use in neurosurgery. J. Neurosurg. 5, 101 (1948).

Seelentag, W.: Eine Methode zur genauen Bestimmung der erforderlichen Schnitthöhe bei Schichtaufnahmen scharf konturierter Objekte. Fortschr. Röntgenstr. 73, 492—500 (1950).

— D. v. Arnim, E. Klotz u. J. Numberger: Zur Frage der genetischen Belastung der Bevölkerung durch die Anwendung ionisierender Strahlen in der Medizin. II. Teil: Messungen über die bei röntgendiagnostischen Untersuchungen an die Gonaden gelangenden Dosen. Strahlentherapie 105, 169 (1958).

—, u. E. Klotz: Die Streustrahlung im Körper bei Strahlenqualitäten von 50 bis 200 kV. Erzeugerspannung. Strahlentherapie 108, 112—116 (1959).

— E. Seelentag-Lupp u. E. Klotz: Zur Frage der genetischen Belastung der Bevölkerung durch die Anwendung ionisierender Strahlen in der Medizin. V. Werte und Schwankungsbreiten von Untersuchungsfrequenzen und gemessenen Dosen in zehn großen und kleinen Krankenhäusern und in der freien röntgenologischen Praxis. Strahlentherapie 111, 435 (1960).

Sennot, W. M., and H. E. Worrell: Multifilm cassette for use in laminography. Amer. J. Roentgenol. 70, 141—142 (1953).

Serio, N. de: Ricerche di stratigrafia analitica delle fosse nasali e dei seni etmoidosfenoidali. Arch. Radiol. (Napoli) 2, 227—247 (1953).

— Valore e limiti dell'esame radiografico standard e stratigrafico nella diagnostica del canale carotideo della piramide temporale. Radiol. med. (Torino) 41, 981 (1955).

SEYSS, R.: Schichtaufnahmen der Extremitäten mittels Feinstfokus bei entzündlichen Knochenerkrankungen. Arch. orthop. Unfall-Chir. 46, 251—254 (1954).

— Zur Technik von schrägen Schichtaufnahmen. Röntgen-Bl. 9, 191—193 (1956).

SHEN, E. M. J.: Untersuchungen über den Anteil der Röntgenschichtdarstellung an der Strahlenbelastung der Bevölkerung durch röntgendiagnostische Maßnahmen. Inaug.-Diss. München 1960.

SHINOZAKI, T.: Theoreticals of rotation kymography. Studies on rotation radiography. 11th Report. Nippon Acta radiol. 15, H. 2 (1955).

— Rotation kymography on normal adults. Studies on rotation radiography. 12th Report. Nippon Acta radiol. 15, H. 2, (1955).

SMERINICH, G.: Sulla utilità di strato a piccolo spessore in tomografia. Radiol. med. (Torino) 41, 45—48 (1955).

SOILA, P.: Pantomography of deep layers. Acta radiol. (Stockh.) 45, 377 (1956).

—, and Y.V. PAATERO: Some aspects of pantomography of the mandible. Acta radiol. (Stockh.) 44 (1), 21 (1955).

SOILA, W., and Y. V. PAATERO: Clinical pantomography of the jaws. Radiology 66, 818 (1956).

SOMMER, F., u. TH. LAUBENBERGER: Die geneigte Sagittalschichtuntersuchung des Thorax. Fortschr. Röntgenstr. 101 (1), 85—89 (1964).

SORRENTINO, J., and R. YALOW: A nomogram for dose determinations in diagnostic roentgenology. Radiology 50, 748—753 (1950).

SPIEGLER, G.: Wie sollen Röntgenaufnahmen betrachtet werden? Fortschr. Röntgenstr. 56, 662 (1937).

— Auf dem Weg zu einer Methodik der richtigen Bildbetrachtung von Röntgenfilmen. Fortschr. Röntgenstr. 49, 57 (1934).

— Schärfe und Auflösungsvermögen im Röntgenbild — alte Vorstellungen neu betrachtet. Röntgen-Bl. 7, 386 (1954).

— Physikalische Grundlagen der Röntgendiagnostik. Stuttgart: Georg Thieme 1957.

— Quantitative Bedeutung des Röntgen-Schattens. Z. angew. Phys. 11, 65—68 (1959).

— Subtraction and harmonizing — two types of the x-ray image. Brit. J. Radiol. 35, 574 (1962).

— Bildgüte und Dosis in der Röntgenologie. In: Bildgüte in der Radiologie, herausgeg. v. F. E. STIEVE. Stuttgart: Gustav Fischer 1966.

—, u. K. JURIS: Große Kontraste und Sichtgüte. Fortschr. Röntgenstr. 53, 678 (1936).

—, u. B. E. KEANE: Hart- und Weichsubstanz in Knochen und die Absorption in beiden. Fortschr. Röntgenstr. 94, 662 (1961).

— — Image contrast and radiation protection: a figur of merit, part I — narrow beams; part II — wide beams. Brit. J. Radiol. 38, 771, 871 (1965).

STÄHLI, G.: Untersuchungen über die Integraldosis bei Röntgenschichtaufnahmen. Inaug.-Diss. München 1964.

STANFORD, R. W.: The use of cones and filters to reduce patient dosage in diagnostic radiology. Brit. J. Radiol. 30, 497 (1957).

STECHER, W.: Verschiedene Bezeichnungen für gleiche Durchleuchtungs- und Aufnahmepositionen des Rumpfes. Fortschr. Röntgenstr. 90, 499 (1959).

STEINBERG, J., and V. F. MARSHALL: Intravenous abdominal aortography in urologic diagnosis. J. Urol. (Baltimore) 86, 456 (1961).

STEVENSON, J. J.: Horizontal body section radiography. Brit. J. Radiol. 23, 319 (1950).

STIEVE, F. E.: Über Indikation und Leistung des Röntgenschichtverfahrens. Dtsch. med. Wschr. 77, 129 (1952).

— Röntgenanatomische Studien zum normalen Schichtbild des Thorax und seiner Organe. Habil.-Schr. München 1953.

— Theoretische Überlegungen und praktische Winke zum Röntgenschichtverfahren. Röntgen-Bl. 7, 129—140, 187—192 (1954).

— Vergleichende Untersuchungen über die Leistungsfähigkeit verschiedener Verwischungsarten beim normalen Schichtverfahren. Vortrag auf dem III. Internat. Kurs für Stratigraphie in Genua vom 3.—12. 10. 1955. Inform. med. (Genova) 10, 404 (1955).

— Untersuchungen über das Wirkungsprinzip von Belichtungsautomaten für Röntgenaufnahmen. Fortschr. Röntgenstr. 85, 491 (1956).

— La technique de radiographie en coupe et les divers modes d'effacement. J. Radiol. Électrol. 38, 49—61 (1957).

— Untersuchungen über Lage und Darstellbarkeit der Mediastinalgrenzen im Röntgenbild. Fortschr. Röntgenstr. 89, 499—517 (1958).

— Untersuchungen über das Zustandekommen der Überstrahlung in den randnahen Abschnitten von Röntgenaufnahmen. Fortschr. Röntgenstr. 90, 126 (1959).

— Untersuchungen über die Topographie der Mediastinalorgane im Röntgenschichtbild. Ann. Med. intern. Fenn. 48, 252 (1959).

— Radiation exposure in body-section radiography. Acta radiol. (Stockh.) 55, 465 (1961).

— Über die Schärfefaktoren im Röntgenschichtbild. Roentgen-Europ 1, 83 (1961).

— Apparative Ausrüstung zur mehrdimensionalen Tomographie. Röntgen-Bl. 17, 369—400 (1964).

— Kontrast und Schärfe im Röntgenbild der Lunge. In: Bildgüte in der Radiologie, herausgeg. von F. E. STIEVE. Stuttgart: Gustav Fischer 1966.

STREIL, W.: Stellungnahme zum Vorschlag für eine internationale Bezeichnung der Aufnahme- und Durchleuchtungspositionen des Rumpfes von STECHER. Fortschr. Röntgenstr. 89, 369 (1958).

STROHM, CH., F. BUCHMANN u. S. SCHENDEL: Der Einfluß der Einblendung auf die Detailerkennbarkeit im Schichtbild. Röntgen-Bl. 17, 442 (1964).

Surmont, J., P. Markovits et J. P. Desprez-Curely: Étude tomographique frontale inclinée de l'arbre trachéobronchique dans les affections broncho-médiastinales: résultats portant sur 498 observations. J. Radiol. Électrol. **43**, 80 (1962).

Swart, B.: De la qualité et des renseignements donnés pars les clichés tomographiques dans les divers types de balayage. Roentgen-Europ **2**, 13—30 (1961).

Swatschek, F.: Das Kippaufnahmeverfahren, eine einfache Methode der röntgenologischen Untersuchung der Thoraxorgane. Fortschr. Röntgenstr. **65**, 151, 223, 297 (1942).

Taillard, P.: Schichtaufnahmen mit einem Behelfsgerät. Rev. méd. franç. Extr. Orient **17**, 912 (1939).

Takahashi, S.: Study of the technique of the radiographic delineation of the cross section of the body (Study on Rotatography and Crossgraphy). 4th Report. Tohoku J. exp. Med. **54**, 1 (1941).

— Rotation kymography. Nippon Acta radiol. **9**, 1 (1948).

— A method to take radiograms of the trans-section of the body at any inclination and curvature. Tohoku J. exp. Med. **52** (1), 38 (1950).

— Theory of blurring of x-ray images and occurence of obstructive shadows in rotatory cross section radiography. Tohoku J. exp. Med. **58**, 63—68 (1953).

— Axial transverse stratigraphy in Japan. Stratigrafia **2**, 315—320 (1958).

— Conformation radiotherapy. Rotation techniques as applied to radiography and radiotherapy of cancer. Acta radiol. (Stockh.) Suppl. **242** (1965).

—, and M. Imaoka: Theoretical study on the rotation sighting radiography. (Studies on rotation radiography.) 3rd Report. Nippon Acta radiol. **10**, 2 (1950).

— — and T. Shinozaki: Rotary crossgraphy (study on rotatography). 4th report. Tohoku J. exp. Med. **54** (1), 59—66 (1951).

—, u. T. Kitabatake: Über einen Versuch zum ständigen Kontrollieren des Krankheitsherdes bei der Rotationsbestrahlung mit Hilfe des Princips der transversalen Schichtaufnahme. Nagoya J. med. Sci. **17**, 461 (1954).

— — K. Morita, S. Okajima u. H. Iida: Methoden zur besseren Anpassung der Dosisverteilung an tiefliegende Krankheitsherde bei der Bewegungsbestrahlung. Strahlentherapie **115**, 478 (1961).

—, u. Y. Kubota: Ein Versuch der kontinuierlichen Kreuzaufnahme. Eine Methode, die Querschnittfläche aufzunehmen, ohne das Prinzip der Tomographie anzuwenden. Studien über die Rotatographie. 10. Bericht. Fortschr. Röntgenstr. **77**, 736—741 (1952).

— — u. M. Yoshida: Über die Vergrößerung des Querschnittbildes des Körpers mittels Röntgenstrahlen. Ein Versuch zur diskontinuierlichen Aufnahme. Studien über Rotato-

graphie. 12. Bericht. Fortschr. Röntgenstr. **80**, 387—392 (1954).

Takahashi, S., and T. Matsuda: Axial transverse laminagraphy applied to rotational therapy. Radiology **74**, 1 (1960).

—, and T. Shinozaki: Solidography of the heart. Acta radiol. (Stockh.) **41**, 435—440 (1954).

Tempini, G. B., et C. Pazienza: L'esame stratigrafico del torace secondo piani obliqui rispetto ai piani frontali. Radiol. med. (Torino) **39** (1), 36—48 (1953).

Terrier, J.: Un nouveau tomographe. J. Radiol. Électrol. **32** (1/2), 62—64 (1951).

Teschendorf, W.: Schnittbild und Raumbild der Lunge. Dtsch. med. Wschr. **62**, 1071—1475 (1937).

— Wann kann die Schichtaufnahme die übliche Röntgenaufnahme ersetzen? Münch. med. Wschr. **85**, 1170 (1938).

— Zur Bezeichnung von Schichtaufnahmen in drei Ebenen. Röntgen-Bl. **11**, 352 (1958).

— Fortschritte in der Diagnostik von Lungenerkrankungen durch Schichten in dreidimensionaler Aufnahmerichtung. Dtsch. med. Wschr. **84**, 1330 (1959).

— Förderung der Hilusdiagnostik durch gezielte Schichtaufnahmen in dreidimensionaler Richtung. Magy. Radiol. **13**, 202 (1961).

Thiel, et J. Massiot: Repérage de lésions pulmonaires et planigraphie. Arch. Élect. méd. **45**, 201—207 (1937).

Thurn, P., u. E. Bücheler: Die Nephrotomographie. Fortschr. Röntgenstr. **99**, 784 (1963).

Tillier, H.: Essai sur la tomographie des sphères. J. Radiol. Électrol. **27**, 561—567 (1946).

— A propos de la tomographie des sphères. J. Radiol. Électrol. **29**, 491—492 (1948).

—, et M. Odier: De l'interérêt de quelques données numérique en tomographie. Rapport d'agrandissement et indice balayage. J. Radiol. Électrol. **31**, 210—212 (1950).

—, et J. Porot: Application à la tomographie des lois générales de l'optique radiologique. J. Radiol. Électrol. **27**, 32 (1946).

Tobb: Le polytome de MM. Sans et Porcher. J. Radiol. Électrol. **31**, 300—302 (1950).

Toussaint, P.: Essais de tomographie. J. belge Radiol. **26**, 305 (1937).

— Essai de tomographie. Arch. méd. mil. **81**, 1 (1938).

Twining, E. W.: Tomography, by means of a simple attachment to the potter-bucky couch. Brit. J. Radiol. **10**, 332—347 (1937).

Vallebona, A.: Una modalità di tecnica per la dissociazione delle ombre applicata allo studio del cranio. Radiol. med. (Torino) **27**, 1090 (1930).

— Radiography with great enlargement (microradiography) and a technical method for the radiographic dissociation of the shadow. Radiology **17** (1931).

— Die Stratigraphie. Fortschr. Röntgenstr. **56**, Beih. 2, 34—35 (1937).

— Lo statu attuale della stratigrafia. Radiol. med. (Torino) **25**, 555 (1938).

VALLEBONA, A.: Nouvelle méthode roentgen-stratigraphique. Radiol. clin. (Basel) **16**, 279 (1947).
— L'esplorazione stratigrafica tridimensionale. Radiol. med. (Torino) **34**, 424 (1948).
— Prime ricerche su di un nuovo metodo radiografico: Stratigrafia assiale con radiazioni perpendicolari all'asse. Ann. Radiol. diagn. (Bologna) **20**, 57—64 (1948).
— Stratigraphie 1930 et Stratigraphie 1947. J. Radiol. Électrol. **30**, 308—309 (1949).
— Errori diagnostici corretti dalla stratigrafia. Errori stratigrafici. Radiol. med. (Torino) **35**, 829 (1949).
— La stratigraphie axiale transverse. Sc. med. ital. **1**, 152 (1950).
— La stratigrafia nelle sue origini e nei suoi attuali sviluppi. Minerva med. **41**, 35 (1950).
— Axial transverse laminagraphy. Radiology **55**, 271 (1950).
— La stratigraphie axiale transversale au point de vue pratique. J. Radiol. Électrol. **31**, 7—8 (1950).
— Errori ed insuccessi della stratigrafia. In: Trattato di stratigrafia, p. 313, edit. d. A. VALLEBONA. Milano: Vallardi 1952.
— Les derniers progrès et développements de la stratigraphie. J. Radiol. Électrol. **34**, 808—811 (1953).
— Récents progrès dans le domaine de la stratigraphie. Acta radiol. (Stockh.) Suppl. **116**, 175—183 (1954).
— Three dimensional stratigraphic examination. Axial transverse stratigraphy. Part I. Amer. J. Roentgenol. **74**, 769 (1955).
— Methoden und Hilfsmittel zur Lokalisation tiefliegender Tumoren mit besonderer Berücksichtigung der Bewegungsbestrahlung. Strahlentherapie **97**, 498 (1955).
— Three dimensional stratigraphic examination. Amer. J. Roentgenol. **74**, 769—776 (1955).
— Luci ed ombre della stratigrafia. Nunt. radiol. (Roma) **25**, 569 (1959).
— Les problèmes de la stratigraphie par rapport à son utilisation dans les différents domains du radiodiagnostic. Röntgen-Europ H. **4**, 17 (1962).
—, u. F. BISTOLFI: Über die verschiedenen technischen Lösungen der Stratigraphie. Fortschr. Röntgenstr. **52**, 607 (1935).
— G. GARDELLA, R. GHISLANZONI, N. MACARINI, L. OLIVA, A. PASSERI, A. PIAZZA, G. REGGIANI, A. ROLLANDI e G. SANQUIRICO: Stratigrafia selettiva e stratigrafia in rilievo. Als Sonderdruck herausgeg. v. A. VALLEBONA, Inform. med. (Genova) **10**, 2 (1955).
—, e G. ZURLI: Nuovo metodo di stratigrafia pluridirezionale per brevi tempi di esposizione. Sonderdruck Minvera med. (1962).
VALLET, P., et L. CHEVROT: Utilité du cliché test prétomographique. J. Radiol. Électrol. **33**, 439—440 (1952).
VAQUETTE, A.: Le diagnostic des petites cavernes par les tomographies en coupes minces et raprochées. Rev. Tuberc. **5**, 360—364 (1953).

VENIER, L.: Proiezioni poco comuni con lo stratigrafo unidirezionale (sistema GROSSMANN-CHAOUL). Radiol. med. (Torino) **35**, 994 (1950).
VIETEN, H.: Verfahren zum röntgenographischen Darstellen eines Körperschnittes. Dtsch. Patentschr. 672518 (1936).
— Verfahren und Apparatur zur Anfertigung von Schichtaufnahmen in beliebig gestellten und beliebig gestalteten Schichten. Patentanmeldung 54949 IX/30a v. 6. 5. 1936.
— Verfahren zur Herstellung von Körperschichtaufnahmen in beliebig gestellten und beliebig geschalteten Schichten. Fortschr. Röntgenstr. **62**, 322—325 (1940).
— Geometrische Betrachtungen zum Problem der Tomographie. Fortschr. Röntgenstr. **67**, 34—40 (1943).
— Untersuchungen über die darstellbare Schicht bei Anfertigung von Körperschichtaufnahmen mittels gegenläufiger Parallelverschiebung von Röhre und Bildschicht. Röntgenpraxis **17**, 50—60 (1948).
— Möglichkeiten der Röntgendarstellung isolierter Körperschichten. Dtsch. med. Rdsch. **3**, 383 (1949).
— Theoretische Grundlagen einer bisher nicht praktisch angewandten Methode zur Herstellung von Körperschichtaufnahmen. Fortschr. Röntgenstr. **71**, 487—496 (1949).
— Grundlagen und Möglichkeiten der Röntgendarstellung transversaler Körperschichten. Vortr. a. d. Sitzg der Köln-Bonner Röntgenvereinig. Okt. 1949. Ref. in Fortschr. Röntgenstr. **72**, 383 (1950).
— Grundlagen und Möglichkeiten der Röntgendarstellung von Querschnitten (Transversalschichten) langgestreckter Körper mittels kreisförmiger Verwischung der nicht abzubildenden Objektteile. Fortschr. Röntgenstr. **73**, 226—239 (1950).
— Der Einfluß des Abstandes zwischen Brennfleck und Röhrenmittelpunkt auf die Qualität des Röntgenschichtbildes. Röntgen-Bl. **5**, 11—20 (1952).
— Über die Abhängigkeit der dargestellten Objektschicht von der Form der strahlenempfindlichen Bildschicht bei Schirmbild-Schichtaufnahmen. Röntgen-Bl. **9**, 1—11, 4752 (1956).
— Über die Abhängigkeit der dargestellten Objektschicht von der Form der strahlenempfindlichen Bildschicht. Stratigrafia **2**, 2—8 (1957).
— Theorie und Technik der Schichtdarstellung. In: Das Röntgenschichtbild von A. GEBAUER, E. MUNTEAN, E. STUTZ und H. VIETEN. Stuttgart: Georg Thieme 1959.
VIGNOLINI, R.: Reperto stratigrafico trasverso toracico di difficile interpretazione. Radiol. med. (Torino) **35**, 831 (1949).
VIOLETTE, F.: Recherches expérimentales sur la radioscopie analytique. Le tomostat. Étude du mouvement multidirectional. Bull. Soc. Électr. France **48**, 142 (1939).
VISWANATHAN, R., and P. KESAVASVARNY: Simple method of tomography. Indian med. Gaz. **75**, 279 (1940).

VULPIAN, P. DE: Les diverses sortes de balayage en tomographie. J. Radiol. Électrol. **34**, 177—180 (1950).
— Considération sur la tomographie. J. Radiol. Électrol. **32**, 376 (1951).
— Tomographie transversale, tomographie oblique symétrique ou obliquée. Stéréotomographie. J. Radiol. Électrol. **33**, 272 (1952).
— Note di tecnica stratigrafica. Vortrag auf dem II. Internat. Kurs f. Tomographie in Genua 1952. Atti del Corso, p. 54 1952.
— À propos de la technique tomographique. J. belge Radiol. **35**, 176—189 (1952).
— Facilites nouvelles en tomographie. C. G. R. 3361 3 - 3 - LIV. Ed. Egler imp.-Asnieres - 8590.
— Les diverses sortes de balayage en tomographie. J. Radiol. Électrol. **34**, 177 (1953).
— Nouvelles notes techniques en tomographie transversale. J. Radiol. Électrol. **35**, 239 (1954).
— Réflexions sur l'usage des bras tomographiques. J. Radiol. Électrol. **35**, 267 (1954).
— Présentation d'un appareil de tomographie. J. Radiol. Électrol. **35**, 269 (1954).
— Unicité de la tomographie. Stratigrafia 1, 103 (1956).
— Unicité de la tomographie — Le centrage en tomographie. J. belge Radiol. **39**, 179—194 (1956).
— Nomenclature tomographique — Vérification des appareils — Limite de visibilité des détails étudiés — Choix de la technique. Atti V. Internat. Kurs über Tomographie, S. 117. Torino: Minerva Medica 1963.
WAARD, R. H. DE: On a fundamental property of planigraphic image formation. Acta radiol. (Stockh.) **19**, 465—479 (1938).
— Unklarheiten bei der planigraphischen Bildformung. Ned. T. Geneesk. **85**, 2015—2023 (1941).
— Over planigraphie mit weinig vervaging. Nederl. T. Geneesk. **90**, 1594 (1946).
— Over het mechanisme van de planigraphische afbeelding met röntgenstralen. Ned. T. Geneesk. **91**, 1661 (1947).
WACHSMANN, F.: Dosisbelastung des Patienten bei röntgenologischen Untersuchungen. Fortschr. Röntgenstr. **75**, 728 (1951).
WALTER, B.: Über einige besonders krasse Fälle der Machschen optischen Täuschung. Fortschr. Röntgenstr. **50**, 161 (1934).
WANGERMEZ, CH., MARTIN, BROUSSIN, DALGE, J. WANGERMEZ et BONJEAN: Sur quelques résultats de la tomographie à déplacement complexe. J. Méd. Bordeaux **132**, 695—699 (1955).
WATSON, W.: X-ray-apparatus. Brit. Patent vom 26. 12. 1937
— Differential radiography I., II., III. Radiography 5, 81—88 (1939); 6, 161—172 (1940); 9, 33 (1943).
— Simultaneous multisection radiography. Radiology 5, 669 (1949) und Radiography 17, 221 (1951).

WATSON, W.: Layer fluoroscopy. Radiography 19, 189 (1953).
— Some observations on stratigraphic technique. Stratigrafia 1, 208 (1956).
— Tomoscopy. Stratigrafia 2, 207—215 (1958).
WEBER, E., u. O. BREZINA: Experimentelle Bestimmungen der zulässigen Verschiebung eines Objekts während der Exposition und Methoden zur Bestimmung der notwendigen Expositionszeit und der Leistungsfähigkeit der Apparate und Röhren für eine Reihe von schwierigen röntgenographischen Aufgaben. Fortschr. Röntgenstr. **34**, 543 (1926).
WEDEKIND, TH., u. F. KEMPER: Ein neues Schichtgerät. Fortschr. Röntgenstr. **72**, 112 (1949).
— — Ein neuartiges Schichtgerät zur Lungendiagnostik. Tuberk.-Arzt 4, 526 (1950).
— — E. WETZELS u. E. NITSCHE: Dtsch. Patentschr. Nr. 872823 (1950).
—, u. E. WETZELS: Eine neue Methode zur Herstellung von Röntgenschichtaufnahmen. Schweiz. Z. Tuberk. 9, 129—135 (1952).
WEINBERGER, M.: Atlas der Radiographie der Brustorgane. Wien u. Leipzig: Engel 1902.
WELLS, A.: Axial transverse tomography. Radiography 30, 175 (1964).
WERNER, K., u. W. BADER: Über die röntgenologische Erfassung kleiner Knochendefekte durch direkte Röntgenvergrößerung und Vergrößerungstomographie. Fortschr. Röntgenstr. **80**, 87—90 (1954).
WESTRA, D.: Zonographie, die Tomographie mit sehr geringer Verwischung. Fortschr. Röntgenstr. **97**, 605 (1962).
WETZEL, A.: Nouveaux progrès en tomographie: Le «Pantomix» C. G. R. J. Radiol. Électrol. **37**, 89—94 (1956).
WETZELS, E., e E. NITSCHE: L'omolografia, un nuovo metodo per porre in evidenza strati corporei. G. ital. Tuberc. 6, 239—241 (1952).
WHEELER, D., and E. W. SPENCER: Simplified planigraphy. Radiology **34**, 499—502 (1940).
WIDENMANN, L.: Untersuchungen über die Abhängigkeit der Filmschwärzung mit handelsüblichen Verstärkerfolien von der Strahlenqualität. Fortschr. Röntgenstr. **87**, 386 (1957).
— Vergleichende Untersuchungen über Bildqualität und Dosisbedarf bei Simultan- und Einzelschichtaufnahmen. Fortschr. Röntgenstr. **89**, 613 (1958).
WILLNER, O.: On the thickness of the layer in rectilinear tomography. Acta radiol. (Stockh.) **46**, 511 (1956).
WILSEY, R. B.: The intensity of scattered X-rays in radiography. Amer. J. Roentgenol. 8, 328 (1921).
WORTH, G., u. E. SCHILLER: Die Pneumokoniosen. Köln: Staufenverlag 1954.
WÜST, K.: Untersuchungen über den Wert des Röntgenschichtverfahrens für die Diagnostik des Hals-, Nasen-, Ohrenarztes. Fortschr. Röntgenstr. **59**, 509 (1939).
YIANNAKOPOULOS, A.: Über die Unmöglichkeit einer Schichtdarstellung pathologischer Veränderungen anhand geometrischer Unter-

suchungen. Acta radiol. (Stockh.) **47**, 327—336 (1957).

ZAZULA, L.: Die Belastung des Patienten bei diagnostischen Röntgenuntersuchungen (Durchleuchtung und Aufnahmen). Inaug.-Diss. Erlangen 1949.

ZDANSKY, E.: Diagnostische Möglichkeiten der Tomographie. Wien. med. Wschr. **106**, 769 (1956).

ZIEDSES DES PLANTES, B. G. A.: En bijzondre methode voor het maken van röntgenphotos van schedel en wervelkolom. Ned. T. Geneesk. **75**, 5218—5222 (1931).

— Eenige nadere toe lichtingen tot de planigraphische methode in de roentgenologie. Ned. T. Geneesk. **76**, 2796—2799 (1932).

— Methode tot het verkrijgen van Röntgenbeeldern waarvan de scherpte zich tot één vlak beperkt. Ned. T. Geneesk. **76**, 424—426 (1932).

— Eine neue Methode zur Differenzierung in der Röntgenographie. (Planigraphie.) Acta radiol. (Stockh.) **13**, 182—191 (1932).

— Röntgenographische Darstellung von Schnittbildern am Lebenden (Vergaderingsverslag). Wien klin. Wschr. **46**, 927 (1933).

— Planigraphie. Fortschr. Röntgenstr. **47**, 407 (1933).

— Planigraphie. Une méthode permettant en radiographie d'obtenir une image nette de la section d'un object à un plan determiné. J. Radiol. Électrol. **18**, 73 (1934).

ZIEDSES DES PLANTES, B. G. A.: Een methode om bepaalde onderdeelen van het röntgenologisch te onderzoeken voorwerp afzonderlijk in beeld te brengen. Ned. T. Geneesk. **78**, 762 (1934).

— Subtraktion. Eine röntgenographische Methode zur separaten Abbildung bestimmter Teile des Objekts. Das Grundprinzip. Fortschr. Röntgenstr. **52**, 69 (1935).

— Ergänzende Bemerkungen über Planigraphie, Serieskopie, Subtraktion und ein viertes Verfahren. Fortschr. Röntgenstr. **58**, Kongreß-H., 129 (1938).

— Radiographie analytique (planigraphie, sérioscopie, subtraction, etc.). Massiot: Présentation de films planigraphiques. J. belge Radiol. **27**, 514 (1938).

— Examen au troisième et quartième ventricule au moyen de petites quantités d'air. Acta radiol. (Stockh.) **34**, 399—407 (1950).

— Geometrische Probleme der Tomographie. Röntgen-Bl. **17**, 357 (1964).

ZIELER, E.: Untersuchungen zur Bestimmung der Integraldosis in der Röntgendiagnostik. Fortschr. Röntgenstr. **94**, 248—260 (1961).

ZORAWSKA, J.: Anpassung einer gewöhnlichen Durchleuchtungswand zu Schichtaufnahmen. Pol. Przegl. radiol. **12**, 433 (1937). Ref. Zbl. Radiol. **28**, 96 (1938).

Namenverzeichnis — Author Index

Die *kursiv* gesetzten Seitenzahlen beziehen sich auf die Literatur

Page numbers in *italics* refer to the bibliography

Sachverzeichnis

(Deutsch-Englisch)

Bei gleicher Schreibweise in beiden Sprachen sind die Stichwörter nur einmal aufgeführt

Subject Index

(English-German)

Where English and German spelling of a word is identical, the German version is omitted

Abdomen 78 ff.

abdominal situs, models based on stereograms, *Bauchsitus, Modelle nach Stereoaufnahmen* 300

Abreugraphie 600

Abrodil 560, 585

absorbed dose, integral, *absorbierte Dosis, gesamte* 646

absorption, coefficient of, in tissue/air, dependance on radiation hardness, *Absorptionskoeffizient Gewebe/Luft, Abhängigkeit von der Strahlenhärte* 97

— spectroscopy, principles of, *Absorptionsspektroskopie, Prinzipien* 714 ff.

accomodational focussing of the eye, *Akkomodationseinstellung des Auges* 40

Acetrizoate 520, 527 ff.

actinocardiography, *Aktinokardiographie* 407

active phase of auricular action, *aktive Phase der Vorhofstätigkeit* 426

actual radiologic examination, *Untersuchungsakt, eigentlicher* 666 ff.

acutance 906

adaptation 71 ff.

—, full, *Volladaptation* 72

— luminous density, *Adaptationsleuchtdichte* 12

— processes, *Adaptationsvorgänge* 15

—, state of, *Adaptationszustand* 38

adaptometer 73

added filters, *Zusatzfilter* 650 ff.

"additive colour mixture", „*additive Farbmischung*" 508

Adiopidone 540, 547 ff.

adipinic acid-di-(3-carboxilic-2,4,6-triiodanilide), *Adipinsäure-di-(3-carboxy-2,4,6-Trijodanilid)* 540, 547 ff.

advantages of tomography, *Vorteile der Tomographie* 992 ff.

afterimages, *Nachbilder* 15

Agar-Agar 568

aggregates, *Aggregate* 568

aiming device of electrokymograph, *Zielgerät des Elektrokymographen* 409, 410

air, *Luft* 560

akinesia of renal pelvis, *Akinesie des Nierenbeckens* 395

α-ethyl-β-(2,4,6-triiod-3-aminophenyl) acrylic acid, *α-Äthyl-β-(2,4,6-Trijod-3-aminophenyl)-acrylsäure* 540, 553

α-ethyl-β-(2,4,6-tri-iodo-3-amino-phenyl)-propionic acid, *α-Äthyl-β-(2,4,6-Trijod-3-amino-phenyl)-propionsäure* 540, 544, 545

α-ethyl-β-(2,4,6-tri-iodo-3-hydroxyphenyl)-propionic acid, *α-Äthyl-β-(2,4,6-Trijod-3-hydroxy-phenyl)-propionsäure* 540, 545, 546

α-phenyl-β-(3,5-di-iodo-4-hydroxyphenyl) propionic acid, *α-Phenyl-β-(3,5-Dijod-4-hydroxy-phenyl)-propionsäure* 539 ff.

α-(2,4,6-triiodphenoxi)-butyric acid, *α-(2,4,6-Trijodphenoxy)-buttersäure* 540, 553

alternating operation, *Wechselbetrieb* 460

alternation of influx and efflux path, *Alternieren der Einfluß- und Ausflußbahn* 423, 424

amplitude fidelity, kymographic curves with, *amplitudengetreue kymographische Kurven* 413

anaglyph method, *Anaglyphen-Methode* 231, 232, 240 ff., 282

anaglyphic print, *Anaglyphendruck* 316

anaglyphoscope, *Anaglyphenbrille* 231 ff., 318, 327 ff.

analysis of tomograms, *Auswertung von Tomogrammen* 1004 ff.

analytic grid, *analytischer Raster* 399

— radiography, *analytische Radiographie* 734 ff.

anamnesis, *Anamnese* 75, 76

angiocardiographic examinations, room for, *Angiokardiographieraum* 454, 455

angiocardiography, *Angiokardiographie* 80, 270, 271

angiocardiokymography, *Angiokardiokymographie* 404

angiography, *Angiographie* 589 ff.

angiokymogram, *Angiokymogramm* 402 ff.

angiokymography, *Angiokymographie* 402

angle compass, *Winkelbussole* 199

angles, relation of, *Winkelverhältnis* 1

angular velocity during tomography, *Winkelgeschwindigkeit bei Tomographie* 822 ff.

antihistaminica 594

aorta 401, 412, 447

—, excentric pulsation of, *Aorta, exzentrische Pulsation* 431

—, longitudinal pulsation of, *Aorta, longitudinale Pulsation* 431

—, measurement of, *Aortenmessung* 136, 137, 168 (Lit.)

—, pulsation of ascending, *Aorta ascendens-Pulsation* 431

aortal index, *Aortenindex* 136, 137

aortic arc, movement of, *Arcus aortae, Bewegung* 431

— derivations, *Ableitungspunkte der Aorta* 431, 432

— insufficiency, *Aorteninsuffizienz* 380, 383

— isthmus, stenosis of, *Aortenisthmusstenose* 381

MIX
Papier aus verantwortungsvollen Quellen
Paper from responsible sources
FSC® C105338

If you have any concerns about our products,
you can contact us on
ProductSafety@springernature.com

In case Publisher is established outside the EU,
the EU authorized representative is:
Springer Nature Customer Service Center GmbH
Europaplatz 3, 69115 Heidelberg, Germany

Printed by Libri Plureos GmbH
in Hamburg, Germany